肿瘤分子诊断标志物临床应用

Clinical Application of Tumor Molecular Diagnostic Markers

主　编　邢金良　袁响林　步　宏

副主编　胡　毅　刘淑娟　陆元志　辇伟奇
　　　　聂勇战　孙　涛　王理伟　张艳桥

天津出版传媒集团

天津科学技术出版社

图书在版编目（CIP）数据

肿瘤分子诊断标志物临床应用 / 邢金良，袁响林，步宏主编 . -- 天津：天津科学技术出版社，2024.9.
ISBN 978-7-5742-2290-8

Ⅰ . R730.43

中国国家版本馆 CIP 数据核字第 20244ZG384 号

肿瘤分子诊断标志物临床应用
ZHONGLIU FENZI ZHENDUAN BIAOZHIWU LINCHUANG YINGYONG

策划编辑：韩　瑞
责任编辑：孟祥刚
责任印制：赵宇伦

出　　版：	天津出版传媒集团
	天津科学技术出版社

地　　址：天津市西康路 35 号
邮　　编：300051
电　　话：(022) 23332390
网　　址：www.tjkjcbs.com.cn
发　　行：新华书店经销
印　　刷：北京捷迅佳彩印刷有限公司

开本 787×1092　1/16　印张 64.25　字数 1 431 000
2024 年 9 月第 1 版第 1 次印刷
定价：198.00 元

主编简介

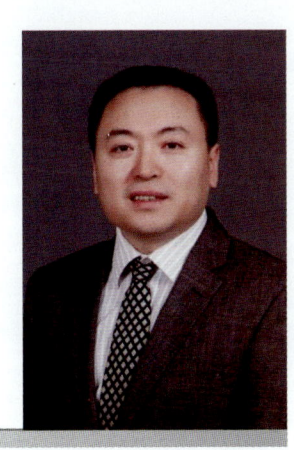

邢金良　教授

空军军医大学基础医学院生理与病理生理学教研室主任，教授，博士生导师。美国MD安德森癌症中心（2005-2008）及托马斯杰弗逊大学（2013-2014）访问学者。主要研究方向为肿瘤线粒体生物学及相关肿瘤标志物转化研究。作为负责人承担国家自然科学基金重点项目、重点国际合作项目、军队重点项目等课题30余项。总计发表SCI文章160余篇，于 J Natl Cancer Inst，Journal of hepatology，EMBO J，Ann Oncol，Clin Chem 等杂志上作为第一作者和通讯作者发表SCI文章100余篇（IF>10的18篇）。授权和申报国内及国际发明专利和软件著作权11项。主编或参编专著14部。获国家科技进步二等奖1项，中国抗癌协会科技奖一等奖2项，陕西省自然科学一等奖2项，第十二届中国专利奖金奖1项。先后获原解放军总后勤部科技新星、陕西青年科技奖、教育部新世纪优秀人才、陕西省中青年科技创新领军人才、陕西省特支计划领军人才等计划资助，2018年荣获中国肿瘤青年科学家奖，2020年被评为新世纪百千万人才工程国家级人选，2023年入选爱思唯尔（Elsevier）中国高被引学者（Highly Cited Chinese Researchers）榜单。现任中国抗癌协会常务理事，中国抗癌协会整合肿瘤学分会主委和肿瘤标志专业委员会名誉主委。

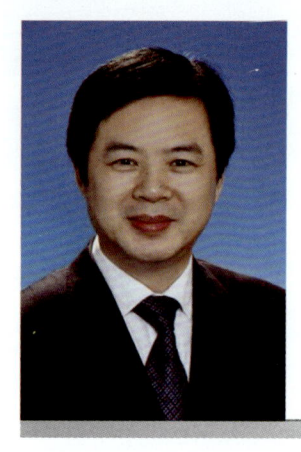

袁响林　教授

　　华中科技大学同济医学院第二临床学院副院长、华中科技大学同济医学院附属同济医院肿瘤中心主任，二级教授，主任医师，博士生导师。主要研究方向为消化道肿瘤的综合治疗及放射性肺损伤的基础研究，作为负责人先后主持科技部重大项目子课题1项，国家自然科学基金重点项目1项，国家自然科学基金面上项目5项。作为第一作者或通讯作者在 Lancet Oncology，JCO，Annals of Oncology 等国际期刊发表论文100余篇。担任人民卫生出版社出版的八年制教材《肿瘤学》副主编，五年制教材《肿瘤学概论》副主编，课程思政案例库《肿瘤学概论》主编。荣获湖北省科技进步一等奖，中华医学科技奖二等奖。现任中国抗癌协会肿瘤支持治疗专业委员会主任委员，中国抗癌协会放射防护专业委员会候任主任委员，中国抗癌协会肿瘤标志专业委员会副主任委员，中国临床肿瘤学会(CSCO)胃癌、结直肠专业委员会副主任委员。

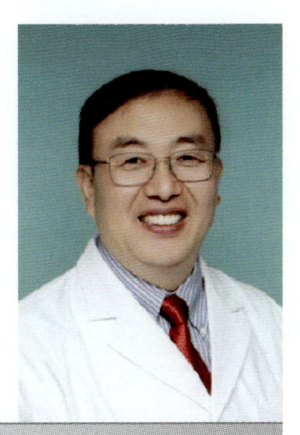

步 宏 教 授

四川大学华西医院病理科教授、主任医师、博士生导师、临床病理研究所所长,原四川大学副校长,1993年获华西医科大学博士学位,国家级教学名师,全国模范教师,全国优秀科技工作者,国家卫健委"肿瘤病理规范化诊断标准"牵头人。现任中华医学会病理学分会前任主任委员,国际病理学会中国分会主席,北京精鉴病理学发展基金会理事长,《中华病理学杂志》期刊副总编,《临床与实验病理学杂志》《美国外科病理学杂志中文版》主编,Histopathology 编委。曾任中国抗癌协会常务理事、肿瘤病理专业委员会主任委员,中国临床肿瘤学会(CSCO)理事、肿瘤病理专家委员会主任委员。从事病理学临床诊断、教学和科研工作四十余年,长于乳腺病理、分子病理及病理人工智能。作为负责人和主研人员获科技部重点项目、国家自然科学基金重大项目和面上项目等多项资助;主编国家级规划教材《病理学(第9版)》《病理学与病理生理学(第1~5版)》《临床病理学(第1~2版)》《组织病理技术》等;作为第一作者和通讯作者发表SCI收录论文100余篇。获国家教学成果特等奖、宝钢优秀教师特等奖、四川省科技进步一等奖及二等奖多个奖项。获全国百篇优秀博士论文指导教师奖,互联网金奖优秀指导教师等。

编委会

名誉主编：

樊代明　空军军医大学西京医院

主　　编：

邢金良　空军军医大学基础医学院

袁响林　华中科技大学同济医学院附属同济医院

步　宏　四川大学华西医院

副 主 编：（按照姓氏拼音排序）

胡　毅　中国人民解放军总医院

刘淑娟　空军军医大学西京医院

陆元志　暨南大学附属第一医院

辇伟奇　重庆市中医院

聂勇战　空军军医大学西京医院

孙　涛　辽宁省肿瘤医院

王理伟　上海交通大学医学院附属仁济医院

张艳桥　哈尔滨医科大学附属肿瘤医院

常务编委：（按照姓氏拼音排序）

蔡　明　武汉协和医院

陈锦飞　温州医科大学附属第一医院

高庆蕾　华中科技大学同济医学院附属同济医院

管静芝　中国人民解放军总医院

何　勇　陆军军医大学大坪医院

胡　炯　上海交通大学医学院附属仁济医院

李　荣　南方医科大学南方医院

林　根　福建省肿瘤医院

陆劲松　上海交通大学医学院附属仁济医院

孟宏学　哈尔滨医科大学附属肿瘤医院
欧阳能太　中山大学孙逸仙纪念医院
欧阳取长　湖南省肿瘤医院
曲秀娟　中国医科大学附属第一医院
任　涛　上海交通大学附属第六人民医院
尚　进　西安市第四医院
申　鹏　南方医科大学南方医院
魏　嘉　南京大学医学院附属鼓楼医院
温　灏　复旦大学附属肿瘤医院
徐君南　辽宁省肿瘤医院
杨武威　中国人民解放军总医院
叶　丰　四川大学华西医院
于津浦　天津医科大学肿瘤医院
张明生　华中科技大学同济医学院附属同济医院
赵　征　陕西省肿瘤医院
周　清　广东省人民医院
周圣涛　四川大学华西第二医院
邹冬玲　重庆大学附属肿瘤医院

编　　委：(按照姓氏拼音排序)
　　蔡　莉　哈尔滨医科大学附属肿瘤医院
　　蔡修宇　中山大学肿瘤防治中心
　　曹　丹　四川大学华西医院
　　陈高文　南方医科大学珠江医院
　　陈　洁　复旦大学附属肿瘤医院
　　陈念平　广东医科大学附属医院
　　陈　威　北京芯高地生物科技有限公司
　　陈小兵　河南省肿瘤医院
　　陈小波　广州医学院第一附属医院
　　陈晓军　复旦大学附属妇产科医院
　　程　伟　重庆医科大学附属第一医院
　　褚　倩　华中科技大学同济医学院附属同济医院
　　崔久嵬　吉林大学白求恩第一医院

邓立春　江阴市人民医院
董　磊　中国人民解放军空军特色医学中心
杜　成　北部战区总医院
方恒虎　中国人民解放军总医院
冯卫能　佛山市第一人民医院
冯振中　安徽医科大学第二附属医院
冯　征　复旦大学附属肿瘤医院
高显华　海军军医大学第一附属医院
龚　畅　中山大学孙逸仙纪念医院
韩　飞　西南医科大学附属医院
何　朗　成都中医药大学附属第五人民医院
贺慧颖　北京大学第三医院
侯　健　上海交通大学医学院附属仁济医院
侯文杰　苏州市独墅湖医院
胡沛臻　空军军医大学西京医院
胡　争　武汉大学中南医院
黄　裕　重庆大学附属肿瘤医院
贾　军　北京大学肿瘤医院
贾永峰　内蒙古医科大学
蒋继宗　华中科技大学同济医学院附属同济医院
康　玉　复旦大学附属妇产科医院
李　钧　山西省肿瘤医院
李　磊　陆军第七十一集团军医院
李　莉　新疆医科大学附属肿瘤医院
李　龙　北部战区总医院
李梦侠　陆军特色医学中心（大坪医院）
李　琦　上海交通大学医学院附属第一人民医院
李清丽　四川大学华西第二医院
李晓松　中国人民解放军总医院
李永强　广西医科大学附属肿瘤医院
李　昱　重庆大学附属肿瘤医院
林　劼　昆明医科大学第二附属医院
林　燕　广西医科大学附属肿瘤医院

刘军秀　中山大学附属第一医院
刘晓晴　中国人民解放军总医院
刘月平　河北医科大学第四医院
刘哲峰　中国人民解放军总医院
卢淮武　中山大学孙逸仙纪念医院
卢瑗瑗　空军军医大学西京医院
鲁海玲　哈尔滨医科大学附属肿瘤医院
吕小慧　空军军医大学西京医院
吕艳菊　哈尔滨医科大学附属第二医院
马　杰　河南省肿瘤医院
马俊勋　中国人民解放军总医院
聂　秀　华中科技大学同济医学院附属协和医院
牛晓辉　首都医科大学附属积水潭医院
蒲江涛　西南医科大学附属医院
浦海宏　哈尔滨医科大学附属肿瘤医院
齐晓伟　陆军军医大学第一附属医院
邱　红　华中科技大学同济医学院附属同济医院
邱晓光　首都医科大学附属北京天坛医院
生秀杰　广州妇产科研究所
盛锡楠　北京大学肿瘤医院
石　超　河南省肿瘤医院
斯　璐　北京大学肿瘤医院
宋启斌　武汉大学人民医院
苏春霞　同济大学附属肺科医院
孙成铭　青岛大学医学院附属烟台毓璜顶医院
唐林泉　中山大学肿瘤防治中心
唐万燕　重庆市中医院
唐　源　四川大学华西医院
陶海涛　中国人民解放军总医院
佟智超　哈尔滨医科大学附属肿瘤医院
佟仲生　天津市肿瘤医院
汪进良　中国人民解放军总医院
王保龙　中国科学技术大学附属第一医院（安徽省立医院）

王波涛	重庆市中医院
王朝杰	河南省人民医院
王　芳	中山大学肿瘤防治中心
王桂华	华中科技大学同济医学院附属同济医院
王海涛	天津医科大学第二医院
王　浩	四川省肿瘤医院
王　军	中南大学
王李杰	中国人民解放军总医院
王树滨	北京大学深圳医院
王　涛	解放军总医院第五医学中心
王玉龙	复旦大学附属肿瘤医院
王　哲	空军军医大学西京医院
温居一	中国人民解放军总医院
邢晓明	青岛大学附属医院
徐冬云	陆军第七十一集团军医院
许　青	上海第十人民医院
严令华	桐树生物科技有限公司
杨　谨	西安交通大学第一医院
杨　田	海军军医大学第三附属医院
姚　磊	哈尔滨医科大学附属肿瘤医院
姚　煜	西安交通大学第一附属医院
药锦娟	纪念斯隆凯特林癌症研究所
叶　庆	中国科技大学附属第一医院
殷　霞	上海交通大学仁济医院
尹　荣	江苏省肿瘤医院
尤　俊	厦门大学附属第一医院
袁　瑛	浙江大学医学院附属第二医院
张从军	安徽医科大学附属第一医院
张　帆	中国人民解放军总医院
张宏艳	中国人民解放军总医院
张龙凤	福建省肿瘤医院
张庆玲	广东省人民医院
张文平	长治医学院附属和平医院

张英丽　浙江省肿瘤医院
张召辉　陆军第七十一集团军医院
章必成　武汉大学人民医院
赵海涛　北京协和医院
赵晓越　东部战区总医院
郑　虹　北京大学肿瘤医院
郑　晶　海南医学院第一附属医院
钟　薇　新疆医科大学附属肿瘤医院
周承志　广州医科大学附属第一医院
周太成　中山大学附属第六医院
周永春　云南省肿瘤医院

秘 书 长：
申　鹏　南方医科大学南方医院

秘 书 组：（按照姓氏拼音排序）
崔亚琼　中国抗癌协会肿瘤标志专委会
胡　炯　上海交通大学医学院附属仁济医院
黄　柳　华中科技大学同济医学院附属同济医院
黄紫微　中国人民解放军总医院
康　婷　中国抗癌协会肿瘤标志专委会
廖健伟　中山大学孙逸仙纪念医院
王　敏　中国抗癌协会肿瘤标志专委会
王　琼　中国人民解放军总医院
徐君南　辽宁省肿瘤医院
张纯慧　哈尔滨医科大学附属肿瘤医院
张海伟　重庆市肿瘤医院
张晓红　空军军医大学西京医院
张笑坛　暨南大学附属第一医院
张艳慧　中国抗癌协会肿瘤标志专委会
周　峰　陆军第七十一集团军医院

肿瘤分子诊断标志物临床应用法律问题

肿瘤的规范化诊疗是现代肿瘤治疗的基本原则。肿瘤治疗的规范化,包括两个方面,其一为遵循医疗规范,其二为恪守法律规范,二者缺一不可。

本案例集中病例所进行的肿瘤分子标志物检测都是由合法设立的医疗机构提供的,实施检测的技术人员具有法定资质,其检测中所用的试剂、药品,都是已经获得中国国家药品监督管理局(NMPA)审批的合法产品,检测所用的技术完全符合国家医疗技术准入规范要求。在对病人实施有关肿瘤分子标志物检测前都依法履行了知情告知同意签字。本案例集中部分病人进行的分子标志物检测属于医学临床试验范畴,根据《中华人民共和国民法典》的规定及《药物临床试验质量管理规范》等法律法规规定,均依法经相关主管部门批准并经伦理委员会审查同意,而且向受试者或者受试者的监护人告知试验目的、用途和可能产生的风险等详细情况,并经其书面同意后才进行的。

本书案例中难治性肿瘤病人其诊断或药物选择依照现有检测手段尚不能明确,而正好有某个正处于临床试验阶段的肿瘤分子标志物有可能对这类病人有一定的明确或鉴别诊断作用或对药物选择有帮助,根据同情用药的相关法律原则精神,基于病人申请和同意,经治医生适用同情医疗制度的原则精神而将并未获批的肿瘤分子标志物应用于病人诊疗则属于合法使用。

总之,本书案例所做的肿瘤标志物检测或是基于现有诊疗规范,或是具有一定科研探索性的临床试验,或是针对晚期或难治性病人的基于同情医疗原则的个性化诊疗,这些措施的实施全是在患者充分知情并同意的情况下开展的,遵循了医患沟通的法律规定。

当然,需要强调的是,本书是让大家了解肿瘤分子诊断标志物研究及临床应用现状与进展趋势从而规范应用肿瘤分子标志物,因此决不能生搬硬套、对号入座、断章取义、简单模仿、复制照搬于日常临床实践。读者必须遵循肿瘤分子标志物的有关医学规范,同时遵守相关法律规范,这样才能够对肿瘤分子标志物进行规范应用。

尚　进　(主任医师,律师资格)

序

在医学的浩瀚星空中，肿瘤的诊断与治疗始终是人类健康领域最具挑战性的篇章。据 2024 年世界权威的全球肿瘤负担数据显示，全球肿瘤新增病例 1996 万例，死亡病例 974 万例。其中我国新增病例约 480 万（占全球总数的 24%），死亡病例约 260 万（占全球总数的 26.7%）。为了有效降低我国肿瘤发病率，提高生存率，我国肿瘤领域专家们进行着艰苦卓绝的努力。但因为肿瘤存在着明显的异质性，造成了肿瘤诊治的异常困难。

近年来，随着生物技术的飞速发展，肿瘤分子诊断标志物（Molecular Tumor Markers）正逐步揭开肿瘤发生、发展及转归的神秘面纱，为肿瘤的早期发现、诊断分型、个性化治疗及预后评估提供了前所未有的机遇，临床疑难病例的诊治出现了"山穷水复疑无路，柳暗花明又一村"的效果。但这些疑难病例散落在不同单位，缺少整合和规范，导致成功诊治的经验难以推广借鉴。为此中国抗癌协会肿瘤标志专业委员会组织 300 余位专家学者，历经 30 余场讨论会，最终从 500 余份临床诊治病例中精选出 165 份精编成《肿瘤分子诊断标志物临床应用》一书，旨在展示肿瘤分子标志物在现实诊疗实践中的应用场景和实际效果。

"一花一世界，一叶一菩提"，每位肿瘤患者都是不一样的。制定个体化的整合诊治方案，才有可能实现最优化的治疗效果。好的临床诊治病例就是在展示异质性的同时，给大家相互学习、相互提高的最生动教材。本书最大的特点正是实用和全面。作者都是扎根在临床一线、实践经验与理论颇丰的肿瘤医师，从临床实用、适用的角度对现有的肿瘤分子诊断技术、肿瘤分子诊断标志物及其临床应用进行了较为完整的阐述、总结与案例分享。我们期待通过本书的出版，能够激发基础研究、临床应用及技术开发工作者更多的热情与创造力，共同推动我国肿瘤防治事业的发展。

中国抗癌协会肿瘤标志专业委员会名誉主委
中国抗癌协会整合肿瘤学分会主委

前 言

精准医疗是在基因检测技术快速进步以及生物信息与大数据科学交叉应用背景下发展起来的新型医学概念和医疗模式。其核心是通过基因组、蛋白质组等检测技术，对特定疾病类型进行生物标志物的分析鉴定、验证及应用，从而精确寻找到疾病的原因和治疗的靶点，并可对疾病进行精确分类，最终实现对患者进行个性化精准治疗的目的，提高疾病诊治与预防的效益。

肿瘤作为目前最难攻克的疾病之一，给患者及其家庭、社会带来了重大的经济负担和精神压力，已经成为严重威胁国民健康的公共议题。因此亟须研究出更好的治疗方法及手段，提高广大肿瘤患者的生存质量及生活水平。随着医学科技的不断进步，肿瘤诊疗已经从经验医学、循证医学迈入精准医学时代。肿瘤分子标志物的检测及应用是实现肿瘤精准医疗的重要组成部分，通过对肿瘤分子标志物的精确检测可以为临床提供更多有价值的医学信息，帮助实现个体化医疗。

肿瘤多学科诊疗模式（Multi-disciplinary Team，MDT）已成为肿瘤临床诊疗广泛应用的模式。随着基因检测技术的迅猛发展及肿瘤分子标志物指导下的临床应用使得新型的多学科分子肿瘤专家（Molecular Tumor Board，MTB）会诊模式应运而生。其基于分子标志物的精准检测结合肿瘤患者的具体情况展开深入讨论，尤其对于目前尚无统一诊疗方案的难治性肿瘤，MTB模式的采用将有助于制定精准的个性化治疗方案，尽可能地延长肿瘤患者的生命，甚至让其有治愈的机会。

本书是国内首部基于肿瘤分子诊断标志物指导临床应用的探索性案例著作，结合基因检测等分子技术的应用，在现有临床循证证据的基础上实施肿瘤精准治疗，同时部分案例也进行了积极、科学的治疗探索。本书凝聚着全国百余名肿瘤分子检测、病理诊断、影像诊断、临床诊疗等专家的共同智慧，内容涵盖了病例简介、特点分析、基于分子标志物指导下的MTB模式的诊疗方案制定、结局与转归等方面，并辅以专家点评、文献回顾等，使得临床医生、相关从业人员能够从繁杂的临床信息中条理清晰、提纲挈领地获取诊疗思路。本书案例较好地体现了MTB模式的诊疗思路和"以患者为中心"的模式，有助于提升肿瘤临床医生精准诊疗的能力。本书所涉及诊疗方案均在征得患者同意后实施，仅供各位同仁和读者朋友参考，不作为诊疗指南指导临床实践。由于临床诊疗的复杂性、患者情况的个体性和循证证据的时效性，书中疏漏之处在所难免。恳请各位同仁和广大读者朋友多提宝贵意见。

最后，向所有在抗肿瘤临床领域不懈努力的医务工作者、研究者、患者及家属们致敬！希望本书的出版对于提升我国肿瘤精准诊疗水平、推进健康中国战略作出积极贡献。

目 录

第一章 肿瘤分子诊断标志物概述 / 1

第二章 常用的分子诊断技术 / 8
    第一节 免疫组织化学染色技术 / 9
    第二节 荧光原位杂交检测 / 17
    第三节 细胞遗传学分析 / 21
    第四节 基因芯片技术 / 23
    第五节 PCR 技术 / 29
    第六节 测序技术临床应用 / 35
    第七节 质谱技术 / 43
    第八节 液体活检技术 / 49
    第九节 分子诊断临床应用案例 / 55

第三章 泛癌肿标志物 / 82
    第一节 分子肿瘤委员会的基本概念与实施现状 / 82
    第二节 分子肿瘤委员会的组织形式与实施要点 / 84
    第三节 分子肿瘤委员会概述 / 86
    第四节 分子肿瘤委员会决策中临床病理学考量 / 89
    第五节 分子肿瘤委员会与新药开发和真实世界研究 / 92
    第六节 泛肿瘤标志物的由来与发展 / 96
    第七节 基于人工智能的新型标志物发现与案例应用 / 105
    第八节 生物标志物与抗肿瘤药物研发概要 / 110
    第九节 泛癌种标志物的临床应用案例 / 113

第四章 呼吸系统肿瘤分子诊断标志物临床应用 / 225
第一节 概述 / 225
第二节 临床应用案例分析 / 237

第五章 消化系统肿瘤分子诊断标志物临床应用 / 501
第一节 概述 / 501
第二节 临床应用案例分析 / 512

第六章 乳腺肿瘤分子诊断标志物临床应用 / 679
第一节 概述 / 679
第二节 临床应用案例分析 / 692

第七章 妇科肿瘤分子诊断标志物临床应用 / 788
第一节 概述 / 788
第二节 临床应用案例分析 / 804

第八章 其他瘤种的分子诊断标志物典型应用案例 / 905
第一节 概述 / 905
第二节 临床应用案例分析 / 907

第一章 肿瘤分子诊断标志物概述

肿瘤分子生物标志物是衡量肿瘤风险、肿瘤发生率和患者预后等的可测分子指标，其中包括胚系或者体细胞的遗传变异、表观遗传学特征、转录水平改变以及蛋白质组学特征等。这些指标是以生物大分子如核酸和蛋白质为基础，可以通过肿瘤活检从组织样本中检测到，或者非侵入性地从血液、唾液、粪便、尿液等样本中检测到。肿瘤分子标志物检测技术在过去几十年中取得了巨大进步，主要包括新一代测序、纳米技术以及对循环肿瘤DNA/RNA 或外泌体的研究方法等。生物标志物可以用作癌症风险评估、肿瘤筛查和早期检测、精准诊断、患者预后评估、预测治疗反应以及癌症监测的有效工具。新近发展的靶向治疗只适用于有特定基因突变的病人，而生物标志物则是鉴定这类病人亚群所必需的。

一、胚系基因突变

以往研究表明，携带某些遗传或胚系突变的人罹患癌症的风险更高。胚系突变根据其频率和致病影响大小可分为三组：罕见的高外显率突变、中等外显率的中等频率突变和常见的低外显率突变。第一类与癌症易感综合征和遗传性癌症相对应，由于其强大的作用，很适合用作癌症风险评估生物标志物。例如，BRCA1 和 BRCA2 高外显率突变与乳腺癌和卵巢癌密切相关。胚系突变对于不同的癌症类型具有不同的外显率；例如，Lynch 综合征相关基因 EPCAM、MLH1、MLH2、MSH6 和 PMS2 在结直肠癌（CRC）中的外显率高于胰腺癌。此外，不同基因的癌症风险可能不同。胚系突变标志物不仅有助于确定癌症易感性，而且是靶向治疗的重要预后预测标志物。例如，多聚 ADP- 核糖聚合酶抑制剂仅对胚系 BRCA 突变的乳腺癌和卵巢癌有显著效果。

一项针对 10389 例和 33 种癌症类型的大型癌症研究报告，癌症患者中致病性胚系突变的频率为 8%，并发现 853 种致病性变异。除体细胞突变外，肿瘤样本的下一代测序（NGS）技术还可用于检测胚系突变。最近一项使用美国食品药品监督管理局（FDA）批准的 NGS 基因组检测方法对 21000 多名癌症患者的研究表明，仅对肿瘤样本进行测序所检测致病性胚系突变的敏感性为 89.5%，而大部分的胚系拷贝数变异、内含子变异和重复元素插入未被检测到。最近的研究强调了研究胚系标志物和体细胞肿瘤标志物相关关系的重要性，因为在无癌症家族史的患者中发现了致病性胚系突变。

二、体细胞基因突变

基因组不稳定性是癌细胞的一个重要特征，它驱动癌症进化并适应不断变化的微环境。大多数癌症都是由体细胞突变的积累引起的，其中一些是特定于一种癌症类型的，而另一些是多种癌症共有的。基因组改变的程度、涉及的范围可从单个碱基对的变化到大部分或整个染色体变化。

染色体异常包括数量异常（非整倍体和多倍体）和结构异常［易位、反转和拷贝数改变（CNAs），包括插入和缺失以及染色体碎裂，这可能导致大量重排］。特异性和复发性的染色体异常可作为相关的肿瘤分子生物标志物，主要应用于恶性血液肿瘤。例如，费城染色体是第一个在癌症中检测到的染色体异常，涉及 22 号和 9 号染色体的易位，导致 BCR-ABL 融合。它常见于慢性髓系白血病，但也可发生在急性髓系白血病中，并用于临床诊断。

单核苷酸［单核苷酸变异（SNV）］或少数核苷酸［小的插入和缺失（indels）］的突变等遗传变异是更常见的肿瘤分子生物标志物，例如驱动基因 EGFR、KRAS、BRAF、TP53、KITK 等。泛癌基因图谱测序项目对 12 种癌症类型的 3281 个肿瘤进行测序，结果发现 127 个复发突变基因。基因的突变频率与肿瘤类型相关，急性髓系白血病 0.28 个突变/Mb，而肺鳞状细胞癌则表现为 8.15 个突变/Mb。尽管每个肿瘤中都有大量的突变，但只有四五个突变被认为是癌症发展的驱动因素。最近有研究者对 33 种不同癌症类型的泛癌数据进行了更详细的分析，基于生物信息学方法和实验验证，确定了 299 个癌症驱动基因和大约 3400 个驱动基因突变。TP53 突变在 27 种不同的癌症类型中最常见，其次是 PIK3CA、KRAS、PTEN 和 ARID1A（在 15 种或更多癌症类型中发生突变）。然而，大多数基因（142 个）仅在一种癌症类型中发生突变。

除了在肿瘤组织中发现的突变外，癌症患者还具有来源于癌症细胞裂解或死亡以及活性分泌的细胞游离 DNA，即循环肿瘤 DNA（ctDNA）。它可以在血液、尿液、粪便、唾液、痰液和呼出气等体液中被发现，并反映了与肿瘤 DNA 中类似的基因组变化。此外，健康和癌症患者的 ctDNA 浓度、片段大小以及线粒体/核 DNA 的相对比率都存在差异，这使得 ctDNA 成为一种很有潜力的肿瘤分子生物标志物。检测血浆或其他体液中 ctDNA 的主要挑战是其浓度非常低，因此需要非常灵敏的检测方法。

针对体细胞基因突变的检测，需要考虑可能影响 DNA 突变检测的因素，包括总 DNA 中的肿瘤 DNA 含量、样本类型［例如，新鲜冷冻或甲醛固定石蜡包埋（FFPE）肿瘤组织或体液，其可能含有抑制剂或影响检测效率的因素］，以及所使用的检测技术。大多数小的 DNA 改变很容易通过基于 DNA 测序或聚合酶链式反应（PCR）的方法进行研究，而那些涉及较大 DNA 片段的改变则通过荧光原位杂交（FISH）、阵列比较基因组杂交或类似方法进行研究。在基因融合的情况下，从基因融合转录的 RNA 可用于基于 PCR 或 NGS 的诊断。RNA 融合基因检测方法现在可以通过使用 NGS 检测肿瘤中最常见的融合，而单基因融合可以通过逆转录 PCR 进行测试。最后，重要的是要考虑到肿瘤可能是高度异质性的；因此，开发良好的肿瘤分子生物标志物需要多基因方法。此外，癌症患者有其特定的肿瘤突变特征，基于肿瘤特征的个性化治疗方法正在越来越多地实施。

三、表观遗传变异

表观遗传学变异导致 DNA 甲基化或组蛋白修饰的变化，并不会影响 DNA 的编码序列。然而，它们影响 DNA 的结构和稳定性，并在致癌过程中发挥重要作用[1]。整体 DNA 甲基化的缺失在许多肿瘤中很常见，并与基因组不稳定、DNA 损伤以及转座子和逆转录病毒的重新激活有关。基因富含 CpG 的启动子区域 DNA 甲基化的更多局部变化可以使抑癌基因失活。例如，CpG 岛甲基化表型以多个位点的高甲基化为特征，是与基因组不稳定性和癌症相关的一种特征。CACN3A1G、IGF2、NEUROG1、RUNX3 和 SOCS1 启动子的甲基化在该表型中很常见，并且与 MLH1 甲基化相关，是临床上用于检测致癌 Lynch 综合征的生物标志物。此外，DNA 甲基化生物标志物也有助于预测癌症治疗反应，例如，肿瘤 MGMT（DNA 修复中的重要基因）启动子的高甲基化与烷基化药物的良好反应有关，并用于胶质母细胞瘤的临床试验。

此外，表观遗传变异也可以在血浆等微创样本中检测到，与突变检测相比，基于 DNA 甲基化的筛选生物标志物更具优势。这是由于 DNA 甲基化变异在早期发生并具有组织特异性，使得其在检测早期癌症和残留疾病方面具有更高灵敏度和特异性。目前，FDA 已批准的基于甲基化的生物标志物包括来自血浆的 SEPT9（Epi-ProColon）和来自 CRC 粪便样本的 NDRG4 和 BMP3 的组合。

虽然大多数鉴定表观遗传变异的方法依赖于亚硫酸氢盐将未甲基化的胞嘧啶转化为尿嘧啶，如甲基化特异性 PCR、甲基化敏感性高分辨率熔解（MS-HRM）、焦磷酸测序、甲基化特异的微滴数字 PCR、微阵列和 NGS，但其他非亚硫酸氢盐处理的方法也在使用中，如甲基化 DNA 免疫沉淀或甲基化敏感限制性内切酶的使用。尽管全基因组甲基化组研究已经在癌症患者中发现了许多差异甲基化基因，但值得一提的是，这些研究通常是在小样本量上进行的，在使用测序技术时可能需要标准化的方法和合理的生物信息学分析。开发新的检测方法并在更大的患者群体中进行验证可以使更多的检测方法用于临床。

四、转录水平改变

人类转录组包括信使 RNA（mRNA）和非编码 RNA（ncRNA）。在 ncRNA 中，转录本大小大于 200 个核苷酸的长非编码 RNA（lncRNA）是最大的一类，包括长基因间非编码 RNA、反义 RNA、假基因和环状 RNA（circRNA），而小非编码 RNA 包括微小 RNA（miRNA）、小干扰 RNA、核仁小 RNA、核糖体 RNA、转运 RNA 和 piwi-interacting RNA。编码和非编码 RNA 在癌症中都有差异表达，并在致癌过程中发挥重要作用。此外，这些与癌症相关的 RNA 分子中有一些是细胞游离的，被称为 ctRNA。

肿瘤的 mRNA 图谱显示，与正常组织相比，肿瘤中的基因表达存在差异，不同组织学亚型、癌症分期以及其他肿瘤特征之间也存在差异。肿瘤可依据 RNA 图谱分为分子亚型，这些分子亚型可以预测治疗反应，且与肿瘤类型无关。肿瘤免疫谱或免疫相关基因的表达也是免疫治疗反应的重要生物标志物。此外，肿瘤组织特异性基因、突变基因、扩增基因或基因融合的表达均是基于 RNA 的肿瘤分子生物标志物。最近一项对癌症和非癌症患者血浆样本进行的全转录组分析中，鉴定出 23 种组织和癌症特异性 ctRNA 生物标志物。研究发现，血浆中 RNA 的表达与配对组织中的 RNA 表达相关，可以预测肿瘤组织的起源和癌症的类型。

miRNA 是一种长度约 22 个核苷酸的小非编码 RNA，调节转录后基因表达。据报道，每个组织表达约 1000 个 miRNA，其中 143 个存在于所有组织中。与正常组织或健康个体相比，肿瘤组织以及癌症患者体液中差异表达的 miRNA 相关的大量数据表明，它们在诊断与鉴别诊断、预后或作为预测性肿瘤分子生物标志物方面具有重要意义。此外，miRNA 可以是致癌的，例如，miR-21 和 miR-155 在许多癌症中过表达；此外它们也可以是抑癌的，例如 let-7、miR-128b、miR-15 和 miR-16，它们由于缺失、甲基化或其他机制而表达不足。此外，miRNA 也在转移中发挥作用；例如，miR-10b 和 miR-655 可以通过调节免疫细胞或血管生成来影响肿瘤微环境。

然而，miRNA 分析可能受到样本收集、RNA 降解、RNA 分离方法（miRNA 或总RNA）、分析方法（逆转录 PCR、微阵列和测序）和参考基因选择等因素的影响。miRNAs 作为肿瘤分子生物标志物的主要优点是其片段小，这使得它们适合用于低 RNA 质量的样品，例如长期保存的 FFPE 样品或体液。有趣的是，在肿瘤组织中差异表达的 miRNA 也可以在体液中的 ctRNA 中检测到。此外，miRNAs 是细胞外囊泡（EV）的主要载体，在这里它们可以免受 RNases 的酶解，因此越来越多地被作为血液中肿瘤分子生物标志物进行研究。例如，miR-122 在 CRC 患者的肿瘤组织和血清 EVs 中高表达，尤其是在肝转移患者中。血清/血浆-EVs 的 miRNA 表达谱与血浆/血清-ctRNA 的表达谱不同，EV-miRNA 谱作为肿瘤分子生物标志物信息更丰富。总的来说，EV 相关的 miRNAs 有希望应用于液体活检的肿瘤分子生物标志物。

某些 lncRNA 的组织特异性表达以及其与癌症分期、转移和生存的相关性使其成为候选的肿瘤分子生物标志物。一些 lncRNA 在癌症诊断或预后方面具有良好潜力，包括 PCA3、MALAT1、HOTAIR、H19 和 CCAT1。HOTAIR、MALAT1 和 CCAT2 的高表达与各种癌症类型的不良预后有关。PCA3 是一种临床认可的生物标志物，具有较高的敏感性和特异性，可基于尿液样本检测早期前列腺癌，而 MALAT1 检测对前列腺特异性抗原（PSA）水平处于临界值的患者更有效。乳腺癌患者的血浆 H19 水平和胃癌患者的血浆 H19、HOTAIR 和 MALAT1 水平显示出较高的诊断潜力。H19 基因的单核苷酸多态性在癌症风险预测中具有广泛应用，目前的一些临床试验正在寻找其在癌症诊断中的潜在应用。

五、蛋白质组改变

尽管基因表达不一定与蛋白质表达相关，但过往研究在蛋白水平也观察到癌症相关的变化。蛋白质比核酸更难研究，因为它们相对复杂且对生理变化敏感，而且它们的功能依赖于翻译后的修饰。癌症中的蛋白质生物标志物包括过表达蛋白质（例如 HER2）、突变蛋白质（包括新抗原和基因融合产物）或具有肿瘤特异性翻译后修饰的蛋白质（例如糖蛋白），所有这些都可以在肿瘤组织中检测到。另一方面，除了在肿瘤中检测到的蛋白质外，在血液或其他体液中可检测到的蛋白生物标志物还包括组织/细胞特异性蛋白质，这些蛋白质在体液中的水平与正常相比有所增加，例如，癌症患者血浆中的PSA。然而，血浆/血液中的蛋白质生物标志物面临的挑战是某些正常蛋白质的主导表达，这些正常蛋白质掩盖了癌症相关蛋白质或蛋白质修饰的极低表达，使其难以表征。

蛋白质生物标志物是最早用于癌症诊断的标志物之一。其中大多数基于癌症抗原、酶和激素，也基于蛋白质糖基化谱的变化，这是癌症的一个特征。甘聚糖是单糖的聚合物，可以与蛋白质结合形成糖蛋白。这些差异表达的聚糖或糖蛋白是肿瘤组织和血液中有效的肿瘤分子生物标志物。蛋白质糖基化的改变可能是由于糖蛋白表达的改变或聚糖或糖基转移酶的变化。一些用作肿瘤分子生物标志物的聚糖/糖蛋白包括AFP、β-hCG、癌症抗原（CA）15-3、CA19-9、CA27.29、CA125、CA549、癌胚抗原（CEA）、CEACAMS HER2、onfFN、PLAP、PSA、sTn抗原、TAG-72、TG和Tn抗原。

尽管对不同癌症类型的肿瘤组织和体液进行了大量蛋白质组学研究，许多候选蛋白质被确定为潜在的肿瘤分子生物标志物，但最终获得FDA批准的相对较少。最近，使用RNA/蛋白质生物标志物的肿瘤免疫细胞浸润或免疫分析已被证明可作为预后生物标志物并用于选择可能受益于免疫治疗的患者。抗程序性细胞死亡-1/程序性细胞死亡配体1（PD1/PD-L1）抗体被批准用于各种癌症的一线或二线治疗。例如，在胃食管癌中，微卫星不稳定性或错配修复、肿瘤突变负荷和PD-L1表达的综合阳性评分用于免疫治疗选择。肿瘤组织中的蛋白质主要通过免疫组化（IHC）进行研究，而酶联免疫吸附试验（ELISA）通常用于体液蛋白质生物标志物。此外，可以通过质谱法进行糖组学分析，但凝集素微阵列的使用越来越多。

肿瘤分子生物标志物领域的最新研究有助于开发新的DNA、RNA和基于蛋白质的肿瘤分子生物标志物，这些标志物可以从容易获得的体液中检测出来。NGS为在一次检测中分析所有与癌症相关的基因改变开辟了可能性。此外，将胚系和体细胞突变分析纳入一个检测套组的好处越来越大，这在精准肿瘤学中得到了认可。尽管高通量转录组学和蛋白质组学研究已经确定了新的候选肿瘤分子生物标志物，但只有很少一部分在临床上应用。从体液中检测肿瘤分子生物标志物的最大挑战是其浓度很低，为了克服这一点，高灵敏度的检测技术正在不断被开发。例如，具有高比表面积的纳米颗粒可以将不同的分子附着在其表面，这一技术与用于信号放大和检测的传感器技术相结合，为从体液中开发更敏感的肿瘤分子生物标志物提供了机会。最后，重要的是要考虑开发新的生物标志物所需的所有步骤。在肿瘤分子生物标志物应用于临床之前，必须满足与分析和临床验证以及临床效用相关的要求，以便获得监管当局批准。

参考文献

[1] YURGELUN M B, ALLEN B, KALDATE R R, et al.Identification of a Variety of Mutations in Cancer Predisposition Genes in Patients With Suspected Lynch Syndrome[J].Gastroenterology, 2015, 149(3): 604-13 e20.

[2] SLADE D.PARP and PARG inhibitors in cancer treatment[J].Genes Dev, 2020, 34(5-6): 360-94.

[3] HUANG K L, MASHL R J, WU Y, et al.Pathogenic Germline Variants in 10, 389 Adult Cancers[J].Cell, 2018, 173(2): 355-70 e14.

[4] TERRAF P, PAREJA F, BROWN D N, et al.Comprehensive assessment of germline pathogenic variant detection in tumor-only sequencing[J].Ann Oncol, 2022, 33(4): 426-33.

[5] SAMADDER N J, RIEGERT-JOHNSON D, BOARDMAN L, et al.Comparison of Universal Genetic Testing vs Guideline-Directed Targeted Testing for Patients With Hereditary Cancer Syndrome[J].JAMA Oncol, 2021, 7(2): 230-7.

[6] CORTES-CIRIANO I, LEE J J, XI R, et al.Comprehensive analysis of chromothripsis in 2, 658 human cancers using whole-genome sequencing[J].Nat Genet, 2020, 52(3): 331-41.

[7] KANDOTH C, MCLELLAN M D, VANDIN F, et al.Mutational landscape and significance across 12 major cancer types[J].Nature, 2013, 502(7471): 333-9.

[8] CONSORTIUM I T P-C A O W G.Pan-cancer analysis of whole genomes[J].Nature, 2020, 578(7793): 82-93.

[9] BAILEY M H, TOKHEIM C, PORTA-PARDO E, et al.Comprehensive Characterization of Cancer Driver Genes and Mutations[J].Cell, 2018, 173(2): 371-85 e18.

[10] ARMENGOL G, SARHADI V K, GHANBARI R, et al.Driver Gene Mutations in Stools of Colorectal Carcinoma Patients Detected by Targeted Next-Generation Sequencing[J].J Mol Diagn, 2016, 18(4): 471-9.

[11] WALLANDER M L, GEIERSBACH K B, TRIPP S R, et al.Comparison of reverse transcription-polymerase chain reaction, immunohistochemistry, and fluorescence in situ hybridization methodologies for detection of echinoderm microtubule-associated proteinlike 4-anaplastic lymphoma kinase fusion-positive non-small cell lung carcinoma: implications for optimal clinical testing[J].Arch Pathol Lab Med, 2012, 136(7): 796-803.

[12] MULLER D, GYORFFY B.DNA methylation-based diagnostic, prognostic, and predictive biomarkers in colorectal cancer[J].Biochim Biophys Acta Rev Cancer, 2022, 1877(3): 188722.

[13] BUTLER M, PONGOR L, SU Y T, et al.Status as a Clinical Biomarker in

Glioblastoma[J].Trends Cancer, 2020, 6(5): 380-91.

[14] LUO H Y, WEI W, YE Z Y, et al.Liquid Biopsy of Methylation Biomarkers in Cell-Free DNA[J].Trends in Molecular Medicine, 2021, 27(5): 482-500.

[15] MIO C, DAMANTE G.Challenges in promoter methylation analysis in the new era of translational oncology: a focus on liquid biopsy[J].Bba-Mol Basis Dis, 2022, 1868(6).

[16] LARSON M H, PAN W Y, KIM H J, et al.A comprehensive characterization of the cell-free transcriptome reveals tissue- and subtype-specific biomarkers for cancer detection[J].Nat Commun, 2021, 12(1).

[17] HE B X, ZHAO Z Y, CAI Q D, et al.miRNA-based biomarkers, therapies, and resistance in Cancer[J].Int J Biol Sci, 2020, 16(14): 2628-47.

[18] MISHRA S, YADAV T, RANI V.Exploring miRNA based approaches in cancer diagnostics and therapeutics[J].Crit Rev Oncol Hemat, 2016, 98: 12-23.

[19] RUPAIMOOLE R, SLACK F J.MicroRNA therapeutics: towards a new era for the management of cancer and other diseases[J].Nat Rev Drug Discov, 2017, 16(3): 203-21.

[20] SUN Z Q, SHI K, YANG S X, et al.Effect of exosomal miRNA on cancer biology and clinical applications[J].Molecular Cancer, 2018, 17.

[21] WANG W T, CHEN Y Q.Circulating miRNAs in cancer: from detection to therapy[J].Journal of Hematology & Oncology, 2014, 7.

[22] SENDI H, YAZDIMAMAGHANI M, HU M Y, et al.Nanoparticle Delivery of miR-122 Inhibits Colorectal Cancer Liver Metastasis[J].Cancer Res, 2022, 82(1): 105-13.

[23] ZHAO S L, MI Y S, GUAN B J, et al.Tumor-derived exosomal miR-934 induces macrophage polarization to promote liver metastasis of colorectal cancer[J].Journal of Hematology & Oncology, 2020, 13(1).

[24] PREETHI K A, SELVAKUMAR S C, ROSS K, et al.Liquid biopsy: Exosomal microRNAs as novel diagnostic and prognostic biomarkers in cancer[J].Molecular Cancer, 2022, 21(1).

[25] XU T, LIN C M, CHENG S Q, et al.Pathological bases and clinical impact of long noncoding RNAs in prostate cancer: a new budding star[J].Molecular Cancer, 2018, 17.

[26] STOWELL S R, JU T Z, CUMMINGS R D.Protein Glycosylation in Cancer[J].Annu Rev Pathol-Mech, 2015, 10: 473-510.

[27] VAN VELZEN M J M, DERKS S, VAN GRIEKEN N C T, et al.MSI as a predictive factor for treatment outcome of gastroesophageal adenocarcinoma[J].Cancer Treatment Reviews, 2020, 86.

[28] SETHI M K, HANCOCK W S, FANAYAN S.Identifying N-Glycan Biomarkers in Colorectal Cancer by Mass Spectrometry.[J].Accounts Chem Res, 2016, 49(10): 2099-106.

第二章

常用的分子诊断技术

众所周知,肿瘤不仅是一种异常"组织或器官",而且也是"基因组"疾病。随着人类基因组计划和癌症基因组计划完成,人们已经认识到肿瘤是在体内外因素作用下,经过一系列的基因变异积累而促进相应正常细胞发生恶性转化与不断进展所形成的"新生物"。此外,在各种肿瘤治疗药物作用下,一些肿瘤细胞将获得继发变异,使肿瘤细胞获得耐药等表型。更重要的是,肿瘤细胞通过直接接触或/和旁分泌等途径激活肿瘤组织内正常间质细胞如成纤维细胞、各种免疫细胞或炎症细胞等,实现肿瘤细胞与微环境共进化,进而影响肿瘤细胞的恶性表型如耐药、复发与转移。肿瘤细胞基因组动态变异及其微环境共进化使许多肿瘤变成难治性疾病,也是临床肿瘤精准诊疗面临的巨大挑战。

随着人类基因组计划和癌症基因组计划完成和肿瘤分子分型概念提出,加上近20年来肿瘤特异性靶向药物的发明与临床应用,尤其是近几年来免疫检测点抑制剂在多种肿瘤治疗中取得成功,推动了以分子机制为指导的肿瘤药物临床应用。更重要的是,基础转化研究及肿瘤精准医学临床实践新成果促使人们更加关注肿瘤发生发展中相关分子机制;识别肿瘤关键驱动基因变异及其相关信号传导通路异常激活正是肿瘤精准诊疗的核心工作。除了临床常用的分子诊断技术如免疫组织化学(Immunohistochemistry, IHC)、荧光原位杂交(Fluorescenceinsituhybridization, FISH)和多聚合酶链式反应(Polymerase Chain Reaction, PCR)外,目前常用于识别肿瘤驱动基因变异的技术是二代测序(Next generation sequencing, NGS)。由于NGS检测结果复杂,加上晚期或进展期恶性肿瘤常常存在复杂基因变异谱,同时许多变异基因功能尚未完全阐明,如何做好肿瘤分子检测及结果解读,已成为临床肿瘤精准诊疗中的瓶颈。本章节将重点介绍常用肿瘤分子诊断技术的基本原理、检测质控及结果解读等实际应用问题,为日常临床肿瘤诊疗中正确使用分子诊断结果,制定合理、科学及个性化精准诊疗方案提供指引。

第二章 常用的分子诊断技术

第一节 免疫组织化学染色技术

一、IHC 检测技术介绍

（一）IHC 检测概述

免疫组织化学（Immunohistochemistry，IHC）是利用标记抗体去识别组织中抗原成分，通过抗原－抗体特异性结合及组织化学呈色反应，实现对组织中抗原成分进行定性、定位及定量的检测。

IHC 通过检测细胞水平蛋白质的变化，初步判断肿瘤细胞中的分子遗传的异常如基因扩增、突变、缺失、易位等。IHC 不仅作为辅助检测手段用于病理诊断及鉴别诊断，一些 IHC 标志物还可提供肿瘤患者预后、疾病复发判断等信息。另外，在个体化精准医疗的新时代，一些 IHC 生物标志物也可作为治疗靶点。IHC 是分子病理学、基础医学和临床医学之间的桥梁，为诊断、治疗及预后提供广泛必要的信息。

（二）检测注意事项

1. 组织固定

组织固定是 IHC 检测的先决条件，固定目的在于更好地保存组织和细胞结构，以防止组织中抗原等成分的溶解与扩散丢失。IHC 是检测组织中的抗原，因此组织固定不足或过度均影响免疫组织化学检测的结果。

固定组织多采用 10% 中性福尔马林溶液（即 4% 甲醛溶液），须将固定液用缓冲盐调配成中性，以最大限度减少抗原的丢失。固定不足的因素包括固定液量少（固定液体积至少应是标本体积的 4~5 倍）、未及时固定、标本较大者未能及时剖开固定等。过度固定可导致组织交联而掩盖抗原性，导致抗原活性降低，这也是 ASCO/CAP（美国临床肿瘤学会/美国病理学医师学院）推荐乳腺癌 ER/PR 检测中固定时间为 6~72h 的原因。

2. 非特异性染色

IHC 中非抗原－抗体反应造成的阳性染色称非特异性染色，包括抗体的非特异性结合、生物素和内源性酶（如过氧化物酶、碱性磷酸酶等）的干扰、切片制片瑕疵等，对特异性染色结果的判读造成干扰。

制片中出现卷曲、染色过程中切片干燥，可能导致非特异性染色，应防止干片、避免出现组织切片褶皱等。抗体的非特异性结合可能由第一抗体或第二抗体（占主要原因）产生，为消除这种由抗体产生的非特异性结合，可通过最大限度稀释抗体、在滴加一抗前用牛血清白蛋白（BSA）封闭或利用与二抗同种属血清进行阻断来实现。

3. 阻断内源性酶

正常组织细胞中可存在内源性过氧化物酶，如脑、脾、粒细胞和巨噬细胞具有较高内源性辣根过氧化物酶（HRP）活性，正常组织中含有铁卟啉的血红蛋白及肌红蛋白，也具有内源性 HRP 活性，取材过程中应充分清洗避免血液过多残留。在滴加一抗前通过滴加 0.3%~3% H_2O_2 处理切片组织，用以消除 HRP 的活性。部分组织如膀胱上皮、唾液腺、卵巢和肾脏等存在内源性碱性磷酸酶（AP），中性分叶核粒细胞也有较多 AP 存在，可用左旋咪唑加以灭活。

4. 排除内源性生物素干扰

正常组织，如肝脏、肾脏、淋巴组织、腮腺和胰腺导管等存在内源性生物素。虽然内源性生物素经 10% 中性福尔马林溶液固定、石蜡包埋之后可被封闭，但抗原热修复后可使组织中生物素暴露，尤其是冰冻组织中存在的内源性生物素，因此对于冰冻组织和抗原热修复的石蜡切片应注意消除内源性生物素的干扰。

为了消除这种干扰，可采用 APAAP 法、EnVision 法或 Power-Vision 法进行 IHC 染色。但当使用生物素或链霉亲和素为基础的检测方法（如 ABC 法或 LSAB 法），则需要在滴加一抗前使用 0.01% 卵白素溶液或 20% 的生蛋清等方法处理，以阻断内源性生物素引起的干扰。

5. 抗原修复

福尔马林固定石蜡包埋（FFPE）组织的抗原表位因醛交联等化学修饰而被封闭，在 IHC 检测过程中抗原/表位修复（antigen retrieval / epitope retrieval，AR）是染色的关键。常用的 AR 方法包括酶消化法（enzyme or protease induced epitope retrieval，PIER）和抗原热修复（heat-induced antigen retrieval，HIAR），且需要针对不同抗体选择 AR 方法，必要时可进行双重修复。

酶消化法在 HIAR 出现之前最常应用，其机制可能是对福尔马林固定过程中所产生的蛋白质交联的消化，这种消化是非特异性的，一些抗原可能会因酶处理产生负面影响。酶消化法常用的酶包括胃蛋白酶（浓度为 0.05%~0.1%，消化 15~30min）、胰蛋白酶（浓度为 0.01%~0.1%，消化 15min~2h）和链酶蛋白酶（浓度为 0.0025%，消化 4~6min）。PIER 对于一些抗体所识别的抗原修复仍有效，但有效性不如 HIAR。

随着 HIARs 的技术发展，人们发现蛋白质和福尔马林之间的化学反应可能被高温或强碱性水解逆转，可谓是打开了 IHC 抗原修复的大门，逐渐应用于 FFPE 组织、冰冻组织、培养的细胞等不同样本的抗原修复过程，在依赖 IHC 检测的病理诊断中起关键作用。HIARs 效果取决于所采用的修复缓冲液的种类、加热条件（时间及温度）、PH 值，以及多数情况下加入的 2% SDS 等。常用的 HIAR 缓冲液有柠檬酸钠缓冲液（PH 6.0）、EDTA 缓冲液（PH8.0~9.0）、Tris 缓冲液（PH10.0）等，应根据具体抗原选择对应的缓冲液，其中柠檬酸钠缓冲液，无毒、方便，适用于多种抗原。加热方式有水浴、微波炉以及压力锅等，微波炉和压力锅应采用正规医用产品，以便控制加热时间和温度。

6. 抗体选择

IHC 所使用的抗体包括多克隆抗体和单克隆抗体，抗体选择对于 IHC 至关重要。选择合适的抗体决定试验的成败，所以必须了解抗体类型的差异。

多克隆抗体是针对同一抗原的不同表位异质克隆的混合物，对抗原的亲和力和特异性略有不同。多克隆抗体可更广泛地识别同一抗原的各种表位，有较高的敏感性，对一些更难检测到的抗原进行染色时具有优势。缺点是，它们可与其他非目的蛋白质进行交叉反应，且每批次抗体产量有限，导致不同批次抗体可能存在差异。

单克隆抗体通常是用一种抗原对小鼠进行免疫和增强，在充分免疫后，从小鼠脾脏中取出B淋巴细胞，与骨髓瘤细胞系融合，产生杂交瘤细胞。通过筛选产生单克隆抗体的杂交瘤细胞，进行培养并提取抗体。所得抗体具有高度特异性，批次之间保持一致性，但由于是单一抗原免疫后所产生的，所以仅能识别单一抗原表位，易受组织固定等过程的影响。近年来，随着单克隆抗体的技术发展，凭其高亲和力、高特异性、低成本、高产量及可识别更多表位等优点在病理诊断及科研应用中越发广泛使用。

为扬长避短，将多种单克隆抗体按一定比例和多克隆抗体混合成混合型单克隆抗体，在IHC实践中已然呈现较大优势，广谱细胞角蛋白CK-pan便是一个较好的例证。

7. 设置对照

IHC检测中为防止假阴性、假阳性、内源性过氧化酶及生物素等的干扰，应设置严格阳性对照、阴性对照及空白对照。切片内正常组织可作为自身对照，并应增加外部对照。

根据国际特设专委会（International Ad Hoc Expert Committee）推荐阴性试剂对照及阴性组织对照的设立，且在用于临床治疗如HER2、ER、PR的检测均须设阴性对照。另外，在国际特设专委会建议的IHC阳性对照中，其中推荐4种病理诊断抗体阳性内对照及18种抗体对照组织和染色结果的判读标准。比如内对照中，CK5在正常前列腺腺体基底细胞呈阳性表达，但在良性腺体到恶性肿瘤的衍变过程中，CK5表达逐渐降低，完全恶变后则CK5是阴性的。阳性对照组织中，TTF-1在甲状腺上皮细胞中呈强阳性，且定位在胞核，在扁桃体中为阴性；CK7在胆管上皮呈中－强阳性，在阑尾呈阴性等。

8. 结果解读要点

（1）阳性结果：IHC判断阳性结果时，应建立在对照（内或外）的基础上，根据IHC标志物在组织细胞中的特定表达位置（如细胞核、细胞膜、细胞质），同一IHC标志物表达定位不同则意义不同，如P120在细胞膜中表达，则可能是乳腺浸润性导管癌，在细胞质中表达则可能是乳腺浸润性小叶癌。须根据表达的定位进行分析判断，从而做出正确诊断。对IHC检测结果进行评分，包括阳性染色细胞的百分比（如Ki-67，其阳性指数对神经内分泌肿瘤或胃肠间质瘤分级尤为关键）和染色强度评估（如乳腺癌及胃癌中HER2，1+~3+）。此外在一些情况下，一些IHC标志物虽无标准评分系统，但对于单个或组合IHC标志物阴或阳性的结果，为临床病理诊断及鉴别诊断提供重要的线索。

（2）阴性结果或抗原不表达：在对照的基础上阳性结果往往可以支持诊断，但阴性结果并不能否定某种诊断，需结合或加做同一类型IHC标志物以及结合苏木素-伊红（HE）切片全面考察后做出诊断。

（3）特异性及非特异性染色的鉴别：

1）染色位置：特异性染色，对于待测特定抗原具有一定的表达模式（定位于细胞胞膜、胞质或胞核），其IHC染色结果具有一定的结构性，如ER、PR定位于细胞核、HER2定位于细胞膜等。而非特异性染色结果并无此模式，常出现在组织切片边缘、刀痕、皱褶、组织坏死或被挤压的区域，呈片状均一染色。

2）染色强度：特异性染色结果常因待测抗原在细胞中的含量及定位不同，染色结果强度不均一。而非特异性染色则显现细胞与间质染色强度相同。

3）其他：组织中心固定不良亦会造成非特异性染色，可见特异性/非特异性染色同时存在，在非特异性显色背景过强时往往会影响对特异性染色结果的判断。

（4）IHC结果与HE切片结果：IHC作为病理诊断的辅助手段，在当IHC检测结果与HE切片诊断有出入时，应结合病历资料、影像学及实验室检查等结果综合分析，请勿过度单一依赖IHC结果而推翻HE切片的诊断。

二、常见伴随诊断抗体检测与结果解读规范

（一）HER2 IHC结果解读规范

1. 乳腺癌

（1）结果判读标准：0：无着色或≤10%的浸润癌细胞呈现不完整的、微弱的细胞膜染色；1+：>10%的浸润癌细胞呈现不完整的、微弱的细胞膜染色；2+：有2种情况，第一种为>10%的浸润癌细胞呈现弱-中等强度的完整细胞膜染色；第二种为≤10%的浸润癌细胞呈现强而完整的细胞膜染色；3+：>10%的浸润癌细胞呈现强、完整且均匀的细胞膜染色。对于2+的病例，应该用原位杂交做进一步检测，也可以选取不同的组织块重新检测或送至条件更好的实验室进行检测。

（2）注意事项及报告内容：当出现下列情况时HER2状态为无法判断（indeterminate），包括标本处理不当、严重的组织挤压或边缘效应、检测失败等。应在报告中注明HER2状态无法判断的可能原因，并建议再次获取标本进行HER2检测。在乳腺浸润性微乳头状癌和部分有分泌现象的乳腺癌中，常呈特殊的基底及侧膜U型染色模式。此时若呈现弱-中等强度的细胞膜染色，应判为HER2 2+，并需要行原位杂交检测进一步明确HER2状态。若浸润癌的细胞膜已呈很深的棕褐色U型染色，可等同于完整的细胞膜染色。建议HER2的IHC检测报告中包括如下内容：患者信息（包括姓名、性别、年龄、门诊/住院号）、送检医师姓名、送检日期、病理编号、标本部位和类型、抗体类型、检测方法、是否使用图像分析、对照设置情况、样本量是否适合评估、判读结果（0、1+、2+、3+）。

2. 胃癌

（1）结果判读和评分：①活检标本 0（阴性）：任何肿瘤细胞无膜染色；1+（阴性）：肿瘤细胞团微弱或隐约可见膜染色（不管着色的肿瘤细胞占整个组织的百分比）；2+（不确定）：肿瘤细胞团有弱到中度的基底侧膜、侧膜或完全性膜染色（不管着色的肿瘤细胞占整个组织的百分比，但至少有5个成簇的肿瘤细胞着色）；3+（阳性）：肿瘤细胞的基底侧膜、侧膜或完全性膜强染色（不管着色的肿瘤细胞占整个组织的百分比，但至少有5个成簇的肿瘤细胞着色）。②手术标本 0（阴性）：无反应或<10%肿瘤细胞膜染色；1+（阴性）：≥10%肿瘤细胞微弱或隐约可见膜染色；仅有部分细胞膜染色；2+（不确定）：≥10%肿瘤细胞有弱到中度的基底侧膜、侧膜或完全性膜染色；3+（阳性）：≥10%肿瘤细胞基底

侧膜、侧膜或完全性的膜强染色。IHC 2+ 的病例，应该用原位杂交做进一步检测。

（2）注意事项：①胃癌及乳腺癌的组织学特性有差异，两者HER2的表达特点不同，因此两者IHC检测结果判读和评分标准有所区别。②与乳腺癌相比，胃癌HER2表达显示更强的异质性，癌细胞的不完全性膜着色比较常见。③由于IHC染色的异质性强，在判读和评分时必须观察整张切片，建议先在低倍镜下观察。④根据ToGA研究经验，可以结合观察到清晰的肿瘤细胞膜完全性或基底侧膜、侧膜染色时使用的物镜倍数及染色强度，帮助观察者进行IHC评分。⑤IHC判读和评分时的注意事项：肿瘤组织细胞质、细胞核着色均为非特异性染色；结果判读应避开边缘及组织处理或形态不佳（如挤压明显）的癌组织。非肿瘤组织（肠化生及再生的胃上皮细胞膜）可能出现非特异性染色。

3. 尿路上皮癌

（1）判读标准：推荐尿路上皮癌HER2蛋白表达IHC检测的判读标准参照乳腺癌HER2检测指南的判读标准，根据尿路上皮癌染色特点略有修改，具体如下：0：无着色或<10%浸润性癌细胞膜不完全且微弱染色；1+：≥10%的浸润性癌细胞膜不完全且微弱染色；2+：≥10%浸润性癌细胞膜弱-中等强度的完整胞膜染色或<10%浸润性癌细胞完整细胞膜强染色；3+：≥10%浸润性癌细胞完整细胞膜强染色。

（2）注意事项：①肿瘤异质性研究结果表明，尿路上皮癌HER2蛋白表达存在明显的异质性，与胃癌相当，远高于乳腺癌。由于HER2蛋白表达异质性强，在判读和评分时需先于低倍镜下观察整张切片，综合判断。②尿路上皮癌HER2 IHC着色部位：尿路上皮癌HER2 IHC着色部位为胞膜，可以存在胞质胞膜均染色的情况，胞质着色不应掩盖胞膜着色，但若仅为胞质着色和（或）细胞核着色则判定为非特异性染色，不作为判读的阳性信号。由于经尿道膀胱电切术容易造成肿瘤组织的高度挤压烧灼，挤压烧灼区域容易出现非特异性染色，因此，结果判读时应避开组织边缘以及挤压烧灼的癌组织。③HER2 IHC蛋白表达异质性与尿路上皮癌组织学类型有关：微乳头型尿路上皮癌以及浆细胞样尿路上皮癌都有更高的HER2蛋白过表达率。病理医师需关注HER2检测结果与组织学特征的关系，从而选择恰当的蜡块进行检测。

4. 子宫内膜浆液性癌

结果判读标准：0：无肿瘤细胞染色；1+：任何比例微弱的胞膜不完整染色或<10%的肿瘤细胞呈现弱-中等强度的完整胞膜或基底侧/侧膜染色；2+：≤30%的肿瘤细胞呈完整胞膜或基底侧/侧膜的强染色，或≥10%的肿瘤细胞呈弱-中等强度的完整胞膜或基底侧/侧膜染色；3+：>30%的肿瘤细胞呈完整胞膜或基底侧/侧膜的强染色。

（二）ER、PR IHC结果解读规范（乳腺癌）

1. 分类：阳性、阴性、无法判读

（1）阳性：需评估整张切片中阳性染色的肿瘤细胞占所有肿瘤细胞的比例，当≥1%的肿瘤细胞核呈现不同程度的着色时，即为阳性。

（2）阴性：指整张切片中<1%的肿瘤细胞核呈现不同程度的着色或完全无着色。阴性结果的判定必须建立在内、外对照染色良好的基础上。缺少内对照（如正常乳腺导管上

皮细胞）情况下获得的 ER、PR 阴性染色结果都需要更换蜡块或组织块重新进行染色判定。并且报告中不应该是"阴性"，而应该报告为"无法判读"。

（3）无法判读：通常是指检测前处理或检测步骤不符合规定，或染色定位于细胞质而非细胞核，或对照未出现预期结果，或阴性染色但标本中缺乏内对照组织。对该结论应该指出导致无法判读的原因，建议重新进行检测。对于没有条件另选蜡块或组织的病例，若外对照符合预期结果，但缺乏内对照组织，在报告结果供临床参考的同时应备注说明缺乏内对照组织。

2. 阳性肿瘤细胞的百分比

需对整张切片进行观察并分析阳性染色细胞占所有肿瘤细胞的百分比。可以大致估计，也可以通过人工计数或图像分析的方法进行定量。虽然图像分析技术目前还缺乏公认的标准，但该技术有望提高判读的准确性和可重复性。在肿瘤细胞含量有限的细胞学样本中，必须计数至少 100 个肿瘤细胞。为提高可重复性，建议 10%~100% 阳性着色时以每 10% 为一个等级，即约 10%、20%、30%。

3. 阳性染色强度

包括弱、中、强。应该对整张切片中阳性肿瘤细胞的染色强度作出评估，如果同一张切片中肿瘤细胞的染色强度存在差异，可采用弱 - 中等，或中等 - 强的报告方式。

（三）Ki67 IHC 结果解读规范（乳腺癌）

浸润性癌细胞核着色为阳性，计算阳性细胞占所有浸润性癌成分的百分比。对于 ER 阳性、HER2 阴性的 T1~T2，N0~N1 期患者，当 Ki-67 ≤ 5% 或 Ki-67 ≥ 30% 时可辅助判断是否辅助化疗及预测预后。

（四）ALK（D5F3、5A4）IHC 结果解读规范（非小细胞肺癌）

1. 结果判读标准

目前，关于 ALK 染色结果的判读，多数研究采用 0 到 3+ 的评分系统，但具体的判读细则还未统一。目前采用已有文献研究结果且在国内多家机构使用、检测结果确诊比较高的判读标准，具体如下：IHC 3+：>5% 的肿瘤细胞呈现细胞质强着色；IHC 2+：>5% 的肿瘤细胞呈现中度细胞质着色；IHC 1+：>5% 的肿瘤细胞呈现微弱或模糊的细胞质着色或 ≤ 5% 的肿瘤细胞有任何程度的着色；IHC 0：肿瘤细胞无明显着色。

2. 注意事项

IHC 判读和评分时需要注意，在正常黏膜上皮、肺泡巨噬细胞、肿瘤坏死组织、分泌黏液、淋巴细胞和神经组织中也会观察到一些强的背景染色，这种染色在 ALK 判读时应当排除。

（五）MET 结果解读规范

IHC 检测 c-MET 表达常用的阳性定义为：使用 SP44 抗体的样品 H score（一种将切片内阳性数量及其染色强度转化为相应数值的组织化学评分）≥ 200。但是迄今为止，IHC 仍无法有效筛选 MET 基因组改变，MET 扩增或 METex14 突变的最佳检测方法是 FISH 和 NGS。

第二章 常用的分子诊断技术

（六）RET 结果解读规范

目前研究表明 IHC 检测 RET 融合其灵敏度 50%~100%，特异度 30%~90%，综合评价灵敏度和特异度，IHC 不是作为 RET 诊断的最佳手段。另外，RET 融合蛋白的表达均位于胞质中，少见胞膜表达，因此 IHC 判读较为困难。并且，在实际操作过程中，存在抗体克隆选择多样、参照标准选择不明确、阳性阈值不确定等问题，且病理报告解读也是制约 IHC 检测在临床应用的因素。此外，通过 IHC 检测确定 RET 表达量指导临床靶向治疗疗效也存在偏差，有报道证实存在 RET 无表达的患者使用 RET 抑制剂有效的现象。因此，目前暂不推荐直接用 IHC 检测 RET 基因融合表达。

（七）MMR IHC 结果解读规范

IHC 方法分别采用针对 MLH1、MSH2、MSH6 和 PMS2 的特异性抗体，阳性表达定位于细胞核。如肿瘤样本中 4 个 MMR 蛋白均阳性表达，则为 MMR 功能完整；任一 MMR 蛋白缺失即为错配修复蛋白功能缺陷（Deficient Mismatch Repair, dMMR）。而 IHC 检测结果还可指引特定 MMR 基因的突变检测。其中要注意 MMR 蛋白 PMS2 和 MSH6 分别与 MLH1 和 MSH2 协同，其表达非常依赖与伴侣蛋白的结合情况，即 MLH1 表达缺失通常伴有 PMS2 表达缺失，而 MSH2 表达缺失通常伴有 MSH6 表达缺失，亦会有单独表达缺失的情况，但很少见。目前建议病理医师采取美国病理学家协会（College of American Pathologists, CAP）标准判断 MMR 蛋白表达是否缺失，即存在任何确定的肿瘤细胞核染色判定为 MMR 表达阳性，只有肿瘤细胞核完全不表达才能判定阴性。目前 MMR 蛋白检测主要用于 Lynch 综合征的筛查和指导免疫检查点抑制剂的临床应用。

（八）PD-L1 IHC 结果解读规范

1. 肿瘤细胞阳性评分

指在任意强度下，部分或完全膜染色的活的肿瘤细胞占标本中所有活肿瘤细胞的百分比，采用百分数来表示。肿瘤细胞质染色、肿瘤内间质及坏死区域不包含在评判范围内。肿瘤细胞阳性评分主要应用于 PD-L1 28-8 抗体在非小细胞肺癌、头颈鳞状细胞癌及尿路上皮癌的结果判读；还可用于 SP263 抗体在尿路上皮癌及非小细胞肺癌的结果判读，其中 SP263 在非小细胞肺癌的结果判读中，单纯的肿瘤基底侧着色不计入评分范围内，SP142 及 SP263 抗体在相应的临床实验中采用 TC（tumor cell）缩写代表肿瘤细胞阳性评分；肿瘤细胞阳性评分还可用于 PD-L1 22C3 抗体在非小细胞肺癌的结果判读，在相应的临床试验中，使用肿瘤比例评分（tumor proportion score, TPS）名称代表肿瘤细胞阳性评分。

2. 免疫细胞阳性评分

IC 包括淋巴细胞、巨噬细胞、树突状细胞及粒细胞等。IC 染色可为细胞质或细胞膜染色，细胞质染色常表现为深棕色点状或线状染色，也可以呈现环周染色（如巨噬细胞）。IC 判读方法为肿瘤区域内有任何强度 PD-L1 染色的免疫细胞所占肿瘤面积的百分比，肿瘤面积包含肿瘤细胞、肿瘤内间质及肿瘤周围连续性相关间质，不包含坏死区域；血管内免疫细胞可阳性染色，但不计入 IC 评分范围。PD-L1 SP142 抗体在三阴性乳腺癌及尿路上皮癌中的判读结果用 IC 表示。

3. 肿瘤细胞及免疫细胞联合阳性评分

SP142抗体在非小细胞肺癌的结果判读及SP263在尿路上皮癌的结果判读需联合TC及IC，其中SP263抗体在尿路上皮癌的结果判读中，需通过肿瘤相关免疫细胞所占肿瘤面积的百分比（immune cell present，ICP）来确定IC+；这里的IC+既包括淋巴细胞、巨噬细胞、树突状细胞、粒细胞，还包括浆细胞。ICP的评分方法为肿瘤相关免疫细胞占肿瘤区域百分比，IC+评分方法为PD-L1阳性的肿瘤相关免疫细胞占所有肿瘤相关免疫细胞的比例。22C3抗体在食管癌、头颈鳞癌、尿路上皮癌、宫颈癌、胃癌、胃食管交界癌及三阴性乳腺癌的结果判读中采用联合阳性评分（combined positive score，CPS）来代表肿瘤细胞及免疫细胞联合阳性表达，CPS是指阳性活肿瘤细胞（任何强度的部分或完全膜染色）及阳性淋巴细胞、巨噬细胞（任何强度的细胞膜或细胞质染色）占所有活肿瘤细胞的百分比，结果采用0~100数值来表示（当计算结果超过100时，最终结果按照100来计算）。

（九）IDH1 IHC结果解读规范

＞5%肿瘤细胞的胞质染色判读为阳性，对IDH1 R132H突变特异性较高，但对IDH其他位点突变无反应，故敏感性低。目前IDH1 IHC可作为筛查IDH突变的一种有效方法，但阴性或不确定的病例仍需分子检测明确。

（十）CD117（c-KIT）IHC结果解读规范

肿瘤细胞胞膜或胞质着色为阳性，虽然CD117敏感性高，但特异性差，在很多正常细胞（造血干细胞、黑色素细胞、肥大细胞等）中亦可表达，不能作为c-KIT突变的预测方法。

三、新兴潜在标志物免疫组化检测

（一）FGFR2 IHC结果解读规范

FGFR2（克隆号98706）的评分标准参照胃癌中的HER2染色的评分标准。1+以上可判读为阳性，以预测FGFR2基因的改变。

（二）TROP2 IHC结果解读规范

通过染色强度和肿瘤细胞染色百分比来评估TROP2的表达。强度得分为0-3（0、无着色；1、弱；2、中等；3、强），所有肿瘤细胞中染色肿瘤细胞的百分比评分为0-3（0=0%，1=1%-30%，2=31%-70%，3=71%-100%）。两个分数相乘，最终得到0-9，评分≥3判读为阳性。

（三）Claudin18.2 IHC结果解读规范

Claudin18.2染色分为4级：0：无胞膜或胞质着色；1+：胞膜或胞质弱着色；2+：胞膜或胞质中等着色；3+：胞膜或胞质强着色。任何具有≥1+强度的特异性染色判读为阳性。Claudin18.2的表达可能为胃癌的治疗提供新的靶点。

（王　哲　贾永峰）

第二节 荧光原位杂交检测

一、荧光原位杂交基本概念

荧光原位杂交（fluorescence in situ hybridization，FISH）技术作为分子诊断的重要工具，在科研和临床诊断领域都有着广泛的应用。FISH检测是利用荧光基团标记DNA探针，再将标记的DNA探针与样本DNA进行原位杂交，最后在荧光显微镜下对荧光信号进行计数，以此作为诊断的依据。探针是FISH检测灵敏度和准确性的关键，而FISH能否应用于某一领域也取决于是否具有相应的探针，要求其必须具备很高的特异性而且能经受原位杂交的处理而不变性，能特异性地识别特定的基因或染色体上特定的片断。基本流程：FISH样本的制备→探针的制备→探针标记→杂交→（染色体显带）→荧光显微镜检测→结果分析（图2-1）。

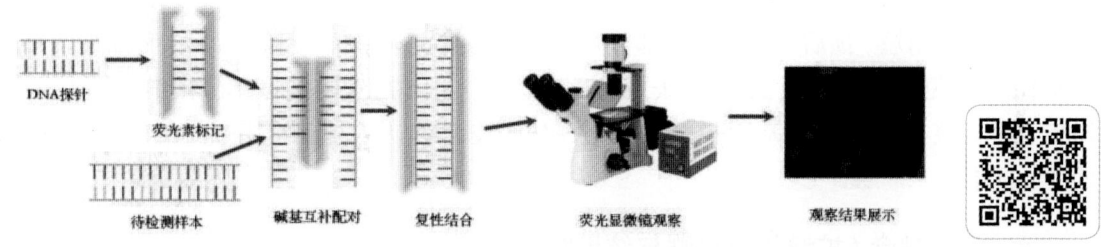

图2-1 FISH通过荧光素标记的DNA探针与样本细胞核内的DNA靶序列杂交，从而获得细胞核内染色体或基因状态的信息（扫码查看高清图片）
（由孙逸仙纪念医院提供）

二、FISH检测时机（以乳腺癌ERBB2基因为例）

（1）根据病情进展、治疗效果和免疫组化结果（主要是IHC结果2+）怀疑HER2基因扩增的患者应该用FISH方法复查确定HER2基因状态。

（2）对于免疫组化结果不确定的情况，特别是出现不同免疫组化结果的病例，应由FISH方法确定HER2状态。

（3）考虑到免疫组化难以避免假阳性和假阴性结果，对于经济上能够承受的患者可以尽早通过FISH方法确定HER2状态（包括IHC检测结果阴性和阳性病例），避免可能不准确的免疫组化结果导致的有效治疗手段的丧失。

（4）对于准备采用生物靶向治疗或将其作为备选方案的患者，必须通过FISH确定HER2的基因状态（包括IHC检测结果3+病例），HER2阳性是相关生物靶向治疗的绝对必要条件。

三、FISH 的独特优势

基于形态基础的分子检测，可以更好地结合形态学为病理诊断提供准确信息，尤其是对于肿瘤异质性很高的样本，其他分子检测往往脱离形态基础，无法判断是否是肿瘤的细胞发生了异常。

四、FISH 技术特点

（1）操作简便，检测快速，24h 内可以出结果，且结果易于计数观察。
（2）重复性好，空间定位准确。
（3）标本来源丰富：间期细胞、分裂中期细胞，分化、未分化细胞及死亡或存活的细胞皆可以被检测。

五、FISH 临床意义

通过 FISH 检测可检测某些基因的表达及突变情况，提供对应病人的分子生物学信息，具体情况具体分析，帮助制定最佳的用药方案。如（ERBB2 在 20%~30% 乳腺癌患者中有基因的扩增和 HER2 蛋白的过度表达。临床研究表明，HER2 阳性的乳腺癌浸润性强、无病生存期短、预后差，针对这部分病人，使用曲妥珠单抗（赫赛汀）治疗有效。目前通常使用的免疫组织化学方法无法区分 HER2 中度阳性的患者是否存在 HER2 基因的扩增，而直接检测 HER2 基因扩增水平的 FISH 技术被认为是检测乳腺癌 HER2 基因扩增的"金标准"。

六、常见融合/扩增基因检测与结果解读

每个肿瘤基因组中可能存在数百至数千个体细胞突变，其中许多是相对个体化的变异。常见的基因变异主要包括单核苷酸变异（single-nucleotide variant, SNV/single-nucleotide polymorphism, SNP）、短片段插入/缺失突变（Indel）、重排（融合）、拷贝数变异（copy number variation, CNV）及其他复杂突变等。

目前常见的几大癌症驱动基因变异有：EGFR 基因、ALK 基因、BRAF 基因、RET 基因、MET 基因、NTRK 基因、KRAS 基因、ROS1 基因等，其突变融合等过程都会引起一系列的疾病。

常见变异基因如下。

1. HER2 基因

（1）HER2 基因概述：HER2（又名 neu，c-erbB-2）位于 17q12，是表皮生长因子受体（HER）家族成员之一，HER 家族在细胞生理过程中发挥重要的调节作用，临床上大约 20%~35% 的浸润性乳腺癌存在 HER2 基因的扩增及蛋白的高表达。HER2 基因编码相对分子量 185kd 的跨膜受体样蛋白，具有酪氨酸激酶活性。HER2 是重要的乳腺癌预后判断因子，HER2 阳性（过表达或扩增）的乳腺癌，其临床特点和生物学行为有特殊表现，治疗模式也与其他类型的乳腺癌有很大的区别。HER2 基因扩增的乳腺癌患者对内分泌治疗

药物（如他莫昔芬）产生耐药。HER2 基因扩增的乳腺癌患者对 CMF 方案不敏感，宜采用大剂量蒽环类药物和紫杉醇类药物方案；HER2 基因扩增的乳腺癌患者明显受益于曲妥珠单抗等靶向药物治疗。检测可通过免疫组化（IHC）或者 FISH 检测获得结果。

IHC 和 FISH 检测 HER2 的状态一致性很高，但也存在着差异。对于 IHC 2+ 样本必须要用 FISH 进一步确认结果；3+ 直接为阳性，可不做 FISH；0 和 1+，若条件允许，可再做 FISH。FISH 中的 HER2 及 CEP 信号。

（2）FISH 相关计数要求（乳腺癌 HER2 为例）（图 2-2）：①选择核分界较好的区域，要求细胞核大小基本一致、边界完整，DAPI 染色均匀、核无重叠，绿色着丝粒信号清晰；②随机计数确定的肿瘤区域中 20~30 个细胞核中的双色信号，不要主观选择信号多的核计数；③如果 2 个同样大小的橘红信号之间距离不足一个常规橘红信号大小，只计为一个信号；④若红、绿两信号的比值 >20 或众多信号连接成簇时可不计数，视为基因扩增；⑤若为临界值，则需要再计数 20 个细胞核中的信号或由另外一个观察者重新计数，如仍为临界值，则应在 FISH 检测报告中注明，或换其他方法或其他蜡块重新检测；⑥若 HER2 基因扩增在不同癌细胞中存在异质性时，应在另一癌区域再计算 20~30 个癌细胞核中的红、绿信号值，报告其最大值，并加以注释；⑦判读时可以将乳腺组织中的正常细胞（如成纤维细胞、血管内皮细胞、淋巴细胞、正常乳腺上皮细胞）的 HER2 信号和 CEP17 信号作为内对照。

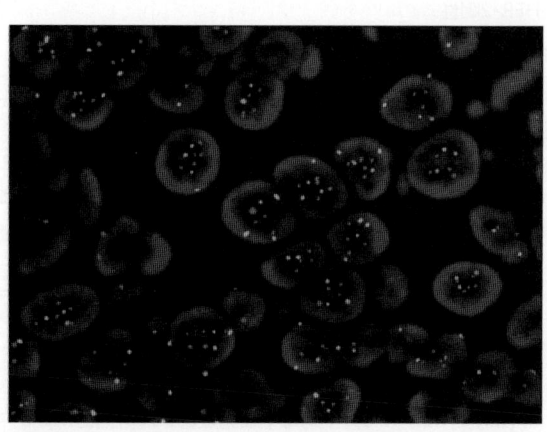

图 2-2　FISH 检测荧光显示图，红色代表 HER2 拷贝数，绿色代表 CEP17 拷贝数
（由孙逸仙纪念医院提供）

（3）HER2 FISH 结果判读：在清晰的肿瘤区域，按以上计数要求在至少 20 个核内计数 GSP HER2（红色）和 CEP17（绿色）信号，分别记录 GSP HER2 和 CEP17 的信号总数，再计算平均每个细胞 HER2 拷贝数、平均每个细胞 CEP17 拷贝数以及 GSP HER2 和 CEP17 比值 R。①橘红色信号的总数与绿色信号的总数比值 <1.8 提示无扩增，比值 >2.2 提示 HER2 基因扩增；②如众多信号连接成簇时可不计算，视为基因扩增；③若比值为 1.8~2.2，则需要再计算 20 个肿瘤细胞核中的信号或由另外一位分析者重新计数。如仍为

临界值，则应在FISH检测报告中注明，或重复进行FISH或IHC检测；④若HER2基因扩增在不同肿瘤细胞中存在异质性时，应在另外肿瘤区域再计算20个以上肿瘤细胞核中的橘红色、绿色信号比值，报告其最大值，并加以注释。在观察信号时，应根据情况随时调节显微镜的焦距，准确观察位于细胞核不同平面上的信号以免遗漏。

如下图中红色为HER2拷贝数，绿色为CEP17（图2-3）。

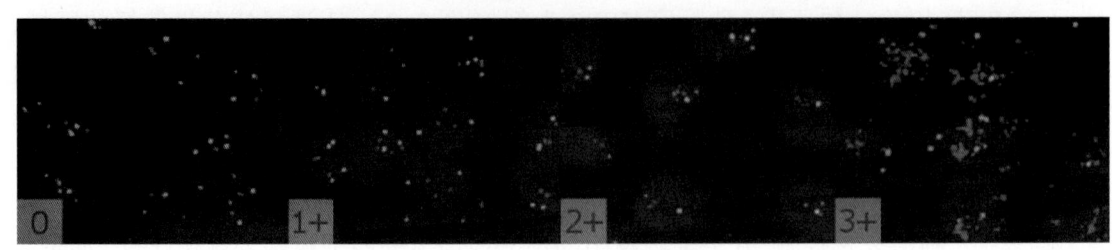

图2-3　HER2 FISH结果判读标准

NCCN指南中也结合IHC对FISH双探针检测HER2表达判读情况做了详细说明（图2-4）。

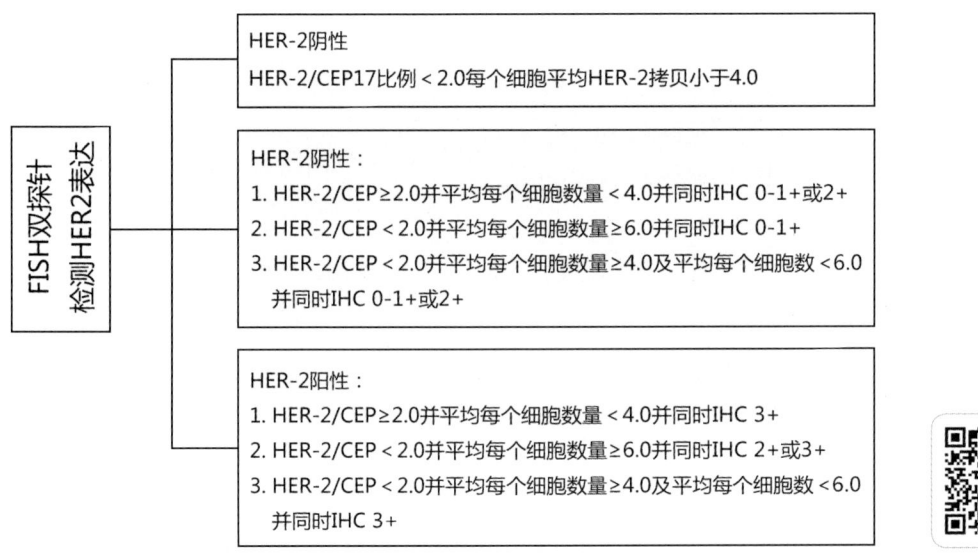

图2-4　NCCN指南中HER2 FISH结合IHC的结果判读　（扫码查看高清图片）

2. ALK基因

间变性淋巴瘤激酶（anaplastic lymphoma kinase，ALK）是一种受体型酪氨酸激酶，被认为是肿瘤的驱动基因，它的变异会改变自身激酶活性，进而激活下游信号分子，使细胞增殖调控出现紊乱，从而导致肿瘤的发生。ALK的体细胞变异主要有融合和突变两类。ALK融合在肺癌中已有较多研究，并已研发出相关小分子靶向药物，而ALK突变则在神经胶质瘤中研究相对较多。ALK基因融合是指ALK发生断裂并与其他基因融合，翻译后ALK融合蛋白构象改变，影响自身磷酸化而导致肿瘤发生。在大部分正常细胞中ALK呈非活化状态，当ALK基因发生突变，常导致蛋白异常活化，并在本不表达ALK蛋白的组织中表达，而导致肿瘤的发生。ALK基因编码膜内区域的10个外显子与EML4的不同外显子通过不同的断点进行融合，在NSCLC中可形成13种ALK融合蛋白。

在针对大部分研究检测ALK融合均是基于FISH的诊断，因此，FISH检测目前仍是诊断ALK融合基因的经典方法。2014年10月CFDA批准雅培FISH分离探针试剂盒（Vysis ALK Break Apart FISH Probe Kit）用于诊断ALK融合基因。该试剂盒设计的两种探针分别标记ALK基因的两端，300 kb的3′端和442 kb的5′端分别标记为橘红色和绿色。在无ALK融合基因表达的肿瘤细胞中，橘红色和绿色重叠为黄色或者相互黏合（两个信号之间的间隔小于两个信号的直径）；而在存在ALK融合基因表达的肿瘤细胞中，橘红色和绿色信号相互分离（间隔≥2个信号直径）或绿色信号缺失。大于2倍信号直径判为阳性（图2-5）。标本FISH阳性结果的判定标准为单个视野中的50个肺癌细胞中至少有25个存在分离信号或绿色信号缺失，或者两个不同视野中的100个肺癌细胞中至少有15个存在分离信号或绿色信号缺失。

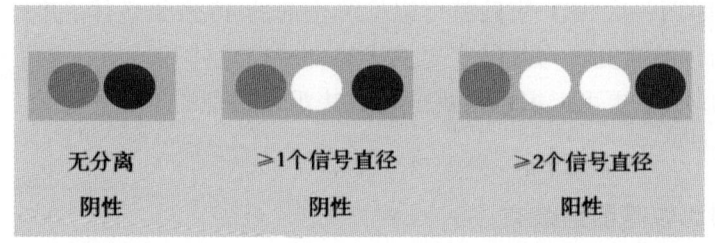

图2-5　FISH检测中ALK基因在肿瘤细胞中的拷贝形式　（扫码查看高清图片）

（叶　丰）

第三节　细胞遗传学分析

染色体异常可表现为染色体数目异常如多倍体、非整倍体、嵌合体等，还有染色体结构异常如缺失、倒位、易位、环状染色体形成、等臂染色体形成、脆性位点等，都会引起相应的基因表达改变。细胞遗传学方法在检测这些病理改变当中起到至关重要作用，包括染色体核型分析和微阵列比较基因组杂交。

一、染色体核型分析技术

肿瘤中的染色体不稳定性（Chromosomal instability, CIN）包括染色体的数量和结构的动态变化，由此产生的体细胞拷贝数改变（SCNAs）的多样性可能为肿瘤发展提供必要的变异。核型分析包括传统的GRQ带技术、主流的荧光原位杂交技术及光谱核型分析技术。

（1）GRQ带技术：Giemsa染料使得染色体均质状，染色后在染色体上产生明暗相间的带型，单倍体在400—500bp条带水平。然后在显微镜下检查染色体的结构异常。但是耗时长，条带显示可能收到干扰，特异性低。

（2）主流技术-FISH：FISH技术因其敏感、特异、准确、快速、多色等在核型分析中起到重要作用，可以通过荧光偶联的单克隆抗体与探针分子特异性结合，检测DNA序列在染色体上的定性、定位、相对含量，具有快速、安全、敏感、能长期保留的特点。该技术在过去的20年里不断发展，涉及许多领域，特别是在乳腺癌领域使用非常常见，高敏感检测、多种类检测、自动化数据收集分析技术的提高，很大程度促进了技术发展，它已经成为一项先进的生物学技术。当前，科研人员掌握了多种不同杂交探针的制备，能在更广阔的研究领域中运用它。

（3）光谱核型分析技术：SKY（spectral karyotyping）是一种波谱影像分析方法，它运用了光谱干涉仪（interferometer）及傅立叶变换（Fourier transform），将图像中每一像素做光谱分析后再重新显示，增强了对多种荧光分析的辨别。它可以使用多个荧光染料的频谱重叠的探针，因而一次SKY实验就可以检测全部的46条染色体，并且都能显示相当多的数目和复杂结构的改变。当基因变异发生在部分染色体片段时，应用SKY技术就能做出快速而准确的诊断，更可以揭示常规分析方法难以识别的染色体易位、重排和一些未知来源的标记染色体。

二、微阵列比较基因组杂交

微阵列比较基因组杂交技术是将受检者的基因和参考基因（正常控制或者标准）进行比较，根据不同的信号比，检测出受检基因组的失衡，如拷贝数变异（CNVs）。为了便于分析，整个基因组被打成很多的小片段，但通过已知的探针，可以准确定义每个片段在基因组中的位置。

（1）比较基因组杂交技术（comparative genomic hybridization, CGH）：主要应用于肿瘤染色体变异等研究，采用基因芯片的CGH，先分别将肿瘤与正常细胞的基因组DNA打碎，再利用双色荧光杂交的策略，对肿瘤细胞及对照正常基因组DNA片段进行红绿荧光标记，再将这些标记后的片段作为探针，与高密度的涵盖整个人类基因组的DNA芯片杂交。通过这两组探针的竞争杂交，再利用共聚焦显微镜等数码摄像系统对结果进行扫描，并对芯片上每个点的发光强度进行比较。红绿色均等的区域是肿瘤细胞与正常细胞均具有的正常部分，而红色较强的部分即肿瘤细胞染色体区域产生扩增的部分；反之，以绿色为主的部分则是肿瘤细胞染色体缺失的部分。分离到的肿瘤组织DNA可成功地用于检测整个基因组的DNA缺失或扩增。CGH应用于肿瘤遗传学的研究，可以提供一个全基因组的扫描图，提示肿瘤 DNA 在整个染色体组的哪个特定位置存在扩增或缺失。

（2）单核苷酸多态性微阵列芯片技术：单核苷酸多态性微阵列芯片（single nucleotide polymorphism array, SNP array）可能与复杂性状和多基因疾病有关。与 CGH 采用双杂交策略不同，SNP array 利用待测样本与芯片探针进行单杂交，通过比较不同样本信号强度来确定每个位点的拷贝数。该方法也用于药物研究、连锁分析、基于人群的基因分型研究、基因作图和标记辅助选择研究。可以根据染色体显色情况来排列我们的 SNP 数据库，定位染色体上的每个 SNP。

（叶 丰 龚 畅）

第四节　基因芯片技术

一、概述

随着人类基因组研究战略和实验技术的发展，源源不断地产生了日益庞大及复杂的基因组数据，这些数据已被载入公共数据库，并改变了对几乎所有生命过程的研究。由于测序技术的进展，如何鉴定越来越多功能未知的基因已变得越来越重要，了解基因的功能及其表达调控规律正是今后研究的关键。生命科学的这种强烈需求促使科学家们在 20 世纪 80 年代末发展了生物芯片（Biochip）技术，这也标志着从结构基因组向功能基因组研究的转变。

生物芯片常见的分类方式有 4 种，分别是按用途、作用方式、固定的探针成分和检测载体来分类。

（1）按照用途分类：分为生物电子芯片和生物分析芯片。生物电子芯片用于生物计算机等生物电子产品的制造；生物分析芯片用于各种生物大分子、细胞、组织的操作以及生物化学反应的检测。生物电子芯片目前在技术和应用上并不十分成熟，生物芯片一般情况下指的是生物分析芯片。

（2）按照作用方式分类：分为主动式芯片和被动式芯片。主动式芯片是由生物实验中的样本处理纯化、反应标记及检测等多个实验步骤集成，通过一步反应就可主动完成。其特点是检验快速、操作简单，因此有人又将它称为功能生物芯片。主要包括微流体芯片（microfluidic chip）和缩微芯片实验室（lab on chip，也叫"芯片实验室"）。被动式芯片即各种微阵列芯片，是指把生物实验中的多个实验集成，但操作步骤不变。其特点是高度的并行性，目前的大部分芯片属于此类。由于这类芯片主要是获得大量的生物大分子信息，最终通过生物信息学进行数据挖掘分析，因此这类芯片又称为信息生物芯片。包括基因芯片、蛋白芯片、细胞芯片和组织芯片。

（3）按照固定的探针种类不同：分为基因芯片（Genechip）、蛋白质芯片（Proteinchip 或 Protein microarray）、细胞芯片（Cellchip）和组织芯片（Tissuechip）。

基因芯片又称 DNA 芯片（DNA chip）、DNA 微阵列（DNA microarray）、寡核苷酸微阵列（oligonucleotide array）等，由 1991 年的 Science 杂志上首次提出，是指采用特殊的手段，将寡核苷酸或 cDNA 按一定方式密集排列并固定在面积有限的特殊材料表面，通过将未知样品中的生物分子与芯片上所载的已知分子间的杂交，获取有无强弱的杂交信号，进而同时提取未知样品中大量的生物信息进行平行分析。基因芯片根据用途可分为基因表达谱芯片（主要用于基因功能研究和系统生物学研究）、测序芯片、检测芯片（如检疫芯片、病原体检测芯片）、诊断芯片（如肝癌、糖尿病诊断芯片）、芯片实验室等，根据探针性质可分为 cDNA 芯片和基因组芯片，目前广泛用于基因功能鉴定、疾病诊断、DNA 测序、药物筛选等研究领域。

蛋白质芯片是将蛋白质（抗原或抗体等一些非核酸生命物质）按微阵列的方式固定在微型载体上，利用蛋白质、酶与底物、蛋白质与其他小分子之间的相互作用，达到检测蛋白质的目的，芯片上的探针构成为蛋白质或芯片作用对象为蛋白质者统称为蛋白质芯片。

细胞芯片是将细胞按照特定的方式固定在载体上，在芯片上完成对细胞的捕获、固定、平衡、运输、刺激及培养等精确控制，并通过微型化的化学分析方法，实现对细胞样品的高通量、多参数、连续原位信号检测和细胞组分的理化分析，以及细胞间相互影响或相互作用等目的。

组织芯片是将组织切片等按照特定的方式固定在载体上，每张玻片上可同时排列几十到几百例的小组织样本，可同时检测数以百计肿瘤样本的同一分子学指标及对数十个组织样本进行 DNA、RNA 或蛋白水平的原位组织学研究，使基因、蛋白水平的研究与组织形态学特征相结合。

（4）按照原理和最终检测载体不同，分为固相芯片和液相芯片。

二、DNA 芯片检测应用与结果解读

DNA 芯片技术自发明以来，已经成功应用于基因组研究（包括基因表达谱分析、基因鉴定、多态性分析、点突变检测、基因组作图等）、发病机制研究、基因诊断、个体化治疗、药物开发、卫生监督、法医学鉴定和环境监测等。目前主要用于基因表达分析和大规模 DNA 测序，含重复序列及较长序列的 DNA 序列测定，不同基因组同源区域的序列比较，基因诊断，基因突变和多态性检测等。

尽管生物芯片的种类较多、应用各异，但各类生物芯片具有共同的技术流程，它们包括：探针设计、探针合成、芯片制备、样本标记、芯片杂交、芯片扫描（信号检测）和数据分析 7 个步骤。以常用的基因表达谱芯片为例予以说明生物芯片的技术流程（图 2-6）。

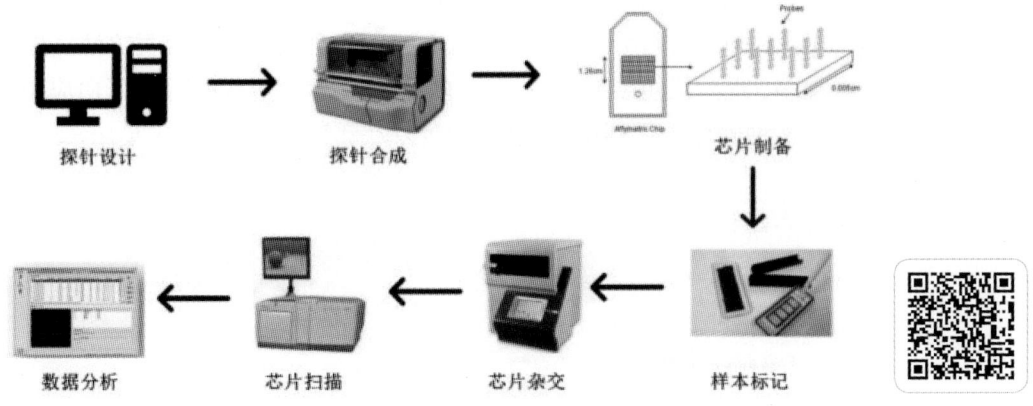

图 2-6　芯片技术流程图　（扫码查看高清图片）

1. 基因表达谱分析

在转录水平分析基因表达谱，从而研究基因功能，这是目前基因芯片（cDNA 芯片）应用最多的一个领域。表达谱芯片一般可采用 cDNA 或寡核苷酸片段作为探针，将其固化在芯片上，将待测标本与对照标本的 mRNA 分别以两种不同的荧光分子进行标记后等量混合，利用竞争性杂交的原理，与芯片上的探针进行杂交，通过数据采集、处理、分析杂交后两种荧光强度的比值，结合生物学知识判断两组标本间基因表达水平的差异。

例如，肿瘤细胞和正常细胞的基因表达谱存在差异，涉及众多基因的异常表达。应用基因芯片可以平行分析大量基因的表达水平，揭示肿瘤细胞和正常细胞的基因表达谱在 mRNA 水平上的差异（图 2-7）。

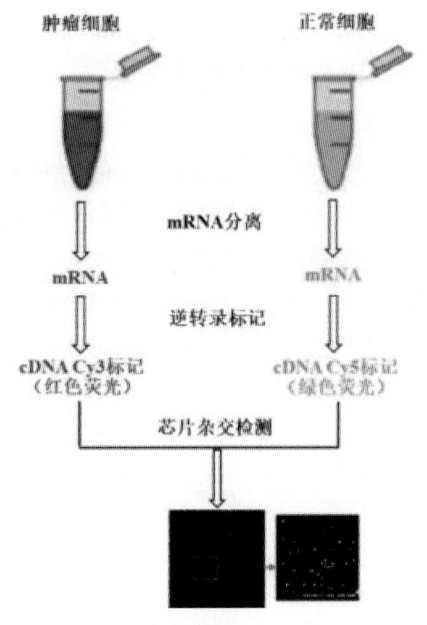

图 2-7　肿瘤 cDNA 芯片分析　（扫码查看高清图片）

应用人类基因表达谱芯片检测不同肿瘤细胞的基因表达谱,选择差异显著的基因作为肿瘤标志物,可以对肿瘤进行分类和鉴定,从而建立一种新的肿瘤分类方法。肿瘤分子分型工作已开展很多,现阶段主要是先进行高通量筛选,鉴定出少数标记蛋白应用于临床分型。该思路已在多种肿瘤中得到应用(图2-8)。

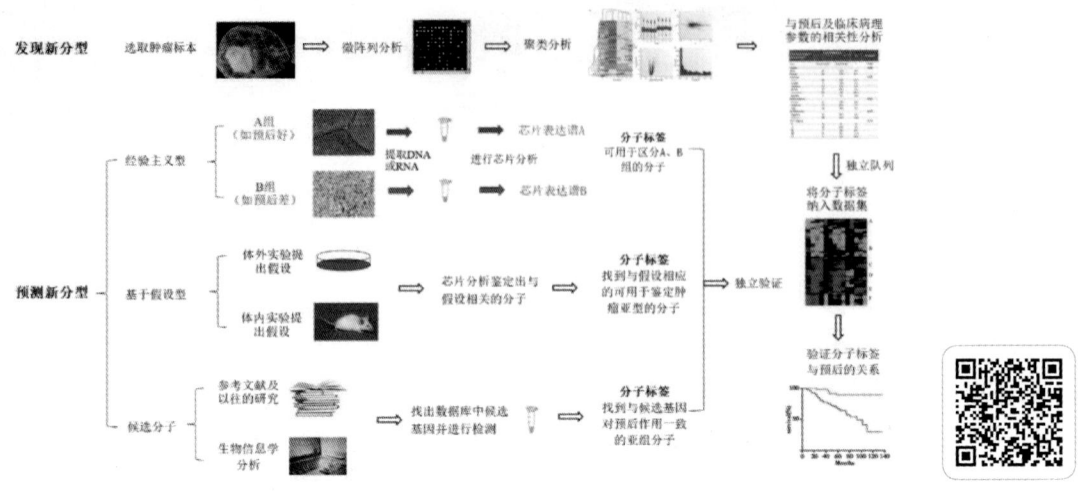

图2-8 基于基因表达谱分析的肿瘤分子分型研究模式图 (扫码查看高清图片)

随着对miRNA调控基因表达的认识不断深入,检测miRNA表达谱的芯片已开发应用,主要用于大规模分析生物对象在疾病、发育、分化、凋亡等特定生物过程中基因表达变化的全面信息。

目前商品化的表达谱芯片中,Affymetrix、Illumina和Agilent等公司研制的全基因表达谱芯片最具有代表性,在表达谱芯片中占有重要地位。

2.DNA测序

应用基因芯片进行的DNA测序属于杂交测序(sequencing by hybridization,SBH),其基本原理是在芯片上固定一定长度的寡核苷酸所有序列的探针,和待测序DNA杂交。从理论上讲,任意待测序DNA序列都有相应探针与之杂交。根据杂交探针的重叠序列进行分析,即可确定待测序的DNA序列。例如,将含有全部8nt探针(4^8=65536种)的芯片与一种12nt的待测序DNA片段杂交之后,检出5个杂交点。将这5个杂交点的探针按照其重叠序列进行排列,可以确定12nt序列为3′ TGCCTAGCTGAC5′(图2-9)。

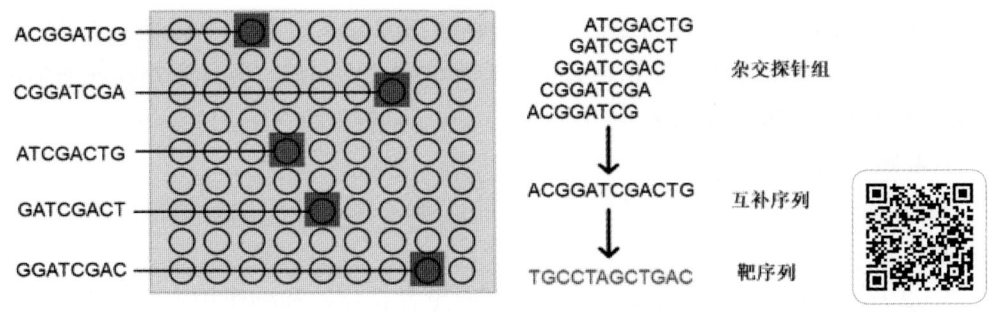

图 2-9 杂交测序流程示意图（扫码查看高清图片）

3. 基因诊断

基因芯片技术是基因诊断的核心技术，可用于诊断肿瘤、遗传病、感染性疾病，特别适用于产前诊断、群体筛查。2007年，第一种基因诊断芯片被美国 FDA 批准应用于临床。该芯片可用于乳腺癌的基因分型和预后判断。目前已经成功研发的有艾滋病病毒芯片（可以诊断是否携带 HIV）、p53 基因芯片（可以分析肿瘤易感个体）、P450 芯片（可以分析药物代谢多态性）、人全外显子序列捕获芯片等。

目前人全外显序列捕获技术主要与高通量 NGS 技术相结合，用于测序前的外显子区域以及候选基因组区域等目标基因的富集，针对性强，可用于发现和分析 SNP 位点，在寻找复杂疾病相关基因及位点方面具有绝对的优势。

对于全外显子组测序（whole exome sequencing, WES）检测基因变异解读，美国医学遗传和基因组学学会（American College of Medical Genetics and Genomics, ACMG）明确建议用"变异（variant）"取代"突变（mutation）"和"多态性（polymorphism）"，并将变异分为 5 类：致病性（pathogenic）、可能致病性（likely pathogenic）、意义不明（uncertain significance）、可能良性（likely benign）和良性（benign）；将"可能致病"和"可能良性"的可能性定义为 90% 的概率以上。变异的命名采用人类基因组变异学会（Human Genome Variation Society）的标准命名法，同时也列表介绍了变异涉及的群体和病种数据库及分析工具。对变异分类的证据提出了详尽的标准，将致病性变异的证据分为非常强（pathogenic very strong, PVS）、强（pathogenic strong, PS）、中等（pathogenic moderate, PM）和支持（pathogenic supporting, PP）4 个级别，且每个级别各有具体的细分（PVS1、PS1~4、PM1~6、PP1~4）。良性变异的证据可分为单一型（benign stand-alone）、强（benign strong）和支持（benign supporting）3 个级别。在解读致病性变异和可疑致病性变异时，还应当适时地考虑到外显率、表现度，甚至还需要考虑到致病机制。同一个致病基因的不同变异可能具有迥异的外显率和表现度，甚至还可以引起完全不同的表型。这些方面都是在基因检测结果的临床解释中要考虑到的。变异分类还需要考虑遗传方式、族裔群体的发病率、携带者频率等因素，也应该包含结果、临床意义解释、方法、变异再分析、变异确证等。其他特殊的考虑则包括健康人群中偶然发现的变异、线粒体 DNA 变异、药理基因组变异、非孟德尔遗传的常见复杂疾病、体细胞变异等情况。

国内临床医生认为在基因检测报告中不仅应对基因变异的致病性进行分类,还应增加临床意义的分级。推荐将基因变异的临床指导意义分为5个级别:具有明确的临床指导意义、具有潜在的临床指导意义、临床指导意义不明确、具有意外发现的临床指导意义和没有明显的临床指导意义。

4. 疾病治疗

(1) 治疗方案评价:通过分析治疗前后基因表达谱的差异评估疗效,指导调整治疗方案。

(2) 个体化治疗:同一种药物对于不同患者在疗效和副作用方面会有较大差异,导致差异的主要原因是患者的遗传背景存在种族差异和个体差异,这种差异主要体现在DNA的单核苷酸多态性(SNP)上。可根据单核苷酸多态性分析结果设计给药方案,即针对不同基因型采取不同的用药剂量,实施个体化治疗,以降低药物的副作用,取得更好的疗效。

5. 药物开发

药物开发包括四个环节:靶点确证、建立模型、发现先导化合物、优化先导化合物。基因芯片技术已用于药物开发,特别是靶点确证。

6. 中药研究

由于中药有多成分、多靶点、多途径、多系统的作用特点,用基因芯片技术研究中药优势巨大。①中药鉴定应用基因芯片可以鉴定不同产地甚至不同季节药用植物、药用动物的品种和药用价值。②中药筛选应用基因芯片可以分析用药前后基因表达谱的变化,分析病理生理学原因,从中药成分中筛选先导化合物,极大减少动物试验和临床研究工作量,加快中药新药的研发步伐。

第三代测序技术与基因芯片将成为新一代分子诊断开发的主流。虽然芯片技术面临着成本高、探针设计复杂、检测灵敏度低等困难,但是其发展和应用前景十分广阔。相信随着科技的发展、技术的创新,未来芯片探针位点的空间分辨率会大幅度提高,人体所有的约10万个基因有望集成在一块$1cm^2$的芯片上,那么基因芯片不仅可以用于特定疾病的诊断,还可以用于人口健康普查、优生优育和法医学等领域。可以想象未来的分子诊断技术将会朝着快速、高灵敏度、高通量的方向发展。

(胡沛臻 叶 庆)

第五节 PCR 技术

一、概述

（一）PCR 的定义

PCR（Polymerase Chain Reaction），即聚合酶链反应，又称无细胞克隆技术，是针对特定的 DNA 片段在细胞外进行快速扩增的技术方法。该方法可以使目的 DNA 片段，在数小时内经过扩增复制得到大量的拷贝，从而达到目的片段富集的作用。

（二）PCR 技术的发展

早在 1971 年，Khorana 等就提出了与 PCR 技术相关的设想："经过 DNA 的变性，与合适引物杂交，用 DNA 聚合酶延伸引物，并不断重复该过程便可克隆 tRNA 基因。"PCR 技术真正的研发成功是在 1983 年由美国 Cetus 公司的 Kary Mullis 及其所负责的部门完成的。

DNA 聚合酶的发现与应用对 PCR 技术的发展起到了积极的影响，但早期的 PCR 技术中，DNA 聚合酶也是 PCR 技术应用的瓶颈所在，因为在 PCR 的操作过程中，需要反复地加热变性和降温复性，而在高温加热的过程中 DNA 聚合酶发生了变性，下一循环就需要重新加入 DNA 聚合酶，这样使得 PCR 步骤非常繁琐，并且成本消耗较高。后来，耐热性 DNA 聚合酶（Taq DNA 聚合酶）在 PCR 中的应用得到惊人效果，有关 PCR 应用的瓶颈问题也得到解决，此后 PCR 技术便逐步得到了广泛的应用。

（三）PCR 技术原理

PCR 的基本过程是模拟机体中 DNA 的复制过程，整个过程包括三个反应步骤，即变性——退火——延伸。变性就是通过高温（95℃）的方式，将模板 DNA 双链之间的氢键断裂，从而使 DNA 的双螺旋结构打开，变成两条单链；退火又称复性，就是 DNA 变成单链结构以后，降低温度，使模板 DNA 与特异性引物互补配对结合，形成引物——模板的中间结构；延伸，在 DNA 聚合酶的作用下，dNTP 作为原料，按照碱基配对和半保留复制原则将引物进行延伸，从而产生与 DNA 模板互补的一条链，这样就完成了一次的 DNA 复制。按照变性——退火——延伸的步骤进行多次重复，每一次的产物序列都会成为下一次重复的模板，这样经过数十个重复以后就能够得到模板放大几百万倍的扩增产物。

PCR 反应体系一般分为五个要素，即模板、引物、原料（dNTP）、DNA 聚合酶及 Mg^{2+} 等。

（1）模板：模板即是我们需要进行扩增的目的片段，一般经过从各种细胞中提取而来，模板的量和纯度直接影响后续 PCR 反应的质量，模板溶液中的盐离子、脂类物质和蛋白质等杂质会对 PCR 产生抑制，进而影响 PCR 的反应效率。

(2）引物：引物的长度一般为20bp左右，引物的设计直接决定着PCR产物的质量，不仅决定着PCR扩增产物的片段长短，也影响着PCR扩增的特异性，因此在设计引物时，要使引物序列与模板序列具有完全的互补性，保证能够与模板特异性结合。每一条引物都会有一个熔解温度（Tm），在进行PCR反应时，一般退火温度会参考Tm进行设计，通常会低于Tm5℃左右。

(3）原料（dNTP）：dNTP是PCR反应延伸时的原料，在进行PCR反应体系设计时应当考虑dNTP的浓度和PH值，进而使PCR扩增效率达到适中。

(4）DNA：聚合酶 典型PCR反应混合物中，由于DNA模板的不同和引物不同，以及其他条件的差异，酶的用量亦有差异，酶量过多会导致非特异产物的增加。

(5）Mg^{2+}：DNA聚合酶在发生作用时，需要盐离子的辅助，一般采用Mg^{2+}，其浓度高低会影响聚合酶的反应活性，浓度过高会使酶的活性过强，引起非特异性扩增，浓度过低，会降低酶的活性，从而使产量减少。

（四）基于PCR原理技术方法的发展演变

1. 传统的PCR方法

PCR出现以后就快速的运用到了日常研究工作中，最初PCR的应用就是经过简单的变性——复性——延伸三个步骤数十个循环之后得到扩增产物，然后将产物通过电泳，对PCR产物进行定性分析等，但定量分析则很难实现。

2. 实时荧光PCR

早在1993年，Higuchi等报道了实时PCR（Real-time PCR），实时PCR便得到了快速发展和应用，实时PCR多方面特点也得到认可，如全封闭单管扩增、简便快速、重复性好、无产物处理步骤等。目前实时荧光PCR的原理主要是基于荧光共振能量转移（fluorescence resonance energy transfer，FRET），即荧光基团和淬灭基团的作用原理，当两者距离相近在一定程度时，淬灭基团会吸收荧光基团激发的荧光，从而使其不发出荧光，反之，两者距离分开时，荧光基团会激发荧光进而发出荧光。

随着技术的不断发展，基于实时荧光PCR的技术原理，不断衍生出各种PCR技术，对于不同领域分子生物学的发展起到了积极的推动作用。

（1）TaqMan实时荧光PCR：TaqMan实时荧光PCR是目前临床诊断中应用最为广泛的方法之一，该方法主要采用TaqMan荧光标记探针，并利用热稳定DNA聚合酶Taq的DNA聚合酶活性以及5′—3′核酸外切酶活性。在TaqMan荧光探针的设计上，5′端标记了荧光报告基团，3′端标记淬灭剂，当荧光探针完整与DNA模板结合的时候，荧光基团激发的荧光被淬灭剂淬灭，只有当PCR延伸的过程中，在Taq酶的外切酶作用下，荧光探针被降解，荧光基团和淬灭剂分离，荧光便可以发射出来，通过实时荧光PCR仪器的检测，将荧光信号通过计算机进行可视化，便是我们看到的扩增曲线了，并通过阈值线和CT值的判读，进一步判断DNA模板的起始量情况。

（2）双链DNA交联荧光染料实时荧光PCR：双链DNA交联荧光染料实时荧光PCR方法在日常研究和临床诊断中经常会被用到，这种方法是利用了SYBR® Green I能够非特异的结合双链 DNA（dsDNA）且不结合单链 DNA 的特点，这种染料在未结合 dsDNA 时，产生的荧光很少，结合 dsDNA 后会产生较强的荧光信号，因此在 PCR 反应过程中加入 SYBR®Green I 染料，就可以在每一个循环结束时检测到荧光信号的强弱，进而判断 dsDNA 变化情况，不需要设计荧光探针便能检测 DNA 的变化，可以有效的应用于目的基因片段的定量检测。

（3）突变阻滞扩增系统 PCR：突变阻滞扩增系统（amplificationrefractory mutation system，ARMS）又称等位基因特异性扩增法（allele specific amplification，ASA），该方法可以用来检测已知突变，最早是由 Newton 等提出。ARMS-PCR 方法除了荧光标记探针以外，还加入了特定的 PCR 引物，这个引物可以特异性的和靶核酸进行结合，进而在 Taq 聚合酶的作用下，进行延伸，引物的特异性只能结合与其匹配的序列片段，所以可以对靶核酸片段进行单独特异性扩增，进而可以判断反应体系中是否存在靶核酸片段。ARMS-PCR 方法中常用的一种探针类型为蝎形探针，也是由 5′端的荧光基团和 3′端的淬灭基团组成，结构呈现茎环结构。在自然状态下，蝎形探针的颈环结构完整，荧光基团和淬灭基团距离较近，不产生荧光，当高温变性时，茎环结构打开，探针与靶核酸序列结合，荧光基团和淬灭基团分离，产生荧光信号，通过 PCR 仪的收集，进一步显示在计算机上。ARMS-PCR 方法具有更快的反应、灵敏度和特异性更高，可以应用于病原体核酸检测、等位基因区分、SNP 和 DNA 突变的检测。

（4）数字实时荧光 PCR：传统的 PCR 反应中，无数的模板均在同一反应体系中进行扩增，这样对于含量较低的突变片段很难检测到，并且荧光信号是所有的信号总和，无法判断突变信号的比例。1999 年 Vogeslstein 和 Kinzler 报道了数字（digital）PCR，该方法改变了反应体系的存在方式，首先将待测 DNA 通过特殊的方式分配到微滴或者芯片中，形成只包括一条模板的反应体系，然后对每个反应体系中的单一模板进行扩增；最后将扩增产物与特异的荧光标记探针杂交，通过荧光信号采集确定每个反应体系的扩增情况，反应完成后，对阳性和阴性反应进行计数，并进行 Poisson 统计校正，能够对样本中的核酸片段绝对定量。

3. 常见的数字 PCR 方法

（1）微反应室/孔板数字 PCR：早期的数字 PCR 技术采用 96/384 孔板作为反应单元。但是数字 PCR 技术的灵敏度取决于反应单元的总数，反应单元数越多越有利于提高灵敏度和准确度，普通的 96/384 孔板无法满足检测的需要。因此，出现了成倍提高反应单元数目的做法，反应体积从微升降至纳升级。

（2）微流控芯片数字 PCR：微流控芯片技术的使用使数字 PCR 能够快速并准确地将样品流体分成若干个独立的单元，进行多步平行反应、成本低、体积小和高通量，是理想的数字 PCR 平台。目前 Fluidigm 公司的 Bio-Mark TM 基因分析系统，Life Technologies 公司 QuantStudio TM 3D 数字 PCR 系统均为采用微流控芯片技术的数字 PCR 系统。

（3）微滴数字 PCR：微滴数字 PCR 源于乳液 PCR（emulsion PCR）技术，利用微滴发生器可以一次生成数万乃至数百万个纳升甚至皮升级别的单个油包水微滴，作为数字 PCR 的样品分散载体。PCR 反应结束后检测每个微滴的荧光信号。目前 Bio-Rad 公司的

QX100系统、QX200系统均为采用液滴技术的数字PCR系统。

二、实时荧光PCR在临床检测中的应用

（一）病原微生物病毒核酸的检测

病毒及其耐药的检测：病毒是对人类致病的重要因素之一，病毒的筛查也是常见的确定致病因素的一种途径，实时荧光PCR在病毒筛查中应用比较广泛，技术相对成熟，检测结果快速、准确。比如，HBV、HCV、HIV、HPV、SARS-CoV等病毒均可以通过实时荧光PCR进行检测。

1. 支原体衣原体的检测

支原体是常见的致病微生物之一，常见的支原体微生物有肺炎支原体、解脲支原体、肺炎支原体等可以引起呼吸系统疾病，并且可以通过口、鼻分泌物经空气传播，解脲支原体可以引起泌尿生殖道感染，是非淋球菌性尿道炎的主要病原体之一。肺炎支原体和解脲支原体基因组均是环状双股DNA，通过特异性引物和探针的设计对支原体进行检测，可及时地发现支原体感染的存在，对于早期、快速、准确地诊断支原体感染提供依据，帮助临床医生制定准确、及时的治疗方案。

沙眼衣原体（CT）为革兰阴性病原体，主要会引起阴道、尿道感染，其基因组为左右双链DNA，属于基因组最小的原核生物之一。通过实时荧光PCR可以检测沙眼衣原体不同靶序列，如外膜主蛋白、隐蔽性质粒和rRNA基因等。并且可以适用多种样本类型，如阴道或宫颈分泌物、尿液等，样本采集运输快捷方便，检测灵敏度高、周期短，能及时地协助临床医生判断患者是否存在衣原体感染。

2. 结核杆菌及其耐药的检测

结核杆菌是人和动物结核病的病原菌，存在多种亚型，结核杆菌的感染主要以呼吸道为主，最常见病为肺结核。传统结核杆菌可以通过抗酸染色来检测，但这种方法灵敏度低，判读主观性较强，并且结核杆菌培养困难，实时荧光PCR可以通过对结核杆菌基因组保守区域进行引物和探针的设计，快速简单地检测结核杆菌，从而诊断是否为结核杆菌感染，并且在抗结核的治疗过程中可以实时监测结核杆菌的存在，进一步判断抗结核治疗的效果。使用荧光PCR方法检测结核杆菌可以适用多种样本类型，如痰液、活检组织、脑脊液等。

（二）肿瘤靶向基因的检测

随着精准医疗的发展，肿瘤的靶向治疗日趋成熟，越来越多的靶向药物应用于临床，靶向药物的使用需要特定的分子分型状态，因此精准地分析出患者的分子分型是进行靶向治疗的前提，如在肺癌中针对靶向药物治疗最早的分子标志物是EGFR，也正是EGFR基因的发现开启了靶向治疗的时代。以往在进行靶向基因突变检测时多采用Sanger测序法，但灵敏度较低、操作烦琐、对核酸质量要求高等会使肿瘤患者人群靶向基因突变检出率较低，使一部分患者错失治疗机会；在实时荧光PCR应用于靶向基因检测之后，检测结果的准确度得到了很大的提高，并且检测周期大大缩短，总结而言实时荧光PCR在肿瘤

靶向基因检测中有以下优势：

（1）检测结果准确度高、特异性好；

（2）检测速度快，检测周期短；

（3）操作步骤简单，结果好判读，易于广泛开展应用；

（4）对核酸质量要求相对较低，可以使用各种样本类型。

实时荧光 PCR 技术在临床应用中也得到了不断的发展，随着肿瘤生物标志物的不断发现，肿瘤治疗需要检测靶向基因也日趋增多，单个基因的检测也逐渐不能满足临床的检测需求，多个基因同时检测的也越来越重要，目前实时荧光 PCR 方法可以达到 10 个基因左右同时检测，并同时出具报告，能够覆盖目前主要靶向药物对应的基因，能够在使用较少的样本情况下，快速、准确地检测基因的突变状态和融合状态，这对肺癌等肿瘤的靶向治疗起到了积极的作用，但在临床治疗过程中荧光 PCR 方法也出现了一定的局限性，如：

（1）荧光 PCR 方法只能检测已知突变类型，无法发现未知突变；

（2）荧光 PCR 方法对于更多基因的检测难度较大，通量相对较低；

（3）对于耐药患者的进一步耐药基因的检测能力不足；

因此，在未来肿瘤基因检测的临床应用中，会有下一代测序（NGS）等方法的出现弥补荧光 PCR 方法的局限性，但荧光 PCR 方法的快捷、简单、准确等特点，也决定了该方法会在临床应用中继续广泛地应用。

三、数字 PCR 的临床应用

（一）绝对定量

由于数字 PCR 单一模板扩增检测的特点，可以对拷贝数较低的样品进行精准地的估算，确定目的片段的绝对拷贝量。

（二）拷贝数变异

在某些肿瘤或者增生性的疾病中，有些特定的基因会出现特殊的拷贝数变异，能够精准检测到这些拷贝的变异对于疾病的诊断和治疗会有重要的意义。

数字 PCR 通过将双荧光检测的试剂分隔成数万个微滴，进行 PCR 后通过检测每个微滴中的荧光信号以确定每个微滴中是否含有 DNA 分子，最后通过比对 CNV 片段的分子数量和参考基因座分子数量来计算拷贝数。如在乳腺癌患者 HER2 扩增的检测。

（三）稀有突变和稀有等位基因的检测

肿瘤驱动基因突变检测是肿瘤患者治疗前的重要环节，一般采用组织进行检测，但组织本身存在局限性，如肿瘤异质性、无法获取足量的组织等，液体活检则可以弥补组织的这种局限性，但血液等体液中的游离 DNA 含量极低，普通的 qPCR 无法满足检测需求；数字 PCR 的高灵敏度在血液游离 DNA 检测中具有优势，具体应用有：

（1）无法获得组织的初检患者采用血液检测游离 DNA 中的基因突变状态；

（2）耐药患者基因突变状态的动态监测；

（3）微小残留疾病（MRD）的检测；

(4)早期肿瘤患者肿瘤 DNA 的检测。

(四)基因表达和 RNA 定量

1. 选择性剪切 mRNA 的表达检测

目前针对于选择性剪切 mRNA 的定量还没有敏感性、准确性和重复性都比较理想的方法,而微滴式数字 PCR 可以达到准确的计算数字,进行基因表达的定量。对于存在多种变体的剪切形式 mRNA,普通的特异性引物的设计会存在一定的局限性,因为不同的扩增产物之间会存在扩增效率的误差,从而导致定量的偏差,微滴式数字 PCR 不需要内部的标准或者特异性的引物,在一定程度上避免了这些误差。通过数字 PCR 可以在一个单独的 PCR 反应中使用一对引物,不需要增加内标,对于存在多种剪切方式的情况分别进行微滴簇的检测定量,这样就可以对于每一种变异方式的表达水平进行直接的对比。

2. 等位基因特异 RNA 的表达检测

在基因组的相关性研究中,大量的等位基因与人类表型和疾病相关,等位基因通过调节基因的表达来影响表型,因此对于等位基因的精准检测是对其功能研究的重要推进作用。

微滴数字 PCR 可以通过在扩增或者检测之前将基因的 RNA 转录本分割到微滴中,在这些微滴中将 RNA 进行逆转录为 cDNA,然后通过扩增、计数对于每一对等位基因的 RNA 分子数进行定量,从而实现在未扩增的等位基因丰度下进行计数定量。

四、PCR 其他应用

(一)定量二代测序文库

二代测序技术在临床诊疗的应用越来越广泛,NGS 的文库质量是测序数据好坏的关键,对于文库的多少和大小精准定量是保证后续测序数据的前提。微滴数字 PCR 可以实现对 NGS 文库的精准质控,不仅可以精准提供 NGS 文库的大小信息,还可以对文库构建过程中产生的接头二聚体进行定量,有效的指导上机测序时文库的加载量,避免文库数量过多或过低引起的测序数据异常。

(二)定相 DNA 标志物

在临床应用过程中,除了需要对靶基因的突变状态、绝对拷贝数等进行确认,还需要进一步确定非多态性基因序列或者两个杂合标记是否在同一个 DNA 分子上,也就是物理连锁。比如在非小细胞肺癌在 EGFR-TKI 治疗后,需要确认是否存在 T790M 和 C797S 的突变,以及两者突变的存在的方式,即反式或顺式,不同的存在方式提示 EGFR-TKI 继续治疗的应答反应。微滴数字 PCR 可以使可以区分的荧光基团给待测的两个标志物加上标签,然后进行微滴 PCR,来自不同染色体的标志物会独立的被分到不同微滴中,来自同一条染色体上的标志物会被分到同一微滴中,通过判断微滴中是否存在两个标志物双阳性,进而确定两个标志物是否存在连锁。

(三)定量端粒酶活性

端粒逐渐变短使细胞衰老和凋亡的机制之一,端粒酶可以通过在端粒上增加重复序列来维持端粒的长度,这是对大多数肿瘤细胞来维持端粒的方式,也为肿瘤细胞提供了避免衰老和无限复制的能力。因此端粒酶活性的测定对肿瘤的治疗至关重要。传统端粒酶活性检测方法使端粒重复扩增程序(TRAP),在此基础上可以通过微滴数字 PCR 进行改进,将 TRAP 检测升级为 ddTRAP,这样提高了检测的灵敏度、可重复性和检测通量,并且可以达到测定单细胞端粒酶活性。

（叶　庆　王国增　胡沛臻　江雨璐）

第六节　测序技术临床应用

随着精准医学的发展,测序技术已越来越广泛应用于临床,且目前已发展到第三代。然而,测序流程相对繁琐,不同测序技术之间的原理各异,均对临床检测结果的质量产生不同程度的影响。为此,有必要了解测序的原理,以便更准确地解读基因检测结果。本章节对一代测序、二代测序、三代测序的检测与分析原理及二代测序的质控要点和数据解读进行介绍。

一、一代测序

第一代测序方法刚开始有两种,一种是 Maxam-Gilbert Sequencing(化学降解法),一种是 Sanger Sequencing(双脱氧链终止法)。我们现在提到的第一代测序方法一般指的是 Sanger 测序法,是英国生物化学家 Frederick Sanger 先生在 1977 年发明的。1985 年,在双脱氧链终止法的基础上,Leroy hood 实验室对其进行了改进,他们采用 4 种不同颜色的荧光染料标记四种双脱氧核苷酸来代替同位素标记的方法,使得在一个反应管中 4 个末端终止反应可同时进行,并利用聚丙烯酰胺凝胶电泳分离终止反应产物,再采用荧光检测系统读取四种双脱氧核苷酸所标记的荧光,这大大提高了测序的速度。一代测序为人类基因组的发展提供了高效的测序方法,是人类大规模了解基因组学信息的开端。

即脱氧核苷酸(dNTP,deoxynucleotide)是 PCR 反应的合成原料,相邻的 dNTP 在 DNA 聚合酶的作用下在 3′ 碳位的羟基形成磷酸二酯键,不断重复形成 DNA 链。而化学合成的双脱氧核苷酸(ddNTP,Dideoxynucleotides)为 3′ 碳位没有羟基,因此不能形成磷酸二酯键,无法合成 DNA。一代测序就是在 PCR 反应的基础上,随机引入 dNTP 和 ddNTP,而 DNA 聚合酶不能区分,就可以得到一系列不同长短的 DNA 片段。在此基础上,我们在 ddNTP 的四种碱基上标记不同颜色的荧光基团,就可以通过荧光颜色快速识别末端的 ddNTP 的碱基。

实际应用中一代测序的反应体系包含测序的 DNA 模板、测序引物、dNTP、四种荧光标记的 ddNTP、DNA 聚合酶、镁离子、PH 缓冲液等。而体系中 dNTP 和 ddNTP 的相对浓度需要调整来减少新合成DNA链的偏好性。聚合反应过程中DNA延伸链可能结合了互补的dNTP,这时聚合反应继续进行。也可能结合互补的ddNTP,链的延伸就被终止,同时荧光基团也就被加到这个DNA链的3′位末端。在整个反应过程中就会产生不同长度的带荧光基团的DNA片段混合物。随后通过纯化,去掉游离的荧光ddNTP,留下有一定长度的DNA片段,即可进行上机测序。在测序仪中,仪器把DNA片段混合物加入聚丙烯酰胺凝胶的毛细管的一端,并在毛细管的两端加上高电压。在电场条件下DNA片段从负极向正极电泳,聚丙烯酰胺凝胶分离不同长度的DNA片段,短的DNA片段,电泳得快;长的DNA片段,电泳得慢。在毛细管的正极的末端,仪器用激光进行照射,并用分光光学传感器记录不同颜色的荧光强度。每个DNA片段,在通过激光的扫描点时,它上面带有的荧光基团就会发出特定颜色的荧光。因为聚合反应的起点是从特定的引物位置开始的,越短的片段越先电泳到达激光扫描点,它的聚合终止点离聚合的起始位置就越近。反之,越长的片段越慢电泳到达激光扫描点的DNA片段,它的终止点就离引物的起始位置越远。测序所得到的峰图横轴是电泳的时间也可以看作是碱基的先后次序,纵轴是荧光的强度。沿着横轴我们可以根据峰的颜色判断依次是哪种碱基,峰越高、越尖,与别的峰的交错越少,则这个碱基判读准确性越好。

二、二代测序

(一)原理

第二代测序(next generation sequencing, NGS)又称为高通量测序,可以一次性对几十万至几百万条核酸分子进行序列测定。它是对传统Sanger测序(一代测序技术)革命性的改变,其核心思想是边合成边测序,在保持高精准度的同时,大大降低了测序成本并提高了测序速度(图2-10)。本文主要介绍以下4种测序原理。

1. Illumina测序

是基于带有叠氮基团和荧光基团的特殊修饰的dNTP实现可逆合成终止的测序技术,它通过收集荧光信号实现DNA测序。Illumina测序包括了簇生成和测序两个部分,簇生成是共价结合在Flowcell上的DNA片段通过多次的桥式扩增和变性循环,在各自的位置上集中成簇,每一个簇都含有单个DNA模板的很多拷贝,实现将碱基的信号强度放大,以达到测序所需的信号要求。Illumina测序在Sanger等测序方法的基础上,通过技术创新获得特殊修饰的dNTP,经过修饰的dNTP在核苷酸糖基的3′碳位连一个叠氮基团,在链延伸时起到了阻止聚合的作用,在碱基上通过叠氮基团连接一个荧光基团,4种dNTP分别连接4种不同颜色荧光基团,通过识别荧光基团颜色判断碱基,既起到了可逆终止作用、又起到了连接荧光基团的作用。在利用DNA聚合酶合成互补链时,每添加一种dNTP就会释放出不同的荧光,根据捕捉的荧光信号并经过特定的计算机软件处理,从而获得待测DNA的序列信息。

2. Ion Torrent测序

是基于电微流体半导体(CMOS)的合成法测序技术,可进行快速的测序,在少量

DNA样本测序上有明显的优势。完成文库构建后通过乳液PCR（emulsion PCR）的方法把文库共价连接到测序微珠上并进行扩增，测序微珠上DNA链就是仪器进行稳定测序的模板。Ion Torrent测序仪无光学系统，他采用半导体测序。在半导体的芯片上有很多的小孔，每个小孔正好可以容纳一个测序微珠，这些小孔可以感受微环境的pH值变化，仪器在测序过程按顺序投递四种dNTP，以测序微珠上的DNA链为模板，遵循核苷酸互补配对规则，两个dNTP在DNA聚合酶的作用下产生焦磷酸分子，焦磷酸分子被酶分解为2个磷酸分子，酸性分子导致pH值改变，pH传感器将化学信号（H+）转换为电流或电压，通过收集电信号实现DNA测序。

3. 454焦磷酸测序

是基于光学模块的合成法测序技术，它的技术原理是：引物与模板DNA退火后，在DNA聚合酶、ATP硫酸化酶、荧光素酶和三磷酸腺苷双磷酸酶4种酶的协同作用下经过一个合成反应和一个化学发光反应，将引物上每一个dNTP的聚合与一次荧光信号的释放偶联起来，通过检测荧光的释放和强度，达到实时测定DNA序列的目的。焦磷酸测序技术的反应体系由反应底物、待测单链、测序引物和4种酶构成。

4. 微阵列DNA纳米球测序

是将单链环状DNA文库通过滚环扩增技术（RCA，Rolling Circle Amplification），得到扩增产物即DNA纳米球（DNA Nanoball），再将制备好的DNB加载到微阵列芯片（Patterned Array）上，使用优化的联合探针锚定聚合技术（Combinatorial Probe-Anchor Synthesis，cPAS），将测序引物锚定分子和荧光探针在DNA纳米球上进行聚合反应之后，利用高分辨成像系统对光信号进行采集、读取和识别获得单个碱基序列信息，然后进行下一个循环获得下一个碱基序列信息。如此经过单端或双端50~150次循环后，最后经算法将碱基序列信息组合成为完整DNA序列。采用这种线性滚环等温扩增技术，每个扩增循环都以原始的单链环状DNA为模板，能保持每次模板扩增的独立性。因此，即使扩增过程中出现碱基错配，也不会被累积，保证最高的扩增保真度。

（二）二代测序质控

实验室应建立本实验室分析前、分析中和分析后的质量控制体系，预设每个样本不同步骤的质量控制关键核查点和相关质量控制参数，并明确规定可接受和拒绝的标准。发现问题后采取纠正措施，并记录其对检测质量持续改进的影响。

分析前：分析前阶段包括样本采集、运输、保存等处理，每个步骤应该制定与实验室实际操作相符合的SOP，并按照SOP执行。实验室应制定不同样本类型及其提取的基因组DNA或游离DNA的质量要求，并对每个样本进行监测和记录，以确保样本DNA的浓度、纯度和总量符合NGS要求。

1. 样本质控

在NGS检测中，正确的取样和样本预处理方式关系到后续的文库构建过程能够顺利捕获到目标片段DNA，因此，对样本的选择过程需要进行质控。

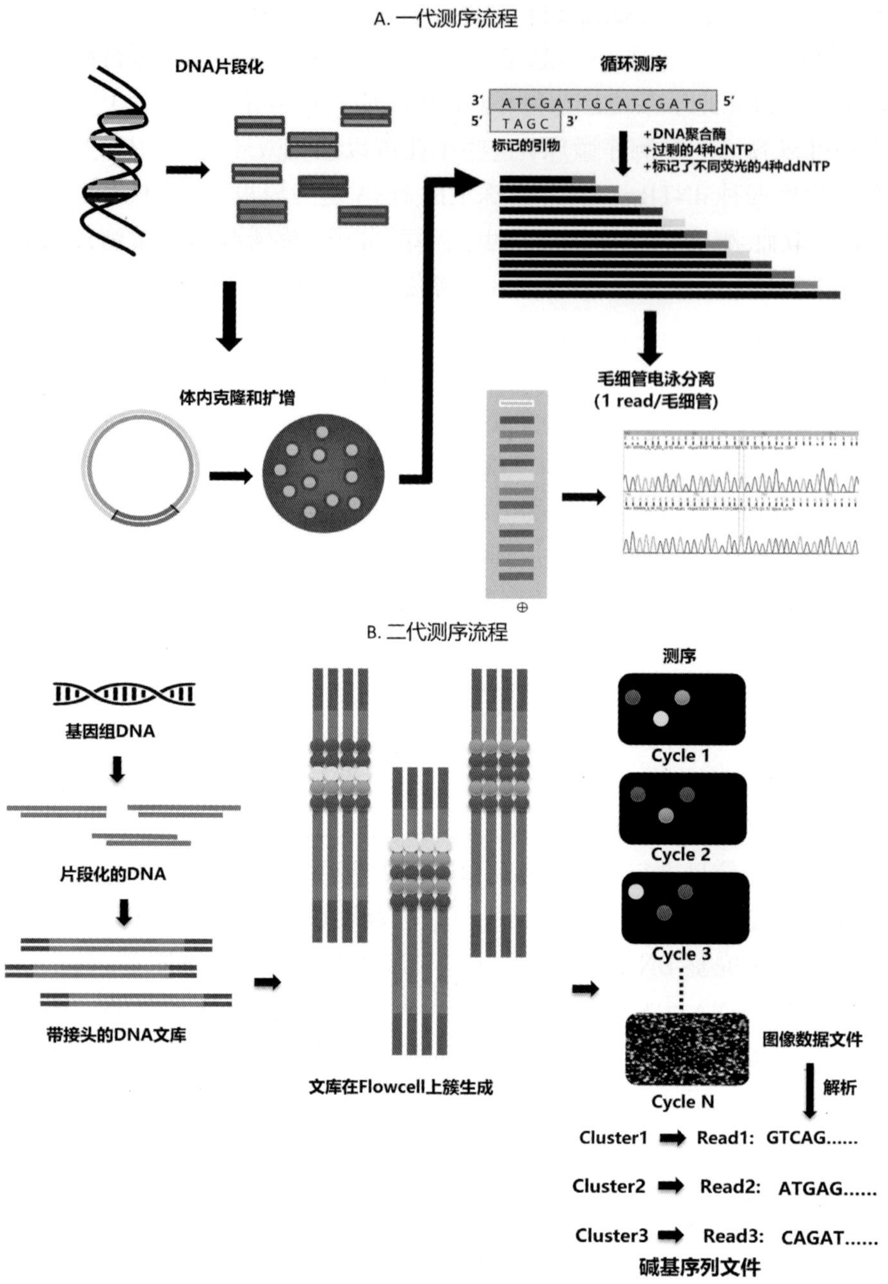

图 2-10 一代测序与第二代测序的工作流程 （扫码查看高清图片）

（1）采样：手术采集的组织质量应大于 50mg，粗针穿刺样本至少需要一条，长度大于 0.5cm。新鲜样本术后半小时内应迅速置于液氮中，或使用 PBS、生理盐水清洗干净后放置于 -80℃ 冰箱保存；也可以在离体半小时内浸入 10% 中性福尔马林保存液中固定，于 72 小时内送检。

（2）石蜡（FFPE）样本：需按照病理规范取材，在进行 NGS 检测前必须染色并评估肿瘤细胞的含量。NGS 检测的组织肿瘤细胞含量应尽可能大于 20%，细胞数量大于 1000 个，坏死细胞含量小于10%。石蜡切片建议厚度5~10μm，每片组织面积大于25mm³，以保证获得足量的DNA，具体条件可以依据不同检测项目而定。带骨组织的标本往往会进行脱钙，脱钙处理过的石蜡组织样本会对DNA总量和完整性造成影响，因此不建议进行NGS检测。

（3）血浆和液体活检：外周血白细胞主要用于胚系变异检测和正常对照，使用EDTA抗凝真空采血管，采集2ml外周血。cfDNA来源于血浆，使用EDTA抗凝真空采血管，采集8~10ml外周血提取血浆游离DNA进行检测，需在4h内分离血浆并提取游离DNA，保存于-80℃冰箱中，并避免反复冻融。如外周血需长时间运输，建议用商品化游离DNA样本专用保存管，如Sterck BCT管，理论上在6℃~37℃条件下，可稳定保存长达14天。

除采样需要符合要求外，样本运送过程中也要保证无降解和无污染，严格遵守样本运输要求。

（4）分析中：分析中阶段包括"湿实验"和"干实验"两步骤，实验室应制定每批次检测和每样本检测的分析中质量控制参数及标准。"湿实验"包括核酸提取、引物或探针设计合成、文库制备、上机测序等步骤，该阶段的质控应对核酸提取中核酸浓度、纯度和片段分布的做出相应要求并遵照执行；"干实验"涵盖生物信息学分析流程各步骤，该阶段质控应对最低测序深度、平均测序深度、覆盖均一性、GC含量、碱基识别质量值、比对质量值和在靶率等做出相应要求并遵照执行。同时，实验室可考虑在每批次检测中通过增加外部质控品，如无模板的质控、阳性质控、阴性质控与临床样本同时检测，以监测实验室日常检测的重复性和检测的有效性。

2. 文库质控

在样本上机测序之前，必须对待测序的文库进行质控，以确保文库DNA的质量与数量是否满足上机测序的需求。具体的质控要求则需要参考当前使用的建库试剂盒Protocol的推荐范围，在推荐质量范围以外的文库可能会导致测序质量无法达到预期效果。

质量较高的文库DNA是具有多样化片段以及重复片段较少的文库，因为在文库PCR扩增之后会产生大量的重复片段，当初始投入的DNA片段多样化不足的时候便会导致最终测序会偏向测这一部分相同的重复片段，而不是均匀的分布在基因组上。这些重复片段在分析时会被去除，从而导致测序质量和有效数据的下降。

通常在建库完成之后，会使用Qubit或者qPCR来对文库进行定量，当文库制备时没有经过PCR扩增、文库量偏少的时候，使用灵敏度更高的qPCR定量。qPCR会选择性地扩增已连接上接头的文库片段，从而精确的确定文库片段的含量，但整体更加耗时。Qubit则是相对简单快捷的定量方法，但无法用来测定没经过PCR扩增过程的文库，而且没有选择性。

当确定了文库DNA的含量之后，则需要使用生物分析仪来确定文库片段的大小是否符合建库试剂盒的要求，以此来判断文库的质量，同时文库片段的大小也影响其在测序过程中的数据生成。

3. 数据质控

当测序仪完成测序后，我们会得到大量的测序数据，这些测序数据需要经过分析流程才能转化为有效的报告信息，通常分析流程包括了碱基识别、序列比对、变异识别与变异注释四大部分,最终会得到样本变异列表和相关注释信息,结合受检者的疾病类型和表型进行人工筛选,最终报告相关变异。

(1)碱基识别:碱基识别的过程,通常在测序仪内部完成,测序过程中测序仪通过传感器捕获碱基序列释放的信号,以此判断对应的碱基,并将信号转化为文本信息(如 bcl 文件或 fastq 文件)。在得到 fastq 文件后应进行数据质控,查看测序原始数据的质量-主要包括数据量、序列长度、GC%、质量分数(通常是 Q30)、碱基平衡等。

(2)序列比对:在测序数据质控合格之后,接下来就要将测序得到的序列比对到参考基因组,在序列比对中的质控步骤主要包括去除重复序列、局部区域重比对和碱基质量校正三步。由于在建库过程中,DNA 片段化与 PCR 过程可能会引入随机的变异,另外 PCR 扩增存在偏好性,这些异常通过 PCR 放大之后,可能会导致报告结果出现假阳性或假阴性,因此首先需要去除重复序列。一般可以通过在 bam 的 FLAG 信息中对重复序列进行标记(并不会删除重复序列),标记后的重复序列会被识别并忽略。之后需要针对比对过程中发现的潜在 Indel 区域进行重新校正,降低后续变异识别的错误率。在测序过程中,由于受到测序环境的影响,仪器报告的碱基质量可能与实际序列的碱基质量存在一定偏差,这时候就需要尽可能对这个系统误差进行校正,在运行过程中需要按照不同测序 lane 或者测序文库来进行校正。

(3)比对后质控:通过变异注释信息与患者的临床表型,可以进行数据解读和发放报告,在报告中通常需要附带上比对后的质控数据,包括了测序深度和覆盖度。

测序深度为目标区域或基因组内每个碱基被测到的次数,通常需要达到 30X 以上才能够认为测到的变异是可信的。在报告中通常使用平均测序深度的概念,指的是目标区域内每个碱基被测到的平均次数,等于总测序数据量/目标区域大小。

覆盖度指的是在一定测序深度下,测序序列与目标序列的比值。覆盖度的质控一般使用覆盖的均一性,即大于某一测序深度的比例。比如中位测序深度为 100×,深度大于 20× 的碱基百分比,即大于中位测序深度的 20% 的占比。这个比例越大,则代表覆盖度越好。

三、三代测序

三代测序,指单分子实时测序技术(也叫从头测序技术)。与前两代测序技术相比,其最大的特点就是测序过程无需进行 PCR 扩增,对每一条 DNA 分子进行单独测序。因其长读长(tSMS 技术仍为短读长)、高精度、能够直接对甲基化和 RNA 进行测序的特点,被认为是未来测序技术的主要发展方向。从技术原理上区分,目前三代测序主要包括单分子荧光测序和纳米孔测序两大阵营。

1. 单分子荧光测序技术

代表是美国螺旋生物(Helicos)的 tSMS 技术和美国太平洋生物(Pacific Bioscience)的 SMRT 技术。他们的基本原理都是通过将脱氧核苷酸用荧光标记,实时地记录荧光的强度变化。当荧光基团被掺入 DNA 链的时候,它的荧光就同时能在 DNA 链上探测到。当它与 DNA 链形成化学键的时候,它的荧光基团就被 DNA 聚合酶切除,荧光消失。这种荧光标记的脱氧核苷酸不会影响 DNA 聚合酶的活性，并且在荧光被切除之后，合成的 DNA 链和天然的 DNA 链完全一样。

Helicos 测序公司由 Stephen Quake 教授于 2004 年在美国创办，曾在 2008 年推出了世界第一台单分子测序仪，不过由于读长短、错误率高、成本高昂等原因，已于 2012 年最终破产。其 tSMS 技术（Helicos 公司将其技术称为"真正的单分子测序"）与 Illumina 公司的 SBS 测序技术类似，都用了可逆终止的方法，但无需前期扩增，不会因 PCR 扩增引入偏向性。具体原理为：待测 DNA 被随机打断成小片段（约 200 bp 左右），在每个小片段的末端加上 poly-dA，并于玻璃芯片上随机固定多个 poly-dT 引物。首先，将小片段 DNA 模板与检测芯片上的 poly-dT 引物进行杂交并精确定位（poly-dT 引物末端皆带有荧光标记，以利于精确定位），然后逐一加入荧光标记的单色末端终止子（所有终止子都标有同一种染料）。在掺入了单个荧光标记的核苷酸后，洗涤，单色成像，之后酶切荧光染料和抑制基团，洗涤，加帽，允许下一个核苷酸的接入延伸。通过延伸、检测和切除的反复循环，即可实时读取大量序列。每轮测序的总产量胃 21~35 GB，测序的平均读长约为 35 bp。

SMRT 技术同样使用了边合成边测序技术，SMRT 技术的文库构建是将长片段 DNA 分子与发夹状的测序接头连接成茎环结构，这样的圆环结构有利于周而复始地进行滚环复制，通过对这一个文库片段的大量重复测序，来提高测序的准确度。将构建好的文库复合物载入 SMRT Cell 的纳米孔中（又称为 Zero-Mode Waveguide，零模波导孔），通常一个纳米孔固定一个 DNA 分子，DNA 聚合酶通过共价连接的方式固定在纳米孔底部，然后与 DNA 模板、测序引物一起形成复合物。在测序过程中加入带四色荧光标记的 dNTP 进行测序，光从小孔底部向上激发，记录光信号。由于每个孔位只有一个分子进行测序，不存在二代测序中常见的超前和滞后等同步问题，也不易被激发光捕捉到噪声。PacBio 将荧光染料标记在核苷酸的磷酸链上，当核苷酸掺入到新生的链中，标记基团就会自动脱落，减少了 DNA 合成的空间位阻，维持 DNA 链连续合成，延长了测序读长，SMRT 技术读长最高可达 100K bp。

2. 纳米孔测序技术

代表是英国牛津纳米孔公司。纳米孔测序（nanopore sequencing）是借助电泳驱动单个分子逐一通过纳米孔来实现测序的。纳米孔是由通道蛋白构成的纳米级小孔，蛋白质小孔被固定在两侧含有不同离子溶液的高电阻率薄膜中，在薄膜两侧形成电位差，离子会通过蛋白质小孔单向流动。由于纳米孔的直径非常细小，仅允许单个核酸聚合物通过，四种核苷酸的空间构象不一样，因此当它们通过纳米孔时，所引起的电流变化不一样。由多个核苷酸组成的 DNA 或 RNA 链通过纳米孔时，检测通过纳米孔电流的强度变化，即可判断通过的核苷酸类型，从而进行实时测序。纳米孔测序法的文库分为 1D 文库与 $1D^2$ 文库两种，1D 文库就是将 DNA 双链解离为正义链与反义链，分别连接接头序列进行测序，碱基准确率能达到 85%；而 $1D^2$ 文库则在 1D 文库的基础上，两端增加了 $1D^2$ 接头，使得第二链能够紧跟第一链进行测序，通过相互校正，将判读的准确率提高到 90% 以上。纳米孔测序技术的读长最长，可达 30~40 万 bp。

四、生信数据解读

（一）生信分析与质控

目前二代测序的生信分析分为自动化报告系统＋人工审核。自动化报告系统的功能一般包括：将 BCL 文件转换为 fastq，再结合参考基因组（目前主要使用 hg19）以及 bed 文件（检测范围）进行分析得到 bam 文件，之后通过 GATK 等变异检测软件将样本中检测到的变异整合到 VCF 文件中，再结合自主研发的数据库及开源的免费数据库，对这些变异进行注释和过滤，最后结合样本的临床信息，将变异进行分类，生成初步的基因检测报告。

生信分析人工审核的内容主要为对变异位点的真实性，临床意义进行判断和分析。

点突变：二代测序技术对点突变的检测比较敏感和准确，一般情况下不需要进行人工复核，当肿瘤细胞占比比较低时，或者肿瘤异质性原因，出现一些低丰度变异。需要通过 IGV 软件等可视化软件，加载 bam 文件进行变异真实性的判读，必要时实验室可考虑用不同方法学进行验证，比如 qPCR，ddPCR。临床医生对低丰度变异的临床意义，需结合报告中提到的肿瘤细胞占比、肿瘤异质性等情况进行综合考虑。

插入缺失变异：二代测序技术对重复区的插入缺失变异的识别存在局限性，一般需要对其进行人工复核，复核为真实的才可报告。

基因重排（融合）：二代测序技术主要是通过断裂点来识别重排序列，如果断裂点不在检测范围内，会造成漏检。人工审核主要确认断裂点附近的序列测序质量是否可靠，序列是否能匹配，序列 reads 数目是否达到可报告范围。

拷贝数变异：对于外周血标本，全外显子测序或者全基因组测序用于分析拷贝数变异已取得比较理想的进展。肿瘤标本由于标本原因，以及检测覆盖度的原因，应用二代测序分析拷贝数变异仍存在局限性。临床医生需结合 FISH 或免疫组化，二代测序报告的拷贝数变异丰度综合考虑，必要时可行 MLPA 辅助确认。

（二）报告规范建议

报告的撰写对临床医生解读报告及后续的治疗、遗传咨询等起着非常关键的作用。建议需包含以下内容：①完整的报告抬头；②基本信息：样本编号、受检者姓名、年龄、性别、送检科室、送检医生、送检标本病理类型、标本收到时间；③肿瘤组织标本需有病理评估结果（含肿瘤细胞占比，肿瘤细胞数量）；④报告内容：按 HGVS 命名体系报告；⑤结果分析：需要有结果小结，对检测到的变异需进行变异的致病性分类。体细胞变异可参照 AMP 指南评级，胚系变异可参照 ACMG 指南评级。⑥胚系变异涉及遗传咨询等需给出一定的建议，比如后续的家系成员检测、再发风险评估等；⑦报告的签字需要有相关资质的人员，包含技术员，生信员，审核员。

（三）临床解读

体细胞变异的解读内容包含：对用药的指导、对疾病诊疗的指导、对预后的指导；胚系变异解读内容主要包含变异对疾病管理的指导、对遗传及优生优育的指导等。

（1）体细胞系变异（举例）：某患者颈部超声发现左侧甲状腺结节，ACR TI-RADS 5

类，经细针穿刺细胞病理诊断为甲状腺髓样癌，穿刺标本同时行基因检测，发现有 RET 基因错义变异：NM_020975.6：c.1858T>C（p.Cys620Arg）。结合 ATA 指南、NCCN 指南，根据体细胞变异分类 AMP 指南的分类标准，判断该基因变异在指南收录，为有明确临床意义的基因变异，从治疗的角度，携带该基因变异的患者可能对 RET 抑制剂治疗敏感；此外，推荐做进一步胚系验证，确定该基因变异是否为胚系变异，以排除遗传性。

（2）胚系变异（举例）：患者 2 年前行右颈静脉球体瘤手术，目前复发，性别男。行外周血全外显子检测 SDHD 基因的一个起始密码子变异：NM_003002.4：c.3G>C（p.Met1Ile），杂合变异，变异来源未知。根据 ACMG 指南（2015 版），该变异被视为致病性变异。临床解读需提供的资料至少应包括：① SDHD 基因致病变异导致琥珀酸脱氢酶功能降低或缺失，导致副神经节瘤 1 型综合征（PGL1），主要与头颈部副神经节瘤（HNPGL）相关，与患者右颈静脉球体瘤表型相符；② SDHD 基因的导致的副神经节瘤 1 型综合征遗传模式为常染色体显性遗传，患者检测到的变异为杂合变异；③ SDHD 基因为印记基因，只有当变异遗传自父亲时才发病，该变异遗传自父亲的可能性大，如果父亲无表型，可能该变异来源于患者的奶奶。后续的家系验证和疾病管理应优先考虑父亲的亲属。患者的每个孩子有 50% 概率遗传基因致病变异。

（欧阳能太　于津浦　周永春　廖健伟　萧晓琴　孙　熹　骆嘉欢）

第七节　质谱技术

质谱（Mass spectrometry，MS），一种测量离子质荷比（质量/电荷）的分析方法。样品在离子源中电离、碎裂，生成不同质荷比（m/z）的离子，经加速电场的作用，形成离子束，进入质量分析器，利用电场和磁场的作用，按大小不同具有不同的运动方向，从而分离开，分别聚焦后得到质谱图。

一、质谱技术的发展

19 世纪末，研究学者在低压放电实验中观察到正电荷粒子，随后发现正电荷粒子束在磁场中发生偏转，这些发现为质谱技术的诞生奠定了基础。20 世纪初，著名英国物理学家 J.J.Thomson 研制出第一台磁式质谱仪。1919 年，Aston 改进了质谱仪的聚焦性能，并利用该方法发现多种同位素存在。加拿大科学家 Dempster 建立具有方向聚焦性质的双聚焦质谱仪，并提出了质谱分析基本理论和仪器设计理论。

20 世纪 20 年代，质谱技术逐渐成为一种分析手段，应用于化学工业中；从 40 年代开始，质谱技术被广泛用于有机物质分析；1966 年，M.S.B, Munson 和 F.H.Field 报道化学电离源（Chemical Ionization，CI），质谱第一次可以检测热不稳定的生物分子，由于化学电离质谱技术（Chemical Ionization Mass Spectrometry，CI-MS）具有强的分子或准分子离子峰和较高的灵敏度等特点从而得到迅速发展；20世纪60年代，气相色谱联合质谱模式首次进入生物医学领域。由于质谱技术具有迅速、灵敏、准确等优点，并能进行蛋白质序列分析和翻译后修饰分析，质谱已经成为蛋白质组学中分析与鉴定肽和蛋白质的最重要的手段之一。液相色谱-质谱（liquid chromatography-mass spectrometry, LC-MS）模式以高灵敏度、高分辨率和高准确性等特点，可以同时检测糖肽的位置并且提供结构信息；到20世纪80年代，快原子轰击（Fast-atom-bombardment, FAB）、电喷雾（Electrospray ionization, ESI）和基质辅助激光解析（Matrix assisted laser desorption ionization, MALDI）等新技术的出现，质谱能用于分析高极性、难挥发和热不稳定样品，使生物大分子转变成气相离子成为可能，更适合蛋白质、酶、核酸和糖类等生物大分子聚合物的检测。用于分析生物大分子的质谱技术统称为生物质谱。而对于能进行核酸检测的质谱则称之为核酸质谱。

质谱技术由于其具有高灵敏、高特异性和高通量等特性，比较适合于复杂的、多靶点疾病的分子诊断，主要包括在肿瘤（肿瘤早筛、靶点检测等）、遗传筛查、药物基因组、病原体多联检和耐药检测等，并且在成本、人员、操作性等更具有可行性，因此核酸质谱在临床的基因检测中具有广泛的应用前景。

二、质谱技术的基本技术原理

生物学研究的对象普遍是复杂大分子，包括了蛋白质，核酸，糖类，脂质，以及各类小分子。各类生物分子的性质也有着很大的差别。质谱技术的出现和发展使得生物小分子物质研究发生了革命性的变革。下面我们将主要介绍与生物医学联系紧密的几种质谱技术的基本原理。

（一）基质辅助激光解吸电离质谱

基质辅助激光解吸电离质谱技术的基本原理是将分析物分散在基质分子中经加热或风吹烘干并形成晶体，放入离子源内后，当用激光照射晶体时，由于基质分子经辐射而吸收能量，导致跃迁到激发态，能量蓄积并迅速升温产热，从而使基质晶体升华，致使基质和分析物膨胀并进入气相，此时被分析物与基质分子一起被释放出来，在此过程中生物大分子与基质分子同时发生了质子转移，从而使生物大分子得到离子化，最终经离子检测器和数据处理得到质谱图。

（二）基质辅助激光解吸飞行时间质谱

MALDI-TOF MS的原理为将待检样品与过量的基质溶液点在样品板上，溶剂挥发后形成样品与基质的共结晶，利用激光作为能量来源辐射结晶体，基质从激光中吸收能量使样本吸附，基质与样本之间发生电荷转移使得样本分子电离，样本离子在加速电场下获得相同的动能，经高压加速、聚焦后进入飞行时间质谱分析器进行质量分析，检测器检测到不同质荷比（m/z）的离子，并以离子质荷比为横坐标，以离子峰为纵坐标形成特异性的蛋白质组指纹图谱，进而与图谱库中进行对比，得到鉴定结果并最终确定。

（三）电喷雾质谱技术

电喷雾质谱技术在毛细管的出口处施加3-5kV的高电压，所产生的强电场使从毛细管流出的液体雾化成为细小的带电液体微粒，随着微粒的蒸发，液滴逐渐减小，表面的电荷强度逐渐增大，当电荷间排斥力克服表面张力时液滴发生裂分，液滴就会爆裂成更小的液滴。由于液滴的半径足够小，而它的表面电荷密度很大，最终在液滴表面形成非常强的电场，从而使液滴中解吸出离子，成为带多个电荷的离子。之后在真空区进行碰撞活化裂解，从而可获得分子的结构信息，最后产生单个的单电荷或多电荷离子被质谱检测。

（四）快原子轰击质谱技术

快原子轰击质谱技术是一种软电离技术，用快速惰性原子射击存在于底物中的样品，使样品离子溅出进入分析器，这种软电离技术适于极性强、热不稳定的化合物的分析，特别适用于多肽和蛋白质等的分析研究。它能提供有关离子的精确质量，从而可以确定样品的元素组成和分子式。

（五）联用技术

色谱/液相色谱可作为质谱的样品导入装置，并对样品进行初步分离纯化，因此色谱/液相色谱与质谱联用技术可对复杂体系进行分离分析。例如：液相色谱与质谱联用技术（liquid chromatography-mass spectrometer，LC-MS）。液相色谱与质谱联用技术是以高效液相色谱为分离手段，以质谱为鉴定工具的分离分析方法，实现对复杂混合物更准确的定量和定性分析。样品通过液相色谱系统进样，由色谱柱进行分离，然后进入离子源（接口）。在离子源中，样品由液相中的离子或分子转变成气相中的离子，其后被聚焦于质量分析器中，根据质荷比而分离。最后，离子信号被转变为电信号，由电子倍增器检测，检测信号被放大后，传输至计算机数据处理系统。

（六）串联质谱

两个或更多的质谱连接在一起，称为串联质谱。较为简单的串联质谱（MS/MS）由两个质谱串联而成，其中第一个质量分析器（MS1）将离子预分离或加能量修饰，由第二级质量分析器（MS2）分析结果。例如：液质联用串联质谱（liquid chromatograph-mass spectrometer/mass spectrometer，LC-MS/MS）。

液质联用串联质谱（liquid chromatograph-mass spectrometer/mass spectrometer，LC-MS/MS）主要用于定量分析。首先通过液相色谱将不同组分进行分离，然后将每个组分送入质谱仪进行分析，通过第一个四极杆（Q1）电离组分分子，选定的分子离子经第二个四极杆（Q2）进行碰撞破碎，产生的子离子由第三个四极杆（Q3）进行分析，用检测器测量。液质联用串联质谱能够获取到碎片离子信息，它可以克服背景干扰，通过 MS/MS 的选择反应控制模式（SRM）或多反应检测模式（MRM），提高信噪比，因此对复杂样品仍可达到很高的灵敏度，非常适合于生物样品的定量分析。

三、质谱技术的医学应用领域

核酸质谱技术在医学应用领域主要用于分析核糖核酸，包括：药物基因组检测、肿瘤易感基因、肿瘤基因突变（如：EGFR 突变）、遗传病筛查（如：耳聋基因筛查、地中海型贫血）和肿瘤早筛等方面。

（一）易感基因 SNP 的筛查

SNP 是指基因组水平上由单个核苷酸的变异所引起的 DNA 序列多态性，其变异在人群中发生比例超过 1%，人类基因组 DNA 序列 90% 多态性是由 SNP 导致的。单核苷酸多态性在遗传疾病的诊断和筛查以及临床用药指导等方面具有重要作用。目前临床对 SNP 检测的需求正在从单基因的有限几个位点逐步转至多基因多位点，以综合诊疗。临床检测 SNP 手段最为常用的为 Sanger 测序、荧光定量 PCR、低密度基因芯片和焦磷酸测序等，但这些方法在实验操作、报告周期、成本、数据分析难易度等方面各有利弊。相比之下，MALDI-TOF MS 利用多重 PCR 技术，与传统的核酸分析技术比较，该技术不仅可以准确地鉴定寡核苷酸序列，还可以快速、有效、准确地鉴别寡核苷酸所携带的修饰类型及修饰位点，同时 1 个反应管可同时检测多个 SNP 位点（最大可同时检测 52 个位点），极大地提高多基因多位点的检测效率以及降低样本用量，满足临床的需求。根据 SNP 位点处等位基因型方法不同可分为等位基因特异杂交反应、等位基因特异连接反应、等位基因特异切割反应和等位基因特异延伸反应。目前应用比较广泛的主要是等位基因特异延伸反应。

通过核酸质谱检测 SNP 主要是基于 PCR 和单碱基延伸技术（iPLEX），单碱基延伸技术原理主要是利用 PCR 技术扩增出含有多态性碱基的产物，再利用核酸外切酶和磷酸酶处理 PCR 产物，以除去未参加反应的 PCR 引物和底物 dNTP。随后加入用于 SNP 分型的延伸引物在四种 ddNTP 的作用下进行反应。SNP 延伸引物与待测 SNP 的上游或下游发生退火，在 ddNTP 存在下，进行一个碱基的延伸；寡核苷酸引物的 3′ 端的碱基紧挨于多态性碱基，引物开始延伸的第一个碱基是多态性碱基，然后根据延伸产物的大小确定等位基因。在检测结果的图谱中可以看到杂合型在质谱图上有两个延伸产物，纯合型只有一个产物。

在我国，已获批 MALDI-TOF MS 用于临床 SNP 方面，如：耳聋基因检测等的应用。

（二）肿瘤基因突变

基因突变是指 DNA 序列中碱基对发生改变，包括单个碱基改变所造成的点突变，或多个碱基的缺失、重复和插入。对于癌症基因组学中特定靶点的检出为临床制定个体化治疗提供了重要的信息。目前检测基因突变的方法有 Sanger 测序、扩增阻滞突变系统 PCR（ARMS-PCR）、实时荧光定量 PCR、焦磷酸测序、高通量二代测序（NGS）和 MALDI-TOF MS 技术等。

基因突变检测原理基于 PCR 和单碱基延伸的方式，在分析数据时若在质谱的图谱中出现两个产物检测峰，则为突变型；而在结果中仅有一个检测峰产物，则为野生型。经过不断地优化和发展，MALDI-TOF MS 对于核酸可以检测到 80bp 左右的寡核苷酸序列。

由于质谱图中检测峰的峰面积与样品中该分子量所代表的核酸片段的含量呈正相关，因此该突变位点的比例可以通过突变型和野生型峰面积之间的比值获得，目前有研究结果提示质谱法对于基因突变的最低检测丰度为 1%。

（三）肿瘤早筛

DNA 甲基化是基因表观遗传学修饰的一种重要方式，是指在 DNA 甲基化转移酶

(DNMT)的催化下，以 S-腺苷甲硫氨酸为甲基供体，将活性甲基转移至 DNA 链中特定碱基上的化学修饰过程。近年大量研究表明，DNA 异常甲基化与肿瘤的发生、发展及细胞癌变有着密切的联系。甲基化可以作为肿瘤等早期诊断的生物标志物和预后评估指标。

目前常见的用于甲基化检测方法主要有测序（包括：全基因组重亚硫酸盐甲基化测序［WGBS］、精准 DNA 甲基化和羟甲基化测序［oxBS-seq］、简化甲基化测序［RRBS/dRRBS/XRBS］、单/微量细胞全基因组甲基化测序［scWGBS］、扩增子（羟）甲基化测序、（羟）甲基化 DNA 免疫共沉淀测序［(h)MeDIP-seq］等）、甲基化特异性 PCR、荧光定量 PCR 等方法。质谱 DNA 甲基化检测先由亚硫酸氢盐处理待测 DNA，经过亚硫酸氢盐处理，DNA 中未甲基化的胞嘧啶（C）转变为尿嘧啶（U），而甲基化的胞嘧啶（C）保持不变。由此在 DNA 模板中产生甲基化特异的序列变化。利用 5′末端带有 T7-启动子的引物对目标 CpG 岛区域进行 PCR 扩增，产物经 SAP（虾碱性磷酸酶）处理残余 dNTP，随后进行碱基特异性的酶切反应。上述步骤完成后，样品中未甲基化的 C 最终变为 A，而甲基化的 C 最终变为 G。由于 G 和 A 碱基之间存在分子量的差异，可检测出甲基化和未甲基化的 C，飞行质谱可以通过各自的峰面积计算该 CpG 位点甲基化比例，并估算整个检测片段内的平均甲基化水平。

核酸的表观遗传修饰也可以通过 LC-MS/MS 技术进行鉴定，其基本流程为利用酸解或酶解法将大分子核酸降解为核苷酸或碱基，经 LC-MS/MS 技术直接进行核酸修饰的鉴定和（或）定量。但对于微量样品的核酸修饰分析，或丰度极低的核酸修饰类型的分析，直接分析法无法满足其检测需求，因此有多个研究组通过化学衍生及标记法在水解获得的核苷酸产物上共价键合衍生化基团，以改变分析物的理化性质，从而提高色谱分离效果和 ESI 的离子化效率，以提高 LC-ESI-MS 的检测灵敏度。此外，通过汇总多种不同酶切方式的寡核苷酸结果的序列覆盖率，可以满足序列中修饰的间接 LC-MS/MS 定位。

近期研究报道中国专家团队利用多重纳米材料辅助的激光解吸/电离（LDI）质谱方法（MNALCI）在进一步结合机器学习进行高处理能力的分析，MNALCI 可以高度灵敏地捕获和分析 1000 道尔顿（Da）以下的小分子代谢物信号。利用该方法运用在肿瘤早筛方面可达到 84% 的灵敏度和 84% 的特异性。

（四）其他

拷贝数异常（copy number variations，CNVs）是属于基因组结构变异（structural variation），根据大小可分为两个层次：显微水平（microscopic）和亚显微水平（submicroscopic）。显微水平的基因组结构变异主要是指显微镜下可见的染色体畸变，包括：整倍体或非整倍体、缺失、插入、倒位、易位、脆性位点等结构变异。亚微水平的基因组结构变异是指 DNA 片段长度在 1kbp-3Mbp 的基因组结构变异，包括缺失、插入、重复、重排、倒位、DNA 拷贝数目变化等，这些统称为 CNVs。CNVs 发生的频率虽然较低，但累及的序列长度却明显超过了 SNPs，因此对人类健康和疾病的影响更为显著。近年研究发现 CNVs 变异的研究可促进对多种疾病发病机制，包括：单基因病、肿瘤和罕见病等复杂疾病。

MALDI-TOF MS 可对目标基因的拷贝数进行定量分析,通过检测待测拷贝片段中存在的 SNP,计算峰面积,得出该位点两种基因型的比值,然后推测含不同 SNP 基因型拷贝的相对比值。

人类基因组 DNA 有 30 亿个碱基(bp),其中 10% 是串联重复序列,称为卫星 DNA。按重复单位的长短,又可分为大卫星、中卫星、小卫星和微卫星。其中短串联重复序列(short tandem repeats,STR)也称微卫星 DNA(microsatellite DNA),通常是基因组中由 1~6 个碱基单元组成的一段 DNA 重复序列。STR 序列符合孟德尔遗传定律,个体间存在相同的短串联重复序列,但重复的次数在个体间存在差异,形成片段长度不等的等位基因。STR 遗传标记可作为人类学研究种族和分析基因在群体中流动的新手段。

有研究指出 MALDI-TOF MS 可作为检测 DNA 片段的另一个手段,可快速、准确地对短串联重复序列进行分析。有研究指出毛细高效液相色谱结合 ESI-MS 对短串联重复序列系统分析,与传统毛细管电泳比较其结果一致。

四、质谱技术与其他技术平台的比较

质谱法是唯一可以确定分子量的方法,特别是近年发展迅速的生物质谱,适用于生物大分子分子量,具有极高灵敏度。

表 2-1 质谱与常用的基因突变检测平台的比较

检测方法	Sanger 测序	ARMS-PCR	RT-PCR	NGS	MALDI-TOF MS
敏感性	低	高	较高(5%)	较高(5%)	高
(20%)					
(1%)					
(1%)					
特异性	高	高	高	较高	高
DNA 最低投入量	10ng	15ng	20ng	30ng	10ng
平均分析时间	4d	3d	1~2d	5~8d	1d

表 2-2 ESI-MS 与 MALDI-MS 的特点比较

检测方法	适用检测样本	优点	缺点
ESI-MS	可检测极性大、热不稳定的蛋白质与多肽分子的离子化和大分子质量、一级结构和共价修饰位点的测定	可以和液相色谱、毛细管电泳等现代化的分离手段联用,用于复杂体系分析;可提供精确的分子质量和结构信息;快速	样品中的盐类对样品结果影响很大,而单个分子带电荷不同可形成多种离子分子峰(重叠峰),对混合物的图谱解析比较困难
MALDI-MS	对一些分子量较大或疏水性强的蛋白质,能有效分析较复杂的肽混合物或物理化学性质相差较大的蛋白质混合物	对盐和添加物的耐受能力高,且测样速度快;灵敏度高、准确度高及分辨率高;样本处理简单	受激光照射下产生结构碎片,使 m/z<700 时易产生背景噪声抑制小分子分析物的信号

五、展望

近年内,质谱技术取得了非常大的突破,尤其是在医学领域对于生物大分子的检测。由于核酸质谱具有高分辨、高灵敏度、快速等优点,已陆续在临床得到应用。但对于质谱技术仍有许多问题我们亟待解决,比如:操作过程(前期样本处理、质谱图采集和分析等)尚未有统一的标准,可能一定程度上影响重复性;由于核酸具有复杂性,带有大量负电荷,在质谱上形成加和峰,造成离子化效率降低,影响质谱检测的准确度;核酸质谱的分析复杂,需要提升分析核酸谱图数据的软件。随着技术不断的发展和优化,核酸质谱技术在医学领域的应用也将得到突飞猛进的发展。

(马 杰 石 超)

第八节 液体活检技术

精准医疗和个体化治疗基于生物标志物的发展而产生,近年来,液体活检技术已经逐步进入肿瘤临床诊断治疗领域,并被认为能够用于获取肿瘤发展和进展信息。液体活检(Liquid Biopsy)是指采用血液、脑脊液、胸腔积液、尿液、唾液等体液样本进行的肿瘤检测,其中血液样本应用最为广泛。肿瘤患者的这些体液样本中,携带治疗前和治疗后肿瘤特征的关键信息,主要包括循环肿瘤细胞(Circulating tumor cell,CTC)、循环肿瘤DNA(Circulating tumor DNA,ctDNA)、外泌体(exosome)等,通过检测这些标志物,能够早期诊断癌症、进行基因组/免疫谱分析、评估微小残留疾病等,为临床提供合适的治疗方法,监测治疗的有效性。由于液体活检相较于组织病理检测更便捷、无创、实时,并可在不同时间点重复进行以实现疾病的动态评估,作为一种新兴的技术在临床诊疗中具有多种优势,近年来已逐渐从实验室走进临床常规应用,作为新型实时全面监测手段开辟了肿瘤个体化治疗的新格局。2018年10月,中华医学会检验医学分会与国家卫生健康委员会临床检验中心共同制定了《液体活检在临床肿瘤诊疗应用和医学检验实践中的专家共识》,为科学规范应用液体活检技术提供了指南。随着相关研究及临床数据的积累,未来液体活检将在临床应用拓展及新检测靶标的发掘等方面成为对抗肿瘤的一大"利器"。

一、循环肿瘤细胞

CTC是指从肿瘤病灶(原发灶或转移灶)脱落并进入外周血液循环的肿瘤细胞,大部分CTC在进入外周血后发生凋亡或被吞噬,少数能够逃逸并锚着发展成为转移灶,增加肿瘤患者死亡风险(图2-11)。CTC包含了完整细胞所携带的全部信息,包括基因组、代谢组、转录组等多组学信息,其临床运用价值已被广泛肯定,在多种肿瘤确诊后、手术前、手术后及每个治疗周期的间歇期进行CTC检测，对肿瘤预后评估、疗效实时评价、病情的动态监测、和复发转移监测均具有极其重要的价值。随着生物医学技术的发展，CTC检测的内容逐渐丰富，针对CTC数量、分子分型、下游应用及单细胞测序特征的分析，在肿瘤精准诊疗中受到越来越多的关注。

大量临床研究表明CTC计数在多种肿瘤的疗效评价、预后评估、动态监测中具有重要意义。例如与基线CTC<5个/7.5 ml全血的转移性乳腺癌患者相比，CTC≥5个的患者在内分泌治疗和化疗后PFS和OS显著更短。Georgios等人在胰腺癌患者连续两年的动态监测中，CTC持续升高到临界值，最终CT显示患者肺转移，提示CTC的动态监测可提前发现肿瘤复发风险。CTC计数对前列腺癌、结直肠癌、肝癌、肺癌等肿瘤的疗效评价和预后价值也在多个临床研究中得到证实。美国食品药品监督管理局（FDA）于2004年批准CTC计数用于转移性乳腺癌、前列腺和结直肠癌的预后评估。多项肿瘤诊疗指南和专家共识也纳入了CTC在肿瘤预后、疗效评价和动态监测中的重要作用。如乳腺癌AJCC指南、前列腺癌NCCN指南、原发性肝癌诊疗指南、胃癌临床诊疗规范以及循环肿瘤细胞临床应用与实验室检测专家共识等。

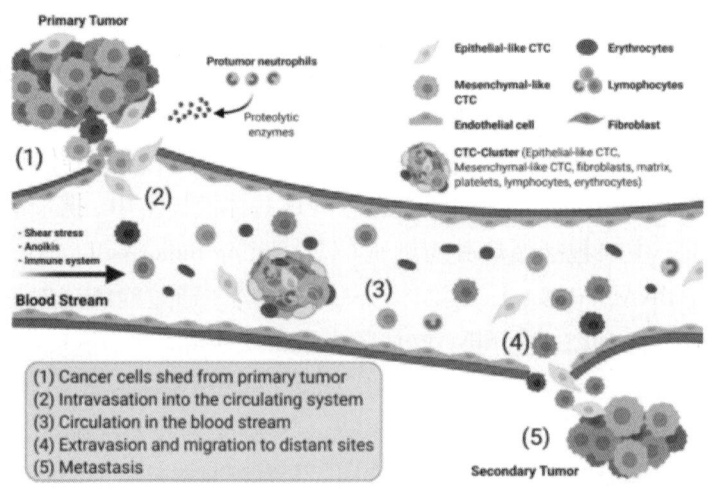

图2-11　循环血肿瘤细胞（CTC）来源　（扫码查看高清图片）
（引自文献：Cancers（Basel）.2020；12（7）：1930.）

随着对CTC认识的深入和临床应用需求的发展，CTC检测逐步从单纯细胞计数发展为细胞计数结合EMT分型的综合分析。Ivonne等的研究发现间质型CTCs与预后密切相关，存在间质型CTCs的患者疾病进展时间更短。Shinsaku等研究也证实外周血中存在间质型CTCs的患者从化疗中获益更少，其预后也更差。CTC分子分型可为全面评估肿瘤状态和肿瘤精准诊疗提供重要的实时信息。基于治疗靶点的CTC单基因分析有助于提示药物疗效从而指导治疗决策，如ARV7（前列腺癌内分泌治疗）、HER2（靶向治疗）、PD-L1（免疫治疗）等。此外，CTC不仅以单个细胞形式存在，还会几个聚集形成细胞团（Circulating Tumor Microemoli，CTM），或者在血液的微环境中与白细胞（WBCs）结合，形成 CTC-WBC 团,参与肿瘤侵染与转移的过程。一篇《Cell》研究表明 CTM 的转移潜能远大于单个 CTC(20~50 倍)。与未检出此型 CTC-WBC 细胞团和"上皮型 CTC ≥ 5 个"的乳腺癌患者相比,检出"发生 EMT 的 CTC-WBC 细胞团"的乳腺癌患者 PFS 显著缩短。

由于 CTC 携带完整的肿瘤分子和蛋白质信息,由 CTC 群体分析走向单细胞基因测序分析和细胞培养是肿瘤精准诊疗时代下的发展趋势。但单细胞测序和细胞培养的技术要求较高,目前多处于科研探索阶段,需突破测序技术瓶颈以促进更广泛的研究和应用。

二、循环游离 DNA 和循环肿瘤 DNA

cfDNA 是指存在于人体血液循环中的、游离于细胞外的高度片段化 DNA。在特定情况下(如肿瘤患者、孕妇、接受器官移植的患者等),一小部分来自"异源性"细胞的 cfDNA(如肿瘤细胞、胎儿细胞、或供体细胞)可以作为基因检测的标志物。其中肿瘤细胞主动分泌或在肿瘤细胞凋亡或坏死过程中释放入血液循环中的 DNA 片段,称为 ctDNA(circulating tumor cell),其长度 132~145 bp,半衰期较短(一般 <2 h)。ctDNA 会携带来源于肿瘤细胞相关的遗传学特征,如基因突变、甲基化、扩增或重排等,与组织学检测相比,可相对全面地实时反映患者的肿瘤分子特征。基于 cfDNA 检测的"液态活检"技术在多种肿瘤的肿瘤筛查、伴随诊断、治疗疗效评估及预后风险分层等多个方面受到极大的关注,是肿瘤 MRD 监测的又一指标。随着二代测序技术 NGS 的不断发展,对 ctDNA 的检测分析已越来越多地应用于各种肿瘤的检测之中,诸如对非小细胞肺癌、乳腺癌和结直肠癌等(图 2-12)。

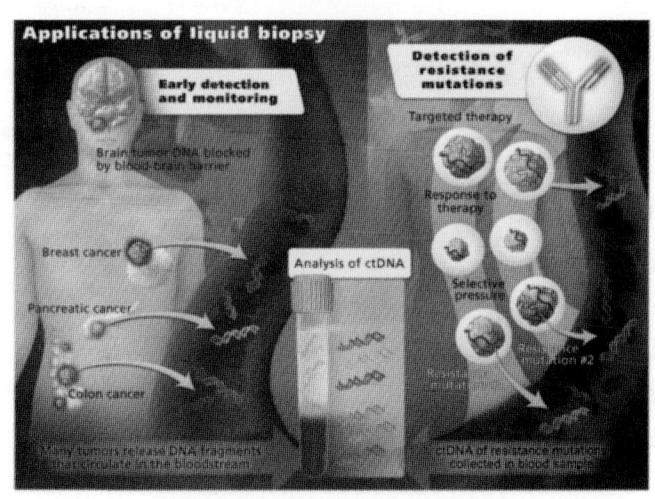

图 2-12 循环血肿瘤细胞应用
(引自文 Sci Transl Med.2014 19;6(224):224ra24.)

ctDNA 作为伴随诊断指标,最早的临床实践应用是表皮生长因子受体(epidermal growth factor receptor, EGFR)突变检测,主要用于识别可能从 EGFR TKI 获益的晚期 NSCLC 患者。目前已有多个权威指南支持 ctDNA NGS 检测可应用于肺癌、乳腺癌、胃癌、胰腺癌等晚期实体肿瘤的伴随诊断。NSCLC NCCN 指南 2022 V1 版推荐不宜开展有创活检的晚期患者，或所获得的组织标本质量不佳，或标本量不足以开展必需的多基因变异检测时，可以开展包含 EGFR、ALK、ROS1、BRAF 和 KRAS（G12C 突变）等在内的 ctDNA NGS 检测；乳腺癌 NCCN 指南 2022 V1 版推荐，复发不可切除或转移性 HR+/HER2- 乳腺癌应进行基于穿刺组织或 ctDNA 的 PIK3CA 突变分析；胃癌和食管癌及食管胃交界部癌 NCCN 指南 2022 V1 建议不适合组织活检的胃和食管癌患者可考虑进行血浆 ctDNA NGS 检测；NCCN 指南 2022 V1 建议转移性胰腺癌在无法经活检获得足够组织时可考虑进行 ctDNA NGS 检测，且至少应包括 ALK、NRG1、NTRK、ROS1 融合基因变异与 BRAF、BRCA1/2、HER2、KRAS、PALB2 基因突变分析。但同时强调 ctDNA 检测为阴性时并不排除经组织分析基因变异的存在。

2022 年 6 月，两项乳腺癌 ctDNA 研究公布，ctDNA 可有效预测高危 HR+ 和 HER2-BC 的远期复发情况。基于 ctDNA 的治疗其 PFS 相较于医师组指导的治疗临床获益显著更大。

在 NSCLC 中，基线 ctDNA 含量越高或变异数量越多，预示着 OS 越短（治疗后 ctDNA 清除的患者 PFS 和 OS 更长）；ctDNA 响应（降低 >50%）与影像学评估的疗效吻合，且与更好的 PFS 和 OS 相关，ctDNA 评估为响应的患者中位 OS 显著延长。结直肠癌术后及辅助治疗后 ctDNA 阳性与疾病复发之间呈强相关性，术后的 ctDNA 分析结果可作为预后预测依据。一项高危肌层浸润性尿路上皮癌辅助免疫治疗的 III 期临床研究结果显示，ctDNA 阳性患者接受阿替利珠单抗的中位无病生存期和 OS 显著改善，复发风险降低 42%，死亡风险降低 41%。在胃癌治疗中，ctDNA 监测发现 HER2 拷贝数改变提示曲妥珠单抗耐药性，提示 ctDNA 中的 HER2 拷贝数作为监测曲妥珠单抗治疗进展期胃癌的疗效指标。

实体肿瘤分子靶向或免疫检查点抑制剂位点越来越成熟，基于 NGS 检测的 ctDNA 水平定量和动态变化分析，有望成为新兴的预后、耐药和复发风险评价指标。但由于 ctDNA 的丰度受到多种因素干扰，肿瘤病理组织类型、部位、分期、肿瘤负荷、其他来源的 DNA 和药物治疗等均有可能影响 ctDNA 含量，尚难以建立通用性技术和评价标准，依据其分析结果实时制定临床治疗策略时仍需高级别循证证据。

三、外泌体

外泌体是一种由存活的正常细胞或肿瘤细胞分泌的细胞外囊泡，直径通常在 30nm-200nm 之间，内部搭载肿瘤 DNA、RNA、蛋白质、脂类、寡糖和代谢产物的多种生物活性物质，同时保护包裹的内含物免受核酸酶和蛋白酶，以及外界环境变化引起的降解和变性（图 2-13）。广泛分布于血液、尿液、脑脊液、唾液、乳汁、胆汁等各种体液中。外泌体被发现是促进细胞恶性行为，如刺激肿瘤细胞生长、抑制免疫应答、诱导血管生成、促进肿瘤细胞迁移以及转移灶形成的关键驱动因素。2013 年，诺贝尔生理学或医学奖颁给在细胞间囊泡运输调控机制领域作出突出贡献的科学家，将外泌体研究的热度推向高潮。分别在疾病诊断检测、治疗、药物递送等方面展现出巨大的应用潜力，成为近年来新兴的热门研究赛道。成为继 ctDNA 和 CTC 之后液体活检领域的"第三驾马车"。

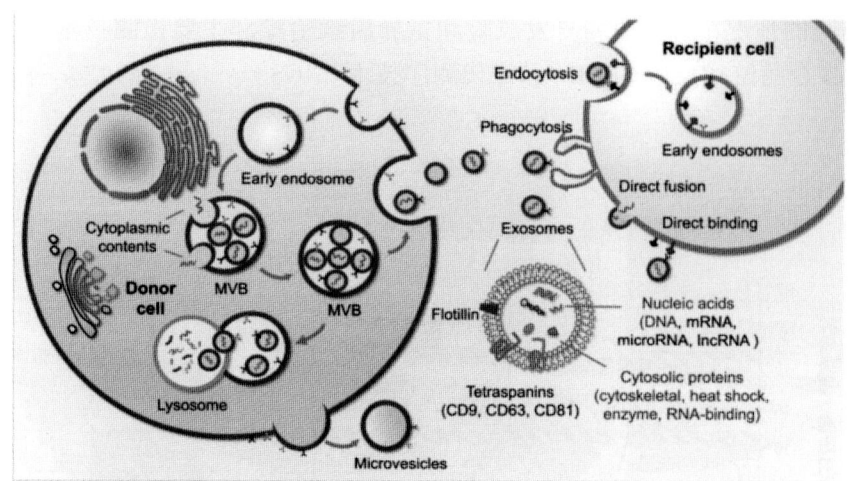

图 2-13　细胞外泌体起源 （扫码查看高清图片）
（引自 Mol Cancer.2022；21（1）：56）

外泌体转录组测序的一篇研究报道，对 44 名早期 PDAC 患者和 57 名非疾病对照患者进行小 RNA 测序，成功识别了 PDAC 各个阶段的患者和健康对照（当与 CA19-9 水平结合分析时，该转录组特征成功识别出 CA19-9 阴性病例），显著提高了整体诊断准确性，该团队开发了一种基于外泌体的液体活检方法，用于无创和可靠地检测 PDAC 患者。乳腺癌细胞来源的外泌体可以刺激单核细胞的分化，诱导单核细胞特征性基因的表达，这些基因表达信号被称作外泌体特异性信号，并且与病人预后显著相关。结直肠癌肝切除前，检测循环外泌体 microRNA 可以预测肝转移的预后和辅助化疗益处，还与肝转移免疫评分呈负相关。一项多中心前瞻性研究报道食管鳞状细胞癌（ESCC）患者唾液衍生的外泌体小 RNA，可作为食管癌生物标志物预测的特征，由这些小 RNA 组成的双特征能够以高灵敏度（90.50%）和特异性（94.20%）将 ESCC 患者与对照组区分开来。使用蛋白质组学鉴定口腔鳞状细胞癌（OSCC）血液中外泌体的差异表达蛋白（DEP），发现 CRP、VWF 和 LRG 等蛋白质可作为 OSCC 潜在生物标志物，且这些 SEs 能够促进口腔细胞的迁移。血浆外泌体中的前列腺特异性抗原 PSA 能够有效鉴别前列腺癌和前列腺良性增生。

外泌体来源广泛且包含特定细胞群的内容物，可分析和研究的方向非常多，但在肿瘤临床中的应用目前仍处于探索阶段，从研究到应用的转化还需要更充分的临床研究证据支持。

四、肿瘤微小残留病灶监测

微小残留病灶（Minimal Residual Disease，MRD）是指在患者接受治疗期间或之后，其体内仍有少量肿瘤细胞或者微小病灶的临床状态，也叫分子残留病变（Molecular Residual Disease）或可测量残留病灶（Measurable Residual Disease）。MRD 诊断阈值比临床影像学阈值更加灵敏，能准确地反映肿瘤细胞在患者血液的数量水平。MRD 概念最早在白血病诊疗中提出，是指白血病经过诱导化疗完全缓解（CR）后或骨髓移植治疗后，在体内残留少量白血病细胞的情况，用于预测复发风险和指导后续治疗。主要检测技术包括流式细胞术（FCM）、聚合酶链式反应（PCR）和二代测序技术（NGS）。

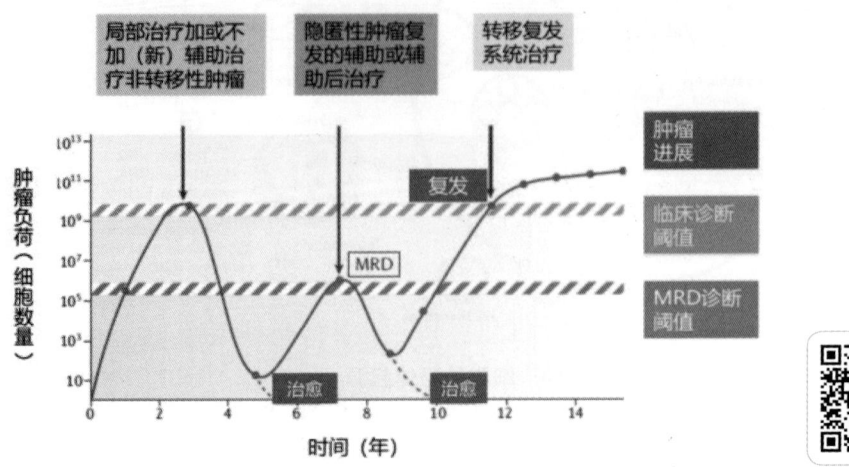

图 2-14　MRD 临床应用　（扫码查看高清图片）
（参考 Nat Rev Clin Oncol.2019；16（7）：409-424 修订）

近年来，国内外在实体肿瘤中关于 MRD 评估的临床数据和证据也越来越多，开启了基于 CTC 和 ctDNA 技术的 MRD 检测热潮。基于 ctDNA 的 MRD 检测主要策略包括肿瘤已知信息基础上的个体化定制（Tumor-informed assays）和肿瘤未知信息的固定多基因套餐（Tumor agnostic assays，NGS Panel）两大类型。其中 tumor-informed 策略是首先通过肿瘤全外显子组测序获取肿瘤组织基因组变异信息，经过生信分析获得每个患者相应的基因组变异标签（panel），再以变异标签谱监测患者外周血中 cfDNA/ctDNA 变化，确定判断阈值。相反，肿瘤未知信息的固定多基因套餐监测策略是基于泛癌种的多基因组合固定套餐（panel）监测患者血液中的 cfDNA/ctDNA 水平变化，基因组合套餐必须覆盖患者肿瘤组织中的Ⅰ/Ⅱ类基因变异。一般情况下，基于 NGS 的 MRD 监测测序深度一般要求达到 30000~35000×，可稳定检测出丰度 ≥ 0.02% 的 ctDNA 水平。

目前 MRD 检测主要应用于预后预测、复发监测、疗效与耐药评估、新发病灶监测和用药新靶点发现等方面（图 2-14），由于 ctDNA 相比于组织学的基因突变检测，会存在 20%~40% 的假阴性（患者组织样本检测为阳性而血液检测为阴性）[30]，因而部分医生对 ctDNA 检测灵敏度存在顾虑。但基于 ctDNA 的 MRD 检测，由于其技术路线及检测位点的多样性，为血浆 ctDNA 检测发展提供了强大动力。相比于 ctDNA 的 MRD 检测，CTC 的 MRD 检测技术操作更便捷，目前国内已经有 NMPA 批准的多款 CTC 检测产品，在临床指南推荐上，CTC 已经进入多个癌种的临床指南，比如乳腺癌、小细胞肺癌、前列腺癌、肝癌及胃癌，均明确指出 CTC 检测可实时动态监测肿瘤的进展状态。另外，最新临床研究也表明[31]，CTC 与 ctDNA 可以相互补充，进一步提高 MRD 检测的敏感度与特异性。因此，CTC 与 ctDNA 可以联合检测为临床肿瘤 MRD 监测服务。由于实体瘤发生发展机制复杂，各瘤种之间变异谱差异巨大，因此 MRD 检测目前仍处于探索阶段，需要积累更多的基础与临床研究数据。

（王 浩）

第九节 分子诊断临床应用案例

一、FISH 检测特殊案例与分析

（一）案例 1　HER2 孤立扩增的乳腺癌细胞

1. 一般情况介绍

患者，女，50 岁，2019 年诊治。

2. 主诉

发现右乳肿块 6 月，确诊右乳癌 1+ 月。

3. 诊断

（1）右乳浸润性导管癌（cT3N0M0，IIB）。

（2）II 型糖尿病。

4. 诊疗经过

2019 年 5 月于外院右乳穿刺活检示"HER2 过表达型乳腺癌"，后患者行右乳癌保乳根治术，术后行大体标本免疫组化及 HER2 FISH 检测后诊断：右乳浸润性导管癌（pT3N0M0，IIB，HER2 阴性型）。

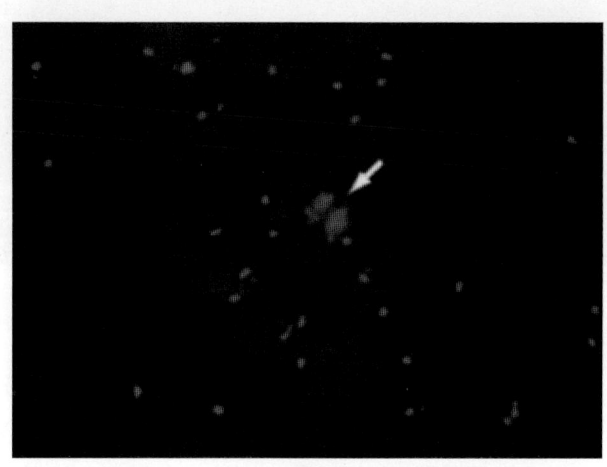

图 2-15　乳腺癌细胞 HER2 孤立扩增

大部分其他细胞都为无扩增状态,仅箭头所示的为单一扩增细胞,扩增水平较高 R＞3.0,但是单个细胞信号强烈不可忽视,此肿瘤可能包含HER2扩增的孤立细胞,其临床意义尚未明确,无法阐明对患者疾病进程的影响(图2-15)。应对该区域内的扩增或者非扩展细胞进行评分,在百分比较小(＜30%)的情况下对结果没有影响,列出所有技术细胞的HER2/CEP17比值的平均值,并进行全面诊断,该病例中应诊断为非扩增。

(二)案例2　HER2与CEP17信号重叠判读

1. 一般情况介绍

患者,女,43岁,2017年诊治。

2. 主诉

发现左乳肿块3+年,确诊左乳癌2月。

3. 诊断

(1)左乳浸润性导管癌新辅助化疗后(cT3N2M0,IIIA,HER2阴性型);

(2)右肺癌术后。

4. 诊疗经过

2017年10月于外院左乳穿刺活检示"luminalA型乳腺癌",经多柔比星80mg+环磷酰胺780mg,三周一次完成两次化疗后,自诉包块无明显变化,治疗效果不佳。随后经外院左乳穿刺病理会诊及HER2 FISH检测后诊断:左乳浸润性导管癌新辅助化疗后(ypT3N2M0,IIIA,HER2阳性型)。

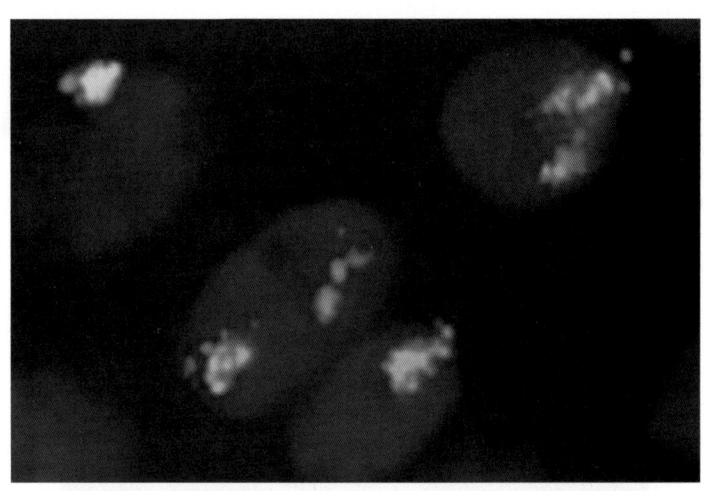

图2-16　乳腺癌细胞HER2与CEP17扩增信号重叠

HER2与CEP17拷贝数高,信号互相重叠出现大量黄色融合信号(图2-16)。两者在高强度表达下,可出现信号光重叠现象,对病例的诠释有些困难,因为其HER2/CEP17比值为1.04,HER2和CEP17信号计数平均数值分别为24和23,按传统比值则认为是非扩增,但是其HER2/CEP17的高拷贝值意味着样本的高度异常。

应注意区域内细胞的匹配,以确保红绿信号的精准技术,根据指南计数至少20个细胞;计数多余的细胞不可能改变诊断结果。我们认为,这种表现可能代表了HER2扩增子扩展到CEP17着丝粒外围区域,延伸到周围,导致重叠,带有扩展HER2扩增子的患者可能会对曲妥珠单抗敏感性降低,但还需要进一步证实。

报告中应称为给予HER2拷贝数的着丝点和相关平衡的CEP17拷贝数的共扩增,并在报告中注明两者信号的重叠共存,条件允许,可做微阵列比较基因组杂交(array comparative genomic hybridization,Array-CGH)及多重连接依赖探针扩增(multiplex ligation-dependent probe amplification,MLPA)验证重叠设想。

(三)案例3 HER2和CEP17的拷贝信号分离

1. 一般情况介绍

患者,女,65岁,2019年诊治。

2. 主诉

发现左乳肿块4+年,确诊左乳癌1+月。

3. 诊断

(1)左乳浸润性导管癌(cT3N0M0,IIB,HER2+)。

(2)心功能不全。

4. 诊疗经过

2019年1月于外院左乳穿刺活检示"三阴性乳腺癌",自诉既往包块逐年增大,自服中药。随后于外院病理会诊及HER2 FISH检测后诊断:左乳浸润性导管癌(pT3N0M0,IIB,HER2阳性型)。

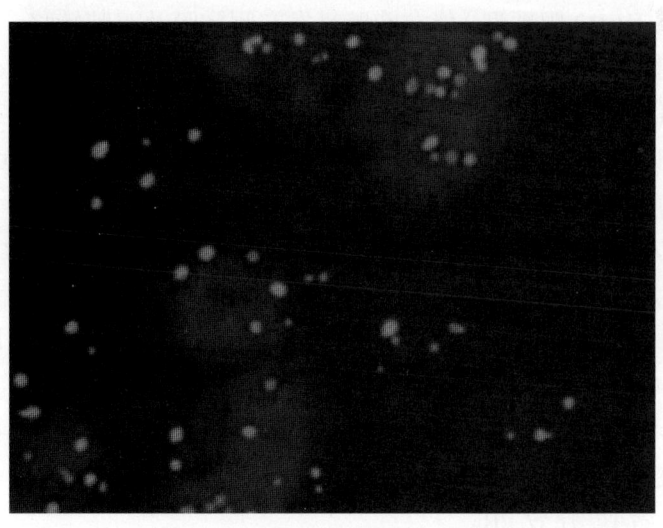

图 2-17 乳腺癌细胞HER2和CEP17的拷贝信号分离

病例中,HER2和CEP17的拷贝数很高,但是存在分离现象,HER2/CEP17比值,为非扩增模式(R=1.12);但是HER2和CEP17拷贝数较高为7.45/6.65(图2-17)。

针对此类病例，计数细胞至少 20 个。因为 HER2/CEP17 比值显示为非扩张，但是 HER2 和 CEP17 信号却提示较高的拷贝数。HER2 拷贝数目≥6，则提示 HER2 扩增现象，通过单一拷贝计数法分析，则将之称为扩增现象。如果从 HER2 及 CEP17 计数拷贝水平增加至此非常明显，但是也不可能反映出 17 号染色体明显无缺的复制。

在解读 FISH 结果时，缺失明确证据（如 HER2/CEP17 信号共存）证明两者共扩增时，很难认定是否为真的 HER2 扩增现象，事实上，这些病例可能代表了带有亚染色体复制病例的混合，而且其中小部分病例可能为真正的扩增，但是还需要进一步研究证实这些病例可以从治疗中获益。

（四）案例 4　HER2 扩增伴 FGFR2 突变乳腺癌化疗联合靶向治疗

1. 一般情况介绍

患者，女，70 岁，2017 年诊治。

2. 主诉

发现左乳肿块 1+ 年，确诊左乳癌 2+ 月。

3. 诊断

（1）左乳浸润性导管癌新辅助化疗后（ypT4N1M1，Ⅳ期，HER2 阳性型）。

（2）高血压 I 级，中危。

4. 诊疗经过

2017 年 6 月于外院左乳穿刺活检示"三阴型乳腺癌"，ER-，PR-，HER2（+）状态，经多西他赛 100mg+ 表阿霉素 100mg+ 环磷酰胺 800mg，3 周 1 次；连续六周化疗后，自诉包块增大，治疗效果不佳。随后经外院左乳穿刺病理会诊及 HER2 FISH 检测后，HER2（++）FISH（+）（图 2-18），诊断：左乳浸润性导管癌新辅助化疗后放疗后术后（ypT4N1M1，Ⅳ期，HER2 阳性型）伴左胸壁复发右侧胸膜及双肺转移。

患者在医生建议下于 2019 年 2 月完成了血浆 ctDNA 500 基因全外显子基因检测，提示 mTOR W2545R，FGFR4 P136，FGFR2 I383_F386del；M186T，UGT1A1*6 rs4148323 G/G，即 mTOR 突变，FGFR4 突变，FGFR2 缺失、突变。治疗方案更换为化疗 + 抗 HER2 双靶 +mTOR 抑制剂（伊立替康 + 曲妥珠单抗 + 帕托珠单抗 + 依维莫司）联合顺铂胸腔灌注化疗，治疗 4 月左侧复发病灶缩小，最佳疗效 PR，该线治疗的 PFS 为 7 个月。

该患者初诊为"三阴乳腺癌"，该类型乳腺癌缺乏明确靶点，临床上较难治疗，该患者初诊后治疗效果不佳。但经我院病理 FISH 基因检测后发现 HER2 基因扩增，考虑存在基因异质性问题，故须调整治疗方案。HER2 阳性患乳腺癌浸润性强，无病生存期短，预后差，对常规的化疗方案 CMF 不敏感，可明显受益于赫赛汀等靶向药物治疗，再结合患者存在 mTOR 突变，故调整方案为化疗联合 HER2 靶向双抗治疗联合 mTOR 抑制剂，患者的肿瘤组织明显缩小，疗效 PR。

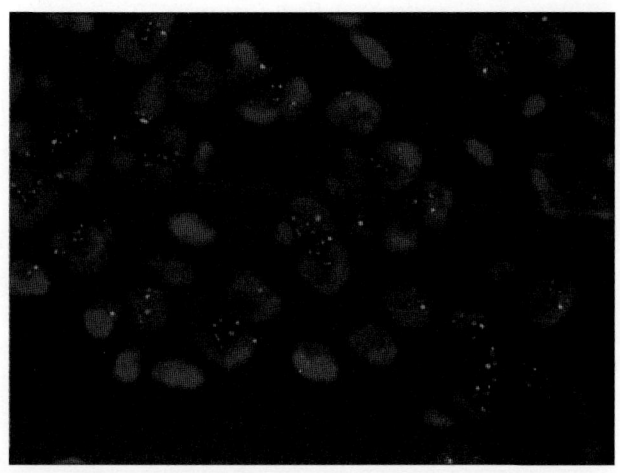

图 2-18 乳腺癌细胞 HER2 扩增
（由孙逸仙纪念医院提供）

（叶 丰）

二、PCR 检测特殊案例与分析

（一）案例 5　PCR 检测肺腺癌驱动基因变异

1. 一般情况介绍

患者，女，71 岁。

2. 主诉

右侧胸痛 20 余天。

3. 诊断

（右中）肺浸润性腺癌。

4. 诊疗经过

（1）2022 年 7 月因咳嗽咳痰就诊，穿刺病理结果为（右中叶外侧支活检）符合腺癌。

（2）使用此穿刺组织进行肺癌 5 基因突变检测（ARMS-PCR 法），该组织肿瘤细胞比例约 15%，检测结果如下：

1）DNA 上样浓度为 1ng/μl 时，外控 Ct=23.82，EGFR p.G719X 扩增曲线出现翘尾现象（图 2-19）。

2）提高 DNA 上样浓度至 8ng/ul 时，外控 Ct =20.35（试剂盒要求的范围是 20-26），L858R 阳性，Ct = 27.7，G719X 扩增曲线翘尾现象消失（图 2-20）。

（3）根据基因检测结果，该患者经口服奥希替尼治疗，肿块变小后进行手术，术后病理结果是（右中）肺浸润性腺癌。术后组织进行 8 基因突变联合检测（NGS），检测结果是 EGFR p.L858R 突变和 TP53 p.C176F 突变。

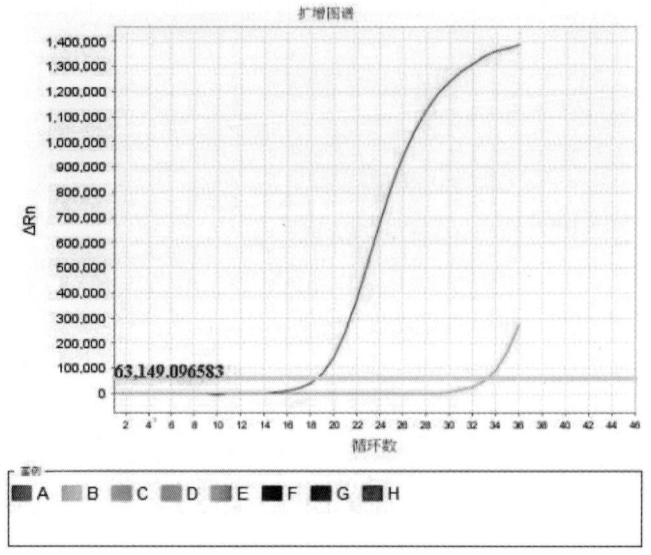

图2-19 ARMS-PCR法检测EGFR突变（DNA浓度矫正前）

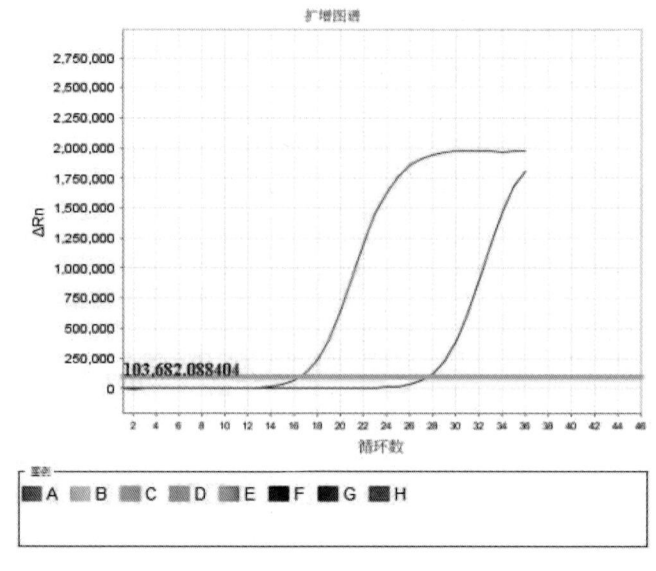

图2-20 ARMS-PCR法检测EGFR突变（DNA浓度矫正后）

5.本案例述评

（1）肿瘤细胞比例较少时，存在检测基因假阴性的可能。该样本肿瘤细胞比例是15%，小于说明书建议的30%，检测中在质控范围内尽可能增加有效模板量，减少漏检突变的发生。

（2）外控Ct值可以质控样本DNA的质量，反映有效模板量。试剂盒说明书中，外控Ct值要求介于20-26之间，上样浓度为1ng/ul时，外控Ct值接近24，EGFR p.L858R突变未检出，说明在此浓度下p.L858R突变的拷贝数低于检测下限，当增加上样浓度后，外控 Ct 值也增加，但仍在试剂盒要求的范围内，此时 EGFR p.L858R 突变的拷贝数也增多，导致 p.L858R 检出。

（3）ARMS-PCR 中对于上样浓度低，低丰度突变等情况，会出现突变 Ct 值在临界值范围，但 ARMS-PCR 受引物探针设计、环境、气溶胶等一些原因，也会导致扩增曲线非特异性扩增等翘尾的现象。本案例中 DNA 上样浓度为 1ng/ul 时，EGFR p.G719X 扩增曲线出现翘尾，提高 DNA 上样浓度至 8ng/ul 后，EGFR p.G719X 扩增曲线翘尾消失，认为第一次的 EGFR p.G719X 的扩增曲线翘尾是非特异性扩增。

（4）肿瘤细胞比例以及外控 Ct 值是 ARMS-PCR 检测很重要的质控点，当肿瘤细胞比例较少时，在质控范围内提高上样浓度，可以减少漏检突变的发生。

（二）案例 6　EGFR20ins 突变肺腺癌 PCR 检测结果再验证

1. 一般情况介绍

患者，女，78 岁。

2. 主诉

发现肺占位性病变 1 个月。

3. 诊断

浸润性肺腺癌

4. 诊疗经过

（1）2022 年 3 月肺穿刺病理结果为（肺穿刺活检）浸润性腺癌。

（2）使用此穿刺组织进行肺癌 5 基因突变检测（ARMS-PCR 法），该组织肿瘤细胞比例是 70%，检测结果如下：

1）DNA 上样浓度为 1ng/μl 时，外控 Ct =25.23（试剂盒要求的范围是 20-26），检测结果为阴性。

2）由于外控 Ct 值偏大，提高 DNA 上样浓度至 16ng/μl，外控 Ct =21.42，EGFR 20ins 的 Ct 为 29.86，处于临界（图 2-21）：

3）DNA 上样浓度提高至 20ng/μl 复做，外控 Ct=20.93，EGFR 20ins 为阴性。

4）为验证 EGFR 20ins 结果，将此 DNA 进行肺癌靶向用药 20 基因检测（NGS），检测到 EGFR 20ins 突变，具体位点是 p.H773delinsYPNPY，此位点不在肺癌 5 基因检测范围内。

5. 本案例述评

本例在肺癌 5 基因突变检测中检出临界值附近的 EGFR 20ins，提高上样浓度复测时又是阴性，通过二代测序的方法验证，检出的 EGFR 20ins 并不在肺癌 5 基因检测范围内。

此种情况是由于肺癌 5 基因突变检测试剂盒设计预期检测的序列（p.H773delinsPNPY）与该突变序列（p.H773delinsYPNPY）较相近，导致设计预期检测的突变探针与该突变存在一部分非特异性结合，从而出现临界值附近的结果。

对于 PCR 试剂检测过程中发现结果在阈值线附近，并且多次检测不一致的结果，还应该考虑样本可能存在设计检测探针附近的其他突变。此时可以通过测序来确定可能存在的突变，使患者通过获得正确的检测结果而获得正确的治疗。

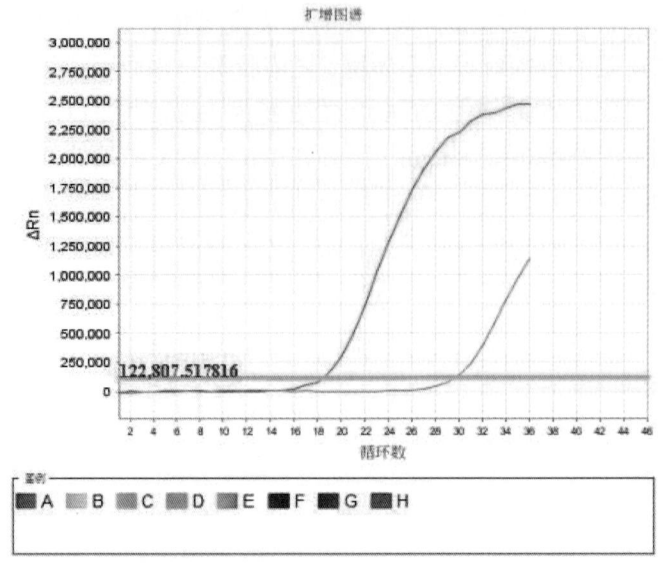

图 2-21　ARMS-PCR 法检测 EGFR 突变（DNA 浓度矫正后）

（三）案例 7　ALK 融合肺腺癌 PCR 检测结果验证

1. 一般情况介绍

患者，女，30 岁。

2. 主诉

咳嗽，咳痰伴胸闷近 3 月，确诊肺癌 2 月余。

3. 诊断

右肺腺癌，T4N3M1a，Ⅳa 期。

4. 诊疗经过

（1）2022 年 11 月行支气管镜检查，病理结果为（肺组织）符合腺癌。

（2）该支气管镜的组织样本进行肺癌 5 基因突变检测（ARMS-PCR 法），检测结果如下：

1）RNA 浓度 10.72ng/μl，A260/280=2.127，ALK 内控 Ct=20.94（试剂盒要求 ≤ 30），但 ALK 融合检测曲线不典型，较矮，较直（图 2-22）。

2）ALK 融合通过原 RNA 重复检测，重提 RNA 重复检测，扩增曲线仍然不典型，使用 FISH 进行验证，是 ALK 单红阳性（图 2-23）：

3）DNA 浓度：34.55ng/ul，A260/280=1.906，1ng/ul 上样时，外控 Ct=20.88（试剂盒要求的范围是 20-26），KRAS 突变 Ct=30.78，处于临界范围。

4）DNA 2ng/ul 上样时，外控 Ct=20.18，KRAS 突变消失。

5）使用 KRAS G12C 单检试剂盒验证，外控 Ct=16.46（试剂盒要求的范围是 13-

21），G12C Ct 值 =25.14（临界范围），提高上样浓度至 4ng/ul，外控 Ct=14.65，G12C Ct 值 =25.38（临界范围）。

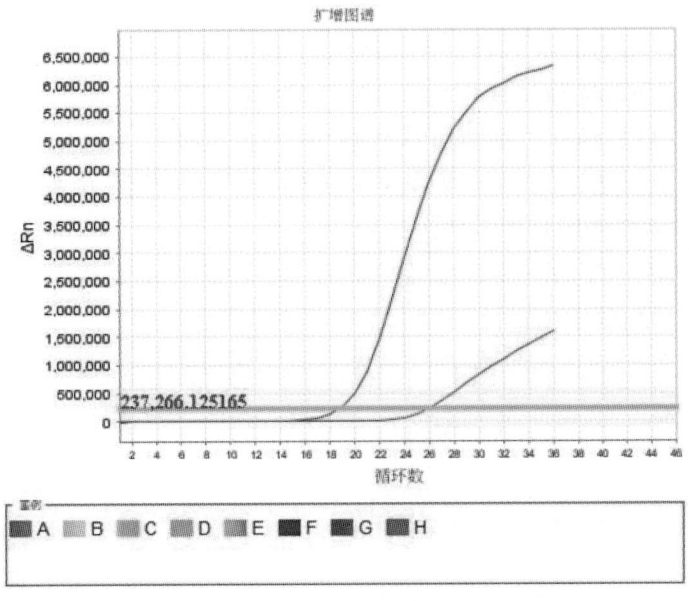

图 2-22　ARMS-PCR 法检测 ALK 突变

图 2-23　FISH 检测 ALK 融合，未发现断裂与融合

6）将此 DNA 进行肺癌靶向用药 20 基因检测（NGS），检测到 EML4-ALK 融合（EML4IVS2-ALKIVS19），与肺癌 5 基因突变检测（ARMS-PCR 法）试剂盒中设计预期检测的 EML4-ALK 融合（EML4EX2-ALKEX20）一致，但未检测到 KRAS p.G12C 突变。

5. 本案例述评

（1）肺癌 5 基因突变检测（ARMS-PCR 法）试剂盒设计的是在 DNA 水平检测基因的点突变、插入或缺失，而在 RNA 水平检测融合和跳读。大部分情况下 DNA 水平的基因融合会导致 RNA 水平的融合，但在少数情况下的 DNA 水平的基因融合并不导致 RNA 水平的融合，此时往往也难形成融合蛋白。本例在 DNA 水平（FISH 和 DNA 水平的 NGS）和 RNA 水平（RNA 水平的 ARMS-PCR）均检测到 EML4-ALK 融合。

（2）在 DNA 水平检测的融合和 RNA 水平检测的融合命名会不一样，本例样本 DNA 水平检测的融合命名为 EML4IVS2-ALKIVS19，融合发生在两个基因的内含子上。而 RNA 水平检测的融合命名为 EML4EX2-ALKEX20，融合发生在两个基因外显子上。

（3）该例样本 ALK 融合扩增曲线不典型，同一批也没有 ALK 阳性的样本，污染的可能性较小，可通过其他方法证明是否存在 ALK 融合。每种检测方法有各自的优缺点，扩增曲线不典型样本需要使用其他方法进行验证。

（4）该样本检测出的 KRAS G12C 突变可能是丰度较低的突变，加样时会存在突变拷贝数的差异，导致检出的不稳定性。

（江雨璐　叶　庆）

三、NGS 检测与应用特殊案例举例

（一）案例 8　伴 PIK3CA/AKT/ESR1/BRCA1 驱动突变的 HR+ 乳腺癌精准治疗

1. 一般情况介绍

患者，女，51 岁。

2. 病史

（1）现病史：患者于 2020 年 10 月体检发现左乳外上象限肿块，当地医院行左乳肿块穿刺后，考虑为"（左乳）纤维囊性腺病伴不典型增生"，未予特殊处理。2021 年 01 月 15 日因"发现左乳肿块 3 月余"收入 ×× 大学附属医院。

（2）家族史：母亲有乳腺癌病史。

（3）入院查体：双乳对称，皮肤无红肿、溃烂，左乳外上象限触及一肿块，大小约 2cm×1cm，质硬，活动度差，边界不清，无压痛；双乳头无凹陷、溢液，双腋下及锁骨上未扪及明显肿大淋巴结。

（4）影像学检查：①入院后复查乳腺彩超显示：左乳外上探及 2.3cm×1.2 cm 囊实混合性结节，内可见小部分无回声区及多个点状强回声，形态不规则，边缘模糊，长轴与皮肤平行，后方回声无变化，周围组织无异常改变。CDFI 提示：左侧乳腺低回声团内部血流不明显，BI-RADS 分类为 4b 类。②乳腺增强 MRI 检查显示，左乳外上象限不规则结节影，多发异常信号，大小约 2.4 cm×1.1cm，BI-RADS-MRI 分类为 4c 类，考虑恶性病变。

3. 病理诊断

（1）2021 年 01 月 20 日第一次手术（全麻下行左乳保乳根治术 + 左腋窝前哨淋巴结活检术）病理结果：乳腺浸润性导管癌Ⅲ级，大小约 2.5cm×1.0cm，可见少量脉管内癌栓，周围乳腺组织呈纤维囊性乳腺病改变，未见坏死与钙化。前哨淋巴结 5 粒，均未见

癌转移。免疫组化：ER（90%+），PR（80%+），AR（5%+），HER2（-），Ki-67（约80%），SMMHC（-），E-Cad（+），VEGF（+）。1年后原手术部位周围出现再发可疑病灶。

（2）2022年02月03日第二次手术（全麻下行左乳保留乳头乳晕的皮下腺体切除术）病理结果：乳腺浸润性导管癌Ⅳ级，大小约4.0×2.5cm，可见脉管内癌栓，周围组织可见纤维化和钙化，伴多核巨细胞浸润。免疫组化：ER（95%），PR（85%），AR（10%），HER2（-），Ki67（约75%），E-Cad（+），CK7（+）。

4. 分子检测诊断结果及解读（组织大panel基因检测）

（1）体系突变基因（表2-3）。

（2）结果解读：HR阳性患者占全部乳腺癌患者70%以上，治疗主要以内分泌治疗和靶向治疗为主，需要关注内分泌治疗耐药相关基因突变（ESR1、CYP2D6、PI3K-AKT-mTOR通路等）。①BRCA1及PALB2突变处于该蛋白的C末端，但根据该位点所在估计对功能没有大影响。从文献上看患者使用PARP抑制奥拉帕利和他拉唑帕尼临床反应率＞60%。②复发性HR+乳腺癌中存在ESR1获得性基因突变，促进内分泌治疗耐药。对于绝经后女性使用氟维司群方案获益大于依西美坦单药治疗。③FGF/FGFR通路异常激活与ER+乳腺癌化疗、内分泌治疗及CDK4抑制剂耐药关系密切，使用FGFR抑制剂治疗FGFR1/2/3扩增的ER阳性HER2阴性复发乳腺癌疗效显著。④PIK3CA基因突变，BELLE-2和SOLAR-1研究提示PIK3CA突变患者应用氟维司群联合PI3KCA抑制剂可显著获益。⑤AKT1突变提示肿瘤存在明显扩增趋势，使用AKT抑制剂AZD5363，可有一定获益。⑥CYP2D6基因多态性，CYP2D6*10T/T基因型患者使用托瑞米芬获益＞他莫昔芬。⑦MSI-H为免疫标志物，PD-1抑制剂可有潜在获益。⑧NTRK融合，提示恩曲替尼获益可能。

5. 治疗方案调整及疗效评价

前期化疗方案：多西他赛+环磷酰胺（TC）方案化疗4次。后服用他莫昔芬进行内分泌治疗。调整方案：一线：奥拉帕利或他拉唑帕尼（卡铂、顺铂化疗）+西妥昔单抗或帕尼单抗+氟维司群；二线：奥拉帕利或他拉唑帕尼（或铂类化疗）+厄达替尼（FGFR1抑制剂）；疗效评价为PR：目前规律复查，未见肿瘤明显进展。

6. 本案例述评

从以上分析可以看出，本案例存在原发耐药基因变异如BRCA1、PALB2、ERS1、PIK3CA、FGFR等基因突变或扩增等，这也是患者在一线治疗后很快复发的原因。复发病变中这些扩增基因拷贝数进一步增加，同时出现其他耐药突变，因此，可以考虑根据基因检测结果分析后调整治疗方案。这个案例也提示患者，复发病变存在复杂的多种变异基因诱导肿瘤耐药，需要全面分析检测结果后才能更好地针对性治疗。

（二）案例9 伴PIK3CA和HER2突变的三阴性乳腺癌精准治疗

1. 一般情况介绍

患者，女，30岁。

表 2-3 主要基因变异检测结果及用药提示

基因	核苷酸变化	氨基酸变化	染色体	基因亚区	转录本	变异类型	突变丰度或拷贝数	变异等级	FDA/NMPA批准患者癌种 可能敏感	FDA/NMPA批准患者癌种 可能耐药	FDA/NMPA批准其他癌种 可能敏感	FDA/NMPA批准其他癌种 可能耐药	药物证据等级
BRCA1	c.5590T>A	酪氨酸(Tyr)>赖氨酸(Lys)	17	EX3	NM_007297.4	错义突变	20%	I类	乳腺癌	卵巢癌	胰腺癌前列腺癌	-	奥拉帕利(1级)
PALB2	c.024675C>G	苯丙氨酸(Phe)>亮氨酸(Leu)	16	EX5	NM_024675.4	错义突变	13%	I类	乳腺癌	卵巢癌	胰腺癌前列腺癌	-	奥拉帕利(1级)
ESR1	c.156001A>T	精氨酸(Arg)>色氨酸(Trp)	6	EX8	NM_000116.2	错义突变	10%	I类	乳腺癌	-	子宫内膜癌	-	依维莫司(1级)
PIK3CA	c.10032G>C	甲硫氨酸(Met)>异亮氨酸(Ile)	3	EX9	NM_006218.4	错义突变	8%	I类	乳腺癌	-	宫颈癌结肠癌	-	氟维司群+阿培利司(1级)
AKT1	c.33396A>T	谷氨酸(Glu)>天冬氨酸(Asp)	14	EX2	NM_001014431.2	错义突变	7.8%	I类	乳腺癌	-	前列腺癌	-	AZD5363(2级)
CYP2D6基因多态性	-	-	-	-	-	-	6%	I类	乳腺癌	-	-	-	托瑞米芬(2级)
NTRK基因融合	-	-	-	-	-	-	5%	-	乳腺癌	-	-	-	恩曲替尼(2级)
FGFR基因扩增	-	-	-	-	-	-	3%	-	乳腺癌	-	-	-	厄达替尼(2级)
MSI-H突变	-	-	-	-	-	-	-	-	乳腺癌	-	-	-	帕博利珠单抗(3级)

(2)家族史：无特殊肿瘤病史。

(3)入院查体：双乳对称，皮肤无红肿、溃烂，右乳内上象限触及一肿块，大小约4cm×3cm，质中，活动度较差，边界尚清，轻度压痛；双乳头无凹陷、溢液，双腋下及锁骨上未扪及明显肿大淋巴结。

(4)影像学检查：①入院后复查乳腺彩超显示：右乳外上探及 4.0cm×3.5 cm 实性结节，内可见 1 个点状强回声，形态尚规则，边缘清楚，长轴与皮肤垂直，后方回声减弱，周围组织无异常改变。CDFI：左侧乳腺低回声团内部血流增加，分类为 6 类。②乳腺增强 MRI 检查显示：右乳内上象限不规则结节影，大小约 4.2cm×3.6cm，BI-RADS MRI 分类为 6 类，已穿刺确诊恶性病变。

3. 病理诊断

(1)2021 年 05 月 20 日第一次手术(全麻下行右乳癌改良根治术 + 右腋窝前哨淋巴结活检术 + 右腋窝改良根治术)，病理结果：乳腺浸润性导管癌Ⅲ级，大小约 4.0×3.5cm，合并少量导管原位癌(高级别)，累计神经纤维束，伴少量钙化。前哨淋巴结 13 粒，(3/13)。免疫组化：ER(-)，PR(-)，AR(5%+)，HER2(-)，Ki-67(约 50%)，SMMHC(-)，EMA(+)。半年后行 PET-CT 发现肝、肺、骨多发占位性病变。

(2)2021 年 11 月 03 日第二次入院行肝脏肿物穿刺病理活检结果：(肝右外上叶穿刺组织)肝组织中可见较多异型细胞呈实性片巢状生长，免疫组化：ER(-)，PR(-)，AR(4%+)，HER2(-)，Ki67(约 75%)，EMA(+)，CK7(+)，考虑乳腺癌转移来源。

4. 分子检测诊断结果及解读(表 2-4)

(1)体系突变基因。

(2)胚系突变基因。

(3)结果解读：TNBC 占全部乳腺癌的 15%~20%，是临床预后较差的一个亚型，是精准靶向治疗的重点和难点。化疗是 TNBC 患者最主要的治疗方式通过评估胚系单核苷酸多态性如 DNA 氧化损伤相关的碱基切除修复通路可以帮助 TNBC 患者选择合适的敏感药物。TNBC 患者主要有 BRCA1/2、PIK3CA/AKT/PTEN 基因突变频率较高。① BRCA1 及 BRCA2 突变，从文献上看患者使用 PARP 抑制剂显示出更高的疗效可能，同时 OlympiA 研究提示对于胚系 BRCA1/2 突变的晚期 TNBC，奥拉帕利较化疗能降低 57% 的疾病进展和死亡风险。②晚期 TNBC 中存在 PIK3CA/AKT1/PTEN 通路内基因突变，可促进化疗耐药，使用 PIK3CA 抑制剂 Ipatasertib、阿吡利塞等在部分患者有显著获益。③ TNBC 中存在 HER2 基因突变但无扩增，根据 FUTURE 研究提示患者接受吡咯替尼联合卡培他滨治疗可能获益，但此病例已使用蒽环后转移复发，暂不考虑。④ DNA 氧化损伤相关的碱基切除修复通路单核苷酸多态性突变，PARP2 的 rs878156 突变提示对蒽环类化疗药物敏感，可潜在提高生存获益。⑤ PD-L1 扩增提示可使用相关免疫检查点抑制剂，如帕博丽珠单抗等可从免疫治疗获益。

表2-4 主要基因变异检测结果及用药提示

基因	核苷酸变化	氨基酸变化	染色体	基因亚区	转录本	变异类型	突变丰度或拷贝数	变异等级	FDA/NMPA批准患者癌种		FDA/NMPA批准其他癌种		药物证据等级
									可能敏感	可能耐药	可能敏感	可能耐药	
PTEN	c.1065 A>T	苏氨酸（Thr）>丝氨酸（Ser）	10	EX5	NM_000314.8	错义突变	12%	I类	乳腺癌	—	药—	—	Ipatasertib, 阿吡利塞（2级）
HER2	c.45254 T>A	亮氨酸（Leu）>谷氨酰胺（Gln）	17	EX21	NM_001005862.3	错义突变	12%	I类	乳腺癌	—	—	—	吡咯替尼+卡培他滨（1级）
PD-L1扩增	—	—	9	—	—	—	—	I类	乳腺癌	—	子宫内膜癌	—	帕博丽珠单抗（1级）

表 2-5

基因	核苷酸变化	氨基酸变化	染色体	基因亚区	转录本	变异类型	纯合/杂合	遗传方式	致病性
BRCA 2	c.57667 A>T	丝氨酸（Ser）>半胱氨酸（Cys）	13	EX2	NM_000059.4	错义突变	杂合	常染色体显性遗传	DNA损伤修复功能障碍

6. 本案例述评

从以上分析可以看出，本案例存在原发耐药基因变异如 BRCA 1/2、PIK3CA、HER2、PD-L1、PARP2 等基因突变或扩增等，这也是患者在一线治疗后很快复发的原因。复发病变中这些扩增基因拷贝数进一步增加，同时出现其他耐药突变，因此，可以考虑根据基因检测结果分析后调整治疗方案。这个案例也提示患者，复发病变存在复杂的多种变异基因诱导肿瘤耐药，需要全面分析检测结果后才能更好地针对性治疗。

（三）病例 10　MET 扩增的 HER2 阳性乳腺癌精准治疗。

1. 一般情况介绍

患者，女，45 岁。

2. 病史

（1）现病史：患者于 2020 年 12 月体检发现右乳外下象限肿块，于当地医院门诊行右乳肿块穿刺，考虑为"（右乳）浸润性导管癌"，后入省某三甲医院就诊，收治入院。

（2）家族史：父亲有直肠癌病史。

（3）入院查体：双乳对称，皮肤无红肿、溃烂，右乳外下象限触及一肿块，大小约 5cm×2.5cm，质硬，活动度差，边界不清，无压痛；双乳头无凹陷、右乳挤压后出现淡红色溢液，右腋下及锁骨上扪及肿大淋巴结。

（4）影像学检查：①入院后复查乳腺彩超显示：右乳外下象限探及 5.0cm×2.5cm 实性结节，内部回声不均，形态不规则，边缘不清，可见彗星征，后方回声无衰减。CDFI：左侧乳腺低回声团内部血流增加，分级为 6 级。②乳腺增强 MRI 检查显示，右乳外下象限不规则肿块影，大小约 5.0cm×2.6cm，BI-RADS MRI 分级为 6 级，已穿刺确诊恶性病变。③ CT 提示肺部：多发卵圆形结节，考虑转移。

3. 病理诊断

（1）2020 年 12 月 20 日局麻下行右乳肿物 + 右腋窝前哨淋巴结穿刺活检术，病理结果：乳腺浸润性导管癌 Ⅲ 级，合并少量导管原位癌（高级别），伴少量钙化。免疫组化：ER（5%+），PR（－），AR（10%+），HER2（+++），Ki-67（约 30%），SMMHC（－），EMA（+）。

（2）2021 年 01 月 05 日行肺部肿物穿刺病理活检结果：（肺部穿刺组织）肺组织中可见较多巢状异性细胞，免疫组化：ER（－），PR（－），AR（5%），HER2（+++），Ki67（约 60%），CK7（+），考虑乳腺癌转移来源。现患者接受曲妥珠单抗 + 帕妥珠单抗 + 卡铂 + 紫杉醇（TCbHP）治疗后，肿瘤无明显变小变软，其他转移灶无明显变化。

4. 分子检测诊断结果及解读（表2-6）

（1）体系突变基因。

（2）结果解读：HER2阳性乳腺癌约占全部乳腺癌的20%左右，是临床预后较差的一个亚型，抗HER2治疗是其综合治疗的基石，包括曲妥珠单抗、帕妥珠单抗、小分子酪氨酸激酶抑制剂及抗体偶联药物（ADC）的研发提升了药物的治疗效果。但是晚期患常常进展较快且对常规治疗不敏感，HER2基因突变可能是其原发或继发耐药的主要原因。①潜在机制包括：HER2受体阻断不完全，激活其他亚家族成员HER3，激活其他酪氨酸激酶受体MET，其他下游分子激活ER和HER2与细胞周期蛋白CyclinD1-CDK4/Rb之间的调控等。②病例中出现的HER3突变提示HER2阻断后肿瘤仍可通过HER3激活MAPK/ERK及PI3K-AKT1通路维持增殖活性，HER3抑制剂Tesevatinib及Patritumab已通过二期临床试验。③MET（间质-上皮转化因子）被认为是非小细胞肺癌的重要启动基因，引起多种底物蛋白磷酸化和细胞内一系列信号转导，激活PI3K/Akt及MEK/ERK等信号通路，促进肿瘤细胞的生长、侵袭和转移，其肺脏转移多与此相关。④PTEN为经典抑癌基因，位于PI3K下游，突变可诱导患者对PI3K抑制剂耐药。⑤TP53作为另一重要抑癌基因，发生突变导致其正常的DNA损伤修复功能缺失，增加其他基因不稳定性，诱导癌症发生。针对突变可选择再次激活突变TP53使其正常化（PC14586）或降解突变TP53。

5. 治疗方案调整及疗效评价

前期化疗方案：接受曲妥珠单抗+帕妥珠单抗+卡铂+紫杉醇（TCbHP）治疗后肿瘤无明显反应。建议调整方案：一线：HER3抑制剂（Patritumab或Tesevatinib）或+帕博利珠单抗；二线：PC14586（P53功能恢复激活剂）+帕博利珠单抗。

6. 本案例述评

从以上分析可以看出，本案例存在原发耐药基因变异如HER3、MET、PD-L1、PTEN、TP53等基因突变或扩增等，这也是患者在使用新辅助治疗后肿瘤负荷无明显减少的原因。HER2阳性乳腺癌晚期病变中原发耐药患者中，这些耐药相关基因突变频率较高，因此，可以考虑根据基因检测结果分析后选择合适的治疗方案。这个案例也提示，晚期病理新辅助治疗无明显缓解，可提示潜在的多种耐药基因突变可能，需要使用基因检测采用针对性用药获益。

（龚　畅）

表 2-6 主要基因变异检测结果及用药提示

基因	核苷酸变化	氨基酸变化	染色体	基因亚区	转录本	变异类型	突变丰度或拷贝数	变异等级	FDA/NMPA批准患者癌种		FDA/NMPA批准其他癌种		药物证据等级
									可能敏感	可能耐药	可能敏感	可能耐药	
HER3	c.10201T>A	丝氨酸(Ser)>苏氨酸(Thr)	12	EX6	NM_001005915.1	错义突变	13%	I类	乳腺癌	—	—	—	Tesevatinib（3级）
MET 扩增	—	—	7	—	—	—	CN: 5:1	I类	乳腺癌、肺癌据	—	—	—	阿法替尼（3级）
PTEN	c.87893A>T	赖氨酸(Lys)>天冬酰胺(Asn)	10	EX5	NM_000314.8	错义突变	30%	I类	乳腺癌	—	肾癌	—	依维莫司（1级）
TP53	Y220C	-酪氨酸(Tyr)>半胱氨酸(Cys)	17	—	—	错义突变	10%	I类	乳腺癌	—	卵巢癌	—	PC14586（3级）

四、CTC 检测与临床应用案例举例

(一)病例 11 卵巢癌治疗后 CTC 监测复发

1. 一般情况介绍

患者,女,51 岁。

2. 病史

2016 年 9 月 3 日因"腰部不适"于西京医院查阴式超声示:子宫左上方 8.7cm×8.9cm 包块,考虑卵巢来源。

3. 治疗情况

(1) 9 月 20 日接受"腹腔镜探查术、全子宫 + 双附件 + 阑尾切除 + 盆腔淋巴结清扫 + 大网膜切除术"。术后病理:卵巢高级别浆液性腺癌,Ⅰa 期,Ki-67 标记指数局部约 60%。术后未治疗。

(2) 术后 1 个月采外周静脉血 5mL 利用 CanPatrolCTC 分型检测技术(益善)查 CTC:总数 3 个(上皮型 0 个、混合型 3 个、间质型 0 个);血清 CA125 和 HE4 正常;阴式超声正常。此后分别于术后 3 个月、6 个月、11 个月复查血清 CA125、HE4 和阴式超声均正常。

(3) 2017 年 10 月 18 日(术后 13 个月)查 CTC:总数 21 个(上皮型 2 个、混合型 8 个、间质型 11 个);血清 CA125:1.01ULN,HE4 正常;患者无不适症状,未进行影像学评估。一个月后复查血清 CA125:1.47ULN,HE4:1.37ULN,均升高;进一步 PET-CT 提示:阴道残端、肝右叶前间隙、胸 12 椎体水平膈肌脚区淋巴结多发转移。判断病情进展至Ⅳ期。

(4) 给予"贝伐珠单抗 + 多西他赛 + 顺铂"治疗 6 周期。之后即复查 CTC:总数 5 个(上皮型 0 个、混合型 5 个、间质型 0 个),较化疗前明显降低;血清 CA125、HE4 降至正常;阴式超声、CT 未再发现明确病变。复查 PET-CT 示:原阴道残端、原肝右叶前间隙和胸 12 椎体水平膈肌脚区病变消失,评估治疗效果显著。

4. 本案例述评

CTC 的检出可较传统肿瘤标志物(CA125/HE4)和影像学方法更早发现卵巢癌复发,且其数目变化可反映治疗效果,另外间质型 CTC 数目升高可能提示更差的预后。

(二)案例 12 EGFR 19del 肺腺癌靶向治疗后 CTC 检测

1. 一般情况介绍

男,53 岁,无吸烟史。2015 年 10 月无明显诱因出现咳嗽咳痰,少量咯血。体格检查:KPS 90。

2. 家族史

父亲 64 岁死于肝癌。

3. 入院查体

双肺叩诊清音,听诊左肺呼吸音清,右肺呈浊音,未闻及干湿性啰音和胸膜摩擦音。

(1) 辅助检查

1) 胸部 CT:2015 年 12 月 5 日行胸部 CT 检查提示:右肺上叶占位性病变,考虑中心

型肺癌合并阻塞性炎症。

2）病理活检：2015年12月6日行支气管镜取病理活检提示：右肺腺癌。免疫组化：TTF-1（+）、Napsin A（+）、CK8/18（+）、CK5/6（-）、CK7（+）、P40（-）、c-Met（+）、Ki67（+）约70%、P53（+）约60%、CK20（-）。

3）同时取患者的血液样本和组织切片进行基因突变检测，均发现EGFR基因突变，突变位点为19号外显子E19del。

（2）治疗方案

1）根据基因检测结果，患者适合靶向治疗。在治疗前，行CTC检测：单个CTC数量为13个，循环肿瘤细胞团CTM为0，其中上皮型CTC3个，混合型CTC9个，间质型CTC1个。

2）2015年12月16日开始口服易瑞沙，250mg口服，1次/日。1个月后复查CT示肺占位较前明显缩小（图2-24），疗效评价：PR。

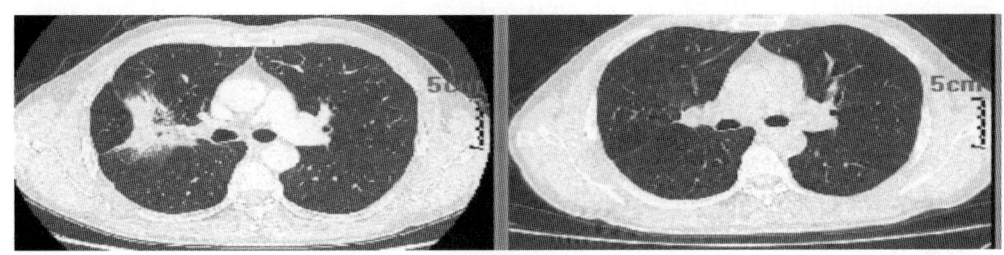

图2-24　CT评估治疗前后疗效变化图

3）患者继续口服易瑞沙4个月后复查CT示与1月份相比，病灶未见增大，疗效评价：SD。

4）靶向治疗中期检测CTC，单个CTC数量为8个，循环肿瘤细胞团CTM为2个，其中单个CTC为上皮型CTC1个，混合型CTC4个，间质型CTC3个。患者靶向治疗4个月后，检测CTC总数目与治疗前对比减少，但间质型细胞及CTM增加，因间质型细胞与CTM与肿瘤转移、侵袭密切相关，提示其可能出现治疗耐药且预后较差，应密切关注与随访。

5）患者继续口服易瑞沙2个月后复查CT示与5月份相比，右胸壁新发病灶，右肺上叶占位未见明显变化（图2-25），提示易瑞沙可能耐药。

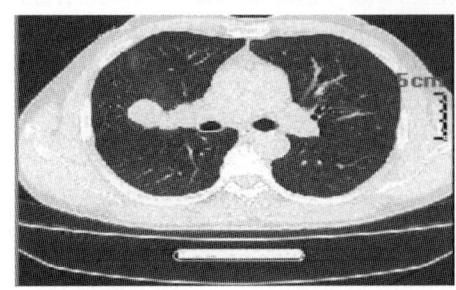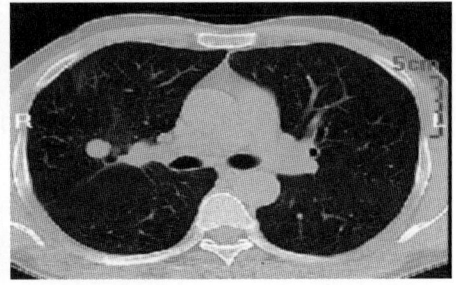

图2-25　CT评估治疗前后疗效变化图

6）肿瘤标志物 CEA 变化（图 2-26）。

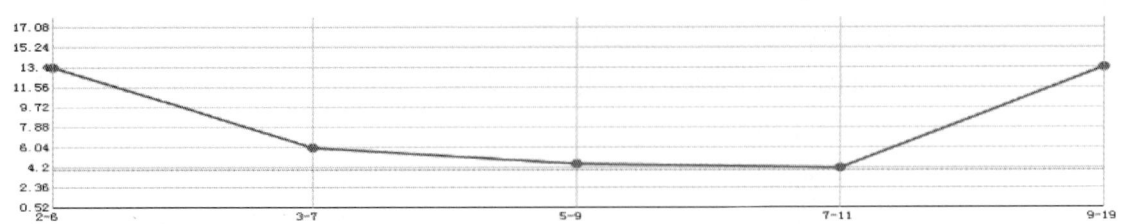

图 2-26　CEA 变化曲线图

CEA 在术后 5 个月的时候检查正常，从 7 月 11 号开始出现上升，提示病情进展。而 CTC 的分型改变从 5 月 9 日的时候已经提示预后不良及靶向治疗耐药。

5.本案例述评

CTC 检测结果出现间质型 CTC 和 CTM 的增多，提示靶向治疗耐药及预后不良，CTC 比肿瘤标志物和影像学能提前发现对治疗效果的敏感性。

（三）案例 13　肝癌 CTC 检测肿瘤复发

1.一般情况介绍

男性，31 岁，MRI 及 CT 检查为肝细胞癌 BCLC-A 期。

2.家族史

无。

3.治疗情况（图 2-27、图 2-28）

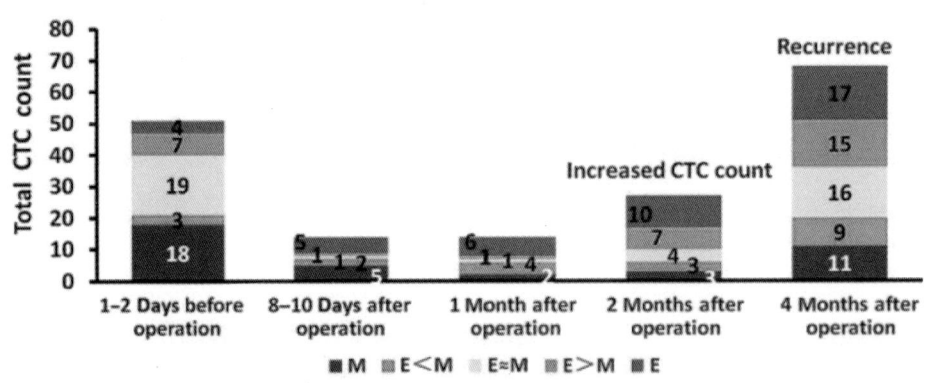

图 2-27　CTC 检测结果

1）患者术前两天 CTC 检测总数为 51 个：其中上皮型 4 个，混合型 29 个，间质型 18 个。进行肝右叶肝癌切除加胆囊切除。

2）术后 10 天 CT 提示肿瘤已经完全切除，未见残留病灶，CTC 及 AFP 均较术前明显下降。

3）术后第一个月影像学及术中造影均未提示复发，CTC 检测未见明显变化，AFP 降至正常水平。

4）术后第二个月影像学未见复发，CTC 总数升高，AFP 轻度升高。

5）术后第四个月影像学提示肝内多发复发，并门脉癌栓形成，CTC 检测总数为 68 个。

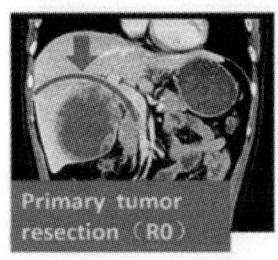
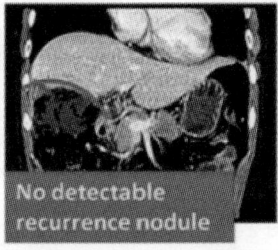
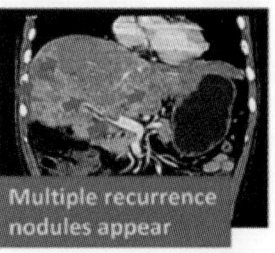

图 2-28　影像学检测结果

4. 本案例述评

CTC 总数变化或间质型数量上升，可早于影像学提示疾病进展；CTC 可实时监测肿瘤动态变化，预测复发转移风险。

（四）案例 14　乳腺癌治疗后 CTC 监测

1. 一般情况介绍

女，59 岁，乳癌术后 3 年，肝转移。

2. 家族史

无。

3. 治疗情况

（1）经历多重晚期治疗，疗效欠佳。

（2）2017 年接受多西紫杉醇联合希罗达化疗，治疗前 CTC 检测到 22 个，其中上皮型 CTC 2 个，混合型 CTC 6 个，间质型 CTC 14 个。

（3）2 周期常规 MRI（磁共振成像）检测，肿瘤进展，CTC 检测到 0 个。若按临床惯例，应停止原有治疗，寻求选项不多的治疗方案。但因为 CTC 结果，医生和病人选择继续治疗。

（4）4 周期，一般情况明显改善，MRI（磁共振成像）验证病变较前退缩。

（5）6 周期后，病情全面改观。

4. 本案例述评

CTC 型别和数量的变化可及时评估肿瘤治疗效果。可以改变影像学评价（图 2-29），指导治疗获益。

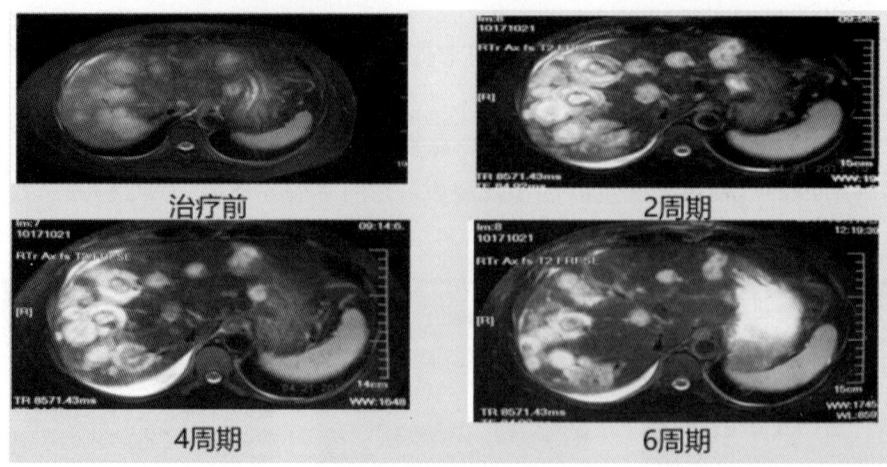

图 2-29　影像学检测结果

(五)案例 15　甲状腺癌术后 CTC 检测

1. 一般情况介绍

女,53 岁,甲状腺左叶乳头状癌(cT1aNxM0)。

2. 家族史

无。

3. 入院查体

(1)2022 年 4 月经体检发现甲状腺结节,6 月 13 日彩超示:甲状腺左侧叶中份查见大小约 8mm×8mm×7mm 的弱回声结节,边界欠清楚,形态欠规则,超声引导下甲状腺穿刺提示,甲状腺左叶中份乳头状癌(TBSRTC6 级)。

(2)患者 6 月 13 日 CTC 总数 4 个:上皮型 CTC 2 个,间质型 CTC 1 个,混合型 CTC 1 个。

(3)经其他积极完善的相关术前检测化验,全麻下行甲状腺全切 + 双侧中央区淋巴结清扫术 + 甲状腺旁自体移植术 + 术中喉返神经探查监测术。术中见甲状腺左叶中份一质硬结节,突出后包膜,侵犯周围脂肪组织。清扫气管前(6C)及喉前(6D)淋巴结送冰冻病检,病检回报:喉前淋巴结(2/5)查见癌转移,气管前淋巴结(1/4)查见砂砾体。

(4)术后辅以甲状旁腺素 1.53pmol/L,钙 2.01mmol/L。

4. 本案例述评

本案例患者术前无法评估淋巴结转移情况,CTC 总数为 4 个符合早期 PTC 情况,但检出 1 个间质型 CTC,提示患者可能有复发转移风险,预后相对更差,术中确见有淋巴结转移,因此临床考虑范围更大的手术,而术后病理显示患者也提示有喉前淋巴结转移。PTC 常伴有淋巴结转移,在术前无法评估患者转移情况的条件下,检出间质型 CTC 可辅助临床更加精准地做出术前评估,选择更合适的手术方案。

(王　浩)

参考文献

[1] Alvi E, Gupta R, Borok RZ, et al. Overview of established and emerging immunohistochemical biomarkers and their role in correlative studies in MRI [J]. J Magn Reson Imaging 2020; 51: 341-354.

[2] 杨莹, 魏兵, 步宏. 组织固定和处理对免疫组织化学染色结果的影响及其标准化探讨 [J]. 中华病理学杂志 2009; 852-855.

[3] Allison KH, Hammond MEH, Dowsett M, et al. Estrogen and Progesterone Receptor Testing in Breast Cancer: American Society of Clinical Oncology/College of American Pathologists Guideline Update [J]. Arch Pathol Lab Med 2020; 144: 545-563.

[4] Janardhan KS, Jensen H, Clayton NP, et al. Immunohistochemistry in Investigative and Toxicologic Pathology [J]. Toxicol Pathol 2018; 46: 488-510.

[5] 郑杰. 免疫组化——病理诊断的重要的检查 [J]. 继续医学教育 2006; 20: 5.

[6] Stumptner C, Pabst D, Loibner M, et al. The impact of crosslinking and non-crosslinking fixatives on antigen retrieval and immunohistochemistry [J]. New biotechnology 2019; 52: 69-83.

[7] Ramos-Vara J. Principles and Methods of Immunohistochemistry [J]. Methods in molecular biology (Clifton, N.J.) 2017; 1641: 115-128.

[8] Yamashita S, Katsumata O. Heat-Induced Antigen Retrieval in Immunohistochemistry: Mechanisms and Applications [J]. Methods in molecular biology (Clifton, N.J.) 2017; 1560: 147-161.

[9] Shi S, Shi Y, Taylor C, et al. New Dimensions of Antigen Retrieval Technique: 28 Years of Development, Practice, and Expansion [J]. Applied immunohistochemistry & molecular morphology: AIMM 2019; 27: 715-721.

[10] Peton L, Reyes Múgica M. Primary Antibody Selection and Blocking Techniques for Immunohistochemistry [J]. Methods in molecular biology (Clifton, N.J.) 2022; 2422: 75-84.

[11] Shidham V, Layfield L. Cell-blocks and immunohistochemistry [J]. CytoJournal 2021; 18: 2.

[12] Pan H, Zhang X, Weng Y, et al. Application of rabbit monoclonal antibody GCET2 in diagnosis of diffuse large B cell lymphoma [J]. Zhonghua bing li xue za zhi, 2016; 45: 844-849.

[13] Torlakovic E, Francis G, Garratt J, et al. Standardization of negative controls in diagnostic immunohistochemistry: recommendations from the international ad hoc expert panel [J]. Applied immunohistochemistry & molecular morphology: AIMM 2014; 22: 241-252.

[14] Torlakovic E, Nielsen S, Francis G, et al. Standardization of positive controls in diagnostic immunohistochemistry: recommendations from the International Ad Hoc Expert

Committee[J].Applied immunohistochemistry & molecular morphology：AIMM 2015；23：1-18.

[15]Sarrió D, Pérez-Mies B, Hardisson D, et al.Cytoplasmic localization of p120ctn and E-cadherin loss characterize lobular breast carcinoma from preinvasive to metastatic lesions[J].Oncogene 2004；23：3272-3283.

[16]刘月平，步宏，杨文涛.2019版中国乳腺癌HER2检测指南更新解读[J].中华病理学杂志2019；182-185.

[17]《乳腺癌HER2检测指南（2019版）》编写组.乳腺癌HER2检测指南（2019版）[J].中华病理学杂志，2019，48（3）：169-175.

[18]《胃癌HER2检测指南》编写组.胃癌HER2检测指南[J].中华病理学杂志，2011，40（8）：553-557.

[19]中国抗癌协会肿瘤病理专业委员会，中国临床肿瘤学会尿路上皮癌专家委员会.中国尿路上皮癌人表皮生长因子受体2检测临床病理专家共识[J].中华肿瘤杂志，2021，43（10）：1001-1006.

[20]Buza N.HER2 Testing and Reporting in Endometrial Serous Carcinoma：Practical Recommendations for HER2 Immunohistochemistry and Fluorescent In Situ Hybridization：Proceedings of the ISGyP Companion Society Session at the 2020 USCAP Annual Meeting[J].Int J GynecolPathol，2021，40（1）：17-23.

[21]《乳腺癌雌、孕激素受体免疫组织化学检测指南》编写组.乳腺癌雌、孕激素受体免疫组织化学检测指南[J].中华病理学杂志，2015，44（4）：237-239.

[22]刘月平.国际乳腺癌Ki-67工作组Ki-67评估更新的主要内容解读[J].中华病理学杂志，2021，50（7）：704-709.

[23]《常规免疫组织化学初筛ALK阳性非小细胞肺癌专家共识》专家组.常规免疫组织化学初筛ALK阳性非小细胞肺癌专家共识[J].中华病理学杂志，2015，44（7）：476-479.

[24]Koeppen H, Yu W, Zha JP.Biomarker Analyses from a Placebo-Controlled Phase II Study Evaluating Erlotinib ± Onartuzumab in Advanced Non-Small Cell Lung Cancer：MET Expression Levels Are Predictive of Patient Benefit[J].Clin Cancer Res，2014，20（17）：4488-98.

[25]Guo R, Berry LD, Aisner LD, et al.MET IHC Is a Poor Screen for MET Amplification or MET Exon 14 Mutations in Lung Adenocarcinomas：Data from a Tri-Institutional Cohort of the Lung Cancer Mutation Consortium[J].J Thorac Oncol，2019，14（9）：1666-1671.

[26]中国抗癌协会肿瘤病理专业委员会分子病理协作组，中华医学会病理学分会分子病理学组，国家病理质控中心.中国非小细胞肺癌RET基因融合临床检测专家共识[J].中华病理学杂志，2021，50（6）：583-591.

[27]中国临床肿瘤学会结直肠癌专家委员会，中国抗癌协会大肠癌专业委员会遗传学组，中国医师协会结直肠肿瘤专业委员会遗传专委会.结直肠癌及其他相关实体瘤微卫

星不稳定性检测中国专家共识[J].中华肿瘤杂志,2019,41(10):734-741.

[28]国家病理质控中心,中华医学会病理学分会,中国临床肿瘤学会肿瘤病理专家委员会.实体肿瘤PD-L1免疫组织化学检测专家共识(2021版)[J].中华病理学杂志,2021,50(7):710-718.

[29]吴小延,刘小云,邵琼,等.免疫组织化学法与Sanger测序法对IDH1基因突变检测的比较分析[J].肿瘤预防与治疗,2020,33(4):9.

[30]Kushiyama S, Yashiro M, Yamamoto Y, et al.Clinicopathologic significance of TROP2 and phospho-TROP2 in gastric cancer[J].Mol Clin Oncol, 2021, 14(5):105.

[31]Xu B, Liu F, Liu Q, et al.Highly expressed Claudin18.2 as a potential therapeutic target in advanced gastric signet-ring cell carcinoma(SRCC)[J].J GastrointestOncol, 2020, 11(6):1431-1439.

[32]Cristofanilli M, Budd GT, Ellis MJ, et al.Circulating tumor cells, disease progression and survival in metastatic breast cancer[J].N Engl J Med, 2004, 351(8):781-791.

[33]GemenetzisG, Groot VP, Yu J, et al.Circulating Tumor Cells Dynamics in Pancreatic Adenocarcinoma Correlate With Disease Status: Results of the Prospective CLUSTER Study[J].Ann Surg 2018 09; 268(3).

[34]Goldkorn A, Ely B, Quinn DI, et al.Circulating tumor cell counts are prognostic of overall survival in SWOG S0421: a phase Ⅲ trial of docetaxel with or without atrasentanfor metastatic castration-resistant prostate cancer[J].J Clin Oncol, 2014, 32(11):1136-1142.

[35]Huang X, Gao P, Song Y, et al.Meta-analysis of the prognostic value of circulating tumor cells detected with the CellSearch System in colorectal cancer[J].BMC Cancer, 2015, 15:202.

[36]Cui K, Ou Y, Shen Y, et al.Clinical value of circulating tumor cells for the diagnosis and prognosis of hepatocellular carcinoma(HCC): a systematic review and metaanalysis[J].Medicine(Baltimore), 2020, 99(40):e22242.

[37]Lindsay CR, Faugeroux V, Michiels S, et al.A prospective examination of circulating tumor cell profiles in non-small-cell lung cancer molecular subgroups[J].Ann Oncol.2017; 28(7):1523-1531.

[38]Nel I, Baba HA, Ertle J, et al.Individual profiling of circulating tumor cell composition and therapeutic outcome in patients with hepatocellular carcinoma[J].Transl Oncol, 2013.6(4):420-428.

[39]Shinsaku Togo et al.J Clin Oncol.2014; 32:(suppl; abstre22031).

[40]Mohler J, Antonarakis E, Armstrong A, et al.Prostate cancer, version 2.2019, NCCN clinical practice guidelines in oncology[J].J Natl ComprCancNetw, 2019, 17(5):479-505.

[41]Wang C, Mu Z, Ye Z, et al.Prognostic value of HER2 status on circulating tumor

cells in advanced-stage breast cancer patients with HER2-negative tumors[J].Breast Cancer Res Treat, 2020, 181(3): 679-689.

[42] Yue C, Jiang Y, Li P, et al.Dynamic change of PD-L1expression on circulating tumor cells in advanced solid tumor patients undergoing PD-1blockade therapy[J]. Oncoimmunology, 2018, 7(7): e1438111.

[43] Aceto N, Bardia A, Miyamoto DT, et al.Circulating tumorcell clusters are oligoclonal precursors of breast cancer metastasis[J].Cell, 2014, 158(5): 1110-1122.

[44] Szczerba BM, Castro-Giner F, Vetter M, et al.Neutrophils escort circulating tumour cells to enable cell cycle progression[J].Nature, 2019, 566(7745): 553-557.

[45] WU Y L, ZHOU C, LIAM C K, et al.First-line erlotinib versus gemcitabine/cisplatin in patients with advanced EGFR mutation-positive non-small-cell lung cancer: analyses from the phaseIII; randomized; open-label, ENSURE study[J].Ann Oncol, 2015, 26(9): 1883-1889.

[46] Marla LS, Elza CB, Katheryn, et al.Circulating Tumor DNA and Late Recurrence in High-Risk Hormone Receptor-Positive, Human Epidermal Growth Factor Receptor 2-Negative Breast Cancer[J].J Clin Oncol.2022 Aug 1; 40(22): 2408-2419.

[47] Zhe YH, Yu T, Liping L, et al.Subtyping of metastatic breast cancer based on plasma circulating tumor DNA alterations: An observational, multicentre platform study[J]. EClinicalMedicine.2022 Jul 18; 51: 101567.

[48] SONG Y, HU C, XIE Z, et al.Circulating tumor DNA clearance predicts prognosis across treatment regimen in a large real world longitudinally monitored advanced non-small cell lung cancer cohort[J].Transl Lung Cancer Res, 2020, 9(2): 269-279.

[49] ZHANG Q, LUO J, WU S, et al.Prognostic and Predictive Impact of Circulating Tumor DNA in Patients with Advanced Cancers Treated with Immune Checkpoint Blockade[J]. Cancer Discov, 2020, 10(12): 1842-1853.

[50] TIE J, COHEN J D, WANG Y.Circulating Tumor DNA Analyses as Markers of Recurrence Risk and Benefit of Adjuvant Therapy for Stage III ColonCancer(vol 66, pg584, 2019)[J].Jama Oncology, 2019, 5(12): 1811-1811.

[51] POWLES T, ASSAF Z J, DAVARPANAH N, et al.ctDNA guiding adjuvant immunotherapy in urothelial carcinoma[J].Nature, 2021, 595(7867): 432-437.

[52] WANG D S, LIU Z X, LU Y X, et al.Liquid biopsies to track trastu-zumab resistance in metastatic HER2-positive gastric cancer[J].Gut, 2019, 68(7): 1152-1161.

[53] Skog J, Würdinger T, van Rijn S, et al.Glioblastoma microvesicles transport RNA and proteins that promote tumour growth and provide diagnostic biomarkers[J].Nat Cell Biol.2008; 10: 1470-1476.

[54] Vickers KC, Palmisano BT, Shoucri BM, et al.MicroRNAs are transported in plasma and delivered to recipient cells by high-density lipoproteins[J].Nat Cell Biol.2011; 13: 423-

433.

[55] Kota Nakamura, Zhongxu Zhu, Souvick Roy, et al. An exosome-based transcriptomic signature for noninvasive, early detection of patients with pancreatic ductal adenocarcinoma: A multicenter cohort study[J]. Gastroenterology. 2022 Jul 15; S0016-5085(22)00775-2.

[56] Tkach M, Thalmensi J, Timperi E, et al. Extracellular vesicles from triple negative breast cancer promote pro-inflammatory macrophages associated with better clinical outcome[J]. Proc Natl Acad Sci U S A. 2022; 119(17): e2107394119.

[57] Yun Wang, Xiuxing Chen, Haocheng Lin, et al. A Prehepatectomy Circulating Exosomal microRNA Signature Predicts the Prognosis and Adjuvant Chemotherapeutic Benefits in Colorectal Liver Metastasis[J]. Cancers (Basel). 2021 Aug 24; 13(17): 4258.

[58] Kai Li, Yusheng Lin, Yichen Luo, et al. A signature of saliva-derived exosomal small RNAs as predicting biomarker for esophageal carcinoma: a multicenter prospective study[J]. Mol Cancer. 2022 Jan 18; 21(1): 21.

[59] Hejia G, Weidong J, Suhua H, et al. Serum exosome-derived biomarkers for the early detection of oral squamous cell carcinoma[J]. Mol Cell Biochem. 2021 Dec; 476(12): 4435-4447.

[60] Logozzi M, Angelini DF, Giuliani A, et al. Increased plasmatic levels of PSA-expressing exosomes distinguish prostate cancer patients from benign prostatic hyperplasia: a prospective study[J]. Cancers (Basel). 2019; 11: 1449.

[61] Zhang Y, Yao Y, Xu Y, et al. Pan-cancer circulating tumor DNA detection in over 10, 000 Chinese patients[J]. Nat Commun. 2021 Jan 4; 12(1): 11.

[62] Zhao L, Jiang L, Liu Y, et al. Integrated analysis of circulating tumour cells and circulating tumour DNA to detect minimal residual disease in hepatocellular carcinoma[J]. Clin Transl Med. 2022 Apr; 12(4): e793.

[63] Moding E J, Nabet BY, Alizadeh A A, et al. Detecting Liquid Remnants of Solid Tumors: Circulating Tumor DNA Minimal Residual Disease[J]. CancerDiscov. 2021 Dec 1; 11(12): 2968-2986.

第三章 泛癌肿标志物

■ 第一节 分子肿瘤委员会的基本概念与实施现状

一、分子肿瘤委员会的起源与概念

随着人类基因组计划的完成,快速推动了个性化医疗/精准医学的发展。目前对精准医学有以下不同方面的理解:①个性化治疗策略:将精准医疗定义为根据遗传、生物标志物、表型或心理社会特征将特定患者与其他临床表现相似的患者区分开来,从而针对特定患者的需要进行靶向治疗;②精准医疗是一种模式,它整合了临床和其他数据,将患者分层为新的亚组。这些亚组具有共同的疾病易感性和表现,从而有可能获得更精确的治疗方案。在这种新的医学模式下,肿瘤治疗也进入精准时代。精准肿瘤治疗的先例是使用他莫昔芬治疗雌激素受体阳性的乳腺癌,随后具有明确分子靶点的靶向药物陆续上市,比如早期获批的靶向药物曲妥珠单抗(1998年用于HER2+乳腺癌)和伊马替尼(2001年用于Bcr/abl+慢性髓细胞性白血病)。此外,生物技术的突破使人们发现了与致癌有关的复杂而独特的生物特征。比如肿瘤DNA和无细胞DNA(cfDNA)测序、免疫标志物检测、以及蛋白质组学和RNA测序分析被用来确定这些特征,以优化抗肿瘤治疗。因此,临床试验也在不断发展,从以肿瘤类型为中心转向以基因为导向,针对生物标志物分析进行定制,目的是提高治疗效果。在医学模式转变和生物技术高速发展中,肿瘤可靶向的特征数量一直在稳步增长,包括单一基因(如BRAF或ALK)改变或复合基因特征(如错配修复或同源重组缺陷)。

在这个进程中不得不强调的是基因组测序技术的进步和下一代测序(next generation sequencing, NGS)在临床肿瘤学中的应用,是实现基于分子谱的癌症患者个性化治疗的基石。NGS能够检测生殖系和体细胞DNA上的单个或全局基因组改变,如基因突变和突变负担,预测对癌症治疗的反应或耐药性。检测肿瘤组织的突变,并利用这些结果指导治疗,成为肿瘤治疗的一大进步,已被认为是多种癌症类型的诊疗标准。比如EGFR、BRAF和MET突变的检测以及ALK、ROS1、RET和NTRK易位的分析已经被纳入非小细胞肺癌（NSCLC）的诊断标准，这些激酶的抑制剂也已进入临床常规使用。还有一些新出现的生物标志物，如 KRAS G12C 突变和 HER2 激活性改变，在相应药物获批后有可能进入 NSCLC 指南。除了基因检测外，NSCLC 通常还要接受 PD-L1 蛋白表达的分析，以指导免疫检查点抑制剂的使用。

尽管基于基因组改变选择治疗的策略提高了患者的总生存期（OS），但也显现出一些局限性，如部分患者接受单药靶向治疗的疗效有限并迅速产生耐药性。这种情况下，需要讨论制定新的治疗方案。另外，随着 NGS 技术和 FDA 适应症的扩展，NGS 检测已经从少数几个选定的基因进化为拥有数百个基因的大 panel，甚至需要进行全外显子组或全基因组测序。因此，癌症患者生物标志物驱动的治疗选择会越来越复杂，解释 NGS 检测结果以指导治疗决策具有挑战性。为了应对这一从基础到临床的鸿沟，及时准确地解释 NGS 报告作出治疗决策，越来越多的医学中心倡导成立分子肿瘤委员会（molecular tumor board，MTB）。

MTB 的定义随着实践的增加越来越明确，即为了共同讨论临床病例的复杂性，了解复杂的基因和分子分析结果，并根据可用的药物提出最合适的治疗策略而成立的跨学科小组。不仅有常规的多学科临床医生（肿瘤科、放射科、病理科和外科医生）参加，还要求分子生物学家、遗传学家、生物统计学家、生物信息学家等不同领域专家参加。MTB 提供了一个生物-临床平台，将基因组平台与临床实践联系起来，涉及不同类型的癌症，用于评估肿瘤基因组特征分析结果的临床意义，并在此基础上提出治疗建议。MTB 的目的类似于常规肿瘤委员会的目的，即对疑难病例的下一步诊疗进行讨论，并帮助治疗医生为患者做出最佳决策。然而 MTB 的独特之处在于，治疗建议不仅基于患者的病史、病理学和影像学资料，还包括对患者临床级别肿瘤基因组学（在某些情况下，包括转录组学和蛋白质组学）信息的全面审查。目标是根据患者的生物标志物组合为患者匹配合适的药物或药物组合。根据患者肿瘤的典型特征和肿瘤分子特征，指导患者使用基因组靶向药物、放射治疗、化疗、激素调节剂和免疫疗法或以上组合进行治疗。

二、国内外分子肿瘤委员会的实践及影响

MTB 有助于解释复杂基因组数据，并改善患者获得靶向治疗的机会。因此在临床实践中对癌症患者临床管理和结局产生一定的影响。据印度的一家癌症中心分析，MTB 讨论对该机构 339 例患者中的 206 例提出了临床管理变更建议，在 104 例可评估病例中开始新疗法的依从性（根据 MTB 的建议提出治疗计划）和执行率（患者接受了 MTB 推荐的新疗法）分别为 60.5% 和 44.2%。反应了临床医生和患者对 MTB 建议的认可。

一项包含 715 名不同晚期/转移性肿瘤患者（乳腺癌 18%、结直肠癌 12.2%、血液系统恶性肿瘤 7.1%、胃食管癌 7.1% 和胰腺癌 6.7%）的真实世界数据分析表明，接受 MTB 推荐的整个方案的患者与接受医生选择方案的患者相比，无进展生存期（PFS）和 OS 显著改善（PFS：$HR=0.68$；$95\%CI\ 0.51-0.90$，$P=0.008$。OS：$HR=0.69$；$95\%CI\ 0.49-0.98$，$P=0.036$）。这项研究中，MTB 由基础/转化/临床研究人员、生物信息学家、遗传学家和来自多个专业的医生组成，其中包括一名项目经理，以促进获得临床级生物标志物（血液

/组织NGS、特异性免疫组织化学/RNA表达）。此外药物采购专家和临床试验协调员参加MTB，以协助获取药物（on-label或者off-label），并筛选可用的临床试验。MTB以线下会议的方式每月召开约3次，待讨论的病例由主治医生提交后，MTB提供咨询和治疗建议，最终由治疗医生做出决定。另外一项来自加州大学圣地亚哥分校MTB实践经验的研究表明，与接受非匹配治疗的晚期结直肠癌患者相比，接受MTB匹配治疗的患者PFS明显延长（HR=0.41；95%CI 0.21-0.81；P=0.01），临床获益率（41% vs 18%，P=0.058）。MTB促进了药物与肿瘤特征的个性化匹配，并与晚期结直肠癌患者PFS的提高有关。此外，一项纳入14项研究，包含3328名癌症患者的系统回顾评估了与MTB相关的临床结果，表明接受MTB推荐治疗的患者总体有效率为0至67%，并提出未来的研究应集中于前瞻性试验以及方法和结果的标准化。

总体而言，MTB对癌症患者的治疗有效率及PFS的提升是有益的。但国内尚缺乏MTB相关的真实世界研究或者随机对照试验。随着靶向突变的数量不断增加，癌症治疗变得更加复杂，建立和咨询MTB可以帮助指导癌症患者的治疗选择。

三、前景与挑战

MTB是解释NGS结果和开发个性化治疗方法的新工具，对于以下肿瘤患者进行MTB尤为重要：①罕见或复杂分子改变的患者；②携带分子改变的肿瘤患者，没有临床实践中批准的靶向药物；③对现有靶向药物无效的患者；④没有公认的治疗方法的罕见肿瘤患者。MTB建议的精准治疗策略有望提高这些患者的预后。

同时MTB也需要面对：①进一步地调查和随机对照试验来确定MTB是否比医生的决策更有效；②需要在临床上确定标准化的MTB流程，在不同中心实现同质化管理；③即使肿瘤组织分子分析仍然是金标准，但液态活检也有望用于肿瘤诊断、预测患者的预后或对治疗的反应、监测治疗和耐药性检测等。因此MTB不应局限于组织的NGS结果，未来应广泛拓展其他分子检测结果。

（王波涛　辇伟奇）

第二节　分子肿瘤委员会的组织形式与实施要点

一、分子肿瘤委员会的组成

构成MTB的关键人员至少包括临床肿瘤学家和病理学家。其他重要成员包括遗传学家、生物信息学家和分子生物学家。在使用实验药物时应该包括肿瘤药剂师和生物伦理学家。如可能进行临床试验，则需要临床试验协调员的参与。

二、分子肿瘤委员会的讨论／报告要点

（1）驱动突变／拷贝数／结构变异，包括融合基因。

（2）可进行药物治疗的分子改变。

（3）微卫星不稳定性。

（4）肿瘤突变负荷。

（5）表明耐药的分子改变。

（6）MTB 结论／建议。

（7）潜在的临床试验。

三、分子肿瘤委员会的实施流程和要求

（一）范德比尔特经验

（1）在开始 MTB 之前，已获得伦理委员会的批准。

（2）通过电子数据采集（REDCap）表格在线收集患者信息，鼓励上传患者 NGS 报告，由一名指定的工作人员（拥有生物科学博士学位，在精准肿瘤学方面受过培训，已获得 FDA 相关批准）制作成幻灯片。

（3）会议每周在会议室举行。

（4）每次会议最多介绍 4 个案例，以提供足够的讨论机会。

（5）全体成员专家出席所有会议。

（6）形成一份正式的建议报告，经过审查后，由执业医师进行最终确定并上传到电子病历中。

（二）加州大学圣地亚哥分校摩尔癌症中心经验

（1）MTB 会议每 2 周举行 1 次，每次 1 小时。

（2）会议由一位在临床试验研究、基因组学数据和肿瘤学方面经验丰富的资深医生主持。

（3）协调员准备的讲义包括会议议程、已确认的患者信息（年龄和性别、医生姓名、诊断和诊断日期、上次治疗和治疗日期、活检部位和日期、使用的分子检测、分子检测结果等）以及分子诊断报告关键部分的副本。

（4）所有患者都签署了伦理委员会批准的知情同意书。患者同意对其病历数据以及任何研究程序或药物进行分析。

（5）患者的医生或指定代表介绍患者的病例，给出简明的病史，包括诊断日期、肿瘤类型、相关标志物、既往有效的治疗史等。放射科医生和病理学家分别讨论影像和病理结果。然后由患者的医生或指定人员提供分子分析结果。

（6）基础和转化科学家以及生物信息学专家基于对相关分子通路的深入了解提供意见。

（7）进行讨论，对于可能最适合患者的药物选择达成共识。

综上，MTB需要在具备基础、临床、转化医学、生物信息学等专业知识的不同医学领域专家在场的情况下，对患者临床及分子特征进行综合审查，包括临床病史、影像学、病理学、实验室结果和分子分析。值得注意的是，这个过程中MTB作为咨询委员会，最终仍由主治医生做出治疗决策。

（王波涛　辇伟奇）

第三节　分子肿瘤委员会概述

一、分子肿瘤学委员会概述及现状

分子肿瘤学委员会（molecular tumor board，MTB）通常由肿瘤科医师、外科医师、放射科医师、病理科医师、生物信息学家和基因组分析人员等多学科专家组成。在MTB会议上，每例患者的基因组学检查结果，以及临床病史和病理均会被提交。通过介绍疑难病例，会诊影像和分子病理学，根据患者的遗传分析和生物标志物组合，将患者与正确的药物或药物组合相匹配，根据肿瘤的经典特征和肿瘤分子谱，可以指导患者使用基因组靶向药物，放疗、细胞毒性化疗、激素调节剂和免疫疗法或上述组合进行治疗。MTB的独特之处在于，治疗建议不仅基于患者的经典病史，病理学和影像学特征，而且还纳入了对患者临床级肿瘤基因组学（在某些情况下，转录组学和蛋白质组学）信息。

随着下一代测序（next generation sequencing，NGS）技术的快速发展，其检测结果在肿瘤临床实践中得到了广泛的应用，可能有助于实现个性化治疗策略。针对此过程中生成的大量且复杂的测序数据，迫切需要创建适用于临床的分析解读流程来对NGS报告进行及时和准确的解释，以指导患者的治疗决策。然而，大多数临床经验丰富的肿瘤医生都没有接受过基因组学领域的培训，对这些复杂诊断的解释需要多学科的投入，包括基础科学家和生物信息学专家。分子肿瘤委员会（MTB）的创建是为了应对这种知识差距，该委员会由各个学科的专家组成，基于分子生物学相关证据，制定最合适的个体化诊疗方案。

2012年12月，加州大学圣地亚哥摩尔斯癌症中心启动了MTB，会议每2周举行1次，出席人数25至40人。总体目标是聚集一支多学科的专家团队，包括内科、外科和放射治疗肿瘤学家；生物统计学家；放射学专家；具有分子遗传学和诊断经验的病理学家；临床遗传学家；基础和转化科学研究人员；生物信息学和通路分析专家，讨论已经进行分子诊断的患者病例。

二、分子肿瘤委员会会议参考流程

（1）准备相关材料：会议议程，患者信息（年龄和性别，医生姓名，诊断和诊断日期，初次治疗及前次治疗日期，活检部位和日期，使用的分子检测方法，检测结果），分子诊断报告关键部分的副本等。

（2）患者的主治医生介绍患者的病史，并给出了简明的治疗史，包括诊断日期、肿瘤类型、相关标志物、既往治疗史和反应以及合并症。随后是放射诊断专家和病理学家的分享，分别由放射科医生和病理学家讨论。然后由患者的医生或指定人员呈现分子分析的结果。

（3）常见的讨论点包括变异（基因变异包括突变、重排、缺失、扩增或插入）是否是明确的肿瘤驱动突变；几种变异对各种信号通路的影响；是否有TP53、RET和ATM等年轻患者常见的胚系突变；以及与变异相关的伴随诊断药物，药物已经被NMPA批准还是在临床试验中。根据上述讨论结果，最终就最适合患者病情的药物治疗路径达成共识。委员会的讨论被认为是临床参考性的，治疗的选择最终由主治医生决定。

三、分子肿瘤委员会的建议讨论内容

（1）驱动突变/拷贝数变异/结构变异，包括融合基因。

（2）可用药的分子变异。

（3）微卫星不稳定性（MSI）。

（4）肿瘤突变负荷（TMB）。

（5）提示耐药性的变化。

（6）遗传性肿瘤胚系变异。

（7）MTB结论和建议。

（8）潜在可及的临床试验。

（9）患者信息。

四、分子肿瘤委员会的优势

（1）MTBs通常能够为大多数患者提供治疗建议（标准用药或实验性），一些报告指出，与未接受靶向治疗的患者相比，根据MTB建议接受靶向治疗的患者具有更好的结果，包括更长的总生存期（风险比0.56，$P=0.002$），更长的无进展生存期（86天 vs 49天，$P=0.005$）和治疗时间延长的趋势（7.6与4.2个月，$P=0.07$）。

（2）其他优势包括增加遗传咨询的转诊，识别重要的胚系突变，以及对于患者的继续教育。MTB提高了临床医生对分子检测的应用范围、局限性和结果的理解，提高了肿瘤学家利用分子诊断的信心和效率，并作为一个论坛，传播有关分子实验最新进展、分析软件以及遗传数据解释和利用方面的信息。

总而言之，MTB可能会改善和增加遗传学指导的癌症治疗的应用。

五、分子肿瘤委员会实施面临的常见挑战

目前的MTB会议缺乏标准的肿瘤分析流程，缺乏对检测结果解读的标准，以及鉴定潜在致病性但未经验证的突变（所谓的意义未明的变异）的标准。目前，基因组数据集

具有孤立的性质，测序程序存在很大差异，生物信息分析采用不同的突变调用/变异注释算法。

在用广泛的基因测序分析指导临床实践的过程中，高昂的测序成本经常被认为是更广泛实施该技术的障碍。然而，只有孤立地看待测序分析成本时才会出现这种情况，因为无效疗法及其副作用的成本（获得更好的治疗的机会成本）可能远远超过分子谱分析的成本。随着测序成本的降低和分析方面的挑战，在临床治疗中整合更复杂、更全面的测序数据集将变得越来越重要。

六、分子肿瘤委员会在临床实践的应用

（一）分子肿瘤委员会在乳腺癌的临床应用

许多乳腺癌患者可能含有罕见的基因变异，可能是药物治疗的靶点。加州大学圣地亚哥摩尔斯癌症中心MTB的乳腺癌经验，报告了43名乳腺癌患者接受了先进的分子检测。在1年的时间里（2012年12月12日至2013年12月28日），五名肿瘤学家在21次分子肿瘤委员会会议上，使用UCSD电子病历系统对所有患者病例的患者特征和总体结局进行了评估。43名患者中，40名患者（93%；平均年龄，59岁）至少有一种理论上可操作的变异（平均4.79例/患者）。43名患者中的17名（40%；中位数，转移设置中的7名之前的治疗）以符合MTB讨论的方式进行治疗；7例（43例中的16%，或17例中的41%）在6个月或更长时间内病情稳定（n=2）或部分缓解（n=5）。

（二）分子肿瘤委员会在消化道肿瘤中的临床应用

一项回顾性研究中，纳入了由University Hospital Tuebingen图宾根大学医院推荐MTB评估的96例患者，知情同意后进行NGS检测，其中91例患者接受的是337-710基因的panel检测，5例患者接受的是WES检测。在96例消化道肿瘤患者中，47例（49%）患者检测出至少一个分子靶点，这说明了消化道肿瘤患者可从NGS检测中获得潜在干预方案。在20例接受MTB推荐治疗并做评估的患者中，3例患者达到了部分缓解，6例患者达到了疾病稳定；疾病控制率达到了45%。

（三）分子肿瘤委员会在晚期结直肠癌中的临床应用

MTB讨论期间，对实验室为每位患者进行的所有分子分析报告进行了评估，包括组织NGS、血液游离cfDNA、mRNA和IHC在内的多种分析报告。51例患者中有34例（67%）接受了MTB推荐的≥1种药物的匹配和治疗，而其余17例（33%）的患者未接受匹配治疗，与不匹配的患者相比，匹配患者的无进展生存期（PFS）明显更长。研究证明了MTB在表征和治疗晚期结直肠癌方面的效用，方法是整合多种分析模式并将分子改变与药物相匹配。

MTB形式的跨学科分析和讨论平台，逐渐被临床专家所认可并应用于患者的诊疗过程中；全面获取患者肿瘤分子的变异信息，由MTB的多学科专家共同讨论并制定匹配的治疗方案，确实可能给患者带来生存获益。我们有理由相信，随着MTB模式的广泛推广，基于NGS的多基因平行检测将为越来越多的消化道肿瘤患者的精准导航，带来新希望。

七、分子肿瘤委员会的未来展望

未来的 MTB 可能会越来越多地接触到新的分子分析技术。例如，免疫浸润细胞的原位表型，或使用患者来源的类器官和/或免疫细胞进行功能实验，可能会在未来几年指导个性化的免疫治疗。这种不同分子谱的扩大使用可能会增加可以与有效治疗方案相关的患者数量。

MTB 的建立使精准肿瘤学成为现实。MTB 也是实现精确免疫肿瘤学的载体。癌症免疫治疗领域的主要挑战之一是确定对任何免疫治疗反应最好的患者，以及这种反应对患者肿瘤独特突变景观的可能依赖性。使用基因组测试以及其他生物标志物，例如通过免疫组化进行 PD-1/PD-L1 定量，可以更好地指导患者选择使用当前批准的免疫疗法进行治疗或免疫治疗临床试验建议。越来越明显的是，患者肿瘤基因组学可以影响免疫疗法作为治疗方案的选择。

（陈　威）

第四节　分子肿瘤委员会决策中临床病理学考量

临床病理诊断贯穿了 MTB 精准诊疗的全程，在多学科协同合作中为优化治疗决策、改进疗效和生存期做出了重要贡献。在下列最适合启动 MTB 的患者类别中：携带罕见或复杂分子变异的患者、肿瘤携带驱动基因变异但却没有获批的靶向药物的患者、癌基因驱动的肿瘤对相应的分子药物不敏感的患者、没有公认的治疗方法的罕见肿瘤患者、不明原发灶患者等，都可见到临床病理学的参与。

癌症具有异质性，在不断增殖和分化过程中其分子生物学特征会发生改变，在增殖、侵袭、转移能力，以及对药物耐受方面都可能随之发生变化。这种异质性包括时间异质性和空间异质性两个维度。临床病理学诊断是开展 MTB 过程中必不可少的基础之一。临床病理学可以直观地观察到组织结构的组成及其变化，即使是肉眼未能察觉的改变也能在显微镜下一览无余。故而，一些看似毫无关系的疾病在组织病理中会被观察到它们具有相似的结构，提示着这些疾病可能有着相似的病因及组织胚胎学来源，在一定程度上也影响着医生对患者的治疗方案的选择。然而，即使是同一种疾病，在组织学上也会有着不一样的表现形式，例如急性肾炎的不同亚型间有着截然不同的组织结构特点，这也使得患者的治疗方案选择有所区别及侧重。

病理学也是对患者癌症分级和分期的主要依据。病理学家依据癌症微观组织中病灶的大小、发病部位、浸润深度或者范围等，对患者疾病进行分型、分级和分期，临床医生据此制定相应的诊疗方案。而这些都依赖于临床和病理医师的良好合作以及对患者离体标本的规范性处理。此外，基于标本（包括组织、细胞和体液样本）的免疫标志物和分子标志物检测更是在MTB过程中发挥着愈发关键的作用。遗传学家、生物信息学家和临床医师对检测结果的解读、注释以及治疗策略的制定，都依赖于病理学家和分子生物学家发布的检测报告[2]。目前，临床病理学对疾病治疗前的指导主要包括基于免疫标志物层面的组织化学或免疫荧光检测，以及基于分子生物学层面的基因突变或拷贝数异常等两个部分。如临床病理学开展免疫标志物层面的雌激素受体ER、孕激素受体PR和人类表皮生长因子受体HER-2的表达检测指导乳腺癌分子分型和个体化治疗。在分子生物学层面，高通量测序（next generation sequencing, NGS）的发展将临床病理学推向了一个新的高度，能够检测更多未知和罕见的变异基因和变异类型，不仅更深层次的揭示了疾病发生发展机制，也为更多的患者带来了个体化治疗的机会。如肺癌中依赖NGS技术开展驱动记忆变异检测，不仅能够检出常见热点变异类型，如EGFR、ALK、ROS1、KRAS、MET、PIK3CA等指导肺癌靶向治疗，更能在罕见变异基因和类型检测中发挥关键作用，让更多患者获益。结直肠癌中经常开展的检测项目包括有错配修复基因、KRAS、NRAS、BRAF等基因的检测，淋巴瘤中可以有选择性地进行IG、TCR基因重排检测，辅助诊断交界性或疑难性疾病。

临床病理学不仅在治疗前的明确诊断中有着举足轻重的作用，在治疗后的疗效评估中亦有着重要的地位。术前新辅助治疗现已成为常规治疗手段，作为疗效及预后预测的良好手段，病理学可以直观地观察到术后肿瘤组织对治疗手段及方案的敏感程度。若患者对某些治疗方案不敏感，可通过病理疗效评估后及时调整，并且可以通过相关的病理检测手段寻找患者体内潜在的治疗靶点，更换有效的治疗方案，为制定高效个体化治疗方案提供可靠的依据。其中，规范完整的取材以及客观系统的疗效评价体系是关键。例如乳腺癌的新辅助化疗疗效评估中，病理医生识别瘤床充分广泛取材后，在镜下尽力寻找残存的瘤细胞，根据肿瘤二维大小、肿瘤细胞数量、原位癌比例、转移淋巴结的数目和最大淋巴结转移灶大小等要素进行RCB分级评估，也可以通过比较新辅助化疗前后的组织学特征进行Miller-Payne分级。对进行治疗后的癌床进行再一次的病理检测ER、PR、HER-2等受体表达，以观察肿瘤细胞性质的改变，对治疗方案的进一步完善有着辅助作用。而在直肠癌术前新辅助治疗中亦有广泛的应用：针对新辅助放化疗后肿瘤退缩分级（tumor regression grade, TRG）评价方法主要有NCCN、AJCC、Becke、Mandard等标准（实践工作中较常使用的是AJCC和NCCN的评价体系）。不管使用何种评价体系，准确进行TRG分级的前提是详细、规范的病理学评估，包括大体标本评估和镜下评估，且其对病理完全缓解（pCR）的界定标准是一致的，都是病灶充分取材后所有切片在显微镜下都未见肿瘤细胞残留。但是在结直肠癌疗效评价过程中仍存在不足，到目前为止，肿瘤退缩评估考虑的都是肿瘤原发灶纤维化程度和残余肿瘤的比例两个方面，而对于伴发淋巴结转移的患者，淋巴结相关的退缩情况常常被忽略，而淋巴结的转移情况与患者的预后紧密相关。

由于技术的快速进步，测序成本的急剧下降，以及靶向治疗可及药物数量的不断增加。广泛的肿瘤测序，如全外显子组和全基因组测序将很快应用于临床实践中。因此，临床医生将面临日益复杂的基因信息和多种检测平台的选择，更将在海量生物信息数据和遗传学数据面前步履维艰。因此在新时代癌症治疗中，临床知识和遗传信息之间的数据鸿沟迅速扩大。在此背景下，以多学科相互合作为核心的MTB模式应运而生，但由于其尚未完整发展形成规模，共享的经验在文献中很少，到目前为止没有质量管理标准或指南发表。故而，临床病理学在MTB的实践中也面临着一定的挑战。

第一，现如今可以用于标准治疗决策且能轻易被检测到的体细胞突变的数量仍然十分有限。基因片段检测确实有其优势，如高覆盖率，短的周转时间，相对较低的成本和操作要求，不需要新鲜冷冻组织或同时进行生殖细胞检测。然而，这样的片段只能评估已知临床相关性的变异，并且当新的生物学或遗传学认识出现时并不适用，因为每一次测试内容的变化（例如添加一个新基因）都需要重新验证试验。与此同时，基因检测的需求也会随着基因知识和相关药物开发的快速增长而成比例增长。临床医生将因此面临越来越复杂的基因信息和越来越多的平台选择：虽然大规模测序在大多数情况下是最有信息的，但有针对性的深度测序可能是首选。基因检测和海量的生物信息为临床医生提出了一个严峻的挑战，因为大多数临床医生只接受了有限的遗传学培训，有限的知识可能是目前基因"检测不足"的原因之一。此外，大多数病理和测序报告只报告了与送检肿瘤类型相关的直接或众所周知的治疗前后的变异。基因变异对应的实验制剂和药物获取计划可能因此被忽视。考虑到病人对替代治疗机会的需求，这并不是一个理想的情况。

第二，与MTB缺乏共识和质量控制标准的情况相似，肿瘤分子标志物的检测方法和判断标准规范化还有待商榷。采样过程的不规范、固定延迟和固定选择可能对随后的转录组学和蛋白质组学分析产生重大影响。相反，基因组DNA对采样后的环境具有相对的抵抗力。因此，在理想情况下，应开发一种保持样品质量的标准化方法，用于收集和固定标本。除了标本采集及保存以外，在样本中收集足够多的肿瘤DNA也至关重要。因此，临床的具体情况有可能对测试性能产生重大影响。例如：在评估淋巴结是否含有早期转移性疾病方面，组织活检因为能收集更多的细胞，可能比细针抽吸物更准确。此外，肿瘤内异质性与标本量不足相结合导致产生非代表性结果的风险更大。除了标本本身，检测技术的稳定性也会影响结果。可用于基因组评估的技术在技术能力和提供者的广度方面都在迅速发展，不同检测技术的成本、灵敏度、特异性、精度、准确性和可重复性都将影响技术是否能纳入临床使用。一个关键的考虑因素是大多数测试目前仅由少数实验室提供。因此，通常实验室采用内部而不是行业标准化的质量控制方法。因此，实验室之间的性能一致性可能存在显著差异。这可能使临床医生在评估分析数据是否可用于指导临床决策时造成困惑。

第三，从认真提取的临床样本中产生大量高质量的基因组数据相对容易。然而，准确解释这些数据并使其在广泛的临床环境中使用会带来重大挑战和先验知识要求。处理这些信息的第一个挑战是需要进行大量研究以证实特定基因组变异的临床相关性。到目前为止，对非候选个性化治疗方案的评估通常依赖于与人类数据库的比较。而在现阶段，大部分数据在实验动物中的适用性都尚不确定，距离临床应用更是遥不可及。第二个更普遍的问题是，基因突变和转录组学变异并不总是预测蛋白质或代谢功能的改变。表观基因组学，蛋白质组学和代谢组学是快速发展的领域，只有当来自每个领域的数据可以相互集成并与临床数据整合时，才能实现对特定疾病的分子病理学的全面理解。

第四，即使有一整套发达的技术和数据可用，肿瘤异质性仍将是一个相当大的挑战。肿瘤是一个复杂的生态系统，由癌细胞组成，这些癌细胞在各种进化生态位内进化，这些生态位由肿瘤缺氧和宿主免疫系统等因素塑造。因此，肿瘤中包含的组成细胞亚群内部和之间都存在异质性。这为分子病理学的探索和研究带来了许多挑战。高灵敏度的基因组技术可使用微量的材料（毫克或更少）检测出明确的结果。这种小样本量导致由于肿瘤细胞数量不足和坏死过多而导致测定失败或无代表性的风险增加。而另一个生物学问题是由于异质性，单个样本可能无法代表整个癌症的遗传多样性。为了克服这个问题，对具有最高组织学等级的肿瘤区域进行取样可能是最合乎逻辑的策略。但研究表明，致命性的基因克隆是由肿瘤的明显较低等级的部分引起的（如前列腺癌）。因此，专注于看起来最具侵略性的区域可能会导致预测结果的偏倚。

第五，由于肿瘤内部的不断演变及发生转移，转移灶和原发灶之间驱动变异的差异和演化进一步加剧了这些挑战的复杂性。因此，原发性肿瘤中的突变通常对抗转移的治疗方案没有指导意义。在这方面，液体活检（如循环肿瘤细胞和循环游离DNA）为晚期患者通过驱动变异检测评估癌症进展和克隆进化过程提供了一个有价值的选择。

MTB模式在国外许多医院癌症患者的治疗和护理中，已经成为了一种制度化的工作。在这些以MTB模式支撑的治疗活动中，组织程度和沟通程度直接影响提供给病人的治疗和护理的质量。毫无疑问，许多医院建立的MTB模式已显著改善了患者的治疗和生活质量。从多学科讨论中得出的结论比所有孤立的个人意见的总和都要更准确、更有效。临床病理学在其中扮演的重要角色对学科发展和人才培养都具有明显的促进作用。

（孟宏学）

第五节　分子肿瘤委员会与新药开发和真实世界研究

随着肿瘤分子生物学的不断发展，肿瘤治疗经历了以传统化疗为主到以靶向、免疫治疗为主的精准治疗时代。精准治疗主要指基于诊断结果、合理选择患者的分子生物信息，对其进行精确的个体化治疗。精准药物是指依据疾病类型和基因特征研发靶向特异性药物，并参考个体差异指导用药。精准医疗在肿瘤学领域的出现伴随着新的临床试验设计的引入，旨在识别生物标志物匹配从靶向治疗中获益最多的亚组患者。肿瘤的发生发展离不开癌相关基因的异常激活或失活，因此基因层面的生物标志物检测在肿瘤诊治过程中显得尤为重要，根据特定的基因检测结果制定个体化治疗方案，确保患者最大程度受益。对于存在特定驱动基因但目前无药可用的这一类患者,是肿瘤精准治疗与抗肿瘤新药研发需要努力的方向。本章节将重点概述生物标志物在肿瘤精准治疗中的研究现状以及生物标志物在抗肿瘤新药研发中的作用。

一、生物标志物在肿瘤精准治疗中的研究现状

在新一代测序技术(next generation sequencing,NGS)技术不断发展、癌症基因组图谱计划(The Cancer Genome Atlas,TCGA)宣告完成的引领下,肿瘤领域的精准治疗逐渐步入我们的视角,多种基于生物标志物的治疗药物应运而生。1998 年,美国食品药品监督管理局(Food and Drug Administration,FDA)批准曲妥珠单抗治疗表皮生长因子受体 2(epidermal growth factor receptor 2,HER2)阳性的乳腺癌,正式开启了抗肿瘤精准药物开发的大门。同时研究数据表明曲妥珠单抗联合化疗显著改善 HER2 阳性乳腺癌患者的生存期,明显降低此类乳腺癌复发风险。2001 年,FDA 批准伊马替尼用于治疗费城染色体阳性慢性髓细胞性白血病(chronic myelogenous leukemia,CML)。伊马替尼的出现打破既往慢性髓细胞性白血病患者 5 年生存率仅为 30% 的历史,成功将慢性髓细胞性白血病 5 年生存率提高 89%,令人振奋的是,5 年后仍有 98% 的慢性髓细胞性白血病患者获得血液学上的完全缓解(complete remission,CR)。此后一系列基于生物标志物的靶向药物相继上市并应用于临床,涉及 EGFR、ROS1、ALK、c-Met、KRAS、HER2、ER/PR、PARP、BRAF、FGFR、PDGFR-α、VEGF、PDL-1、PD-1、CTLA-4 等生物标志物靶点,癌种包括肺癌、乳腺癌、CML、卵巢癌、前列腺癌、黑色素瘤、肝癌、肾癌等,药物包括吉非替尼、厄洛替尼、阿法替尼、埃克替尼、奥希替尼、达可替尼、恩曲替尼、他莫昔芬、氟维司群、托瑞米芬、奥拉帕利、拉罗替尼、阿比特龙、恩杂鲁胺、伊匹单抗、帕姆单抗、阿特珠单抗等等,累计药物种类超过 80 余种。这些药物的成功上市,提高了抗肿瘤药物对特定肿瘤患者的治疗疗效,也给肿瘤患者带来更多新的治疗选择和希望。

近年来,基于生物标志物的"泛癌种"抗肿瘤药物逐渐涌现,也成为肿瘤精准治疗的重要组成部分。2017 年 5 月,FDA 加速批准派姆单抗(pembrolizumab)用于无法手术切除或发生转移的高度微卫星不稳定性(microsatellite instabilityhigh,MSI-H)和错配修复缺陷(deficient mismatch repair,dMMR)的成人和儿童实体瘤患者,改变了既往免疫治疗仅依赖于免疫检查点检测的观念。目前以 CTLA-4 和 PD-1/PD-L1 为代表的免疫检查点抑制剂药物已广泛应用于临床,并发挥出令人满意的疗效,近来又陆续鉴定出 LAG-3、TIM-3、TIGIT、VISTA 等新的免疫检查点分子,未来将会有更多的新型免疫检查点阻滞剂加入临床试验、参与泛癌种抗肿瘤药物的治疗。

整体而言,基于生物标志物的抗肿瘤精准治疗模式正在蓬勃发展阶段,任重而道远,对于我国更是如此。近期,中山大学王铭辉教授团队从基因层面将中国人群与西方人群突变特征的异同进行了系统分析和全面对比,研究共报告了超过 1 万例中国患者泛实体肿瘤体细胞突变情况,包含了 25 个癌种和 100 多个肿瘤亚型,首次发现 64% 的中国癌症患者具有临床上可用药的潜在基因突变。这也是第一次开展大规模泛癌种肿瘤突变负荷(TMB)分析,揭示了 TMB 在泛癌种人群中的分布,表明中国肺癌患者有很高比例可以从

免疫治疗中获益。

二、生物标志物在抗肿瘤新药研发中的作用

2021年6月国家药品监督管理局药品审评中心发布的《生物标志物在抗肿瘤药物临床研发中应用的技术指导原则,征求意见稿》指出:生物标志物在抗肿瘤药物研发中的价值日益凸显,已逐步成为抗肿瘤药物研发过程中极为重要的,甚至是必不可少的一种研发工具,对生物标志物的探索应贯穿于临床前研究和整个临床研发阶段。生物标志物的开发应与药物临床研发并行,根据患者人群的疾病特征、药物作用机制和安全性特征,开发不同的单个或多个生物标志物,加速抗肿瘤新药研发。生物标志物在抗肿瘤新药研发中的作用主要体现在以下两个方面。

(一)反应性生物标志物助力抗肿瘤新药临床试验成功率

反应性生物标志物这里指生物标志物对应的分子靶向药物对特定肿瘤人群有治疗效果的这一类生物标志物。大规模回顾性研究数据显示,肿瘤类药物临床试验成功率不足10%、处于低位水平,而生物标志物可大幅度提高临床试验成功率。2003年5月5日,美国FDA加速批准易瑞沙上市用于治疗化疗耐药的非小细胞肺癌患者,由于其适应症的加速批准是基于缓解率而不是生存率,因此在上市后不久进行了一项更大规模的Ⅲ期临床研究-ISEL研究,该研究结果显示:与安慰剂组比较,易瑞沙并没有改善患者的总体生存期。该研究结果也导致FDA于2005年不再允许易瑞沙在美国患者中使用。但有研究者发现易瑞沙在某些特定人群中疗效良好且稳定,并发现这些疗效良好的人群EGFR基因变异率高,于是就有了后来经典的INTEREST及IPASS研究。INTEREST研究显示易瑞沙对存在EGFR突变患者的客观缓解率明显高于多西他赛组,且具有更长的无进展生存期(progression free survival,PFS)。基于INTEREST研究结果,IPASS研究设计了生物标志物亚组分型,结果进一步证实易瑞沙使EGFR突变阳性受试者的PFS更长(HR为0.48,95% CI为0.36,0.64,$P<0.0001$),突变阴性受试者的PFS短于二联化疗。该临床研究证实易瑞沙并不适用于所有非小细胞肺癌患者,而仅适用于其中EGFR基因突变阳性的人群,这一结论在后续的临床中也得到证实。

此后基于生物标志物分层、分组的临床试验设计越来越多,不但提高临床试验成功率,而且研发出多种高效低毒精准抗肿瘤药物,增加了在抗肿瘤药物研发中应用生物标志物的信心,"篮子实验"和"雨伞实验"的出现更是加快了精准抗肿瘤药物的发展进程。

(二)耐药性生物标志物促进新一代抗肿瘤药物研发

耐药性生物标志物的出现在肺癌研究领域较为成熟,患者在接受第一代、第二代EGFR-TKI治疗后,有50%~60%的患者会发生T790M突变。同时研究发现常见的TKI药物继发性耐药突变还包括MET扩增、HER2扩增、C797突变、18号外显子L718Q/V残基突变、G724S突变、20号外显子G796R/D和L792突变等,这些耐药性突变可以通过基因检测获得,在发现这些耐药突变后需要研究者进一步研究新的靶向药物控制肿瘤生长。2016年8月,《Nature》发表了一篇重磅文章,公布了一种奥希替尼耐药后的新一代靶向

药-EAI045，可用于一代药物耐药且有T790M突变的病人，或者用于奥希替尼耐药且有C797S突变的病人，目前仍在临床试验阶段。同时这些耐药生物标志物的出现也不断促使一批新型靶向药物进入临床试验，包括TQB3804、JNJ-61186372（JNJ-372）、CH7233163、BLU-945等。

1. 微卫星不稳定在泛癌种中的研究

具有缺陷错配修复（dMMR）机制的癌症通常是超突变的，并且在特别容易发生错配错误的单态微卫星（短串联重复）中积累突变，这种情况被称为微卫星不稳定性（MSI），可以使用免疫组化（IHC）、聚合酶链反应（PCR）和高通量测序方法（NGS）进行检测。MSI在泛癌种中广泛发生。Russell等人分析了来自癌症基因组图谱和治疗应用研究的39种癌症的11,139对肿瘤正常对的全外显子组数据，结果发现3.8%的MSI存在于27种肿瘤类型中。其中，子宫内膜癌，结肠腺癌，胃腺癌，直肠腺癌和肾上腺皮质癌等癌种中MSI发生率较高。大量证据表明，MSI是免疫治疗的预测性生物标志物。FDA于2017年5月23日批准pembrolizumab用于治疗不可切除或转移性微卫星不稳定性高（MSI-H）或错配修复缺陷（dMMR）实体肿瘤的成人和儿童患者。FDA该批准是基于对MSI-H/dMMR在不同肿瘤中的生物学的理解，以及在参加5项单臂临床试验中的1项的患者中观察到的对总体反应率（ORR）的临床重要影响。在149名具有15种不同肿瘤类型的患者中，ORR为39.6%（95%置信区间，31.7-47.9），完全缓解率为7%。反应持续时间从1.6个月以上到22.7个月以上不等，其中78%的恢复持续≥6个月。这是FDA首次批准基于常见生物标志物而不是主要起源部位的适应症的癌症治疗，也是全面基因检测辅助实现药物在泛癌种中应用的典型成功案例。

2. 外周血循环肿瘤DNA在泛癌种中的研究

ctDNA通常由肿瘤细胞主动分泌或在肿瘤细胞凋亡或坏死过程中释放入循环系统中的DNA片段，携带来源于肿瘤细胞相关的遗传学特征，如基因突变、甲基化、扩增或重排等，可作为肿瘤筛查、伴随诊断、治疗疗效评估及预后风险分层的重要指标。除此之外，ctDNA可以帮助和加快药物的开发。

2022年5月，美国食品药品监督管理局（FDA）发布了一份《ctDNA用于早期实体瘤药物开发指南草案》，该草案旨在帮助计划使用ctDNA作为生物标志物进行研究性新药申请（IND）和/或支持用于治疗早期实体肿瘤药物和生物制品的上市批准。成为ctDNA临床应用的里程碑事件。该指南草案指出ctDNA在新药开发方面的四大用途：用ctDNA筛选分子变异患者；用ctDNA-MRD富集患者；用ctDNA衡量治疗响应；用ctDNA作为临床试验早期终点。已有研究初步显示，基于ctDNA NGS检测筛选参与临床试验患者具有足够的准确性，且在不影响疗效的情况下可提高试验入组率，缩短筛查时间。ctDNA检测在肺癌、胃肠道肿瘤、乳腺癌、胆管癌及其他肿瘤的诸多前瞻性临床研究均证明仅使用液体活检指导治疗与组织活检具有相似的疗效。也有大量研究表明，ctDNA动力学与治疗反应相关，并且可能比临床/放射学检测更早地识别出反应。在治疗完成后或在监测期间检测ctDNA-MRD可以有效筛选早期肺癌、结直肠癌、乳腺癌和膀胱癌等肿瘤的高复发风险人群。这些研究为ctDNA辅助新药开发创造了可能性。

3. 总结

肿瘤精准药物的研发是当下肿瘤治疗的方向和难点，对已发现的肿瘤特定生物标志物进行细分、对未知的生物标志物进行深入研究，期待未来更多基于生物标志物的精准药物问世。其次，开发克服耐药或针对"不可成药靶点"的靶向药物也是研究者需要探讨和努力的方向。

（崔春晖　王　正　郭　伟　严令华　邱李辉）

第六节　泛肿瘤标志物的由来与发展

癌症的发生发展是复杂且多样性的，研究者对于癌症的功能性特征也在不断认识和探究。癌症特征肿瘤学界经典综述系列"Hallmarks of Cancer"（癌症特征）从2000年的6大特征更新到2022年最新版的14大癌症标志性特征，这对研究肿瘤分子标志物提供更全面的认识，同时也是发现和开发新型癌症疗法的关键促进，可用于风险评估、诊断、预后以及确定治疗效果或复发等环节。

生物标志物通常是指能被客观测量和评价，反映生理或病理过程，以及对暴露或治疗干预措施产生生物学效应的指标。其来源于人体组织或体液，可涵盖生理、生化、免疫、细胞和分子等水平的改变。在肿瘤领域，生物标志物通常是由肿瘤细胞或非肿瘤细胞产生的、反映体内肿瘤细胞或非肿瘤细胞存在和变化的生物学物质。生物标志物的检测可广泛地应用于病人的筛查、诊断、临床研究、指导用药、预后等领域。根据功能的不同，生物标志物可分为以下6类。

表3-1　生物标志物的分类

类型	定义和功能	代表性标志物
诊断性生物标志物	用于检测或确认疾病状态，或识别不同疾病亚型的生物标志物为诊断性生物标志物。诊断性生物标志物是临床疾病诊断的重要依据之一，通常作为临床试验特定受试者的入选标准	BCR-ABL1融合基因阳性是慢性髓性白血病（CML）的诊断指标之一
预后性生物标志物	反映疾病预后特征、疾病复发或进展风险的生物标志物为预后性生物标志物。预后性生物标志物通常作为临床试验的富集因子或分层因子	血甲胎蛋白（AFP）升高已在多项研究中被证实是晚期肝细胞癌的不良预后因素

（续表）

类型	定义和功能	代表性标志物
预测性生物标志物	用于预测患者对某种治疗或干预措施可能产生疗效应答的生物标志物为预测性生物标志物。预测性生物标志物是目前抗肿瘤药物研发中应用最为广泛的生物标志物，可作为临床试验的富集因子或分层因子。通过采用预测性生物标志物的富集研究设计，可精准筛选出潜在获益的患者人群开展临床试验	间变性淋巴瘤激酶（ALK）融合基因是非小细胞肺癌（NSCLC）的关键驱动基因之一，在ALK抑制剂临床研发中采用富集设计，选择具有ALK融合基因的晚期NSCLC患者作为研究人群开展研究，可极大提高研发效率
药效学生物标志物	反映患者在接受治疗后产生生物学应答的生物标志物为药效学生物标志物。药效学生物标志物是一种动态评价指标，可以是因治疗而新产生的特异性生物标志物，也可以是因治疗导致水平发生变化的已有生物指标	外周血CD20+B细胞的数量可作为试验药物靶向清除CD20+B细胞的药效学生物学指标
安全性生物标志物	通过用药前检测或用药过程中监测从而避免或减低患者发生严重安全性风险的生物标志物为安全性生物标志物。安全性生物标志物可帮助识别可能发生严重不良反应的患者人群	尿苷二磷酸葡萄糖醛酸转移酶（UGT1A1）基因型的检测可识别使用伊立替康后可能发生严重消化道不良反应的患者，这部分患者需采用低剂量给药
监测性生物标志物	用于监测疾病状态变化的（如复发等）生物标志物为监测性生物标志物	在急性淋巴细胞白血病中进行有计划的微小残留病（MRD）监测，可以监测疾病状态

肿瘤标志物研究的发展已经开始深入影响整个肿瘤领域的诊断、治疗方式的全新变革，包括组织来源定义向分子特征定义的变迁和从单一癌种研究向泛癌种研究的改变，而其中泛肿瘤的研究是相对单个癌种而言，指的是基于多癌种的综合分析。随着高通量检测技术发展到了一个相当成熟的阶段，基于单癌种的研究数据在规模和可及性方面都达到了前所未有的程度，使得大规模的综合交叉癌症分析成为可能。泛肿瘤的数据集研究可能有助于研究跨癌症类型的通路和细胞起源特征，将组织依赖效应和非组织依赖效应区分开，并揭示可能存在于癌症类型中的可操作事件，详细描述癌症的全景和精确医学研究的新途径。

与此同时伴随药物研发模式的改变，泛癌种研究也越来越被重视，在过去肿瘤药临床设计和适应症申请/审批通常是依照肿瘤的组织起源，如肺癌、胃癌、肝癌等，靶向药通常需要进行多个临床试验以及上市申请。药企倾向于做患者多、入组快，且潜在的市场规模巨大的适应症，通常是带有常见突变的大癌种，如EGFR突变的肺癌、HER2突变的乳腺癌等。而对于罕见突变，如在中国肺癌患者中不足0.1%的NTRK融合突变，由于入组难和市场小，药企的研发动力不足，临床推进缓慢，造成了携带罕见突变的患者缺乏有效的靶向药。而篮式临床设计加速了罕见突变靶向药物的开发，为泛癌种适应症获批奠定基础。罕见突变虽然发生率低，但通常在各肿瘤适应症中均有分布，因此携带罕见突变的各瘤种总体人数并不低。鉴于此，如果将这些携带有相同基因突变/生物标志物的患者汇聚到一起，并使用同一种靶向药物治疗，极大的增加临床的推进速度，这种临床被称作篮式临床设计。篮式临床方案+使用替代临床终点，加速了泛癌种适应症的批准。

一、泛癌种分子标志物在临床治疗中的应用

近年来，对于泛实体瘤疗法已被确定在检测特定分子生物标志物下可产生具有临床意义的疗效，并获得监管机构的批准，这意味着泛实体瘤疗法的时代已经来临。目前，FDA 获批的泛癌种分子标志物包括了微卫星不稳定性高（micro satellite instability-high，MSI-H）/错配修复缺陷（deficient mismatch repair，dMMR）、高肿瘤突变负荷（tumor mutational burden-high，TMB-H），从而指导患者免疫治疗；NTRK 融合、RET 融合、BRAF V600E 指导患者靶向治疗；另外还包括在妇科肿瘤中获批的 HRD 阳性（同源重组修复缺陷）指导患者 PARP 抑制剂使用。

（一）微卫星重复区/错配修复缺陷

微卫星重复区（microsatellite，MS），分布在人类基因组中的简单重复序列（1-6 碱基，重复次数 10-60 次），微卫星不稳定（microsatellite instability，MSI）是由于 DNA 在复制过程中，DNA 聚合酶沿模板链滑动，子链与模板链会发生局部分离和重新配对，在重新配对的过程中，子链与模版链发生错配，就会导致一个或几个重复单元形成凸环，通常情况下，这种错误会被 DNA 的错配修复系统（Mismatch Repair，MMR）修复，然而，当 MMR 中的相关基因（MSH2、MSH6、MLH1、PMS2）的种系突变或 MLH1 的体细胞高甲基化引发故障（dMMR），DNA 复制错误无法被修复，一些微卫星位点重复单元的重复次数发生波动，进而发生微卫星不稳定。与 DNA 中的其他区域相比，微卫星区域具有较高的突变率，其高突变率的直接表现是高度的多态性。

MSI 现象最早是在 1993 年被 Jacobs 等人在结直肠癌中发现，与癌症发生有关，可用于癌症检测。MSI 根据程度可分为三类：微卫星稳定（MSS），微卫星低不稳定（MSI-L）及微卫星高不稳定（MSI-H）。MSI-H 在不同癌种中的发生率存在较大差异。目前已知 MSI-H 发生率较高的实体瘤包括子宫内膜癌（20%~30%）、胃癌（15%~20%）和结直肠癌（12%~15%，其中Ⅳ期结直肠癌为 4%~5%）等。2017 年 5 月，PD-1 抑制剂帕博利珠单抗（pembrolizumab）成为第一个获得美国食品药品监督管理局（FDA）批准的泛实体瘤疗法，用于治疗既往治疗后疾病进展且没有令人满意替代治疗方案的不可手术或转移性的 MSI-H 或 dMMR 成人和儿童实体瘤患者，成为第一个广谱免疫药物。帕博利珠单抗的获批是基于 5 项临床试验 15 癌种 149 例携带 MSI-H/dMMR 实体瘤患者的研究，在 90 名结直肠癌患者中，它的客观缓解率（Objective Response Rate，ORR）为 36%，而在剩下的 14 种癌症患者中 ORR 为 46%，缓解的患者中时长超过半年比例超过了 78%，直至疾病进展，最大治疗周期为 24 个月。美国国立综合癌症网络（NCCN）指南在各癌种中也相继写入帕博利珠单抗,将其作为系统治疗的可选方案之一。

MSI-H/dMMR 作为广谱免疫药物帕博利珠单抗的主要生物标志物,从基因层面来说,MMR 基因失活可导致一定程度 MSI,可以反映高水平的体细胞突变,从而增强帕博利珠单抗对肿瘤细胞的杀伤效果。因此,在检测癌细胞中 MSI 时,既可以直接检测 MSI 序列变化,也可以通过检测 MMR 缺失来确定是否发生 MSI。目前检测 MSI 状态的手段包括免疫组织化学(immunohistochemistry,IHC)检测 MMR 蛋白、多重荧光聚合酶链反应(polymerase chain reaction,PCR)检测微卫星位点和基于二代测序(next generation sequencing,NGS)平台的 MSI 算法。一项来自中国的研究显示,基于 NGS 的 MSI 检测结果与传统 PCR 方法比较的吻合度高达 99%,与经双重确认的 IHC 检测结果吻合度为 92.4%。直接检测 MSI 状态的常用方法是多重荧光 PCR 毛细管电泳法,这也是目前行业公认的 MSI 检测"金标准"。近年来,随着高通量测序平台的广泛应用,基于目标区域的 NGS 测序(NGS panel)开始应用于 MSI 检测。指南及专家共识指出,MSI 检测可通过经验证的 NGS panel 进行,特别是对于那些需要同时检测 RAS/BRAF 突变状态的转移性结直肠癌患者。

(二)肿瘤突变负荷

肿瘤突变负荷(tumor mutational burden,TMB),是指存在于肿瘤基因组中体细胞突变位点的数量,包括移码突变、插入、点突变和缺失,一般不包括同义突变,可以间接反映肿瘤细胞表面新生抗原的数量。基因变异数目不断累积增多时,TMB 越高,肿瘤细胞跟正常细胞差异越显著,越容易被免疫系统攻击,免疫治疗效果越好。由于 MSI-H/dMMR 和 TMB 作为免疫治疗生物标志物的基本原理是相似的,因此,在多种肿瘤中 MSI-H/dMMR 患者往往具有较高的 TMB。而在大多数癌症亚型中,程序性死亡受体 1(PD-1)或其配体(PD-L1)表达和 TMB 没有显著的相关性,因此对 PD-1/PD-L1 抑制剂的反应率具有非重叠效应,可广泛用于对癌症免疫亚型进行分类。

TMB 概念起源于 2013 年 Nature 发表的一项研究,该研究涉及 30 个癌种的 7000 多个标本,研究者通过全基因组测序(whole genome sequencing,WGS)和全外显子测序(whole exome sequencing,WES)技术分析了突变图谱,评估了不同癌种样本中每百万碱基(megabase,Mb)的突变数量,发现肿瘤突变负荷从儿科癌症(0.001/Mb)到黑色素瘤(400/Mb),呈多样性分布,并且同种癌症不同患者间突变负荷常常也是不同的(如果考虑到肿瘤异质性的话,同一个样本中不同肿瘤细胞中的突变负荷也可能不一样)。虽然这项基础研究没有涉及更多治疗相关的信息,但却为后续抗肿瘤治疗研究,特别是抗肿瘤免疫治疗奠定了基础。2014 年首次在黑色素瘤中发现了 TMB 和 CTLA-4 抗体的治疗疗效具有相关性。2015 年,回顾性分析了接受帕博利珠单抗治疗的非小细胞肺癌(NSCLC)患者数据,数据分析显示高 TMB 的患者具有持续临床获益和无进展生存期(PFS)改善,这也提供了 TMB 可能作为独立生物标志物的证据。2018 年 NCCN 指南首次将 TMB 列入 NSCLC 患者的免疫治疗疗效预测标志物。不仅在 NSCLC 中,高 TMB 与免疫治疗疗效具有相关性,在尿路上皮癌、小细胞肺癌、子宫内膜癌、乳腺癌、结直肠癌等肿瘤中陆续也发现高 tTMB 与免疫治疗效果存在相关性。

2020 年 6 月 16 日，基于 KEYNOTE-158 研究，FDA 批准帕博利珠单抗（Keytruda）单药治疗 tTMB-H（组织 TMB ≥ 10 个突变 /Mb），既往治疗后疾病进展且没有令人满意替代治疗方案的不可手术或转移性的成人和儿童实体瘤患者，同时，FoundationOne CDx 为获批的伴随诊断。这标志着 TMB 成为继 MSI/dMMR 后第二个泛实体瘤免疫治疗伴随诊断生物标志物，TMB 正式成为科学领域，可帮助确定最有可能从帕博利珠单抗中受益的标志物。TMB 值在不同癌种中存在显著差异，目前对于 TMB 检测阈值尚未有统一的标准，在多个免疫疗法疗效的探索性分析和回顾性研究中，患者按 TMB 三分位数、四分位数和五分位进行划分区分免疫临床获益人群，专家推荐应依据免疫检查点抑制剂 ICIs 临床疗效确定阈值，才能最大可能筛选出 ICIs 治疗的潜在获益人群。

目前 TMB 检测金标准就是 WES 测序，对 ≥ 30Mb 的 CDS 区域（蛋白质编码区，外显子）序列中的突变数量进行统计分析与计算。但由于 WES 成本高，有越来越多的针对基因组 panel 的分析，并且被证实这些几百个基因的 panel 可以达到与 WES 的高度相关性，其中比较有名的就是 2017 年底被 FDA 批准的两个 NGS 大 panel 产品：FMI-F1CDX 与 MSK-IMPACT。WES 检测和 NGS panel 检测在序列的覆盖度及读取深度方面是不同的，WES 覆盖整个外显子编码区，靶向基因 panel 可覆盖预先指定的外显子组或基因组区域。WES 和 NGS panel 检测之间的测序深度也不同，靶向基因 panel 的测序深度远高于 WES。覆盖度和测序深度都可以决定检测灵敏度和特异性，因此会影响 TMB 评估。另外，WES 需对肿瘤和匹配正常组织进行全外显子组测序，以去除种系变异。虽然配对种系测序会减少总体假阳性突变，但在没有配对样本情况下，还需要大型种系数据库来减少假阳性突变识别。专家共识指出，一般认为检测的基因数目越多，TMB 的检测值与 WES 的一致性越好，NGS panel ≥ 0.8 Mb 可以较好地评估 TMB 值，panel 应包含权威指南推荐和有高等级循证医学证据的基因、有权威研究支持的上述基因相关的上下游通路基因、与免疫治疗相关的基因，包括可能的敏感基因，原发或继发耐药基因，与免疫超进展发生相关的基因以及与 TMB 相关的基因。

（三）神经营养因子受体络氨酸激酶融合

NTRK（neurotrophin receptor Kinase）全称神经营养因子受体络氨酸激酶，包含 NTRK1、NTRK2 和 NTRK3，这些基因位于人类染色体 1q23.1、9q21.33 和 15q25.3 上，虽然位于不同染色体上的不同位置，但高度同源，结构几乎相同。三个 NTRK 基因分别编码原肌球蛋白受体激酶（TRK）家族 TRKA、TRKB 和 TRKC 三种蛋白。NTRK 基因融合在 1982 年首次发现于结直肠癌（TPM3-NTRK1）。NTRK 基因融合是实体瘤中常见的驱动突变类型，致癌 NTRK 基因融合导致 TRK 激酶的过表达和持续激活，诱导 TRK 受体持续激活，由配体结合或其他机制引起的独立受体二聚化，TRK 受体的激活通过下游信号通路如 MAPK/MEK/ERK 和 PI3K/AKT/mTOR 的持续激活，导致细胞过度增殖和凋亡抗性，促进肿瘤发生和发展。

2018 年 11 月 26 日，FDA 加速批准拉罗替尼（larotrectinib）用于治疗携带 NTRK 基

因融合的转移性实体瘤患者。该药获批是基于来自三个多中心、开放标签、单臂临床试验的数据：LOXO-TRK-14001（NCT02122913）、SCOUT（NCT02637687）和 NAVIGATE（NCT02576431），在 55 名携带 NTRK 基因融合的不可切除或转移性实体瘤患者评估了 ORR 为 75%。2019 年 8 月 15 日，FDA 加速批准恩曲替尼（entrectinib）用于携带 NTRK 基因融合的转移性实体瘤患者。批准的依据是在 54 名接受恩曲替尼治疗的 10 种不同肿瘤类型的携带 NTRK 的患者中，持久的总反应率为 57%。2022 年 4 月 8 日和 7 月 26 日，国家药品监督管理局（national medical products administration，NMPA）也先后批准拉罗替尼和恩曲替尼上市用于 NTRK 融合实体瘤患者。至此，NTRK 成为首个获批的靶向治疗泛癌种靶点，开启了中国泛实体瘤靶向治疗元年。

2021 年 7 月，一项发表在《Nature Partner Journals》期刊上的重磅研究，公布了 NTRK 融合基因的大型真实世界数据。在 295676 名患者中，889 名患者存在 NTRK 基因融合，整体突变频率为 0.30%。NTRK 在成人唾液腺癌、软组织肉瘤和甲状腺癌、儿童纤维肉瘤中，唾液腺癌的突变频率最高；与其他种族相比，东亚和南亚人群 NTRK 基因融合的突变频率相对较高（0.4%）；NTRK 融合的亚型多达 134 种，其中成人肿瘤中常见的融合类型为 ETV6、TPM3、LMNA、TPR、IRF2BP2 等；儿童肿瘤常见的融合类型为：ETV6、TPM3、TPR、SQSTM1、LMNA 等。由于 NTRK 的发生率低并且融合模式复杂性等问题，在常规临床实践中有效筛选患者接受 TRK 抑制剂治疗具有挑战性。2022 年 9 月 20 日，首部《中国实体瘤 NTRK 基因融合临床诊疗专家共识》，推动 NTRK 融合泛实体瘤靶向治疗的规范落地。该共识推荐针对 NTRK 融合的检测方法包括了免疫组织化学（IHC）、荧光原位杂交（FISH）、逆转录聚合酶链反应（RT-PCR）、NGS 以及基于 RNA 的 NGS，其中专家强烈推荐使用覆盖 NTRK 基因内含子区域的 NGS DNA panel 或者 WES 作为 NTRK 基因融合检测的首要手段，基于 RNA 的 NGS 作为 NTRK 基因融合检测的重要补充手段。在 IHC 呈阳性时，NGS RNA panel 比 NGS DNA panel 具有更高的灵敏性；DNA NGS 检测阴性的情况下，建议使用 RNA NGS panel 进一步确认。因此，在条件允许的情况下推荐同时提取 FFPE 切片的 DNA 和 RNA，以达到并行开展 DNA 和 RNA 测序的目的。

（四）丝氨酸/苏氨酸激酶 V600E

BRAF 是一种丝氨酸/苏氨酸激酶，是三个 RAF 蛋白激酶家族成员（ARAF、BRAF 和 CRAF）之一，也是近年深入研究的焦点，BRAF 激活突变组成性地激活了 RAF/MEK 信号传导，这是各种恶性肿瘤中致癌的主要驱动因素[40]。大约 15% 的癌症携带 BRAF 突变，其中最常见的 BRAF 突变是 V600E。BRAF 突变在甲状腺乳头状癌（30%~80%）、黑色素瘤（40%~60%）、卵巢癌（35%~60%）、胆管癌（3%~22%）和结直肠癌（5%~15%）也比较常见，并且都有针对该靶点开展相应的临床研究治疗。

2022 年 6 月 22 日，美国食品药品监督管理局加速批准达拉非尼（dabrafenib）联合曲美替尼（trametinib）用于治疗 ≥ 6 岁患有不可切除或转移性实体瘤（结直肠癌除外）的成人和儿童患者 BRAF V600E 突变在先前治疗后出现进展并且没有令人满意的替代治疗选择。该研究结果显示：在入组的131名实体瘤患者中，90%是接受过先前的全身治疗出现进展的晚期患者，接受达拉非尼联合曲美替尼联合治疗后，总客观缓解率高达80%，并且该组合治疗方案对入组的20类癌症均有不同效果。由于已知对BRAF抑制的内在抗性，达拉非尼联合曲美替尼不适用于结直肠癌患者，在此之前FDA已批准康奈非尼（encorafenib）联合西妥昔单抗（cetuximab）或帕尼单抗（panitumumab）用于携带BRAF V600E的转移性结直肠癌患者。基于FDA获批的泛实体瘤适应症，标志着BRAF V600E第五个泛实体瘤标志物的诞生，也是继NTRK之后第二个获批泛实体瘤靶向治疗的分子标志物。

BRAF突变检测有多种方法可供选择，包括已批准的伴随诊断产品和经过CLIA认证开发用于BRAF检测的NGS panel；基于DNA的检测和基于抗体的检测都是可行的。FDA批准的威罗非尼伴随诊断（COBAS 4800 BRAF V600突变检测），以识别那些携带BRAF V600E突变的黑色素瘤患者，以及批准的达拉非尼和曲美替尼联合方案（THxID BRAF试剂盒）用于那些黑色素瘤携带BRAF V600E或BRAF V600K突变的患者。这些诊断虽然得到了充分验证，但由于无法检测其他突变以及BRAF中的扩增和重排而受到限制，并且也无法检测到大多数患者肿瘤中共存的其他基因组异常，NGS技术能更好解决这一问题，更适合于那些需要全面基因分析的患者。

（五）原癌基因编码跨膜受体酪氨酸激酶融合

原癌基因编码跨膜受体酪氨酸激酶（RET），通过与配体结合可激活下游信号通路，包括MAPK和PI3K通路，这些通路在细胞分化、生长、迁移和生存中发挥重要作用。RET异常可通过导致配体非依赖性激酶激活的扩增或突变和重排导致功能增益，这些改变在不同类型的恶性肿瘤和遗传性疾病中均有报道。大约2%的癌症携带受体酪氨酸激酶RET突变或异常，最常见的RET异常类型是突变（38.6%），其次是融合（30.7%）和扩增（25%）。其中RET融合发生在大约2.5%~73%的散发性乳头状甲状腺癌（PTC）和1%~3%的非小细胞肺癌（NSCLC）患者中，最常见的RET融合是PTC中的CDCC6-RET和NCOA4-RET以及NSCLC中的KIF5B-RET。除了甲状腺癌和肺癌外，RET融合在肺肉瘤样癌（16.7%）、输尿管尿路上皮癌（16.7%）、卵巢上皮癌（1.9%）、唾液腺腺癌（3.2%）、胰腺导管癌（0.6%）和原发灶不明癌（0.7%）中有发生。

2022年9月21日，FDA基于LIBRETTO-001研究结果，加速批准塞尔帕替尼（selpercatinib）用于治疗携带RET基因融合的局部晚期或转移性实体瘤成人患者，这些患者在之前的全身系统治疗期间或之后出现进展，或者没有令人满意的替代治疗选择。LIBRETTO-001试验评估了41名RET融合阳性肿瘤（非小细胞肺癌和甲状腺癌除外）患者：总体ORR为44%，DOR为24.5个月。在此之前该试验Ⅰ/Ⅱ期的数据已支持FDA批准塞尔帕替尼在NSCLC和甲状腺癌中的应用，RET融合阳性NSCLC患者对治疗的总体反应率为64%~85%，RET突变甲状腺髓样癌患者反应率为69%~73%，RET融合阳性甲状腺癌患者反应率为75%~79%，这标志着基于第六个分子生物标志物的泛实体瘤疗法正式诞生，并且重申了在泛实体瘤中考虑进行RET基因融合检测的重要性。

RET 基因融合是伴侣基因的 5′ 序列与编码酪氨酸激酶的 RET 基因 3′ 序列融合而成，融合形式存在多种且复杂，目前的检测方法包括 IHC、FISH、RT-PCR、DNA-NGS、RNA-NGS 等，所有的分子病理检测方法均具有优缺点，也受样本类型、样本质量以及实验室条件等因素影响，其中 FISH 方法仍然是基因融合检测的"金标准"，不过该方法性价比低，罕见变异类型存在假阴性的缺点；NGS 检测是目前性价比高且灵敏度高，DNA-NGS 和 RNA-NGS 检测方法受到专家强烈推荐使用。

（六）同源重组修复缺陷

同源重组修复缺陷（HRD）通常指细胞水平上的同源重组修复（homologous recombination repair，HRR）功能障碍状态，HRD 会产生可量化的、稳定的基因组改变，造成 HRD 的原因有 BRCA 等 HRR 相关基因胚系突变或体细胞突变、表观遗传失活以及其他不明原因。HRD 在卵巢癌和乳腺癌中最常见，其次是胰腺癌和前列腺癌。在临床上，针对 HRD 阳性患者可使用 PARP 抑制剂治疗同时也对铂类药物高度敏感。

2019 年 10 月 23 日，FDA 批准尼拉帕利（niraparib）用于既往接受过三线及以上化疗的 HRD 阳性晚期上皮卵巢癌，输卵管癌或原发性腹膜癌成人患者。该获批基于单臂 QUADRA 试验，HRD 阳性状态使用 Myriad myChoice CDx 确定为肿瘤 BRCA 突变（tBRCAm）（n=63）或基因组不稳定性评分（GIS）≥ 42（n=35）。在 HRD 阳性队列的 98 名患者中，接受尼拉帕利治疗的客观缓解率（ORR）为 24%，中位预期缓解持续时间（DOR）为 8.3 个月。2018 年 12 月 19 日，FDA 批准奥拉帕利（Olaparib）单药治疗 BRCA 突变（BRCAm）晚期卵巢癌的一线维持治疗，并于 2020 年 5 月 8 日扩大了奥拉帕尼的适应症包括将其与贝伐单抗联合用于 HRD 阳性晚期卵巢癌的一线维持治疗。奥拉帕尼单药治疗的批准基于 SOLO-1 试验结果，该适应症获批两项伴随诊断：BRACAnalysis CDx 用于胚系 BRCA1/2 改变；FoundationOne CDx 用于 BRCA1/2 组织标本的改变。奥拉帕利联合贝伐单抗的批准是基于 PAOLA-1 试验的结果，Myriad myChoice CDx 被指定为伴随诊断，用于奥拉帕尼加贝伐单抗联合治疗与 HRD 阳性状态相关的卵巢癌。PAOLA-1 试验的结果显示中位 PFS 分别为 37.2 个月和 17.7 个月，而 HRD 阳性且 BRCA 突变阴性患者的中位 PFS 分别为 28.1 个月和 16.6 个月，卵巢癌是目前唯一获批 HRD 阳性作为 PARP 抑制剂治疗的癌种，而在乳腺癌、胰腺癌、前列腺癌获批 PARP 抑制剂治疗的标志物包括检测 BRCA1/2 或其他 HRR 相关基因。

HRD 的检测通常包括两个部分：通过检测 BRCA1/2 等 HRR 相关基因的失活突变评估 HRD 产生的原因；另一种通过检测基因组损伤的模式和程度来评估 HRD 带来的结果或称 HRD 评分（HRD score）。对于后者，一般通过 SNP 位点检测和计算得出。其原理是基于细胞内因 HRD 而引起的 DNA 损伤，将以一些特定且可识别的方式在基因组上留下瘢痕标志，如杂合性缺失（loss of heterozygosity，LOH）、端粒等位基因不平衡（telomeric allelic imbalance，TAI）、大片段迁移（large-scale state transition，LST）等被作为基因组瘢痕标志物，以量化基因组瘢痕的程度。截至目前，全球范围内仅 2 款 HRD 检测产品在大型 III 期临床研究中得到验证：Myriad myChoice® CDx（HRD 阳性评分≥42）和 FoundationFocusTM CDx BRCA LOH（HRD 阳性阈值：BRCA1/2 突变或 LOH≥16%）。

除了 FDA 批准的泛实体瘤分子标志物指导患者临床治疗，其他泛实体瘤疗法的开发正在向前推进。对于 FGFR 变异的靶向药物厄达替尼（erdafitinib）之前已经被批准用于治疗携带有 FGFR 变异的局部晚期或转移性尿路上皮癌成人患者，虽然尿路上皮癌最常涉及 FGFR 变异，但也有其他癌症类型包括肺癌、乳腺癌、前列腺癌、多发性骨髓瘤和宫颈癌等与 FGFR 变异相关。2022 ASCO 报道了厄达非替尼在晚期或转移性泛实体瘤患者的一项 2 期 RAGNAR 研究（NCT04083976），临床结果显示患者 ORR 为 29.2%，DCR 为 72.5%，FGFR 突变与融合患者的 ORR 相似（26.8% vs 27.0%），这可能会扩大厄达非替尼在其他恶性肿瘤中的应用。NRG1 融合，是泛实体瘤疗法的另一个研究目标，约在 0.2% 的实体瘤中发生，最常见的是非小细胞肺癌，其他具有 NRG1 融合的肿瘤类型包括胆囊癌、肾细胞癌、膀胱癌、卵巢癌、胰腺癌等。瑟瑞妥单抗（seribantumab）是一种新型 HER3 靶向的单克隆抗体，目前开展的 2 期 CRESTONE 研究（NCT04383210）正在对 NRG1 基因融合的局部晚期或转移性实体瘤进行疗效和安全性评估，2022 ASCO 报道该研究结果，在主要疗效人群中 ORR 率为 30%，DCR 率达到 90%，NRG1 融合有希望成为泛实体瘤疗法的分子标志物。随着泛实体瘤疗法的时代来临，彻底改变了此前个体化医疗的概念，研究人员需要更加了解分子标志物的临床应用和可靠性，从而将其整合到临床实践，指导患者治疗。ASCO 专家组认为，对于一种以上的生物标志物相关疗法被批准用于患者的疾病，则应使用多基因组的检测，即便肿瘤标志物的治疗批准很少或没有时，多基因检测还可以通过识别额外的目标来帮助选择治疗。

泛癌种分子标志物在早期诊断的应用：相比其他国家，我国中晚期癌症患者的比例更高、基数更大，这不仅使癌症患者的治疗费用成倍增加，而且从整体水平降低了我国癌症患者的治疗效果，这使癌症早期诊断的研究更加迫切。临床上，肿瘤死亡率的高低与确诊时肿瘤的分期密切相关，有效的预警筛查以实现识别早期阶段的原发肿瘤将有助于患者获得高质量的诊疗，是成功治疗肿瘤、提高总体存活率和降低恶性肿瘤死亡率的最佳策略。由此可见，恶性肿瘤的早期诊断至关重要，是肿瘤降低死亡率，提升整体肿瘤防治水平最有效的途径。因此，临床上亟需找到创伤小、生物学特性稳定且诊断敏感性和特异性俱佳的肿瘤预测手段。找到一种灵敏度和特异性都较高的标志物，实现早期发现癌症以促进及时的干预和治疗仍是当今临床上的重要课题。近几十年来，肿瘤标志物研究取得了许多重要进展，但令人遗憾的是，目前恶性肿瘤诊断标志物研究仍存在诸多问题：①临床广泛使用的生物标志物分子灵敏度和特异度往往不高，临床使用时漏诊率和误诊率高；②部分标志物特异度不高，导致临床上过度穿刺活检，而部分肿瘤例如胰腺癌、卵巢癌则缺乏公认的标志物；③目前的筛检范式一般是针对某种特定的癌种，在临床成本效益方面面临着巨大的挑战；④临床上缺乏一组或一类分子标志物，使用同一种方法就能够鉴别多种肿瘤的检测手段。

利用表观遗传生物标记可能有助于发现早期恶性肿瘤，以及从血液检测中确定肿瘤起源，基于 ctDNA 筛检的泛肿瘤标志物研究 CancerSEEK 试验、Galleri 试验和 PanSeer 试验目前处于临床试验中。CancerSEEK 采用 1005 名被诊断患有 Ⅰ-Ⅲ期乳腺癌、结直肠癌、胃癌、肝癌、肺癌、食管癌、卵巢癌或胰腺癌的患者，使用肿瘤基因特异性突变和蛋白质生物标志物的联合测定方法可以识别出 70%（范围：33%~98%）患有八种常见肿瘤中的任何一种的患者，但是对Ⅰ期癌症的敏感性较低（43%）。同时，CancerSEEK 可以定位肿瘤位置，将 83% 的患者癌症来源定位到两个解剖部位，63% 的患者定位到单个器官。随后，研究者招募 1 万人 65-75 岁无癌症病史的女性患者开展探索性前瞻性干预研究评估多癌症血液检测 CancerSEEK 与 PET-CT 成像结合检测癌症的可行性和安全性，基于该策略发现 24 例癌症患者（27%），常规筛查发现 24 例（25%），出现症状和其他方式发现 46 例（48%），1.0% 的受试者根据假阳性血液检查进行了 PET-CT 成像，而 0.22% 的受试者经历了无效的侵入性诊断。循环游离基因组图谱（circulating cell-free genome Atlas, CCGA）是迄今为止最大的临床基因组学计划，这项前瞻性病例对照子研究评估 cfDNA 的靶向甲基化性能，以高特异性检测和定位所有阶段的多种癌症类型。该检测预测十二种肿瘤特异性为 99.3%，单一假阳性率为 0.7%，在 96% 具有癌症样信号的样本中预测到了起源组织。PanSeer 是依托前瞻性健康人群大型队列——泰州队列研发的多癌种筛查技术，通过检测循环肿瘤 DNA（ctDNA）甲基化比常规诊断提早四年无创发现癌症。PanSeer 对最常见的 5 个癌种结直肠癌、食管癌、肝癌、胃癌和肺癌的总检出率为 83%~96%，对健康人检测特异性高达 96%。

除了治疗领域以外泛肿瘤标志物研究在癌症早期诊断方面也显示出巨大的潜力，但是仍然面临一些重要的挑战：一是多癌种检测涉及如何识别潜在的起源组织，定位到具体的癌症类型；二是癌症早期阶段的改变通常难以被检测到，因此目前液体活检技术通常面临检测早阶段肿瘤敏感性低的问题；三是新型的标志物检测技术需要具备较高特异性，避免过多的健康人判为阳性检测结果而导致的不必要的后续检查和焦虑；四是目前开发中的泛肿瘤标志物大部分是基于回顾性的数据和样本，缺少前瞻性的研究。

（纪　元　程　伟　沈依帆　李　磊）

第七节　基于人工智能的新型标志物发现与案例应用

人工智能（artificial intelligence, AI）是研究开发用于模拟、延伸和扩展人的智能的理论、方法、技术及应用系统的一门新的技术科学。近年来，人工智能（artificial intelligence, AI）技术，特别是深度学习（deep learning, DL）技术的发展，优秀的算法不断出现，在处理与整合临床上多参数、多维度纷繁复杂的信息资源上发挥着举足轻重的作用。几乎同时发展起来的二代基因测序技术（next generation sequencing），为 AI 提供海量、低成本的临床遗传信息，极大拓展了各种疾病的新型标志物类型和范围，如位点突变，基因拷贝数变化，基因结构变化，DNA 甲基化，组蛋白修饰，以及最新的肿瘤新抗原和新抗原相关的免疫组库等等。

医疗的智能化和智慧化是必然趋势，AI 在医疗健康领域的应用能够加速早期筛查方式、诊疗方式、诊疗水平、预后管理、康复训练管理等方面的一系列重大变革，为医疗产业拓展医疗产业链，创造新价值、塑造新竞争优势。AI 的应用将可能彻底改变当前临床实践的诸多方面，例如增强临床决策，促进疾病诊断，识别之前未被识别的与疾病表型相关的图像或基因组范式，以及辅助或直接进行手术干预。特别是在知识图谱技术方面，近年来，取得了长足的进展，大量的知识图谱被构建出来，并开始应用于各种临床场景。

一、基于人工智能的早筛标志物的发现

早期肿瘤体积较小且往往局限于器官内，但当肿瘤扩散到器官外或远处转移时，肿瘤的治疗就显得相当困难且预后很差。例如，在美国人群的权威报道中，早期肺癌、肝癌、前列腺癌、直肠癌等常见肿瘤的 5 年生存率分别为 59%、34%、>99%、90%，但晚期肺癌、肝癌、前列腺癌、直肠癌的 5 年生存率仅分别为 6%、3%、30%、14%。由此可见，重视恶性肿瘤的预警筛查，提高早期诊断率，是降低死亡率，提升整体防治水平最有效的途径。因此，恶性肿瘤的人群筛查以及早期诊断是肿瘤防治的重中之重。在恶性肿瘤的研究方面，基于 AI 的医学技术近年来也在迅速发展，越来越多的医疗 AI 被开发出来模仿医生对恶性肿瘤的会诊方式。例如，AI 已被应用于皮肤癌分类，其性能可与人类皮肤科医生媲美，AI 使结直肠肿瘤的漏诊率降低了大约 50%，或用于病理科读片，在不漏诊恶性肿瘤的基础上，可以至少减轻医生 2/3 的工作量。2017 年，JAMA 报道深度学习算法阅读病理切片的准确度达到了病理科医生的水平；全片阅读的准确性甚至超过了病理医生。美国药监局（food and drug administration，FDA）自从 2016 年批准第一个 AI 诊断算法以来，已经批准了数十种 AI 算法。这些算法主要面向医疗影像，目前还没有基于针对基因组学数据的 AI 算法被批准。但是工业界和学术界已经着手开发针对基因组学的 AI 算法。相信不久的将来，各种 AI 算法会帮助加快这个领域的发展。

ctDNA 是最重要的肿瘤早筛标志物的数据来源。循环系统中突变的肿瘤 DNA 比例低，所以测序得到的 ctDNA 数据的信噪比低，因此相对肿瘤组织测序，需要更深度的测序数据。受限于测序成本，以往 ctDNA 测序聚焦于参见的肿瘤突变位点（如 KRAS，BRAF 等），进行深度 > 1000x 的测序。深度测序可以提高检测到突变的 DNA 的敏感性，但是简单提高测序深度并不能解决信噪比低带来的特异性问题。因此科学家们设计了巧妙的实验技术并配合专门的分析流程和 AI 算法来提高 ctDNA 检测的敏感性和特异性。iDES 是被广泛应用的 ctDNA 检测方法，其中多种 AI 算法被应用：①在 adapter 和 barcode 设计中，贪心算法被用于寻找两两之间的 Levenshtein distance（编辑距离）最大的 oligo 集；②为了精确判定真实突变和背景噪声，一个基于泊松分布的蒙特卡罗算法被设计用于设别突变位点；③为了消除 PCR 带来的重复序列导致的测序错误，开发了基于 barcode 的分析算法；④零膨胀模型（zero-inflated）被应用于消除位置特异的背景噪声；⑤最后，

ctDNA 检测指数（detection index）和蒙特卡罗算法被用于计算整体的统计显著性。

ctDNA 通常有特殊的甲基化模式，因此不但可以帮助监控肿瘤的发生，还可以帮助确认 ctDNA 的组织来源，从而帮助早筛时判断肿瘤是否发生以及发生的位点。多种人工智能方法被应用于 ctDNA 甲基化检测中，如高斯混合模型、random forest、逻辑斯蒂回归、二次规划、NMF SVM、机器学习分类器等。最新的应用机器学习分类器辅助的深度甲基化测序能够检测到低至万分之一的肿瘤甲基化信号。该方法检测到 52%~81% 的 I A 至 III 期患者，特异性为 96%［95% 置信区间（CI）93%~98%］。最近发展的深度学习算法也被应用于 ctDNA 甲基化检测中，如 DISMIR、DISMIR 和 CancerDector、SVM、randomForest 等传统非深度学习算法比较，具有更高敏感性和特异性。

通过 cfDNA 检测 DNA 拷贝数异常的技术已经在临床上成功应用于新生儿的唐氏综合征筛查中。肿瘤细胞中也通常发生 DNA 拷贝数异常，但是由于这些拷贝数变化的基因组区域不够大，或者不连续，导致其检测更具挑战性。各种人工智能算法，如加权随机森林算法、SVM、Extreme Gradient Boosting（XGBoost）、random forest、Hidden Markov Model 和基于无参统计模型的算法 t-MAD 等，先后被应用于从 cfDNA 中检测 DNA 拷贝数。尽管从基因组数据中检测 CNV 的算法性能逐步提高，目前大多数方法依然存在误报率。目前一种常见的解决方案是让人类专家在进一步下游分析或实验验证之前手动审查原始 CNV 检测结果以过滤误报。DeepCNV，一种基于深度学习的方法被开发出来，用于审查其他 CNV 算法的结果，其性能几乎等同于人类专家。

ctDNA 检测 MSI 的方法也被开发出来。但是这个领域面临很多挑战，如克隆造血引入的突变使得从血浆 cfDNA 测序数据中探索 MSI 信号变得具有挑战性。因此，如果样本中 ctDNA 含量少于 0.4%，目前 ctDNA MSI 检测方法还不够准确。MSIsensor-ct 比较了 5 种机器学习算法，Support Vector Machines、eXtreme Gradient Boosting、Gradient Boosting Decision Tree、Logistic Regression 和 Adaptive Boosting，发现 XGBoosting 效果最好，可以通过极深度测序（>3000x）数据检从 <0.05% ctDNA 含量的样本中稳定检测 MSI。

除了 ctDNA 的核酸序列、位点突变、拷贝数、甲基化和 MSI 等信息外，还可以应用它的其他特性，提高肿瘤早筛的精准度。Mouliere 等发现血液中 ctDNA 片段的长度分布和正常细胞的 cfDNA 长度分布显著不同。由于肿瘤细胞基因组上的核小体位置通常发生显著变化，因此 ctDNA 在基因组上的位置和正常细胞的 ctDNA 的位置不同，这类信息可以被应用于 ctDNA 的检测。

ctDNA 含有丰富的信息，包含核酸序列、位点突变、拷贝数、甲基化、MSI、序列长度、丰度、出现的时空模式、在基因组上的位置特征、起始位点和终止位点的特征等等信息。应用 AI 算法整合这些多源异质信息，可以大幅提高 ctDNA 数据的效力。

CancerSeek 是商业化最成功的整合多种液态活检检测数据，提高肿瘤早筛精准度的方法。CancerSeek 监控 16 个基因和 39 个蛋白标志物，应用 Logistic regression 模型，在 8 种肿瘤（ovary, liver, stomach, pancreas, esophagus, colorectum, lung, or breast），1005 个患者中取得了敏感性 69% 到 98%、特异性 99% 的成绩。

由于需要极高深度测序，目前 cfDNA 通过靶向基因测序方法获得，少部分通过外显子组测序方法获得。但是这些方法依赖于已知的突变位点、基因融合位点、拷贝数变化区域等知识,并且对每个位点的检测灵敏度要求非常严格。最近发展的技术,正在研发通过低覆盖率全基因组测序方法,获得 cfDNA 的低灵敏度、多模态信息,然后应用人工智能算法,进行肿瘤早筛。这些研究表明,广度可能会取代测序深度以克服 cfDNA 丰度的障碍。Ziviran 的研究证实,cfDNA 的全基因组测序(WGS)允许超灵敏检测,利用在实体恶性肿瘤中观察到的数千种体细胞突变的累积信号,肿瘤 ctDNA 检测灵敏度可以低至 10e-5。该研究开发基于 SVM 的 MRDetect 算法,整合全基因组水平的 SNV 和 CNA 信息,在临床数据中达到的阳性预测值(PPV)和阴性预测值(NPV)(灵敏度为 81%,特异性为 83%)分别为 0.8 和 0.84。Lung-CLiP 模型是一个综合分类框架,使用五种不同的分类规则集成了 SNV 和 CNV 模型的输出:5 最近的邻居(5NN)、3NN、朴素贝叶斯、逻辑回归和决策树。最后 Lung-CLiP 利用了一个半监督的学习框架,在该框架中训练弹性网逻辑回归模型。在一个 44 位早期肿瘤患者 vs 46 位正常对照的队列中进行验证,它可以有效区分早期肺癌患者和正常人对照。在最近在一项针对儿科肿瘤的全基因组 cfDNA 测序项目中,科学家根据 EWS 基因的 DNase I 敏感位点、DNA 拷贝数、测序片段长度等信息,通过元学习器(meta learner)整合应用 SVM、前向神经网络、随机森林、二项式广义线性模型等 4 种机器学习方法,在 0.1x 测序深度取得了 ROC AUC > 90% 的性能。

(一)基于人工智能的治疗指导标志物的发现

人工智能技术和组学大数据结合,一直是治疗指导性标志物发现的主要方法之一。辉瑞的 CDK4/6 抑制剂帕博西尼(Palbociclib)曾在 2007 年的一期临床试验中失败。加州大学的科学家 Finn 等通过分析超过 50 例基因芯片数据,发现 ER+ 阳性患者对帕博西尼最敏感,从而挽救了帕博西尼的临床试验。

自 2002 年 Golub 等应用人工智能算法分析基因表达谱数据准确预测弥漫性大 B 细胞淋巴瘤的预后结果后,大量人工智能算法被应用于各种组学数据,为不同类型肿瘤发现了高度治疗指导意义的生物标志物,如 SVM、logistic regression、naive Bayes、deep forest、VAE、等。较早获批的基于组学数据和人工智能算法的指导治疗的生物标志物包括含 70 个基因的 MammaPrint 和包含 21 个基因的 OncoType。目前已经获批的治疗的生物标志物大多以 DNA 突变或 RNA 表达为指标。随着基因组学的研究越来越广泛,越来越多的新型基因组信息被用于标志物,如作为前列腺癌生物标志物并可以是尿液中检测到的环状 RNA(circRNA)。每一种新型标志物出现,都对人工智能技术提出新的挑战。

除了单独应用 DNA 或 RNA 作为生物标志物外,多模态生物标志物的整合可以带来更精准的结果。Foundation Medicine 的 Foundation One- 血红素检测是最早整合 RNA 和 DNA 测序信息的基因检测产品之一。

免疫疗法甚至可以治愈最致命的癌症,但只能治愈一小部分患者。Kang 等开发的程序 DeepGeneX 利用深度学习算法分析来自患者肿瘤的基因表达数据,发现了能够准确预测肿瘤对免疫疗法易感性的关键基因标志物,这些标志物可以预测药物反应和临床结果,例如疾病发作、严重程度、生存或疾病复发。肿瘤微环境(TME)调节着肿瘤的生存、维持、生长和免疫监测,在疾病进展和治疗反应中起着重要作用,如局部耐药、免疫逃逸和癌症转移等。阐明不同细胞群中 TME 细胞的组成及其功能有助于探索更有效的肿瘤治疗方法。MD Anderson 和 Dana Faber 的团队分别开发了基于反卷积算法的 bulk RNA-seq 数据分析方法 Kassandra 和 TIMER。此外,基于 bulk RNA-seq 数据的人工智能算法可以准确识别癌性状态并将其与正常细胞区分开来,它对罕见的癌症类型、原发性癌症、难治性转移性癌症和原发性未知的癌症表现良好,并且在癌症起源部位未知或标准病理学评估尚无定论的情况下,可用作正交诊断方法。

肿瘤患者的病变部位和外周血中都含有肿瘤细胞特异的 T 细胞或 B 细胞克隆。由于 T 细胞和 B 细胞的受体基因(TCR 和 BCR)的多样性预计能达到 1070,因此不同患者之间出现相同 TCR/BCR 序列的概率非常低。但是即使不同的 BCR/TCR 序列,仍可能包含特殊的信息,帮助肿瘤患者的诊断、预后和微小病灶残留分析(MRD)。Adaptive Biotechnologies 公司应用免疫组库技术,通过人工智能和生物信息技术分析患者血液中所有 T 细胞受体和 B 细胞受体的多样性、特异性、富集度等多种指标来预测治疗的临床效果。Adaptive Biotechnologies 的产品 ClonoSEQ® 已被美国 FDA 批准检测多发性骨髓瘤或 B 细胞急性淋巴细胞白血病(B-ALL)患者骨髓中的微小残留病(MRD)以及慢性淋巴细胞白血病(CLL)患者的血液或骨髓。CLL 克隆性(ID)测试还将产生 IGHV 状态结果,该结果作为 CLIA 验证的实验室开发测试(LDT)提供,但尚未获得 FDA 的批准或批准。此外,作为 CLIA 验证的 LDT,clonoSEQ 可用于其他淋巴癌和标本类型。

肿瘤新抗原是一种新型肿瘤免疫治疗方法,也为肿瘤治疗指导标志物提供了新的来源。目前以肿瘤新抗原为标志物的研究还比较少,主要是由于肿瘤新抗原发现的人工智能算法还不够成熟,临床数据较少。肿瘤新抗原需要成体系的人工智能算法集合,包括突变识别,HLA 分型,MHC- 多肽亲和力计算,细胞免疫原性计算等等。学术界和工业界正在开发越来越成熟的算法。我国的肿瘤新抗原临床试验已经开展,随着算法的成熟和数据的积累,新抗原将会成为越来越重要的肿瘤治疗指导标志物。由于肿瘤新抗原的高度个体异质性,无论作为药物还是生物标志物,都给现行药物审批监管机构带来了巨大挑战。学术界、工业界和监管机构的共同努力,有望在不久的将来为肿瘤患者开发出最高效的肿瘤新抗原治疗方法和治疗指导标志物。

(二)人工智能新型标志物发现过程中的挑战与展望

尽管 AI 有望给医疗实践带来革命,但仍面临着诸多技术挑战,尤其是基于 AI 的新型标志物在临床实践中的应用仍有相当长的路要走。基于机器学习的方法在很大程度上依赖于大量高质量训练数据,并且汇编的数据必须能代表目标群体[2]。然而,在真实世界筛查诊疗行为中产生的数据往往存在类型不一、组织结构松散甚至数据缺失等问题,给大数据环境下的知识互联带来了极大的挑战。因此,我们需要根据大数据环境下的医疗知识规范和组织原则,从更深层次上揭示各种数据信息的整体关联性。AI 虽然在恶性肿瘤筛查中显示出了强大的功能,但目前基于 AI 技术的恶性肿瘤早筛、早诊、治疗指导或预后模型尚未完善且存在诸多问题:①临床上缺乏可解释性强且鲁棒性高的恶性肿瘤智能感知模型；②目前研发的AI筛查或者辅助诊断系统多集中在医学影像领域，罕有整合临床和组学多模态数据的AI模型；③无法根据真实世界的临床应用场景，实现恶性肿瘤的分类和分级别智能感知；④恶性肿瘤的"液体活检"有着重要价值，但临床上缺乏行之有效的泛肿瘤和肿瘤特异性分子标志物，且尚未有融合分子诊断新技术的恶性肿瘤智能感知模型。

目前大部分AI算法针对单一模态数据。因此开发整合跨模态数据的多模态AI模型——包括生物传感器、遗传、表观遗传学、蛋白质组学、宏基因组，整合跨模态数据的多模态数据——有望部分弥合这一差距，更高效地发现标志物。比如，He等开发了深度学习算法，可以从分辨率为100μm的组织病理学图像中预测100多个基因的表达，包括已知的肿瘤内异质性乳腺癌生物标志物以及肿瘤生长和免疫激活的基。

此外，准确和可扩展的数据解释是另一个主要挑战，即所谓的"Black Box"，导致医生可能不愿接受内部机制难以理解的AI系统。众所周知，在医学诊断中，我们不仅需要从先前的数据中学习来提取和概括知识，还需要澄清知识的复杂相互关系和潜在的解释因素。当然，一些研究已经开始关注临床AI的可解释性问题，尝试用现有的方法（包括事后方法或监督机器模型）为深度学习工具提供生物可解释性，以解释深度学习模型已经做出预测后的输出，即便如此，这些工作与临床可用且兼具可解释性的AI系统还相距甚远。

鲁棒性强、易于泛化的AI模型通常需要大量且多中心的数据进行训练，其性能会随着训练数据量的增加而扩展。为了克服数据收集面临的实际困难以及法律和道德障碍，研究者们提出"群体学习"的方式，即在不同物理分离的计算机系统中联合训练一个机器学习模型，并且成功应用于预测结直肠癌病理切片的突变状态和微卫星不稳定性。

（陈　威　周一鸣）

第八节　生物标志物与抗肿瘤药物研发概要

随着肿瘤分子生物学的不断发展，肿瘤治疗经历了以传统化疗为主到以靶向、免疫治疗为主的精准治疗时代。精准治疗主要指基于诊断结果、合理选择患者的分子生物信息，对其进行精确的个体化治疗。精准药物是指依据疾病类型和基因特征研发靶向特异性药物，并参考个体差异指导用药。精准医疗在肿瘤学领域的出现伴随着新的临床试验设计的引入，旨在识别生物标志物匹配从靶向治疗中获益最多的亚组患者。肿瘤的发生发展离不开癌相关基因的异常激活或失活，因此基因层面的生物标志物检测在肿瘤诊治过程中显得尤为重要，根据特定的基因检测结果制定个体化治疗方案、确保患者最大程度受益。对于存在特定驱动基因但目前无药可用的这一类患者，是肿瘤精准治疗与抗肿瘤新药研发需要努力的方向。本章节将重点概述生物标志物在肿瘤精准治疗中的研究现状以及生物标志物在抗肿瘤新药研发中的作用。

一、生物标志物在肿瘤精准治疗中的研究现状

在新一代测序技术（next generation sequencing，NGS）技术不断发展、癌症基因组图谱计划（the cancer genome Atlas，TCGA）宣告完成的引领下，肿瘤领域的精准治疗逐渐步入我们的视角，多种基于生物标志物的治疗药物应运而生。1998年，美国食品药品监督管理局（food and drug administration，FDA）批准曲妥珠单抗治疗表皮生长因子受体2（epidermal growth factor receptor 2，HER2）阳性的乳腺癌，正式开启了抗肿瘤精准药物开发的大门。同时研究数据表明曲妥珠单抗联合化疗显著改善HER2阳性乳腺癌患者的生存期，明显降低此类乳腺癌复发风险。2001年，FDA批准伊马替尼用于治疗费城染色体阳性慢性髓细胞性白血病（chronic myelogenous leukemia，CML）。伊马替尼的出现打破既往慢性髓细胞性白血病患者5年生存率仅为30%的历史，成功将慢性髓细胞性白血病5年生存率提高89%，令人振奋的是，5年后仍有98%的慢性髓细胞性白血病患者获得血液学上的完全缓解（complete remission，CR）。此后一系列基于生物标志物的靶向药物相继上市并应用于临床，涉及EGFR、ROS1、ALK、c-Met、KRAS、HER2、ER/PR、PARP、BRAF、FGFR、PDGFR-α、VEGF、PDL-1、PD-1、CTLA-4等生物标志物靶点，癌种包括肺癌、乳腺癌、CML、卵巢癌、前列腺癌、黑色素瘤、肝癌、肾癌等，药物包括吉非替尼、厄洛替尼、阿法替尼、埃克替尼、奥希替尼、达可替尼、恩曲替尼、他莫昔芬、氟维司群、托瑞米芬、奥拉帕利、拉罗替尼、阿比特龙、恩杂鲁胺、伊匹单抗、帕姆单抗、阿特珠单抗等等，累计药物种类超过80余种。这些药物的成功上市，提高了抗肿瘤药物对特定肿瘤患者的治疗疗效，也给肿瘤患者带来更多新的治疗选择和希望。

近年来，基于生物标志物的"泛癌种"抗肿瘤药物逐渐涌现，也成为肿瘤精准治疗的重要组成部分。2017年5月，FDA加速批准派姆单抗（pembrolizumab）用于无法手术切除或发生转移的高度微卫星不稳定性（microsatellite instabilityhigh，MSI-H）和错配修复缺陷（deficient mismatch repair，dMMR）的成人和儿童实体瘤患者，改变了既往免疫治疗仅依赖于免疫检查点检测的观念。目前以CTLA-4和PD-1/PD-L1为代表的免疫检查点抑制剂药物已广泛应用于临床，并发挥出令人满意的疗效，近来又陆续鉴定出LAG-3、TIM-3、TIGIT、VISTA等新的免疫检查点分子，未来将会有更多的新型免疫检查点阻滞剂加入临床试验、参与泛癌种抗肿瘤药物的治疗。

整体而言，基于生物标志物的抗肿瘤精准治疗模式正在蓬勃发展阶段，任重而道远，对于我国更是如此。近期，中山大学王铭辉教授团队从基因层面将中国人群与西方人群突变特征的异同进行了系统分析和全面对比，研究共报告了超过1万例中国患者泛实体肿瘤体细胞突变情况，包含了25个癌种和100多个肿瘤亚型，首次发现64%的中国癌症患者具有临床上可用药的潜在基因突变。这也是第一次开展大规模泛癌种肿瘤突变负荷（TMB）分析，揭示了TMB在泛癌种人群中的分布，表明中国肺癌患者有很高比例可以从免疫治疗中获益。

二、生物标志物在抗肿瘤新药研发中的作用

2021年6月国家药品监督管理局药品审评中心发布的《生物标志物在抗肿瘤药物临床研发中应用的技术指导原则,征求意见稿》指出:生物标志物在抗肿瘤药物研发中的价值日益凸显,已逐步成为抗肿瘤药物研发过程中极为重要的,甚至是必不可少的一种研发工具,对生物标志物的探索应贯穿于临床前研究和整个临床研发阶段。生物标志物的开发应与药物临床研发并行,根据患者人群的疾病特征、药物作用机制和安全性特征,开发不同的单个或多个生物标志物,加速抗肿瘤新药研发。生物标志物在抗肿瘤新药研发中的作用主要体现在以下两个方面。

(一)反应性生物标志物助力抗肿瘤新药临床试验成功率

反应性生物标志物这里指生物标志物对应的分子靶向药物对特定肿瘤人群有治疗效果的这一类生物标志物。大规模回顾性研究数据显示,肿瘤类药物临床试验成功率不足10%,处于低位水平,而生物标志物可大幅度提高临床试验成功率。2003年5月5日,美国FDA加速批准易瑞沙上市用于治疗化疗耐药的非小细胞肺癌患者,由于其适应症的加速批准是基于缓解率而不是生存率,因此在上市后不久进行了一项更大规模的Ⅲ期临床研究–ISEL研究,该研究结果显示:与安慰剂组比较,易瑞沙并没有改善患者的总体生存期。该研究结果也导致FDA于2005年不再允许易瑞沙在美国患者中使用。但有研究者发现易瑞沙在某些特定人群中疗效良好且稳定,并发现这些疗效良好的人群EGFR基因变异率高,于是就有了后来经典的INTEREST及IPASS研究。INTEREST研究显示易瑞沙对存在EGFR突变患者的客观缓解率明显高于多西他赛组,且具有更长的无进展生存期(progression free survival,PFS)。基于INTEREST研究结果,IPASS研究设计了生物标志物亚组分型,结果进一步证实易瑞沙使EGFR突变阳性受试者的PFS更长(HR为0.48,95% CI为0.36,0.64,$P<0.0001$),突变阴性受试者的PFS短于二联化疗。该临床研究证实易瑞沙并不适用于所有非小细胞肺癌患者,而仅适用于其中EGFR基因突变阳性的人群,这一结论在后续的临床中也得到证实。此后基于生物标志物分层、分组的临床试验设计越来越多,不但提高临床试验成功率,而且研发出多种高效低毒精准抗肿瘤药物,增加了在抗肿瘤药物研发中应用生物标志物的信心,"篮子实验"和"雨伞实验"的出现更是加快了精准抗肿瘤药物的发展进程。

(二)耐药性生物标志物促进新一代抗肿瘤药物研发

耐药性生物标志物的出现在肺癌研究领域较为成熟,患者在接受第一代、第二代EGFR-TKI治疗后,有50%~60%的患者会发生T790M突变。同时研究发现常见的TKI药物继发性耐药突变还包括MET扩增、HER2扩增、C797突变、18号外显子L718Q/V残基突变、G724S突变、20号外显子G796R/D和L792突变等,这些耐药性突变可以通过基因检测获得,在发现这些耐药突变后需要研究者进一步研究新的靶向药物控制肿瘤生长。2016年8月,《Nature》发表了一篇重磅文章,公布了一种奥希替尼耐药后的新一代靶向药–EAI045,可用于一代药物耐药且有T790M突变的病人,或者用于奥希替尼

耐药且有C797S突变的病人，目前仍在临床试验阶段。同时这些耐药生物标志物的出现也不断促使一批新型靶向药物进入临床试验，包括TQB3804、JNJ-61186372（JNJ-372）、CH7233163、BLU-945等。

（三）总结

肿瘤精准药物的研发是当下肿瘤治疗的方向和难点，对已发现的肿瘤特定生物标志物进行细分，对未知的生物标志物进行深入研究，期待未来更多基于生物标志物的精准药物问世。

其次，开发克服耐药或针对"不可成药靶点"的靶向药物也是研究者需要探讨和努力的方向。

（郑　玉）

第九节　泛癌种标志物的临床应用案例

一、ALK阳性晚期肺腺癌多线治疗后获病理完全缓解

（一）一般情况介绍

患者，男，55岁。

（二）病史

（1）现病史：患者于2018年2月14日因"无明显诱因干咳1周"就诊于华西医院。完善胸部CT：左肺下叶占位性病变，伴阻塞性肺炎。完善PET-CT提示左肺下叶肿块伴糖代谢增高（5.5cm×7.7cm），肺动脉干旁及左肺门淋巴结糖代谢增高（最大径0.7cm），右肾上腺内软组织密度结节（2.1cm×2.6cm），糖代谢增高，右侧耻骨上支局部代谢增高（1.0cm）（图3-1A-B）。遂行纤支镜活检提示：考虑非小细胞癌，倾向腺癌（图3-1C）。后行基因检测提示：免疫组化染色ALK-V（D5F3）（+），ROS-1（-），PD-L1（+，10%），ARMS法检测EGFR（-）（图3-2）。现为患者行进一步治疗。

（2）个人史：吸烟20年余，每日20支，已戒烟，偶有饮酒，量少，已戒酒。

（3）家族史：无特殊。

（4）婚育史和既往史：无特殊。

（5）入院查体：生命体征平稳，胸廓平坦，左肺呼吸音稍低，双肺部未闻及明显干湿啰音，心律齐，心脏瓣膜未闻及异常杂音。腹软，无压痛，反跳痛，无肌紧张，肝脾肋下未触及，腹部移动性浊音阴性，肠鸣音正常，双下肢不肿。

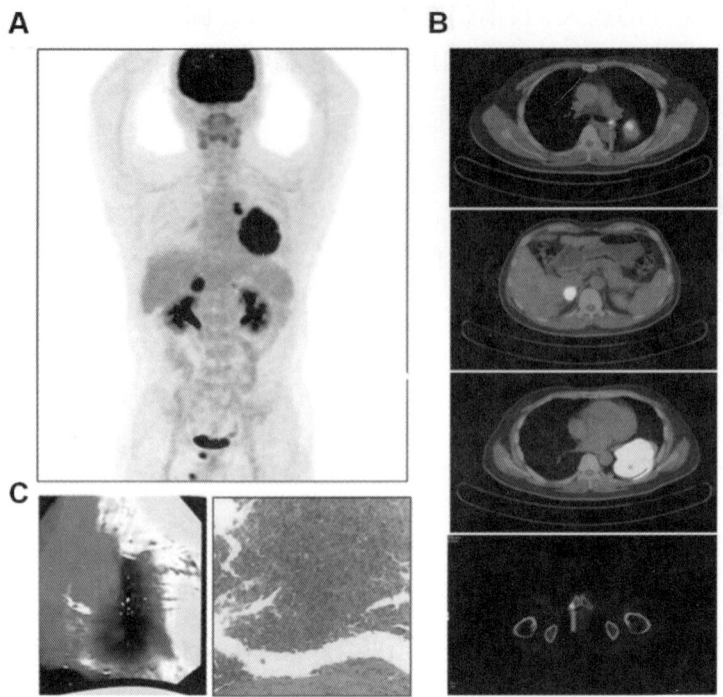

图 3-1　患者院外 PET-CT 检查、纤支镜病理结果

病理诊断:
病变部位：左肺下叶。
样本类型：小活检。
病理诊断：查见腺癌。
以上报告已于2018年2月6日发出。

再发报告:
靶向检测：免疫组化染色：ALK-V（D5F3）（+）、ROS-1（-）、PD-L1（+，~10%）。

检测位点	是否检出突变	临床意义参考	备注
19-Del*	否	此送检样本未检测到EGFR-TKI敏感的突变。	此送检样本为活检小组织，请结合样本情况综合评估。
L858R	否		
T790M	否		
20-Ins*	否		
G719X*	否		
S768I	否		
L861Q	否		

图 3-2　患者第 1 次基因检测结果

（三）入院诊断

左肺下叶腺癌 cT3N1M1c ⅣB 期　ALK+；右肾上腺继发恶性肿瘤；左肺门淋巴结继发恶性肿瘤；右耻骨继发恶性肿瘤。

(四)诊疗经过

(1)一线治疗:患者因检测结果提示 ALK 基因突变阳性,于 2018 年 2 月 2 日开始服用克唑替尼胶囊(250 mg 口服 BID)靶向治疗。2018 年 3 月 23 日复查胸腹部 CT 提示:左肺下叶肿块最大经从 8.1cm 缩小为 4.2cm,右侧肾上腺转移肿瘤最大经从 2.6cm 减少到 0.7cm,根据实体瘤疗效评价标准(RECIST)1.1,疗效评估部分缓解(PR)(图 3-3A 和 B)。2018 年 5 月 11 日复查胸部 CT 提示:左肺下叶肿块缩小至 3.0 cm,右侧肾上腺肿瘤消失,疗效评价 PR(图 3-3C),患者继续服用克唑替尼治疗。2018 年 7 月 6 日复查胸部 CT 提示:左肺下叶肿块增加至 4.5 cm,疗效评估病情进展(PD)(图 3-3D)。患者在服用克唑替尼期间主要副作用为轻度呕吐和腹泻,但不随剂量减少而减少,2 个月后消失。

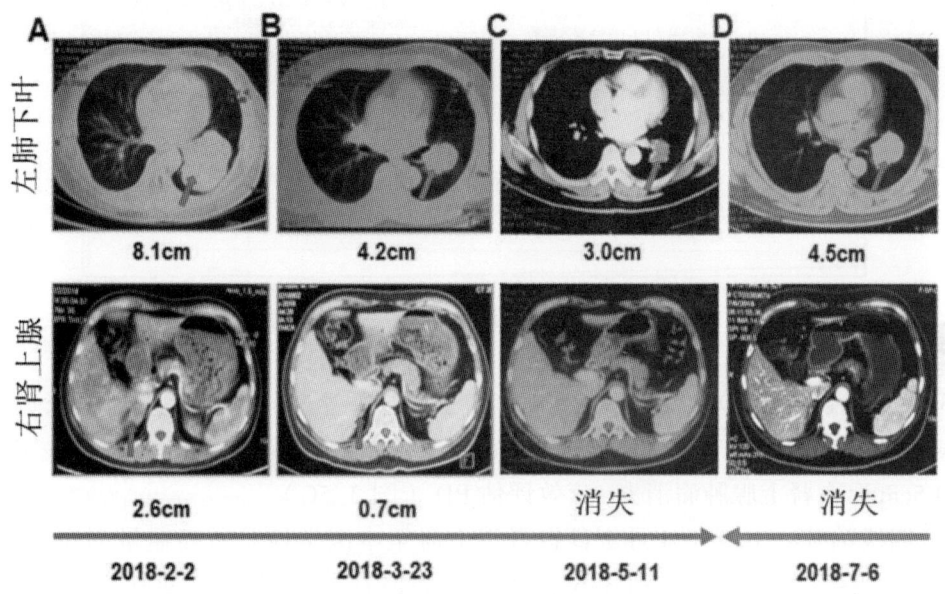

图 3-3 一线克唑替尼治疗后疗效评价

(2)二线治疗:2018 年 7 月 18 日患者再次行左肺病变穿刺,病理提示:<左肺>低分化腺癌。免疫组化染色 ALK-V(D5F3)(+),ROS-1(-),PD-L1(+,10%)。华西医院病理科 57 基因检测高通量测序:EML4-ALK(E18:A20)基因融合,丰度 49.37%;ALK 25 号外显子 p.G1269A 错义突变,丰度 3.62%;23 号外显子 P.R1192 错义突变,丰度 4.10%(图 3-4)。鉴于药物的可及性、医保报账等因素,赛瑞替尼是较理想的选择。2018 年 8 月至 2019 年 2 月,患者接受塞瑞替尼胶囊(450mg 口服 QD)二线治疗,用药期间无明显不良反应。2018 年 12 月 20 日,复查胸腹部 CT 提示左肺病变最大径缩小为 2.4cm,右肾上腺转移瘤消失,疗效评估 PR(图 3-5A)。然而,2019 年 2 月 12 日,患者复查胸腹部 CT 提示左下肺肿块增加至 3.6 cm,疗效评估病情进展(PD)(图 3-5B)。

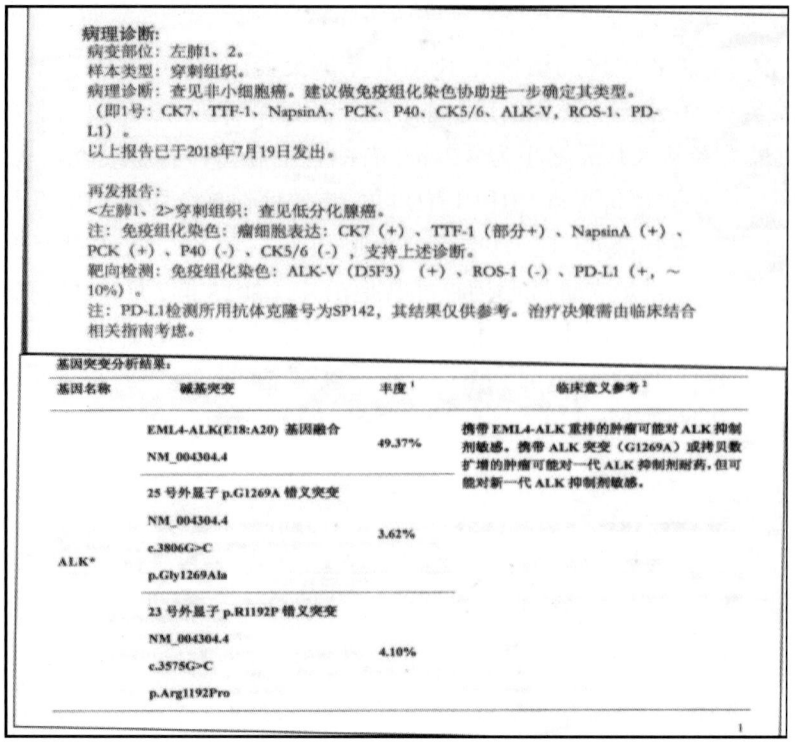

图 3-4　患者第 2 次活检病理和基因检测报告

（3）三线治疗：2019 年 2 月至 2019 年 3 月，与患者充分沟通后换为阿来替尼胶囊（600mg 口服 BID）作为三线治疗方案，2019 年 3 月 8 日复查胸腹部 CT 提示左下肺肿块增大（4.5cm），右肾上腺肿瘤消失，疗效评估 PD。（图 3-5C）。

（4）四线治疗：2019 年 4 月 2 日患者于上海至本医学检验所高通量测序血液检测：EML4-ALK 融合，TMB 0/Mb（图 3-6）。由于患者既往行多线 ALK 抑制剂治疗，经科内讨论后于 2019 年 4 月至 2019 年 10 月，行四线治疗"培美曲塞 835mg + 卡铂 500mg + 贝伐珠单抗 485mg，Q3W"化疗 4 周期，2019 年 8 月 7 日，复查胸腹部 CT 提示左下肺病变缩小（3.0cm），疗效评估为 PR（图 3-5E）。后行"培美曲塞 835mg+ 贝伐珠单抗 485mg，Q3W"治疗，化疗后感乏力、纳差不适。后于 2019 年 10 月 9 日复查胸部 CT 提示左下肺病变扩大（4.1cm），疗效评估为 PD（图 3-5F）。

（5）五线治疗：2019 年 10 月 31 日患者再次行经皮肺穿刺活检提示低分化腺癌，再次行分子检测显示 EGFR 扩增（突变丰度 3%），EML4-ALK 融合（突变丰度 3.36%），PD-L1（+，TPS 3%），TMB 1.6mut/MB（图 3-7）。患者 2019 年 11 月 19 日开始接受第五线治疗（西妥昔单抗 700mg D1+ 紫杉醇脂质体 210mg D1+ 奈达铂 100mg D1，Q3W），共 1 个周期。经过治疗后，患者出现了皮疹、疲劳和厌食症。2019 年 12 月 24 日复查胸部 CT 提示左下肺病灶增大（9.1cm），疗效评价 PD（图 3-5G）。

（6）六线治疗：2020 年 1 月 17 日至 2020 年 8 月患者行六线治疗："卡瑞利珠单抗 200mg Q3W+ 洛拉替尼 100mg QD"抗肿瘤 9 周期，期间疗效评估 PR。副作用包括双下肢疼痛，NRS 疼痛评分为 6 分，体重增加 15kg，6 个月后上述症状消失（图 3-5H-K）。

图 3-5　患者二线至六线治疗期间胸腹部 CT 检查结果

检测条码：03377403

ctDNA 测序肿瘤相关基因变异

基因名称	变异信息	变异丰度*	可能的临床获益药物	证据等级*
ALK	*EML4* exon20-*ALK* exon20 融合（V2）	N/A	阿来替尼，克唑替尼（患者已用），塞瑞替尼（患者已用），Brigatinib，Lorlatinib	1

外周血肿瘤突变负荷（Tumor Mutational Burden in blood，bTMB）计算结果

计算结果	0.00 Muts/Mb	结果描述	送检样本的 bTMB 计算结果为 0.00 Muts/Mb

图 3-6　患者第 3 次基因检测结果

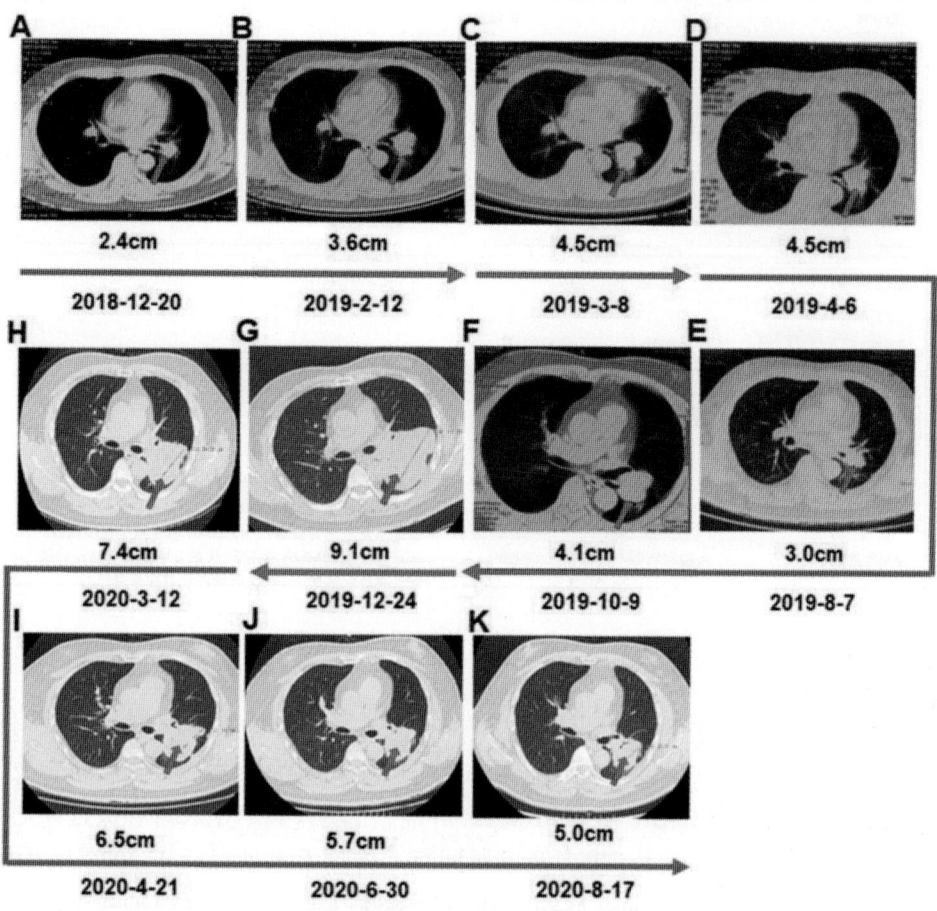

1. 肺癌靶向用药相关基因突变

基因	转录本	外显子	核苷酸变异	氨基酸变异	变异类型	突变丰度
EGFR			**扩增**			**3**
KRAS	-	-	-	-	-	-
RET	-	-	-	-	-	-
ALK			**ALK-EML4 融合**			**3.36%**
ERBB2(HER2)	-	-	-	-	-	-
BRAF	-	-	-	-	-	-
MET	-	-	-	-	-	-

免疫抑制剂疗效预测相关标志物

1. 正调节预测因子

检测内容	检测结果	临床指导意义
TMB	1.6 mutations/Mb	根据 Checkmate 227 研究结果显示，高 TMB 患者接受免疫药物治疗效果更好
微卫星分析	稳定	高度微卫星不稳定（MSI-H）的患者接受免疫治疗效果更好。dMMR 或 MSI-H 的Ⅱ期患者可能预后较好，且不会从单药 5-FU 的辅助化疗中获益。
MMR 基因	未检测到影响蛋白功能的突变	错配修复基因突变导致的 dMMR 患者接受免疫治疗获益更明显。dMMR 或 MSI-H 的 II 期患者可能预后较好，且不会从单药 5-FU 的辅助化疗中获益。

图 3–7　患者第 4 次基因检测结果

（7）七线治疗：2020 年 8 月 24 复查 PET–CT 提示：左肺肿块肺门侧片状放射性摄取增高，肿块中心区呈放射性摄取缺损区。原左肺门淋巴、右肾上腺、右侧耻骨上支局均未见肿块及放射性摄取。（图 3–8A 和 3–8B）。经肿瘤科、胸外科、介入科和放疗中心等多学科会诊后，推荐患者行进行手术，患者及家属同意。排除手术禁忌后于 2020 年 9 月 23 日于我院胸外科全麻下胸腔镜辅助下行左全肺切除 + 淋巴结清扫 + 胸膜粘连烙断术。术后病理：左肺上叶 + 下叶结节大片坏死，未见明确的癌组织，局灶肉芽肿性炎，支气管切缘无癌，淋巴结未见转移（图 3–9）。2020 年 10 月至今，患者继续接受洛拉替尼 100mg QD 维持治疗，耐受性良好，无副作用，东部肿瘤合作组（ECOG）评分 1 分。后定期随访胸腹部 CT 等检查未见肿瘤残留复发，评估疗效病理完全缓解（pCR）（图 3–10）。患者整个治疗过程如图 3–11。

（五）本案例述评

ALK 突变是晚期非小细胞肺癌（NSCLC）中的“钻石突变”，一方面是因为其突变频率并不高，另一方面则是因为患者对酪氨酸激酶抑制剂（TKI）类靶向药治疗有较好的应答，尤其是以阿来替尼（alectinib）为代表的新型 ALK–TKⅠ类靶向药，能够长期控制病情进展，显著延长患者总生存期（OS）。本病例中，我们报道了一例初诊Ⅳ期肺腺癌患者，多次行基因检测提示 ALK 突变，后经多线靶向，免疫，化疗治疗后并行手术治疗获得病理学完全缓解（pCR）。

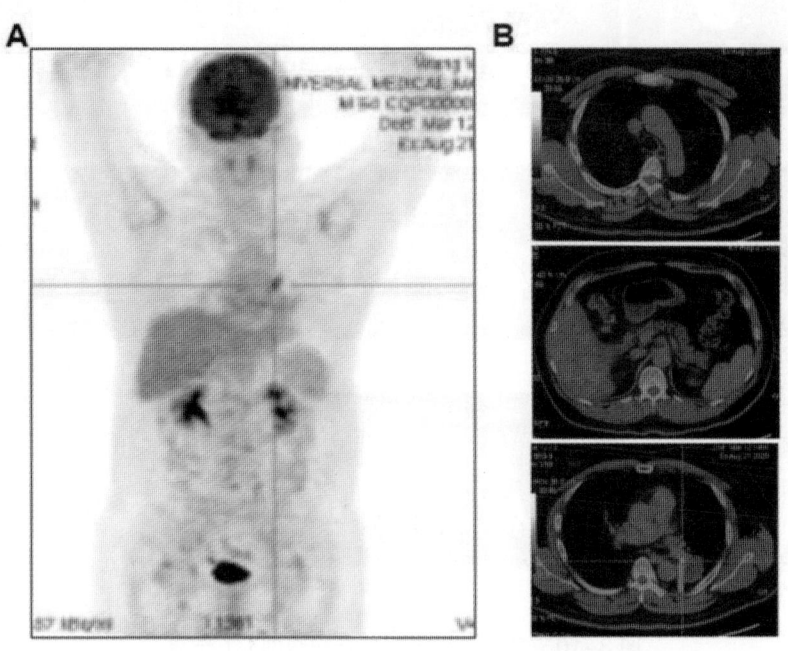

图 3-8 患者七线治疗后 PET-CT 检查结果

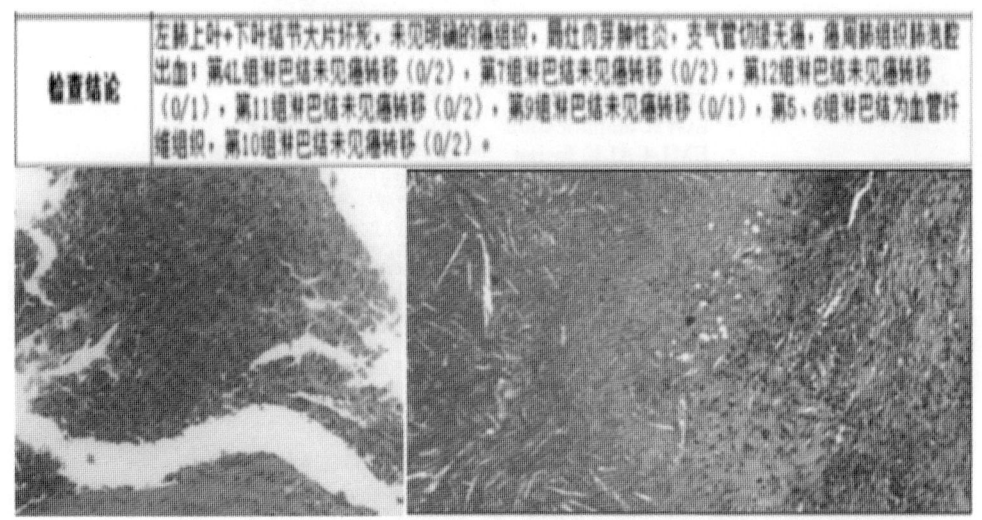

图 3-9 患者术后病理

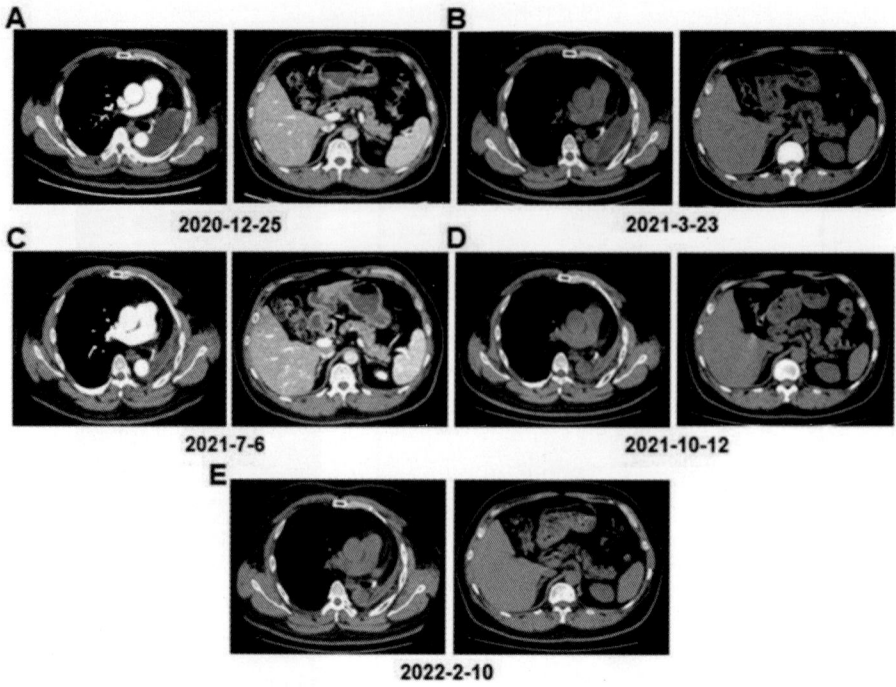

图 3-10 患者术后定期复查胸腹部 CT 结果

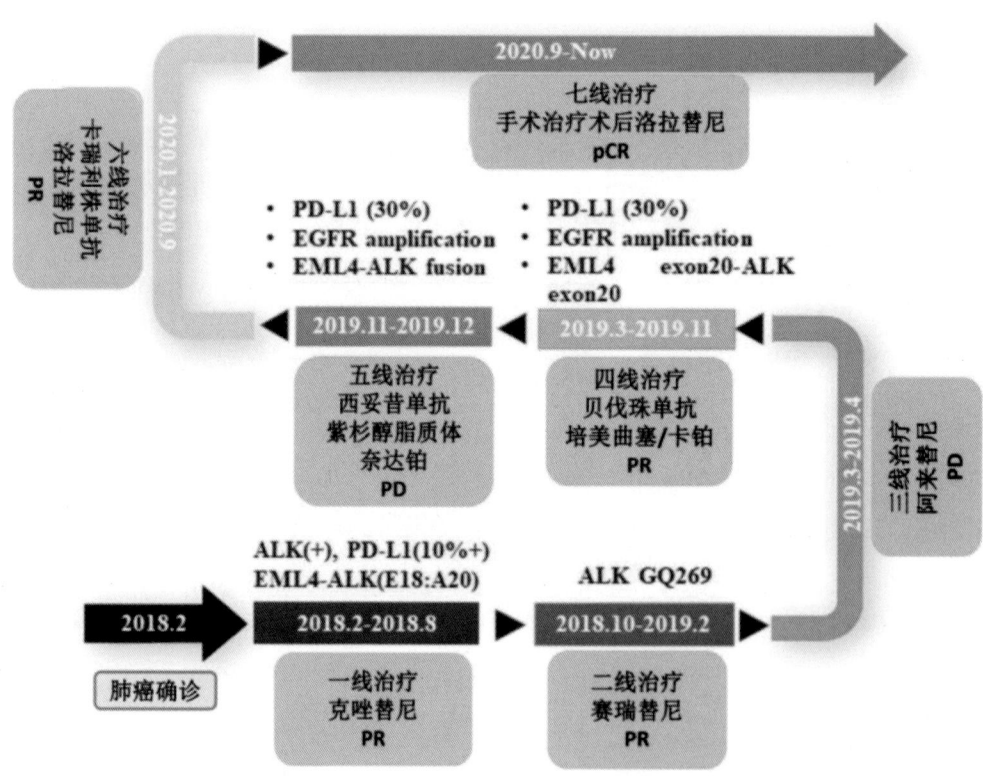

图 3-11 患者整个治疗时间轴

本例中，患者首诊时已为Ⅳ期肺腺癌，基因检测提示 ALK 突变。克唑替尼是美国食品和药物管理局（FDA）批准的针对 ALK 重组 NSCLC 患者的第一种 ALK 靶向治疗药物，也是包括中国在内的许多国家的晚期 ALK 阳性 NSCLC 的标准一线治疗药物，PROFILE 1014 研究提示克唑替尼治疗 ALK 阳性 NSCLC 患者可延长生存期。后患者一线治疗使用了克唑替尼后获得 PR，但 5 个月后疾病进展。为了应对克唑替尼耐药，已经研发了二代、三代 ALK 抑制剂，包括赛瑞替尼和阿来替尼等。其中，赛瑞替尼在治疗出现 ALK 重排的 NSCLC 患者中显示出显著的抗肿瘤和颅内疾病控制率，包括之前接受过克唑替尼并接受化疗的患者。此外，依据 ALEX 研究，阿来替尼对于 ALK 阳性晚期 NSCLC，中位无进展生存期（mPFS）达到了 38.6 个月，有显著的临床获益。随后患者使用赛瑞替尼和阿来替尼行二线、三线治疗，但疾病仍在进展。后依据一项单臂Ⅱ期研究显示，培美曲塞/卡铂/贝伐珠单抗治疗晚期 NSCLC 后培美曲塞/贝伐珠单抗维持治疗获得较好临床获益（OS：14.1 个月；PFS：7.8 个月），且安全性良好。患者遂于 2019 年 4 月至 2019 年 11 月接受培美曲塞/卡铂/贝伐珠单抗化疗 4 个周期，后行培美曲塞/贝伐珠单抗维持治疗。后肿瘤进展接受第五线治疗（西妥昔单抗/紫杉醇脂质体/奈达铂）1 个周期，但病情仍进展。洛拉替尼是第三代 ALK 和 ROS1 酪氨酸激酶抑制剂，对 ALK+ 晚期 NSCLC 具有广泛的 ALK 突变覆盖范围和较好的脑转移有效率。此外，卡瑞利珠单抗是中国首个批准用于 NSCLC 的 PD-1 抗体，已被证实对 NSCLC 患者有效。随后，患者接受第六线洛拉替尼联合卡瑞利珠单抗治疗 9 个周期，疗效评估 PR。后经多学科会诊后，评估患者有手术指正，于胸外科行手术治疗，术后病理提示病理完全缓解（pCR），随后患者使用洛拉替尼进行维持治疗，定期复查未见肿瘤复发转移。

据我们所知，这是第一例 ALK 阳性晚期肺腺癌患者在接受多线治疗后，成功转化再进行手术治疗，获得 pCR 的病例。本病例揭示了 ALK 阳性晚期肺腺癌多种治疗方案综合运用，个体化精准治疗可能带来的生存获益，该案例可为临床晚期 NSCLC 患者诊疗提供借鉴。

（阚 丹 邹洪波 孔 锐）

二、bTMB-H 晚期 NSCLC 患者化疗联合免疫治疗

（一）一般情况介绍

患者，男，69 岁。

（二）病史

（1）现病史：患者因"咳嗽、咳痰 18 月余，发现右肺占位 14 月余"于胸外科行胸部 CT 示"右肺上叶占位并右肺阻塞性肺不张，考虑肺癌；右侧大量胸腔积液"，肿瘤标志物示：男性肿瘤全项（20190902）：细胞角蛋白 19 片段 13.23 ↑ ng/mL，鳞状上皮细胞癌抗原 15.1 ↑ ng/mL. 纤维支气管镜病理示：（右肺上叶）鳞状上皮黏膜呈高级别上皮内瘤变，不排除浸润可能（组织取材表浅）.（痰）涂片查见个别异型细胞，不排除癌细胞（鳞癌）可

能。2019-09-10 至 2019-11-24 给予"紫杉醇脂质体 + 奈达铂"方案化疗 3 周期。2019-12-27 行胸部 CT 检查，疗效评价 PR。后患者自行口服"中药"治疗。2021 年 10 月患者受凉后出现剧烈咳嗽，咳白色黏痰，偶有痰中带血，遂于 2021-11-02 就诊于我科，CT 示"右肺上叶占位并右肺阻塞性肺不张，考虑肺癌右侧胸腔少量积液"，患者拒绝肺穿刺活检，2021-11-05 给予"紫杉醇脂质体 180mgd1+ 卡铂 500mgd1"方案化疗 1 周期，并送检外周血行 NGS 检测（图 3-13）。

（2）家族史：既往"精神分裂症"病史 20 余年，平素自服"氯丙嗪片""谷维素""盐酸苯海索片"。余无特殊。

（3）入院查体：双肺呼吸音粗，未闻及明显干湿性啰音，未闻及胸膜摩擦音。

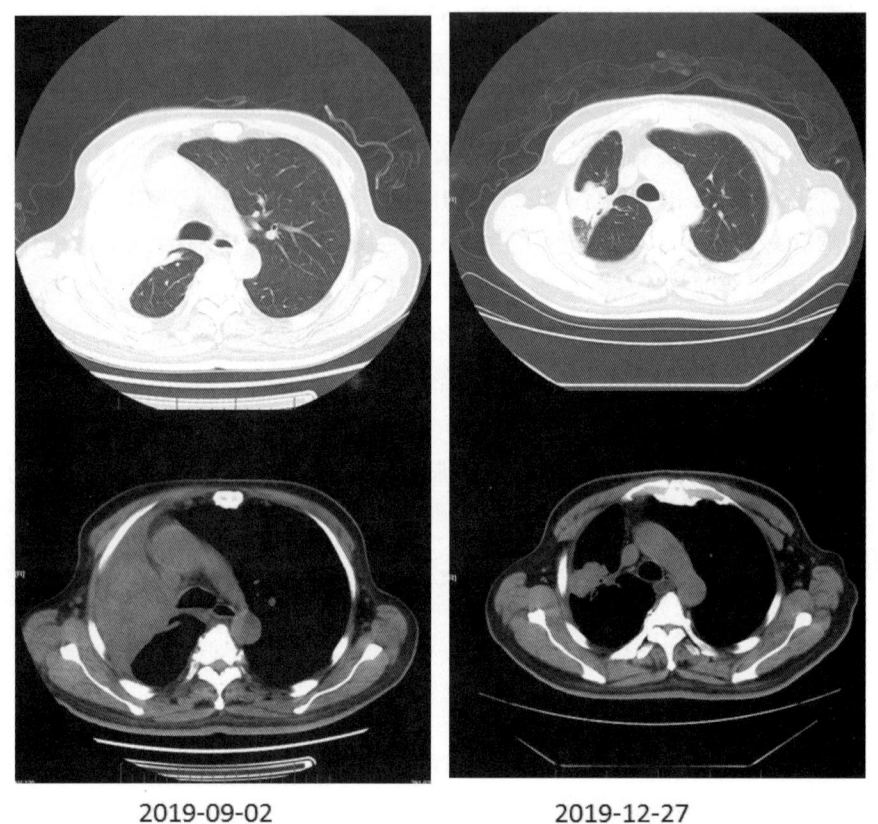

图 3-12　2019 年 9 月至 2019 年 12 月：疗效评价 PR

（三）分子检测诊断结果及解读

NGS：TP53 c.375+1G>T、FAT1D3086Ifs*30、SDHA G70*、BRAF G469A、PALB2 E916*、BRCA2 E541* 变异，bTMB 21.0Muts/Mb。

基因检测结果分析

（1）TP53：TP53 是一种抑癌基因，具有帮助细胞修复基因缺陷的功能。其在 NSCLC 中的突变率可达 56.1%，EGFR 19/21 外显子突变的患者发生 TP53 突变的概率高于 GFR

野生型患者。目前没有获得充分证据支持的靶向 TP53 突变靶点的药物。

1.3检测结果概览	
体细胞变异	共22个体细胞变异,其中6个具有明确或潜在临床意义
具有临床意义变异	*TP53* c.375+1G>T *FAT1* D3086Ifs*30 *SDHA* G70* *BRAF* G469A *PALB2* E916* *BRCA2* E541*
其他生物标志物	bTMB bTMB-H 21.0 Muts/Mb bMSI bMSI-L 6.09 %
胚系致病/可能致病变异	未检出

图 3-13 基因检测结果汇总

（2）FAT1、SDHA、PALB2 基因突变：根据目前研究，FAT1 常在血液系统恶性肿瘤中表达，也有文献表明，FAT1 可促进肝细胞肝癌（HCC）的转移。FAT1 D3086Ifs 突变在 NSCLC 中的意义尚不明确。SDHA G70 及 PALB2 E916 突变在 NSCLC 中的意义亦尚不明确。

（3）BRAF 基因突变：BRAF G469A 目前认为与奥西替尼耐药有关，达拉非尼 + 曲美替尼可用于 BRAF V600E 突变转移性 NSCLC 的一线治疗，但尚无证据可用于 BRAF G469A 患者。

（4）BRAC 突变：文献报道，约 5.3% 的 NSCLC 患者存在 BRCA1/2 突变。BRCA1/2 有害或疑似有害突变的卵巢癌，乳腺癌，胰腺癌患者对奥拉帕利、尼拉帕利等 PARP 抑制剂敏感。但上述药物在 NSCLC 中的应用仍缺乏相关研究。

（5）bTMB-H：FDA 批准帕博利珠单抗用于 MSI-H/dMMR 实体瘤患者。根据 CSCO 指南，免疫治疗可联合化疗用于 PD-L1 阳性 NSCLC 患者。最新的研究成果显示，bTMB-H 为 NSCLC 患者免疫治疗独立预后因素[6]，基于上述证据，建议该患者加用免疫治疗。

（四）治疗方案调整及疗效评价

一线治疗：2021-11-28 至 2022-03-12 给予"紫杉醇脂质体 180mg d1+ 卡铂 500mg d2"方案化疗联合"卡瑞利珠单抗 200mg"免疫治疗，定期复查影像，提示病情好转（图 3-14）。

维持治疗：2022-04-13 入院影像学检查提示病情好转，开始给予"卡瑞丽珠单抗 200mg"免疫治疗维持治疗。2022-09-08CT 示病灶稳定（图 3-15）。

（五）本案例述评

该患者影像学检查符合肺癌表现，临床分期为ⅣA 期，根据 CSCO 指南建议，需行病理学诊断并对组织标本进行分子检测。该患者经支气管镜活检，取材不理想，未能获得明确病理。对于此类患者,可通过外周血游离/肿瘤 DNA(cf/ct DNA)进行 EGFR 突变检测。该患者外周血 NGS 检测未见 EGFR 敏感突变,但提示 bTMB-H。根据 KEYNOTE 158 研究结果,FDA 在 2020 年批准帕博利珠单抗用于成人及儿童 h-TMB(≥ 10 mut/Mb)实体瘤的治疗。通常,TMB 检测结果来源于肿瘤组织标本,即 tTMB,近期的研究结果表明,通过外周血检测 TMB(bTMB),其结果与 tTMB 具有一致性,且 bTMB-H 可作为 NSCLC 免疫治疗的预后因素。基于上述证据,患者认为患者可从免疫治疗中获益。因患者病理诊断尚不明确,结合患者既往应用"紫杉醇联合铂类"方案治疗 3 周期疗效达 PR,且停药时间接近 2 年的病史,化疗方案可继续应用紫杉醇 + 铂类。事实证明,患者经 6 周期治疗后,疗效评价达 PR,采用免疫治疗单药维持后,肿瘤负荷较前继续减小,目前继续免疫治疗维持治疗中。该病例提示于无法获得理想肿瘤标本的患者,bTMB 检测对于是否给予患者免疫治疗及其预后具有重要指导意义。

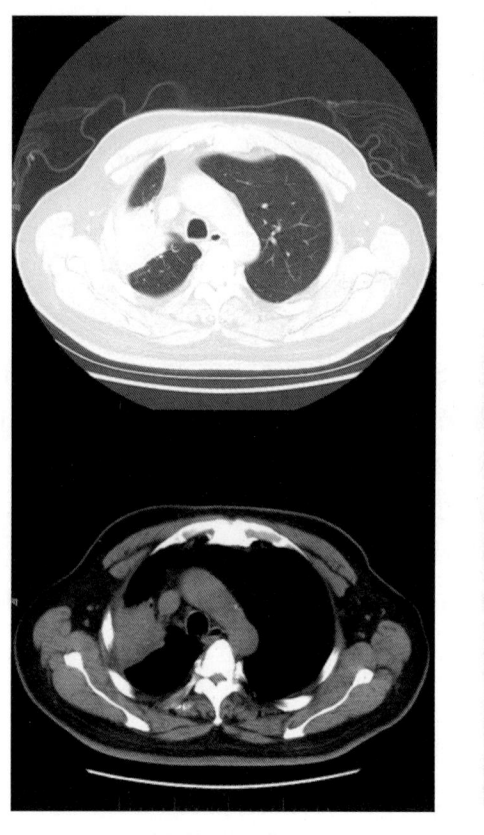 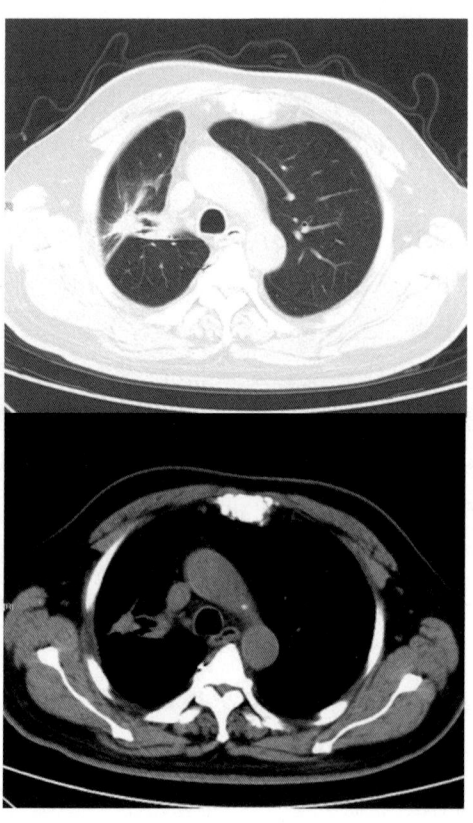

2021-11-03　　　　　　2022-03-11

图 3-14　2021 年 1 月至 2022 年 3 月:疗效评价 PR

第三章 泛癌肿标志物

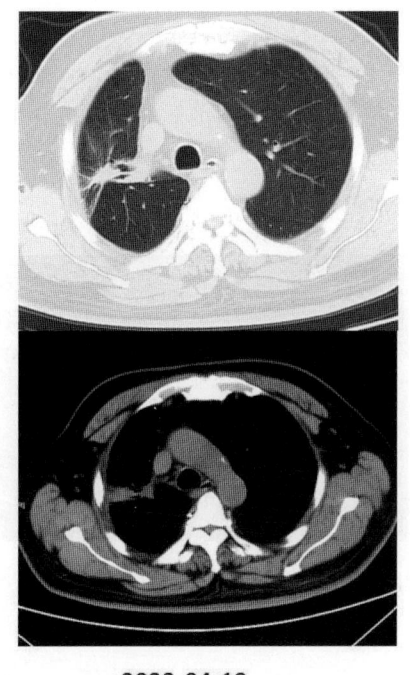
2022-04-13

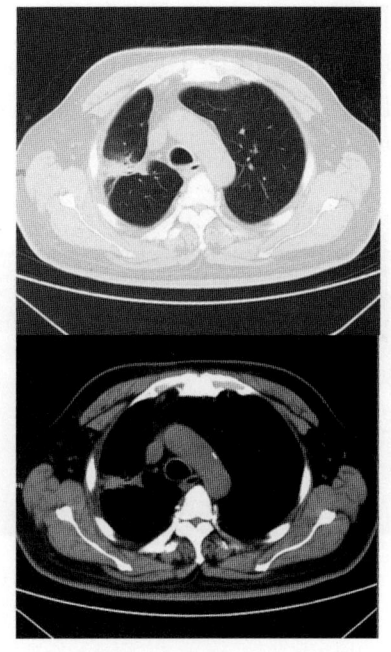
2022-09-08

图 3-15 维持治疗疗效评价

（王 宣 王 俊）

三、BRCA 基因检测高效指导晚期卵巢癌维持治疗

（一）一般情况介绍

患者，女，69 岁。

（二）病史

（1）现病史：入院前半年前患者常规体检，外院妇科 B 超提示左附件区异常回声（大小约 24mm×26mm，边界不清，形态不规则，以低回声为主，内回声不均质，间有片状无回声，后方回声增强明显，其内及周边可探及丰富的血流信号。患者未重视，未诊治。入院前 1+ 月，患者出现腹胀、间断下腹隐痛，伴食欲下降、大便不成形。入院前 5 天外院下腹部 CT 增强：盆腔双侧见囊实性包块，形态不规则，增强扫描不均匀强化；扫及腹膜、肠系膜多发结节，腹膜反折处肿块，与直肠、子宫分界不清，下腹部、盆腔内积液，提示：双侧卵巢 Ca 可能，腹膜系膜所发转移，腹水。

（2）家族史：无家族性遗传性疾病史。既往史：无特殊。

（3）入院查体：腹部稍膨隆，移动性浊音阳性。外阴：老年外阴改变；阴道：畅，少许白色分泌物；宫颈：萎缩，无出血及举摆痛；三合诊：子宫直肠陷凹扪及凹凸不平包块，质硬、边界不清、固定、无压痛；子宫扪不清；直肠黏膜无血染。

(4)辅助检查

1)2019 年 5 月 20 日 HE4>1500 pmol/L,CA125 904.8μ/ml

2)2019 年 5 月 21 日 我院上腹部 CT:腹膜增厚伴多发结节影,腹腔大量积液。腹腔内、腹膜后未见明确肿大淋巴结。

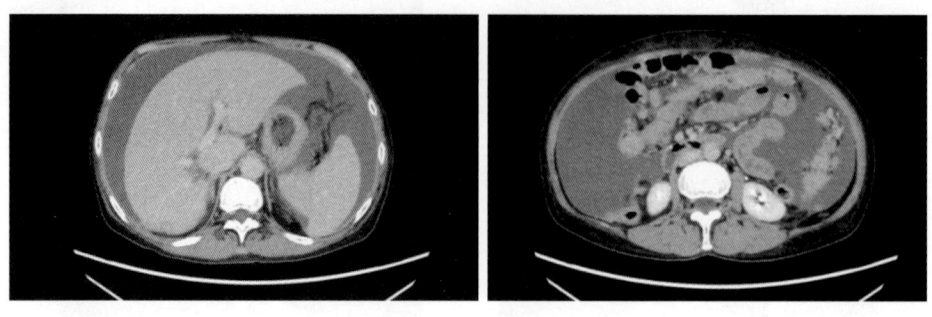

图 3-16 上腹部 CT

(三)病理诊断

2019-05-22 行腹腔镜探查,经 Fagotti 评分难以达到满意减瘤。遂行腹壁病灶活检。术后病理:<腹壁>低分化癌,结合免疫组化,符合高级别浆液性癌。免疫组化:CK(+),CK7(+),CK20(-),WT-1(+),P53(+),CA125(+),PAX-8(+),CDX-2(-),SATB-2(-)。

2019-07-24 行开腹肿瘤细胞减灭术(全子宫双附件切除+大网膜切除+阑尾切除+盆腔腹膜切除+肠系膜及腹壁病灶切除及电灼+肝十二指肠韧带旁病灶切除)+盆腔粘连松解+肠粘连松解+膀胱灌注。术后病理:<双侧卵巢>高级别浆液性癌。双侧输卵管组织示血管扩张、充血。子宫腺肌症。萎缩性子宫内膜。子宫颈见癌转移。阑尾浆膜面见癌转移。<肝十二指肠韧带旁、肠系膜、大网膜>送检组织中均见癌组织。<盆腹膜>送检组织中未见癌组织。免疫组化:CK(+),EMA(+),CR(-),WT-1(+),P53 弥漫(+),ER 约 60%(+),PR(-),Vim(-),D2-40(-),CA125(+),PAX-8(+),NapisnA(-),HNF-1β(-),KI67 约 30%(+)。

(四)分子检测诊断结果及解读

肿瘤组织行基因检测:BRCA1 疑似致病性突变。基因检测结果分析:具有 BRCA1/2 突变的卵巢癌对铂类化疗非常敏感,预后良好。并可获益于 PARP 抑制剂的治疗。

(五)治疗方案及疗效

(1)初始治疗:2019-05-22 行腹腔镜探查。探查见:盆腹腔积液约 4000ml。盆腹壁、膈肌广泛散在灰白色结节,直径为 0.5cm~4cm,部分融合呈片状。肠管、阑尾表面散在结节,直径为 0.5cm~1.0cm。大网膜挛缩增厚呈饼状。肝圆韧带及肝脏表面见直径约 4cm 菜花样病灶。子宫、双侧卵巢、输卵管、直肠相互粘连,双侧卵巢囊实性增大,双侧输卵管稍增粗，走形迂曲，伞端于卵巢粘连，粘连间隙见乳白色乳头状质脆病灶，触血；膀胱腹膜反折见长径约7cm片状乳白色乳头状病灶。结合病理诊断：卵巢高级别浆液性癌ⅢC期。

2019-05-31 予"白蛋白紫杉醇+卡铂"行第一次新辅助化疗。化疗后Ⅲ度骨髓抑制。

2019-06-20 肿标：HE4 1136.00 pmol/L，CA125 392.9μ/ml。

2019-06-20 妇科B超：子宫右上方见一大小约 101mm×65mm×93mm 混合回声，边界不清，形态不规则，与周边组织分界不清，RI：0.49；子宫直肠陷凹未见明显不规则无回声。

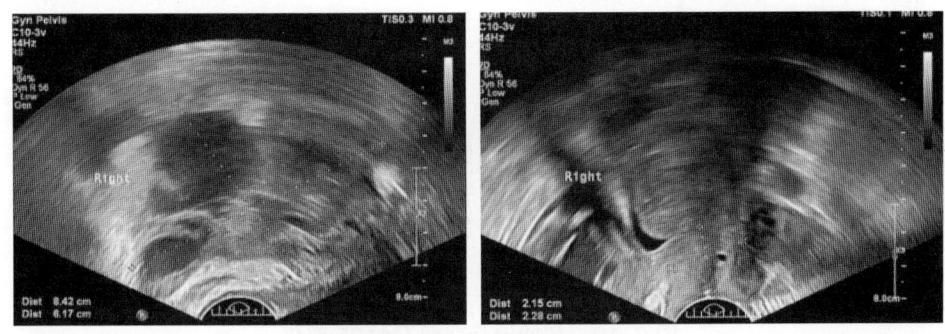

图 3-17　2019-06-20 妇科 B 超

2019-07-02 予"白蛋白紫杉醇+卡铂"行第二次新辅助化疗。化疗后Ⅲ度骨髓抑制。

2019-07-21 肿标：HE4 466.50 pmol/L，CA125 99.6μ/ml。

2019-07-21 妇科B超：子宫右上方见一大小约 99mm×41mm×104mm 混合回声，边界不清，形态不规则，与周边组织分界不清。子宫直肠陷凹见间距约16mm游离无回声。

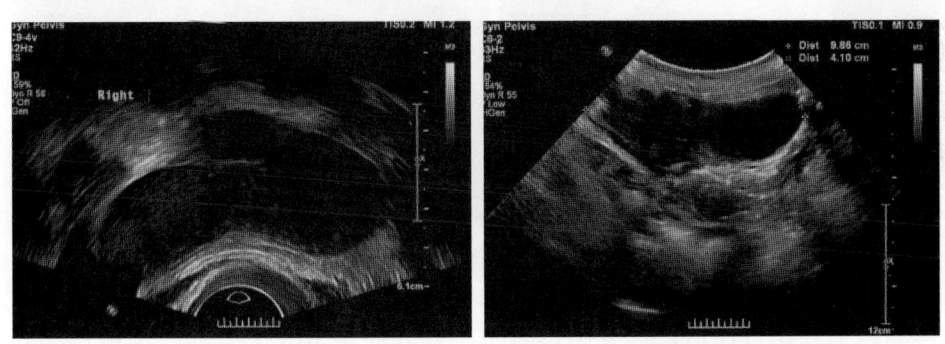

图 3-18　2019-07-21 妇科 B 超

2019-07-24 行开腹肿瘤细胞减灭术。探查见：盆腹腔内淡黄色腹水约100ml。子宫小，表面光滑。乙状结肠与子宫后壁癌性粘连。双侧输卵管外观未见明显异常，双侧卵巢区可见囊实性包块，直径约4cm。盆腹壁腹膜、肠系膜散在分布直径约0.3~1cm灰白色结节。大网膜表面可见密集粟粒样病灶，约1/2大网膜僵硬如饼状。肝十二指肠韧带旁可见直径约 5cm 暗红色菜花样病灶，与肝区致密粘连界限不清。脾门区见直径约 1cm 菜花样病灶。膀胱、直肠、阑尾、肝脏及脾脏表面未见明显病灶。盆腹腔所见病灶均质脆，触之易出血。

术后予白蛋白紫杉醇 + 卡铂化疗 6 次，完成初始治疗。

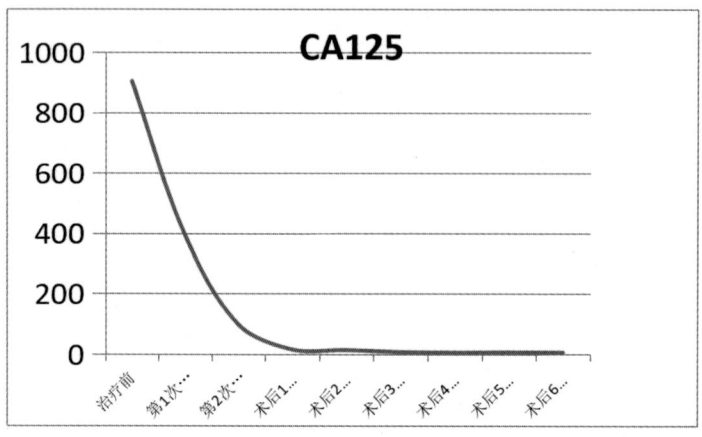

图 3-19 初始治疗期间 CA125 变化

（2）维持治疗：患者初始治疗结束，CA125 持续保持正常低水平状态。全腹部 + 盆腔 CT 增强：与 2019-05-20CT 比较，原腹水、腹膜、网膜结节基本吸收。未见新发病灶。经评估：达临床缓解。

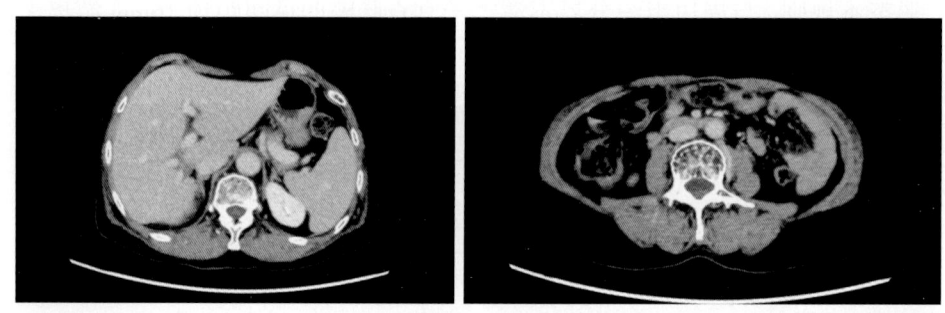

图 3-20 2021 年治疗后 CT

初始治疗未联用贝伐单抗。基因检测提示存在体系 BRCA 突变。予奥拉帕利 300mg bid 维持治疗至今。

（六）本案例述评

维持治疗是指卵巢癌完成既定的手术或化疗后达到最大限度临床缓解后，继续应用化疗药物或靶向药物进行的治疗，治疗的目的是延缓复发，延长无进展生存期（PFS）和总生存期（OS）。基于循证证据，目前用于一线维持治疗的药物主要包括抗血管生成药物和 PARP 抑制剂。在 SOLO-1 研究中，携带胚系或体系 BRCA1/2 突变的晚期卵巢上皮性癌患者在一线含铂化疗缓解后接受奥拉帕利或安慰剂维持治疗 2 年，中位随访 40.7 个月，奥拉帕利组患者复发或死亡风险下降 70%。2022 年 ESMO 更新了 SOLO-1 的 7 年长期随访数据，使用奥拉帕利维持治疗 2 年这一组中，有 67% 的患者仍然生存。而在安慰剂组，只有 46.5% 的患者仍然生存。因此，本例患者，根据中国卵巢上皮性癌维持治疗指南一线维持治疗的选择路径，推荐奥拉帕利一线维持治疗。目前本例患者治疗持续有效中。该案例也提示 BRCA 基因突变是首选的 PARP 抑制剂敏感生物标志物，推荐卵巢癌患者在初次病理确诊时即进行 BRCA 基因检测。

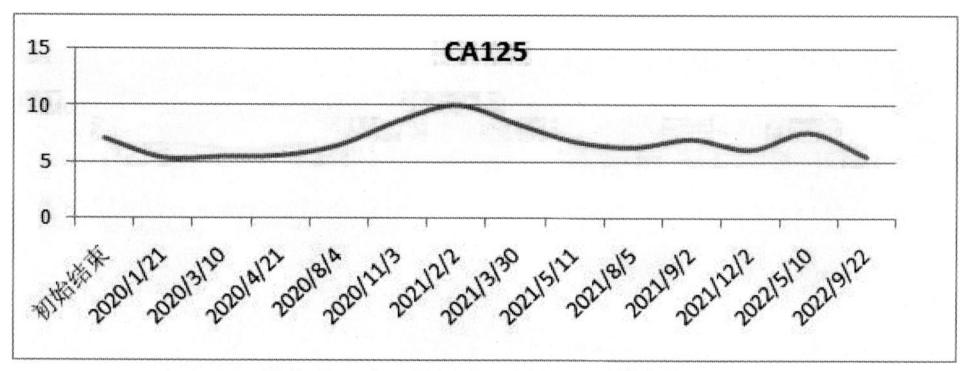

图 3-21　维持治疗期间 CA125 变化

（易　萍　蒙思林）

四、EGFR p.G779F 高丰度突变伴 PD-L1 阳性晚期肺鳞癌化疗联合免疫治疗及局部放射治疗

（一）一般情况介绍

患者，男，45 岁。

（二）病史

（1）现病史：2020 年 3 月上旬始无明显诱因出现阵发性咳嗽，咳少量黏液痰，痰中带血丝，伴左耳后区及胸背部疼痛，疼痛渐进性加剧，自服"止痛药"后症状无缓解，2020 年 4 月 17 日收住院。

（2）家族史：无家族遗传性疾病史。

（3）个人史：吸烟 20 年，平均 20 支 / 日。

（4）入院查体：ECOG 评分：1 分，未吸氧状态下 SPO2：93%，全身浅表淋巴结未触及肿大，气管居中，胸廓对称，双肺叩诊清音，左肺上叶呼吸音明显增粗，未闻及干湿性啰音，胸椎第 7-11 椎体叩痛明显。

（5）影像学检查

1）入院后 2020 年 4 月 18 日胸部 CT 示：左肺上叶近肺门软组织肿块（最大层面范围

约 6.1cm×2.7cm），中央型肺 C 可能，并左肺上叶阻塞性肺炎；双肺多发结节，M 灶待排；纵隔内及左侧肺门区见多发肿大淋巴结，M 灶可能（图 3-22）。腹部 CT 示：右侧肾上腺区见软组织肿块影，大小约 4.7cm×2.5cm，左侧肾上腺区见结节状软组织密度影，大小约 1.7cm×1.4cm，增强均呈轻度不均匀强化（图 3-23）。2020 年 4 月 24 日头颅 MR 平扫＋增强＋弥散示：颅内未见占位，左侧颈静脉孔后下缘约 3.1cm×1.5cm 大小片状不均匀边缘强化病灶，M 灶可能（图 3-24）。胸椎 MR 平扫＋增强示：胸 7 椎体水平右侧椎弓、肋骨及软组织明显不规则强化改变，胸 10-11 椎体水平右侧椎旁肋椎关节及周围软组织水肿及强化改变，M 灶可能（图 3-25）。

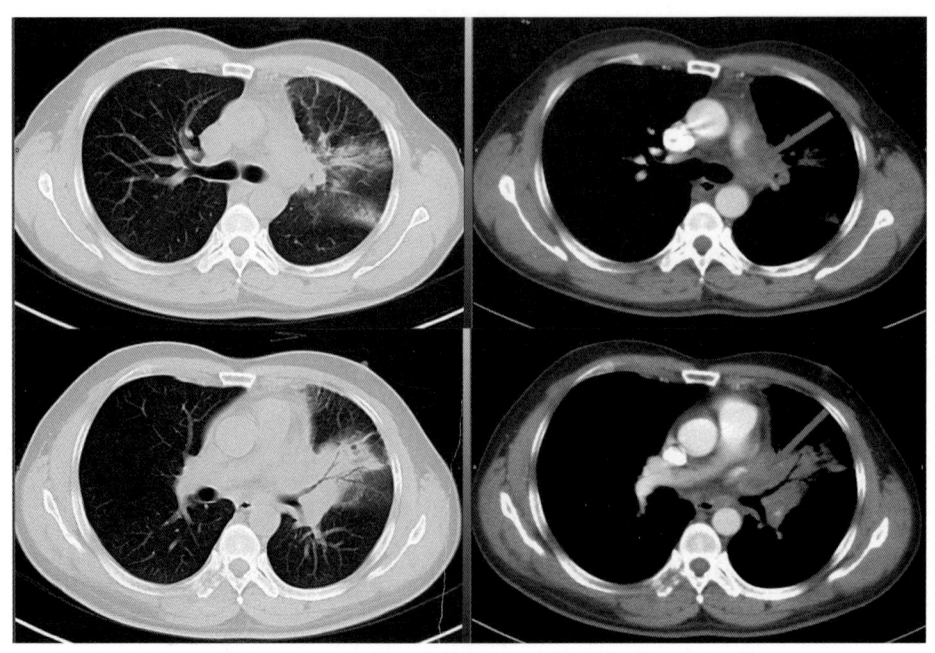

图 3-22　CT 平扫＋增强：左肺上叶占位并左肺上叶阻塞性肺炎，纵隔内及左侧肺门区多发肿大淋巴结

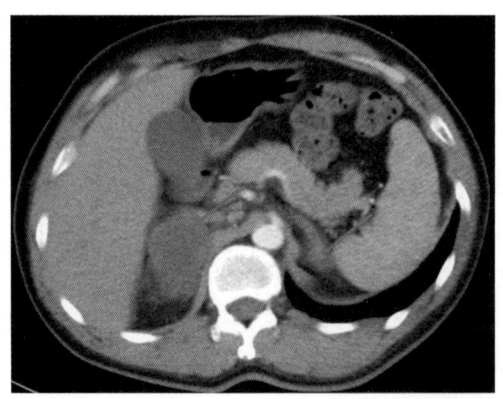

图 3-23　CT 平扫＋增强：双侧肾上腺区占位

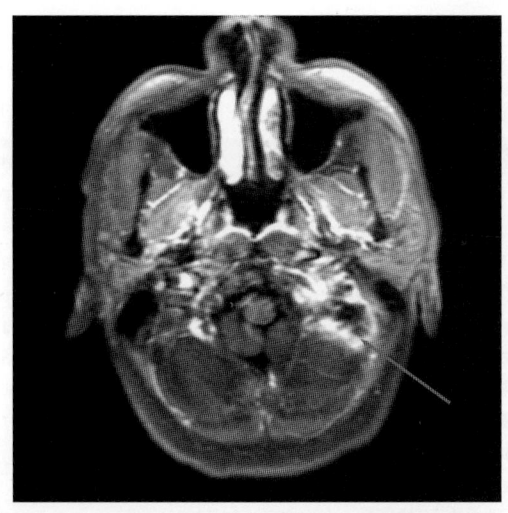

图 3-24　MR 平扫 + 增强 + 弥散：左侧颈静脉孔后下缘约 3.1cm×1.5cm 大小片状不均匀边缘强化病灶

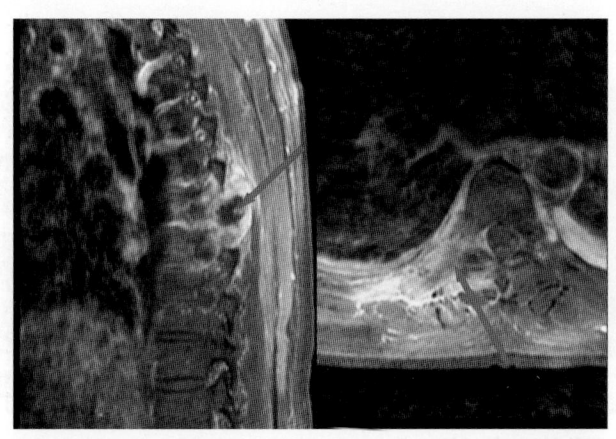

图 3-25　MR 平扫 + 增强：T7 椎体水平右侧椎弓、肋骨及软组织明显不规则强化改变

（三）病理诊断

2020 年 4 月 20 日（左主支气管新生物活检）：倾向低分化鳞状细胞癌。

免疫组化：P40（+），P63（+），CK5/6（+），KI-67%（+60%），CK 广（+），Syn（-），CgA（-），CK7（+），TTF-1（-），Napsin-A（-），CD56（-），ALK（±），EGFR（+），PD-L1（-）。

（四）临床分期

左肺上叶低分化鳞状细胞癌 T3N2M1c Ⅳ B 期。

（五）分子检测诊断和 PD-L1 免疫组化检测结果及解读

肿瘤特有突变*				
基因	变异	突变型	血浆丰度*	组织丰度*
EGFR	基因扩增	-	4.1 倍	16.3 倍
EGFR	p.G779F 第 20 外显子错义突变	c.2335_2336delGGinsTT (p.G779F)	84.2%	93.1%
FOXA1	p.G156C 第 2 外显子错义突变	c.466G>T (p.G156C)	8.1%	20.4%
NOTCH2	p.A25S 第 1 外显子错义突变	c.73G>T (p.A25S)	2.3%	5.1%
PKHD1	p.L4007F 第 67 外显子错义突变	c.12019C>T (p.L4007F)	5.0%	11.6%
PKHD1	p.M947I 第 27 外显子错义突变	c.2841G>T (p.M947I)	-	2.6%
SETBP1	p.R54H 第 2 外显子错义突变	c.161G>A (p.R54H)	7.1%	22.6%
TSC1	TSC1~IGR (downstream GATA3) 融合	TSC1:exon15~IGR (downstream GATA3)	17.7%	26.7%
TP53	p.E294*第 8 外显子截短突变	c.880G>T (p.E294*)	13.6%	54.5%

图 3-26　NGS 检测结果

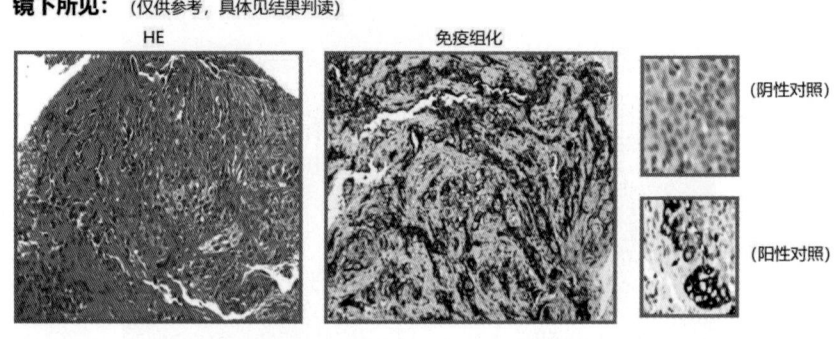

图 3-27　PD-L1 免疫组化检测报告

1. 基因检测结果分析

（1）患者肿瘤组织及血浆中均有高丰度的 EGFR p.G779F 突变。p.G779F 为 EGFR 第 20 外显子错义突变，位于 7 号染色体短臂 1 区 1 带 2 号亚带上（7p11.2），属 EGFR 罕见突变，其突变率为 0.01%，其中肺腺癌的患病率最高，在该患者确诊时尚未见有 EGFR p.G779F 突变的临床治疗报道。

（2）EGFR 扩增：EGFR 扩增患者更有可能伴随着多通路激活。相较于无 EGFR 扩增的患者，有 EGFR 扩增者出现其他基因突变的比例明显增高，EGFR 扩增是 EGFR-TKI 靶向治疗的潜在耐药机制。

（3）TP53 第 8 外显子突变：导致 p53 正常抑癌功能失活，促进肿瘤细胞增殖、迁移与抗凋亡等进程，参与肿瘤的发生发展；并可能引起铂类、氟尿嘧啶类等化疗药物的耐药[3]；TP53突变与PD-L1表达的上调和T效应激活有关。

2. PD-L1免疫组化检测结果分析

PD-L1呈高表达，TPS≥10%（TPS=90%）。PD-L1TPS表达水平与PD-1/PD-L1药物疗效总体上呈正相关。对于TPS≥50%患者，部分PD-1/PD-L1单药治疗较化疗显著延长晚期肺鳞癌患者的PFS及OS。

（五）治疗方案调整及疗效评价

2020年5月8日始行替雷利珠单抗+紫杉醇+卡铂方案治疗，每21天1周期。期间，予同步行左颈静脉孔区转移灶放射治疗66Gy/33F、胸椎骨转移椎体及椎旁转移灶放射治疗40Gy/20F。2020年6月23日第2周期免疫联合化疗后复查示肿瘤较前明显消退，达PR（图3-28），患者症状明显改善，继续免疫联合化疗4个周期，复查肿瘤病灶持续缩小，之后行替雷利珠单抗单药免疫维持治疗，每21天1周期。2022年2月复查无进展，至2022年6月替雷利珠单抗免疫治疗满两年，改为替雷利珠单抗每42天1周期维持至今，2022年9月复查肿瘤无进展（图3-29、图3-30、图3-31、图3-32）。患者免疫维持治疗至今，无明显治疗副反应。

疗效评价：目前规律复查，至撰写本文时已持续27个月疾病呈PR状态，ECOG评分：0分。

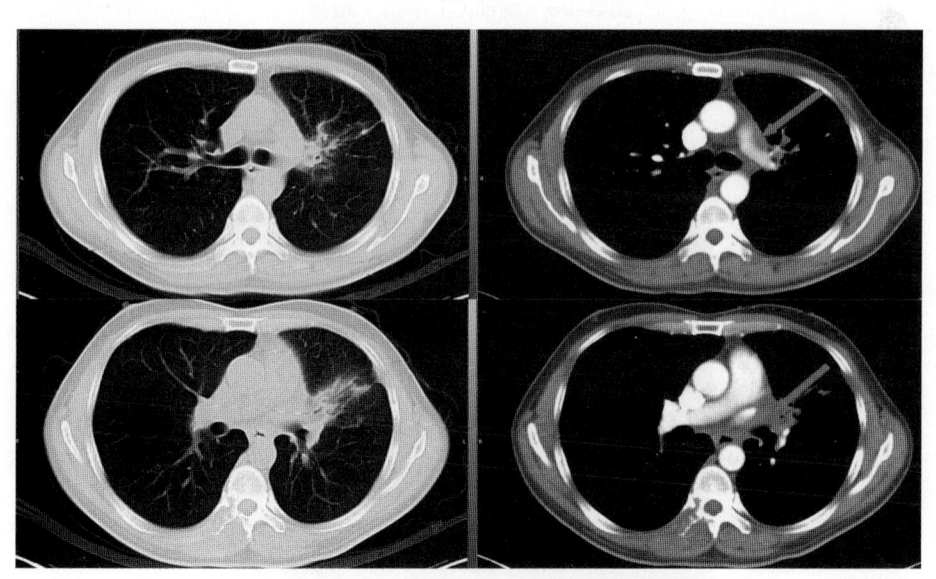

图3-28 胸部CT平扫+增强

（2020年6月23日，2周期免疫联合化疗后胸部病灶达PR）

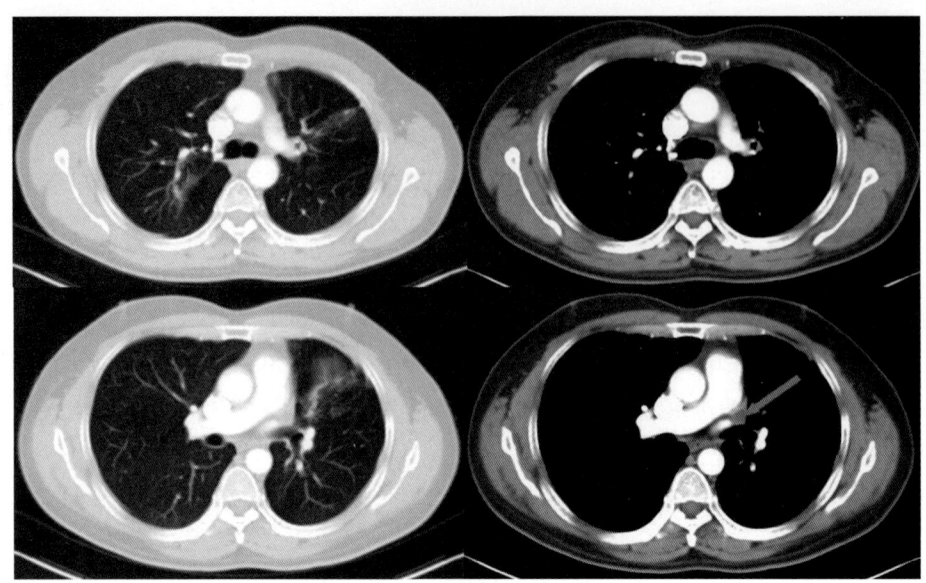

图 3-29　胸部 CT 平扫 + 增强

（2022 年 9 月 7 日，治疗后第 28 个月，胸部病灶达 PR）

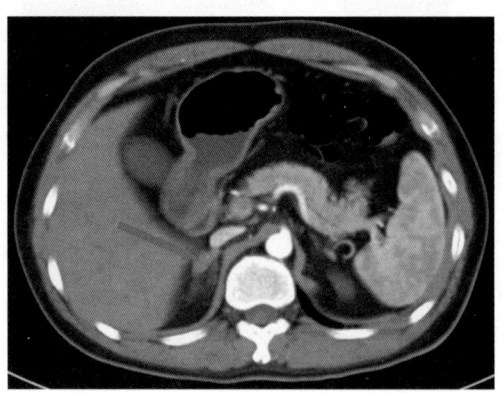

图 3-30　腹部 CT 平扫 + 增强

（2022 年 9 月 7 日，治疗后第 28 个月，双侧肾上腺转移灶达 PR）

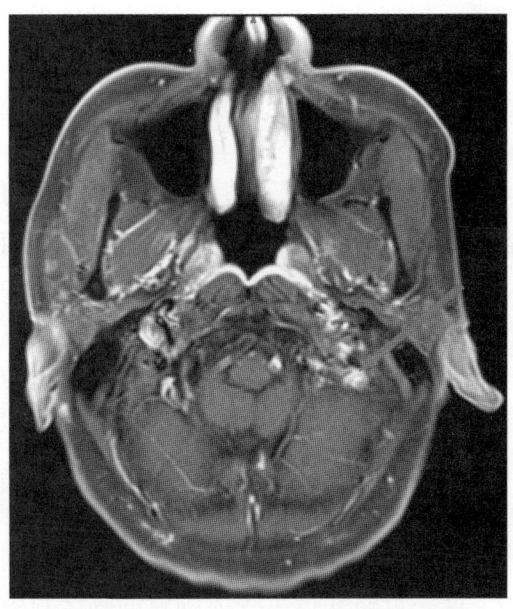

图 3-31　头颅 MR 平扫＋增强
（2022 年 9 月 10 日，治疗后第 28 个月，左颈静脉孔区病灶达 PR）

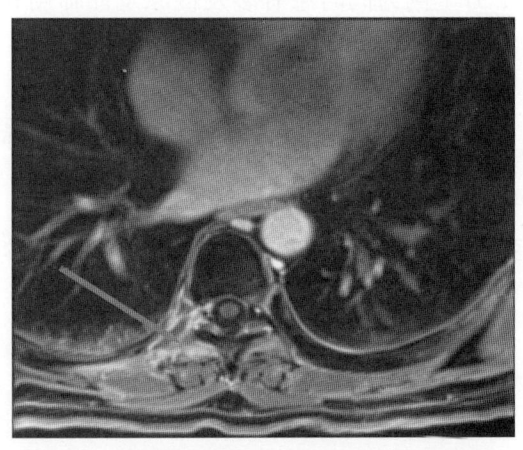

图 3-32　胸椎 MR 平扫＋增强（第 7 胸椎平面）
（2022 年 9 月 10 日，治疗后第 28 个月，胸椎、肋骨及椎旁软组织转移灶达 PR）

（六）本案例述评

如上资料所示，本例患者为ⅣB 期肺鳞癌，NGS 显示肿瘤组织及血浆中均有高丰度的 EGFR p.G779F 突变，该突变极为罕见，在本例患者初始治疗时，我们查阅了文献，未见有该突变的治疗报道，其对 TKI 的疗效不明。同时该患者尚有 EGFR 扩增、TP53 突变等共存，是 TKI 治疗的不利因素。而肺鳞癌 EGFR 突变率显著低于肺腺癌，相较于 EGFR 突变的肺腺癌患者，接受 TKI 治疗的 EGFR 突变肺鳞癌患者 PFS 和 OS 更短。

从现有的研究结果来看,免疫治疗在 EGFR 突变患者中的效果不如野生型 EGFR 患者,NCCN 指南、CSCO 指南并不支持驱动基因阳性的晚期非小细胞肺癌患者一线使用免疫治疗。事实上,在携带罕见 EGFR 突变的晚期非小细胞肺癌患者中观察到有较高比例的 PD-L1 表达(36.7%)和 CD8+TILs 浸润,并显示出对 PD-1 抑制剂初始治疗的敏感性。本例患者尚有 TP53 突变,有研究显示免疫检查点抑制剂治疗 TP53 合并其他基因共突变的非小细胞肺癌患者,共突变患者较野生型患者有更长的 PFS(9.2 个月和 4.2 个月,$P=0.01$)。

而 RATIONALE 307 研究中期分析显示,在转移性肺鳞癌患者中替雷利珠单抗联合紫杉醇+卡铂较单纯化疗临床获益显著。在无驱动基因晚期非小细胞肺癌患者中,TPS ≥ 50% 患者可进行部分免疫检查点抑制剂单药治疗。虽然本例患者 PD-L1 高表达(TPS=90%),但鉴于患者肿瘤负荷重,有 TKI 疗效不明的高丰度 EGFR 罕见突变等因素,经过讨论,我们采用了免疫联合化疗(替雷利珠单抗+紫杉醇+卡铂),同时进行局部放射治疗(放射治疗既能增强 PD-1 疗效,又可迅速缓解本例患者骨转移所致的剧烈疼痛),之后再进行免疫维持治疗,这一策略获得了令人满意的临床疗效。该案例提示对于具有复杂基因突变合并 PD-L1TPS 高表达的患者,个体化的诊疗方案至关重要。另外,在我们撰写本文时再次查阅文献,发现有 2 例 EGFR p.G779F 的报道,1 例系新辅助免疫治疗联合化疗在含有 EGFR p.G779F 突变的ⅢB期肺腺癌中达到病理性完全缓解(这也佐证了我们治疗策略的正确性);另 1 例为同时患有多发性原发性肺癌和肺内转移性肺癌的患者术后标本中发现。

(赵培珠 孟雄英 郭希婧 张 瑞 周 华)

五、EGFR 基因突变伴发 ALK 基因重排的多灶性肺腺癌诊治一例

(一)一般情况

患者,女,57 岁。

(二)病史

(1)现病史:患者因胸闷 2 周行 CT 检查发现左肺上叶可见一个 3.2cm×3.9cm 的实体结节(图 3-33A)、左肺下叶可见一个 2.3cm×1.6cm 的磨玻璃结节(图 3-33F)。于 2017-07-27 接受 LUL 切除术、LLL 楔形切除术和 VATS 淋巴结切除术。术后病理:LUL 和 LLL 病灶为均浸润性腺癌(图 3-33B,G)。IHC(图 3-33C)、FISH(图 3-33D)和 NGS(图 3-33K)提示左肺上叶癌灶 ALK 重排(+),ARMS-PCR(图 3-33E)提示 EGFR(-);而 IHC(图 3-33H)、FISH(图 3-33I)证实左肺下叶病灶 ALK 重排(-),ARMS-PCR 和 NGS 检测表明 EGFR 突变(+)(图 3-33J 和 L)。此外,淋巴结病理检查提示 4/7/10/11 淋巴结存在肿瘤转移(图 3-35A),IHC(图 3-35B)、FISH(图 3-35C)提示 ALK 基因重排阳性,ARMS-PCR 未检测到 EGFR 基因突变(图 3-35D)。根据 AJCC 第 8 版和 ACCP 第 3 版指

南确定肿瘤分期为 LUL：pT2aN2，LLL：pT1cN0。患者按照 3A 期非小细胞肺癌进行 6 个周期的培美曲塞和奈达铂的一线化疗（培美曲塞 750 mg/m²，奈达铂 110 mg/m²）和 27 个周期的胸部放疗（剂量为 54Gy）。2019-02-11 患者出现头痛、头晕和胸痛，CT 检查发现脑和肋骨转移瘤，为求进一步诊治以"肺癌术后全身多处转移"收入院。

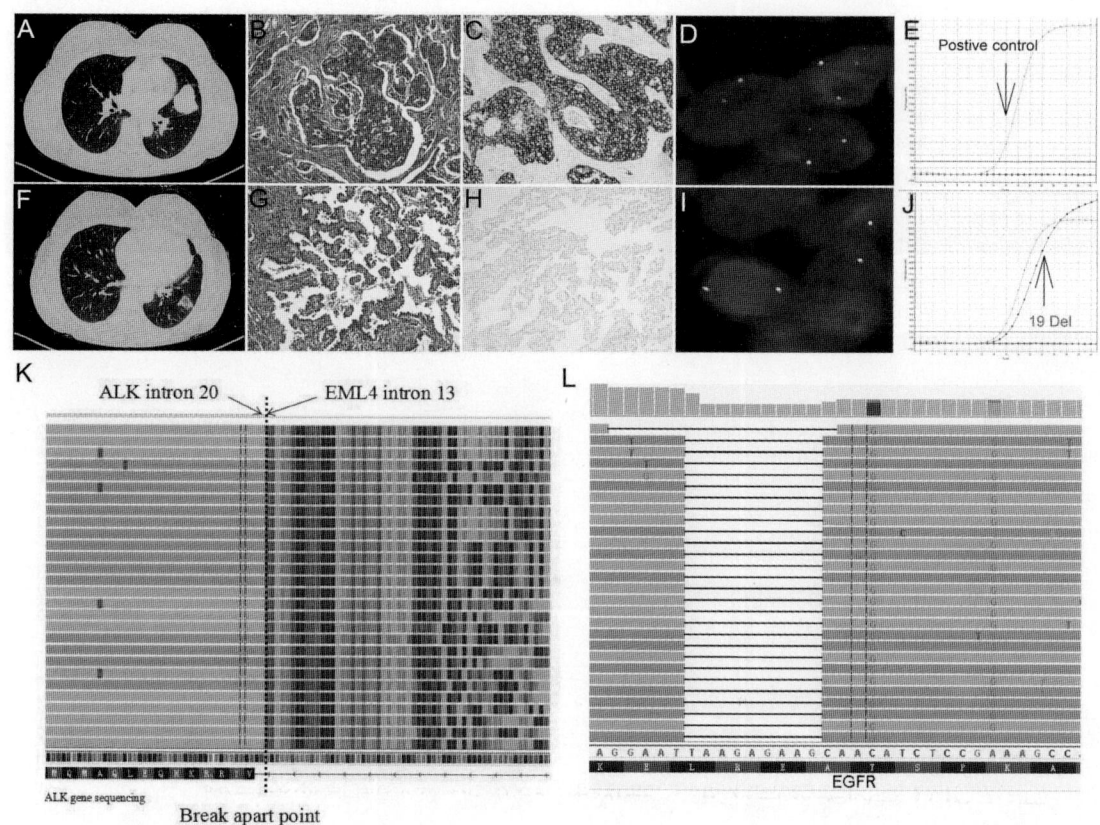

图 3-33 A，F：CT 显示左上叶，左下叶病灶；B，G：左上叶，左下叶病灶病理检查；C，H：左上叶，左下叶癌灶免疫组化；D，I：左上叶，左下叶原位杂交；E，J：ARMS-PCR 检测左上叶，左下叶 EGFR 突变情况；K，L：NGS 结果示左上叶癌灶 ALK 融合基因，左下叶病灶 EGFR 19 外显子缺失

（2）家族史　无家族遗传性疾病史。

（3）入院查体　瞳孔等大等圆，对光放射正常，视物清晰，左肺呼吸音稍弱，无恶心呕吐，胸腹部无明显压痛。

（4）影像学检查

2019-02-11 日头颅 MRI 显示 13mm 脑转移瘤（图 3-34A），CT（图 3-34D 和 G）提示 12 肋骨转移瘤。在吉非替尼（250mg/天）治疗 1 个月后，脑转移瘤（图 3-34B）轻微扩大（至 16cm），第 12 肋骨的骨破坏恶化（图 3-34E 和 H）。患者停用吉非替尼并改用克唑替尼治疗，脑转移瘤接受了局部断层放疗，而肋骨病灶未接受放疗。治疗 3 个月后，影像学检查显示脑转移瘤的大小明显减小（图3-34C）。肋骨病变几乎消失，并显示骨质修复（图3-34F和I）。

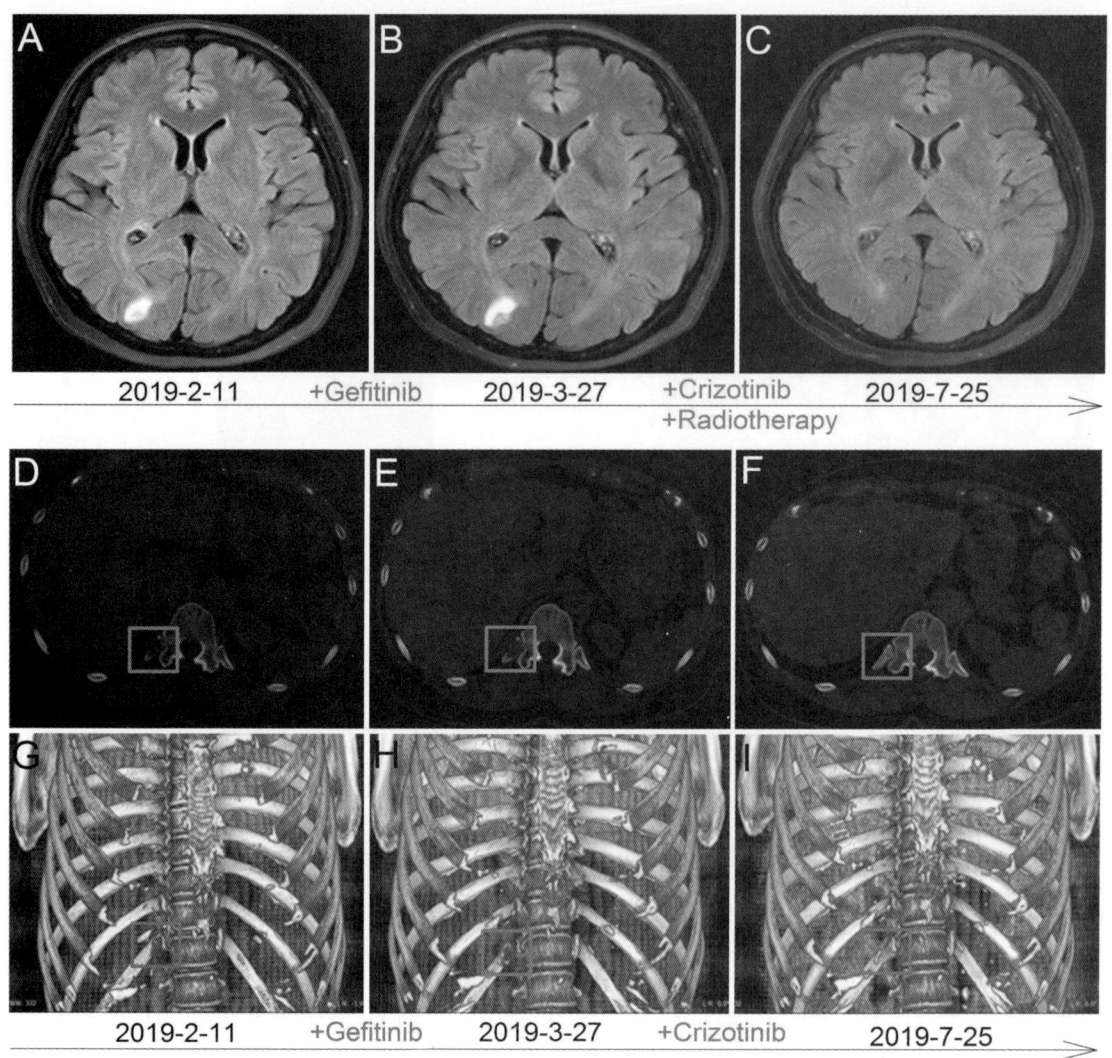

图3-34 A, D, G 显示脑转移瘤和肋骨转移瘤；B, E, H 显示脑转移瘤和肋骨转移瘤进展；
C, F, I 显示脑转移瘤和肋骨转移瘤得到控制

（三）病理诊断

（1）左上叶病灶：浸润性腺癌混有实性和筛状生长模式。免疫组化和原位杂交结果显示 ALK 重排（+）。ARMS-PCR：EGFR 突变（-）。

（2）左下叶病灶：浸润性腺癌，以乳头状生长模式为主。免疫组化和原位杂交结果显示 ALK 重排（-）。ARMS-PCR：EGFR 突变（+）。

（3）淋巴结：转移瘤呈实性-筛状混合生长模式（图3），免疫组化和荧光原位杂交结果示 ALK 重排（+），ARMS-PCR：EGFR 突变（-）。

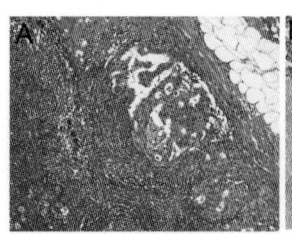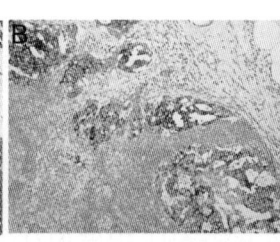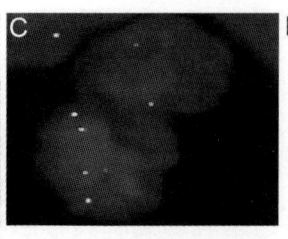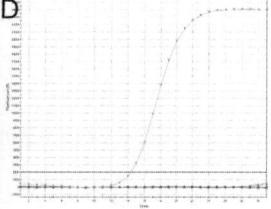

图3-35　A：转移淋巴结HE染色切片；B：淋巴结免疫组化ALK重排(+)；C：淋巴结FISH检测ALK重排(+)；D：ARMS-PCR未检测到EGFR突变

（四）分子检测诊断结果及解读

（1）NGS结果分析：燃石公司520基因检测提示左上肺癌组织EML4 exon 13-ALK exon 20基因重排（丰度6.42%），左下肺癌组织EGFR 19 exon deletion缺失突变。

（2）ARMS-PCR结果分析：厦门艾德EGFR基因突变检测试剂盒提示左上肺癌组织EGFR基因突变阴性，左下肺癌组织EGFR 19 exon deletion缺失突变为阳性结果。

（五）治疗方案调整及疗效评价

（1）一线治疗：使用EGFR-TKI吉非替尼（250mg，qd）治疗1个月后头痛和胸痛有所改善，但颅内和肋骨转移瘤出现进展。

（2）二线治疗：由于肿瘤分子表现存在ALK重排(+)，后改用克唑替尼（250mg，bid）治疗3个月，并用局部断层放疗控制脑转移瘤。治疗3个月后，脑转移瘤明显减小，肋骨病变消失。同时，患者症状明显改善。

（六）案例评述

本患者是左肺上叶和下叶同时发生肿瘤的特殊病例。鉴别多原发灶和肺内转移灶对于多灶性肺腺癌具有重要意义，这将会大大影响肿瘤分期、后期治疗方案和治疗效果。该患者的2处病灶经病理诊断为具有两种不同生存模式的癌灶，分子检测结果提示肺上叶病灶ALK重排(+)，肺下叶病灶EGFR突变(+)。肺腺癌中EGFR突变和ALK重排的共存是一种罕见的肺癌分子亚型。这2处病灶被认为是起源于不同克隆的原发性肿瘤，根据淋巴结转移瘤的形态和分子学特征对肿瘤进行分期，肺上叶肿瘤为pT2aN2M0，肺下叶肿瘤为pT1cN0M0。患者肺部手术后，经过辅助放化疗肺部情况控制良好。后期在对脑转移及骨转移的治疗中，我们发现使用EGFR-TKI治疗效果不佳，而改用ALK抑制剂后效果明显，我们推测脑转移和骨转移可能是由ALK基因突变所驱动。我们近期的研究也发现在多个ALK基因融合阳性病变的患者中有更多的淋巴结转移，并且淋巴结转移病变是由ALK重排驱动而不是EGFR突变驱动的，因此ALK可能在肺多灶性肿瘤转移中起关键作用。

综上所述，局部淋巴结转移瘤的分子特征可能为远处转移病变提供部分信息，所以我们建议对多灶性肺腺癌患者应该全面评估淋巴结转移瘤的驱动基因。此外，针对多发性肺腺癌形态学检查也十分重要，因为形态学差异可能提示不同的致癌突变。反之亦然，即使存在形态相同的多个肺腺癌，检测每个肿瘤的致癌突变状态也很重要。

（范军 聂秀 励超 蔡明）

六、HER-2过表达型乳腺癌肺转移患者DS8201精准治疗

（一）一般情况介绍

患者，女，32岁。

（二）病史

（1）现病史：2021年1月，患者于我院体检，彩超：①右侧乳腺低回声结节，BI-RADS 4a类，腺病？②左侧乳腺低回声结节，BI-RADS 3类，考虑：纤维腺瘤可能。③右侧腋窝可见淋巴结，形态未见明显异常，未行进一步诊治。2021年3月，我院再次复查彩超示：①右乳超声所见，乳腺炎？建议治疗后复查。②左侧乳腺低回声结节，BI-RADS 3类，考虑：纤维腺瘤可能。③右侧腋窝可见肿大淋巴结。给予穿刺提示。<右乳穿刺>浸润性癌。2021-03-30乳腺MRI检查报告：①右乳改变，考虑乳腺癌（BI-RADS 5类）；左侧乳腺皮肤及胸壁受侵。②右侧腋窝多发淋巴结肿大。③左乳结节，考虑肿瘤性病变：腺瘤或其他（BI-RADS 4a类）可能。于2021年4月—2021年7月已完成6次TCbHP方案治疗，具体方案："多西他赛（120mg）（21天1次，共6周期）+卡铂（550mg）（21天1次，共6周期）+曲妥珠单抗（首次8mg/kg、之后6mg/kg，21天1次，共1年）+帕妥珠单抗（首次840mg、之后420mg，21天1次，共1年）"、1次THP方案治疗，具体方案："多西他赛（120mg）+曲妥珠单抗（6mg/kg）+帕妥珠单抗（420mg）"术前化疗。行7次化疗后，于2021-08-22行右乳癌改良根治+右锁骨上淋巴结清扫+右内乳淋巴结清扫+左乳全切。普通手术标本病理（2021-08-26）：（右侧乳房）浸润性癌，非特殊类型，2级6分。右乳头深部见癌组织。（右侧腋窝淋巴结1区）淋巴结见癌转移（5/16）。（右侧腋窝淋巴结2区）淋巴结未见癌转移（0/4）。（右侧腋窝淋巴结3区）淋巴结未见癌转移（0/2）。另1右侧腋窝淋巴结见癌转移（1/1）。（右侧锁骨上淋巴结）淋巴结未见癌转移（0/4）。（右侧胸肌间淋巴结、右侧内乳区淋巴结）送检为纤维脂肪组织。（右侧第2肋软骨）未见癌累及。（左侧乳房）腺病，未见癌组织。左侧腋窝淋巴结未见癌转移（0/8）。免疫组化：P120+，E-cadherin+，ER-，PR-，Her-2 3+，ki-67 40%。P53 40% 2+，CK5/6-，P63-，SMA-，Calponin-，AR-。于2021-08-30给予第8次曲妥珠单抗+帕妥珠单抗靶向治疗，并予行乳腺癌术后辅助放疗（具体放疗计划：VAMT PCTV 50.4/28F），放疗过程中，于2021-09-23、2021-10-14予以第9、10次曲妥珠单抗靶向治疗。于2021-11-05、2021-11-26、2021-12-17、2022-01-07予以第11-14次曲妥珠单抗（6mg/kg）+帕妥珠单抗（420mg）治疗，并予以卡培他滨1500mg po bid d1-14 q3w化疗。2022-01-26全腹部CT平扫：与2021-11-3腹部CT片比较无明显变化。2022-01-26胸部CT平扫：与2021-11-03胸部CT片比较：双肺炎症稍增多。考虑放射性肺炎Ⅰ级，于2022-01-28予以第15次曲妥珠

单抗（6mg/kg）+帕妥珠单抗（420mg）治疗，并予以卡培他滨化疗。后患者院外呼吸科就诊自行予以激素治疗。2022-02-16胸部CT平扫：与2022-01-26胸部CT片比较：双肺炎症及结节吸收，其他表现变化不大。于2022-02-18、2022-03-11、2022-04-01予以第16-18次曲妥珠单抗+帕妥珠单抗治疗，并予以卡培他滨化疗。出院后患者一般情况尚可，定期我院门诊随诊，有化疗后骨髓抑制，予以对症处理。2022年4月，患者受凉后出现畏寒、发热，体温最高39.7℃，偶咳嗽，2022-04-22至我院感染科住院诊疗，胸部CT提示双肺散在斑片状、磨玻璃样密度影，以左肺下叶为主，先后予以亚胺培南西司他丁、哌拉西林他唑巴坦抗感染，患者症状好转，但2022-05-04复查胸部CT提示病灶未吸收，建议定期随访胸部CT后出院。2022-07-01胸部CT示：与2022-05-04胸部CT片比较：左肺下叶病灶范围明显增大。患者无咳嗽、咳痰，无畏寒、发热，无胸闷、气紧等不适，为进一步诊治入院。

（2）既往史及家族史：患者平素健康状况良好。否认高血压病史。否认糖尿病病史。否认冠心病病史。否认传染病史。否认食物过敏史。否认药物过敏史，否认手术外伤史。否认输血史。预防接种史按规定。

（3）入院查体：T 36.2℃，P 80次/分，R 19次/分，BP 111/75mmHg，疼痛评分 NRS评分0分。双乳缺如，可见手术瘢痕，局部皮肤有红肿、脱皮、色素沉着，无渗血、渗液。全身浅表淋巴结无肿大。胸廓正常、对称，双肺呼吸音清，未闻及干湿啰音。心前区无异常隆起，心律齐，各瓣膜听诊区未闻及病理性杂音。腹部外形正常。腹部触诊全腹软，无压痛，无反跳痛，肠鸣音正常。

（4）影像学检查

1）2022-05-04胸部CT平扫：左肺下叶斑片状、磨玻璃样密度影。

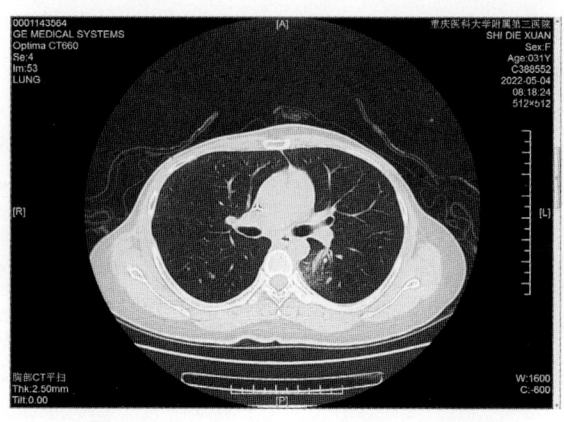

图3-36　2022-05-04胸部CT平扫

2）2022-07-01胸部CT平扫：左肺下叶磨玻璃影、大片状影，与2022-05-04胸部CT片比较：左肺下叶病灶范围明显增大。

（三）病理诊断

2021年1月乳腺结节穿刺活检病理：免疫组化：HER2（3+），CK5/6（-），CALPONIN

(-), ER(-), PR(-), P120(+), AR(-), P53(+), E-cad(+), CD10(-), P63(-), KI67 约40%(+)。<右乳穿刺>浸润性癌。

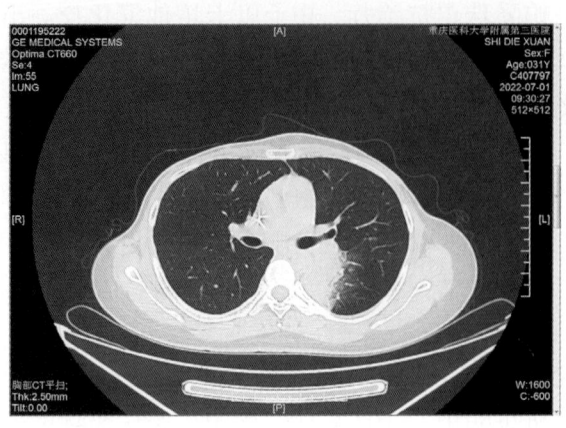

图 3-37　2022-07-01 胸部 CT 平扫

2021-8-26 乳腺癌术后病理：（右侧乳房）浸润性癌，非特殊类型，2级6分。右乳头深部见癌组织。（右侧腋窝淋巴结1区）淋巴结见癌转移（5/16）。（右侧腋窝淋巴结2区）淋巴结未见癌转移（0/4）。（右侧腋窝淋巴结3区）淋巴结未见癌转移（0/2）。另1右侧腋窝淋巴结见癌转移（1/1）。（右侧锁骨上淋巴结）淋巴结未见癌转移（0/4）。（右侧胸肌间淋巴结、右侧内乳区淋巴结）送检为纤维脂肪组织。（右侧第2肋软骨）未见癌累及。（左侧乳房）腺病，未见癌组织。左侧腋窝淋巴结未见癌转移（0/8）。免疫组化：P120+，E-cadherin+，ER -，PR -，Her-2 3+，ki-67 40%。P53 40% 2+，CK5/6-，P63-，SMA-，Calponin-，AR-。

（四）分子检测诊断结果及解读

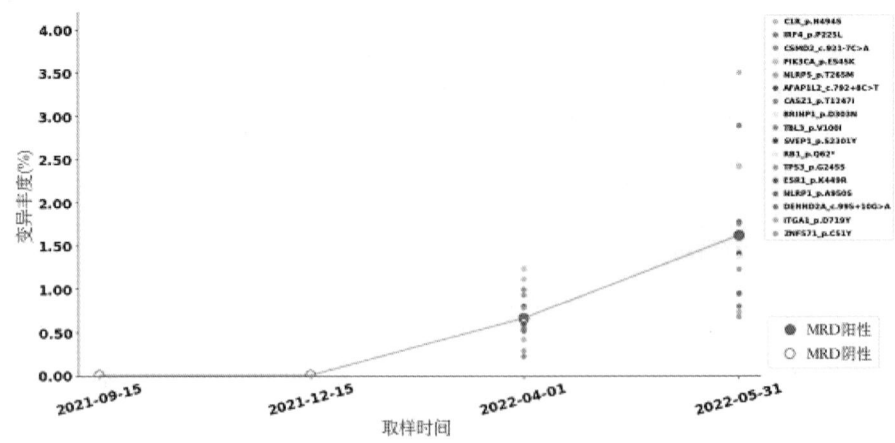

图 3-38　分子检测诊断结果

基因检测结果分析：微小残留病灶（MRD）也叫分子残留病灶，目前用于描述与肿瘤相关的治疗后情况。它指的是经过治疗后，传统影像学（包括 PET/CT）或实验室方法（如传统的细胞形态学检查）不能发现，但通过液体活检发现的癌来源分子异常，代表着肿瘤的持续存在和临床进展的可能。MRD 检测在评估治疗效果和提供预后信息方面发挥很重要的作用。多项回顾性研究表明，循环肿瘤 DNA（ctDNA）分析可以在临床或放射学证据证明转移性疾病之前鉴别出携带 MRD 患者，以较高的敏感性和特异性预测复发。基于 ctDNA 的 MRD 检测已经运用于多种实体瘤中，如鼻咽癌、结肠癌、直肠癌、乳腺癌、胰腺癌、肺癌等。结果显示：在最终治疗（手术或放疗）后第 10 天至 16 周检测患者血液中的 ctDNA，MRD 阳性患者的无疾病生存期（DFS）显著降低，复发风险率显著升高（HR=3.1-43.4）。也有研究表明，治疗后检测 ctDNA 与 OS 降低相关（HR=3.4-6.7）。通过对经最终治疗或辅助治疗后肿瘤患者的 ctDNA 进行动态检测（ctDNA 样本采集间隔时间为 1-6 个月），结果显示 ctDNA 检测优于传统的临床或影像学方法鉴定出有疾病复发的患者，在不同的癌种中，具体的提前时间为，鼻咽癌 6 个月，乳腺癌 7.9-11 个月，胰腺癌 6.5 个月，肺癌 70 天 -5.2 个月，结肠癌 167 天 -10 个月。目前，MRD 被认为是急性淋巴母细胞白血病中最强的独立预后因素。与 MRD 阴性的患者相比，MRD 阳性患者的死亡风险增加了 10 倍。患者 MRD 在 2022-04-01 开始出现阳性，也符合后面肺转移的发展。

（五）后续检查及治疗方案调整

2022-07-11 气管镜检查。灌洗液 mNGS 未查见特殊病原体，2022-07-13 病理活检提示：（左下叶背段新生物）支气管黏膜内少量异型上皮细胞散在，符合腺癌，结合免疫组化及病史考虑乳腺癌转移。免疫组化：KI-67 30%（+），TTF-1（−），NAPSINA（−），CK7（+++），CK（+++），ER（−），PR（−），HER-2（+++），GCDFP-15（−），P120（+++），P63（−），P40（−）。

2022-07-18 平安影像中心行 PET/CT：双侧乳腺治疗后表现；左肺下叶背段胸膜下肿块，左肺下叶膈面胸膜下片状高密度灶，代谢增高，较前新增，考虑肺转移；左侧肺门淋巴结代谢增高，考虑转移；余双肺散在微小结节，部分伴钙化，代谢未见明显增高，考虑慢性炎性病变，较前变化不明显；双侧颈、肩、背部肌肉条形代谢增高，考虑生理性摄取；左侧基底节区斑点状低密度影，代谢缺失；鼻中隔偏曲；腰 2 许莫氏结节。

一线治疗：结合上述检查考虑乳腺癌伴肺转移。排除治疗禁忌，于 2022-7-27、2022-08-17 予以 DS8201（Enhertu）300mg ivgtt d1q3w 治疗 2 周期。2020-09-05 复查肿瘤标志物明显下降，CT 示病灶显著缩小，疗效评价 PR。至今仍在用药（最近一次 2022-09-07）。

（六）本案例述评

乳腺癌是严重威胁全世界女性健康的第一大恶性肿瘤，在原发性乳腺癌患者中观察到有 25%～30% 的患者 HER2 阳性，该类型乳腺癌恶性程度高，侵袭性强，预后差。随着分子生物学的快速发展，抗肿瘤的研究逐渐转向靶向治疗时代，抗 HER2 靶向药物能有效降低这种类型乳腺癌患者复发和转移的风险，延长其生存率，改善预后。

APHINITY 研究显示曲帕双靶治疗 HER2 阳性早期乳腺癌 6 年无侵袭性疾病生存（IDFS）率高达 90.6%，验证了其强势疗效。在 2021 ESMO 大会上的公布了 DESTINY-Breast03 研究结果，与 T-DM1 相比，T-DXd（DS8201）具有高度统计学意义和临床意义的 PFS 改善（研究者评估的 PFS 25.1 个月 vs.7.2 个月）、ORR 获益（79.7%vs.34.2%）。在该案例中，新辅助及辅助治疗首先选择曲帕双靶联合化疗治疗。并在术后行 MRD 的检测，在 MRD 出现阳性后的 2 个月确诊乳腺癌肺转移，也证实 MRD 检测在评估治疗效果和提供预后信息方面有发挥重要的作用。并根据 DESTINY-Breast03 研究，在一线选择 DS8201 治疗 2 周期后，获得 PR 的疗效，目前治疗持续有效中。该病案提示 MRD 在预测疾病的复发转移比影像学检查提前，对肿瘤的检测治疗具有重要指导意义。

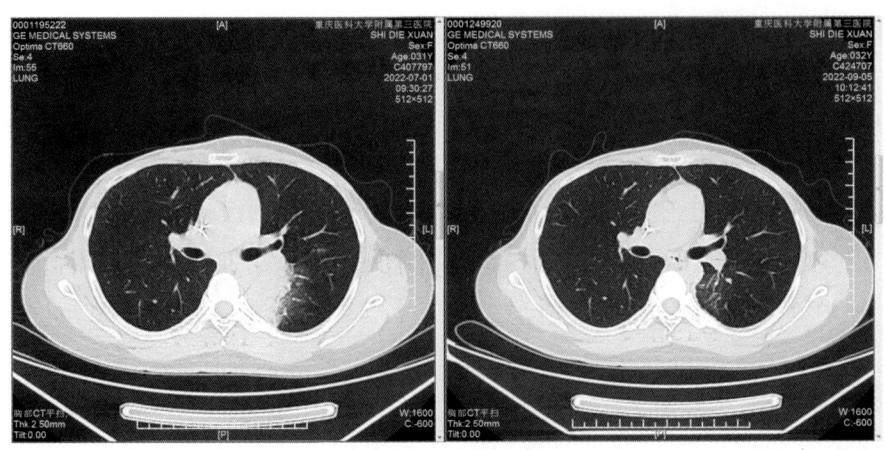

图 3-39　2022-07-01CT 和 2022-09-05CT

（刘　琴）

七、CPS ≥ 1 腹膜后多发淋巴结转移贲门癌患者化疗联合免疫精准治疗

（一）一般情况介绍

患者薛某，男，59 岁。

（二）病史

（1）现病史：患者于 2019 年 5 月出现无明显诱因的上腹部隐痛不适，进食后明显，无腹泻发热等不适。2019 年 7 月于当地医院行胃镜示：贲门胃体小弯侧后壁见溃疡状新生物，胃窦小弯侧见约 0.8cm 隆起。活检示：贲门低分化癌，胃窦黏膜灶性腺上皮重度异型增生。腹部 CT 平扫示：贲门及胃小弯侧占位，考虑胃癌，腹膜后多发肿大淋巴结。为便于进一步诊治收入中国人民解放军第五医学中心南院区普外科。

（2）家族史：无家族遗传性疾病史。

（3）入院查体：腹平坦，未见胃肠型及蠕动波，腹壁静脉无曲张。全腹部无压痛，无跳痛及肌紧张，未扪及包块。肝脾肋下未触及。墨菲氏征阴性，双肾区无叩痛。腹部叩诊呈鼓音,无移动性浊音。肠鸣音 3~4 次/分,无血管杂音。

(4)影像学检查:因患者碘剂过敏,行腹膜后 CT 平扫(2019-07-04)检查提示:食管下段、贲门、胃底及胃小弯胃壁不均匀增厚伴软组织肿块,可符合胃癌伴肝胃间隙及腹膜后淋巴结转移表现。

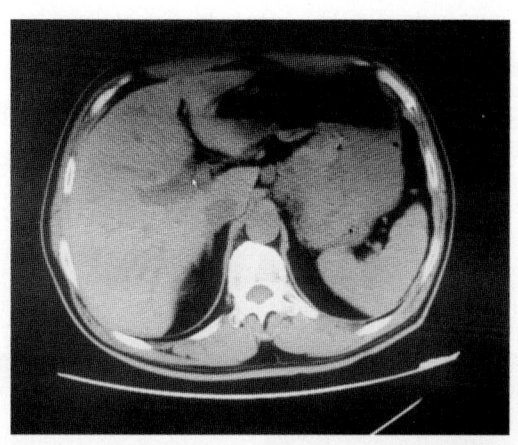

图 3-40　行腹膜后 CT 平扫(2019-7-4)检查

(5)胃镜检查(2019-7-9):贲门:距门齿 44~47cm 可见溃疡性肿物生长,表覆污秽苔,活检 2 块送病理,质脆易出血,内径可通过。食管、胃底、胃体、胃角、胃窦、幽门未见占位性改变。

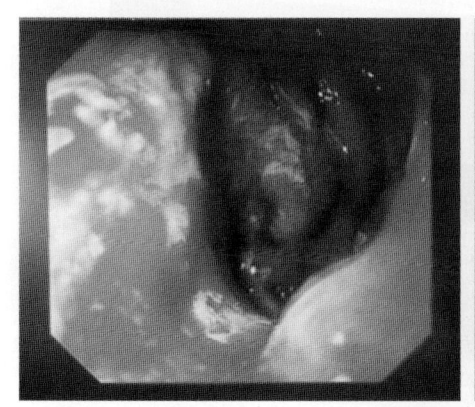 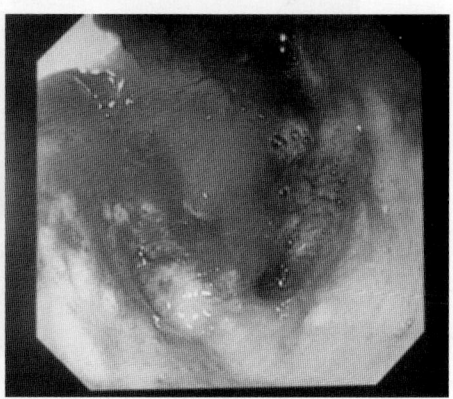

图 3-41　胃镜检查(2019-7-9)

(三)手术及病理诊断

2019 年 7 月 16 日在我科行"完全腹腔镜下全胃根治性切除、空肠代胃术"。术后病理示:胃食管交界处溃疡型中—低分化腺癌,Lauren's 分型为混合型,肿物大小约 7.5cm × 7cm × 2.6cm,癌组织侵及胃壁浆膜下层,并侵及食管外膜,可见脉管内癌栓及神经侵犯,食管及胃切缘未见癌累及。小弯侧、大弯侧及送检(第 3、5、7、8a、11、101 组)淋巴结可见转移癌（分别为 13/15、2/15、1/1、1/2、1/6、1/6、1/3、1/1），（第 1、2、4sa、4sb、4d、6、10、12a、12p 组）淋巴结未见转移癌。免疫组化结果：（肿物 - 4）CK（+）、Her 2（2+）、FISH 扩增（-）、MLH1（+）、MSH2（+）、MSH6（+）、PMS2（+）、（肝物 -7）CK7（-），CK20（+），CK5/6（-）、P40（-）、CgA（-）、Syn（-）、CD56（-），Ki67（index 约 50%）。miniPDX 检测提示：阿帕替尼相对增值率 46%、奥沙利铂 + 替吉奥相对增殖率 47%、白蛋白紫杉醇单药相对增值率 54%。术后行奥沙利铂 + 替吉奥胶囊治疗 8 周期化疗，又行口服单药替吉奥 4 周期维持治疗。其后定期复查未见肿瘤复发及转移。

2020 年 12 月 25 日行 PET - CT 示：胃癌术后，吻合口高代谢软组织结节；食管下段部分管壁增厚并代谢活性增高；纵隔 8 区、腹腔、腹膜后及腹膜多发代谢活性增高的软组织肿物 / 淋巴结；左侧肾上腺外侧肢低密度影，部分代谢活性增高；以上考虑性肿瘤复发 / 转移。

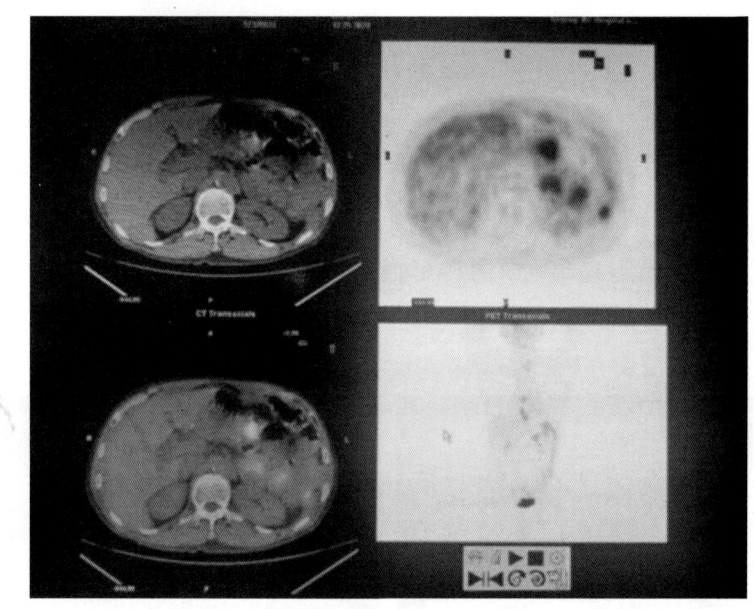

图 3-42　2020 年 12 月 25 日行 PET -CT

取手术样本完善基因测序后，调整治疗方案为纳武利尤单抗 + 白蛋白紫杉醇 + 卡铂治疗。规律复查，未见肿瘤明显进展。

（四）药物敏感测试

阿帕替尼（Apatinib）	相对增殖率 T/C（%）	46%
奥沙利铂 + 替吉奥	相对增殖率 T/C（%）	47%
白蛋白紫杉醇	相对增殖率 T/C（%）	54%
对照组	相对增殖率 T/C（%）	100%

T/C % = T/C × 100%，肿瘤细胞相对增殖率，即给药组和对照组的相对增殖的百分比值。T 和 C 分别为给药组和对照组的细胞活力值。此值越低，该药物 / 组合对肿瘤细胞抑

制率越高。

（五）分子检测诊断结果及解读

基因测序：

DPYD 基因 p.I543V 纯合突变

ERCC1 基因 p.N118N 纯合突变

MTHFR 基因 p.A222V 杂合突变

XRCC1 基因 p.Q399R 纯合突变

PD-L1 检测：CPS ≥ 1（CPS =20）。

（1）DPYD 基因 NM_000110.4 c.1627A>G（p.I543V）：DPYD 基因 p.I543V 纯合突变是由单核苷酸多态性 rs1801159 引起的错义突变，位于二清乳酸脱氢酶结构域，可导致 DPYD 活性降低，增加 5-氟尿嘧啶的毒副反应，提高患者呕吐恶心等风险。

（2）ERCC1 基因 NM_001983.4 c.354T>C（p.N118=）：ERCC1 基因 p.N118N 纯合突变是由单核苷酸多态性 rs11615 引起的同义突变，风险性等位基因为 C，与野生型相比，cc 纯合基因型可增加肺癌（约 1.24 倍）、乳腺癌等肿瘤发生风险；此外，该突变可通过影响 ERCC1 转录稳定性，降低 mRNA 水平，可能通过降低 DNA 修复功能，增加细胞对铂类药物的响应。

（3）MTHFR 基因 NM_005957.5 c.665C>T（p.A222V） MTHFR 基因 p.A222V 杂合突变为单核苷酸多态性 rs1801133 引起的错义突变，CT 杂合和 TT 纯合突变均可增加肺癌、乳腺癌、胃癌等多种癌症的风险。该多态性还可降低 MTHFR 还原酶活性，增加氨甲蝶呤的毒副作用以及氟尿嘧啶类（5-FU、卡培他滨等）的疗效。

（4）XRCC1 基因 NM_006297.2 c.1196A>G（p.Q399R） XRCC1 基因 p.Q399R 纯合突变是由单核苷酸多态性 rs25487 引起的错义突变，与非小细胞肺癌、乳腺癌、结直肠癌、胃癌等多种肿瘤的发生风险相关；GG 纯合突变与铂类化疗药物的疗效相关，可增加细胞对铂类药物的响应率。

（5）PD-L1 检测 CPS 测定适合进行 PD-LI 检测标本中的肿瘤细胞必须至少 100 个。CPS=PD-L1 染色细胞（包括肿瘤细胞、巨噬细胞与淋巴细胞）的总数 / 镜下肿瘤细胞总数（×100）。针对程序性死亡受体-1（programmed death receptor 1，PD-1）及其配体-1（programmed deathligand 1，PD-LI）的免疫检查点抑制剂疗法是近年肿瘤免疫治疗的研发热点。对临床上拟采用 PD-I/PD-LI 抑制剂治疗的胃癌患者，推荐评估微卫星不稳定（microsatellite instability，MSI）/错配修复缺陷（mismatch repair，MMR）状态 PDL1 表达与肿瘤 TMB，EBV 对于免疫治疗的疗效预测价值有争议。

（六）治疗方案调整及疗效评价

（1）前期化疗方案：奥沙利铂+替吉奥胶囊。

（2）调整治疗方案：一线治疗：纳武利尤单抗+白蛋白紫杉醇+卡铂治疗。维持治疗：白蛋白紫杉醇+纳武利尤单抗。疗效评价：规律复查，未见肿瘤明显进展。

（七）本案例评述

患者为贲门癌，术中探查分期较晚，经由 miniPDX 药敏实验后，选取铂类药物治疗后，肿瘤未出现复发及转移，证明经药敏筛选肿瘤治疗有效。而于术后一年后复发伴转移，考虑肿瘤活性程度较高，基因检测提示 XRCC1、ERCC1 突变均提示患者对铂类药物敏感性良好，后续治疗沿用；患者 CPS=20 检测结果，提示免疫药物治疗敏感，增加免疫药物联合治疗后，肿瘤控制良好。

（梁　峰　蒋　麟）

八、MSS 和 TMB-H 双驱动基因变异的结肠癌腹膜转移伴子宫内膜腺癌患者免疫治疗联合化疗及手术的精准靶向治疗

（一）一般情况

患者，女，46 岁。

（二）病史

（1）现病史：2020-07-05 患者因"阴道流血，腹痛、排黏液便"就诊当地医院。行盆腔增强核磁检查示：宫腔内见异常信号肿物影，大小约 4.9×3.3×8.0cm，边界清晰。子宫右后方直肠前见一肿物影，大小约 3.2×3.3×3.3cm，边界欠清晰，局部与直肠壁关系密切。考虑子宫内膜癌伴子宫右后方转移性病变，请结合镜检。（图 3-43）随后宫腔镜检查：可见满宫腔菜花样肿物，向下延伸至宫颈内口。病理回报：<宫腔>腺癌（中分化）。IHC：ER（+，40% 中），PR（+，30% 中），HER-2（0）；P53（野生型），Ki-67（30%+），P16（+），WT-1（-）；MLH1（+），PMS2（+），MSH2（-），MSH6（+），建议做 MSI 进一步检测；CDX（部分+），CK20（-），CK（少量+）。2020-07-08 行肠镜检查示结肠肝曲处肿物环绕整个肠腔生长，质地硬，易出血；距肛门约 15cm 见一黏膜肥厚隆起，表面呈鸡皮改变，质地软。病理：<结肠肝曲>腺癌；<结肠距肛门约 15cm>增生性息肉。

肺 CT：未见异常。患者 2020-07-14 于当地医院行腹腔镜探查及腹膜结节切除术。

术后病理回报：<腹膜>见腺癌组织。2020.7.31 为进一步诊治，患者就诊我科并行全腹部增强 CT 扫描（图 3-44）及 NGS 基因检测（图 3-45）。

（2）家族史：无家族遗传性疾病史。既往史：体健，无高血压、糖尿病及心脏病史；无乙、丙肝等传染病史；无吸烟、饮酒史。

（3）入院查体：浅表淋巴结未触及肿大，腹平软，右上腹部压痛（+），可触及散在、大小不等包块，最大者位于右下腹，大小约 5cm×5cm，质硬，活动度差。

做如下辅助检查：血常规：Hb：100g/L；生化：正常；肿标：CEA：5.43ng/ml；CA199：198.30U/ml；CA125：64.50U/ml；

（4）影像学检查

1）2020-07-07 盆腔增强核磁（当地医院）：盆腔内多发占位。

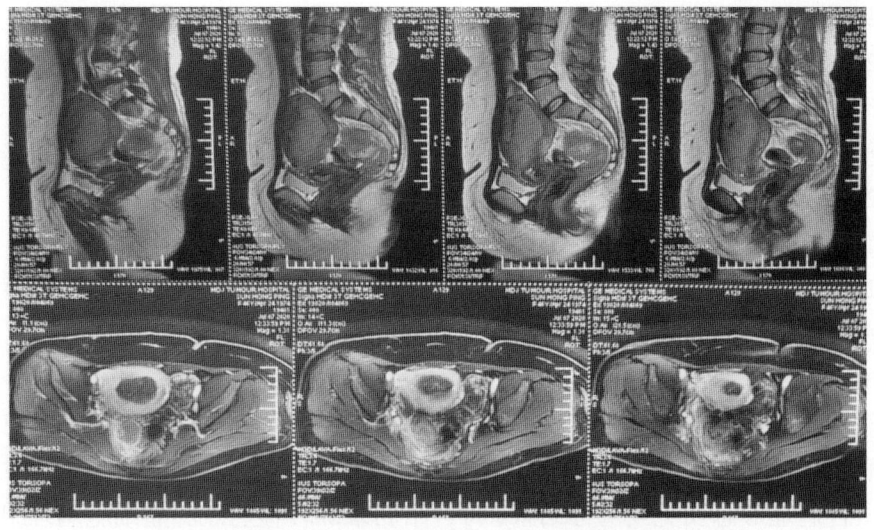

图 3-43 盆腔增强核磁：盆腔内多发占位（2020-07-07）

（2）2020-07-31 全腹部增强 CT：结肠癌 cTxNxM1c Ⅳ c 期，广泛腹膜转移瘤。

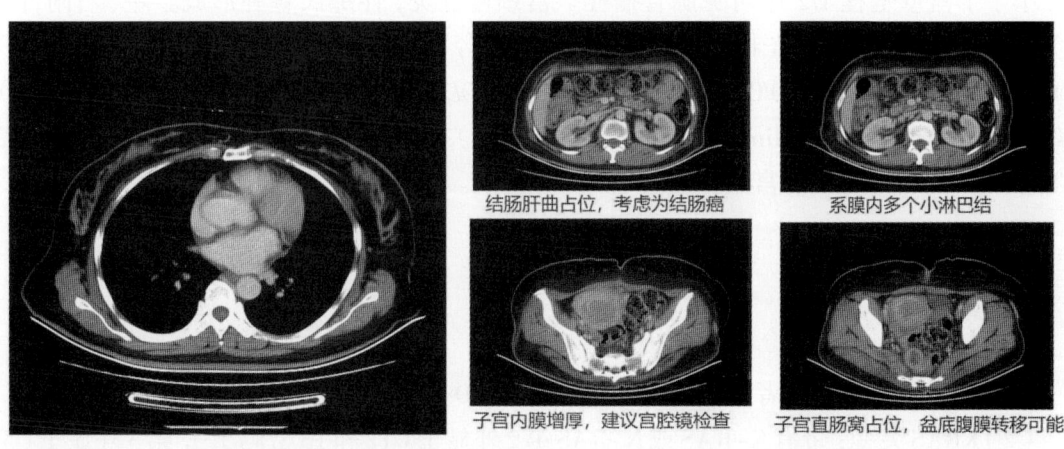

图 3-44 全腹部增强 CT：结肠癌 cTxNxM1c Ⅳ c 期，广泛腹膜转移瘤（2020-07-31）

（二）病理诊断

（1）2020-07-05：宫腔镜病理活检：<宫腔>腺癌（中分化）。IHC：ER（+，40%中），PR（+，30%中），HER-2（0）；P53（野生型），Ki-67（30%+），P16（+），WT-1（-）；MLH1（+），PMS2（+），MSH2（-），MSH6（+），建议做 MSI 进一步检测；CDX（部分+），CK20（-），CK（少量+）。

（2）2020-07-08：肠镜病理活检：<结肠肝曲>腺癌；<结肠距肛门约 15cm>增生性息肉。

（3）2020-07-14：于当地医院行腹腔镜探查及腹膜结节切除术，病理回报：<腹膜>

见腺癌组织。

（4）2020-08-02 腹膜结节补做免疫组化结果：<腹膜>内见低分化腺癌，结合免疫酶标结果及病史，符合肠道来源转移癌。IHC：ER（-），PR（-），CK7（-），CK20（+），CDX2（+），villin（+），CEA（+），Vimentin（-）。

（5）2020-12-11：我院复查肠镜：病理：<结肠肝曲>少许黏膜慢性炎；<距肛门约12cm>少许黏膜慢性炎，伴坏死及炎性肉芽组织增生。

（6）2020-12-14：于我院结直肠外科行右半结肠切除术+全子宫附件切除术+直肠部分切除术，术后病理：新辅助化疗后：<右半结肠>黏膜局灶缺失，呈黏膜慢性炎改变，伴间质纤维组织增生、变性、水肿及小血管增生，未见明确肿瘤残留，符合化疗后改变，请结合临床。另送右半结肠上切（-），另送右半结肠下切（-）。结肠旁淋巴结未见癌0/22。肿瘤TRG评分：0级，未见肿瘤残余（参照Mandard分类）。<直肠系膜>内见中分化腺癌，结合病理形态及免疫酶标结果，符合结肠来源转移癌。肿瘤细胞病理组织学形态伴化疗后改变。镜下未见明显神经侵犯。另送直肠上切（-）；另送直肠下切（-）。直肠旁淋巴结0/6。结肠+直肠系膜IHC：CK7（-），CK20（+），CDX2（+），villin（+），CEA（+），ER（-），PR（-），MLH1（+），PMS2（+），MSH2（+），MSH6（+）。

<子宫>中分化子宫内膜样腺癌，肿瘤细胞伴明显化疗后改变，残余肿瘤位于浅肌层（小于子宫壁全程1/2）；可见脉管瘤栓。宫颈慢性炎，伴那氏囊肿形成。左、右附件组织未见异常。各组淋巴结未见癌0/21（腹主动脉旁0/1，左髂总0/0，左髂外0/6，左股深0/0，左闭孔0/4，右股深0/0，右闭孔0/6，右髂总0/2，右髂外0/2）。子宫IHC：CK7（+），CK20（-），CDX2（-），villin（-），CEA（-），ER（+），PR（+）。术后分期：结肠癌术后ypT0N0M1c腹膜转移、子宫内膜癌术后FIGO Ia期。

（三）分子检测诊断结果及解读

见图3-45。

（四）基因检测结果分析

（1）TMB-H：提示患者后线治疗中更容易从PD-1抗体免疫治疗中获益。

（2）KRAS突变：带有K-RAS或N-RAS第2外显子（12和13密码子），第3外显子（59和61密码子），第4外显子（117和146密码子）体细胞突变的患者不建议给予西妥昔单抗，帕尼单抗治疗（FDA批准，NCCN指南）。

（3）BRCA1或BRCA2突变：提示患者能够更好地从PARP抑制剂的治疗中获益。

（五）治疗方案调整及疗效评价

患者2020-08-03~2020-10-17在我科行一线治疗：特瑞普利单抗+XELOX方案（即特瑞普利单抗240mg ivgtt d1q3w+奥沙利铂200mg d1ivgtt q3w+卡培他滨1500mg bidpo d1-14 q3w）化疗6周期，1周期后患者右下腹包块明显减小，自觉腹痛、阴道流血明显好转。神经毒性1级。同时定期评估疗效（图3-46）。

第三章 泛癌肿标志物

检测结果：

分子分型结果

检测内容	检测结果
结肠癌分子分型	KRAS、PIK3CA突变, POLE及POLD1突变, ATM突变, BRCA1和BRCA2突变
微卫星不稳定（MSI）	微卫星稳定（MSS）
肿瘤突变负荷（TMB）	131.03个突变/Mb（百分位：≥85%；TMB-H），患者更有可能从免疫治疗中获益
PD-L1（22C3）蛋白表达	CPS：阳性，5，患者可能从免疫治疗中获益

序号	基因	检测结果	编码碱基改变 (GRCh37/hg19)	氨基酸改变	丰度/拷贝数纯合杂合	突变类型	临床意义
1	KRAS	较强临床意义	Exon2 p.G12D	—	31.02%	点突变	I类变异
2	ATM	潜在临床意义	exon58 c.8432dup	p.(S2812Vfs*3)	10.42%	移码突变	II类变异
3	PIK3CA	潜在临床意义	exon21 c.3140A>G	p.(H1047R)	1.70%	错义突变	II类变异
4	BRCA1	潜在临床意义	c.5278-2A>G	—	杂合		II类变异
5	BRCA2	潜在临床意义	c.961C>T (p.Q321*)	—	杂合		II类变异
6	POLE	潜在临床意义	exon13 c.1231G>T p.V411L	—	7.85%		II类变异
7	BRAF	潜在临床意义	—	—	—		野生型

检测结果：

分子分型结果

检测内容	检测结果
子宫内膜癌分子分型	PIK3CA突变型、PTEN突变型、ATM突变型、POLE野生型、TP53野生型
微卫星不稳定（MSI）	微卫星稳定（MSS）
肿瘤突变负荷（TMB）	9.67个突变/Mb（百分位：≥85%；TMB-H），患者更有可能从免疫治疗中获益
PD-L1（22C3）蛋白表达	CPS：阳性，2，患者可能从免疫治疗中获益

序号	基因	检测结果	编码碱基改变 (GRCh37/hg19)	氨基酸改变	丰度/拷贝数纯合杂合	突变类型	临床意义
1	ATM	潜在临床意义	exon58 c.8432dup	p.(S2812Vfs*3)	10.42%	移码突变	II类变异
2	PIK3CA	潜在临床意义	exon21 c.3140A>G	p.(H1047R)	1.70%	错义突变	II类变异
3	PTEN	潜在临床意义	exon5 c.491dup	p.(V166Sfs*14)	27.03%	移码突变	II类变异
4	TP53	潜在临床意义	—	—	—		野生型
5	POLE	潜在临床意义	—	—	—		野生型

检测结果：

分子分型结果

检测内容	检测结果
腹壁结节分子分型	KRAS、PIK3CA突变, POLE及POLD1突变, BRCA1和BRCA2突变
微卫星不稳定（MSI）	微卫星稳定（MSS）
肿瘤突变负荷（TMB）	108.59个突变/Mb（百分位：≥85%；TMB-H），患者更有可能从免疫治疗中获益
PD-L1（22C3）蛋白表达	CPS：阳性，4，患者可能从免疫治疗中获益

序号	基因	检测结果	编码碱基改变 (GRCh37/hg19)	氨基酸改变	丰度/拷贝数纯合杂合	突变类型	临床意义
1	KRAS	较强临床意义	Exon2 p.G12D	—	31.02%	点突变	I类变异
2	PIK3CA	潜在临床意义	exon21 c.3140A>G	p.(H1047R)	1.70%	错义突变	II类变异
3	BRCA1	潜在临床意义	c.5278-2A>G	—	杂合		II类变异
4	BRCA2	潜在临床意义	c.961C>T (p.Q321*)	—	杂合		II类变异
5	POLE	潜在临床意义	exon13 c.1231G>T p.V411L	—	7.85%		II类变异

图 3-45　基因检测结果汇总 （扫码查看高清图片）

图 3-46　腹部增强 CT：疗效评估（PR 及范围缩小）

2020-12-14 于我院结直肠外科行右半结肠切除术 + 全子宫附件切除术 + 直肠部分切除术（图 3-47，图 3-48），腹腔探查：肝脏可见蓝染，未见结节，脾胃正常，右上腹腔未见异常，肝区处可见结肠纳米碳标记位置，余结肠未见异常，腹膜无转移结节，子宫粘连于腹壁，双侧附件未见异常，直肠右侧壁可见质硬肿物，位于系膜内，与直肠关系密切，活动度良好，盆底未见转移结节。

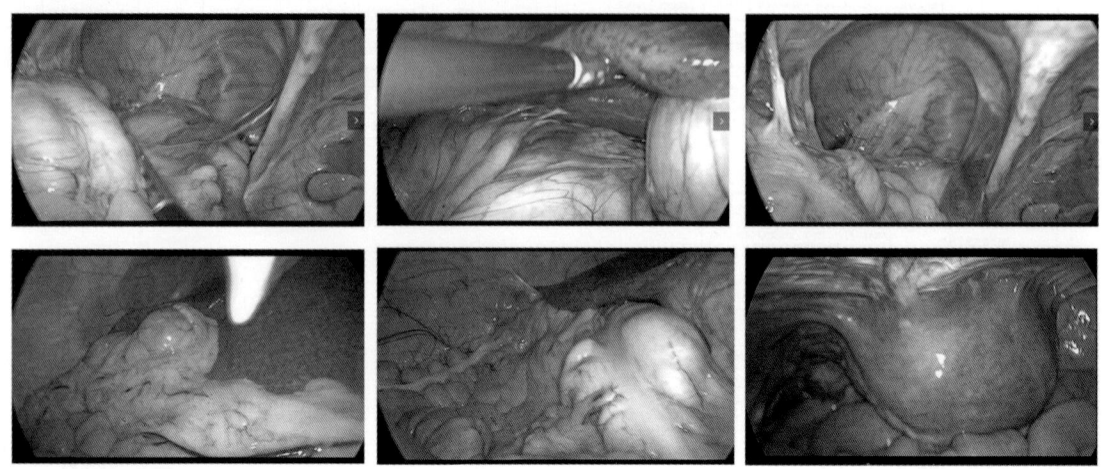

图 3-47　术中所见实体解剖图

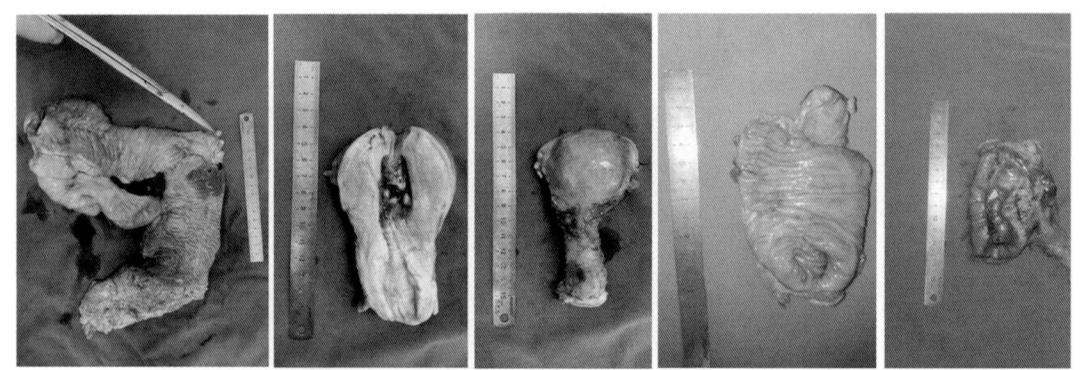

图 3-48　手术标本

（六）本案例述评

本患者是 MSS 伴发 TMB-H 的结肠癌腹膜转移和子宫内膜癌的双发特殊病例。经组织病理及分子病理组合证实原发灶和转移灶对于多灶性癌症患者具有里程碑的意义，这极大地影响肿瘤分期、治疗方案的拟定以及治疗效果的评估。该患者的 2 处病灶经病理诊断为具有 2 种不同生存模式的癌灶，分子检测结果 NGS 报告提示结肠癌腹膜转移的病灶 KRAS 基因突变为Ⅰ类变异，子宫内膜癌 PIK3CA 及 PTEN 突变显示Ⅱ类变异。结合 PD-L1（22C3）蛋白的高表达及 TMB-H 型表明患者更有可能从免疫治疗中获益。全面分析基因检测结果后就基因变异情况驱动肿瘤用药，调整治疗方案：采用一线治疗手段特瑞普利单抗+XELOX方案化疗6周期后行二线的右半结肠切除术+全子宫附件切除术+直肠部分切除术治疗，使患者获得最大程度的疾病缓解率。该病案提示疾病进展后再次活检明确相关分子表达状态，对后续治疗具有重要指导意义。

（孟宏学）

九、多线难治晚期鼻咽癌患者 SBRT 联合免疫治疗假性进展精准诊疗及长生存

（一）一般情况介绍

患者令狐××，女，27岁。

（二）病史

（1）现病史：2016年6月间断性鼻出血症状，双眼视力明显下降，发现双颈部包块。单位体检发现 EB 病毒阳性。

2016-07-17 贵州遵义医学院鼻咽镜检查：左侧咽隐窝、鼻咽后壁新生物，行活检示：非角化型鳞癌，Ki-67 40%。

2016-07-28 至 2016-08-19：西南医院：TP 方案+西妥昔单抗诱导化疗2周期。

2016-09-06 至 2016-10-26：西南医院：根治性调强放疗+同步化疗+西妥昔单抗。

2016-11-30 至 2016-12-09：西南医院：TP 方案+西妥昔单抗辅助化疗2周期。

第一阶段 PFS 为 38m。

2019-11-07 腹部超声：肝脏低回声转移灶可疑；肝脏 MRI：Ⅲ、Ⅳ段占位考虑转移瘤；门腔间隙及腹膜后增大淋巴结显示。

2019-11-11 至 2020-01-08：西南医院：TP 方案+尼妥珠单抗治疗3周期。

2020-03-14 疗效评价：肝脏 MRI：肝Ⅲ-Ⅳ段转移瘤较前增大，肝Ⅳ段新增病灶。

2020-03-23 至 2021-07：吉西他滨 or 替吉奥+免疫治疗（卡瑞利珠 or 信迪利），多次复查病情稳定。

2021-07-21：西南医院：肝脏 MRI：肝门部、腹膜后多发淋巴结转移较前增多增大；鼻咽部 MRI：变化不大。

2021-08-08：西南医院：安罗替尼口服。

2021-08-16：我院就诊。

第二阶段 PFS 为 21m。

（2）个人史、家族史、婚育史：无特殊。

（3）入院诊断

1）鼻咽部非角化型鳞癌Ⅳb期

①肝转移癌；②腹膜后淋巴结转移癌；③左侧颈部淋巴结转移性癌。

2）鼻咽癌综合治疗后耐药进展

（4）影像学检查：2021年8月23日疗效评估PD（腹膜后淋巴结、肝脏转移灶出现进展）。

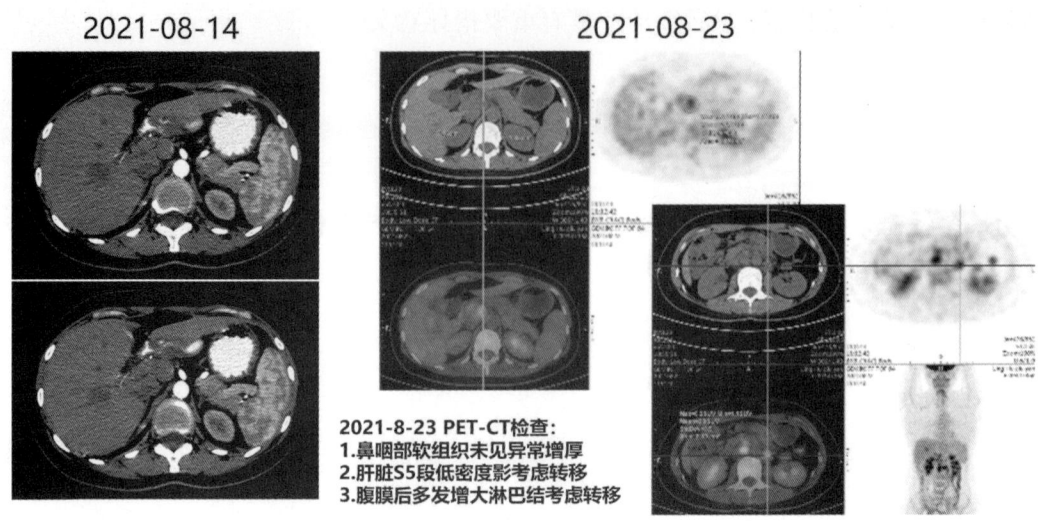

图3-49　2021-08-14 CT

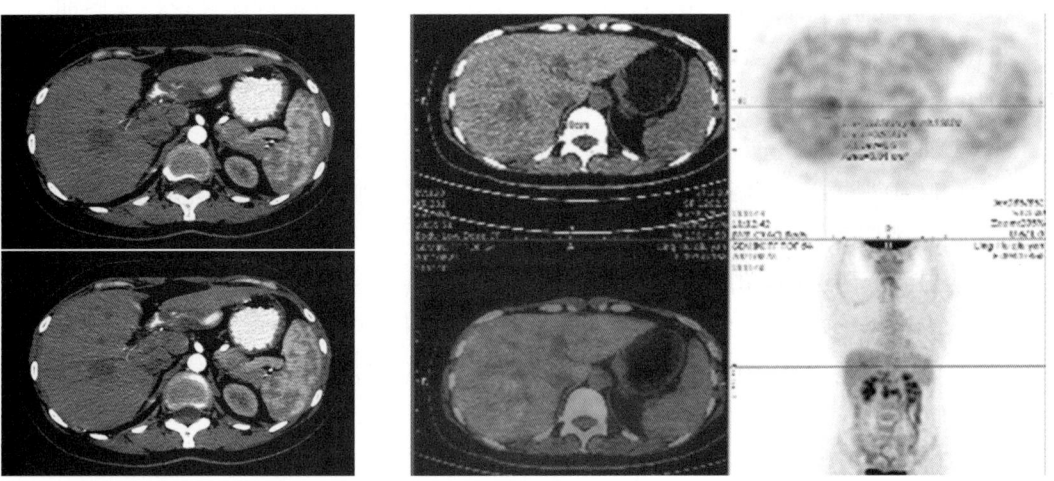

图3-50　2021-08-23 CT

（三）治疗方案调整及疗效评价

（1）治疗方案：SBRT+免疫。肝脏转移灶：立体定向放疗（SBRT）50Gy/10F/2w；腹膜后淋巴结转移灶：SBRT 50Gy/10F/2w；特瑞普利单抗：240mg 每3周1次，至少1年。

（2）影像学评估：2022-01-12肝穿病理切片：肝组织出血、水肿、肝细胞萎缩、淋巴细胞浸润。

2022-04-06 PET-CT复查：①鼻咽癌放化疗后鼻咽部软组织未见明显异常增厚；②肝脏S5段小片状稍低密度影，FDG代谢未见增高，与前比较病灶活性受抑；③腹膜后多发增大淋巴结，FDG 代谢增高，与前比较病灶缩小、活性减低。

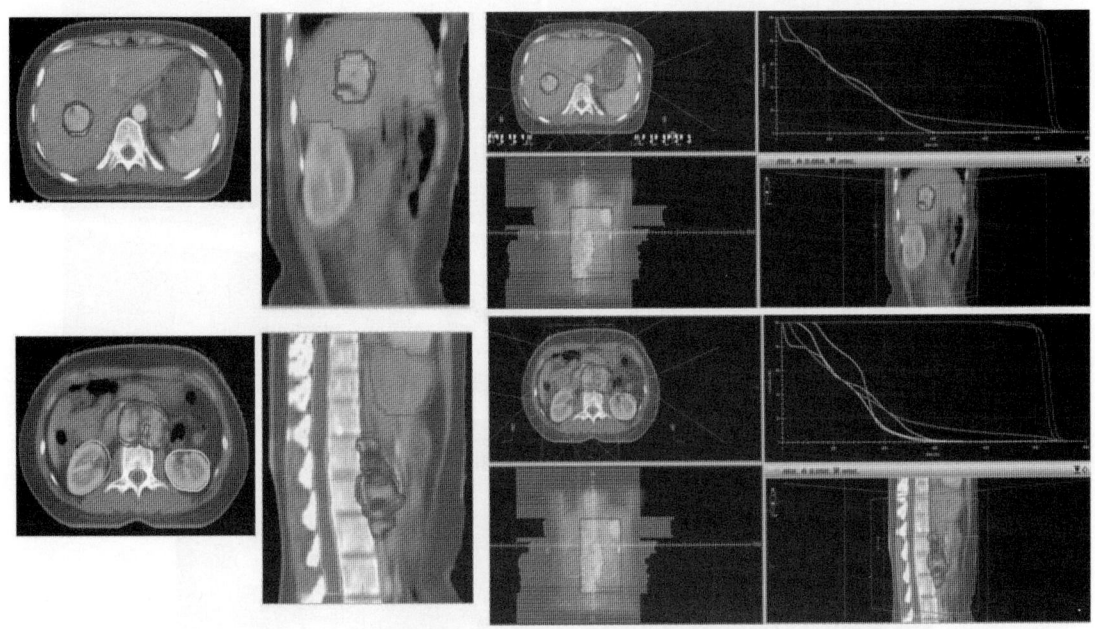

图 3-51

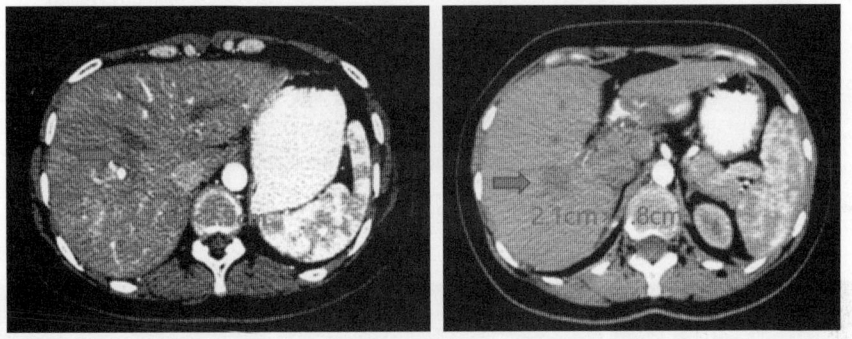

图 3-52　2021-08-17 和 2022-01-15 影像学评估

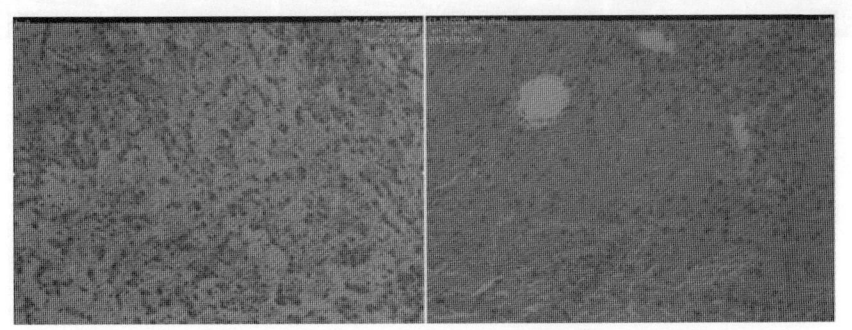

图 3-53　2022-01-12 肝穿病理切片

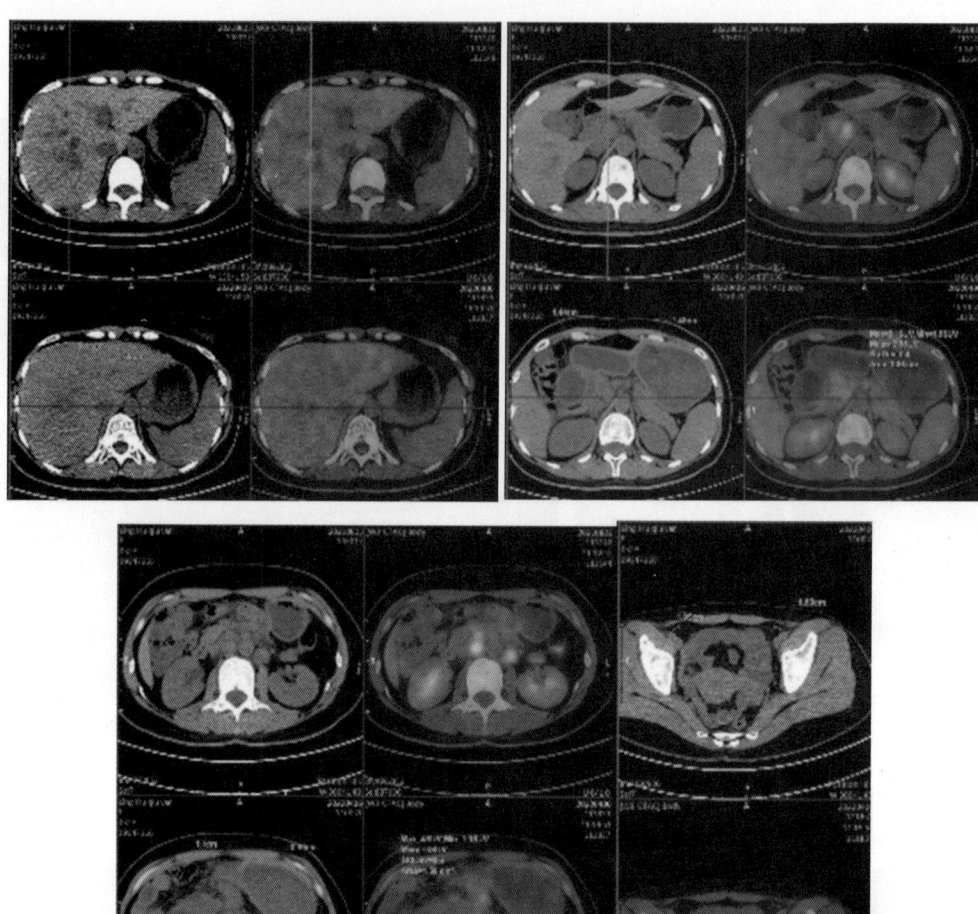

图 3-54　2022-04-06 PET-CT

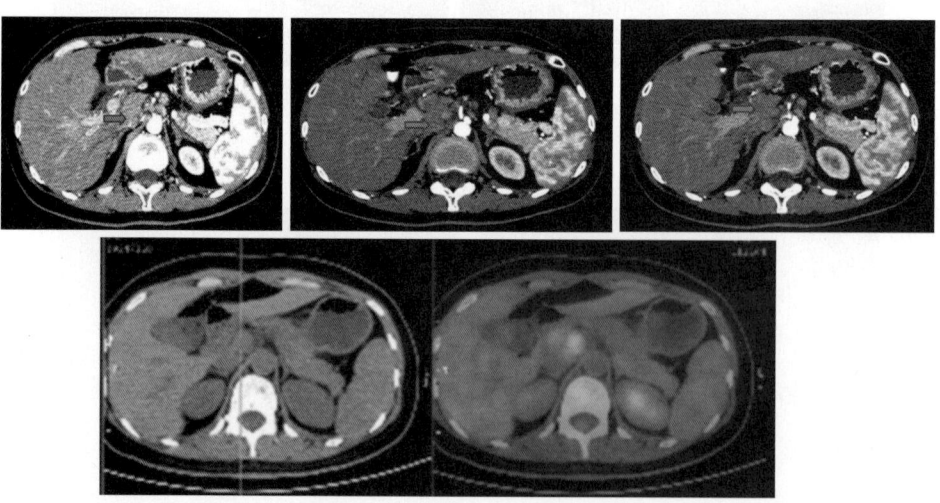

图 3-55　2022-08-15 腹部 CT

2022-08-15 腹部 CT：肝门区、肝胃间隙、腹膜后可见多发肿大淋巴结，较大者 2.0cm×1.6cm，明显强化，较前变化不大。

2022-08-22 放疗：腹膜后淋巴结 50Gy/10F。

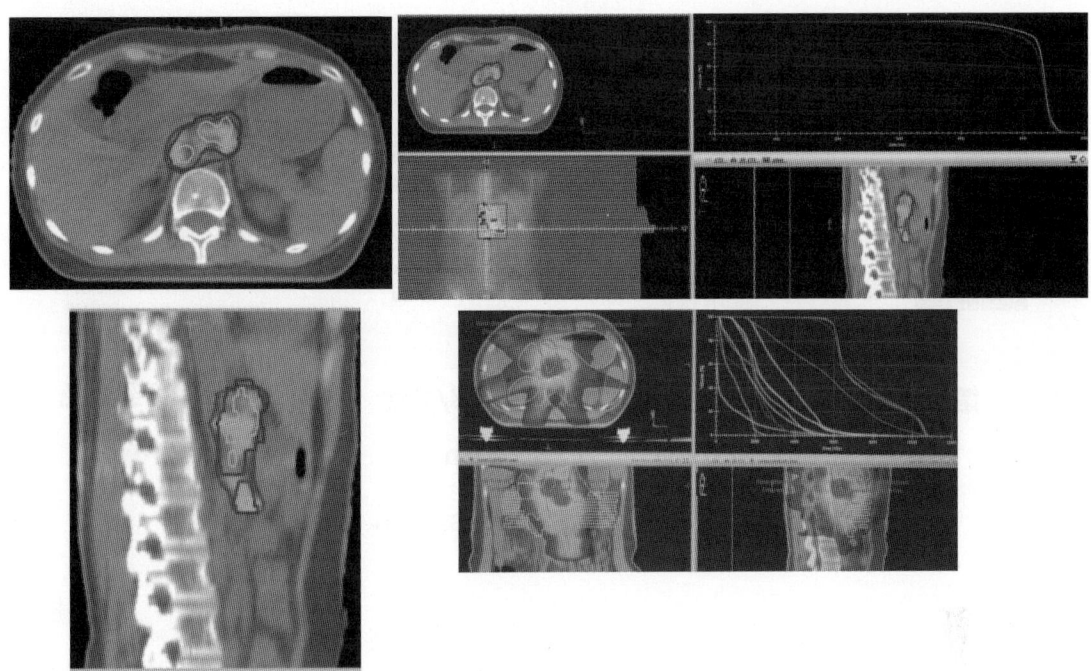

图 3-56　2022-08-22 放疗

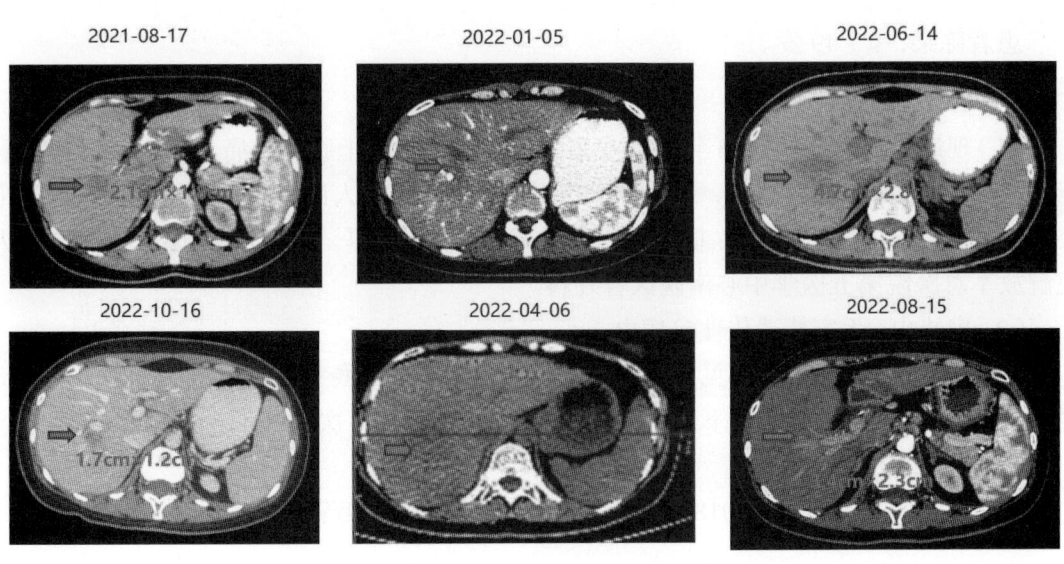

图 3-57　影像学改变

（3）疗效评估：SD。

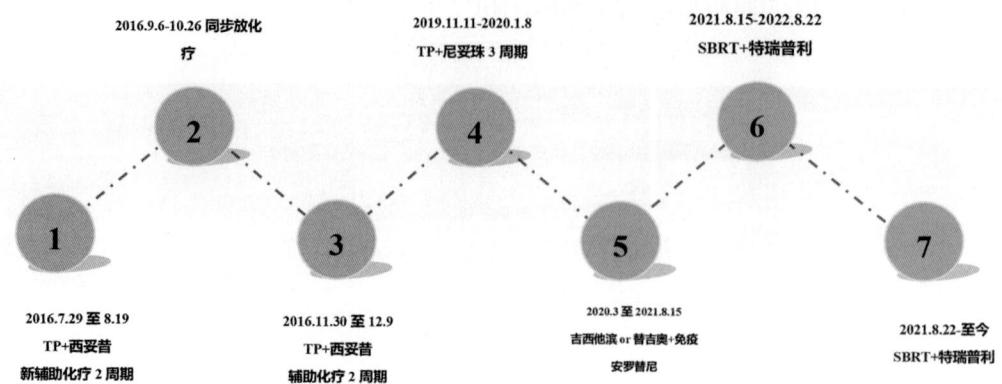

图 3-58　总结流程图（OS：73m+）

（孙建国）

十、TMB ≥ 10 腹壁转移反复发作结肠患者化疗联合免疫精准治疗

（一）一般情况介绍

患者陈某，女，49岁。

（二）病史

（1）现病史：患者于2018年2月患者无明显诱因出现上腹部隐痛，脐周痉挛样疼痛，伴恶心、呕吐，排便排气减少，无发热等其他不适。至中国人民解放军总医院第五医学中心急诊就诊，行腹部CT提示：横结肠中段局部变窄、壁增厚。遂因"肠梗阻"收入中国人民解放军总医院第五医学中心南院区普外科。

（2）家族史：无家族遗传性疾病史。

（3）入院查体：腹平，未见腹壁静脉曲张及瘢痕，未见肠型及蠕动波。腹软，上腹部轻度压痛，无反跳痛，肝肾肋下未触及，无叩击痛，肠鸣音3次/分。

（4）影像学检查

1）门诊CT检查提示（2018-02-21）：横结肠中段局部变窄、壁增厚。

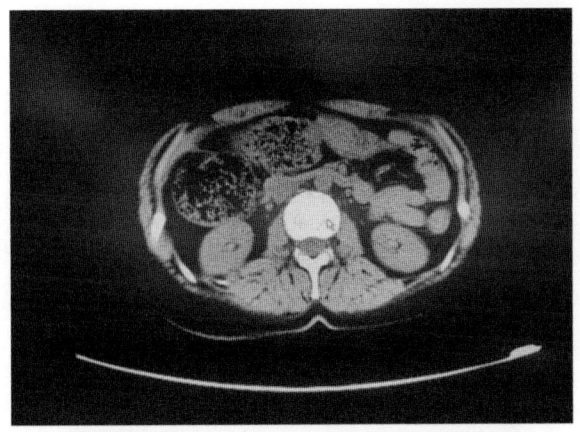

图 3-59 门诊 CT 检查提示（2018-02-21）

（三）诊疗经过及病理诊断

上皮内瘤变。电子肠镜检查回报（2018-02-23）：循腔进镜 40cm 达脾曲，可见一环周占位，表面黏膜粗糙糜烂，肠腔狭窄，内镜无法通过，活检 4 块送病理。病理回报：高级别上皮内瘤变。

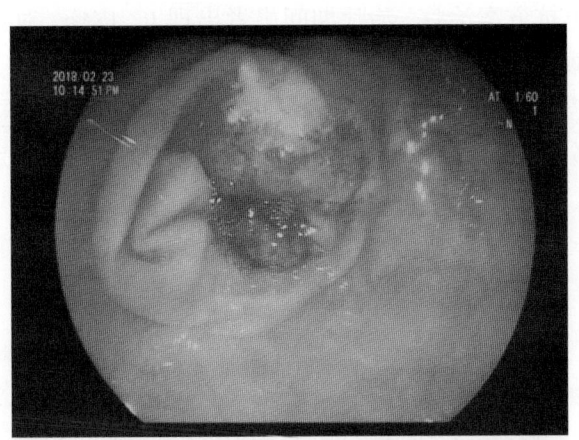

图 3-60 电子肠镜检查回报（2018-2-23）

其后肠梗阻症状反复出现，2018 年 3 月 6 日行腹腔镜下横结肠癌根治术，术后病理：（横）结物中分化腺癌，肉眼视肿物为溃疡浸润型，大小约 3cm×2.5cm×1.2cm，癌组织侵及结肠浆膜下层，送检（上、下切缘）未见癌累及。肠系膜淋巴结见转移癌（14/32），（肠系膜根部、幽门下、结肠中动脉旁）淋巴结未见转移癌（分别为 0/1、0/4、0/2）。术后行奥沙利铂 + 卡培他滨方案治疗 8 周期。

2019 年 5 月患者出现腹壁肿物伴疼痛，彩超（2019-05-08）检查提示：左侧腋中线髂骨上可见一不均回声实性占位，大小 2.1cm×1.7cm×2.5cm，形态不规则，边界欠清，考虑转移。

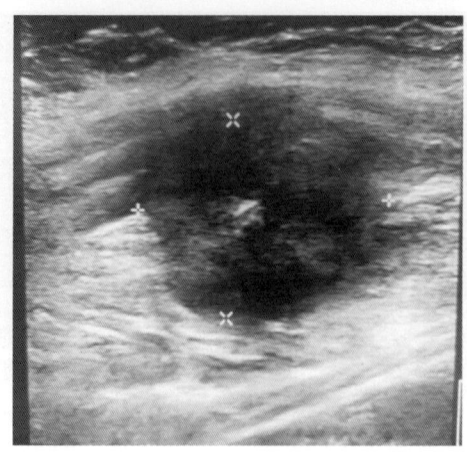

图 3-61 彩超（2019-05-08）检查

行手术切除肿物，术后病理提示：（左侧腹腔肿物）纤维组织内见中分化腺癌浸润，并侵及骨骼肌组织，结合病史、形态学及免疫组化倾向肠道来源，建议详查以除外胰胆管系统来源。免疫组化结果显示：CDX-2（部分弱+），CK20（少数+），Villin（+），Her-2（2+），LH1（+），MSH2（+），MSH6（+），PMS2（+），CK7（+），CK19（+），TTF-1（-）。基因测序提示：KRAS、NRAS、BRAR、PIK3CA 均为野生型，微卫星稳定。术后行卡培他滨+伊利替康+西妥昔单抗方案治疗，治疗期间患者出现Ⅰ°皮疹，对症治疗后缓解。

2019 年 12 月因腹壁肿物入院，行彩超检查提示（2019-12-11）：左侧腹部切口下方附近可见数个低回声实性占位，大的 3.9cm×1.9cm×4.6cm，似为两个融合而成，形态不规则，边界欠清，内部回声不均，可见散在多处强回声，行体表肿物定位。

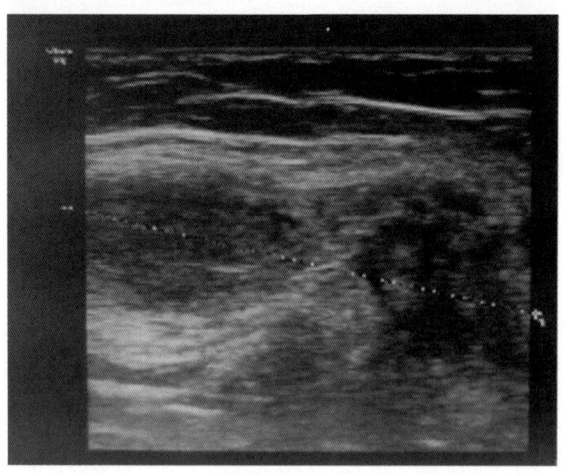

图 3-62 彩超检查提示（2019-12-11）

再次行手术治疗。术后病理提示：（腹壁肿物）纤维组织内见中分化腺癌浸润，并侵及骨骼肌，周围伴肉芽肿生炎，结合病史及免疫组化倾向消化系统来源。免疫组化结果显示：CK（7+），CK19（+），CK20（个别+），Villin（部分+），CDX-2（部分+），Ki-67（index 约70%）。行二代基因测序。术后行腹壁转移瘤瘤床局部放疗：Dt 60Gy/33f，同期口服卡培他滨治疗。治疗完成后，患者拒绝继续静脉药物抗肿瘤治疗，继续口服卡培他滨治疗。2020年12月患者因左侧腹壁疼痛入院，行核磁检查提示（2020-12-26）：结肠癌术后改变，邻近肠壁略增厚；左前下腹壁术后改变，左后腹壁新出现肿块影，考虑转移。考虑转移可能性大。

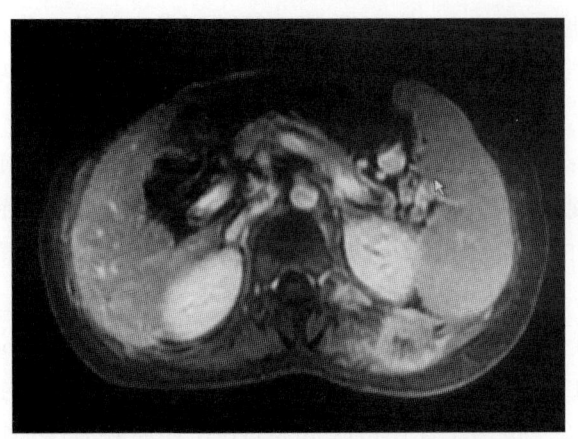

图3-63　核磁检查提示（2020-12-26）

完善全身检查，余处未见转移灶。诊断左侧腹壁转移瘤。行呋喹替尼+纳武利尤单抗治疗，治疗后左侧腹壁转移瘤逐渐缩小，疼痛减轻。末次核磁检查提示（2022-09-17）：结肠癌术后改变，临近肠壁略增厚，左后腹壁肿块较2022年7月2日片缩小。

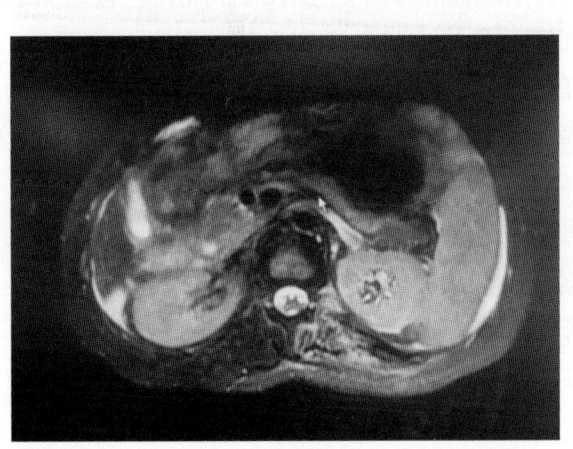

图3-64　末次核磁检查提示（2022-09-17）

（四）分子检测诊断结果及解读

TMB 13.2个突变/Mb；微卫星稳定；DPYD基因p.I543V纯合突变；ERCCI基因

p.N118N 纯合突变；GSTM1 基因纯合缺失多态性；MTHFR 基因 p.A222V 杂合突变；靶向相关基因检测：KRAS、NRAS、BRAF 野生型。

（1）DPYD 基因：NM_000110.3 c.1627A>G（p.I543V）DPYD 基因 p.I543V 纯合突变是由单核苷酸多态性 rs1801159 引起的错义突变，位于二清乳酸脱氢酶结构域，可导致 DPYD 活性降低，增加 5-氟尿嘧啶的毒副反应，提高患者呕吐恶心等风险。

（2）ERCC1 基因：NM_202001.2 c.354T>C（p.N118=）ERCCI 基因 p.N118N 纯合突变是由单核苷酸多态性 rs11615 引起的同义突变，风险性等位基因为 C，与野生型相比，CC 纯合基因型可增加肺癌（约 1、24 倍）、乳腺癌等肿瘤发生风险；此外，该突变可通过影响 ERCC1 转录本稳定性，降低 mRNA 水平，可能通过降低 DNA 修复功能，增加细胞对铂类药物的响应。

（3）GSTM1 基因：NM_000561.3 纯合缺失多态性 GSTM1 基因纯合缺失多态性可引起 GSTM1 基因缺失，导致其药物毒物代谢功能缺失，增加环境毒素和致癌物质的浓度，提高罹患一系列类型癌症的风险；此外 GSTMI 功能缺失可降低铂类、蒽环类药物代谢，增加其血药浓度，与铂类、蒽环类化疗药物的疗效相关[3]。

（4）MTHFR：NM_005957.4 c.665C>T（p.A222V）MTHFR 基因 p.A222V 杂合突变为单核苷酸多态性 rs1801133 引起的错义突变，CT 杂合和 TT 纯合突变均可增加肺癌、乳腺癌、胃癌等多种癌症的风险。该多态性还可降低 MTHFR 还原酶活性，增加氨甲蝶呤的毒副作用以及氟尿嘧啶类（5-FU、卡培他滨等）的疗效[4]。

（5）西妥昔单抗、帕尼单抗：可适用于 KRAS/NRAS/BRAF V600E 野生型的结直肠癌患者，但 NCCN 指南对结肠癌的一线治疗的推荐，该药物仅适用于 KRAS/NRAS/BRAFV600E 野生型的左半结肠癌。

（6）TMB 13.2 个突变 /Mb：基于 Checkmate 026 和 Checkmate 227 肺癌临床研究结果（Carbone et al., 2017; Hellmann et al., 2018），TMB 已被写入 2019 年 V3 版非小细胞肺癌 NCCN 指南，有助于选择适合接受免疫治疗的患者。基于 KEYNOTE-177 研究[5]的结果，帕博利珠单抗在 2021 年 6 月获批中国适应证，适用于单药治疗 KRAS、NRAS 和 BRAF 基因均为野生型不可切除或转移性高微卫星不稳定（MSI-H）或错配修复基因缺陷型（dMMR）结直肠癌患者的一线治疗。

（五）治疗方案调整及疗效评价

（1）前期化疗方案：卡培他滨 + 伊利替康 + 西妥昔单抗。

（2）调整方案：呋奎替尼 + 纳武利尤单抗。

（3）疗效评价：目前规律复查，腹壁转移灶缩小。

（六）本案例评述

（1）患者为结肠癌伴腹壁转移，局部病灶反复发作；化疗药物效果欠佳，腹壁转移灶反复发作，根据检测结果应用免疫药物治疗后，肿瘤控制良好。这是导致术后病理提示肿瘤退缩等级不够理想的原因之一。

（2）KRAS、NRAS、BRAF 突变情况，影响靶向药物的选择，对于全野生型患者西妥昔单抗治疗效果明显优于贝伐珠单抗,而出现突变患者西妥昔单抗治疗效果不如人意。

(3)术后的基因测序为免疫药物提供了依据,对靶向药物的使用有指导意义,术后的全身精准治疗有指导意义。这也是患者肿瘤可以有效控制的一个重要因素。

(梁　峰　蒋　麟)

十一、晚期肺腺癌患者急进危重免疫性心肌炎联合多器官损伤的综合救治

(一)一般情况

患者马×,男,62岁。

(二)病史

(1)主诉:呼吸困难、四肢无力10+天。

(2)现病史:2020年8月患者体检行胸部CT提示"右肺阴影"。2020年9月西南医院肺部穿刺活检:(右肺)腺癌。免疫组化:CK(+)、CK7(+)、TTF-1(+)、Ki-67(5%+)、P63(−)。基因检测:KRAS 2号外显子突变。ALK/ROS-1/RET/EGFR/NRAS/BRAF/MET/PIK3CA无突变或融合。2020年9月患者返回当地合川区人民医院,完善检查诊断"右肺腺癌Ⅳ期、左肾上腺转移癌。"当地医院先后给予TP、DP、GC、伽马刀治疗以及免疫治疗等。2021年4月患者不明原因出现呼吸困难、四肢无力,当地医院建议其上级医院进一步诊治。

(3)入院查体:ECOG PS评分:4分;疼痛NRS评分:0分;体表面积:1.66m²;端坐位呼吸、大汗淋漓;双眼外展受限、眼睑下垂;吐词不清;双肺呼吸音清、呼吸动度明显减弱;四肢肌力Ⅲ级、双下肢肿胀。

(4)检验:

项目类别	报告项目名称	结果	异常	单位	正常参考值
白细胞(WBC)	白细胞(WBC)	14.90	H	10^9/L	3.5-9.5
中性粒细胞...	中性粒细胞百分率(NEUT%)	82.1	H	%	40-75
淋巴细胞百...	淋巴细胞百分率(LYM%)	8.8	L	%	20-50
单核细胞百...	单核细胞百分率(MXD%)	7.3		%	3-10
嗜酸性粒细...	嗜酸性粒细胞百分比(EO%)	1.7		%	0.4-8.0
嗜碱性粒细...	嗜碱性粒细胞百分比(BASO%)	0.10		%	0-1
中性粒细胞...	中性粒细胞绝对值(NEUT#)	12.22	H	10^9/L	1.8-6.3
淋巴细胞绝...	淋巴细胞绝对值(LYM#)	1.31		10^9/L	1.1-3.2
单核细胞绝...	单核细胞绝对值(MXD#)	1.09	H	10^9/L	0.1-0.6
嗜酸性粒细...	嗜酸性粒细胞(EO#)	0.26		10^9/L	0.02-0.52
嗜碱性粒细...	嗜碱性粒细胞(BASO#)	0.02		10^9/L	0-0.06
血红蛋白(HGB)	血红蛋白(HGB)	145		g/L	130-175
红细胞(RBC)	红细胞(RBC)	4.62		10^12/L	4.3-5.8
红细胞压积...	红细胞压积(HCT)	45.4		%	40-50
红细胞平均...	红细胞平均体积(MCV)	98.3		fL	82-100
平均血红蛋...	平均血红蛋白量(MCH)	31.4		pg	27-34
平均血红蛋...	平均血红蛋白浓度(MCHC)	319.0		g/L	316-354
红细胞分布...	红细胞分布宽度(RDW-CV)	15.4		%	11-16
红细胞分布...	红细胞分布宽度(RDW-SD)	55.3	H	fL	37-54
血小板(PLT)	血小板(PLT)	391	H	10^9/L	125-350
血小板压积...	血小板压积(PCT)	0.36	H	%	0.08-0.32

图3-65　血常规

项目类别	报告项目名称	结果	异常	单位	正常参考值
丙氨酸氨基…	丙氨酸氨基转移酶(ALT)	183.8	H	IU/L	9-50
门冬氨酸氨…	门冬氨酸氨基转移酶(AST)	86.6	H	IU/L	15-40
碱性磷酸酶…	碱性磷酸酶(ALP)	69.1		U/L	45-125
γ-谷氨酰…	γ-谷氨酰基转移酶(GGT)	84.6	H	IU/L	10-60
总胆红素(T…	总胆红素(TBIL)	15.4		umol/L	3-20
血糖(GLU)	血糖(GLU)	3.47	L	mmol/L	3.9-6.1
血清黄疸指…	血清黄疸指数(ICT)	N			
血清脂血指…	血清脂血指数(LIP)	N			
血清溶血指…	血清溶血指数(HEM)	N			

图 3-66　肝功

（5）影像学检查：

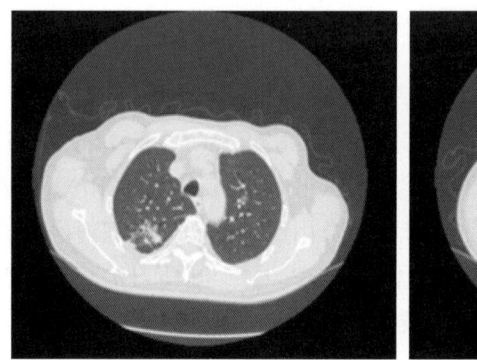
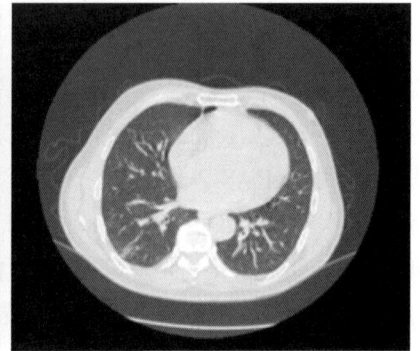

图 3-67　2021-04-19 肺部 CT

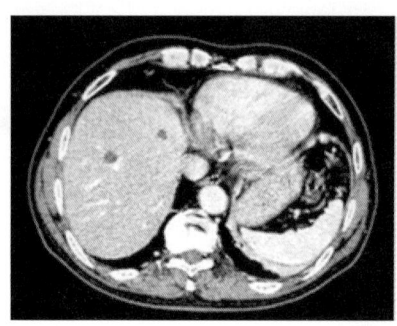
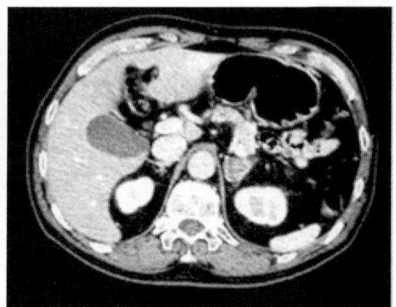

图 3-68　2021-04-19 腹部 CT

（三）治疗方案调整及疗效评价

（1）2021 年 3 月调整为 GC 方案化疗联合卡瑞利珠单抗免疫治疗。

（2）2021 年 4 月患者出现呼吸困难、四肢无力。

（3）辅助检查：

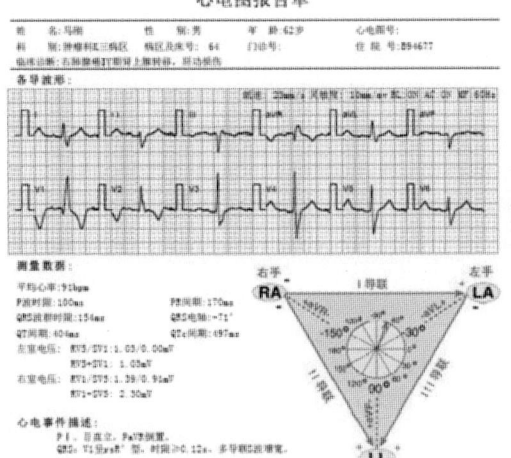

图 3-69　辅助检查

（4）治疗方案调整：甲泼尼龙 80mg bid，静注人免疫球蛋白 25g qdx 5D，头孢哌酮舒巴坦 3g q12H，营养心肌、保肝、抑酸、促排痰、营养支持。

（5）疗效评价：及时诊断与处理，患者病情得到有效控制，患者目前生活自理，行动自如。

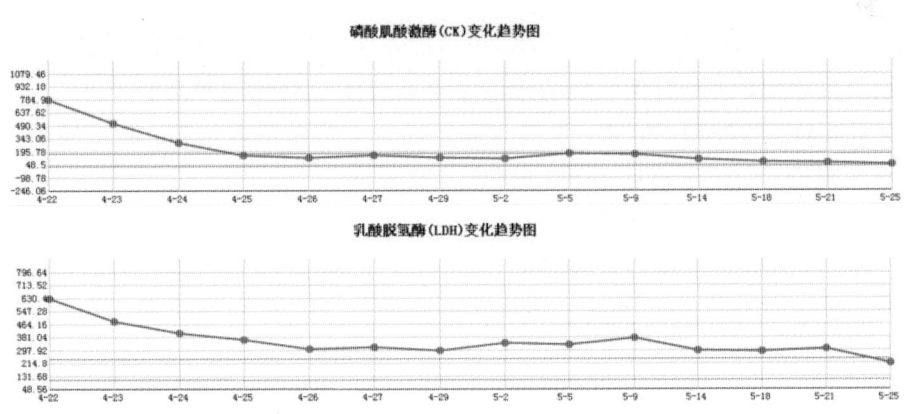

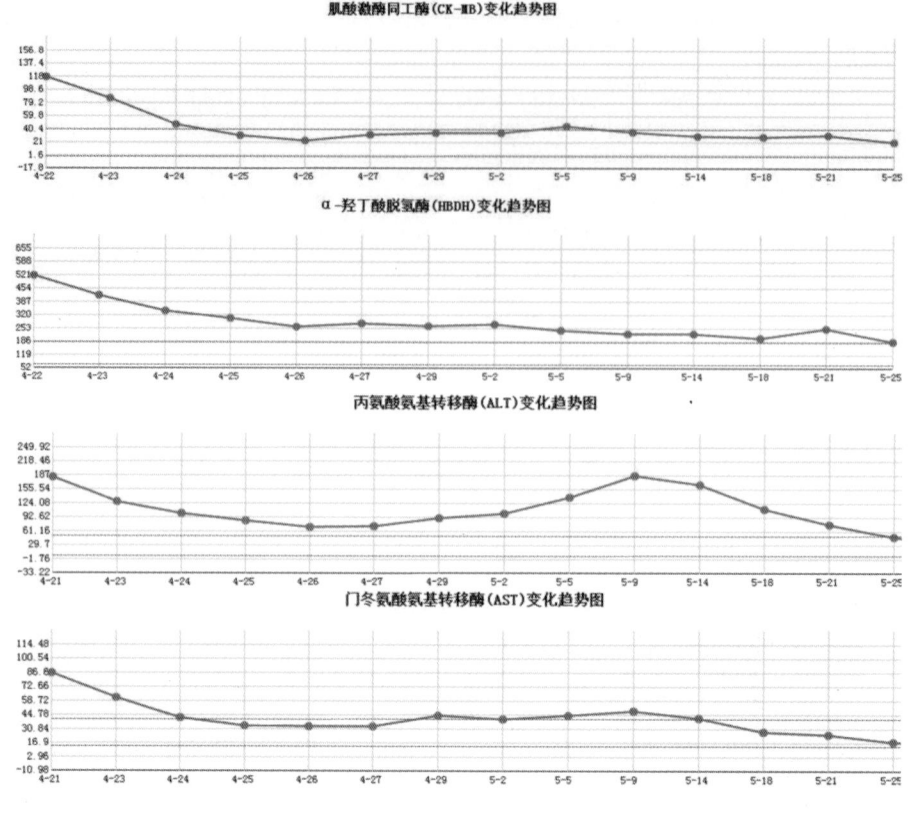

图 3-70 疗效评价

（四）治疗体会

（1）免疫检查点抑制剂是一种靶向免疫调节通路来对抗及治疗肿瘤的药物，它给癌症治疗带来了革命性变化，并越来越广泛应用于临床。但是迄今为止，我们仍无法预测哪些患者会出现免疫相关不良事件（irAEs），哪些器官会参与其中，以及不良反应有多严重。

（2）.irAEs 几乎可能发生于任何器官，也可能发生于免疫治疗的任何阶段，一旦出现，可能症状较重且难以识别，对于该病的诊治常常需要多学科共同参与。

（3）对于 irAEs 的处理，在 Ⅲ–Ⅳ 级时需要给予大剂量激素治疗，激素使用过程中可能带来的继发感染、糖代谢紊乱、脂代谢紊乱、高血压、骨质疏松、心力衰竭等不良反应，使得很多医师在使用时有所顾忌，这也是治疗中的难点。

（4）.irAEs 缓解后重启免疫治疗必须小心谨慎，严格把握重启指征及时机，需综合考虑 irAEs 严重程度、肿瘤应答、患者意愿等各种因素。

（孙建国）

十二、罕见晚期胃鳞癌患者多学科联合根治性放化疗持续缓解及临床治愈

（一）一般情况介绍

患者尚××，男，36岁。

（二）病史

（1）主诉：活动后乏力4月，黑便1月。

（2）现病史：2017年8月无诱因活动后乏力；2017-11间断黑便，每天2-3次；2017-11-27开始就诊。

（3）家族史、婚育史、个人史：无特殊。

（4）辅助检查

1）病理报告：2017-12-14（重医附一院）胃底大弯活检：黏膜浅层见小团癌细胞，鳞状细胞癌。P63+，Vim-，CD56-，NSE-，CgA-，Syn-，P40+，Ki-67 10%+，CK+，EMA-，LCA-。

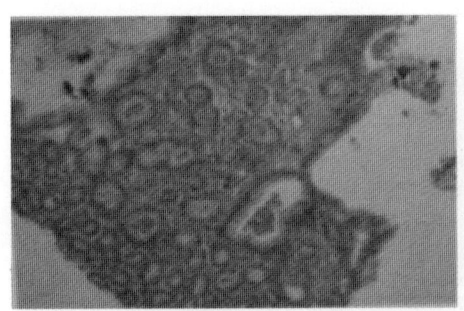
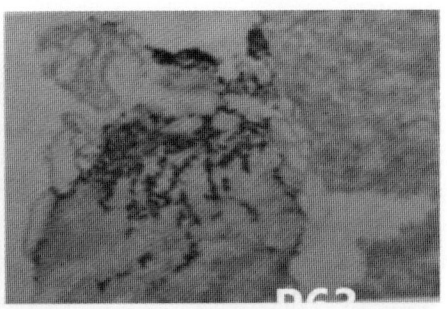

图3-71　2017-12-14（重医附一院）胃底大弯活检

2017-12-26（新桥医院）左锁骨上淋巴结穿刺活检：转移性低分化鳞癌，癌组织中见CD4+、CD8+，PD-L1（瘤细胞10%+，淋巴细胞20%+，SP142），EGFR+。

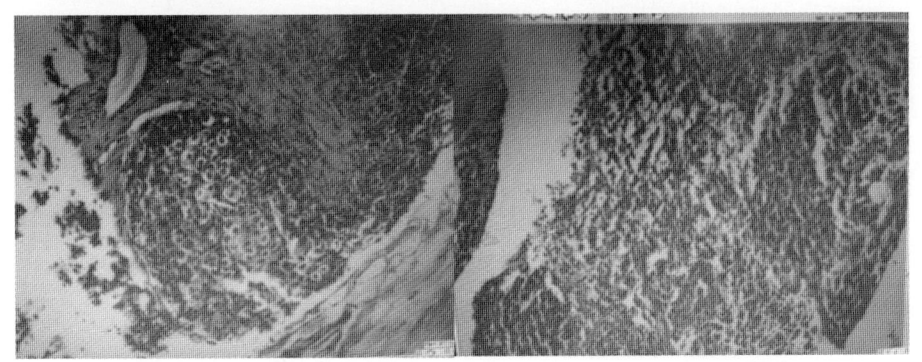

图3-72　2017-12-26（新桥医院）左锁骨上淋巴结穿刺活检

2018-04-11（北大肿瘤医院会诊重医附一院）：胃黏膜及左锁骨上淋巴结：低分化鳞癌，EGFR+，EBER-，HER-2（0），MLH1+，MSH2+，MSH6+，PMS2+。

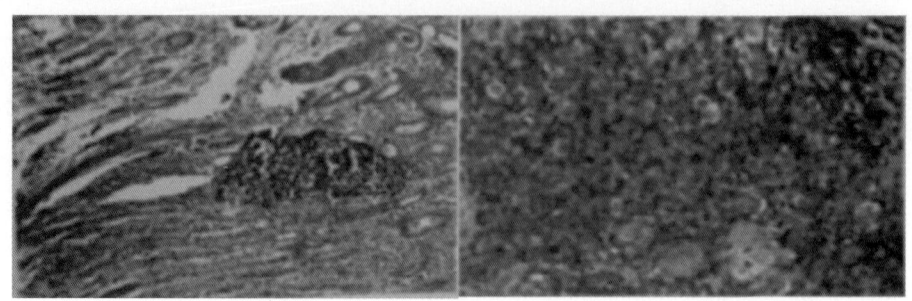

图3-73 北大肿瘤医院会诊重医附一院胃黏膜及左锁骨上淋巴结

2）胃镜：（2017-11-28，重医附一院）胃镜：胃体大弯侧可见黏膜局限性隆起，2.5×3.0cm，表面粗糙不平，充血水肿。

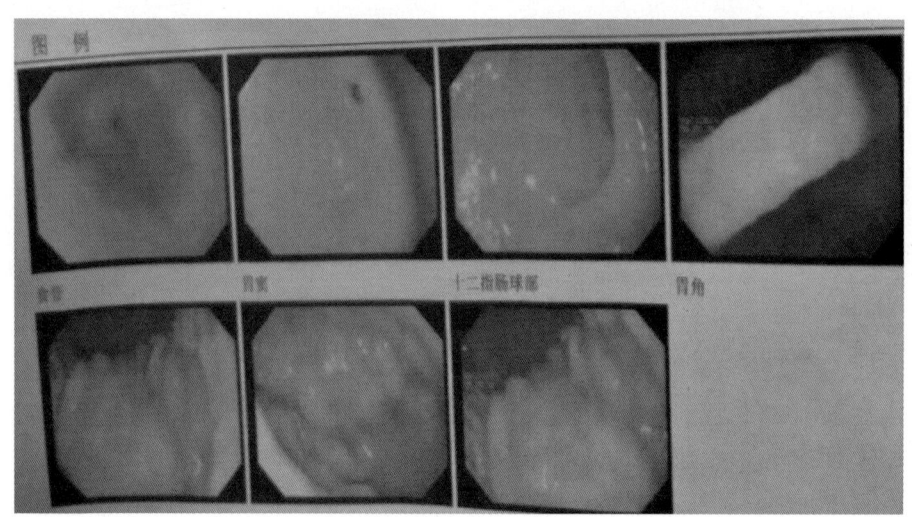

图3-74 （2017-11-28，重医附一院）胃镜

3）PET-CT：(2017-12-05)

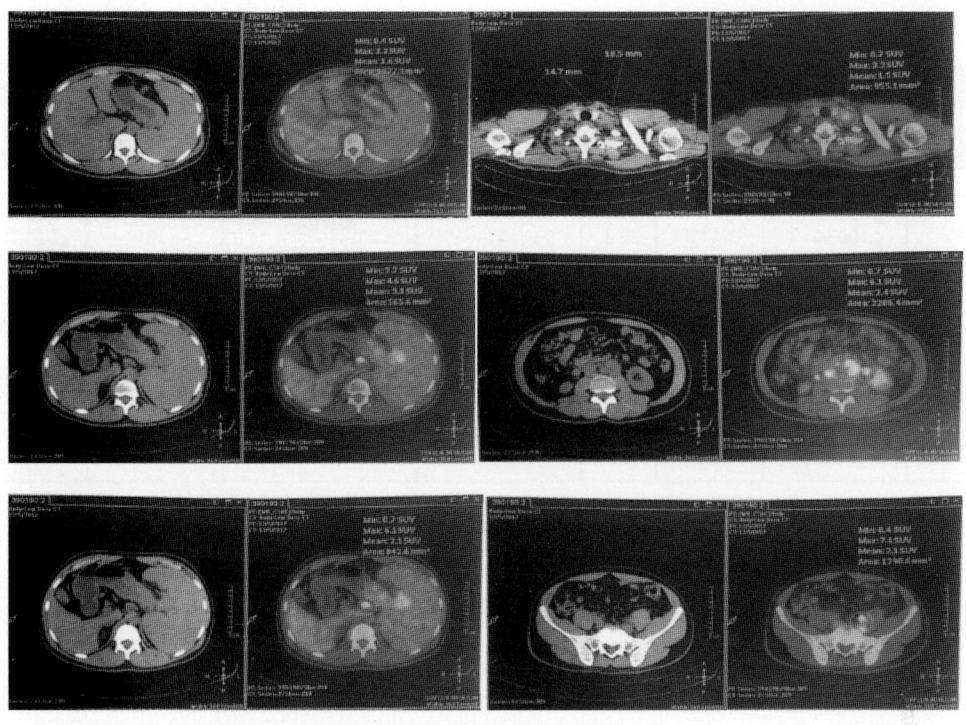

图 3-75　PET-CT(2017-12-5)

4）2017-11-30，重医附一院：红系增生较活跃，铁染色减低，内外铁阴性。

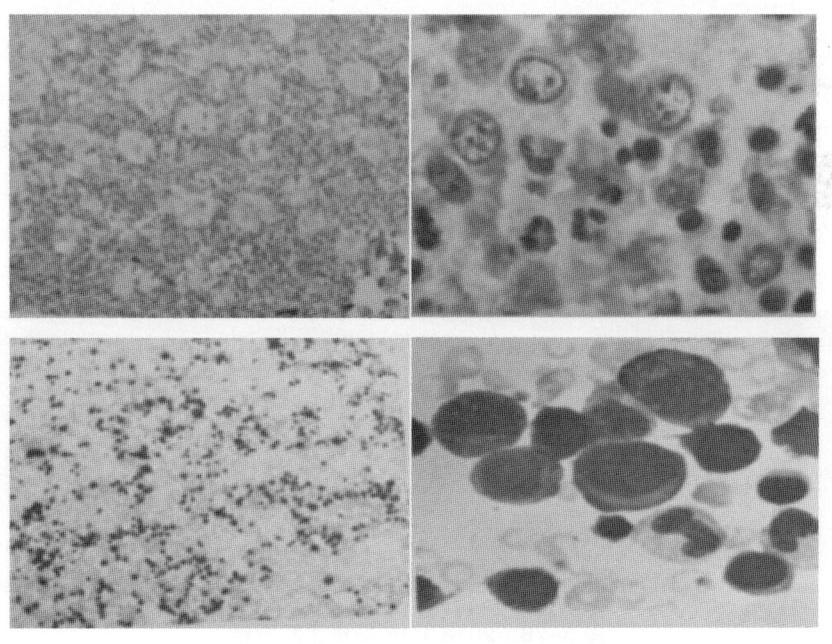

图 3-76　2017-11-30(重医附一院)

5）基因检测：2018-03-08（新桥医院，莲和医疗）组织+血液全外显子测序：TMB 9.03mt/MB，偏低。

基因	外显子/碱基/氨基酸	突变丰度	功能预测	相关药物		耐药相关	临床试验
				获批用于该癌种	获批用于其他癌种		
NF2	Exon11 c.1003G>T p.Glu335Ter	1.41%	失活	无	依维莫司 替西罗莫司	无	依维莫司 替西罗莫司
MSH3	Exon3 c.475A>T p.Arg159Ter	2.29%	失活	无	无	无	帕博利珠单抗 帕博利珠单抗+Itacitinib/INCB050465

图3-77 2018-03-08（新桥医院，莲和医疗）组织+血液全外显子测序

6）EBV：2019-04-09（新桥医院）EBV核酸<400。

（5）诊断

1）胃体鳞状细胞癌cT3N3M1IV期：①全身多发淋巴结转移（左锁骨上、腹腔、盆腔）；② HER2-，EGFR+，PD-L1high；③ TMB-low，EBEV-，pMMR。

2）门静脉高压：脾亢、胃体静脉曲张。

3）重度贫血。

（三）治疗方案调整及疗效评价

2019-12-28：TP+尼妥珠单抗+放疗。2018-1-15：放疗3次后，上消化道大出血，送急诊科抢救，PLT 140→32。2018.1.16新桥医院胃镜：胃腔内见少量鲜红色血性液体潴留，食管下端黏膜见纵行糜烂，长约0.4~0.5cm，胃底、胃体见数条蓝色曲张静脉，呈粗大瘤样改变，直径约0.8~1.2cm，红色征阳性，胃体中上部见不规则包块样隆起，表面充血水肿，周围黏膜皱襞集中，中断。

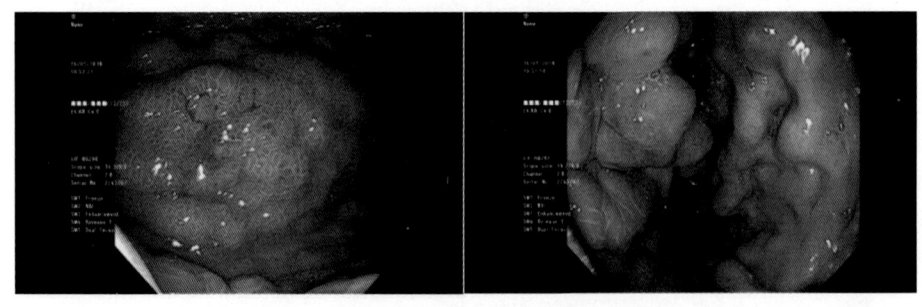

图3-78 2018.1.16新桥医院胃镜

辅助检查——全腹部 CT（2018-01-17）。

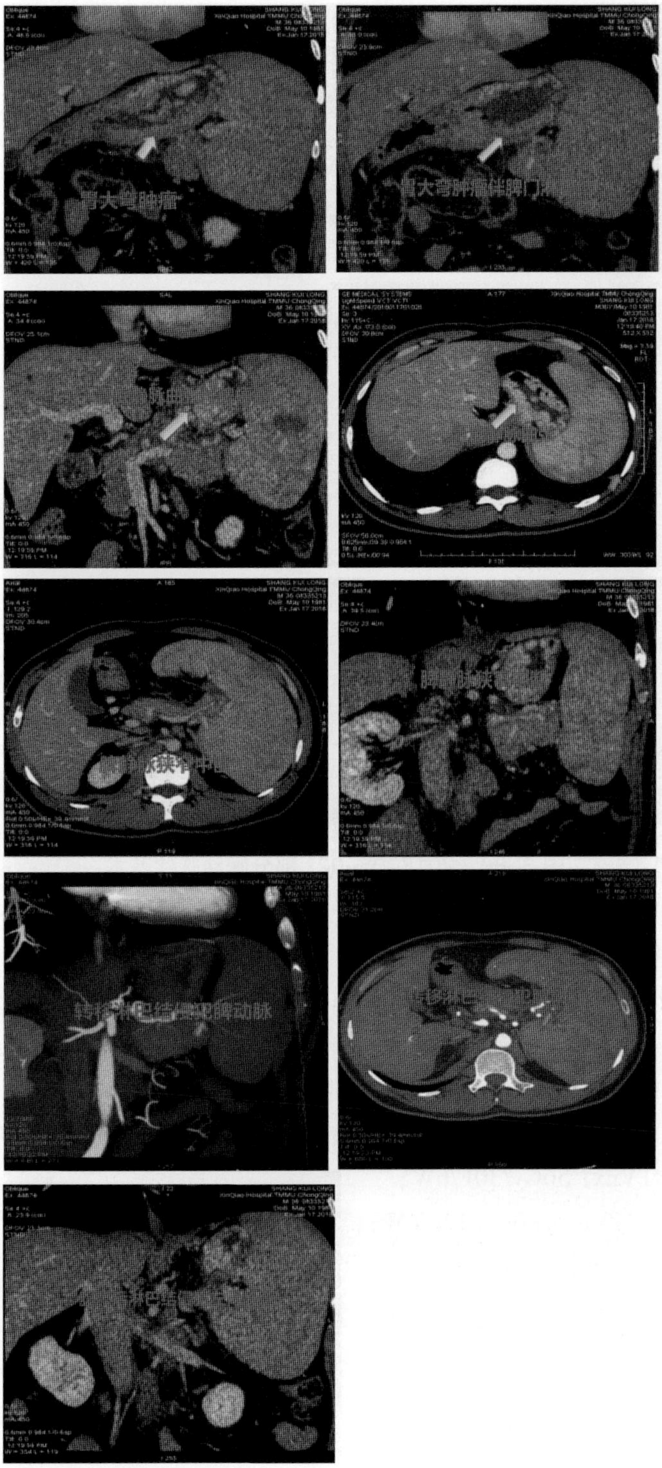

图 3-79 辅助检查——全腹部 CT（2018-01-17）

介入治疗：2018-01-23：脾静脉支架植入。2018-05-02：部分脾动脉栓塞术。

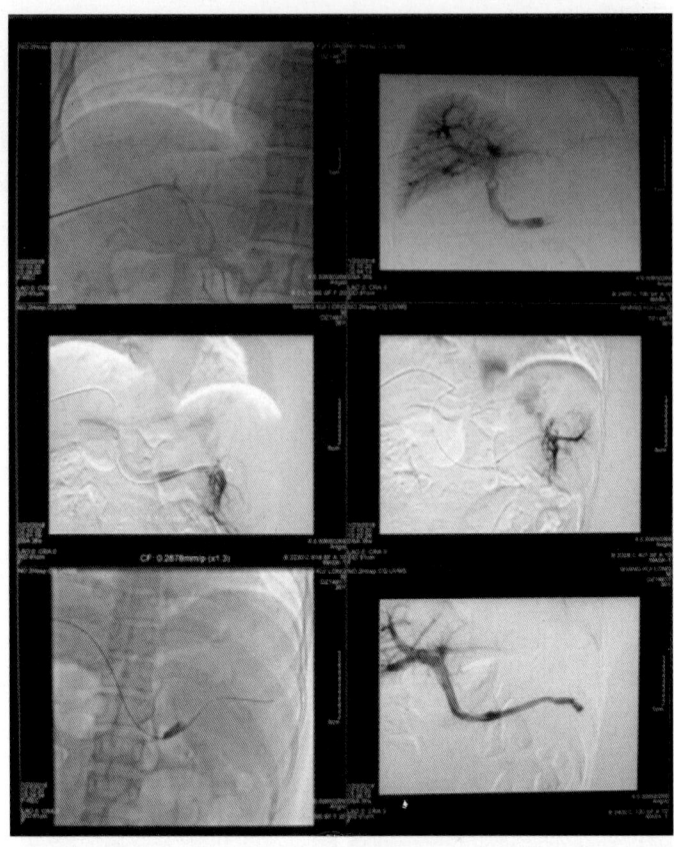

图 3-80　2018-05-02：部分脾动脉栓塞术

术前超声：脾静脉增宽，门静脉及肠系膜上静脉未见异常。

术中造影（2018-01-23）：经皮肝穿刺造影，发现肿大淋巴结压迫脾静脉伴脾静脉癌栓，行支架植入术。

术后超声：脾静脉支架植入通畅，门静脉及肠系膜上静脉未见异常。

胃体病灶（开始：2018-01-12 重新开始：2018-02-06，结束：2018-03-26）；

胃体病灶：PGTVnx：56Gy/30F/6W；

胃周淋巴结：PGTVnd：60Gy/30F/6W；

亚临床区：pCTV，56Gy/30F/6W。

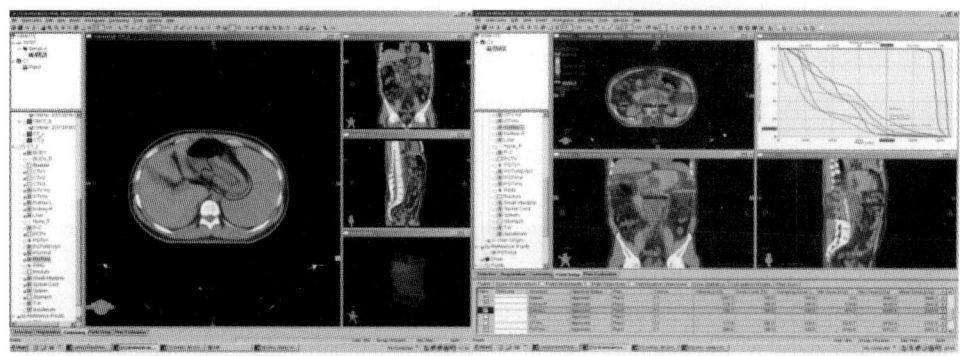

图 3-81 胃体病灶（开始：2018-01-12 重新开始：2018-02-6，结束：2018-03-26）

左颈包块（开始：2018-05-24，结束：2018-07-17）；左颈包块 PGTV：66Gy/30F/6W；左颈部淋巴引流区 PCTV：54Gy/30F/6W。

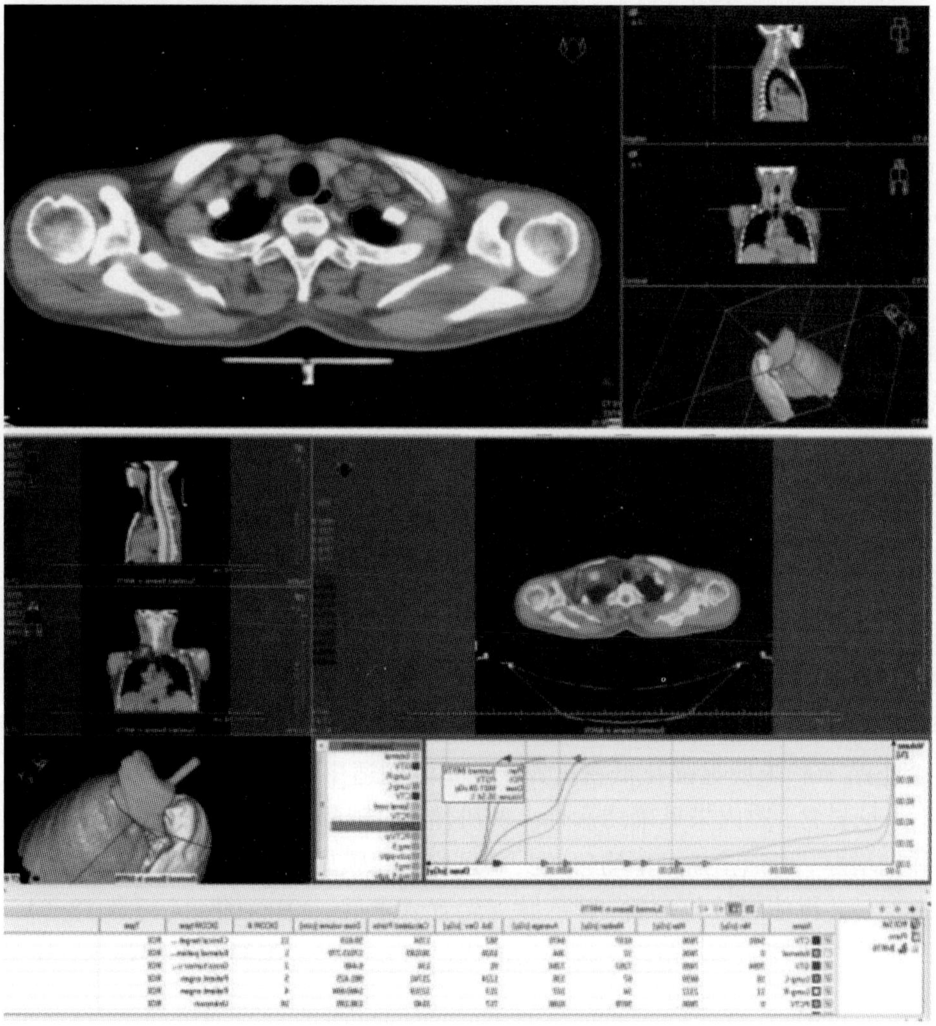

图 3-82　左颈包块（开始：2018-05-24，结束：2018-07-17）

腹盆腔转移淋巴结（开始：2018-08-02，结束：2018-09-05）；
腹盆腔转移淋巴结 PGTVnd：60Gy/25F/5W；
腹膜后及盆腔淋巴引流区 PCTV：50Gy/25F/5W。

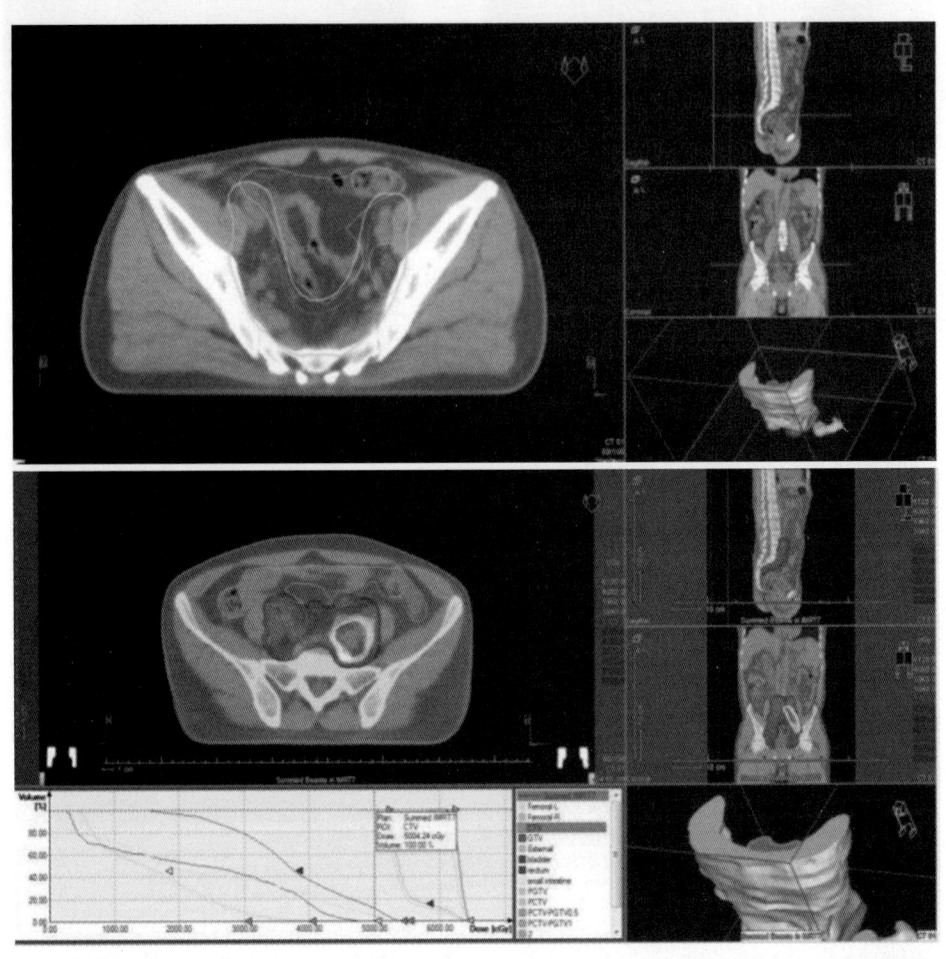

图3-83　腹盆腔转移淋巴结（开始：2018-08-02，结束：2018-09-05）

维持方案：卡培他滨。

影像学评估：诊断影像：肝脏形态大小未见异常，肝右前上段见结节状高密度影，肝内见多个小结节状未明显强化低密度影，肝叶比例适中，肝内外胆管未见扩张。胆囊形态、大小未见异常，腔内未见确切病灶。脾脏增大，脾静脉见支架显示，胰腺密度形态正常。胃体壁增厚，增强扫描呈不均匀较明显强化。腹膜后见小淋巴结，未见腹水征象。

诊断结论：胃体癌放化疗后、脾静脉支架置入术后，2018-04-24 与 2018-01-17 片子比较：胃体部病灶较前缩小好转，腹膜后淋巴结较前缩小，脾静脉支架显示，其余情况较前变化不大。

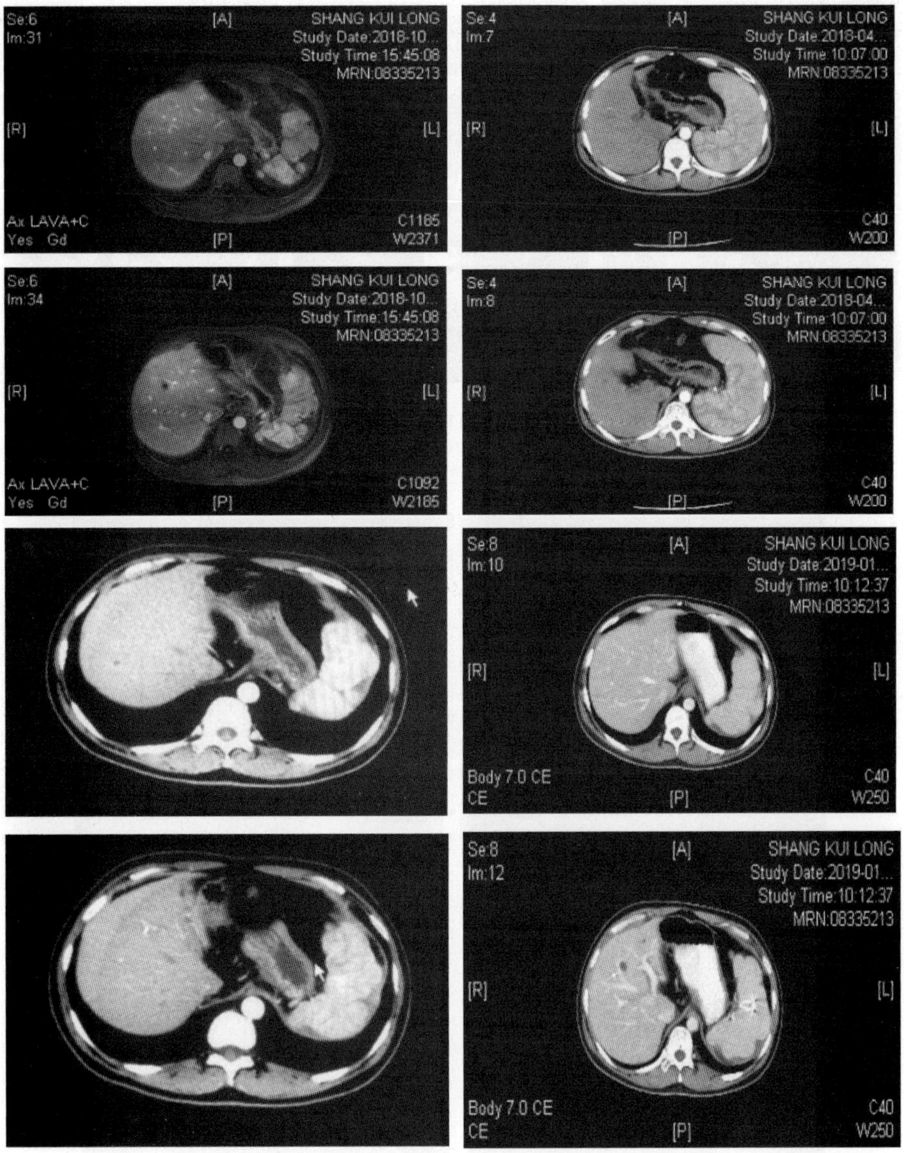

图 3-84　2019-04-11 与 2019-01-28 对比，胃体部胃壁较前稍增厚，盆腔积液较前稍增多

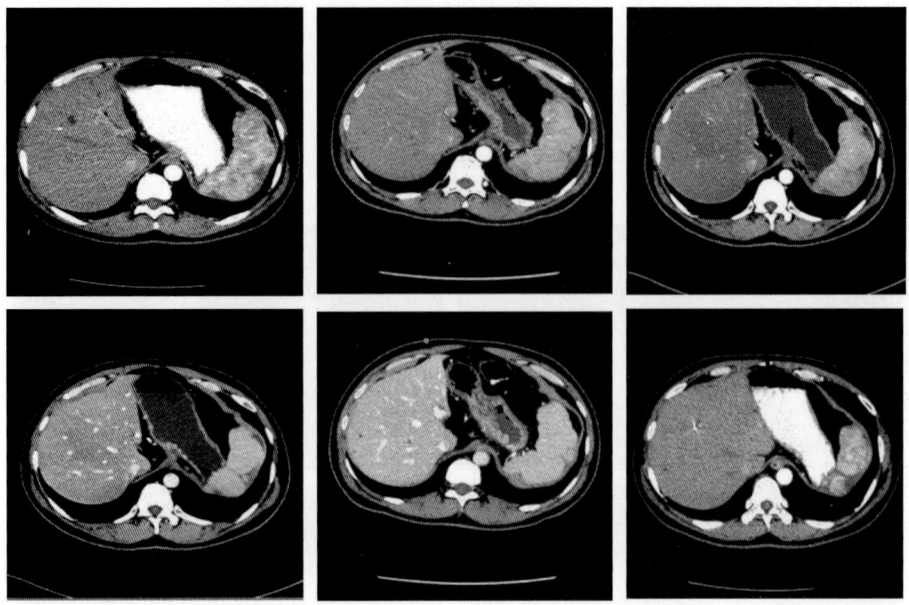

图 3-85　2019-08-12 CT，2019-11-18 CT，2020-07-13 CT

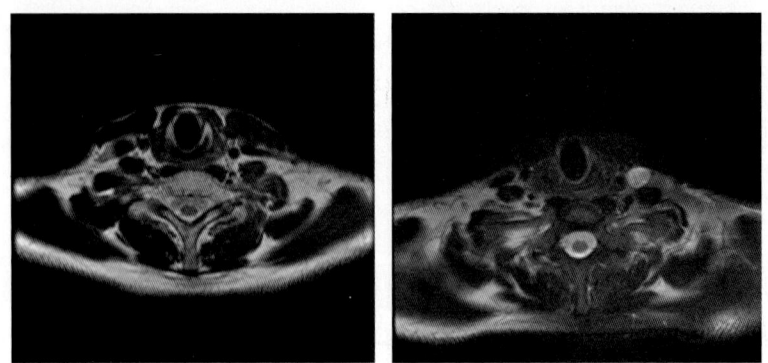

图 3-86　2018-05-23 MRI，2018-05-23 MRI

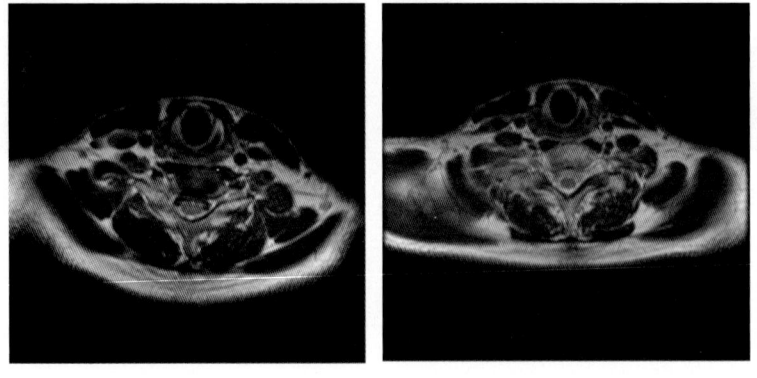

图 3-87　2019-4-12 MRI，2019-9-13 MRI

2020-07-15 ECT

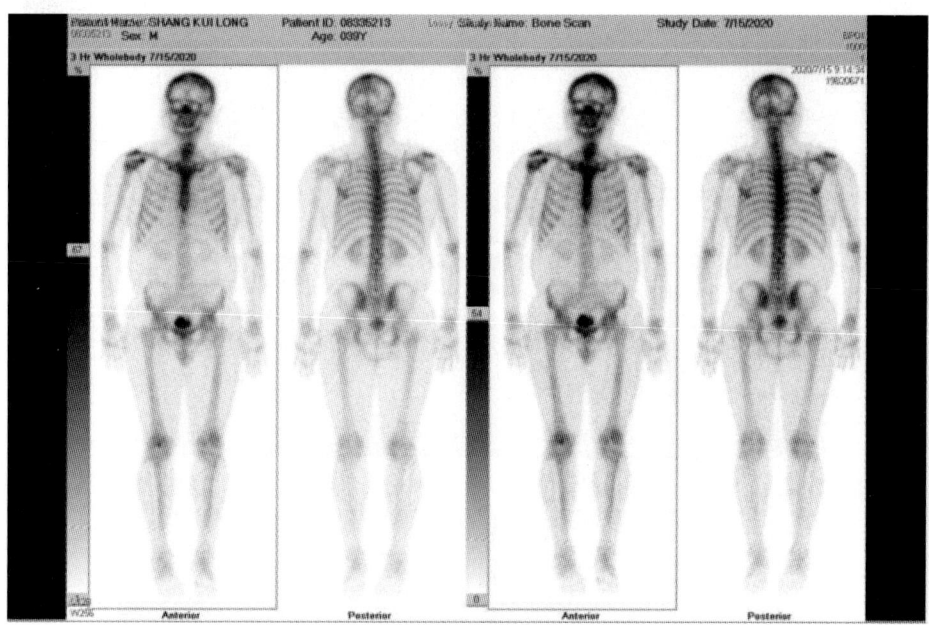

图 3-88　2020-07-15 ECT

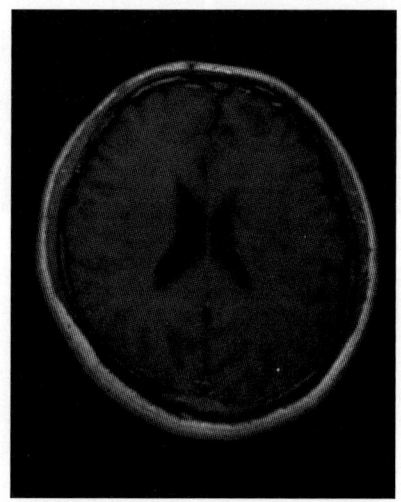

图 3-89　2020-07-16 MRI

胃镜：

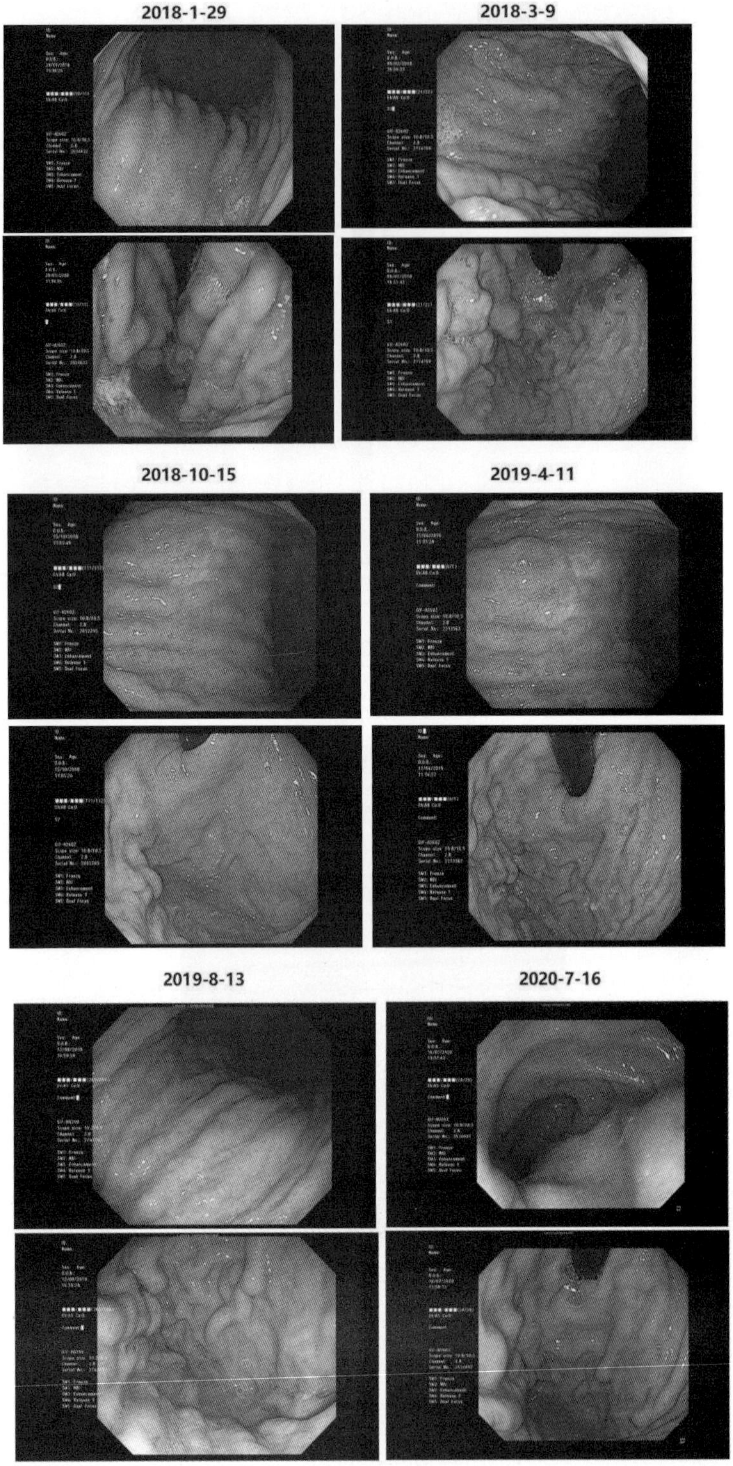

图 3-90 胃镜结果

疗效评价：SD

截至2022年10月PFS：59m+。

（孙建国）

十三、KRAS、NRAS、BRAF全野生结肠癌术后肝转移反复发作患者化疗加靶向药物精准调整

（一）一般情况介绍

患者段某，男，83岁。

（二）病史

（1）现病史：患者2021年4月9日因体检时发现"贫血"，于北京航天总医院行电子肠镜检查提示：结肠脾曲占位，肿瘤占肠腔4/5周，管腔狭窄，内镜不能通过。肿物活检病理提示：中分化腺癌，免疫组化提示：MLH1（+），MSH2（+），MSH6（+），PMS2（+）。4月28日至北京市丰台区右安门医院就诊，行PET-CT检查提示：①降结肠高代谢软组织肿物，符合肠癌表现，浸出浆膜面，伴肠系膜及腹膜后多发转移性淋巴结；②肝右叶高代谢占位，考虑转移瘤（10.6cm×8.6cm×8cm），必要时活检除外胆管细胞癌；③余处未见明确转移病灶。2021年5月为行进一步诊治收入中国人民解放军第五医学中心南院区普外科。

（2）家族史：无家族遗传性疾病史。

（3）入院查体：腹膨隆，腹壁静脉未见曲张，未见肠型及蠕动波。腹软，无压痛反跳痛，全腹未触及包块，肝脾肋下未触及，墨菲氏征阴性，移动性浊音阴影，肝肾区叩击痛阴性，肠鸣音10次/分，未闻及振水音及血管杂音。

（4）诊疗经过及影像检查：入院后行肝脏核磁检查（2021-05-11）显示肝右叶可见多发长T1长T2信号占位，边界欠清，可见融合成团块状，较大界面约109mm×91mm，DWI呈高信号，增强扫描呈环状不均匀强化。降结肠局部肠壁增厚，增强扫描不均匀强化。印象：降结肠局部肠壁增厚，符合结肠癌并肝转移表现。

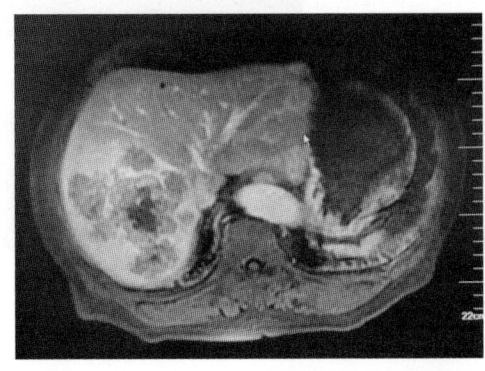
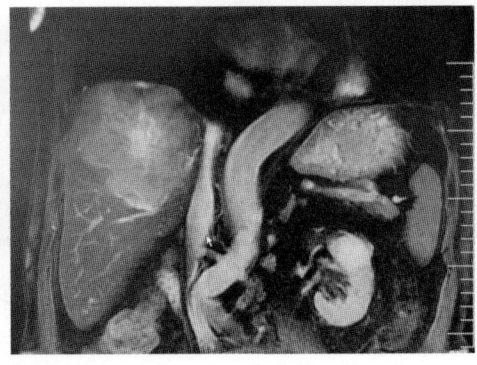

图3-91　肝脏核磁检查（2021-05-11）

腹部 CT 检查（2021-05-10）提示：降结肠局部肠壁增厚，可符合结肠癌表现；考虑肝转移可能性大。

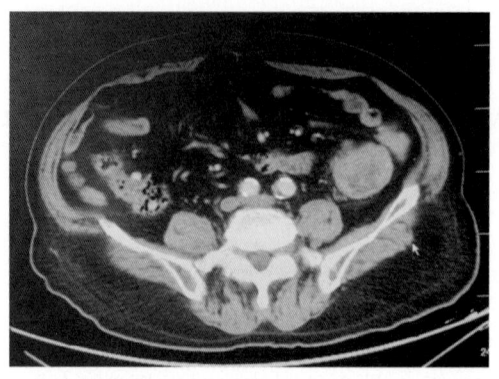

图 3-92　腹部 CT 检查

术前治疗：入院后建议患者复查肠镜，患者及家属拒绝检查。2021 年 5 月 22 日行奥沙利铂 + 卡培他滨治疗一周期，用药期间出现Ⅲ°恶心呕吐反应，无法耐受。调整为二线治疗伊利替康 + 卡培他滨，患者出现Ⅲ°恶心呕吐反应，经药物治疗后症状减轻。2021 年 7 月 8 日行贝伐珠单抗 + 伊利替康 + 氟尿嘧啶方案治疗 1 周期，用药期间患者出现Ⅰ°恶心呕吐反应，用药后缓解。

影像变化：肝脏核磁检查（2021-08-08）显示肝右叶可见多发长 T1 长 T2 信号占位，边界欠清，可见融合成团块状，较大界面约 80mm×71mm，DWI 呈高信号，增强扫描呈环状不均匀强化。肝 S3、S5 段新出现直径约 12mm 以下长 T1 长 T2 信号结节影，DWI 呈高信号，增强扫描呈环状不均匀强化。降结肠局部肠壁增厚，增强扫描不均匀强化。印象：结肠癌并肝转移表现，肝右叶病变较 2021 年 5 月 18 日片缩小，肝 S3、S5 段新发转移灶可能性大。

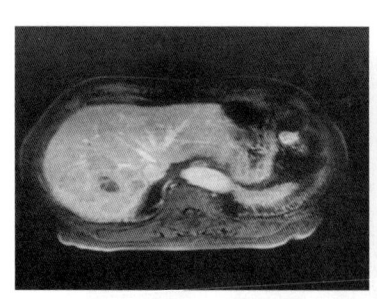 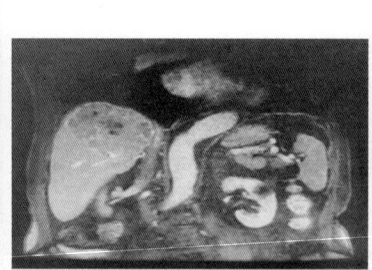 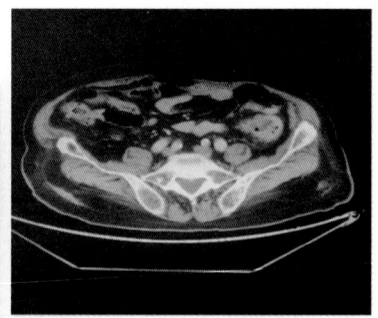

图 3-93　腹部 CT 提示：结肠癌伴肝转移，周围肿大淋巴结，较 2021-5-24 缩小。

（三）病理结果

2021年8月10日、2021年9月21日、2021年10月07日行贝伐珠单抗+伊利替康+氟尿嘧啶方案治疗3周期。2021年11月7日因大量便血急诊于全身麻醉下行腹腔镜左半结肠切除术，术后病理示：（左半结肠）中分化腺癌，伴坏死，肉眼肿瘤大小约3.5×3.5×2.2cm，癌组织侵至浆膜下层，肿瘤细胞轻度退变，间质纤维组织增生伴中度急慢性炎细胞浸润，结合病史符合治疗后肿瘤退缩分级（TRG）3级，查见神经侵犯，自取两侧断端均未见癌；肠周淋巴结未见转移癌（3/25）。（大网膜）网膜组织，未见癌。免疫组化结果显示：CK7（局灶+），CK20（+），Her-2（0），MLH1（+），MSH2（+），MSH6（+），PMS2（+）。

2021年12月29日调整为奥沙利铂+氟尿嘧啶+西妥昔单抗方案治疗，2022年2月11日复查肝脏核磁提示：肝多发转移，较前缩小。

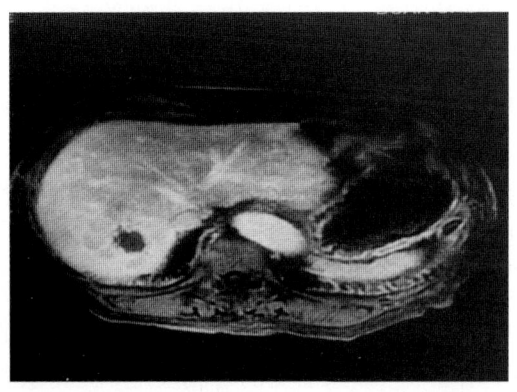

图3-94　2022年2月11日复查肝脏核磁

2022年2月17日开始行静脉药物治疗同时行肝转移灶局部治疗（肝动脉灌注HAIC治疗2次，动脉灌注奥沙利铂+静脉输注氟尿嘧啶、西妥昔单抗，射频消融治疗2次）。

2022年9月26日复查肝脏核磁提示：肝内见多发混杂T1混杂T2信号影，较2022年8月8日片略缩小，边界欠清，DWI呈稍高信号，增强扫描强化不明显。印象：肝内多发转移瘤治疗后改变，增强扫描未见强化，部分病变范围较2022年8月8日片略缩小。

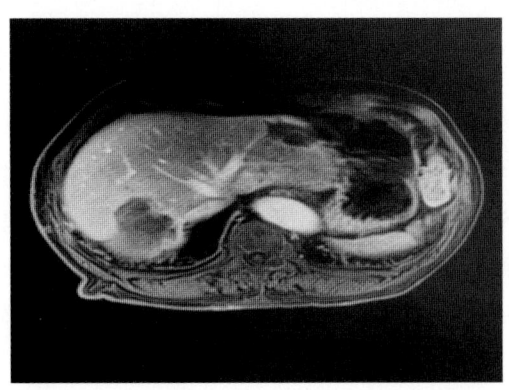

图3-95　2022年9月26日复查肝脏核磁

(四) 分子检测诊断结果及解读

TP53 基因 p.G266R 第 8 外显子错义突变。APC p.R216 第 7 外显子无义突变。DPYD 基因 p.R29C(DPYD*9A)杂合突变。ERCC1 基因 p.N118N 纯合突变。MTHFR 基因 p.A222V 杂合突变。TYMS 基因 3R/3R 纯和多态。TYMS 基因 -6bp/-6bp 纯合缺失多态性。靶向相关基因检测：KRAS、NRAS、BRAF 野生型。PD-L1 表达 TPS 阴性，TPS <1%。PD-L1 表达 CPS 阳性，CPS ≥ 1。

微卫星稳定。

基因检测结果分析

（1）TP53 基因 p.G266R 第 8 外显子错义突变：患者送检样本中检测到 TP53 基因 p.G266R 第 8 外显子错义突变（COSM10794），该突变在 UMD 等多个数据库中显示为致病性突变，预计该突变可降低 TP53 基因的抑癌功能，可能参与肿瘤的发生发展和预后不良，并可能参与癌细胞对铂类、5-FU 等化疗药物的耐药。一期临床试验结果显示 AZD1775 作为单药、与化疗药物联用或与奥拉帕利联用，对 TP53 突变的肿瘤细胞有效。

（2）APC 基因 NM_000038.6 c.646C>T（p.R216*）：p.R216 第 7 外显子突变 患者送检样本中检测到 APC 基因 p.R216 第 7 外显子突变，致使终止密码子提前编码，产生截短蛋白（COSM98420），可能引起 APC 抑癌功能发生失活，促进细胞增殖、降低细胞间的黏附作用、抑制细胞凋亡过程，参与肿瘤的发生发展。

（3）DPYD 基因 NM_000110.4 c.85C>T（p.R29C）：DPYD 基因 p.R29C（DPYD*9A）杂合突变为多态性 rs1801265 引起的错义突变，可引起 DPYD 酶活性降低，从而降低 5-FU 等氟尿嘧啶类药物的代谢过程，增加 5-氟尿嘧啶的毒副反应，提高患者呕吐恶心风险。

（4）ERCC1 基因 NM_001983.4 c.354T>C（p.N118=）：ERCC1 基因 p.N118N 纯合突变是由单核苷酸多态性 rs11615 引起的同义突变，风险性等位基因为 C，与野生型相比，CC 纯合基因型可增加肺癌（约 1.24 倍）、乳腺癌等肿瘤发生风险；此外，该突变可通过影响 ERCC1 转录本稳定水平，可能通过降低 DNA 修复功能，增加细胞对铂类药物的响应。

（5）MTHFR 基因 NM_005957.5 c.665C>T（p.A222V）：MTHFR 基因 p.A222V 杂合突变为单核苷酸多态性 rs1801133 引起的错义突变，CT 杂合和 TT 纯合突变均可增加肺癌、乳腺癌、胃癌等多种癌症的风险。该多态性还可降低 MTHFR 还原活性，增加氨甲蝶呤的毒副作用以及氟尿嘧啶类（5-FU、卡培他滨等）的疗效。

（6）TYMS 基因 NM_001071.4：TYMS 基因 5'-UTR 区域 28bp 核苷酸片段串联重复序列多态性（rs3474033）3R/3R 基因型可增加 TS 的表达水平，相比于较 2R/2R 或 2R/3R 基因型，可引起氟尿嘧啶类及培美曲塞化疗药物的疗效降低。TYMS 基因 -6bp 纯合失多态性（rs151264360）是 3'-UTR 区 6bp（TTAAAG）核苷酸片段失突变；该基因型较野生型可降低胸苷酸合酶（TS）表达水平，可引起氟类药物及培美曲塞化疗药物的疗效上升。

（7）西妥昔单抗、帕尼单抗：可适用于 KRAS/NRAS/BRAF V600E 野生型的结直肠癌患者，但 NCCN 指南对结肠癌的一线治疗的推荐，该药物仅适用于 KRAS/NRAS/BRAFV600E 野生型的左半结肠癌。

（五）治疗方案调整及疗效评价

前期化疗方案：贝伐珠单抗+伊立替康+氟尿嘧啶。调整方案：一线：奥沙利铂+氟尿嘧啶+西妥昔单抗；二线维持治疗：伊立替康+西妥昔单抗。疗效评价：目前规律复查，肝脏转移灶缩小，经局部治疗后，定期复查转移灶无活性。

（六）本案例评述

患者为左半结肠癌伴肝内多发转移，分期晚，肿瘤负荷重，适宜于行术前转化治疗；而患者高龄，体质较差，难以耐受高强度化疗导致在转化治疗期间仅能采用较为缓和的治疗方案，且因患者体弱，术前治疗周期时间拉长。这是导致术后病理提示肿瘤退缩等级不够理想的原因之一。

KRAS、NRAS、BRAF突变情况是影响靶向药物的选择的重要因素。对于全野生型患者西妥昔单抗治疗效果明显优于贝伐珠单抗，而出现突变患者西妥昔单抗治疗效果不如人意。该患者诊断初期拒绝复查肠镜导致无法留取标本完善检查，影响了靶向药物的选择；而间断出血导致患者贝伐珠单抗应用的推迟。这也是影响术前转化治疗不理想的原因之一。

术后的基因测序明确了靶向药物的选择，对化疗药物的毒性及耐受性有指导意义，术后的全身精准治疗有指导意义。这也是患者肿瘤可以有效控制的一个重要因素。

（梁 峰 蒋 麟）

十四、Met扩增晚期肺腺癌患者克唑替尼治疗后长生存获益

（一）一般情况介绍

患者，男，67岁。

（二）病史

（1）现病史：患者因"咳嗽咳痰、痰中带血2月"起病，CT提示右肺占位。于2017-05-31在全麻下行"胸腔镜中转右下肺叶切除、淋巴结清扫术"。术后行病理检查提示：（右下肺）低分化腺癌伴淋巴结转移8/10。术后行61基因检测提示：BRAF p.G469V活化突变（突变频率24.24%）、TP53 p.R337L失活突变（突变频率41.76%），未见EGFR、ALK、ROS1、Met等靶向治疗敏感突变。2017-07-02发现颅脑占位。遂予以4个周期培美曲塞二钠+奈达铂化疗和颅脑放疗。2017-11-01复查提示病情再次进展。遂予以帕博利珠单抗150mg联合紫杉醇脂质体治疗2周期。2017-12复查肺部及颅脑病灶均快速进展。

（2）家族史：无家族遗传性疾病史。既往史：无特殊；个人史：吸烟40余年，20支/天，已戒。

（3）入院查体：浅表淋巴结未及，皮肤巩膜无黄染。

（4）影像学检查

1）肺部病灶：（帕博利珠单抗治疗前后）

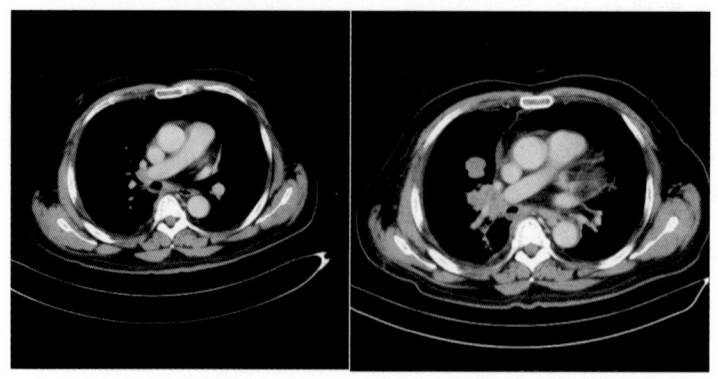

图 3-96　帕博利珠单抗治疗前后：肺部病灶明显增大
（左：2017-10-25，右：2017-12-21）

2）颅脑病灶：（帕博利珠单抗治疗前后）

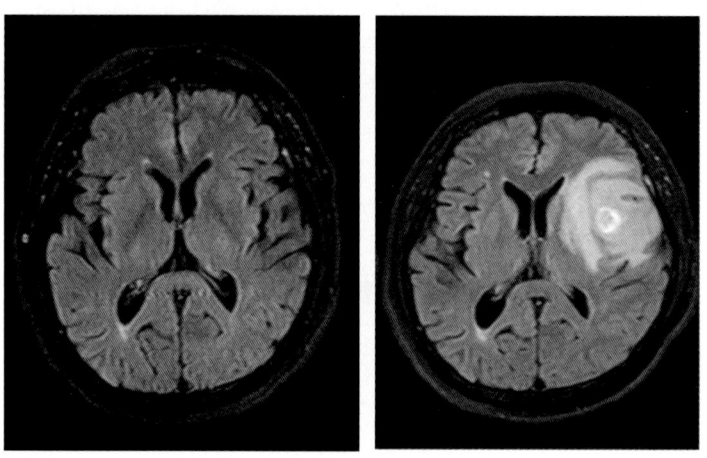

图 3-97　帕博利珠单抗治疗前后：颅脑病灶进展
（左：2017-10-24，右：2017-12-18）

（三）病理诊断

2017-05-31肺癌根治术后病理：（右下肺）低分化腺癌伴淋巴结转移8/10，术后分期（T3N2M0）。免疫组化染色：CK（＋）、阳性对照（＋），P63（－）、阳性对照（＋），TTF1（＋）、阳性对照（＋），NapsinA（＋）、阳性对照（＋），Ki67阳性细胞数30%、阳性对照（＋），ALK（－）、阴性对照（－）、阳性对照（＋），PD-L1（100%）。

（四）分子检测诊断结果

术后行61基因检测提示：BRAF p.G469V 活化突变（突变频率24.24%）、TP53 p.R337L 失活突变（突变频率41.76%），未见 EGFR、ALK、ROS1、Met 等敏感突变。

（1）一线治疗：2017-12-26再次行颅脑放疗，具体剂量：6MV-X GTV 40Gy、

CTV1 30Gy、CTV2 25Gy/10次。于2017-12-27行"多西他赛+奈达铂"方案化疗,患者放化疗均顺利结束,患者于2018-01-20晨如厕后返回病房后出现喘累、呼吸困难加重,凝血功能示:纤维蛋白原(Fib)4.72g/L↑、D-二聚体(D-Di)10.91mg/L(FEU↑、纤维蛋白降解产物(FDP)29.90mg/L↑;2018-01-31行CT(胸腹部)检查提示:①右肺Ca术后改变,双肺结节影较2017-12-21片增大;右肺动脉及其分支充盈缺损,提示癌栓形成。②双肺肺气肿;左肺舌叶少许炎症。③颈根部、纵隔及右肺门多个淋巴结较前增大。右侧胸膜增厚较前明显。右侧胸腔少量积液。评价病情再次进展。

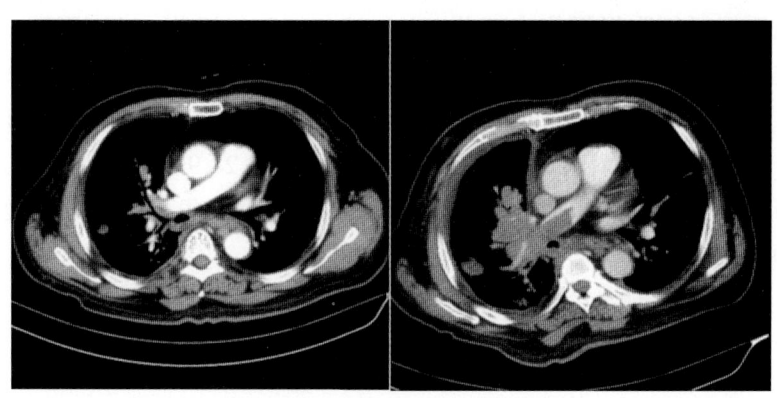

图 3-98 一线治疗后疗效评价
(左:2017-12-21,右:2018-01-31)

(2)二线治疗:2017-12-25在CT引导下再次行穿刺活检,(右肺)低分化腺癌。免疫组化染色:CK(+)、CK7(+)、P63(-)、P40(-)、TTF1(+)、NapsinA(+)、ALK(-)、阴性对照(-)、阳性对照(+)、Ki67阳性细胞数40%。随后行二次活检基因检测提示:MeT拷贝数增加n=4.81(石蜡切片)。随后于2018年1月开始口服克唑替尼胶囊,2019年3月复查提示病灶明显缩小。评价病情达到PR。最近一次复查为2022年9月,PFS时间已经超过56个月。

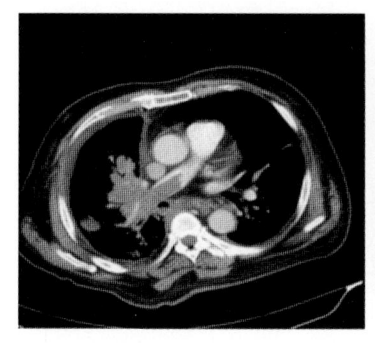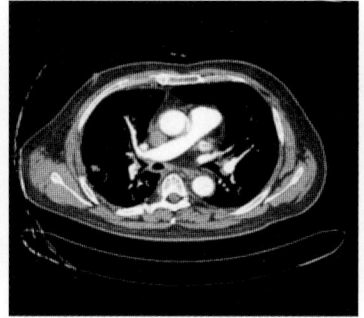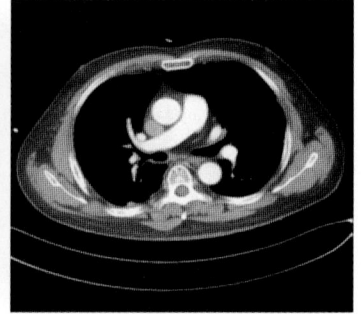

图 3-99 二线治疗疗效评价
(左:2018-01-31,中:2018-03-03,右:2018-05-04)

(五)本案例述评

本例患者在第一次手术病理组织的 NGS 检测中未检测出 MET 扩增,免疫组化提示:PD-L1 高表达(100%),但经过化疗、免疫治疗及颅脑放疗后,患者出现了超进展,随后二次活检的病理组织,再次行 NGS 检测,提示了 MET 扩增。既往已经有研究证实,MET 可以通过诱导 CD73 的表达,抑制肺癌中 STING 介导的免疫原性激活,从而损害肿瘤的免疫微环境。但还没有研究证实 MET 扩增和免疫治疗超进展相关,本例患者我们对二次活检样本进行了进一步分析发现,肿瘤组织经过免疫治疗后,肿瘤组织中 CD8+T 细胞浸润明显减少,且 HLA-Ⅰ类分子分型为 HLA-B62 超型。而 HLA-B62 超型等位基因编码产物可能导致抗原提呈细胞提呈能力减弱,不利于 T 细胞的活化,进而阻碍 CD8+T 细胞的浸润。以上这些原因共同导致了该患者在 PD-L1 高表达的状态下,使用免疫治疗出现了超进展。随后患者检测出 MET 扩增,根据 PROFILE 1001 研究的 MET 扩增亚组分析提示,克唑替尼单药治疗 MET 扩增的非小细胞肺癌患者,ORR 28.9%,PFS 5.1 个月。随即予以克唑替尼单药口服,在口服 1 个月后肺部肿瘤即明显退缩,患者最近一次复查为 2022 年 9 月,PFS 时间已经超过 56 个月。

(彭 渝 阮志华)

十五、Met 扩增晚期胃癌患者化疗联合克唑替尼后深度缓解

(一)一般情况介绍

患者,男,69 岁。

(二)病史

(1)现病史:患者因"反复进食梗阻 6 年,腹痛 1 年,黑便 20 天"于 2021-10-18 行上消化道造影提示:胃窦部溃疡,恶性可能性大,建议胃镜检查。2021-10-26 行 CT(腹部)检查提示:肝脏多发转移,胃小弯侧多发淋巴结转移,部分侵及胃浆膜层。

(2)家族史:无家族遗传性疾病史。

(3)既往:无特殊。

(4)个人史:吸烟 40 余年,20 支/天,已戒。

(5)入院查体:浅表淋巴结未及,皮肤巩膜无黄染。

(6)影像学检查:肝脏病灶。

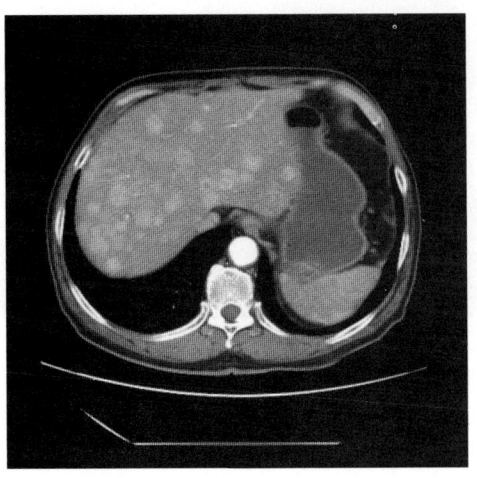

图 3-100　腹部增强 CT：肝脏多发病灶（2021-10-26）

（三）病理诊断

2021-10-29 胃镜活检提示：（胃窦）低分化癌，考虑低分化腺癌伴局灶神经内分泌分化，混合性腺神经内分泌肿瘤待除外。全自动快速免疫组化结果：CK（+），CDX-2（+），CD56（灶+），Syn（灶+），Ki-67（90%+），MUC5AC（+），HER-2（-）。

（四）分子检测诊断结果及解读

检测结果			适应症药物		跨适应症药物		临床试验药物
基因	变异	频率	敏感	耐药	敏感	耐药	敏感
MET	拷贝数增加	（组织：4X）▲	克唑替尼	厄洛替尼 吉非替尼 埃克替尼 阿法替尼 奥希替尼	None	None	MGCD265（NCT02544633） 卡博替尼（NCT01639508） 卡博替尼（NCT02132598） 克唑替尼（NCT02465060）

图 3-101　基因检测结果汇总

一线治疗：2021-11-11 予以 XELOX 治疗 1 周期，随后基因检测回报提示：Met 扩增。2021-11-17 开始口服克唑替尼。2021-12-16 行 CT（腹部）检查提示：胃窦壁增厚，符合胃癌表现（cT4aNxM1），肝脏病灶减少、减小，胃小弯淋巴结较前缩小。评价病情达到 PR。2021-12-17、2022-01-06 予以 XELOX+克唑替尼胶囊行第 2、3 疗程治疗。3 周期后停用化疗，改用克唑替尼胶囊口服至今。

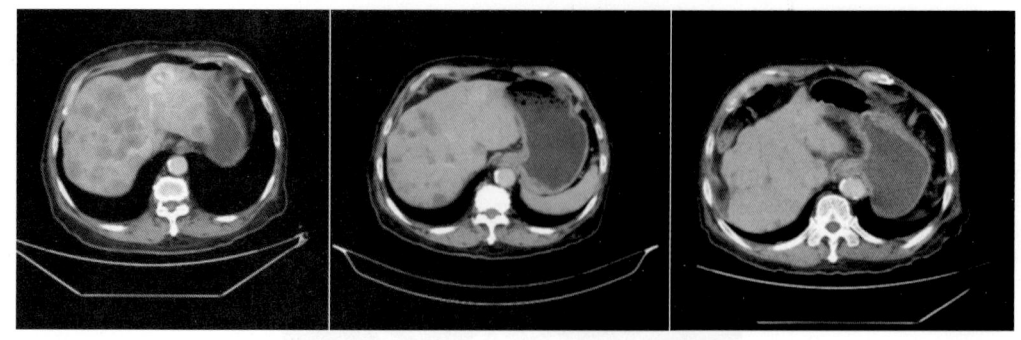

图 3-102　一线治疗后疗效评价

（五）本案例述评

MET 扩增是一种相对罕见的基因突变，其在肺癌中最为常见，是 EGFR 靶向治疗后耐药的原因之一。克唑替尼的关键性研究 PROFILE 1001 纳入了部分 MET 扩增的病人，其 MET 扩增亚组分析显示：ORR 28.9%，PFS 5.1 个月，同时伴有 EGFR、KRAS、BRAF 等共突变的患者单药克唑替尼疗效不佳。该研究共纳入 38 例 MET 扩增晚期非小细胞肺癌患者，MET 扩增的定义为 FISH 检测的 MET/CEP7 ≥ 1.8，其中又细分为低度扩增（MET/CEP7 ≥ 1.8 且 ≤ 2.2），中度扩增（MET/CEP7>2.2 且 <4）和高度扩增（MET/CEP7 ≥ 4），其 ORR 分别为 33.3%（1/3）、14.3%（2/14）和 38.1%（8/21），总体而言，克唑替尼的疗效随着 MET 拷贝数增加而增加。MET 扩增在胃癌中的发生率相对肺癌更低，至今没有大样本的研究证实 MET 抑制剂在胃癌中的有效性和安全性，只有少量的个案报告，Hou GX 和 Song BB 报道了一例多线治疗后的胃癌患者，携带 MET 扩增，口服克唑替尼两个月后肝脏转移病灶达到 CR，PFS 时间超过 20 个月。本例病人只进行了 NGS 检测，没有经过 FISH 检测确认 MET 扩增是否为阳性，PROFILE 1001 研究中对 19 例 MET 扩增的患者同时进行了 NGS 检测，将 MET 扩增定义为 GCN ≥ 6，这 19 例患者中有 15 例 NGS 检出 MET 扩增，MET 扩增检测的 FISH 和 GCN 结果一致性为 88.2%。另外还有一例 FISH 检测低扩增的患者，NGS 检测扩增拷贝数达到 10，单药克唑替尼疗效很好，PFS 达到 14.03 个月。所以 NGS 和 FISH 检测都可以去判定 MET 是否扩增，且相互之间还可以互补，建议有足够样本的患者，可同时进行这两种检测。

（彭　渝　阮志华）

十六、一例 G6DP 突变合并罕见新冠疫苗不良反应的隐匿肿瘤患者的诊断与治疗

（一）一般情况介绍

患者何某某，男，72 岁。

（二）病史

（1）主诉：患者因"发现左侧腹股沟肿物伴喘累浮肿半年"入院。

（2）现病史：患者于2021年注射第2剂COVID-19疫苗（Veco细胞疫苗）后约2周后逐渐出现左侧腹股沟肿物，伴活动后喘累、心慌气紧，双下肢水肿、眼睑红肿、泪腺肿大。患者反复在当地社区诊所以"感冒、肺炎"等对症处理，未见明显好转，症状进行加重。患者于2022年1月21日前往我院心内科就诊，行CT发现多浆膜腔积液，肺部炎症（图3-103a），入院后排除了自身免疫相关疾病，在胸腔穿刺抽液以及利尿后，患者症状有所缓解出院。因期间发现T-SPOT阳性，患者2022年2月前往重庆西南大学附属公卫医院进一步检查，排除了结核感染，考虑肺炎予以抗感染对症处理，但患者呼吸困难、喘累症状一直反复，因胸腹部CT发现腹膜后占位，高度怀疑肿瘤性疾病，患者前往重庆市肿瘤医院就诊。患者行腹股沟淋巴结穿刺活检，2022年2月17日病理提示：梭形细胞增生伴慢性炎，局灶细胞伴异型，考虑肿瘤性病变。2022年2月25日肿瘤医院病理免疫组化：梭形细胞增生伴慢性炎，免疫组化：CK-pan（-）、S-100（-）、SMA（-）、STAT6（-）、CD34（血管+）、CD68（灶+）、β-catenin（膜+）、MUC4（-）、INI-1（+）、Desmin（灶+）、RB1（+）、ALK（-）、P63（-）、CD117（个别+），MyoD1（-）、Myogenin（-）、Ki-67（+30%）。结合免疫组化考虑肌纤维母细胞肿瘤，穿刺组织少，建议完整切除肿物送进一步活检。2022.2.26行PET-CT影像学检查（如图3-103）：①左侧髂腰肌区软组织肿块影，代谢增高，结合病理考虑间叶源性肿瘤（13.1cm×6.9cm×5.0cm）。②左侧腹股沟区淋巴结转移不除外，腹膜后、双侧髂血管区及右侧腹股沟炎性淋巴结可能。③胸、腹、盆壁下筋膜增厚水肿；左侧胸壁软组织增厚，代谢增高。④双肺散在炎症伴双肺下叶部分肺不张，双肺上叶小结节，双侧胸腔积液，心包积液。患者因喘累气紧不能缓解，无法耐受抗肿瘤化疗，此后为求中医药治疗于2022.3.14来我院就诊。

（3）既往史：20+年前患"急性黄疸型肝炎"，家族史：母亲因"淋巴瘤"去世。父亲93岁在接受疫苗注射后出现不良反应，引发心衰去世。

（4）入院查体：体温36.7℃，脉搏119次/分，呼吸24次/分，血压94/58mmHg，PS评分3分，NRS评分0分。营养评分2分。患者神志清楚，慢性病容，精神欠佳，双下肺叩诊浊音，呼吸稍急促，双侧下肺呼吸音减弱，无胸膜摩擦音。心率119次/分，律齐，各瓣膜听诊区未闻及病理性杂音，无心包摩擦音。腹平坦，无腹壁静脉曲张，腹部柔软，无压痛、反跳痛，深压在左侧髂窝附近扪及包块，质地硬，不活动。左侧腹股沟浅表淋巴结肿大约2cm，质地硬，欠活动。双下肢轻度凹陷性水肿。

（5）入院初步辅助检查：2022-03-15 甲功七项：游离T3：3.41pmol/L，促甲状腺素：6.812mIU/L，2022-03-15 免疫球蛋白定量测定：免疫球蛋白IgM：2.63g/L。2022-03-15 凝血功能：D-二聚体：5.25mg/L，纤维蛋白原：4.080g/L。2022-03-15 血常规+C反应蛋白+血清淀粉样蛋白+网织红细胞计数：中性粒细胞比率：85.2%，淋巴细胞比率：8.3%，中性粒细胞数：6.73×10^9/L，淋巴细胞数：0.65×10^9/L，红细胞：3.14×10^{12}/L，血红蛋白：96g/L，网织红细胞%：3.310%，C-反应蛋白：52.66mg/L，血清淀粉样蛋白：104.21mg/L。2022-03-15 生化：γ-谷氨酰基转移酶：113.40U/L，碱性磷酸酶：225U/L，胆碱酯酶：3340U/L，总蛋白：62.40g/L，白蛋白：34.1g/L，前白蛋白：87mg/L，肌酸激酶：20U/L，肌酐：42μmol/L，血尿酸：152μmol/L，总胆固醇：2.53mmol/L，高密度脂蛋

白胆固醇：0.56mmol/L，低密度脂蛋白胆固醇：1.28mmol/L，载脂蛋白 A：0.74g/L，载脂蛋白 B：0.59g/L，钾：3.01mmol/L，铁：6.6μmol/L，不饱和铁结合力：27.0μmol/L，总铁结合力：33.6μmol/L，阴离子间隙：11.87mmol/L。二便常规正常，新冠病毒 IgG、IgM 均为阴性，PCT 等相关检测排除患者其他系统感染证据。2022-03-15，经胸心脏彩超 2（含左心功能测定及室壁运动分析）：①二尖瓣、三尖瓣少量反流。②肺动脉收缩压增高（SPAP：42mmHg）。③心动过速。④左室舒张功能不全Ⅰ级，LAP 正常。2022-03-14，床旁 12 导联常规心电图（心电事件记录 和／或频谱心电图 阳性时加做）：①窦性心动过速。②肢导联低电压。2022-03-14，胸腔积液＋腹水彩超及定位：①左侧胸腔中－大量积液；②右侧胸腔中量积液；③腹腔少－中量反流。2022-03-14，浅表淋巴结彩超（四个部位）：①双侧锁骨上、腋窝探及淋巴结，皮质稍增厚，右侧腹股沟淋巴结结构欠清，请结合临床；②左侧腹股沟低回声，请结合病理学检查结果；③左下腹肌肉层深面低回声，考虑肿瘤性病变可能，请结合病理学检查；④双侧颈部未见确切异常淋巴结声像，随诊。2022-03-14，腮腺颌下腺彩超：双侧腮腺及颌下腺未见明显异常。

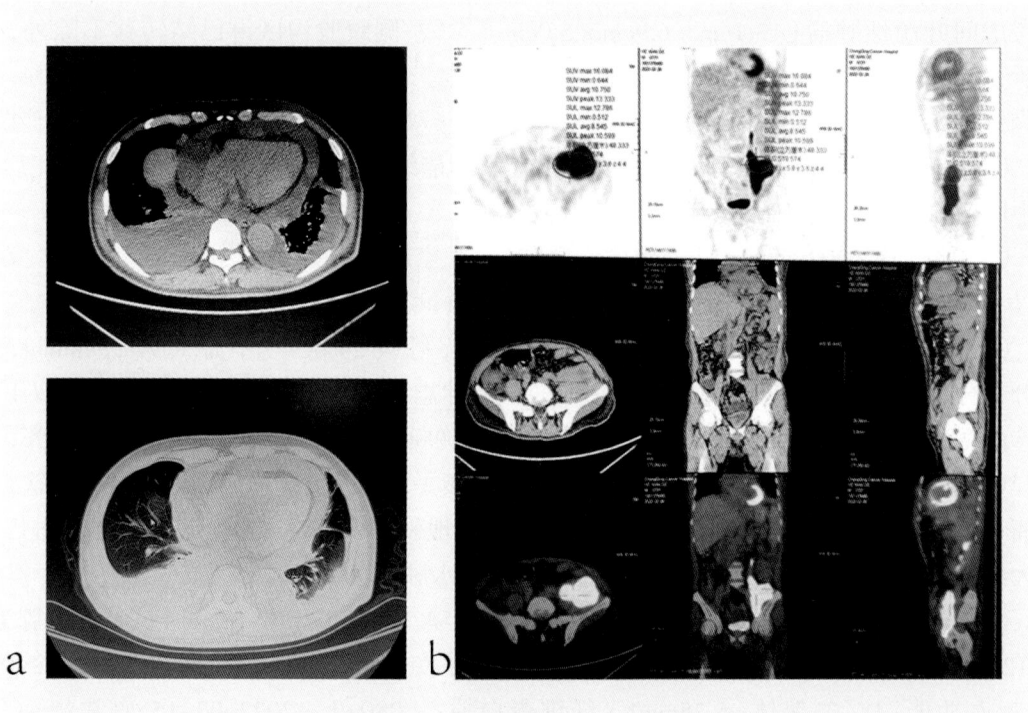

图 3-103

a：CT 提示胸膜腔及心包腔中－大量积液，双肺部散在炎症。b：PET/CT：①左侧髂腰肌区软组织肿块影，代谢增高，结合病理考虑间叶源性肿瘤。②左侧腹股沟区淋巴结转移不除外，腹膜后、双侧髂血管区及右侧腹股沟炎性淋巴结可能。③胸、腹、盆壁下筋膜增厚水肿；左侧胸壁软组织增厚，代谢增高。④双肺散在炎症伴双肺下叶部分肺不张，双肺上叶小结节，双侧胸腔积液，心包积液。因考虑恶性肿瘤，腹股沟淋巴结肿大，不能排除转移。

（三）诊治经过

入院后初步考虑诊断：①腹膜后肌纤维母细胞肿瘤；②腹股沟肌纤维母细胞肿瘤；③自身免疫病相关性疾病？④多浆膜腔积液；⑤低钾血症；⑥低蛋白血症；⑦低T3综合征。说服患者后对腹膜后包块穿刺活检，病理科报告：（腹膜后包块）梭形细胞肿瘤，免疫组化考虑去分化脂肪肉瘤，MDM2基因扩增比例：63%，大于阈值15%（图3-104）。经过3.24全院MDT讨论，考虑诊断：①腹膜后去分化脂肪肉瘤（T3N0-1M0 G3）；②左侧腹股沟淋巴结转移？③多系统炎症综合征；④多浆膜腔积液；⑤低钾血症；⑥低蛋白血症；⑦低T3综合征。入院后予以糖皮质激素甲强龙40mg qd治疗，以及利尿、补充白蛋白等治疗，并予以我院特色中医疗法处理。此后患者的呼吸困难及浆膜腔积液、双下肢水肿进行性好转，此后继续予以泼尼松50mg qd，此后每周减量5mg治疗。患者拒绝再次腹股沟淋巴结切取活检、放疗及手术治疗，仅同意尝试单药化疗。因考虑患者发生了罕见的疫苗接种反应，因此说服患者化疗前接受全基因外显子测序检测。患者于2022年3月27日接受表柔比星30mg d1-3的静脉化疗，化疗时PS评分2分，体表面积1.49m^2，化疗后第4天出现中度贫血（HGB72g/L），予以EPO等处理，患者于2022年4月8日情况稳定出院。

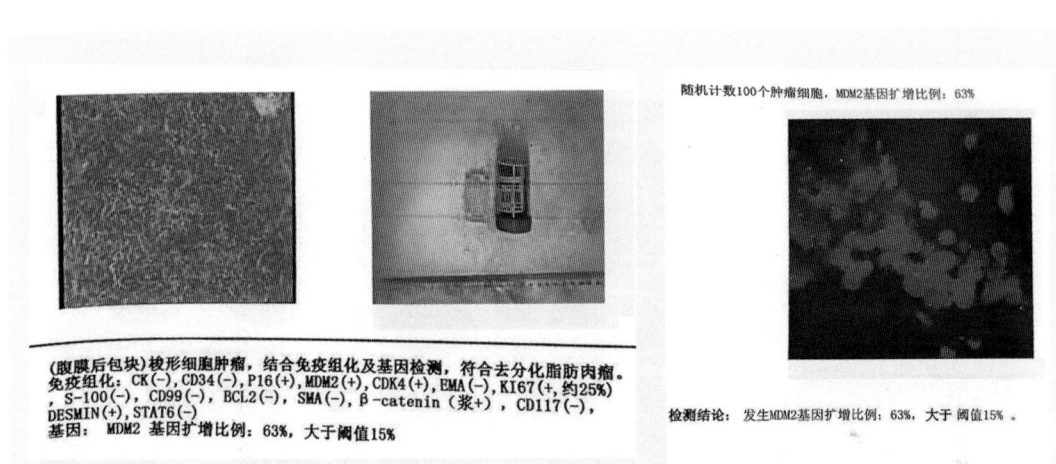

图3-104　患者的膜后包块穿刺活检病理及MDM2基因FISH检测报告

（腹膜后包块）梭形细胞肿瘤，免疫组化考虑去分化脂肪肉瘤，CK（-）、CD34（-）、P16（+）、β-catenin（膜+）、MDM2（+）、CDK4（+）、EMA（-）、Ki-67（+25%）、DESMIN（+）、S-100（-）、CD99（-）、BCL2（-）、SMA（-）、CD117（-）、STAT6（-），MDM2基因扩增比例：63%，大于阈值15%

患者出院后3天后再次出现双脚水肿及喘累，进行性加重，伴乏力、纳差明显，于2022年4月13日在我科门诊复查血常规提示60g/L，2022年4月14日再次入院治疗。入院后完善相关检测提示重度贫血，HGB 57g/L，血清铁：28.5μmol/L，网织红细胞0.05%。考虑化疗后骨髓抑制可能：予以输血1U，EPO皮下注射，补充铁剂，静脉营养等处理。此后患者乏力喘累症状逐步缓解，血红蛋白进行性回升86g/L。同时2022年4月18日血液全外显子结果返回提示G6DP突变（见图3-105）。经科内讨论，考虑患者化疗耐受性差，改予安洛替尼12mg d1-14 q3w抗肿瘤。患者此后症状稳定，未再出现喘累气紧，PS评分1分。2022年5月27日患者安洛替尼第二周期复查，复查CT提示肿瘤较前略有缩小，体积变为10.1cm×5.3cm×4.2cm（图3-106），评价为SD，肿瘤内部坏死明显，强化明显减弱。同时患者的血红蛋白恢复正常，多浆膜腔积液基本消失。

基因	染色体位置	转录本外显子	核苷酸氨基酸	纯合/杂合	正常人频率	预测	致病性分析	疾病/表型（遗传方式）
G6PD	chrX:153760472[1]	NM_001042351;exon12	c.1388G>A (p.R463H)	hemi	0.0071724	D	Pathogenic	葡萄糖-6-磷酸脱氢酶缺乏症(XLD)
KBTBD13	chr15:65369597	NM_001101362;exon1	c.444C>A (p.Y148X)	het	0.000032	-	Uncertain	杆状体肌病6型(AD)
CEAP43	chr10:105923851-105923853	NM_025145;exon24	c.3245_3246+1delAGG (p.E1082Dfs*8)	het	0.0064	-	Uncertain	1.生精障碍19型(AR) 2.正常压力脑积水1型;HYDNP1(AD)
SLC25A13	chr7:95951267[2]	NM_014251;exon1	c.2T>C (p.M1T)	het	0.0292	LD	Likely pathogenic	希特林蛋白缺乏症(AR)

注：预测：蛋白功能预测软件REVEL，D：预测为有害；LD：预测为潜在有害；B：预测为良性；-：未知

图3-105 患者基因的外显子部分结果：提示患者有G6PD（预测有害）的突变。

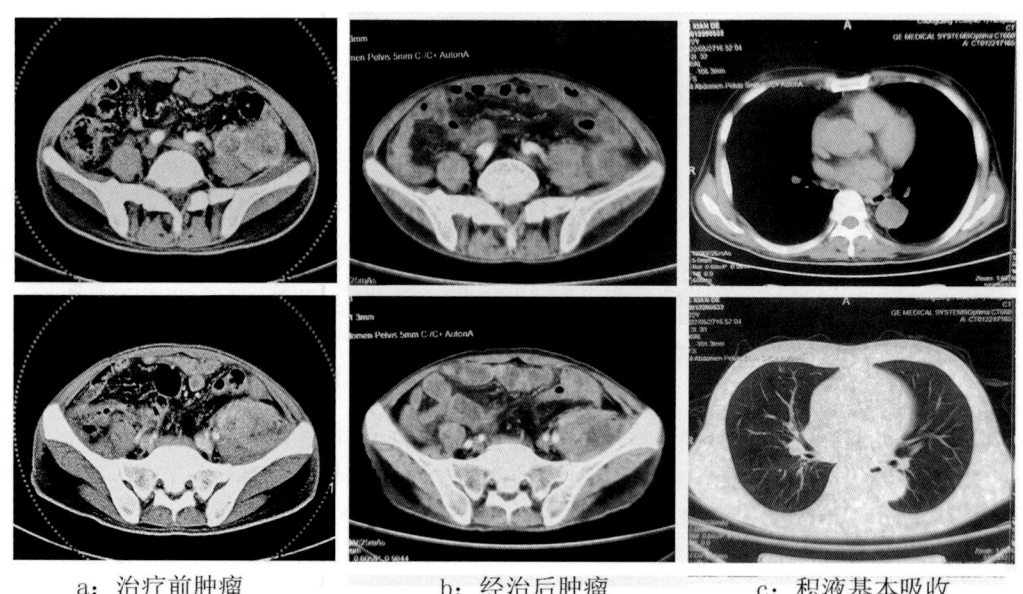

a：治疗前肿瘤　　b：经治后肿瘤　　c：积液基本吸收

图3-106

a.治疗前患者腹膜后包块；b.经化疗1周期及安洛替尼2周期后腹膜后肿瘤体积缩小，中部出现液化坏死区域；c.经激素系统治疗后患者心包及胸腔积液基本吸收

（四）讨论

这个患者为老年男性，既往未回顾到贫血及黄疸病史，无进食蚕豆后异常，无特殊用

药史。患者在接受新冠疫苗接种时,身体里存在未诊断的隐匿肿瘤,而在第二次接种后,出现结膜炎、心率增快、呼吸急促、肺部炎症、多浆膜腔积液、全身多发淋巴结肿大、中性粒升高、C反应蛋白升高等多系统炎症综合征表现。这一类疫苗接种副反应在临床上较为少见,但是和临床上发现感染新冠病毒后造成的多系统炎症综合征极为相似。近年来也有关于COVID-19疫苗接种后的全身炎症反应症状及淋巴结病的报道,这部分不良反应主要见于腺病毒疫苗接种者中。而我国的灭活疫苗的安全性较好,WHO公布的资料表示常见副反应为注射部位的疼痛、疲劳、头疼和发热,症状轻微且一般为自限性,在阿联酋的大型横断面调查也证实了这一说法。我国的疾控中心报道2020年12月15日至2021年4月30日,我国接种疫苗2.65亿次,报告异常严重不良反应188次,发生率仅为0.07/10万,为极为罕见事件。老年人不是新冠疫苗接种的禁忌人群,反而因为新冠感染的风险及严重并发症较高,更加需要疫苗的保护,但接种需要避开未控制的癫痫和其他严重神经系统疾病者、急性病、慢性疾病活动时期,并注意选择疫苗类型,并需要重视老年人因为免疫低下导致的接种后免疫保护不足和安全性问题。

  本案例患者接种疫苗后出现此罕见反应,同时在第一次偏低剂量单药化疗后又出现了严重骨髓抑制,因此推测患者可能具有特殊的遗传背景,并且在后续全外显子检测中就发现葡萄糖-6-磷酸脱氢酶(G6PD)突变。全世界约有约4亿人受到G6PD缺乏的影响,G6PD基因缺陷携带率约4%~15%,我国南方及长江流域以南高发,中国COVID-19始发的湖北省,G6PD缺乏症的发病率仅为1.24%,其中约50%是WHO Ⅲ型轻症所致,临床症状并不明显。既往研究发现,G6PD缺乏使细胞内磷酸戊糖代谢受阻,NADPH及GSH生成不足,导致机体抗氧化能力减弱,导致宿主易感细菌、病毒等;目前有多项研究表明G6PD缺陷细胞比正常细胞更容易受到COVID-19感染。病毒感染会触发机体促氧化剂(PO)反应,导致产生活性氧(ROS)攻击病原体,这一种正常的先天防御机制;而正常机体中有抗氧化系统(AO)对其进行中和调节。COVID-19感染可以通过抑制肾素-血管紧张素体统(RAAS)中一氧化氮(NO)的产生,对抗氧化剂(AO)系统产生干扰,病毒诱导的NO减少和醛固酮(ALD)增加(NO/RAAS失衡)使得COVID-19免疫反应过度,表现为发热和血液系统并发症,溶血及血栓形成风险,ALD升高可能导致肺水肿、水钠潴留出现;而G6PD突变的患者,因其NO和谷胱甘肽的机制受损引起AO系统受损,而PO系统反应异常,导致了异常严重的细胞炎症因子风暴反应出现。结合疫苗注射抗体产生绝大部分是在第二次接种后出现,因此推测患者接受第二次疫苗接种后,可能由于G6PD缺陷,导致免疫反应诱导的细胞炎症因子风暴,使得患者出现严重全身炎症反应综合征,这有区别于第一次接种产生的Ⅰ型变态反应(过敏反应)。目前有个案报道在G6DP缺陷和地中海贫血患者接种疫苗后发生了急性溶血,考虑归因于疫苗注射后的氧化应激反应。虽然仅为个案报道,但是也需要我们对这一类患者,或者是在G6PD缺陷高发区域的人群的疫苗接种提出安全性关注。

  其次这个患者在较低化疗剂量即发生严重的贫血,这是否可能与G6PD缺陷有关。我们进相关行了文献检索,但没有找到G6PD缺陷与化疗药物安全性之间的确切关系。既往研究的发现G6PD缺乏的红细胞难以处理氧化应激,因此更容易破坏,产生显性或隐性溶血。在小鼠动物模型中也发现，G6PD 缺陷会增强苯诱导的骨髓造血干细胞和造血祖细胞功能障碍。但是也有学者不认为 G6PD 缺陷能对患者的化疗副反应产生明显影响，有研究分别报道了 G6PD 缺陷的生殖细胞肿瘤患者及乳腺癌患者在化疗过程中未发生明显不良骨髓毒性。鉴于 G6PD 有约 140 多种的变异类型，WHO 将 G6PD 缺陷分为 I－V 类，不同类型患者临床症状差异明显，而且在化疗病人中不会常规检验 G6PD 基因，因此 G6PD 的缺陷与化疗不良反应的联系值得深入研究。G6PD 是磷酸戊糖途径（PPP）途径的关键酶，其主要产物 NADPH 对谷胱甘肽（GSH）的再生至关重要，而谷胱甘肽在细胞抗氧化防御中至关重要；同时，NADPH 在氧化还原信号介导的细胞调节中也发挥着多种作用，如 NADPH 氧化酶（NOX）和一氧化氮合酶（NOS）分别产生活性氧（ROS）和活性氮（RNS），后者维持是氧化还原稳态调节的重要信使。虽然 G6PD 缺陷可能对人体有如贫血溶血、炎症感染、心血管疾病、胰岛素抵抗、免疫缺陷等诸多不利影响，但对于抗肿瘤治疗貌似也有积极的方面；G6PD 活性异常增加能提高肿瘤细胞的增殖，刺激肿瘤血管生成，并增加对放疗及细胞毒性药物的抵抗，相反 G6PD 缺陷对肿瘤的生长、增殖均有抑制作用，并能增加凋亡，增加部分肿瘤对细胞毒性药物的反应。而安罗替尼可以上调 NADPH 氧化酶 5（NOX5）的表达，提高活性氧（ROS）的产生，损害线粒体呼吸，并促肿瘤进细胞凋亡的作用，那么有 G6PD 胚系突变的患者罹患肿瘤，本身氧化应激能力下降，是否能使得安洛替尼抗肿瘤效果增加，值得进一步研究。

最后就如同本案例所示，软组织的肉瘤诊断分型是具有挑战性的，需要取得充足的组织学证据。明确的组织获得及病理特征，确定是明确诊断的前提，因此对于淋巴结完整的切取活检比穿刺活检或针吸活检更加有诊断优先级，而原发部位比转移部位的活检组织更加具有代表性。

（许文婧　綦伟奇）

十七、乳腺癌分子表型与肿瘤克隆的相关性－病例分享

（一）一般情况介绍

患者，女，41 岁。

（二）现病史

2017 年 12 月主诉右侧乳房触摸到一肿块。既往史、家族史、体格检查及血检报告均无显著异常。

双侧乳房 X 线摄影显示右侧乳房有一边界模糊软组织结节，合并外上象限星芒状边缘。对应乳房超声检查为一低回声病灶，大小 2.3cm×1.7cm，此外亦发现右侧腋窝淋巴结肿大，其中一个显示叶状边缘，测量最大径为 1.6cm。乳腺核磁共振检查显示右侧外上象限多个不规则信号增强的肿块，最大的 2.7cm，并有许多不规则卫星病灶，其中之一位于主要病灶上方，大小为 1.5cm。右侧腋窝也发现异常淋巴结，最大 1.8cm。后续 PET/CT

摄影显示于肝脏及骨骼皆有氟代脱氧葡萄糖（FDG）代谢增高的病灶，疑似转移癌。

乳腺病灶活检显示于 10 点钟位置大小 1.3cm 浸润性导管癌（IDC），改良 Bloom-Richardson 等级 6/9（核等级 2，管状形成评分 3，有丝分裂评分 1，图 3-107A）。该病灶的雌激素受体（ER）呈阳性，95% 中等强度核染色，孕激素受体（PR）45% 低至中等强度核染色，免疫组织化学 HER2/neu 评分为 3+。Ki-67 为 75%。另一个 1 点钟位置的病灶也进行了活检，显示 IDC 改良 Bloom-Richardson 等级 6-7/9（核等级 2-3，管状形成评分 3，有丝分裂评分 1，图 3-107B）。该病灶雌激素受体阳性 95% 中等强度核染色下，孕激素受体 60% 中等强度核染色，HER2/neu 评分为 3+。Ki-67 为 80%。另外发现具有实性生长结构和中核级的导管原位癌（DCIS）。右腋窝细针抽吸活检恶性细胞呈阳性。右腋窝淋巴结活检显示转移性腺癌，形态与乳腺病变相似，符合乳腺起源，雌激素受体为 95% 中等至强强度核染色，孕激素受体为 2% 中等强度核染色，HER2/neu 得分为 3+（图 3-107 C-F）。

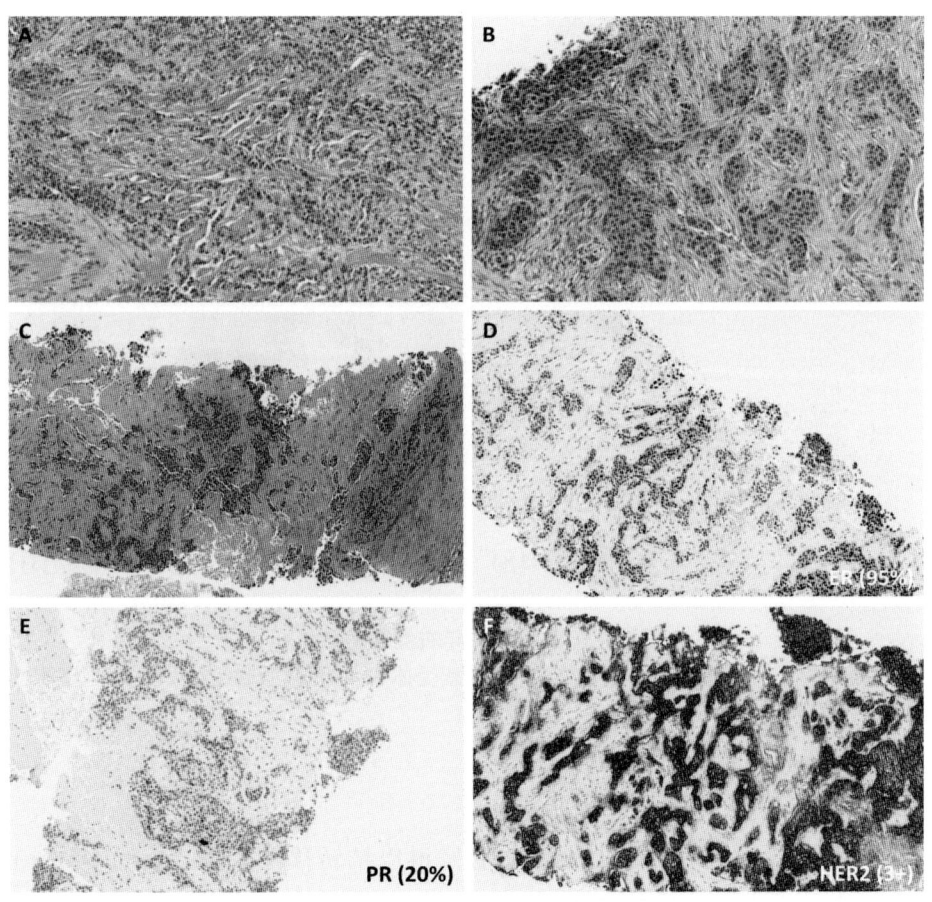

图 3-107　2018 年乳腺病灶活检
（A）右侧乳房病灶 10 点（B）右侧乳房病灶 1 点（C）右腋窝淋巴结转移性腺癌，免疫组化染色弥漫雌激素受体阳性（D）局部孕激素受体阳性（E），以及 HER2 强阳性（score 3+, F）

（三）治疗经过

此病患接受紫杉醇联合曲妥珠单抗及帕妥珠单抗治疗，3个月后PET扫描显示完全缓解时停用紫杉醇，继续接受曲妥珠单抗及帕妥珠单抗。停用紫杉醇4个月后开始使用来曲唑和亮丙瑞林。

2021年9月，PET/CT显示右侧乳房不明病因低级别摄取，对应于9：30点钟位置的1.2 cm低回声肿块。病灶活检显示浸润性导管癌，核级3/3，横径至少3mm。肿瘤细胞呈雌激素受体和PR阴性，而HER2/neu免疫组织化学评分为3+（图3-108 A-D）。在背景中再次发现具有实心和筛状结构以及中核级的导管原位癌。由于原位癌的存在往往与原发肿瘤相关联，临床问题为2021年的病灶是代表HER2靶向治疗后的复发还是新的原发肿瘤。分子病理建议通过二代测序（NGS）进行基因突变分析，以确认2018年和2021年肿瘤之间的克隆关系。

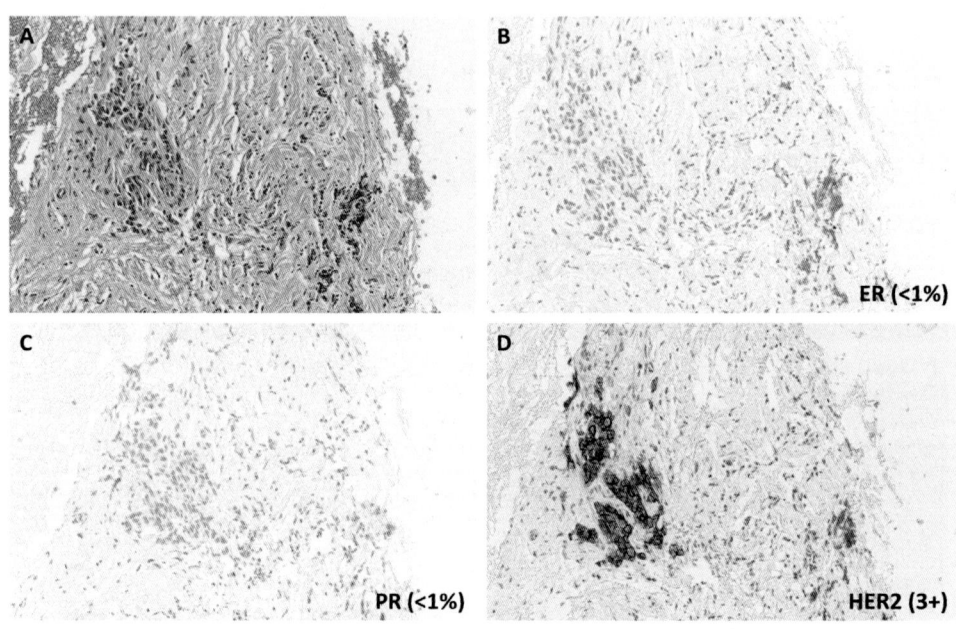

图3-108　2021年右侧乳房肿块
（A）病变活检显示浸润性导管癌（H&E）雌激素受体（B）和 孕激素受体（C）表达呈阴性。HER2弥漫强阳性（评分3+, D）

（四）二代测序检测结果

使用杂交捕获NGS方法对2018年右腋窝淋巴结转移性肿瘤活检标本和2021年乳房肿块切除标本分别进行了基因检测，体细胞突变及拷贝数变异见表3-2、表3-3。

第三章 泛癌肿标志物

表 3-2　靶向 NGS panel 检测到的体细胞突变

基因	cDNA 变化	AA 变化	变异等位基因频率	
			右腋窝淋巴转（2018）	右乳房肿（2021）
TP53	c.528C>A	p.C176*	0.34106	0.33268
GLI1	c.1910G>A	p.R637Q	–	0.3588
JAK3	c.10C>T	p.P4S	–	0.30952
NF1	c.5602G>T	p.E1868*	–	0.30673
FLT1	c.2182G>A	p.V728I	–	0.30353
RECQL4	c.3325G>A	p.E1109K	–	0.26316
PIK3R3	c.1218C>G	p.I406M	–	0.24014
BRAF	c.1799T>A	p.V600E	0.23394	–

表 3-3　靶向 NGS panel 检测到的拷贝数改变

基因（CytoBand）	右腋窝淋巴转移（2018）	右乳房肿块（2021）
PARP1（1q42）	Amplification	Amplification
PRDM1（6q21）	Amplification	Amplification
SESN1（6q21）	Amplification	Amplification
IFNGR1（6q23）	Gain	–
CCND1（11q13）	Amplification	Amplification
FGF3（11q13）	Amplification	Amplification
FGF4（11q13）	Amplification	Amplification
FGF19（11q13）	Amplification	Amplification
WT1（11q13）	Amplification	Amplification
ERBB3（12q13）	Amplification	–
NKX2-1（14q13）	–	Amplification
FOXA1（14q21）	–	Amplification
PLCG2（16q23）	Amplification	–
ERBB2（17q12）	Amplification	Amplification
CDK12（17q12）	Amplification	Amplification
TOP1（20q12）	Gain	–

（五）讨论

对文献的回顾显示，独立的（与原克隆无关的）浸润性肿瘤可能来自原位癌中的不同克隆，无论是同侧还是对侧乳房。另一方面，异时性双侧乳腺癌研究显示，同侧乳房不同肿瘤之间的克隆关系一直难以证实。在此案例中，如果将 2021 年的肿瘤判定为 HER2 靶向治疗后复发，病人将要接受二线全身治疗；如果是新的原发性肿瘤则可以进行一线治疗或手术切除。从组织学特征来看，2018 年和 2021 年的肿瘤属于相同的组织学亚型，并且具有一定的形态学相似性。2021 年的肿瘤表现出更高的核分级，通过免疫组织化学在两种肿瘤中均观察到 HER2 过表达，然而两种肿瘤的激素受体（ER 和 PR）状态不同。研究表明，局部复发肿瘤与原发乳腺癌相比，有相当一部分病人会出现生物标志物的转化。在 Blancas 等人的研究报道中，ER 和 PR 的转化率为 20%，HER2 的转化率为 15.6%。而 Lindström 等人将原发肿瘤与局部复发进行比较，ER、PR 和 HER2 的转化率分别为 23.1%、32.3% 和 26.3%。没有经过抗激素治疗的 ER 和 PR 的转化率要低得多。这些结果表明，在许多病例中，生物标志物的状态可能存在差异，不能作为判断是否为新的原发性肿瘤的有力证据。

NGS 检测提供了对肿瘤基因组改变的更全面分析，并能为确定肿瘤之间的克隆关系提供更有价值的信息。如果不同肿瘤共享许多基因变异，则提示这些肿瘤起源于同一克隆，拥有肿瘤发生早期阶段就有的驱动基因突变。然而，一些热点突变可能有更高的几率随机出现在多个独立的原发性肿瘤中，使得克隆关系的确定更加复杂。迄今为止，乳腺癌需要多少共有突变才能将复发肿瘤与独立的原发性肿瘤区分开来，尚未有明确阈值。Chang 等人对非小细胞肺癌的研究包括组织学的比较，并通过应用 300 多个癌症常见突变基因的 NGS 检测来分析配对的同步原发性肿瘤或原发肿瘤与肺内转移来评估克隆性，再根据大型机构数据库中每个突变的流行率来计算共享突变的几率。研究结果正如预期，配对的原发性肿瘤与肺内转移癌共享的非同义突变的数量大大高于一对均为原发的肿瘤。绝大多数病人的不同原发肿瘤表现出完全不同的突变特征，只在少数病人的不同原发肿瘤中发现了单一的共享突变，比如 KRAS 密码子 G12 的常见驱动突变以及 U2AF1 的热点突变。如果将评估进一步拓展到同义突变和拷贝数改变，就能够判断出这些配对的肿瘤仍然代表不同的原发肿瘤。这项研究还有一个重要信息是，在使用 NGS 确定克隆相关性时，需要考虑突变的发生频率。如果共有突变的发生频率很低或是非常罕见，对提示肿瘤来自同一克隆的意义更大。

回到这个乳腺癌病例，两个肿瘤的所有体细胞突变都具有相似的突变丰度（VAF）。在所有检测到的体细胞突变中，只有 TP53 p.C176*（c.528C>A）在两个肿瘤之间共享。尽管 TP53 突变在乳腺癌中很常见，并且密码子 C176 已被归类为突变热点，但在 TCGA 研究的 489 个浸润性导管癌样本中未检测到这个突变（图 109A）。反之，作为乳腺癌最常见的突变之一，PIK3CA p.H1047R 在 TCGA 研究的浸润性导管癌样本中占 13%（66/489）。TP53 p.C176* 发生的低频率提示这个突变在两个无克隆相关性的肿瘤中出现的可能性很低。对拷贝数改变进行的分析也表明两个肿瘤之间存在显著相似性。来自 TCGA 浸润性导管癌病例的数据显示 1p42（包括 PARP1）、11q13（包括 CCND1、FGF3、FGF4 和 FGF19）以及 17q12（包括 ERBB2 和 CDK12）的扩增频率相对较高，范围在 12%~16%；6q21（包括 PRDM1 和 SESN1）的扩增相对罕见，仅见于 3% 的病例（图 3-109B）。而在无克隆相关性的乳腺癌中发生上述基因扩增的概率低于 0.01%。因此，根据这两个肿瘤的 NGS 检测结果，共同拥有罕见的 TP53 p.C176* 突变以及多个基因的拷贝数改变，包括少见的 6q21 的 PRDM1 和 SESN1 扩增，这些基因改变支持该病人的两个肿瘤是克隆相关的；

也就是说，2021年的肿瘤为局部复发。

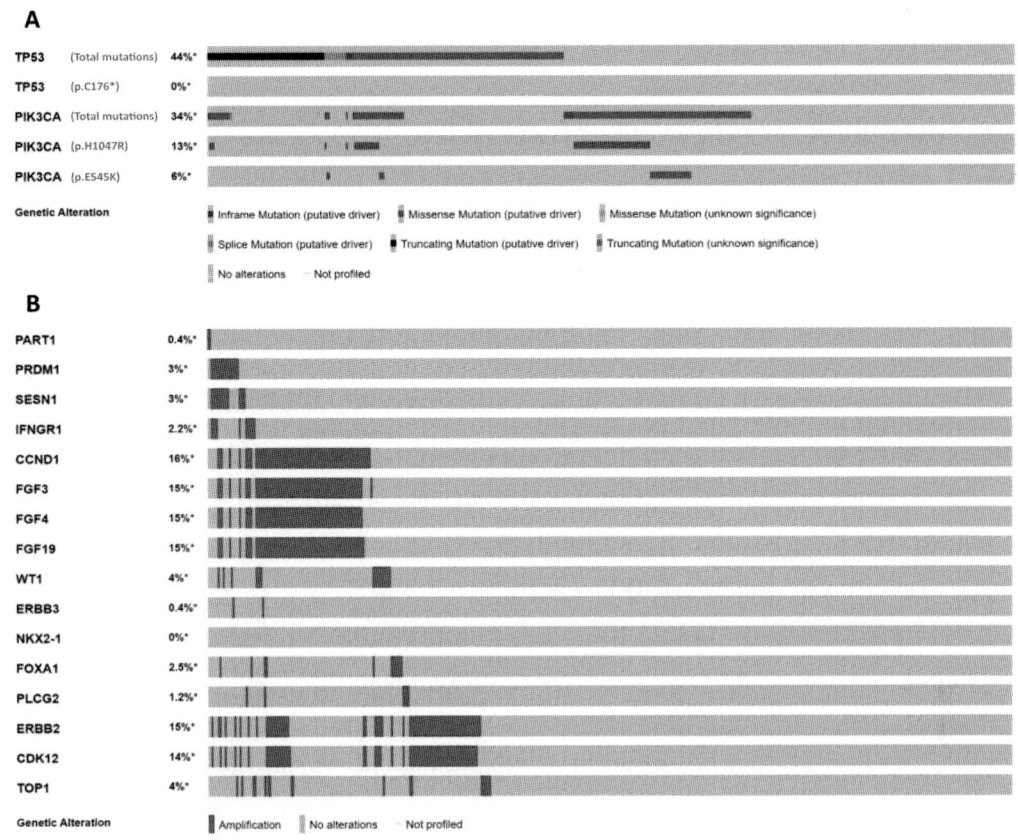

图 3-109　TCGA 研究（n = 489）中，浸润性导管癌病例的基因组改变频率

（A）Oncoplot 显示 TP53 和 PIK3CA 突变频率。尽管是热点突变，但在 TCGA 研究中总共 489 个浸润性导管癌病例未检测到 TP53 p.C176*，与 PIK3CA p.H1047R 和 p.E545K 的频率相比较。（B）Oncoplot 显示相关基因的扩增频率。值得注意的是，影响更广泛染色体片段的拷贝数改变通常会影响附近的基因，例如 11q13（包括 CCND1、FGF3、FGF4 和 FGF19）、17q12（包括 ERBB2 和 CDK12）和 6q21（包括 PRDM1 和 SESN1）

（六）病例总结及后续治疗

对于这个病例 2018 及 2021 两个肿瘤进行基因检测的结果提示这两个肿瘤具有克隆相关性，2021 年的乳房肿块为初始治疗后的复发。根据这一判定，治疗团队对右侧乳房肿块进行了切除术。病理诊断为浸润性导管癌具有改良 Bloom-Richardson 8/9 级（核级 3 级，管状形成评分 3 分，有丝分裂评分 2 分）大小为 7mm，病变中亦见实性和筛状中级至局灶性高核级原位癌。手术切缘均未见肿瘤。基于 KATHERINE 临床试验证据，推荐在辅助治疗中使用恩美曲妥珠单抗（T-DM1）。

（陈 Jie-Fu　廖 Connie　药锦娟）

参考文献

[1] KöNIG I R, FUCHS O, HANSEN G, et al.What is precision medicine?[J].Eur Respir J, 2017, 50(4).

[2] COLOMER R, MONDEJAR R, ROMERO-LAORDEN N, et al.When should we order a next generation sequencing test in a patient with cancer?[J].EClinicalMedicine, 2020, 25: 100487.

[3] TSIMBERIDOU A M, FOUNTZILAS E, NIKANJAM M, et al.Review of precision cancer medicine: Evolution of the treatment paradigm[J].Cancer Treat Rev, 2020, 86: 102019.

[4] MORGANTI S, TARANTINO P, FERRARO E, et al.Complexity of genome sequencing and reporting: Next generation sequencing(NGS)technologies and implementation of precision medicine in real life[J].Crit Rev Oncol Hematol, 2019, 133: 171-82.

[5] LARSON K L, HUANG B, WEISS H L, et al.Clinical Outcomes of Molecular Tumor Boards: A Systematic Review[J].JCO Precis Oncol, 2021, 5.

[6] IMYANITOV E N, IYEVLEVA A G, LEVCHENKO E V.Molecular testing and targeted therapy for non-small cell lung cancer: Current status and perspectives[J].Crit Rev Oncol Hematol, 2021, 157: 103194.

[7] XIE Y H, CHEN Y X, FANG J Y.Comprehensive review of targeted therapy for colorectal cancer[J].Signal Transduct Target Ther, 2020, 5(1): 22.

[8] JAIN N M, SCHMALZ L, CANN C, et al.Framework for Implementing and Tracking a Molecular Tumor Board at a National Cancer Institute-Designated Comprehensive Cancer Center[J].Oncologist, 2021, 26(11): e1962-e70.

[9] INCORVAIA L, RUSSO A, CINIERI S.The molecular tumor board: a tool for the governance of precision oncology in the real world[J].Tumori, 2022, 108(4): 288-90.

[10] BOURRET P, CAMBROSIO A.Genomic expertise in action: molecular tumour boards and decision-making in precision oncology[J].Sociol Health Illn, 2019, 41(8): 1568-84.

[11] PATEL M, KATO S M, KURZROCK R.Molecular Tumor Boards: Realizing Precision Oncology Therapy[J].Clin Pharmacol Ther, 2018, 103(2): 206-9.

[12] TAMBORERO D, DIENSTMANN R, RACHID M H, et al.The Molecular Tumor Board Portal supports clinical decisions and automated reporting for precision oncology[J].Nat Cancer, 2022, 3(2): 251-61.

[13] BEHEL V, NORONHA V, CHOUGHULE A, et al.Impact of Molecular Tumor Board on the Clinical Management of Patients With Cancer[J].JCO Glob Oncol, 2022, 8: e2200030.

[14] KATO S, KIM K H, LIM H J, et al.Real-world data from a molecular tumor board

demonstrates improved outcomes with a precision N-of-One strategy[J].Nat Commun, 2020, 11(1): 4965.

[15]LOUIE B H, KATO S, KIM K H, et al.Precision medicine-based therapies in advanced colorectal cancer: The University of California San Diego Molecular Tumor Board experience[J].Mol Oncol, 2022, 16(13): 2575-84.

[16]LUCHINI C, LAWLOR R T, MILELLA M, et al.Molecular Tumor Boards in Clinical Practice[J].Trends Cancer, 2020, 6(9): 738-44.

[17]SCHWAEDERLE M, PARKER B A, SCHWAB R B, et al.Molecular tumor board: the University of California-San Diego Moores Cancer Center experience[J].Oncologist, 2014, 19(6): 631-6.

[18]Schwaederle M, et al.Molecular tumor board: the University of California-San Diego Moores Cancer Center experience[J].Oncologist, 2014.19(6): p.631-6.

[19]Luchini C, et al.Molecular Tumor Boards in Clinical Practice[J].Trends Cancer, 2020.6(9): p.738-744.

[20]Patel M, Kato SM, and Kurzrock R. Molecular Tumor Boards: Realizing Precision Oncology Therapy[J].Clin Pharmacol Ther, 2018.103(2): p.206-209.

[21]van der Velden DL, et al.Molecular Tumor Boards: current practice and future needs[J].Ann Oncol, 2017.28(12): p.3070-3075.

[22]By Barbara A, Parker M, Maria Schwaederlé, et al.Center for Personalized Cancer Therapy, University of California, San Diego, La Jolla, CA, Breast Cancer Experience of the Molecular Tumor Board atthe University of California, San Diego Moores Cancer Center[J].Journal of oncology practice vol, 2015.11: p.442-9.

[23]Michael Bitzer LO, Leonie Ostermann, Next-Generation Sequencing of Advanced GI Tumors Reveals Individual Treatment Options[J].JCO precision oncology, 2020.

[24]Louie BH, Kato SM, Kimet KH, et al. Precision medicine-based therapies in advanced colorectal cancer: The University of California San Diego Molecular Tumor Board experience[J].Mol Oncol, 2022.16(13): p.2575-2584.

[25]INCORVAIA L, RUSSO A, CINIERI S.The molecular tumor board: a tool for the governance of precision oncology in the real world[J].Tumori, 2022, 108(4): 288-90.

[26]VANDERWALDE A, GROTHEY A, VAENA D, et al.Establishment of a Molecular Tumor Board(MTB) and Uptake of Recommendations in a Community Setting[J].J Pers Med, 2020, 10(4).

[27]LUCHINI C, LAWLOR R T, MILELLA M, et al.Molecular Tumor Boards in Clinical Practice[J].Trends Cancer, 2020, 6(9): 738-44.

[28]VAN DER VELDEN D L, VAN HERPEN C M L, VAN LAARHOVEN H W M, et al.Molecular Tumor Boards: current practice and future needs[J].Ann Oncol, 2017, 28(12): 3070-5.

[29] GUILLEN A, SMALLWOOD K, KILLICK D R.Molecular pathology in the cancer clinic – where are we now and where are we headed?［J］.J Small Anim Pract, 2021, 62（7）: 507-20.

[30] 杨玉洁, 毛阿燕等.精准医疗的概念内涵及其服务应用［J］.中国医院管理, 2020, 40（01）: 5-8.

[31] 黄瑶庆, 王春丽等.肿瘤精准药物治疗研究进展［J］.科技导报, 2022, 40（13）: 86-95.

[32] Wu L, Yao H, Wang M, et al.Landscape of somatic alterations in large-scale solid tumors from an Asian population［J］.Nat Commun.2022 Jul 13（1）: 4264.

[33] 生物标志物在抗肿瘤药物临床研发中应用的技术指导原则（征求意见稿）［EB］.2021.06.

[34] Janiaud P, Serghiou S, Ioannidis JPA.New clinical trial designs in the era of precision medicine: An overview of definitions, strengths, weaknesses, and current use in oncology［J］.Cancer Treat Rev.2019 Feb 73: 20-30.

[35] Seebacher NA, Stacy AE, et al.Clinical development of targeted and immune based anti-cancer therapies［J］.J Exp Clin Cancer Res.2019 Apr 38（1）: 156.

[36] Jia Y, Yun CH, Park E, et al.Overcoming EGFR（T790M）and EGFR（C797S）resistance with mutant-selective allosteric inhibitors［J］.Nature.2016 Jun 534（7605）: 129-32.

[37] Luchini C, Bibeau F, Ligtenberg MJL, et al.ESMO recommendations on microsatellite instability testing for immunotherapy in cancer, and its relationship with PD-1/PD-L1expression and tumour mutational burden: a systematic review-based approach［J］.Ann Oncol.2019 Aug 1; 30（8）: 1232-1243.

[38] Bonneville R, Krook MA, Kauttoet EA, et al.Landscape of Microsatellite Instability Across 39 Cancer Types［J］.JCO Precis Oncol.2017; 2017: PO.17.00073.

[39] Marcus L, Lemery SJ, Keegan P, et al. FDA Approval Summary: Pembrolizumab for the Treatment of Microsatellite Instability-High Solid Tumors［J］.Clin Cancer Res.2019 Jul 1; 25（13）: 3753-3758.

[40] 中国抗癌协会肿瘤标志专业委员会.ctDNA 高通量测序临床实践专家共识（2022年版）［J］.中国癌症防治杂志, 2022, 14（3）: 240-252.

[41] https://www.fda.gov/regulatory-information/search-fda-guidance-documents/use-circulating-tumor-deoxyribonucleic-acid-early-stage-solid-tumor-drug-development-draft-guidance

[42] 中国抗癌协会肿瘤标志专业委员会.ctDNA 高通量测序临床实践专家共识（2022年版）［J］.中国癌症防治杂志, 2022, 14（3）: 240-252.

[43] Turner NC, Kingston B, Kilburn LS, et al.Circulating tumour DNA analysis to direct therapy in advanced breast cancer（plasmaMATCH）: a multicentre, multicohort, phase 2a,

platform trial[J].Lancet Oncol.2020; 21: 1296-1308.

[44] Mack PC, Banks KC, Espenschied CR, et al.Spectrum of driver mutations and clinical impact of circulating tumor DNA analysis in non small cell lung cancer: Analysis of over 8000 cases[J].Cancer.2020; 126: 3219-3228.

[45] Mody K, Kasi PM, Yang J, et al.Circulating tumor DNA profilling of advanced biliary tract cancers[J].JCO Precis Oncol.2019; 3: 1-9.

[46] Aguado E, Abou-Alfa GK, Zhu AX, et al.IDH1mutation detection in plasma circulating tumor DNA (ctDNA) and association with clinical response in patients with advanced intrahepatic cholangiocarcinoma (IHC) from the phase Ⅲ ClarIDHy study[J]. J Clin Oncol.2020; 38.4576-4576.

[47] Nakamura Y, Okamoto W, Kato T, et al.Circulating tumor DNA-guided treatment with pertuzumab plus trastuzumab for HER2-amplified metastatic colorectal cancer: a phase 2 trial[J].Nat Med.2021; 27: 1899-1903.

[48] Schmiegel W, Scott RJ, Dooley S, et al.Blood-based detection of RAS mutations to guide anti-EGFR therapy in colorectal cancer patients: concordance of results from circulating tumor DNA and tissue-based RAS testing[J].Mol Oncol.2017; 11: 208-219.

[49] Vandekerkhove G, Lavoie J-M, Annala M, et al.Plasma ctDNA is a tumor tissue surrogate and enables clinical-genomic stratifification of metastatic bladder cancer[J].Nat Commun.2021; 12: 184.

[50] Pectasides E, Stachler MD, Derks S, et al.Genomic heterogeneity as a barrier to precision medicine in gastroesophageal adenocarcinoma[J].Cancer Discov.2018; 8: 37-48.

[51] Diehl F, Schmidt K, Choti MA, et al.Circulating mutant DNA to assess tumor dynamics[J].Nat Med.2008; 14: 985-990.

[52] Forshew T, Murtaza M, Parkinson C, et al.Noninvasive identifification and monitoring of cancer mutations by targeted deep sequencing of plasma DNA[J].Sci Transl Med.2012; 4: 136ra168.

[53] Dawson S-J, Tsui DWY, Murtaza M, et al.Analysis of circulating tumor DNA to monitor metastatic breast cancer[J].N Engl J Med.2013; 368: 1199-1209.

[54] Newman AM, Bratman SV, To J, et al.An ultrasensitive method for quantitating circulating tumor DNA with broad patient coverage[J].Nat Med.2014; 20: 548-554.

[55] Garcia-Murillas I, Chopra N, Comino-Méndez I, et al.Assessment of molecular relapse detection in early-stage breast cancer[J].JAMA Oncol.2019; 5: 1473-1478.

[56] Olsson E, Winter C, George A, et al.Serial monitoring of circulating tumor DNA in patients with primary breast cancer for detection of occult metastatic disease[J].EMBO Mol Med.2015; 7: 1034-1047.

[57] Garcia-Murillas I, Schiavon G, Weigelt B, et al.Mutation tracking in circulating tumor DNA predicts relapse in early breast cancer[J].Sci Transl Med.2015; 7: 302ra133.

[58] Tie J, Cohen JD, Wang Y, et al.Circulating tumor DNA analyses as markers of recurrence risk and benefifit of adjuvant therapy for stage Ⅲ colon cancer[J].JAMA Oncol. 2019; 5: 1710–1717.

[59] Parikh AR, van Seventer EE, Siravegna G, et al.Minimal residual dis ease detection using a plasma-only circulating tumor DNA assay in patients with colorectal cancer[J].Clin Cancer Res.2021; 27: 5586–5594.

[60] Tarazona N, Gimeno-Valiente F, Gambardella V, et al.Targeted next generation sequencing of circulating-tumor DNA for tracking mini mal residual disease in localized colon cancer[J].Ann Oncol.2019; 30: 1804–1812.

[61] Tie J, Wang Y, Tomasetti C, et al.Circulating tumor DNA analysis de tects minimal residual disease and predicts recurrence in patients with stage Ⅱ colon cancer[J].Sci Transl Med.2016; 8: 346ra392.

[62] Chaudhuri AA, Chabon JJ, Lovejoy AF, et al.Early detection of mo lecular residual disease in localized lung cancer by circulating tumor DNA profifiling[J].Cancer Discov.2017; 7: 1394–1403.

[63] Christensen E, Birkenkamp-Demtröder K, Sethi H, et al.Early detec tion of metastatic relapse and monitoring of therapeutic effifficacy by ultra-deep sequencing of plasma cell-free DNA in patients with uro thelial bladder carcinoma[J].J Clin Oncol.2019; 37: 1547–1557.

[64] Moding EJ, Nabet BY, Alizadeh AA, et al.Detecting liquid remnants of solid tumors: circulating tumor DNA minimal residual disease[J].Cancer Discov.2021; 11: 2968–2986.

[65] HANAHAN D.Hallmarks of cancer: new dimensions[J].Cancer discovery, 2022, 12(1): 31–46.

[66] CHEN F, WENDL M C, WYCZALKOWSKI M A, et al.Moving pan-cancer studies from basic research toward the clinic[J].Nat Cancer, 2021, 2(9): 879–90.

[67] MARCUS L, LEMERY S J, KEEGAN P, et al.FDA Approval Summary: Pembrolizumab for the Treatment of Microsatellite Instability-High Solid TumorsFDA Approval Summary: Pembrolizumab for MSI-H Solid Tumors[J].Clinical Cancer Research, 2019, 25(13): 3753–8.

[68] MARCUS L, FASHOYIN-AJE L A, DONOGHUE M, et al.FDA approval summary: pembrolizumab for the treatment of tumor mutational burden-high solid tumors[J].Clinical Cancer Research, 2021, 27(17): 4685–9.

[69] MARCUS L, DONOGHUE M, AUNGST S, et al.FDA Approval Summary: Entrectinib for the Treatment of NTRK gene Fusion Solid TumorsFDA Approval Summary: Entrectinib[J].Clinical Cancer Research, 2021, 27(4): 928–32.

[70] BRADFORD D, LARKINS E, MUSHTI S L, et al.FDA approval summary:

selpercatinib for the treatment of lung and thyroid cancers with RET gene mutations or fusions[J].Clinical Cancer Research, 2021, 27(8): 2130-5.

[71] SALAMA A K, LI S, MACRAE E R, et al.Dabrafenib and trametinib in patients with tumors with BRAFV600E mutations: Results of the NCI-MATCH trial subprotocol H[J].Journal of Clinical Oncology, 2020, 38(33): 3895.

[72] MOORE K N, SECORD A A, GELLER M A, et al.Niraparib monotherapy for late-line treatment of ovarian cancer(QUADRA): a multicentre, open-label, single-arm, phase 2 trial[J].The Lancet Oncology, 2019, 20(5): 636-48.

[73] RAY-COQUARD I, PAUTIER P, PIGNATA S, et al.Olaparib plus bevacizumab as first-line maintenance in ovarian cancer[J].New England Journal of Medicine, 2019, 381(25): 2416-28.

[74] MODRICH P.DNA mismatch correction[J].Annual review of biochemistry, 1987, 56(1): 435-66.

[75] LIU B, PARSONS R E, HAMILTON S R, et al.hMSH2 mutations in hereditary nonpolyposis colorectal cancer kindreds[J].Cancer Research, 1994, 54(17): 4590-4.

[76] PAPADOPOULOS N, NICOLAIDES N C, WEI Y-F, et al.Mutation of a mutL homolog in hereditary colon cancer[J].Science, 1994, 263(5153): 1625-9.

[77] PARSONS R, LI G-M, LONGLEY M J, et al.Hypermutability and mismatch repair deficiency in RER+ tumor cells[J].Cell, 1993, 75(6): 1227-36.

[78] DUDLEY J C, LIN M-T, LE D T, et al.Microsatellite instability as a biomarker for PD-1blockade[J].Clinical Cancer Research, 2016, 22(4): 813-20.

[79] VILAR E, GRUBER S B.Microsatellite instability in colorectal cancer—the stable evidence[J].Nature reviews Clinical oncology, 2010, 7(3): 153-62.

[80] GELSOMINO F, BARBOLINI M, SPALLANZANI A, et al.The evolving role of microsatellite instability in colorectal cancer: a review[J].Cancer treatment reviews, 2016, 51: 19-26.

[81] HARALDSDOTTIR S.Microsatellite instability testing using next-generation sequencing data and therapy implications[Z].American Society of Clinical Oncology.2017: 1-4

[82] ROTH M T, DAS S.Pembrolizumab in unresectable or metastatic MSI-high colorectal cancer: safety and efficacy[J].Expert Review of Anticancer Therapy, 2021, 21(2): 229-38.

[83] 袁瑛.结直肠癌及其他相关实体瘤微卫星不稳定性检测中国专家共识[J].实用肿瘤杂志, 2019, (5): 381-9.

[84] ZHU L, HUANG Y, FANG X, et al.A novel and reliable method to detect microsatellite instability in colorectal cancer by next-generation sequencing[J].The Journal of Molecular Diagnostics, 2018, 20(2): 225-31.

[85] GUBIN M M, ARTYOMOV M N, MARDIS E R, et al.Tumor neoantigens: building a framework for personalized cancer immunotherapy[J].The Journal of clinical investigation,

2015, 125(9): 3413-21.

[86] GOODMAN A M, SOKOL E S, FRAMPTON G M, et al.Microsatellite-Stable Tumors with High Mutational Burden Benefit from ImmunotherapyMicrosatellite-Stable Tumors with High TMB[J].Cancer immunology research, 2019, 7(10): 1570-3.

[87] CHALMERS Z R, CONNELLY C F, FABRIZIO D, et al.Analysis of 100,000 human cancer genomes reveals the landscape of tumor mutational burden[J].Genome medicine, 2017, 9(1): 1-14.

[88] YARCHOAN M, ALBACKER L A, HOPKINS A C, et al.PD-L1expression and tumor mutational burden are independent biomarkers in most cancers[J].JCI insight, 2019, 4(6).

[89] ALEXANDROV L B, NIK-ZAINAL S, WEDGE D C, et al.Signatures of mutational processes in human cancer[J].Nature, 2013, 500(7463): 415-21.

[90] SNYDER A, MAKAROV V, MERGHOUB T, et al.Genetic basis for clinical response to CTLA-4 blockade in melanoma[J].New England Journal of Medicine, 2014, 371(23): 2189-99.

[91] RIZVI N A, HELLMANN M D, SNYDER A, et al.Mutational landscape determines sensitivity to PD-1blockade in non-small cell lung cancer[J].Science, 2015, 348(6230): 124-8.

[92] HUANLAN S, KEWEI M, YONG G, et al.Predictive value of tumor mutation burden in immunotherapy for lung cancer[J].Zhongguo Fei Ai Za Zhi, 2019, 22(6).

[93] CHAN T A, YARCHOAN M, JAFFEE E, et al.Development of tumor mutation burden as an immunotherapy biomarker: utility for the oncology clinic[J].Annals of Oncology, 2019, 30(1): 44-56.

[94] ROSENBERG J E, HOFFMAN-CENSITS J, POWLES T, et al.Atezolizumab in patients with locally advanced and metastatic urothelial carcinoma who have progressed following treatment with platinum-based chemotherapy: a single-arm, multicentre, phase 2 trial[J].The Lancet, 2016, 387(10031): 1909-20.

[95] 中国抗癌协会肿瘤靶向治疗专业委员会, 陈功, 王峰, et al.结直肠癌分子检测高通量测序中国专家共识[J].临床肿瘤学杂志, 2021, 26(3): 12.

[96] GAROFALO A, SHOLL L, REARDON B, et al.The impact of tumor profiling approaches and genomic data strategies for cancer precision medicine[J].Genome medicine, 2016, 8(1): 1-10.

[97] JIE W, CAICUN Z, BAOHUI H.Expert Consensus on Tumor Mutational Burden for Immunotherapy in Lung Cancer[J].Chinese Journal of Lung Cancer, 2021, 24(11).

[98] MARTIN-ZANCA D, HUGHES S H, BARBACID M.A human oncogene formed by the fusion of truncated tropomyosin and protein tyrosine kinase sequences[J].Nature, 1986, 319(6056): 743-8.

［99］SCHRAM A M, CHANG M T, JONSSON P, et al.Fusions in solid tumours: diagnostic strategies, targeted therapy, and acquired resistance［J］.Nature Reviews Clinical Oncology, 2017, 14(12): 735-48.

［100］KHOTSKAYA Y B, HOLLA V R, FARAGO A F, et al.Targeting TRK family proteins in cancer［J］.Pharmacology & therapeutics, 2017, 173: 58-66.

［101］DRILON A, LAETSCH T W, KUMMAR S, et al.Efficacy of larotrectinib in TRK fusion - positive cancers in adults and children［J］.New England Journal of Medicine, 2018, 378(8): 731-9.

［102］WESTPHALEN C, KREBS M G, LE TOURNEAU C, et al.Genomic context of NTRK1/2/3 fusion-positive tumours from a large real-world population［J］.NPJ Precision Oncology, 2021, 5(1): 1-9.

［103］XU C, SI L, WANG W, et al.Expert consensus on the diagnosis and treatment of NTRK gene fusion solid tumors in China［J］.Thoracic Cancer, 2022 Sep 20.

［104］ZAMAN A, WU W, BIVONA T G.Targeting oncogenic BRAF: Past, present, and future［J］.Cancers, 2019, 11(8): 1197.

［105］TURSKI M L, VIDWANS S J, JANKU F, et al.Genomically driven tumors and actionability across histologies: BRAF-mutant cancers as a paradigm［J］.Molecular cancer therapeutics, 2016, 15(4): 533-47.

［106］SUBBIAH V, BANG Y-J, LASSEN U N, et al.ROAR: a phase 2, open-label study in patients (pts) with BRAF V600E - mutated rare cancers to investigate the efficacy and safety of dabrafenib (D) and trametinib (T) combination therapy［J］.Journal of Clinical Oncology, 2016, 34(15_suppl): TPS2604-TPS.

［107］HOUVRAS Y.Completing the Arc: targeted inhibition of RET in medullary thyroid cancer［J］.Journal of clinical oncology, 2012, 30(2): 200-2.

［108］KATO S, SUBBIAH V, MARCHLIK E, et al.RET Aberrations in Diverse Cancers: Next-Generation Sequencing of 4,871PatientsRET Aberrations in Cancer［J］.Clinical Cancer Research, 2017, 23(8): 1988-97.

［109］LI A Y, MCCUSKER M G, RUSSO A, et al.RET fusions in solid tumors［J］.Cancer treatment reviews, 2019, 81: 101911.

［110］中国抗癌协会肿瘤病理专业委员会分子病理协作组，中华医学会病理学分会分子病理学组国家病理质控中心, 马杰, et al. 中国非小细胞肺癌RET基因融合临床检测专家共识［J］. 中华病理学杂志, 2021, 50(6): 9.

［111］LORD C J, ASHWORTH A.BRCAness revisited［J］.Nature Reviews Cancer, 2016, 16(2): 110-20.

［112］KONECNY G, KRISTELEIT R.PARP inhibitors for BRCA1/2-mutated and sporadic ovarian cancer: current practice and future directions［J］.British journal of cancer, 2016, 115(10): 1157-73.

[113] ARORA S, BALASUBRAMANIAM S, ZHANG H, et al.FDA approval summary: olaparib monotherapy or in combination with bevacizumab for the maintenance treatment of patients with advanced ovarian cancer[J].The Oncologist, 2021, 26(1): e164-e72.

[114] ABKEVICH V, TIMMS K, HENNESSY B, et al.Patterns of genomic loss of heterozygosity predict homologous recombination repair defects in epithelial ovarian cancer[J].British journal of cancer, 2012, 107(10): 1776-82.

[115] COLEMAN R L, OZA A M, LORUSSO D, et al.Rucaparib maintenance treatment for recurrent ovarian carcinoma after response to platinum therapy (ARIEL3): a randomised, double-blind, placebo-controlled, phase 3 trial[J].The Lancet, 2017, 390(10106): 1949-61.

[116] ROUBAL K, MYINT Z W, KOLESAR J M.Erdafitinib: A novel therapy for FGFR-mutated urothelial cancer[J].American Journal of Health-System Pharmacy, 2020, 77(5): 346-51.

[117] LORIOT Y, SCHULER M H, IYER G, et al.Tumor agnostic efficacy and safety of erdafitinib in patients (pts) with advanced solid tumors with prespecified fibroblast growth factor receptor alterations (FGFRalt) in RAGNAR: Interim analysis (IA) results[Z].American Society of Clinical Oncology.2022

[118] JONNA S, FELDMAN R A, SWENSEN J, et al.Detection of NRG1Gene Fusions in Solid TumorsNRG1Fusions in Solid Tumors[J].Clinical Cancer Research, 2019, 25(16): 4966-72.

[119] CARRIZOSA D R, BURKARD M E, ELAMIN Y Y, et al.CRESTONE: Initial efficacy and safety of seribantumab in solid tumors harboring NRG1fusions[Z].American Society of Clinical Oncology.2022

[120] CHAKRAVARTY D, JOHNSON A, SKLAR J, et al.Somatic genomic testing in patients with metastatic or advanced cancer: ASCO provisional clinical opinion[J].Journal of Clinical Oncology, 2022, 40(11): 1231-58.

[121] OUDKERK M, LIU S, HEUVELMANS M A, et al.Lung cancer LDCT screening and mortality reduction - evidence, pitfalls and future perspectives[J].Nat Rev Clin Oncol, 2021, 18(3): 135-51.

[122] CONSTANTIN N, SINA A A, KORBIE D, et al.Opportunities for Early Cancer Detection: The Rise of ctDNA Methylation-Based Pan-Cancer Screening Technologies[J].Epigenomes, 2022, 6(1).

[123] COHEN J D, LI L, WANG Y, et al.Detection and localization of surgically resectable cancers with a multi-analyte blood test[J].Science, 2018, 359(6378): 926-30.

[124] LENNON A M, BUCHANAN A H, KINDE I, et al.Feasibility of blood testing combined with PET-CT to screen for cancer and guide intervention[J].Science, 2020, 369(6499).

［125］LIU M C, OXNARD G R, KLEIN E A, et al.Sensitive and specific multi-cancer detection and localization using methylation signatures in cell-free DNA［J］.Ann Oncol, 2020, 31（6）: 745-59.

［126］BRADLEY S H, BARCLAY M E."Liquid biopsy" for cancer screening［J］.Bmj, 2021, 372: m4933.

［127］CHEN X, GOLE J, GORE A, et al.Non-invasive early detection of cancer four years before conventional diagnosis using a blood test［J］.Nat Commun, 2020, 11（1）: 3475.

［128］CAO C, LIU F, TAN H, et al.Deep Learning and Its Applications in Biomedicine ［J］.Genomics Proteomics Bioinformatics, 2018, 16（1）: 17-32.

［129］YU K H, BEAM A L, KOHANE I S.Artificial intelligence in healthcare［J］.Nat Biomed Eng, 2018, 2（10）: 719-31.

［130］ZHENG W, YAN L, GOU C, et al.Pay attention to doctor-patient dialogues: Multi-modal knowledge graph attention image-text embedding for COVID-19 diagnosis［J］.Inf Fusion, 2021, 75: 168-85.

［131］PING P, WATSON K, HAN J, et al.Individualized Knowledge Graph: A Viable Informatics Path to Precision Medicine［J］.Circ Res, 2017, 120（7）: 1078-80.

［132］PARK S, OCK C Y, KIM H, et al.Artificial Intelligence-Powered Spatial Analysis of Tumor-Infiltrating Lymphocytes as Complementary Biomarker for Immune Checkpoint Inhibition in Non-Small-Cell Lung Cancer［J］.J Clin Oncol, 2022, 40（17）: 1916-28.

［133］SIEGEL R L, MILLER K D, FUCHS H E, et al.Cancer Statistics, 2021［J］.CA: a cancer journal for clinicians, 2021, 71（1）: 7-33.

［134］RAJKOMAR A, DEAN J, KOHANE I.Machine Learning in Medicine［J］.N Engl J Med, 2019, 380（14）: 1347-58.

［135］ESTEVA A, KUPREL B, NOVOA R A, et al.Dermatologist-level classification of skin cancer with deep neural networks［J］.Nature, 2017, 542（7639）: 115-8.

［136］WALLACE M B, SHARMA P, BHANDARI P, et al.Impact of Artificial Intelligence on Miss Rate of Colorectal Neoplasia［J］.Gastroenterology, 2022, 163（1）: 295-304 e5.

［137］CAMPANELLA G, HANNA M G, GENESLAW L, et al.Clinical-grade computational pathology using weakly supervised deep learning on whole slide images［J］.Nat Med, 2019, 25（8）: 1301-9.

［138］EHTESHAMI BEJNORDI B, VETA M, JOHANNES VAN DIEST P, et al.Diagnostic Assessment of Deep Learning Algorithms for Detection of Lymph Node Metastases in Women With Breast Cancer［J］.Jama, 2017, 318（22）: 2199-210.

［139］BENJAMENS S, DHUNNOO P, MESKÓ B.The state of artificial intelligence-based FDA-approved medical devices and algorithms: an online database［J］.NPJ Digit Med, 2020, 3: 118.

［140］THIERRY A R, MOULIERE F, EL MESSAOUDI S, et al.Clinical validation of the detection of KRAS and BRAF mutations from circulating tumor DNA［J］.Nat Med, 2014, 20（4）：430-5.

［141］NEWMAN A M, LOVEJOY A F, KLASS D M, et al.Integrated digital error suppression for improved detection of circulating tumor DNA［J］.Nat Biotechnol, 2016, 34（5）：547-55.

［142］NEWMAN A M, BRATMAN S V, TO J, et al.An ultrasensitive method for quantitating circulating tumor DNA with broad patient coverage［J］.Nat Med, 2014, 20（5）：548-54.

［143］MOSS J, MAGENHEIM J, NEIMAN D, et al.Comprehensive human cell-type methylation atlas reveals origins of circulating cell-free DNA in health and disease［J］.Nat Commun, 2018, 9（1）：5068.

［144］YU F, LI K, LI S, et al.CFEA: a cell-free epigenome atlas in human diseases［J］.Nucleic Acids Res, 2020, 48（D1）：D40-d4.

［145］SONG C X, YIN S, MA L, et al.5-Hydroxymethylcytosine signatures in cell-free DNA provide information about tumor types and stages［J］.Cell Res, 2017, 27（10）：1231-42.

［146］KANG S, LI Q, CHEN Q, et al.CancerLocator: non-invasive cancer diagnosis and tissue-of-origin prediction using methylation profiles of cell-free DNA［J］.Genome Biol, 2017, 18（1）：53.

［147］LI W, ZHANG X, LU X, et al.5-Hydroxymethylcytosine signatures in circulating cell-free DNA as diagnostic biomarkers for human cancers［J］.Cell Res, 2017, 27（10）：1243-57.

［148］XU R H, WEI W, KRAWCZYK M, et al.Circulating tumour DNA methylation markers for diagnosis and prognosis of hepatocellular carcinoma［J］.Nat Mater, 2017, 16（11）：1155-61.

［149］FENG H, JIN P, WU H.Disease prediction by cell-free DNA methylation［J］.Brief Bioinform, 2019, 20（2）：585-97.

［150］SUN K, JIANG P, CHAN K C, et al.Plasma DNA tissue mapping by genome-wide methylation sequencing for noninvasive prenatal, cancer, and transplantation assessments［J］.Proc Natl Acad Sci U S A, 2015, 112（40）：E5503-12.

［151］LIANG N, LI B, JIA Z, et al.Ultrasensitive detection of circulating tumour DNA via deep methylation sequencing aided by machine learning［J］.Nat Biomed Eng, 2021, 5（6）：586-99.

［152］LI J, WEI L, ZHANG X, et al.DISMIR: Deep learning-based noninvasive cancer detection by integrating DNA sequence and methylation information of individual cell-free DNA reads［J］.Brief Bioinform, 2021, 22（6）.

[153] TAO K, BIAN Z, ZHANG Q, et al.Machine learning-based genome-wide interrogation of somatic copy number aberrations in circulating tumor DNA for early detection of hepatocellular carcinoma[J].EBioMedicine, 2020, 56: 102811.

[154] WAN N, WEINBERG D, LIU T Y, et al.Machine learning enables detection of early-stage colorectal cancer by whole-genome sequencing of plasma cell-free DNA[J].BMC Cancer, 2019, 19(1): 832.

[155] YU D, LIU Z, SU C, et al.Copy number variation in plasma as a tool for lung cancer prediction using Extreme Gradient Boosting (XGBoost) classifier[J].Thorac Cancer, 2020, 11(1): 95-102.

[156] DAVIDSON M, BARBER L J, WOOLSTON A, et al.Detecting and Tracking Circulating Tumour DNA Copy Number Profiles during First Line Chemotherapy in Oesophagogastric Adenocarcinoma[J].Cancers(Basel), 2019, 11(5).

[157] MOULIERE F, CHANDRANANDA D, PISKORZ A M, et al.Enhanced detection of circulating tumor DNA by fragment size analysis[J].Sci Transl Med, 2018, 10(466).

[158] GLESSNER J T, HOU X, ZHONG C, et al.DeepCNV: a deep learning approach for authenticating copy number variations[J].Brief Bioinform, 2021, 22(5).

[159] GILSON P, MERLIN J L, HARLé A.Detection of Microsatellite Instability: State of the Art and Future Applications in Circulating Tumour DNA (ctDNA)[J].Cancers(Basel), 2021, 13(7).

[160] VADODARIA K C, AMATYA D N, MARCHETTO M C, et al.Modeling psychiatric disorders using patient stem cell-derived neurons: a way forward[J].Genome Med, 2018, 10(1): 1.

[161] WILLIS J, LEFTEROVA M I, ARTYOMENKO A, et al.Validation of Microsatellite Instability Detection Using a Comprehensive Plasma-Based Genotyping Panel[J].Clin Cancer Res, 2019, 25(23): 7035-45.

[162] WOODHOUSE R, LI M, HUGHES J, et al.Clinical and analytical validation of FoundationOne Liquid CDx, a novel 324-Gene cfDNA-based comprehensive genomic profiling assay for cancers of solid tumor origin[J].PLoS One, 2020, 15(9): e0237802.

[163] BARATA P, AGARWAL N, NUSSENZVEIG R, et al.Clinical activity of pembrolizumab in metastatic prostate cancer with microsatellite instability high (MSI-H) detected by circulating tumor DNA[J].J Immunother Cancer, 2020, 8(2).

[164] HU Y, ULRICH B C, SUPPLEE J, et al.False-Positive Plasma Genotyping Due to Clonal Hematopoiesis[J].Clin Cancer Res, 2018, 24(18): 4437-43.

[165] CAI Z, WANG Z, LIU C, et al.Detection of Microsatellite Instability from Circulating Tumor DNA by Targeted Deep Sequencing[J].J Mol Diagn, 2020, 22(7): 860-70.

[166] HAN X, ZHANG S, ZHOU D C, et al.MSIsensor-ct: microsatellite instability

detection using cfDNA sequencing data[J].Brief Bioinform, 2021, 22(5).

[167] CRISTIANO S, LEAL A, PHALLEN J, et al.Genome-wide cell-free DNA fragmentation in patients with cancer[J].Nature, 2019, 570(7761): 385-9.

[168] SNYDER M W, KIRCHER M, HILL A J, et al.Cell-free DNA Comprises an In Vivo Nucleosome Footprint that Informs Its Tissues-Of-Origin[J].Cell, 2016, 164(1-2): 57-68.

[169] COHEN J D, LI L, WANG Y, et al.Detection and localization of surgically resectable cancers with a multi-analyte blood test[J].Science, 2018, 359(6378): 926-30.

[170] PENEDER P, STüTZ A M, SURDEZ D, et al.Multimodal analysis of cell-free DNA whole-genome sequencing for pediatric cancers with low mutational burden[J].Nat Commun, 2021, 12(1): 3230.

[171] ZVIRAN A, SCHULMAN R C, SHAH M, et al.Genome-wide cell-free DNA mutational integration enables ultra-sensitive cancer monitoring[J].Nat Med, 2020, 26(7): 1114-24.

[172] CHABON J J, HAMILTON E G, KURTZ D M, et al.Integrating genomic features for non-invasive early lung cancer detection[J].Nature, 2020, 580(7802): 245-51.

[173] FINN R S, DERING J, CONKLIN D, et al.PD 0332991, a selective cyclin D kinase 4/6 inhibitor, preferentially inhibits proliferation of luminal estrogen receptor-positive human breast cancer cell lines in vitro[J].Breast Cancer Res, 2009, 11(5): R77.

[174] SHIPP M A, ROSS K N, TAMAYO P, et al.Diffuse large B-cell lymphoma outcome prediction by gene-expression profiling and supervised machine learning[J].Nat Med, 2002, 8(1): 68-74.

[175] YAMAMOTO Y, SAITO A, TATEISHI A, et al.Quantitative diagnosis of breast tumors by morphometric classification of microenvironmental myoepithelial cells using a machine learning approach[J].Sci Rep, 2017, 7: 46732.

[176] MORAIS-RODRIGUES F, SILV ERIO-MACHADO R, KATO R B, et al.Analysis of the microarray gene expression for breast cancer progression after the application modified logistic regression[J].Gene, 2020, 726: 144168.

[177] WEI W, VISWESWARAN S, COOPER G F.The application of naive Bayes model averaging to predict Alzheimer's disease from genome-wide data[J].J Am Med Inform Assoc, 2011, 18(4): 370-5.

[178] ZENG X, ZHONG Y, LIN W, et al.Predicting disease-associated circular RNAs using deep forests combined with positive-unlabeled learning methods[J].Brief Bioinform, 2020, 21(4): 1425-36.

[179] ALBARADEI S, NAPOLITANO F, THAFAR M A, et al.MetaCancer: A deep learning-based pan-cancer metastasis prediction model developed using multi-omics data[J].Comput Struct Biotechnol J, 2021, 19: 4404-11.

[180] VAN'T VEER L J, DAI H, VAN DE VIJVER M J, et al.Gene expression profiling predicts clinical outcome of breast cancer[J].Nature, 2002, 415(6871): 530-6.

[181] VAN DE VIJVER M J, HE Y D, VAN'T VEER L J, et al.A gene-expression signature as a predictor of survival in breast cancer[J].N Engl J Med, 2002, 347(25): 1999-2009.

[182] PAIK S, SHAK S, TANG G, et al.A multigene assay to predict recurrence of tamoxifen-treated, node-negative breast cancer[J].N Engl J Med, 2004, 351(27): 2817-26.

[183] VO J N, CIESLIK M, ZHANG Y, et al.The Landscape of Circular RNA in Cancer[J].Cell, 2019, 176(4): 869-81.e13.

[184] GLAAB E, RAUSCHENBERGER A, BANZI R, et al.Biomarker discovery studies for patient stratification using machine learning analysis of omics data: a scoping review[J].BMJ Open, 2021, 11(12): e053674.

[185] HE J, ABDEL-WAHAB O, NAHAS M K, et al.Integrated genomic DNA/RNA profiling of hematologic malignancies in the clinical setting[J].Blood, 2016, 127(24): 3004-14.

[186] KANG Y, VIJAY S, GUJRAL T S.Deep neural network modeling identifies biomarkers of response to immune-checkpoint therapy[J].iScience, 2022, 25(5): 104228.

[187] ZAITSEV A, CHELUSHKIN M, DYIKANOV D, et al.Precise reconstruction of the TME using bulk RNA-seq and a machine learning algorithm trained on artificial transcriptomes[J].Cancer Cell, 2022, 40(8): 879-94.e16.

[188] LI B, LI T, LIU J S, et al.Computational Deconvolution of Tumor-Infiltrating Immune Components with Bulk Tumor Gene Expression Data[J].Methods Mol Biol, 2020, 2120: 249-62.

[189] GREWAL J K, TESSIER-CLOUTIER B, JONES M, et al.Application of a Neural Network Whole Transcriptome-Based Pan-Cancer Method for Diagnosis of Primary and Metastatic Cancers[J].JAMA Netw Open, 2019, 2(4): e192597.

[190] PAGE D B, YUAN J, REDMOND D, et al.Deep Sequencing of T-cell Receptor DNA as a Biomarker of Clonally Expanded TILs in Breast Cancer after Immunotherapy[J].Cancer Immunol Res, 2016, 4(10): 835-44.

[191] EMERSON R O, DEWITT W S, VIGNALI M, et al.Immunosequencing identifies signatures of cytomegalovirus exposure history and HLA-mediated effects on the T cell repertoire[J].Nat Genet, 2017, 49(5): 659-65.

[192] LAUSS M, DONIA M, HARBST K, et al.Mutational and putative neoantigen load predict clinical benefit of adoptive T cell therapy in melanoma[J].Nat Commun, 2017, 8(1): 1738.

[193] BROWN S D, WARREN R L, GIBB E A, et al.Neo-antigens predicted by tumor

genome meta-analysis correlate with increased patient survival[J].Genome Res, 2014, 24(5): 743-50.

[194] ZHENG Y, FU Y, WANG P P, et al.Neoantigen: A Promising Target for the Immunotherapy of Colorectal Cancer[J].Dis Markers, 2022, 2022: 8270305.

[195] HUNDAL J, CARRENO B M, PETTI A A, et al.pVAC-Seq: A genome-guided in silico approach to identifying tumor neoantigens[J].Genome Med, 2016, 8(1): 11.

[196] OTT P A, HU Z, KESKIN D B, et al.An immunogenic personal neoantigen vaccine for patients with melanoma[J].Nature, 2017, 547(7662): 217-21.

[197] LIANG H, XU Y, CHEN M, et al.Characterization of Somatic Mutations That Affect Neoantigens in Non-Small Cell Lung Cancer[J].Front Immunol, 2021, 12: 749461.

[198] WANG L, TANG J, CHEN X, et al.Therapy of genomic unstable solid tumours (WHO grade 3/4) in clinical stage Ⅲ/Ⅳ using individualised neoantigen tumour peptides-INP trial (individualised neoantigen tumour peptides immunotherapy): study protocol for an open-label, non-randomised, prospective, single-arm trial[J].BMJ Open, 2022, 12(6): e055742.

[199] LANG F, SCHRöRS B, LöWER M, et al.Identification of neoantigens for individualized therapeutic cancer vaccines[J].Nat Rev Drug Discov, 2022, 21(4): 261-82.

[200] FINN O J, KHLEIF S N, HERBERMAN R B.The FDA guidance on therapeutic cancer vaccines: the need for revision to include preventive cancer vaccines or for a new guidance dedicated to them[J].Cancer Prev Res(Phila), 2015, 8(11): 1011-6.

[201] BLASS E, OTT P A.Advances in the development of personalized neoantigen-based therapeutic cancer vaccines[J].Nat Rev Clin Oncol, 2021, 18(4): 215-29.

[202] HOLZINGER A, LANGS G, DENK H, et al.Causability and explainability of artificial intelligence in medicine[J].Wiley Interdiscip Rev Data Min Knowl Discov, 2019, 9(4): e1312.

[203] MEHTA M C, KATZ I T, JHA A K.Transforming Global Health with AI[J].N Engl J Med, 2020, 382(9): 791-3.

[204] BEAM A L, MANRAI A K, GHASSEMI M.Challenges to the Reproducibility of Machine Learning Models in Health Care[J].Jama, 2020, 323(4): 305-6.

[205] LOEB G E.A new approach to medical diagnostic decision support[J].J Biomed Inform, 2021, 116: 103723.

[206] GIANFRANCESCO M A, TAMANG S, YAZDANY J, et al.Potential Biases in Machine Learning Algorithms Using Electronic Health Record Data[J].JAMA Intern Med, 2018, 178(11): 1544-7.

[207] HE B, BERGENSTRåHLE L, STENBECK L, et al.Integrating spatial gene expression and breast tumour morphology via deep learning[J].Nat Biomed Eng, 2020, 4(8): 827-34.

[208] SALDANHA O L, QUIRKE P, WEST N P, et al.Swarm learning for decentralized

artificial intelligence in cancer histopathology[J].Nat Med, 2022, 28（6）: 1232-9.

［209］杨玉洁，毛阿燕等.精准医疗的概念内涵及其服务应用[J].中国医院管理，2020，40（01）: 5-8.

［210］黄瑶庆，王春丽等.肿瘤精准药物治疗研究进展[J].科技导报，2022，40（13）: 86-95.

［211］Wu L, Yao H, Wang M, et al. Landscape of somatic alterations in large-scale solid tumors from an Asian population[J].Nat Commun.2022 Jul 13（1）: 4264.

［212］生物标志物在抗肿瘤药物临床研发中应用的技术指导原则（征求意见稿）[M].2021.06.

［213］Janiaud P, Serghiou S, Ioannidis JPA.New clinical trial designs in the era of precision medicine: An overview of definitions, strengths, weaknesses, and current use in oncology[J]..Cancer Treat Rev.2019 Feb 73: 20-30.

［214］Seebacher NA, Stacy AE, et.Clinical development of targeted and immune based anti-cancer therapies[J].J Exp Clin Cancer Res.2019 Apr 38（1）: 156.

［215］Jia Y, Yun CH, et.Overcoming EGFR（T790M）and EGFR（C797S）resistance with mutant-selective allosteric inhibitors[J].Nature.2016 Jun 534（7605）: 129-32.

以下是案例的参考文献

［216］SASAKI T, RODIG S J, CHIRIEAC L R, et al.The biology and treatment of EML4-ALK non-small cell lung cancer[J].European journal of cancer（Oxford, England: 1990）, 2010, 46（10）: 1773-80.

［217］SOLOMON B J, MOK T, KIM D W, et al.First-line crizotinib versus chemotherapy in ALK-positive lung cancer[J].The New England journal of medicine, 2014, 371（23）: 2167-77.

［218］KIM D W, MEHRA R, TAN D S W, et al.Activity and safety of ceritinib in patients with ALK-rearranged non-small-cell lung cancer（ASCEND-1）: updated results from the multicentre, open-label, phase 1trial[J].The Lancet Oncology, 2016, 17（4）: 452-63.

［219］FRIBOULET L, LI N, KATAYAMA R, et al.The ALK inhibitor ceritinib overcomes crizotinib resistance in non-small cell lung cancer[J].Cancer discovery, 2014, 4（6）: 662-73.

［220］MOK T, SHAW A T, CAMIDGE R D, et al.1484PDFinal PFS, updated OS and safety data from the randomised, phase Ⅲ ALEX study of alectinib（ALC）versus crizotinib（CRZ）in untreated advanced ALK+ NSCLC[J].Annals of Oncology, 2019, 30: v607-.

［221］PATEL J D, HENSING T A, RADEMAKER A, et al.Phase Ⅱ study of pemetrexed and carboplatin plus bevacizumab with maintenance pemetrexed and bevacizumab as first-line therapy for nonsquamous non-small-cell lung cancer[J].J Clin Oncol, 2009, 27（20）: 3284-9.

［222］SHAW A T, BAUER T M, DE MARINIS F, et al.First-Line Lorlatinib or Crizotinib in Advanced ALK-Positive Lung Cancer[J].The New England journal of medicine, 2020, 383（21）: 2018-29.

[223] XIANG G, GU L, CHEN X, et al.Economic Evaluation of First-Line Camrelizumab for Advanced Non-small-cell Lung Cancer in China[J].Frontiers in public health, 2021, 9: 743558.

[224] Jiao XD, Qin BD, You P, et al.The prognostic value of TP53 and its correlation with EGFR mutation in advanced non-small cell lung cancer, an analysis based on cBioPortal data base[J].Lung Cancer.2018 Sep; 123: 70-75.

[225] Neumann M, Seehawer M, Schlee C, et al.FAT1expression and mutations in adult acute lymphoblastic leukemia[J]..Blood Cancer J.2014 Jun 27; 4（6）: e224.

[226] Meng P, Zhang YF, Zhang W, et al.Identification of the atypical cadherin FAT1as a novel glypican-3 interacting protein in liver cancer cells[J].Sci Rep.2021Jan 8; 11（1）: 40.

[227] La Monica S, Minari R, Cretella D, et al.Acquired BRAF G469A Mutation as a Resistance Mechanism to First-Line Osimertinib Treatment in NSCLC Cell Lines Harboring an EGFR Exon 19 Deletion[J].Target Oncol.2019 Oct; 14（5）: 619-626.

[228] Remon J, Besse B, Leary A, et al.Somatic and Germline BRCA 1and 2 Mutations in Advanced NSCLC From the SAFIR02-Lung Trial[J]..JTO Clin Res Rep.2020 Jun 11; 1（3）: 100068.

[229] Gandara DR, Paul SM, Kowanetz M, et al.Blood-based tumor mutational burden as a predictor of clinical benefit in non-small-cell lung cancer patients treated with atezolizumab. Nat Med.2018 Sep; 24（9）: 1441-1448.

[230] Marabelle A, Fakih M, Lopez J, et al.Association of tumour mutational burden with outcomes in patients with advanced solid tumours treated with pembrolizumab: prospective biomarker analysis of the multicohort, open-label, phase 2 KEYNOTE-158 study.Lancet Oncol.2020 Oct; 21（10）: 1353-1365.

[231] Wang Z, Duan J, Cai S, et al.Assessment of Blood Tumor Mutational Burden as a Potential Biomarker for Immunotherapy in Patients With Non-Small Cell Lung Cancer With Use of a Next-Generation Sequencing Cancer Gene Panel.JAMA Oncol.2019 May 1; 5（5）: 696-702.

[232] 中国卵巢上皮性癌维持治疗指南（2022年版）

[233] Moore K, Colombo N, Scambia G, et al.Maintenance olaparib in patients with newly diagnosed advanced ovarian cancer[J].N Engl J Med, 2018, 379（26）: 245-2505.

[234] DiSilvestro P, Banerjee S, Colombo N, et al.517O Overall suvival（OS）at 7-year（y）follow-up（f/u）in patients（pts）with newly diagnosed advanced ovarian cancer（OC）and a BRCA mutation（BRCAm）who received maintenance olaparib in the SOLO1/GOG-3004 trial[J].annals of Oncology, 2022, 33: S779

[235] AACR Project GENIE Consortium.AACR Project GENIE: Powering Precision

Medicine through an International Consortium[J].Cancer Discov, 2017, 7(8): 818-831. DOI: 10.1158/2159-8290.CD-17-0151.

[236] Kato S, Okamura R, Mareboina M, et al.Revisiting Epidermal Growth Factor Receptor (EGFR) Amplification as a Target for Anti-EGFR Therapy: Analysis of Cell-Free Circulating Tumor DNA in Patients With Advanced Malignancies[J].JCO Precis Oncol, 2019, 3DOI: 10.1200/PO.18.00180.

[237] Liu Y, Chen C, Xu Z, et al.Deletions linked to TP53 loss drive cancer through p53-independent mechanisms[J].Nature, 2016, 531(7595): 471-475.DOI: 10.1038/nature17157.

[238] Cortez MA, Ivan C, Valdecanas D, et al.PDL1Regulation by p53 via miR-34[J].J Natl Cancer Inst, 2016, 108(1): 303.DOI: 10.1093/jnci/djv303.

[239] Herbst RS, Giaccone G, de Marinis F, et al.Atezolizumab for First-Line Treatment of PD-L1-Selected Patients with NSCLC[J].N Engl J Med, 2020, 383(14): 1328-1339. DOI: 10.1056/NEJMoa1917346.

[240] wu Y, Zhang L, Fan Y, et al.MA11.02 KEYNOTE-042 China Study: First-Line Pembrolizumab vs Chemotherapy in Chinese Patients with Advanced NSCLC with PD-L1TPS ≥1%[J].J Thorac Oncol, 2019, 14(10): 290.DOI: 10.1016/j.jtho.2019.08.584.

[241] Rekowska A, Rola P, Wójcik-Superczyńska M, et al.Efficacy of Osimertinib in Lung Squamous Cell Carcinoma Patients with EGFR Gene Mutation-Case Report and a Literature Review[J].Curr Oncol, 2022, 29(5): 3531-3539.DOI: 10.3390/curroncol29050285.

[242] Chen K, Cheng G, Zhang F, et al.PD-L1expression and T cells infiltration in patients with uncommon EGFR-mutant non-small cell lung cancer and the response to immunotherapy[J].Lung Cancer, 2020, 142: 98-105.DOI: 10.1016/j.lungcan.2020.02.010.

[243] Wang S, Jiang M, Yang Z, et al.The role of distinct co-mutation patterns with TP53 mutation in immunotherapy for NSCLC[J].Genes Dis, 2022, 9(1): 245-251.DOI: 10.1016/j.gendis.2020.04.001.

[244] Wang J, Yu X, Lu S, et al.Phase Ⅲ study of tislelizumab plus chemotherapy vs chemotherapy alone as first-line (1L) treatment for advanced squamous non-small cell lung cancer (sq NSCLC)[J].J Clin Oncol, 2020, 38(15_suppl): 9554.DOI: 10.1200/JCO.2020.38.15_suppl.9554.

[245] Shaverdian N, Lisberg AE, Bornazyan K, et al.Previous radiotherapy and the clinical activity and toxicity of pembrolizumab in the treatment of non-small-cell lung cancer: a secondary analysis of the KEYNOTE-001phase 1trial[J].Lancet Oncol, 2017, 18(7): 895-903.DOI: 10.1016/S1470-2045(17)30380-7.

[246] Metro G, Addeo A, Signorelli D, et al.Outcomes from salvage chemotherapy or pembrolizumab beyond progression with or without local ablative therapies for advanced non-

small cell lung cancers with PD-L1 ≥ 50% who progress on first-line immunotherapy: real-world data from a European cohort[J].J Thorac Dis, 2019, 11(12): 4972-4981.DOI: 10.21037/jtd.2019.12.23.

[247] Wang Y, Yang X, Tian X, et al.Neoadjuvant immunotherapy plus chemotherapy achieved pathologic complete response in stage IIIB lung adenocarcinoma harbored EGFR G779F: a case report[J].Ann Palliat Med, 2020, 9(6): 4339-4345.DOI: 10.21037/apm-20-1692.

[248] Li H, Dong S, Zhang D, et al.Targeted Sequencing Facilitated Diagnosis of an Uncommon Patient Harboring Both Multiple Primary and Intrapulmonary Metastatic Lung Cancer: A Case Report[J].Onco Targets Ther, 2021, 14: 3455-3459.DOI: 10.2147/OTT.S309155.

[249] Schneider F, Derrick V, Davison JM, et al.Morphological and molecular approach to synchronous non-small cell lung carcinomas: impact on staging[J].Modern Pathol.2016; 29(7): 735-42.

[250] Wu C, Zhao C, Yang Y, et al.High discrepancy of driver mutations in patients with NSCLC and synchronous multiple lung ground-glass nodules[J].J Thoracic Oncol.2015; 10(5): 778-83.

[251] Girard N, Ostrovnaya I, Lau C, et al.Genomic and mutational profiling to assess clonal relationships between multiple non-small cell lung cancers[J].Clin Cancer Res.2009; 15(16): 5184-90.

[252] Tiseo M, Gelsomino F, Boggiani D, et al.EGFR and EML4-ALK gene mutations in NSCLC: a case report of erlotinib-resistant patient with both concomitant mutations[J].Lung Cancer.2011; 71(2): 241-3.

[253] Popat S, Vieira de Araujo A, Min T, et al.Lung adenocarcinoma with concurrent exon 19 EGFR mutation and ALK rearrangement responding to erlotinib[J].J Thoracic Oncol.2011; 6(11): 1962-3.

[254] Kuo YW, Wu SG, Ho CC, et al.Good response to gefitinib in lung adenocarcinoma harboring coexisting EML4-ALK fusion gene and EGFR mutation[J].J Thoracic Oncol.2010; 5(12): 2039-40.

[255] Fan J, Dai X, Wang Z, et al.Concomitant EGFR Mutation and EML4-ALK Rearrangement in Lung Adenocarcinoma Is More Frequent in Multifocal Lesions[J].Clin Lung Cancer.2019, 20(4): e517-e530.

[256] Fan J, Wu J, Huang B, et al.Concomitant EGFR mutation and ALK rearrangement in multifocal lung adenocarcinoma: a case report[J].Diagn Pathol.2020, 6; 15(1): 42.

[257] Ben Lassoued Amin, Nivaggioni Vanessa, Gabert Jean.Minimal residual disease testing in hematologic malignancies and solid cancer.[J].Expert Rev Mol Diagn, 2014, 14: 699-712.

[258] Coakley Maria, Garcia-Murillas Isaac, Turner Nicholas C.Molecular Residual Disease and Adjuvant Trial Design in Solid Tumors[J].Clin Cancer Res, 2019, 25: 6026-6034.

[259] Hantel Andrew, Stock Wendy, Kosuri Satyajit.Molecular Minimal Residual Disease Testing in Acute Myeloid Leukemia: A Review for the Practicing Clinician[J].Clin Lymphoma Myeloma Leuk, 2018, 18: 636-647.

[260] Pantel Klaus, Alix-Panabières Catherine.Liquid biopsy and minimal residual disease – latest advances and implications for cur[J].Nat Rev Clin Oncol, 2019, 16: 409-424.

[261] Brüggemann Monika, Kotrova Michaela.Minimal residual disease in adult ALL: technical aspects and implications for correct clinical interpretation[J].Hematology Am Soc Hematol Educ Program, 2017, 2017: 13-21.

[262] Piccart M, Procter M, Fumagalli, et al.Adjuvant Pertuzumab and Trastuzumab in Early HER2-Positive Breast Cancer in the APHINITY Trial: 6 YearsFollow-Up[J].J Clin Oncol.2021Feb 4: JCO2001204.

[263] Cortés J, Kim SB, Chung WP, et al.Trastuzumab deruxtecan (DS-8201) vs trastuzumab emtansine (T-DM1) in patients (Pts) with HER2+ metastatic breast cancer (mBC): Results of the randomized phase Ⅲ DESTINYBreast03 study[J].2021ESMO.LBA1

[264] Mok TS, Wu YL, Thongprasert Sumitra, et al.Gefitinib or Carboplatin - Paclitaxel in Pulmonary Adenocarcinom[J].N Engl J Med 2009; 361: 947-57.

[265] Shi YK, Wang L, et al.First-line icotinib versus cisplatin/pemetrexed plus pemetrexed maintenancetherapy for patients with advanced EGFR mutation-positive lung adenocarcinoma (CONVINCE): a phase 3, open-label, randomized study[J].Annals of Oncology 2017; 28: 2443–2450.

[266] Soria JC, Ohe Yuichiro, Vansteenkiste Johan, et al.Osimertinib in Untreated EGFR-Mutated Advanced Non - Small-Cell Lung Cancer[J]N Engl J Med 2018; 378: 113-25.

[267] NCCN Guidelines Version 7.2019 Non-Small Cell Lung Cancer.

[268] Socinski MA, et al.2018 ASCO Abstract 9002.

[269] Zhang H, Li Y, Zhang H, et al. "DPYD*5 gene mutation contributes to the reduced DPYD enzyme activity andchemotherapeutic toxicity of 5-FU: results from genotyping study on 75 gastric carcinoma and colon carcinoma patients," Med.Oncol.Northwood Lond.Engl[J], vol.24, no.2, pp.251–258, 2007.

[270] Kalikaki Aristea, Kanaki Maria, Vassalou Helen, et al., "DNA Repair Gene Polymorphisms Predict Favorable Clinical Outcome in Advanced Non - Small-Cell LungCancer," Clin.Lung Cancer, vol.10, no.2, pp.118–123, Mar.2009.

[271] Teng Zan, Wang Lei, Cai Shuang, et al.The 677C T (rs1801133) Polymorphism in

the MTHFR Gene Contributes to Colorectal Cancer Risk: AMeta-Analysis Based on 71Research Studies," PLoS ONE, vol.8, no.2, p.e55332, Feb.2013.

［272］Li DH, Li YN, Li Jiao, et al. "Effects of base excision repair gene polymorphisms on pancreatic cancer survival," Int.J.Cancer, vol.120, no.8, pp.1748-1754, Apr.2007.

［273］SHITARA K, ÖZGÜROGLU M, BANG YJ, et al.PembroIizumab versus paclitaxel for previously treated, advanced gastric or gastro-oesophageal junction cancer (KEYNOTE-061): a randomised, open-label, controlled, phase 3 trlal［J］.Lancet, 2018, 392 00142): 123-133.

［274］Li J, Steffen P, Tse BCY, et al.Deep Sequencing of Early T Stage Colorectal Cancers Reveals Disruption of Homologous Recombination Repair in Microsatellite Stable Tumours with High Mutational Burdens.Cancers (Basel)［J］.2022 Jun 14; 14(12): 2933.

［275］Lefler DS, Snook AE, Bashir B.Immune checkpoint inhibitors in luminal gastrointestinal malignancies: going beyond MSI-H/dMMR, TMB and PD-L1.Immunotherapy［J］.2022; 14(11): 885-902.

［276］Banz-Jansen C, Helweg LP, Kaltschmidt B.Endometrial Cancer Stem Cells: Where Do We Stand and Where Should We Go?［J］.Int J Mol Sci.2022 Mar 21; 23(6): 3412.

［277］Yang Z, Wu G, Zhang X, et al.Current progress and future perspectives of neoadjuvant anti-PD-1/PD-L1therapy for colorectal cancer.Front Immunol.2022, 9; 13: 1001444

［278］Zhang H, Li Y, Zhang H, et al. "DPYD*5 gene mutation contributes to the reduced DPYD enzyme activity and chemotherapeutic toxicity of 5-FU: results from genotyping study on 75 gastric carcinoma and colon carcinoma patients［J］.Med.Oncol.Northwood Lond.Engl, 2007, 24(2): 251-258.

［279］Aristea Kalikak, Maria Kanaki, Helen Vassalou, et al. "DNA Repair Gene Polymorphisms Predict Favorable Clinical Outcome in Advanced Non-Small-Cell Lung Cancer,"［J］.Clin Lung Cancer, 2009, 10(2): 118-123.

［280］Yang Yanlong, Xian Lei, "The association between the GSTP1A313G and GSTM1null/present polymorphisms and the treatment response of the platinum-based chemotherapy in non-small cell lung cancer (NSCLC) patients: a meta-analysis［J］.

Tumor Biol, 2014, 6: 35(7): 6791-6799.

［281］Teng Zan, Wang Lei, Cai Shuang, et al. The 677C T (rs1801133) Polymorphism in the MTHFR Gene Contributes to Colorectal Cancer Risk: A Meta-Analysis Based on 71Research Studies［J］.PLoS ONE, 2013, 8(2): e55332.

［282］KOPETZ S, GUTHRIE KA, MORRIS VK, et al. Randomized Trial of lrinotecan and cetuximab with or without vemurafenib in BRAF-mutant metastatic colorectal cancer (SWOG S1406［J］.J ClinOncol, 2021, 39(4): 285-294.

［283］Giacomelli AO, Yang XP, Lintner RE, et al. "Mutational processes shape the landscape of TP53 mutations in human cancer," Nat Genet., 2018, 50(10): 1381-1387.

［284］Aok K, Taketo MM. "Adenomatous polyposis coli（APC）: a multi-functional tumor suppressor gene［J］.J Cell Sci.2007, 1(120): 3327-3335.

［285］Lee AM, Shi Q, Pavey E. "DPYD Variants as Predictors of 5-fluorouracil Toxicity in Adjuvant Colon Cancer Treatment（NCCTGN0147）［J］.JNCI J.Natl.Cancer Inst., J Natl Cancer Inst.2014, 106(12): dju298.

［286］Kalikaki A, Kanaki M, Vassalou H, et al.DNA Repair Gene Polymorphisms Predict Favorable Clinical Outcome in Advanced Non-Small-Cell LungCancer," Clin.Lung Cancer, 2009, 10(2): 118-123

［287］Teng Zan, Wang Lei, Cai Shuang, et al., The 677C T（rs1801133）Polymorphism in the MTHFR Gene Contributes to Colorectal Cancer Risk: A Meta-Analysis Based on 71Research Studies," PLoS ONE, 2013, 8(2): e55332.

［288］Lecomte T, Ferraz JM, Zinzindohoué F, et al. "Thymidylate Synthase Gene Polymorphism Predicts Toxicity in Colorectal Cancer Patients Receiving 5-Fluorouracil-based Chemotherapy," Clin.Cancer Res., 2004 Sep 1; 10(17): 5880-8.

［289］Wang Xia, Wang Yadi, Wang Yue, et al. "Association of thymidylate synthase gene 3′-untranslated region polymorphism with sensitivity of non-small cell lung cancer to pemetrexed treatment: TS gene polymorphism and pemetrexed sensitivity in NSCLC," J.Biomed. Sci., 2013 Jan 25; 20(1): 5.

［290］Yoshida Ryohei, Saigi Maria, Tani Tetsuo, et al.MET-induced CD73 restrains STING-mediated immunogenicity of EGFR-mutant lung cancer.［J］.Cancer Res, 2022.

［291］Peng Yu, Zhang Lei, Zeng Tian, et al.Characterization of Hyperprogression After Immunotherapy in a Lung Adenocarcinoma Patient With Strong Expression of Programmed Death Ligand 1.［J］.J Thorac Oncol, 2020, 15: e4-e8.

［292］Chowell Diego, Morris Luc G T, Grigg Claud M, et al.Patient HLA class I genotype influences cancer response to checkpoint blockade immunotherapy.［J］.Science, 2018, 359: 582-587.

［293］Tan Daniel Shao-Weng, Araújo António, Zhang Jie, et al.Comparative Efficacy of Ceritinib and Crizotinib as Initial ALK-Targeted Therapies in Previously Treated Advanced NSCLC: An Adjusted Comparison with External Controls.［J］.J Thorac Oncol, 2016, 11: 1550-7.

［294］Tan Daniel Shao-Weng, Araújo António, Zhang Jie, et al.Comparative Efficacy of Ceritinib and Crizotinib as Initial ALK-Targeted Therapies in Previously Treated Advanced NSCLC: An Adjusted Comparison with External Controls［J］.J Thorac Oncol, 2016, 11: 1550-7.

［295］Hou Guo Xin, Song Bin Bin, Gastric cancer patient with c-MET amplification treated with crizotinib after failed multi-line treatment: A case report and literature review.［J］.

Math Biosci Eng, 2019, 16: 5923-5930.

［296］Radia T, Williams N, Agrawal P, et al.Multi-system inflammatory syndrome in children & adolescents(MIS-C): A systematic review of clinical features and presentation［J］.Paediatr Respir Rev, 2021, 38: 51-57.

［297］Lee SJ, Park DW, Sohn JW, et al.COVID-19 Vaccine-Induced Multisystem Inflammatory Syndrome With Polyserositis Detected by FDG PET/CT［J］.Clin Nucl Med, 2022, 47(5): e397-e398.

［298］Hagen C, Nowack M, Messerli M, et al.Fine needle aspiration in COVID-19 vaccine-associated lymphadenopathy［J］.Swiss Med Wkly, 2021, 151: w20557.

［299］Saeed BQ, Al-Shahrabi R, Alhaj SS, et al.Side effects and perceptions following Sinopharm COVID-19 vaccination［J］.Int J Infect Dis, 2021, 111: 219-226.

［300］https：//www.chinacdc.cn/jkzt/ymyjz/ymyjjz_6758/202105/t20210528_230911.html. In.

［301］Dhama K, Patel SK, Natesan S, et al.COVID-19 in the elderly people and advances in vaccination approaches［J］.Hum Vaccin Immunother, 2020, 16(12): 2938-2943.

［302］Mason PJ, Bautista JM, Gilsanz F.G6PD deficiency: the genotype-phenotype association［J］.Blood Rev, 2007, 21(5): 267-283.

［303］He Y, Zhang Y, Chen X, et al.Glucose-6-phosphate dehydrogenase deficiency in the Han Chinese population: molecular characterization and genotype-phenotype association throughout an activity distribution［J］.Sci Rep, 2020, 10(1): 17106.

［304］Yang HC, Ma TH, Tjong WY, et al.G6PD deficiency, redox homeostasis, and viral infections: implications for SARS-CoV-2(COVID-19)［J］.Free Radic Res, 2021, 55(4): 364-374.

［305］Jain SK, Parsanathan R, Levine SN, et al.The potential link between inherited G6PD deficiency, oxidative stress, and vitamin D deficiency and the racial inequities in mortality associated with COVID-19［J］.Free Radic Biol Med, 2020, 161: 84-91.

［306］Choudhary S, Sharma K, Silakari O.The interplay between inflammatory pathways and COVID-19: A critical review on pathogenesis and therapeutic options［J］.Microb Pathog, 2021, 150: 104673.

［307］Tregoning JS, Brown ES, Cheeseman HM, et al.Vaccines for COVID-19［J］.Clin Exp Immunol, 2020, 202(2): 162-192.

［308］Kongkiatkamon S.Acute haemolysis following COVID-19 vaccination in a thalassaemic patient with G6PD deficiency［J］.Br J Haematol, 2022.

［309］Richardson SR, O'Malley GF.Glucose 6 Phosphate Dehydrogenase Deficiency［J］.2022.

［310］Wang T, Zhang H, Wang K, et al.The effects of glucose-6-phosphate dehydrogenase deficiency on benzene-induced hematotoxicity in mice[J].Ecotoxicol Environ Saf, 2021, 226: 112803.

[311] Uema D, Nakazato D, Yen CT, et al.Chemotherapy in a Patient With G6PD Deficiency and Advanced Testicular Cancer[J].J Glob Oncol, 2018, 4: 1-4.

[312] Robinson KM, Yang W, Karol SE, et al.No evidence that G6PD deficiency affects the efficacy or safety of daunorubicin in acute lymphoblastic leukemia induction therapy[J]. Pediatr Blood Cancer, 2019, 66(6): e27681.

[313] Belfield KD, Tichy EM.Review and drug therapy implications of glucose-6-phosphate dehydrogenase deficiency[J].Am J Health Syst Pharm, 2018, 75(3): 97-104.

[314] Garcia AA, Koperniku A, Ferreira JCB, et al.Treatment strategies for glucose-6-phosphate dehydrogenase deficiency: past and future perspectives[J].Trends Pharmacol Sci, 2021, 42(10): 829-844.

[315] Yang HC, Stern A, Chiu DT.G6PD: A hub for metabolic reprogramming and redox signaling in cancer[J].Biomed J, 2021, 44(3): 285-292.

[316] Youngster I, Arcavi L, Schechmaster R, et al.Medications and glucose-6-phosphate dehydrogenase deficiency: an evidence-based review[J].Drug Saf, 2010, 33(9): 713-726.

[317] Huang Z, Su Q, Li W, et al.Suppressed mitochondrial respiration via NOX5-mediated redox imbalance contributes to the antitumor activity of anlotinib in oral squamous cell carcinoma[J].J Genet Genomics, 2021, 48(7): 582-594.

[318] Cheng DT, Mitchell TN, Zehir A, et al.Memorial Sloan Kettering-Integrated Mutation Profiling of Actionable Cancer Targets (MSK-IMPACT): A Hybridization Capture-Based Next-Generation Sequencing Clinical Assay for Solid Tumor[J].Molecular Oncology.J Mol Diagn.2015 May; 17(3): 251-64.

[319] Zehir A, Benayed R, Shah RH, et al.Mutational landscape of metastatic cancer revealed from prospective clinical sequencing of 10,000 patients[J].Nat Med.2017 Jun; 23(6): 703-713.

[320] Lips EH, Kumar T, Megalios A, et al.Genomic analysis defines clonal relationships of ductal carcinoma in situ and recurrent invasive breast cancer[J]. Nat Genet.2022 Jun; 54(6): 850-860.

[321] Mruthyunjayappa S, Zhang K, Zhang L, Eltoum IA, Siegal GP, Wei S.Synchronous and metachronous bilateral breast cancer: clinicopathologic characteristics and prognostic outcomes[J]. Hum Pathol.2019 Oct; 92: 1-9.

[322] Blancas I, Muñoz-Serrano AJ, Legerén M, et al.Immunophenotypic Conversion between Primary and Relapse Breast Cancer and its Effects on Survival[J].Gynecol Obstet Invest.2020; 85(3): 259-266.

[323] Lindström LS, Karlsson E, Wilking UM, et al.Clinically used breast cancer

markers such as estrogen receptor, progesterone receptor, and human epidermal growth factor receptor 2 are unstable throughout tumor progression[J]. J Clin Oncol.2012 Jul 20; 30(21): 2601-8.

[324] Greaves M, Maley CC.Clonal evolution in cancer[J]. Nature.2012 Jan 18; 481(7381): 306-13.

[325] Schrijver WAME, Selenica P, Lee JY, et al. Mutation Profiling of Key Cancer Genes in Primary Breast Cancers and Their Distant Metastases[J].Cancer Res.2018 Jun 15; 78(12): 3112-3121.

[326] Chang JC, Alex D, Bott M, et al.Comprehensive Next-Generation Sequencing Unambiguously Distinguishes Separate Primary Lung Carcinomas From Intrapulmonary Metastases: Comparison with Standard Histopathologic Approach[J].Clin Cancer Res.2019 Dec 1; 25(23): 7113-7125.

[327] Chang MT, Bhattarai TS, Schram AM, et al.Accelerating Discovery of Functional Mutant Alleles in Cancer.Cancer Discov[J].2018 Feb; 8(2): 174-183.doi: 10.1158/2159-8290.CD-17-0321.

[328] Chang MT, Asthana S, Gao SP, et al.Identifying recurrent mutations in cancer reveals widespread lineage diversity and mutational specificity[J].Nat Biotechnol.2016 Feb; 34(2): 155-63.

[329] Ciriello G, Gatza ML, Beck AH, et al.Comprehensive Molecular Portraits of Invasive Lobular Breast Cancer[J]. Cell.2015 Oct 8; 163(2): 506-19.

[330] von Minckwitz G, Huang CS, Mano MS, et al.Trastuzumab Emtansine for Residual Invasive HER2-Positive Breast Cancer[J].N Engl J Med.2019 Feb 14; 380(7): 617-628.

第四章 呼吸系统肿瘤分子诊断标志物临床应用

第一节 概述

一、呼吸系统肿瘤简介

呼吸系统肿瘤包括肺癌及原发纵隔的肿瘤。在全球范围内,肺癌在不同地区、不同人种都是癌症发病和死亡的主要原因之一。从全球恶性肿瘤发病率数据来看,肺癌是男性最高发的恶性肿瘤,也是女性第二高发的恶性肿瘤,2020年全球预估有217万新发肺癌病例。在我国,肺癌发病率和死亡率超过了全球的1/3。2020年我国国家癌症中心发布的研究显示:中国新确诊肺癌病例数78.7万,发病率约为35.92/10万,死亡人数为63.05万人,占所有癌症死亡人数的27%,死亡率约为28.02/10万,男性肺癌发病率及死亡率均高于女性。

根据组织来源的不同,肺癌可分为非小细胞肺癌(Non small cell lung cancer, NSCLC),约占80%,小细胞肺癌(Small cell lung cancer, SCLC),约占15%,其他少见类型原发性肺癌包括:腺鳞癌、大细胞癌、涎腺来源的癌(腺样囊性癌、黏液表皮样癌等)。最新分类中增加了胸部SMARCA4缺陷的未分化肿瘤。非小细胞肺癌的各个病理类型中,肺鳞癌占肺癌的30%~40%,此种类型一般认为起源于吸烟刺激后的支气管上皮鳞状化生,肺鳞癌其中2/3表现为中央型(临床指的是段支气管以上至主支气管的肿瘤),1/3为周边型,可伴空洞形成,位于中心时可呈息肉状突向支气管管腔。生物学行为上,容易发生淋巴结转移,相对于其他常见类型来说血行转移较晚,与腺癌相比,驱动基因突变少见(但并不是没有,所以NCCN及CSCO指南推荐基因检测)。术后局部复发比其他类型肺癌常见。肺腺癌占肺癌的40%~55%,在许多国家已经超过鳞癌成为最常见的肺癌类型。腺癌临床上以周边型多见,空洞形成罕见。近年来肺腺癌的病理学最主要的变化是提出原位腺癌的概念;浸润性腺癌主张以优势成分命名的同时要标明其他成分的比例。对腺癌的病理类型细化如下:

①非典型性腺瘤样增生(Atypical adenomatous hyperplasia, AAH);②原位腺癌

（Adenocarcinoma in situ，AIS）；③微浸润性腺癌；④浸润性腺癌。浸润性腺癌形态主要包括附壁型、腺泡型、乳头状、微乳头状和实体型。其中微乳头型和实体型属于低分化亚型，应标注含量百分比。前三种如果都做到完整切除，5年生存率可达到100%。所以早期发现早期治疗是关键。腺癌多表现为周边型，女性多见，最大的特点就是涉及到多个驱动基因，部分基因目前已有对应的靶向药物，所以基因检测为常规推荐。非小细胞肺癌的其他病理类型包括：①腺鳞癌：只占据所有肺癌的0.6%~2.3%，根据WHO新分类，肿瘤如果含有10%或者以上的腺癌或磷癌成分，可以诊断为腺鳞癌；②肉瘤样癌：为一类含有肉瘤或肉瘤样成分（梭形和/或巨细胞样）的分化差的非小细胞癌，分3个亚型：多形性癌、癌肉瘤和肺母细胞瘤。③涎腺来源的癌：包括腺样囊性癌、黏液表皮样癌以及上皮－肌上皮癌等。④大细胞癌：属于分化差的腺癌，无腺癌、鳞癌或小细胞癌的分化特征，是排除性诊断。⑤胸部SMARCA4缺陷的未分化肿瘤：新分类中增加了胸部SMARCA4缺陷的未分化肿瘤，是一种高度恶性的未分化肿瘤，具有独特的免疫组化表型和生物学行为，伴有SMARCA4基因突变及蛋白表达缺失。小细胞肺癌占所有肺癌的15%，属分化差的神经内分泌癌，坏死常见并且核分裂指数较高。小细胞肺癌电镜下至少2/3的病例有神经内分泌颗粒。复合性小细胞癌指的是小细胞癌合并其他非小细胞肺癌类型，见于不到10%的小细胞癌病例。多见于男性，一般起源于较大支气管，癌恶性度高，生长快，而且较早地出现淋巴和血行广泛转移，在各型肺癌中预后最差。

影响肺癌预后的因素是综合性的，包括：组织病理类型，肿瘤分化程度，肿瘤的部位，大小，病程，有无转移，分期，免疫组化指标、分子标志物、驱动基因改变、对药物治疗的效果，患者的精神、体力状态等。肺癌的分期（Ⅰ期到Ⅳ期）是关系到患者预后的关键因素之一，分期越早，预后越好。此外，随着分子靶向治疗和免疫治疗的不断发展，共同代表了肺癌治疗方式的重大转变，极大地改善了肺癌患者的预后。

二、本章节疾病常见标志物应用介绍

目前在肺癌患者中已发现越来越多有意义的驱动基因，随着检测平台技术的进步，尤其是NGS检测平台的进步和被认可，既往无法识别的新型驱动基因，或同一驱动基因的不同变异形式和位点也能被识别。其中，至少九个驱动基因（EGFR、ALK、HER2、MET、RET、ROS1、BRAF、KRAS、NTRK）已有相应的分子靶向治疗药物，对于这部分患者来说，分子靶向药物治疗能在控制肿瘤病灶的同时，带来较好的生活质量。因此，基线时就明确患者的分子变异图谱对精准诊疗的选择至关重要。在免疫治疗领域，PD-L1（Programmed death ligand 1，程序性死亡受体配体1）表达是目前临床上应用最广泛的免疫治疗生物标志物之一。免疫组化法测定的PD-L1肿瘤细胞阳性比例分数（Tumor Proportion Score，TPS）阳性结果可作为疗效获益的预测指标。对于特定PD-1/PD-L1抑制剂，PD-L1TPS的检测也获批用于相应药物的伴随诊断。以dMMR（Mismatch Repair Deficiency，dMMR）作为免疫治疗疗效评价的生物标志物，可筛选出能从免疫检查点抑制剂治疗中获益的人群。此外，肿瘤突变负荷（Tumor mutation burden，TMB）是肿瘤组织每兆碱基中突变的数目。原理和MSI非常相似，只不过突变在全基因组之中。因此，TMB

第四章　呼吸系统肿瘤分子诊断标志物临床应用

高也是预测使用 PD-1 抗体是否有效的一个重要的分子标志物。在临床实际应用中，部分 PD-L1 表达阴性的患者也可能从免疫检查点抑制剂中获益。这提示我们，基于临床研究，在肺癌治疗领域，PD-L1 虽然是目前唯一最佳指导治疗的生物标志物，但临床实践中，如何筛选人群或扩大获益人群仍面临挑战，未来还会有更多的生物标志物能帮助临床医生筛选更精准的人群。

三、标志物简介及相对应的治疗策略

（一）EGFR 经典突变、非经典突变、少见突变

EGFR，表皮生长因子受体，也称为 ErbB1/HER1，是表皮细胞表面的受体，接收生长因子的信号，向细胞内传递，通过一系列信号传递过程，促进细胞增殖和对抗细胞凋亡。

EGFR 突变是主要的致癌驱动因素，其发生频率为 15%~50%，与一些全球发病率和致死率最高的癌症发病机制直接或间接相关，包括肺癌、乳腺癌、结直肠癌和头颈癌等。相比于其他癌症，EGFR 突变与肺癌的发展相关性更高，根据美国临床肿瘤学会（ASCO）的统计，EGFR 突变在总肺癌人群中占比高达 30.6%，亚洲患者的突变概率（40%~60%）要明显高于欧美人（7%~10%），亚洲女性患者的突变频率高于男性（61.1% vs 44.0%）。

EGFR 突变主要发生在胞内酪氨酸激酶 TK 区域的 18-21 号外显子，目前发现的 TK 区域突变有 30 多种。其中 19 号外显子缺失突变和 21 号外显子 L858R 单个氨基酸突变最常见，被称为经典突变，约占 EGFR 突变的 85%。其余 EGFR 第 18-25 号外显子的突变为 EGFR 少见突变。少见突变中最常见的是 20 号外显子插入突变，占 EGFR 突变的 4%~12%。少见突变可单独发生，也可与经典突变共同发生，形成合并突变。

美国 MD 安德森癌症中心利用非小细胞肺癌（NSCLC）患者数据、细胞株和计算机模型分析 EGFR 突变，发现 EGFR 突变可分为四个功能亚群，每个亚群对特定的药物（已上市或试验阶段）具有耐药性或敏感性。以下为各组治疗方案选择：

（1）经典型（Classical-like）：19 外显子缺失（del19）和 L858R 点突变。对第一代、第二代和第三代 EGFR-TKI 敏感。根据 EGFR 亚型和是否伴有脑转移，分别给予不同的治疗：对于 del19 的患者，优先推荐二代 TKI 阿法替尼和三代 TKI 奥希替尼；对于 L858R 突变的患者，优先推荐二代 TKI 达可替尼、一代 TKI 厄洛替尼（特罗凯）+ 贝伐珠单抗或一代 TKI 埃克替尼（凯美纳）；对于脑转移的患者，优先推荐三代 TKI 奥希替尼和一代 TKI 埃克替尼。

（2）T790M 型（T790M-like）：51%~68% 的 NSCLC 在服用第 1/2 代 EGFR-TKIs 的 8-14 个月后会产生 T790M 耐药突变。奥希替尼是首个被 FDA 批准用于 EGFR-TKIs 耐药后伴有 T790M 突变患者治疗的第三代 EGFR-TKIs。其他三代 TKIs 正在开发中。韩国食品药品管理局（MFDS）于 2021 年 1 月 18 日批准了 Lazertinib（拉泽替尼、LECLAZA）用于既往接受过 EGFR-TKIs 治疗的 EGFR T790M 突变阳性局部晚期或转移性非小细胞肺癌患者的治疗。2021 年 12 月 16 日，首个国产原研的第三代 EGFR-TKIs 阿美替尼获批。EAI045 等四代 EGFR TKIs 尚未进入临床。

（3）外显子20插入：约占所有EGFR突变的10%，所有NSCLC的2%~3%，更易发于女性、非吸烟者、肺腺癌及亚洲人群。在真实世界的临床实践中，化疗/化疗联合方案是EGFR ex20ins突变最常见的治疗方法，但疗效欠佳。更高效、精准的靶向药物成为攻克EGFR ex20ins突变的关键思路之一。2021年9月15日，美国FDA批准莫博赛替尼应用于经治的EGFR ex20ins突变的局部晚期或转移性NSCLC成人患者。2023年1月11日武田旗下琥珀酸莫博赛替尼胶囊获得国家药品监督管理局（NMPA）批准正式进入中国。舒沃替尼是迄今为止肺癌领域首个且唯一获中美双"突破性疗法认定"的国创新药，也是首个获上市受理的、针对EGFR exon20ins突变型晚期非小细胞肺癌的中国原研创新药。其他如Poziotinib（波齐替尼）、Amivantamab（JNJ-61186372）也在进一步研发中。

（4）PACC样突变：这些变异出现在ATP药物结合口袋的内部或α-C螺旋的C端末端，并减少整体口袋体积。PACC突变包含了18-21外显子中的少见突变，如G719X、L747X、S768I、L792X、T854I等。二代TKIs对这类突变的抑制效果最好。

（二）ALK

1. 简介

ALK，即间变性淋巴瘤激酶（anaplastic lymphoma kinase，ALK），该基因位于人2号染色体短臂（2p23），负责编码1620个氨基酸的多肽，经翻译后修饰生成200~220kDa的成熟ALK蛋白。ALK蛋白属于受体酪氨酸激酶（Receptor Tyrosine Kinase，RTK）家族的成员之一，ALK基因发生突变后会异常激活JAK-STAT、PI3K-AKT、mTOR及MAPK等多个细胞内信号通路，造成细胞增殖失控，导致肿瘤的产生。

ALK基因突变主要包括点突变、扩增和融合这三种类型，其中以ALK融合最为常见。ALK点突变多位于其激酶域上，包括三个主要突变位点：F1174、F1245和R1275。ALK基因扩增与ALK蛋白的表达或下游STAT3磷酸化水平无关，所以ALK扩增并非NSCLC的重要驱动事件。ALK基因融合则是因为染色体结构变异引起基因组重排，基因组发生断裂和重新拼接，最终导致形成两个或多个基因构成的新的嵌合体，翻译后ALK融合蛋白构象改变，影响自身磷酸化，从而导致肿瘤的发生。ALK融合是NSCLC中常见驱动基因突变之一，相应靶向药使用时间长，平均生存期长，也被称为"钻石突变"，临床上多见于不吸烟或轻度吸烟的年轻腺癌患者。ALK融合最常见的融合类型是EML4-ALK，占所有ALK融合突变的85%，其他融合分子伴侣还有KIF5B、GCC2、TFG、KLC1、SOCS5、H1P1、TPR、BIRC6。

2. 对应的治疗策略

ALK靶向药物是一种ATP竞争性酪氨酸激酶小分子抑制剂，它可以通过细胞膜，作用于受体胞内段，阻断激酶的自身磷酸化和底物的磷酸化，从而阻断信号传递途径的激活。

目前常见的针对于ALK靶点的酪氨酸激酶抑制剂（TKIs）有四代。一代克唑替尼，是第一个获得FDA批准的ALK-TKIs，其提高了以往以化疗为主的治疗效果，但克唑替尼血脑屏障透过率低，因此其治疗后患者常在1~2年内因脑转移而出现疾病进展。二代

ALK-TKIs 有 4 种，即塞瑞替尼、阿来替尼、布格替尼、恩沙替尼。三代 ALK-TKIs 洛拉替尼，为 ALK 与 ROS1 双重抑制剂，可较好地透过血脑屏障，从而对脑转移患者具有显著疗效，可克服大多数单一 ALK 耐药突变，是一、二代 ALK-TKIs 耐药后的有效选择。四代 ALK-TKIs，包括正在开发中的 TPX-0131 和 NUV-655 等，除了抑制广谱的单一 ALK 突变外，还可以抑制复合 ALK 突变。

（三）BRAF

在 NSCLC 患者中，鼠类肉瘤滤过性毒菌致癌基因同源体 B1（v-Raf murine sarcoma viral oncogene homolog B1，BRAF）属于罕见的驱动基因突变，突变率占 NSCLC 的 2%~4%，且主要的病理学类型为腺癌，东西方人群的发病率相似。

BRAF 属于 RAF 家族，是一种编码丝氨酸/苏氨酸特异性激酶，参与 RAS-RAF-MEK-ERK 信号转导，既往研究证明其在调节肿瘤的细胞生长，增殖，分化和凋亡等方面发挥着重要作用。BRAF 中最常见的突变的是第 600 位密码子上的缬氨酸到谷氨酸氨基酸的替代（amino acid substitution for valine at position 600，V600E），BRAF V600 约占所有 BRAF 突变的一半。

国内外很多研究探讨了 BRAF 基因突变状况及其临床病理特征的联系。BRAF 基因突变发生在 3%~8% 的肺腺癌中，在年龄、种族、分期等其他方面，BRAF 突变型与 BRAF 野生型 NSCLC 患者间差异无统计学意义。在预后方面，与 BRAF 野生型 NSCLC 患者相比，BRAF 突变患者的预后更差（HR=1.38，P=0.048）。对于此类患者的药物治疗，目前化疗和免疫治疗的临床益处并不乐观，化疗的无进展生存期（progressionfree survival，PFS）仅为 1.5~4.2 个月，免疫检查点抑制剂治疗 BRAF 突变 NSCLC 患者的效果也并不理想，PFS 也只有 2.5~5.3 个月。而近年来靶向治疗的应用，为肺癌 BRAF 突变患者带来了新的希望。BRAF 抑制剂和 MAPK 激酶（MAPK kinase，MEK）抑制剂的双靶联合治疗对比 BRAF 单靶治疗呈现出了更好的疗效，ORR 为 60%~70%，中位 PFS 为 10~15 个月。故而，NCCN 指南和欧洲医学肿瘤内科学会（European Society of Medical Oncology，ESMO）指南均推荐达拉非尼联合曲美替尼作为 BRAF V600E/V600 突变的晚期或转移性 NSCLC 患者的首选治疗。但是目前各指南中靶向治疗只被批准用于 V600E 突变型肺癌患者，BRAF 非 V600E 突变，由于不同的突变类型对靶向治疗的反应不同，在真实世界中的证据不足，靶向治疗仍无标准治疗规范。关于 BRAF 的耐药机制，联合方案，药物治疗顺序选择以及应用于辅助/新辅助治疗等方面的问题，值得后期更进一步地积极探索。

（四）HER2

人表皮生长因子受体 2（HER2）基因是人类表皮生长因子受体酪氨酸激酶家族的成员。其编码产物 HER2 蛋白是具有酪氨酸蛋白激酶活性的跨膜糖蛋白，由胞外配体结合区、单链跨膜区与胞内酪氨酸激酶区三部分构成。由于尚未发现其相应配体，目前认为 HER2 主要通过与家族其他成员形成异源二聚体而激活下游信号通路，参与细胞生长调控。

在非小细胞肺癌中，HER2 基因变异属于少见驱动基因突变，其激活主要通过 3 种机制发生，即基因突变（主要为第20号外显子插入突变）、基因扩增和蛋白过表达。继发性HER2突变和扩增也是接受EGFR-TKIs的NSCLC患者获得性耐药的机制之一。3种变异具有不同的临床病理特征和预后，且一般不同时发生。

HER2突变：HER2突变常集中发生在酪氨酸激酶区的位点（第18-21外显子），常与其他驱动基因异常相排斥。其中，第20号外显子插入突变最为常见（约占96%）。此类突变异质性低，超过83%为A775_G776 insYVMA插入/重复型，其余为点突变或影响跨膜与近膜区的罕见突变。通过二代测序（NGS）或RT-PCR能够有效检测出HER2突变的各种类型。

HER2扩增与过表达：HER2扩增通常由荧光原位杂交法（FISH）进行检测，基因拷贝数与着丝粒平均比率（HER2/CEP17）≥2者判定为HER2扩增；HER2过表达则通过免疫组织化学染色法进行检测，结果为3+者判定为HER2过表达，结果为2+者则通过FISH检测或复检进一步判定。不同于乳腺癌中的HER2过表达与扩增常同时发生，在NSCLC中尚未明确报道这种共发生现象，也意味着NSCLC中的HER2过表达机制有所不同。

当前，HER2靶向治疗NSCLC的临床研究主要以HER2突变为靶点，针对HER2扩增与过表达的应用证据仍较少。研究表明，非选择性HER2 TKIs（如阿法替尼、来那替尼等）在非第20号外显子插入的HER2突变患者中能够表现出中等强度抗癌活性。而新型选择性HER2 TKIs（如波奇替尼、吡咯替尼、Tarloxotinib等）具有更强的选择性结构，对第20号外显子插入在内的HER2突变均表现出抗癌活性。

以曲妥珠单抗与帕妥珠单抗为代表的单克隆抗体药物能够特异性靶向HER2胞外配体结合区，阻断HER2异源二聚化抑制下游信号通路，并发挥抗体依赖的细胞毒性作用抑制肿瘤。Zanidatamab（ZW25）是一种新型HER2靶向双特异性抗体，通过靶向两个不重叠的HER2胞外结构域而产生抗癌作用。

新兴的抗体偶联药物（ADC）能够结合单克隆抗体靶向结合能力与化疗药物的细胞毒性特异性杀伤肿瘤细胞。T-DM1（曲妥珠单抗+小分子微管抑制剂DM1）与DS-8201a（曲妥珠单抗+DNA拓扑异构酶I抑制剂deruxtecan）是目前研究的热点药物，通过在HER2阳性肿瘤细胞附近递送释放细胞毒性高的小分子化疗药物而发挥靶向抗肿瘤特性。现有临床实验结果表明，不同于传统抗HER2药物只针对HER2高表达患者发挥作用，ADC药物对HER2高表达或低表达的NSCLC患者均可发挥肿瘤杀伤作用，可达到更长的PFS和OS，且较安全可控。

（五）KRAS

KRAS基因是一种原癌基因，长约35 kb，位于12号染色体，是大鼠肉瘤（rat sarcoma，RAS）基因家族成员之一，编码KRAS蛋白。KRAS蛋白是一种膜结合GTP酶，能够充当多种细胞信号功能的开关。KRAS突变使其持续激活，导致下游致癌途径的过度激活和不受控制的细胞生长。最近的研究表明，大约七分之一的人类癌症携带KRAS改变，使其成为人类癌症的主要致癌驱动因素之一。

第四章 呼吸系统肿瘤分子诊断标志物临床应用

肺癌中的 KRAS 突变在白种人中更为常见，约 30% 的肺癌患者存在 KRAS 突变，在肺腺癌中更为常见，虽然在中国人中仅约 8%~10% 的肺癌患者具有 KRAS 突变，但 2020 年中国新发肺癌 81.6 万例，占全球的 37%，因此这部分患者的数量仍然不容小觑。KRAS 突变更多见于男性、吸烟史、浸润性黏液型腺癌和实体型腺癌，G12C 最常见（33.6%），G12D（23.9%）和 G12V（22.1%）其次。在过去的 40 年里，KRAS 突变一直被称为"不可成药"，因此只能以化疗和免疫治疗为主，研究发现，KRAS 突变的患者往往预后较差，对化疗不敏感，EGFR-TKIs 疗效差，但对免疫治疗反应更好。近年来，索托拉西布和阿达格拉西布等 KRAS 靶向药物的横空出世终于填补上了这一空白。临床试验显示索托拉西布治疗 KRAS G12C 突变的局部晚期或转移性 NSCLC 患者的 ORR 为 40.7%，中位 PFS 和中位 OS 分别为 6.3 个月和 12.5 个月，1 年和 2 年 OS 率分别为 50.8% 和 32.5%。其他靶向 KRAS G12C 突变的药物如阿达格拉西布和 D-1553 也看到初步的疗效，期待后续临床试验的跟进。对于 KRAS 非 G12C 突变的患者，一种新型的 RAF/MEK 抑制剂 VS-6766 以及他与特异性 FAK 抑制剂 Defactinib 的联合应用也看到初步的疗效，但仍需更大规模，设计更加精细的临床试验进行验证。

（六）MET

MET 基因编码 c-MET 跨膜受体，和肝细胞生长因子（hepatocyte growth factor，HGF）受体同属于酪氨酸激酶（RTKs）家族成员，c-MET 跨膜受体与配体 HGF 形成 HGF/MET 轴，形成信号通路参与调节细胞生殖、细胞生长、细胞迁移、侵袭血管及血管生成等生理过程。MET 通路异常的形式包括 MET 突变、扩增、MET 蛋白过表达、染色体重排和融合。其中，MET 14 外显子跳跃突变和 MET 扩增作为 NSCLC 的原发驱动基因，被认为是 NSCLC 明确的不良预后因素，MET 扩增也可作为 EGFR 突变 NSCLC 的继发/共同耐药基因。目前临床病理特征等相关研究显示，MET 14 外显子跳跃突变多发生于 NSCLC，其中以肺肉瘤样癌和腺癌最为多见。

近年来，多项 MET 相关临床研究以及靶向药物的研发不断深入。基于 PROFILE1001 的研究结果，克唑替尼于 2018 年 5 月成为首个获得 FDA 认定的治疗 MET14 外显子跳跃突变的多靶点药物。基于 VISION 研究和 GEOMETRY mono-1 研究，FDA 相继批准卡马替尼和特泊替尼用于一线和后线治疗局部晚期或转移性 MET 14 跳跃突变的患者，但目前国内未审批上市。一项多中心、单臂、开放性 II 期临床试验评估了国内自主研发的赛沃替尼在合并 MET 外显子 14 跳跃突变的中国 NSCLC 患者中的疗效和安全性，研究结果中 ORR 可达 49.2%，DCR 可达 93.4%，且发现赛沃替尼具有良好且持久的肿瘤缓解。2021 年 6 月，赛沃替尼获中国国家药品监督管理局（NMPA）批准，成为国内首个治疗 MET14 外显子跳跃突变的局晚期或转移性 NSCLC 的高选择性 MET 抑制剂。

除此之外，在针对既往 EGFR-TKIs 耐药继发 MET 扩增的晚期 NSCLC 患者的临床研究中发现，通过双靶药物联合方案（特泊替尼+奥希替尼，赛沃替尼+奥希替尼等）可从一定程度上化解 EGFR-TKIs 的耐药，并为患者带来明显的生存获益。

(七) NTRK

NTRK (NeuroTrophin Receptor Kinase) 全称神经营养因子受体络氨酸激酶,NTRK 基因家族包含 NTRK1、NTRK2 和 NTRK3,分别编码 TRKA、TRKB、TRKC 三种蛋白,任何一个基因如果和其他的基因发生了融合突变,TRK 融合蛋白将处于持续活跃状态,引发永久性的信号级联反应,驱动 TRK 融合肿瘤的扩散和生长。分子层面主要是 NTRK 基因的 3′ 部分发生了包含催化酪氨酸激酶域、与相关基因 5′ 部分的内框融合,驱动基因表达,促进蛋白二聚体化等变化,这与 ALK 和 ROS1 基因融合的致癌原理类似。TRK 蛋白可与神经营养因子结合,进而诱导 TRK 受体二聚体化、磷酸化,并且激活 PI3K、RAS/RAF/MEK 和 PLC-gamma 的下游信号放大和传导。那么就会导致癌细胞异常活性,促进肿瘤的形成。在肺癌领域,最常见的是 TPR-NTRK1 融合,NSCLC 的患者中有 0.2% 存在 NTRK 融合,通常不与其它他致癌驱动因子如:EGFR、ALK 或 ROS1 等同时存在。TRK 家族蛋白具有酪氨酸激酶活性,治疗 NTRK 基因融合的方法主要就是抑制 TRK 蛋白活性 (TKI),目前 FDA 批准已上市的药物拉罗替尼就是一款 NTRK 基因融合突变,用于治疗局部晚期或转移性实体瘤患者,且不需要考虑癌症的发生区域。在 2019 年 NCCN 发布的治疗指南中拉罗替尼被推荐作为 NTRK 基因融合阳性转移性 NSCLC 患者的一线治疗选择。其他靶点较广、具有一定适应症获批的药物还包括卡博替尼、瑞戈非尼、恩曲替尼等。

(八) RET

转染重排 (rearranged during transfection, RET) 基因于 1985 年首次在转化小鼠的 NIH/3T3 细胞中发现,是一种在转染过程中发生重排或融合而形成的原癌基因。其活性是神经系统和肾脏正常发育所必须的。目前发现 RET 基因的异常激活与多种肿瘤的发生和发展有着密切的联系,是一种新型原癌驱动基因。RET 基因与融合伴侣基因(KIF5B - RET、CCDC6 - RET、NCOA4 - RET)的重现性重排主要见于非鳞状 NSCLC 中。患者通常较年轻且不吸烟。

在特异性 RET 抑制剂出现以前,针对 NSCLC 患者的 RET 融合的治疗手段较为有限且缺乏特异性,其一线治疗基本与驱动基因阴性的 NSCLC 患者一致。中国一项多中心的回顾性研究显示以化疗为基础的综合治疗一线 PFS 为 5.2-9.2 个月;二线 PFS 为 2.8-4.9 个月,ORR 为 44.4%~50%。将 RET 融合的 NSCLC 患者纳入免疫治疗需要非常谨慎,首先 PD-L1 的表达差异很大,约 0~70%。且在 RET 融合的患者中接受 ICIs 的 mPFS 为 2.1-4.2 个月,ORR 仅 6.3%~37.5%,对于 PD-1/PD-L1 治疗的应答率较低。

但在过去的十年中,RET 融合基因阳性 NSCLC 患者的治疗已经从单独的化疗发展到多激酶抑制剂 (multi-kinase inhibitors, MKIs) 再到选择性 RET-TKIs。但多靶点抑制剂并没有理想地起到高效、低毒的精准靶向治疗作用。一项 MKIs 的 II 期研究显示不良反应高达 96.2%,且 73% 的患者由于治疗相关不良事件 (treatment-related adverse events, TRAEs) 需药物减量。2017 年《Journal of Clinical Oncology》归纳了多靶点抑制剂的疗效,中位持续缓解时间仅为 1.8 个月,mPFS 仅为 2.3 个月,mOS 为 6.8 个月。

而 RET-TKIs 临床试验展现出持久疗效且安全可控,其中普拉替尼已经获得 NMPA

批准上市，成为 RET 融合晚期 NSCLC 患者的标准治疗。CSCO 指南将普拉替尼作为 RET 融合阳性非小细胞肺癌的后续治疗（Ⅱ级推荐）。RET-TKIs 的优异疗效给此类患者带来长久的生存获益，值得我们憧憬和期待。

（九）ROS1

ROS1 基因最初是在肉瘤病毒（UR2）发现的具有独特致癌作用的基因序列。ROS1 属于酪氨酸激酶胰岛素受体基因，尽管在人体正常组织的功能尚未明了，但其基因重排机制已较为清晰。ROS1 基因由胞内酪氨酸激酶活性区、跨膜区及胞外区 3 部分组成，其重排位点主要发生在 ROS1 基因的 32-36 外显子。2007 年科学家首次在非小细胞肺癌（NSCLC）中发现 ROS1 基因重排，并在卵巢癌、胃癌、大肠癌等恶性肿瘤中也同样观察到该靶点基因融合现象。在 NSCLC 中 ROS1 基因主要与其他基因（CD74、SLC34A）发生融合时，会持续激活 ROS1 酪氨酸激酶区及下游信号通路，进而引起肿瘤的发生。数据表明其好发于年轻、不吸烟的亚裔肺腺癌女性和 EGFR 及 ALK 野生型的肺腺癌患者中。

由于 ALK 与 ROS1 激酶结构域有 49% 氨基酸序列的同源性，因此大多数 ALK 抑制剂对 ROS1 阳性的 NSCLC 都表现出有效性。①克唑替尼是第一代 ALK 抑制剂，也是第一个被研究用于治疗 ROS1 阳性的 NSCLC 酪氨酸激酶抑制剂。多项数据表明，克唑替尼对 ROS1 阳性的 NSCLC 表现出明显的活性。2020 年 CSCO 已将克唑替尼作为 ROS1 阳性的晚期 NSCLC 治疗Ⅰ级推荐。但因克唑替尼无法穿透血脑屏障，因此不是脑转移患者的首选，加之耐药问题的出现，越来越多的新一代 TKIs 也进入研究阶段。②恩曲替尼是可抑制 ROS1、NTRK 和 ALK 致癌重排的一种小分子酪氨酸激酶抑制剂。2019 年，FDA 指定将恩曲替尼用于治疗 ROS1 阳性的 NSCLC。2020 年 CSCO 也对恩曲替尼治疗 ROS1 阳性的晚期 NSCLC 进行了Ⅲ级推荐。③色瑞替尼是第二代 ALK 抑制剂。主要用于 ALK 阳性，经克唑替尼治疗后的疾病进展或不能耐受的 NSCLC 患者，目前用于 ROS1 阳性的 NSCLC 临床试验较少。④洛拉替尼是针对 ALK 和 ROS1 的第三代酪氨酸激酶抑制剂，拥有较高的中枢神经系统穿透能力，对中枢神经系统转移患者、脑转移患者都有较好的临床疗效。⑤洛普替尼是第四代 ALK、ROS1 和 NTRK1/2/3 融合的抑制剂。相比于同类制剂，洛普替尼具有更小的分子量，意味着它能更好地穿越血脑屏障。⑥卡博替尼是一种具有抗 ROS1、MET、VEGFR2、Axl 和 RET 等的酪氨酸激酶抑制剂。值得一提的是，卡博替尼对克唑替尼耐药后产生 L2026M 和 G2032R 的患者有较强的治疗作用。但卡博替尼不良反应较明显，相关不良反应较高的是疲劳、腹泻、高血压和乏力等。随着分子生物学的研究深入及基因相关技术进步，ROS1 重排的相关靶向治疗必将出现新局面，造福非小细胞肺癌患者。

（十）PD-L1

PD-L1 是一种表达在肿瘤细胞膜表面的跨膜蛋白，与表达在肿瘤浸润免疫细胞上的 PD-1 胞外结构相互作用，抑制 T 细胞的激活、增殖、和细胞因子的产生，负向调节适应性抗肿瘤免疫反应，PD-1/PD-L1 信号通路的激活是癌细胞进行免疫逃逸的主要机制之一。多种癌症的致癌信号通路参与了 PD-L1 表达调节，包括 EGFR、MET、NPM-ALK、

EML4-ALK、RAS-MEK-ERK、PI3K-AKT-mTOR、JAK-STAT、WNT-β-catenin、Sonic Hedgehog 和 Hippo 通路等。PD-1/PD-L1 抗体可作为有效的免疫检查点抑制剂促进 T 细胞活化，使耗竭的 T 细胞恢复活力，并增强 T 细胞介导的抗肿瘤应答，利用机体自身免疫系统抵抗肿瘤。因此，在作用机理上，肿瘤细胞上 PD-L1 表达水平成为此类药物发挥作用的关键。PD-1/PD-L1 抗体也已成为包括非小细胞肺癌等多种类型癌症的标准治疗。

免疫组织化学染色（Immunohistochemistry，IHC）利用抗原与抗体特异性结合，通过化学反应使标记抗体显色以确定组织内抗原表达，是临床病理学常用的检测手段，也能够检测病理组织的肿瘤细胞和肿瘤浸润免疫细胞上评估 PD-L1 的表达。对于 3 年以上的石蜡标本可能存在 PD-L1 蛋白降解。

对于 PD-L1 阳性的判断，不同试剂盒的判定方法不同，主要有针对阳性肿瘤细胞比例、阳性免疫细胞比例、阳性细胞绝对计数这三种定量方式：①肿瘤细胞阳性比例评分（Tumor Proportion Score，TPS）或肿瘤细胞阳性率（Tumor Cell，TC），即任何强度 PD-L1 膜染色肿瘤细胞占肿瘤细胞的百分比；②联合阳性评分（Combined Positive Score，CPS）或肿瘤相关免疫细胞阳性率（Immune cell，IC）：每 100 个肿瘤细胞中 PD-L1 染色的肿瘤细胞和肿瘤相关的免疫细胞数之和；③免疫细胞阳性比例分数（Immune cell Proportion Score，IPS）：任何强度 PD-L1 膜和胞浆染色肿瘤相关免疫细胞占所有肿瘤相关免疫细胞百分比（表 4-1）。对于 TPS 和 CPS，在使用 22C3 和 28-8 测定时，在被评估的切片中必须至少存在 100 个的肿瘤细胞，才被认为适合进行 PD-L1 评分。然而，当使用 SP142 试验时，必须至少评估 50 个肿瘤细胞。

表 4-1 免疫组化 PD-L1 表达定量计算公式

定量方式	指标	计算方法
阳性肿瘤细胞比例	TPS（%） TS（%）	$\frac{\text{PD-L1 染色阳性肿瘤细胞数}}{\text{全部肿瘤细胞数}} \times 100\%$
阳性免疫细胞比例	IPS（%） IC（%）	$\frac{\text{肿瘤浸润区域 PD-L1 染色阳性免疫细胞数}}{\text{全部肿瘤细胞数}} \times 100\%$
阳性细胞绝对计数	CPS	$\frac{\text{肿瘤浸润区域 PD-L1 染色阳性免疫细胞数}}{\text{全部肿瘤细胞数}} \times 100\%$

FDA 已批准使用几种 PD-L1IHC 检测试剂作为伴随诊断，常见的如下：① Dako 22C3 用于各种实体肿瘤患者进行帕博利珠单抗治疗参考；② Ventana SP142 用于尿路上皮癌、三阴性乳腺癌（TNBC）或 NSCLC 患者进行阿特利珠单抗治疗参考；（3）Dako 28-8 用于 NSCLC 患者的伊匹单抗和纳武利尤单抗联合治疗参考；③ Ventana SP263 是晚期 NSCLC 患者应用纳武利尤单抗治疗和晚期尿路上皮癌患者度伐利尤单抗的治疗参考。

IHC 检测 PD-L1 表达水平存在取样部位（原发灶或者是转移灶）的异质性，穿刺样本取样可能不具有代表性，接受免疫治疗后 PD-L1 表达水平可能发生改变，引起检测结果的异质性。数字病理学和自动化图像分析可以对PD-L1的评分方法更精确的定量,然而这种方法需要基础设施升级,并且至少需要更充分的数据分析及技术验证,以期与病理学家评估结果具有更好的一致性,并且需要在所有相关治疗中进行前瞻性临床验证。

(十一)TMB

TMB是指肿瘤基因组中特定区域的体细胞突变位点数量,间接反映了肿瘤产生新生抗原的能力,是除PD-L1表达之外新型的免疫治疗标志物。评估标本中的TMB通常选择病理质控的石蜡包埋肿瘤组织,在肿瘤组织不足或获取困难的情况下也可选择ctDNA。全外显子测序(whole genome sequencing,WES)是TMB检测的金标准,NGS panel也可作为临床检测TMB的替代方式。

研究显示TMB对于晚期NSCLC患者的一线、二线、后线免疫单药治疗疗效和预后具有一定的预测作用,较高TMB与ICIs的持续缓解以及患者的总生存、无进展生存期延长相关,可与PD-L1共同作为免疫治疗的特异性预测指标,即使在PD-L1低表达的情况下,高TMB也可以作为潜在的标志物识别免疫治疗获益的患者,因此推荐这部分患者进行TMB检测。但是当ICIs联合化疗或者双免联合治疗时,高TMB的疗效和生存获益的预测价值尚有争议,因而目前尚不推荐TMB作为ICIs联合治疗的预测标志物。而对于SCLC患者,TMB并无法对一线免疫联合化疗的疗效进行预测,但对后线免疫治疗疗效有一定预测价值。

目前对于高、低TMB的cut-off值尚无定论,不同临床研究采用不同的方法确定cut-off值,因此推荐应用免疫治疗药物时根据相应的临床研究数据确定cut-off值。肺癌中PD-L1表达与TMB无明显相关性,因此TMB的检测可以拓展免疫治疗获益人群,且与PD-L1、相关基因突变、免疫细胞等信息联合检测,对于肺癌免疫治疗提供综合信息,为临床决策提供辅助证据。

(十二)dMMR

DNA错配基因修复(mismatch repair,MMR)系统是一个多种相互作用的蛋白构成的检验系统,该系统仅在内源性DNA聚合酶错误验证系统出现逃逸错误后才激活,并识别和修复DNA复制过程中发生的碱基错配。MMR系统出现问题而不能发现和修改DNA复制过程中的错误这一现象被称为错配基因修复系统缺陷(deficient MMR,dMMR)。MMR系统成员包括MLH1、MSH2、MSH6和PMS2等蛋白,任一成员缺失即为dMMR。微卫星不稳定(MSI)正是微卫星(MS)在复制过程中错误不断累积所致的微卫星序列长度或碱基组成发生改变;引起整个基因组高突变表型,肿瘤相关基因异常,进而导致癌症发生。MSI-H型肿瘤的编码区产生大量的移码突变,导致下游密码子的改变,进而造成移码肽(FSP)的产生,这些FSP属于新抗原,新抗原可被T细胞识别,使肿瘤免疫原性增加,引起高肿瘤突变负荷,从而对PD-1等ICIs更敏感。目前MSI-H/dMMR已被批准为泛癌种生物标志物,相关检测方法包括NGS、多重荧光PCR和CE、IHC、单分子分子反转探针(smMIPs)以及微卫星计算方法。不同癌种中dMMR发生率不同,胃肠道肿瘤(结直肠癌)患者相对较多,其次是妇科肿瘤,前列腺癌、肺癌等发生率则较低。虽然在NSCLC中

MMR突变并不常见（4%~5%），但使用此类预测标志物或许可以更好地选择从ICIs治疗中获益的PS评分较差的患者，并且NSCLC中dMMR突变与KRAS或EGFR基因突变有关。不过这种突变还并未转为对化疗或者免疫治疗疗效的预后或预测意义，对于MSI-H/dMMR患者化疗仍是一线治疗，ICIs只被批准作为二线或后线治疗，目前帕博利珠单抗已被批准用于晚期MSI-H/dMMR实体瘤患者，有研究报道纳武利尤单抗和伊匹单抗或许也可以作为结直肠癌患者一线治疗手段。另外，在晚期和新辅助围手术期的MSI/dMMR肿瘤中使用ICIs已显示出较好的疗效，或许可以作为一种有前途的治疗策略。

四、标志物进展及展望

分子标志物指导的肺癌诊疗作为肿瘤精准诊疗的典范，在实体肿瘤领域率先实践分子检测贯穿疾病诊疗全程，并在靶点筛选、靶向治疗疗效监测、免疫治疗生物标志物与治疗获益相关性等方面进行了深入探索与前瞻研究。肺癌相关分子标志物检测方法已从传统的检测方法（IHC、FISH、RT-PCR）发展到NGS的阶段，通过驱动基因、PD-L1、TMB、dMMR等分子诊断标志物，能够区分肺癌分子靶向治疗或免疫治疗的优势人群，实现肺癌的精准治疗，延长患者生存。NGS在驱动基因检测、疗效监测，以及免疫治疗中发挥重要作用。未来，随着检测技术（包括RNA测序、空间转录组检测、单细胞测序等）不断发展，更多、更全面的检测技术将从临床研究走向临床实践，形成分子标志物组学，并将在临床应用中越来越广泛，指导专科医院和基层医院的诊疗，引领未来精准诊疗前行。

五、本章节案例内容简介

本章节通过多轮遴选，收录了全国肺癌领域专家在临床实践中探索和总结的高质量的经典案例，共41例。在肺癌驱动基因靶标分子标志物方面，重点收录了近十几年来肺癌靶向治疗领域中研究地如火如荼的经典靶点，如EGFR、ALK等经典靶标基因变异，包括经典靶标中的少见突变类型（如：EGFR的少见突变类型）、经典靶标与不同病理学类型的组合（如：EGFR阳性小细胞肺癌、ALK阳性小细胞肺癌、ALK阳性胸膜间皮瘤、ALK阳性肺鳞癌）等相关案例。同时，随着越来越多的与肺癌密切相关的罕见靶点被发现，并在临床上找到解决方案，本章节还收录了肺癌中BRAF、HER2、ROS1、RET等罕见靶点相关的经典案例。在肺癌免疫检查点抑制剂治疗的分子标志物方面，重点收录了PD-L1、TMB等长期生存的成功诊疗案例。此外，驱动基因相关分子标志物与免疫检查点抑制剂相关分子标志物双重组合的情况下，如何制定优化治疗策略，是临床关注的热点。本章节通过真实诊疗案例的经验总结，探索分子标志物在呼吸系统肿瘤中更加广泛、普遍的应用，实现呼吸系统肿瘤高效低毒的精准诊疗目标。

（张　帆　苏梦婷　张愉宁　李　瑶　周　鑫　白怡冰　杨文雨　范　昊　王　安　葛祥伟　龙亚萍　王　婷　秦佳沛）

第二节 临床应用案例分析

（一）一例 EGFR 阳性晚期 NSCLC 患者 55 个月的抗癌之路

1. 一般情况介绍

患者，男，44 岁。

2. 病史

（1）现病史：患者 2014 年 3 月因"反复咳嗽 1 月余"就诊，不伴发热、胸闷、胸痛、呼吸困难等不适。

（2）既往史：否认吸烟史，否认高血压、糖尿病等其他疾病病史。

（3）家族史：无肿瘤家族史。

（4）体格检查：ECOG 评分 1 分，浅表淋巴结未及肿大，左下肺呼吸音低，余双肺呼吸音清，未闻及明显干、湿性啰音，心音有力，律齐，各瓣膜区未闻及病理性杂音，腹平软，无压痛、反跳痛，未及明显包块，肝脾肋下未及，双下肢无水肿。

（5）影像学检查：2014 年 1 月 3 日行 PET/CT 检查示：①左肺周围型肺癌，伴左侧胸膜多发转移瘤，左侧胸腔积液。②胸 1 左侧横突，右侧第 2 肋骨及腰 1 椎体结片状代谢活性增高影，考虑骨转移瘤可能性大。头部 MRI 未见转移征象（见图 4-1）。

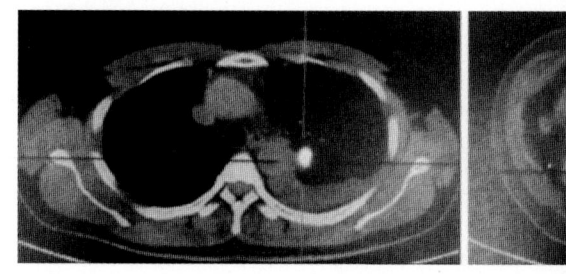
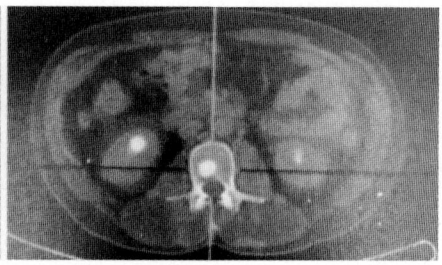

图 4-1　基线期 PET/CT（2014 年 1 月 3 日）

3. 病理诊断

（1）2014 年 3 月（基线期）左侧胸腔积液细胞学检查：找到腺癌细胞。

（2）2015 年 1 月 9 日（一线治疗进展后）行左下肺病灶穿刺活检，病理诊断为：低分化腺癌。

（3）2016 年 4 月 12 日（四线治疗进展后）行左上肺病灶穿刺活检，病理诊断为：腺癌。

（4）2017 年 2 月 24 日（五线治疗进展后）行左侧胸腔积液细胞学：找到腺癌细胞。

（5）2017 年 6 月 15 日（六线治疗进展后）行左上肺病灶穿刺活检，病理诊断为：腺癌。

（6）2018 年 5 月 22 日（八线治疗进展后）行左侧胸腔积液细胞学：找到腺癌细胞。

4. 分子检测诊断结果及解读

（1）分子检测诊断结果，见表 4-2。

表 4-2 主要基因变异检测结果及用药提示

基因	核苷酸变化	氨基酸变化	染色体	基因亚区	转录本	变异类型	突变丰度或拷贝数	变异等级	FDA/NMPA 批准患者癌种		FDA/NMPA 批准其他癌种		药物证据等级
									可能敏感	可能耐药	可能敏感	可能耐药	
											药物推荐（敏感性，证据等级）		
EGFR	p.Leu747_Pro753delinsSer (c.2240_2257del)			EX19	NM_005228.3	非移码缺失性突变	49.4%		厄洛替尼 吉非替尼 埃可替尼 阿法替尼 达可替尼 奥希替尼				I 类
EGFR	T790M			EX20		错义突变	34.5%		奥希替尼		厄洛替尼 吉非替尼 埃可替尼 阿法替尼 达可替尼		I 类
MET			7q31.2			拷贝数扩增	CN=9.51		克唑替尼 卡马替尼 赛沃替尼		厄洛替尼 吉非替尼 埃可替尼		I 类
TP53	p.Cys242Phe (c.725G>T)			EX7	NM_000546.5	错义突变	71.7%						

1）基线期外院外周血 EGFR 基因检测（ARMS 法）：野生型。

2）2015 年 1 月（一线治疗进展后）肿瘤组织基因检测：EGFR 19del（RT-PCR）、MET 扩增（FISH），余 ALK 融合基因、ROS1 融合基因、KRAS 突变均为阴性（RT-PCR）。

3）2016 年 2 月（三线治疗进展后）外周血基因检测：EGFR 19del，丰度 0.09%（NGS）。

4）2016 年 4 月（四线治疗进展后）肿瘤组织基因检测：EGFR 19del，丰度 49.4%，EGFR 20 号外显子 T790M 错义突变，丰度 34.5%（NGS）；外周血基因检测示：EGFR 19del，丰度 0.4%，EGFR 20 号外显子 T790M 错义突变，丰度 0.25%（NGS）。

5）2017 年 3 月（五线治疗进展后）胸腔积液基因检测：EGFR 19del，丰度 53.4%，MET 扩增（CN=9.51）（NGS）（见表 4-3）。

表 4-3　五线治疗进展后胸腔积液 NGS 检测结果（2017 年 3 月）

基因变异及丰度	临床意义	靶向药物（敏感性）
EGFR 19 号外显子非移码缺失性突变 NM_005228.3 c.2240_2257del p.Leu747_Pro753delinsSer 丰度：53.4%	携带某些 EGFR 突变（如 19 号外显子缺失，L858R，L861，G719，S768 等）的肿瘤对一/二代 EGFR-TKI 敏感。携带某些 EGFR 突变（如 T790M）的肿瘤可能对一/二代 EGFR-TKI 耐药，但对三代 EGFR-TKI 敏感。携带 EGFR 20 号外显子插入突变的肿瘤可能对现有 EGFR-TKI 都不敏感，针对性 TKI 正在早期研发中。携带 EGFR 扩增的肺鳞癌可能对抗-EGFR 抗体敏感。	厄洛替尼（敏感） 吉非替尼（敏感） 埃克替尼（敏感） 阿法替尼（敏感） 达可替尼（敏感） 奥希替尼（敏感） Rociletinib（敏感） 西妥昔单抗（尚不明确） 帕尼单抗（尚不明确） 尼妥珠单抗（尚不明确） Necitumumab（尚不明确） AP32788（尚不明确）
MET MET 拷贝数扩增（CN=9.51） 染色体位置：7q31.2	携带 MET 拷贝数扩增的肿瘤可能对 MET 抑制剂敏感。携带可导致 MET 基因 14 号外显子跳读突变（可变剪切）的肿瘤对 MET 抑制剂敏感。其他 MET 突变在肺癌中与靶向用药关联性尚无临床证据。	厄洛替尼（耐药） 吉非替尼（耐药） 埃克替尼（耐药） 克唑替尼（敏感） Capmatinib（可能敏感） 沃利替尼（可能敏感） Tivantinib（可能敏感） Onartuzumab（可能敏感） Rilotumumab（可能敏感）
TP53 7 号外显子 p.C242F 错义突变 NM_000546.5 c.725G>T p.Cys242Phe 丰度：71.7%	携带 TP53 抑癌基因突变的肿瘤可能对 WEE-1 抑制剂敏感；携带功能获得性突变如 R175、R248 的肿瘤可能对 HSP90 抑制剂敏感。	Ganetespib（尚不明确） AUY922（尚不明确）

6）2017 年 6 月（六线治疗进展后）肿瘤组织基因检测：EGFR 19del，丰度 38.6%，MET 扩增（CN=3.77）（NGS）；外周血基因检测示：EGFR 19del，丰度 7.61%（NGS）；肿瘤

组织免疫组化：PD-L1（-），MLH1（+），MSH2（+）MSH6（+），PMS2（+）（见表4-4）。

表4-4　六线治疗进展后肿瘤组织及外周血NGS检测结果（2017年6月）

基因变异及丰度	临床意义	靶向药物（敏感性）
EGFR 19号外显子非移码缺失性突变 NM_005228.3 c.2240_2257del p.Leu747_Pro753delinsSer 丰度：38.6%	携带某些EGFR突变（如19号外显子缺失，L858R，L861，G719，S768等）的肿瘤对一/二代EGFR-TKI敏感。携带某些EGFR突变（如T790M）的肿瘤可能对一/二代EGFR-TKI耐药，但对三代EGFR-TKI敏感。携带EGFR 20号外显子插入突变的肿瘤可能对现有EGFR-TKI都不敏感，针对性TKI正在早期研发中。携带EGFR扩增的肺鳞癌可能对抗-EGFR抗体敏感。	厄洛替尼（敏感） 吉非替尼（敏感） 埃克替尼（敏感） 阿法替尼（敏感） 达可替尼（敏感） 奥希替尼（敏感） Rociletinib（敏感） 西妥昔单抗（尚不明确） 帕尼单抗（尚不明确） 尼妥珠单抗（尚不明确） Necitumumab（尚不明确） AP32788（尚不明确）
MET MET拷贝数扩增（CN=3.77） 染色体位置：7q31.2	携带MET拷贝数扩增的肿瘤可能对MET抑制剂敏感。携带可导致MET基因14号外显子跳读突变（可变剪切）的肿瘤对MET抑制剂敏感。其他MET突变在肺癌中与靶向用药关联性尚无临床证据。	厄洛替尼（耐药） 吉非替尼（耐药） 埃克替尼（耐药） 克唑替尼（敏感） Capmatinib（可能敏感） 沃利替尼（可能敏感） Tivantinib（可能敏感） Onartuzumab（可能敏感） Rilotumumab（可能敏感）
EGFR EGFR拷贝数扩增（CN=3.57） 染色体位置：7p11.2	携带某些EGFR突变（如19号外显子缺失，L858R，L861，G719，S768等）的肿瘤对一/二代EGFR-TKI敏感。携带某些EGFR突变（如T790M）的肿瘤可能对一/二代EGFR-TKI耐药，但对三代EGFR-TKI敏感。携带EGFR20号外显子插入突变的肿瘤可能对现有EGFR-TKI都不敏感，针对性TKI正在早期研发中。携带EGFR扩增的肺鳞癌可能对抗-EGFR抗体敏感。	西妥昔单抗（可能敏感） 帕尼单抗（可能敏感） 尼妥珠单抗（可能敏感） Necitumumab（可能敏感） 厄洛替尼（尚不明确） 吉非替尼（尚不明确） 埃克替尼（尚不明确） 阿法替尼（尚不明确） 达可替尼（尚不明确） AP32788（尚不明确） 奥希替尼（尚不明确） Rociletinib（尚不明确）

7）2018年5月（八线治疗进展后）胸腔积液基因检测检测示：EGFR 19del，丰度49.6%，MET扩增（CN=21.75）（NGS）（见表4-5）。

表 4-5 八线治疗进展后胸腔积液 NGS 检测结果（2018 年 5 月）

基因变异及丰度	临床意义	靶向药物（敏感性）
EGFR 19 号外显子非移码缺失性突变 NM_005228.3 c.2240_2257del p.Leu747_Pro753delinsSer 丰度：49.60%	携带某些 EGFR 突变（如 19 号外显子缺失，L858R，L861，G719，S768 等）的肿瘤对一/二代 EGFR-TKI 敏感。携带某些 EGFR 突变（如 T790M）的肿瘤可能对一/二代 EGFR-TKI 耐药，但对三代 EGFR-TKI 敏感。携带 EGFR 20 号外显子插入突变的肿瘤可能对现有 EGFR-TKI 都不敏感，针对性 TKI 正在早期研发中。携带 EGFR 扩增的肺鳞癌可能对抗-EGFR 抗体敏感。	厄洛替尼（敏感） 吉非替尼（敏感） 埃克替尼（敏感） 阿法替尼（敏感） 达可替尼（敏感） 奥希替尼（敏感） 西妥昔单抗（尚不明确） 帕尼单抗（尚不明确） 尼妥珠单抗（尚不明确） Necitumumab（尚不明确） AP32788（尚不明确）
MET MET 拷贝数扩增（CN=21.75） 染色体位置：7q31.2	携带 MET 拷贝数扩增的肿瘤可能对 MET 抑制剂敏感。携带可导致 MET 基因 14 号外显子跳读突变（可变剪切）的肿瘤对 MET 抑制剂敏感。其他 MET 突变在肺癌中与靶向用药关联性尚无临床证据。	厄洛替尼（耐药） 吉非替尼（耐药） 埃克替尼（耐药） 克唑替尼（敏感） Capmatinib（可能敏感） 沃利替尼（可能敏感） Tivantinib（可能敏感） Onartuzumab（可能敏感） Rilotumumab（可能敏感） 伯瑞替尼（可能敏感）
CDK6 CDK6 拷贝数扩增（CN=5.34） NM_001145306.1 染色体位置：7q21.2	携带 CDK6 拷贝数扩增的肿瘤可能对 CDK 抑制剂敏感。CDK6 基因变异与靶向用药关联性尚无临床证据。	帕博西尼（可能敏感） Abemaciclib（可能敏感） 瑞博西尼（可能敏感） G1T28（可能敏感）
TP53 7 号外显子 p.C242F 错义突变 NM_000546.5 c.725G>T p.Cys242Phe 丰度：96.33%	携带 TP53 抑癌基因突变的肿瘤可能对 WEE-1 抑制剂敏感；携带功能获得性突变如 R175、R248 的肿瘤可能对 HSP90 抑制剂敏感。	Ganetespib（尚不明确） AUY922（尚不明确）

（2）分子检测结果分析和解读

1）液体活检最大的劣势在于其并非富集肿瘤的检材，大量的正常组织释放基因组 DNA 稀释了肿瘤来源的 DNA，造成 ctDNA 突变丰度很低，结果容易出现假阴性。根据《非小细胞肺癌血液 EGFR 基因突变检测中国专家共识》，当液体活检先行的时候，若液体活检为阴性，应提示患者可能存在假阴性，必要时再取活检，以避免错失可能的靶向治疗机会。

2）MET 扩增是 EGFR-TKIs 常见的耐药机制之一。一/二代 EGFR-TKIs 耐药患者，5%~21% 存在 MET 扩增；FLAURA 研究表明，三代 EGFR-TKIs 一线治疗获得性耐药后，MET 扩增（15%）为最常见的耐药机制；AURA3 研究表明，三代 EGFR-TKIs 二线治疗耐药后 MET 扩增比例达 19%。对于同时合并 EGFR 突变和 MET 扩增的 NSCLC，EGFR-

TKIs 和 MET-TKIs 的联合治疗可能是一种有效的治疗选择，ORR 为 33%~41%。

3）在 EGFR 阳性 NSCLC 中，TP53 突变与更快的耐药进化相关，且可能与其他基因组事件合作，介导 EGFR-TKIs 耐药突变的获得。

4）EGFR 扩增在 NSCLC 中的比例达 9%~30%，容易伴随其他共突变和信号通路的激活，是 EGFR-TKIs 常见的耐药机制之一。

5）NGS 检测的优点在于可同时检测多个基因相关变异，对患者肿瘤变异情况做出全面了解。该患者通过 NGS 检测除发现 EGFR 突变和 MET 扩增外，还发现了多种伴随突变，包括 TP53 突变、EGFR 扩增和 CDK6 扩增等，提示可能容易对 EGFR-TKIs 和 MET-TKIs 的联合治疗模式耐药。

5. 诊疗经过及疗效评价

（1）初诊阶段：2014 年 3 月 15 日至 2014 年 12 月 7 日

1）影像学检查结果：2014 年 1 月 3 日行 PET/CT 检查示：①左肺周围型肺癌，伴左侧胸膜多发转移瘤，左侧胸腔积液。②胸 1 左侧横突，右侧第 2 肋骨及腰 1 椎体结片状代谢活性增高影，考虑骨转移瘤可能性大。头部 MRI 未见转移征象（见图 4-1）。

2）肿瘤标志物：CEA 29.5ng/ml，NSE 13.32 ng/ml，CYFRA21-1 4.38ng/ml，SCC 0.6ng/ml。

3）细胞学检查：左侧胸腔积液细胞学找到腺癌细胞。

4）基因检测结果：外周血 EGFR 基因检测（PCR 法）：野生型。

5）诊断：左肺上叶腺癌 cT4（胸主动脉）N0M1b（左侧胸膜、骨），Ⅳ期，EGFR 基因野生型（外周血）。

6）一线治疗方案：培美曲塞（500mg/m²）+顺铂（75mg/m²）+贝伐珠单抗（7.5mg/kg），每 21 天重复，共 6 周期；培美曲塞（500mg/m²）+贝伐珠单抗（7.5mg/kg）维持治疗，每 21 天重复，共 4 周期。

7）疗效评价：治疗后患者肺部病灶逐渐缩小，最佳疗效为 PR（见图 4-2）。

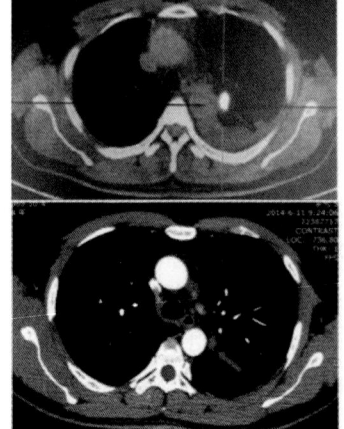
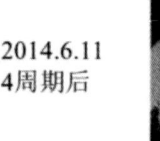
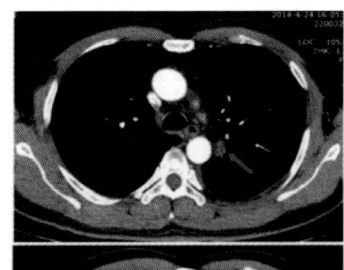

图 4-2　一线培美曲塞 + 顺铂 + 贝伐珠单抗治疗，肺部病灶逐渐缩小

8）进展：2014年12月26日胸部CT示：左上肺病灶较前增大，左下肺新发病灶，胸膜结节增多。疗效评价为PD（见图4-3）。一线治疗的PFS为9.4个月。

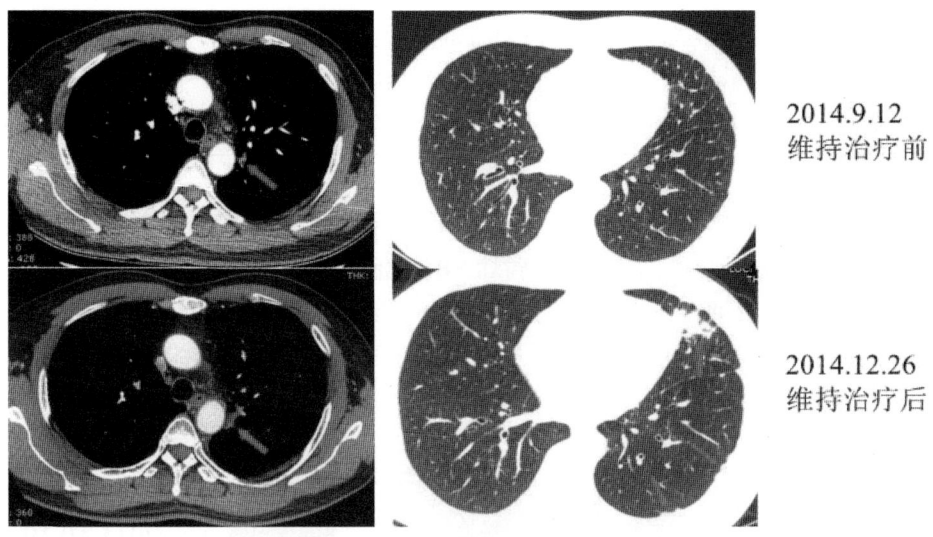

图4-3 左下肺新发病灶，胸膜结节增多，疗效评价为PD

（2）二线治疗：2015年1月20日至2015年12月11日

1）病理诊断：2015年1月9日行左下肺病灶穿刺活检，病理诊断为：低分化腺癌。

2）基因检测结果：肿瘤组织基因检测示：EGFR 19del（RT-PCR）、MET扩增（FISH），余ALK融合基因、ROS1融合基因、KRAS突变均为阴性（RT-PCR）。

3）二线治疗方案：厄洛替尼，150mg，口服，1次/日。

4）疗效评价：治疗后患者左下肺病灶逐渐缩小，最佳疗效为PR。2015年10月19日胸部CT示：左下肺病灶较前增大。疗效评价为PD（见图4-4）。二线厄洛替尼治疗的PFS为9.0个月。

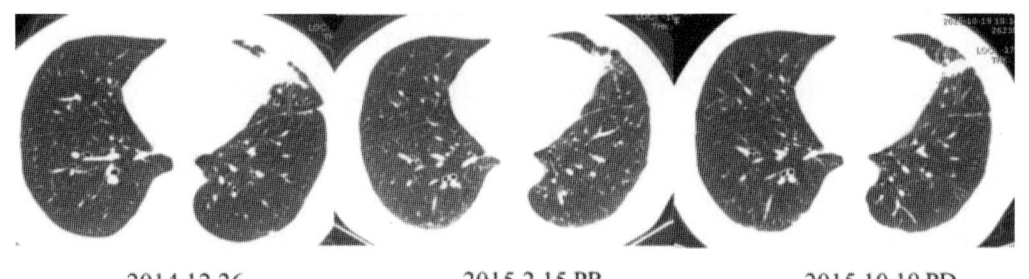

图4-4 厄洛替尼治疗后前后肺部肿瘤变化情况

5）肿瘤标志物：治疗期间的肿瘤标志物变化情况如下表所示（见表4-6）。

表 4-6 治疗期间肿瘤标志物变化情况

	2014.12.26	2015.4.14	2015.8.14	2015.10.19
CEA	41.38ng/ml	9.71ng/ml	10.04ng/ml	23.77ng/ml
NSE	11.57ng/ml	9.73ng/ml	10.48ng/ml	13.14ng/ml
CYFRA21-1	4.19ng/ml	2.39ng/ml	3.07ng/ml	2.7ng/ml
SCC	1.57ng/ml	2.7ng/ml	1.5ng/ml	2.7ng/ml

6）放射治疗：MDT 团队讨论意见：患者左下肺病灶局部进展，建议继续口服厄洛替尼，联合左下肺局部病灶放疗。行左下肺病灶 SBRT 治疗，剂量为 50Gy/5F。

7）进展：2015 年 12 月 11 日胸部 CT 示：左下肺结节较前增大，胸膜结节较前增多，再次出现胸腔积液（见图 4-5）。

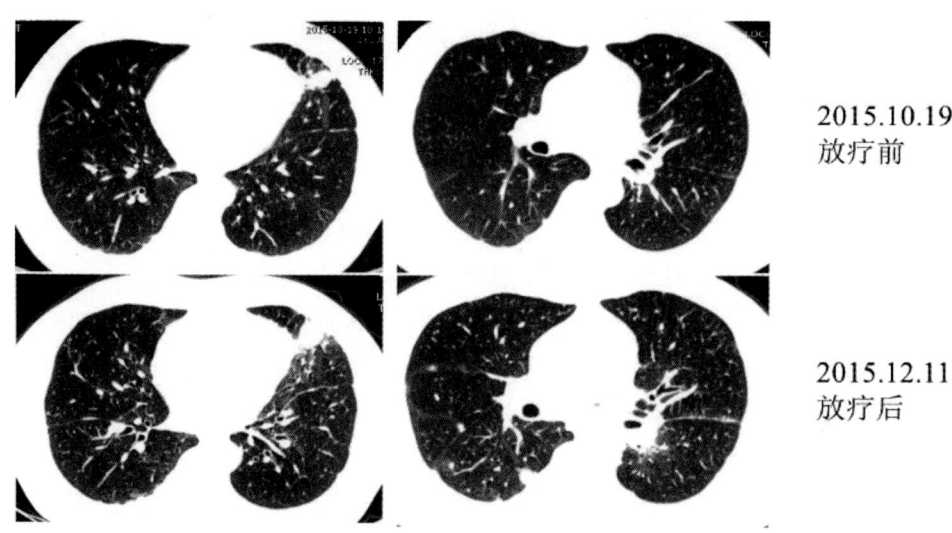

图 4-5 放疗前后肺部肿瘤变化情况

（3）三线治疗：2015 年 12 月 26 日至 2016 年 1 月 16 日

1）三线治疗方案：多西他赛（75mg/m²），每 21 天重复，共 2 周期。

2）疗效评价：2016 年 2 月 4 日胸部 CT 示：左下肺病灶较前增大。疗效评价为 PD（见图 4-6）。

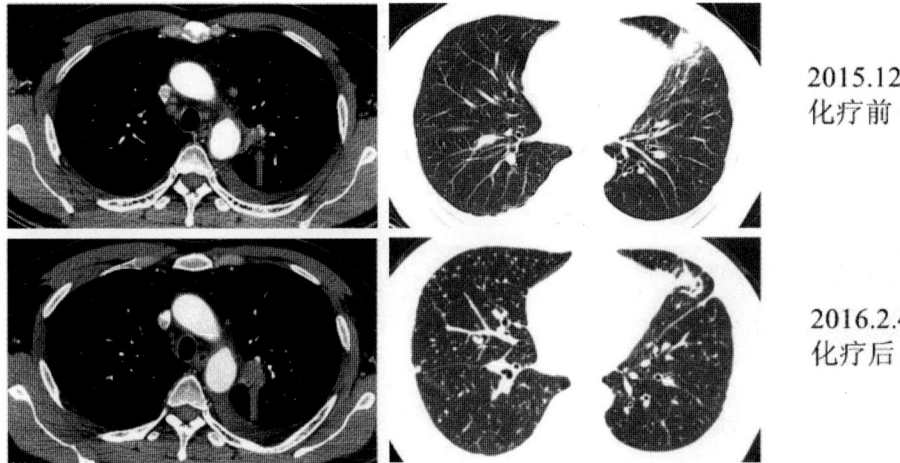

图4-6　多西他赛治疗前后肺部肿瘤变化情况

（4）四线治疗（2016年2月21日至2016年4月8日）

1）基因检测结果：外周血NGS检测示：EGFR 19del，丰度0.09%。

2）四线治疗方案：厄洛替尼，150mg，口服，1次/日。

3）疗效评价：2016年4月8日胸部CT示：左上肺病灶较前增大，胸膜结节较前增大、增多。疗效评价为PD（见图4-7）。

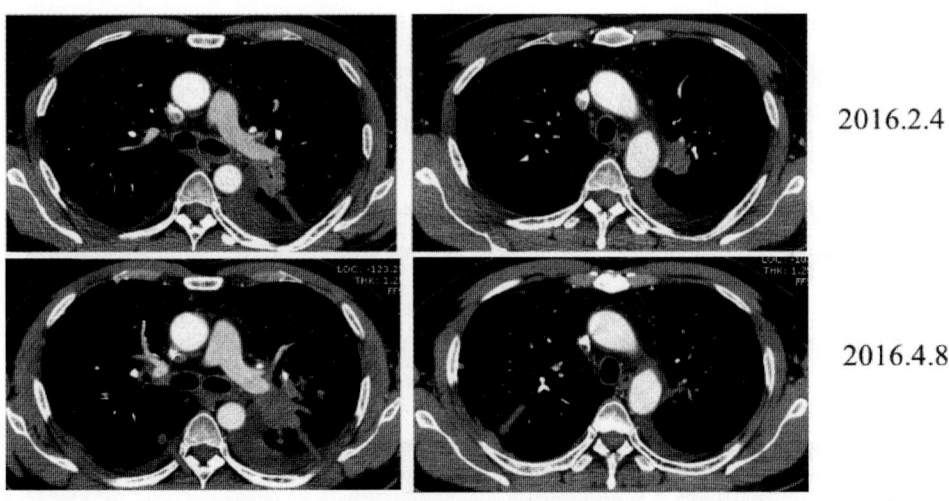

图4-7　厄洛替尼在挑战前后肺部肿瘤变化情况

（5）五线治疗：2016年4月25日至2017年2月21日

1）病理诊断：2016年4月12日行左上肺病灶穿刺活检，病理诊断为：腺癌。

2）基因检测结果：肿瘤组织NGS检测示：EGFR 19del，丰度49.4%，EGFR 20号外显子T790M错义突变，丰度34.5%；外周血NGS检测示：EGFR 19del，丰度0.4%，EGFR 20号外显子T790M错义突变，丰度0.25%。

3）五线治疗方案：奥希替尼，80mg，口服，1次/日。

4）疗效评价：治疗后患者肺部逐渐缩小，最佳疗效为PR。2017年2月21日胸部CT示：左上肺病灶再次增大，左侧胸腔积液增多。疗效评价为PD（见图4-8）。五线奥希替尼治疗的PFS为10.2个月。

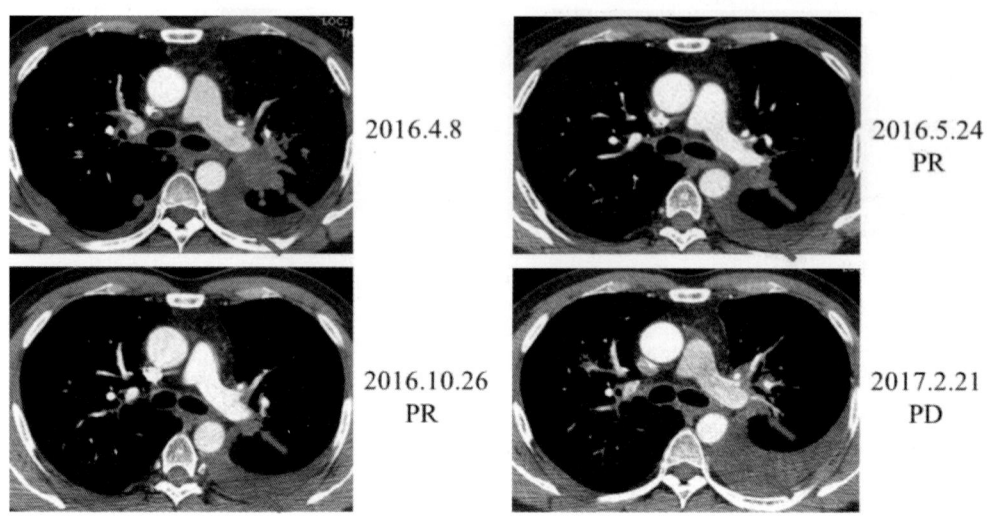

图4-8 奥希替尼治疗前后肺部肿瘤变化情况

（6）六线治疗：2017年3月5日至2017年6月13日

1）细胞学诊断：2017年2月24日行左侧胸腔积液细胞学：找到腺癌细胞。

2）基因检测结果：胸水NGS检测示：EGFR 19del，丰度53.4%，MET扩增（CN=9.51）。

3）六线治疗方案：克唑替尼，250mg，口服，2次/日。

4）疗效评价：1个月后复查胸部CT示肺部病灶无明显变化、胸腔积液减少，疗效评价为SD。2017年6月13日胸部CT示肺部病灶较前增大，胸腔积液再次增多。疗效评价为PD（见图4-9）。六线克唑替尼治疗的PFS为3.3个月。

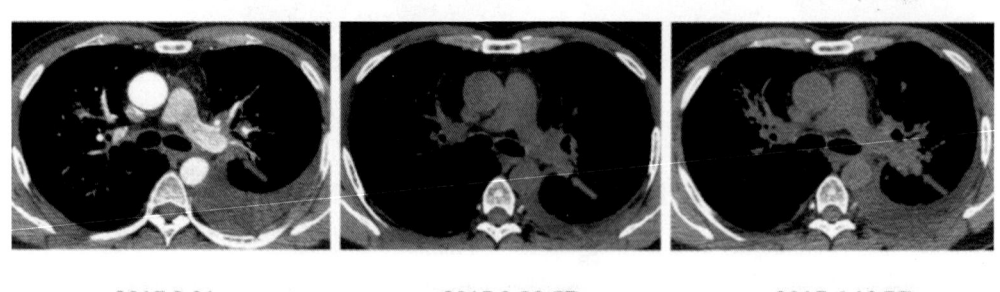

图4-9 克唑替尼治疗前后肺部肿瘤变化情况

(7)七线治疗:2017年6月25日至2017年8月10日

1)病理诊断:2017年6月15日行左上肺病灶穿刺活检,病理诊断为:腺癌。

2)基因检测结果:肿瘤组织NGS检测示:EGFR 19del,丰度38.6%,MET扩增(CN=3.77);外周血NGS检测示:EGFR 19del,丰度7.61%;肿瘤组织免疫组化示:PD-L1(-),MLH1(+),MSH2(+)MSH6(+),PMS2(+)。

3)七线治疗方案:长春瑞滨($25mg/m^2$,第1、8天),每21天重复,共2周期。

4)疗效评价:2017年8月10日胸部CT示:左肺门区病灶较前增大,胸膜结节较前增大、增多,胸腔积液较前增多。疗效评价为PD(见图4-10)。

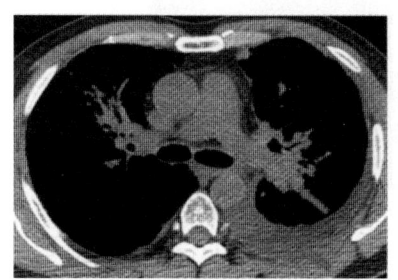
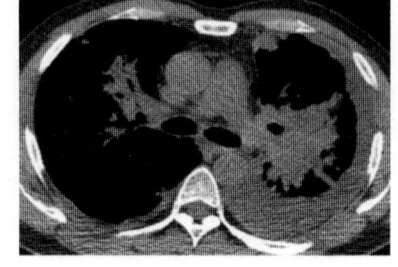

2017.6.13　　　　　　　　　2017.8.10

图4-10　长春瑞滨治疗前后肺部肿瘤变化情况

(8)八线治疗:2017年8月12日至2018年5月15日

1)八线治疗方案:奥希替尼,80mg,口服,1次/日;克唑替尼250mg,口服,2次/日。

2)疗效评价:治疗后患者肺部病灶逐渐缩小,最佳疗效为PR(见图4-11)。

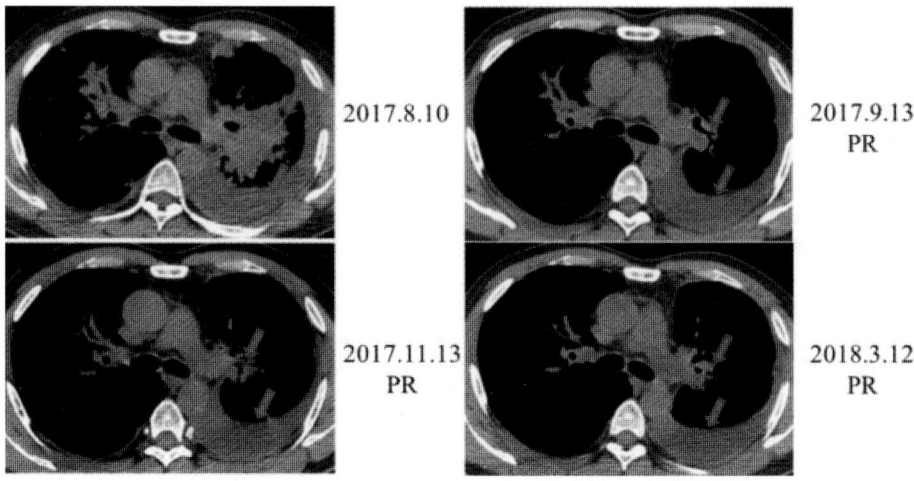

图4-11　奥希替尼+克唑替尼治疗后,肺部肿瘤逐渐缩小

3)进展:2018年5月15日胸部CT示肺部病灶较前增大,胸腔积液增多。疗效评价

为PD（见图4-12）。八线治疗的PFS为9.1个月。

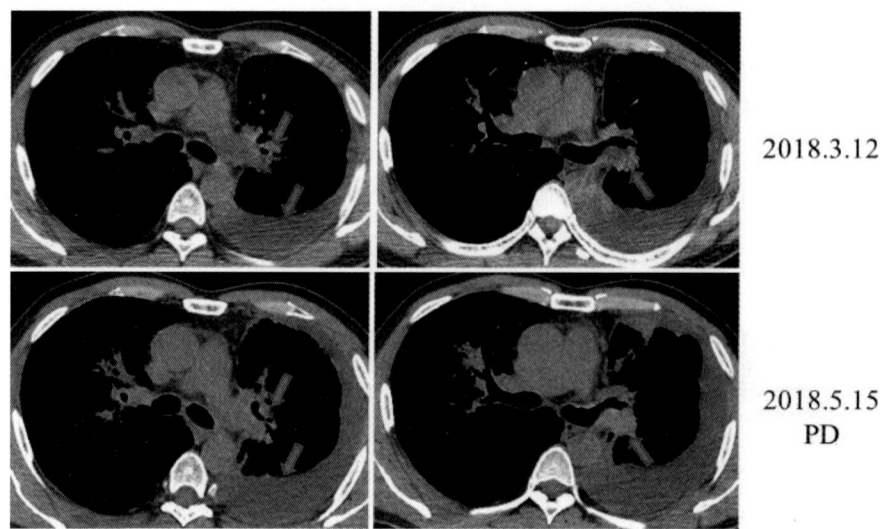

图4-12 奥希替尼+克唑替尼治疗后，肺部肿瘤再次增大、胸腔积液增多

（9）九线治疗：2018年6月12日始

1）细胞学诊断：2018年5月22日行左侧胸腔积液细胞学：找到腺癌细胞。

2）基因检测结果：胸水NGS检测示：EGFR 19del，丰度49.6%，MET扩增（CN=21.75）。

3）九线治疗方案：奥希替尼，80mg，口服，1次/日；卡博替尼80mg，口服，1次/日。

4）随访：患者口服奥希替尼及卡博替尼治疗1个月，疾病未能缓解，一般情况恶化，后续未能继续抗肿瘤治疗，于2018年10月15日死亡，最终OS为55个月。

6.病例小结

见表4-7。

表 4-7 病例小结

治疗线数/开始时间	一线 2014.3.15	二线 2015.1.20	三线 2015.12.26	四线 2016.2.21	五线 2016.4.25	六线 2017.3.5	七线 2017.6.25	八线 2017.8.12	九线 2018.6.12
检测标本	血	组织	—	血	组织血	胸腔积液	—	组织血	胸腔积液
检测方法	PCR	RT-PCR FISH	—	NGS	NGS	NGS	—	NGS	NGS
检测结果	EGFR-wt	EGFR-19del MET-amp	—	EGFR-19del	EGFR-19del EGFR-20T790M	EGFR-19del MET-amp	—	EGFR-19del MET-amp（仅组织）	EGFR-19del MET-amp
治疗药物	培美曲塞+顺铂+贝伐珠单抗	厄洛替尼	多西他赛	厄洛替尼	奥希替尼	克唑替尼	长春瑞滨	奥希替尼+克唑替尼	奥希替尼+卡博替尼
最佳疗效	PR	PR	PD	PD	PR	SD	PD	PR	—
PFS（月）	9.4	9.0	2.3	1.5	10.2	3.3	1.5	9.1	—

7. 案例点评

（1）该患者为一例EGFR阳性的晚期NSCLC，一代EGFR-TKI厄洛替尼和三代EGFR-TKI奥希替尼分别给患者带来了超过9个月的PFS。患者首诊时外周血基因检测未能检出EGFR突变，提示组织检测仍是基因检测的金标准，液体活检应作为无法获取组织标本时的替代选择。

（2）关于MET扩增：患者在2015年1月二线治疗前已检出MET扩增（FISH），而在随后的数次NGS检测中均未能检出，直到2017年3月六线治疗前再次出现（NGS）。这表明不同的检测方法对MET扩增的检出能力可能不同，de novo MET扩增在较低的拷贝数时即能被FISH检出，而未能被NGS检出，后续经过长时间EGFR-TKIs持续作用，携带MET扩增的肿瘤亚克隆逐渐增殖，MET拷贝数增加，最终被NGS检出。

（3）NSCLC的治疗已步入精准治疗时代，临床医生需要以指南和循证医学为基准，精准取材、规范检测、规范治疗。在该患者的治疗过程中，分别采用了组织、胸腔积液和外周血作为检测标本，综合运用了PCR、FISH、NGS及IHC等方法进行基因检测，陆续发现了EGFR 19del、T790M和MET扩增，厄洛替尼、奥希替尼及克唑替尼的治疗显著延长了患者的生存期。

（4）早于国内适应证的临床实践：在该患者的治疗过程中，奥希替尼的治疗开始于2016年4月25日，当时奥希替尼尚未在内地上市，而克唑替尼、卡博替尼治疗携带MET扩增的NSCLC亦无相应的临床适应证。临床医生基于基因检测结果、指南推荐及循证医学证据做出了早于国内适应证的治疗选择，使患者能有机会更早地从最新的治疗药物中获益。

（蒋继宗　褚　倩）

（二）EGFR突变非小细胞肺癌靶向治疗长生存病例回顾

1. 一般情况介绍

患者，女，63岁。

2. 病史

（1）现病史：患者2021年9月3日因"肺癌靶向治疗7年余，外伤后头痛半天"就诊于某院。入院前7年余，患者无意间发现右颈部包块，质硬，活动度差，伴有咳嗽、咯痰，影像学检查提示右侧颈部淋巴结肿大、右肺中央型肺癌，行颈部淋巴结穿刺活检送检四川省某医院提示大片坏死组织中间少量退变异型上皮/腺体，支持为转移性腺癌，考虑肺腺癌，基因检测提示EGFR 21号外显子L858R突变，无手术指征，行吉非替尼靶向治疗。后患者无任何不适，未定期进行复查。半天前患者不慎跌倒，致头痛不适，伴有恶心，未见呕吐。

（2）既往史及个人史：既往体健；否认"糖尿病、高血压、冠心病"等病史；否认"病毒性肝炎、结核、伤寒"等传染病史；否认其他手术、重大外伤及输血史；未诉食物药物过敏史，预防接种史不详，余各系统回顾无特殊。

（3）体格检查：身高：150cm，体重：55kg，体表面积：1.49m²。疼痛：头痛 NRS 评分 2 分，ECOG 评分 1 分。神志清楚，全身浅表淋巴结未触及，双肺呼吸音清晰，未闻及明显干湿啰音，记忆力、计算力、时间、地点、定向力正常，双侧瞳孔等大等圆 3mm，光反射灵敏，鼻唇沟基本对称，伸舌未见明显偏斜。

（4）影像学检查

2021 年 9 月 5 日行头颅 MRI+ 增强检查示：颅内多发结节状稍长 T1 稍长 T2 信号影，大者位于左侧枕顶叶，考虑颅内转移可能。

2021 年 9 月 5 日行胸部 CT 检查示：考虑右肺中央型肺癌伴右肺、胸膜、双侧肾上腺、脑内转移可能大，右肺下叶癌性淋巴管炎不除外。右肺门、纵隔及右侧心膈角区巴结增多、增大。右侧胸腔中量积液。右肺下叶不规则片团影，考虑不张肺组织或其他。心包少量积液。

3. 病理诊断

行纤维支气管镜活检：右肺上叶：活检小组织，查见恶性肿瘤，结合组织形态学及免疫组化染色，支持为肺腺癌。免疫组化：TTF-1（+）、CK（+）、CK7（+）、NapsinA（+）、CK5/6（-）、P40（-）、EGFR（3+）、Ki-67（+，指数约 15%）。

4. 分子检测诊断结果及解读（见表 4-8）

基因检测结果分析：

EGFR p.L858R 第 21 外显子错义突变：该突变位于蛋白酪氨酸激酶结构域内，可导致 EGFR 持续磷酸化，组成型激活 EGFR 激酶活性，促进细胞增殖，参与肿瘤发生发展；临床试验研究表明，携带 L858R 突变的肺癌患者在接受 EGFR-TKIs 药物后生存期较 EGFR 野生型延长，可用来预测肺癌患者接受 EGFR-TKIs 治疗的受益情况，对一/二/三代 EGFR-TKIs 有效。

T790M 突变为 EGFR-TKIs 常见获得性耐药突变（50%），同时可能以原发耐药突变出现（发生频率低于 11%）；该突变可通过影响一代 EGFR-TKIs 药物与 EGFR 的亲和性，降低细胞的敏感性；T790M 突变对三代 TKIs 药物响应率较好。

5. 治疗方案及疗效评价

2021 年 10 月 5 日开始口服阿美替尼 110mg qd，2011 年 11 月 25 日行胸部 CT 提示：结合临床提示肺癌靶向治疗中，较前 2021 年 9 月 5 日片比较：右肺上叶肿块较前明显缩小，右肺上叶有所复张，右肺、胸膜及双侧肾上腺区转移灶较前有所缩小、减少。疗效评价为 PR，继续口服阿美替尼。见图 4-13。

2022 年 2 月 25 日复查 CT：肺癌靶向治疗中，较前片比较：右肺上叶肿块较前增大，右肺、胸膜转移灶较前增大，双侧肾上腺区结节较前增大，以右侧明显。见图 4-14。

2022 年 3 月 3 日再次行纤维支气管镜活检，送检病理提示：活检小组织，查见极少许异型细胞。免疫组化：TTF-1（+）、CK（+）、CK7（+）、NapsinA（+）、EGFR（1+）、Ki-67（+，指数约 5%），结合组织形态学及免疫组化染色，支持为肺腺癌。

送检血液及组织 NGS 提示见表 4-9：

表 4-8 NGS（425 个基因）检测结果

基因	核苷酸变化	氨基酸变化	染色体	基因亚区	转录本	变异类型	突变丰度或拷贝贝数	变异等级	FDA/NMPA 批准患者癌种 可能敏感	可能耐药	FDA/NMPA 批准其他癌种 可能敏感	可能耐药	药物证据等级
EGFR	C2573T>A	L858R	21			错义突变	35.8%	I类	吉非替尼 厄洛替尼 阿美替尼 奥希替尼				A
EGFR	C2369C>T	T790M	20			错义突变	28.9%	I类	奥希替尼 阿美替尼 伏美替尼 奥姆替尼	吉非替尼 埃克替尼 达克替尼 阿法替尼			A

表 4-9 血液及组织 NGS 结果

基因	核苷酸变化	氨基酸变化	染色体	基因亚区	转录本	变异类型	突变丰度或拷贝贝数	变异等级	FDA/NMPA 批准患者癌种 可能敏感	可能耐药	FDA/NMPA 批准其他癌种 可能敏感	可能耐药	药物证据等级
EGFR	C2573T>A	L858R	21			错义突变	4.1%	I类	吉非替尼 厄洛替尼 阿美替尼 奥希替尼				A
EGFR	C2369C>T	T790M	20			错义突变	1.3%	I类	奥希替尼 阿美替尼 伏美替尼 奥姆替尼	吉非替尼 埃克替尼 达克替尼 阿法替尼			A
ERBB2 扩增							CN：3.6	I类	曲妥珠单抗 维迪西妥单抗	厄洛替尼 吉非替尼			A

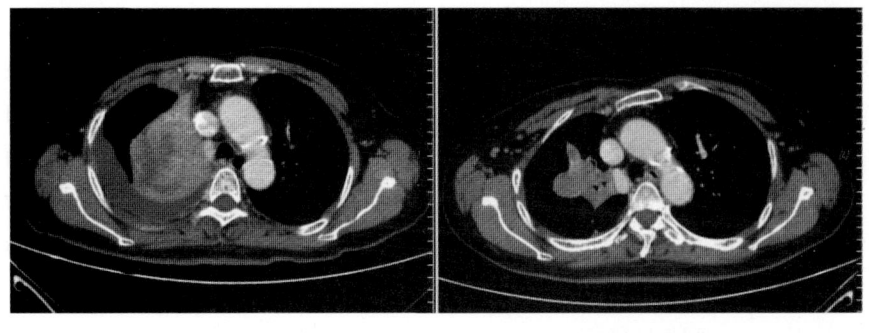

图4-13　二线阿美替尼治疗前后胸部CT（纵隔窗）变化

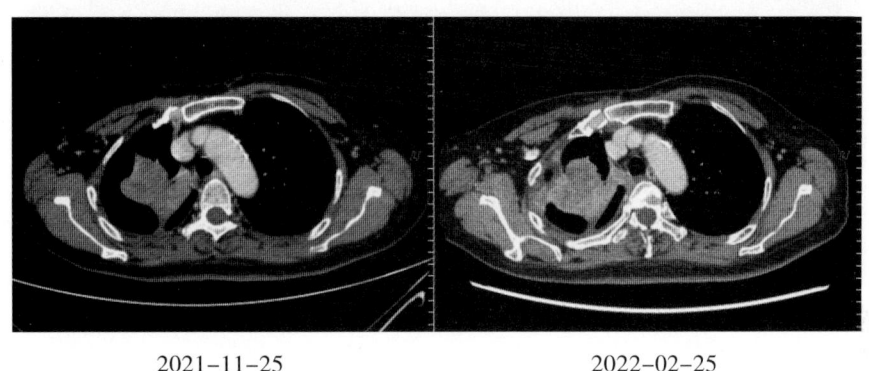

图4-14　二线阿美替尼治疗后出现肿瘤进展的胸部CT（纵隔窗）变化

EGFR p.L858R第21外显子错义突变，T790M突变丰度下降，双标本送检中血液样本NGS出现ERBB2扩增CN：3.6，ERBB2扩增通过促进肿瘤细胞增殖、侵袭和转移，参与肿瘤的发生发展并影响预后；并可能降低肿瘤细胞对EGFRTKIs药物敏感性，还可能增加肿瘤细胞对ERBB2/HER2靶向药物的敏感性。给予阿美替尼110mg qd联合吡咯替尼400mg qd。

2022年6月25日复查CT：右肺上叶肿块较前减小，右肺、胸膜转移灶、双侧肾上腺区结节均较前减小。右肺癌性淋巴管炎不除外，较前减轻；双侧腋窝、右肺门、纵隔及右心膈角区小淋巴结较前相仿。复查肿瘤达部分消退，患者ECOG评分0分，生活基本回归正常。见图4-15。

6.病例小结

（1）治疗小结（见表4-10）。

（2）基因小结（见表4-11）。

7.本案例述评

该患者为老年，女性，8年前确诊肺腺癌，伴有EGFR p.L858R第21外显子错义突变，给予一代EGFR-TKI吉非替尼靶向治疗后，一线靶向药物治疗PFS达7年，患者未按期随访。后因偶然发现肺内转移、脑转移，纤维支气管镜检查提示右肺上叶开口狭窄，病理活检支持为肺腺癌。基因检测提示 EGFR 21 L858R 突变，EGFR 20 T790M 突变，从 2021 年 9 月调整靶向药物为阿美替尼 110mg qd，行全脑 IMRT 放疗，二线阿美替尼 PFS 5 个月。2022 年 2 月进展，复查右肺上叶肿块较前增大，右肺、胸膜转移灶较前增大，2022 年 3 月 2 日行 CT 引导下肺穿刺活检术，术后组织病理支持为肺腺癌。再次基因检测提示 EGFR 21 L858R 突变，EGFR 20 T790M 突变，ERBB2 扩增，给予阿美替尼 110mg qd 联合吡咯替尼 400mg qd 治疗后，再次复查评价 PR，患者耐受性良好。阿美替尼联合吡咯替尼 PFS 达 6 月，随访至今病人一般情况良好。

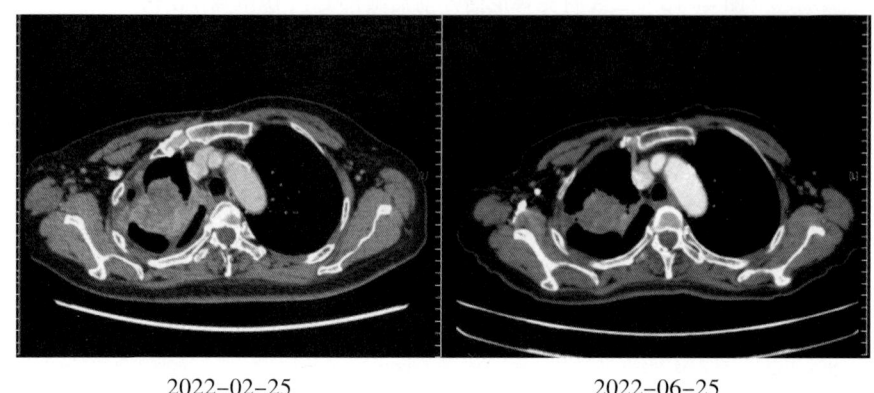

2022-02-25　　　　　　　　　2022-06-25

图 4-15　阿美替尼联合吡咯替尼联合治疗前后胸部 CT（纵隔窗）变化

表 4-10　治疗小结

时间	治疗	疗效
2014.8-2021.9	吉非替尼	PR
2021.9	吉非替尼	PD
2021.10.5-2022.2.5	阿美替尼	PR
2022.3-2022.6	阿美替尼 + 吡咯替尼	PR

表 4-11　基因小结

取样时间	2004.8	2021.10	2022.03
时间节点	初诊	吉非替尼进展	阿美替尼进展
样本来源	颈部淋巴结	纤支镜活组织	纤支镜活组织
Panel	425	425	425
L858R	+	35.8%	4.1%
T790M		28.9%	1.3%
ERBB2 扩增			CN：3.6

肺癌是恶性肿瘤中的"头号杀手",严重危害全球人类健康。表皮生长因子受体(EGFR)是最常见的肺癌驱动基因,亚洲人群中47.9%的非小细胞肺癌(NSCLC)患者存在EGFR敏感突变。EGFR酪氨酸激酶抑制剂(EGFR-TKIs)的出现显著改善了EGFR突变阳性晚期NSCLC患者的生存。T790M突变被称为"守门员"突变,超过50%的NSCLC在服用第一/二代EGFR-TKIs会产生T790M耐药突变。阿美替尼是一种新型的国产原研三代EGFR-TKIs,可选择性地抑制EGFR敏感突变和耐药突变,在临床前研究中,其创新性的环丙基结构已表现出强CNS渗透性。中国多中心Ⅱ期APOLLO研究证实了阿美替尼二线治疗EGFR T790M突变阳性局部晚期或转移性NSCLC患者的出色疗效与可靠安全性。该患者口服阿美替尼5个月后再次耐药进展,发现旁路激活Her2扩增,吡咯替尼是中国自主研发的不可逆泛ERBB抑制剂,与HER1、HER2和HER4的胞内激酶区ATP结合位点共价结合,阻止HER家族同/异源二聚体形成,抑制自身磷酸化,阻断下游信号通路的激活,从而抑制肿瘤细胞生长。通过阿美替尼联合吡咯替尼双靶治疗,取得了较好的疗效。晚期NSCLC大部分经过EGFR-TKIs治疗可取得较好的临床疗效,但随着靶向药物的持续使用,部分患者会出现继发性耐药。了解耐药的机制可有助于临床针对性治疗。动态精准的NGS检测技术广泛应用于晚期NSCLC靶向治疗耐药后患者的处理,需要根据耐药的机制进行联合用药,而且,对于这方面的临床研究也在不断探讨和深入,将来会有越来越多的药物进入临床,使患者获得最大的生存。

(曾贵林 何 朗)

(三)一例EGFR突变肺癌患者的精准治疗

1. 一般情况介绍

患者,男,50岁。

2. 病史

(1)现病史:患者2019年6月底无明显诱因出现右季肋区阵发性疼痛,当时未在意,2019年7月24日右季肋区疼痛加重就诊于河北某医院。2019年7月24日胸部CT示:右侧肺门及右肺下叶软组织密度肿块,考虑恶性,并右肺下叶阻塞性炎症;双肺叶多发微小及小结节,考虑多发转移灶;右侧少量胸腔积液;第10胸椎椎体骨质破坏考虑骨转移。

(2)家族史:无肿瘤家族史。

(3)体格检查:PS评分0分。神志清楚。双肺呼吸音清,未闻及干湿啰音。

(4)影像学检查:2019年8月行PET-CT检查示:①右肺下叶及右肺门团块影,FDG摄取增高,考虑肺癌,右下肺血管淋巴管播散,双肺转移,多发淋巴结转移(右侧锁骨上下区、上纵隔气管右旁、气管前腔静脉后、隆突下及右侧肺门),骨转移(胸10椎体、右侧坐骨结节);②右侧胸膜增厚。考虑患者右肺癌,多发转移。见图4-16。

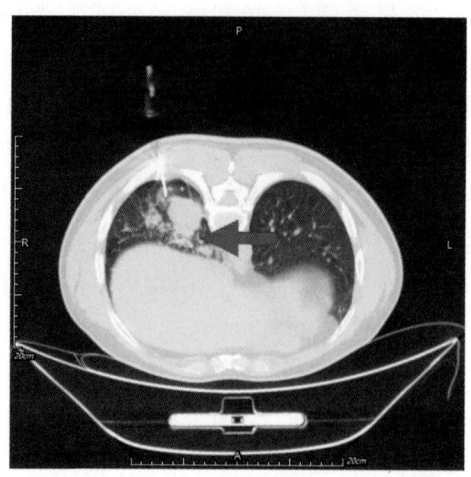

图 4-16 CT 引导下右肺占位穿刺活检术

3.病理诊断

2019 年 8 月行右肺病灶 CT 引导下穿刺活检,病理回报:(右肺)低分化腺癌。免疫组化:CD5/6(-),CK7(++),Cytokeratin(++),Ki-67(25-50%),P40(-),TTF1(++),P63(-),CD56(-)SCLC(-),NapsinA(-)。

4.分子检测诊断结果及解读

(1)2019 年 8 月右肺病灶穿刺组织基因检测:EGFR 19 外显子缺失突变(表 4-12)。

表 4-12 主要基因变异检测结果及用药提示

基因	核苷酸变化	氨基酸变化	染色体	基因亚区	转录本	变异类型	突变丰度或拷贝数	变异等级	FDA/NMPA 批准患者癌种		FDA/NMPA 批准其他癌种		药物证据等级
									可能敏感	可能耐药	可能敏感	可能耐药	
EGFR	E746_A750del					缺失突变							

(2)2021 年 3 月 9 日第 2 次基因检测,结果见表 4-13。标本:穿刺组织。

表 4-13 主要基因变异检测结果及用药提示

基因	核苷酸变化	氨基酸变化	染色体	基因亚区	转录本	变异类型	突变丰度或拷贝数	变异等级	FDA/NMPA 批准患者癌种		FDA/NMPA 批准其他癌种		药物证据等级
									可能敏感	可能耐药	可能敏感	可能耐药	
EGFR	T790M						6.8%						

第四章 呼吸系统肿瘤分子诊断标志物临床应用

（3）2021年6月外周血基因检测：EGFR T790M突变（表4-14）。

表4-14 主要基因变异检测结果及用药提示

基因	核苷酸变化	氨基酸变化	染色体	基因亚区	转录本	变异类型	突变丰度或拷贝数	变异等级	FDA/NMPA批准患者癌种		FDA/NMPA批准其他癌种		药物证据等级
									可能敏感	可能耐药	可能敏感	可能耐药	
EGFR	T790M						0.6%						

（4）2021年12月穿刺组织基因检测：EGFR19外显子缺失，频率66.8%；EGFR T790M突变（表4-15）。

表4-15 主要基因变异检测结果及用药提示

基因	核苷酸变化	氨基酸变化	染色体	基因亚区	转录本	变异类型	突变丰度或拷贝数	变异等级	FDA/NMPA批准患者癌种		FDA/NMPA批准其他癌种		药物证据等级
									可能敏感	可能耐药	可能敏感	可能耐药	
EGFR	E746_A750del					缺失突变	0.6% 66.8%						

（5）基因检测结果分析

1）EGFR 19del位于αC-helix区域，19del突变蛋白缩短了上半部分与αC螺旋结合，通过αC螺旋旋转活化激酶构型。缩短后的19del突变蛋白结构更为紧凑，因此EGFR激酶处于最高活性状态。这也就使得EGFR 19del突变接受EGFR-TKIs治疗的疗效相对更好，诸多研究提示优于EGFR L58R突变。

NCCN指南和CSCO指南推荐吉非替尼、厄洛替尼、阿法替尼、埃克替尼、奥希替尼、达克替尼用于携带EGFR敏感突变的局部晚期或转移性非小细胞肺癌患者的一线治疗。CSCO原发性肺癌诊疗指南推荐埃克替尼用于一线治疗EGFR突变型晚期非小细胞肺癌。

2）EGFR T790M是一种守门人突变，位于EGFR蛋白激酶结构域的ATP结合口袋内。T790M导致EGFR激酶活性增加，在培养物中转化，并且经常作为继发性体细胞突变发生，赋予对可逆酪氨酸激酶抑制剂的耐药性。

NCCN指南和CSCO指南表明携带EGFR T790M突变型非小细胞肺癌患者对第一代、第二代EGFR激酶抑制剂（例如吉非替尼、达可替尼、厄洛替尼、阿法替尼）耐药。FDA/NMPA批准奥希替尼用于EGFR-TKIs治疗时或治疗后出现疾病进展，并且经检测确认携带EGFR T790M突变阳性的非小细胞肺癌患者的治疗。

5.治疗方案调整及疗效评价

（1）一线治疗：自购奥希替尼（印度版）一线治疗1个月，出现活动后气短于2019年

9月16日复查胸部CT及头颅增强MRI,与用药前比较,病情进展,评效PD,PFS 1个月。见图4-17。

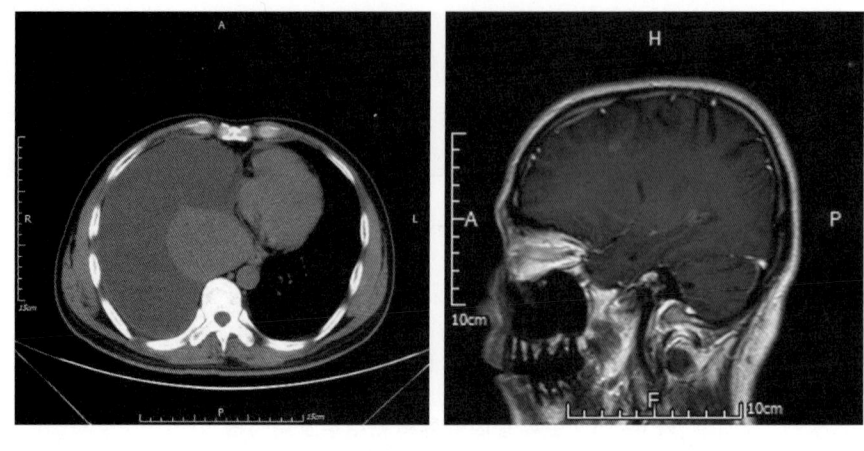

2019-09-16　　　　　　　　　2019-09-17

图4-17　右侧胸腔积液;颅脑多发转移

（2）二线治疗:2019年9月24日行二线第1周期化疗,具体用药为:顺铂胸腔内30mg,静脉60mg;培美曲塞800mg,q3w。2019年10月16日行第2周期化疗,具体用药为:顺铂,静脉120mg d1;培美曲塞800mg d1,每21天为一周期。2019年11月行胸部CT检查示右肺病灶明显缩小,2周期化疗后评效PR,颅内病灶稳定(图4-18)。

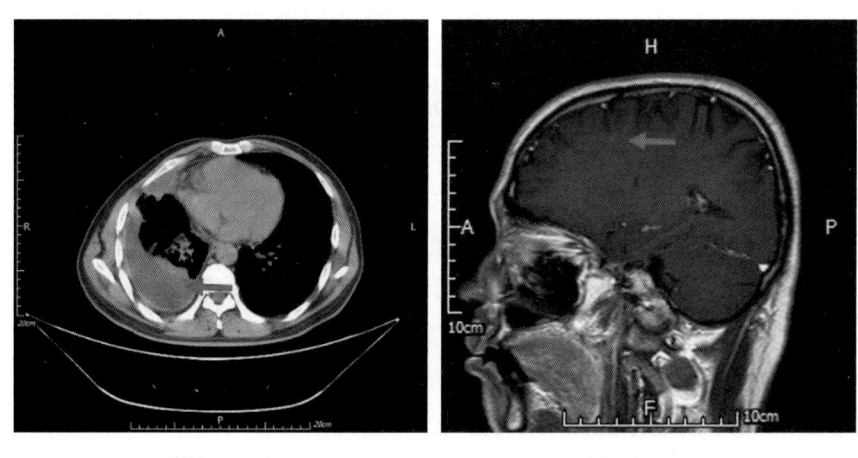

2019-11-06　　　　　　　　　2019-11-11

图4-18　右侧胸腔积液较前减少;颅脑病灶稳定

鉴于患者颅内多发转移,参考NEJ009研究,在化疗基础上加用埃克替尼125mg口服每日三次。5周期AP方案化疗后,采用单药埃克替尼靶向治疗。

2020年11月行胸部增强CT检查示:①右肺下叶团块影,考虑恶性可能,较前

(2020-09-03)病灶相仿,两肺小结节,考虑转移,较前均增大增多;②右侧大量胸腔积液伴右肺膨胀不全,较前相仿;右侧胸膜肥厚;③右侧心膈角区淋巴结略肿大,较前相仿;④胸10椎体骨质破坏,考虑转移。评效PD,PFS 13个月。

(3)三线治疗

1)2020年11月24日行外周血基因检测提示:EGFR T790M 阳性。

2)2020年12月口服奥希替尼80mg 1/日。

3)2021年6月4日行胸部CT检查示:①右肺下叶团块影,考虑恶性可能,较前(2021-03-10)增大。评效PD,PFS 6个月。见图4-19。

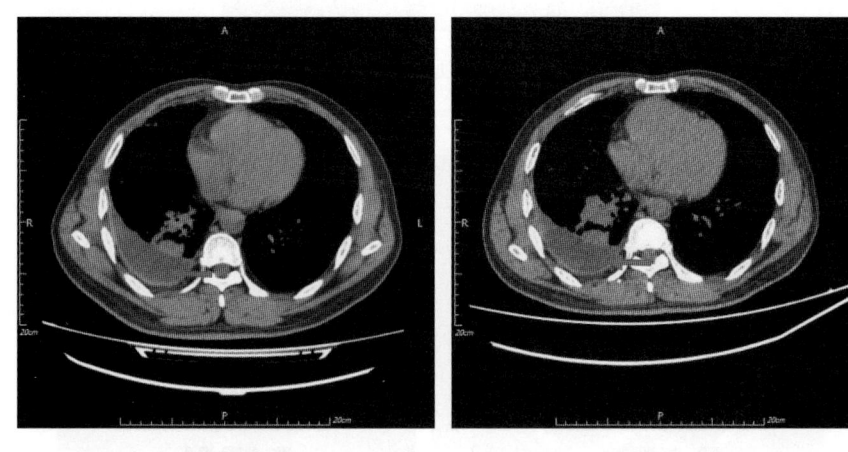

图4-19 右肺下叶病灶较前增大

(4)四线治疗

1)2021年6月行右肺病灶穿刺活检,病理示:腺癌。

2)2021年6月行外周血基因检测:EGFR T790M 阳性。

3)四线行贝伐珠单抗联合单药培美曲塞化疗(因患者个人原因,每月化疗1次)。

4)2021年12月行颅脑MR检查示:颅内病灶较前增多,增大。评效PD,PFS 6个月。见图4-20。

(5)五线治疗

1)2021年12月行右肺病灶穿刺活检,病理示:腺癌。

2)2021年12月行组织基因检测:EGFR T790M 阳性,19外显子缺失突变。

3)五线行贝伐珠单抗、培美曲塞化疗联合奥希替尼靶向治疗至今。

4)2022年2月复查胸部CT示肺部病灶略缩小,颅脑MR示头颅病灶明显缩小。评效PR,PFS>6个月。见图4-21。

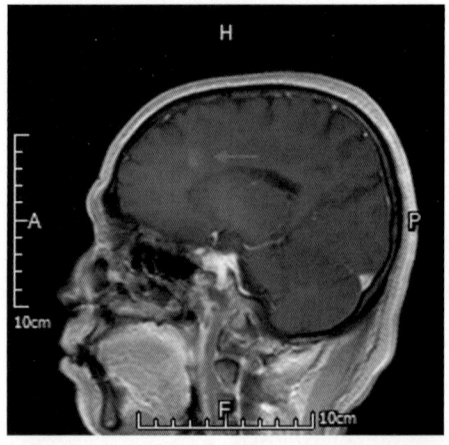

图 4-20 颅脑病灶进展

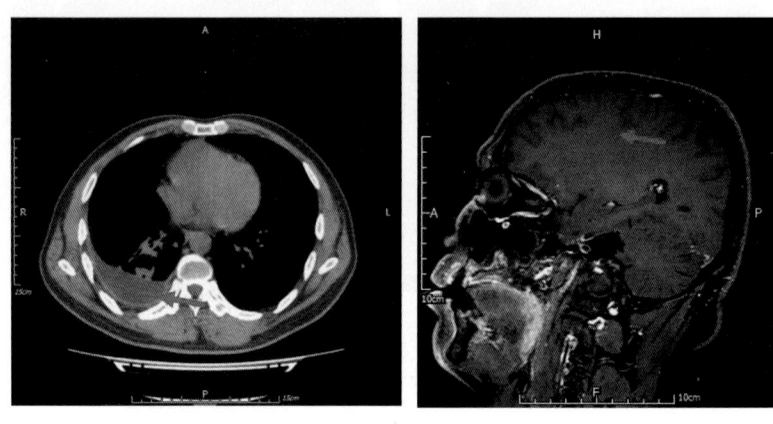

2022-02-08　　　　　　　　2022-02-09

图 4-21 肺部及颅脑病灶缩小

6. 病例小结

（1）治疗小结：见表 4-16。

表 4-16 治疗小结

时间	治疗	疗效
2019.8–2019.9	奥希替尼（印度版）	PD
2019.9–2019.10	培美曲塞 + 顺铂	PR
2019.11–2020.3	培美曲塞 + 顺铂 + 埃克替尼	SD
2020.3–2020.11	埃克替尼	SD
2020.11–2021.5	奥希替尼	SD
2021.6–2021.12	贝伐珠单抗 + 培美曲塞	SD
2021.12–2022.2	贝伐珠单抗 + 培美曲塞 + 奥希替尼	PR

（2）基因小结：见表4-17。

表4-17 基因小结

取样时间	2019.8	2020.11	2021.12
时间节点	初诊	病情进展	病情进展
取样来源	组织	外周血	组织
突变位点	EGFR19外显子缺失突变	EGFR T790M突变	EGFR T790M阳性，19外显子缺失突变

7. 本案例述评

从以上分析可以看出，本案例存在敏感突变，靶向治疗有效时间应该长，但该患者靶向治疗PFS均不长，化疗时间较长，化疗与靶向联合PFS时间也较长，说明肿瘤治疗更需要个体化方案，全面分析基因检测有助于方案制定。本例患者另一特点是，后期奥希替尼靶向肺部病灶缓慢进展，改化疗后，肺部病灶稳定，但脑部病灶进展。在联合应用靶向治疗与化疗后，肺部及脑部病灶均稳定，提示我们在治疗中关注肿瘤转移灶的异质性及血脑屏障对化疗及靶向治疗的影响。

（李仁德　管静芝）

（四）一例EGFR L858R突变合并脑膜转移场生存肺腺癌病例的全程管理

1. 一般情况介绍

患者，男，61岁。

2. 病史

（1）现病史：2017年9月因体检发现肺部占位就诊。

（2）家族史：无家族遗传学疾病史。

（3）吸烟史：吸烟指数200年支，戒烟25年。

（4）影像学检查：2017年9月行胸部CT检查示：①右肺中叶占位性病变伴外缘阻塞性肺炎，考虑肿瘤性病变，肺癌（周围型）；②纵隔内多发肿大淋巴结；③双肺多发小结节影，考虑转移瘤可能；④部分胸椎及胸骨内高密度结节影，考虑骨转移？行颅脑CT检查示：①颅脑平扫未见明显异常；②所摄入左侧额部颅骨局限性隆起，考虑骨瘤可能。

3. 病理诊断

2017年9月行CT引导下右肺肿物穿刺活检病理：浸润性腺癌，IHC：CK7（+）、TTF-1（+）、NapsinA（+）、CK20（-）、villin（+）、CD56（-）、Actin（-）、Desmin（-）。

4. 分子检测结果及解读

（1）第一次分子检测诊断结果：2017-10基因检测（组织ARMS）：EGFR L858R突变。

（2）第二次分子检测诊断结果：2018-06基因检测（血液NGS）：EGFR L858R、T790M突变。

（3）第三次分子检测诊断结果（见表4-18）：2019年6月19日行基因检测（脑脊液NGS）：EGFR L858R突变，丰度21.6%；TP53突变，丰度94.7%；EGFR扩增，相对拷贝系数2.4。

（4）第四次分子检测诊断结果（见表4-19）：2019年10月2日行基因检测（脑脊液NGS）：EGFR L858R突变，丰度13.1%；TP53突变，丰度13.6%；LPR1B突变，丰度14.2%；DICER1突变，丰度11.5%；EPHA5突变，丰度11.1%；NOTCH2突变，丰度10%；FOXA1扩增，相对拷贝系数4.0；NKX2-1扩增，相对拷贝系数3.3；NFKBIA扩增，相对拷贝系数3.0；IL7R扩增，相对拷贝系数2.6；RICTOR扩增，相对拷贝系数2.5；SDHA扩增，相对拷贝系数2.2。

（5）第五次分子检测诊断结果（表4-20）：2020年9月29日行基因检测（脑脊液NGS）：EGFR L858R突变，丰度10.9%；EGFR C797S突变，丰度1.78%；EGFR G719S突变，丰度1.04%；TP53突变，丰度13.72%；EGFR扩增，相对拷贝系数3.1；MYC扩增，相对拷贝系数3.0。

5. 诊疗经过及疗效评价

（1）一线治疗：2017年10月至2018年6月口服吉非替尼250mg qd。最佳疗效PR，PFS10个月。

（2）二线治疗：2018年6月15给予"贝伐珠单抗600mg+培美曲塞800mg+卡铂400mg"方案治疗1周期；2018年7月—2019年6月改行"奥希替尼80mg qd"靶向治疗（患者及家属因等待基因检测结果期间，要求先行化疗。基因检测结果发现EGFR T790M突变后改为口服靶向治疗）。疗效评价：最佳疗效SD，PFS 12个月。

（3）三线治疗

1）2019年6月行脑脊液细胞学检查示：腺癌。

2）三线治疗方案：2019年7月11日予"紫杉醇240mg d1"治疗1周期（因Ⅳ度骨髓抑制，拒绝再次化疗），后继续"奥希替尼80mg qd"靶向治疗；2019年7月17日、2019年7月25日分别予"培美曲塞10mg"鞘内注射化疗2次。疗效评价：最佳疗效SD，PFS 2个月。

（4）四线治疗：2019年9月—2020年9月予奥希替尼160mg qd+贝伐珠单抗500mg q4w+培美曲塞10mg鞘内注射q4w。疗效评价：最佳疗效SD，PFS 12个月。

（5）五线治疗：2020年10月予奥希替尼80mg qd+达克替尼30mg qd+贝伐珠单抗500 q4w+培美曲塞鞘注20mg q4w至2023年1月。疗效评价：最佳疗效SD，PFS 25个月+（目前病情仍稳定）。

第四章 呼吸系统肿瘤分子诊断标志物临床应用

表4-18 主要基因变异检测结果及用药提示

基因	核苷酸变化	氨基酸变化	染色体	基因亚区	转录本	变异类型	突变丰度或拷贝数	变异等级	FDA/NMPA批准患者癌种 可能敏感	可能耐药	FDA/NMPA批准其他癌种 可能敏感	可能耐药	药物证据等级
TP53	c.418C>G	p.H140D		EX4	NM_001126118.1	错义突变	94.7%				药物推荐（敏感性，证据等级）		
EGFR	c.3573T>G	p.L858R		EX21	NM_005228.3		21.6%		阿法替尼;达可替尼;厄洛替尼;吉非替尼;埃克替尼;奥希替尼				
EGFR					NM_005228.3	扩增	2.4		西妥昔单抗;尼妥珠单抗;帕尼单抗				

表 4-19 主要基因变异检测结果及用药提示

基因	核苷酸变化	氨基酸变化	染色体	基因亚区	转录本	变异类型	突变丰度或拷贝数	变异等级	FDA/NMPA 批准患者癌种 可能敏感	FDA/NMPA 批准患者癌种 可能耐药	FDA/NMPA 批准其他癌种 可能敏感	FDA/NMPA 批准其他癌种 可能耐药	药物证据等级
LRP1B	c.10798A > G	p.I3600V		EX70	NM_018557.2		14.2%						
TP53	c.535C > G	p.H179D		EX5	NM_000546.5		13.6%						
EGFR	c.2573T > G	p.L858R		EX21	NM_005228.3		13.1%		阿法替尼;达可替尼;吉非替尼;厄洛替尼;埃克替尼;奥希替尼				
DICER1	c.2461C > T	p.R821C		EX17	NM_030621.3		11.5%						
EPHA5	c.680G > A	p.R227H		EX3	NM_004439.5		11.1%						
NOTCH2	c.2256_2262delCAACTGT	p.I752Mfs*23		EX14	NM_024408.3		10.0%						
FOXA1					NM_004496.3	扩增	4.0						
NKX2-1					NM_001079668.2	扩增	3.3						
NFKBIA					NM_020529.2	扩增	3.0						
IL7R					NM_002185.3	扩增	2.6						
RICTOR					NM_152756.3	扩增	2.5						
SDHA					NM_004168.2	扩增	2.2						

第四章　呼吸系统肿瘤分子诊断标志物临床应用

表 4-20　主要基因变异检测结果及用药提示

基因	核苷酸变化	氨基酸变化	染色体	基因亚区	转录本	变异类型	突变丰度或拷贝数	变异等级	FDA/NMPA 批准患者癌种 可能敏感	FDA/NMPA 批准患者癌种 可能耐药	FDA/NMPA 批准其他癌种 可能敏感	FDA/NMPA 批准其他癌种 可能耐药	药物证据等级
EGFR	c.2573T>G	p.L858R		EX21		错义突变	10.90%	I类					
EGFR	c.2389T>A	p.C297S		EX20		错义突变	1.78%	I类					
EGFR	c.2155G>A	p.G719S		EX18		错义突变	1.04%	I类					
TP53	c.535C>G	p.H179D		EX5		错义突变	13.72%	II类					
EGFR			7p11.2			扩增	3.1	II类					
MYC			8q24.21			扩增	3.0	II类					

6. 小结

（1）治疗小结：见表 4-21

表 4-21 治疗小结

时间	治疗	疗效	
2017.10-2018.6	吉非替尼	PR	10 个月
2018.6.15-2019.6	贝伐珠单抗 + 培美曲塞 + 卡铂（1 周期）/ 奥希替尼	SD	12 个月
2019.7.11-2019.9	紫杉醇 / 奥希替尼 + 培美曲塞（鞘注）	SD	2 个月
2019.9-2020.9	奥希替尼 + 贝伐珠单抗 + 培美曲塞（鞘注）	SD	12 个月
2020.10-2023.1	奥希替尼 + 达克替尼 + 贝伐珠单抗 + 培美曲塞（鞘注）	SD	25 个月

（2）基因检测小结：见表 4-22

表 4-22 基因检测小结

取样时间	2017.10	2018.6	2019.6.19	2019.10.2	2020.9.29
时间节点	初诊				
样本来源	组织	血液	脑脊液	脑脊液	脑脊液
Panel			1021	1021	168
L858R			21.6%	13.1%	10.9%
EGFR 扩增			2.4		3.1
TP53			94.7%	13.6%	13.72%
LPR1B			14.2%		
DICER1			11.5%		
EPHA5			11.1%		
NOTCH2			10%		
FOXA1 扩增			4.0		
NKX2-1 扩增			3.3		
NFKBIA 扩增			3.0		
IL7R 扩增			2.6		
RICTOR 扩增			2.5		
SDHA 扩增			2.2		
C797S					1.78%
G719S					1.04%
MYC 扩增					3.0

7. 案例述评

本例患者男性，肺腺癌晚期合并脑膜转移，根据多次基因检测结果，反复调整抗肿瘤

第四章 呼吸系统肿瘤分子诊断标志物临床应用

治疗方案，生存期已超过5年，临床获益明显，真正达到高质量长生存的治疗目的。

C797S突变是二线奥希替尼常见的耐药原因。在AURA3研究中，对73例耐药患者的基因检测分析显示，最常见的耐药机制包括EGFR获得性突变（21%）及MET扩增（19%），其中EGFR获得性突变又以C797X为主（15%）。体外实验发现，C797S突变分以下三种情况：C797S单发突变、C797S（顺式）与T790M共发突变、C797S（反式）与T790M共发突变。本例患者最后一次脑脊液基因检测中除了EGFR L858R突变、TP53突变外，还出现新的耐药突变EGFR C797S和EGFR G719S，一、二代TKI均对此敏感。

非小细胞肺癌患者中脑膜转移的发生率为3.0%~5.0%，近几年随着治疗方法的改变及治疗疗效的改善，脑膜转移的发生率越来越高，EGFR突变的非小细胞肺癌患者中脑膜的发生率更是高达9.0%~16.0%。由于血脑屏障造成的运输限制，治疗药物进入软脑膜间隙主要取决于它的物理化学特性和生态学特性，传统的治疗方法预后并不理想，中位生存时间仅3个月。因缺少特异性临床症状、早期诊断方法及标准的治疗方案，脑膜转移的诊疗成为非小细胞肺癌诊疗全程管理中重要的挑战。鞘内注射治疗可提高脑脊液药物浓度，使足够剂量的药物直接分布到整个蛛网膜下腔和脑室系统，既摆脱血-脑屏障和血-脑脊液屏障的限制，又可避免全身不良反应。但是脑脊液循环障碍不但是脑膜转移鞘内化疗失败的一个重要因素，还可能会增加神经系统不良反应，所以经鞘内治疗前有必要评估脑脊液的循环状况。对阻碍脑脊液循环的病灶放疗，可使约一半患者恢复脑脊液正常流动，为鞘内化疗的安全和有效实施创造条件。鞘内注射治疗可通过腰椎穿刺和OMMAYA囊泵两种方式给药。鞘内化疗是脑膜转移最主要的治疗方法之一，传统的鞘内化疗药物主要有甲氨蝶呤、阿糖胞苷、塞替哌等，这些药物主要是参考血液肿瘤LM治疗的方案，多项研究显示，这些方案对肺癌LM仅中度敏感，无明显生存获益。近年来，有尝试使用拓扑替康、依托泊苷、培美曲塞、吉西他滨、免疫抑制剂等药物经脑脊液治疗脑膜转移的报道。多个回顾性或小样本研究发现培美曲塞鞘内化疗可以提高NSCLC-LM患者的生存预后。目前最强循证医学证据来自于Fan等进行的一项"鞘内注射培美曲塞联合地塞米松治疗EGFR突变NSCLC TKI失败的软脑膜转移瘤的疗效和安全性"的Ⅱ期临床研究，研究纳入30例EGFR-TKIs治疗失败的NSLCL-LM患者，培美曲塞推荐剂量为50mg，结果显示临床有效率为84.6%（22/26），中位总生存期为9.0个月，主要不良反应为骨髓抑制，对症处理后可恢复正常。现阶段对于培美曲塞使用剂量、频率、治疗持续时间、停药时机仍无共识，同时明确培美曲塞鞘内化疗耐药机制及应对培美曲塞鞘内化疗耐药也是一个巨大的挑战。

本例患者在基因检测结果的指导下，综合考虑疗效和安全性，在后线采用"二代TKI+三代TKI+贝伐珠单抗"联合"培美曲塞鞘内注射"的综合治疗模式，获得了超长23个月的PFS，扭转了后线治疗疗效欠佳的僵局实现了临床获益。

（张龙凤　林　根）

（五）一例靶向治疗、放疗及局部消融的晚期肺腺癌病例

1. 一般情况介绍

患者，女，63岁。

2. 病史

（1）现病史：患者于2015年10月因"反流性胃炎"至当地医院检查，行胸部CT发现双肺占位。于当地医院行右肺病灶穿刺活检，病理提示"中分化腺癌"，基因检测示EGFR p.L858R突变；头颅CT检查发现颅内转移。2015年11月4日开始口服埃克替尼治疗，最佳疗效PR，2016年3月16日复查胸部CT提示肺部部分病灶略增大，颅内病灶复查稳定。于2016年3月28日就诊于北京某医院。

（2）家族史：父母均去世，死因不详。有兄弟姐妹5人，1妹因"宫颈癌"去世，1兄因"胃癌"去世。

（3）体格检查：KPS评分70分。胸廓对称无畸形，胸骨无压痛，呼吸动度两侧对称，触觉语颤两侧对称。双肺叩诊呈清音，两肺呼吸音清，未闻及干湿性啰音。

（4）影像学检查

1）胸部CT（2016-03-16）：双肺多发占位，考虑肺癌，左肺病灶约2.1cm×2.4cm，较前略增大；其余病灶较前变化不大。

2）头颅MRI示（2016-03-16）：右额叶、左颞叶皮层区、右枕部镰旁、右顶叶、右额角旁、左额颞叶深部多发占位，考虑转移，较前变化不大。

（5）病理诊断：右肺病灶穿刺活检（2015-10-10）：中分化腺癌，ALK-D5F3（-），KI-67（index30%），NapsinA（+），SMA（示断裂），P40（-），TTF-1（+）。

3. 分子检测诊断结果及解读

（1）第一次检测（2015年10月组织NGS检测）：EGFR p.L858R突变。

（2）第二次检测（2018年1月组织NGS检测）：埃克替尼耐药后，NGS结果显示EGFR p.L858R突变（丰度2.06%），EGFR p.T790M突变（丰度1.07%），见表4-23。

（3）第三次检测（2021年4月组织NGS检测）：奥希替尼耐药后，NGS结果显示：EML4 exon13-ALK（丰度3.78%）融合突变与ERBB2 p.R784C（丰度0.40%）插入突变，见表4-24。

本例患者在使用埃克替尼耐药后检出EGFR p.L858R突变与p.T790M突变，已知L858R与T790M均为肺腺癌中经典的EGFR驱动突变，也是明确的致癌变异[1]；其中L858R为EGFR敏感突变，而T790M变异为一代TKI进展后常见耐药突变[2,3]，依据NCCN指南，建议尝试使用奥希替尼进行治疗。该患者在使用奥希替尼一段时间后出现耐药，最新检测结果并未检出EGFR T790M突变，据以往文献报道，T790M突变由阳转阴是奥希替尼耐药的原因之一，考虑EGFR T790M突变克隆消失可能导致患者对奥希替耐药。此次新检出的EML4-ALK融合丰度较高，该变异为经典的肺癌驱动突变，提示其对ALK抑制剂敏感[4,5]。

第四章 呼吸系统肿瘤分子诊断标志物临床应用

表4-23 埃克替尼耐药后检测结果及解读

基因	变异类型	变异结果	丰度
EGFR	错义突变	NM_005228.3（EGFR）：c.2573T>G（p.Leu858Arg）	2.06%EGFR
EGFR	错义突变	NM_005228.3（EGFR）：c.2369C>T（p.Thr790MET）	1.07%

基因	核苷酸变化	氨基酸变化	基因亚区	转录本	变异类型	突变丰度或拷贝数	变异等级	FDA/NMPA 批准患者癌种		药物证据等级
								可能敏感	可能耐药	
EGFR	c.2573T>G	p.Leu858Arg	EX21	NM_005228.3	错义突变	2.06%	Ⅰ类	吉非替尼 厄洛替尼 埃克替尼 阿法替尼 达可替尼 奥希替尼 Rociletinib		1A级
EGFR	c.2369C>T	p.Thr790MET	EX20	NM_005228.3	错义突变	1.07%	Ⅰ类	奥希替尼 Olmutinib Rociletinib 艾维替尼	吉非替尼 厄洛替尼 埃克替尼 阿法替尼 达可替尼	1A级

表4-24 奥希替尼耐药后检测结果及解读

基因变异	变异频率或扩增倍数	NMPA/FDA 批准/NCCN 推荐敏感药物（肿瘤类型）	其他潜在敏感药物基因变异
ERBB2 exon20 R784C	0.40%	恩赫图（Fam-trastuzumab deruxtecan-nxki），恩美曲妥珠单抗（非小细胞肺癌）	
EML4 exon13-ALK exon20 融合	3.78%	阿来替尼，恩沙替尼，塞瑞替尼，克唑替尼，Lorlatinib（劳拉替尼），Brigatinib（布吉替尼）（非小细胞肺癌）	

基因	氨基酸变化	基因亚区	变异类型	突变丰度或拷贝数	变异等级	FDA/NMPA 批准患者癌种		药物证据等级
						可能敏感	可能耐药	
ERBB2	p.R784C	EX20	错义突变	0.40%	Ⅱ类	恩赫图 恩美曲妥珠单抗	-	2A级
ALK	EML4 exon13-ALK exon20	EX20	融合突变	1.07%	Ⅱ类	阿来替尼 恩沙替尼 塞瑞替尼 克唑替尼 劳拉替尼 布吉替尼	-	1A级

4. 治疗方案调整及疗效评价

（1）一线治疗方案（2015年10月—2018年1月）：埃克替尼单药治疗，联合左肺病灶氩氦刀冷冻消融术最佳疗效：PR，PFS：26月，见图4-22。

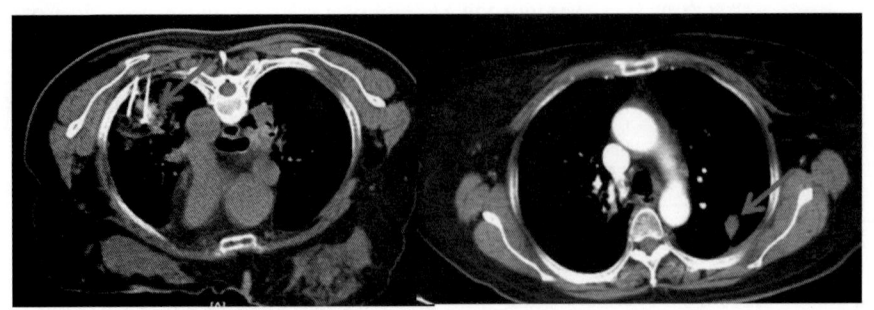

2016-03氩氦刀冷冻消融术中　　　　2016-06氩氦刀术后3月复查，肿瘤坏死缩小

图4-22　一线治疗冷冻消融术中患者CT影像

（2）二线调整方案（2018年1月—2021年4月）：奥希替尼+颅内放疗；最佳疗效：PR，PFS：40月，见图4-23。

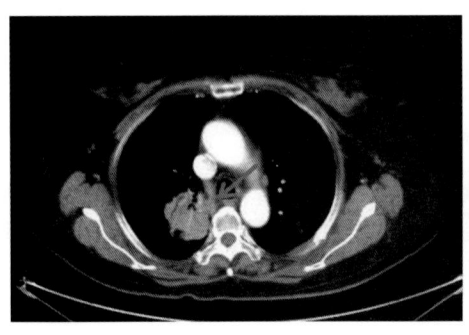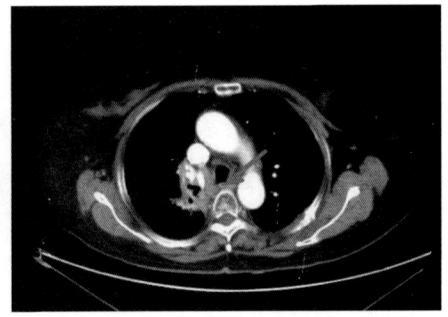

2018-01，埃克替尼进展后　　　　2018-04，奥希替尼治疗3月后

图4-23　二线治疗后患者CT影像

（3）三线调整方案（2021年4月—2022年2月）：予阿来替尼，最佳疗效：PR，PFS：9月。疗效评价：患者行阿来替尼治疗后出现进展，因颅内转移于2022年2月去世，总生存期6年6个月。

5. 病例小结

（1）治疗小结：见表4-25

第四章 呼吸系统肿瘤分子诊断标志物临床应用

表 4-25 治疗小结

时间	治疗	疗效
2015.10–2018.01	埃克替尼 + 氩氦刀冷冻	PR 26m
2018.01–2021.04	消融奥希替尼 + 放疗	PR 40m
2019.07–2020.01	阿来替尼	PR 9m

（2）基因检测小结：见表 4-26

表 4-26 基因检测小结

取样时间	2015-10	2018-01	2021-04
时间节点	初诊	Icotinib–PD	Osimertinib–PD
样本来源	CT 引导下原发灶穿刺活检	CT 肺部进展病灶穿刺活检	CT 肺部进展病灶穿刺活检
Panel	9 基因 NGS	128 基因 NGS	524 基因 NGS 丰度不详
EGFR L858R	丰度不详	2.06%	
EGFR p.T790M		1.07%	
GNAS			
ALK			3.78%
Her-2			0.4%
TP53			
KRAS			
MET			

6. 本案例述评

本例患者初诊即为 Ⅳ 期脑转移患者，仅依靠靶向治疗获得了 6 年 6 个月的总生存。治疗过程中患者反复活检并行基因检测，如在埃克替尼耐药后再次活检并行检测，根据 NGS 提示的 EGFR p.L858R 突变与 p.T790M 突变，获知一线治疗的明确耐药原因（T790M 突变）并进行针对性治疗，从而再次获得 40 月的 PFS。再次耐药后患者再次活检并发现新的可靶向治疗的突变（ALK 融合），针对性治疗后取得病情的再次缓解。诊治过程充分体现了个体化精准治疗的价值和意义。

众所周知，一代 EGFR TKI 对 L858R 的效果不甚理想，合并脑转移的 L858R 突变患者 PFS 不足 10 月。然而在该患者治疗过程中发现合并局部氩氦刀冷冻消融治疗后一线 PFS 达 26 月。其中消融治疗是否与靶向治疗起到了良好的协同作用，是重要的临床问题，值得深入观察和探索。

（杨武威　祝宝让）

(六)一例新辅助靶向治疗局部晚期肺腺癌病例

1. 一般情况介绍

患者,女,48岁。

2. 病史

(1)现病史:患者因"干咳20余天"于2020年11月收入四川省某医院,伴活动后呼吸困难,不伴胸痛、胸闷、咯血、发热等。

(2)既往史:无高血压、糖尿病史。

(3)家族史:家庭成员无肺癌相关病史,无家族遗传病史。

(4)体格检查:ECOG评分0分。胸廓对侧,呼吸运动正常,双肺呼吸音清晰,未闻及干湿啰音,无胸膜摩擦音。

(5)辅助检查

1)2020年11月行胸部CT检查示:右肺上叶见一不规则肿块影,大小约4.3cm×3.4cm,多发毛刺影,呈分叶状,胸膜有牵拉;呈中度不均匀增强;右肺上叶前段支气管受压;纵隔及右肺门淋巴结肿大,部分融合。影像学诊断:①右肺上叶周围型肺癌;②纵隔及右肺门多发淋巴结肿大,考虑转移。见图4-24。

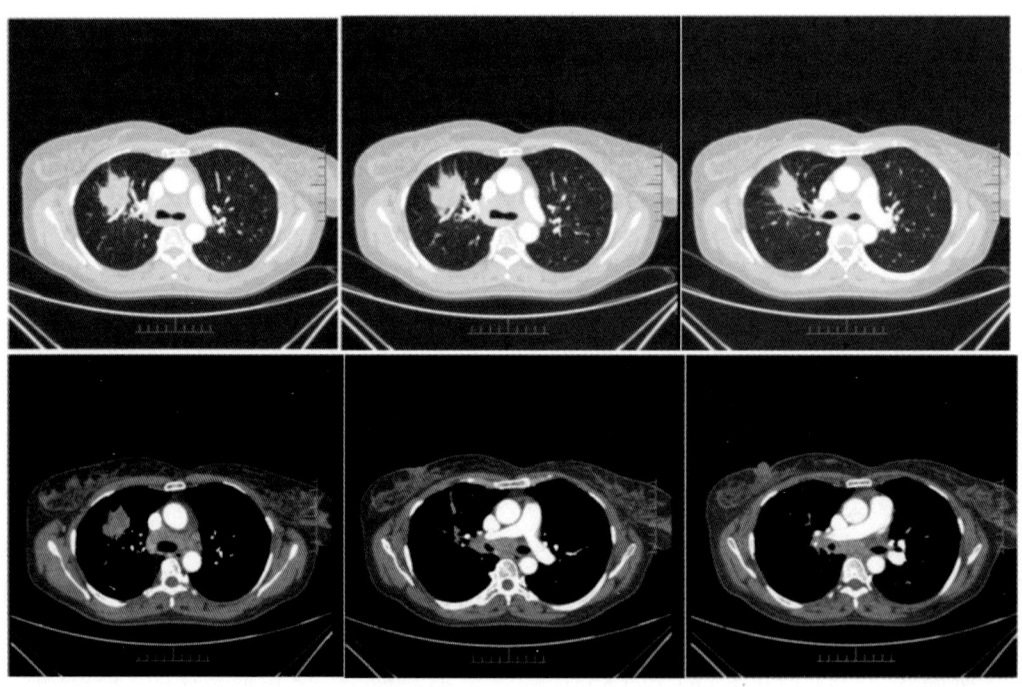

图4-24 胸部CT 2020年11月 右肺上叶

2)2020年11月行头颅MRI检查示:未见异常。见图4-25。

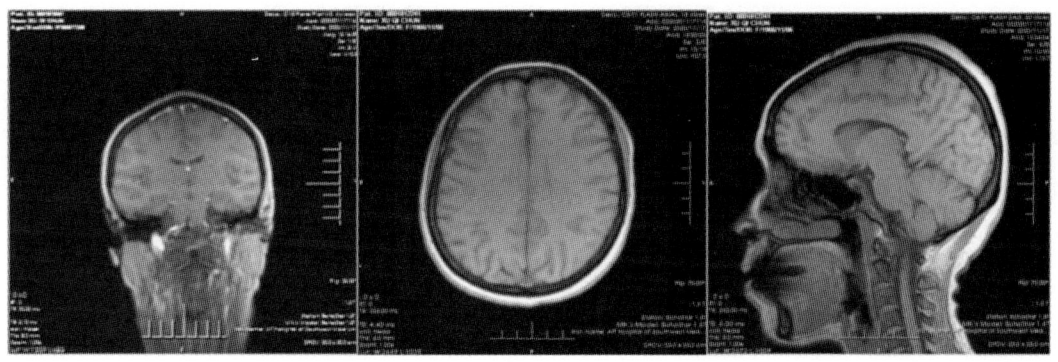

图 4-25　头颅 MRI2020 年 11 月

3）2020 年 11 月行纤维支气管镜检查：右肺上叶支气管开口见新生物浸润性生长，管腔狭窄，内镜不能通过。见图 4-26。

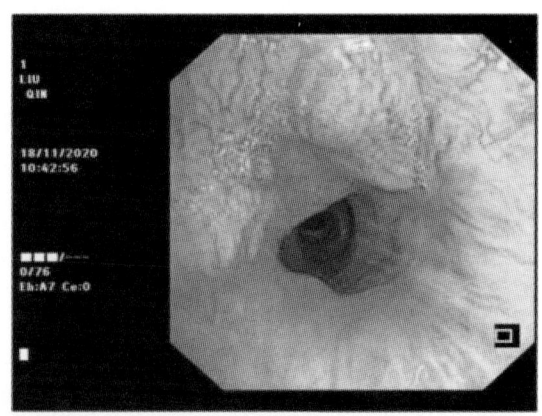

图 4-26　纤维支气管镜检查 2020 年 11 月

3.病理诊断

免疫组化（纤支镜活检）：CK（+），CK5/6（-），P40（-），CK7（+），CK20（-），NapsinA（+），TTF-1（+），Ki67（+，70%），P53（+，30%），诊断：肺腺癌。

4.分子检测诊断结果及解读

（1）2020 年 11 月行组织基因检测：EGFR21L858R 突变；突变丰度：81.4%。见表 4-27。

（2）基因检测结果分析

1）EGFR 编码表皮生长因子受体酪氨酸激酶，包括胞外区域、疏水性跨膜区域以及胞内激酶区域。EGFR 参与调控 Ras/RAF/MAPK、PI3K/AKT 和 STAT 等信号通路，从而促进细胞增殖、肿瘤血管新生等。EGFR 基因突变在非小细胞肺癌中发生频率为 10%~35%，多发生于不吸烟女性肺腺癌人群。EGFR 激活突变（G719A/C/S、19 外显子插入缺失、S768I、L858R、L861Q 等）可能对 EGFR 抑制剂敏感。

表 4-27 主要基因变异检测结果及用药提示

基因	核苷酸变化	氨基酸变化	染色体	基因亚区	转录本	变异类型	突变丰度或拷贝数	变异等级	FDA/NMPA 批准患者癌种		FDA/NMPA 批准其他癌种		药物证据等级
									可能敏感	可能耐药	可能敏感	可能耐药	
EGFR				Exon 21: COSM 6224	NM_005 228.4	C.T2573G: p.L858R	81.4%		奥希替尼 吉非替尼 厄洛替尼 阿法替尼 埃克替尼 达克替尼		药物推荐（敏感性，证据等级）		

2）EGFR c.T2573G（p.L858R）突变为激活突变，发生于第 21 号外显子，858 位密码子亮氨酸替换成精氨酸，在 EGFR 突变中占据 40%。

3）EGFR 激活突变（L858R）可能对奥希替尼、吉非替尼、厄洛替尼、阿法替尼、埃克替尼、达克替尼等 EGFR 抑制剂敏感。

5. 治疗方案及疗效评价

由于患者多站 N2，直接手术难以做到 R0 切除，先行新辅助靶向治疗。术前治疗方案（新辅助治疗）：2020 年 12 月至 2021 年 2 月予以吉非替尼 250mg qd；疗效评价：PR。

1）2021 年 3 月行胸部 CT 检查示：①右肺上叶见不规则结节，大小约 1.5cm×1.3cm，周围多发毛刺和胸膜牵拉；②右肺上叶肿块明显缩小；③纵隔及右肺门淋巴结缩小、减少。见图 4-27，图 4-28。

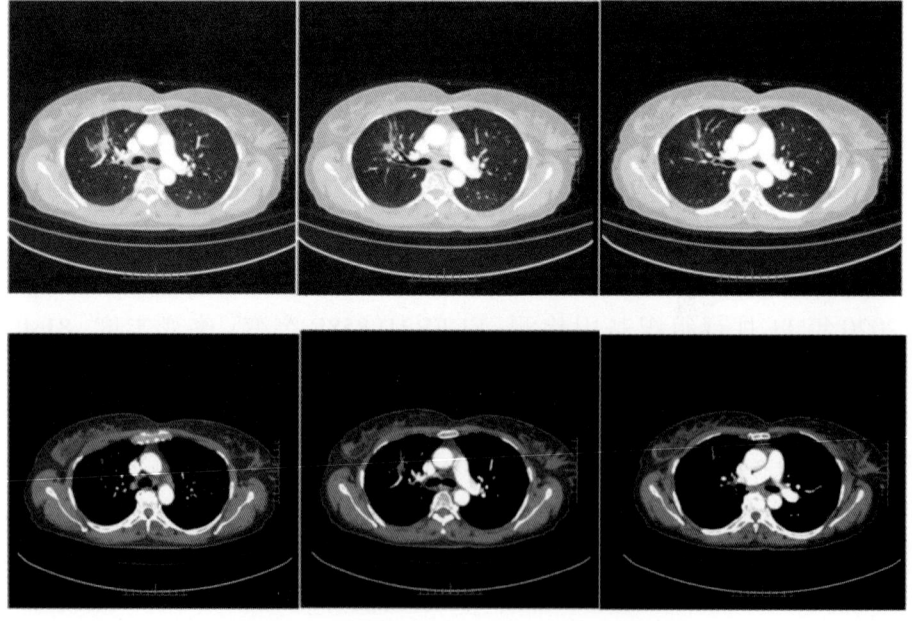

图 4-27　胸部 CT 2021 年 3 月 右肺上叶

2)治疗前后对比:

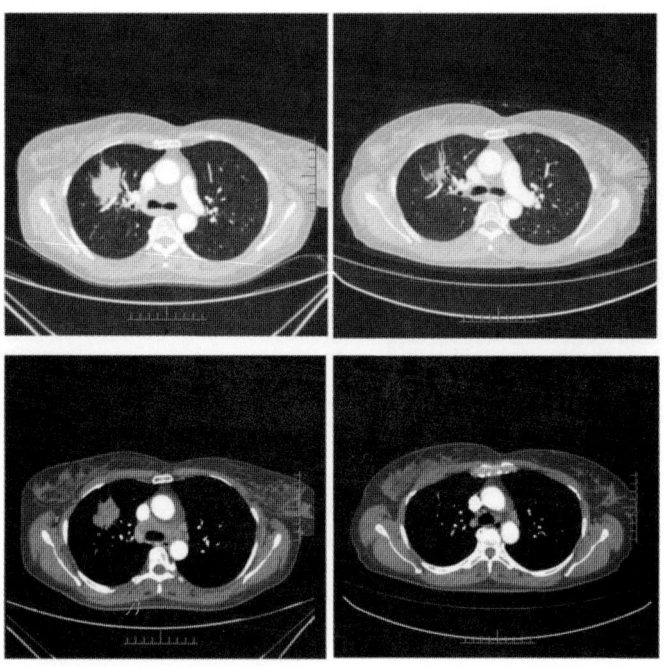

2020年11月 右肺上叶　　　　2021年3月 右肺上叶

图 4-28　新辅助靶向治疗前后胸部 CT

3)2021 年 3 月术前复查纤维支气管镜示:右肺上叶支气管开口通畅,黏膜充血明显;刷片:腺癌。见图 4-29。

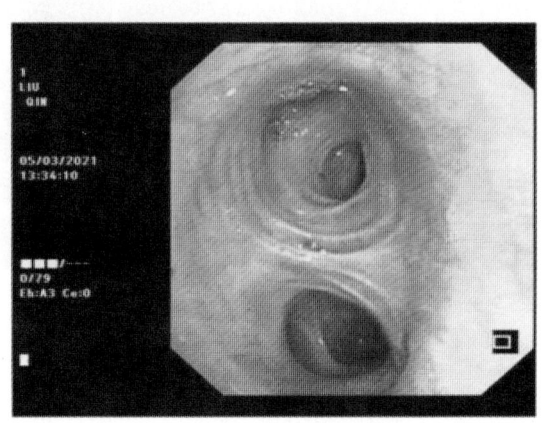

图 4-29　新辅助靶向治疗后复查纤支镜

4)术前诊断:①右肺上叶腺癌(ycT1bN0M0 IA 期)EGFR 21 位点突变(+);②支气

管炎。

5）手术治疗：单孔胸腔镜下右肺上叶袖式切除+淋巴结清扫。手术标本及切口见图4-30、图4-31。

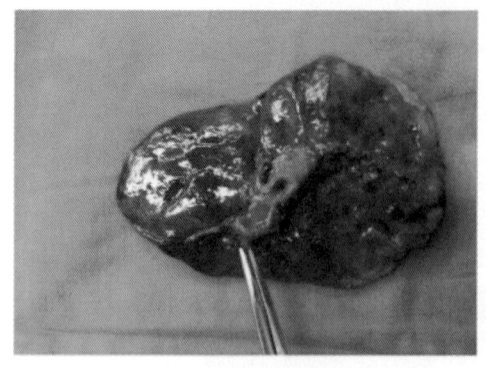
图4-30 手术标本

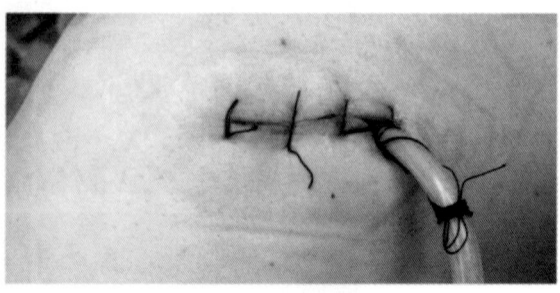
图4-31 手术切口

6）术后病理：CK（+），CK5/6（-），P40（-），CK7（+），CK20（-），NapsinA（+），TTF-1（-），CgA（-），Syn（-），CD56（-），Ki67（+，50%），P53（+，20%），右肺上叶浸润性腺癌（腺泡型）。淋巴结：未见癌转移，第2组：0/3，第4组：0/2，第7组：0/3，第10组：0/1，第11组：0/2，第12组：0/2。

7）术后诊断：①右肺上叶腺癌（ypT1bN0M0 IA期）EGFR 21位点突变（+）；②支气管炎。

术后辅助治疗：术后继续服用吉非替尼，并且定期随访至2022年7月，未复发，见图4-32。

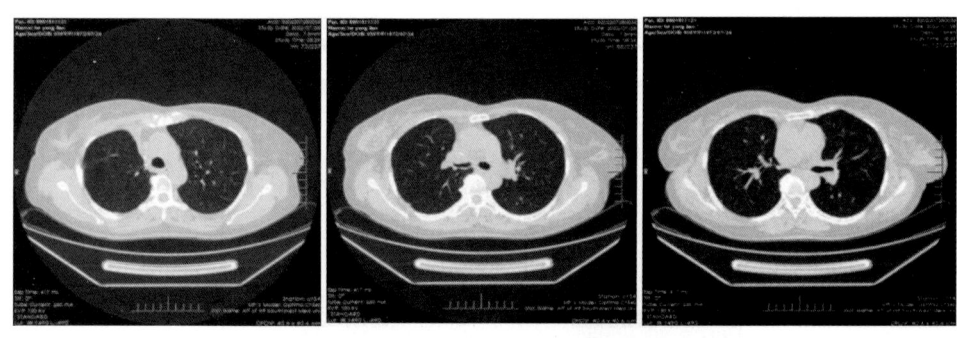
图4-32 2022-07 胸部CT

6. 病例小结

（1）治疗小结：见表4-28

第四章　呼吸系统肿瘤分子诊断标志物临床应用

表 4-28　治疗小结

时间	治疗	疗效
2020.12–2021.2	吉非替尼	PR
2021.3	手术治疗	PR
2021.3–2022.7	吉非替尼	SD

（2）基因小结：见表 4-29

表 4-29　基因小结

取样时间	2020.11
取样来源	组织
Panel	靶安心（14）
突变位点	EGFR21L858R

7. 案例述评

本案例初治是潜在可切除的局部晚期肺腺癌，同时伴有 EGFR 21 位点 L858R 突变。研究显示新辅助靶向治疗在局部晚期非小细胞肺癌中具有临床意义，NCT01833572 研究、NCT01217619 研究、EMERGING 研究（CTONG1103）等显示新辅助靶向治疗后手术是安全可行的，并且治疗后均获得 PR。新辅助靶向治疗多久行手术仍存在争议，大部分学者认为 8~16 周为宜。

该病例新辅助靶向治疗后原发肿瘤及纵隔淋巴结均明显退缩，疗效评价达 PR。术前进行新辅助靶向治疗有许多优势，首先，可以诱导肿瘤缩小，获得比较可观的疾病控制率（disease control rate，DCR）；其次，患者依从性比较好；第三，使更多患者获得根治性手术切除机会，比如这种潜在可切除的或者需要全肺切除的患者。

新辅助靶向治疗模式还处于探索阶段，该模式是否为患者带来最终的 OS 获益，还需后续的研究进一步证实。

（韩　飞　戴天阳）

（七）埃克替尼联合克唑替尼治疗获得性 MET-CUX1 融合的 EGFR 突变晚期肺腺癌

1. 一般情况介绍

患者，女，62 岁。

2. 病史

（1）现病史：2018 年 7 月因"反复咳嗽 1 个多月"步行入院。

（2）既往史：既往体健，无吸烟史。

（3）家族史：无家族遗传性疾病史。

（4）入院查体：PS 评分 1 分，浅表淋巴结未触及明显肿大，呼吸运动对称，肋间隙未见异常，双肺呼吸音清晰，双肺未闻及干、湿性啰音，无胸膜摩擦音。

（5）辅助检查：影像学检查：2018 年 9 月 5 日行胸部 CT 检查示：右上肺肿物，大小 64×56mm，右肺下叶小结节，考虑转移；右侧肺门及纵隔见肿大淋巴结。见图 4-33。

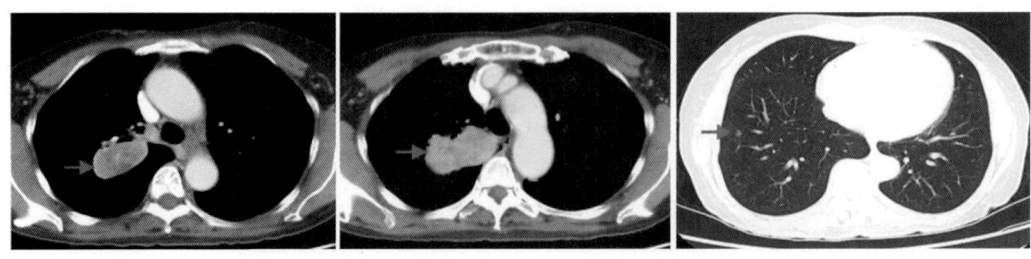

图 4-33　2018-09-05 胸部 CT 示右上肺肿物、右肺结节、肺门及纵隔淋巴结肿大

3. 病理诊断

2018-08-13（右上肺穿刺组织）报告"倾向腺癌"。免疫组化：CK（+）；TTF-1（弥漫+），NapsinA 部分细胞（+），P40（-）。

4. 分子检测诊断结果及解读

（1）2018 年 9 月 15 日第 1 次基因检测标本：血液。见表 4-30。

（2）2019 年 7 月 4 日第 2 次基因检测标本：血液。见表 4-31。

（3）2020 年 11 月 3 日第 3 次基因检测标本：肿瘤组织。见表 4-32。

（4）2022 年 1 月 3 日第 4 次基因检测标本：肿瘤组织。见表 4-33。

（5）基因检测结果分析

1）携带 EGFR 第 18 外显子 G719D 突变、第 21 外显子 L861Q 突变的非小细胞肺癌属于 EGFR 非经典突变，对第一代、第二代、第三代 EGFR-TKI 敏感。

2）携带 EGFR T790M 突变的非小细胞肺癌对第一代、第二代 EGFR-TKI 耐药，对第三代 EGFR-TKI 敏感。

3）携带 MET 基因融合的非小细胞肺癌肺癌对 MET 抑制剂敏感。

5. 治疗方案调整及疗效评价

（1）一线治疗

1）2018 年 9 月 21 日开始予以"埃克替尼 125mg tid"靶向治疗。

2）疗效评价：2019 月 3 月 1 日行胸部 CT 检查示"右上肺肿物明显缩小，疗效评价 PR"。见图 4-34。

第四章 呼吸系统肿瘤分子诊断标志物临床应用

表 4-30 主要基因变异检测结果及用药提示

基因	核苷酸变化	氨基酸变化	染色体	基因亚区	转录本	变异类型	突变丰度或拷贝数	变异等级	FDA/NMPA 批准患者癌种		FDA/NMPA 批准其他癌种		药物证据等级
									可能敏感	可能耐药	可能敏感	可能耐药	
EGFR	c.2156G>A	p.G719D	7	EX18	NM_005228	点突变	4.72%	I类	阿法替尼		药物推荐（敏感性，证据等级）		A 级
EGFR	c.2582T>A	p.L861Q	7	EX21	NM_005228	点突变	6.25%	I类	阿法替尼				A 级

表 4-31 主要基因变异检测结果及用药提示

基因	核苷酸变化	氨基酸变化	染色体	基因亚区	转录本	变异类型	突变丰度或拷贝数	变异等级	FDA/NMPA 批准患者癌种		FDA/NMPA 批准其他癌种		药物证据等级
									可能敏感	可能耐药	可能敏感	可能耐药	
EGFR	c.2156G>A p.G719D		7	EX18	NM_005228	点突变	4.5%	I类	阿法替尼		药物推荐（敏感性，证据等级）		A 级
EGFR	c.2582T>A p.L861Q		7	EX21	NM_005228	点突变	4.03%	I类	阿法替尼				A 级
EGFR	c.2369C>T p.T790M		7	EX20	NM_005228	插入突变	0.57%	I类	奥希替尼				A 级

表 4-32 主要基因变异检测结果及用药提示

基因	核苷酸变化	氨基酸变化	染色体	基因亚区	转录本	变异类型	突变丰度或拷贝数	变异等级	FDA/NMPA 批准患者癌种		FDA/NMPA 批准其他癌种		药物证据等级
									可能敏感	可能耐药	可能敏感	可能耐药	
											药物推荐（敏感性、证据等级）		
EGFR	c.2156G>A	p.G719D	7	EX18	NM_005228	点突变	26.48%	I 类	阿法替尼				A 级
EGFR	c.2582T>A	p.L861Q	7	EX21	NM_005228	点突变	26.04%	I 类	阿法替尼				A 级
MET	CUX1-MET (C15; M15)					基因融合	2.93%	II 类					

表 4-33 主要基因变异检测结果及用药提示

基因	核苷酸变化	氨基酸变化	染色体	基因亚区	转录本	变异类型	突变丰度或拷贝数	变异等级	FDA/NMPA 批准患者癌种		FDA/NMPA 批准其他癌种		药物证据等级
									可能敏感	可能耐药	可能敏感	可能耐药	
											药物推荐（敏感性、证据等级）		
EGFR	c.2156G>A	p.G719D	7	EX18	NM_005228	点突变	28%	I 类	阿法替尼				A 级
EGFR	c.2582T>A	p.L861Q	7	EX21	NM_005228	点突变	29%	I 类	阿法替尼				A 级

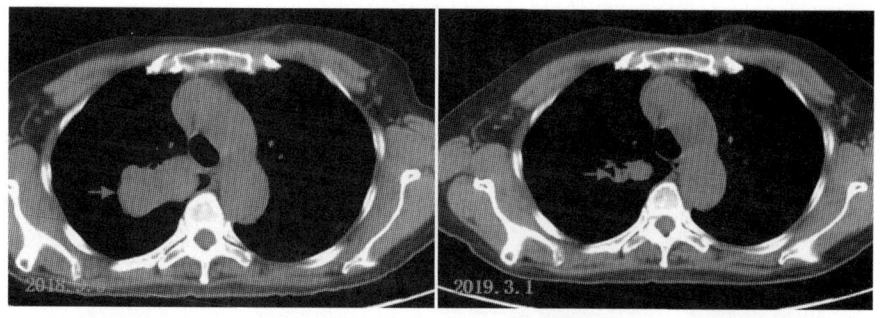

图 4-34　2019-03-01 复查胸部 CT

2019月6月14日行胸部CT检查示"右上肺肿物大小5.7cm×4.4cm，较前明显增大"，疗效评价"PD"。PFS 8.8 个月。见图 4-35。

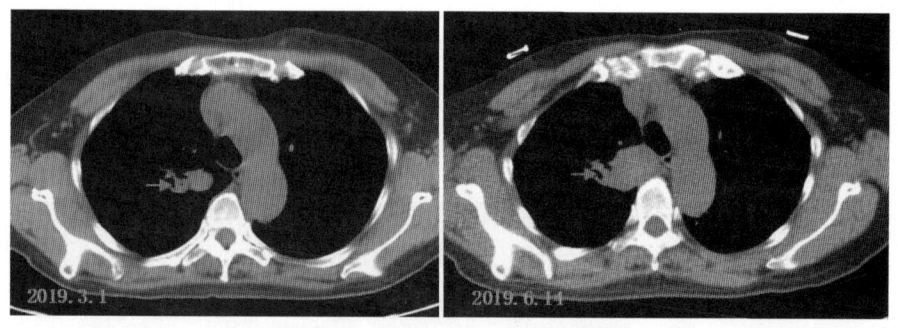

图 4-35　2019-06-14 复查胸部 CT

（2）二线治疗

1）2019 年 8 月 23 日开始予"奥希替尼 80 mg qd"靶向治疗。

2）疗效评价：2019 年 11 月 15 日行胸部 CT 检查示：右上肺纵隔旁肿物较前稍增大；右肺下叶小结节同前。疗效评价 SD。见图 4-36。

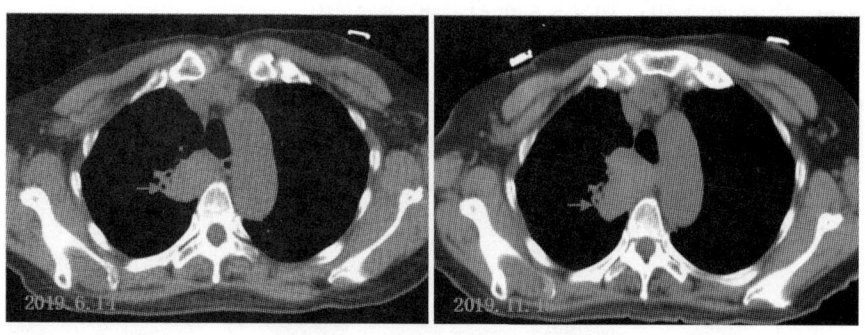

图 4-36　2019-11-15 复查胸部 CT

2020年8月6日行胸部CT检查示：右上肺纵隔旁肿物大小56.5mm×56.5mm，较前明显增大，疗效评价PD，PFS 11.7个月。见图4-37。

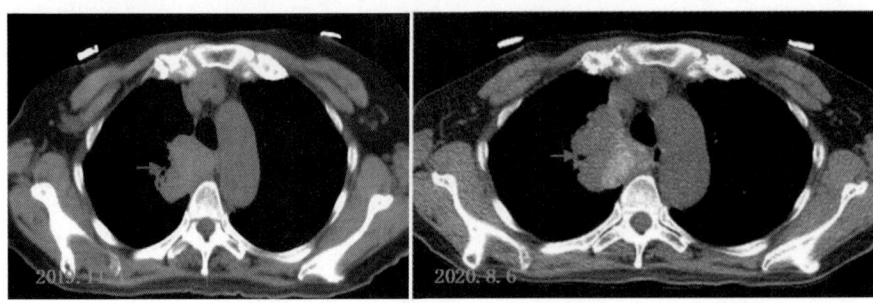

图4-37　2020-08-06复查胸部CT

（3）三线治疗

1）2020年9月14日予"埃克替尼125mg tid"治疗。

2）疗效评价：2020年11月26日行胸部CT检查示：右上肺肿物稍缩小，疗效评价SD。见图4-38。

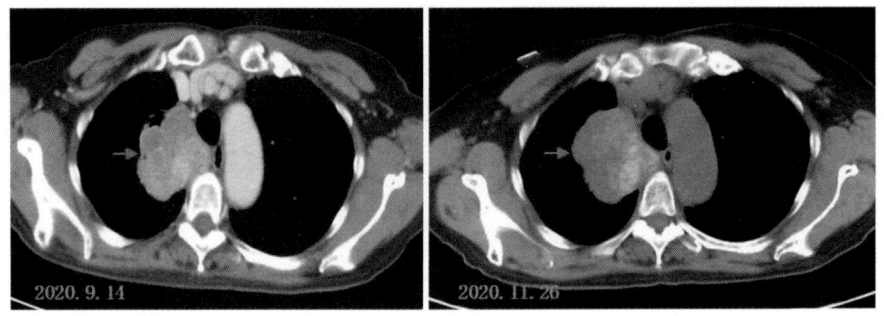

图4-38　2020-11-26复查胸部CT

2021年3月3日行胸部CT检查示：右上肺纵隔旁肿物较前增大，大小78mm×74mm，疗效评价PD，PFS 5.6个月。见图4-39。

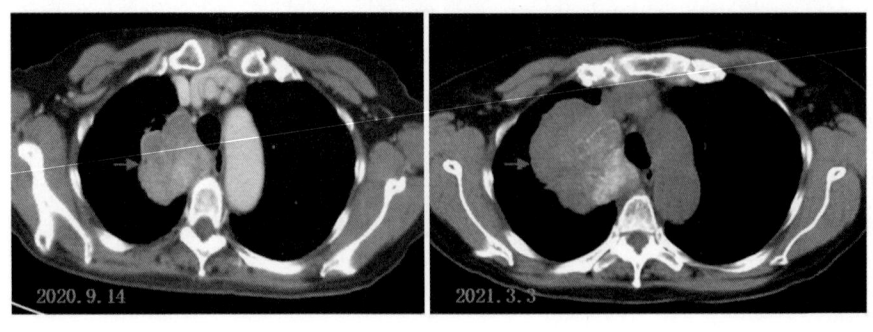

图4-39　2021-03-03复查胸部CT

（4）四线治疗

1）2021年3月3日予"克唑替尼250mg bid + 埃克替尼125mg tid"治疗。

2）疗效评价：2021年6月4日行胸部CT检查示：右上肺纵隔旁肿物大小45mm×42mm，较前（2021-03-03）明显缩小，疗效评价为PR。见图4-40。

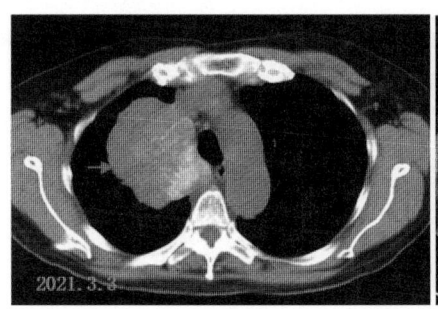
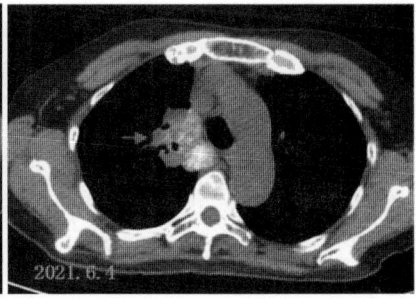

图4-40　2021-06-04复查胸部CT

患者于2021年8月17日、2021年12月2日复查胸部CT肿瘤评价SD，2022年2月28日行胸部CT检查示：右上肺纵隔旁肿物大小74mm×78mm，疗效评价PD，PFS 11.9个月。见图4-41。

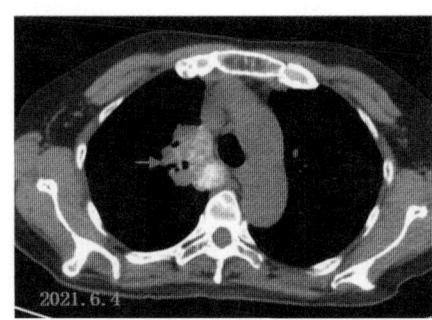
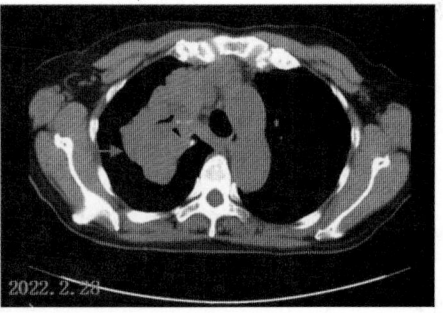

图4-41　2022-02-28复查胸部CT

6. 病例小结

（1）治疗小结：见图4-42和表4-34。

（2）基因检测小结：见图4-43和表4-35。

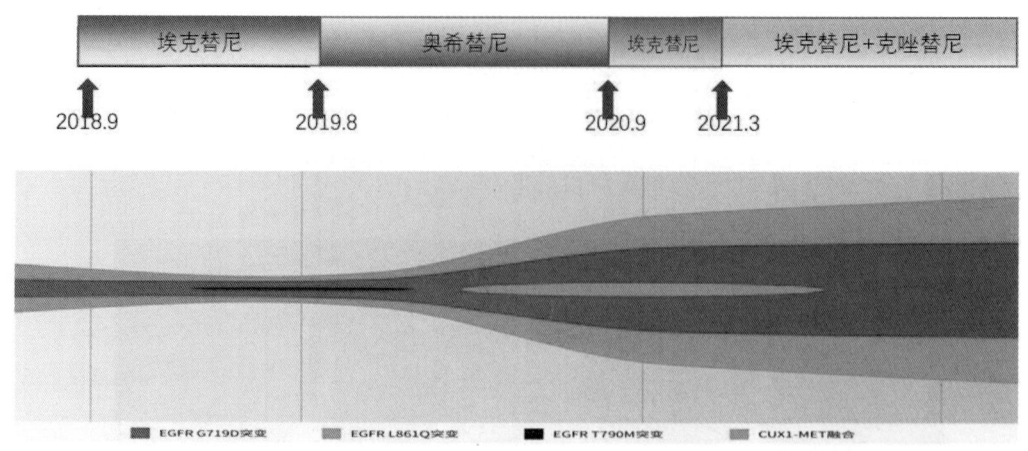

图 4-42 治疗小结

表 4-34 治疗小结

时间	治疗	疗效	PFS（月）
2018.9–2019.8	埃克替尼	PR	8.8
2019.8–2020.9	奥希替尼	SD	11.7
2020.9–2021.3	埃克替尼	SD	5.6
2021.3–2–22.2	埃克替尼 + 克唑替尼	PR	11.9

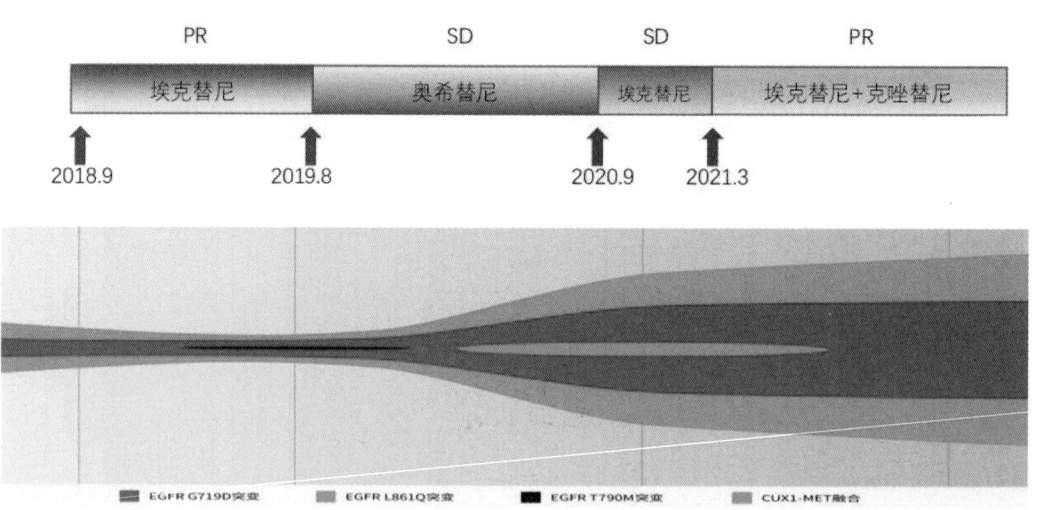

图 4-43 基因检测小结

表 4-35 基因检测小结

取样时间	2018.9.15	2019.7.4	2020.11.3	2022.1.13
时间节点	初诊	奥希替尼（埃克替尼耐药）	埃克替尼（奥希替尼耐药）	埃克替尼+克唑替尼
样本来源	血液	血液	组织	组织
Panel	360	360	360	46
EGFR G719D 突变	4.72%	4.5%	26.48%	28%
EGFR L861Q 突变	6.25%	4.03%	26.04%	29%
EGFR T790M 突变		0.57%	—	—
CUX1-MET 融合			2.93%	—

7. 案例述评

EGFR G719D 突变、EGFRL861Q 突变为非经典 EGFR 突变，对第一代、第二代、第三代 EGFR-TKI 敏感，但敏感性差于 EGFR 19del 突变及 EGFR L858R 突变。研究显示 EGFR 复合非经典 EGFR 突变对 EGFR-TKI 敏感性强于单点非经典 EGFR 突变，本病例为复合非经典 EGFR 突变晚期肺腺癌患者，也是本病例经一代 EGFR-TKI 仍然可以获得较好疗效的原因。

MET 基因融合被认为是肺癌的罕见驱动基因，在肺腺癌的发生率为 0.5%，对 MET 抑制剂敏感。个案研究报告提示 MET 基因融合是 EGFR-TKI 的耐药机制，联合 MET 抑制剂及 EGFR-TKI 治疗可克服 EGFR-TKI 耐药。本病例发现 CUX1-MET 融合作为奥希替尼新的获得性耐药机制，通过联合 EGFR-TKI 与 MET 抑制剂治疗可克服奥希替尼耐药，可取得较好的疗效。本病例也提示随着基因检测技术的进步，拓展了对 EGFR-TKI 耐药机制的认识，在 EGFR-TKI 获得性耐药后，需进行全面的耐药机制分析，尽可能为患者提供更多的治疗机会及实施精准治疗。

（冯卫能　欧兰子）

（八）EGFR 缺失突变继发性耐药 -RET 融合的治疗

1. 一般情况介绍

患者，男，57 岁。

2. 病史

（1）现病史：主因"体检发现右肺占位 1 周"入院，2019 年 7 月行 PET-CT 提示：左肺上叶高代谢病变，1.8cm×1.2cm，放射不均匀增高，考虑恶性病变；纵隔（2R，4L，5、

7）、双肺门、胸廓入口淋巴结，部分代谢轻度增高，以上均考虑不除外转移。2019年8月行左肺上叶切除术＋纵隔淋巴结清扫术，术后病理示浸润性腺癌，部分为微乳头型，大小1.1cm×1cm×0.8cm，未侵犯肺膜，可见脉管癌栓，叶间（1/1），支气管旁（1/1），肺门（2/2），第4、5、6、7分别为2/2、1/1、2/2、4/4。基因检测提示：EGFR 19、21外显子野生型，ALK− ROS1−，免疫组化提示：PD-L1 40%+。术后于2019年10月—2020年1月行辅助化疗，具体用药为培美曲塞联合顺铂，过程顺利，化疗后定期复查。此次因"肺癌术后复发"入院。

（2）家族史：无家族遗传性疾病史。

（3）体格检查：胸部可见散在手术瘢痕，呼吸运动正常，双肺呼吸音清晰，未闻及明显干湿性啰音，叩诊清音，余查体未见异常。

（4）影像学检查：2020年9月30日行PET-CT示：左肺癌术后，左侧锁骨区、上纵隔及双肺门多发肿大淋巴结，糖代谢轻度增高，考虑转移可能性大。2020年10月20日行脑MR示：左侧颞叶及小脑蚓部多发异常信号伴强化，考虑转移；小脑幕脑膜增厚伴强化，考虑转移。见图4-44。

3. 病理诊断

2019年8月手术病理提示，浸润性腺癌，部分为微乳头型，免疫组化提示PD-L1 40%+。

4. 分子病理诊断结果

2020年10月手术病理组织行NGS检测提示：EGFR第19外显子p.E746_A750缺失突变，突变丰度3.4%。见表4-36。

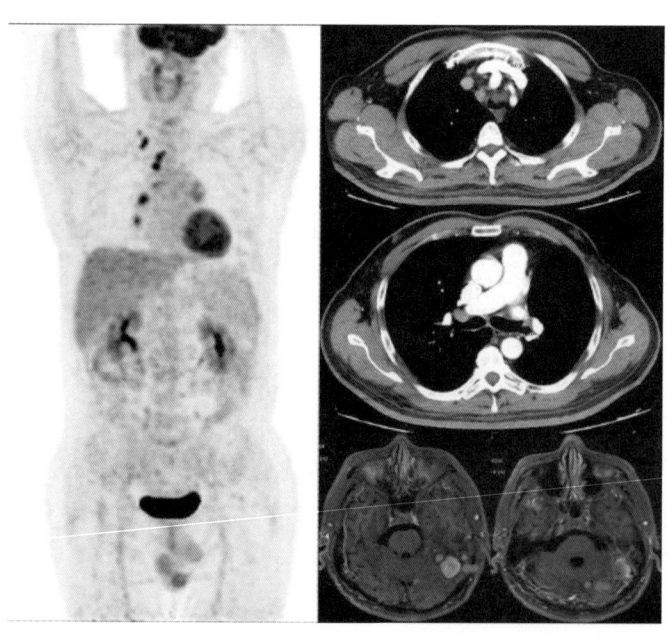

图4-44　患者首次复发时PET-CT（2020.09.30）、胸部增强CT（2020.10.16）和颅脑核磁（2020.10.20）

表 4-36 组织基因检测结果

基因	核苷酸变化	氨基酸变化	染色体	基因亚区	转录本	变异类型	突变丰度或拷贝数	变异等级	FDA/NMPA 批准患者癌种 可能敏感	FDA/NMPA 批准患者癌种 可能耐药	FDA/NMPA 批准其他癌种 可能敏感	FDA/NMPA 批准其他癌种 可能耐药	药物证据等级
EGFR	p.E746_A750del						3.4%	Ⅰ类	吉非替尼 厄洛替尼 阿法替尼 达克替尼 埃克替尼 奥希替尼				Ⅰ-A
ATM	p.I159M						35.58%	Ⅱ类			奥拉帕尼		Ⅱ-B

EGFR 基因突变主要发生在 18 号到 21 号外显子的激酶结构域的 ATP 结合口袋周围。EGFR 信号通路通过包括 RAS/RAF/MAPK、PI3K/AKT/mTOR 和 STAT 等多个下游信号级联通路，进而导致肿瘤细胞增殖、迁移、分化及细胞凋亡抵抗。EGFR 基因突变导致 EGFR 蛋白激活 / 过表达在许多不同的癌症有报道，包括非小细胞肺癌、头颈部肿瘤、食管癌、胃癌、结肠癌、肝癌、乳腺癌、卵巢癌、子宫颈癌、子宫内膜癌、膀胱癌和脑肿瘤。亚裔人群和我国的肺腺癌患者 EGFR 基因敏感突变阳性率约 40%~50%。在非小细胞肺癌患者中，携带 EGFR 敏感突变的患者可获益于吉非替尼、厄洛替尼等 EGFR 酪氨酸激酶抑制剂。

5.治疗方案调整及评价

（1）一线治疗：盐酸埃克替尼 125mg 口服，tid，疗效评估为 PR。见图 4-45。

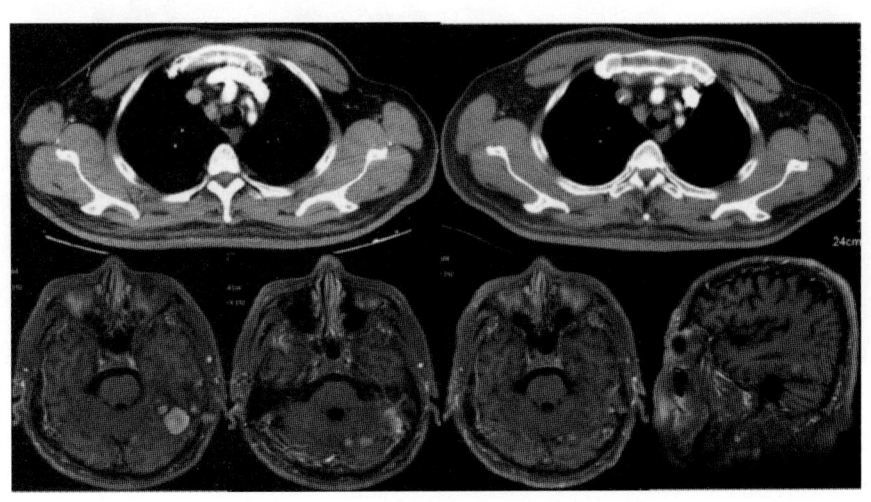

图 4-45 一线治疗最佳疗效的影像学评估

A1（2020.10.16）、A2（2020.10.20）为治疗前胸部增强 CT 和颅脑增强核磁影像；
B1（2021.1.26）、B2（2021.1.25）为靶向治疗最佳疗效时的胸部增强 CT 和颅脑增强核磁影像

2021年3月复查，颅外病灶稳定，颅内病灶进展，疗效评估为PD，见图4-46。

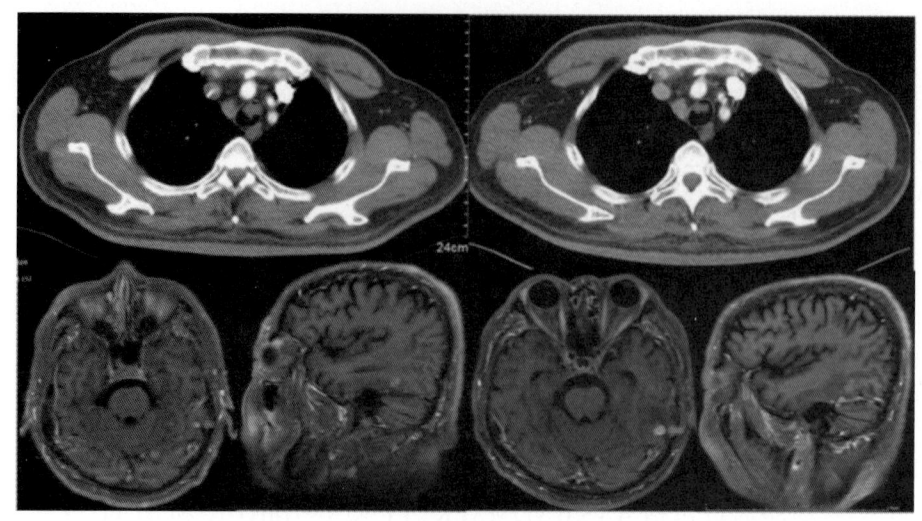

图4-46　一线治疗进展时的影像评估

A1（2021.1.26）、A2（2021.1.25）为治疗后最佳疗效时的胸部增强CT和颅脑增强核磁影像；B1（2021.3.15）、B2（2021.3.16）为靶向治疗进展后胸部增强CT和颅脑增强核磁影像

（2）二线治疗：甲磺酸奥希替尼80mg口服，qd；局部放疗：颅内转移灶44Gy/11F，小脑脑膜转移病变33Gy/11F。疗效评估为PD，主要表现为颅外病灶稳定，放疗部位病灶缩小，颅内新发病灶，见图4-47。

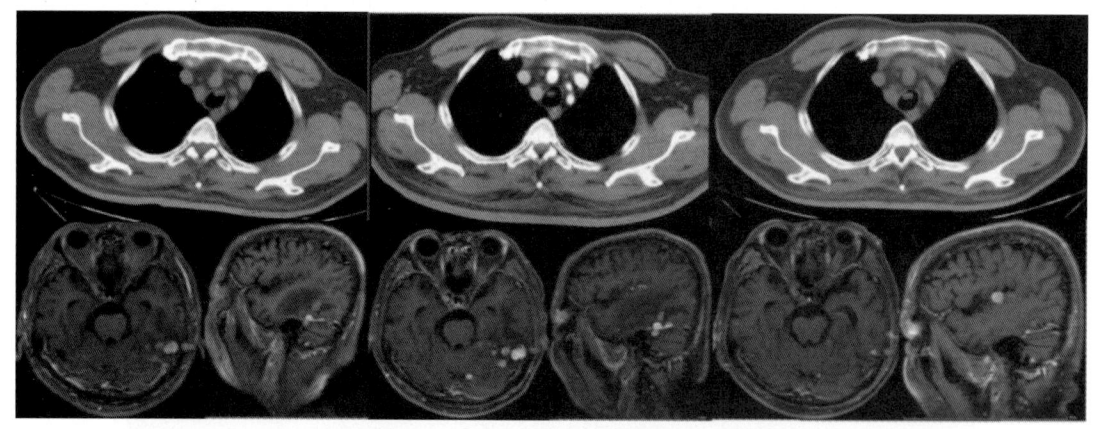

图4-47　二线治疗的影像评估过程

A1（2021.4.23）、A2（2021.4.24）为更换二线治疗一月后SD（增大）的胸部增强CT和颅脑增强核磁影像；B1（2021.7.8）、B2（2021.7.9）为二线靶向治疗+放疗后1个月胸部增强CT和颅脑增强核磁影像；C1（2021.10.8）、C2（2021.10.9）为二线靶向治疗+放疗后4个月胸部增强CT和颅脑增强核磁影像

（3）三线治疗：2021年10月1日用血液样本行第二次基因检测，发现RET融合。见表4-37。

第四章 呼吸系统肿瘤分子诊断标志物临床应用

表 4-37 血液基因检测结果

基因	核苷酸变化	氨基酸变化	染色体	基因亚区	转录本	变异类型	突变丰度或拷贝数	变异等级	FDA/NMPA 批准患者癌种 可能敏感	FDA/NMPA 批准患者癌种 可能耐药	FDA/NMPA 批准其他癌种 可能敏感	FDA/NMPA 批准其他癌种 可能耐药	药物证据等级
KIF5B-RET					NM_004521.2-NM_020975.4	融合	0.76%	Ⅰ类	普拉替尼赛普替尼				Ⅰ-A
MAP3K4	c.479delA	p.N160Mfs*8			NM_005922.2	移码突变	0.53%	Ⅱ类					
TET2	c.2332C>T	p.Q778*			NM_001127208.2	错义突变	0.26%	Ⅱ类					

1）基因结果解读：RET 融合是一种新型的癌基因异常改变，为 NSCL 的一个可治疗靶点。NSCLC 患者的 RET 基因融合发生率较低，仅为 1%~2%，多见于年轻、不吸烟的肺腺癌患者，通常与其他驱动基因相互独立存在，其融合伴侣包括 KIF5B、TRIM33、CCDC6、NCOA4 和 WAC 等十余种，在 NSCLC 中 KIF5B 是最常见的融合伴侣。

最初 RET 融合基因被认为与其他分子改变相互排斥。然而在一项研究中发现在 22 例 RET 阳性 NSCLC 患者中有 10 例（45%）伴有其他突变，其中 8 例携带 TP53 突变，一例携有 MET 扩增和 CTNNBI 突变，另一例携有 EGFR 基因的外显子 21 罕见突变。在最近的另一项回顾性分析中，28 例 RET 融合的腺癌中有 6 例（21%）伴有 EGFR 突变。同时有些研究提示 EGFR 突变和 RET 融合基因可能共存，RET 融合可能是原发性或获得性 EGFR 抑制剂耐药的机制。

RET 融合的患者易于发生脑转移，24 个月累积脑转移发生率＞60%，预后较差。传统的化疗获益有限，以含培美曲塞的方案疗效为优；卡博替尼、凡德他尼等多激酶抑制剂（multikinase inhibitor，MKI）疗效平平，高毒性限制了其长期使用；而随着普拉替尼、LOXO-292 等高选择性 RET 抑制剂研究数据的出炉，特异性 RET 抑制剂为 RET 融合 NSCLC 治疗带来了新的希望。

2）三线治疗方案：普拉替尼 400mg qd，疗效评估为 PR，维持至 2023 年 3 月，表现为纵隔淋巴结病灶明显缩小，颅内病灶明显缩小。见图 4-48。

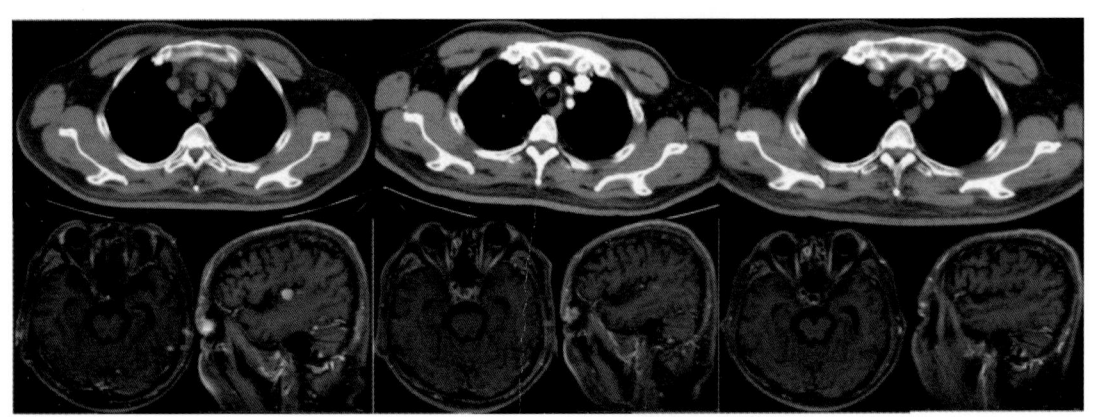

图 4-48　2023 年 3 月胸部 CT 及颅脑 MR 影像

6. 病例小结

见图 4-49

图 4-49　病例小结

7. 本例述评

EGFR 靶向药耐药的机制有两种，第一种依赖于 EGFR，涉及 EGFR 的二次突变；第二种不依赖于 EGFR，包括绕过 EGFR 信号传导的突变和组织学转化。EGFR 二次突变。通常一种靶向药只能针对特定类型的基因突变，比如第一二代 EGFR 靶向药针对 19 外显子缺失突变或 L858R 突变，第三代奥希替尼针对的是 T790M 突变。EGFR 靶向药耐药的重要机制之一，就是该基因上出现了另外的突变，绕过了靶向药的抑制作用。例如，第一二代靶向药最常见的耐药机制就是 T790M 突变。另外的耐药突变例如：在接受二线奥希替尼治疗的患者中，有 10%~26% 的患者出现三级 C797S 耐药性突变。在接受一线奥希替尼治疗的患者中，约有 7% 患者出现三级耐药性突变；绕过 EGFR 的信号传导。不依赖于 EGFR 的耐药机制包括 MET、HER2 等基因的扩增；RET 的融合；KRAS、MEK 或 PI3K 的突变；以及向小细胞肺癌的转化等。MET 致癌基因扩增占 EGFR 靶向药获得性耐药的 5%~20%，一二线奥希替尼治疗都会产生这种形式的耐药。RET 融合是 EGFR-TKI 耐药的重要机制之一，发生率较低，仅有零星报道。向小细胞肺癌的转化虽然发生频率不高，却是比较棘手的一类，治疗手段不多，预后相对较差。

EGFR-TKI 进展后根据后续的基因检测结果和耐药模式会选择不同的治疗方案。该患者第一次进展为颅内病灶进展，选用局部治疗联合 EGFR-TKI 的治疗方式，有一定获益但很快出现病情进展，二次活检显示新的 RET 融合突变。RET 融合突变为 EGFR-TKI 耐药的机制之一，所以根据此结果选择了 RET 抑制剂，加之新的基因检测结果未发现 EGFR 突变，故采取单用 RET 抑制的方式，至今已获得 1 年的 PFS，且仍维持有效，提示精准检测在 EGFR 敏感突变患者中的重要地位。

（陶海涛　胡　毅）

（九）一例 EGFR 突变治疗后 MET 扩增肺癌的靶向治疗

1. 一般情况介绍

患者，男，79 岁。

2. 病史

（1）现病史：患者 2021 年 1 月无明显诱因出现咳嗽、腰部疼痛就诊。

（2）既往史：既往体健，无吸烟史。

（3）家族史：无肿瘤疾病家族史。

（4）影像学检查：2021 年 1 月行 PET-CT 提示"右肺上叶尖段团块状高代谢软组织病灶，考虑右肺周围型肺癌；合并远端阻塞性肺炎；伴：①右上肺门、腔静脉后气管前多发高代谢淋巴结转移病灶；②双肺多发转移瘤；③双侧肾上腺多发转移瘤；④右侧肩胛骨、胸骨、双侧多发肋骨、脊柱多发椎体及附件多发骨转移瘤；⑤脑内多发转移瘤。"临床分期 T2N2M1c（ⅣB 期）。见图 4-50。

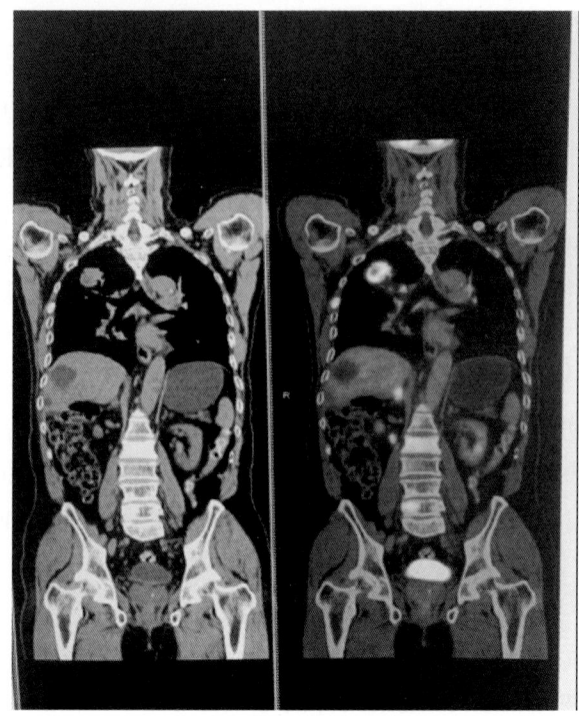

图 4-50　PET-CT 提示右肺周围型肺癌，多发转移

3.病理诊断

2021 年 1 月 30 日行 CT 引导下肺部肿块穿刺活检术。病理：（右肺）低分化非小细胞癌，结合免疫组化结果考虑为低分化腺癌。免疫组化：CK7（弥漫+），p40（-），TTF-1（散在+），Ki-67（+75%），p63（散在+），ALK（Ventana）（-），PD-1（-），PD-L1（22C3）（TPS=90%）。

4.分子检测诊断结果及解读

（1）2021-02-07 第 1 次分子检测标本：组织。见表 4-38。

表 4-38　主要基因变异检测结果及用药提示

基因	核苷酸变化	氨基酸变化	染色体	基因亚区	转录本	变异类型	突变丰度或拷贝数	变异等级	FDA/NMPA 批准患者癌种		FDA/NMPA 批准其他癌种		药物证据等级
									可能敏感	可能耐药	可能敏感	可能耐药	
EGFR	exon21p.L858R（c.2573T>G）					错义突变	65.8%		吉非替尼、厄洛替尼、埃克替尼、阿法替尼、达克替尼、奥希替尼、阿美替尼		药物推荐（敏感性，证据等级）		

（2）2021-05-12 第 2 次分子检测标本：血液 + 组织。见表 4-39。

表 4-39 主要基因变异检测结果及用药提示

基因	核苷酸变化	氨基酸变化	染色体	基因亚区	转录本	变异类型	突变丰度或拷贝数	变异等级	FDA/NMPA 批准患者癌种		FDA/NMPA 批准其他癌种		药物证据等级
									可能敏感	可能耐药	可能敏感	可能耐药	
EGFR	exon21p.L858R（c.2573T>G）					错义突变	80.5%		吉非替尼、厄洛替尼、埃克替尼、阿法替尼、达克替尼、奥希替尼、阿美替尼		药物推荐（敏感性，证据等级）		
MET						基因扩增	CN：3.9		赛沃替尼、卡马替尼、特泊替尼		EGFR-TKIs		

基因检测结果分析：①携带 EGFR exon21p.L858R 突变属于敏感性基因突变，对一、二、三代 EGFR-TKIs 均比较敏感。② MET 基因扩增可作为原发性肿瘤驱动基因变异，在非小细胞肺癌中原发 MET 基因扩增发生比例 1%~5%，并且与较高的组织学分级、较晚的临床分期以及不良预后相关。但其更常继发于其他驱动基因阳性的非小细胞肺癌患者靶向治疗后，是 EGFR-TKI 耐药的重要机制之一。在 EGFR-TKI 耐药后 MET 局部扩增和多倍体患者中，EGFR-TKI 联合 MET 抑制剂治疗策略显示出一定的临床疗效。携带 MET 基因扩增的肿瘤对 MET 抑制剂敏感。

5. 治疗方案调整及疗效评价

（1）一线治疗

1）2021 年 2 月 10 日起给予奥希替尼 80mg qd 治疗。

2）疗效评价：2021 年 3 月，一线治疗 1 个月后，患者咳嗽、腰痛症状减轻，复查 CT 显示：右肺肿块由 4.0cm×3.7cm 缩小为 3.0cm×3.7cm；颅脑转移灶：最大者左侧颞叶转移灶由 0.76cm×0.77cm 增大到 1.1cm×0.9cm；右侧肾上腺转移灶：最大者由 1.6cm×2.7cm 缩小到 1.3cm×2.5cm；其余病灶无明显变化。综合疗效评价：SD。见图 4-51A、4-51B。

2021 年 5 月，一线治疗 3 个月后，患者出现嘴歪眼斜、流口水等症状，颅脑 MR 检查示脑部水肿，疗效评价为 PD（胸部病灶评价为 SD，颅脑转移灶评价为 PD），2021 年 5 月 12 日起行脑部立体定向放疗：右侧额叶、左侧枕叶病灶 21Gy/3F，左侧颞叶 18Gy/1F。见图 4-52A、图 4-52B。

（2）二线治疗

1）2021 年 5 月 28 日起给予奥希替尼 80mg qd 联合卡马替尼 200mg bid 治疗。

2）疗效评价：2021 年 7 月，二线治疗 2 个月后，肺部原发病灶明显好转，颅脑病灶基本缓解，疗效评价：PR。见图4-53A、图4-53B。

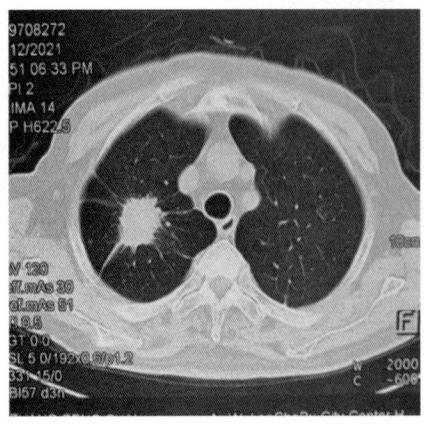

图4-51A　2021-01-15 胸部CT

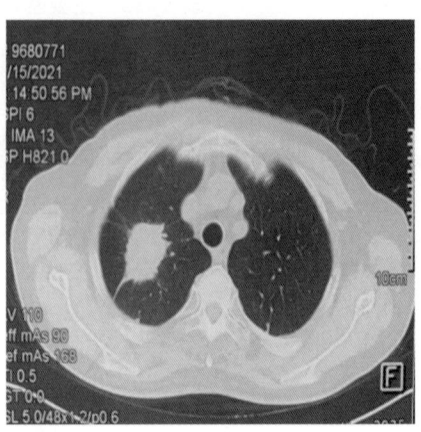

图4-51B　2021-03-12 胸部CT

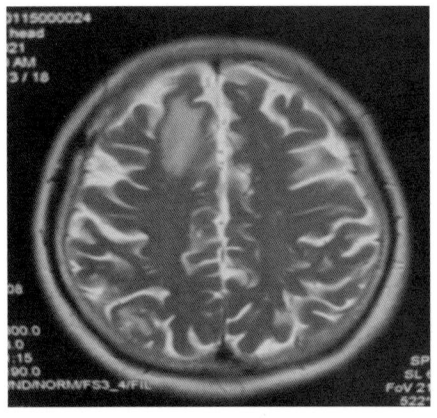

图4-52A　2021-01-15 颅脑核磁

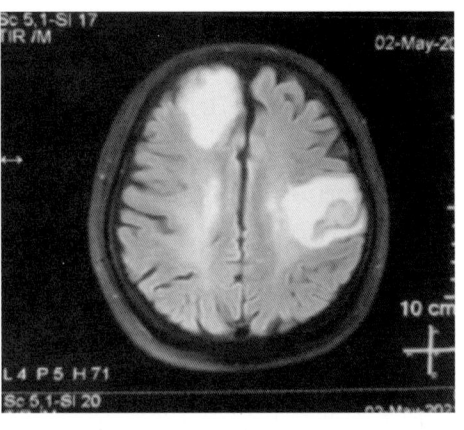

图4-52B　2021-05-02 颅脑核磁

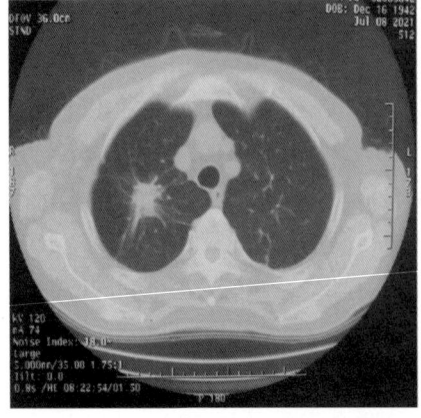

图4-53A　2021-03-12 胸部CT

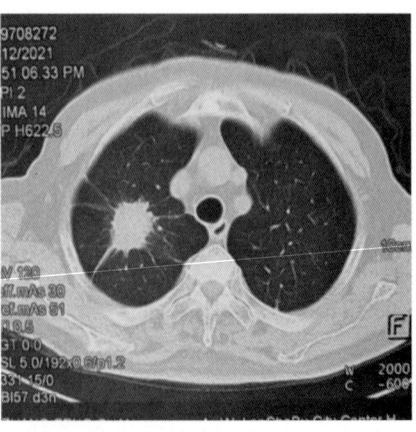

图4-53B　2021-07-08 胸部CT

2021年10月和11月,二线治疗4个月和6个月后,疗效评价:SD。此时患者病情较稳定,遂对肺部原发病灶行射波刀治疗。见图4-54。

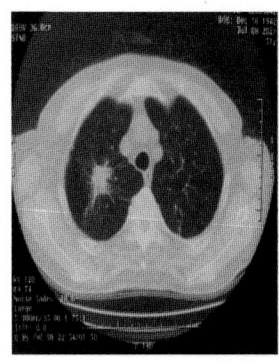
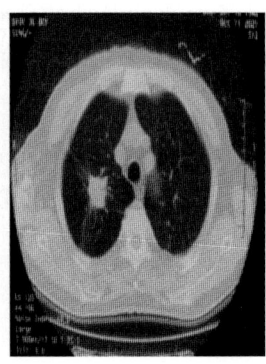
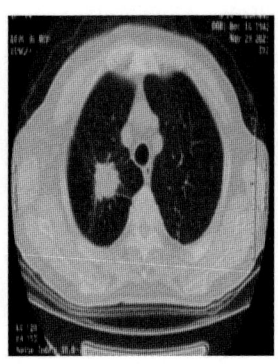
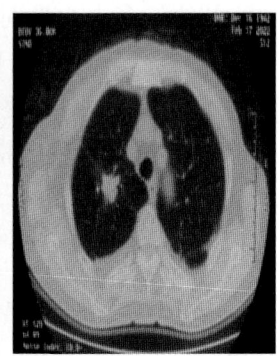

图4-54 2021年7月、10月、11月及2022年2月复查CT

2022年2月,二线治疗9个月后,双肺转移瘤增大增多,右侧肾上腺病灶增大,疗效评价:PD。

(3)三线治疗 2022年4月,安罗替尼12mg qd联合帕博利珠单抗200mg 3w治疗。末次随访2022年12月,仍在继续维持治疗中。

6.治疗小结

患者初诊即明确为右肺低分化腺癌,双肺转移,脑转移,骨转移,肾上腺转移,多发淋巴结转移,EGFR L858R突变。一线给予奥希替尼靶向治疗后疗效评价SD,PFS仅维持4个月。再次行基因检测提示MET扩增,遂予奥希替尼联合卡马替尼治疗,疗效评价PR。该结果提示了奥希替尼单药一线治疗快速耐药的原因及机制。二线治疗后局部进展给予局部的介入治疗后病情控制良好,遂继续联合靶向治疗,PFS超过1年,显示了明确耐药机制后EGFR抑制剂联合MET抑制剂靶向治疗给患者带来显著获益。

7.本案例述评

本例患者男性,高龄(79岁),基础疾病不多,体力评分良好,以咳嗽、腰痛起病,诊断为肺腺癌,多发转移,属于晚期患者。借助基因检测,患者从奥希替尼和卡马替尼中明显获益。

随着EGFR-TKIs不断更新迭代,携带EGFR突变的非小细胞肺癌患者的生存时间越来越长,然而,这些患者最终会发生耐药。EGFR-TKIs耐药分子机制存在很大的异质性,因此在耐药后再次组织活检进行基因检测十分重要,有助于明确具体的耐药机制以及后续指导治疗。

MET扩增是EGFR-TKIs主要耐药机制之一。一项对三代EGFR-TKIs治疗后MET扩增耐药发生情况的研究显示,在采用三代EGFR-TKIs一线治疗的患者中,MET扩增耐药的比例为7%~15%;在二线治疗的患者中,比例为5%~50%。本案例存在MET扩增,可能是患者在一线治疗后很快复发的原因,而MET扩增又给患者带来了一线生机。

TATTON研究显示,在使用三代EGFR-TKIs耐药后出现MET扩增患者中,联合使用MET抑制剂赛沃替尼和奥希替尼,表现出抗肿瘤活性,ORR为30%,DCR为75%[2]。同为MET抑制剂的卡马替尼已在美上市,GEOMETRY-E(NCT04816214)研究是一项随机、对照、开放的多中心Ⅲ期研究,旨在EGFR突变患者中评估卡马替尼+奥希替尼对比培美曲塞+铂类化疗方案用于患者的二线治疗。本例患者在奥希替尼耐药后调整方案为卡马替尼联合奥希替尼,最终获得了10个月的PFS。

本例患者在基因检测结果指导下,及时调整治疗方案,奥希替尼跨一二线治疗,并采用了EGFR-TKIs联合MET-TKIs的治疗模式,从而逆转了单药奥希替尼治疗的耐药。

(汪进良 姬时宇)

(十)当罕见突变遇上二代测序——一例EGFR 20外显子插入晚期NSCLC患者的精准治疗之旅

1.一般情况介绍

患者,男,35岁。

2.病史

(1)现病史:患者于2021年3月无明显诱因下出现左髂部不适,伴少许咳嗽,咳白痰。现因左髂部不适加重,伴有活动受限,咳嗽较前加重,至上海某医院就诊。

(2)既往史:平素健康状况良好。否认吸烟史。

(3)家族史:否认肿瘤家族史

(4)体格检查:PS评分1分。神志清,精神可。查体:左髂部局部有压痛,活动时加重。

(5)辅助检查:①2021年3月行胸部CT示:左肺上叶软组织团块,直径3.3cm×3.6cm,边界清,边缘毛刺影(见图4-52)。②2021年3月行全身骨扫描示:第3腰椎、多处盆骨异常放射性浓聚,提示肺癌多发骨转移(见图4-55)。③2021年3月行脑部MR示:脑内少许缺血灶(见图4-55)。

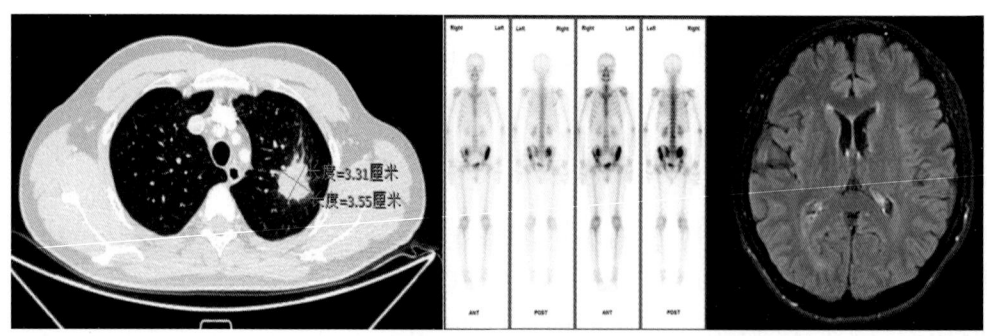

图4-55 基线胸部CT、骨扫描、脑部MR

3. 病理诊断

2021年3月17日行经支气管超声引导下活检术。病理示：非小细胞肺癌，免疫组化结果符合腺癌。免疫组化结果：CK（+），PD-L1（22C3）（25%，1~49%），PD-L1（E1L3N）（25%，1~49%），TTF-1（SPT24）（+），NapsinA（+），P40（-），ALK（VENTANAD5F3）（-）

4. 分子检测诊断结果及解读

2021年4月5基因检测标本：石蜡切片。结果见表4-40，4-41。

基因检测结果分析：① EGFR基因：p.A763_Y764insFQEA：EGFR基因的第763位至第764位氨基酸之间插入苯丙氨酸等4个氨基酸，属于EGFR 20外显子插入突变的一种。该患者此类突变丰度较高达43.16%。该变异位于EGFR蛋白的蛋白激酶结构域，约占EGFR 20外显子插入突变的6%。② TP53基因p.R213*：TP53是重要的抑癌基因，编码p53蛋白，主要功能是保持基因组稳定，促进DNA损伤修复或促进受损细胞凋亡，避免突变发生。TP53基因的第213位氨基酸由精氨酸突变成终止子。提前发生的终止子可能引起无义介导的mRNA降解（NMD），从而导致蛋白表达缺失。TP53突变可能与非小细胞肺癌不良预后相关。③ CCNE1基因拷贝数扩增：CCNE1（cyclin E1）编码细胞周期蛋白E1，属于高度保守的细胞周期蛋白家族，作为CDK激酶的调节因子发挥作用。Cyclin E1与CDK2形成细胞周期G1/S过渡所需的蛋白复合体，该蛋白在G1-S期交界处富集，随S期进程而降解。CCNE1参与NPAT蛋白磷酸化，后者参与细胞周期调控组蛋白的表达，并在pRB缺失时促进细胞周期进程。CCNE1基因拷贝数扩增可能导致CCNE1基因表达上调，CCNE1过表达可导致染色体不稳定。④ TMB：2.99个突变/Mb：肿瘤突变负荷（Tumor Mutation Burden，TMB）表示基因组上每一百万个碱基发生的体细胞突变个数。既往多项研究表明，肿瘤基因组上突变负荷越高，抗PD-1/PD-L1（±抗CTLA-4）抗体疗效越好。⑤ 微卫星稳定型（MSS）：微卫星不稳定性（microsatellite instability，MSI）是指DNA序列中简单重复序列的碱基长度和（或）重复次数的增加或减少，产生遗传不稳定性。微卫星稳定型则是相对稳定的表型。⑥ FANCA基因：p.A635fs：FANCA基因从第635位氨基酸丙氨酸开始发生移码，移码之后很可能在新阅读框引入终止子。提前发生的终止子可能引起无义介导的mRNA降解（NMD），从而导致蛋白表达缺失。该变异在大型人群数据库未被发现，提示这是一个罕见变异。

5. 诊断

左肺上叶腺癌 cT2aN2M1c-ⅣB期（多发骨）EGFR ex20ins。

6. 治疗方案调整及疗效评价

（1）一线治疗：2021年4月—2021年6月行4周期化疗：培美曲塞500mg/m² d1+卡铂（AUC=5）d1+帕博利珠单抗200mg d1，给予因卡膦酸二钠保骨治疗。2021年7月—2021年10月行4周期维持治疗：培美曲塞500mg/m² +帕博利珠单抗200mg d1。期间最佳疗效评估PR（见图4-56）。2021年11月行脑部MR检查示脑内多发转移瘤，部分伴瘤周水肿，考虑PD，PFS 7个月（见图4-57）。

表4-40 主要基因变异检测结果及用药提示

基因	核苷酸变化	氨基酸变化	染色体	基因亚区	转录本	变异类型	突变丰度或拷贝数	变异等级	FDA/NMPA批准患者癌种 可能敏感	FDA/NMPA批准患者癌种 可能耐药	FDA/NMPA批准其他癌种 可能敏感	FDA/NMPA批准其他癌种 可能耐药	药物证据等级
EGFR	p.A763_Y764ins FQEA				NM_005228.3	框内插入突变	43.16%	I类	吉非替尼(敏感, A级) 厄洛替尼(敏感, A级) 阿法替尼(敏感, A级) 达克替尼(敏感, A级) 奥西替尼(敏感, A级) Amivantamab(敏感, B级) Mobocertinib(敏感, B级) 波齐替尼(敏感, C级) Tarloxotinib(敏感, C级)				
TP53	c.637C>T p.Arg213*				NM_000546.5	无义突变	33.88%	Ⅱ类	Adavosertib+奥拉帕利(敏感, C级)				
CCNE1			19q12		NM_001238.3	拷贝数扩增	CN: 5.0	Ⅱ类	Berzosertib(敏感, C级) Adavosertib(敏感, C级) Prexasertib(敏感, C级)				

表 4-41 胚系变异检测结果

基因	核苷酸变化	氨基酸变化	染色体	基因亚区	转录本	变异类型	纯合/杂合	遗传方式	致病性
FANCA	c.1902dup	p.Ala635fs			NM_000135.2	移码突变	杂合突变型		可能致病

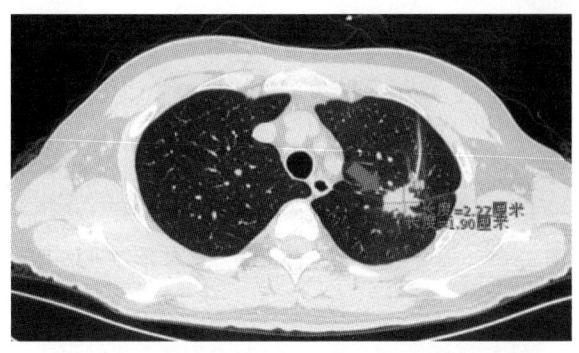

图 4-56A　2021 年 5 月肺部病灶最佳疗效评估 PR

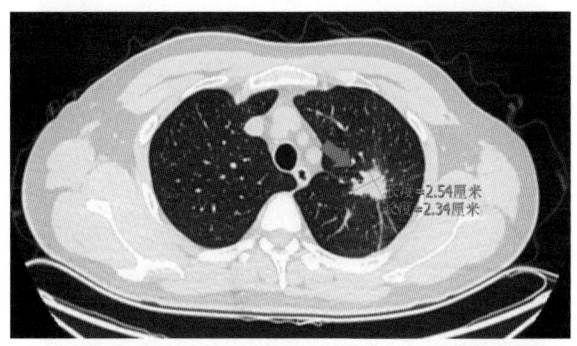

图 4-56B　2021 年 11 月脑部进展时肺部病灶疗效评估 SD

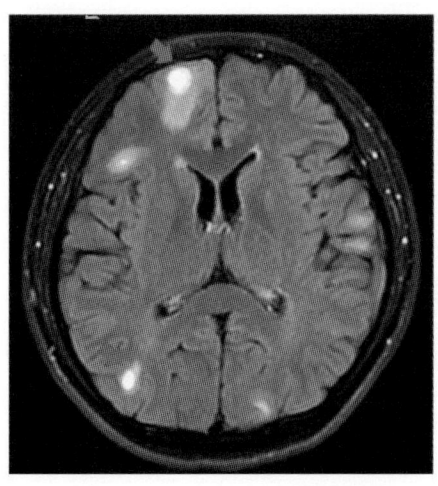

图 4-57　2021.11 脑部进展

（2）二线治疗：2021年11月起予伏美替尼治疗（80mg 口服 qd）。肺部病灶最佳疗效PR（见图4-58），脑部病灶最佳疗效PR（图4-59）。2022年2月因经济问题要求停用伏美替尼，PFS 3个月。

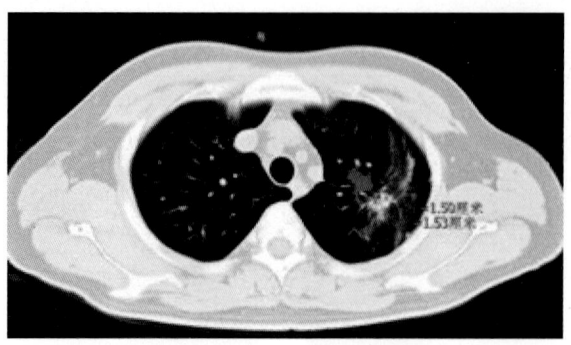

图4-58　2021年12月肺部病灶最佳疗效评估PR

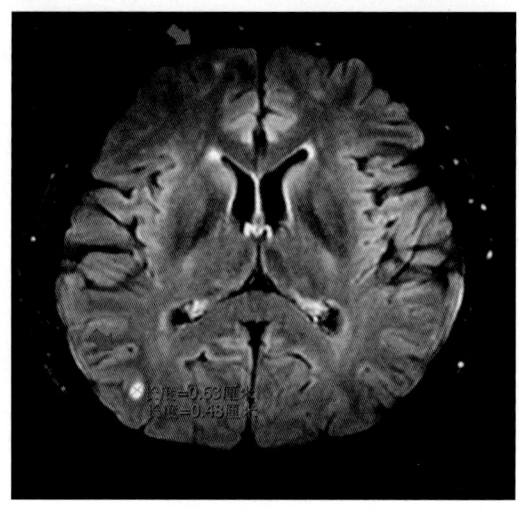

图4-59　2022年1月脑部病灶最佳疗效评估PR

（3）三线治疗：2022年2月起予达克替尼治疗（45mg 口服 qd），末次随访时间2022年9月，肺部病灶最佳疗效评估SD（见图4-60），脑部病灶最佳疗效评估SD（见图4-61）。截至2022年9月，PFS＞7月。

7. 病例小结

（1）治疗小结（见图4-62，表4-42）。

（2）基因小结（见表4-43）。

第四章　呼吸系统肿瘤分子诊断标志物临床应用

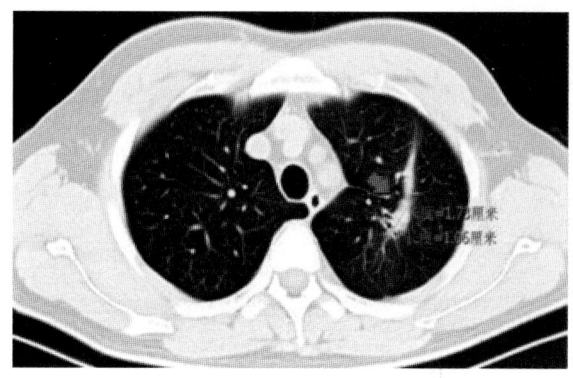

图 4-60　2022.3 肺部病灶最佳疗效评估 SD

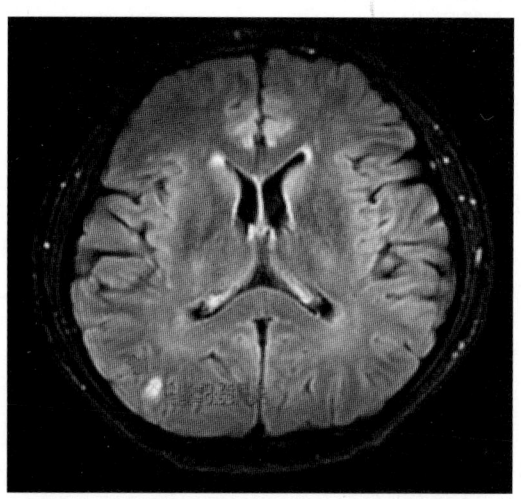

图 4-61　2022.6 脑部病灶最佳疗效评估 SD

- 左肺上叶腺癌cT2aN2M1c-IVB期（多发骨）EGFR ex20ins

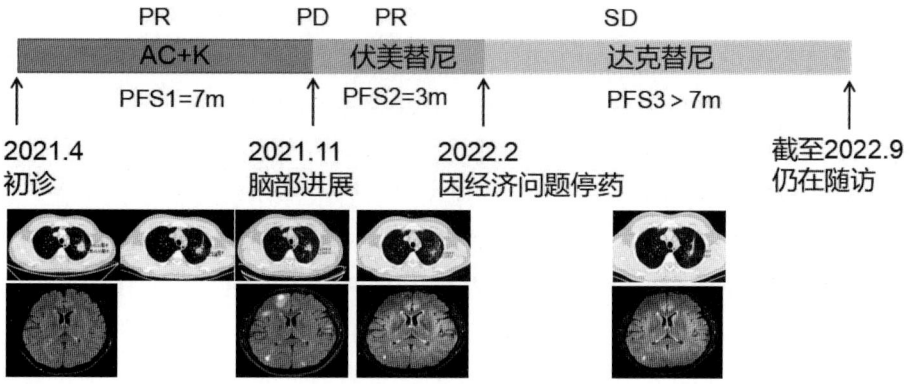

图 4-62　治疗小结

表 4-42 治疗小结

时间	治疗	疗效
2021.4—2021.11	AC+K	PR PFS=7m
2021.11—2022.2	伏美替尼	PR PFS=3m
2022.2—2022.9	达克替尼	SD PFS＞7m

表 4-43 基因小结

取样时间	时间节点	样本来源	Panel	EGFR p.A763_Y764insFQEA	TP53	CCNE1
2021.4.5	初诊	组织石蜡切片	520	43.16%	33.88%	CN：5

8. 案例述评

从以上分析可以看出，本案例初诊时进行肺组织二代测序发现了EGFR的罕见突变——20外显子插入。EGFR 20外显子插入突变发生率占所有非小细胞肺癌的4%~10%。化疗是该人群的主要治疗方法，但其疗效并不理想。一线化疗的客观缓解率（Objective response rate，ORR）仅为20%左右，中位无进展生存期（Progression-free survival，PFS）约为6月。

由于既往缺乏针对EGFR 20外显子插入突变的有效药物，本案例采用了以铂为基础的化疗联合免疫的治疗方式，并获得了不错的疗效。患者一线免疫联合化疗PFS达7个月。但遗憾的是，患者后续出现中枢神经系统进展。在二线治疗中，本案例采用伏美替尼。伏美替尼是我国第三代EGFR-TKIs。一项探索伏美替尼在EGFR 20外显子插入突变NSCLC的Ib期临床研究（FAVOUR研究）正在进行。初步数据显示，接受每日240mg伏美替尼一线治疗的10例患者均出现不同程度的肿瘤靶病灶缩小，患者的ORR为70%，疾病控制率（Disease control rate，DCR）为100%。同时伏美替尼具有中枢神经系统抗肿瘤活性。2022年ASCO大会发表的FURLONG研究中，基线伴有中枢神经系统转移人群的数据分析结果显示伏美替尼与吉非替尼的中枢神经系统中位PFS分别为20.8个月与9.8个月，伏美替尼可使EGFR突变的晚期NSCLC患者疾病进展或死亡的风险降低60%[ ]。在本案例中，患者在使用伏美替尼期间肺部与脑部病灶疗效佳。

但遗憾的是，由于经济问题，患者在治疗3月后要求停用伏美替尼，改用二代EGFR-TKI——达克替尼。达克替尼是一种泛人类表皮生长因子受体（Human epidermal growth factor receptor，HER）抑制剂，可抑制包括EGFR（HER1）、HER2和HER4在内的相关蛋白。一项汇总LUX-Lung 2研究、LUX-Lung 3研究和LUX-Lung 6研究的综合分析显示，二代EGFR-TKI对EGFR 20外显子插入突变患者有一定的疗效，其中位总生存时间（Overall survival，OS）和中位PFS分别为9.2和2.7个月。惊喜的是，截止2022年9月，患者仍在随访当中，达克替尼三线治疗PFS超7个月。

同时,作为针对 EGFR 20 外显子插入突变的口服靶向药物,莫博替尼经 25.8 个月的长期随访,可将含铂化疗经治患者的中位 PFS 提高到 7.3 个月,中位 OS 延长至 20.2 个月,为该类患者带来了新的希望。

本案例在治疗基线利用组织 NGS,检出了罕见靶点及其合并突变位点,为患者治疗方案的选择提供了正确方向,提示精准治疗时代 NGS 检测的重要性。

(苏春霞)

(十一)EGFR 非经典突变型晚期肺腺癌 TKI 耐药后 BRAF V600E 突变 1 例

1. 一般情况介绍

患者,男,63 岁。

2. 病史

(1)现病史:患者 2019 年 1 月因"右侧大腿外侧及髋部,腰部疼痛"住院,查胸部 CT 见:右肺下叶背段肿块伴纵隔淋巴结增多。腰椎 MRI 检查提示:腰 1 椎体改变,考虑腰椎转移癌,PET/CT 提示:右肺下叶背段占位性病变伴右肺门及纵隔多发淋巴结肿大,全身多发骨质破坏(胸骨柄、胸 6 棘突、腰 1 椎体、右侧髂骨、右侧股骨上段),右侧肾上腺结合部局限性结节状代谢活性增高。于 2019 年 1 月 25 日行胸腔镜下右肺下叶背段部分+右肺上叶后段部分切除术,于 2019 年 2 月 17 日行 L1 锥体 Enbloc 切除、钛网置入、植骨融合内固定术+T6 病变切除、椎弓根螺钉固定术,本次为复查入院。

(2)既往史:既往体健,吸烟 45 年,60 支 / 日。

(3)家族史:无特殊。

(4)体格检查:PS 评分 1 分,全身浅表淋巴结未触及肿大,双肺呼吸音清,未闻及明显干湿啰音。

(5)影像学检查:2019 年 4 月 24 日查胸部 CT 提示:右肺术后改变,右肺下叶背段见一结节状高密度影,边界清,周围见毛刺,分叶状,大小约 2.6cm×1.3cm,如图 4-63。

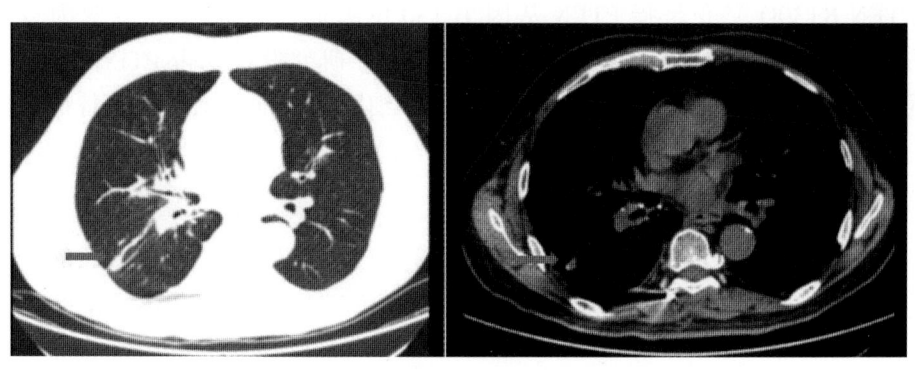

图 4-63 胸部 CT(2019-04-24)

3. 病理结果

2019年1月25日行胸腔镜下右肺下叶背段部分+右肺上叶后段部分切除术,术后病理提示腺癌。

4. 分子检测结果及解读

(1) 2019年2月16日行第1次基因检测,标本:肺组织。见表4-44。

(2) 2021年11月7日行第2次基因检测,标本:外周血。见表4-45。

(3) 2021年11月20日行第3次基因检测,标本:髂骨组织。见表4-46。

(4) 2022年2月10日行第4次基因检测,标本:外周血。见表4-47。

(5) 2022年7月4日行第5次基因检测,标本:外周血。见表4-48。

(6) 基因检测结果分析

1) EGFR 20外显子S768I突变指EGFR第768位编码子的丝氨酸突变为异亮氨酸,为EGFR的罕见突变,S768I点突变对第一代TKIs(吉非替尼、厄洛替尼)的敏感性略低于经典突变,且与第一、三代TKIs相比,S768I突变对第二代TKIs阿法替尼显示出更高的敏感性。

2) EGFR 18外显子G719C突变指EGFR基因第719位编码子的甘氨酸突变为半胱氨酸,为EGFR非经典突变,与EGFR经典突变相比,携带该位点突变的非小细胞肺癌患者生存时间更短,该位点突变可以单独发生,也可以与S768I组成复合突变,但无论是其单独突变还是与S768I组成的复合突变均对第二代TKIs(阿法替尼)具有更高的敏感性。

3) BRAF V600E突变是指BRAF基因第600位编码子的缬氨酸突变为谷氨酸,可从抗BRAF制剂如达拉非尼、维莫非尼及抗MEK制剂曲美替尼的一线及后线治疗中获益,且双靶治疗的效果优于单药,也是EGFR突变型非小细胞肺癌TKIs耐药的机制之一,研究表明,EGFR突变型非小细胞肺癌EGFR-TKIs耐药后可从EGFR/BRAF/MEK共抑制治疗中获益。

4) TP53是一种重要的抑癌基因,可编码P53蛋白,EGFR合并TP53突变是NSCLC最常见的合并突变类型,多个研究表明TP53突变与晚期NSCLC不良预后及TKIs耐药相关,可以作为晚期NSCLC的不良预后因子及TKIs不良疗效的预测因子。

5) PTEN R130Q突变是指PTEN基因第130位编码子的精氨酸突变为谷氨酰胺。R130Q位点变异会导致PTEN蛋白磷酸酶活性缺失,研究发现携带PTEN缺失的细胞对维莫非尼耐药,同时,携带PTEN失活变异的非小细胞肺癌细胞系对厄洛替尼、吉非替尼耐药。

第四章 呼吸系统肿瘤分子诊断标志物临床应用

表 4-44 主要基因变异检测结果及用药提示

基因	核苷酸变化	氨基酸变化	染色体	基因亚区	转录本	变异类型	突变丰度或拷贝数	变异等级	FDA/NMPA 批准患者癌种 可能敏感	FDA/NMPA 批准患者癌种 可能耐药	FDA/NMPA 批准其他癌种 可能敏感	FDA/NMPA 批准其他癌种 可能耐药	药物证据等级
EGFR		p.S768I		Ex20		错义突变	35.61%		阿法替尼 达可替尼 奥希替尼 吉非替尼 厄洛替尼				Ⅰ-A Ⅱ-C Ⅱ-C Ⅱ-C Ⅱ-C
		p.G719C		Ex18		错义突变	35.42%						

表4-45 主要基因变异检测结果及用药提示

基因	核苷酸变化	氨基酸变化	染色体	基因亚区	转录本	变异类型	突变丰度或拷贝贝数	变异等级	FDA/NMPA批准患者癌种		FDA/NMPA批准		药物证据等级
									可能敏感	可能耐药	其他癌种	可能耐药	
BRAF	p.V600E			Ex15		错义突变	0.48%		维莫非尼、达拉非尼+曲美替尼、Encorafenib+西妥昔单抗、曲美替尼、阿替利珠单抗+维莫非尼+卡比替尼、维莫非尼+卡比替尼、BiniMETinib+Encorafenib				Ⅰ-A Ⅰ-A Ⅱ-C Ⅱ-C Ⅱ-C Ⅱ-C Ⅱ-C
EGFR	p.G719C			Ex18		错义突变	0.90%		阿法替尼 达可替尼 奥希替尼 吉非替尼 厄洛替尼				Ⅰ-A Ⅱ-C Ⅱ-C Ⅱ-C Ⅱ-C
	p.S768I			Ex20		错义突变	0.92%						

表4-46 主要基因变异检测结果及用药提示

基因	核苷酸变化	氨基酸变化	染色体	基因亚区	转录本	变异类型	突变丰度或拷贝数	变异等级	FDA/NMPA批准 患者癌种 可能敏感	FDA/NMPA批准 患者癌种 可能耐药	FDA/NMPA批准 其他癌种 可能敏感	FDA/NMPA批准 其他癌种 可能耐药	药物证据等级
BRAF	p.V600E			Ex15		错义突变	25.76%		维莫非尼, 达拉非尼+曲美替尼, 达拉非尼, Encorafenib+西妥昔单抗, 曲美替尼, 阿替利珠单抗+维莫非尼+卡比替尼, 维莫非尼+卡比替尼, BiniMETimib+Encorafenib				I-A I-A II-C II-C II-C II-C II-C II-C
EGFR	p.S768I Exon20					错义突变	48.84%		阿法替尼, 达可替尼, 奥希替尼, 吉非替尼, 厄洛替尼				I-A II-C II-C II-C II-C
	p.G719C Exon18					错义突变	50.26%						

表4-47 主要基因变异检测结果及用药提示

基因	核苷酸变化	氨基酸变化	染色体	基因亚区	转录本	变异类型	突变丰度或拷贝贝数	变异等级	FDA/NMPA批准 患者癌种 可能敏感	FDA/NMPA批准 患者癌种 可能耐药	FDA/NMPA批准 其他癌种 可能敏感	FDA/NMPA批准 其他癌种 可能耐药	药物证据等级
EGFR	p.S768I			Ex20		错义突变	1.15%		阿法替尼				Ⅰ-A
									达可替尼				Ⅱ-C
									奥希替尼				Ⅱ-C
	p.G719C			Ex18		错义突变	0.86%		吉非替尼				Ⅱ-C
									厄洛替尼				Ⅱ-C
TP53	p.R196P			Ex6		错义突变	0.10%						

表4-48 主要基因变异检测结果及用药提示

基因	核苷酸变化	氨基酸变化	染色体	基因亚区	转录本	变异类型	突变丰度或拷贝贝数	变异等级	FDA/NMPA批准 患者癌种 可能敏感	FDA/NMPA批准 患者癌种 可能耐药	FDA/NMPA批准 其他癌种 可能敏感	FDA/NMPA批准 其他癌种 可能耐药	药物证据等级
EGFR	p.S768I			Ex20		错义突变	35.61%		阿法替尼				Ⅰ-A
									达可替尼				Ⅱ-C
									奥希替尼				Ⅱ-C
	p.G719C			Ex18		错义突变	35.42%		吉非替尼				Ⅱ-C
									厄洛替尼				Ⅱ-C
TP53	p.R158H			Ex5		错义突变	0.12%				维莫非尼		R3/Ⅱ-C
											吉非替尼		R3
PTEN	p.R130Q			Ex5		错义突变	0.60%				厄洛替尼	坦罗莫司	R3
											Alpelisi-b		R3

5. 治疗方案调整及疗效评估

(1) 2019年3月起开始口服阿法替尼40mg 1/日 靶向治疗共2年余，多次复查胸部CT提示肺部病灶稳定，如图4-64。

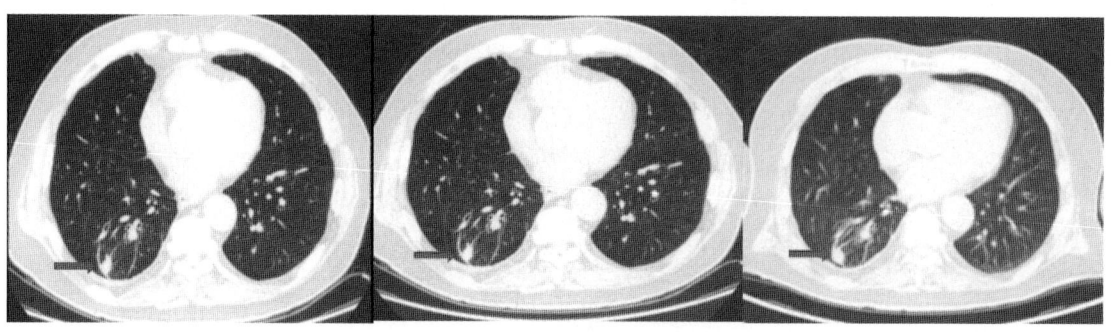

图4-64 胸部CT

(2) 2019年10月复查PET-CT提示：新发左侧髂骨、骶骨转移，但肺部病灶稳定，行骶骨病灶射频消融+骨水泥填充术，每月输注伊班膦酸钠减轻骨痛治疗。

(3) 2021年11月复查PET-CT提示：新发右侧肩胛下角、胸4锥体右侧附件、右侧第9肋、腰3椎体左侧附件、右侧髂骨及骶骨多处转移，如图4-65。行髂骨组织及血标本基因检测查见BRAF V600E突变，在阿法替尼基础上联合达拉非尼（150mg 2/日）+曲美替尼（2mg 1/日）靶向治疗。

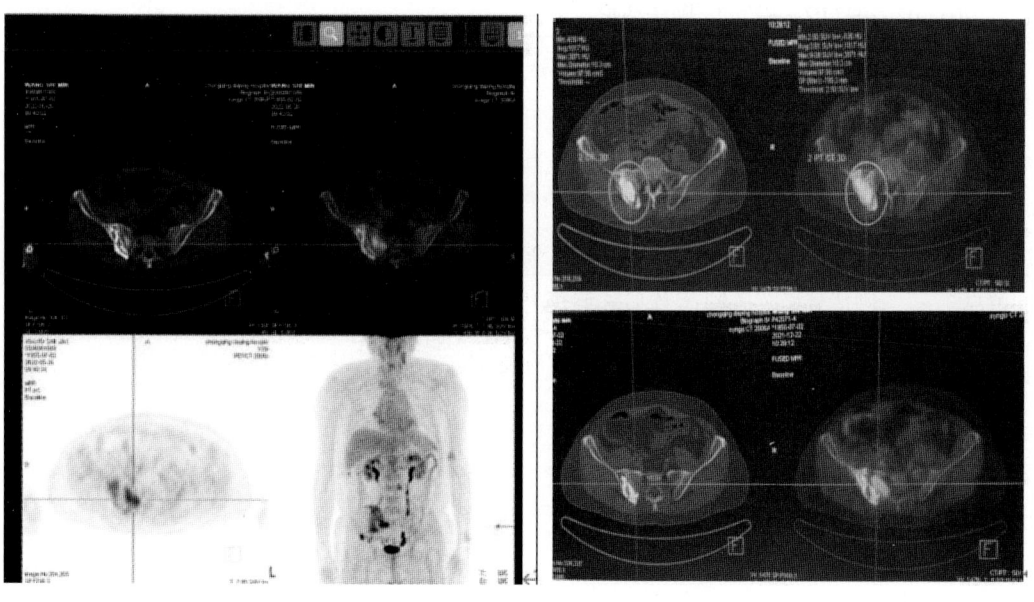

图4-65 PET/CT（2021-11-10）

（4）2022年2月10日外周血基因检测提示BRAF V600E消失，故停用达拉非尼及曲美替尼。

（5）2022年5月26日复查PET/CT检查提示：右侧髂骨局部及骶骨右侧病灶代谢程度及范围未见明显变化，腰3椎体左侧附件代谢活性被部分抑制，如图4-66。

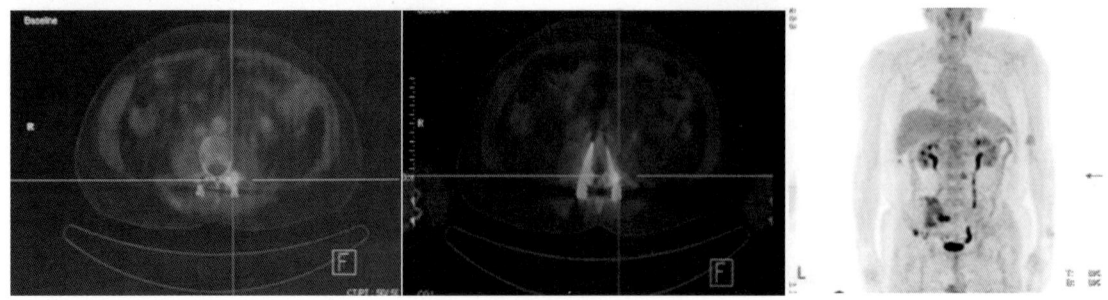

图4-66 椎体PET/CT

6. 病例小结

（1）治疗小结（见表4-49）。

表4-49 治疗小结

时间	治疗	疗效
2019.03-2019.10	阿法替尼	SD
2019.10-2021.11	阿法替尼+伊班膦酸	PD
2021.11-2022.02	阿法替尼+达拉非尼+曲美替尼	SD
2022.02-2022.07	阿法替尼	SD

（2）基因检测小结（见表4-50）

表4-50 基因检测小结

取样时间	2019.2.16	2021.11.07	2021.11.20	2022.2.10	2022.7.4
时间节点	阿法替尼	阿法替尼+达拉非尼+曲美替尼	阿法替尼+达拉非尼+曲美替尼	阿法替尼	阿法替尼
样本	肺组织	血液	髂骨组织	血液	血液
EGFR S768I	35.61%	0.92%	48.84%	1.15%	35.61%
EGFR G719C	35.42%	0.90%	50.26%	0.86%	35.42%
BRAF V600E		0.48%	25.76%		

7. 本案例述评

从上述分析可以看出，本案例最初仅有EGFR S768I、G719C非经典突变，口服阿法替尼治疗 2 年余,肺部病灶持续稳定,但因新发骨转移,行髂骨组织及血标本基因检查提示新增 BRAF V600E 突变,BRAF V600E 为 EGFR-TKIs 的耐药机制之一,可出现于阿法替尼耐药后,合并该基因突变者多提示预后不良,对此耐药机制,我们在阿法替尼基础上联合达拉非尼及曲美替尼治疗,期间患者偶有皮疹、心动过速不适,但复查胸部 CT 提示肺部病灶稳定,PET/CT 提示部分骨转移病灶代谢活性下降、疼痛减轻,这提示着 EGFR-TKIs 耐药后的 BRAF V600E 突变,可通过 EGFR/BRAF/MEK 共抑制获益,后经过多次送检血标本行基因检测均未见 BRAF 突变,故停用达拉非尼及曲美替尼,目前病灶控制良好,未见转移复发。

综上,对于病情进展的或新发的转移病灶,需考虑到其他驱动基因共存的可能,可通过全面分析检测后更好地实现精准治疗。

(张 英 何 勇)

(十二)奥希替尼治疗 EGFR-RAD51 融合晚期肺腺癌

1. 一般情况介绍

患者,女,34 岁。

2. 病史

(1)现病史:患者因"咳嗽 2 周"步行入院。

(2)既往史:既往体健,无吸烟史。

(3)家族史:无家族遗传性疾病史。

(4)体格检查:PS 1 分,浅表淋巴结未触及明显肿大,呼吸运动对称,肋间隙未见异常,双肺呼吸音清晰,双肺未闻及干、湿性啰音,无胸膜摩擦音。

(5)辅助检查

1)2017 年 8 月 9 日行胸部 CT 检查示:右下肺门区占位,大小约 67mm×34mm,拟中央型肺癌,伴双肺多发转移,右侧肺门及纵隔淋巴结增大、右侧胸膜多发结节,拟转移。见图 4-67。

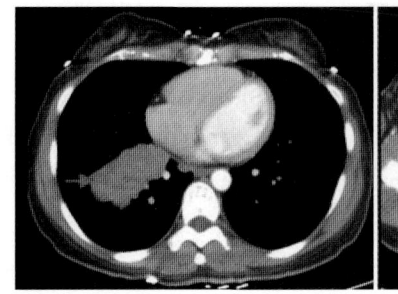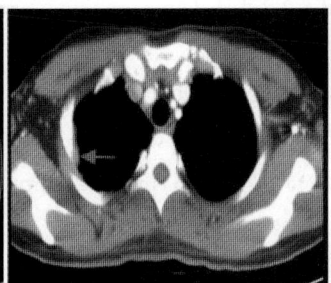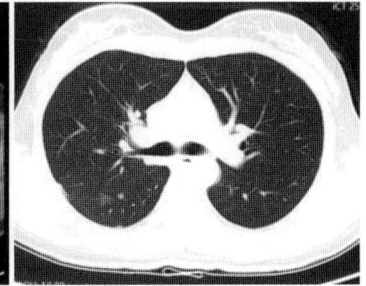

图 4-67 2017-08-09 胸部 CT 示右下肺肿物,双肺、胸膜转移,肺门及纵隔淋巴结肿大

2）肿瘤标志物：2017年8月28日 CEA 28.85μg/L。

3. 病理诊断

右下气管旁淋巴结（2017年6月20日）：考虑为腺癌。免疫组化：Napsin A（+）、TTF-1（+）、p63（-）、P40（-）、ALK（D5F3）（-）。

4. 分子检测诊断结果及解读

（1）2017年6月29日行第1次基因检测（14基因），标本：肿瘤组织。见表4-51。

（2）2021年5月12日行第2次基因（425基因）检测，标本：血液。见表4-52。

（3）2021年11月17日行第3次基因（437基因）检测，标本：血液。见表4-53。

（4）基因检测结果分析

1）EGFR-RAD51融合：EGFR常见的融合形式，多见于肺癌且是致瘤的，融合保留了完整的EGFR激酶区域，可能激活MARK和PI3K/AKT下游信号通路，参与肿瘤的发生发展，对EGFR-TKI敏感。

2）EGFR C797S：奥希替尼的已知耐药突变，同时携带EGFR基因敏感突变和C797S突变而不携带T790M突变的肿瘤细胞对三代EGFR-TKI耐药，对一代EGFR-TKI仍然敏感。

3）BCL2L11（BIM）基因杂合缺失多态性：可导致BCL2L11促凋亡功能缺陷，引起EGFR-TKI疗效降低。

5. 治疗方案调整及疗效评价

（1）一线治疗

1）2017年9月26开始予"培美曲塞500mg/m²+顺铂75mg/m²"方案化疗4疗效及"培美曲塞500mg/m²"维持化疗6疗程。

2）疗效评价：2017年11月19日复查胸部CT示：右肺肿物缩小，大小56×25mm，胸膜转移病灶缩小，双肺多发转移灶大致同前。疗效评价SD（缩小）。见图4-68。

2018年4月18日复查胸部CT示：双肺转移瘤较前增多、增大；右肺肿物、右肺门及纵隔多发淋巴结、右侧胸膜多发转移灶变化不大，疗效评价PD，PFS 6.7个月。见图4-69。

肿瘤标志物变化（见表4-54）。

（2）二线治疗：2018年7月11日患者开始参加"KN035（PD-L1单抗）"临床试验，疗效评价PD（影像资料不详），PFS 3.4个月。

（3）三线治疗

1）2018年11月17日予"奥希替尼80mg qd"治疗。

2）疗效评价：治疗1个月后，对比2018年4月17日胸部CT检查（奥希替尼治疗前影像资料缺乏），右肺靶病灶由治疗前大小51mm×28mm缩小至39mm×16mm，双肺各叶多发结节灶较前减小。疗效评价PR。见图4-70。

2019年3月4日行脑MR检查示：枕叶脑表面、胼胝体压部多发强化小结节，考虑脑转移瘤。

因无既往脑MR检查对比，不能判断是否为颅内肿瘤进展，而且患者无颅内症状，因此继续给予"奥希替尼"治疗。

第四章 呼吸系统肿瘤分子诊断标志物临床应用

表4-51 主要基因变异检测结果及用药提示

基因	核苷酸变化	氨基酸变化	染色体	基因亚区	转录本	变异类型	突变丰度或拷贝数	变异等级	FDA/NMPA批准患者癌种-可能敏感	FDA/NMPA批准患者癌种-可能耐药	FDA/NMPA批准其他癌种-可能敏感	FDA/NMPA批准其他癌种-可能耐药	药物证据等级
EGFR	EGFR-RAD51 (E24: R5)				NM_004448.2	基因融合	30%	Ⅱ类			药物推荐（敏感性，证据等级）		D级

表4-52 主要基因变异检测结果及用药提示

基因	核苷酸变化	氨基酸变化	染色体	基因亚区	转录本	变异类型	突变丰度或拷贝数	变异等级	FDA/NMPA批准患者癌种-可能敏感	FDA/NMPA批准患者癌种-可能耐药	FDA/NMPA批准其他癌种-可能敏感	FDA/NMPA批准其他癌种-可能耐药	药物证据等级
EGFR	EGFR-RAD51 (E24: R5)				NM_005228.5	基因融合	1.9%	Ⅱ类			药物推荐（敏感性，证据等级）		D级
EGFR	c.2389T>A (p.C797S)			EX20	NM_005228.5	错义突变	0.6%	Ⅰ类					D级
BCL2L11	c.394+1479_394+4381del				NM_001204106.2	杂合缺失多态性		Ⅱ类					

表4-53 主要基因变异检测结果及用药提示

基因	核苷酸变化	氨基酸变化	染色体	基因亚区	转录本	变异类型	突变丰度或拷贝数	变异等级	FDA/NMPA批准其他癌种-可能敏感	FDA/NMPA批准其他癌种-可能耐药	药物证据等级
BCL2L11	c.394+1479_394+4381del				NM_001204106.2	杂合缺失多态性	30%	Ⅱ类			

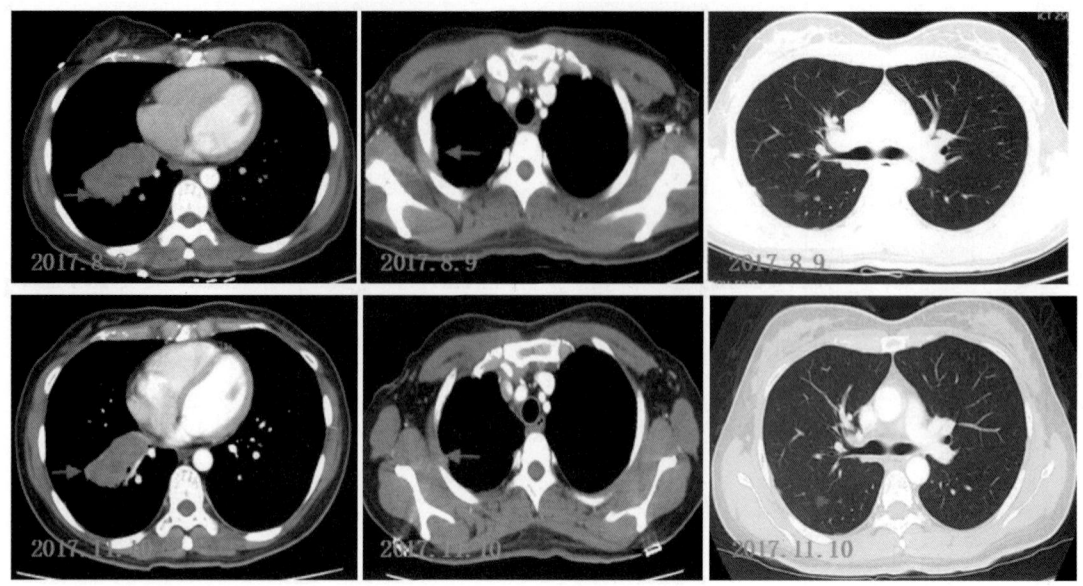

图 4-68　2017-11-10 复查胸部 CT，对比 2017-08-09CT，疗效评价"SD"

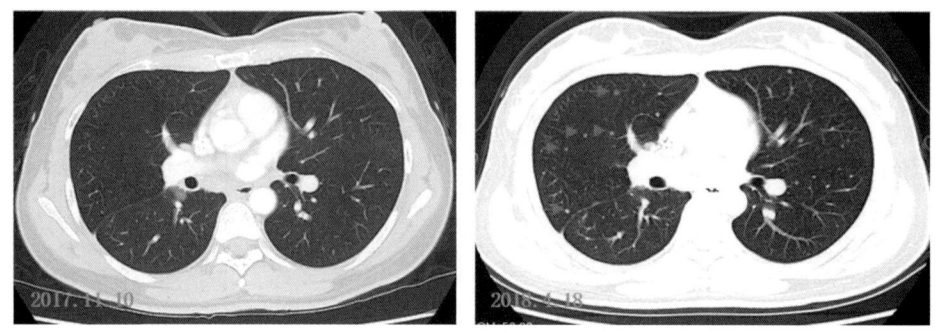

图 4-69　2018-04-18 复查胸部 CT，对比 2017-11-10CT，疗效评价"PD"

表 4-54　患者标志物变化

时间	2017.8.28	2017.11.7	2017.12.6	2018.2.27	2018.3.29
CEA（μg/L）	28.85	9.60	6.60	5.21	6.95

2019 年 3 月 4 日行胸部 CT 检查示：右下肺门处原发灶较前进一步缩小，双肺多发转移瘤较前缩小、减少。

2019 年 5 月 30 日复查脑 MR 检查示：双侧大脑半球脑转移瘤较前增多、增大，疗效评价 PD，PFS 6.4 个月。见图 4-71。

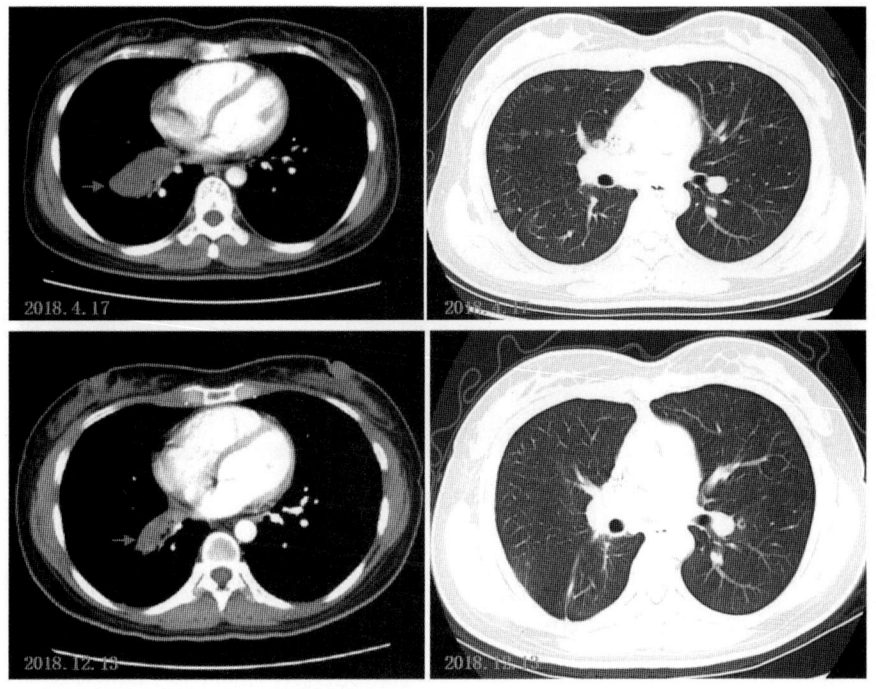

图 4-70　2018-12-13 复查胸部 CT，对比 2018-04-17CT，疗效评价"PR"

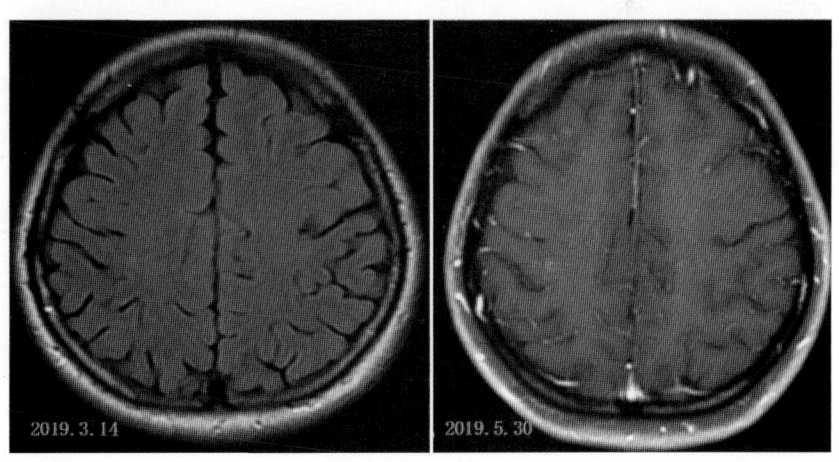

图 4-71　2019-05-30 复查颅脑 MR，对比 2019-03-14MR，疗效评价"PD"

（4）四线治疗

1）2019 年 7 月 30 开始予"奥希替尼 80mg qd+ 贝伐珠单抗 7.5mg/kg"治疗。

2）疗效评价：治疗 2 疗程后，2019 年 10 月 5 日行头颅 MR 检查示：双侧大脑半球脑转移瘤部分较前缩小，2019 年 10 月 9 日行胸部 CT 检查示：右下肺门处原发灶、双肺多发转移灶均较前无明显变化，疗效评价 SD。见图 4-72。

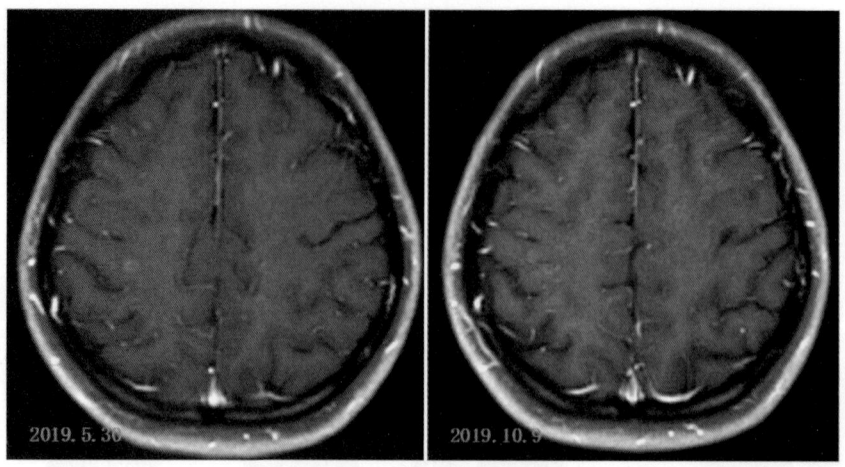

图 4-72　2019-10-09 复查颅脑 MR，对比 2019-05-30MR，疗效评价 "SD"

2021 年 4 月 1 日行胸部 CT 检查示：现右下肺门区团片灶增大，双肺多发转移灶，部分增大。2021 年 4 月 13 日行脑 MR 检查示：双侧大脑半球、脑干、小脑半球弥漫分布病灶，较前明显增多，疗效评价 PD，PFS 20.5 个月。见图 4-73。

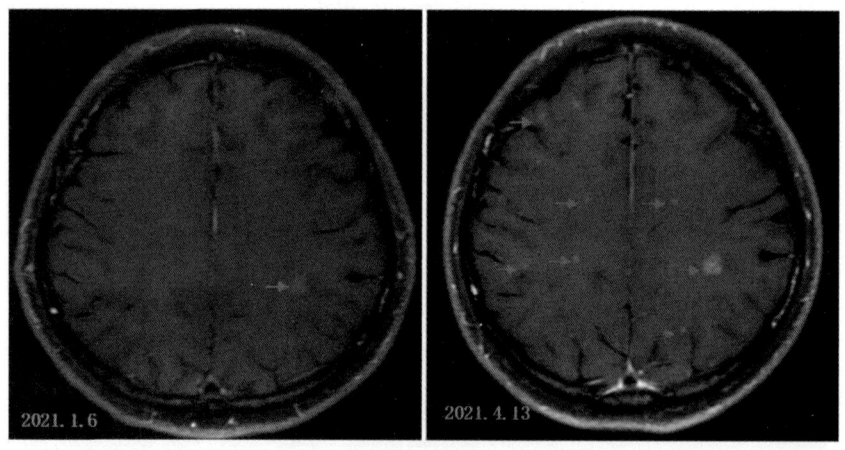

图 4-73　2021-04-13 复查颅脑 MR，对比 2021-01-06MR，疗效评价 "PD"

（5）五线治疗

1）2021 年 5 月 29 日予 "吉非替尼 250mg qd" 治疗。

2）疗效评价：治疗 1 个月后，肺靶病灶由治疗前（2021-04-01）大小 36mm×22mm 缩小至治疗后（2021-07-06）32mm×13mm，双肺转移灶均有缩小。

2021 年 7 月 13 日行头颅 MR 检查示：脑转移病灶较治疗前（2021-04-14）减少。疗效评价 SD（缩小）。见图 4-74。

2021 年 10 月 26 日行颅脑 MR 检查示：与 2021-07-13 MR 片比较，双侧大脑半球、脑干、小脑半球弥漫分布病灶，病灶较前增多、增大，疗效评价 PD，PFS 4.9 个月。见图 4-74。

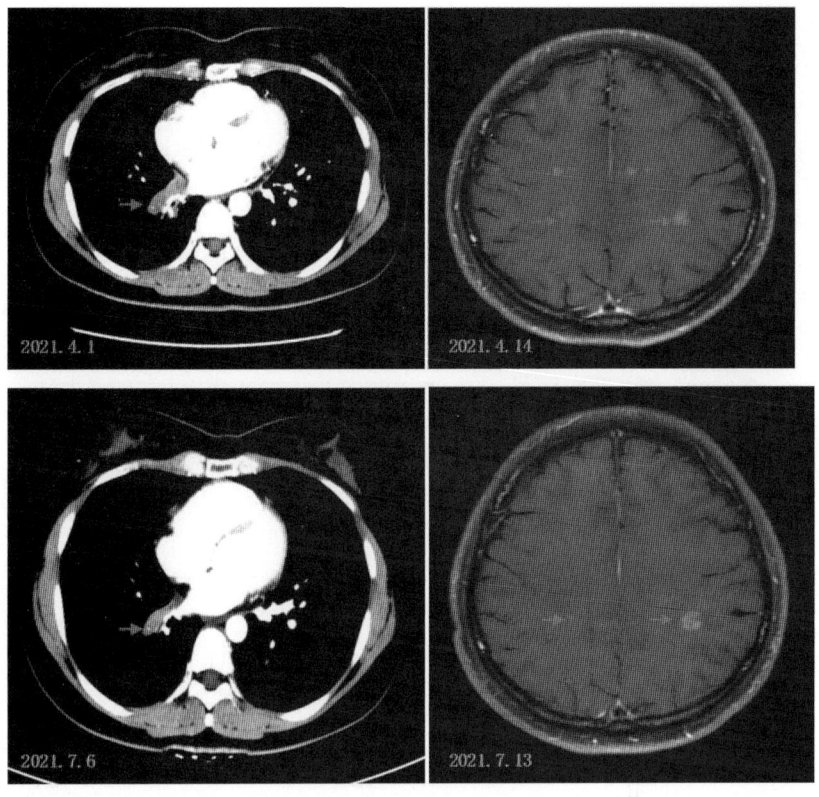

图 4-74　2021-07 复查胸部 CT 及颅脑 MR，对比 2021-04CT 及 MR，疗效评价 "SD"

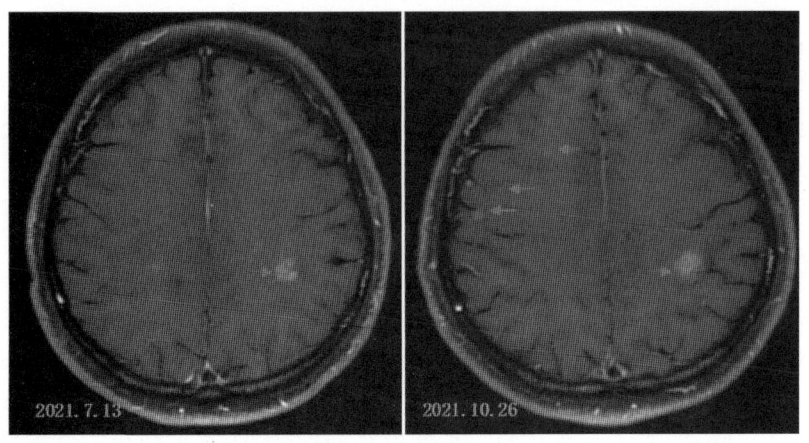

图 4-75　2021-10-26 复查颅脑 MR，对比 2021-07-13MR，疗效评价 "PD"

6. 病例小结

（1）治疗小结（见图 4-76、表 4-55）。

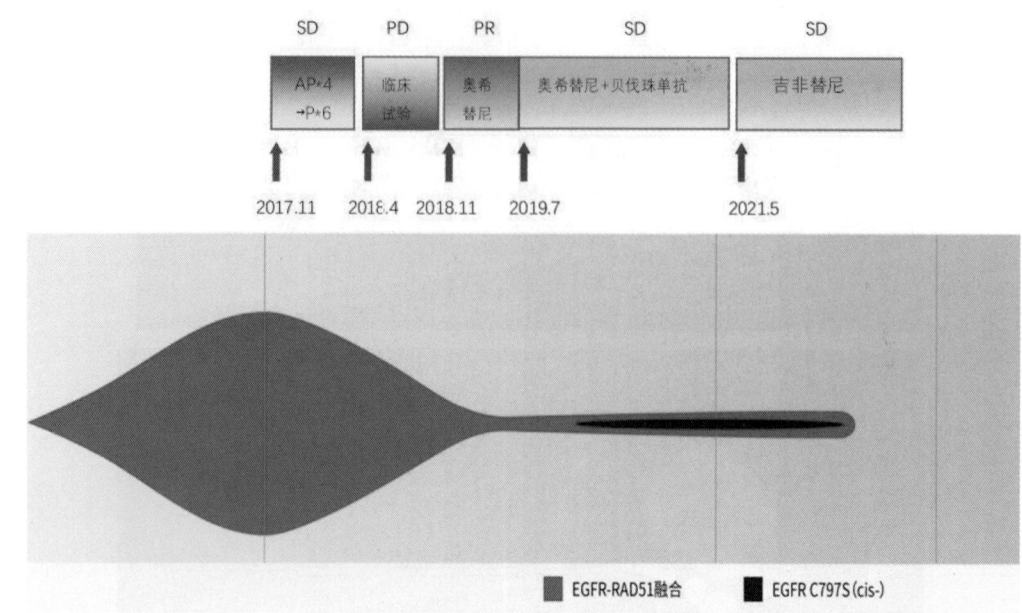

图 4-76 治疗小结

表 4-55 治疗小结

时间	治疗	疗效	PFS（月）
2017.09–2014.04	培美曲塞 + 卡铂	SD	6.7
2018.07–2018.10	KN035（临时试验）	PD	3.4
2018.11–2019.05	奥希替尼	PR	6.4
2019.07–2021.04	奥希替尼 + 贝伐珠单抗	SD	20.5
2021.05–2021.10	吉非替尼	SD（缩小）	4.9

（2）基因检测小结（见图 4-77、表 4-56）。

7.案例述评

Konduri 等首次报告 EGFR-RAD51 融合是肺癌驱动基因，对 EGFR-TKI 敏感。5 例 EGFR-RAD51 融合的晚期肺腺癌经厄洛替尼治疗后，4 例获得肿瘤"部分缓解"。EGFR-RAD51 融合属于肺癌罕见驱动基因，个案报告显示其对吉非替尼、厄洛替尼、埃克替尼、奥希替尼等 EGFR-TKI 均敏感，PFS 为 8-20 个月。既往研究未进一步探索 EGFR-RAD51 融合肺癌经 EGFR-TKIs 治疗后的耐药机制，本病例经奥希替尼治疗出现获得性耐药后，检测发现 C797S 突变，提示 C797S 突变是奥希替尼治疗 EGFR-RAD51 融合肺癌的获得性耐药机制，可能与 EGFR 敏感突变肺癌具有类似的 EGFR-TKIs 耐药机制。

第四章 呼吸系统肿瘤分子诊断标志物临床应用

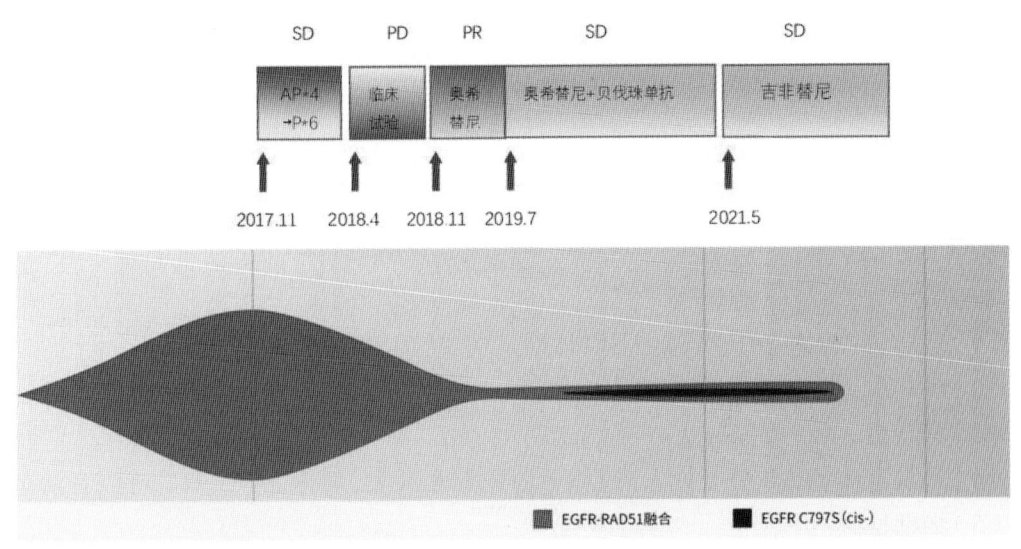

图 4-77 基因检测小结

表 4-56 基因检测小结

取样时间	2017.6.29	2021.5.12	2021.11.17
时间节点 （奥希替尼耐药）	初诊	吉非替尼 吉非替尼耐药	
样本来源	肿瘤组织	血液/脑脊液	血液/脑脊液
Panel	14	425	437
EGFR-RAD51 融合	30%	1.9%/–	–/–
EGFR C797S（cis–）		0.6%/–	–/–
BCL2L11		杂合子缺失多态性/–	杂合子缺失多态性/–

临床前研究发现，C797S 突变但 T790M 突变阴性的 EGFR 突变肺癌细胞株对奥希替尼耐药，但仍然对一、二代 EGFR-TKIs（吉非替尼及阿法替尼）敏感。一例 EGFR 19 外显子突变的晚期肺腺癌患者，一线阿法替尼治疗耐药后出现 EGFR T790M 突变，二线给药奥希替尼治疗，7 个月后出现肿瘤进展，NGS 检测显示 EGFR 19del/C797S 突变，T790M 突变消失，给予吉非替尼治疗后获得肿瘤"部分缓解"。本病例提示 EGFR-RAD51 融合肺癌出现奥希替尼获得性耐药，如果耐药机制为 C797S 突变而且 T790M 突变阴性，一代 EGFR-TKI 仍然有效。

本病例经奥希替尼及吉非替尼治疗后的 PFS 不理想，与合并 BCL2L11（BIM）基因杂合缺失多态性可能相关。本病例对进一步了解 EGFR-RAD51 融合非小细胞肺癌治疗过程的演变及优化治疗策略提供有价值的参考。

（冯卫能　欧兰子）

(十三) 罕见变异也精彩——EGFR KDD 变异型 NSCLC 的精准治疗

1. 一般情况介绍

患者，男，59 岁。

2. 病史

（1）现病史：患者 2016 年 1 月因"体检发现左肺上叶占位 3 周"收入院。

（2）既往史：既往体健，有吸烟史，吸烟 30 余年，每日 1.5 包，现已戒烟 1 个月。

（3）家族史：无肿瘤家族史。

（4）入院查体：PS 0 分。神志清，浅表淋巴结无肿大，呼吸平稳，双肺呼吸音清。

（5）辅助检查

1）影像学检查：2016 年 1 月 10 日胸部增强 CT 检查示"左肺上叶占位并舌段不张，最大径 6.6cm，考虑左肺上叶肺癌。未见淋巴结肿大"。（注：患者已无法提供影像资料，此信息为病历记载）

2）肿瘤标志物：CEA 7.0ng/ml，CA19-9 18.96ng/ml，CYFRA21-1 3.19ng/ml，NSE 27.37ng/ml。

3. 手术经过及病理诊断

2016 年 1 月 19 日于广东省某医院行左上肺叶切除术＋肺门纵隔淋巴结清扫术，病理：浸润性腺癌。术后分期：pT3N0M0 IIB 期。（AJCC 分期第 7 版）

4. 术后复发

患者术后定期复查。2020 年 1 月出现胸背部疼痛，2020 年 5 月行 PET/CT 示：①左肺上叶肺癌术后，左侧胸壁结节大小约 4.6cm×3.0cm，SUVmax：15.0，考虑转移瘤（见图 4-78）。②左肺下叶外基底段结节，边缘光滑，直径约 0.3cm，糖代谢未见增高，未除外早期肺内转移瘤，待观察。体部扫描其他部位未见恶性肿瘤代谢影像。2020 年 5 月行头颅 MR 增强未见异常。再次分期为 rT0N0M1a（胸壁结节，肺内结节待定）ⅣA 期（AJCC 分期第 8 版）。

5. 术后再活检病理

2020 年 5 月行胸壁转移灶穿刺活检，病理示：（左侧胸壁）转移性癌，结合病史考虑为肺来源可能性大，细胞量少，PD-L1（22C3，TPS 10%+）。

6. 分子检测诊断结果及解读

2020 年 5 月行胸壁转移灶穿刺活检，所取胸壁组织及 2016 年手术标本送检 168 基因检测：EGFR 激酶区复制（kinase domain duplication，KDD）变异（胸壁病灶 0.1%，左上肺原发灶手术组织 10.8%），TMB：胸壁转移灶：2.3 个突变/Mb（前 92.0%），左上肺原发灶 8 个突变/Mb（前 39.9%）。见表 4-57。

第四章　呼吸系统肿瘤分子诊断标志物临床应用

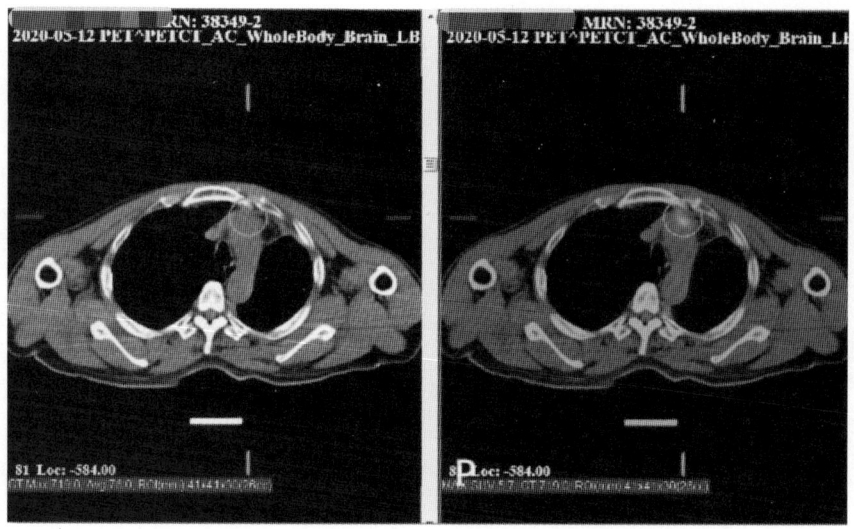

图 4-78　2020-05 PET 提示复发胸壁结节

表 4-57　主要基因变异检测结果及用药提示

基因	核苷酸变化	氨基酸变化	染色体	基因亚区	转录本	变异类型	突变丰度或拷贝数	变异等级	FDA/NMPA批准患者癌种		FDA/NMPA批准其他癌种		药物证据等级
									可能敏感	可能耐药	可能敏感	可能耐药	
EGFR	EGFR-KDD					错义突变	手术标本：10.8%；胸壁结节：0.1%				阿法替尼（C级）厄洛替尼（D级）吉非替尼（D级）		

基因检测结果分析：

EGFR-KDD 变异是 EGFR 17 外显子 -25 内含子激酶区复制。鉴于 EGFR-KDD 结构中存在两个串联的框内激酶结构域，建模结果显示，该突变可形成分子内不对称活化二聚体，体外实验研究显示，可能导致 EGFR 激酶组成型自磷酸化激活，引起其下游信号通路过度活化，促进细胞增殖，参与肿瘤的发生发展。此外，临床前和临床病例研究表明 EGFR-KDD 可能增加 EGFR-TKIs 的敏感性。EGFR-KDD 变异为罕见变异，目前治疗推荐靶向药物：阿法替尼（C级）、厄洛替尼（D级）、吉非替尼（D级）。

7. 治疗方案调整及疗效评价

（1）2020 年 6 月 17 日开始胸壁结节放疗，IMRT 60Gy/30F，至 2020 年 8 月 3 日完成放疗。见图 4-79、图 4-80）。

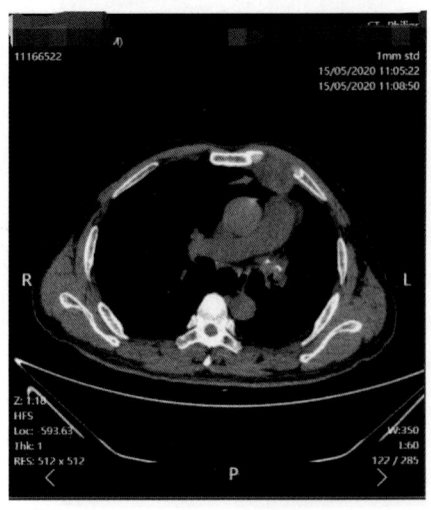
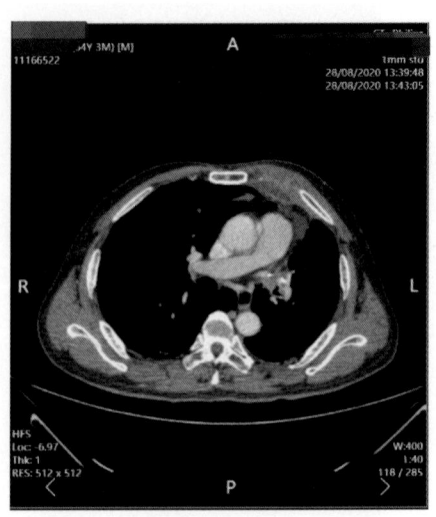

图 4-79A　2020 年 5 月胸壁结节放疗前　　图 4-79B　胸壁结节 202 年 8 月放疗后

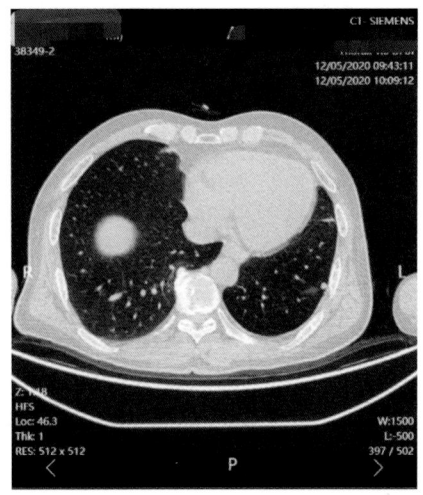
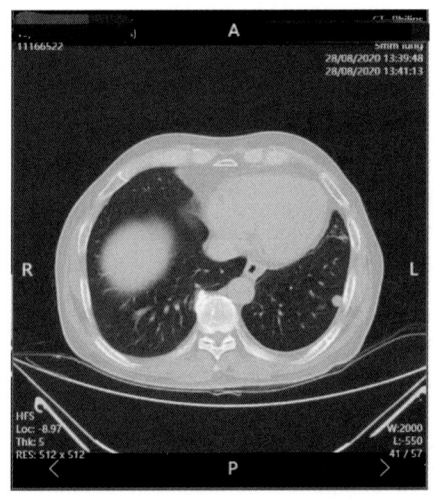

图 4-80A　2020 年 5 月左肺基底段结节　　图 4-80B　2020 年 8 月结节增大至 1.1cm

（2）患者完成放疗后，2020 年 8 月再次复查胸部 CT，左肺下叶基底段结节增大至 1.1cm，新增右肺上叶等多个小实性结节（见图 4-80）。考虑左肺下叶基底段结节为肿瘤转移，再分期：rT4N0M1a（胸壁结节、对侧肺），ⅣA 期（AJCC 分期第 8 版）。2020 年 9 月 5 日开始一线阿法替尼 40mg qd 治疗。

2021 年 1 月一线阿法替尼治疗 4 个月后疼痛缓解，复查 CT：胸壁结节较前缩小，双肺实性结节较前减少，缩小（见图 4-81、图 4-82）。选取左肺下叶基底段结节为靶病灶（基线 2020 年 8 月 CT：1.1cm），靶病灶治疗后缩小至难以测量，疗效评价：PR。

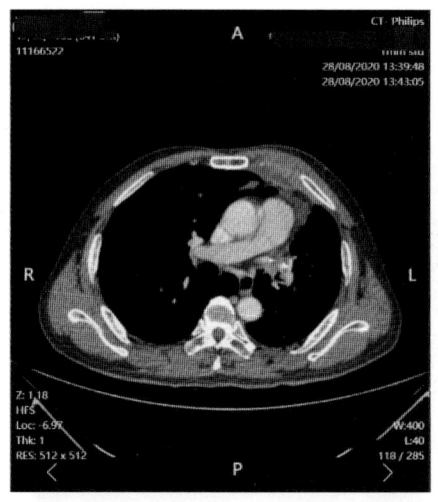
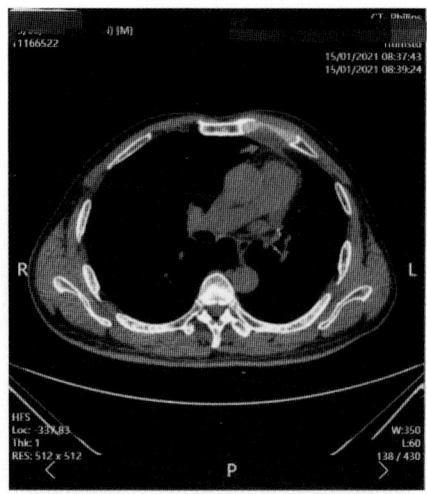

图 4-81A　2020 年 8 月胸壁结节阿法替尼治疗前　图 4-81B　2021 年 1 月胸壁结节阿法替尼治疗 4 月后

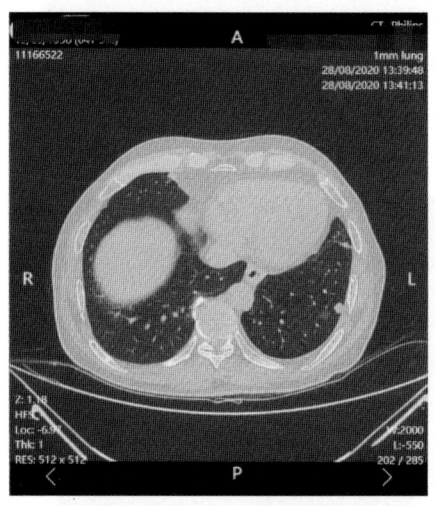
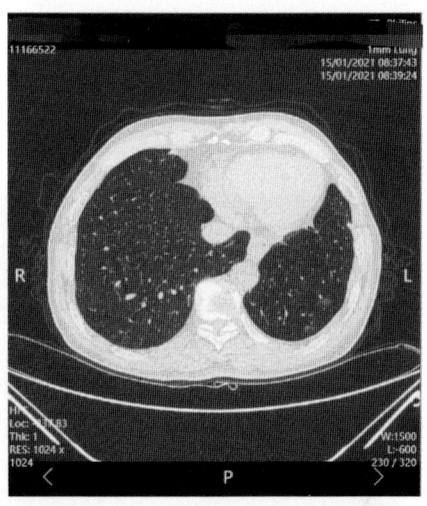

图 4-82A　2020 年 8 月双肺结节阿法替尼治疗前　图 4-82B　2021 年 1 月双肺结节阿法替尼治疗 4 月后

（3）2022 年 4 月阿法替尼治疗后 19 个月，对比 2022 年 2 月，CT 提示胸壁结节较前相仿（见图 4-83），双肺实性结节较前相同，新见左第 4 前肋骨质破坏，考虑骨转移（见图 4-84）。患者诉骨痛明显。2022 年 5 月行骨 ECT 提示：第 4 前肋骨代谢减低，考虑溶骨性转移。评价 PD，PFS 19 个月。

2022-05-11 开始加用因卡膦酸二钠护骨治疗。

（4）2022 年 6 月 28 日复查胸部 CT 示：对比 2022-04-26，胸壁结节病灶大致同前，双肺实性结节大致同前。第 4 肋骨骨质破坏大致同前。见图 4-85。

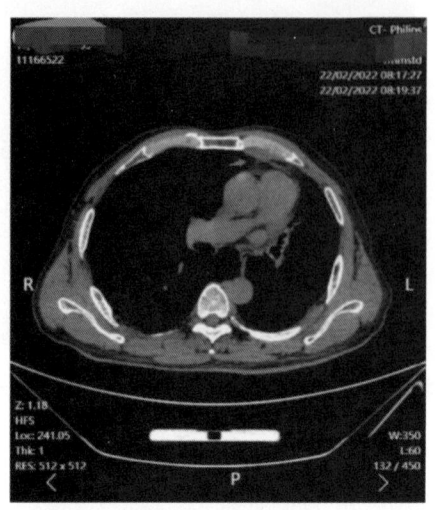

图 4-83A　2022 年 2 月阿法替尼治疗 17 月后

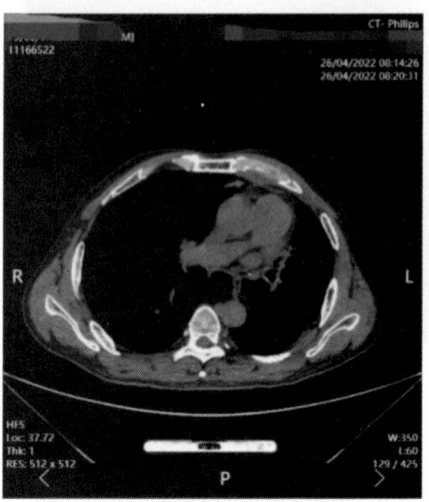

图 4-83B　2022 年 4 月阿法替尼治疗 19 月后

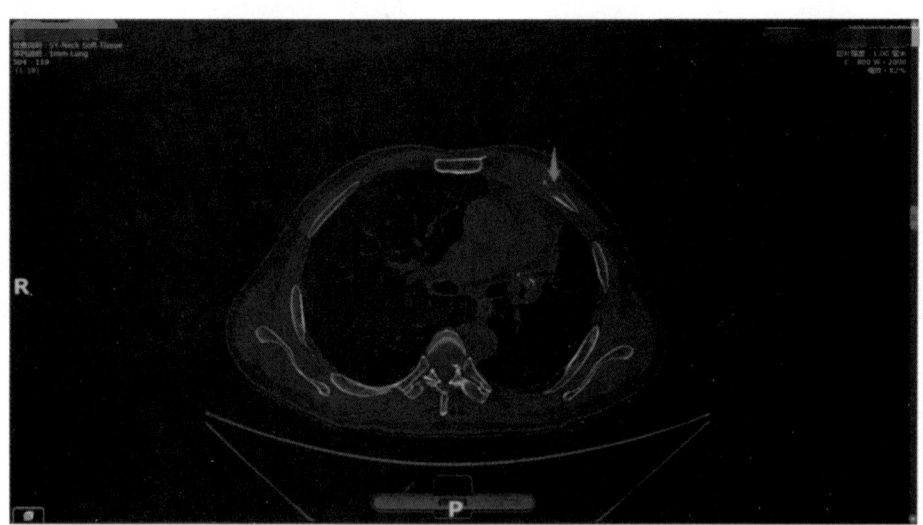

图 4-84　2022 年 4 月阿法替尼治疗 19 月后，第 4 前肋骨质破坏，结合 ECT 见代谢减低，考虑溶骨性转移

第四章 呼吸系统肿瘤分子诊断标志物临床应用

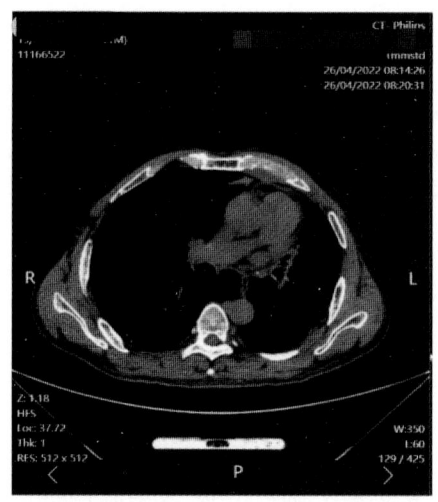

图4-85A 2022-04 阿法替尼治疗19月后

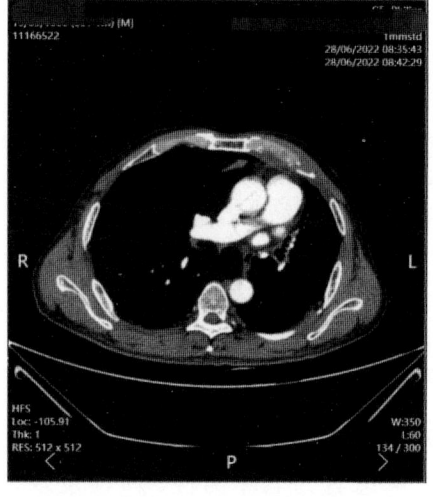

图4-85B 2022-06 阿法替尼治疗21月后

末次随访至2022年6月30日，患者仍在服用阿法替尼，放疗科会诊意见：左侧第4前肋骨病变较前变化，患者疼痛症状加重，调阅既往放疗计划，判断照射范围有无重叠，如无重叠可行局部放疗3DCRT 30Gy/10F。

8. 病例小结

（1）治疗小结：见图4-86，表4-58。

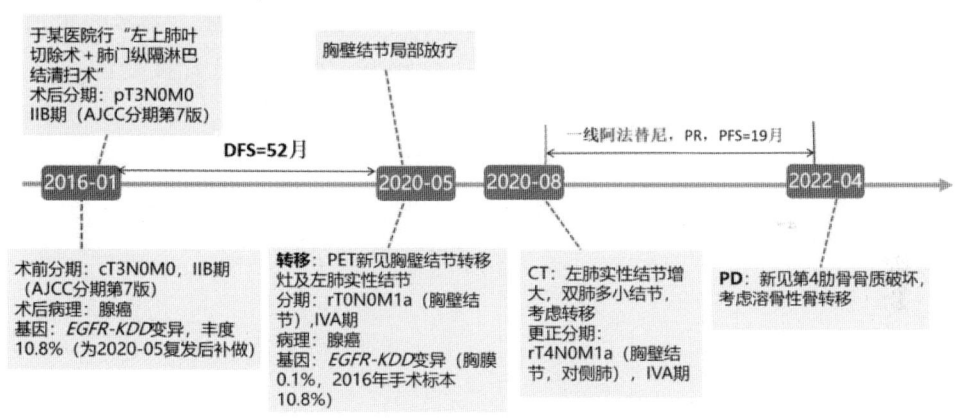

图4-86 治疗时间轴

表4-58 治疗小结

时间	方案	疗效
2016年1月	左上肺叶切除术+肺门纵隔淋巴结清扫术	DFS=52月
2020年6月	胸壁结节复发病灶局部放疗	\
2020年9月	阿法替尼	PR，PFS=19m

(2）基因小结：见表4-59。

表4-59 基因小结

取样时间	2016-01	2020-05
时间节点	初治手术	复发基线
样本来源	手术标本	胸壁结节穿刺物
Panel	139	139
EGFR-KDD	10.8%	0.1%

9.案例述评

本例患者为老年男性，体检发现左肺肿物，接受左上肺叶切除术＋肺门纵隔淋巴结清扫术，术后分期pT3N0M0 ⅡB期，2020年5月复发，DFS=52月。复发后再分期：rT4N0M1a（胸壁结节、对侧肺），ⅣA期（AJCC分期第8版）。NGS提示EGFR-KDD变异，EGFR-KDD是罕见的NSCLC致癌驱动变异之一，据报道发生率仅为0.2%。该突变最初在胶质母细胞瘤中被报道，其可导致EGFR的配体和二聚体独立组成活性。Du等人提供了计算和实验证据，证明EGFR-KDD通过形成不对称的EGF非依赖性分子内和EGF依赖性分子间二聚体起作用，通过阻断分子内和分子间二聚化，可以最大限度地抑制EGFR-KDD活性。目前已有报道疗效的靶向药物包括阿法替尼、厄洛替尼、吉非替尼及奥希替尼等。关于EGFR-KDD变异的研究较少，以个案为主。如有报道描述一例45岁男性肺腺癌肝转移患者，接受奥希替尼治疗后，PFS=21个月。大多数报道中描述的EGFR-KDD变异患者接受EGFR-TKI后疗效较好，本例中患者接受阿法替尼治疗PFS=19个月。

对于EGFR-KDD变异的晚期肺癌患者，哪一代EGFR-TKI是最优选择？其他疗法对于EGFR-KDD变异肺癌的疗效如何？以及接受靶向治疗后的耐药机制如何？上述问题值得未来进一步研究。

（周 清）

（十四）一例EGFR阳性伴PIK3CA突变长生存NSCLC患者的精准治疗

1.一般情况介绍

患者，男，80岁

2.病史

（1）现病史：2019年月6行右肺占位穿刺活检，病理示：中分化腺癌伴坏死。基因检测示：PIK3CA p.N1044K，EGFR p746-A750del（EX19）基因组变异，口服奥希替尼至今。

（2）家族史：家族中无遗传病及传染病史。

（3）入院查体：呼吸正常，胸式呼吸，呼吸动度两侧对称，未触及胸膜摩擦感，两肺呼吸音清，未闻及干湿性啰音。

（4）影像学检查：2019年5月31行胸部增强CT示：考虑右肺下叶占位，双肺多发转移瘤可能性大；右侧胸腔积液。见图4-87。

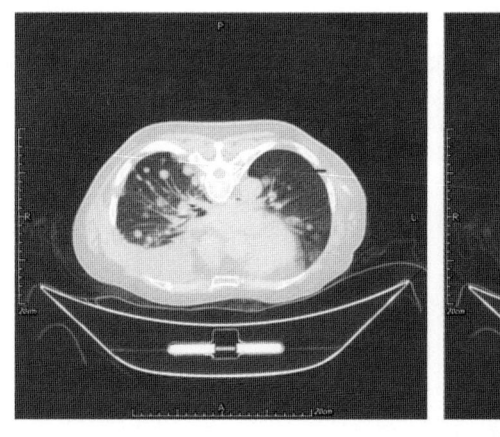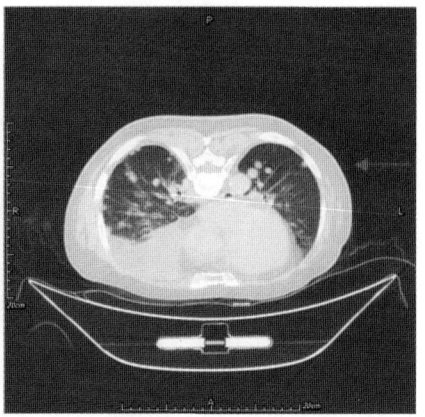

图4-87　双肺多发转移瘤

3.病理诊断

2019年6月肺占位穿刺活检病理：中分化腺癌伴坏死。免疫组化：CD5/6（-），CK7（+），Cytokeratin（+），Ki-67（<25%），P40（-），TTF1（+），P63（散在+），NapsinA（+）。

4.分子检测诊断结果及解读

2019年7月组织基因检测：PIK3CA突变，EGFR p.E746_A750del（EX19）基因组变异，口服奥希替尼至今。见表4-60。

基因检测结果分析：

EGFR 19Del位于aC-helix区域，19del突变蛋白缩短了上半部分与αC螺旋结合，通过αC螺旋旋转活化激酶构型。缩短后的19del突变蛋白结构更为紧凑，因此EGFR激酶处于最高活性状态。这也就使得EGFR 19del突变接受EGFR TKI治疗的疗效相对更好，诸多研究提示优于EGFR L58R突变。

NCCN指南和CSCO指南推荐吉非替尼、厄洛替尼、阿法替尼、埃克替尼、奥希替尼、达克替尼用于携带EGFR敏感突变的局部晚期或转移性非小细胞肺癌患者的一线治疗。

5.治疗方案调整及疗效评价

（1）一线治疗

1）2019年11月，一线靶向治疗：奥希替尼80mg 口服 qd。

2）疗效评价：见图4-88。

6.病例小结

（1）治疗小结：见表4-61。

（2）基因检测小结：见表4-62。

表 4-60 主要基因变异检测结果及用药提示

基因	核苷酸变化	氨基酸变化	染色体	基因亚区	转录本	变异类型	突变丰度或拷贝数	变异等级	FDA/NMPA 批准患者癌种 可能敏感	FDA/NMPA 批准患者癌种 可能耐药	FDA/NMPA 批准其他癌种 可能敏感	FDA/NMPA 批准其他癌种 可能耐药	药物证据等级
EGFR EX19	E746_A 750del					缺失 突变	13.7%		阿法替尼（A级，敏感） 埃克替尼（A级，敏感） 奥希替尼（A级，敏感） 达可替尼（A级，敏感） 厄洛替尼（A级，敏感） 厄洛替尼+贝伐珠单抗（A级，敏感） 厄洛替尼+雷莫芦单抗（A级，敏感） 吉非替尼（A级，敏感）				
PIK3CA	N1044K						6.7%						

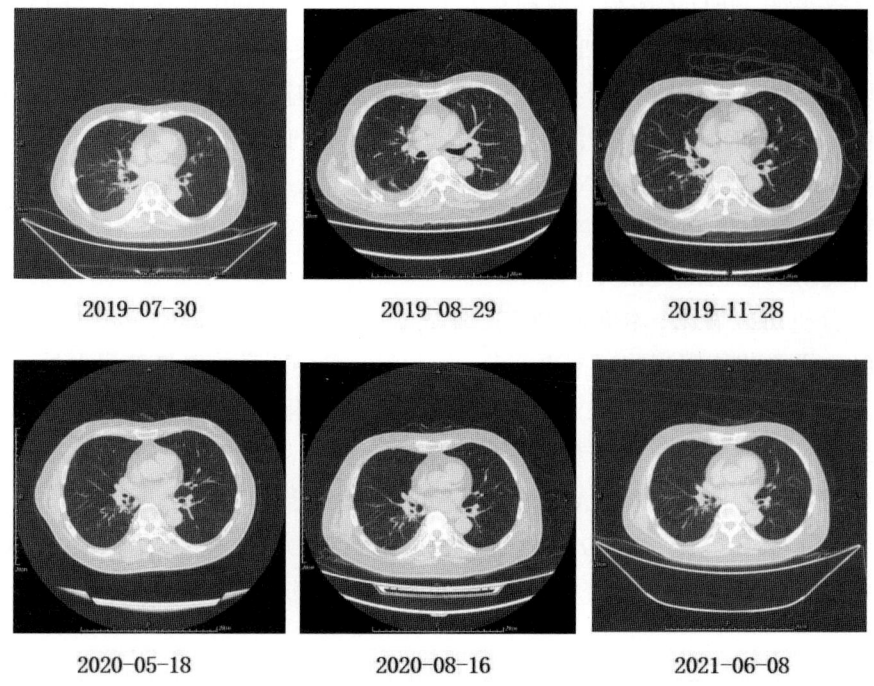

图 4-88 治疗后影像学表现

表 4-61 治疗小结

时间	治疗	疗效
2019.07- 至今	奥西替尼	PR

表 4-62 基因检测小结

取样时间	2019.07
时间节点	初诊
样本来源	组织
EGFR-Exon19del	13.7%
PIK3CA	6.7%

7. 本案例述评

PIK3CA N1044K 突变位于 PIK3CA 蛋白的 PI3K/PI4K 结构域，突变导致 PIK3CA 蛋白功能激活，促进细胞存活和转化。临床研究表明，PIK3CA 基因 10 号、21 号外显子突变的结直肠患者对西妥昔单抗、帕尼单抗等 EGFR 靶向治疗药物产生耐药。而在 NSCLC 中，PIK3CA 基因突变频率为 2%~7%。而与其他癌基因突变相比，PIK3CA 突变可能具有较弱的独立致癌性，并且大多与其他癌基因突变共存。在肺癌中最常见的与PIK3CA突变共突变的基因是EGFR，其中EGFR的21外显子L858R突变比19外显子缺失突变更常见。

Wu等人研究表明PIK3CA与EGFR共存突变与治疗的不良反应和较短的存活时间有关，影响EGFR-TKI的敏感性，预后不良。Song等报道的810例肺腺癌术后患者中发现，在接受EGFR-TKIs治疗的NSCLC患者中，PIK3CA突变与PFS和OS降低均相关。Ludovini等的研究表明PIK3CA突变与较差的PFS和OS显著相关，并提示与EGFR-TKIs治疗期间出现耐药性也密切相关。

从以上分析可以看出，本案例EGFR外显子19缺失突变，属常见突变，三代靶向药物奥希替尼一线单药使用当前证据更充分，疗效好，安全性高。奥希替尼也是一线治疗唯一一个有OS获益的EGFR-TKI，其良好的PFS获益转化为了OS获益，达到38.6个月，相比一代药物延长半年多。奥希替尼也因此被纳入国内外四大权威指南最高级别推荐用于一线治疗。本患者伴有PIK3CA突变，但仍能从TKI治疗中长期获益，关于PIK3CA突变是否能抑制EGFR突变（如19外显子缺失或L858R突变）型患者EGFR-TKI敏感性以及PIK3CA基因不同位点突变对EGFR-TKI敏感性影响是否相同？仍需更多循证医学证据。

（周晶晶　管静芝）

（十五）一例EGFR经典突变全程管理伴有FGFR变异的NSCLC

1. 一般情况介绍

患者男，53岁

2. 病史

（1）现病史：2014年12月因"咳嗽"初诊。胸部CT：右肺上叶S2占位3.6cm×3.2cm；右肺门、纵隔多发淋巴结肿大。临床诊断：右肺腺癌cT2aN2M0 ⅢA期。

（2）既往史：无特殊。

（3）家族史：无家族遗传疾病史。

（4）个人史：每年吸烟400~800支。

（5）入院查体：全身浅表淋巴结未触及肿大。双肺呼吸音清，未闻及干湿性啰音。心律齐。腹软，无压痛反跳痛。

（6）影像学检查：2014年12月行胸部CT检查示：右肺上叶S2占位3.6cm×3.2cm；右肺门、纵隔多发淋巴结肿大。

3. 病理诊断

2014年12月穿刺提示：（右肺）腺癌。

4. 分子检测结果

（1）2018年12月基因检测（左锁骨区淋巴结），（见表4-63）。

（2）2021年1月基因检测（胸腔积液），（见表4-64）。

（3）2022年2月基因检测（胸腔积液），结果见表4-65。

第四章 呼吸系统肿瘤分子诊断标志物临床应用

表 4-63 基因变异检测结果及用药提示

基因	核苷酸变化	氨基酸变化	染色体	基因亚区	转录本	变异类型	变异丰度或拷贝贝数	变异等级	FDA/NMPA 批准患者癌种		FDA/NMPA 批准其他癌种		药物证据等级
									可能敏感	可能耐药	可能敏感	可能耐药	
EGFR		p.E746_A750del		EX19		缺失突变	15.1%		阿法替尼 达克替尼 厄洛替尼 吉非替尼 埃克替尼 奥希替尼		药物推荐（敏感性，证据等级）		（A级）（A级）（A级）（A级）（A级）（A级）
PIK3CA		p.E542K				错义突变	22.0%				依维莫司 西罗莫司 替西罗莫司		
ERBB2 (HER2)						扩增					阿法替尼 来那替尼 吡咯替尼 T-DM1		

表 4-64 因变异检测结果及用药提示

基因	核苷酸变化	氨基酸变化	染色体	基因亚区	转录本	变异类型	突变丰度或拷贝数	变异等级	FDA/NMPA 批准患者癌种		FDA/NMPA 批准其他癌种		药物证据等级
									可能敏感	可能耐药	可能敏感	可能耐药	
EGFR		p.E746_A750del		EX19		缺失突变	20.3%		阿法替尼		药物推荐（敏感性，证据等级）		（A级）（A级）（A级）（A级）（A级）（A级）
									达克替尼				
									厄洛替尼				
									吉非替尼				
									埃克替尼				
									奥希替尼				
PIK3CA		p.E542K				错义突变	36.1%		依维莫司				
									西罗莫司				
									替西罗莫司				

表4-65 主要基因变异检测结果及用药提示

基因	核苷酸变化	氨基酸变化	染色体	转录本	基因亚区	变异类型	突变丰度或拷贝贝数	变异等级	FDA/NMPA批准患者癌种		FDA/NMPA批准其他癌种		药物证据等级
									可能敏感	可能耐药	可能敏感	可能耐药	
EGFR		p.E746_A750del			EX19	缺失突变	9.4%		阿法替尼		药物推荐（敏感性、证据等级）		(A级)
									阿美替尼				(A级)
									达可替尼				(A级)
									厄洛替尼				(A级)
									吉非替尼				(A级)
									埃克替尼				(A级)
									奥希替尼				(A级)
									伏美替尼				(C级)
PIK3CA		p.E542K				错义突变	14.1%		Alpelisib				(C级)
									依维莫司				(D级)
									西罗莫司				(D级)
									替西罗莫司				(D级)
FGFR3						扩增	1.8		培唑帕尼				(C级)
									帕纳替尼				(C级)
									Infigratinib				(C级)
FGFR3-UBE2K						融合	43.8%		Erdafitinib				(C级)
									帕纳替尼				(C级)
									Infigratinib				(C级)
									培唑帕尼				(D级)
FGFR3-ACAP2						融合	26.5%		Erdafitinib				(C级)
									帕纳替尼				(C级)
									Infigratinib				(C级)
									培唑帕尼				(D级)

5. 诊疗经过

（1）第一阶段：第一次分子病理检测结果：基因：EGFR 突变（具体不详），2015 年 1 月开始服用 6 周"特罗凯 150mg qd"。2015 年 3 月 9 日全麻下行"单孔胸腔镜右上肺切除 + 右下肺楔形切除 + 系统性纵隔淋巴结清扫术"，术后病理：（右上肺 + 右下肺部分组织）浸润性腺癌，腺泡为主型，局灶为微乳头生长方式，肿瘤大小 2.5cm × 1.5cm × 1cm，未累及脏层胸膜；淋巴结转移情况如下："第 2 组" 2/2；"第 4 组" 2/2；"第 7 组" 2/3 "第 8 组" 0/2；"第 9 组" 0/4；"第 10 组" 2/2；"第 12 组" 2/2；"第 13 组" 1/2；免疫组化结果：CK7、TTF-1、NapsinA 阳性。术后分期：ypT1cN2M0 ⅢA 期。2015 年 3 月—2018 年 12 月服用"特罗凯 150mg qd"。DFS 45 个月。

（2）一线治疗：2018 年 12 月 18 日行 PET-CT 检查示：①"右肺癌术后靶向治疗后"：右肺门、上段气管右旁肿大淋巴结，代谢增高，考虑转移可能性大。②左锁骨区小淋巴结，轻度代谢。见图 4-89。

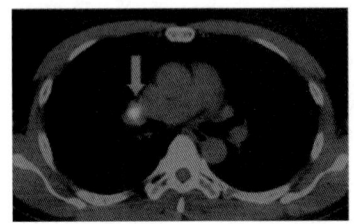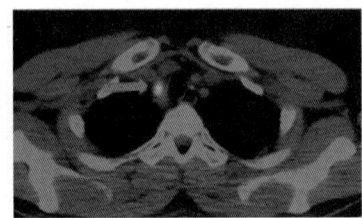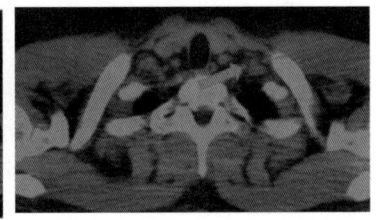

图 4-89　2018-12-18 PET-CT：右肺门淋巴结、上气管旁淋巴结、左锁骨区小淋巴结

行左锁骨上淋巴结穿刺，病理示：腺癌浸润；IHC：PD1<1%+，PDL1（克隆号 28-8）<1%。穿刺组织行 NGS 基因检测：EGFR 19del 丰度 15.1%；PIK3CA p.E542K 突变 丰度 22%；ERBB2（HER2）扩增 相对拷贝数 6.5。见表 4-63。

2019 年 1 月 16 日 -2019 年 2 月 28 日行放疗，设右肺门、纵隔及左锁骨区转移淋巴结为 GTV-N，外扩 5~10mm 为 GTV-N-P，DT63Gy/30f/6W。

2019 年 1 月 9 日 -2019 年 4 月 16 日予"培美曲塞 850mg+ 卡铂 480mg；q21d"化疗 4 周期。疗效评价 PR，PFS 5 月。

（3）二线治疗：2019 年 6 月复查提示右侧胸腔积液明显增多，疗效评价 PD。

2019 年 6 月 12 日行胸腔穿刺术，胸腔积液细胞学检查示腺癌。胸腔积液基因：（PCR）EGFR T790M 阴性。血液基因：（PCR）EGFR T790M 阴性。2019 年 6 月 21 日 - 至 2019 年 9 月 11 日予安罗替尼 8mg d1-d14 q21d+ 阿法替尼 30mg qd 靶向治疗，疗效评价 SD。PFS 3 月。

（4）三线治疗：2019 年 9 月复查右侧胸腔积液明显增多。见图 4-90。

2019 年 9 月胸腔积液 73 个基因检测（胸腔积液 NGS 法）：PIK3CA p.E542K 突变 丰度 36.1%、EGFR exon 19del 丰度 20.3%。2019 年 9 月 20 日—2021 年 4 月予"贝伐珠单抗 500mg + 白蛋白结合型紫杉醇 400mg q21d"化疗 6 周期；配合"恩度 mg45mg、顺铂 30mg"

每周1~2次胸腔灌注治疗。疗效SD。PFS 19个月。

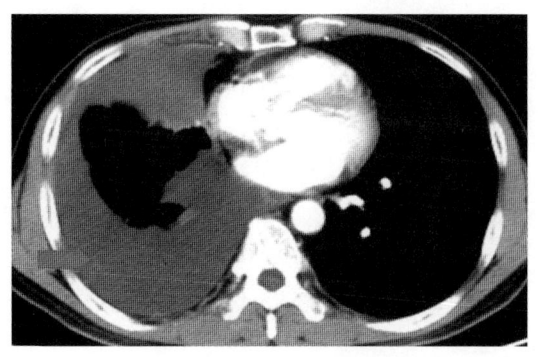

图4-90　2019-09 胸部CT：右侧大量胸腔积液

（5）四线治疗：2021年5月复查右侧胸腔积液明显增多。（胸腔积液）：腺癌。IHC：PD1（-），PD-L1（28-8）TPS=90%。2021年5月—2021年7月口服"奥希替尼 80mg qd"靶向治疗。疗效PD，PFS 2个月。

（6）五线治疗：2021年8月1日-2021年11月26日予"白蛋白结合型紫杉醇400mg+贝伐珠单抗500mg+帕博利珠单抗200mg；q21d"治疗。疗效SD（见图4-91）。PFS 6.5个月。

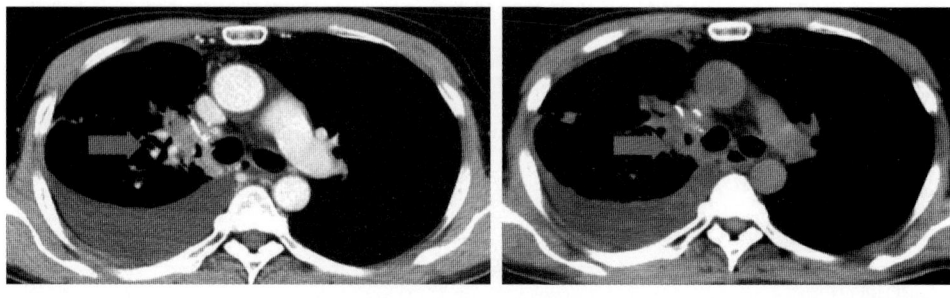

图4-91　2021-07 治疗前 右肺门病灶、右侧胸腔积液；2021-10 治疗2周期后右肺门病灶、右侧胸腔积液（疗效SD）

2022年2月复查胸部CT：①右肺癌术后，术区周围软组织较前增大；②右肺弥漫性改变，部分结节较前增大，考虑肺转移合并癌性淋巴管炎。

第五次分子病理检测结果：2022年2月行肺癌1021基因检测（胸水，NGS法）：PIK3CA p.E542K 突变14.1%、EGFR p.E746-A750del 突变9.4%。FGFR3 扩增1.8，FGFR3-UBE2K 融合43.8%，FGFR3-ACAP2 融合26.5%（见表4-65）。

（7）六线治疗：根据基因检测结果选择FGFR抑制剂联合EGFR抑制剂。2022年3月开始服用"奥希替尼 80mg qd+ 佩米替尼 13.5mg d1-d14；q21d"至2022年9月。最佳疗效PR。见图4-92。

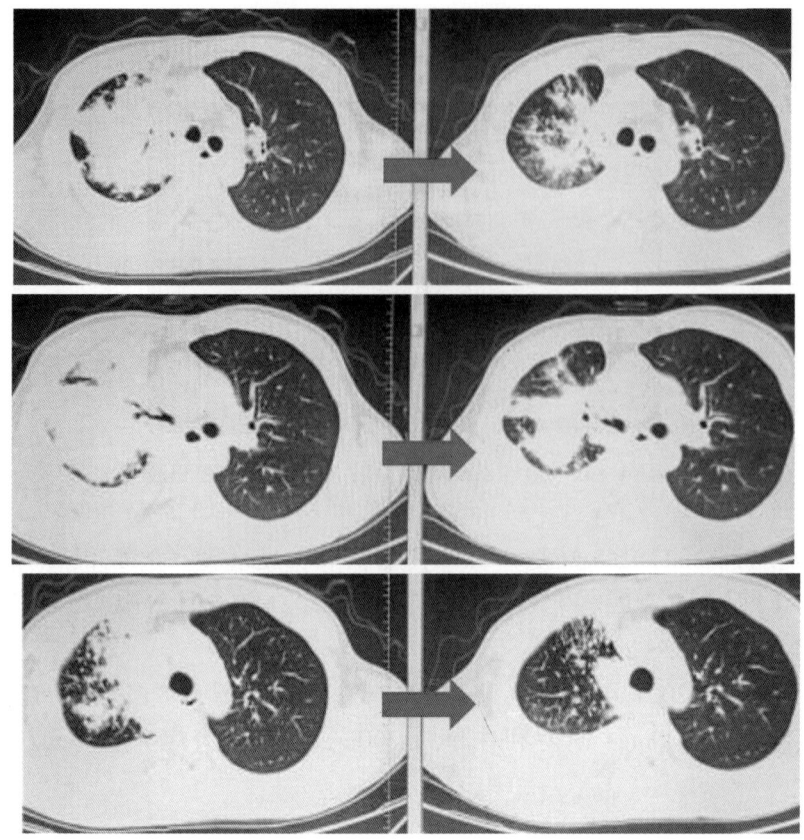

图 4-92　2022-03 治疗前肺部 CT、2022-09 治疗后肺部 CT

6. 病例小结

（1）治疗小结：见表 4-66。

表 4-66　治疗小结

时间	治疗	疗效	
2015.03–2018.12	特罗凯术前 6 周以及术后辅助靶向治疗	DFS	45m
2019.01.16–2019.04.16	化放疗（培美曲塞 + 卡铂）	PR	3m
2019.06.21–2019.09.11	安罗替尼 + 阿法替尼	SD	3m
2019.09.20—2021.04	贝伐珠单抗 + 白蛋白结合型紫杉醇	SD	19m
2021.05–2021.07	奥希替尼	PD	
2021.08.01–2021.11.26	帕博利珠单抗 + 贝伐珠单抗 + 白蛋白结合型紫杉醇	SD	6.5m
2022.03–2022.09	奥希替尼 + 培米替尼	PR	6m

（2）基因检测小结：见表 4-67。

表 4-67 基因检测小结

取样时间	2014.12	2018.12	2019.9	2021.1	2022.2
时间节点	初诊	局部复发	晚期	三线	五线
样本来源	肺组织	左锁骨上淋巴结	胸腔积液	胸腔积液	胸腔积液
Panel	/	73 基因	/	73 基因	1021 基因
EGFR 19del	+	15.1%		20.3%	9.4%
PIK3CA		22%		36.1%	14.1%
EGFR T790m			−		
FGFR					扩增、融合
ERBB2		扩增			

7. 案例评述

该病例是一例体现了 EGFR 经典突变全程管理的经典案例。初诊为ⅢA期，采用一代 EGFR-TKIs 新辅助靶向治疗、手术、辅助靶向治疗，DFS 时间长达 3 年 9 个月。复发后的二线治疗根据基因检测结果 HER-2 扩增，选择二代 EGFR-TKIs 阿法替尼治疗疗效欠佳。患者在使用 EGFR-TKIs 靶向治疗后进展多线治疗后再次检测发现 FGFR 突变伴融合，后使用 FGFR 抑制剂治疗有效，达到延长生存期。

FGFR 是一类跨膜的受体酪氨酸激酶，包括 FGFR 1-4 四个亚型。通过与配体 FGF 的结合，FGFR 发生、二聚化、磷酸化，激活下游信号通路，参与细胞增殖、迁移、血管生成等多个细胞过程。当 FGFR 发生基因变异时，常见包括基因扩增、突变、重排，导致 FGFR 信号通路持续激活，驱动肿瘤发生发展。FGFR 常见的变异情况有以下五种：①由于基因扩增导致 FGFR 过表达；② EC 区域（胞外结构域）的 FGFR 突变（SNV 与 Indel）；③ TK 区域（激酶结构域）的 FGFR 突变（SNV 与 Indel）；④ FGFR 融合Ⅰ型：FGFRs 的 TK 区域前与另一个基因 5′ 端发生基因融合；⑤ FGFR 融合Ⅱ型：FGFRs 的 TK 区域后与另一个基因的 3′ 端发生基因融合。FGF/FGFR 通路变异可能与不同肿瘤的耐药相关。

佩米替尼是国内首个上市的 FGFR 抑制剂，主要基于 FIGHT-202 研究。这是一项开放、单臂二线治疗晚期胆管癌患者的Ⅱ期研究，结果显示在 FGFR2 融合或重排患者中的 ORR 为 35.5%。该肺癌病例在多线治疗耐药后根据基因变异情况尝试使用 FGFR 抑制剂，患者实现临床获益。

（郑晓彬　林　根）

（十六）双驱动是否需要双重抑制——同时性 EGFR 与 HER2 双驱动 NSCLC 诊治经验分享

1. 一般情况介绍

患者男，58 岁。

2. 病史

（1）现病史：患者 2019 年 6 月因左侧肺癌术后定期复查时，PET-CT 发现支气管断端软组织增厚，伴有左肺下叶降主动脉旁和左胸壁皮下及肌肉内多发小结节，左锁骨上小淋巴结，考虑疾病复发。患者为行进一步治疗收入北京某医院。

（2）家族史：无家族遗传性疾病史。

（3）既往史：患者 2018 年 2 月行左肺叶切除 + 淋巴结清扫术，术后患者行培美曲塞联合卡铂方案 5 周期辅助化疗后定期复查。

（4）入院查体：患者神志清楚，精神尚可，一般情况良好。身高 186cm，体重 77kg，KPS 评分：80 分。左肺未闻及呼吸音，左胸壁皮下可触及肿物，质硬，活动度尚可，大小约为 1cm。

（5）影像学检查

1）2019 年 6 月行胸部 CT 检查示：左肺残端致密见软组织影，与左肺门淋巴结分界不清，右肺见散在多发结节，结合病史以上均考虑转移不除外，见图 4-93。

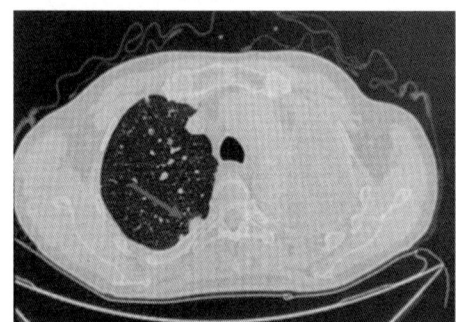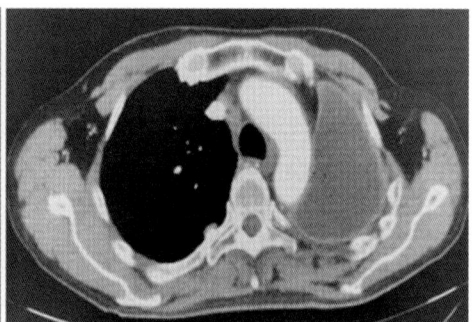

图 4-93　患者胸部 CT（2019 年 6 月）

2）2020 年 6 月行颅脑 MR 检查示：左侧小脑占位，考虑转移灶可能，见图 4-94。

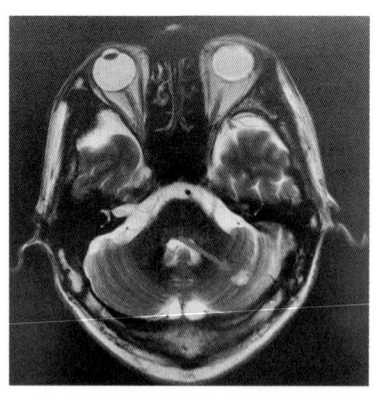

图 4-94　颅脑核磁（2020 年 6 月）

3）2021 年 4 月，腹部增强 CT 提示肝新发转移病灶，见图 4-95。

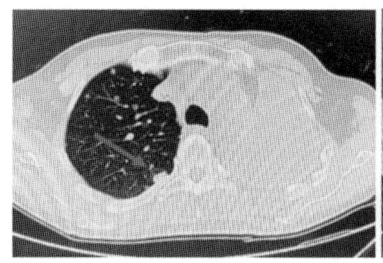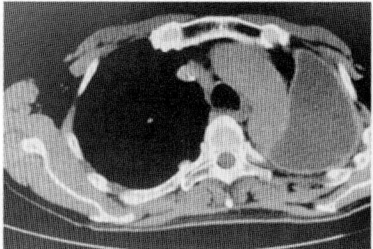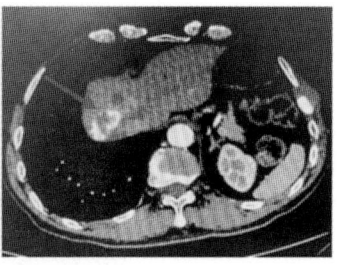

图 4-95　患者增强 CT（2021 年 4 月）

4）患者 2022 年 5 月复查胸腹部 CT 提示原发病灶较前进展和新发，肝转移灶稳定。颅脑核磁转移灶病情稳定，见图 4-96 和图 4-97。

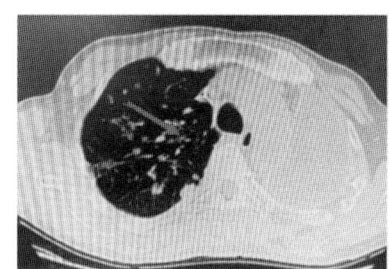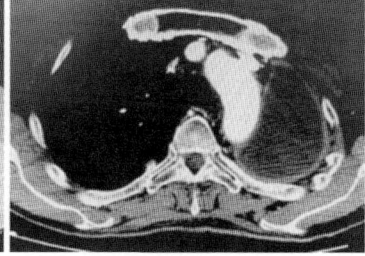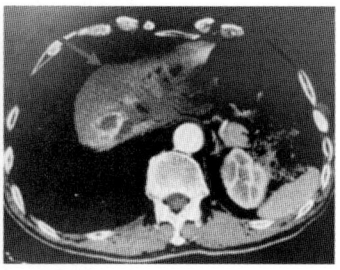

图 4-96　患者增强 CT（2022 年 5 月）

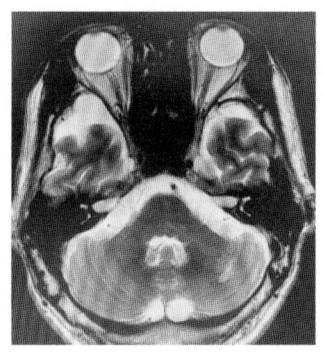

图 4-97　颅脑核磁（2022 年 5 月）

3.病理诊断

（1）患者 2018 年手术，术后病理示：左上肺浸润性腺癌（pT4N0M0 ⅢA 期）。

（2）患者 2019 年 6 月行胸壁肿物切除活检，病理示：纤维结缔组织内见腺癌浸润，考虑为肺癌转移。

（3）患者 2021 年 4 月行右锁骨上淋巴结穿刺，病理示：肺腺癌转移。免疫组化结果：ALK（Ventana）（-）、CK（+）、p63（-）、TTF-1（+）、PD-L1（SP263）（-）。

4.分子检测诊断结果及解读

见表 4-68 和表 4-69。

表 4-68 主要基因变异检测结果及用药提示

基因	核苷酸变化	氨基酸变化	染色体	基因亚区	转录本	变异类型	突变丰度或拷贝数	变异等级	FDA/NMPA 批准患者癌种 可能敏感	FDA/NMPA 批准患者癌种 可能耐药	FDA/NMPA 批准其他癌种 可能敏感	FDA/NMPA 批准其他癌种 可能耐药	药物证据等级
EGFR	p.L858R		Exon21			置换突变	11.53%	I 类	阿法替尼		药物推荐（敏感性，证据等级）		A
									埃克替尼				A
									奥希替尼				A
									达克替尼				A
									吉非替尼				A
									厄洛替尼				A
									厄洛替尼+雷莫芦单抗				A
									厄洛替尼+贝伐珠单抗				A
ERBB2 (HER-2)						拷贝数增加	>20	I 类	恩美曲妥珠单抗				A
									DS-8201				A
									吡咯替尼				C
									阿法替尼				D
									拉帕替尼				D
									曲妥珠单抗				D

第四章 呼吸系统肿瘤分子诊断标志物临床应用

表4-69 胚系变异检测结果

基因	核苷酸变化	氨基酸变化	染色体	基因亚区	转录本	变异类型	纯合/杂合	遗传方式	致病性
BCL2L11	2903-bp					缺失突变	杂合		可能致病

基因检测结果分析：

（1）EGFR 21外显子p.L858R突变：EGFR基因编码ErbB家族细胞膜受体中的表皮生长因子受体蛋白。EGFR被激活后可以通过多个信号级联传送胞内信号，包括RAS/RAF/MAPK、PI3K/AKT/mTOR和STAT，增强细胞增殖、迁移、分化并减少细胞凋亡。EGFR基因第858位编码子的亮氨酸突变为精氨酸。L858R变异位于EGFR蛋白激酶结构域，该结构域介导受体二聚化和酪氨酸残基自磷酸化，从而促进下游信号通路磷酸化激活。因此，针对该突变位点用药，是指导患者精准治疗的依据。

（2）HER-2拷贝数增加：ERBB2基因也称HER2/neu，编码一种表皮生长因子受体，是一种酪氨酸激酶受体，属于EGFR家族的一员。HER2是孤儿受体，没有配体，但可以与其他HER家族成员形成异源二聚体。HER2基因扩增可以引起HER2非配体依赖同源二聚化。受体二聚化后促进发生自磷酸化，激活下游PI3K/AKT/mTOR、RAS/RAF/MAPK等信号通路，调控细胞生长。

（3）BCL2L11基因缺失：BCL2L11（BIM）基因编码BCL-2蛋白家族成员，是一种包含BH-3结构域的前体凋亡蛋白，该蛋白是参与细胞凋亡的重要介质。BCL2L11基因产生缺失2903-bp缺失变异位于BIM基因第2号内含子上，影响BIM基因的正常剪切，导致促凋亡蛋白BCL2同源结构域3（BH3）缺失，从而使BIM失去诱导细胞凋亡功能。BIM缺失多态性与非小细胞肺癌患者接受EGFR-TKIs治疗响应可能相关。

5.治疗方案调整及疗效评价

（1）一线治疗：2019年4月起口服厄洛替尼150mg 每天1次，期间行胸壁肿瘤切除术和胸壁放疗，结合患者基因检测结果于2019年6月调整为阿法替尼40mg 每天1次口服，期间疗效评价为SD，PFS为13个月。

（2）二线治疗：2020年6月因颅内和骨新发转移灶，停用阿法替尼，治疗调整为阿美替尼110mg 每天1次口服联合贝伐珠单抗（5mg/kg 每3周静脉输注）。期间疗效评价为SD，PFS为9个月。

（3）三线治疗：2021年4月因肝脏新发转移灶，停用上述方案，改行白蛋白紫杉醇联合贝伐珠单抗和曲妥珠单抗治疗7周期（白蛋白紫杉醇125mg/m² 每3周静脉输注第1天和第5天，贝伐珠单抗5mg/kg 每3周静脉输注，曲妥珠单抗6mg/kg 每3周静脉输注），同时行脑部射波刀治疗。化疗结束后改用埃克替尼联合贝伐珠单抗和曲妥珠单抗治疗（埃克替尼125mgm 每天3次，贝伐珠单抗5mg/kg 每3周静脉输注，曲妥珠单抗6mg/kg 每3周静脉输注）。期间疗效评价为SD，PFS为12个月。

（4）四线治疗：2022年5月因右肺转移灶较前进展，采用维迪西妥单抗治疗（2.5 mg/kg，每2周1次）。2022年12月随访患者，未见肿瘤明显进展。期间疗效评价为SD，PFS

为 8 个月。

6. 病例小结

（1）治疗小结：见图 4-98 和表 4-70。

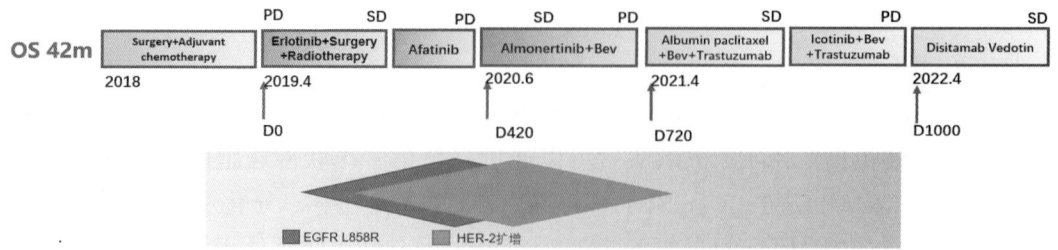

图 4-98　治疗小结

表 4-70　治疗小结

时间	治疗	疗效
2018	Surgery+Adjuvant chemotherapy（PeMETrexed+Carboplatin）	PD
2019.4-2020.5	Erlotinib+Surgery+Radiotherapy → Afatinib	SD
2020.6-2021.3	Almonertinib+Bev	SD
2021.4-2022.4	Albumin paclitaxel+Bev+Trastuzumab → Icotinib+Bev+Trastuzumab	SD
2022.4-2022.12	Disitamab Vedotin	SD

（2）基因检测小结：见图 4-99 和表 4-71。

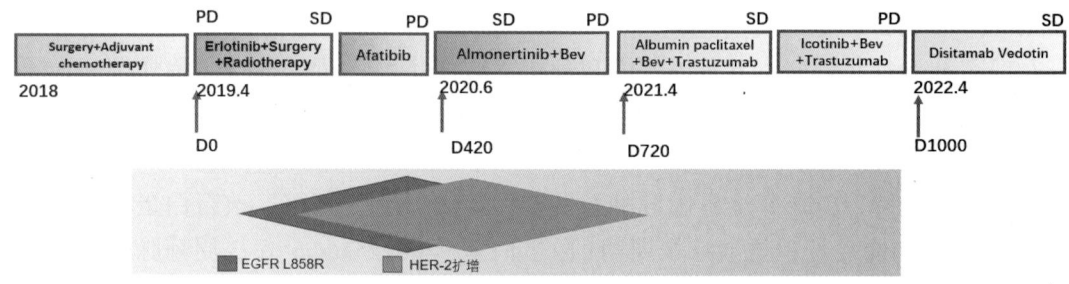

图 4-99　基因检测小结

表 4-71 基因检测小结

取样时间	2019-6
时间节点	复发后初治期间
样本来源	手术切除的胸壁组织
Panel	425
EGFR L858R	11.53%
HER-2 扩增	> 20

7. 案例述评

针对双驱动基因同时共存型的肺癌，临床需要更加重视。有研究显示，通过对双驱动基因型肺癌的不同治疗模式对比，结果显示采用一线 EGFR-TKIs 单药治疗的患者整体预后不佳，且中位无进展生存期更短。原因之一就是原发性耐药很可能是药物无效的主要因素，而导致原发耐药的帮凶之一则是其他驱动基因的过度表达和扩增。随着越来越多的基因突变靶点被临床认知，它们或联合 EGFR 靶点为非作歹，或单独行动导致肺癌的发生发展。它们也是临床治疗上不容忽视的精准治疗靶点，所以通过双管齐下的方法，强强联合针对不同靶点和通路的药物才能使患者获得长久的临床获益。

随着越来越多驱动基因被相继发现，NSCLC 是由单个驱动基因主导，还是双驱动基因或者多驱动基因共同演绎等问题，正困扰着目前的研究者及临床实践，进一步探索或寻找更多证据解答上述问题，是该领域的当务之急。

（张 帆 胡 毅）

（十七）"少见"与"负向"组合的不幸——一例 EGFR L861Q 突变肺腺癌患者的艰辛治疗史

1. 一般情况介绍

患者，女，46岁。

2. 病史

（1）现病史：患者 2021 年 1 月出现咳嗽、咳痰，2021 年 4 月于某医院行胸部增强 CT 示：左上肺占位（4.6cm×4.6×7.1cm），考虑周围型肺癌可能性大，腔静脉后方、主动脉弓下、气管隆凸下 - 淋巴结增大。2021 年 5 月 5 日因"左肺上叶癌"收入院。

（2）既往史：否认吸烟史，否认高血压、糖尿病等其他疾病病史。

（3）家族史：无家族遗传性疾病史。

（4）入院查体：ECOG 评分 1 分，全身浅表淋巴结无肿大及压痛；呼吸动度两侧对称，语颤正常两侧对称，未触及胸膜摩擦感，无皮下气肿。双肺叩诊呈轻音，两侧呼吸音清，未闻及干湿啰音，语音传到两侧对称。

（5）影像学检查：2021 年 5 月 6 行胸部 CT 检查示：左肺上叶尖后段占位性病变，大小约 4.6cm×4.6cm×7.1cm，考虑周围型肺癌并周围少许炎症可能；左肺门区及纵隔多发肿大淋巴结，考虑转移。见图 4-100。

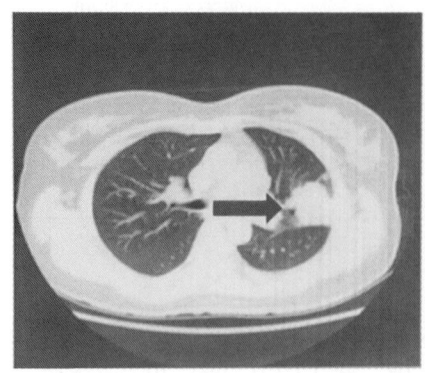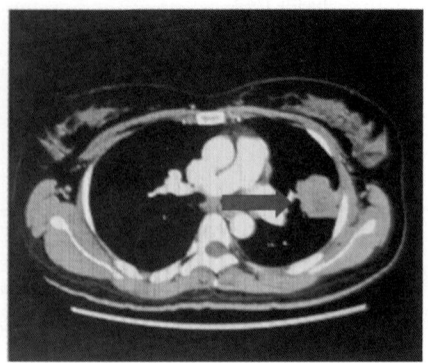

图 4-100　2021-05-06 胸部 CT 示：左肺上叶尖后段占位性病变

3.病理诊断

2021 年 5 月（基线期）行左肺穿刺活检，病理提示：非小细胞癌，左上肺倾向腺癌。免疫组化：PD-L1（22C3）（-）

4.分子检测诊断结果及解读

（1）2021 年 5 月第一次基因检测标本：组织 EGFR 21 外显子 L861Q 错义突变。

（2）2021 年 11 月第二次基因检测标本：组织。见表 4-72。

（3）2022 年 8 月第三次基因检测标本：血液。见表 4-73。

（4）基因检测结果分析

1）在肺癌中，表皮生长因子受体（EGFR）经典激活突变外显子 19 缺失和 L858R 点突变约占 85%，并被明确定义为 EGFR 酪氨酸激酶抑制剂（EGFR-TKI）良好临床反应的强预测因子。EGFR 21 外显子 L861Q 错义突变作为一种少见突变，在 EGFR 突变中的发生率约为 2% 到 3%，对第一代 TKI 不敏感，与常见突变患者相比少见突变患者的 PFS 明显较短、ORR 明显较低。Ⅱ期临床研究 KCSG-Lu15-09 表明，奥希替尼在具有罕见 EGFR L861Q 的 NSCLC 患者中 PFS 为 15.2 个月，表现出良好的活性和可控的毒性。

2）EGFR 扩增通常在与其他突变共同存在的情况下检测到，发生在约 10% 的获得性耐药的患者中，研究表明 EGFR 扩增是 NSCLC 患者对奥希替尼耐药的一种机制。

3）在 NSCLC 中，MET 扩增发生率为 1%~6%，是导致 EGFR-TKIs 耐药的重要旁路机制之一，一二代 EGFR 耐药后 MET 扩增的比率为 5%~22%，第三代 EGFR 耐药后 MET 扩增比率为 15%~30%，因此患者在 EGFR-TKIs 药物耐药后有必要进行 MET 的基因检测，以制定更为合适的治疗方案，进行精准的治疗 {Matikas, 2015 #7}[5]。对于高水平的 MET 扩增（拷贝数大于 10），2022 年 NCCN 指南推荐：克唑替尼、卡马替尼、特泊替尼进行治疗[6,7]。Tatton 研究表明，赛沃替尼联合奥希替尼在 EGFR 突变合并 MET 继发扩增的 NSCLC 患者中，具有良好的抗肿瘤活性及耐受性，其中对于奥希替尼后线耐药难治患者，客观缓解率（ORR）为 33%，中位 PFS 为 5.5 个月。

表4-72 主要基因变异检测结果及用药提示

基因	核苷酸变化	氨基酸变化	染色体	基因亚区	转录本	变异类型	突变丰度或拷贝数	变异等级	FDA/NMPA批准患者癌种 可能敏感	FDA/NMPA批准患者癌种 可能耐药	FDA/NMPA批准其他癌种 可能敏感	FDA/NMPA批准其他癌种 可能耐药	药物证据等级
EGFR	p.L861Q (c.2582T>A)	p.Leu861Gln		EX21		错义突变	14.48%		阿法替尼 奥希替尼 吉非替尼 厄洛替尼 埃克替尼 达克替尼				A级
TP53	p.I255F (c.763A>T)	p.Ile255Phe		EX7		错义突变	26.34%		WEE-1抑制剂				
MET			7q31.2			拷贝数扩增	CN: 3.9				厄洛替尼 吉非替尼 埃克替尼 克唑替尼		

表 4-73 主要基因变异检测结果及用药提示

基因	核苷酸变化	氨基酸变化	染色体	基因亚区	转录本	变异类型	突变丰度或拷贝数	变异等级	FDA/NMPA 批准患者癌种 可能敏感	FDA/NMPA 批准患者癌种 可能耐药	FDA/NMPA 批准其他癌种 可能敏感	FDA/NMPA 批准其他癌种 可能耐药	药物证据等级
EGFR	p.L861Q (c.2582T>A)	p.Leu861Gln		EX21		错义突变	35.58%	Ⅰ类	阿法替尼 奥希替尼 吉非替尼 厄洛替尼 埃克替尼 达克替尼				A级
TP53	p.I255F (c.763A>T)	p.Ile255Phe		EX7		错义突变	7.69%	Ⅱ类	Adavosertib + 奥拉帕利				C级
EGFR			7q11.2			拷贝数扩增	CN: 2.7	Ⅱ类	耐昔妥珠单抗 西妥昔单抗 阿法替尼		帕博丽珠单抗 纳武利尤单抗		C级

4）BENEFIT 研究中指出，当 EGFR 敏感基因合并肿瘤抑癌基因，如 TP53、RB1 或 PTEN 等突变时，患者的中位无进展生存期会从 13.2 个月缩短到 9.3 个月，这一结果在选择 EGFR-TKI 单药治疗还是合用治疗时有指导作用。

5. 治疗方案调整及疗效评价

（1）一线治疗

1）2021 年 5 月 13 日至 2021 年 10 月口服奥希替尼 80mg 1/日治疗。

2）疗效评价：2021 年 6 月 10 日复查胸部增强 CT：①左肺上叶尖后段占位性病变，大小约 4.0cm×3.4cm×5.2cm，考虑周围型肺癌并周围少许炎症可能；②左肺门区及纵隔多发淋巴结肿大，考虑转移；与 2021-05-06 CT 比较，左肺上叶肿块变小，左肺门及纵隔淋巴结稍缩小。见图 4-101。治疗后患者肺部病灶及纵隔淋巴结逐渐缩小，最佳疗效为 PR。

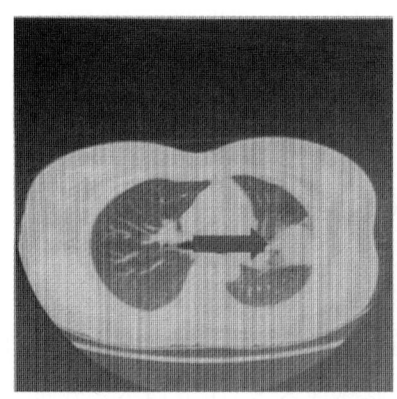
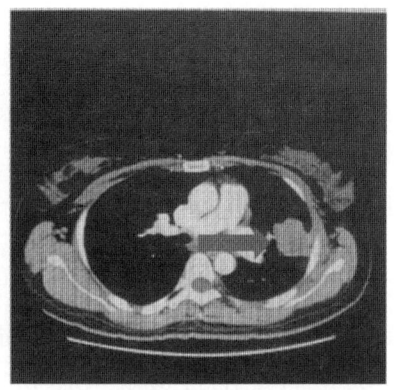

图 4-101　2021-06-10 胸部 CT 示：左肺上叶尖后段占位性病变

3）进展：2021 年 9 月 7 日复查胸部增强 CT 示：①左肺上叶尖后段占位性病变，大小约 4.2cm×3.4cm×3.2cm，考虑周围型肺癌并周围少许炎症可能；②左肺门区及纵隔多发淋巴结肿大，考虑转移；与 2021-06-10 CT 比较，左肺上叶肿块稍变小，左肺门及纵隔淋巴结稍增多、增大，见图 4-102。患者病灶较前变化较小，治疗时间较短，予以继续当前治疗，持续随访。2021 年 10 月 22 日行 PET-CT 检查示：左肺上叶尖后段见不规则肿块，约 4.2cm×3.8cm，边缘毛刺，邻近胸膜牵拉改变，SUVmax：25.3，仍具明显肿瘤活性；右侧锁骨上、纵隔及左侧肺门多发淋巴结转移；大脑右侧顶叶水肿，转移可能；右侧髂骨转移；胰颈部 FDG 高代谢，考虑转移可能；胰周、腹膜后及左侧髂总血管旁淋巴结转移；2021 年 10 月 28 日行胸部增强 CT 提示：左上肺癌伴纵隔、左肺门、右颈根部多发淋巴结转移，右肺上叶前段、双肺下叶多个支气管分支内散在多个节段肺动脉栓塞。考虑病情进展。PFS 5 个月。

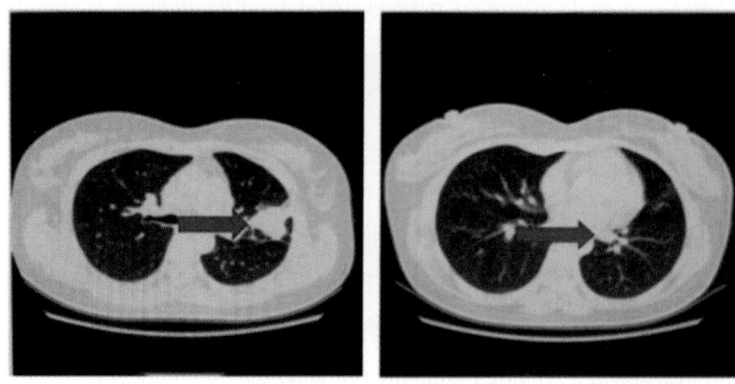

图4-102　2021-09-07胸部CT示：左肺上叶尖后段占位性病变

4）疗效评估：PD。

（2）二线治疗

1）2021年11月至2022年3月20日更换为二线治疗：奥希替尼80mg 1/日联合赛沃替尼600mg 1/日靶向治疗，2022年2月患者因副反应不耐受，自行改为奥希替尼80mg 1/日联合克唑替尼500mg 2/日靶向治疗。

2）疗效评估：2022年2月23日行PET-CT检查示：①左肺上叶癌治疗后，左肺上叶尖后段占位，FDG代谢异常增高，考虑肺癌治疗后改变，目前该肿瘤仍有较高活性；②左侧肺门及纵隔多枚淋巴结肿大，FDC代谢异常增高，考虑转移；③胰腺体部片块状稍低密度影，FDC代谢异常增高，考虑恶性肿瘤可能性大；④右侧髂骨骨质破坏，FDG代谢异常增高，考虑转移；⑤胆囊结石；⑥脑FDC-PET显像及头颅CT平扫未见异常。见图4-103。考虑病情进展。PFS 5个月。

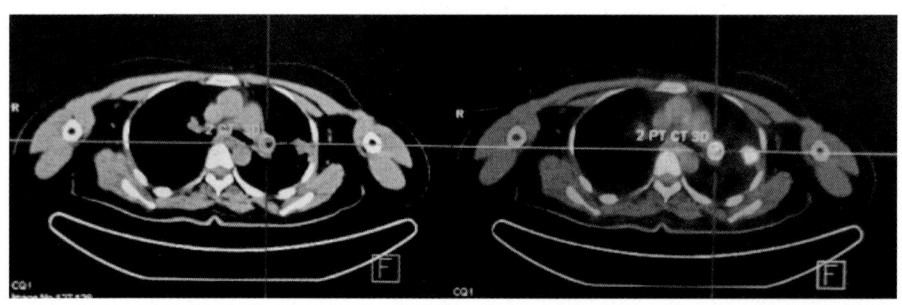

图4-103　2022-02-03 PET-CT示：左肺上叶尖后段占位，FDG代谢异常增高

（3）三线治疗

1）2022年3月20日至2022年4月17日更换三线治疗方案：阿法替尼30mg 1/日，2022年3月21日行右侧髂骨病变5野调强放疗，45Gy/15f/3w，胰腺颈部病变6野调强放疗，60Gy/30f/6w（患者不能耐受，仅放疗5次）。

2）疗效评价：2022年4月7日行胸部+全腹部增强CT示：与2021-09-08 CT比较，

左肺上叶肿块稍变小，左肺门及纵隔淋巴结稍增减少；与2021-11-10比较，肝脏散在弱强化影，腹盆腔淋巴结体积缩小，新增右侧髂骨转移。见图4-104。2022年4月7日行颅颈增强MR示：与2021-11-08 MR比较，右侧顶叶及左侧颞叶病变明显缩小，右侧额叶新增病灶增大。考虑病情再次进展。PFS 1个月。

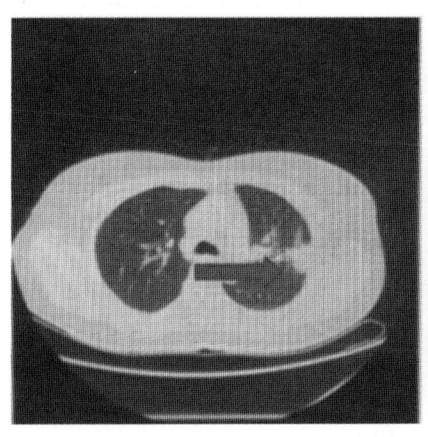
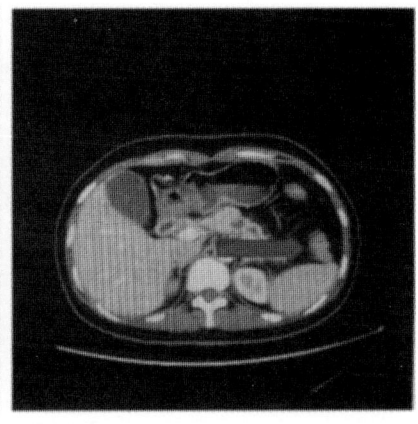

图4-104　2022-04-07胸+全腹部CT示：左肺上叶肿块，肝脏散在弱强化影，右侧髂骨转移

（4）四线治疗

1）2022年4月17日至2022年8月：阿法替尼30mg 1/日联合贝伐珠单抗（7.5mg/kg）+培美曲塞（500mg/m²）+卡铂（AUC 5），每21天重复，共4周期。

2）疗效评价：2022年8月17日行胸部+全腹部增强CT示：与2022-06-14 CT比较，胰腺病灶较前增大，肝内病灶增多、增大；右侧腹腔系膜、腹膜增厚并小结节，盆底腹膜增厚，盆腔积液稍增多，小肠扩张积液。见图4-105。患者于2022年9月死亡，总生存期为17个月。

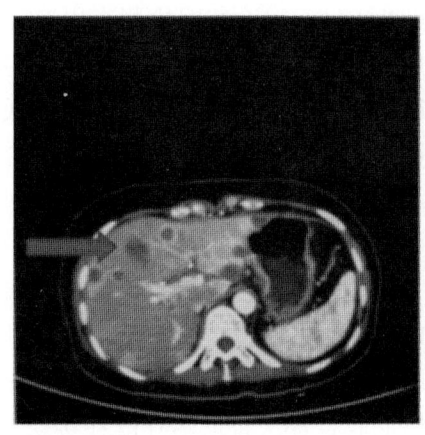
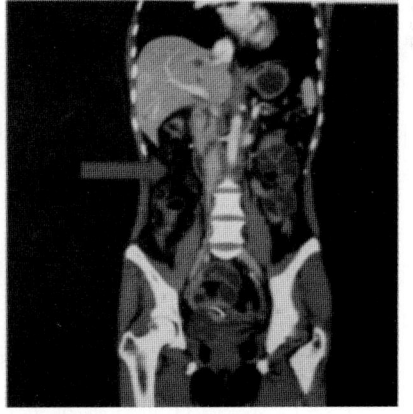

图4-105　2022-08-17胸+全腹部CT示：肝内病灶增多、增大，右侧腹腔系膜、腹膜增厚并小结节

6. 病例小结

（1）治疗小结：见表4-74。

表4-74 治疗小结

时间	治疗	疗效
2021.5–2021.9	Osimertinib	PR 4m
2021.9–2021.10	Osimertinib	PD 1m
2021.11–2022.2	Osimertinib+Savolitinib	副反应不耐受
2022.2–2022.3	Osimertinib+Crizotinib	PD 5m
2022.3–2022.4	Afatinib+IMRT	PD 放疗副反应不耐受
2022.4–2022.9	Afatinib+Bevacizumab+PC	OS 17m

（2）基因小结：见表4-75。

表4-75 基因小结

取样时间	2021.5	2021.11	2022.8
时间节点	初诊	Osimertinib-PD	Afatinib-PD
样本来源	组织	组织	血液
Panel	9	56	168
EGFR L861Q		14.48%	35.58%
TP53		26.34%	7.69%
MET		CN：3.9	
EGFR 扩增			CN：2.7

7. 案例述评

（1）该患者为一例EGFR少见突变的晚期NSCLC，初诊基因检测查出EGFR 21外显子L861Q基因突变，奥希替尼在具有少见的EGFR L861Q等突变的NSCLC患者中表现出良好的活性和可控的毒性，作为一线治疗达到5个月的无进展生存期，远低于KCSG-Lu15-09研究的15.2个月，提示存在其他共同突变。该患者基因检测提示EGFR L861Q突变，同时伴随有MET拷贝数扩增及TP53突变，而伴随TP53基因突变往往使肿瘤更具侵袭性，预后较差。这也是导致该患者一线PFS仅5个月的主要原因。

（2）关于二线及后线治疗的选择：该患者一线治疗进展后血液及二次组织学标本NGS均提示：EGFR 21外显子L861Q突变，EGFR扩增，MET扩增。MET基因扩增是奥希替尼耐药常见的非EGFR途径依赖的机制，研究显示奥希替尼一线治疗耐药后MET扩增的发生率是7%~15%。既往研究显示奥希替尼联合赛沃替尼治疗既往接受奥希替尼治疗后疾病进展、伴有高水平MET过表达和/或扩增的EGFR突变非小细胞肺癌患者的客观缓解率（ORR）为49%（95%CI，39%~59%）。中位无进展生存期（PFS）为5.3个月。该患者二线治疗选择了奥希替尼联合赛沃替尼。二线治疗 PFS 为 5 个月，和该研究结果基本一致。

第三代 EGFR-TKIs 耐药机制复杂多样，目前已经确定的如 EGFR 突变、扩增和缺失，以及旁路基因突变、组织学转化和表型转变。该患者使用"双靶"药物治疗失败后，因其伴随 EGFR 扩增，为二线治疗进展后使用阿法替尼提供了用药依据。然而，该患者的三线 PFS 仅为 1 个月。患者口服阿法替尼后的进展表现为原发灶、淋巴结转移病灶及颅内转移灶退缩，因有新发骨转移，综合判断为病情进展，但不代表其已耐药。对于尝试过不同 EGFR-TKIs 治疗的 NSCLC 患者，PS 评分 <2 分，后线无标准治疗的情况下，在阿法替尼基础上联合化疗及抗 VEGF 可作为后续的选择，但对于该患者 PFS 也较短。

（3）随着基因检测在临床的广泛应用，靶向药物的临床可及性增加，肺癌的精准治疗已经成为常态化。临床医生应根据患者的基因检测结果，参考指南推荐及循证医学证据，为患者选择最佳治疗方案。

（李梦侠　丁匀淇）

（十八）靶向新辅助治疗双驱动基因肺癌患者一例

1. 一般情况介绍

患者，女，69 岁。

2. 病史

（1）现病史：2020 年 10 月出现间断性咳嗽、咳痰，予以止咳祛痰对症治疗后仍有反复，完善胸部 CT 提示左肺下叶背段近左肺门处占位性病变（大小约 5.2cm×6.1cm），考虑中央型肺癌伴阻塞性肺炎可能性大。

（2）既往史：既往体健，无吸烟史。

（3）家族史：无肿瘤家族史。

（4）入院查体：PS 1 分。神志清楚，精神稍差，呼吸稍促，双肺呼吸动度、语颤一致减弱，左下肺呼吸音低，双肺未闻及明显干湿性啰音。

（5）影像学检查

1）2021 年 2 月 15 日行胸部 CT 检查示（见图 4-106）：左肺下叶背段近左肺门处占位性病变（大小约 5.2cm×6.1cm），考虑中央型肺癌伴阻塞性肺炎。

2）2021 年 2 月行 PET/CT 检查示：左肺下叶背段近肺门处肿块影，FDG 代谢增高，考虑中央型肺癌。左肺下叶多发小结节，部分 FDG 轻度代谢增高，考虑转移性肿瘤；左侧肺门及纵隔多发淋巴结转移。

3. 病理诊断

2021 年 2 月 20 日行 CT 引导下肺穿刺活检，病理：<左肺占位穿刺组织>腺癌。免疫组化：ALK-Ventana（−），CK8/18（+），Ki67（20%），NapsinA（+），P40（−），TTF-1（+）。

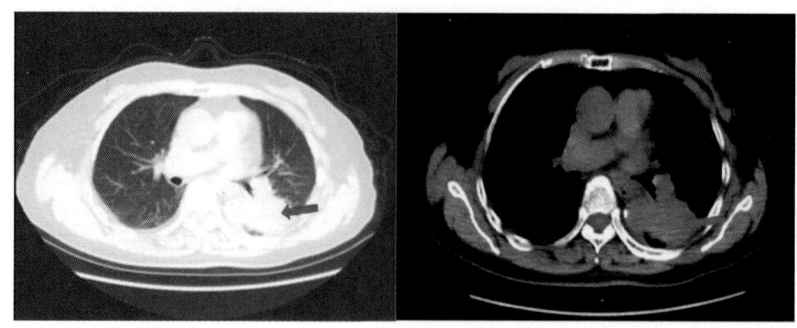

图 4-106　门诊胸部 CT（2021-02-15）（治疗前）

4. 分子检测诊断结果及解读

（1）分子检测诊断结果：2021 年 3 月 3 日肿瘤组织 NGS 基因检测结果回示（恶性肿瘤细胞占比 50%）：见表 4-76。

（2）基因检测结果分析

1）EGFR 21L858R 错义突变为 EGFR 基因的第 858 位氨基酸由亮氨酸突变为精氨酸，是 NSCLC 中常见肺癌驱动基因突变类型，其突变率在东亚、女性、无吸烟史的肺腺癌患者中尤其增高，携带 EGFR 敏感突变（其中最常见为 19del、21L858R）的 NSCLC 对第一代 EGFR-TKIs 如吉非替尼、厄洛替尼、埃克替尼，以及第二代 Pan-HER 抑制剂如阿法替尼、达可替尼敏感。同时 FLAURA 研究证实，第三代 EGFR-TKIs 奥希替尼一线用于 EGFR 敏感突变患者，其 PFS 显著优于一代 TKI。伴随 EGFR 扩增可能为以后不良因素，在接受一代 EGFR-TKI 治疗的 EGFR 突变型 NSCLC 患者中，获得性 EGFR 扩增为可能耐药机制，野生型 EGFR 等位基因扩增同样可导致第三代 EGFR-TKIs 耐药。

2）原癌基因编码Ⅰ类跨膜蛋白酪氨酸激酶 ROS1，属于酪氨酸胰岛素受体家族，其与 ALK 的蛋白结构相似，针对 MET/ALK 的双重抑制剂如克唑替尼、塞瑞替尼、劳拉替尼对其有效。

3）TP53 属于重要的抑癌基因，其促进 DNA 损伤修复或受损细胞凋亡，TP53 非断裂型突变是晚期 NSCLC，包括 EGFR 突变型 NSCLC 患者的不良预后因子，也是 EGFR 突变患者接受 TKI 治疗的不良疗效预测因子。

5. 治疗方案调整及疗效评价

（1）内科新辅助治疗：患者于 2021 年 3 月 10 日开始口服奥希替尼 80mg qd 靶向治疗。2021 年 4 月 7 日复查胸部 CT 提示左肺下叶背段近左肺门处病灶较前明显缩小（大小约 1.8cm×2.2cm）（图 4-107）。

（2）外科治疗：经胸外科会诊后于 2021 年 4 月 19 日在全麻下行胸腔镜左下肺叶切除、局限性纵隔淋巴结清扫术。术后病检：<左下肺切除标本>浸润性腺癌（贴壁型约 60%+腺泡型约 40%）；癌组织邻近脏层胸膜；支气管断端未见癌组织；支气管旁（0/2）淋巴结未见癌转移；<11 组（1/1）>淋巴结查见癌转移；<7 组（0/1）、9 组（0/3）、10 组（0/1）>淋巴结未见癌转移。<支气管残端>未见明确癌组织（图 4-108）。术后诊断：左下肺腺癌（ypT1cN1M0 ⅡB 期）。病理见图 4-108。

第四章 呼吸系统肿瘤分子诊断标志物临床应用

表 4-76 主要基因变异检测结果及用药提示

基因	核苷酸变化	氨基酸变化	染色体	转录本	基因亚区	变异类型	突变丰度或拷贝数	变异等级	FDA/NMPA 批准患者癌种		FDA/NMPA 批准其他癌种		药物证据等级
									可能敏感	可能耐药	药物推荐（敏感性，证据等级）	可能敏感	可能耐药
EGFR	p.L858R (c.2573T>G)	p.L858R			EX21	错义突变	38.47%	I类	吉非替尼 厄洛替尼 埃克替尼 阿法替尼 达克替尼 奥希替尼				A
ROS1	DSE-ROS1 基因融合				D2: R33	基因融合	2.78%	I类	克唑替尼 恩曲替尼 塞瑞替尼 劳拉替尼 洛普替尼 卡博替尼				A
TP53	C.493C>T	P.Q165*			EX5	无义突变	17.16%	II类					
TP53	C.1031T>C	P.L344P			EX10	错义突变	7.38%	II类					

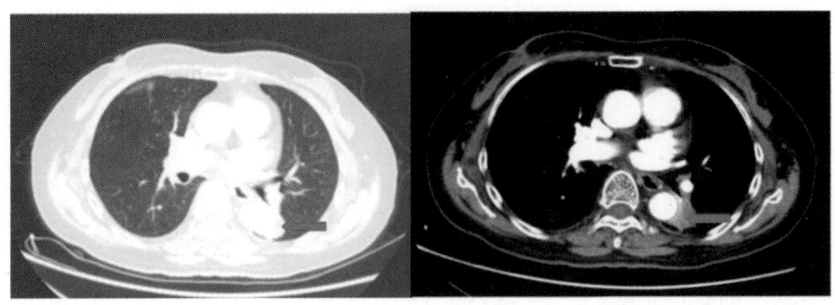

图 4-107　胸部 CT（2021-04-07）（治疗后）

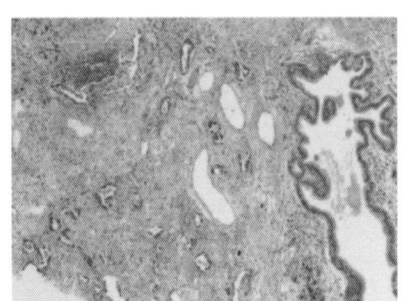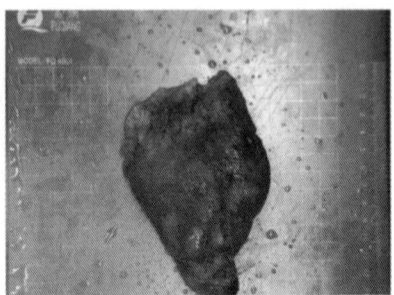

图 4-108　术后病理切片

（3）术后辅助治疗：术后继续奥希替尼 80mg qd 靶向治疗，定期随访未见肿瘤进展复发征象。术后 12 个月随访复查未见肿瘤复发和转移（图 4-109）。

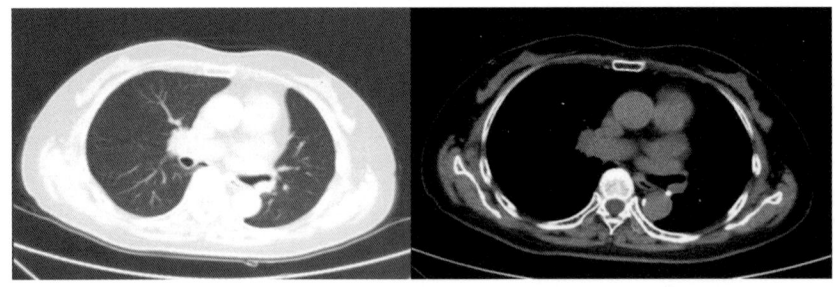

图 4-109　胸部 CT（2022-04-08）

6. 病例小结

见表 4-77。

表 4-77　治疗小结

时间	治疗	疗效
2021.03—2021.04	奥希替尼 80mg qd	PR　1m
2021.04.19	外科手术	
2021.04—2022.04	奥希替尼 80mg qd	SD

7. 本案例述评

通常认为驱动基因相互排斥，但伴随着 NGS 检测技术的发展，发现部分患者存在双基因驱动，这可能与肿瘤的多克隆导致的异质性相关，这些共突变将影响肿瘤的生物学特性以及治疗和预后。当临床中发现双突变患者时在选取靶向药物时需要考虑以下因素：①驱动基因突变丰度，一般情况下丰度较高的占主导。虽然目前尚无研究直接分析不同驱动基因的变异丰度与治疗效果之间的关系，但参考既往报道指出 EGFR 突变丰度高的患者更能从 TKIs 中获益，而低丰度的患者效果较差。②驱动基因磷酸化水平，有研究发现无论 ALK 磷酸化水平如何，高 EGFR 磷酸化水平患者均可从 EGFR-TKIs 中获得 PR。而低 EGFR 磷酸化水平但高 ALK 磷酸化水平患者可从 ALK-TKIs 中获得 PR，但从 EGFR-TKIs 中仅可获得 SD。③陆续有案例报道 EGFR 及 ALK 双突变患者使用 EGFR-TKIs 或 ALK-TKIs 均有一定程度的疗效。有专家认为对一般情况欠佳、预计生存期短的患者而言，必要时可考虑双药联合以在初期获得更好疗效，但是需关注药物副反应叠加的风险，以上思路仅为临床考虑，仍需更多数据支持。EGFR 和 ROS1 双驱动较罕见，本例患者存在 EGFR 突变和 ROS1 融合，但 EGFR 突变丰度更高，因此我们一线选择 EGFR-TKIs 进行治疗。目前研究显示奥希替尼新辅助治疗具有良好的安全性，其主要不良反应包括皮疹、腹泻、口腔溃疡，总体而言患者耐受性良好，但仍需密切关注其余相关副反应。事实证明，经三代 EGFR-TKIs 奥希替尼新辅助靶向治疗后患者肺部病灶明显缩小，达到了缩小肿瘤病灶、获得术前临床降期的目的；同时术后继续辅助靶向治疗获得了长期获益，降低复发风险，符合 ADAURA 研究中的 EGFR 突变ⅢA 期 NSCLC 患者接受奥希替尼术后辅助治疗可降低疾病复发或死亡风险。需要警惕的是，患者目前只针对 EGFR 突变进行干预，后续还需继续进行随访观察。既往在对 EGFR/ALK 双突变靶向治疗的耐药机制的研究中发现，大部分 EGFR/ALK 双突变靶向治疗耐药机制与典型的 EGFR 或 ALK 耐药机制相似，同时有报道指出不同信号通路的驱动基因同时突变可能是引起原发性耐药的机制之一。因此当该患者出现耐药时，究竟是 EGFR 突变亚克隆还是 ROS1 融合亚克隆可能性更大，我们可考虑二次活检寻找耐药或复发机制，动态调整靶向药物的选择。

（李 鑫 何 勇）

（十九）EGFR 突变晚期肺鳞癌一例

1. 一般情况介绍

患者，女，76 岁

2. 病史

（1）现病史：患者 2018 年 1 月无诱因出现咳嗽、咳痰，7 月因咯血行介入栓塞治疗，后仍间断咯血，伴呼吸困难、胸痛。2018 年 8 月 29 日行 PET-CT 检查示：右肺多发占位；纵隔及肺门肿大淋巴结，代谢均增高；右侧胸腔积液。2018 年 9 月 18 日行气管镜活检，病理示：活检组织中查见鳞状细胞癌。2018 年 10 月 12 日因"肺癌"收入北京某医院。

（2）家族史：1妹死于"肺癌"（具体不详）。

（3）入院查体：67kg，1.69m^2，KPS评分为60分，全身浅表淋巴结无肿大及压痛。心肺腹查体未见异常，双下肢无水肿。

（4）影像学检查：2018年10月17日行胸部CT检查示：右肺上叶巨大肿块，内部密度不均，可见液化坏死，周围肺组织受压。右侧胸腔可见液体密度。纵隔内未见异常增大淋巴结影。详细如图4-110所示。

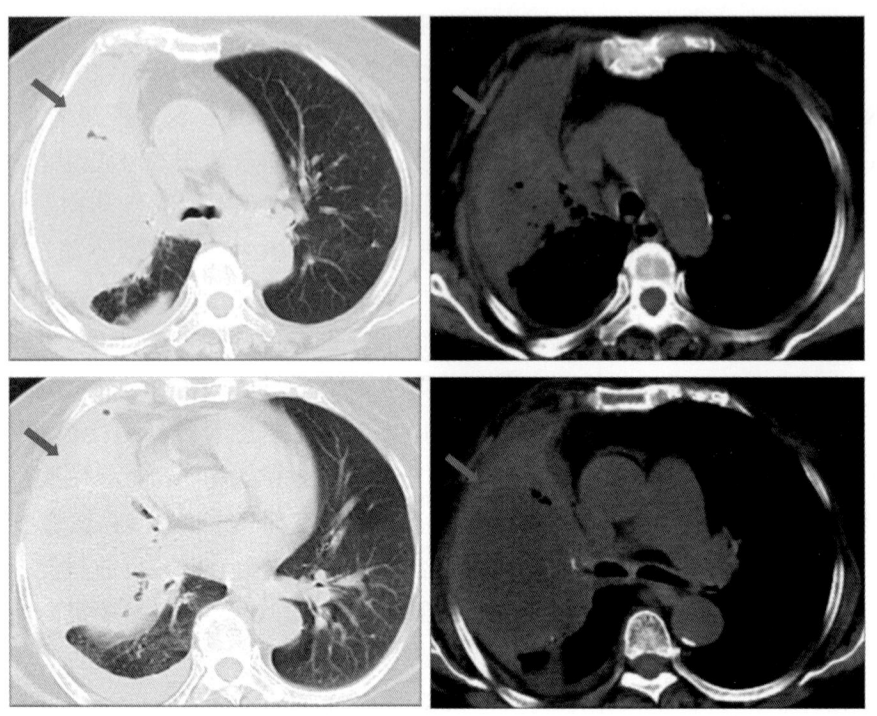

图4-110　2018-10-17确诊时胸部CT

（5）病理诊断：2018年9月18日行气管镜活检，病理：（右肺中叶）活检组织中查见鳞状细胞癌。免疫组化示：CK5/6（+），P40（+），TTF-1（-），CD56（-），Ki-67 70%（+）。

3.分子检测诊断结果及解读

第一次活检：2018年10月12日对病灶组织行基因检测示EGFR L858R（+），ROS-1、ALK等均（-）。详细如表4-78所示。

表4-78　2018-10-12病灶组织基因检测结果

报告项目	结果
EML4-ALK融合基因	阴性
ROS1融合基因	阴性
exon20插入	野生型
exon19缺失	野生型

(续表)

报告项目	结果
exon21 L858R	突变型
exon18 G719X	野生型
exon20 T790M	野生型
exon20 S768I	野生型

第二次活检（外周血）：2019年12月15日一线治疗进展后。详细如表4-79所示。

第三次活检：2020年12月31日三线维持治疗进展后，详细如表4-80所示。

基因检测结果分析：晚期肺鳞癌中EGFR突变为罕见事件，不同文献报道差异较大，频率2%~23.8%。疗效数据ORR~40%，DCR~75%，PFS~5M，OS~15M。另外除EGFR外，也有ALK+鳞癌患者对ALK-TKI有效。因此推荐对有条件的初治晚期鳞癌患者进行小PANEL的基因检测，且应根据检测阳性结果对患者进行针对性治疗。

L858R为EGFR的最常见激活突变之一，仅次于19 DEL，对一、二、三代EGFR-TKI均有良好响应，然而单药TKI疗效不如19DEL。研究提示联合治疗（贝伐珠单抗/化疗）可能带来更多PFS获益，然而OS获益未经证实，且副反应发生率明显升高。

MET基因位于人类7号染色体长臂（7q21-31），编码c-MET蛋白，属于酪氨酸激酶受体，是NSCLC中继EGFR/ALK之后又一重要驱动基因。MET突变主要位于MET的酪氨酸激酶结构域，其中一些突变同时存在于遗传性和散发性肿瘤中，MET 14外显子跳跃突变常见于肺癌。既往研究显示，MET 14外显子跳跃突变在NSCLC中的发生率为3-4%。该患者的D1010Y为典型MET 14外显子跳跃突变。而总体NSCLC患者群体中，MET 14外显子跳跃突变仅0.65%同时发生EGFR突变。

作为一位老年女性鳞癌患者，该患者同时存在2个典型的驱动基因突变，是基因事件中的极其罕见事件。

4.治疗方案及疗效评价

（1）一线治疗（2018年10月—2019年1月）：埃克替尼125mg TID。

患者于2018年10月开始晚期一线治疗，每月复查胸部CT评估疗效。2018年12月15日复查病灶较前明显缩小，疗效评估为PR。2019年1月17日复查病灶较上次增大，疗效评估SD，详细如图4-111所示。一线治疗PFS为3个月。患者对一代EGFR-TKI埃克替尼耐药更换为二代EGFR-TKI阿法替尼。

（2）二线治疗（2019年1月—2019年7月）：阿法替尼30mg QD。

患者于2019年1月17日评估疾病进展后更换阿法替尼，2019年2月22日复查后评估疗效为PR。2019年5月17日病灶大小无明显改变，疗效评估为SD。2019年7月18日复查部分病灶较上次增大，疗效评估为PD，详细如图4-112所示。二线治疗PFS为6个月。

表4-79 2019-12-15 外周血基因检测结果

基因	突变类型	核苷酸变化	氨基酸变化	频率（%）
DDX3X	错义突变	c.1739A>G	p.Y580C	0.5
GNAS	错义突变	c.601C>T	p.R201C	0.3
TP53	无义突变	c.493C>T	p.Q165	0.1

基因	核苷酸变化	氨基酸变化	染色体	基因亚区	转录本	变异类型	突变丰度或拷贝数	变异等级	FDA/NMPA 批准患者癌种 可能敏感	FDA/NMPA 批准患者癌种 可能耐药	FDA/NMPA 批准其他癌种 可能敏感	FDA/NMPA 批准其他癌种 可能耐药	药物证据等级
DNX3X	c.1739A>G	p.Y580C	X		NM_001356.3	错义突变	50.0%				药物推荐（敏感性，证据等级）		
GNAS	c.601C>T	p.R201C	20		NM_000516.4	错义突变	30.0%						
TP53	c.493C>T	p.Q165	17		NM_001126112.2	无义突变	10.0%						

表 4-80　2020-12-31 病灶组织基因检测结果

基因变异	变异频率
EGFR exon21 L858R	52.0%
KRAS exon3 Q61K	2.0%
MET exon14 D1010Y	2.0%

基因	核苷酸变化	氨基酸变化	染色体	基因亚区	转录本	变异类型	突变丰度或拷贝数	变异等级	FDA/NMPA批准患者癌种		FDA/NMPA批准其他癌种		药物证据等级
									可能敏感	可能耐药	可能敏感	可能耐药	
EGFR		p.L858R		Exon21		错义突变	52.0%	Ⅰ类	奥希替尼 厄洛替尼 吉非替尼 埃克替尼 阿法替尼 达克替尼				1A级
KRAS		p.Q61K				错义突变	2.0%			奥西替尼 厄洛替尼 阿法替尼 曲美替尼 考比替尼 比美替尼	西妥昔单抗 帕尼单抗		
MET		p.D1010Y				错义突变	2.0%			克唑替尼 卡马替尼 卡铂替尼			

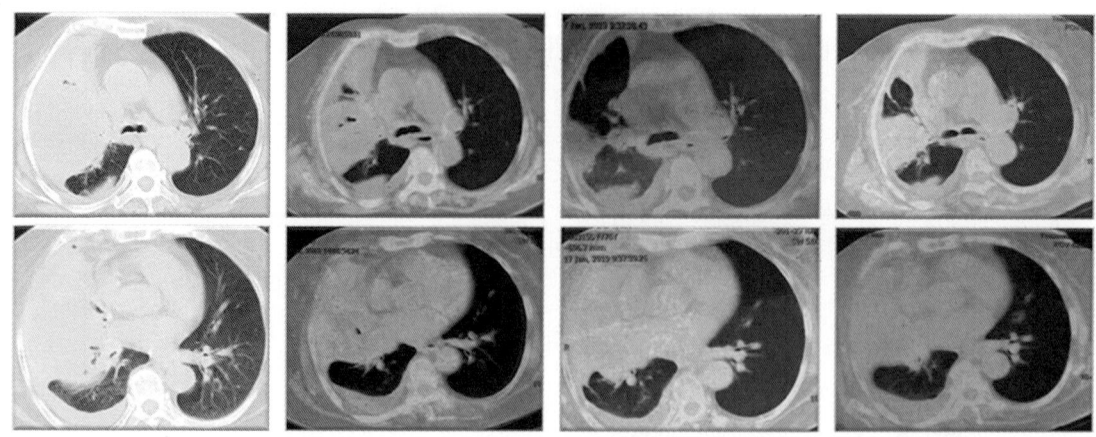

图 4-111　2018-10-13、2018-11-13、2018-12-15、2019-01-17 复查

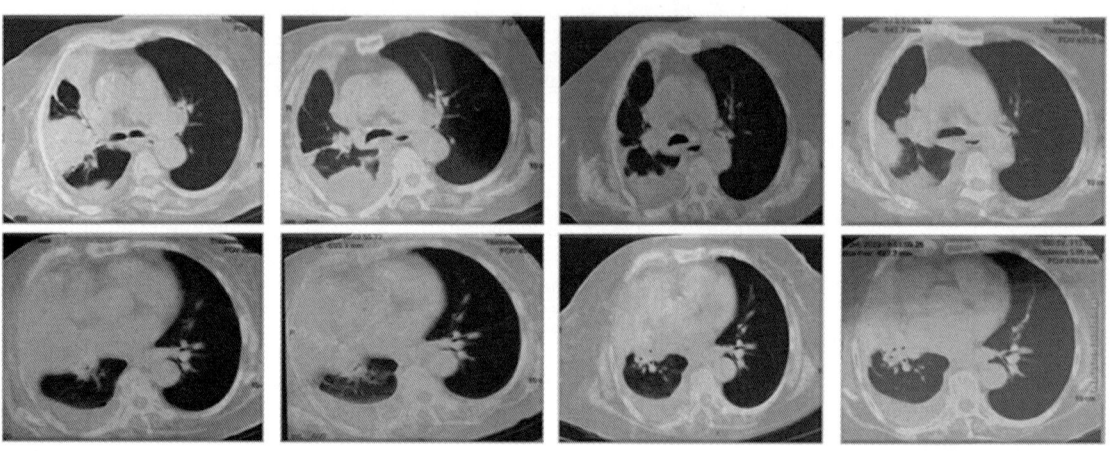

图 4-112　2019-01-17、2019-02-22、2019-05-17、2019-07-18 复查

（3）三线治疗（2019 年 7 月—2020 年 1 月）：白蛋白紫杉醇（nab-P）300mg×7 周期。

患者对埃克替尼、阿法替尼均耐药后，考虑患者一般情况较差，更换治疗方案为白蛋白紫杉醇单药治疗。于 2019 年 7 月开始治疗，患者对该治疗方案反应尚可，病灶逐渐变小，2020 年 1 月 10 日评估疗效为 PR。详细如图 4-113 所示。

（4）三线维持治疗（2020 年 2 月—2021 年 1 月）：阿法替尼 30mg QD。

患者 7 个周期化疗结束后，病灶较前明显缩小，遂于 2020 年 2 月开始口服阿法替尼进行三线维持治疗。至 2020 年 6 月 12 日，病灶一直无明显改变，疗效评估为 PD。2020 年 10 月复查疾病进展，疗效评估为 PD，继续阿法替尼维持治疗至 2021 年 1 月。详细如图 4-114 所示。三线治疗 PFS 为 15 个月。

（5）四线治疗（2021 年 1 月—2021 年 4 月）：克唑替尼 250mg BID。

患者三线维持治疗进展后，于 2020 年 12 月 31 患者行第三次基因检测发现新发 MET 突变，2021 年 1 月开始口服克唑替尼。约 1 个月后病灶明显缩小，疗效评估为 PR，但随后病灶开始缓慢增大。详细如图 4-115 所示。四线治疗 PFS 为 3 个月。

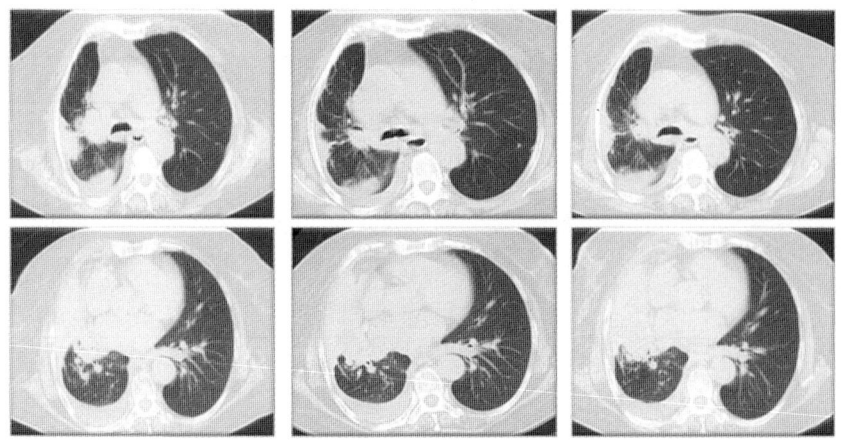

图 4-113　2019-07-30、2019-09-27、2020-01-10 复查

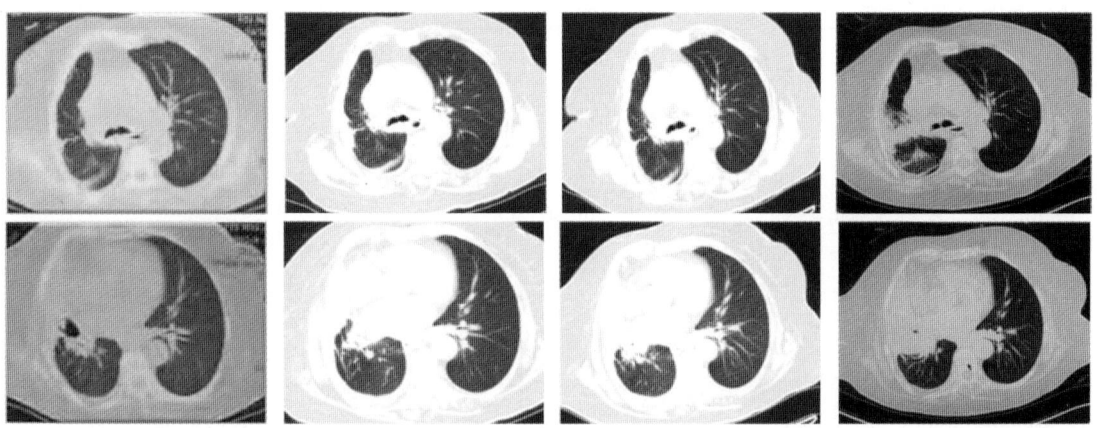

图 4-114　2020-02-20、2020-05-14、2020-06-12、2020-10-20 复查

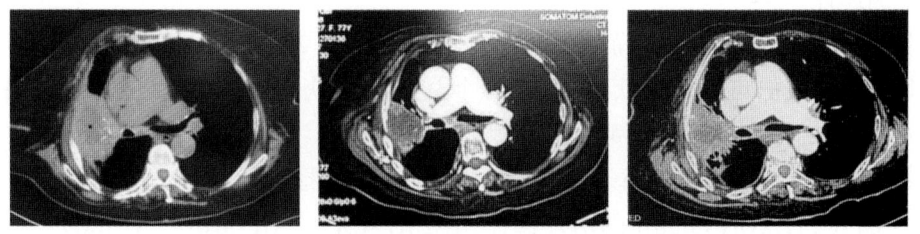

图 4-115　2020-10-20、2021-01-27、2021-04-06 复查

（6）五线治疗（2021 年 4 月）：塞沃替尼 400mg QD，副反应大。病人逐渐衰竭。5 月尝试帕博利珠单抗治疗（200mg VD ONCE），疗效不明确，病情逐渐进展后去世。

5. 病例小结

（1）治疗小结：见表 4-81。

表 4-81 治疗小结

时间	治疗	疗效
2018.10-2019.01	厄洛替尼	PR 3m
2019.01-2019.07	阿法替尼	PR 6m
2019.07-2020.01	nab-P	PR 6m
2020.02-2021.01	阿法替尼	SD
2021.01-2021.04	克唑替尼	PR 3m
2021.04-2021.05	塞沃替尼	PD

（2）基因检测小结：见表 4-82。

表 4-82 基因检测小结

取样时间	2018-10-12	2019-12-15	2020-12-31
时间节点	初诊	nab-P	Dacomitinib
样本来源	CT 引导下原发灶穿刺活检	外周血	超声引导下颈部淋巴结穿刺活检
Panel	8 基因 RT-PCR	128 基因 NGS	524 基因 NGS
EGFR L858R	丰度不详		52.0%
DNX3X		50.0%	
GNAS		30.0%	
TP53		10.0%	
KRAS			2.0%
MET			2.0%

6. 案例述评

该案例作为初诊不可切除局部晚期肺鳞癌，最终 OS 27 个月。其中除化疗 7 周期约 6 个月的时间外，从靶向治疗中获得了约 20 个月的生存获益，从始至终生活质量良好，为鳞癌个体化精准治疗的成功案例。该案例带给临床的思考包括但不仅限于：

（1）鳞癌一线是否应常规行基因检测？PANEL 的选择？

（2）EGFR 21EXON L858R 的治疗选择：INCREASE？ ARTMIS？ NEJ009？

（3）鳞癌一线 TKI 进展后需不需要二次活检并行 NGS 检测？

（4）白蛋白紫杉醇在肺癌中的应用：组织学类型，合适的剂量，老年患者是否应酌情减量，疗效和副反应如何平衡？

总的来说，认真对待每一个案例的细节，为患者把握任何治疗机会，才是个体化精准治疗的精髓。

（燕　翔）

(二十)一例靶向治疗肺鳞癌实现手术转化病例

1.一般情况介绍

患者,女,54岁。

2.病史

(1)现病史:患者因"咳嗽、咳痰2月,咯血1月"于2020年11月收入四川省医院,伴右侧胸痛,不伴胸闷、呼吸困难、发热、心悸等。

(2)既往史:无高血压、糖尿病史。

(3)家族史:母亲因"心脏病"去世,无家族遗传病史。

(4)入院查体:ECOG评分0分。胸廓对侧,呼吸运动正常,右前下胸壁呼吸音弱,其余部位闻及呼吸音清晰,未闻及干湿啰音,无胸膜摩擦音。

(5)辅助检查

1)2020年11月行胸部CT检查示:右肺下叶背段见一不规则团块影,大小约7.2cm×4.6cm×4.5cm,边缘不规则,多发毛刺影,病灶跨叶裂生长,呈不均匀增强;右肺上叶后段支气管受压,右肺下叶背段支气管闭塞,右肺下叶动静脉走形扭曲,相应节段变细。影像学诊断:①右肺下叶团块影,考虑肿瘤;②纵隔及右肺门多发淋巴结显示。见图4-116。

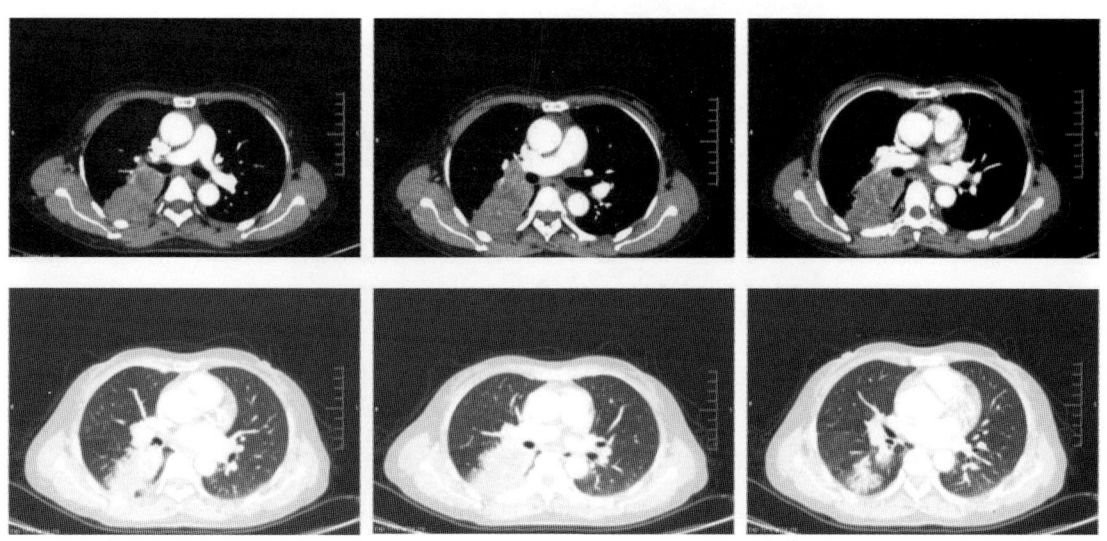

图4-116 胸部CT 2020年11月 右肺下叶

2)纤维支气管镜检查示:右肺上叶后段支气管外压性狭窄,黏膜充血水肿;右肺下叶背段支气管可见新生物堵塞管腔。见图4-117。

3.病理诊断

免疫组化(纤支镜活检):CK(+),CK5/6(+),P40(+),CK7(+),CK20(-),Napsin(-),TTF-1(-),Ki67(+,80%),P53(-),诊断:肺鳞癌。见图4-118。

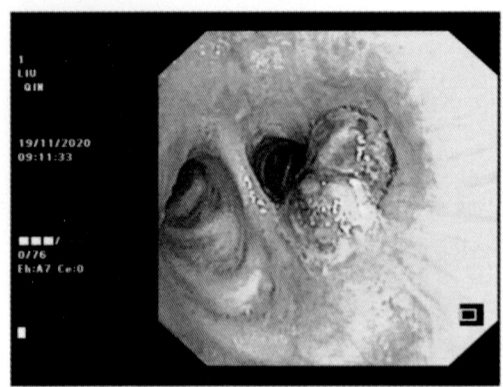

图 4-117　纤支镜检查 2020 年 11 月 右肺下叶背段支气管开口处

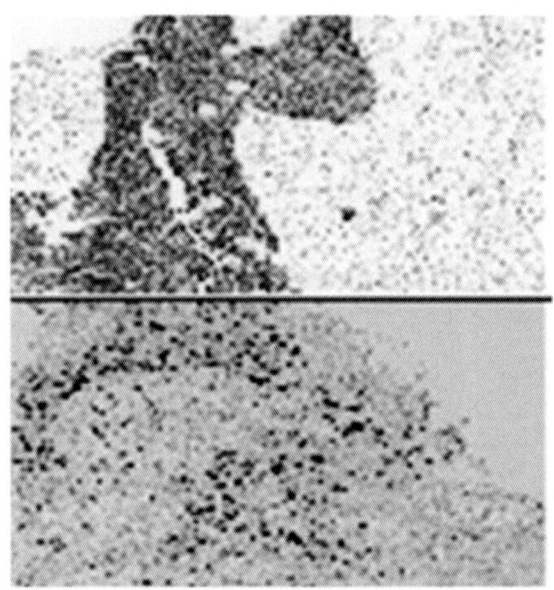

图 4-118　免疫组化

4. 分子检测诊断结果及解读

（1）2020 月 11 月组织行基因检测：EGFR21L858R 突变。见表 4-83。

（2）基因检测结果分析

1）EGFR 突变，尤其是 19 外显子缺失、21 外显子（L858R、L861Q）、18 外显子（G719X）和 20 外显子（S768I）突变，与肺癌患者对 TKIs 药物敏感密切相关[1]。

2）EGFR c.T2573G（p.L858R）突变为激活突变，发生于第 21 号外显子，858 位密码子亮氨酸替换成精氨酸，在 EGFR 突变中占据 40%[2]。

3）PD-1 是一种抑制性 T 细胞受体，其与 PD-L1 等参与免疫应答的负性调节，在多种实体瘤，例如 NSCLC PD-L1 表达均有上调[3]。

表 4-83　主要基因变异检测结果及用药提示

基因	核苷酸变化	氨基酸变化	染色体	基因亚区	转录本	变异类型	突变丰度或拷贝数	变异等级	FDA/NMPA批准患者癌种 可能敏感	FDA/NMPA批准患者癌种 可能耐药	FDA/NMPA批准其他癌种 可能敏感	FDA/NMPA批准其他癌种 可能耐药	药物证据等级
EGFR				Exon21: COS	NM_005 228.4	C.T25 73G: p.L858R			吉非替尼 厄洛替尼 阿法替尼 埃克替尼 达克替尼		药物推荐（敏感性, 证据等级）		

（2）PD-L1：TPS > 1%，见图 4-119。

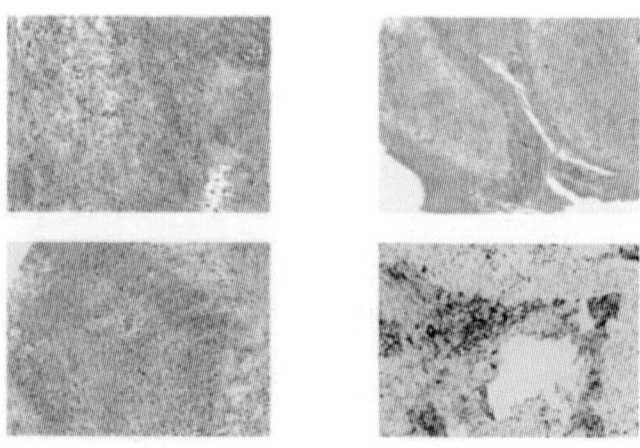

图 4-119　PD-1/PD-L1 检测结果

5. 治疗方案及疗效评价

患者明确诊断为：①右肺下叶中央型鳞癌（cT4NxM0，ⅢA-ⅢB期）EGFR 21 位点突变（+），PD-L1TPS > 1%；②肝脏血管瘤。因患者初治为手术不可切除的局部晚期肺鳞癌，建议行靶向治疗。

（1）新辅助治疗

1）治疗方案：服用吉非替尼，250mg，qd。

2）疗效评价（CR）：手术可切除，实现从不可手术转化为可手术。

2021 年 3 月行胸部 CT 检查示：①右肺下叶背段见团片状稍高密度影，强化方式无法观测；气管支气管通畅，未见狭窄或阻塞；②右肺下叶背段肿块明显缩小、密度明显变淡；

③右肺上叶后段支气管未见受压变窄（图4-120）。

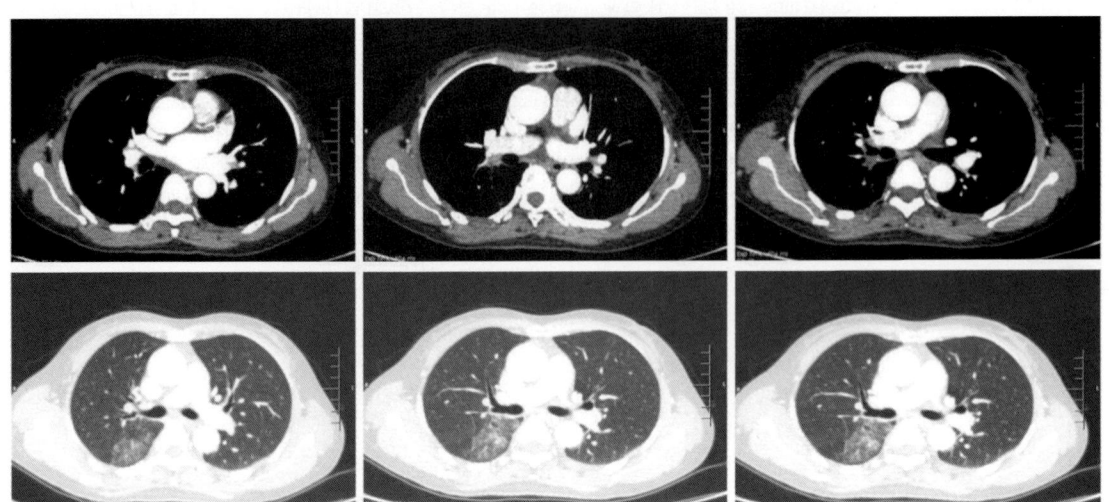

图4-120　胸部CT 2021年3月 右肺下叶

治疗前后对比见图4-121：

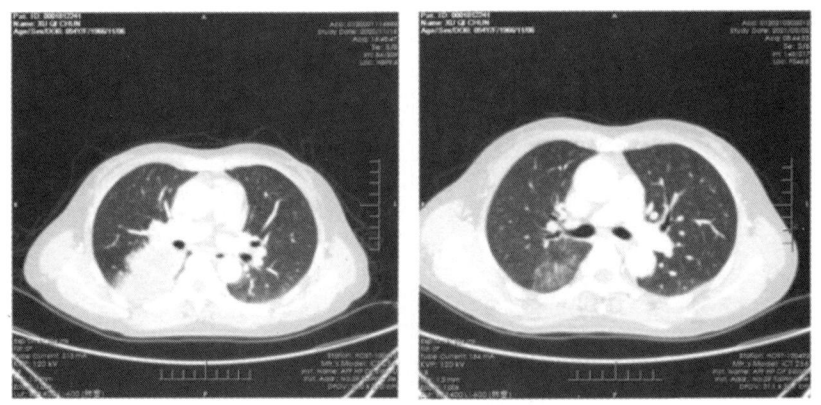

图4-121　靶向治疗前后胸部CT

（2）手术治疗

1）术前诊断：①右肺下叶中央型鳞癌（ycT0NxM0）EGFR 21位点突变（+），PD-L1TPS＞1%；②肝脏血管瘤。

2）手术治疗：单孔胸腔镜下右肺下叶切除+右肺上叶后段部分切除+淋巴结清扫。手术标本及手术切口见图4-122、图4-123。

3）术后病理：①右肺下叶病灶呈机化性肺炎改变，未见癌残留；②淋巴结均未见癌转移：第2组0/1，第3A组0/1，第4组0/5，第7组0/1，第9组0/1，第10组0/1，第11组0/3，第12组1/0。病理完全缓解。见图4-124。

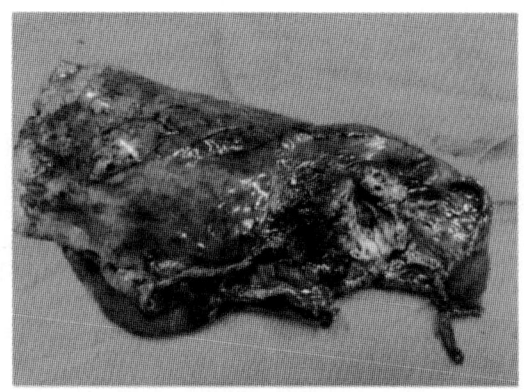

图 4-122　手术标本

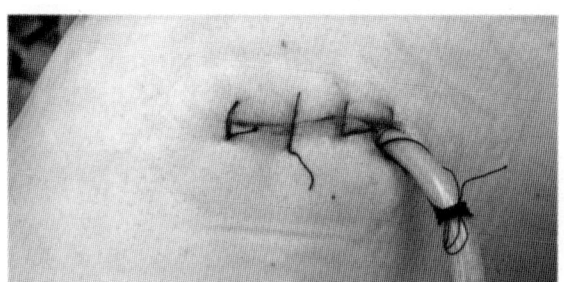

图 4-123　手术切口

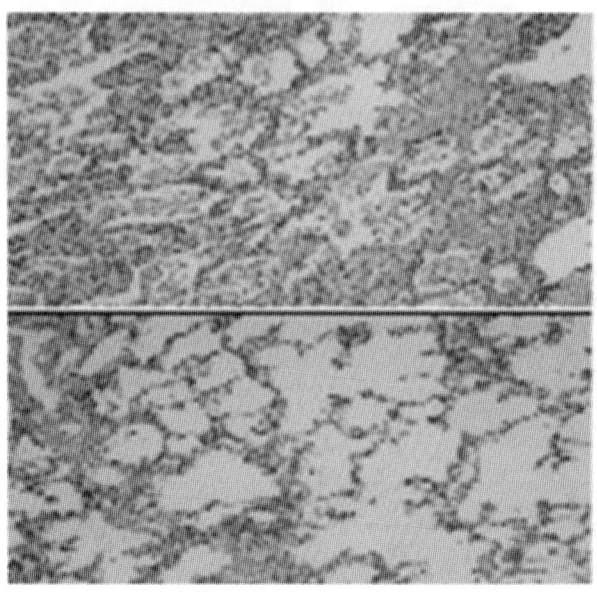

图 4-124　手术标本 HE 染色

4）术后诊断：①右肺下叶中央型鳞癌（ypT0N0M0）EGFR 21 位点突变（+），PD-L1TPS＞1%；②肝脏血管瘤。

（3）术后定期随访：未见复发及远处转移情况，疗效评价SD。见图4-125、4-126。

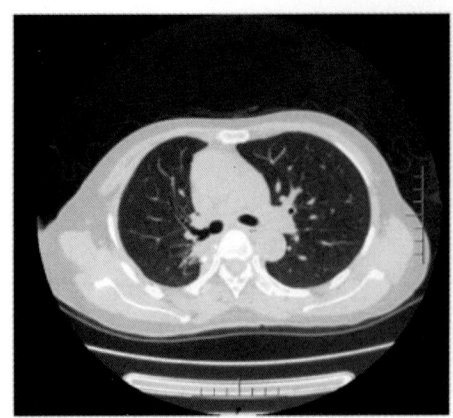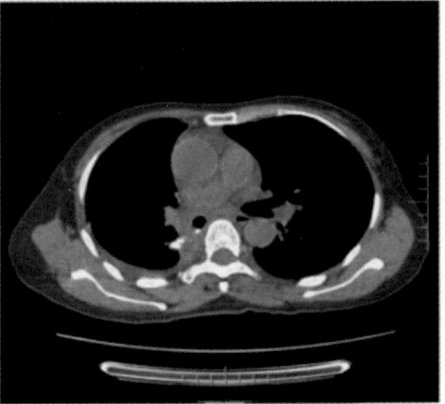

图4-125　2021年4月胸部CT

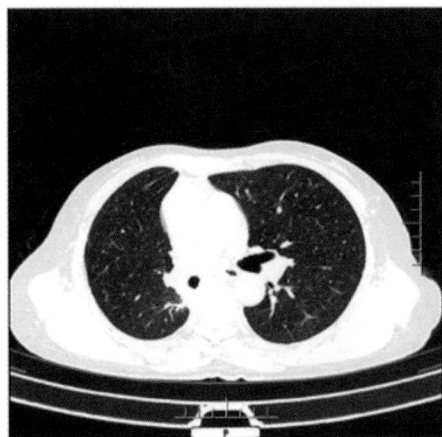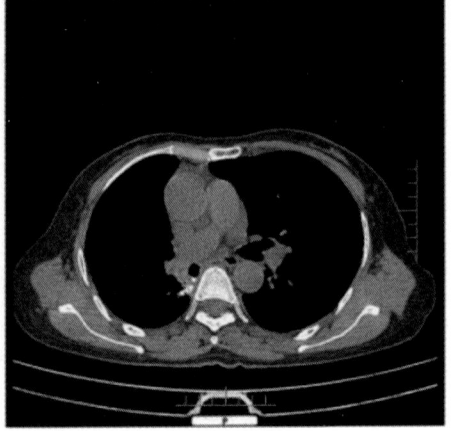

图4-126　2022年5月胸部CT

6. 病例小结

（1）治疗小结：见表4-84。

表4-84　治疗小结

时间	治疗	疗效
2020.12–2021.2	吉非替尼	PR
2021.3	手术治疗	pCR
2021.3–2022.5	随访	SD

（2）基因小结：见表4-85。

表4-85 基因小结

取样时间	2020.11
取样来源	组织
Panel	靶安心（14）
突变位点	EGFR21L858R

7. 案例述评

以往研究表明肺鳞癌致癌驱动突变率较低，东亚肺鳞癌患者EGFR突变频率略高于欧美肺鳞癌患者（4.6% vs.3.3%），其中中国人群中的突变频率可达4%~20%，大部分发生在19-21外显子上。有研究显示女性、不吸烟的肺鳞癌患者EGFR突变率较高，该病例就是不吸烟的女性患者。肺鳞癌驱动基因阳性患者使用靶向治疗效果如何，还缺乏Ⅲ期临床研究数据。但有研究显示EGFR阳性肺鳞癌患者使用EGFR-TKIs治疗的ORR为25.0%~31.8%，DCR为50.0%~81.8%，中位PFS为1.9~5.0m。针对驱动基因阳性的非小细胞肺癌使用免疫治疗效果如何仍在探索中，IMMUNOTARGET研究显示驱动基因阳性NSCLC患者使用免疫治疗的总体治疗应答率为19%，中位PFS为2.8m，其中绝大部分为腺癌，鳞癌只有2例。目前的数据显示，对于驱动基因阳性的肺鳞癌患者靶向治疗的获益要大于免疫治疗，该病例是驱动基因阳性的肺鳞癌，同时PD-L1表达大于1%，因此我们选择靶向治疗作为一线治疗。

对于驱动基因阳性的肺鳞癌患者，尽管靶向治疗有不错的疗效，但是免疫治疗的潜力和有效性也值得进一步探索。

（韩　飞　戴天阳）

（二十一）一例EGFR突变+PD-L1高表达晚期NSCLC患者的个体化诊疗

1. 一般情况介绍

患者，男，39岁。

2. 病史

（1）现病史：患者因间断胸闷近2年，于南京市某医院确诊肺癌5月余收入北京市某医院。2017年12月南京市某医院PET/CT示：左上肺及左侧肺门肿块，多发肿大淋巴结，肝低密度病变，胸12椎体、骶骨破坏，考虑肺癌伴多发转移可能，双肺多发小结节，双侧胸腔少量积液；头颅MRI示：右侧额叶异常强化结节，考虑转移可能。2017年12月15日行左肺占位穿刺活检术。病理结果：浸润性低分化癌。免疫组化：TTF-1（+++），NapsinA（++），CK7（+++），Ki-67（+80%），CKpan（+++），P63部分（++），P40部分（++），CK5/6部分（++），CDX-2（-），CD117（-），CK20（-），PSA（-），Villin（-），Syn

(-),病理结合免疫组化考虑为低分化腺癌伴部分鳞癌分化。基因检测结果示:EGFR 21外显子L858R突变,EGFR18、19、20外显子未见突变,EML4-ALK、ROS1基因未见融合。先后行培美曲塞+顺铂、厄洛替尼、紫杉醇+卡铂等方案治疗,于2018年5月18日来北京市某医院就诊。

(2)既往史:偶有吸烟、饮酒。

(3)家族史:无家族遗传性疾病史。

(4)入院查体:ECOG评分1分,全身浅表淋巴结无肿大及压痛,双肺呼吸音清,未闻及干湿性啰音及胸膜摩擦音,心音规整,心律齐,各瓣膜区未闻及明显病理性杂音,腹平软,无压痛、反跳痛,未触及明显包块,肝脾肋下未触及,双下肢无水肿。

(5)影像学检查:2018年5月18日行PET/CT示:左肺上叶异常高代谢肿块;纵隔、左肺门、肝门区及腹膜后多发肿大淋巴结,代谢异常增高;肝左叶及多发骨骼异常高代谢灶。综上考虑恶性,左肺上叶癌伴多发淋巴结、肝及骨转移可能性大,左肺上叶阻塞性改变,肝左叶肝内胆管扩张(见图4-127)。盆腔MRI检查示:右侧髂骨及骶骨多发多血供病变,考虑转移瘤。颅脑MRI检查示:①右侧额叶发育性静脉畸形;②双侧下颌骨髁状突质异常改变。肝胆脾MRI检查示:肝左叶少血供肿块,考虑为肝转移瘤,不完全除外肝左叶胆管细胞癌伴肝门区及腹膜后淋巴结转移。

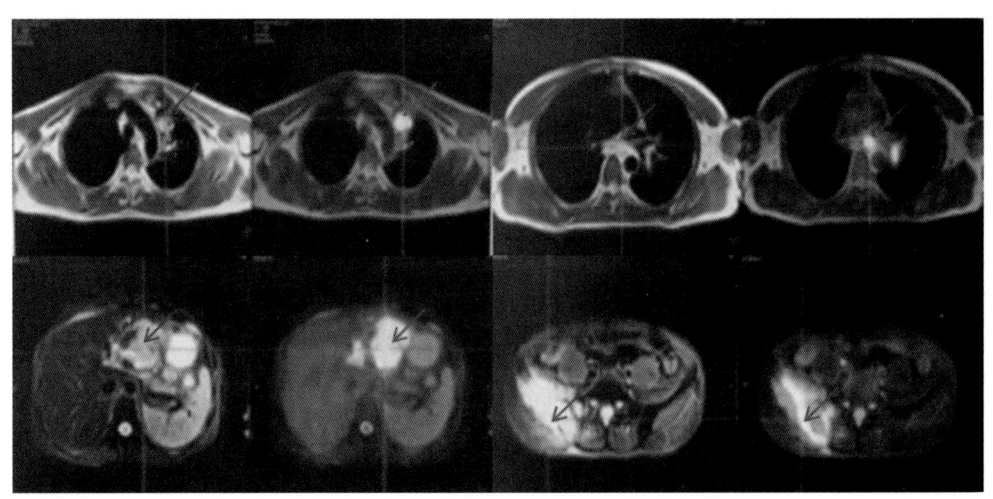

图4-127 PET/CT(2018年5月18日)

3. 病理诊断

(1)2017年12月15日行左肺占位穿刺活检术,病理结果:浸润性低分化癌;免疫组化:TTF-1(+++)、NapsinA(++)、CK7(+++)、Ki-67(+80%)、CKpan(+++)、P63部分(++)、P40部分(++)、CK5/6部分(++)、CDX-2(-)、CD117(-)、CK20(-)、PSA(-)、Villin(-)、Syn(-),病理结合免疫组化考虑为低分化腺癌伴部分鳞癌分化。

(2)2018年6月1日CT引导下经皮肝内病灶穿刺活检术,病理诊断:穿刺肝组织内见低分化腺癌,倾向于肺来源。

(3) 2018年6月4日CT引导下经皮肺内病灶穿刺活检术，病理诊断：左肺少许低分化癌伴大片退变、坏死。

4. 分子检测诊断结果及解读

（1）分子检测诊断结果

1) 2017年12月25日肿瘤组织基因检测：EGFR 21外显子 L858R 突变，EGFR18、19、20外显子未见突变，EML4-ALK、ROS1基因未见融合。

2) 2018年6月8日血液、肝内病灶及肺病灶穿刺组织行基因检测：EGFR 21外显子 p.L858R（c.T2573G）突变，组织标本丰度：32.7%，血浆标本丰度：3.8%；MET基因扩增（3.1倍）。

3) 2018年10月16日血液行NGS-168基因检测：EGFR 21外显子 p.L858R错义突变，丰度：0.48%；TP53 8号外显子 p.C275Y错义突变，丰度：46.77%；TGFBR2 3号外显子可变剪切突变，丰度：45.45%；肿瘤突变负荷（TMB）：肿瘤突变负荷低（TMB-Low）。

（2）分子检测结果分析和解读

①患者在等待EGFR等基因检测结果期间进行了化疗，明确EGFR突变后，可以选择EGFR-TKIs治疗，如果化疗有效也可以选择继续化疗。该患者继续化疗至PD后，二线治疗使用EGFR-TKIs厄洛替尼。近年来，FLAURA研究表明，第三代EGFR-TKIs奥希替尼组OS 38.6月 vs 第一代TKI组OS 31.8月。因此如今初治患者多采用第三代EGFR-TKIs，但患者确诊时第三代EGFR-TKIs均未在国内上市，故选择第一代EGFR-TKI厄洛替尼。②患者使用1月的厄洛替尼后病情进展，属于EGFR-TKIs原发性耐药，其原因多与其他多种基因变异有关。MET基因扩增是EGFR-TKIs常见耐药机制之一，第一/二代EGFR-TKIs耐药患者约5%存在MET扩增。MET扩增倍数与克唑替尼疗效存在相关性，高扩增患者对药物的治疗反应更佳。③Ⅰa型MET抑制剂克唑替尼同时结合包括MET-Y1230和G1163在内的多个位点，其中G1163位点与ALK-G1202和ROS1-G2032结构相似，易引起脱靶，降低针对MET的抑制作用。Ⅰb型MET抑制剂（如赛沃替尼、卡马替尼、特泊替尼）与MET-Y1230结合作用更强，而与MET-G1163位点无相互作用，对MET的选择性更强。美国FDA分别于2020年5月6日和2021年2月3日批准卡马替尼和特泊替尼用于MET外显子14跳跃突变的晚期NSCLC患者，NMPA也于2021年6月22日正式批准赛沃替尼用于MET外显子14跳跃突变的晚期NSCLC患者，但患者确定出现MET基因变异时，国内仅有克唑替尼一种药物可以选择。Ⅱ型MET抑制剂卡博替尼为多靶点c-MET抑制剂，不仅占据ATP结合位点，还能通过Gatekeeper进入由非活性"DFG-out"构象形成的疏水口袋，从而使抑制剂能较好地与靶点结合。有案例报道，MET扩增患者，克唑替尼耐药后，换卡博替尼联合厄洛替尼后疾病缓解。但该药至今未在国内上市。

5. 诊疗经过及疗效评价

（1）一线治疗

1) 一线治疗方案：2017年12月21日至2018年3月2日，方案：培美曲塞800mg d1，顺铂40mg d1-3，共4周期。

2) 疗效评价：2018年2月1日行胸部CT检查示：左上肺肿块明显缩小；肝左叶占位

有所缩小；颅内占位明显缩小，疗效评价 CR。2018 年 3 月 26 日行胸部 CT 检查示：肺部及肝脏转移灶进展，疗效评价 PD。PFS：2.4 月。

（2）二线治疗

1）第一次基因检测结果示：EGFR 21 外显子 L858R 突变，EGFR18、19、20 外显子未见突变，EML4-ALK、ROS1 基因未见融合。

2）二线治疗方案：2018 年 4 月 3 日至 2018 年 5 月 1 日，方案：厄洛替尼 150mg 口服 qd。

3）疗效评价：2018 年 5 月 3 日复查 CT 示：左肺病灶增大；肝脏病灶增大，疗效评价 PD。PFS：0.9 月。

（3）三线治疗

1）三线治疗方案：2018 年 5 月 6 日至 2018 年 6 月 22 日，方案：注射用紫杉醇 210mg d1，注射用卡铂 400mg d1，共 2 周期。

2）疗效评价：复查 CT 见：左肺上叶病灶较前略有增大，阻塞性肺炎较前略有加重（见图 4-128），疗效评价 SD（增大趋势）。PFS：1.6 月。

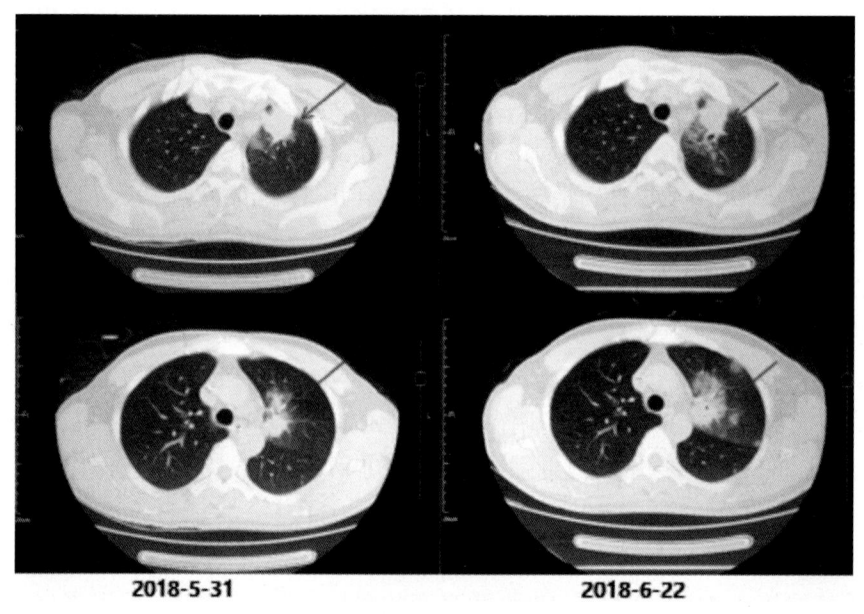

图 4-128 三线治疗 CT 对比

（4）四线治疗

1）第二次基因检测结果示：EGFR 21 外显子 L858R 突变（血浆、肺、肝），MET 扩增（肺），TMB-Low。

2）四线治疗方案：2018 年 6 月 23 日至 2018 年 10 月 13 日，方案：克唑替尼 250mg bid 口服；厄洛替尼 150mg qd 口服。2018 年 6 月 19 日至 2018 年 7 月 2 日放疗：靶区：右侧髂骨及周围软组织病变 pGTV DT=50Gy/10F，右侧髂骨、骶骨、右侧髋臼病变范围为 PTV DT=40Gy/10F。2018 年 7 月 24 日至 2018 年 8 月 6 日放疗靶区：颈 5、6 椎体转移病变 pGTV DT=20Gy/5F。

3）疗效评价：2018 年 7 月 25 日复查 CT 示：左肺上叶肺癌伴纵隔淋巴结转移，肿块较前明显减小（见图 4-129A）；肝左叶病灶较前缩小，肝门及腹膜后肿大淋巴结较前缩小，疗效评价 PR（见图 3B）。2018 年 10 月 12 日复查 CT 示：左肺上叶肺癌伴左肺门淋巴结转移，较前增大（见图 4-129A）；肝左叶病灶增大，疗效评价 PD（见图 4-129B）。PFS：3.7 月。

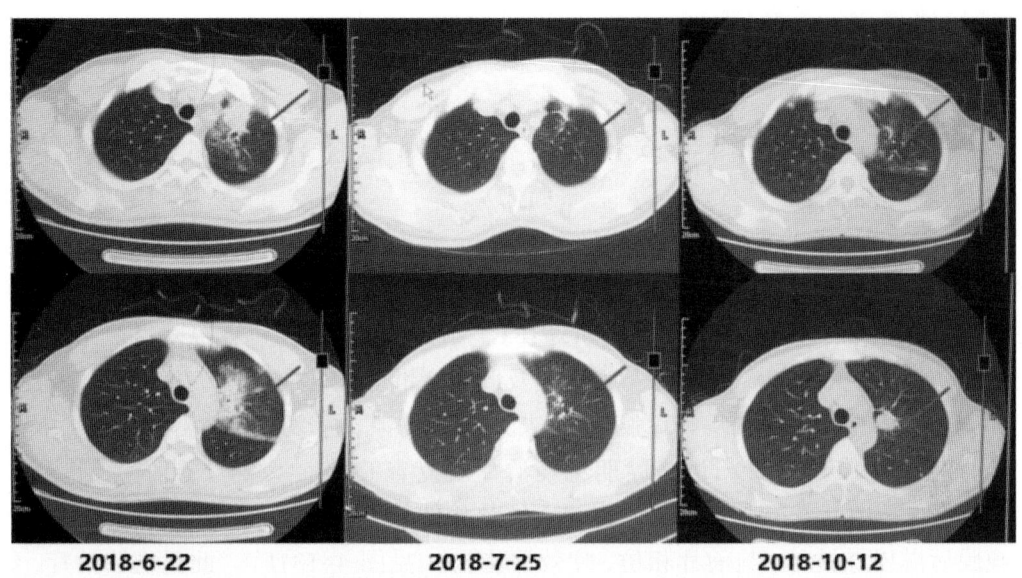

图 4-129A 四线治疗肺 CT 对比

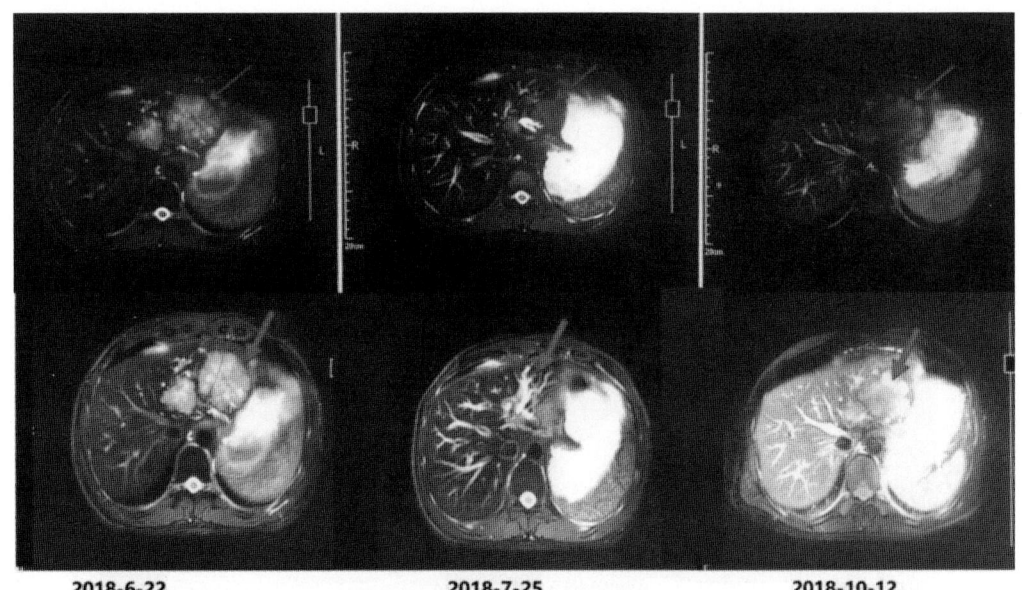

图 4-129B 四线治疗肝 CT 对比

（5）五线治疗

1）第三次基因检测结果示：EGFR 21 外显子 p.L858R 错义突变，丰度：0.48%；TP53 8 号外显子 p.C275Y 错义突变，丰度：46.77%；TGFBR2 3 号外显子可变剪切突变，丰度：45.45%；肿瘤突变负荷（TMB）：肿瘤突变负荷低（TMB-Low）。

2）五线治疗方案：患者自行口服靶向药，2018 年 10 月 17 日至 2018 年 11 月 14 日卡博替尼 40mg qd 口服，阿法替尼 40mg qd 口服，2018 年 11 月 14 日至 2018 年 11 月 21 日卡博替尼 40mg qd 口服，厄洛替尼 150mg qd 口服。

3）疗效评价：复查 CT 示：左肺上叶肺癌伴左肺门淋巴结转移较前增大（见图 4-130A）；肝左叶病灶增大，疗效评价 PD（见图 4-130B）。PFS：1.2 个月。

（6）六线治疗

1）六线治疗方案：2018 年 12 月 13 日至 2022 年 12 月 5 日，纳武利尤单抗注射液 3mg/kg 总量 180mg q2w。

2）疗效评价：2019 年 2 月 11 日复查 CT 示：左肺上叶肺癌伴纵隔淋巴结转移，较前缩小（见图 4-131A）；肝左叶病灶及肝门区淋巴结转移较前缩小，疗效评价 PR（见图 4-131E）。2019 年 4 月 13 日治疗 8 周期复查 CT 示：左肺上叶肺癌伴纵隔淋巴结转移，较前大致相仿（见图 4-131A-B）；肝左叶病灶及肝门区淋巴结转移较前缩小，肝内病变血供较前明显减少（见图 4-131E-F）；脑 MRI 未见转移征象，疗效评价 PR。2019 年 6 月 27 日 13 周期、2019 年 8 月 29 日 17 周期免疫治疗后复查 CT 示：左肺上叶肺癌治疗后，较前略缩小；右肺中叶及左肺下叶见小结节，较前相仿（见图 4-131B）；肝左叶转移瘤并肝门及腹膜后淋巴结转移，与前片相仿，疗效评价 SD（见图 4-131F）。此后规律治疗，纳武利尤单抗逐渐延长至每 3 月注射一次，至 2022 年 12 月 5 日未见疾病进展（见图 4-131C-D）。PFS：50.8 个月。

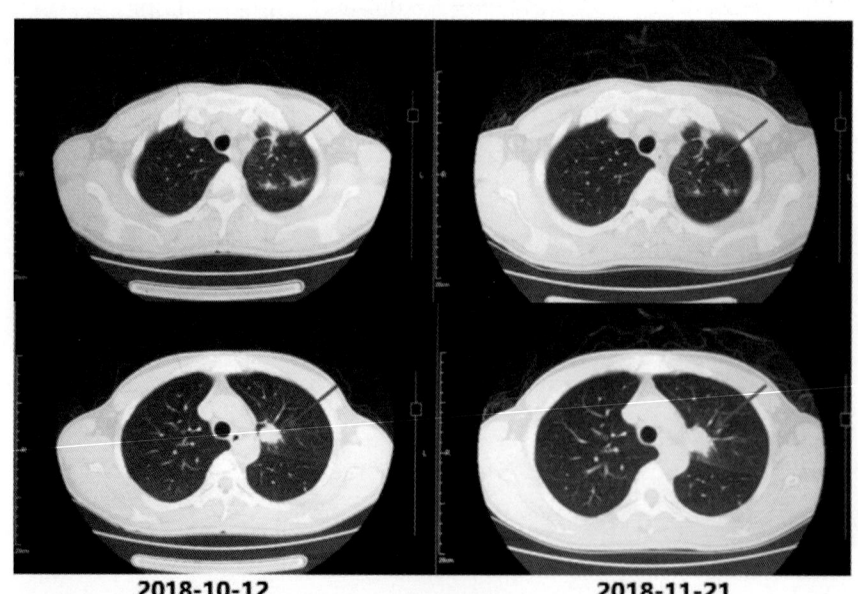

图 4-130A　五线治疗肺 CT 对比

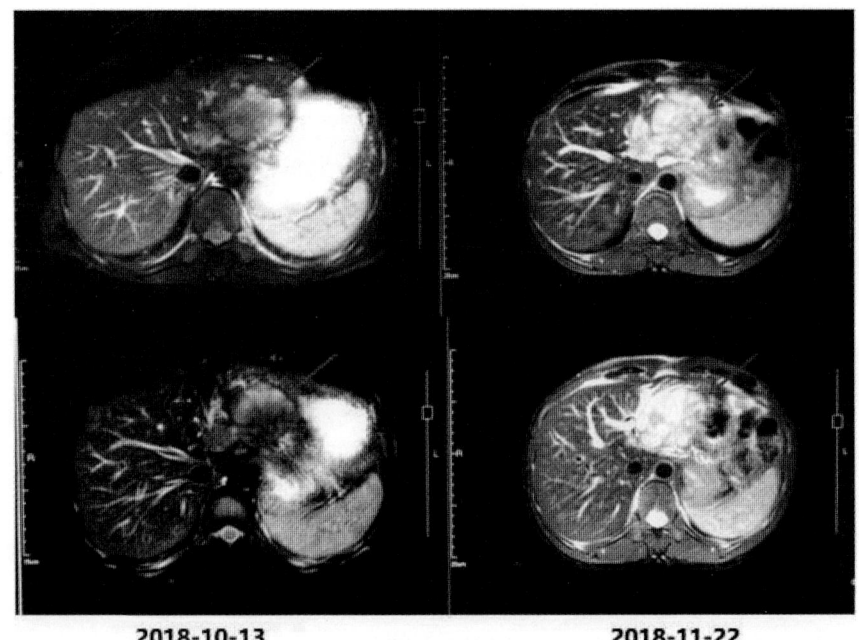

图 4-130B　五线治疗肝 CT 对比

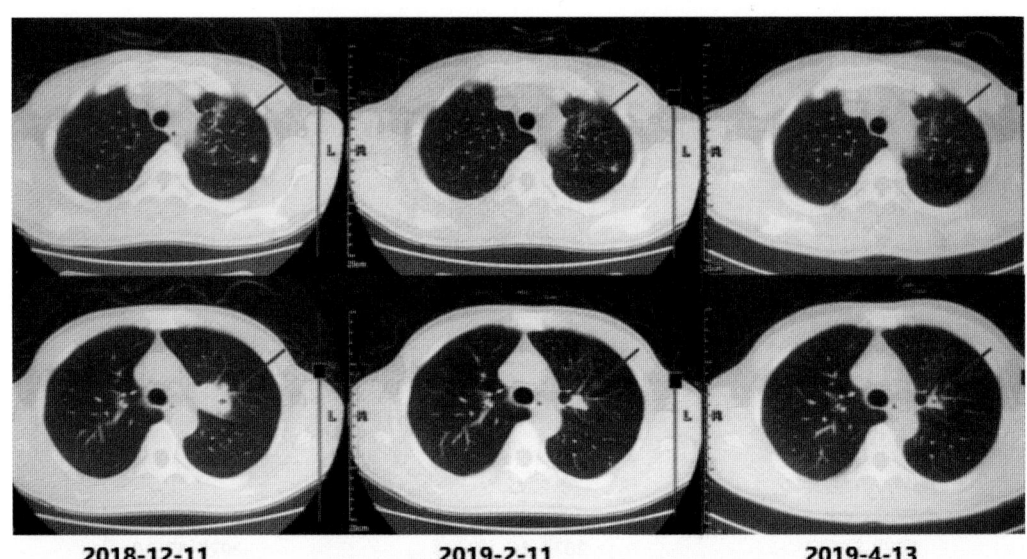

图 4-131A　六线治疗肺 CT 对比（2018 年 12 月至 2019 年 4 月）

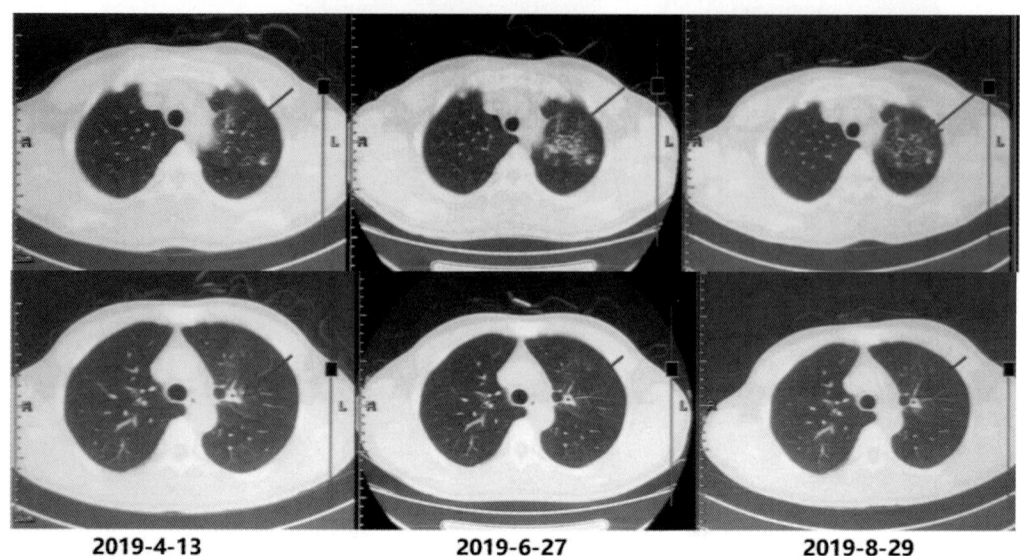

图 4-131B　六线治疗肺 CT 对比（2019 年 4 月至 2019 年 8 月）

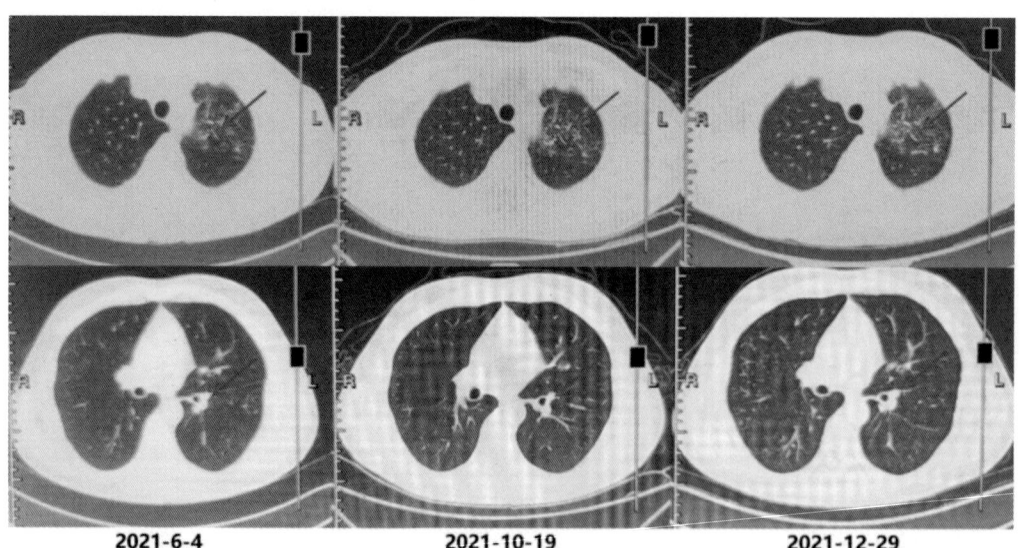

图 4-131C　六线治疗肺 CT 对比（2021 年 6 月至 2021 年 12 月）

第四章 呼吸系统肿瘤分子诊断标志物临床应用

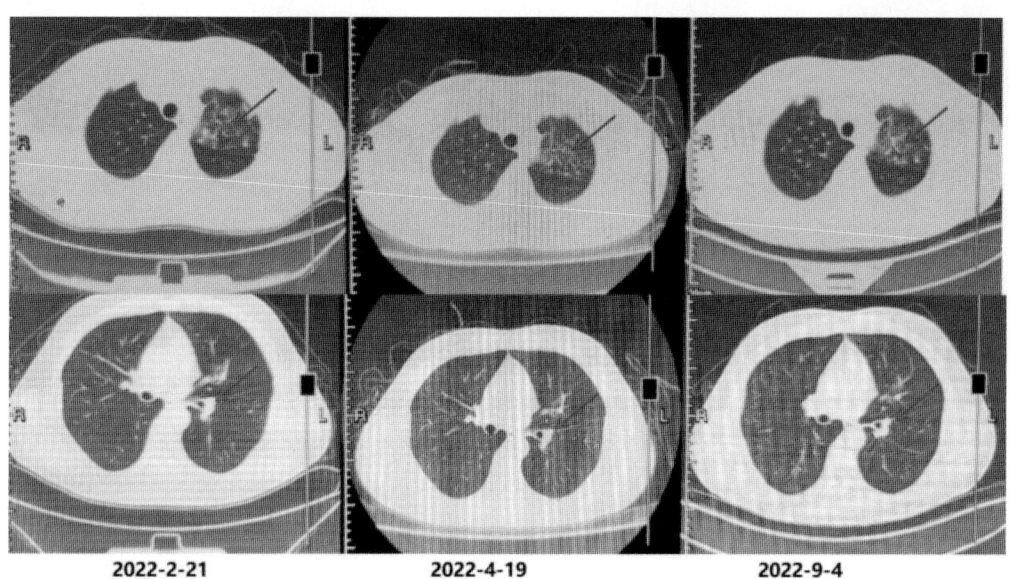

图 4-131D 六线治疗肺 CT 对比（2022 年 2 月至 2022 年 9 月）

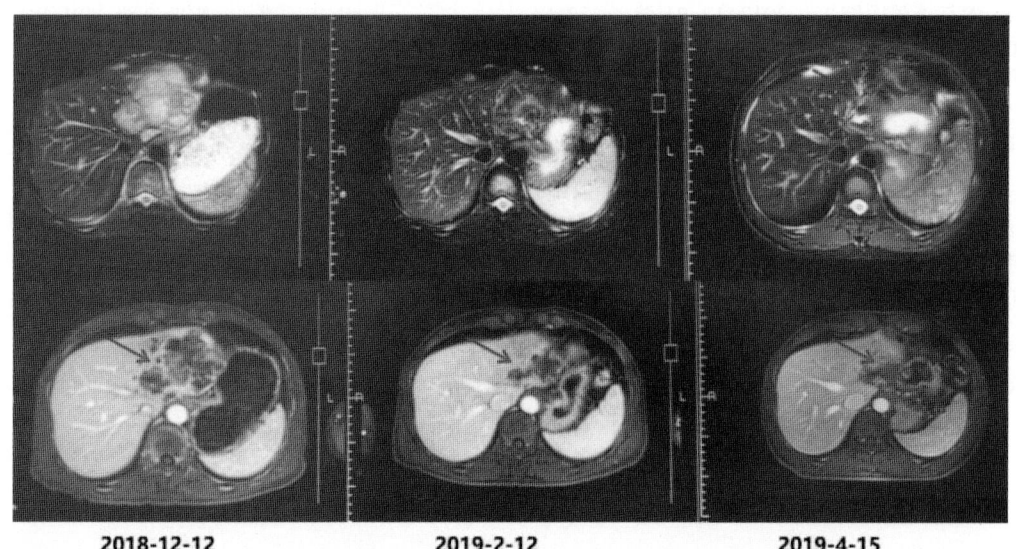

图 4-131E 六线治疗肝 CT 对比（2018 年 12 月至 2019 年 4 月）

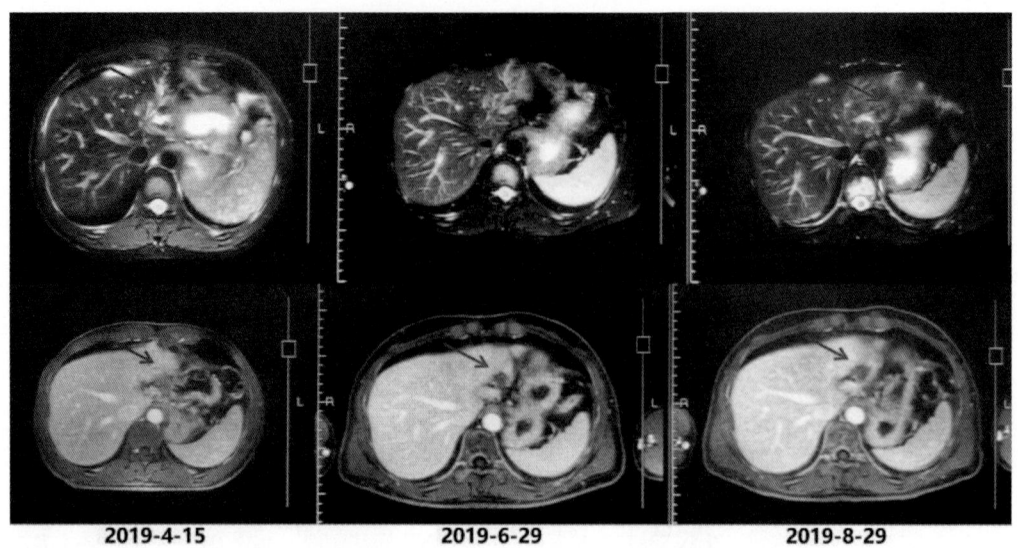

图4-131F 六线治疗肝CT对比（2019年4月至2019年8月）

6.病例小结

见表4-86。

表4-86 病例小结

治疗周期及地点	治疗时间	PFS	具体用药	不良反应	疗效评价
一线（南京市某医院）第1-4周期	2017-12-21至 2018-03-02	~2.4m	培美+顺铂	恶心、呕吐2级	PR-PD
组织基因检测（肺穿刺标本）：EGFR 21外显子L858R突变					
二线（南京市某医院）	2018-04-03至 2018-05-01	~0.9m	厄洛替尼	皮疹3级	PD
三线（南京市某医院/北京市某医院）第1-2周期	2018-05-06至 2018-06-22	~1.6m	紫杉醇+卡铂	骨髓抑制1级，恶心呕吐2级	SD（增大）
基因检测：EGFR 21外显子L858R突变（血浆、肺、肝），MET扩增（肺），TMB-Low					
四线（北京市某医院）	2018-06-23至 2018-10-13	~3.7m	厄洛替尼+克唑替尼	皮疹3级	PR-PD
骨转移放疗：2018-6-19至2018-7-2					
基因检测（外周血）：EGFR 21外显子p.L858R，TP53，TGFBR2基因突变，TMB-Low					
五线（北京市某医院）	2018-10-17至 2018-11-21	~1.2m	卡博替尼+阿法替尼/厄洛替尼	皮疹2级	PD
免疫组化：PD-L1TPS 90%					
六线（北京市某医院）	2018-12-13至今	~50.8m	纳武利尤单抗	免疫相关肺炎	PR-SD

7. 案例点评

该患者初诊病理结合免疫组化考虑为低分化腺癌伴部分鳞癌分化。根据NCCN指南，在明确病理类型为肺腺癌或含有腺癌成分后，推荐进行组织基因检测，包括EGFR、ALK、ROS1及BRAF，同时建议尽可能地选择大panel的基因检测以全面了解患者的基因突变状态，发现罕见突变或者预测药物的可能疗效，患者初诊时对活检组织进行了EGFR、EML4-ALK及ROS1基因检测。基因检测结果未出，一线治疗时面临的主要选择有①等待基因检测结果，期待靶向治疗；②开始一线化疗；③PD-L1检测。患者行一线化疗，化疗3月后PD，化疗期间基因检测结果示EGFR突变。根据指南推荐使用一代EGFR-TKIs厄洛替尼二线治疗后出现快速进展，1月后复查PD。三线治疗时面临的选择主要有：①再次基因检测明确耐药机制；②更换方案进行化疗；③尝试免疫治疗。患者行三线化疗，2周期复查病灶有进展趋势。

患者于某医院取病理示：肝组织内见低分化腺癌；左肺少许低分化癌伴大片退变、坏死，基因检测发现MET扩增，四线治疗考虑的主要选择有①克唑替尼+EGFR-TKIs；②更换方案进行化疗。行克唑替尼+厄洛替尼+骨转移放疗，患者PFS为4月。面对五线治疗，主要选择有①更换方案进行化疗；②再次基因检测；③尝试免疫治疗。患者再次基因检测示EGFR 21外显子p.L858R错义突变，丰度：0.48%，予卡博替尼+阿法替尼/厄洛替尼靶向治疗后出现快速进展，1月后复查PD。六线治疗，考虑①化疗；②免疫治疗；③抗血管TKI。目前部分循证医学证明表明，≥2线免疫治疗EGFR突变人群单药获益有限，EGFR突变患者PD-L1表达更倾向为阴性。尽管如此，六线治疗前患者行免疫组化示PD-L1TPS约90%。有证据表明，EGFR-L858R突变患者免疫疗效与野生型患者相似，PD-L1高表达的EGFR突变患者免疫治疗疗效优于低表达患者，权衡免疫联合治疗和单药的利弊，最终选择纳武利尤单药，患者获益明显，疗效评估连续PR、SD，至今未见进展。

全程管理过程中患者不同阶段的治疗选择需多方面权衡。行靶向治疗应综合考虑驱动基因是否突变、突变频率，出现耐药后对可能的耐药机制进行动态监测；行免疫治疗需权衡驱动基因突变情况、PD-L1表达、TMB、治疗线数等，治疗过程中应关注药物不良反应。晚期肺癌治疗愈发精准化、个体化，新药、新方案的研发如雨后春笋，为多线治疗患者带来更多选择，形势可喜，未来可期。

（刘哲峰　陈思远）

（二十二）奥希替尼耐药后MET扩增的晚期肺鳞癌患者，加用赛沃替尼双靶治疗带来持久PR

1. 一般情况介绍

患者，男，59岁。

2. 病史

（1）现病史：患者2020年11月无明显诱因出现反复咳嗽咳痰，咳少许白色黏痰，无咯血，无畏寒发热，无胸痛。2021-01-02 因"咳嗽 2 个月"收入某医院。

（2）个人史：吸烟史 30 年，20 支 / 日。

（3）家族史：无家族遗传性疾病史。

（4）入院查体：体表面积 1.7m²，ECOG 1 分。浅表淋巴结未触及肿大，双肺呼吸音清，未闻及干湿性啰音，未闻及胸膜摩擦音。

（5）影像学检查

1）2021 年 1 月 2 日行胸部 CT 检查示：左肺上叶可见软组织密度团块影，边界欠清楚，大小约 2cm×3cm，可见分叶、毛刺，病灶牵拉叶间胸膜，增强扫描可见强化。见图 4-132A、图 14-132B。

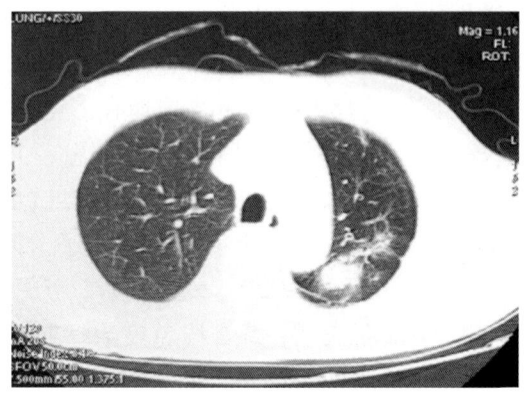

图 4-132A　胸部 CT- 肺窗，2021-01-02，左肺上叶可见软组织密度团块影

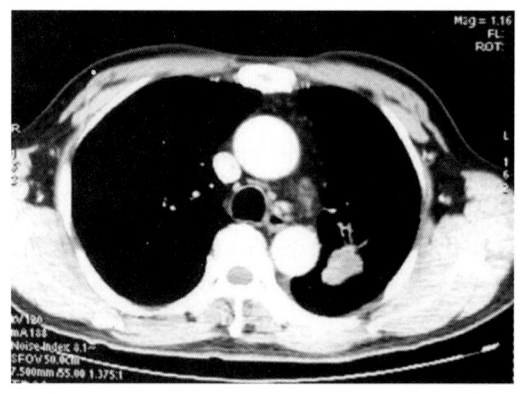

图 4-132B　胸部 CT- 纵隔窗，2021-01-02，左肺上叶病灶增强扫描可见强化

2）2021 年 1 月 6 日行 PET-CT 检查示：左肺上叶尖后段结节灶（1.7×2.2cm），代谢增高，考虑周围型腺癌可能性大；左侧肺门、纵隔、腹腔内、腹膜后多发淋巴结肿大（大者直径 1.3cm），代谢增高，考虑多发淋巴结转移；双侧肾上腺结节灶，代谢增高，考虑双肾上腺转移；前下胸壁皮下结节灶（直径 0.9cm），代谢增高；右上臂肌肉、左侧髂肌、双侧臀肌、左侧扩筋膜张肌多发代谢增高灶，考虑多发转移瘤；第 4 颈椎椎体、右侧肱骨近端、

左侧第9肋骨头颈部、右侧髂骨、左侧股骨颈及小转子见多处骨质破坏灶,代谢增高,考虑多发骨转移瘤;脑显像未见明显异常代谢。见图4-133。

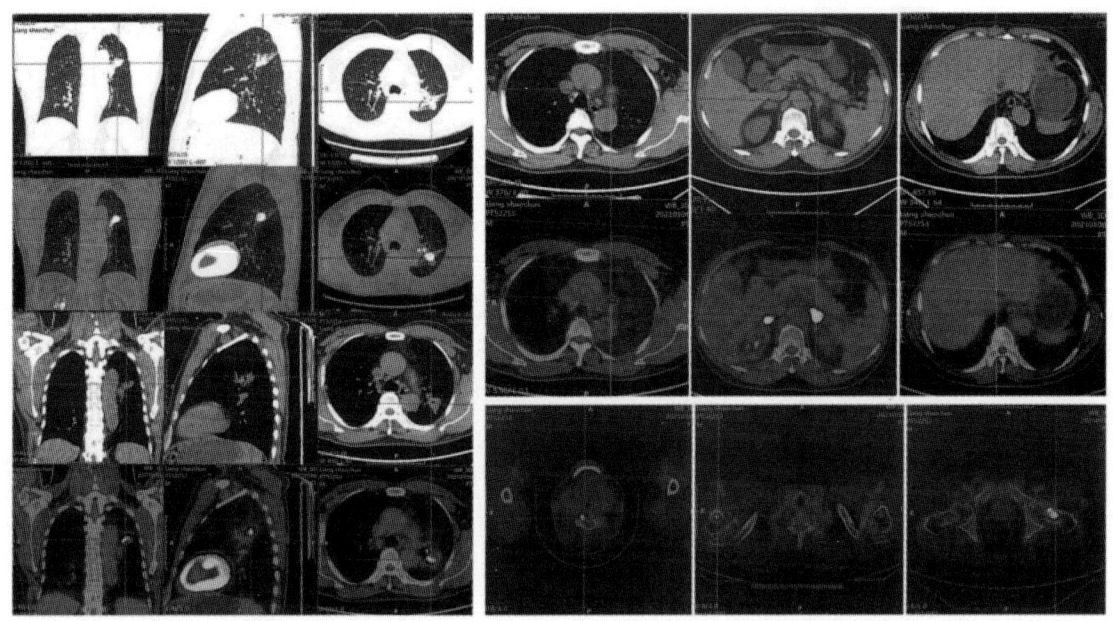

图4-133　PET-CT,2021-01-06

3)血常规、生化及肿瘤标志物正常

3.病理诊断

(1)2021年1月8日行CT引导下右侧髂骨穿刺活检。病理结果:(髂骨)转移癌,结合免疫组化考虑低分化癌,倾向鳞癌。免疫组化结果:CK(+),CK7(+),P63(+),TTF-1(-),Ki-67(60%+),Napsin-A(-)。

(2)肿瘤病情进展,2022年1月20日行CT引导下左肺肿物穿刺活检。病理结果:(肺)免疫组化结果符合鳞状细胞癌(低分化)。免疫组化结果:CK(+),CK7(+),P63(+),P40(+),TTF-1(-),Ki-67(80%+),Napsin-A(-)。

4.分子检测诊断结果及解读

(1)2021年1月5日第一次基因检测标本:组织。见表4-87。

(2)2022年2月5日第二次基因检测标本:组织+血液。见表4-88。

表 4-87 主要基因变异检测结果及用药提示

基因	核苷酸变化	氨基酸变化	染色体	基因亚区	转录本	变异类型	变异丰度或拷贝数	变异等级	FDA/NMPA 批准患者癌种 可能敏感	FDA/NMPA 批准患者癌种 可能耐药	FDA/NMPA 批准其他癌种 可能敏感	FDA/NMPA 批准其他癌种 可能耐药	药物证据等级
ARID1A	c.4849–4850dup	p.P1618fs	chr1	EXON18	NM_006015	移码突变	5.40%						
EGFR	c.2573T>G	p.L858R	chr7	Exon21	NM_005228	点突变	24.80%		埃克替尼,吉非替尼,厄洛替尼,达可替尼,阿法替尼,奥希替尼,厄洛替尼+雷莫芦单抗,厄洛替尼+贝伐珠单抗				
TP53	c.832C>T	p.P278S	chr17	Exon8	NM_000546	点突变	8.20%						
CTLA4	c.259G>A	p.A87T	chr2	Exon2	NM_005214	点突变	0.53%						
DOT1L	c.4085C>T	p.S1362L	chr19	Exon27	NM_032482	点突变	0.64%						
IKBKE	c.246T>G	p.D82E	chr1	Exon5	NM_001193321	点突变	0.69%						
KMT2C	c.2522G>A	p.R841Q	chr7	Exon14	NM_170606	点突变	0.26%						
MSH6	c.923G>A	p.G308D	chr2	Exon4	NM_000179	点突变	0.69%						

第四章　呼吸系统肿瘤分子诊断标志物临床应用

表4-88　主要基因变异检测结果及用药提示

基因	核苷酸变化	氨基酸变化	染色体	基因亚区	转录本	变异类型	突变丰度或拷贝数	变异等级	FDA/NMPA批准患者癌种 可能敏感	FDA/NMPA批准患者癌种 可能耐药	FDA/NMPA批准其他癌种 可能敏感	FDA/NMPA批准其他癌种 可能耐药	药物证据等级
ARID1A	c.4849-4850dup	p.P1618Vfs*9		Exon18		点变插入缺失变异	16.50%				达沙替尼、依维司伐伐珠单抗、VE-821		
EGFR	c.2573T>G	p.L858R		Exon21		点变插入缺失变异	38.24%		阿法替尼、阿美替尼、埃克替尼、奥希替尼、安罗替尼+埃克替尼、奥希替尼+奥希替尼+seluMETinib、达可替尼、厄洛替尼、厄洛替尼+ramucirumab、吉非替尼、吉非替尼+卡铂+培美曲塞、AZD3759RX518、TAE226、U3-1402、Amivantamab-vmjw+lazertinib、nazartinib		阿替利珠单抗纳武利尤单抗		
EGFR	CNV（扩增）					拷贝数变异	3		西妥昔单抗、Necitumumab+顺铂+吉西他滨		奥希替尼、厄洛替尼、吉非替尼、rociletinib	埃克替尼、拉帕替尼、妥珠单抗、西妥昔单抗+FOLFIRI、西妥昔单抗+伊立替康、MRG003、Depatuxizumabmafodotin+替莫唑胺、Panitumumab、theliatinib	
TP53	c.832C>T	p.P278S		Exon8		点突变	40.06%				培唑帕尼+vorinostat、APR-246、GDC-0575+吉西他滨、Adavosertib、Adavosertib+卡铂、Adavosertib+卡铂+紫杉醇、Buparlisib+紫杉醇		
MET	CNV（扩增）					拷贝数变异	3		奥希替尼+赛沃替尼、吉非替尼+赛沃替尼、克唑替尼、Bozitinib、Capmatinib、Capmatinib+吉非替尼、Capmatinib+纳武利尤单抗、Tepotinib、Tepotinib+吉非替尼		阿法替尼、埃克替尼、奥希替尼、厄洛替尼、吉非替尼、rociletinib	曲美替尼、赛沃替尼、AMG337、Cabozantinib、FoRETinib、GluMETinib	

5. 治疗方案调整及疗效评价

（1）一线治疗：2021-02-01 予奥希替尼 80mg po.qd 靶向治疗。2021-12-21 因症状再次加重复查 PET-CT：左肺上叶尖后段后亚段软组织结节（病灶 1.7*2.6cm，对比较前增大），FDG 代谢增高，左上肺门淋巴结转移 FDG 代谢仍增高，双侧肾上腺转移瘤 FDG 代谢仍增高，较前增大，多发骨转移瘤，评效 PD。PFS 11 个月。

（2）二线治疗：2022-01-17 予左肺病灶放射性粒子植入治疗；2022-02-17 予赛沃替尼 600mg po.qd 联合奥希替尼 80mg po.qd 靶向治疗。2022-05-17，口服赛沃替尼 + 奥希替尼 3 个月后，行胸部 CT 提示左肺病灶较前变小，腹部 CT 提示双侧肾上腺结节样增粗较前缩小，疗效评价 PR（见图 4-134、图 4-135）。

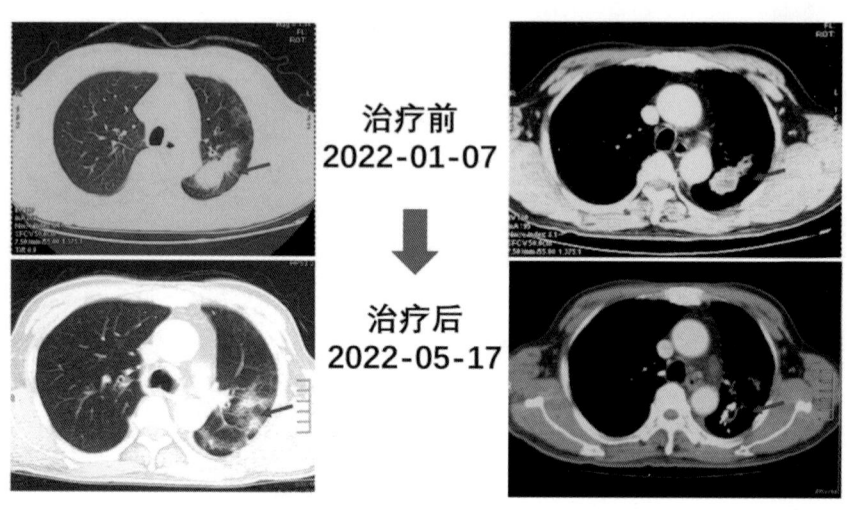

图 4-134 治疗前后胸部 CT 对比，肺病灶较前变小

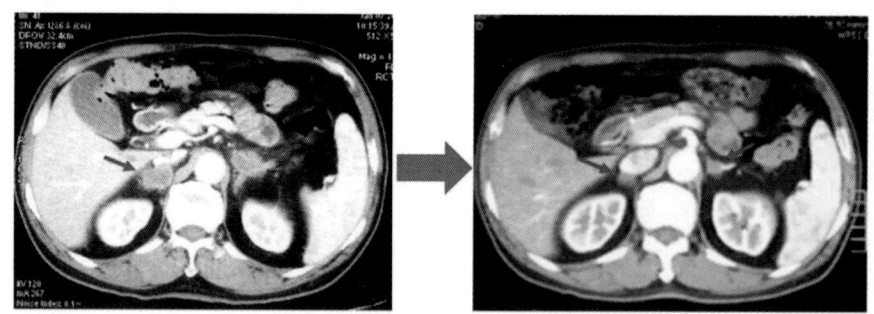

图 4-135 治疗前后腹部 CT 对比，双侧肾上腺结节样增粗较前缩小

6. 治疗小结

该病例为 EGFR 21L858R 突变的左肺鳞癌伴左侧肺门、纵隔、腹腔内、腹膜后多发淋巴结转移和双侧肾上腺、肌肉、骨转移（cT3N2M1 Ⅳ期）患者，一线使用奥希替尼靶向治疗，用药 1 个月后观察到咳嗽症状明显减轻。治疗期间，患者由于疫情及个人原因未定期

复查，2021年12月因症状加重复查PET-CT发现，左肺上叶病灶增大，疗效评估为PD，PFS为11个月。

为局部控制左肺上叶病灶，该病例于2021年1月行左肺上叶病灶放射性粒子植入治疗。此外，针对患者左肺上叶病灶穿刺行基因检测发现存在MET扩增，且仍存在EGFR 21L858R突变，考虑到此类患者免疫治疗效果不佳，因此于2022年2月开始行赛沃替尼联合奥希替尼靶向治疗。治疗3个月后，左肺病灶较前变小，双侧肾上腺结节样增粗较前缩小，疗效评估为PR；治疗5个月后，疗效评估为维持PR；治疗8个月时，病情依然维持稳定。治疗期间患者血常规、肝功、肾功等无异常，并且未发生恶心、皮疹、腹泻和间质性肺病。

7. 本案例述评

MET扩增是EGFR-TKIs治疗耐药的重要机制之一。一项权威综述总结了EGFR突变晚期非小细胞肺癌（NSCLC）患者奥希替尼耐药的分子机制（组织和/或血浆检测），结果显示，奥希替尼一线治疗耐药后MET扩增的发生率为7%~15%，二线治疗耐药后MET扩增的发生率为5%~50%。

针对EGFR-TKIs耐药后MET扩增的NSCLC，MET抑制剂单药治疗的客观缓解率（ORR）有限，而EGFR和MET通路的双靶抑制可能带来协同治疗获益。TATTON研究结果显示，对于一/二代EGFR-TKI耐药后MET扩增的患者，无论有无T790M突变，赛沃替尼+奥希替尼治疗的ORR为62%~67%，中位PFS为9~11个月；对于奥希替尼后线耐药难治的患者，赛沃替尼+奥希替尼治疗仍可带来33%的ORR以及5.5个月的中位PFS。

此外，在2022年世界肺癌大会（WCLC）上，赛沃替尼+奥希替尼治疗三代EGFR-TKI奥希替尼治疗耐药后MET扩增/过表达晚期NSCLC的Ⅱ期研究SAVANNAH研究结果公布，再次证实了双靶治疗在MET高扩增/高过表达（IHC≥90%肿瘤细胞3+和/或FISH GCN≥10）人群中的临床疗效，ORR为49%，中位缓解持续时间为9.3个月，中位PFS为7.1个月。

该病例为EGFR 21L858R突变的晚期左肺鳞癌伴多发转移患者，在三代EGFR-TKI耐药后，再次行基因检测显示继发MET扩增，因此给予赛沃替尼+奥希替尼双驱动、双精准联合治疗。治疗3个月后复查发现，左肺病灶较前变小，同时双侧肾上腺结节样增粗也较前缩小，实现了PR，并且在之后多次复查时病情维持稳定，至最后一次随访时已获得超过8个月的PFS。该病例验证了真实世界中双靶治疗的出色疗效和安全性。

目前赛沃替尼+奥希替尼治疗EGFR-TKI耐药后MET扩增/过表达的研究已进入Ⅲ期临床研究阶段，由中国专家牵头的全球Ⅲ期SAFFRON研究和中国Ⅲ期SACHI研究正在开展。未来随着这些研究结果的公布，势必将对临床治疗提供巨大参考价值，让我们拭目以待。

（李　龙　刘渤娜　杜　成）

（二十三）罕见 EGFR 突变 +PD-L1 阳性－一例肺鳞癌的治疗

1. 一般情况介绍

患者，男，34岁。

2. 病史

（1）现病史：患者于2019-01无明显诱因出现干咳，偶有痰中带血，未予重视，后症状逐渐加重，在当地医院考虑肺脓肿，对症治疗后症状未见明显缓解。2019-12-7肺CT：左肺占位伴纵隔淋巴结肿大。2019-11-30 PET-CT：左肺上叶软组织密度肿块代谢增高，中心坏死，考虑肺癌，主肺动脉窗高代谢淋巴结考虑转移，隆突前方及上纵隔血管间小淋巴结，转移不完全除外。2019年12月9日行CT引导下肺穿刺活检术，术后病理提示：（肺）低分化鳞癌。免疫组化结果：Ki67（+50%~75%），p63（+），NapsinA（-），TTF-1（-），PD-L1（22C3）（癌细胞+80%）。于外院行紫杉醇脂质体+顺铂化疗2周期，疗效SD。2020-02-11更改化疗方案吉西他滨+卡铂+卡瑞丽单抗4周期，疗效PR，2020-05-14行卡瑞丽珠单抗维持1周期，复查疗效PD。于2020-06-15、2020-07-09再次加入化疗吉西他滨+卡铂+卡瑞丽珠单化疗2周期，疼痛、乏力等临床症状恶化。2020-08-05再次行PET-CT提示：左上肺软组织密度肿块较前增大，新增颈7椎体及左侧第3肋骨转移。左侧胸腔积液。

（2）既往史：既往体健，吸烟

（3）家族史：无家族遗传性疾病史。

（4）入院查体：左侧呼吸运动减弱，左肺呼吸音减低，上肺为著，右肺呼吸音清晰，未闻及明显干湿性啰音，左下肺叩诊浊音，余查体未见异常。

（5）影像学检查：2020年8月4日行PET-CT检查示：左上肺软组织密度肿块较前增大，最大截面约89mm×58mm，放射不均匀增高，SUVmax：19.9，侵及左侧第3肋软骨；纵隔多发淋巴结，最大者直径约9mm，放射性摄取增高，SUVmax：3.4，考虑肺癌伴淋巴结转移；新增颈7椎体及右侧附件高密度影，放射性摄取增高，SUVmax：7.8。左侧胸腔积液。余未见异常高代谢病变。见图4-136。

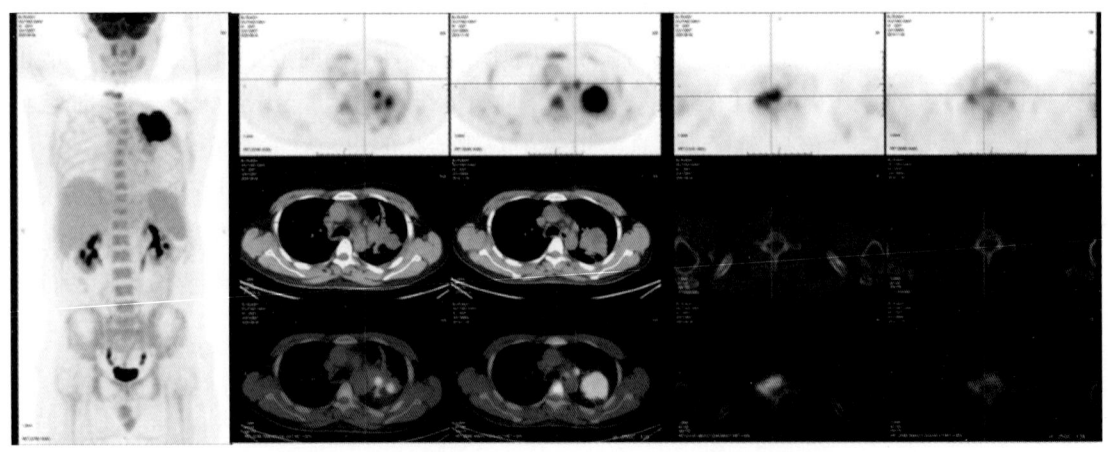

图4-136 肿瘤基线 PET-CT 情况（2020-08-04）

3. 病理诊断

（二次活检）2020-08-03（左肺穿刺物）穿刺组织内见中-低分化鳞状细胞癌浸润。免疫组化：Ki67（+50%~75%），p63（+），NapsinA（-），TTF-1（-），PD-L1（22C3）（癌细胞+3%）。见图4-137。

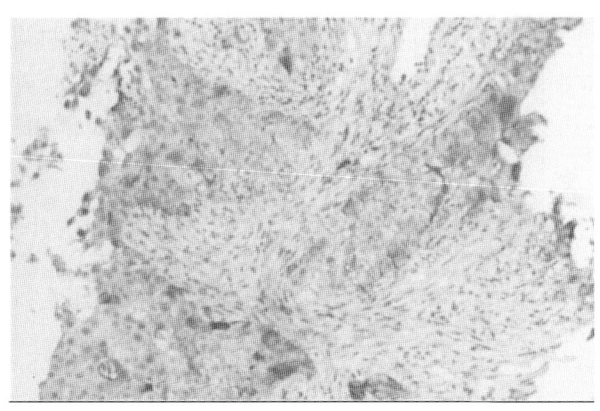

图4-137　免疫组化提示PD-L13%+

4. 分子病理诊断结果及解读

2020-08-04左肺穿刺活检性基因检测，结果见表4-89。

基因检测结果解析：该变异引起了框内变异，命名为EGFR：c.2217_2234dup，p.I740_K745dup突变使EGFR基因第740位编码子到第745编码子重复。I740_K745dup变异使EGFR的ATP结合口袋发生变化，促使下游RAS或者PI3K激酶活化，从而促进肿瘤细胞的增殖和生存。根据已有的证据，EGFR：c.2217_2234dup；p.I740_K745dup被认为有致瘤性。EGFR 19外显子插入突变相对罕见，只有少数案例报告，既往文献提示，该突变可能对于EGFR-TKIs治疗敏感。

EGFR基因拷贝数增加。EGFR基因扩增导致EGFR蛋白表达增加，激活细胞内信号通路，该通路的激活与不良预后相关。EGFR扩增与过表达相关，且EGFR过表达与肿瘤侵袭、晚期淋巴结转移、肿瘤分化程度低相关。文献报道，EGFR基因在非小细胞肺癌中的变异比例为10%~15%。

5. 治疗方案调整及评价

（1）第一次调整：采取靶向+化疗+免疫治疗策略，配合骨转移灶局部放疗

具体用药：2020年8月21日至2020年11月3日，方案：紫杉醇（白蛋白结合型）200mg静滴第1、5天，甲磺酸阿帕替尼0.25g口服1次/天，信迪利单抗200mg静滴第5天，共行4周期治疗。第2周期、第4周期后评价PR。见图4-138。2020-09-02起行颈椎局部放疗。

2020年12月起给予维持治疗，具体用药：甲磺酸阿帕替尼0.25g口服1次/天，信迪利单抗200mg静滴第1天。

表 4-89 基因检测结果

基因	核苷酸变化	氨基酸变化	染色体	基因亚区	转录本	变异类型	突变丰度或拷贝数	变异等级	FDA/NMPA 批准患者癌种		FDA/NMPA 批准其他癌种		药物证据等级
									可能敏感	可能耐药	可能敏感	可能耐药	
											药物推荐（敏感性，证据等级）		
TP53	p.Q167Tfs*14					移码突变	17.03%	Ⅱ类					
TP53	p.R248W					错义突变	16.77%	Ⅱ类					
EGFR	p.I740_K745dup					插入突变	44.63%	Ⅰ类	阿法替尼 埃克替尼 奥希替尼 达可替尼 厄洛替尼				I-A
EGFR	拷贝数增加						14	Ⅱ类					

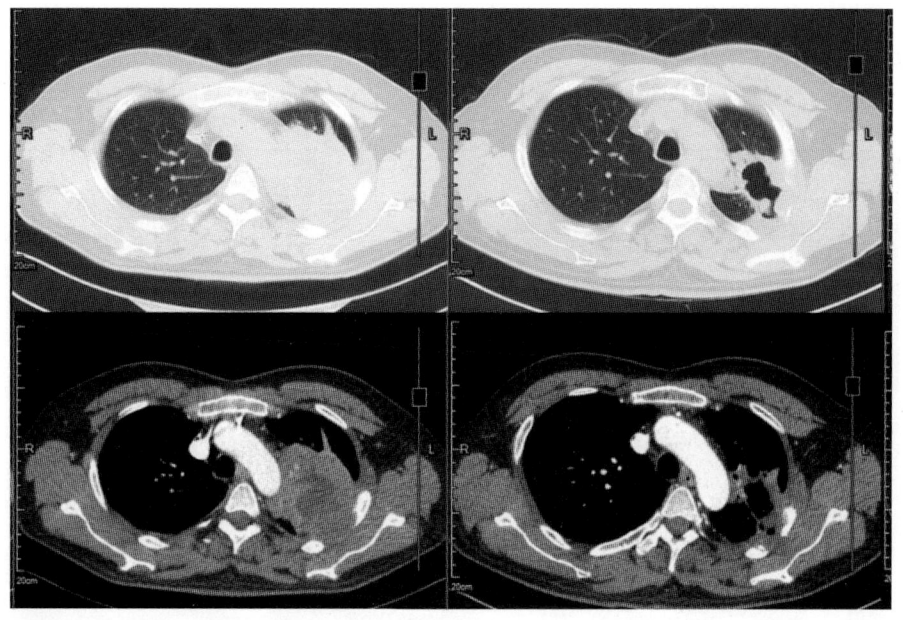

图 4-138　肿瘤疗效评估影像表现（A1、A2 2020-8-10，B1、B2 2020-10-9）

（2）第二次调整：2021年2月复查PET-CT提示肿瘤进展，与2020-08-04 PET/CT检查比较：①颈4、6椎体、胸骨、胸2椎体及左侧髂骨新增多发高代谢灶；双肺多发无代谢小结节，较前增多。以上所见均考虑转移。②原左上肺软组织密度肿块较前缩小、代谢减低；原纵隔淋巴结较前缩小、代谢减低；原颈7椎体及右侧附件高代谢基本消失。余所见大致相仿（双肺少许炎性改变；脂肪肝；脾大、脾脏反应性改变；双侧竖脊肌非特异性摄取）。见图4-139。结合此前基因检测结果，给予靶向治疗。2021年2月至2022年4月，方案：甲磺酸奥希替尼 80mg 口服 每日 1 次。

该患者调整方案后，1月后疗效评价为PR，维持有效至2022年4月15日，影像学表现见图4-140，患者突然出现意识障碍，病情进展迅速，经脑脊液病理学证实为脑膜转移，很快死亡。

6. 病例小结

见图4-141。

7. 本例述评

这是首次报道的同时携带EGFR外显子19插入突变和高PD-L1表达的肺SQCC患者，该患者受益于免疫检查点抑制剂和奥希替尼治疗。患者在一线免疫治疗PFS 4个月、二线免疫治疗PFS 5.5个月和奥西美替尼PFS为14个月，均获得PR，总生存期为28个月，这是精准医疗的显著优势。

EGFR突变患者PD-L1过度表达的发生率较低，这可能导致ICIs单药治疗EGFR突变晚期NSCLC患者的疗效不佳。在PD-L1高表达的晚期NSCLC患者中，ICIs单独或联合化疗显著延长一线和二线NSCLC病人的总生存时间。在临床试验KEYNOTE-189、KEYNOTE-407和IMpower131，证实了免疫联合化疗对PD-L1阳性的晚期NSCLC患者的疗效优于化疗,由于该患者 PD-L1 阳性表达二线采取了化疗联合免疫治疗的方式,获得了比较好的疗效。

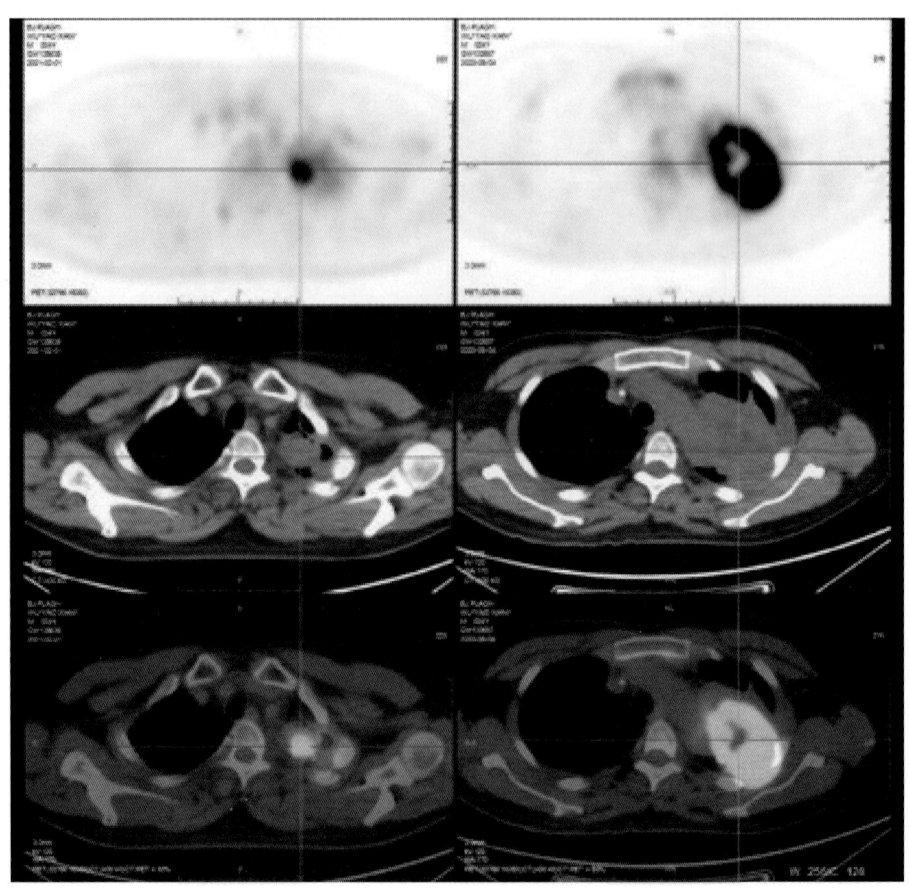

图 4-139　肿瘤再次进展时的 PET-CT 影像(2021.02)

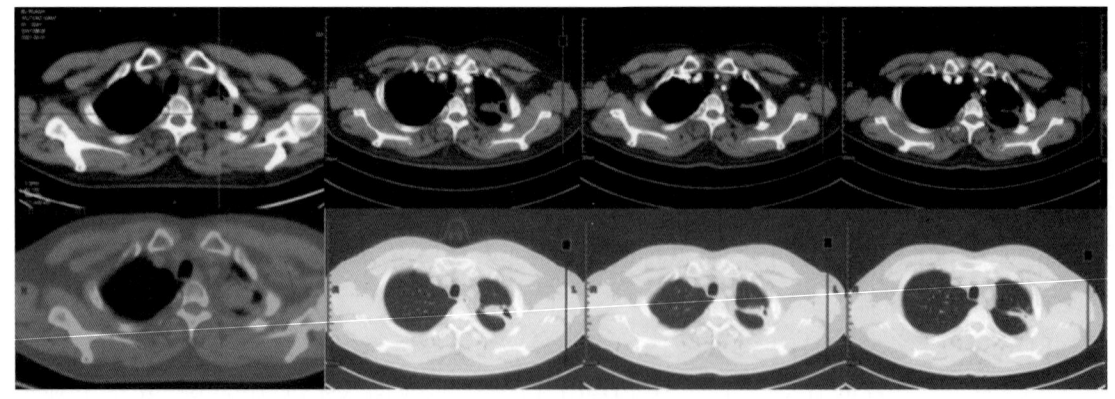

图 4-140　靶向治疗期间影像变化情况
(A1、A2 2021.02.01,B1、B2 2021.3.4,C1、C2 2021.5.6,D1、D2 2022.03)

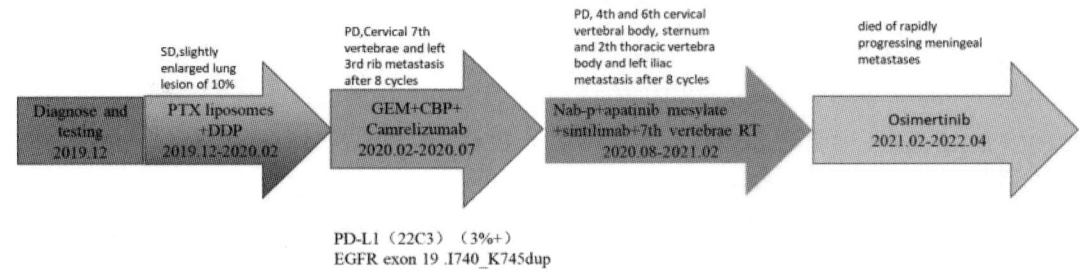

图 4-141 病例小结

目前在免疫治疗进展后的治疗选择上还缺乏有效的治疗选择，很多研究都在尝试免疫药物联合抗血管生成治疗的策略。抗血管生成药物治疗可以通过抗血管生成疗法调节肿瘤免疫微环境的机制，逆转免疫治疗的耐药。该患者在第三线治疗中使用甲磺酸阿帕替尼联合信迪利单抗和白蛋白紫杉醇进行治疗，获得了 PR，5.5 个月的 PFS 也提示显著益处。

目前关于 EGFR 19 外显子的插入突变研究较少，既往研究提示可能为 EGFR 敏感突变的一种类型，外显子 19 中的插入突变体在结构和功能上可能与外显子 9 中的缺失突变体相似。我们检索了 32 例携带 EGFR 外显子 19 插入突变的肺腺癌患者，他们接受了 EGFR-TKIs 治疗，其中 17 例可用于评估，结果显示客观缓解率为 58.8%，疾病控制率为 88.2%。另一项回顾性队列研究提供了证据，证明在给予 EGFR-TKIs 治疗后，具有 EGFR 19delin 突变的未治疗 NSCLC 人群的治疗反应和存活率与具有普通 EGFR 19del 突变的人群相同。然而，没有关于 EGFR-TKIs 治疗携带 EGFR 外显子 19 插入突变的肺 SQCC 患者的报告。该患者接受了奥希替尼治疗，并获得了 14 个月的 PFS，这表明 EGFR-TKIs 可用于结合 EGFR 外显子 19 插入突变的鳞癌患者。

不幸的是，患者最终死于快速进展的软脑膜转移。肺癌和乳腺癌是软脑膜转移最常见的实体瘤，携带 EGFR 突变的肺癌患者软脑膜的转移发生率为 9.4%。软脑膜转移的预后非常差，严重影响患者的生活质量和生存时间，积极治疗只能将生存期从 6~8 周延长到 3-11 个月，约 15% 的患者可以存活 1 年以上。使用 EGFR-TKIs 成功治疗携带 EGFR 突变的患者所导致的更长生存期可能是比 EGFR 野生型增加软脑膜转移概率的原因之一。目前关于脑膜转移还需要进一步研究。

（陶海涛　胡　毅）

（二十四）EGFR 偶遇 SCLC ——一例小细胞肺癌伴 EGFR 突变患者的个体化治疗

1. 一般情况介绍

患者，男，57 岁。

2. 病史

（1）现病史：患者于 2020 年 10 月出现进食哽噎感，2020-11-20 查 PET/CT 提示左肺下叶高代谢病变，纵隔及左肺门多发增大高代谢结节，考虑肺癌伴多发淋巴结转移。2020-12-02 行 CT 引导下肺穿刺活检，病理示：小细胞癌。基因检测：EGFR 19 外显子 p.E746_A750del。2020-12-21 行 EP（依托泊苷＋顺铂）方案化疗 2 周期，2021-02-05 评估疗效 PD。为进一步明确诊断及精确治疗收入我科。

（2）家族史：无家族遗传性疾病史。

（3）入院查体：KPS 评分 80 分，体表面积 1.66m²。营养风险筛查评分：3 分｛恶性肿瘤 1 分＋营养状态 2 分（近 2 个月体重下降＞5%（2 分））＋年龄评分：0 分｝。浅表淋巴结不大，胸廓无畸形，无胸骨叩痛，双侧呼吸动度正常对称，肋间隙未见明显异常。听诊呼吸规整，双肺呼吸音粗，未闻及干湿性啰音。语音传导未见明显异常。未及明显胸膜摩擦音。

（4）影像学检查

1）2020 年 11 月 20 日行 PET/CT 检查示：①左下肺高代谢病变，形态欠规整，边界不清，范围约 46mm×48mm×28mm，纵隔及左肺门多发增大高代谢结节，综上考虑恶性，肺癌伴多发淋巴结转移可能性大。②右肺中叶无代谢小结节，倾向良性，建议随诊。余躯干及脑部 PET/CT 检查未见异常代谢征象。

2）2020 年 12 月 1 日行胸部 CT 检查示：左肺下叶周围型肺癌伴肺门、纵隔淋巴结转移；左肺叶间裂转移可能。见图 4-142。

3）2021 年 2 月 5 日行胸部 CT 检查示：左肺下叶周围型肺癌伴肺门、纵隔淋巴结、左侧叶间裂、胸膜转移，病灶较 2020-12-01 有所增大。见图 4-143。

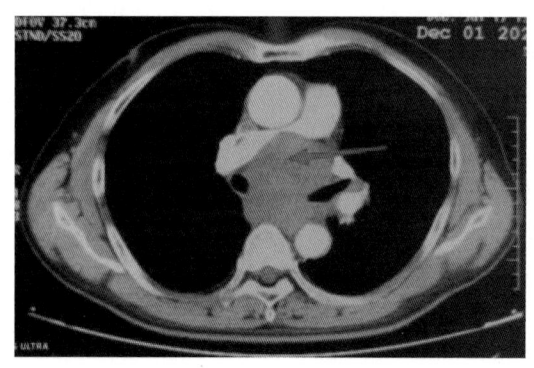 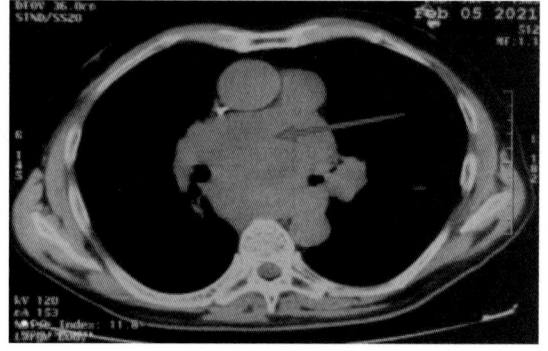

图 4-142　2020-12-01，胸部 CT　　　　　图 4-143　2021-02-05，胸部 CT

3. 病理诊断

（1）2020 年 12 月 2 日行 CT 引导下左肺病灶穿刺活检，病理结果：（肺穿刺）镜下见少量小细胞恶性肿瘤伴坏死，考虑小细胞癌。免疫组化结果：TTF-1（＋），CgA（－），Syn（＋），CD56（＋），CK7（弱＋），p63（－），Ki-67（＋>75%），CK（弱＋），LCA（－）。

（2）2021 年 2 月 22 日行电子支气管镜检查取活检，病理结果：（左支气管黏膜活检）符合小细胞癌伴灶状坏死。组织化学染色：癌细胞 AB/PAS（－）。免疫组化结果：癌细胞 CKAE1/AE3（＋），CK7（＋），TTF-1（＋＋），Syn（＋＋），CD56（＋），CEA（少数＋），CA199（少数+），CDX-2（-），CgA（-），NaspinA（-），CK5/6（-），P40（-），P63（-），P53（-），Ki67标记指数大于90%。

4. 分子检测诊断结果

（1）2020年12月9日第1次基因检测标本：肿瘤组织。见表4-90。

（2）2021年3月11日第2次基因检测标本：肿瘤组织。见表4-91。

5. 治疗方案调整及疗效评价

（1）一线治疗

1）2020年12月21日始给予依托泊苷+顺铂（EP）方案化疗2周期（依托泊苷 0.1g/m^2，d1-3；顺铂70mg/m^2，d1）。

2）疗效评价：2021年2月，患者进食哽咽感加重且偶有憋喘，CT显示病灶明显增大，疗效评价：PD。见图4-144。因马上过年患者拒绝住院治疗，建议其试用吉非替尼靶向治疗。

（2）二线治疗

1）2020-12查基因检测：EGFR 19外显子 p.E746_A750del。2021年2月6日开始口服吉非替尼0.25g 1/日靶向治疗。

2）疗效评价：进食哽咽感及憋喘症状有所缓解。

（3）三线治疗

1）气管镜检查再次获取组织后，行病理及基因检测，结果同前：SCLC伴EGFR19缺失。调整方案：吉非替尼（250mg，qd）+白蛋白紫杉醇（400mg，d1）。

2）疗效评价：2周期后复查病灶明显缩小，见图4-145。

6周期后病灶继续缩小，疗效评价PR。见图4-146。PFS：5个月，末次随访时间：2021年6月。

5. 病理及基因检测结果分析

（1）患者第一次CT引导下肺穿刺病理结果为小细胞肺癌，基因检测结果示EGFR19缺失伴PIK3CA突变。EGFR19缺失突变是NSCLC中比较常见的经典型EGFR突变类型，患者对EGFR-TKIs治疗有效。但EGFR突变的SCLC患者，首选EGFR-TKIs治疗还是传统EP（依托泊苷+顺铂）方案化疗仍存在争议。PIK3CA基因突变被认为是造成EGFR下游通路激活及对EGFR-TKIs耐药的原因。

（2）该患者EP方案治疗2周期无效，为验证第一次病理准确性，我们再次对患者行支气管镜检查取活检行病理及基因检测，病理示SCLC，前后两次活检部位不同，但病理结果一致。基因检测结果示仍存在EGFR19缺失，但未见PIK3CA基因突变，其原因可能是取材部位不同肿瘤异质性所致，亦不除外前期化疗致肿瘤基因状态改变可能。

6. 病例小结

（1）治疗小结见图4-147，表4-92。

（2）基因检测小结见表4-93。

表 4-90 主要基因变异检测结果及用药提示

基因	核苷酸变化	氨基酸变化	染色体	基因亚区	转录本	变异类型	突变丰度或拷贝贝数	变异等级	FDA/NMPA 批准患者癌种		FDA/NMPA 批准其他癌种		药物证据等级
									可能敏感	可能耐药	可能敏感	可能耐药	
EGFR	Exon19 c.2236_2250del	p.E746_A750del				缺失	33.41%				吉非替尼/厄洛替尼/阿法替尼/埃克替尼/达克替尼		
PIK3CA	Exon21 c.3140A>T	p.H1047L					41.45%		阿培利司	依维莫司/替西罗莫司		EGFR-TKI	

表 4-91 主要基因变异检测结果及用药提示

基因	核苷酸变化	氨基酸变化	染色体	基因亚区	转录本	变异类型	突变丰度或拷贝贝数	变异等级	FDA/NMPA 批准患者癌种		FDA/NMPA 批准其他癌种		药物证据等级
									可能敏感	可能耐药	可能敏感	可能耐药	
EGFR	Exon19					缺失	未知				吉非替尼/厄洛替尼/阿法替尼/埃克替尼/达克替尼		

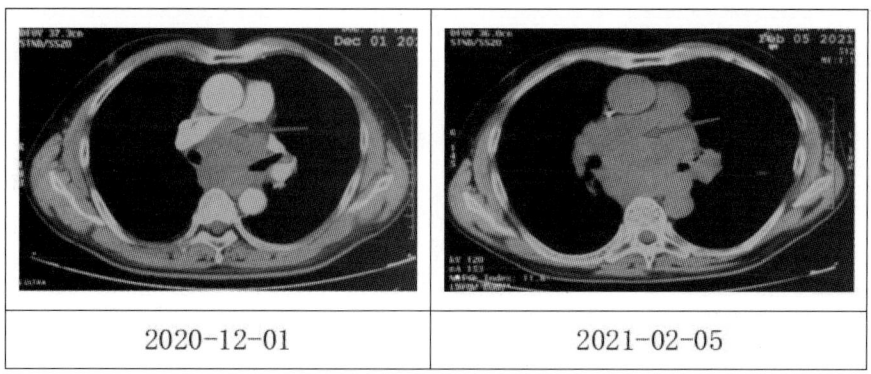

图 4-144 胸部 CT

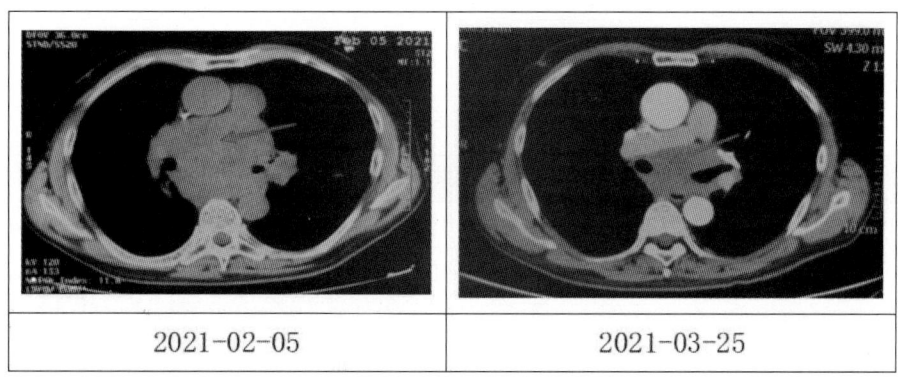

图 4-145 胸部 CT

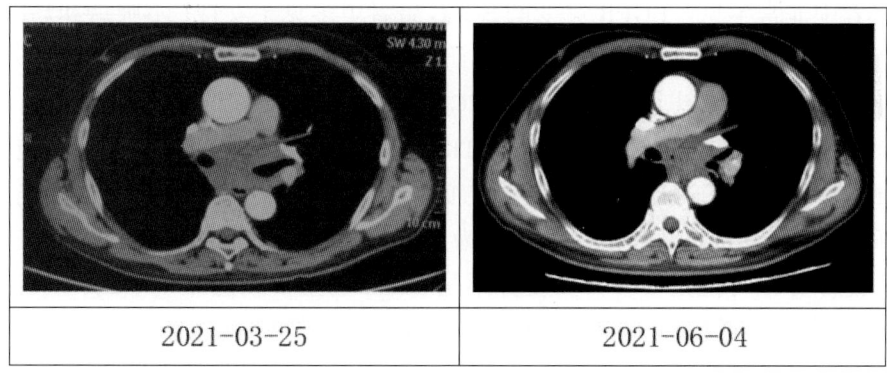

图 4-146 胸部 CT

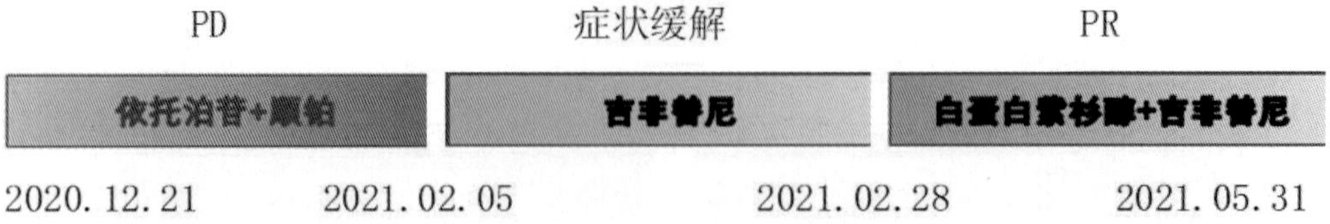

	PD		症状缓解		PR
	依托泊苷+顺铂		吉非替尼		白蛋白紫杉醇+吉非替尼
2020.12.21		2021.02.05		2021.02.28	2021.05.31

图 4-147 治疗小结

表 4-92 治疗小结

时间	治疗	疗效
2020.12.21–2021.02.05	依托泊苷 + 顺铂	PD
2021.02.06–2021.02.28	吉非替尼	症状缓解
2021.03.01–2021.05.31	白蛋白紫杉醇 + 吉非替尼	PR

表 4-93 基因检测小结

取样时间	时间节点	样本来源	EGFR-Exon19del	PIK3CA
2020.12.09	初诊	组织	33.41%	41.45%
2021.03.11	症状加重	组织	（+）	未测

7. 本案例述评

EGFR 突变已成为 EGFR-TKIs 药物使用的生物标志物，在 NSCLC 患者中约 25%~45.6% 的亚洲患者可以检出，而在白人中仅 24% 的患者可以检出。但 EGFR 突变在 SCLC 患者中非常罕见。EGFR 突变的 SCLC 患者更多见于女性、不吸烟和局限期患者。对于伴有 EGFR 突变的 NSCLC 患者，多项研究证实首选 EGFR-TKIs 药物疗效佳；但是伴有 EGFR 突变的 SCLC 患者，应该首选 EGFR-TKIs 药物治疗还是 EP 方案化疗目前仍存在争议。有学者认为此类患者对 EGFR-TKIs 药物敏感，可能的原因是小细胞肺癌和腺癌起源于相同的肿瘤干细胞，由于 EGFR 突变在腺癌中的特定，提示 SCLC 可能是从先前存在的腺癌发展而来的。也有一些学者认为此类患者对 EGFR-TKIs 药物不敏感而对 EP 方案化疗敏感，原因可能是 EGFR 突变并不是 SCLC 的主要致癌驱动基因；或者 EGFR 从 DNA/RNA 到蛋白质的翻译失调致 SCLC 中缺乏 EGFR 蛋白的表达最终对 TKI 药物反应降低；或因 PIK3CA、PTEN 等 EGFR 下游基因的突变导致下游通路的激活。

该患者为 SCLC 伴有 EGFR19 缺失合并 PIK3CA 突变。在 NSCLC 中，EGFR19 缺失突变被认为是对 EGFR-TKIs 较为敏感的突变亚群，而 PIK3CA 突变被认为与 EGFR-TKIs 的耐药高度相关。故我们首选 EP 方案化疗，2 周期后疗效评估肿瘤进展。我们尝试更换为吉非替尼靶向治疗后患者症状有所缓解。因 SCLC 合并 EGFR 突变非常罕见，且患者对

第四章 呼吸系统肿瘤分子诊断标志物临床应用

于 EP 化疗方案不敏感,为确保患者的病理类型及基因检测的准确性,我们对患者以不同的取材方式及不同的取材部位再次行活检,病理结果示 SCLC,未发现有腺癌等 NSCLC 的成分存在。基因检测结果示仍存在 EGFR19 缺失,但此次未见 PIK3CA 基因突变,这也可能是吉非替尼取得很好疗效的原因之一。因患者初始肿瘤局部病灶较大,此后为了提高疗效,我们在吉非替尼靶向治疗基础上联合上紫杉醇(白蛋白结合型)化疗,效果非常显著,4 周期后疗效评估为 PR。随后患者回当地治疗而失访,很遗憾未能全程跟踪患者及其后续疾病诊治情况。

此例患者为非常罕见的 SCLC 伴有 EGFR 突变患者,对 EP 方案化疗效果差,对 EGFR-TKIs 及紫衫类化疗药物敏感。提示我们即使是在我们通常认为无靶向药可用的 SCLC 中,基因检测也是非常必要的,一旦发现有意义的基因突变,对于我们精确制定治疗方案有很大帮助,同时可以使患者得到更大程度的获益。

(方恒虎 杨 威 温居一)

(二十五)简单就是美——ALK TKI 长生存典型案例分析

1. 一般情况介绍

患者,男,63 岁

2. 病史

(1)现病史:患者 2013 年 12 月因"咳嗽咳痰 1 月余,CT 发现右下肺肿物"就诊。

(2)既往史:既往体健,无吸烟史。

(3)家族史:无肿瘤家族史。

(4)入院查体:PS 1 分。神志清,精神良好。双肺听诊叩诊无异常。

(5)辅助检查

1)影像学检查:2013 年 12 月行 PET/CT 检查提示:右下肺基底段肿物 2.4cm×2.4cm,考虑肺癌,双侧纵隔内多发淋巴结转移,颈部淋巴结转移。头颅 MR 增强未见异常。入院临床分期:右下肺癌,cT1bN3M1b(颈部淋巴结),Ⅳ期(AJCC 分期第 7 版)(注:患者家属无法提供影像资料)。

2)肿瘤标志物:CEA 13.46ng/ml,CA19-9 14.04ng/ml,NSE 17.28ng/ml。

3. 病理诊断 2014 年 1 月行支气管镜活检右下叶支气管,病理提示:浸润性腺癌。免疫组化结果:ERCC1(+),β-tubulin(+),VEGF(+),ALK(D5F3)(+++)。

4. 分子检测诊断结果及解读

2014 年 1 月右下叶支气管活检组织:ARMS 法测 EGFR 基因 18、19、20、21 号外显子均未见突变;ALK(D5F3)阳性;ALK FISH:ALK 基因有断裂(34%,参考阈值>15%)。

5. 治疗方案调整及疗效评价

(1)一线治疗:2014 年 1 月开始克唑替尼 250mg bid 治疗。2014 年 3 月复查胸部 CT:右肺下叶原发灶较基线明显缩小,双肺转移灶大致同前,右侧肺门和纵隔淋巴结转移较基线明显缩小、较少。疗效评估：PR。此后定期复查，2019年11月复查胸部CT示：右肺下叶原发灶较前增大，现1.8cm×2.0cm；双肺多发小结节，较前增大，考虑为转移瘤（见图4-148）。评价PD，PFS 70个月。

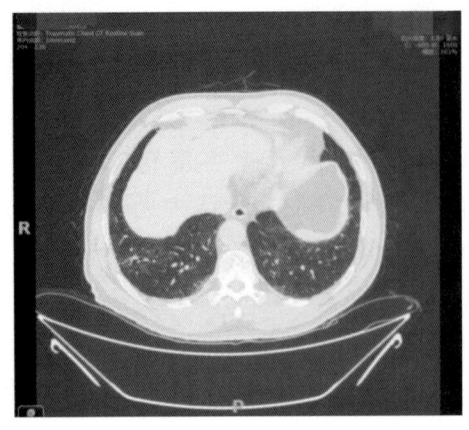
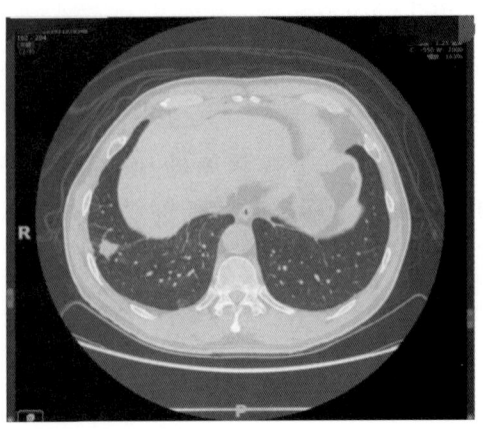

图4-148A　2018-01克唑替尼治疗48月后　　图4-148B　2019-11克唑替尼治疗70月后

2019年11月复查头颅MR未见异常。行肺穿刺活检，病理：浸润性腺癌，微乳头和腺泡状生长方式。

（2）二线治疗：一线治疗失败后，患者同意筛选"一项多中心、开放、单臂Ⅰ/Ⅱ期临床研究：丁二酸复瑞替尼在ALK阳性晚期恶性实体瘤患者的剂量探索Ⅰ期研究，及在ALK阳性非小细胞肺癌患者的Ⅱ期研究"，成功入210mg qd剂量组。2019年12月13日予复瑞替尼210mg qd治疗。

2020年1月行胸部CT检查示：右肺下叶原发病灶较前缩小；纵隔及肺门多发淋巴结，部分较前缩小；双肺多发小结节，大致同前。最佳疗效：PR。后续患者按照临床试验要求定期随访观察，维持PR。末次随访为2022年6月28日，经复查胸部CT，疗效评价PR，继续服用复瑞替尼治疗中。（见图4-149、图4-150）

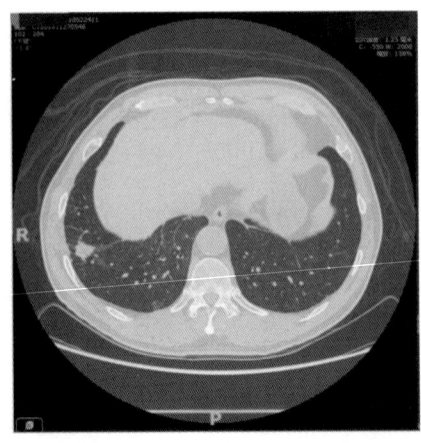
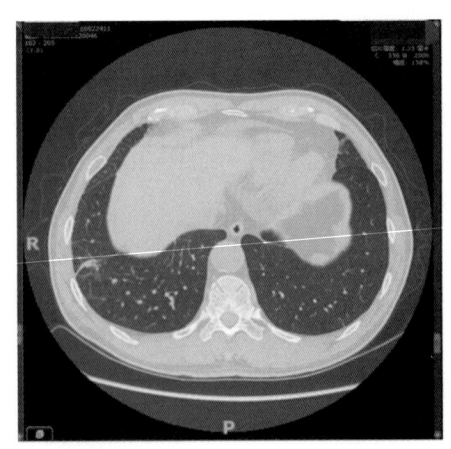

图4-149A　2019-11复瑞替尼治疗前　　图4-149B　2020-01复瑞替尼治疗1月后

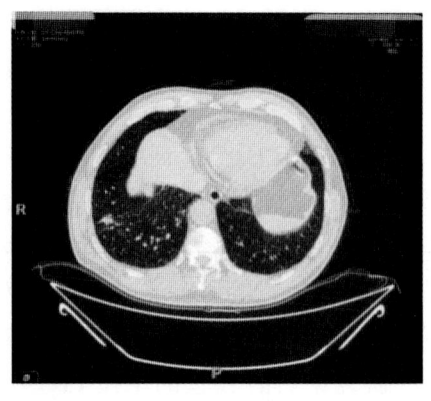 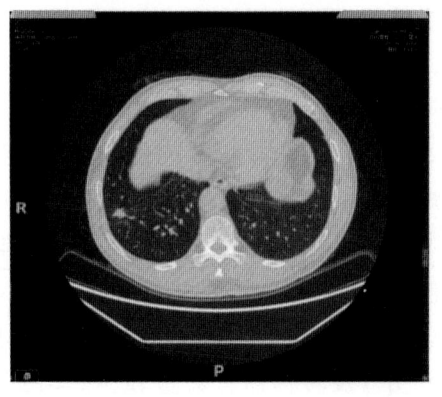

图 4-150A　2022-03 复瑞替尼治疗 27 月后　　图 4-150B　2022-06 复瑞替尼治疗 30 月后

6.病例小结

（1）治疗小结：见图 4-151、表 4-94。

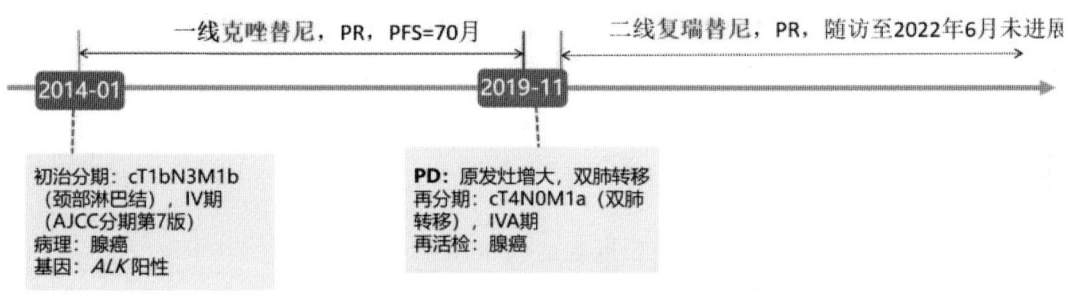

图 4-151　治疗时间轴

表 4-94　治疗小结

时间	方案	疗效
2014 年 1 月至 2019 年 11 月	克唑替尼	PR，PFS=70 月
2019 年 12 月	复瑞替尼	PR，至 2022 年 6 月未进展

（2）基因小结：2014 年 1 月右下叶支气管活检组织：结果①：ARMS 测 EGFR 基因 18、19、20、21 号外显子基因均为阴性。结果②：ALK（D5F3）阳性。结果③：ALK 基因的 FISH 检测：ALK 基因有断裂（34%，参考阈值＞15%）。免疫组化及 FISH 检测提示 ALK 融合阳性。

7.案例述评

本案例是 ALK 融合型 NSCLC 使用 ALK-TKIs 实现长生存的典型案例。患者为老年男性，初诊Ⅳ期肺腺癌伴颈部淋巴结转移，免疫组化及 FISH 检测提示 ALK 融合阳性。患者一线使用克唑替尼治疗,疗效PR,PFS长达70月。疾病进展后二线入组复瑞替尼临床研究,随访至2022年6月未出现进展,PFS＞31月。仅仅两个靶向治疗药物就创造了长达9年的生存期。

本案例中一线克唑替尼长达70个月的PFS远高于PROFILE 1014研究中克唑替尼一线治疗中位PFS的10.9个月,也高于多项中国真实世界研究显示的克唑替尼一线治疗中位PFS(13.3~19.6个月)。既往报道中有多项研究分析了克唑替尼治疗预后良好的因素,主要包括ALK融合类型、既往治疗方案、身体状况、转移灶数量等等。文献报道,克唑替尼一线治疗的中位PFS较二线或更后线使用的中位PFS更长,同时身体状况较好(ECOG PS 0~1分)及转移器官数量较少(≤2个)的患者在研究中具有较长的中位PFS及中位OS。与文献报道相比,本案例的患者一线使用了克唑替尼治疗,既往并没有使用过化疗等治疗方案,同时初诊时身体状况良好(PS 1分)且并未发生脑转移、骨转移、肝转移等器官转移,以上原因可能是本案例患者具有较长的克唑替尼一线治疗PFS的原因。

此外,一线克唑替尼治疗后的耐药机制如何在本案例中并未报道,临床实践中推荐患者一线ALK-TKIs治疗耐药后行NGS检测,明确耐药机制,根据不同ALK靶内突变位点或旁路变异进一步制定二线治疗选择,并结合患者特征、疾病特征等优化治疗方案,同时兼顾疗效与不良反应,做好全程管理有助于ALK钻石突变患者走向长生存。

(周　清)

(二十六)一例ALK阳性NSCLC患者的精准治疗

1.一般情况

患者,男,47岁

2.病史

(1)现病史:患者2019年11月5日于河南省某医院行颈部淋巴结穿刺活检病理:结缔组织内异型细胞,倾向癌浸润/转移。考虑为肺腺癌。2019年11月7日因左肺腺癌就诊北京市某医院。

(2)家族史:父母健在,2哥1姐体健,家族中无传染病及遗传病史。

(3)入院查体:右肺呼吸音粗,未闻及干湿啰音,左肺呼吸音偏低,可闻及散在干湿啰音。

(4)影像学检查:2019-11-09行胸部CT检查示:①考虑左肺上叶肺癌可能大,左侧胸膜多发结节病灶、纵隔及左侧肺门区多发淋巴结肿大,均考虑转移;②左侧少许胸腔积液;左肺膨胀不全。见图4-152。

3.病理诊断

2019年11月5日颈部淋巴结穿刺,病理:结缔组织内异型细胞,倾向癌浸润/转移。免疫组化:CK+,Vim+,CK7+,P40-,TTF-1+,NapsinA+,SyN,CD56-,Ki-67 50%~60%。结缔组织内见异型细胞,结合形态及免疫组化符合:腺癌浸润/转移。

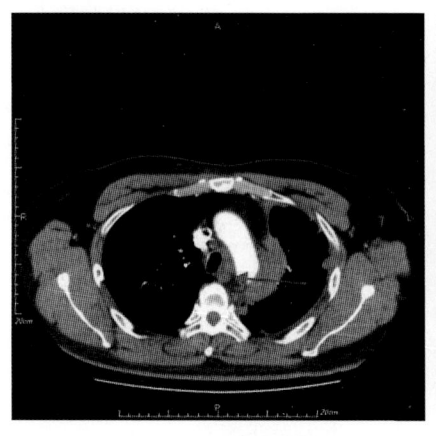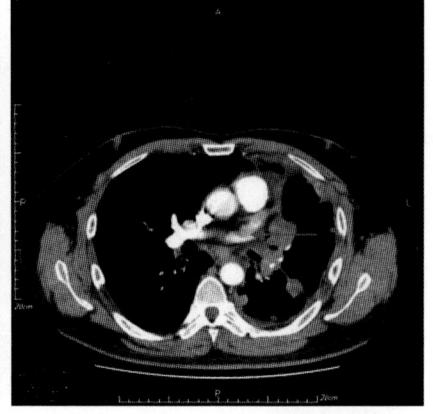

图 4-152　左侧胸膜多发结节病灶、纵隔及左侧肺门区多发淋巴结肿大

4. 分子检测诊断结果及解读

（1）2019 年 11 月第 1 次基因检测标本：穿刺新鲜组织。见表 4-95。

（2）2021 年 3 月 9 日第 2 次基因检测标本：新鲜穿刺组织。见表 4-96。

（3）基因检测结果分析：ALK 基因重排表现为 ALK 与各种伴侣基因融合，包括棘皮动物微管相关蛋白样 -4（EML4）。在这些融合基因当中，EML4 的基因头部以及 5′端上游的部分序列，让融合基因在肺腺细胞当中得以高表达，同时，ALK 基因尾部的酪氨酸激酶功能区域的酪氨酸激酶活性无需上游配体的激活，促进 NSCLC 进展。

ALK 基因重排的断裂点位于外显子 19 和 20 之间，ALK 基因发生重排后多具有生物学功能，其表达产物为嵌合酪氨酸激酶，通过 Coiled Coil 结构域形成多聚体，引起组成性的 ALK 激活，ALK 信号可通过激活 RAS-MEK-ERK，JAK3-STAT3 和 PI3K-AKT 等下游信号通路持续地促进细胞增殖，导致肿瘤的产生和转移。

FDA 批准克唑替尼用于 ALK 阳性的转移性非小细胞肺癌患者的治疗。NCCN 指南以 1 类等级推荐克唑替尼一线治疗非小细胞肺癌[4]。同时 NCCN 指南以 1 类等级推荐塞瑞替尼一线治疗 ALK 阳性的转移性非小细胞肺癌，同时也提示对于 ALK 阳性的转移性非小细胞肺癌患者阿来替尼是首选。

5. 治疗方案调整及疗效评价

（1）一线治疗

1）2019 年 11 月初一线贝伐珠单抗联合顺铂及培美曲塞方案化疗 1 周期。依据基因检测结果，结合家属意见改用克唑替尼靶向治疗 250mg 口服，每日 2 次。

2）疗效评价：2019 年 12 月 26 日，胸部 CT 检查示病灶明显好转，患者症状明显减轻，疗效评价：PR。见图 4-153。

2020 年 5 月 12 日复查影像学见新发病灶以及左侧支气管旁病灶较前增大，疗效评价：PD。见图 4-154。

（2）二线治疗：2020 年 5 月建议患者再次行基因检测，家属考虑经济原因，暂不行基因检测。给予培美曲塞 1g d1+ 卡铂 500 mg d1+ 贝伐珠单抗 500 mg d1，Q3w。予培美曲塞 1g 维持化疗 Q3w。2021 年 1 月当地医院复查胸部 CT 评价 PD。

表 4-95 主要基因变异检测结果及用药提示

基因	核苷酸变化	氨基酸变化	染色体	基因亚区	转录本	变异类型	突变丰度或拷贝数	变异等级	FDA/NMPA 批准患者癌种		FDA/NMPA 批准其他癌种		药物证据等级
									可能敏感	可能耐药	可能敏感	可能耐药	
ALK	EML4-ALK					基因融合	0.7%		克唑替尼 阿来替尼（A级，敏感） 布加替尼（A级，敏感） 塞瑞替尼（A级，敏感） 劳拉替尼（A级，敏感） 恩沙替尼（A级，敏感）				

表 4-96 主要基因变异检测结果及用药提示

基因	核苷酸变化	氨基酸变化	染色体	基因亚区	转录本	变异类型	突变丰度或拷贝数	变异等级	FDA/NMPA 批准患者癌种		FDA/NMPA 批准其他癌种		药物证据等级
									可能敏感	可能耐药	可能敏感	可能耐药	
ALK	EML4-ALK					基因融合	6.2%		克唑替尼 阿来替尼（A级，敏感） 布加替尼（A级，敏感） 塞瑞替尼（A级，敏感） 劳拉替尼（A级，敏感） 恩沙替尼（A级，敏感）				

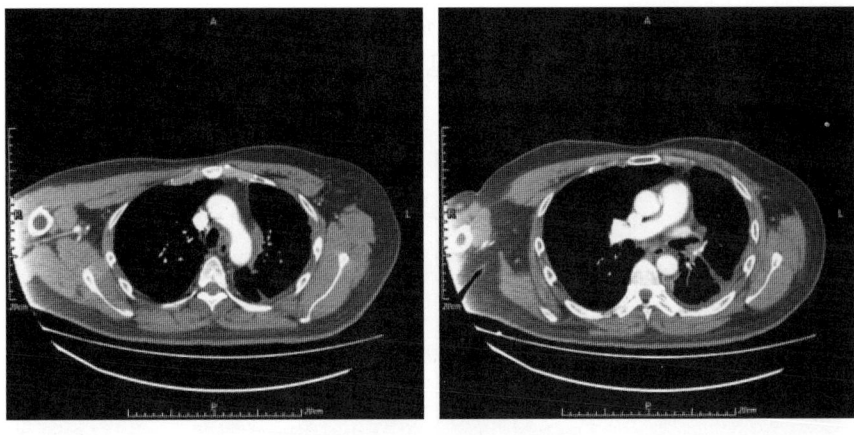

图 4-153　胸部 CT 对比

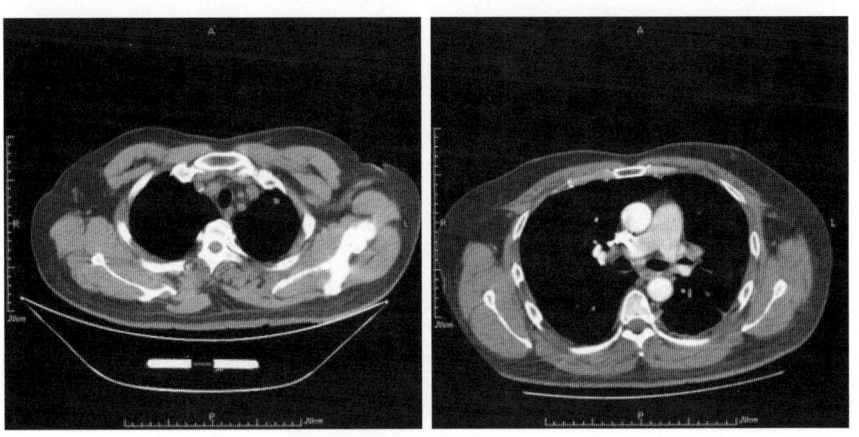

图 4-154　胸部 CT 对比

（3）三线治疗：方案：卡铂 700mg ＋ 紫杉醇 0.5g 化疗 1 周期。患者憋喘较前加重。2021 年 2 月 25 日复查影像学见病灶较前增大，疗效评价：PD。见图 4-155。

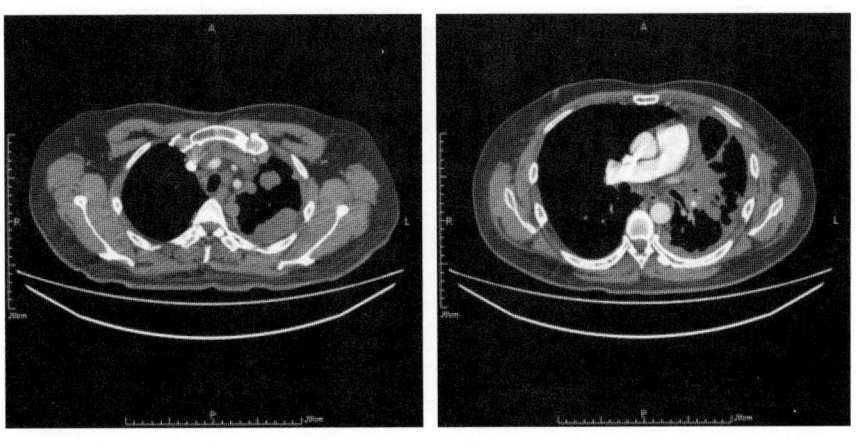

图 4-155　胸部 CT 对比

（4）四线治疗：2021年3月11日予阿来替尼至今300mg口服每日两次。2021年5月CT显示病灶明显缩小，疗效评价：PR。见图4-156。

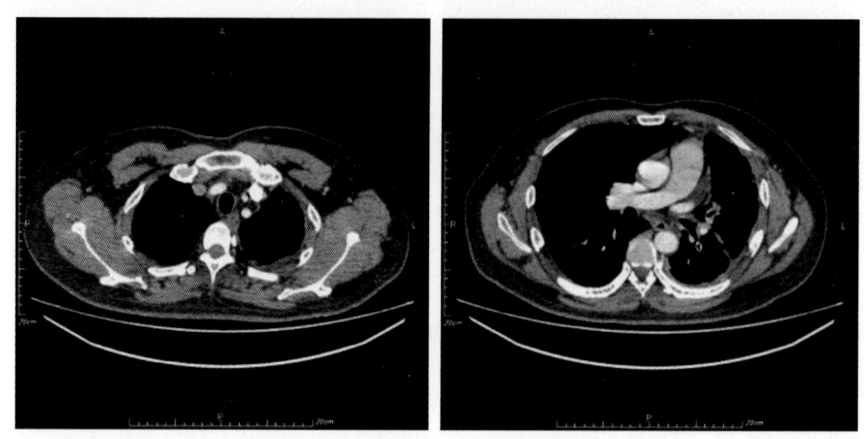

图4-156 胸部CT对比

6.病例小结

（1）治疗小结：见图4-157和表4-97。

PR	症状缓解		PD	PR
阿来替尼	卡铂+紫杉	培美+卡铂+贝伐珠单抗		克唑替尼
2019.11	2020.05	2021.01	2021.02	至今

图4-157 治疗小结

表4-97 治疗小结

时间	治疗	疗效
2019.11—2020.05	克唑替尼	PR
2020.05—2021.01	培美曲塞+卡铂+贝伐珠单抗	症状缓解
2021.01—2021.02	卡铂+紫杉醇	PD
2021.03—至今	阿来替尼	PR

（2）基因检测小结：见表4-98。

表4-98 基因检测小结

取样时间	2019.11	2021.03
时间节点	初诊	症状加重
样本来源	组织	组织
EML4-ALK	0.7%	6.2%

7. 本案例述评

克唑替尼是一种靶向针对ALK、MET和ROS1的口服小分子酪氨酸激酶抑制剂，与克唑替尼治疗相关的常见不良事件包括恶心、腹泻、呕吐、视觉障碍等。在Ⅰ期和Ⅱ期临床研究中，克唑替尼在ALK阳性的NSCLC患者中的肿瘤客观缓解率约为60%，PFS为7至10个月。

尽管一代ALK抑制剂克唑替尼在ALK阳性的NSCLC患者的一线及二线治疗中均取得了较好的疗效，但与其他靶向药物一样无法摆脱耐药的命运。ALK阳性NSCLC患者在接受克唑替尼治疗后1-2年内相继发生耐药。耐药的机制可分为：ALK主导型和非ALK主导型两种类型。ALK主导型主要包括ALK的二次突变及ALK基因拷贝数增加，此种类型耐药约占克唑替尼耐药的50%左右，其中ALK二次突变占31%，基因拷贝数增加占13%，两者同时存在占6%；非ALK主导型主要包括旁路活化（例如EGFR、KRAS、KIT、MET和IGF-1R等的活化）和病理类型转化。

从以上分析可以看出，本案例存在患者有ALK融合突变，在突变丰度较低时，可能影响靶向治疗疗效，致使一线治疗有效时间短。因本患者基因检测为小样本检测，未行大样本检测，亦有可能伴随其他耐药突变。二线之所以采用化疗加抗血管生成治疗，与患者及家属意愿有关。二线进展后，建议患者行大样本基因检测，以便发现伴随耐药突变等，因经济原因，予小样本检测，仍存在ALK融合突变，予四线阿来替尼治疗，PFS较长，这可能与存在克唑替尼耐药位点及突变丰度低有关。

（万广志　管静芝）

（二十七）洛拉替尼治疗经一二代TKI治疗耐药G1202R突变的晚期ALK阳性NSCLC

1. 一般情况介绍

患者，男，58岁。

2. 病史

（1）现病史：患者确诊右肺腺癌13月余，三线靶向治疗失败，为寻求进一步治疗就诊北京某医院。

(2)既往史：吸烟史50余年，平均每日10余支，2018年05月戒烟。

(3)家族史：无肿瘤家族史。

(4)体格检查：ECOG评分1分，全身浅表淋巴结未触及。胸廓对称无畸形，双侧呼吸动度对等，触觉语颤无增强或减弱，无胸膜摩擦感。双肺叩诊清音，呼吸音略粗，未闻及明显干湿性啰音。心音有力，律齐，各瓣膜区未闻及病理性杂音，腹平软，无压痛、反跳痛，未及明显包块，肝脾肋下未及，双下肢无水肿。

(5)影像学检查：2019年07月12日行胸部CT检查示：右肺下叶占位，考虑恶性，右肺癌伴阻塞性肺炎，右肺门淋巴结转移，右侧胸腹壁多发转移，邻近肋骨受侵可能性大，肝脏局部受侵不除外；纵隔多发淋巴结，请观察随诊除外转移。头部MRI示：脑内多发异常信号，未见明显异常强化（见图4-158）。

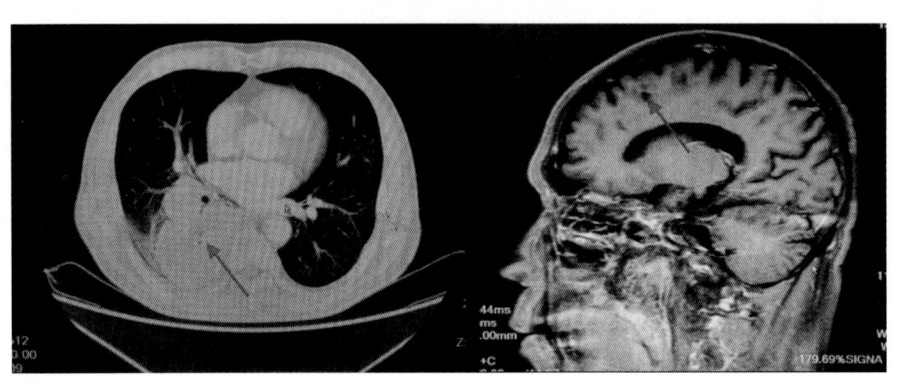

图4-158 三线治疗进展后胸部CT、头颅MRI（2019-07-12）

3.病理诊断

(1)2018年5月30日行CT引导下经皮右肺占位穿刺活检，病理诊断：(右肺穿刺)：肺非小细胞癌，结合免疫组化符合腺癌（实体型）。IHC：CK7（-），CK20（-），Villin（+），TTF-1（+），NapsinA（-），P40（-），Ki-67（+80%），p63（散+），EGFR（+），ALK（+），CD56（少量细胞+），Syn（-），CgA（-），CK（AE1/AE2）（+）。

(2)2019年7月3日行超声引导下右侧腹腔肿块穿刺活检，病理诊断：（右侧腹腔肿块）纤维组织内见低分化癌浸润伴大片坏死，结合病史及免疫组化符合肺腺癌转移。免疫组化结果显示：NapsinA（-），TTF-1（+），CK7（-），CK5/6（-），P40（-），CD56（-），CgA（-），Ki-67（index约70%），Syn（-），CK（+）。

(3)2019年7月3日行CT引导下经皮右肺占位穿刺活检，病理诊断：（右肺占位）大片凝固性坏死周围可见少许低分化腺癌。免疫组化结果显示：CK7（-），L858R（-），NapsinA（-），TTF-1（+），CK56（-），CgA（-），CK（+），Ki-67（index约60%），Syn（-）。

4.分子检测诊断结果及解读

(1)分子检测诊断结果：

1）2018年6月5日（初治右肺组织）肿瘤组织基因检测：ALK融合基因（+）（Ventana

第四章 呼吸系统肿瘤分子诊断标志物临床应用

IHC）。

2）2019年7月10日（右侧腹腔肿块）肿瘤组织基因检测：ALK融合基因（＋）（Ventana IHC）。

3）2019年7月10日（进展后右肺组织）肿瘤组织基因检测：ALK融合基因（＋）（Ventana IHC）。

4）2019年7月22日（进展后）外周血基因检测结果显示：EML4-ALK（23号外显子 p.G1202R）点突变/插入缺失变异，丰度：33.34%；ALK：EML4（6）-ALK（20）融合变异，丰度：8.82%；TP53：7号外显子 p.G245A（c.734G＞C），丰度：51.18%（NGS）（见表4-99、表4-100）。

表4-99 检测发现的重要肿瘤相关基因变异汇总

变异类型	基因	功能区域	氨基酸变异	核苷酸变异	丰度	是否影响蛋白功能
点突变/插入缺失变异	ALK	23号外显子	p.G1202R	c.3604G>A	33.34%	是
	TP53	7号外显子	p.G245A	c.734G>C	51.18%	是
融合变异	ALK	EML4（6）-ALK（20）			8.82%	是

◆ 是否影响蛋白功能："是"表示该变异导致蛋白功能持续活化或部分/全部缺失；"否"表示该变异对蛋白功能无影响；"UoN"表示该变异对蛋白功能的影响未知。

表4-100 检测到的基因变异临床意义汇总

基因	变异信息	突变丰度	与本癌种关联的治疗方案	在其他肿瘤中可能获益的治疗方式	临床试验
ALK	EML4-ALK	8.82%	ganetespib（Ⅱ） 阿来替尼（FDA） 克唑替尼（FDA） 布加替尼（FDA） ensartinib（Ⅱ） 洛拉替尼（FDA） 塞瑞替尼（FDA）	暂无	有
	p.G1202R 23号外显子	33.34%	布加替尼（preclinical）	洛拉替尼（preclinical） TPX-0005（preclinical）	有
TP53	p.G245A 7号外显子	51.18%	暂无	伊布替尼（FDA） MK-1775（Ⅱ） MK-1775（Ⅰ） APR-246（Ⅰ）	有

（续表）

基因	变异信息	突变丰度	与本癌种关联的治疗方案	在其他肿瘤中可能获益的治疗方式	临床试验
ASXL1	p.G646fs 12号外显子	3.36%	该基因变异与靶向用药关联性尚无临床证据，生物学意义请详见本次检测到的肿瘤相关基因变异详细解读。		
BCORL1	p.P95L 3号外显子	0.85%			
CDK12	p.V1282G 14号外显子	3.41%			
DIS3	p.D28E 1号外显子	1.46%			
NOTCH1	p.E851D 16号外显子	29.92%			
PIK3R2	p.Q604P 15号外显子	2.27%			

（2）分子检测结果分析和解读

1）ALK编码胰岛素受体家族中的受体酪氨酸激酶，其在神经系统发育中起重要作用。在癌症中，ALK基因与多种易位配偶体的融合可导致促丝分裂和抗细胞凋亡信号传导途径的异常激活，包括STAT3、MAPK和PI3K途径。ALK基因的突变和缺失不如易位。具有ALK改变的癌症类型包括非小细胞肺癌（NSCLC），间变性大细胞淋巴瘤，炎性肌纤维母细胞瘤（IMT），神经母细胞瘤和横纹肌肉瘤。

2）ALK基因位于2号染色体短臂上，2007年，Soda等研究75例NSCLC患者后发现5例棘皮动物微管相关蛋白4（EML4）-ALK融合基因阳性患者，并指出EML4-ALK可能是NSCLC的一个潜在治疗靶点及分子标志物。EML4-ALK只是多种ALK融合基因中的一种最常见的类型，还有许多其他类型的ALK融合基因。ALK基因重排阳性的NSCLC约占所有NSCLC的5%，在肺腺癌、不吸烟、较年轻（60岁以下）人群中的发生率较高。对大多数ALK阳性患者来说，接受克唑替尼治疗后，最初表现出疗效，但最终肿瘤会产生耐药，即获得性耐药。耐药机制可能有激酶域的二次突变（22%~36%）。克唑替尼的二次突变耐药机制与伊马替尼更为接近，具有耐药突变的多样性，包括L1196M看家基因突变，C1156Y、G1202R、S1206Y、G1269A突变和插入突变1151Tins。细胞学研究表明，携带ALK融合基因与G1202R突变的肿瘤细胞对Lorlatinib敏感。

5. 诊疗经过及疗效评价

（1）初诊阶段

1）影像学检查结果：2008年5月22日行头颅MRI示"右侧额叶转移瘤"；胸部CT示"右肺周围型肺癌伴肺门、纵隔淋巴结转移"。

2）诊断：右肺下叶腺癌cT2bN1M1，Ⅳ期（AJCC第8版），ALK融合基因（+）。

3）一线化疗方案：2018年6月08日行培美曲塞（0.4g，d1、d8）联合洛铂（30mg，

d2）方案化疗1周期。

4）疗效评价：2018年06月15日复查胸部CT示：右肺下叶病灶增大，右侧肺门、纵隔淋巴结肿大。疗效评价为PD，PFS 2周。

（2）二线治疗

1）2018年6月23日至2019年1月予克唑替尼（250mg 口服 2/日）治疗，2018年7月8日起行脑转移灶放疗25次（具体方案、剂量不详）。最佳疗效评价PR。

2）疗效评价：2019年1月查胸部CT示：右肺下叶病灶较前增大，右侧胸腔积液。疗效评价PD，PFS 7月。

（3）三线治疗

1）靶向治疗：2019年1月28至2019年6月予色瑞替尼（600mg 口服 1/日）治疗，最佳疗效评价PR。

2）胸腔灌注：2019年2月19日、2月22日和2月26日分别胸腔灌注洛铂（30mg、20mg、20mg）治疗，于3月18日调整为顺铂（60mg，腔内灌注），（注：洛铂第1周期灌注30mg后出现2度血小板降低，随后予以降低一个剂量组灌注；因洛铂灌注期间胸腔积液控制尚不理想，随后调整为顺铂（以上治疗经历均来自北京某医院））抑制胸腔积液生长。

3）疗效评价：2019年6月16日行胸部CT示：右肺下叶肿物较前增大，大小84*61mm（原大小62*50mm），周围型肺癌。右侧胸腔积液较前减少，纵隔及右肺门淋巴结转移。疗效评价PD，PFS 4月。

（4）四线治疗：2019年07月22日-2020年08月03日

1）四线靶向治疗：2019年7月22日予洛拉替尼片100mg 口服 1/日治疗。

2）疗效评价：2019年8月30日胸部CT示：右肺下叶占位，可符合肺癌并阻塞性肺炎影像学表现；右肺门、纵隔内淋巴结；头颅MRI示：颅脑未见明确转移征象（报告描述）。疗效评价：肺内PR，颅内SD（见图4-159）。

6）复发情况：① 2019年10月10日头部MRI示：左侧额叶转移瘤，右侧额叶转移瘤不除外（见图4-160）。患者无头痛及肢体感觉、运动障碍等不适。

② 2019年11月21日患者例行复查胸部CT示：右肺癌治疗后改变，范围较2019-10-10片缩小，右肺门、纵隔内淋巴结与前相仿。后续随访过程中，肺内疗效评价维持PR。头颅MRI示：脑内多发转移瘤，较2019-10-10片增大。因无颅高压症状，考虑临床获益，遂继续予以随访，定期复查，PFS：12月（见图4-161）。

6.病例小结

见图4-162。

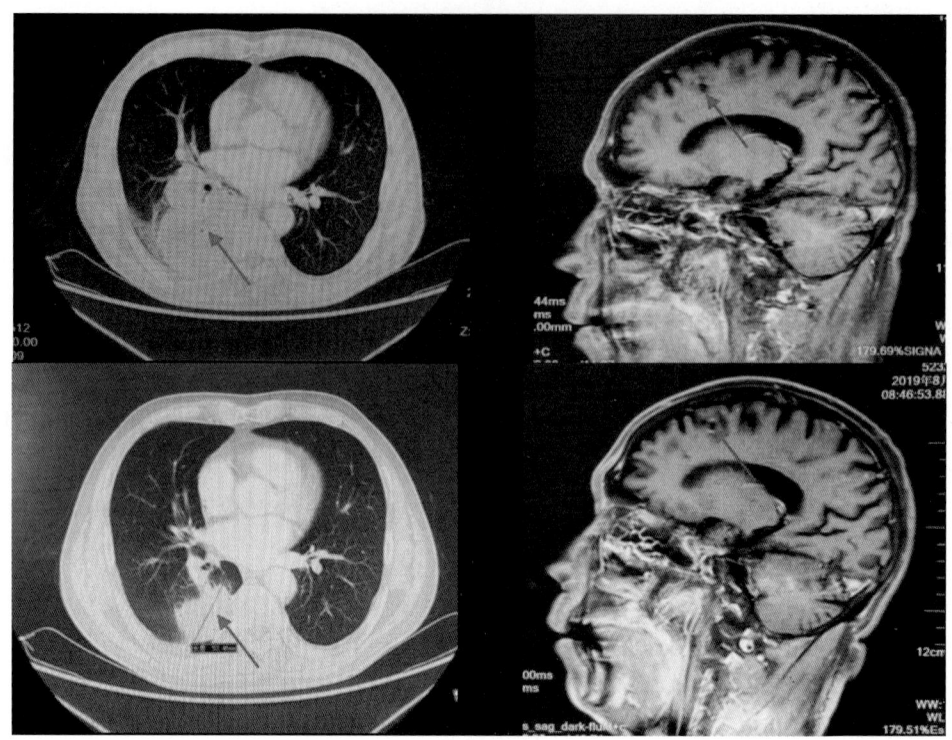

图 4-159　洛拉替尼治疗 7 周肺部、头颅病灶前后变化

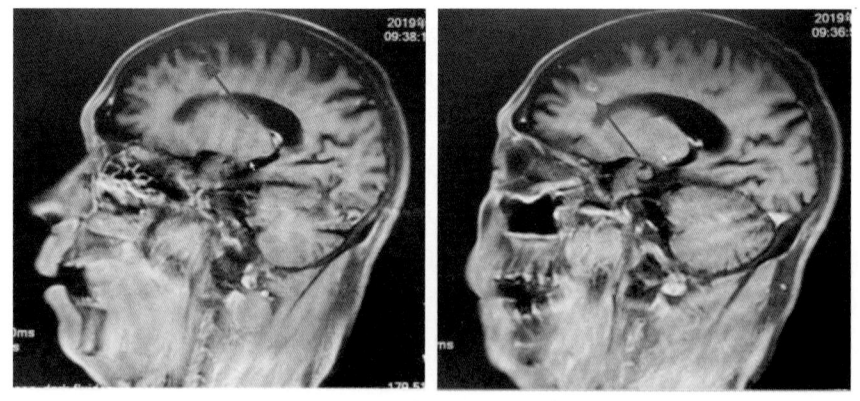

图 4-160　洛拉替尼治疗 13 周头颅病灶前后变化（2019-10-10）

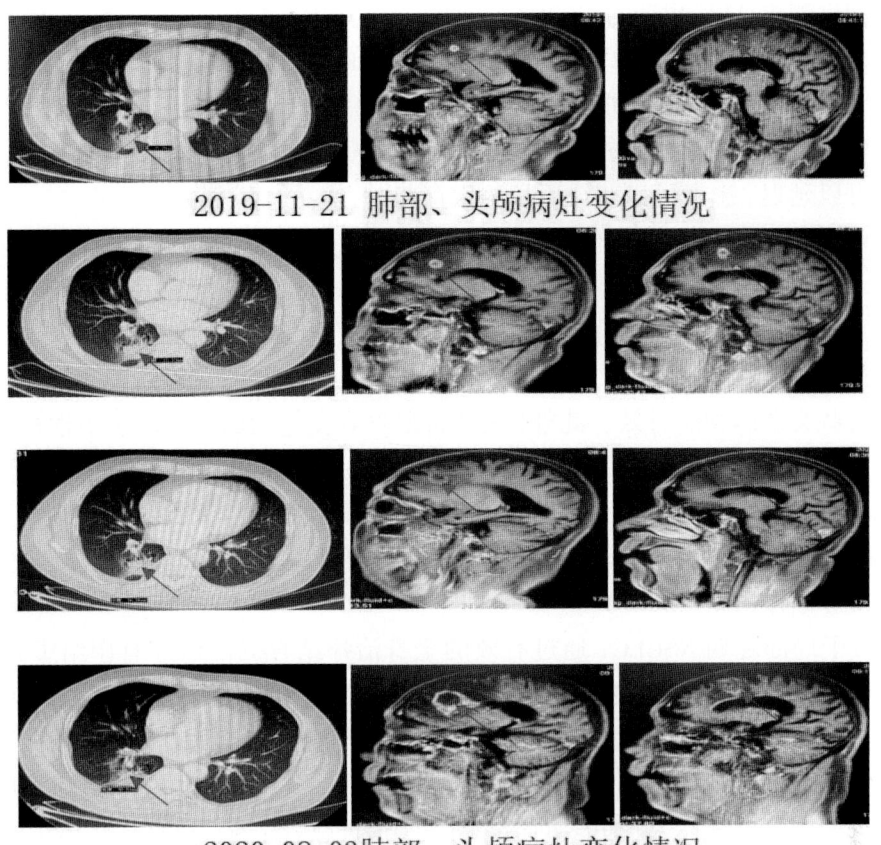

2019-11-21 肺部、头颅病灶变化情况

2020-08-03肺部、头颅病灶变化情况

图4-161　洛拉替尼治疗期间肺部、头颅病灶前后变化

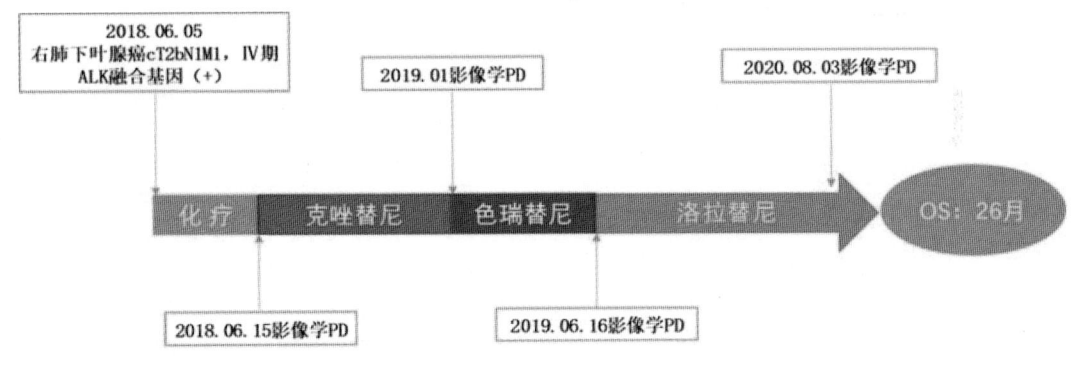

图4-162　治疗小结

7.案例评述

（1）该患者确诊时，首先进行了铂二联方案化疗，在化疗效果不理想情况下，二线才选择克唑替尼靶向治疗，PFS达到7月。二代色瑞替尼在整个治疗过程中并未凸显出优

势。在进展后测出 ALK 耐药 G1202R（+）时，予以三代洛拉替尼的治疗，虽然中间颅内控制不理想，但整个获益达到 12 月余。对比三代 ALK-TKI，尤其在确诊时即存在脑转移的情况下，考虑到三代药物在中枢神经系统转移性疾病控制方面的差异，如果患者在确诊时就接受二代/三代靶向治疗，是否可以免去及早的颅脑放射治疗干预，脑转移再次发生的时间是否可以延迟，患者可以获得更长的生存期？

（2）ALK 融合基因是肺癌的驱动基因突变之一。ALK 抑制剂耐药性的形成机制如下：① ALK 激酶区域突变；② ALK 基因扩增；③ KRAS、EGFR 激活等旁路途径的出现；④ 药代动力学耐药与药物通过血脑屏障输送到中枢神经系统的能力差有关。G1202R 和 G1202del 突变是对第一代和第二代 ALK 抑制剂的耐药基因突变的代表，洛拉替尼已被证明对具有这些突变的肿瘤有效。此外，洛拉替尼具有良好的药物转运至中枢神经系统，并显示出对脑转移的良好效果。本例病例在组织中检测到 ALK 耐药 G1202R（+）时，予以洛拉替尼治疗，颅外持续获益状态，但颅内未见明显获益，与试验数据表现出不一致性。此时若能获取脑脊液再次进行基因检测，明确颅内驱动基因状态，对治疗方案选择可能会提出新的指导性作用。

（3）对于局部晚期 NSCLC，通过有效的全身治疗结合局部治疗有望给患者带来长期生存。但对于存在敏感基因突变的患者，在局部治疗时机的把握上仍然值得关注。多项研究均显示，一代、二代、三代的 ALK-TKI 均可以透过血脑屏障，有效控制颅内转移瘤生长。在此情况下，对于无明显颅高压症状的脑转移患者，局部放射干预治疗延后，可能会给患者日后治疗手段选择带来更多的选择机会，延长患者生存、提高生活质量。期待未来更多的临床研究去探索。

（赵　静　刘晓晴）

（二十八）如果钻石突变失去光彩——一例 ALK 融合阳性患者的故事

1. 一般情况介绍

患者，女，48 岁。

2. 病史

（1）现病史：患者 2019 年 1 月因"咳嗽伴气促 1 月，加重 1 周"行 CT 检查考虑右肺门区肺癌，为进一步诊治入院。

（2）既往史：既往体健，无吸烟史。

（3）家族史：母亲曾患胃癌。

（4）入院查体：PS 2 分。神志清，精神稍差。呼吸急促，双肺呼吸音弱，双下肺叩诊呈浊音。

（5）辅助检查

1）影像学检查：某院 CT 提示"右侧肺门中央型占位，考虑肺癌，双侧胸腔积液。"未行头颅 MR。入院考虑临床分期为：右肺中央型肺癌，cT2aN1M1a（胸腔积液），ⅣA 期。

2）肿瘤标志物：CEA 8.36ng/ml，CYFRA21-1 1.91ng/ml，NSE 17.06ng/ml。

第四章　呼吸系统肿瘤分子诊断标志物临床应用

3. 病理诊断

2019年1月4日行右侧胸腔穿刺引流胸腔积液，病理提示：腺癌，支持为肺来源。免疫组化结果：CK5/6（-），CalRETinin（-），ECD（+++），EA（+++），TTF1（+++），WT1（-），HENapsin A（+++）。

4. 分子检测诊断结果及解读

（1）2019年1月6日第1次基因检测标本：胸腔积液。见表4-101。

（2）2020年1月21日第2次基因检测标本：肺组织。见表4-102。

（3）2020年8月12日第3次基因检测标本：脑脊液。见表4-103。

（4）2020年12月29日第4次基因检测标本：胸腔积液。见表4-104。

（5）2021年7月12日第5次基因检测标本：肝组织。见表4-105。

（6）基因检测结果分析

1）携带ALK EML4-ALK（E13：A20）基因重排的肿瘤对ALK抑制剂敏感。

2）携带ALK L1196M、ALK G1269A、ALK D1203N突变的肿瘤可能对克唑替尼耐药，但对塞瑞替尼、阿来替尼、洛拉替尼可能敏感。

3）携带ALK THADA-ALK（T24：A20）突变的肿瘤可能对阿来替尼、克唑替尼、塞瑞替尼、布格替尼、洛拉替尼敏感。

4）复合突变可增加ALK抑制剂耐药机制复杂性，导致药物敏感性变化。

5. 治疗方案调整及疗效评价

（1）一线治疗：2019年1月予克唑替尼250mg bid治疗，最佳疗效评价PR（-80%）。（见图4-163）。

2019年12月复查CT，新发肝S5低密度灶，超声提示2个实性结节，考虑肺癌肝转移，评价PD（见图4-164）。PFS 11.7个月。

2020年1月行支气管镜再活检：腺癌。免疫组化结果：肿瘤细胞CK7（+++），TTF1（++），P40（-），CK5/6（-）。

第2次肺组织168基因检测结果：EML4-ALK（E13：A20）融合，丰度3.3%；ALK THADA-ALK（T24：A20）突变，丰度7.2%；ALK L1196M，丰度5.38%；TP53突变，丰度4.55%。

（2）二线治疗：2020年1月予塞瑞替尼450mg qd治疗。2020年5月复查影像，疗效总评PD，混合疗效。肺病灶大致同前，肝病灶大致同前，头颅MR新发现双侧颞叶，左顶叶脑转移（见图4-165）。PFS 3.6个月。

2020年7月31日行脑伽马刀治疗。2020年8月5日患者出现头痛，行腰椎穿刺术，脑脊液中见癌细胞，确诊脑膜转移。脑脊液送168基因检测：EML4-ALK（E13：A20）融合，丰度15.67%，TP53突变，丰度35.19%。

（3）三线治疗：2020年8月18日开始予洛拉替尼100mg qd+贝伐珠单抗7.5mg/kg治疗，最佳疗效SD。2020年12月4日复查CT：新发双侧胸腔积液，肺内出现多个新发结节（见图4-166）；肝病灶大致同前；颅内病灶较前增多增大（见图4-167），评价PD。PFS 3.6个月。

表 4-101 主要基因变异检测结果及用药提示

基因	核苷酸变化	氨基酸变化	染色体	基因亚区	转录本	变异类型	突变丰度或拷贝数	变异等级	FDA/NMPA 批准患者癌种 可能敏感	FDA/NMPA 批准患者癌种 可能耐药	FDA/NMPA 批准其他癌种 可能敏感	FDA/NMPA 批准其他癌种 可能耐药	药物证据等级
ALK	EML4-ALK (E13:A20)					基因融合	2.03%				克唑替尼（敏感，A级）塞瑞替尼（敏感，A级）阿来替尼（敏感，A级）布格替尼（敏感，A级）洛拉替尼（敏感，A级）恩沙替尼（敏感，C级）		

第四章　呼吸系统肿瘤分子诊断标志物临床应用

表 4-102　主要基因变异检测结果及用药提示

基因	核苷酸变化	氨基酸变化	染色体	基因亚区	转录本	变异类型	突变丰度或拷贝数	变异等级	FDA/NMPA 批准患者癌种 可能敏感	FDA/NMPA 批准患者癌种 可能耐药	FDA/NMPA 批准其他癌种 可能敏感	FDA/NMPA 批准其他癌种 可能耐药	药物证据等级
ALK	EML4-ALK (E13:A20)					基因融合	3.33%		阿来替尼（敏感，A级）克唑替尼（敏感，A级）塞瑞替尼（敏感，A级）布格替尼（敏感，A级）洛拉替尼（敏感，A级）恩沙替尼（敏感，C级）				
ALK	THADA-ALK (T24:A20)					基因融合	7.20%		阿来替尼（敏感，A级）克唑替尼（敏感，A级）塞瑞替尼（敏感，A级）布格替尼（敏感，A级）洛拉替尼（敏感，A级）恩沙替尼（敏感，C级）				
ALK	p.L1196M		23号染色体			错义突变	5.38%		塞瑞替尼（敏感，C级）阿来替尼（敏感，C级）布格替尼（敏感，C级）洛拉替尼（敏感，C级）恩沙替尼（敏感，C级）			克唑替尼（耐药，C级）	
TP53	p.L265P					错义突变	4.55%		Adavosertib+奥拉帕利（敏感，C级）				

表 4-103 主要基因变异检测结果及用药提示

基因	核苷酸变化	氨基酸变化	染色体	基因亚区	转录本	变异类型	突变丰度或拷贝数	变异等级	FDA/NMPA 批准患者癌种		FDA/NMPA 批准其他癌种		药物证据等级
									可能敏感	可能耐药	可能敏感	可能耐药	
ALK	EML4-ALK (E13: A20)					基因融合	15.67%				阿来替尼（敏感，A级）克唑替尼（敏感，A级）塞瑞替尼（敏感，A级）布格替尼（敏感，A级）洛拉替尼（敏感，A级）恩沙替尼（敏感，C级）		
TP53	p.L265P					错义突变	35.19%				Adavosertib+奥拉帕利（敏感，C级）		

第四章 呼吸系统肿瘤分子诊断标志物临床应用

表4-104 主要基因变异检测结果及用药提示

基因	核苷酸变化	氨基酸变化	染色体	基因亚区	转录本	变异类型	突变丰度或拷贝数	变异等级	FDA/NMPA批准患者癌种 可能敏感	FDA/NMPA批准患者癌种 可能耐药	FDA/NMPA批准其他癌种 可能敏感	FDA/NMPA批准其他癌种 可能耐药	药物证据等级
ALK	EML4-ALK(E13:A20)					基因融合	16.79%				阿来替尼(敏感,A级) 克唑替尼(敏感,A级) 塞瑞替尼(敏感,A级) 布格替尼(敏感,A级) 洛拉替尼(敏感,A级) 恩沙替尼(敏感,C级)		
ALK	THADA-ALK(T24:A20)					基因融合	20.16%				阿来替尼(敏感,A级) 克唑替尼(敏感,A级) 塞瑞替尼(敏感,A级) 布格替尼(敏感,A级) 洛拉替尼(敏感,A级) 恩沙替尼(敏感,C级)		
ALK	p.G1269A					错义突变	21.34%				塞瑞替尼(敏感,C级)阿来替尼(敏感,C级)布格替尼(敏感,C级)洛沙替尼(敏感,C级)恩沙替尼(敏感,C级)	克唑替尼(耐药,B级)	
TP53	p.L265P					错义突变	31.72%				Adavosertib+奥拉帕利(敏感,C级)		

表4-105 主要基因变异检测结果及用药提示

基因	核苷酸变化	氨基酸变化	染色体	基因亚区	转录本	变异类型	突变丰度或拷贝数	变异等级	FDA/NMPA批准患者癌种		FDA/NMPA批准其他癌种		药物证据等级
									可能敏感	可能耐药	可能敏感	可能耐药	
ALK	EML4-ALK (E13:A20)					基因融合	33.9%				阿来替尼（敏感，A级）克唑替尼（敏感，A级）塞瑞替尼（敏感，A级）布格替尼（敏感，A级）洛拉替尼（敏感，A级）恩沙替尼（敏感，C级）	可能耐药	
TP53	p.L265P					错义突变	18.5%				Adavosertib+奥拉帕利（敏感，C级）		
ALK	p.L1196M					错义突变	21.7%				塞瑞替尼（敏感，C级）阿来替尼（敏感，C级）布格替尼（敏感，C级）洛拉替尼（敏感，C级）恩沙替尼（敏感，C级）	克唑替尼（耐药，B级）	
ALK	p.D1203N					错义突变	20.6%				塞瑞替尼（敏感，C级）阿来替尼（敏感，C级）布格替尼（敏感，C级）洛拉替尼（敏感，C级）恩沙替尼（敏感，C级）	克唑替尼（耐药，B级）	

第四章　呼吸系统肿瘤分子诊断标志物临床应用

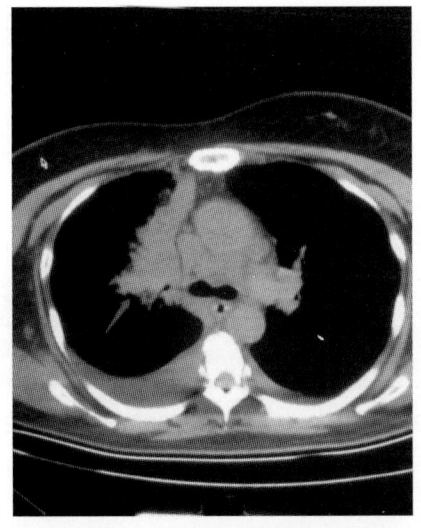

图 4-163A　2018-12 克唑替尼治疗前

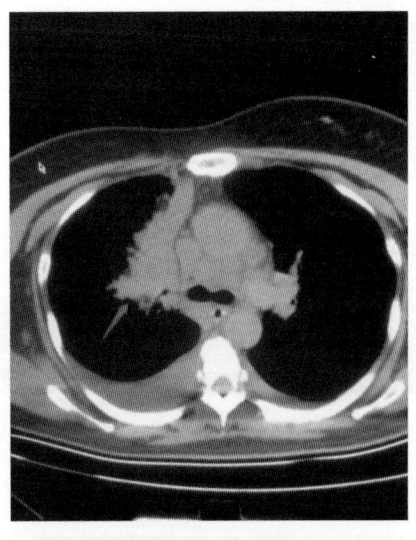

图 4-163B　2019-04 克唑替尼治疗 3 月后

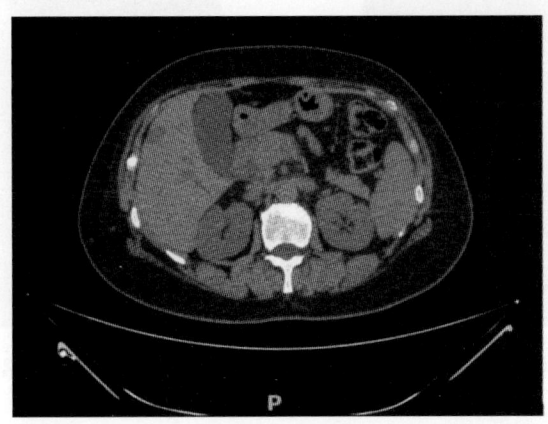

图 4-164　2019 年 12 月克唑替尼治疗 11 月后新发肝转移

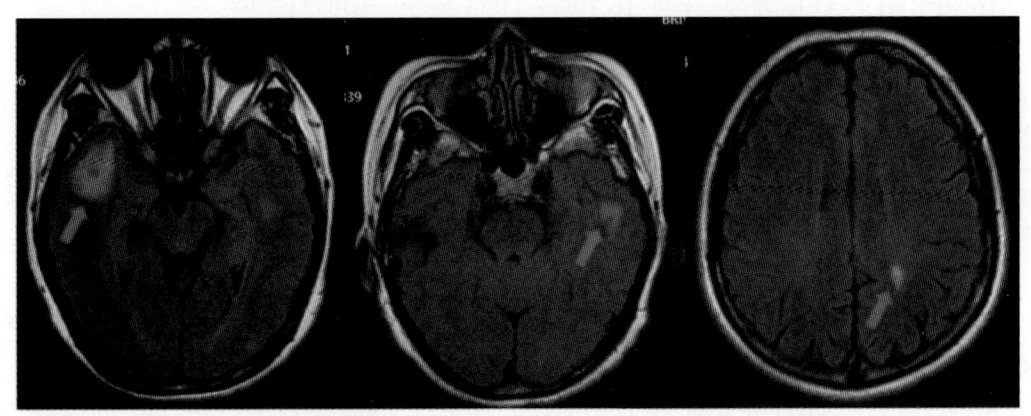

图 4-165　2020 年 5 月二线塞瑞替尼治疗 3 月后新发脑转移

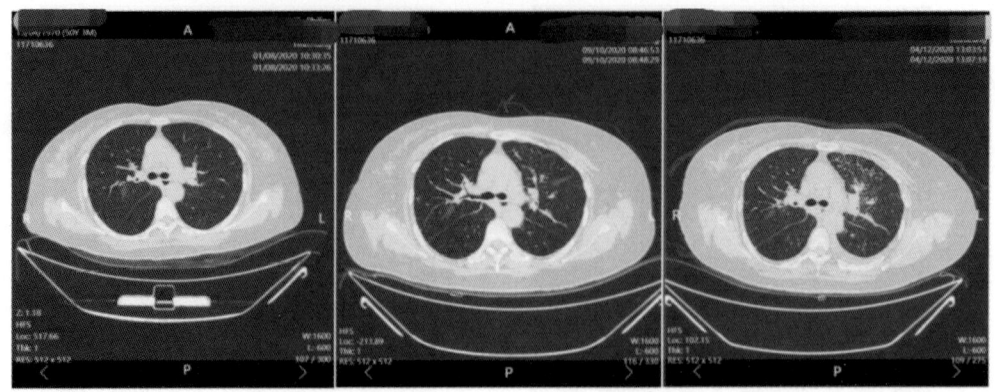

图 4-166A　2020-08　　　　图 4-166B　2020-10　　　　图 4-166C　2020-12

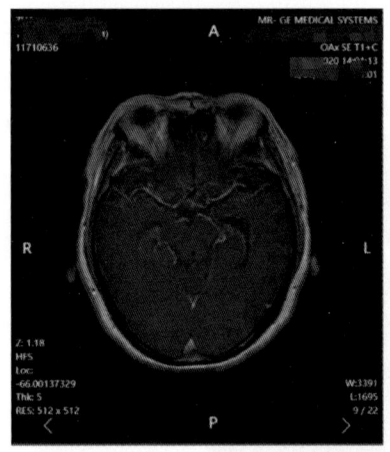 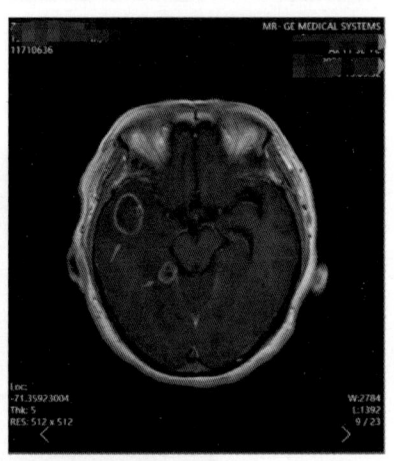

图 4-167A　2020-08 洛拉替尼治疗前　　　图 4-167B　2020-12 洛拉替尼治疗 3 月后

2020年12月22日患者诉气喘气促严重，B超提示左侧大量胸腔积液，行胸腔穿刺术，引流胸腔积液送168基因检测：ALK G1269A 突变，丰度21.34%，THADA-ALK 融合，丰度20.16%；EML4-ALK 融合，丰度16.79%；TP53 突变，丰度31.72%。

（4）四线治疗：2020 年 12 月 30 日予塞瑞替尼 450mg qd+ 培美曲塞 869mg+ 卡铂 600mg 治疗。第 3 周期治疗，后出现 CTCAE 2 级纳差、恶心、腹泻，第 4 周期起停用卡铂，继续塞瑞替尼 + 培美曲塞最佳疗效 SD。

2021 年 6 月 24 日复查影像显示肺部病灶大致同前，脑病灶大致同前，肝病灶增大，总体评价 PD（+163%）(见图 4-168)。PFS；5.9 个月。

2021 年 6 月 28 日行肝穿刺活检，病理：分化差的癌，未行免疫组化。肝组织送 169 基因检测：EML4-ALK（E13：A20）融合，丰度 33.9%；ALK p.L1196M 突变，丰度 21.7%；ALK p.D1203N，丰度 20.6%；TP53 突变，丰度 18.5%。

（5）五线治疗：2021 年 6 月 28 日予卡瑞利珠单抗 200mg+ 白蛋白紫杉醇 220mg 治疗，共完成 2 个周期。2021 年 8 月 13 日影像复查：评价 PD，混合疗效。肺部大致同前，头颅大致同前。肝病灶持续增大（见图 4-169）。

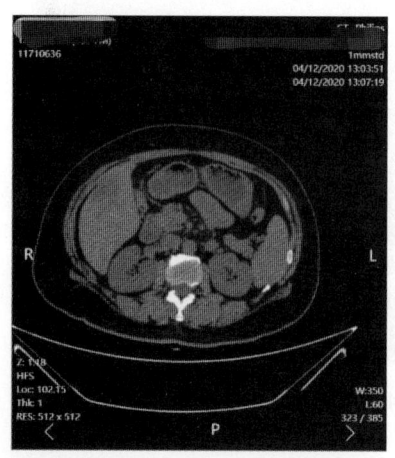

图 4-168A　2020-12 四线治疗前

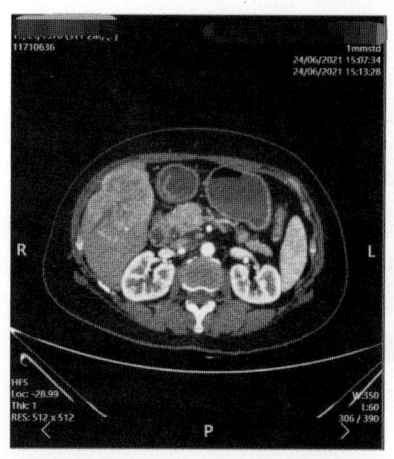

图 4-168B　2021-06 四线治疗 6 月后

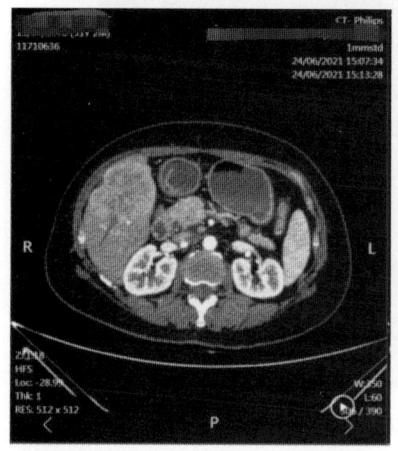

图 4-169A　2021-06 五线治疗前

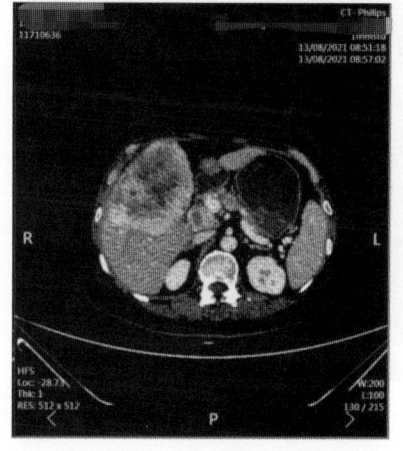

图 4-169B　2021-08 五线治疗后肝病灶持续增大

经 MDT 讨论，建议再次挑战洛拉替尼。

（6）六线治疗：2021 年 8 月 18 日予洛拉替尼 100mg qd 治疗，无临床获益。2021-10-7 开始恩沙替尼 225mg qd 治疗。2021 年 11 月 8 日复查评价 PD。肺部病灶大致同前，肝转移病灶较前增多增大（见图 4-170）；颅内实质病灶部分增大部分减小，新发广泛脑膜转移（见图 4-171）。PFS 2.6 个月。

2021 年 11 月 18 日患者行腰椎穿刺，脑脊液送基因检测：ALK 突变 +MET 扩增（患者未提供基因报告）。建议下一步洛拉替尼联合赛沃替尼。末次随访至 2021 年 11 月 18 日，后续患者失访。

6.病例小结

（1）治疗小结：见图 4-172、表 4-106。

（2）基因小结：见表 4-107。

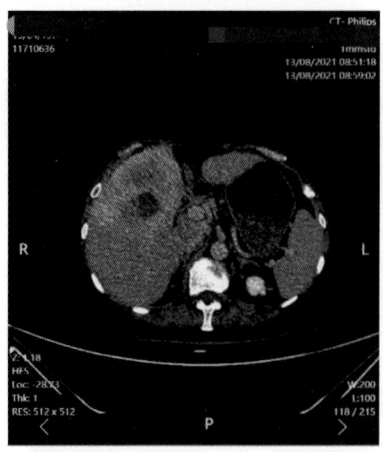

图 4-170A　2021-08 六线治疗前

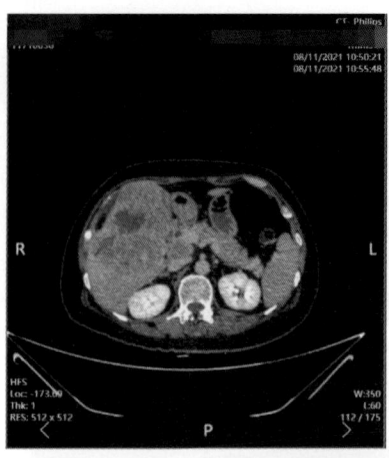

图 4-170B　2021-11 六线治疗 2 月后

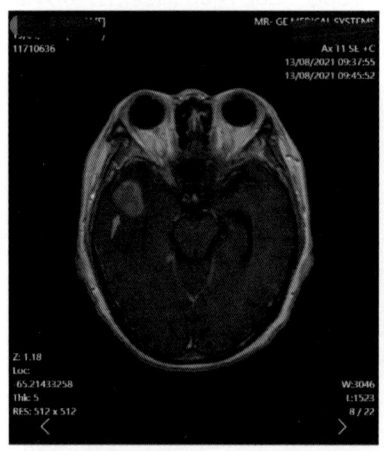

图 4-171A　2021-08 六线治疗前

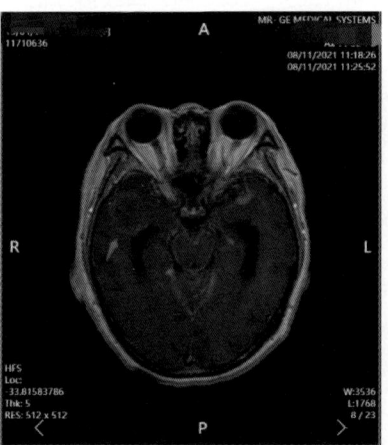

图 4-171B　2021-11 六线治疗 2 月后

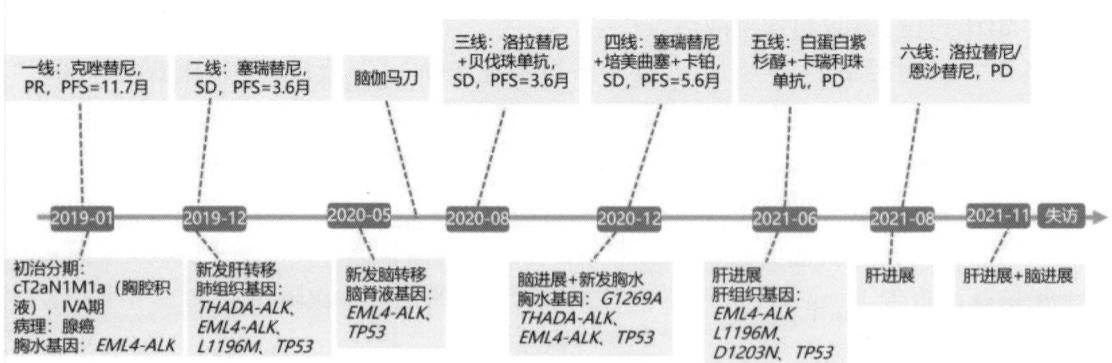

图 4-172　治疗时间轴

表 4-106　治疗小结

时间	方案	疗效
2019 年 1 月	克唑替尼	PR，PFS=11.7m
2020 年 1 月	塞瑞替尼	SD，PFS=3.6m
2020 年 7 月	脑伽马刀	\
2020 年 8 月	洛拉替尼联合贝伐珠单抗	SD，PFS=3.6m
2020 年 12 月	塞瑞替尼联合培美曲塞+卡铂	SD，PFS=5.6m
2021 年 6 月	白蛋白紫杉醇+卡瑞利珠单抗	PD
2021 年 8 月	洛拉替尼/恩沙替尼	PFS=2.6m

表 4-107　基因小结

取样时间	2019-01	2020-01	2020-08	2020-12	2021-07
时间节点	基线	一线进展	二线进展	三线进展	四线进展
样本来源	胸腔积液	支气管镜活检物	脑脊液	胸腔积液	肝组织
Panel	168	168	168	168	169
EML4-ALK	2.03%	3.3%	15.67%	16.79%	33.9%
THADA-ALK	\	7.2%	\	20.16%	\
ALK L1196M	\	5.38%	\	\	21.7%
ALK G1269A	\	\	\	21.34%	\
ALK D1203N	\	\	\	\	20.06%
TP53	\	4.55%	35.19%	31.72%	18.5%

7. 案例点评

ALK 融合基因相较于其他驱动基因变异有更好的靶向药物治疗有效率以及更长的 PFS、OS，因此被誉为"钻石突变"。2013 年，第一代针对 ALK 融合的靶向药物克唑替尼被批准用于治疗 ALK 融合型 NSCLC，一线治疗的中位 PFS 为 10.9 个月，显著优于传统化疗（PROFILE 1014），治疗后一年约有 40% 的患者因出现脑转移发生疾病进展。为了解决耐药和脑转移问题，后续新的药物不断研发，多款二代药物及三代药物洛拉替尼显著延长了中位 PFS。由于有众多的 ALK-TKIs 可供选择，便衍生出了一个临床问题：在"三代同堂"的情况下，如何从全程管理的角度进行药物的排兵布阵？如何走好第一步？面对获得性耐药突变时如何做出最佳选择？本例患者还很快出现"肺癌十大难题"之一脑膜转移，并且疾病的进展伴随多发转移灶，这个难题又如何解决？可见，即便是"钻石突变"，面对患者不同的临床情况也还有很多亟待解决的问题。

类似于 EGFR 的耐药性，ALK-TKIs 治疗后的耐药性使得如何科学制定后续治疗策略成为亟待解决的问题。ALK-TKIs 耐药机制复杂，其主要两大耐药模式包括 ALK 依赖型和非 ALK 依赖型，其中前者主要包括 ALK 激酶域的耐药突变如 L1196M、G1269A 等等以及 ALK 拷贝数的增加，非 ALK 依赖型包括旁路激活如 EGFR 激活、MET 扩增等等。本案例采取的是 ALK-TKIs 序贯治疗，先后使用克唑替尼、塞瑞替尼、洛拉替尼等多个靶向药物，多次基因检测后出现了 L1196M、G1269A、D1203N 三个靶内耐药突变，同时伴有多种其他变异类型（TP53 突变）。已有文献报道，序贯治疗可能增加多线用药后出现复合耐药突变的概率[8]，同时伴随 TP53 突变的患者具有更差的 PFS 及 OS 预后，同文献报道一致，本案例一线选择克唑替尼获得了较好的临床疗效（PFS 为 11.7 个月），但后续用药期间出现复合耐药及 TP53 突变，这可能是导致后线靶向治疗效果不佳的重要原因。

ALK-TKIs 联合化疗、抗血管生成治疗、免疫治疗等手段在本案例中也没有体现明显获益，多线治疗的疾病进展速度均较快，是复合耐药变异影响了联合治疗方案的疗效，还是患者还存在潜在未知的其他耐药机制不得而知。从临床角度考虑尝试应用白蛋白紫杉醇和卡瑞利珠单抗，征得患者同意后超适应证用药，但比较遗憾并未获益。本案例患者虽为 ALK 融合变异，却没有体现出"钻石变异"的优势。因此对于 ALK 融合型肺癌，除了根据 PFS 长短选择一线治疗药物，对疾病进展中的耐药变异和克服耐药的治疗策略方面还需要更详细深入的数据帮助我们做好全程管理。

（周　清）

（二十九）当 ALK（+）遇上 PD-L1（+）——一例晚期肺癌诊治经验分享

1. 一般情况介绍

患者，男，46 岁。

2. 病史

（1）现病史：患者于 2019 年 5 月 21 日体检发现纵隔淋巴结肿大，6 月 21 日行 PET/CT 检查示：气管右前方（纵隔 4R 区）结节，异常高代谢，需警惕恶性病变可能，建议穿刺病理检查；上腔静脉前方高代谢结节，不除外累及。2019 年 7 月 2 日以"纵隔淋巴结肿大 1 月余"就诊北京某医院。

（2）家族史：家族中无传染病及遗传病史。

（3）入院查体：全身浅表淋巴结未触及肿大及压痛，双肺呼吸音清，未闻及干湿性啰音及胸膜摩擦音，心腹查体未见明显异常，双下肢无浮肿。

（4）影像学检查：2019 年 6 月 21 日行 PET-CT 检查示：上腔静脉前方结节，有钙化，长径约 1cm，放射性摄取增高，SUVmax：6.0。气管右前方（纵隔 4R 区）类圆形结节，约为 33mm×23mm，放射性摄取增高，SUVmax：15.7。考虑恶性。两侧肺门未见异常肿大淋巴结或淋巴结浓聚。见图 4-173。

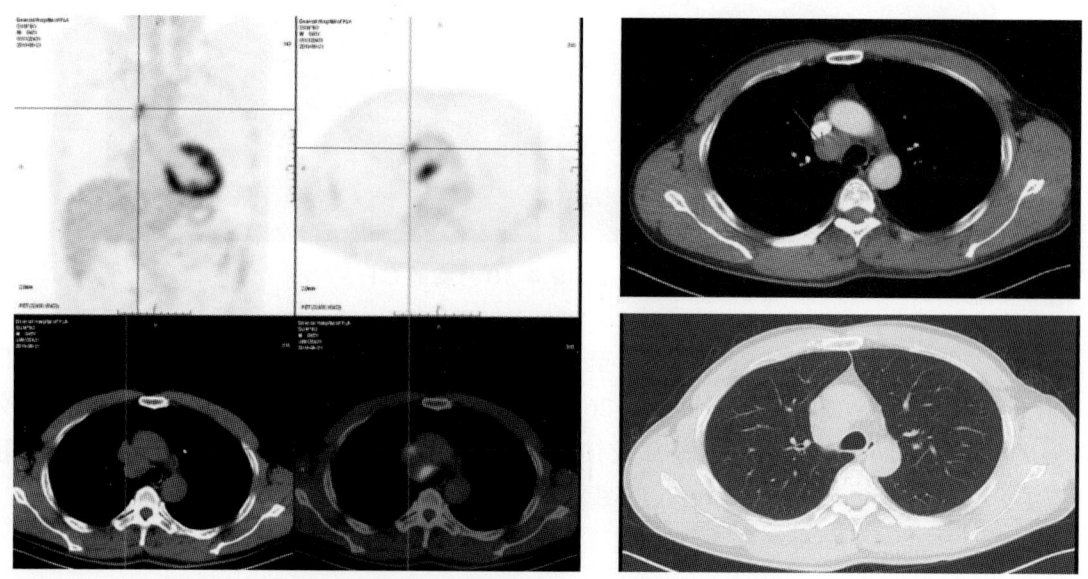

图 4-173　2019 年 6 月 21 日 PET-CT 检查

3. 病理诊断

2019 年 7 月 4 日（初治）EBUS 下行气管镜检查＋活检，病理回报：第 4R 组淋巴结穿刺组织内见低分化癌，结合免疫组化结果，倾向为低分化腺癌，免疫组化指向不明确，免疫组化结果：CK（＋），CK20（－），Villin（－），CK7（＋），CK8&18（＋），Ki-67（＋60%），TTF-1（－），CD3（T 细胞＋），CD20（B 细胞＋），Syn（－），CD56（－）。PD-1（淋巴细胞＋10%），PD-L1（22C3）（肿瘤细胞＋80%）。基因检测：EML4-ALK 融合。

2020 年 3 月 26 日（二次活检）右侧颈根部结节穿刺病理：低分化癌，部分呈印戒细胞癌，局部见脉管内癌栓，ALK（＋），PD-L1（＋85%）。

2020 年 6 月 28 日（三次活检）气管内切除组织，病理：低分化癌，伴坏死及较多中性粒细胞，符合低分化鳞癌，ALK（＋），PD-L1（＋10%）。

4. 分子检测诊断结果

2019 年 7 月 4 日基因检测结果：EML4-ALK 基因融合阳性。携带 ALK 融合突变的非小细胞肺癌患者，接受 PD-1/PD-L1 抑制剂治疗效果较差，对克唑替尼等 ALK TK Ⅰ类药物敏感。

5. 治疗方案调整及疗效评价

患者拒绝做手术、放疗。

（1）一线治疗：2019 年 7 月 25 日至 2019 年 10 月口服克唑替尼 250mg 口服 2/ 日连续服用，疗效 SD。2019 年 10 月 24 日行胸部 CT 示：气管前肿大淋巴结，考虑恶性，较前相仿；其旁增大淋巴结，略增大。评价：SD（见图 4-174）。因疗效不明显，患者及家属要求换药。

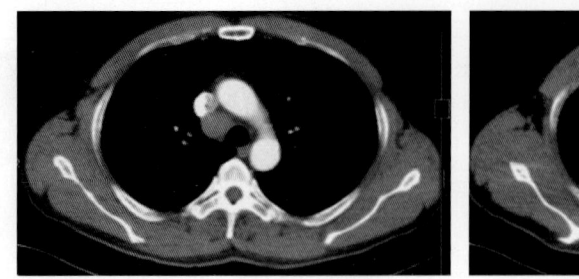

图 4-174　2019 年 10 月胸部 CT

（2）二线治疗：2019 年 10 月 25 日至 2020 年 3 月 25 日更换为阿来替尼 600mg 口服 2/日 连续服用，疗效 SD。2020 年 3 月 26 日行胸部 CT 检查示：纵隔多发肿大淋巴结，较前明显增大；PET/CT 示：右侧颈根部及锁骨区新发多发高代谢淋巴结，纵隔多发高代谢淋巴结，较前明显增大。评价：PD。见图 4-175。

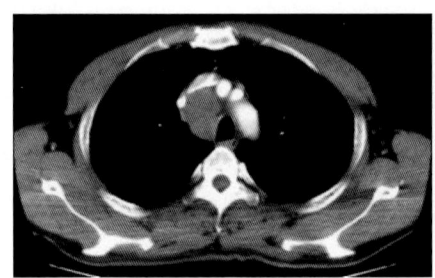
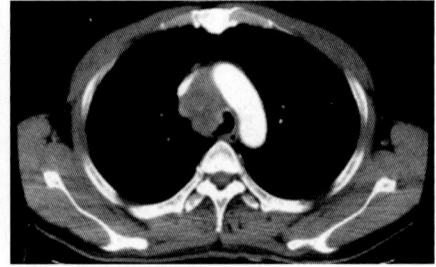

图 4-175　2020 年 3 月胸部 CT

（3）三线治疗：2020 年 3 月 26 日至 2020 年 4 月 17 日口服洛拉替尼 100mg 口服 1/日 连续服用，疗效 PD。2020 年 4 月 17 日行肺部 CT：与 2020-03-26 片对比：右锁骨上、纵隔多发肿大淋巴结，较前相仿，气管、上腔静脉受累。病变大致稳定，但肿瘤突入气管腔内，出现咳嗽、咯血。见图 4-176。

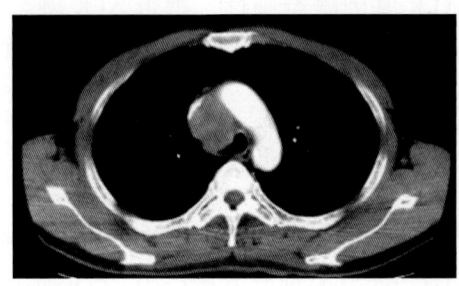
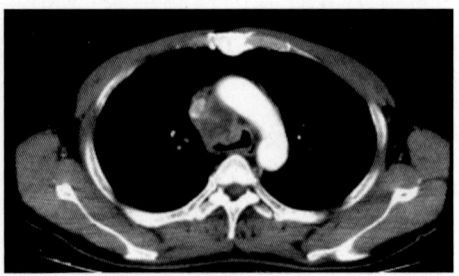

图 4-176　2020 年 4 月胸部 CT

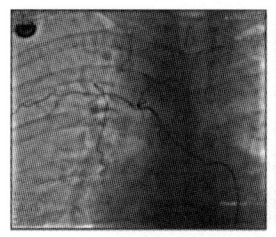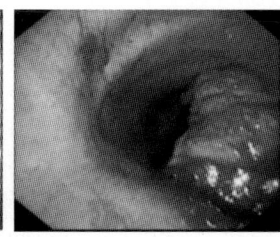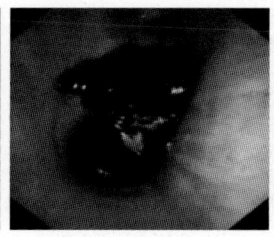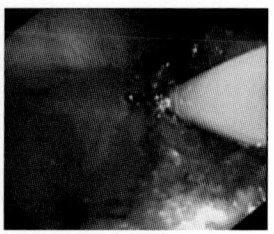

图 4-177　气管镜下局部治疗

2020 年 4 月行局部治疗：肿瘤进展合并咯血，且逐渐加重，出现呼吸衰竭，先后多次给予支气管动脉栓塞术、支气管镜下肿瘤冷冻切除、支气管镜下氩离子凝固止血、支气管镜下覆膜支架植入术。见图 4-177。

（4）四线治疗：2020 年 4 月 20 日至 2020 年 7 月 30 日予白蛋白紫杉醇 300mg+ 顺铂 120mg+ 帕博利珠单抗 200mg 治疗 5 周期，疗效 SD。

（5）五线治疗：2020 年 8 月 12 日至 2020 年 9 月 28 日培美曲塞 + 甲磺酸阿帕替尼 3 周期，疗效 SD。患者于 2020 年 12 月 28 日因疾病进展死亡。

6. 案例述评

ALK 基因阳性被称为肺癌患者的"钻石突变"，克唑替尼、塞瑞替尼、阿来替尼、洛拉替尼等药物已用于 ALK 阳性的非小细胞癌患者，临床治疗有效率高，患者生存期长。PD-L1 高表达是驱动基因阴性患者的"福音"，免疫治疗可带来长期生存。但 ALK 阳性和 PD-L1 高表达的碰撞并没有来生存益处。本病例在诊疗过程中有几个临床特点与读者分享。

1）ALK 突变是免疫治疗疗效的不良预后指标，同时 PD-L1 高表达是 TKIs 治疗疗效的不良预后指标。ALK 易位可以通过激活 ERK，STAT3 和 AKT 通路来上调 PD-L1 的表达。肿瘤微环境中同时存在的 PD-L1 表达和 CD8（+）TIL 可能是靶向治疗有效率低的原因。因此单纯的靶向治疗或免疫治疗无法给此类患者带来生存获益，需要更进一步的联合治疗探索。本病例中，无论是 ALK 靶向治疗还是免疫联合治疗，均未获得明显的疗效。

2）治疗方式的合理选择。患者初次就诊时，病灶局限于纵隔淋巴结，多次建议患者及家属行手术或局部放射治疗，但其过分相信于"钻石突变"的长生存效果，未能采用合理的治疗选择。

3）局部治疗的重要性。患者在病情进展后多次出现大咯血等症状，危及生命，因此内镜下局部治疗尤为重要。该患者先后给予多次局部治疗，包括：供血动脉介入栓塞治疗、硬质气管镜检查及 Y 型支架植入、全麻下气道内肿物切除术、内镜下止血等，显著延长生存期。

（王李杰　胡　毅）

（三十）一例 ALK+ 肺癌患者的精准治疗

1.一般情况介绍

患者，女，58 岁。

2.病史

（1）现病史：患者因咳嗽就诊，2016 年 4 月 26 日行 PET/CT 检查示：左肺上叶前段不规则结节（1.3cm×1.7cm×2.2cm），摄取增高（suv 值 4.7），考虑肺癌；双肺多发转移；左侧颈部、双侧锁骨上区、纵隔及左肺门淋巴结转移；心包少量积液。

（2）既往史：既往体健，无吸烟史。

（3）家族史：无肿瘤家族史。

（3）入院查体：PS 0 分。神志清，精神可。双肺呼吸音清，未闻及干湿啰音。

（4）辅助检查：2016 年 4 月 26 日行 PET/CT 检查示：左肺上叶前段不规则结节（1.3×1.7×2.2cm），FDG 摄取增高（suv 值 4.7），考虑肺癌。见图 4-178。

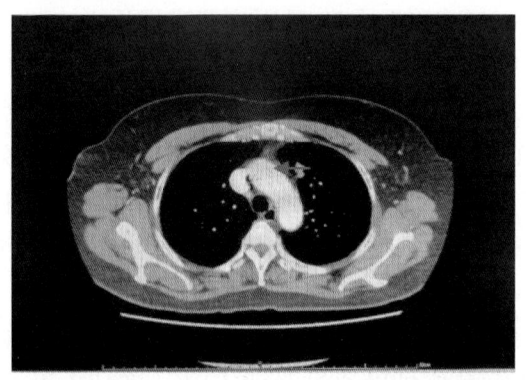

图 4-178　左肺上叶占位，考虑恶性可能性大

3.病理诊断

2016 年 2 月肺穿刺组织活检病理：低分化腺癌。免疫组化：CD34（血管 +），CD5/6（-），CK5（-），CK7（+），Ki-67（<25%），P40（-），TTF1（+），P63（-），CD56（-）SCLC（-），NapsinA（-）。

4.分子检测诊断结果及解读

（1）2016 年 9 月行组织基因检测：无突变

（2）2020 年 4 月行组织基因检测：EGFR、KRAS 基因检测无突变，EML4-ALK 基因融合突变。

ALK 基因重排表现为 ALK 与各种伴侣基因融合，包括棘皮动物微管相关蛋白样-4（EML4）。在这些融合基因当中，EML4 的基因头部以及 5′ 端上游的部分序列，让融合基因在肺腺细胞当中得以高表达，同时，ALK 基因尾部的酪氨酸激酶功能区域的酪氨酸激酶活性无需上游配体的激活，促进 NSCLC 进展。

第四章 呼吸系统肿瘤分子诊断标志物临床应用

表 4-108 主要基因变异检测结果及用药提示

基因	核苷酸变化	氨基酸变化	染色体	基因亚区	转录本	变异类型	突变丰度或拷贝数	变异等级	FDA/NMPA 批准患者癌种 可能敏感	FDA/NMPA 批准患者癌种 可能耐药	FDA/NMPA 批准其他癌种 可能敏感	FDA/NMPA 批准其他癌种 可能耐药	药物证据等级
ALK	EML4-ALK					基因融合			克唑替尼、赛瑞替尼、布加替尼、恩沙替尼、劳拉替尼				

ALK 基因重排的断裂点位于外显子 19 和 20 之间，ALK 基因发生重排后多具有生物学功能，其表达产物为嵌合酪氨酸激酶，通过 Coiled Coil 结构域形成多聚体，引起组成性的 ALK 激活，ALK 信号可通过激活 RAS-MEK-ERK，JAK3-STAT3 和 PI3K-AKT 等下游信号通路持续地促进细胞增殖，导致肿瘤的产生和转移。

FDA 批准克唑替尼用于 ALK 阳性的转移性非小细胞肺癌患者的治疗。NCCN 指南以 1 类等级推荐克唑替尼一线治疗非小细胞肺癌。

5. 治疗方案调整及疗效评价

（1）一线治疗：2016 年 5 月至 2016 年 11 月一线行 8 周期培美曲塞+顺铂方案化疗（培美曲塞 800mg d1+ 顺铂 60mg d1-2），疗效评价：最佳疗效 SD（偏小）。见图 4-179。

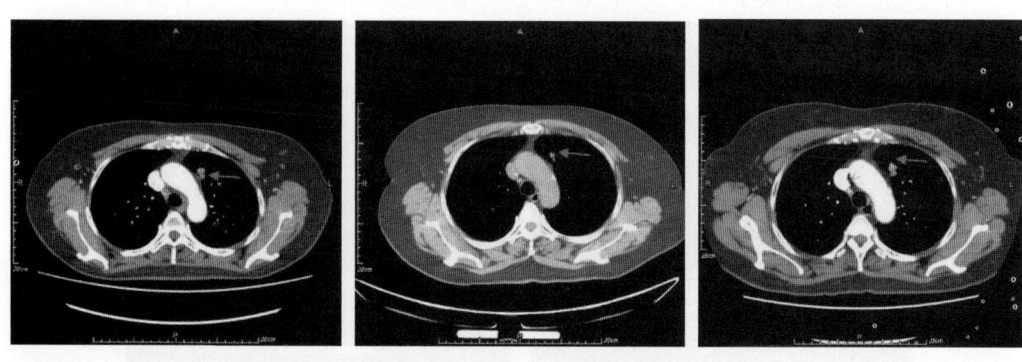

图 4-179 一线治疗期间胸部 CT

肿瘤标志物（2018-02）CEA 8.98 ng/ml。

2018 年 3 月复查胸部增强 CT，左肺上叶肺癌治疗后改变（0.8×1.4cm），较前增大，考虑病情进展。

（2）二线治疗

1）2018 年 3 月开始二线化疗，多西他赛+顺铂方案二线化疗 2 周期，因患者胃肠道反应及骨髓抑制严重，给予多西他赛单药维持化疗 11 周期（120mg d1q3w）。

2）疗效评价：最佳疗效 SD。见图 4-180。

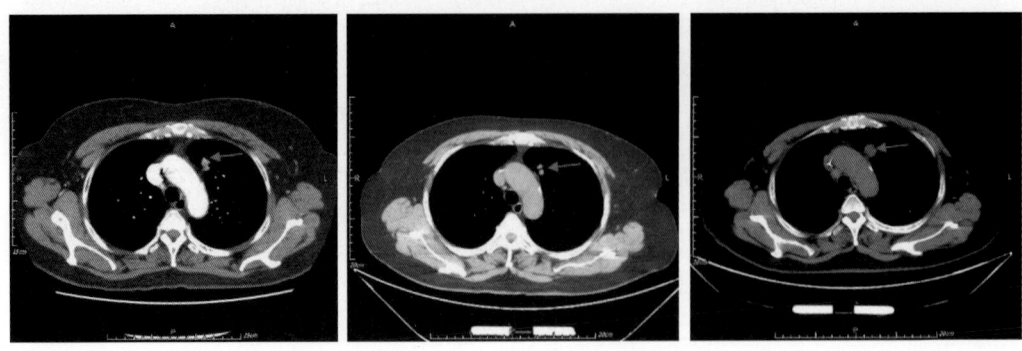

图 4-180　二线治疗期间胸部 CT

2020 年 2 月复查胸部增强 CT，左肺上叶肺癌治疗后改变：1.8cm×1.5cm），纵隔多发淋巴结增大；少许心包积液。患者病灶较前增大，考虑病情进展。

肿瘤标志物（2020-02-10）：CEA 13.42ng/ml、CA125 79.12U/ml、CA19-9 116.0U/ml、CA72-4 13.22U/ml。

2020 年 2 月 12 日行超声引导下行左锁骨上淋巴结穿刺活检病理报告：见伴有较多粘液分泌的高分化癌转移。

（3）三线治疗：三线口服安罗替尼，因头晕、高血压停用，PFS 2 个月。疗效评价：SD（略小）。见图 4-181。

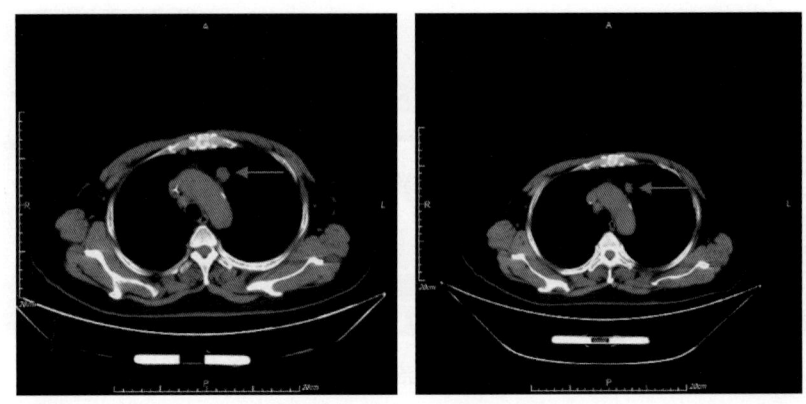

图 4-181　三线治疗期间胸部 CT

2020 年 4 月组织基因检测：EGFR、KRAS 基因检测无突变，EML4-ALK 基因融合突变。

（4）四线治疗：克唑替尼靶向治疗至今 250mg 口服，每日 2 次。疗效评价：PR。见图 4-182。

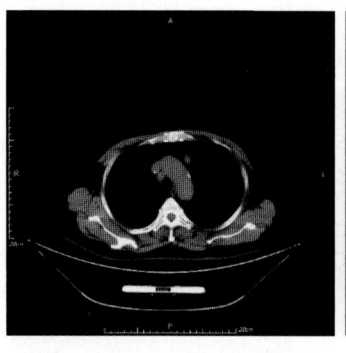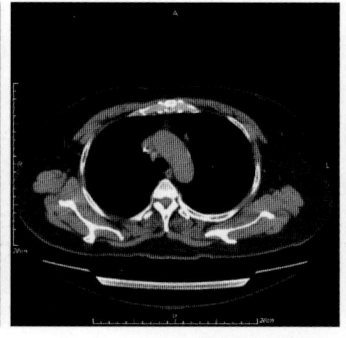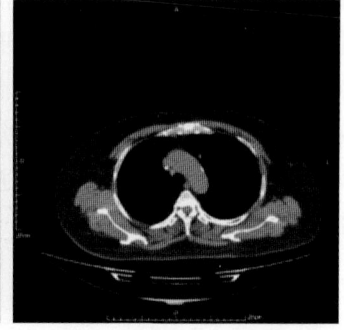

图 4-182　四线治疗期间胸部 CT

6. 病例小结

（1）治疗小结：见表 4-109。

表 4-109　治疗小结

时间	治疗	疗效
2016.5–2016.11	培美曲塞 + 顺铂	SD（偏小）
2016.12–2018.2	培美曲塞	SD
2018.3–2018.4	多西他赛 + 顺铂	SD
2018.5–2020.2	多西他赛	SD
2020.2–2020.4	安罗替尼	SD（偏小）
2020.4–2021.6	克唑替尼	PR

（2）基因小结：见表 4-110。

表 4-110　基因小结

取样时间	2016.9	2020.4
时间节点	初诊	病情进展
取样来源	组织	组织
突变位点	无突变	EML4-ALK 融合突变

7. 案例述评

从以上分析可以看出，本案例化疗后出现基因突变，西班牙科学家曾在顶级期刊《自然》系列杂志上发表重要研究论文，从全基因水平，分析了 6 种抗癌疗法（5 个化疗，1 个放疗）对 3506 个转移肿瘤的影响，找到了上述 6 种治疗方式在细胞 DNA 上留下的突变特征（简称"印迹"），还发现了一些放化疗药物会大幅加快 DNA 突变频率，最高能达到自然突变频率的 100 倍，甚至是 1000 倍，这可能是化疗后发生基因突变的原因。也有相关研究表明，非小细胞肺癌患者治疗前、后外周血 EGFR 的突变状态会有所改变。同时，因为肿瘤异质性的缘故，大量的研究发现肺癌治疗前后会发生组织病理类型的改变，如从肺腺癌转变为肺鳞癌，从非小细胞肺癌到小细胞肺癌的转化。而本案例在经过多线化疗后出现了驱动基因突变，而且是突变率很低的 ALK 基因，这也提示我们不仅要在一线治疗前，在后线治疗中在每次病情进展后都要进行再穿刺活检及基因检测，以达到个体化精准治疗。

（邵　艳　管静芝）

（三十一）一例 ALK 阳性局部晚期肺鳞癌多学科综合治疗的临床实践

1. 一般情况介绍

患者，男，46 岁。

2. 病史

（1）现病史：患者 2016 年 12 月体检时行胸部 CT 检查发现右肺占位性病变，不伴发热、咳嗽、胸痛、胸闷、呼吸困难等不适。

（2）既往史：吸烟史 20 余年，2016 年 3 月戒烟。

（3）家族史：无肿瘤家族史。

（4）体格检查：ECOG 评分 1 分，右侧锁骨上区可触及数枚大小不等淋巴结，双肺呼吸音清，未闻及明显干、湿性啰音，心音有力，律齐，各瓣膜区未闻及病理性杂音，腹平软，无压痛、反跳痛，未及明显包块，肝脾肋下未及，双下肢无水肿。

（5）影像学检查：2017 年 1 月 3 日行 PET/CT 检查示：右肺下叶不规则软组织团块（4.2cm×4.0cm），代谢增高（SUVmax 13.1）；右侧肺门、纵隔及右侧锁骨上区多发增大淋巴结，代谢增高；上述考虑右肺下叶恶性肿瘤性病变伴右侧肺门、纵隔及右侧锁骨上区淋巴结转移可能性大（见图 4-183）。头部 MRI 未见转移征象。

3. 病理诊断

（1）2017 年 1 月（初治）行 CT 引导下经皮右肺下叶占位穿刺活检，病理诊断：（右）肺非角化性鳞状细胞癌，免疫组化：CK5/6（+），P63（+），P40（+），CK7（+），ALK D5F3（弥漫强+），C-MET（中等强度+），PD-L1（小部分+），ERCC1（+），RRM1（±），ROS1（±），P53（少许+），TTF-1（-），NapsinA（-），ALK D5F3 对照（-），PD-1（-），Her-2（0），Ki67 LI：40% 左右。

（2）2017 年 3 月 24 日（手术后）病理诊断：右下肺肿块见广泛的片状凝固性坏死、纤维结缔组织增生伴慢性炎症细胞浸润、泡沫细胞沉积、多核巨细胞反应及个别肉芽肿结节，未见确切的癌组织；支气管残端未见癌；淋巴结：2 组 2 枚、4 组 3 枚、7 组 2 枚、10 组 2 枚、11 组 1 枚、12 组 1 枚、13 组 1 枚镜下均未见癌组织。

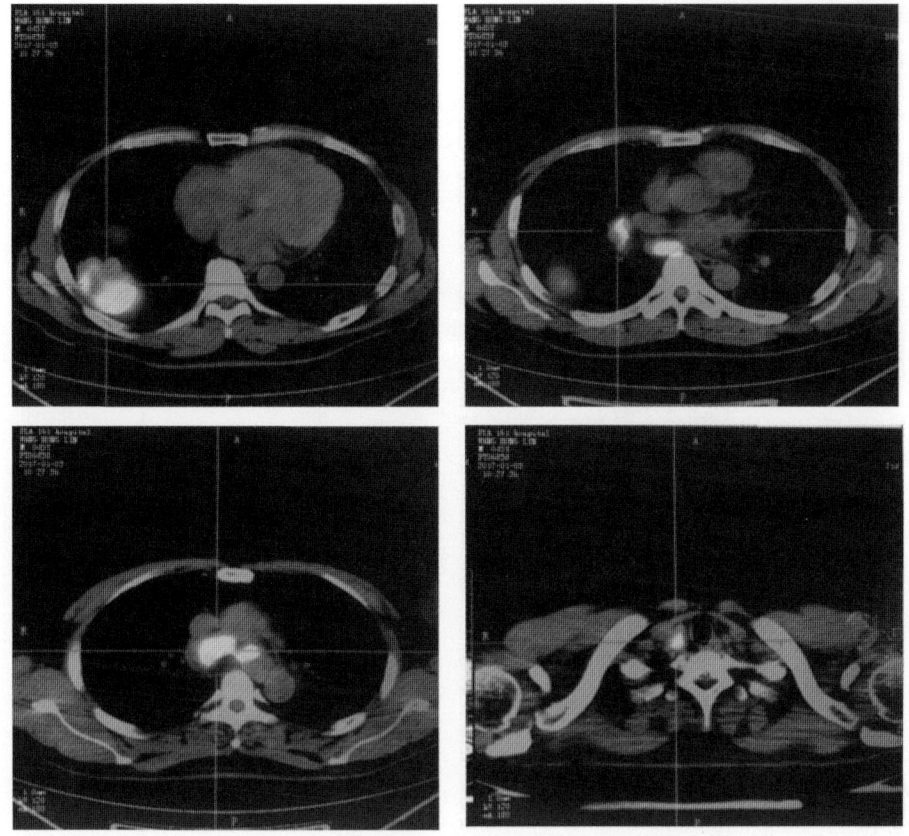

图4-183 基线期PET/CT(2017年1月3日)

4.分子检测诊断结果及解读(表4-111)。

(1)分子检测诊断结果

1)2017年1月(初治)肿瘤组织基因检测:ALK融合基因(+)(Ventana IHC),EGFR基因未见突变(ARMS)。

2)2018年3月(脑转移后)外周血基因检测结果显:① EML4-ALK(E6;A20)基因重排,丰度:1.02%;② ALK:c.3586C>A(p.Leu1196MET)错义突变,丰度:0.11%(NGS)(见表4-112)。

(2)分子检测结果分析和解读

1)ALK融合基因常用的检测方法包括Ventana-D5F3 IHC、FISH、RT-PCR和NGS等。其中Ventana-D5F3 IHC具有快速、经济、操作简单、对样本需求量较低等一系列优点,且具有较高的灵敏度(100%)及特异性(98%),已被ALK检测共识推荐优先应用;NGS的优点是能区分ALK突变的所有亚型和ALK基因本身可能存在的点突变,有助于发现ALK-TKIs耐药的原因,指导后续用药,更推荐用于ALK-TKIs耐药的患者。

2)ALK重排阳性NSCLC接受克唑替尼治疗后发生ALK耐药性突变的概率约为20%,其中L1196M突变的概率最高,约为7%。L1196M的出现提示可能对一代ALK-TKIs克唑替尼耐药。

表4-111 主要基因变异检测结果及用药提示

基因	核苷酸变化	氨基酸变化	染色体	基因亚区	转录本	变异类型	突变丰度或拷贝数	变异等级	FDA/NMPA批准患者癌种		FDA/NMPA批准其他癌种		药物证据等级
									可能敏感	可能耐药	可能敏感	可能耐药	
											药物推荐(敏感性,证据等级)		
ALK	EML4-ALK (E6:A20) 基因重排					基因重排	1.02%		克唑替尼 塞瑞替尼 阿来替尼 布格替尼 恩沙替尼 恩曲替尼 洛拉替尼				
ALK	p.Leu1196MET (c.3586C>A)				NM_004304.4	错义突变	0.11%		塞瑞替尼 阿来替尼 布格替尼 洛拉替尼	克唑替尼			

第四章 呼吸系统肿瘤分子诊断标志物临床应用

表4-112 外周血基因检测结果（2018年3月脑转移后）

基因变异及丰度	临床意义	靶向药物（敏感性）
ALK EML4-ALK（E6：A20） 基因重排 NM_004304.4 丰度：1.02%	携带ALK重排的肿瘤对ALK抑制剂敏感。携带某些ALK突变（如L1196M、G1269A、G1202R、1151Tins、L1152R、C1156Y、F1174L等）或拷贝数扩增的肿瘤可能对一代ALK抑制剂耐药，但可能对新一代ALK抑制剂敏感。	克唑替尼（敏感） 塞瑞替尼（敏感） 阿雷替尼（敏感） 布吉替尼（敏感） Ensartinib（敏感） Entrectinib（可能敏感） 劳拉替尼（可能敏感） AP32788（尚不明确）
ALK 23号外显子 p.L1196M 错义突变 NM_004304.4 c.3586C>A p.Leu1196MET 丰度：0.11%	携带ALK重排的肿瘤对ALK抑制剂敏感。携带某些ALK突变（如L1196M、G1269A、G1202R、1151Tins、L1152R、C1156Y、F1174L等）或拷贝数扩增的肿瘤可能对一代ALK抑制剂耐药，但可能对新一代ALK抑制剂敏感。	克唑替尼（可能耐药） 塞瑞替尼（可能敏感） 阿雷替尼（可能敏感） 布吉替尼（可能敏感） 劳拉替尼（可能敏感） ASP3026（可能耐药） Ensartinib（尚不明确） Entrectinib（尚不明确）
PRKDC 31号外显子 p.F1244L 错义突变 NM_006904.6 c.3730T>C p.Phe1244Leu 丰度：3.19%	该基因变异与靶向用药关联性尚无临床证据，生物学意义请详见基因小结。	暂无

5. 诊疗经过及疗效评价

（1）初诊阶段：2017年1月22日

1）诊断：右肺下叶鳞癌cT2bN3M0，ⅢB期（AJCC第7版），ALK融合基因（+），EGFR基因野生型。

2）新辅助治疗方案：克唑替尼250mg，口服，2次/日。

3）疗效评价：2017年3月3日复查PET/CT示：右肺下叶病灶明显缩小（1.0cm×0.8cm，SUVmax 3.4），右侧肺门、纵隔淋巴结明显缩小，右侧锁骨上淋巴结不可见。疗效评价为PR（见图4-184）。

（2）手术治疗：2017年3月24日

1）手术方式：全麻下行胸腔镜右下肺叶切除+系统性淋巴结清扫术。

2）病理诊断：右下肺肿块见广泛的片状凝固性坏死、纤维结缔组织增生伴慢性炎症细胞浸润、泡沫细胞沉积、多核巨细胞反应及个别肉芽肿结节，未见确切的癌组织；支气管残端未见癌；淋巴结：2组2枚、4组3枚、7组2枚、10组2枚、11组1枚、12组1枚、13组1枚镜下均未见癌组织。

3）新辅助治疗疗效评价：pCR。

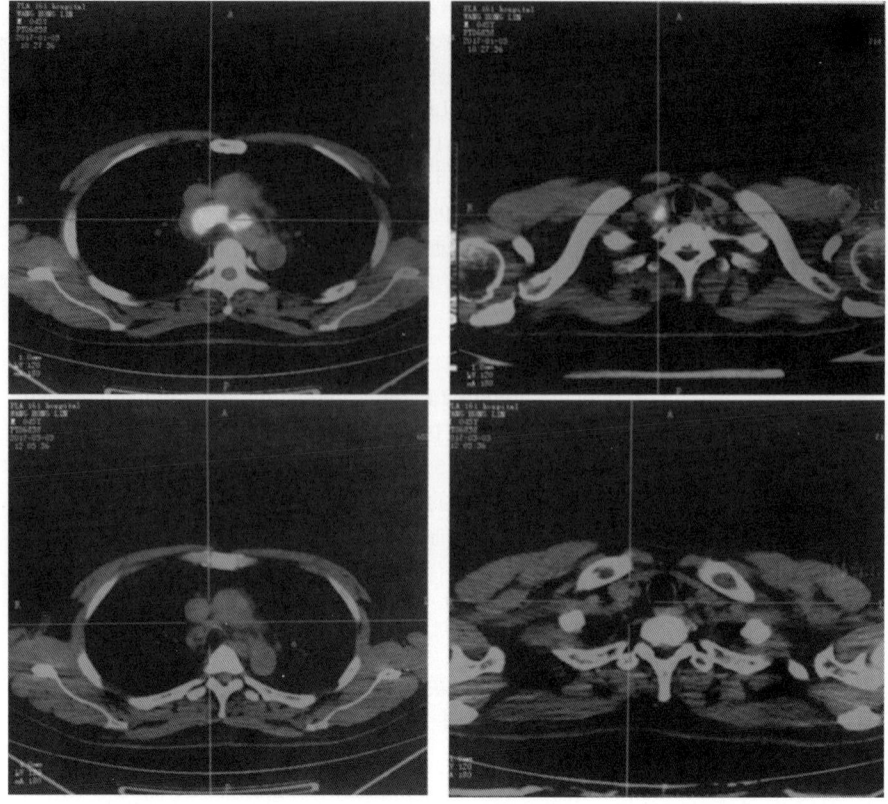

图 4-184 克唑替尼新辅助治疗后 PET/CT（2017 年 3 月 3 日）

（3）辅助治疗：2017 年 3 月 25 日至 2018 年 3 月 15 日

1）靶向治疗：克唑替尼 250mg，口服，2 次 / 日。

2）放射治疗：于 2017 年 6 月 23 日至 2017 年 8 月 4 日行右侧肺门、纵隔及右侧锁骨上区放疗 DT 50Gy/25F，纵隔 4R 区及右侧锁骨上区推量至 60Gy/30F。

3）复发情况：2018 年 3 月 15 日头部 MRI 示左侧枕叶单发脑转移灶（1.1cm×0.9cm）（见图 4-185）。患者无头痛及肢体感觉、运动障碍等不适。

（4）二线治疗：2018 年 3 月 25 日至今 2023 年 1 月

1）基因检测结果：外周血 NGS 检测结果显示：① EML4-ALK（E6：A20）基因重排，丰度：1.02%；② ALK：c.3586C > A（p.Leu1196MET）错义突变，丰度：0.11%。

2）二线治疗方案：2018 年 3 月 25 日开始换用第二代 ALK-TKI 阿来替尼治疗，600mg，口服，2 次 / 日。

3）疗效评价：2018 年 5 月 21 日复查头部 MRI 未见脑转移病灶，疗效评价为 CR（见图 4-186）。

4）随访：患者继续口服阿来替尼治疗，至今未见疾病进展，PFS 已超过 48 个月。

6.病例小结

见图 4-187。

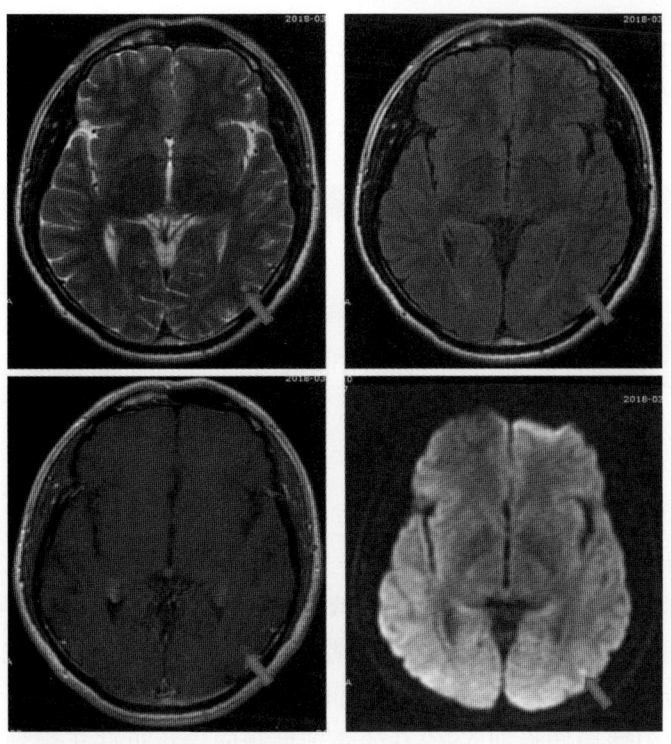

图 4-185　头部 MRI 示左侧枕叶单发脑转移灶（2018 年 3 月 15 日）

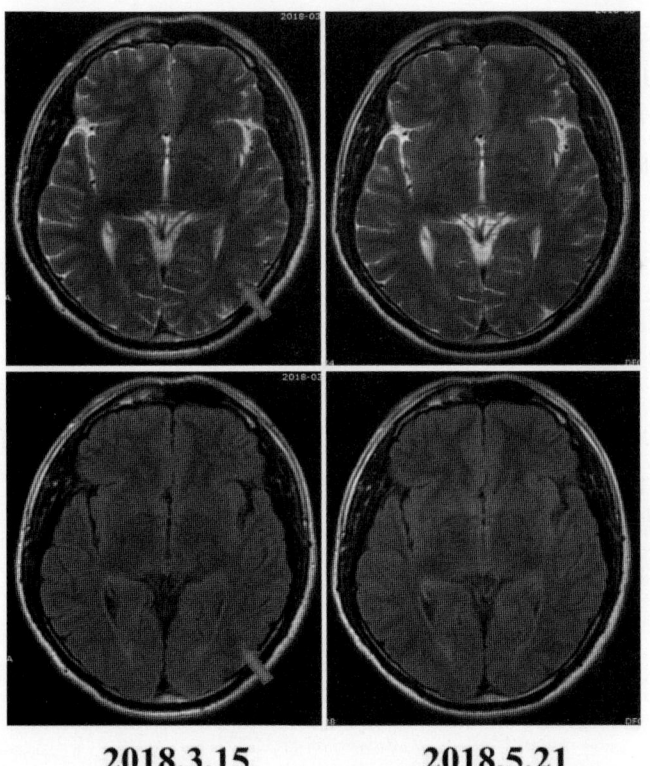

图 4-186　阿来替尼治疗前后脑转移灶变化情况

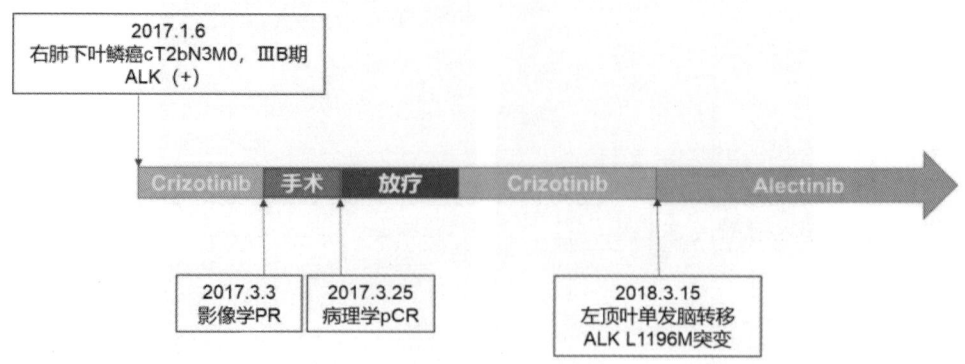

图 4-187 治疗小结

7. 案例评述

（1）该患者确诊时，克唑替尼是国内唯一上市的 ALK-TKIs，因此选择了克唑替尼进行新辅助靶向治疗。患者 2018 年 3 月发生脑转移，考虑到克唑替尼与阿来替尼在中枢神经系统转移性疾病控制方面的差异，如果患者在确诊时就接受阿来替尼新辅助靶向治疗，是否不会发生脑转移？或者脑转移发生的时间较晚？

（2）驱动基因阳性局部晚期 NSCLC 的新辅助靶向治疗近些年受到越来越多的关注。对于 EGFR 阳性的 NSCLC，EMERGING（CTONG1103）研究表明 EGFR-TKI 新辅助治疗已展现出不错的疗效。对于相对少见的 ALK 融合，新辅助靶向治疗的尝试也偶有个案报道。2019 年 JTO 上发表的克唑替尼回顾性研究及 2019 年 WCLC 上公布的塞瑞替尼相关研究（SAKULA）均表明，ALK-TKIs 新辅助靶向治疗未来可期，后续期待更大规模的前瞻性Ⅲ期临床研究去进一步探索。

（3）对于局部晚期 NSCLC，有效的全身治疗结合局部治疗有望给患者带来长期生存甚至是治愈的希望。局部治疗方面，手术和放疗各有优劣。对于降期效果显著、肿瘤活性受抑明显的患者，手术治疗在切除残存病灶的同时，可以进一步明确病理缓解率；而对于新辅助治疗后仍未满足手术指征或肿瘤活性受抑不明显的患者，放疗仍是一种非常有效的治疗手段。

（4）NSCLC 患者发生脑转移后通常推荐有效的全身治疗联合局部治疗。对于可切除的寡转移，目前手术和 SRS 治疗之间未显示出明显的差异。而对于 ALK 阳性的 NSCLC，阿来替尼能够透过血脑屏障，已展现出对脑转移的良好疗效。因此，对于计划接受阿来替尼的脑转移患者，局部治疗是否必须？期待未来更多的临床研究去探索。

（蒋继宗　褚　倩）

(三十二)当 ALK 遇上小细胞——一例 ALK+SCLC 诊治经验分享

1. 一般情况介绍

患者,女,63 岁。

2. 病史

(1)现病史:患者 2017 年 5 月初无明显诱因出现刺激性干咳,伴右侧胸痛和活动后胸闷、气促症状,无咳痰、咯血,无发热、盗汗,无头痛、头晕等症状。当地医院给予以抗炎、止咳等对症处理后自觉症状有所减轻,后未进一步治疗。6 月初症状加重,行胸部 CT 示:右肺下叶团块状高密度,考虑炎症伴部分肺组织不张,占位性病变待除外。

(2)家族史:无家族遗传性疾病史。

(3)入院查体:身高:152cm、体重:68kg、体表面积:1.64m^2、KPS 评分:80 分。患者神志清楚,精神尚可,一般情况良好。听诊右肺呼吸音粗,余查体无特殊。

(4)影像学检查

1)2017 年 6 月胸部增强 CT 示(图 4-188):①右肺癌,右肺中叶及右下肺肿块;②双侧胸膜、右叶间胸膜及双肺多发小结节;③右肺门及纵隔多发淋巴结转移。

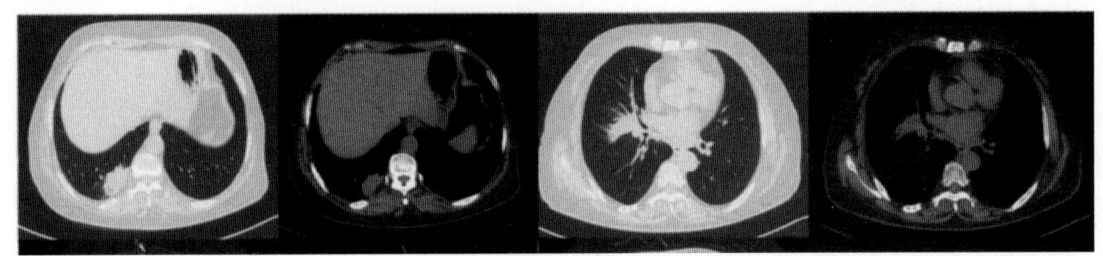

图 4-188　胸部增强 CT(2017-6)

2)腹部增强 CT 示:腹膜后淋巴结肿大,结合病史考虑为转移。胆囊结石。

3)核医学全身骨扫描提示:胸 10 椎体右缘及右侧第 3 前肋放射性浓聚影,其他骨未见明确转移征象。

4)超声提示:左侧锁骨上窝可见多发低回声结节,大者约为 5mm×3mm,边界清楚,未见皮髓质结构。右侧颈部及锁骨上窝可见多发的低回声结节,大者位于锁骨上窝,大小约为 15mm×11mm,边界清楚,未见皮髓质结构。双侧腋下和腹股沟区未见明确异常肿大的淋巴结。

5)颅脑磁共振、心电图未见明显异常。

3. 病理诊断

患者行 CT 引导下经皮(右肺中叶)穿刺活检,病理示:低分化的神经内分泌癌。免疫组化结果:ALK(Ventana)(+)、CK5(-)、CK(+)、NapsinA(-)、p63(-)、TTF-1(+)、CK7(+)、p40(-)、Syn(+)、CD56(+)、CgA(+)、HER-2(0)、Ki-67(70%+),结合免疫组化结果,考虑为复合型小细胞癌。当时患者病理组织未进一步行基因检测。

4. 分子检测诊断结果及解读

患者在完成4周期化疗期间完成了NGS测序，我们发现了患者的病理组织存在ALK融合，且是一种全新的PLEKHM2-ALK形式，没有EGFR/KRAS/ROS1/RET/NTRK等基因变异，如表4-113、图4-189所示。

5. 治疗方案调整及疗效评价

前期化疗方案：依托泊苷联合顺铂（EP）化疗4周期（依托泊苷：100mg/m² 静脉输注第1-3天，顺铂注射液：75 mg/m² 静脉输注第1天），后口服克唑替尼250mg 1天2次维持治疗至2018年6月，期间最佳疗效为稳定（SD），无进展生存期（PFS）为12个月。

调整方案：患者在治疗期间出现脑转移（图4-190），遂于2018年7月更换二线治疗方案为布格替尼90mg，每天一次口服联合全脑放疗，期间最佳疗效为稳定（SD），无进展生存期（PFS）为12个月。后患者因出现颅内肿瘤进展，病情进一步恶化，于2019年6月死亡，总生存期为24个月。患者治疗期间肿瘤标志物汇总见表4-114。

6. 本案小结

（1）治疗小结：见图4-191、表4-115。

（2）基因检测小结：见图4-192、表4-116。

7. 案例述评

复合型小细胞肺癌（Combined Small Cell Lung Cancr, CSCLC）是SCLC中一种非常少见的特殊病理亚型，既往研究报道其发病率仅为全部SCLC的1%~3%，是一类由SCLC与NSCLC成分相混合的癌，其中的NSCLC成分可以是鳞癌、腺癌、大细胞癌，甚至是少见的梭形细胞癌、巨细胞癌等。2014年，NCCN指南提出将CSCLC归为SCLC的范畴，但对于CSCLC治疗未进行详细的说明。目前认为CSCLC的治疗主要是基于SCLC的治疗模式，依托泊苷联合铂类药物治疗是目前SCLC的一线标准治疗方案。故在患者一经病理学确诊时，及时地给予化疗，这就是临床获益的直接原因。尽管一线化疗有着较高的有效率和缓解率，但SCLC仍会有超过80%的局限期及几乎所有的广泛期患者会在治疗后的1年内出现疾病的复发、进展或者耐药。

在ALK融合基因中，EML4-ALK占90%~95%，肺癌中非EML4-ALK类型（至少113种）占ALK融合的5%~10%。对于该病例，我们通过免疫组化的方法发现了患者存在ALK融合的可能，后进一步通过二代测序再次证实。故患者在一线治疗维持期间和疾病再次进展时均给予ALK-TKIs药物治疗（克唑替尼和布格替尼），均取得了较好的临床获益。这是世界范围首次报道了此类型的ALK融合形式：PLEKHM2-ALK，并且也是首次报道了SCLC患者能够从单药的ALK-TKIs中长久地临床获益。

这个案例使我们认识到了C-SCLC的复杂性，特别是C-SCLC中会伴有驱动基因的可能性，并且一旦有驱动基因存在，患者就很可能就有靶向治疗的机会与长久地临床获益。

表4-113 主要基因变异检测结果及用药提示

基因	核苷酸变化	氨基酸变化	染色体	基因亚区	转录本	变异类型	变异丰度或拷贝数	变异等级	FDA/NMPA批准患者癌种		FDA/NMPA批准其他癌种		药物证据等级
									可能敏感	可能耐药	可能敏感	可能耐药	
ALK	PLEKHM2 -ALK			Exon20	NM_004304	融合突变	29.4%	I类	阿来替尼 布格替尼 色瑞替尼 克唑替尼 劳拉替尼		药物推荐（敏感性，证据等级）		A A A A A
DENND1A	p.R745 (c.2233C>T)			Exon22	NM_020946.1	截短突变	18.2%						
EPHA3	p.R274 (c.820C>T)			Exon4	NM_005233.5	截短突变	25.8%	III类					
FGFR2	p.G80R (c.283G>A)			Exon3	NM_000141.4	错义突变	10.5%						
KMT2A	p.P1131L (c.3392CT)			Exon5	NM_005933.3	错义突变	6.2%						
RICTOR					NM_152756.3	基因扩增	2.3倍	III类					
STMN1					NM_005563.3	基因扩增	2.0倍						
TUBB3					NM_006086.3	基因扩增	2.6倍						

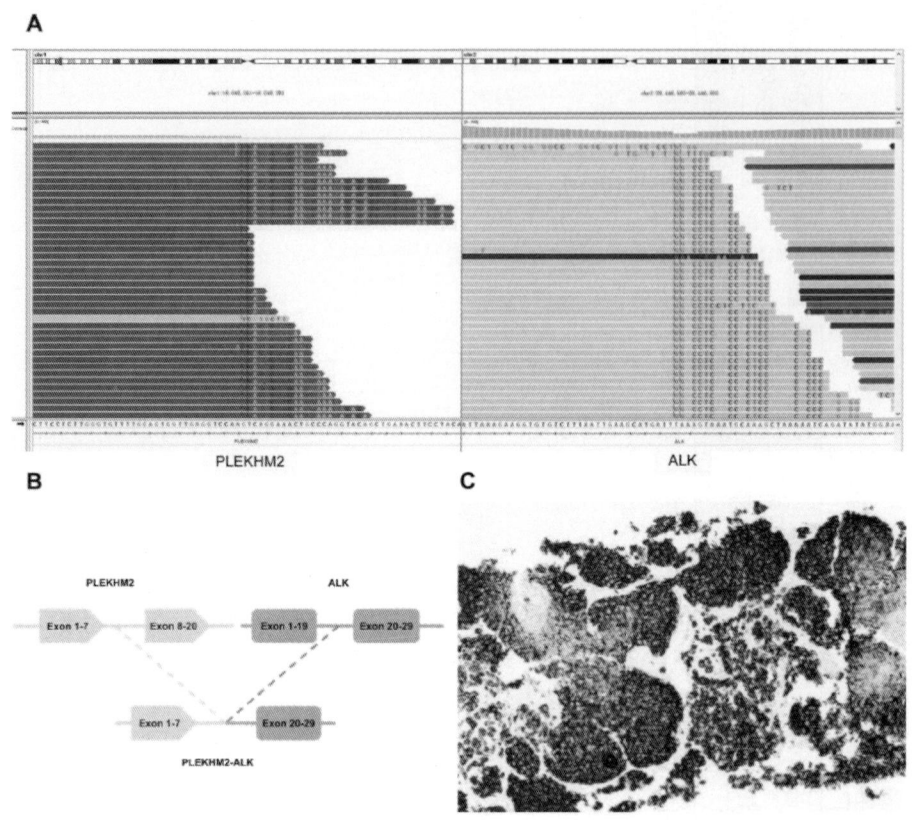

图 4-189 （A）患者病理组织中发现的 ALK 融合；（B）PLEKHM2-ALK 融合示意图；（C）免疫组化所示 ALK 染色

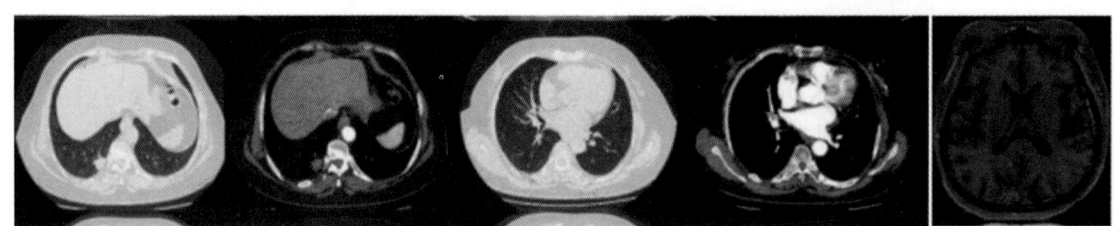

图 4-190 胸部增强 CT 和颅脑 MR（2018-6）

第四章 呼吸系统肿瘤分子诊断标志物临床应用

表 4-114 患者治疗期间肿瘤标志物汇总

监测时间 项目	2017年					2018年			参考 范围
	6-23 首诊	7-13 第1次 化疗前	8-17 第2次 化疗前	9-23 第3次 化疗前	10-31 第4次 化疗前	12-18 入院 复查	03-15 入院 复查	06-26 入院 复查	
CA125	28.2	30.9	14.2	8.8	9.9	12.1	11.3	11.5	(0.1-35)μ/ml
CA199	40.6↑	48.4↑	26.4	26.4	28.0	26.2	18.2	21.8	(0.1-37)μ/ml
CA153	8.05	9.3	8.3	8.2	8.1	7.3	7.54	7.8	(0.1-30)μ/ml
CA724	2.42	4.41	2.22	2.71	6.4	4.42	5.97	5.7	(0-10)μ/ml
CYFRA21-1	6.2↑	8.6↑	4.1↑	2.9	12.2↑	21.6↑	14.6	18↑	(0.1-4)ng/ml
CEA	269.5↑	379.2↑	235.4↑	172.7↑	98.1↑	38.6↑	39.5↑	49.6↑	(0-5)μg/L
NSE	42.9↑	63.1↑	24.6↑	14.4	12.2	14.5	11.4	15.3	(0-24)ng/ml
SCC	0.6	0.5	0.3	0.5	1	1.1	1.5	1	<1.8ng/ml

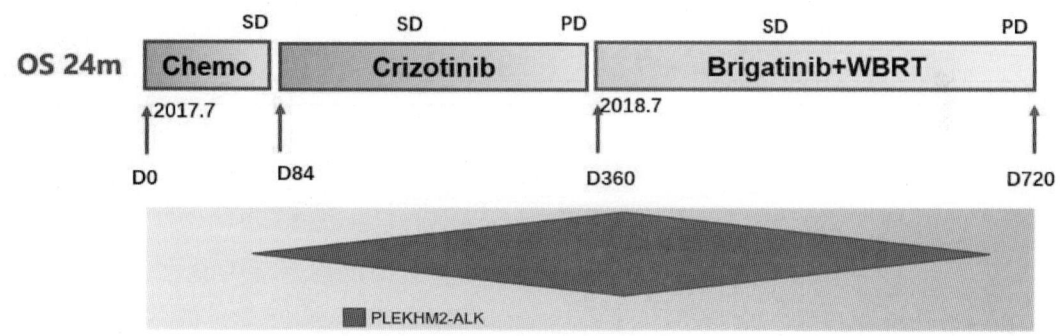

图 4-191 治疗小结

表 4-115 治疗小结

时间	治疗	疗效
2017.7-2017.10	含铂双药化疗	SD
2017.10-2018.6	Crizotinib 维持治疗	SD
2018.7-2019.6	Brigatinib+WBRT	SD

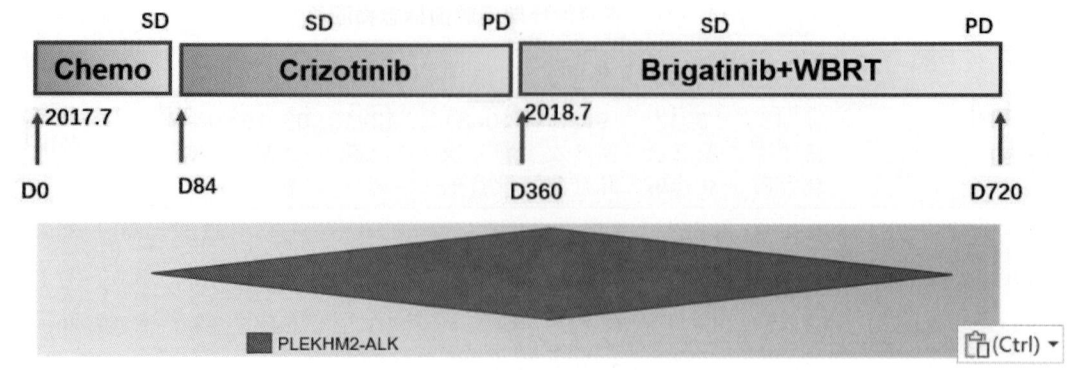

图 4-192 基因检测小结

表 4-116 基因检测小结

取样时间	2017-10
时间节点	化疗期间
样本来源	肺癌组织
Panel	425
PLEKHM2-ALK	29.4%

（张 帆 胡 毅）

（三十三）当 ALK 遇上 MPM——一例 ALK+ 恶性胸膜间皮瘤患者的精准治疗

1. 一般情况介绍

患者，男，33 岁

2. 病史

（1）现病史：患者因"间断胸痛 1 月，加重伴咳嗽、憋喘 2 周"由 120 平车入院。

（2）既往史：既往体健，无吸烟史。

（3）家族史：无肿瘤家族史。

（4）入院查体：PS 4 分。神志清，精神差。呼吸急促，右肺呼吸音弱，叩诊呈浊音。

（5）辅助检查：

1）影像学检查：胸部增强 CT：右肺门团块影，气管隆突下占位病变，大小 8.2cm×4.5cm，右肺动脉受压，右侧胸膜结节，右侧胸腔积液。见图 4-193。

2）肿瘤标志物：CEA 1.17ng/ml，CA125 41.08U/ml，NSE 39.55ng/ml，SCC 7.1ng/ml。

3. 病理诊断

2018 年 2 月 7 日行超声引导下胸膜肿块穿刺活检术。病理：右侧胸腔肿瘤性病变，间质黏液样变性，局部坏死，细胞大部分呈组织细胞样，胞质丰富，部分核偏位，结合免疫组化,考虑恶性间皮瘤伴退变。免疫组化:CalRETinin(部分弱+),D2-40(+),CK(-),CK7(-),CK20(-),Vimentin(+),SMA(-),Ki67(30%+),WT-1(-),LCA(少量淋巴细胞+),S-100(-),CD138(-),Syn(-),CK5/6(-),HMB45(-),Desmin(-),TTF-1(-)。

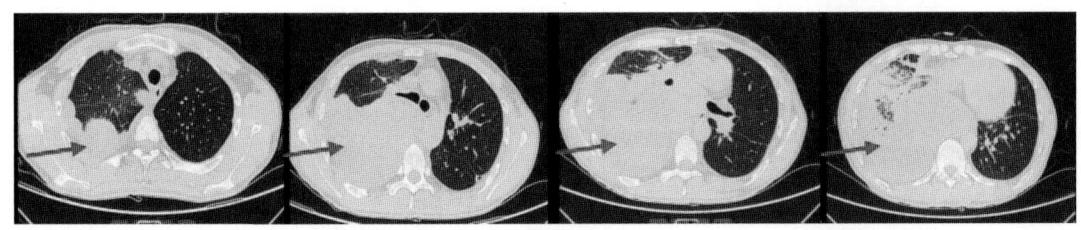

图4-193　2018-02-05,胸部CT

4.分子检测诊断结果及解读

(1)2018年1月30日第1次基因检测标本:胸腔积液。结果见表4-117。

(2)2018年3月21日第2次基因检测标本:血液。见表4-118。

(3)2018年5月25日第3次基因检测标本:血液。见表4-119。

(4)2018年6月23日第4次基因检测标本:血液。见表4-120。

(5)2018年10月30日第5次基因检测标本:血液。见表4-121。

(6)2018年12月第6次基因检测:血液+组织。见表4-122。

(7)基因检测结果分析

1)携带ALKEML4-ALK(E6:A20)基因重排的肿瘤对ALK抑制剂敏感。

2)携带ALKI1171N突变的肿瘤可能对克唑替尼、阿来替尼耐药,但可能对塞瑞替尼、洛拉替尼敏感。

3)携带ALKL1196M突变的肿瘤可能对克唑替尼耐药,但可能对塞瑞替尼、阿来替尼、洛拉替尼敏感。

4)携带ALKG1202R突变的肿瘤对克唑替尼、塞瑞替尼、阿来替尼耐药,但可能对洛拉替尼敏感。

5)复合突变可增加ALK抑制剂耐药机制复杂性,导致药物敏感性变化。

5.治疗方案调整及疗效评价

(1)一线治疗

1)2018年2月中旬给予一线阿来替尼治疗(600mg口服2/日)。

2)疗效评价:2018年4月中旬,一线治疗2个月后,患者症状减轻,CT显示病灶明显好转(图4-194B),疗效评价:PR。

2018年5月下旬患者自觉咳嗽加重,肿瘤标志物增高(表4-123,行PET/CT检查,考虑病情进展,继续加量口服阿来替尼(1800mg/日)1月,症状无减轻。

2018年6月下旬复查影像学见病灶继续增大,疗效评价:PD(图4-194C)。

表 4-117 主要基因变异检测结果及用药提示

基因	核苷酸变化	氨基酸变化	染色体	基因亚区	转录本	变异类型	突变丰度或拷贝贝数	变异等级	FDA/NMPA 批准患者癌种		FDA/NMPA 批准其他癌种		药物证据等级
									可能敏感	可能耐药	可能敏感	可能耐药	
ALK	EML4-ALK (E6: A20)				NM_004304.4	基因融合	24.21%				克唑替尼 塞瑞替尼 阿来替尼 布格替尼 恩沙替尼 洛拉替尼		

表 4-118 主要基因变异检测结果及用药提示

基因	核苷酸变化	氨基酸变化	染色体	基因亚区	转录本	变异类型	突变丰度或拷贝贝数	变异等级	FDA/NMPA 批准患者癌种		FDA/NMPA 批准其他癌种		药物证据等级
									可能敏感	可能耐药	可能敏感	可能耐药	
ALK	EML4-ALK (E6: A20)				NM_004304.4	基因融合	8.22%				克唑替尼 塞瑞替尼 阿来替尼 布格替尼 恩沙替尼 洛拉替尼		

第四章　呼吸系统肿瘤分子诊断标志物临床应用

表 4-119　主要基因变异检测结果及用药提示

基因	核苷酸变化	氨基酸变化	染色体	基因亚区	转录本	变异类型	突变丰度或拷贝贝数	变异等级	FDA/NMPA 批准患者癌种 可能敏感	FDA/NMPA 批准患者癌种 可能耐药	FDA/NMPA 批准其他癌种 可能敏感	FDA/NMPA 批准其他癌种 可能耐药	药物证据等级
ALK	EML4-ALK (E6;A20)				NM_004304.4	基因融合	2.87%		克唑替尼 塞瑞替尼 阿来替尼 布格替尼 恩沙替尼 洛拉替尼				
ALK	c.3512T>A	p.Ile1171Asn		Exon22	NM_004304.4	错义突变	3.07%		塞瑞替尼 洛拉替尼		克唑替尼 阿来替尼		

表 4-120 主要基因变异检测结果及用药提示

基因	核苷酸变化	氨基酸变化	染色体	基因亚区	转录本	变异类型	突变丰度或拷贝数	变异等级	FDA/NMPA 批准患者癌种 可能敏感	FDA/NMPA 批准患者癌种 可能耐药	FDA/NMPA 批准其他癌种 可能敏感	FDA/NMPA 批准其他癌种 可能耐药	药物证据等级
ALK	EML4-ALK (E6:A20)				NM_004304.4	基因融合	8.58%		克唑替尼 塞瑞替尼 阿来替尼 布格替尼 恩沙替尼 洛拉替尼				
ALK	c.3512T>A	p.Ile1171Asn		Exon22	NM_004304.4	错义突变	4.24%		塞瑞替尼 洛拉替尼		克唑替尼 阿来替尼		
ALK	c.3586C>A	p.Leu1196MET		Exon23	NM_004304.4	错义突变	0.33%		塞瑞替尼 阿来替尼 布格替尼 洛拉替尼		克唑替尼 ASP3206		

第四章 呼吸系统肿瘤分子诊断标志物临床应用

表 4-121 主要基因变异检测结果及用药提示

基因	核苷酸变化	氨基酸变化	染色体	基因亚区	转录本	变异类型	突变丰度或拷贝数	变异等级	FDA/NMPA批准患者癌种 可能敏感	FDA/NMPA批准患者癌种 可能耐药	FDA/NMPA批准其他癌种 可能敏感	FDA/NMPA批准其他癌种 可能耐药	药物证据等级
ALK	EML4-ALK(E6：A20)				NM_004304.4	基因融合	6.28%		克唑替尼 塞瑞替尼 阿来替尼 布格替尼 恩沙替尼 洛拉替尼				
ALK	c.3604G>A	p.Gly1202Arg		Exon23	NM_004304.4	错义突变	3.07%		布格替尼 洛拉替尼		塞瑞替尼 克唑替尼 阿来替尼		
ALK	c.3586C>A	p.Leu1196MET		Exon23	NM_004304.4	错义突变	2.90%		塞瑞替尼 阿来替尼 布格替尼 洛拉替尼		克唑替尼 ASP3206		
ALK	c.3512T>A	p.Ile1171Asn		Exon22	NM_004304.4	错义突变	2.64%		塞瑞替尼 洛拉替尼		克唑替尼 阿来替尼		

表 4-122 主要基因变异检测结果及用药提示

基因	核苷酸变化	氨基酸变化	染色体	基因亚区	转录本	变异类型	突变丰度或拷贝数	变异等级	FDA/NMPA批准患者癌种		FDA/NMPA批准其他癌种		药物证据等级
									可能敏感	可能耐药	可能敏感	可能耐药	
ALK	c.3604G>A	p.Gly1202Arg		Exon23	NM_004304.4	错义突变	3.07%				布格替尼 洛拉替尼	塞瑞替尼 克唑替尼 阿来替尼	
ALK	c.3586C>A	p.Leu1196MET		Exon23	NM_004304.4	错义突变	2.90%				塞瑞替尼 阿来替尼 布格替尼 洛拉替尼	克唑替尼 ASP3206	

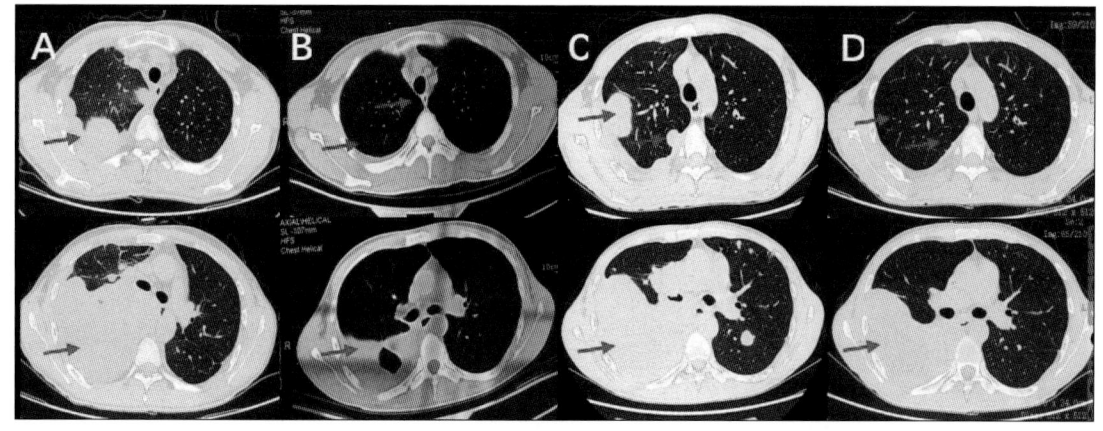

图 4-194　治疗前后胸部 CT 对比

A：2018-02-05；B：2018-04-10；C：2018-06-26；D：2018-09-21。

（2）二线治疗：根据基因检测结果，患者对阿来替尼耐药，可能对塞瑞替尼、洛拉替尼敏感。因这两种药物国内尚未上市，药物不可及，2018 年 6 月 27 日开始二线化疗：培美曲塞 0.8g d1+ 卡铂 300mg d1+ 贝伐珠单抗 300mg d1，Q3w。2018 年 7 月中旬出现肿瘤热，憋喘较前加重，肿瘤标志物不降反升（见表 4-123）。

表 4-123　肿瘤标志物检测结果汇总

	NSE	SCC	CA125	CEA
2018.02	41.07	14.4	N	N
2018.03	N	2.4	N	N
2018.05	44.43	10.2	75.35	N
2018.06	93.06	13.4	85.40	N
2018.07	96.73	36.1	64.42	N
2018.09	N	N	N	N

（3）三线治疗：2018 年 7 月 21 日更换方案三线治疗：吉西他滨 1.6g d1、8+ 洛铂 40mg d1+ 贝伐珠单抗 300mg。本周期化疗后，患者咳嗽及憋喘稍有缓解，未行影像学检查评价疗效。患者拒绝继续化疗，要求进行靶向治疗。

（4）四线治疗

1）2018 年 8 月中旬患者自行购买洛拉替尼，按标准剂量 100mg/ 日开始治疗。

2）疗效评价：2018 年 9 月 17 日服药 1 月后复查，肿瘤标记明显下降（表 4-123），胸部 CT 显示肿块缩小，疗效评价 PR（图 4-194D）。

2018 年 11 月患者病情加重，开始咯血，考虑再次进展。

（5）最后阶段 - 最佳对症支持治疗：2018 年 11 月 17 日因患者体弱，当地医院对症支持治疗。2018年12月17日患者赴广州寻求下一步治疗手段。完善胸腹部CT检查发现病情全面进展，腹腔多发转移。期间再次穿刺活检并抽血送基因检测。12月27日出现谵妄、意识错乱，怀疑脑转移，不能耐受脑MRI检查。2019年1月3日入院，病重，意识不清，给予对症治疗，病情持续进展，于2019年1月7日死亡。

6. 病例小结

该病例总生存期约11月，历经四线治疗，其中两线ALK-TKI均看到良好疗效，但疗效持续时间不长，而传统治疗方案疗效欠佳。期间，利用液体活检对患者基因变异情况进行了动态监测，明确了肿瘤克隆进化过程（图4-195）。患者治疗情况汇总及基因检测结果汇总分别见表4-128、表4-129。

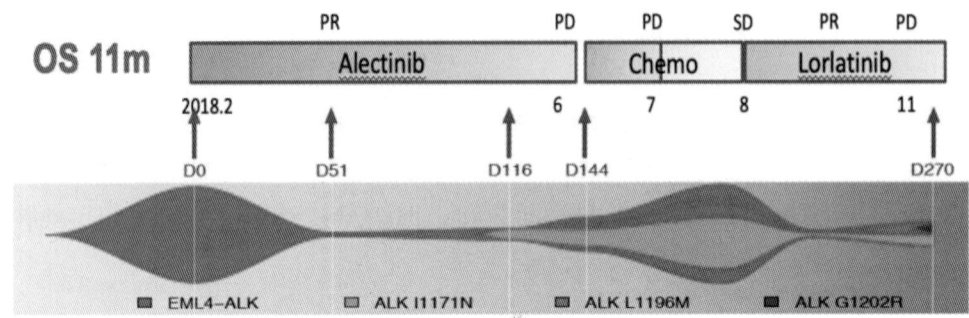

图4-195 肿瘤克隆进化图

（1）治疗小结：见表4-124。

表4-124 治疗情况汇总

时间	治疗	疗效
2018.2-2018.5	阿来替尼	PR（PFS：3个月）
2018.5-2018.6	阿来替尼加量	PD
2018.6.27	CP+Bev	PD
2018.7.21	GL+Bev	SD
2018.8-2018.11	洛拉替尼	PR（PFS：3个月）
2018.11-2019.1	最佳支持治疗	PD

（2）基因检测小结：见表4-125。

表4-125 基因检测结果汇总

取样时间	2018-01-30	2018-03-21	2018-05-25	2018-06-23	2018-10-30
时间节点	初诊	阿来替尼	症状加重	阿来替尼进展	洛拉替尼
样本来源	胸水	血液	血液	血液	血液

（续表）

取样时间	2018-01-30	2018-03-21	2018-05-25	2018-06-23	2018-10-30
Panel	520	520	普清	普清	普清
EML4-ALK	24.12%	8.22%	2.87%	8.58%	6.28%
I1171N			3.07%	4.24%	2.64%
L1196M				0.33%	2.90%
G1202R					3.07%

7. 案例述评

恶性胸膜间皮瘤（MPM）是一种罕见疾病，预后很差。MPM患者确诊时通常已是晚期，不可治愈。一线化疗的中位生存期大约12个月，目前暂无标准的二线治疗方案，二线治疗患者的中位生存期通常不到10个月。此例患者虽然从确诊到死亡仅有短短不到1年时间，但鉴于患者初来我科时极差的体力状况：严重憋喘，长时间卧床，生活无法自理，11m+的总生存已经是远超出我们当初的预期。可以说，这是一例在"篮子试验"指导思想下成功救治的病例。

虽然此例患者很幸运地检测到了ALK融合基因，通过靶向治疗获得了疾病的缓解，但我们知道，ALK融合基因多见于肺癌，ALK抑制剂现有的临床数据也主要集中在肺癌的治疗领域，而在胸膜间皮瘤中的应用罕见报道。那么，恶性胸膜间皮瘤中ALK重排的概率是多少？我们通过检索文献，发现2014-2018年来自意大利、美国、德国的4篇研究，共检测了500+的胸膜间皮瘤/间皮瘤患者，均未检测到ALK融合基因，而北京肿瘤医院2013年发表的一篇文章显示，他们对38例MPM患者进行了ALK融合基因检测，其中有6例阳性，阳性率将近20%。提示我们胸膜间皮瘤中ALK的重排可能存在显著的种族差异。需要进一步地开展大样本研究尤其是获取亚洲人群的数据。

ALK抑制剂耐药机制复杂，其主要两大耐药模式包括ALK依赖型和非ALK依赖型，其中前者主要包括ALK激酶域的耐药突变，以及拷贝数的增加。对于ALK抑制剂的耐药突变，其相应的处理方案也比较清楚，即针对特定的激酶域突变给予敏感的治疗药物。在本例患者治疗过程中，有意思的一个现象是，在患者对洛拉替尼耐药的过程中，监测到的新突变G1202R和L1196M均为敏感突变。通过进一步确认原始数据，我们发现L1196M和G1202R是顺式出现的。顺式结构的不同突变间可能会有协同或拮抗作用，增加耐药机制复杂性。我们推测正是L1196M-G1202R的复合突变导致了洛拉替尼的耐药。关于复合突变导致洛拉替尼耐药已有不少报道，但未见与本例完全一致的报道。

通过此例患者的诊治，它提示我们未来肿瘤治疗按基因突变类型而不是按照发病部位才是治疗方向。但是肿瘤的异质性也为治疗带来了挑战。随着肿瘤的发展，不断发生新的突变，导致对原用药物的耐药，而突变基因的动态监测有利于更好地制定治疗方案，也可以帮助我们评估临床疗效。

（胡　佳　李晓松）

（三十四）一例 ROS1 融合患者的多程治疗之路

1. 一般情况介绍

患者，女，43 岁。

2. 病史

（1）现病史：患者 2020 年 11 月体检发现"右肺占位"入院。

（2）既往史及个人史：既往体健，无烟酒嗜好。

（3）家族史：无家族遗传学疾病史。

（4）查体：ECOG 1 分，浅表淋巴结未肿大，双肺呼吸音清，双下肢无水肿。无杵状指（趾）。

（5）辅助检查：影像学检查：2020-11-04 PET/CT 检查示：右肺下叶前基底段高代谢病灶，考虑恶性肿瘤，累及脏层胸膜；右肺门、纵隔 8 组高代谢淋巴结，考虑转移；右侧水平裂及斜裂增厚伴结节，考虑胸膜转移可能性大；右肺中叶内侧段胸膜结节，右肺下叶后基底段及内基底段胸膜隆起增厚，右第 8 后肋缘局灶代谢轻微增高，考虑胸膜转移待除。颅脑 MRI 正常。胸部 CT：考虑右下肺癌纵隔、右肺门淋巴结转移及右侧胸膜转移伴右侧胸腔积液（图 4-196）。

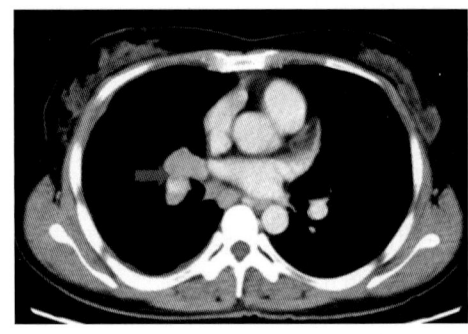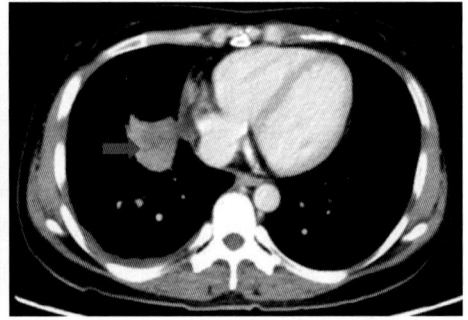

图 4-196 2020.12 胸部 CT 示右肺病灶及纵隔淋巴结转移

3. 病理诊断

右肺肿物及胸膜穿刺病理示：（右上肺结节）、（右中肺结节）、（右下肺结节）见肺腺癌结节。（右胸膜结节）（右胸膜结节 2）腺癌结节，结合免疫组化表型，符合肺源性。免疫组化结果：肿瘤细胞 TTF-1、CK7、Naspsin A 阳性，CDX-2 阴性。PD-L1 TPS <1%。

4. 分子检测诊断结果及解读

（1）2020 年 11 月 25 日第一次基因检测标本：肺组织。见表 4-126。

（2）2021 年 4 月 29 日第二次基因检测标本：血液及脑脊液：未见异常。

（3）2021 年 6 月 9 日第三次基因检测标本：肺组织。见表 4-127。

表 4-126 主要基因变异检测结果及用药提示

基因	核苷酸变化	氨基酸变化	染色体	基因亚区	转录本	变异类型	突变丰度或拷贝贝数	变异等级	FDA/NMPA 批准患者癌种		FDA/NMPA 批准其他癌种		药物证据等级
									可能敏感	可能耐药	可能敏感	可能耐药	
RROS1	CD74-ROS1 (exon6-exon33)					融合	7.3%				克唑替尼 色瑞替尼 洛拉替尼 恩曲替尼		

表 4-127 主要基因变异检测结果及用药提示

基因	核苷酸变化	氨基酸变化	染色体	基因亚区	转录本	变异类型	突变丰度或拷贝贝数	变异等级	FDA/NMPA 批准患者癌种		FDA/NMPA 批准其他癌种		药物证据等级
									可能敏感	可能耐药	可能敏感	可能耐药	
RROS1				IVS6–IVS32		融合	2.0%	I类	克唑替尼 色瑞替尼 洛拉替尼 恩曲替尼				
TP53	p.Q192* (c.574T>C)			EX6			4.1%	I类			奥拉帕尼 (D) 培唑帕尼 (D)		
FANCL	p.Q32* (c.94C>T)			EX1			2.04%	II类			奥拉帕尼 (D)		

(4) 基因检测结果分析

1) 携带 CD74-ROS1（E6：E33）基因重排的肿瘤对 ROS1 抑制剂敏感。

2) TP53 突变显著增加了突变负担及免疫检查点的表达，对 PD-1 抑制剂表现出一定的临床获益。

5. 治疗方案调整及疗效评价

(1) 一线治疗：

1) 治疗方案：2020 年 12 月至 2021 年 3 月给予克唑替尼 250mg Bid 靶向治疗。

2) 疗效评价：1 个月后疗效评价为 PR；3 个月后疗效评价为 PD（胸部病灶评价为 PR，颅脑出现转移灶，评价为 PD，见图 4-197）。

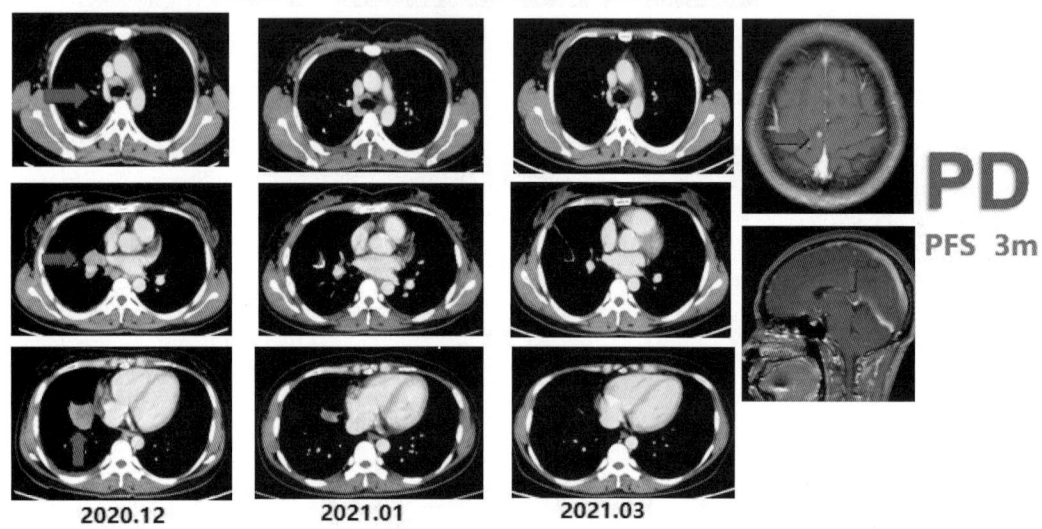

图 4-197　2021.3 与 2020.12 比较，肺部病灶缩小，脑部出现新病灶

(2) 二线治疗

1) 治疗方案：继续克唑替尼 250mg Bid 治疗。2021 年 3 月 26 日 -2021 年 4 月 2 日行脑转移灶调强放疗 DT3600CGY/6F。

2) 疗效评价：1 个月后胸部病灶评价为 PR，颅脑病灶增大增多，评价为 PD（图 4-198）。

(3) 三线治疗

1) 治疗方案：2021 年 5 月至 2021 年 6 月予"恩曲替尼 600mg qd"靶向治疗；

2) 疗效评价：PD（右下肺癌伴纵隔、右肺门淋巴结转移较前增大，脑转移较前增大增多，图 4-199）。

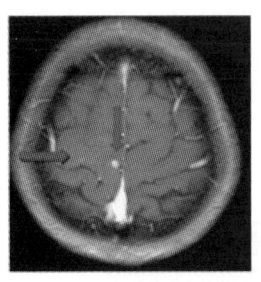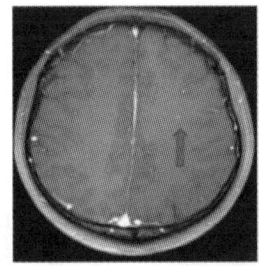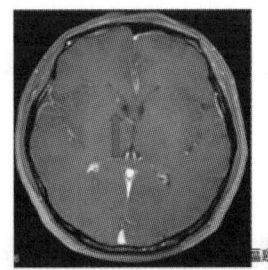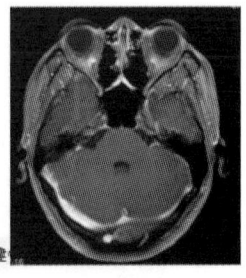

图 4-198　2021.04 颅脑 MRI 示脑部病灶较前增多, 增大

（3）三线治疗

1）治疗方案：2021 年 5 月至 2021 年 6 月予 "恩曲替尼 600mg qd" 靶向治疗；

2）疗效评价：PD（右下肺癌伴纵隔、右肺门淋巴结转移较前增大, 脑转移较前增大增多, 图 4-199）。

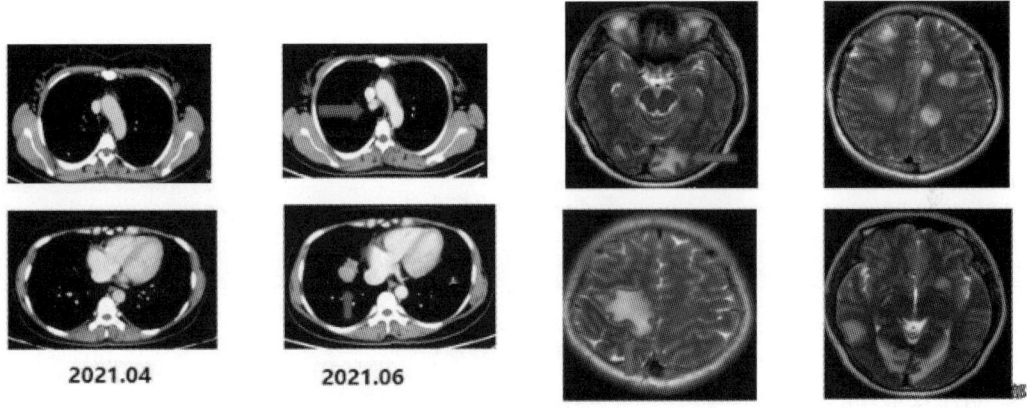

图 4-199　2021.06 胸部及颅脑病灶均较前增大

（4）四线治疗

1）治疗方案：2021 年 6 月 23 日至 2021 年 11 月 30 日予 "培美曲塞 800mg+ 卡铂 600mg" 联合 "帕博利珠单抗 200mg q3w" 及 "卡博替尼 60mg qd" 治疗（因考虑 ROS1 融合最常见的耐药原因为 G2032R。卡博替尼可针对 ROS1 及 G2032R 靶点, 同时也存在抗血管生成作用）（图 4-200）。疗效评价 PR。

后期患者经历多线治疗, 于 2022 年 7 月 20 日去世。

2）疗效评价：PR。

治疗方案-四线

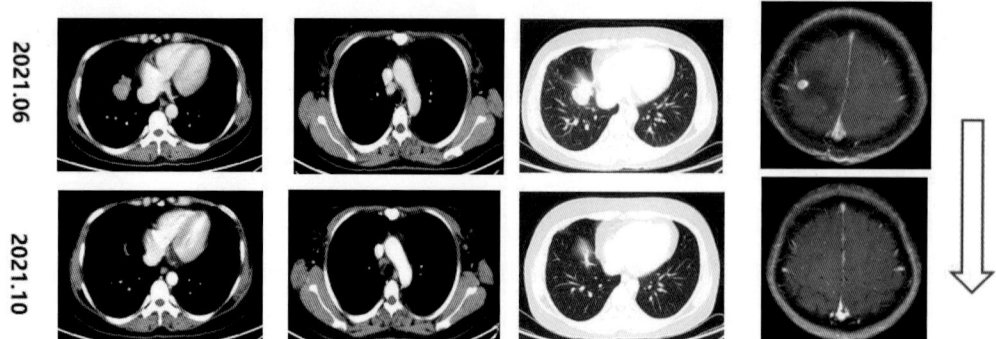

图 4-200 患者接受改良 Impower150 模式治疗获得优异的疗效

6. 病例小结

（1）治疗小结：见表 4-128。

表 4-128 治疗小结

时间	治疗	疗效
2020.12–2021.3	克唑替尼	PR（3m）
2021.3–2021.5	克唑替尼 + 脑部放疗	PD
2021.5–2021.6	恩曲替尼	PD
2021.6–2021.11	培美曲塞 + 卡铂 + 帕博利珠单抗 + 卡博替尼	PR（6m）

（2）基因检测小结：见表 4-129。

表 4-129 基因检测小结

取样时间	2020.11.25	2021.4.29	2021.6.9
时间节点	初诊	克唑替尼耐药	恩曲替尼耐药
样本来源	肺组织	脑脊液及血液	肺组织
Panel	14	168	168
CD74-ROS1	7.3%	–	2.0%
TP53			4.1%
FANCL			2.04%

7. 案例点评

本例患者为中年女性,体力评分良好,诊断为肺腺癌多发转移,属晚期患者。借助基因检测结果 ROS1 融合,患者接受了克唑替尼及恩曲替尼靶向治疗,获益不明显。考虑患者 ROS1 的融合伴侣是 CD74,其易出现脑转移,且疗效较非 CD74 伴侣差,符合此患者的治疗情况。

IMpower150 模式中,ALK 融合及 EGFR 突变患者进展后采用四药联合的模式 ORR 73.5%,PFS 10.2m。考虑此患者靶向治疗效果欠佳,准备下一步采用此联合治疗模式。考虑 ROS1 融合最常见的耐药原因为 G2032R。卡博替尼为多靶点药物,可针对 ROS1 及 G2032R 靶点,同时也存在抗血管生成作用。本例患者采用改良 IMpower150 研究,采用卡博替尼①抗血管生成;②抗 ROS1 靶向治疗;③担心 G2032R 漏检,预防性抗 G2032R,同时联合免疫及培美曲塞及卡铂,后免疫+卡博替尼+培美曲塞维持治疗,获得 PR 的疗效。

(蒋 侃)

(三十五)ROS-1 阳性重症肺癌患者治疗分享

1. 一般情况介绍

患者,女,47 岁。

2. 病史

(1)现病史:患者 2020 年 9 月 30 日出现言语障碍,伴有饮食呛咳、吞咽困难,右手不能抬起。急诊头颅 CT 提示:左侧额叶及胼胝体压部可疑低密度影;多发梗死。胸部 CT 提示:①考虑右肺上叶周围型肺癌,右侧胸膜转移可能;②肝脏多发低密度灶,考虑多发转移瘤。③椎体多发高密度结节,转移可能。当日以"运动型失语、饮水呛咳、右上肢活动障碍 7 小时"收入院。

(2)家族史:家族中无传染病及遗传病史。

(3)入院查体:ECOG 评分 4 分,全身浅表淋巴结未触及肿大及压痛,双肺呼吸音清,未闻及干湿性啰音及胸膜摩擦音,心腹查体未见明显异常,右上肢肌力 1 级,右下肢肌力 3 级,双下肢无浮肿。

(4)影像学检查

1)入院后复查颅脑磁共振提示:脑内多发亚急性脑梗死,结合临床考虑特鲁索综合征可能性大,脑内多发亚急性脑梗死。

2)腹部核磁示:①肝内多发血供占位;②下腔静脉栓子形成;③肝左叶囊肿,胆囊结石;肝门及腹膜后肿大淋巴结,腹腔少许积液。

3)肺部 CT 示:右肺上叶占位,考虑恶性。见图 4-201。

3. 病理诊断

(1)2020 年 10 月 10 日(初治)行 CT 引导下肺穿刺活检术,病理示:右肺中分化腺癌。免疫组化结果:CK7(+),CK20(-),TTF-1(+),NapsinA(+),Villin(-),PAX-8(-),

TG(-),Ki-67(+10%),PD-L1(22C3)(TPS 评分：肿瘤细胞+60%),PD-1(淋巴细胞+<1%),ALK(Ventana)(-)。CT 引导下肝脏穿刺活检术,病理示：肝穿刺纤维组织内见腺癌浸润,符合肺腺癌肝转移。免疫组化结果：TTF-1(+),GPC-3(-),Hepatocyte(-),CK7(+),NapsinA(+),Villin(-),CK20(-),Ki-67(+10%)。

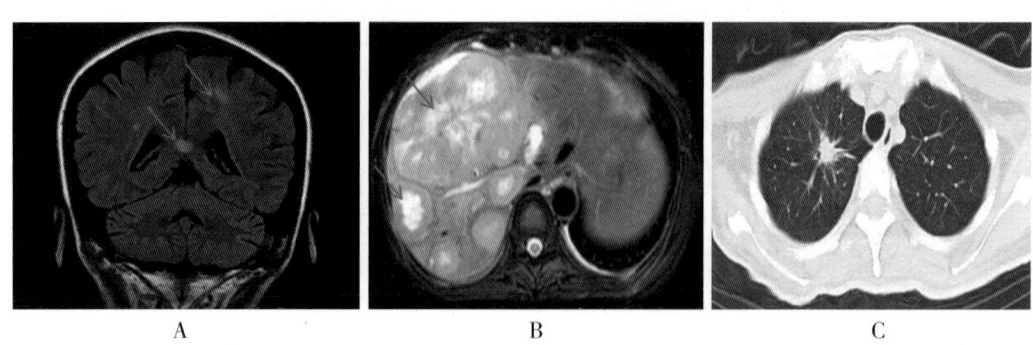

图 4-201

A.2020 年 10 月 2 日颅脑磁共振提示：脑内多发亚急性脑梗死；B.2020 年 10 月 3 日腹部磁共振提示：肝内多发血供占位,考虑转移瘤；C.2020 年 10 月 3 日肺部 CT 提示：右肺上叶占位,考虑恶性。

（2）2021 年 11 月 1 日（进展后）彩超引导下肝左内叶低回声结节穿刺活检,病理示：（左内叶低回声结节）穿刺肝组织中见低分化癌,结合病史及免疫表型,支持肺来源的转移性腺癌,另见脉管癌栓。免疫组化结果：Heptocyte(-),Arg-1(-),GATA-3(-);CK7(+),NapsinA(+),TTF-1(+);CK20(-),Villin(-),CDX2(-);CgA(-),Syn(-),Ki-67(+40%),p63(部分+)。PD-L1(SP263)(TPS:+30%)。

4.分子检测诊断结果及解读

2020 年 10 月 17 日基因检测结果：CD74-ROS1 基因融合阳性。ROS1 基因融合的非小细胞肺癌患者,对克唑替尼（ALK、MET、ROS1 抑制剂）类药物敏感性增加,携带 ROS1 突变的非小细胞肺癌患者与免疫治疗疗效差相关。

5.治疗方案调整及疗效评价

（1）一线治疗：2020 年 10 月 29 日至 2021 年 3 月 8 日。

贝伐珠单抗 400mg+紫杉醇（白蛋白结合型）200mg+卡铂 300mg+克唑替尼 250mg 口服 2/日治疗 6 周期。疗效 PR,PFS 4m。2021 年 3 月 7 日复查,肺 CT 示：右肺上叶占位,较前相仿；腹部 MR 示：肝内多发转移瘤,较前明显缩小。见图 4-202。

一线维持：2021 年 3 月 9 日至 2021 年 11 月 8 日,贝伐珠单抗 400mg+克唑替尼 250mg 2/日治疗 10 周期,疗效维持 PR,PFS 8m；局部治疗：2021-06-25 行肝动脉化疗栓塞术,术中给予伊立替康+聚乙烯醇栓塞微球化疗栓塞。

（2）二线治疗：2021 年 11 月 9 日至 2021 年 12 月 7 日,恩沙替尼 225mg 1/日,疗效 PD,PFS 1m。

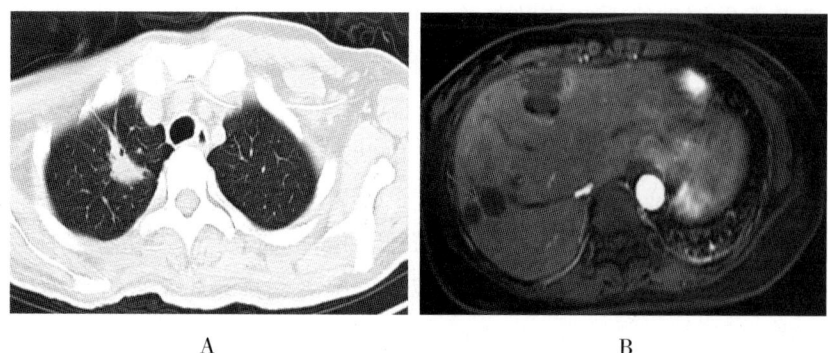

图 4-202

A.2021年3月7日肺CT示：右肺上叶占位，较前相仿；B.2021年3月7日腹部磁共振提示：肝内多发转移瘤，较前明显缩小

（3）三线治疗：2021年12月8日至2022年4月17日，贝伐珠单抗400mg+紫杉醇（白蛋白结合型）200mg+帕博利珠单抗200mg，疗效SD，PFS 4m；2022年4月18日至2022年9月7日，贝伐珠单抗400mg+奥拉帕利150mg+帕博利珠单抗200mg，疗效SD，PFS 5m；2022年10月25日复查，肺CT示：右肺上叶占位，较前相仿；腹部MR示：肝内多发转移瘤，较前相仿；脑MR示：脑内多发转移。见图4-203。

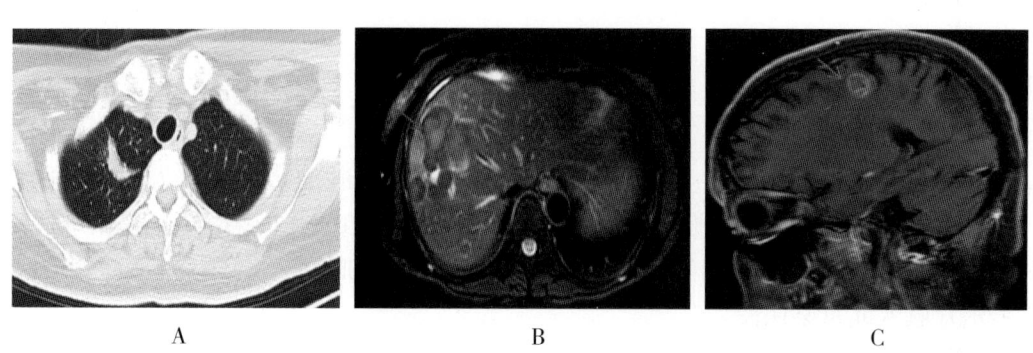

图 4-203

A.2022年10月25日肺CT示：右肺上叶占位，较前相仿；B.2022年10月25日腹部磁共振提示：肝内多发转移瘤，较前相仿；C.2022年10月25日脑部磁共振提示：脑内多发转移

（4）四线治疗：2022年10月29日至2023年1月30日入组临床研究，口服XZP-5955治疗。

6.案例述评

ROS-1基因在多种肿瘤中高度表达，可激活与细胞分化、增殖、生长相关的信号通路，促进肿瘤生长和转移。目前，克唑替尼、塞瑞替尼、恩曲替尼、洛拉替尼等药物已用于ROS-1阳性的非小细胞癌患者。本病例在诊疗过程中有几个临床特点与读者分享。

1）病情进展非常迅速。ROS-1阳性多见于年轻、女性、腺癌、非吸烟、晚期患者人群[1]。本例患者首先因神经系统症状就诊，迅速出现言语障碍、肢体功能障碍、吞咽功能障碍，脑MR提示脑内多发亚急性脑梗死，考虑特鲁索综合征。同时腹部MR发现肝内巨大、多发转移瘤，而肺部原发病灶相对较小。提示肿瘤恶性程度极高。

2）一线治疗方案的选择。患者就诊时一般状况差，病情进展迅速，多项肿瘤标志物明显升高，肿瘤负荷大，成分混杂，因此先给予较为广谱的治疗方案，贝伐珠单抗+紫杉醇（白蛋白结合型）+顺铂，快速控制病情，降低肿瘤负荷。后期基因检测提示ROS-1阳性，考虑到患者的病情特点，给予联合克唑替尼。患者病情稳定后，给予贝伐珠单抗+克唑替尼维持治疗。

3）免疫治疗的选择。患者克唑替尼、恩沙替尼治疗进展后，调整为贝伐珠单抗+紫杉醇（白蛋白结合型）+帕博利珠单抗治疗方案。一是患者PD-L1高表达（PD-L1肿瘤细胞+60%），同时患者仍有多发肝转移病灶，联合抗血管治疗对肝转移非常必要。

4）局部治疗的应用。患者经一线治疗后病情迅速缓解，肿瘤负荷减少，但肝内仍有多发转移病灶。肝转移病灶的控制是患者长期生存的关键。因此及时给予肝内病灶局部控制可提高整合治疗效果。

（王李杰　胡　毅）

（三十六）LOXO292治疗RET阳性肺腺癌伴颅内寡转移长生存

1. 一般情况介绍

患者，女，47岁。

2. 病史

（1）现病史：患者2019年07月31日行"右额叶开颅肿瘤切除术+人工硬脑膜修补术"，术后病理"转移癌（大细胞癌），建议查肺"，查胸部CT平扫+增强示"左下肺癌，肺门及纵隔未见明确肿大淋巴结"。由此诊断考虑：左肺大细胞癌，脑转移术后。患者为行进一步治疗收入北京某医院。

（2）家族史：无家族遗传性疾病史。

（3）入院查体：ECOG评分1分，全身浅表淋巴结未触及。胸廓对称无畸形，双侧呼吸动度对等，触觉语颤无异常，无胸膜摩擦感。双肺叩诊清音，呼吸音清，未闻及干湿性啰音。左侧肢体肌力Ⅲ-级，余肢体肌力Ⅴ级，肌张力无增强或减弱，双下肢无指凹性水肿。生理反射存在，病理反射未引出。

（4）影像学检查：2019年7月18日头颅MRI平扫+增强检查示：透明隔部位可见不规则囊实混合密度病灶，病灶前部密度略高，病灶后下部可见囊性低密度区，病灶整体大小约1.9cm×1.8cm×2.3cm，周围可见大片状低密度水肿带，病灶下方部分突入右侧侧脑室（见图4-204）。

2019年8月19日胸部CT平扫+增强示：左下肺可见大小约2.2×2.0cm不规则结节，考虑肺癌；余双肺未见明确结节；肺门及纵隔未见明确肿大淋巴结（图4-205）。

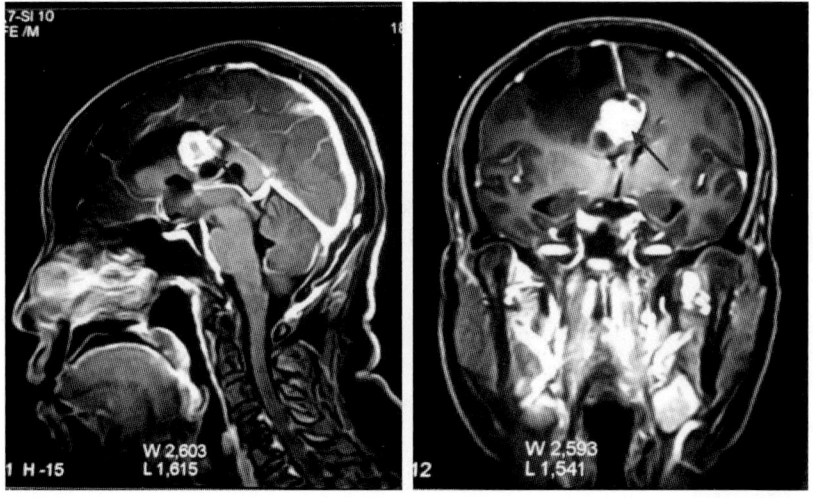

图 4-204 头颅 MRI（2019 年 7 月 18 日）

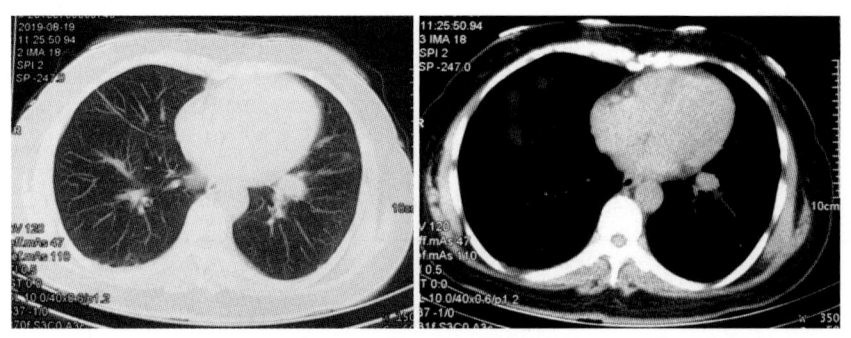

图 4-205 基线期胸部 CT（2019 年 08 月 19 日）

3.病理诊断

2019 年 7 月 31 日（手术）病理诊断：（右额叶）转移癌（大细胞癌），建议进一步查肺。免疫组化：CEA（+），CK5/6（-），CK8/18（+），TTF-1（+），Vimentin（间质+），Ki-67（约 20%~60%）。

4.分子诊断结果及解读

（1）分子检测诊断结果

1）2019 年 08 月 19 日转移灶肿瘤组织（右额叶）基因检测：KIF5B-RET 融合（表 4-130）。

2）2019 年 08 月 19 日转移灶肿瘤组织（右额叶）PD-L1（Dako 22C3）：阳性（TPS=90%，CPS=91）。见图 4-206。

（2）分子检测结果分析和解读

1）RET 基因编码一种优先在神经嵴和泌尿生殖细胞中表达的跨膜受体酪氨酸激酶。RET 结合 GDNF 家族的生长因子形成复合物，该复合物诱导 RET 形成二聚体，从而激活酪氨酸激酶活性。RET 受体被激活后，可以促进下游一系列信号通路，如 RAS-PI3K-

AKT等。在肿瘤中，RET异常表达激活后，促进肿瘤生成和转移。有研究证明，癌基因RET点突变与肿瘤发生密切相关。

表4-130 组织基因检测结果（2019年07月31日右额叶手术标本）

基因	检测结果	突变丰度/拷贝数	在非小细胞肺癌中可能获益的治疗方式	在其他肿瘤中可能获益的治疗方式
RET	KIF5B-RET 基因融合	N/A	无	索拉非尼（FDA已批准，NMPA已批准） 仑伐替尼（FDA已批准，NMPA已批准） 瑞戈非尼（FDA已批准，NMPA已批准） 舒尼替尼（FDA已批准，NMPA已批准） 卡博替尼（FDA已批准，NMPA未批准） 普纳替尼（FDA已批准，NMPA未批准） 凡德他尼（FDA已批准，NMPA未批准）
TP53	p.E336* Exon10	24.74%	无	无

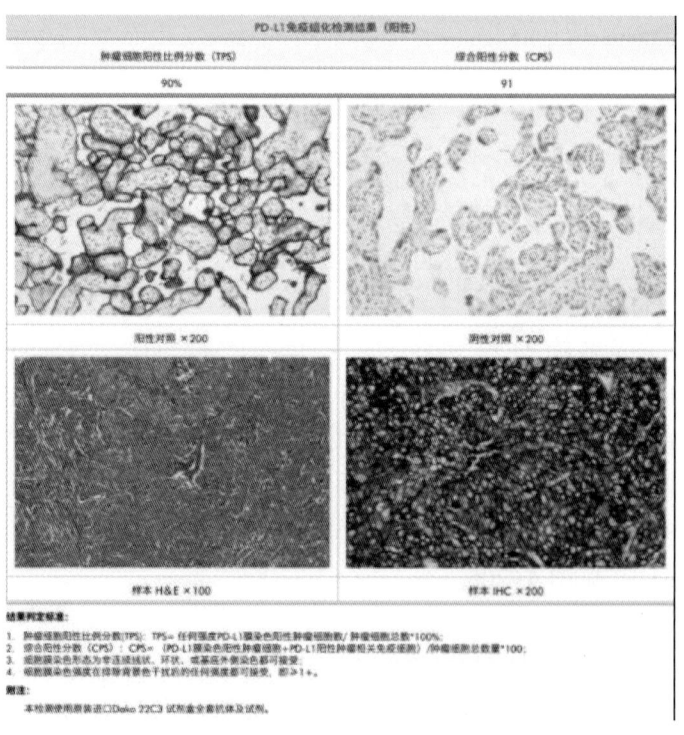

图4-206 PD-L1免疫组化检测结果

2）KIF5B基因的第1到第15外显子与RET基因的第12到第20外显子发生重排。KIF5B-RET基因融合是RET基因融合的常见形式，文献报道KIF5B-RET融合在肺腺癌中占1%到2%。KIF5B-RET融合保留了RET蛋白完整的激酶结构域，可导致RET激酶的异常激活，能促使细胞转化，被认为是肺腺癌的驱动变异。根据已有证据，KIF5B-RET被认为是致病性变异。文献报道，RET基因在非小细胞肺癌中的融合比例为1%到2%。RET融合在肺腺癌中的发生比例为1.7%，且RET融合的肺腺癌患者，肿瘤细胞分化程度更低，患病年龄较小（≤60岁；72.7%）、无吸烟史（81.8%）且N2期肿瘤体积较小（≤3cm）。

3）PD-1是一种细胞膜表面受体，为CD28超家族成员。PD-1主要在激活的T细胞和B细胞中表达，功能是抑制细胞的激活，这是免疫系统的一种正常自稳机制。PD-1有两个配体PD-L1和PD-L2。PD-L1在多种肿瘤细胞中均有上调表达，它与T细胞上的PD-1结合，抑制T细胞增殖和活化，使T细胞处于失活状态，最终诱导肿瘤免疫逃逸。因此，以PD-1和PD-L1为靶点的免疫治疗通过激活抗肿瘤免疫起到杀伤肿瘤细胞的作用。目前针对免疫检查点PD-1，PD-L1的抑制剂有帕博利珠单抗、纳武利尤单抗、阿替利珠单抗和德瓦鲁单抗等。临床研究的数据显示，癌症患者对这些药物的响应率仅有20%~30%，因此，寻找对免疫治疗特定个体有效的生物标志物非常关键。目前，影响免疫检查点抑制剂的有效生物标志物包括：PD-L1，MSI，dMMR，TMB，Neoantigen等。但是PD-L1的表达水平仍是最重要的指标，其检测方法主要依靠免疫组化（IHC）。

5. 治疗经过及疗效评价

（1）初诊阶段

1）一线化疗：于2019年8月22日和9月13日行一线培美曲塞（500mg/m^2）+卡铂（AUC=5）联合贝伐珠单抗（7.5mg/kg）方案化疗2周期。

2）疗效评价：2019年10月08日胸部CT示：左肺下叶病灶缩小，肺门、纵隔淋巴结未见明显肿大；头颅MRI示：右额叶切除后改变，未见明确转移征象。疗效评价为PR（图4-207）。

（2）手术治疗：2019年10月18日

1）胸外科会诊意见：患者中年女性，以脑部占位导致神经系统症状起病。脑部病灶手术后病理提示转移性大细胞癌，肺部CT提示原发肺部可能。根据患者既往病史情况，脑部为寡转移并已完成手术治疗，现左肺下叶病灶为孤立病灶，经内科2周期治疗后明显缓解，有手术指征，可行左肺下叶原发灶根治性切除，术后内科进一步治疗。

2）手术方式：全麻下行胸腔镜左肺叶切除+纵隔淋巴结清扫术（保留神经）+胸腔粘连松解术。

3）病理诊断：（左肺下叶）肺叶切除标本：肺脏可见肿瘤细胞。细胞异型，可见腺样、实性及微乳头结构，伴有泡沫状组织细胞反应及淋巴细胞，浆细胞浸润，结合临床病史符合浸润性腺癌化疗后改变。病变范围约1.5cm×1.5cm，可见脉管内癌栓，未侵及脏层胸膜；支气管和血管断端未见癌侵犯。送检（5组、6组、7组、8组、9组、10组、11组、12组）淋巴结未见癌转移（0/1、0/1、0/2、0/1、0/1、0/1、0/2、0/1）。免疫组化染色结果：

NapsinA（+），TTF-1（+），CK5/6（-），p40（-），CD3（淋巴细胞+），CD20（淋巴细胞+），ALK-Ventana（D5F3）（本例：-；阳性对照：+，阴性对照：-）。

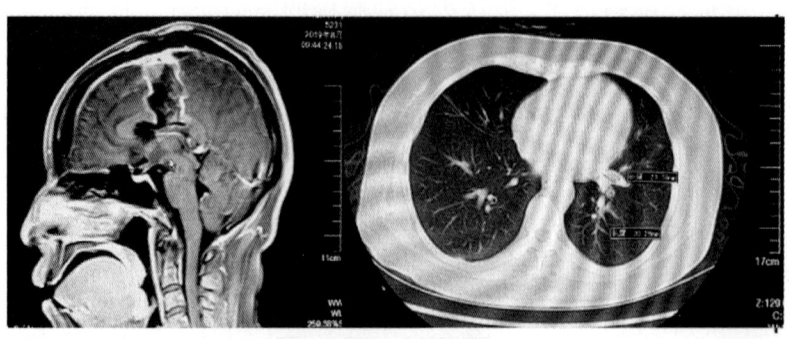

2019年08月22日基线

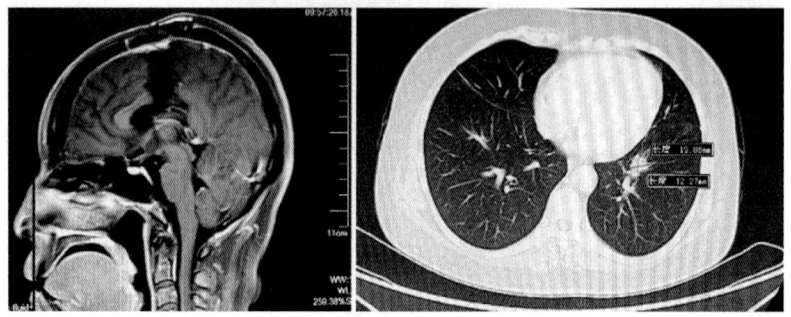

2019年10月08日化疗2周期后

图 4-207　一线化疗 2 周期疗效评价

（3）辅助化疗：2019 年 11 月 21 日至 2020 年 11 月 26 日

1）术后辅助化疗：2019 年 11 月 21 日-2020 年 01 月 05 日予培美曲塞二钠（500mg/m²）+ 卡铂（AUC=5）联合贝伐珠单抗（7.5mg/kg）3 周期，影像学客观评价：无瘤状态。

2）复发情况：2020 年 11 月 26 日患者无明显诱因出现头晕、头痛伴行走不稳。于 2020 年 11 月 30 日查头颅 MRI 示：脑转移瘤术后改变，左侧额叶、脑桥转移瘤，较前片新出现（图 4-208）。

（4）二线靶向治疗：2020 年 12 月 16 日开始持续

1）二线治疗方案：于 2020 年 12 月 16 日开始 LOXO292 160mg 口服 2 次 / 日治疗。

2）疗效评价：2021 年 01 月 11 日复查头部 MRI 示：脑转移瘤术后改变，左侧额叶、脑桥转移瘤，较 2020-11-30 片缩小。疗效评价为 PR（见图 4-209）。

3）随访：患者继续口服 LOXO292 治疗，至今未见疾病进展，PFS 已超过 24 个月。

6. 病例小结

见图 4-210。

第四章 呼吸系统肿瘤分子诊断标志物临床应用

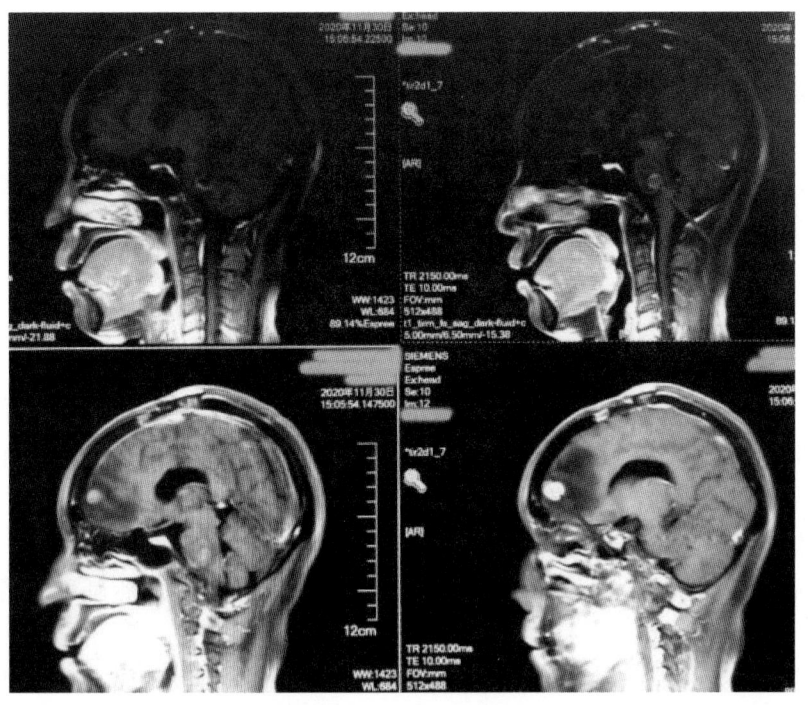

图 4-208 头颅 MRI 示：左侧额叶、脑桥新发脑转移瘤

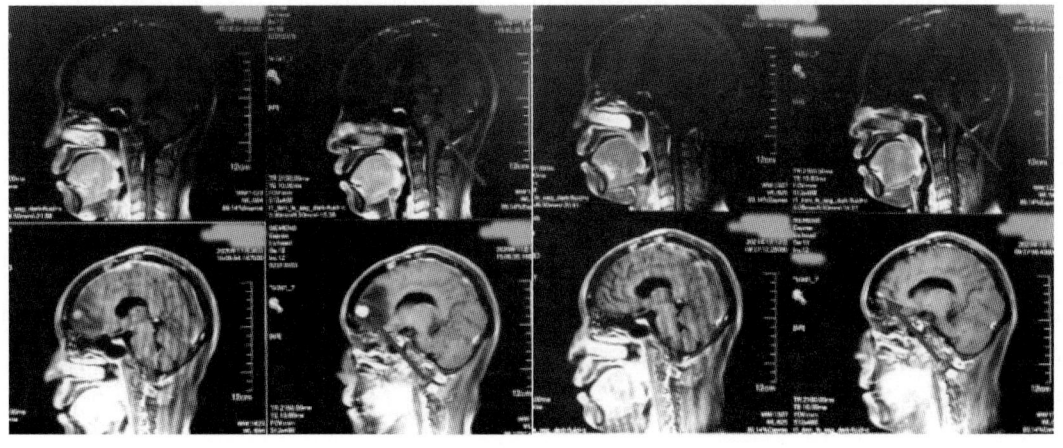

图 4-209 LOXO292 治疗前后脑转移灶变化情况

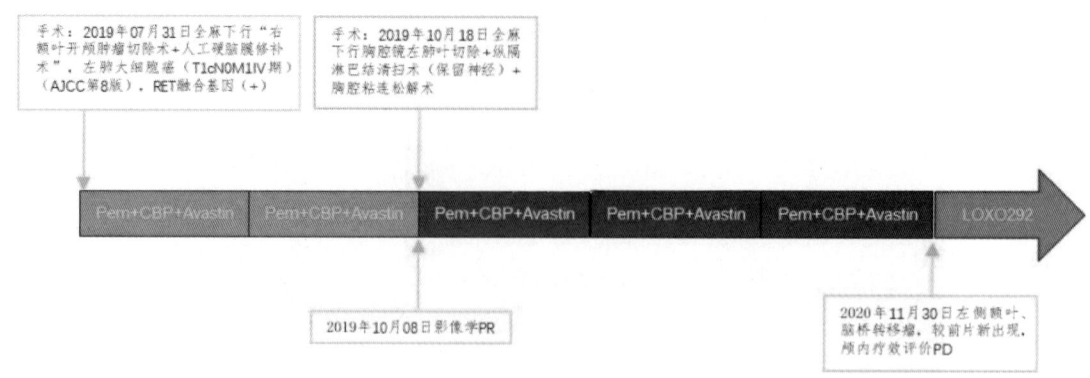

图 4-210 病例小结

7. 案例评述

患者为中年不吸烟女性，初诊颅内占位直接手术治疗，之后发现肺部占位，结合病理及临床考虑肺癌脑转移，但也不除外肺部和脑部存在异质性可能。患者肺部病灶比较局限，前期因刚完成脑部手术，对肺部病灶手术治疗有顾虑，因此先完成了2周期内科治疗，客观疗效评价为PR。经过MDT讨论，随后对肺部病灶行根治性手术处理。根据术后病理，为延长无疾病进展时间，术后维持术前方案，完成3周期术后辅助化疗，随后进入随访。

患者在随访期出现脑转移，因既往脑组织基因检测提示RET融合基因(KIF5B-RET)，遵循2020年第六版NCCN指南，二线治疗推荐：一线以化疗为基础的初始全身治疗的二线推荐靶向治疗，Selpercatinib（LOXO-292）为首选药物。①该患者在接受Selpercatinib（LOXO-292）治疗期间颅内明显获益，随访过程中肺内仍处于无瘤状态。但该病例同时合并PD-L1高表达，如果从经济学角度考虑，在颅内出现新发病灶时，首先选择转移灶放射治疗，同时联合免疫检查点抑制剂，相比目前的靶向治疗，优劣表现如何呢？②患者在2019年颅内占位切除后及时予以颅内瘤床处放射治疗，是否可以延缓颅内进展时间？③患者目前肺内处于无瘤状态，因肺内组织尚未进行基因检测，基因是否存在异同，肺内的持续获益，是否与Selpercatinib（LOXO-292）有关，为明确肺内肿瘤驱动基因状态，必要时完善肺部肿瘤完善基因监测。

对于局部晚期NSCLC，在原发灶控制稳定情况下，远处寡转移灶可以考虑手术切除或者局部放射治疗，两者获益相当。但在先予以寡转移灶切除，随后经过全身治疗有效前体下，原发病灶亦进行手术切除，是该病历治疗的突出之处。尤其是在颅内再查出现新发病灶，及时选择高效透过血脑屏障的靶向治疗，延长了患者的PFS，同时兼顾到生活质量。

（赵 静 刘晓晴）

(三十七)遇见 Mr. Right——一例 RET 融合突变非小细胞肺癌患者的精准治疗

1. 一般情况介绍

患者,男,55岁。

2. 病史

(1)现病史:患者 2021 年 5 月 8 日无明显诱因出现头晕、伴恶心,无胸闷、胸痛、咳嗽、咳痰等不适,行头颅 CT 未见明确肿瘤征象,胸部 CT 提示右肺占位伴右侧胸腔积液,2021 年 5 月 12 日胸腔积液送检病理:(胸腔积液)查见恶性肿瘤细胞,考虑肺腺癌。2021年 5 月 29 日因"头晕 20 余天,确诊肺腺癌半月"收入院。

(2)既往史:自述幼年患"肝炎""结核",糖尿病 10 年余,现口服"二甲双胍"及"阿卡波糖"治疗,血糖控制良好。患银屑病 5 年余。

(3)个人史:吸烟 20 年,饮酒 20 年余。

(4)家族史:无家族遗传性疾病史。

(5)入院查体:神志清,精神可。颈部及锁骨上未扪及明显肿大淋巴结。右肺叩诊呈浊音,左肺叩诊呈清音。右肺呼吸音低,双肺未闻及干湿性啰音。

(6)影像学检查

1)2021 年 5 月 30 日行 PET/CT 示:①右肺上叶前段一高代谢软组织结节,考虑为周围型肺癌。右侧外周及叶间胸膜多发转移;纵隔 4R、5、7 区及右侧肺门部多发稍高代谢淋巴结,考虑转移可能性大。②左肺陈旧性病变。右肺部分肺不张。右侧大量胸腔积液(图 4-211)。

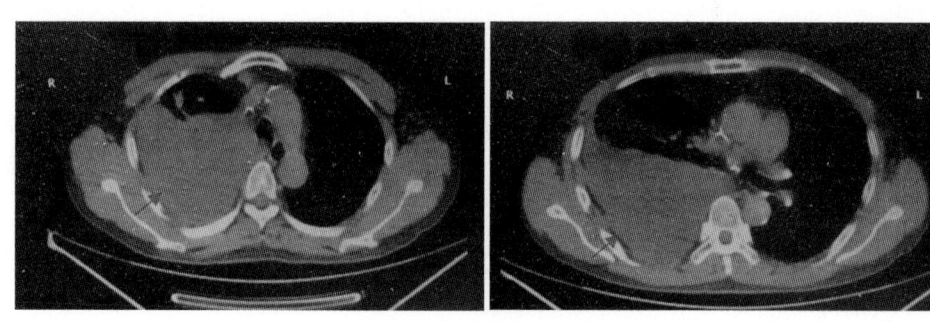

图 4-211 基线检查 PET-CT

2)2021 年 6 月 9 日行胸部 CT 示:①右肺癌伴右侧叶尖胸膜转移可能性大;②右侧少量胸腔积液(图 4-212)。

3. 病理诊断

(1)2021 年 5 月胸水病理:(胸水)查见恶性肿瘤细胞,根据免疫组化结果考虑肺腺癌。免疫组化:CD56(-),CDX2(-),CEA(+),CK20(-),CK5/6(-),CK7(+),CR(间皮细胞+),CgA(-),D2-40(间皮细胞+),Desmin(-),EMA(+),IMP-3(-),Ki67(+30%),Napsin-A(+),P40(-),P63(-),PHH3(+),SATB2(-),Syn(-),TTF-1(+),Vilin(-),WT-1(间皮细胞+)。

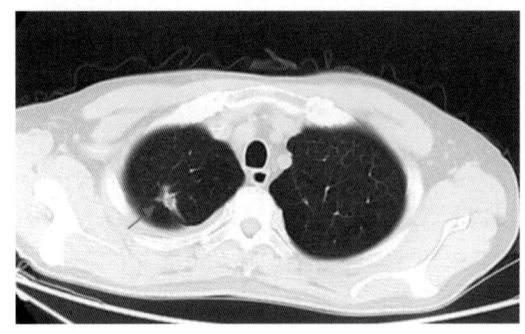

图 4-212 基线检查胸部 CT

（2）2022 年 4 月 22 日（进展后）行气管镜下纵隔淋巴结针吸活检术，病理示：穿刺组织内见异型上皮细胞，多数细胞排列呈乳头状/微乳头状，病史结合免疫组化符合肺腺癌转移。

4. 分子检测诊断结果及解读

（1）2021 年 5 月 22 日第 1 次基因检测标本：外周血。见表 4-131。

（2）2021 年 6 月 5 日第 2 次基因检测标本：胸腔积液。见表 4-132。

（3）2022 年 4 月 24 日第 3 次基因检测结果标本：组织。见表 4-133。

（4）基因检测结果分析

1）RET 异常表达激活后可促进肿瘤生成和转移，RET 融合可导致 RET 激酶的异常激活，持续激活下游 AKT 与 ERK 信号通路，促进细胞增殖[1]。

2）KIF5B-RET 融合阳性的肿瘤患者可能对凡德他尼、卡博替尼敏感[2,3]。

3）FDA 已批准普拉替尼与 Selpercatinib 用于 RET 基因融合阳性的转移性非小细胞肺癌成人患者。

4）R156Tfs*25 变异可引起无义介导的 mRNA 降解，导致蛋白表达缺失。携带有 TP53 或者 KRAS 突变的非小细胞肺癌患者，尤其是共突变的患者，对 PD-1 抑制剂治疗更敏感[4]。

5. 治疗方案调整及疗效评价

（1）一线治疗

1）治疗方案：2021 年 6 月 2 日治疗 1 周期，具体方案：培美曲塞 0.8g 静滴 d1+ 顺铂 120mg 静滴 d1。2021 年 6 月 7 日给予贝伐珠单抗 200mg 胸腔注入。

2）调整方案（根据基因检测结果）：2021 年 6 月 24 日至 2021 年 8 月 26 日口服普拉替尼 400mg qd 治疗，疗效评价 PR（图 4-213）。

3）不良反应：2021 年 7 月 27 日出现发热，体温最高 40℃，胸部 CT 提示：肺部感染，实验室检验结果：WBC 5.28×10^9/L，降钙素原 0.01ng/ml，超敏 C- 反应蛋白 133.3ng/L，血培养结果：细菌（−）、真菌（−）。不排除感染性发热，给予美罗培南、利奈唑胺、左氧氟沙星治疗 8 天，复查降钙素原恢复正常，体温恢复正常。后患者反复发热，8 月 26 日起停服普拉替尼。2021 年 9 月 2 日送检灌洗液 NGS 检测检出微生物：耶氏肺孢子菌、烟曲霉、人疱疹病毒，给予抗病毒、抗真菌、激素等治疗后好转。

第四章　呼吸系统肿瘤分子诊断标志物临床应用

表 4-131　第 1 次主要基因变异检测结果及用药提示

基因	核苷酸变化	氨基酸变化	染色体	基因亚区	转录本	变异类型	突变丰度或拷贝贝数	变异等级	FDA/NMPA 批准患者癌种		FDA/NMPA 批准其他癌种		药物证据等级
									可能敏感	可能耐药	可能敏感	可能耐药	
RET	KIF5B-RET			E1-15:E12-20		基因重排	0.30%		凡德他尼				I-A
									卡博替尼				I-A
									普拉替尼				I-A
									Selpercatinib				I-A
									阿来替尼				II-D
									仑伐替尼				II-D
TP53		p.R156Tfs*25		Exon5			0.37%						

表 4-132　第 2 次主要基因变异检测结果及用药提示

基因	核苷酸变化	氨基酸变化	染色体	基因亚区	转录本	变异类型	突变丰度或拷贝贝数	变异等级	FDA/NMPA 批准患者癌种		FDA/NMPA 批准其他癌种		药物证据等级
									可能敏感	可能耐药	可能敏感	可能耐药	
RET	KIF5B-RET			E1-15:E12-20		基因重排	27.78%		凡德他尼				I-A
									卡博替尼				I-A
									普拉替尼				I-A
									Selpercatinib				I-A
									阿来替尼				II-D
									仑伐替尼				II-D
TP53		p.R156Tfs*25		Exon5			5.17%						

表 4-133　第 3 次主要基因变异检测结果及用药提示

基因	核苷酸变化	氨基酸变化	染色体	基因亚区	转录本	变异类型	突变丰度或拷贝数	变异等级	FDA/NMPA 批准患者癌种		FDA/NMPA 批准其他癌种		药物证据等级
									可能敏感	可能耐药	可能敏感	可能耐药	
RET	KIF5B-RET			E1-15; E12-20		基因重排	2.06%		凡德他尼				I-A
									卡博替尼				I-A
									普拉替尼				I-A
									Selpercatinib				I-A
											阿来替尼		II-D
											仑伐替尼		II-D
TP53	p.R156Tfs*25			Exon5			16.33%						

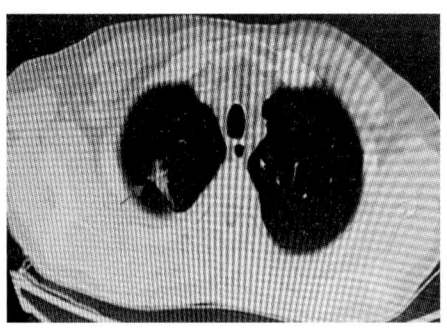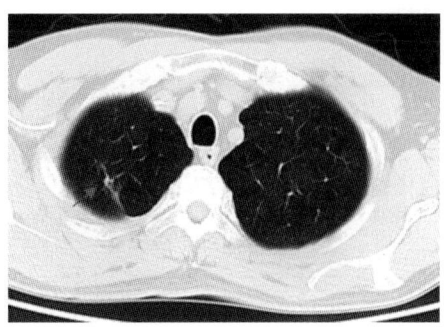

图 4-213　靶向治疗 1 月前后影像对比

4）进展：2021 年 9 月 17 日复查胸部 CT 示双肺多发病灶，较前新发（图 4-214）。

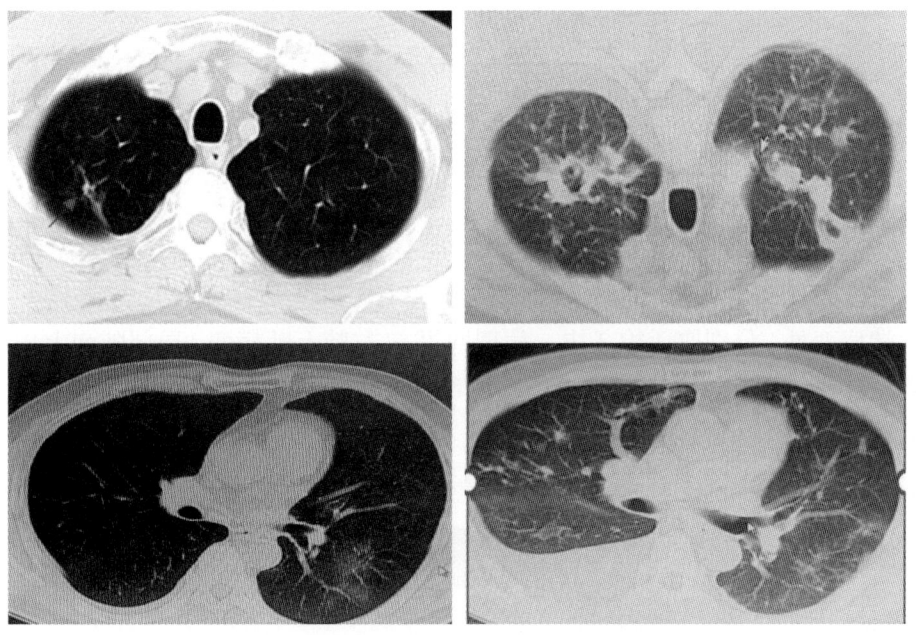

图 4-214　靶向治疗 1 月后与 2 月后影像对比

（2）二线治疗

1）治疗方案：2021 年 9 月 18 日给予培美曲塞 0.8g 静滴 d1+ 卡铂 0.4g 静滴 d1+ 信迪利单抗 200mg 静滴 d2 治疗，出现贫血、腹泻 2 级，腹泻考虑免疫相关性腹泻不除外，给予激素、止泻治疗后好转。

2）调整方案：2021 年 10 月 23 日复查胸部 CT 示：与 2021 年 9 月 17 日肺 CT 相比，肿瘤略好转。CEA 较前下降，综合评价疗效：SD（缩小）。综合考虑患者不良反应重，第 2 周期停用卡铂。

3）复查：2021 年 11 月 1 日复查胸部 CT 示：与 2021 年 10 月 23 日肺 CT 相比，双肺结节部分增大，部分缩小，胸腔积液较前增多（图 4-215）。

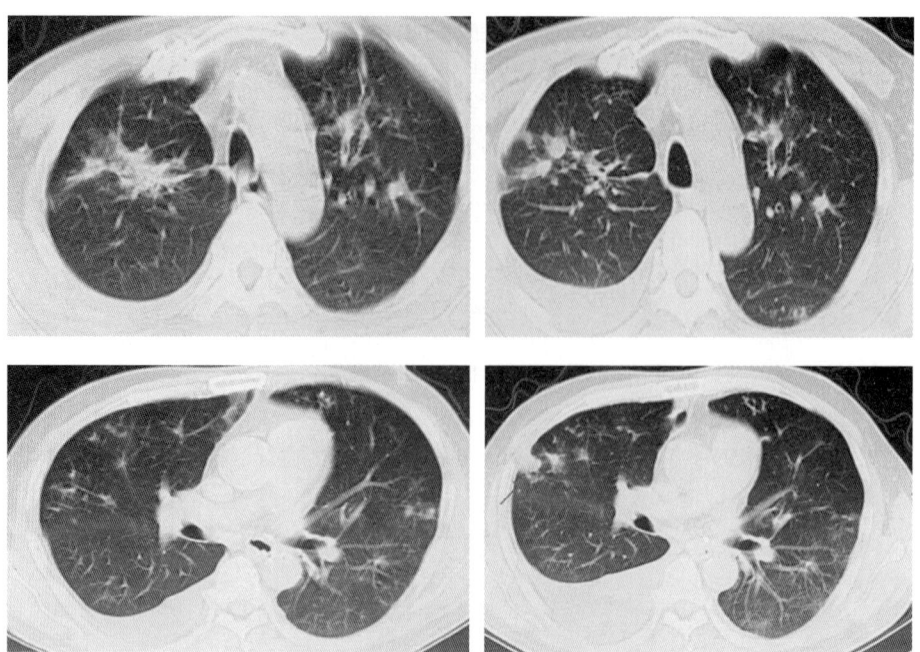

图 4-215　二线 2 周期治疗前后影像对比

4）磁导航气管镜活检病理：2021 年 11 月 19 日行磁导航气管镜检查及活检术（图 4-216）：电磁导航引导下相向鞘分别到达左肺固有上叶尖后段亚段及右肺上叶尖段亚段支气管远端病变处，分别取活检 2 块。病理回报：（左肺上叶病变）局部肺泡上皮增生，纤维组织增生伴碳沫沉积。（右肺上叶病变）肺组织，间质纤维组织增生版慢性炎细胞浸润，局部见真菌菌丝及孢子。

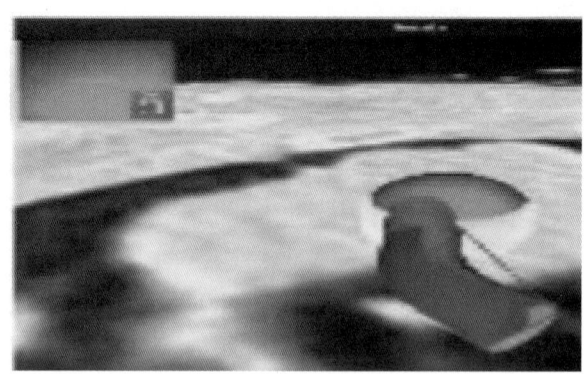

图 4-216　磁导航示意图

5）更换治疗方案：磁导航气管镜下对左肺上叶及右肺上叶尖段进行活检，病理均未见肿瘤组织，证实为真菌感染，因此二线治疗前及 2 周期化疗联合免疫治疗后新发的双肺结节可能为真菌感染所致，而非肿瘤进展。考虑既往普拉替尼治疗有效，建议再次更换为普拉替尼 400mg 1/ 日 靶向治疗，同时口服伏立康唑抗真菌治疗。

6）疗效评价：2021年12月31日当地医院复查肺CT提示：双肺多发结节，大部分较前缩小，考虑患者真菌感染得到控制，同时原发病灶维持稳定。2022年1月15日及2022年2月12日复查肺CT提示：双肺散在结节较前相仿，渗出吸收。综合疗效评价：SD（图4-217）。

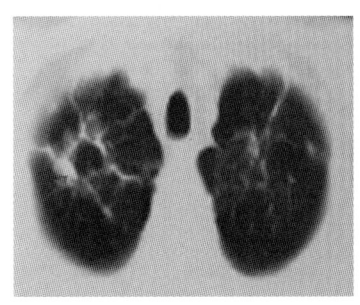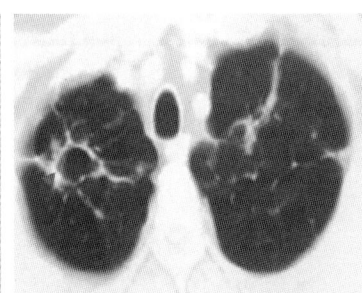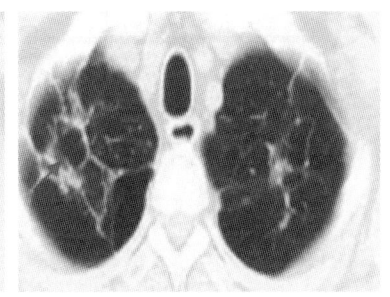

图4-217　三线治疗过程中影像对比

4）进展：2022年4月12日复查胸部CT示：右侧胸腔积液较前增多，纵隔淋巴结明显增大，疗效评价为PD（图4-218）。

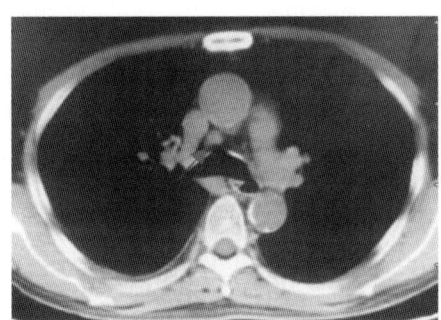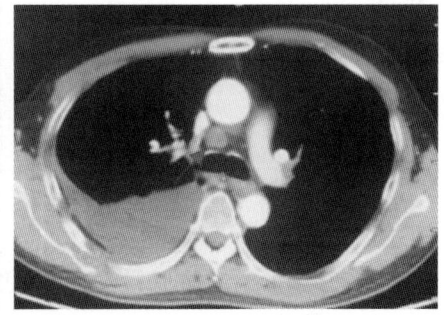

图4-218　三线治疗进展前后影像对比

（3）三线治疗

1）气管镜活检病理：2022年4月22日行气管镜下纵隔淋巴结针吸活检术，病理示：穿刺组织内见异型上皮细胞，多数细胞排列呈乳头状/微乳头状，病史结合免疫组化符合肺腺癌转移。

2）治疗方案：建议患者更换方案为白蛋白紫杉醇+信迪利单抗+卡博替尼治疗，但患者由于自身原因未及时更换卡博替尼，2022年5月起给予白蛋白紫杉醇+信迪利单抗+普拉替尼治疗，2022年8月6日后将普拉替尼改为卡博替尼，主要不良反应为皮疹。

3）疗效评价：2022年9月30日复查PET/CT疗效评价为SD。

6. 病例小结

（1）治疗小结：见图4-219。

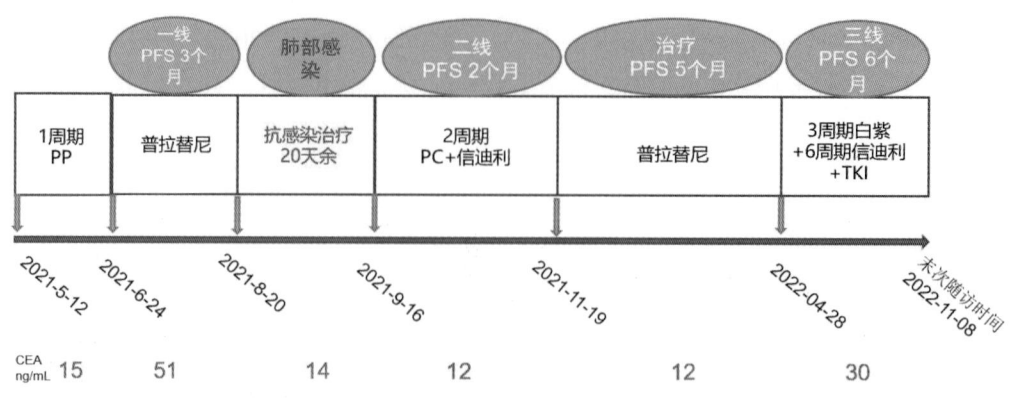

图 4-219 治疗小结

（2）基因检测小结：见表 4-134。

表 4-134 基因检测小结

检测时间	2021-05-22	2021-06-05	2022-04-24
治疗阶段	初诊	初诊	三线进展后
检测标本	外周血	胸腔积液	组织
检测方法	NGS	NGS	NGS
检测结果	KIF5B-RET	KIF5B-RET	KIF5B-RET
突变丰度	0.30%	27.78%	2.06%

7. 案例述评

RET 融合突变为非小细胞肺癌中的罕见突变，RET 基因编码一种优先在神经嵴和泌尿生殖细胞中表达的跨膜受体酪氨酸激酶，RET 融合在非小细胞肺癌中的比例为 1%~2%，在肺腺癌中的发生比例为 1.7%，KIF5B-RET 为最常见的融合基因。该患者在获取基因检测结果之前选择了常规的 PP 方案化疗，之后 NGS 检测结果发现了 KIF5B-RET 融合突变，当时国内特异性 RET 抑制剂仅有普拉替尼上市，在 ARROW 研究中，普拉替尼治疗 RET 融合阳性的 NSCLC 患者的初治人群 ORR 高达 88%，经治人群 ORR 为 61%，普拉替尼成为 RET 突变 NSCLC 指南推荐的优选，因此患者及时调整用药方案，改为普拉替尼靶向治疗，病情得到有效缓解，疗效达到 PR。

患者在普拉替尼治疗过程中出现不明原因持续发热，经气管镜灌洗液检测发现为真菌感染，结合既往在普拉替尼治疗过程中出现真菌感染的病例，考虑为普拉替尼不良反应，停用普拉替尼及规范治疗后未再出现发热。之后的磁导航气管镜对双肺结节进行活检，病理结果证实新发结节确为真菌感染，由此考虑二线治疗前及治疗过程中新发的双肺结节可能为真菌感染所致，而非肿瘤进展，因此继续更换为普拉替尼治疗，肿瘤维持稳定，使患者在普拉替尼中持续获益近一年。

机会性真菌感染可能为普拉替尼特有的不良反应，发生时间在开始口服普拉替尼后的1~2月，肺泡灌洗液NGS检测或活检病理可明确诊断。对于常规气管镜或EBUS难以到达的位置，电磁导航支气管镜检查可弥补传统方式的盲区，获取肺外周病变组织。对普拉替尼引发的真菌感染，规范抗感染治疗有效，且在感染好转后重启普拉替尼治疗仍能获得一定疗效。关于普拉替尼相关感染的具体机制目前尚不清楚，可能与RAS/MAPK、ERK、PI3K/AKT、JAK/STAT等RET的下游信号通路有关。

后续患者普拉替尼治疗耐药，再次行气管镜下活检术，并行NGS检测，未发现其他合并突变，且KIF5B-RET融合仍然存在，但突变丰度降低。关于普拉替尼的具体耐药机制目前研究尚不充分，可能与合并其他旁路突变有关，该患者并未发现其他旁路突变，此时联合放化疗、抗血管生成抑制剂或免疫治疗可能会获得一定疗效。卡博替尼为小分子TKI，可作用于MET、RET、VEGFR2等靶点，同时发挥靶向与抗血管生成作用，卡博替尼与免疫治疗联用可增强抗肿瘤治疗疗效，化疗可增加新生抗原的暴露，最大程度发挥抗肿瘤效果。因此三线方案更换为白蛋白紫杉醇+信迪利单抗+卡博替尼治疗，患者目前病情稳定，截止至2022年11月仍在治疗中。

综上所述，在NSCLC患者的治疗过程中基因检测占据十分重要的地位，及时有效的基因检测可帮助患者做到精准治疗，适时调整用药方案。对于RET融合突变患者，选择性RET抑制剂为晚期NSCLC患者的治疗首选，但在关注靶向药物疗效的同时要注意药物不良反应，及时发现并处理可保证患者治疗正常进行。关于普拉替尼相关感染及RET抑制剂耐药的具体机制尚不明确，有待进一步研究证实。患者目前的治疗已包括靶向、化疗、免疫治疗以及抗血管生成治疗，若三线治疗后再次进展，后续治疗方案的制定也需进一步探索。

（高　铭　马俊勋）

（三十八）双靶二线治疗BRAF-V600E突变晚期肺腺癌一例

1. 一般情况介绍

患者，男，47岁。

2. 病史

（1）现病史：患者于2020年8月感活动时胸部针刺样痛，持续数秒，可自行缓解，无咳嗽、呼吸困难，无咯血、呕血等其他不适，就诊当地医院行胸片检查未见明显异常，未予特殊处置。后患者感胸痛加重，伴背部牵拉痛，口服非甾体抗炎药可稍缓解。2020年9月19日就诊恩施某医院，胸部CT检查示：左肺上叶前段恶性肿瘤性病变并左侧锁骨上窝、纵隔及左肺门多发淋巴结转移可能性大，局部胸膜疑受侵。2020年9月23日因"胸痛1月余，发现左肺占位5日"收入武汉某医院。

（2）既往史及家族史：无特殊。

(3）入院查体：PS=0，NRS=2。神志清楚，营养中等，全身皮肤巩膜无黄染，浅表淋巴结未触及明显肿大；气管居中，双侧颈静脉无充盈怒张；双肺呼吸音清，未闻及干湿性啰音；心律齐，各瓣膜听诊区未闻及明显器质性杂音；腹平软，全腹无压痛及反跳痛，肝脾肋下未及；双肾区无叩痛，双下肢不肿；生理反射存在，病理反射未引出。

（4）影像学检查：入院后行全身PET/CT示：左肺上叶前段软组织结节，大小约1.8cm×1.7cm×2.1cm，代谢增高；左侧锁骨上区、纵隔（4R、4L、5区、6区）及左肺门区肿大淋巴结，较大者约1.8cm×1.4cm，代谢增高；全身多发骨骼（左侧甲状软骨根部、右侧肩胛骨、胸骨、胸10椎体、双侧髂骨及左侧耻骨下支）骨质破坏，代谢增高；上述考虑恶性病变，肺癌伴多发淋巴结、骨转移；纵隔2R、3A区淋巴结，代谢稍增高，不除外转移。见图4-220。

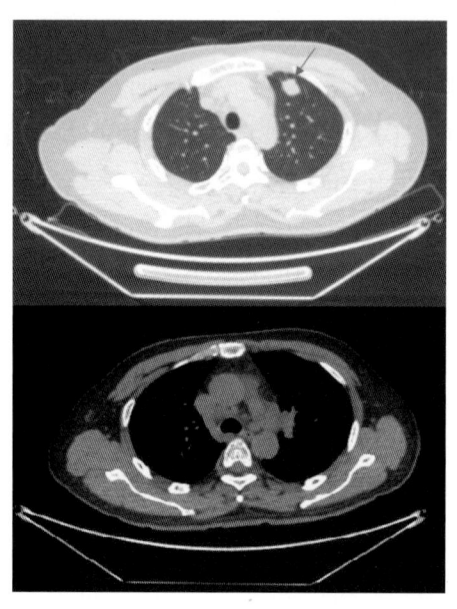

图4-220　2020年9月24日PET-CT示左肺上叶恶性肿瘤及左侧肺门区、纵隔淋巴结转移

3. 病理诊断

（1）2020年9月28日在CT引导下行左上肺肿物穿刺活检，细胞学检查结果：涂片镜下见个别核异质细胞。穿刺组织活检病理结果：左肺非小细胞癌，结合免疫组化符合肺腺癌。免疫组化：CK7（+），NapsinA（+），TTF-1（+），CK5/6（-），P40（-），CD56（-），Ki67（+，约40%）；PD-L1免疫组化检测：PD-L1（阳性，TPS=90%）。

（2）2021年7月13日复查影像学提示新发右侧胸腔积液并左肺下叶膨胀不全、部分实变。2021年7月22日胸腔积液包埋病理结果：镜下见腺癌细胞，结合免疫组化及病史，符合肺腺癌细胞。免疫组化：MOC31（+），Napsin A（+），TTF-1（+）。

4. 分子检测诊断结果及解读

首诊时行NGS检查提示BRAF V600E突变。见表4-135。

表 4-135 主要基因变异检测结果及用药提示

基因	核苷酸变化	氨基酸变化	染色体	基因亚区	转录本	变异类型	突变丰度或拷贝数	变异等级	FDA/NMPA 批准患者癌种 可能敏感	可能耐药	FDA/NMPA 批准其他癌种 可能敏感	可能耐药	药物证据等级
BRAF	p.Val600Glu (c.1799T>A)			EX15	NM_004333.5	错义突变	10.81%		达拉非尼 + 曲美替尼	EGFR-TKIs	考比替尼 + 维莫非尼		
EGFR	p.Gln787= (c.2361G>A)			EX20	NM_005228.4	同义突变	53.07%						
IDH1	p.Arg132Cys (c.394C>T)			EX04	NM_005896.3	错义突变	6.88%				ivosidenib		
GNAQ	p.Gln209pro (c.626A>C)			EX05	NM_002072.4	错义突变	3.36%						

基因检测结果分析：① BRAF：BRAF 基因检测区域检测到 c.1799T>A（p.Val600Glu）变异，属于杂合变异。相较于其他突变位点（如 EGFR、ALK），BRAF 突变 NSCLC 患者的 PD-L1 表达较高，但免疫治疗的 ORR 仅 24%，中位 PFS 仅 3.1 月，患者从免疫检查点抑制剂治疗中获益可能性不大。② ALK、EGFR、ERBB2（Her-2）、KRAS、MET 等未检测到有意义突变。

5. 治疗方案调整及疗效评价

（1）前期化疗方案：2020 年 10 月 3 日开始使用培美曲塞 900mg+ 奈达铂 140mg 化疗联合贝伐珠单抗 600mg 方案 6 周期，期间规律复查，疗效评价为 PR。2021 年 3 月 6 日开始使用培美曲塞 900mg 化疗联合贝伐珠单抗 600mg 方案 4 周期，后使用贝伐珠单抗 600mg 单药维持治疗，期间规律复查，疗效评价为 SD。PFS 约 8.3 个月。

（2）第一次调整方案：2021 年 7 月 13 日首次发现疾病进展，PET/CT 提示右侧肩胛骨、颈、胸椎新增转移，贝伐珠单抗疗效评价为 PD。治疗调整为口服达拉非尼 150mg bid+ 曲美替尼 2mg qd 进行靶向治疗。靶向治疗期间规律复查，疗效评价为 PR/SD。PFS 约 15.1 个月。

（3）第二次调整方案：2022 年 10 月 17 日第二次发现疾病进展，胸部增强 CT 提示右肺上叶新增占位，达拉非尼 + 曲美替尼疗效评价为 PD（见图 4-221）。治疗调整为 PD-1 单抗（信迪利单抗 200mg）+ 多西他赛 120mg 治疗。

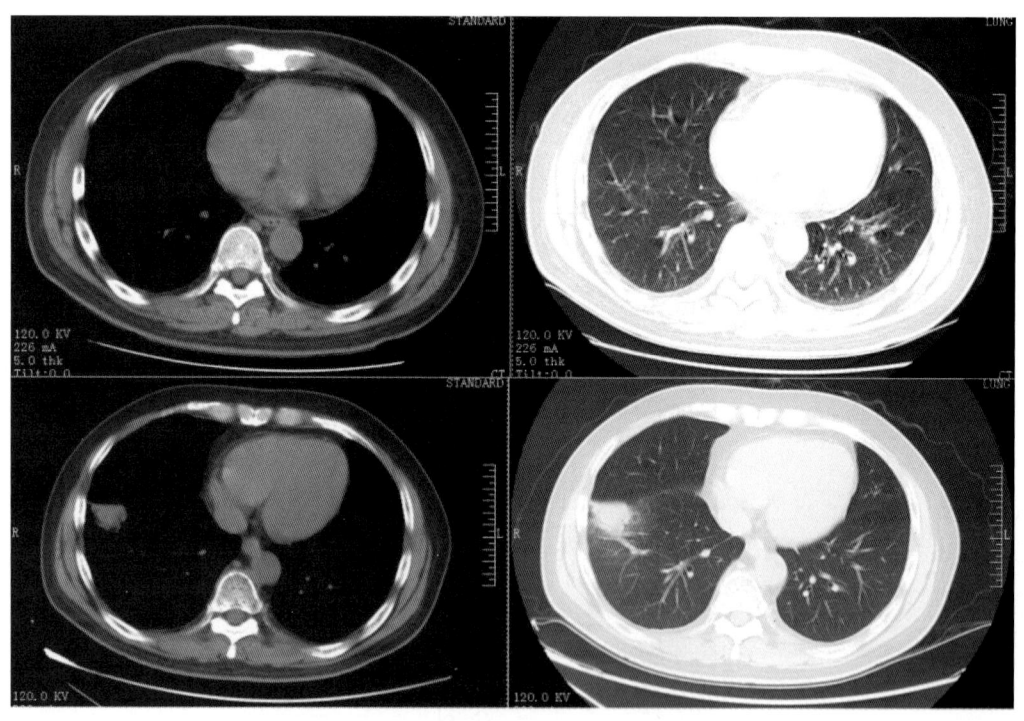

图 4-221　2022 年 10 月 17 日复查，对比 2022 年 6 月 CT，达拉非尼 + 曲美替尼疗效评价为：PD

（4）疗效评价：目前规律复查，未见肿瘤明显进展，OS 已经超过 2 年。见图 4-222。

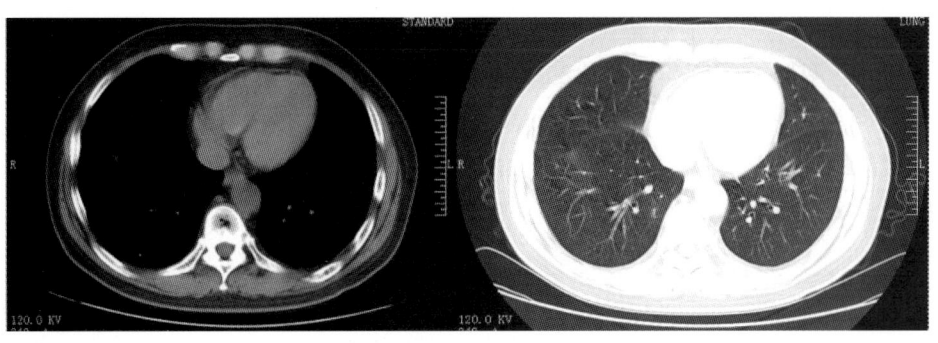

图 4-222　2022 年 12 月 29 日复查，未见肿瘤进展

6. 病例小结

（1）治疗小结：见表 4-136。

表 4-136　治疗小结

时间	治疗	疗效
2020-10 至 2021-07	PP 化疗 + 贝伐珠单抗	PR/SD，8.3m
2021-07 至 2022-10	达拉菲尼 + 曲美替尼	PR/SD，15.1m
2022-10 至 2023-01	PD-1 单抗 + 多西他赛	PR，OS 超过 2 年

（2）基因小结：见表 4-137。

表 4-137　基因小结

样本来源	检测方法	突变位点	突变丰度
2020-10 初诊时穿刺肺组织	NGS	EGFR EXON 20	53.07%
		BRAV V600E	10.81%

7. 案例述评

NCCN 和 ESMO 最新指南一致推荐所有晚期或转移性 NSCLC 均应进行 BRAF 检测。其中，BRAF V600E 突变与晚期肺腺癌患者更差的 PFS、OS 相关。已有多项临床试验表明 BRAF 抑制剂达拉菲尼联合 MEK 抑制剂曲美替尼治疗晚期 BRAF V600E 突变 NSCLC 疗效显著，相较化疗、免疫单药及免疫联合化疗能给患者带来更长的生存获益，且一线和二线选择双靶治疗的有效率基本一致，约为 63%~64%。然而，由于患者当时经济状况欠佳，在一线时未能选择双靶治疗。

一项大型研究显示化疗治疗 BRAF 突变 NSCLC 人群的一线缓解率仅为 23%，根据其他文献推测加用贝伐珠单抗可能提高疗效，因此本案例一线采用化疗联合贝伐珠单抗进行治疗。IMMUNOTARGET 研究表明虽然部分 BRAF 突变 NSCLC 患者 PD-L1 表达较高，但免疫治疗疗效欠佳，这是本案例一线治疗不选择免疫治疗的原因。本案例在一线治疗失败之后，恰逢双靶方案降价，因此二线采用达拉非尼+曲美替尼治疗。事实证明，即使是二线选择双靶方案，肿瘤仍能得到满意的控制，患者亦有较长的OS。同时，本案例再次提示更全面的分子检测对制定和调整治疗方案具有重要指导意义，有利于更好地实施精准治疗。

（宋羽霄　章必成）

（三十九）维迪西妥单抗联合冷冻消融序贯化疗联合阿法替尼治疗HER-2 Exon-20突变晚期肺腺癌一例

1. 一般情况介绍

患者，女，71岁。

2. 病史

（1）现病史：患者于2021年11月无诱因出现刺激性干咳，对症止咳治疗后无缓解，2021年12月出现胸闷、憋气，伴左侧胸前区疼痛。12月15日行胸部CT检查示：左肺占位，左侧胸腔大量积液。12月20日收入院。

（2）家族史：无家族遗传性疾病史。

（3）入院查体：KPS评分70分。胸廓对称无畸形，胸骨无压痛，双侧乳房发育正常，乳头对称，无异常分泌物。左侧呼吸动度弱，右侧呼吸动度强。触觉语颤两侧对称。左肺叩诊浊音，右肺叩诊呈清音，左肺呼吸音弱，右肺呼吸音清，双肺未闻及干湿性啰音。

（4）影像学检查

1）入院后全身PET/CT检查示（图4-223）：左肺上叶舌段高代谢灶，考虑肺癌。右侧心膈角、纵隔及双侧肺门部多发淋巴结转移。左侧胸膜及骨多发转移瘤；余双肺多发无代谢斑点影，随诊。双肺炎症。左肺部分不张；冠脉硬化。左侧胸腔积液；脑代谢活性未见异常。

3. 病理诊断

（1）胸腔积液细胞学检查示：见腺癌细胞，结合病史及免疫组化符合肺来源，免疫组化结果：BerEP4（+），CalRETinin（间皮+），NapsinA（+），TTF-1（+）。

（2）左肺占位穿刺活检病理示：（左下肺）浸润性腺癌，伴坏死。免疫组化示：TTF-1（+），NapsinA（+），CK7（+），P40（-），Ki-67（热点区index约60%），ALK-D5F3（-）。

4. 分子检测诊断结果及解读

组织RT-PCR检测结果见表4-138。

基因检测结果分析

（1）ERBB2基因突变：Exon 20ins（A775_G776insYVMA，M774_A776insYVMA）：ERBB2基因可编码受体酪氨酸激酶（HER2），ERBB2 p. A775_G776insYVMA与p.M774_A776insYVMA为ERBB2最常见的突变形式，两个突变位点均位于HER2激酶结构域，可

能导致蛋白质功能异常,是确认的致癌变异。对于携带 ERBB2 驱动突变的转移性 NSCLC 患者,NCCN 指南(2022.V3)建议使用抗体偶联药物 T-DM1(恩美曲妥珠单抗)和 T-DXd(DS-8201,即 Enhertu)治疗(2A 级推荐)。一项 T-DM1 治疗 HER2 突变肺癌的Ⅱ期临床研究中[2],共入组 18 例晚期经治携带 ERBB2 突变(Exon 20ins,L755P 等)的肺癌患者,整体 ORR 为 44%,中位 PFS 为 5 个月,其中 Exon 20ins 患者 ORR 为 54.5%。另一项 DESTINY-Lung01 Ⅱ期临床研究中[3],使用 T-DXd 治疗 HER2 过表达或 HER2 激活突变的经治非鳞 NSCLC 患者,其中 42 例 HER2 突变患者 ORR 为 61.9%。

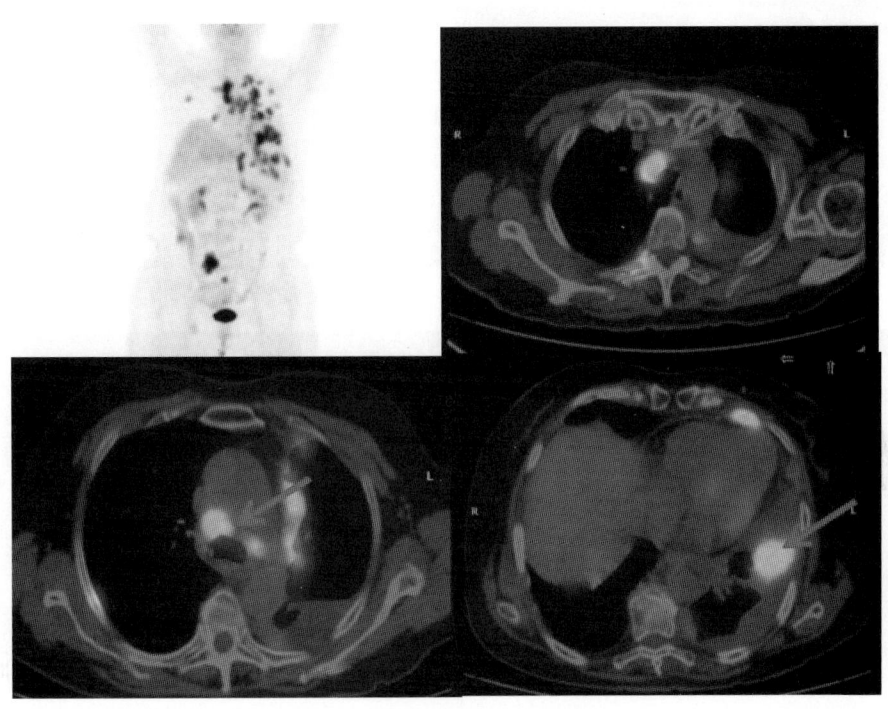

图 4-223　基线 PET-CT(2021.12.22)

表 4-138　主要基因变异检测结果及用药提示

基因	核苷酸变化	基因亚区	变异类型	突变丰度或拷贝数	变异等级	FDA/NMPA 批准患者癌种 可能敏感	FDA/NMPA 批准患者癌种 可能耐药	药物证据等级
HER2	A775_G776insYVMA M774_A776insYVMA	EX20	插入突变	不详	Ⅱ类	恩美曲妥珠单抗 Enhertu	-	2A 级

(2)诊断:左肺腺癌Ⅳ期。

5. 治疗方案调整及疗效评价

（1）一线治疗方案（2022.1.10-2022.6.15）：维迪西妥单抗治疗单药（120mg，Ⅳ，q2w）治疗，联合左肺病灶氩氦刀冷冻消融术。左胸壁疼痛于消融术中消失，后未再反复。见图4-224。

最佳疗效：PR，PFS：5个月。

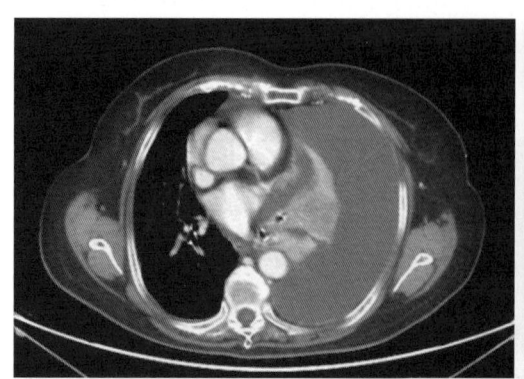

A. 2021.12.24 维迪西妥治疗前

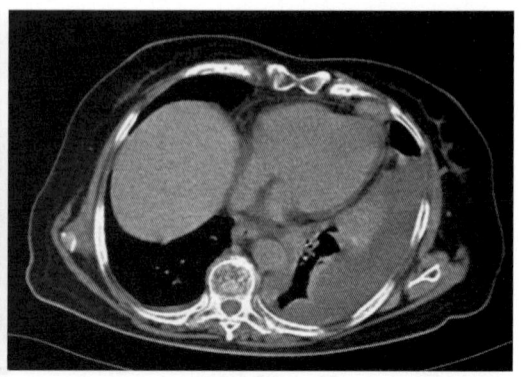

B. 2022.04.07，维迪西妥治疗3.5月前

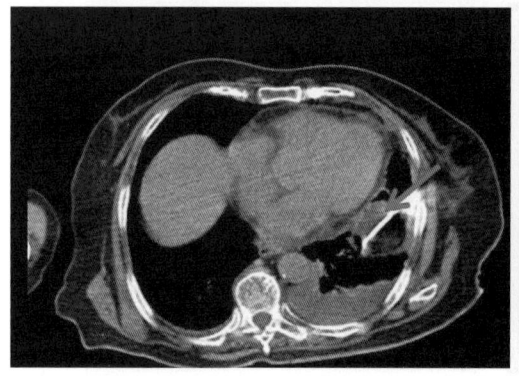

C. 2022.04.12，氩氦刀冷冻消融术中

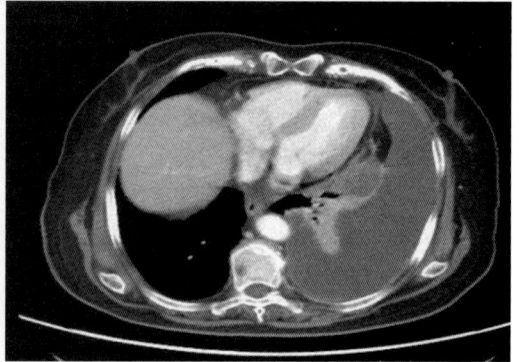

D. 2022.05.12，氩氦刀冷冻消融术后1月

图 4-224 一线治疗期间胸部CT

（2）二线调整方案：2022年6月15日复查提示肺部肿瘤进展，胸腔积液增多，见图2。方案调整为（2022.06.15-2022.12.05）：培美曲塞二钠 700mg d1+ 卡铂 0.1g d1+ 阿法替尼 30mg，qd；疗效评价：目前该方案治疗6月，最佳疗效PR，肿瘤稳定。见图4-225。

6. 病例小结

见表4-139。

该患者为罕见突变的晚期肺腺癌，经一线维迪西妥单抗联合氩氦刀冷冻消融局部治疗，PFS 6月，进展后二线调整为培美曲塞、卡铂联合阿法替尼治疗，PFS 6月后，因个人原因放弃治疗，当地医院对症治疗。

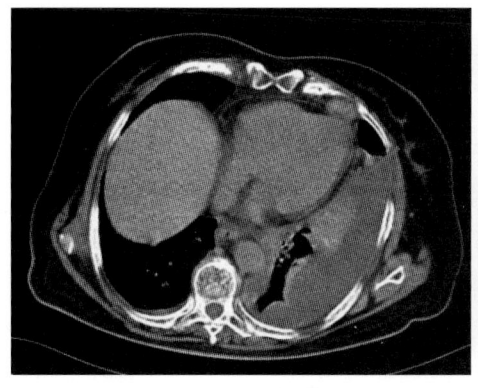 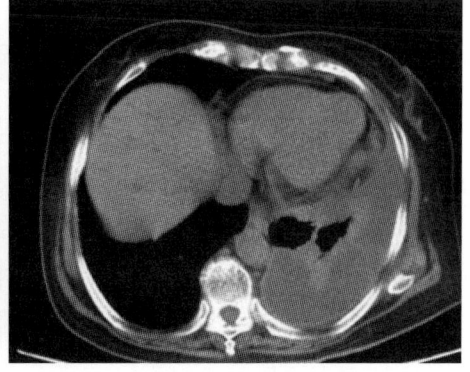

2022.06.15，维迪西妥进展　　　　　　　　2022.10.12，阿法替尼治疗4月

图4-225　二线治疗期间胸部CT

表4-139　病例小结

时间	治疗	疗效
2021.12—2022.06	维迪西妥单抗+氩氦刀冷	PR 6m
2022.06—2022.12	培美曲塞+卡铂+阿法替尼	PR 6m

7.案例述评

从以上分析可以看出，本案例存在ERBB2基因（A775_G776insYVMA，M774_A776insYVMA）Exon 20ins基因突变，临床治疗难度大，目前以抗体药物偶联物（antibody-drug conjugate，ADC）、小分子TKⅠ类药物、化疗加免疫治疗为主，其中以ADC类药物DS-8201疗效更佳但。受限于药物可及性，本案例选择同类药物维迪西妥单抗（RC-48），PFS时间为6.0月。相较于DESTINY-Lung01后线治疗8.2月的PFS来说，本案例的一线疗效持续时间可能还有更多的提升空间。耐药后选择化疗联合TKI药物阿法替尼，目前治疗2月，疗效PR。冷冻消融治疗为患者迅速消除了左侧胸壁疼痛，未合并不良反应，保存了患者的体力，为患者赢得了更高的生活质量并保障了内科治疗的顺利进行。该案例提示针对罕见的ERBB2突变的晚期非小细胞肺癌，基于精准检测的新型药物治疗能够为患者带来生存获益。同时更提示内科、微创介入等综合治疗手段在延长晚期NSCLC患者的生存时间，提高生活质量中的重要性。

（杨武威　祝宝让）

（四十）一例TMB-H肺腺癌伴颅脑寡转移患者的根治性治疗

1.一般情况介绍

患者，男，62岁。

2.病史

(1)现病史:患者因"咳嗽、咳痰2月"就诊。

(2)既往史:既往体健,吸烟20余年。

(3)家族史:无肿瘤家族史。

(4)入院查体:PS 1分。右下肺呼吸音减弱,右下肺语颤减弱,叩诊呈浊音。

(5)辅助检查

1)胸部CT(2017-11-24)提示:右肺门占位(9cm×7cm)伴右肺门淋巴结肿大,右侧胸腔少量积液(图4-226)。

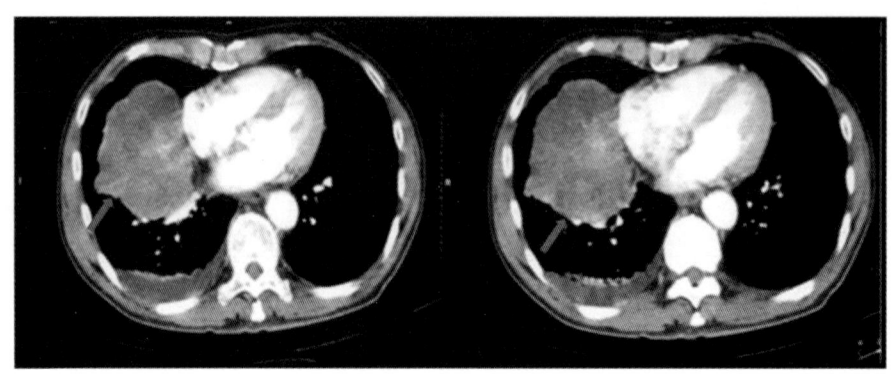

图4-226 胸部CT(2017-11-24)

2)头颅MRI提示(2017-11-26)提示:颅内右侧幕上占位性病变(2.5cm×3cm),考虑肿瘤转移可能(图4-227)。

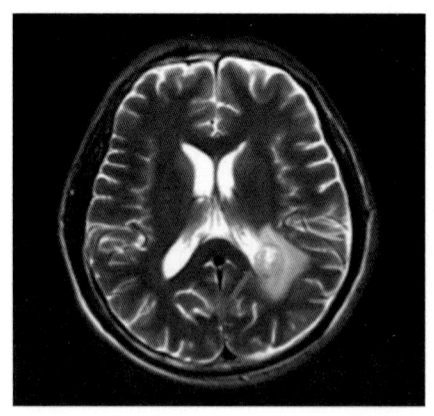

图4-227 头颅MRI(2017-11-24)

3.病理诊断

2017年11月27日行CT引导下右肺穿刺活检术。病理:<右肺穿刺组织>符合肺鳞状细癌伴坏死。免疫组化:ALK-V(-),CK5/6(+),PD-L1(-)(图4-228)。

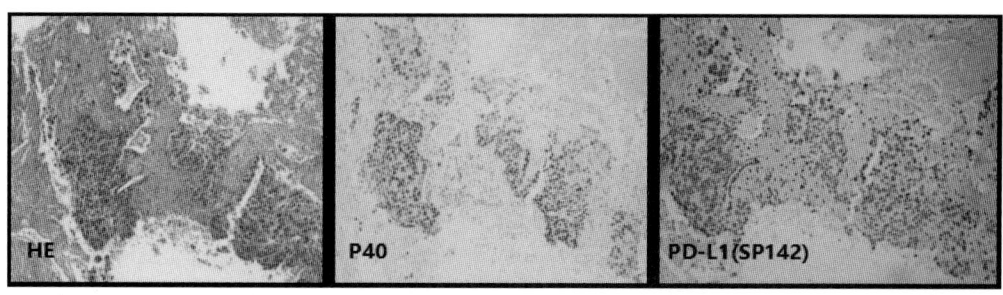

图4-228　病理活检及PD-L1阴性表达

4.分子检测诊断结果及解读

（1）分子检测诊断结果：见表4-140。

（2）基因检测结果分析

1）TMB：约8.2%~9.6%的肺腺癌中会发现TMB-H。TMB-H与肺癌免疫治疗反应密切相关：免疫单药治疗的NSCLC患者中，TMB-H组的DCB率、ORR、PFS均优于TMB-L组。无论是一线还是二线，TMB-H患者中帕博利珠单抗组的OS，PFS，ORR均优于化疗组。与化疗相比，TMB-H的晚期NSCLC患者采用双免疫联合治疗可明显延长PFS及1年PFS率。在新辅助免疫治疗中同样观察到，TMB-H患者组的主要病理缓解率显著优于在TMB-L患者。该患者TMB高于90%的检测临床肿瘤组织样本库中TMB，属于TMB-H，提示其可能是免疫治疗获益人群。

2）TP53 R249S：研究显示，TP53错义突变与抗PD-1/L1单药治疗的临床获益有关，而非TP53无义突变；所有类型TP53突变对双免疫联合治疗具有疗效获益。

3）ATM E2837：超过40%的肺腺癌患者检测到ATM蛋白表达缺失。有研究表明，ATM基因突变是免疫治疗的正向预测生物标志物。

5.治疗方案调整及疗效评价

（1）一线化免联合治疗：2017年12月至2018年4月行5周期紫杉醇200mg+顺铂110mg+帕博利珠单抗200mg治疗。2018年3月复查示肺部及头颅病灶均缩小，疗效评价PR。2018年4月复查示肺部病灶进一步缩小，但头颅病灶稍增大（图4-229）。

（2）颅脑病灶进展，手术治疗：2018年5月患者突发口齿不清，讲话断断续续，节奏紊乱，紧急入院。急诊头颅MRI提示头颅病灶较前明显增大，水肿明显（图4-230）。内科保守治疗无效，经神经外科会诊后为减轻神经系统症状行幕上深部肿瘤切除术。术后病检未查见肿瘤细胞，提示颅脑病灶pCR（图4-231）。送检脑组织行基因检测提示未查见突变基因。

（3）免疫维持治疗：颅脑术后，患者语言功能恢复，2018年6月至2019年09月继续帕博利珠单抗单药（200mg Q3W）维持治疗10周期。复查示肺部病灶缩小；颅脑呈术后改变，未见颅内肿瘤复发（图4-232）。

（4）胸部手术：2019年11月复查PET-CT示肺部病灶仍有代谢；但未见远处存在转移病灶（图4-233）。2019年12月外周血NGS检测提示ctDNA清零。于2019年12月行右肺中叶切除术，术后病理示肺部病灶pCR。

表4-140 肿瘤组织二代测序（NGS）基因检测结果回示（2017-12-15）

基因	核苷酸变化	氨基酸变化	染色体	基因亚区	转录本	变异类型	突变丰度或拷贝数	变异等级	FDA/NMPA批准患者癌种 可能敏感	FDA/NMPA批准患者癌种 可能耐药	FDA/NMPA批准其他癌种 可能敏感	FDA/NMPA批准其他癌种 可能耐药	药物证据等级
TP53	c.747G>T	p.R249S	17	EX8	NM_000546.5	错义突变	10.01%	Ⅱ类					
ATM	c.8509G>T	p.E2837*	11	EX58	NM_000051	错义突变	15.12%	Ⅱ类					

免疫治疗相关标志物	计算结果	结果判读	FDA/NMPA批准患者癌种 可能敏感	FDA/NMPA批准患者癌种 可能耐药	FDA/NMPA批准其他癌种 可能敏感	FDA/NMPA批准其他癌种 可能耐药	药物证据等级
TMB	32.8muts/Mb	≥90%组织样本TMB			帕博利珠单抗		A级

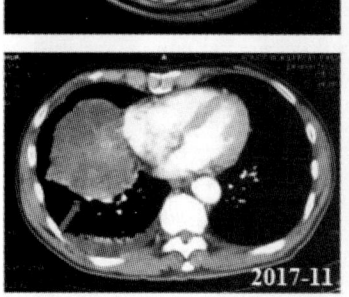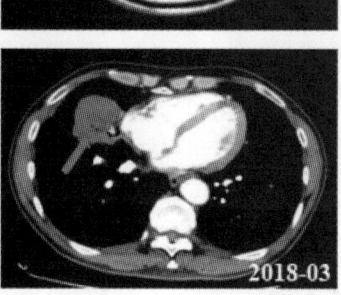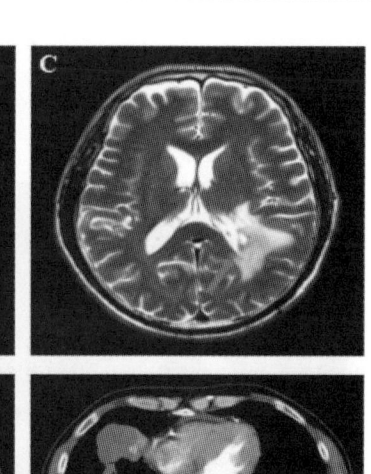

图 4-229 头颅 MRI 及胸部 CT 对比

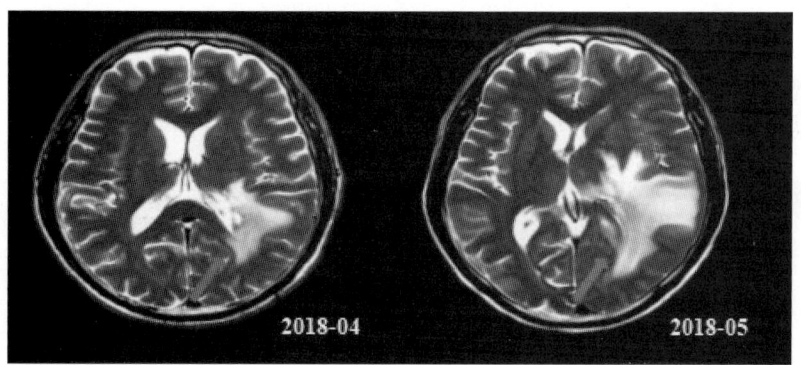

图 4-230 头颅 MRI 提示病灶增大，水肿明显

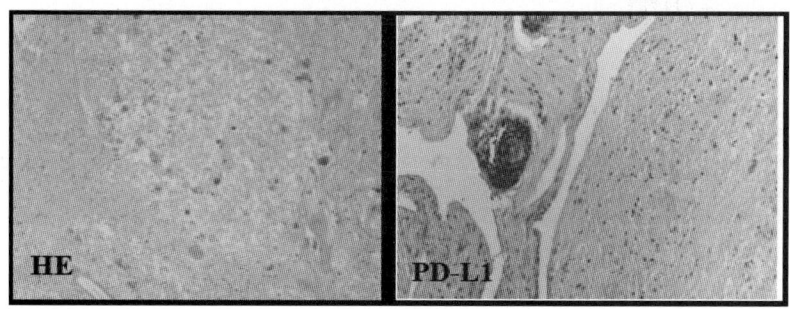

图 4-231 颅脑术后病理切片及 PD-L1 阴性表达

（5）术后随访：胸部手术后，患者未继续接受免疫治疗，现已停药三年余，2022 年 7 月末次复查未见肿瘤复发征象（图 4-234）。

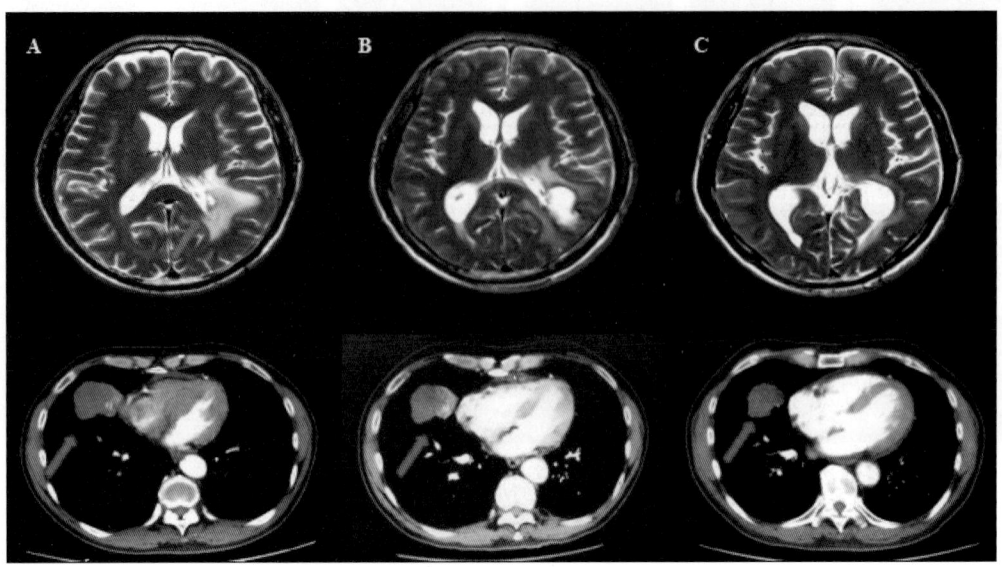

图 4-232　颅脑术后，头颅 MRI 及胸部 CT 对比

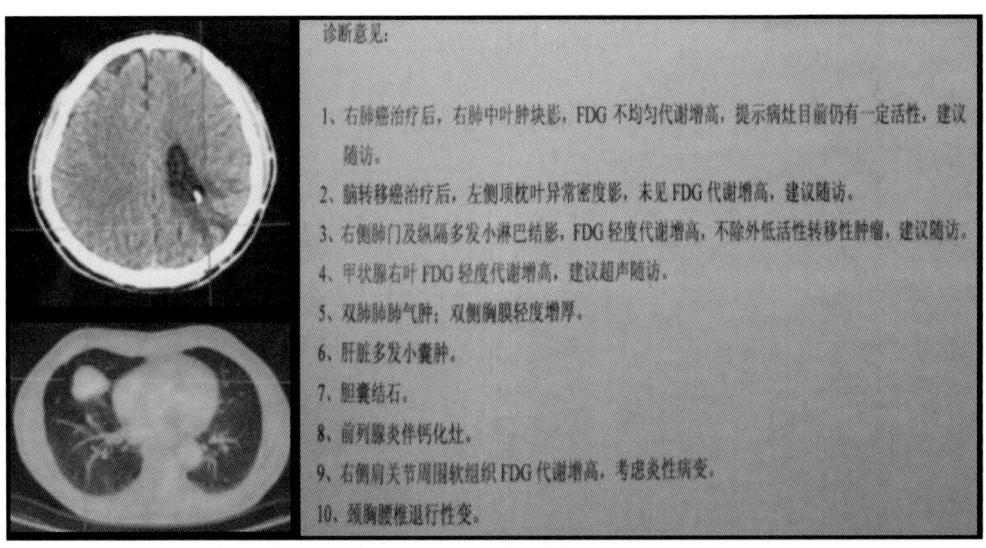

图 4-233　PET-CT（2019-11-24）

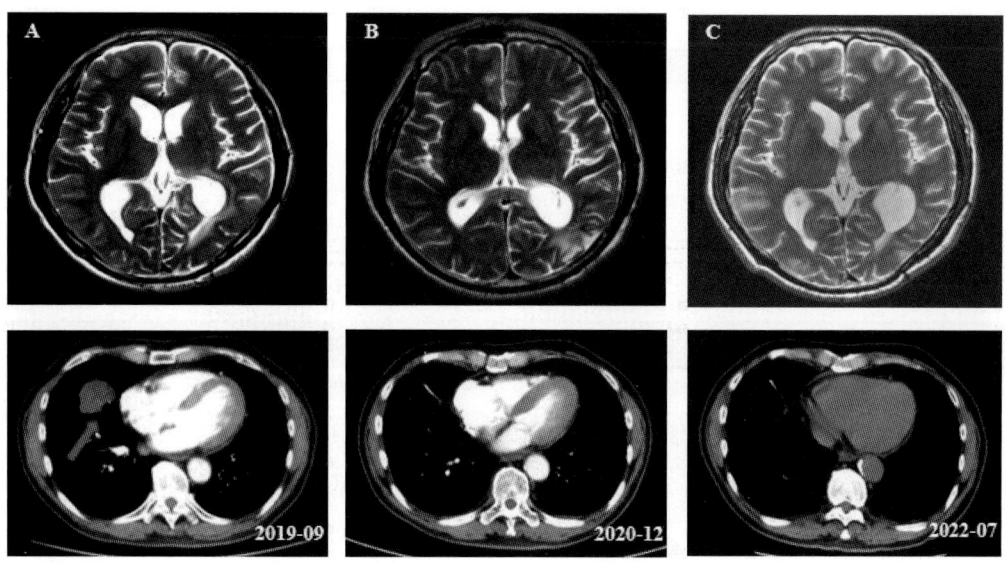

图 4-234 胸部手术后随访复查

6. 病例小结

（1）治疗小结：见表 4-141 和图 4-235。

表 4-141 治疗小结

时间	治疗	疗效
2017.12–2018.04	紫杉醇 + 顺铂 + 帕博利珠单抗（5 周期）	PR
2018.05	颅脑幕上深部肿瘤切除术	irPD psPD
2018.06–2019.09	帕博利珠单抗（10 周期）	PR
2019.12	右肺中叶切除术	CR
2019.12–2022.07	未行抗肿瘤治疗	CR

图 4-235 治疗小结

（2）基因及病理小结：见图 4-236 和表 4-142。

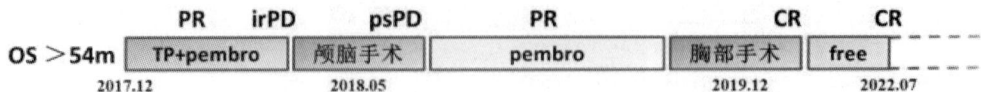

图 4-236 基因小结

表 4-142 基因及病理小结

取样时间	2017.12	2018.05	2019.12
时间节点	初诊	颅脑手术后	胸部术前
样本来源	肺穿组织	脑转移灶	血液
NGS 结果	TMB：32.8muts/Mb	无肿瘤相关基因突变	ctDNA 清零
病理结果	鳞癌	脑转移灶 pCR	肺原发灶 pCR

7. 案例述评

通常 PD-L1 阴性预示着免疫治疗的疗效较差，本案例提示 PD-L1 阴性但 TMB-H 的患者仍可以从免疫联合治疗中获益。目前更多研究关注了肺部原发灶的假性进展，而对颅脑转移病灶在免疫治疗后的假进展关注较少，颅内病灶的假性进展鲜见报道。本案例提示在免疫治疗过程中，当颅内病灶进展情况与肺部原发灶转归不一致时，需积极探究可能的原因，不要直接认定免疫治疗耐药而更换治疗方案。此例患者经手术证实颅脑病灶的影像学进展实为免疫治疗所致的假性进展，虽然临床表现异常严重，但其实颅内转移灶已经达到了完全病理学缓解。因此，如何正确认识颅内转移灶的假进展尤其重要。如果判断不准放弃后续治疗是非常得不偿失的。

患者经颅内幕上肿瘤切除术后恢复良好，接受 10 周期的免疫治疗后肺部病灶稳定，PET-CT 未见转移，有手术根治的可能。行右肺中叶切除术其肺部原发灶病理亦提示达到完全病理学缓解。因此，头颅转移病灶的病理学缓解程度是否与原发灶一致，通过转移灶的病理学缓解是否可以预测原发灶病理学缓解值得进一步探索。

研究表明，PET-CT 的 SUVmax 下降超过 30% 对新辅助免疫治疗后病理学缓解程度有一定的预测作用[10]，但单次 PET-CT 亦不能很好预测 NSCLC 新辅助免疫治疗是否取得病理学缓解。本案例中 PET-CT 显示肺部病灶在新辅助免疫治疗后仍存在残留代谢活性区域，但其实术后病理显示其已经达到完全病理学缓解。目前有研究报道，ctDNA 清除率高的患者更能取得病理学缓解．该患者术前血液 ctDNA 已经清零，术后证实为原发灶同样完全病理学缓解。包括 ctDNA、ITH 和 HRD 等对新辅助免疫治疗后病理学缓解的判断值得进一步研究。该患者目前已停用免疫治疗近 3 年仍未有复发和转移，提示达到完全病理学缓解的患者停用免疫治疗后仍可长期获益。针对达到 pCR 的患者，术后免疫治疗维持时长的确定以及停用免疫药物治疗的指征，值得进一步的探索。

（祝梦晓　何　勇）

（四十一）免疫联合化疗在ⅢB期NSCLC转化治疗中的尝试

1. 一般情况介绍

患者，男，61岁。

2. 病史

（1）现病史：2021年11月13日，患者无明显诱因突发头昏，伴有吐词不清，以头昏沉感为主，尚可表达，伴偶有咳嗽咳痰，白色泡沫痰为主，行CT提示左侧额顶叶脑梗死，左肺占位性病变。11月16日患者因"头昏伴吐词不清3天"入院。

（2）既往史及个人史：否认高血压、糖尿病病史。吸烟20支/天×40年；饮白酒400~450g/天×40年。

（3）入院查体：神志清楚，全身浅表淋巴结未触及，双肺呼吸音清晰，未闻及明显干湿啰音，记忆力、计算力、时间、地点、定向力正常，言语含混不清，双侧瞳孔等大等圆3mm，光反射灵敏，鼻唇沟基本对称，伸舌未见明显偏斜。

（4）影像学检查：胸部增强CT：考虑左肺上叶肿瘤性病变，肺癌可能大，双肺散在多发结节影。心包少量积液。纵隔可视淋巴结增多。左侧胸腔少量积液。

颅脑增强MRI：左侧额顶叶新近脑梗。右侧小脑半球陈旧性腔隙性脑梗。

3. 病理诊断

2021-11-20行肺穿刺活检，病理："左肺"活检穿刺组织，查见恶性肿瘤，结合组织形态学及免疫组化染色，支持为肺腺癌。免疫组化：TTF-1（+）、CK（+）、CK7（+）、NapsinA（+）、CK5/6（-）、P40（-）、EGFR（3+）、Ki-67（+，指数约40%）。

4. 分子检测诊断结果及解读

2021-11-26左肺穿刺活检标本NGS（425个基因）结果见表4-143。

基因检测结果分析：

KRAS基因P.G12F第2外显子错义突变：该突变位点为KRAS基因热点突变位点，该突变可引起GAP介导GTP水解功能受损，导致细胞内RAS-GTP水平升高，从而激活RAS通路，促进肿瘤细胞的生长和迁移，参与肿瘤的发生发展；另外，KRAS突变可能降低对EGFR靶向药物的敏感性；Sotorasib（AMG 510）对于携带KRAS G12C突变的非小细胞肺癌和结直肠癌患者具有抗肿瘤活性。

TP53基因P.C135Y第5外显子错义：该突变为致病性突变，该突变可降低TP53基因的抑癌功能，可能参与肿瘤的发生发展和预后不良，并可能参与癌细胞对铂类、5-FU等化疗药物的耐药。研究表明TP53突变是OS的不良预后因素，TP53野生型和TP53突变型的NSCLC患者，对应的OS分别为27.0个月和19个月（$P<0.001$）。

KRAS合并STK11突变可能为免疫不获益人群，KRAS合并TP53突变很可能成为免疫治疗的优势人群。STK11是调节细胞分裂的基因，研究显示STK11基因突变组中免疫浸润细胞较少，STK11基因突变与PD-L1表达呈负向关系，这些结果表明仅STK11突变可能降低免疫治疗疗效。

表4-143 主要基因变异检测结果及用药提示

基因	核苷酸变化	氨基酸变化	染色体	基因亚区	转录本	变异类型	突变丰度或拷贝数	变异等级	FDA/NMPA批准患者癌种 可能敏感	FDA/NMPA批准患者癌种 可能耐药	FDA/NMPA批准其他癌种 可能敏感	FDA/NMPA批准其他癌种 可能耐药	药物证据等级
KRAS	c.34-35delinsTT (p.G12F)					错义突变	29.5%	I类			药物推荐（敏感性，证据等级）		
TP53	c.404G>A (p.C135Y)					错义突变	39.3%	I类					

PD-L1（DAKO 22C3）TPS > 50%，TMB 17.5mut/Mb。

第四章 呼吸系统肿瘤分子诊断标志物临床应用

肿瘤免疫治疗是通过调动机体的免疫系统，增强抗肿瘤免疫力，从而抑制和杀伤肿瘤细胞。肿瘤免疫治疗是当前肿瘤治疗领域中最具前景的研究方向之一。PD-1是在凋亡的T细胞杂交瘤中得到的，由于其和细胞凋亡相关而被命名为程序性死亡-1受体，PD-1程序性死亡受体是一种重要的免疫抑制分子，为CD28超家族成员。PD-1主要在激活的T细胞和B细胞中表达，是激活型T细胞的一种表面受体，PD-1有两个配体，分别是PD-L1（B7-H1）和PD-L2（B7-DC）。机体内的肿瘤微环境会诱导浸润的T细胞高表达PD-1分子，肿瘤细胞会高表达PD-1的配体PD-L1和PD-L2，导致肿瘤微环境中PD-1通路持续激活，PD-L1与PD-1连接后，T细胞功能被抑制，不能向免疫系统发出攻击肿瘤的信号。PD-1/PD-L1抑制剂可以阻断PD-1与PD-L1的结合，阻断负向调控信号，使T细胞恢复活性，从而增强免疫应答。TPS：指任意强度部分或完全膜染色的活肿瘤细胞占标本中所有活肿瘤细胞的百分比。

PD-1和PD-L1的抑制剂在多种肿瘤中疗效显著。基于Ⅲ期KEYNOTE-024和KEYNOTE-042研究，FDA和NMPA已批准帕博利珠单抗作为PD-L1TPS≥50%或≥1%且EGFR/ALK阴性或未知的Ⅳ期NSCLC的一线治疗。

肿瘤突变负荷（Tumor Mutation Burden，TMB）：通常指一份肿瘤样本中（肿瘤组织或外周血）全外显子测序或靶向测序所检测基因区域每兆碱基中发生的体细胞非同义突变或所有突变的数目（计算公式即：突变个数/检测的外显子Mb长度）。TMB计算的体细胞突变包括点突变和插入、缺失突变，去除驱动突变（与肿瘤治疗、诊断、预后密切相关的突变，包括热点突变、药物靶点突变、癌基因功能激活突变和抑癌基因功能失活突变）。TMB可以间接反映肿瘤产生新抗原的能力和程度，预测多种肿瘤的免疫治疗疗效，TMB可以作为潜在的泛癌生物标志物。FDA批准帕博利珠单抗利单于疗瘤突变负荷高（tTMB-H，tTMB>10Muts/Mb）的实体瘤患者。

5. 治疗方案及疗效评价

2021年12月1日至2022年3月18日行4个周期治疗：培美曲塞800mg d1+洛铂45mg d1+信迪利单抗200mgd1，q3w。4周期治疗后复查CT：左肺上叶肿瘤性病变较前比较有所减小，并左肺上叶阻塞性肺炎（部分间质性改变）及膨胀不全较前减轻。纵隔及左肺门淋巴结增多（图4-237）。2022-03-28行全身PET-CT提示："左肺上叶腺癌化疗及免疫治疗后"：①左肺上叶尖后段及前段不规则团块片，伴FDG代谢活跃，考虑治疗后肿瘤仍有活性。②左侧锁骨上窝、纵隔内2R组、4组、5组及左肺门多个小淋巴结，FDG代谢未见异常。③躯干其余部位及颅脑未见FDG高代谢转移灶。总体疗效评价为PR（图4-238）。

经MDT讨论后，建议行手术治疗。于2022年4月2日在全麻下行胸腔镜辅助左上肺癌根治术+粘连带烙断术，术后病理见图4-239：肿瘤体积为7.5cm×4.5cm×3cm，其中残存活细胞区直径约为0.9cm（镜下测量）；坏死组织占比60%，见极少肿瘤组织残留，约1%。镜下见肿物处纤维组织增生，较多淋巴细胞及少量浆细胞浸润，多量坏死灶形成。淋巴结共9枚，均未查见癌，其中4枚存在治疗反应。残存活肿瘤细胞：1%；坏死：60%；间质：39%。新辅助治疗后病理分期：yT1aN0Mx。免疫组化："左上肺叶及肿瘤"残余肿瘤细胞显示肺腺癌（腺泡型），灶区伴神经内分泌分化。免疫组化：TTF-1（+）、CK（+）、CK7（+）、NapsinA（+）、EGFR（3+）、CD56（部分+）、CK5/6（-）、P40（-）、Vim（-）、Ki-67（+，指数约30%~40%）。2022-05-14返院复查示病情稳定，继续予以信迪利单抗200mg q3w术后免疫辅助治疗。末次随访时间为2022-12-30。

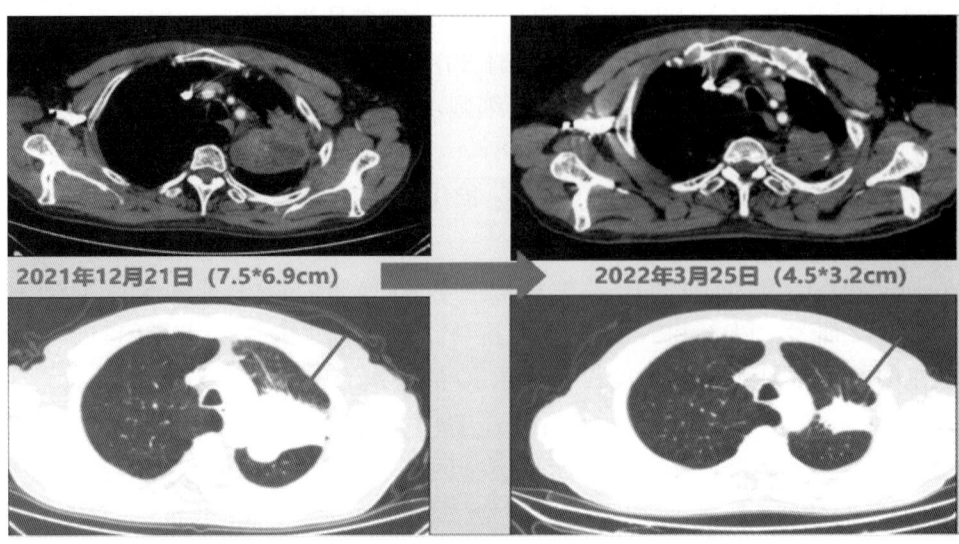

图4-237 化疗联合免疫治疗前后的胸部CT疗效评价

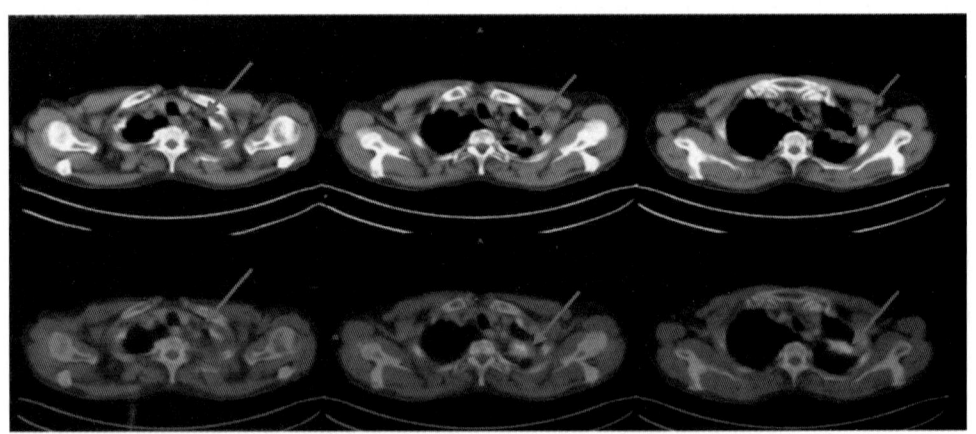

图4-238 化疗联合免疫治疗后的PET-CT疗效评价（2022-03-28）

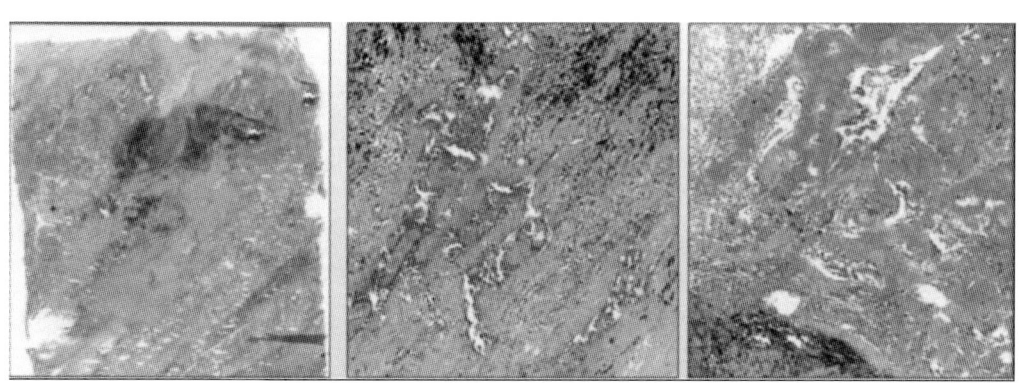

图 4-239A　术后病理 HE 染色及部分免疫组化

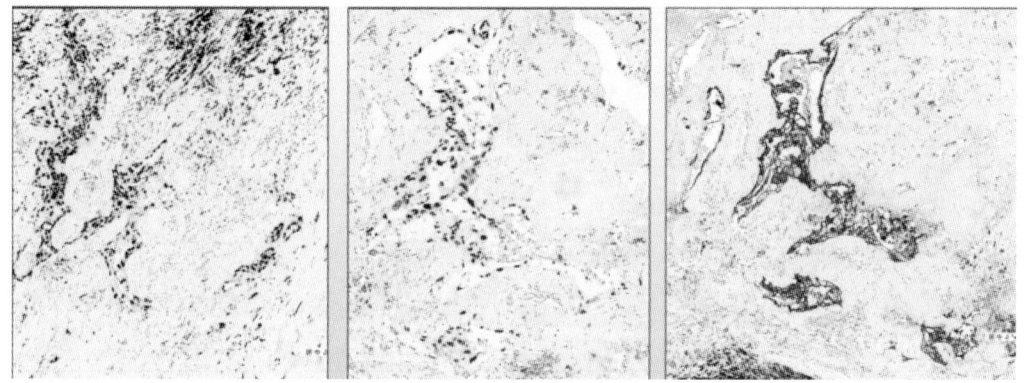

图 4-239B　术后病理 TTF-1、CK-7

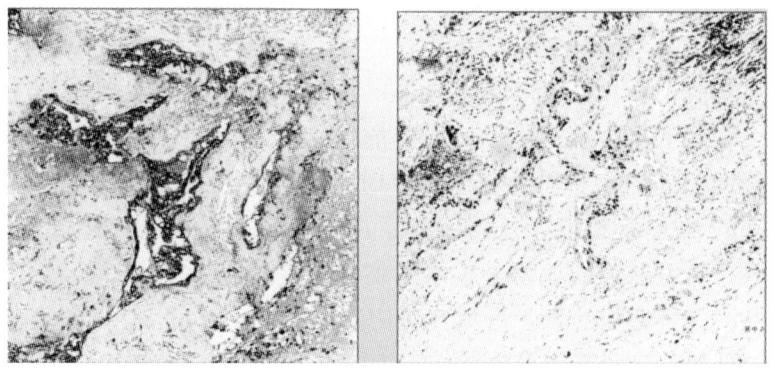

图 4-239C　术后病理 NaspinA、Ki-67

6. 病例小结

（1）治疗小结：见表4-144。

表4-144 治疗小结

时间	治疗	疗效
2021-12-01 至 2022-03-18	培美曲塞 800mg d1+ 洛铂 45mg d1+ 信迪利单抗 200mg d1，q3w×4周期	PR
2022-04-02	胸腔镜辅助左上肺癌根治术 + 粘连带烙断术	术后病理 MPR
2022-05-19 至 2022-12-30	信迪利单抗 200mg q3w×10周期	未见肿瘤复发及转移征象

（2）基因检测小结：见表4-145。

表4-145 基因检测小结

取样时间	2021-11-22
时间节点	初诊
标本来源	左肺穿刺组织
Panel	425个基因
KRAS G12F	丰度 29.5%
TP53 C135Y	丰度 39.3%
PD-L1（DAKO 22C3）	TPS>50%
TMB	17.5mut/Mb

7. 案例述评

本病例初诊为左肺上叶腺癌伴纵隔淋巴结转移（cT4N2M0，ⅢB期，EGFR（−），ROS1（−），ALK（−），TMB 17.5mut/Mb，PD-L1TPS>50%），初始评估为不可切除的Ⅲ期非小细胞肺癌。NGS提示KRAS合并TP53双突变，TMB 17.5mut/Mb，PD-L1TPS>50%，为免疫治疗的潜在获益人群。突破标准的Pacific治疗模式，尝试化疗联合免疫的转化治疗，成功完成手术，取得了术后病理的MPR，目前正在行术后免疫辅助治疗，未出现明显的毒副反应。新辅助免疫治疗和辅助免疫治疗均在可切除NSCLC患者中体现出重要价值，对于潜在可切除的NSCLC也可能是一种重要的治疗方式，从降低整体复发风险及长期生存获益的角度看，采用新辅助免疫–手术–辅助免疫的围术期全程治疗是可行的。经过MDT讨论，选择潜在可切除的患者行免疫转化治疗，是一种可以尝试的治疗策略，但目前尚缺乏高质量的Ⅲ期临床研究结果支持。

（何 朗 戴刚毅）

第四章 呼吸系统肿瘤分子诊断标志物临床应用

参考文献

[1] 国家病理质控中心,中华医学会病理学分会,中国临床肿瘤学会肿瘤病理专家委员会,实体肿瘤 PD-L1 免疫组织化学检测专家共识(2021版)[J].中国病理学杂志,2021年7月第50卷第7期。

[2] 潘锋.罕见靶点检测指导肺癌临床治疗决策[J].中国当代医药,2022,029.

[3] 李晓锋,张冠军,汪园园,等.非小细胞肺癌 EGFR、ALK 和 ROS1 基因联合检测及突变共存分析[J].分子诊断与治疗杂志,2018,10:7.

[4] 肿瘤突变负荷应用于肺癌免疫治疗的专家共识[J].中国肺癌杂志,2021,24(11):743-52.

[5] 沈婉寄,李晖.HER2 基因变异非小细胞肺癌的治疗研究进展[J].肿瘤学杂志,2022,28(10):809-817.

[6] 朱逸晖,李婷,胡夕春.Trastuzumab deruxtecan 的临床研究进展及展望—HER2 耐药患者的新希望[J].中国癌症杂志,2021,31(8):754-761.

[7] 禚孝丽,赖靖江,刘磊,等.HER2 基因改变的非小细胞肺癌靶向治疗和临床病理特征研究进展[J].中华肿瘤防治杂志,2021,28(20):1588-1593.

[8]《非小细胞肺癌血液 EGFR 基因突变检测中国专家共识》制订专家组.非小细胞肺癌血液 EGFR 基因突变检测中国专家共识[J].中华医学杂志,2015,95(46):3721-3726.

[9] 中国临床肿瘤学会肿瘤生物标志物专家委员会,《中国非小细胞肺癌患者 EGFR T790M 基因突变检测专家共识》制定专家组.中国非小细胞肺癌患者 EGFR T790M 基因突变检测专家共识[J].中华医学杂志,2018,98(32):2544-2551.

[10] 何清兰,李静,等.EGFR19 和 21 外显子突变的 NSCLC 的临床特征及对 EGFR-TKIs 的效果比较[J].石河子大学学报(自然科学版),2020,38(3):371-375.

[11] NCCN Clinical Practice Guidelines in Oncology: Non-Small Cell Lung Cancer (Version 3.2022).

[12] 中国临床肿瘤学会(CSCO)指南 2021.

[13] NCCN Clinical Practice Guidelines in Oncology: Non-Small Cell Lung Cancer (Version 3.2022)

[14] 王鑫,钟殿胜.非小细胞肺癌 EGFR 和 ALK 基因双突变研究进展[J].中国肺癌杂志,2018,21(09):686-691.

[15] 邵楚楚,王婉莹,任胜祥.CSCO 非小细胞肺癌诊疗指南(2021版)解读[J].同济大学学报(医学版),2022,43(01):1-9.

[16] 中国非小细胞肺癌 ALK 检测模式真实世界多中心研究专家组,中华医学会病理学分会分子病理学组.中国非小细胞肺癌 ALK 检测临床实践专家共识[J].中华病理学杂志,2019,48(12):913-920.

[17] 中国非小细胞肺癌 ALK 检测模式真实世界多中心研究专家组,中华医学会病理学分会分子病理学组. 中国非小细胞肺癌 ALK 检测临床实践专家共识[J]. 中华病理学杂志, 2019, 48(12): 913-920.

[18] NCCN Guidline V6.2020 NSCLC.

[19] 2020 年非小细胞肺癌诊疗指南

[20] 2021world conference on lung cancer[EB/OL].[2021-12-17]

[21] Freddie Bray, et al. Global Cancer Statistics 2018: GLOBOCAN Estimates of Incidence and Mortality Worldwide for 36 Cancers in 185 Countries. CA: Cancer J Clin. 2018; 68: 394-424.

[22] S Dearden, et al. Mutation incidence and coincidence in non small-cell lung cancer: meta-analyses by ethnicity and histology(mutMap). Ann Oncol. 2013; 24(9): 2371-6.

[23] 中国临床肿瘤学会肿瘤生物标志物专家委员会,《中国非小细胞肺癌患者 EGFR T790M 基因突变检测专家共识》制定专家组. 中国非小细胞肺癌患者 EGFR T790M 基因突变检测专家共识[J]. 中华医学杂志, 2018, 98(32): 2544-2551.

[24] Lu S, Dong X, Jian H, Chen J, et al. Aumolertinib activity in patients with CNS metastases and EGFR-mutated NSCLC treated in the randomized double-blind phase III trial (AENEAS)[OL].ASCO 2022.(2022-05-27).

[25] Zhou CC et al. J Clin Oncol. 2020 Jul 2; JCO2000297.DOI: 10.1200/JCO.20.00297.

第五章

消化系统肿瘤分子诊断标志物临床应用

第一节 概 述

随着人类基因组计划的完成和测序技术的不断发展,下一代测序(next generation sequencing,NGS)技术在医学领域得到广泛应用。近年来逐渐被应用于进行肿瘤的分子分型、诊治及预后分析等方面,取得了一系列重大突破。而消化系统肿瘤是一类严重危害人民健康的疾病,近年来发病率呈现上升趋势,原有的治疗手段已经不能满足目前患者的治疗,急需新的治疗方法推动以基因大数据与个体化医疗为特征的现代肿瘤精准医学的发展,影响和改变我们的临床实践,给肿瘤患者的生存带来质的突破。本文从当今中国肿瘤流行病数据出发,对目前胃肠道肿瘤的治疗现状及NGS技术近年在胃肠道肿瘤临床领域中的应用作一综述。

一、流行病学概况

随着癌症发病率和死亡率的不断上升,癌症已成为中国居民死亡的主要原因,是一个重大的公共卫生问题。其中消化道恶性肿瘤在所有恶性肿瘤的发病和死亡中均占据前列,部分肿瘤如肝癌、胰腺癌和胆囊癌的预后非常差,严重危害着人类的生命和健康。

(一)国际癌症数据概况

近年来,全球癌症呈高发趋势,世界卫生组织国际癌症研究机构(International Agency for Research on Cancer,IARC)数据:2020年全球新发癌症病例约2000万,死亡病例约1000万。2020年全球前十大新发癌症中,乳腺癌、肺癌、结直肠癌为前三大癌种,其次为皮肤癌、前列腺癌和胃癌。1991年至2019年间,癌症死亡率下降了32%,这意味着癌症死亡人数减少了近350万。值得一提的是从2015年到2019年,癌症死亡风险每年下降约2%,而20世纪90年代每年下降1%。癌症死亡率的加速下降显示了预防、筛查、早期诊断、治疗的力量,以及向无癌症世界靠拢的整体潜力。

(二)中国癌症数据概况

近年来,美国的癌症负担正在逐渐减少。而中国的癌症状况正在发生转变,癌症的发病率更高，已经反超了美国，中国的癌症死亡率同样更是远超美国。根据2022年2月，国家癌症中心发布了最新一期的全国癌症统计数据（由于全国肿瘤登记中心的数据一般滞后，该数据为全国肿瘤登记中心收集汇总全国肿瘤登记处2016年登记资料）显示：由于中国是世界第一人口大国，癌症新发人数远超世界其他国家，2020年全中国新发癌症457万人，占全球23.7%。发病率前五名分别为肺癌、结直肠癌、胃癌、肝癌和乳腺癌，占癌症新发病例总数的57.4%。死亡率也较高（死亡占比30.7%），肺癌、肝癌、胃癌、结直肠癌和食管癌为癌症死亡的主要原因，占癌症死亡总人数的69.3%。

根据2020年全球癌症数据库（Globocan）的最新数据提示，中国每年因癌症死亡的300万人中，消化系统来源（结直肠癌、胃癌、肝癌、食管癌、胰腺癌、胆囊癌）的死亡人数竟占了150万。也就是说，有50%的国内癌症患者，是死于消化系统肿瘤。数字触目惊心，令人不寒而栗。因此，消化系统肿瘤既是高发癌种类，也被确定为癌症死亡的主要原因，疾病负担较重。

二、治疗现状

消化系统恶性肿瘤的治疗方式从原来的手术、化疗、放疗到现在的分子靶向、免疫治疗，治疗越来越精准，总生存期（overall survival, OS）和无进展生存期（progression-free survival, PFS）也都有显著的延长。毫无疑问，个体化治疗是我们追求的一个目标，精准治疗则可以真正随着研究、研发的进步，在认识疾病的基础上采用针对性非常强的治疗方法。精准治疗对比个体化治疗更具有时代感，也更有可能在一定的时间实现。所以，精准治疗更符合我们时代的进程。当今，在我们已经愈发了解肿瘤的情况下，必须关注不同分子分型或临床分型的患者群体，并区别对待治疗，实现"同病异治"或"异病同治"，而非所有的疾病都用同一种治疗方法。下面我们以胆道癌和结直肠癌为例，向大家介绍检测与疾病诊断及治疗的关系。

（一）胆道癌

胆道癌（biliary tract carcinoma, BTC）是一种较为少见的侵袭性肿瘤，约占所有消化系肿瘤的3%，转移性疾病的5年生存率仅为2%。除了手术切除外，治疗方式的选择有限。截至2022年，化疗仍是晚期胆囊癌患者的主要治疗选择。

至少从2010年以来，吉西他滨+顺铂（GC/GemCis）联合治疗方案仍是局部晚期和转移性BTC首选的一线治疗方法。二线治疗效果不佳。基于FIGHT-202研究的数据，佩米替尼（Pemigatinib）作为首个靶向药物治疗复发且不可手术切除的局部晚期或转移性胆管癌获得FDA批准，携带FGFR2基因融合或重排的患者中，佩米替尼单药治疗的总体缓解率（objective response rate, ORR）为36%（主要终点），中位反应持续时间（duration of response, DoR）为9.1个月（次要终点）。另一项FIDES-01研究，即在FGFR2基因融合阳性肝内胆管癌患者中，评估FGFR抑制剂德赞替尼（derazantinib）的抗肿瘤效果。截至2021年4月最新数据显示，ORR从20.4%增加到21.4%，疾病控制率（disease control rate, DCR）从72.8%上升到74.8%，中位PFS从6.6个月上升到7.8个月，进一步支持了该适应症中德赞替尼单药治疗的临床疗效。

（二）结直肠癌

我国是结直肠癌（colorectal cancer，CRC）高发国家，每年新增病例近56万，约占全球1/4。2020年最新统计数据显示，结直肠癌发病率居恶性肿瘤第二位，死亡率居第四位，新增病例数超过胃癌且持续增长，已成为消化系统第一大肿瘤。结直肠癌早期症状不明显，多数患者在确诊时已属于中晚期。早期患者5年生存率可达到90%，而晚期患者5年生存率低于14%，70%~75%的患者存活时间超过1年，30%~35%的患者存活时间超过3年，中位OS仅为6个月或更少。因此，结直肠癌患者治疗的选择就至关重要。

转移性结直肠癌（metastatic colorectal cancer，mCRC）在大多数情况下仍然是不可治愈的，但随着细胞毒性化疗和靶向药物的进展，生存率有所提高。对于晚期结直肠癌，目前主要的治疗方法仍是全身药物治疗，即5-氟尿嘧啶、奥沙利铂和伊立替康在两种药物或三种药物方案的各种组合，然后根据患者基因检测结果，在化疗方案中添加抗VEGF或抗EGFR抗体。

最初的CALGB/SWOG 80405研究显示，对于KRAS野生型转移性结直肠癌一线FOLFOX或FOLFIRI方案联合贝伐珠单抗或西妥昔单抗在OS和PFS方面均无显著差异。但后续的回顾性分析发现，左右侧原发肿瘤位置对患者的OS和PFS具有显著影响。即在预后作用方面，无论接受何种治疗方案，左半结肠肿瘤患者相比右半结肠肿瘤都具有更好的生存优势。而在疗效预测方面，一线贝伐珠单抗和西妥昔单抗在左右半结肠肿瘤患者中也存在显著的疗效差异。可见原发肿瘤的位置影响mCRC患者的预后和靶向治疗的活性，特别是EGFR抗体。在RAS野生型肿瘤患者中，左侧肿瘤患者从最初的基于EGFR的治疗中获得了明显的获益，然而右侧结直肠癌不能从抗EGFR治疗中获益，可能是因为两侧肿瘤的胚胎起源不同。

在mCRC患者中，BRAF突变率为5%~10%，其中最常见的是BRAF V600E突变，且BRAF V600E突变几乎完全不与RAS突变重叠。该突变多见右半肠癌，具有低分化、易发生淋巴结转移，预后差、生存时间短等生物学特点。2021年ASCO年会上公布的FIRE-4.5研究，一个随机对照的Ⅱ期临床研究，在既往未接受过治疗的BRAF V600E突变mCRC患者中比较FOLFOXIRI联合西妥昔单抗或贝伐珠单抗的疗效，从总生存期来看，联合贝伐珠单抗更加具有获益的倾向。根据分析一些回顾性研究和小样本研究的结果，基本明确了这样的患者在体力状况允许的情况下，一线治疗优先推荐FOLFOXIRI联合抗血管生成药物，以期获得最佳疗效。

作为实体瘤中备受关注的分子标志物，微卫星不稳定性（MSI）或错配修复（MMR）在结直肠癌诊疗中证据最多，应用最为广泛，是结直肠癌一个显著的反应生物标志物。15%~20%的Ⅱ期和Ⅲ期结直肠癌患者中存在微卫星高度不稳定（MSI-H）/缺陷错配修复（dMMR），与微卫星低度不稳定（MSI-L）或微卫星稳定（MSS）即pMMR患者相比有更好的预后；然而，MSI-H/dMMR仅占Ⅳ期CRC的4%左右，且预后较差。对于MSI-H/dMMR晚期结直肠癌患者，抗程序性死亡受体-1（programmed death-1，PD-1）单药治疗已经作为Ⅰ类推荐写进CSCO指南（详见后文）。TMB是免疫治疗的潜在生物标志物。FDA批准帕博利珠单抗用于治疗组织肿瘤突变负荷高（TMB-H，≥10Muts/Mb）、既往治疗后病情进展且无满意替代治疗方案的不可切除或转移性成年和小儿实体瘤患者。除此之外，《结直肠癌分子检测高通量测序中国专家共识》指出：在MSI-H型结直肠癌患者中，TMB-H患者较肿瘤突变负荷低（TMB-L）的患者能从PD-1/PD-L1抗体治疗中获益，肯定了TMB检测在结直肠癌的诊疗价值。因此，对于结直肠癌患者，进行MSI/MMR、TMB检测可为后续治疗选择提供参考依据。

目前，虽然化疗仍是晚期结直肠癌的主要治疗方式，但过去5年完成的临床试验表明，针对肿瘤的分子和病理特征进检测体细胞变异的基因组图谱是重要的，可以提高总体生存率。随着靶向治疗和免疫治疗的加入，2021年美国临床肿瘤学会（American Society of Clinical Oncology，ASCO）及欧洲肿瘤内科学会（European Society of Medical Oncology，ESMO）公布了多项晚期结直肠癌免疫及靶向治疗研究进展，晚期结直肠癌的生存取得了突飞猛进的提升。与传统治疗手段相比，在精准治疗广泛开展的今天，通过对结直肠癌特定的分子标志物进行基因检测，可以对结直肠癌患者的个体化治疗、疗效评估及预后监测起到重要的作用。

三、NGS在肿瘤研究和临床诊疗中的应用

从最初的"高山仰止"到如今走进寻常百姓家，NGS技术已投入使用十余年，从科技殿堂，应用到临床和社区防疫一线。自2005年NGS问世以来，不断演变出各种类型，兴衰交替。例如，来自454 Life Sciences公司的焦磷酸测序法，是世界上首个进入市场的下一代测序技术，但如今公司和技术都已鲜有身影。此外，还有一些技术只被部分机构引进和使用，而有些技术大肆宣称着来年发布但最终未能问世，这样的情况不在少数。能够在这场技术竞争中胜出的技术，如今已成为生命科学不可或缺的工具之一，频繁出现在知名的学术期刊中。

随着NGS技术逐渐被广泛应用于研究肿瘤的早期诊断、发病机制、分子分型、诊治手段及预后分析等方面，不断助力靶向药物、免疫疗法更精准地治疗疾病，造福了广大肿瘤病患。美国食品药品监督管理局（Food and Drug Administration，FDA）批准了以Foundation One为代表的NGS肿瘤检测panel的临床检测；中国国家药品监督管理局（National Medical Products Administration，NMPA）也批准了10余家NGS肿瘤检测小panel产品。美国医疗保险和公共医疗补助服务中心（CMS）也正式批准MRD即微小/分子残留病灶（minimal/molecular residual disease，MRD）检测用于泛实体瘤免疫治疗全程监测。NGS技术的快速发展正推动着肿瘤临床研究加速变革，进入精准医疗时代。

（一）发展历程

Sanger DNA测序方法，也称为链终止测序，于1997年开发。后来经过一些修改后实现了自动化，直到2000年底该方法形成了测序金标准。与此同时，人们开发了不同的方法，这些技术开始在商业上的NGS DNA测序仪中实现。第一个商用的NGS测序仪基于

焦磷酸测序技术（1996年开发），并于2004年将罗氏454®（罗氏诊断，阿尔米尔，荷兰）商业化。最初，NGS非常昂贵，很难用于研究，然后持续下降，在过去的8年里与NGS相关的成本出现了大幅下降。一些具有不同化学成分的NGS测序仪已进入市场。NGS测序仪的一些优点是根据需要，可以实现对许多样本的大基因组区域或小区域的广泛测序，而且它们不需要对基因组本身的先前知识。如今，NGS在一些临床和非临床应用中取代了传统的Sanger测序。NGS也称为大量并行测序（MPS）或高通量测序技术（HTS），允许短时间内同时检测大量核苷酸，因此以低成本、高准确度、高通量和快速检测而成为目前最常用的基因检测手段之一。DNA测序包括全基因组测序（WGS）、全外显子组测序（WES）和靶向测序（Panel检测）。

（二）癌症早期筛查

液体活检是近年来新出现的一种强大技术，通过在体液样本中检测循环肿瘤DNA（circulating tumor DNA，ctDNA）、循环肿瘤细胞（circulating tumor cells，CTC）等对肿瘤进行监测分析，在无症状人群中，可用于识别癌症患者，以提高早期诊断和更好地干预。与组织活检相比，液体活检具有微创、简便快捷和克服瘤内异质性的优势。ctDNA作为液体活检的首选，是由肿瘤细胞凋亡、坏死或分泌而释放入外周血的游离DNA，携带了肿瘤细胞的基因变异特征。已有研究证实结直肠癌患者ctDNA的突变特征与肿瘤组织DNA具有较高一致性。虽然ctDNA样本的取得相对简便，但含量极低，只占血浆循环DNA的0.01%~1.00%，直到NGS技术的出现才解决了从极低丰度样本中检测突变的难题。在液体活检领域，NGS已被应用于ctDNA的测序。由于ctDNA是肿瘤细胞释放的DNA片段，它可以提供癌症的分子图谱。

ctDNA在肿瘤发生时可以释放到外周血，因此在早期筛查方面具有良好的应用基础。以结直肠癌为例，KOPRESKI等检测了240例结直肠癌高危人群的血浆ctDNA，存在KRAS突变的64例中有25例确诊为结直肠癌，而无KRAS突变的176例中仅有5例最终确诊为结直肠癌，证明了ctDNA中KRAS突变可用于评估人群中结直肠癌的发病风险。CHURCH等研究发现ctDNA中SEPT9甲基化检测用于筛查结直肠癌的灵敏度为48.2%，特异性高达91.5%。此外，有学者发明了一种全新的血液检测技术——Cancer SEEK，该技术可检测血液中与癌症相关的DNA和蛋白质。该研究在1005例被临床确诊的8种常见癌症（包括结直肠癌）患者中，发现Cancer SEEK诊断的灵敏度高达70%，特异度超过99%，提示ctDNA与传统血清蛋白标志物联合检测可以显著提高结直肠癌的检出率和准确性。尽管基于ctDNA的结直肠癌早期筛查策略具有良好的应用前景，但由于肿瘤早期阶段的ctDNA含量较低，对检测技术要求高。因此，使用ctDNA检测作为临床结直肠癌早期筛查指标仍需进一步探索。

NGS技术可使肿瘤防治措施前移至预防阶段。大量研究证明某些肿瘤的发生与个别关键基因突变相关。Lynch综合征（LS）是一种遗传性疾病，易患多种肿瘤，是在不同部位发生癌症的遗传易感性，最常见于胃肠道和妇科道，导致相当比例的人类结直肠癌和子宫内膜癌，是由导致错配修复（MMR）缺陷的构成性致病性变体引起，其特征是在错配修复（MMR）基因 MLH1、MSH2、MSH6 和 PMS2 中的一个基因中，或在调节基因 MSH2 表达的 EPCAM 基因缺失中，存在一种结构性致病性变体。除传统阿姆斯特丹 Ⅰ / Ⅱ 标准，Bethesda 指南，免疫组织化学或者 MSI 检测外，胃肠病学家可以为癌症患者提供 LS 的"主流"诊断方法——基因检测。它的优势不仅在于揭示了 MMR 基因缺陷事实，而且还揭示了致病性突变体的特异度问题，这有助于对 MMR 基因进行定向鉴定。研究表明，NGS 筛查 LS 的敏感度为 96%，特异度达 97%~100%。更重要的是，LS 患者可以受益于量身定制的癌症治疗、癌症监测和预防，对于年轻的 MLH1 或 MSH2 突变患者建议早期行全结肠切除，而 MSH6 或 PMS2 突变患者行预防性手术尚存争议，每日服用常规剂量阿司匹林还可能预防肿瘤的复发。二代测序技术为将这些知识转化为有效的预防和监测计划开辟了不可预测的前景，以便在癌症发生之前通过医疗干预减少这种疾病对健康的影响。

液体活检在癌症应用中最有前途的方面是癌症筛查和早期诊断，因为它们可以导致更好的生存结果和更少的疾病负担。尽管许多 ctDNA 测序方法有足够的灵敏度在癌症早期检测极低水平的突变频率，但如何在人群筛查环境中有效地实施它们仍然具有挑战性。

尽管 NGS 被广泛应用于癌症研究，但晚期 NGS 技术已应用于基于 NGS 的癌症分子诊断。NGS 有助于早期诊断，进而通过同时对大量靶基因进行测序来实现有效的治疗，并为开发基于 NGS 的分子诊断提供了丰富的早期诊断标志物。

（三）指导治疗

消化系统恶性肿瘤是一类发病率高、侵袭性强、预后差的临床常见恶性肿瘤，尽管传统的抗肿瘤疗法取得了很大进步，但是多数患者的预后仍然较差。随着分子肿瘤学、肿瘤免疫学、抗体药物以及生物学技术的发展，消化系统恶性肿瘤迎来精准医疗的新时代。既往"同癌异治"与"异癌同治"已成为个体化医疗的一个原则。精准医疗是一个较新的术语，它被用于取代个性化医疗。在术语"精准医疗"和"个性化医疗"之间有很多重叠。基于患者的个人特征，精准医疗意味着调整现有的治疗方案以最适合患者，但这并不意味着创造新的治疗方法。然而，个性化医疗经常被误解为意味着基于患者的特征创造新的治疗方法。创造和开发新的治疗方法是一个耗时的过程，不太可能很快完成，使已经患有癌症的患者受益。因此，在 2011 年，管理科学、技术、工程和数学（STEM）的政策和进步的美国国家研究委员会（NRC）调整了"精确医学"一词的使用，而不是"个性化医学"。

NGS 数据一直是精确肿瘤学靶向治疗和免疫治疗发展的核心。2022 年度美国癌症报告显示：总的来说，美国癌症发病率在经历一段时期的上升后，从 20 世纪 90 年代开始下降，整体死亡率的下降也得益于结直肠癌死亡率的持续下降。可以说，是这期间出现的靶向药物和免疫药物彻底改变了晚期肿瘤的治疗格局。在靶向治疗中，药物通过改变癌症基因组谱识别的关键癌症基因的表达，直接攻击癌症。而免疫治疗药物则通过诱导免疫系统攻击和治疗癌症，间接治疗癌症。

靶向药物已改变了许多癌症的治疗和管理。其中最经典的例子就是针对 KIT 基因突变，临床引入抑制异常 KIT 酪氨酸激酶的分子靶向药伊马替尼（Imatinib），显示出非常好的治疗效果，伊马替尼于2002年成为第一个FDA批准用于不可手术和转移胃肠道间质瘤（GIST）的一线治疗药物，与其他基因突变类型相比，c-kit外显子11突变对伊马替尼治疗最敏感，预后较好。以及成为二线治疗主流的新一代口服多靶点酪氨酸激酶抑制剂瑞戈非尼等。故具有多种基因突变且有相应靶向药物治疗机会的晚期肿瘤患者应该首选NGS检测。分别检测费时且价格昂贵，而NGS就是同时进行多基因检测的良好方法。

肿瘤免疫治疗应用免疫学原理，通过激发和增强机体抗肿瘤免疫应答能力，协同机体免疫系统杀伤肿瘤细胞并抑制肿瘤生长。免疫治疗具有肿瘤靶向杀伤安全持久等特点，以免疫检查点抑制剂、肿瘤疫苗、过继细胞疗法为代表的一系列免疫疗法在消化系统恶性肿瘤的临床前研究和临床试验中都显示出良好的应用前景，有望成为主流的肿瘤治疗方法。了解消化系统恶性肿瘤免疫治疗现状，熟知正在进行的临床试验及安全性和应对策略，对提高肿瘤的临床治疗效果具有重要意义。

免疫疗法对所有类型的癌症的效果都不相同，不同患者的疗效也不同。阻止免疫治疗刺激免疫系统攻击癌症的广泛成功的可能原因，是T细胞和癌细胞中可能存在的异质性，以及它们之间在肿瘤微环境中复杂的相互作用，其中NGS尤为重要。三种类型的免疫治疗方法，免疫检查点抑制剂、疫苗免疫治疗和CAR-T细胞治疗，已经成为癌症免疫治疗的先驱，因为它们能够特异性地靶向和诱导癌症中的免疫反应。这三种免疫治疗方法，极大地受益于NGS的进步。

1. 胆道癌

在ESMO推荐意见中，建议晚期胆管癌患者常规应用NGS进行检测。胆道癌的有效治疗一直受到系统治疗选择有限的阻碍。过去较少根据分子改变对患者进行精确分组，这可能是其高病死率的原因之一。近年来，对精准医疗的关注使临床医生可以使用NGS等技术来识别肿瘤组织（主要）和血液中BTC的靶向突变，国内外研究相继发现了多个靶点，分子靶向治疗有望成为治疗的新的突破点。它也扩大了我们对与基因改变相关的功能通路的理解，并为识别新的治疗靶点打开了大门。

BTC主要包括胆囊癌（gallbladder cancers, GBC）和肝内外胆管癌（cholangiocarcinomas, CC），基因组测序显示，GBC与CC在基因上有所不同即BTC中常见突变的基因存在显著的异质性。FGFR1、FGFR2、IDH1、IDH2、BAP1和ARID1A的突变更常见于肝内胆管癌，而SMAD4的突变更常见于肝外胆管癌。此外，10%~28%的肝内胆管癌会发生IDH突变。

GBC在分子上不同于其他胆道癌，许多研究已经报道了GBC中EGFR家族基因的激活增加，其他被发现的与GBC相关的基因突变包括TP53、SMAD4、ARID1A、PIK3CA、CDKN2A和CDKN2B。Weinberg等人利用NGS、免疫组化、原位杂交和RNA测序对1502例BTC进行了回顾，发现与胆管癌相比，GBC的Her2/neu过表达（9.2%）和扩增（1.44%）、TOP2A高表达（78.3%）和扩增（25%）显著升高。

尽管细胞毒性化疗目前仍然是辅助治疗和晚期GBC的主要药物，但NGS的出现揭示了GBC的一些靶向突变，对这些靶向方法进行了测试，并在选定的患者中显示出了希望。目前，有少数已批准的靶向治疗，如免疫检查点抑制剂（immun checkpoint inhibitors,

ICIs）来治疗 BTC。除血管内皮生长因子受体（VEGFR）、HER2 等靶点的早期成功，还有针对已知靶点的新药，成纤维细胞生长因子受体（FGFRs），如福他替尼、德拉赞替尼和埃达非替尼；度伐利尤单抗（Durvalumab）和曲美木单抗（Tremelimumab）等 ICIs 则是令人鼓舞的。新的免疫治疗药物，如双特异性抗体、精氨酸酶抑制剂、疫苗和细胞治疗（嵌合抗原受体 -T 细胞或 CAR-T，自然杀伤细胞、肿瘤浸润淋巴细胞）有可能在未来几年改善 BTC 的预后。

在这里，我们讨论了在晚期 GBC 治疗中针对 HER2、FGFR、BRAF/MEK 和 PD-1 通路的临床试验结果，以及在肝内胆管癌中关于 IDH 突变及其靶向药物。

（1）HER2/neu 路径：TreeTopp 是一项使用瓦利替尼的随机 2 期研究，瓦利替尼是一种小分子泛人 Her 抑制剂，用于晚期转移性 BTC 在与卡培他滨联合治疗对比单独卡培他滨治疗。127 例未选择的患者，包括 34 例 GBC 患者，接受瓦利替尼联合卡培他滨的患者与单独使用卡培他滨的患者的 PFS 相似。瓦利替尼联合卡培他滨组的 ORR 为 9.4%，但与单独使用卡培他滨组的 4.8% 相比无统计学意义（p=0.42）。

MyPathway 是一项多中心、开放标签、2a 期、篮子研究，评估了帕妥珠单抗和曲妥珠单抗在既往治疗过 HER2 扩增或 HER2 过表达的转移性 BTC 患者中的应用。在 39 例入组患者中，ORR 为 23%，PFS 为 4 个月，OS 为 10.9 个月。

Zanidatamab（ZW25）是一种双特异性的 HER2 靶向抗体，针对 HER2 的近膜结构域（ECD4）和二聚体结构域（ECD2）。21 名 BTC 患者（12 例 GBC）被纳入了一项 1 期研究（NCT02892123）的扩展队列，该研究纳入了在标准护理治疗后出现进展的晚期 Her2 表达癌症，ORR 为 40%，缓解持续时间为 7.4 个月。基于这些有希望的结果，HERIZON-BTC-01 是一项正在进行的、多中心、开放标签的 2 期临床试验，用于评估 ZW25 在晚期 BTC 中的作用。

总的来说，靶向 HER2/neu 是 GBC 的一个活性领域，有多种可用的治疗药物。全身化疗联合靶向治疗策略可能是研究的下一个阶段。

（2）FGFR 路径：FGFR 突变或融合在约 20% 的肝内胆管癌中被发现，但在肝外胆管癌和 GBC 中相对罕见。PUMCH（NCT04211168）是中国的 2 期单中心试验，使用 PD-1 抑制剂托帕利单抗，与 FGFR、VEGFR 和 PDGFR 的多激酶抑制剂来伐替尼作为 BTC 的二线治疗。NCT04742959 是另一项 I 期临床试验，测试 TT-00420，一种光谱选择性多激酶抑制剂在晚期实体肿瘤患者中的使用，其中发现，8 名可评估的患者中有 2 名有部分或完全缓解。另一种 MEK 抑制剂比尼美替尼，也在小型 1/2 期临床试验中与 GemCis 联合卡培他滨用于 BTC 患者。

（3）BRAF/MEK 路径：据报道，RAF/MEK/ERK 通路在 BTC 中被激活，在多达 3% 的 BTC 中报道了 BRAF V600E 突变。1b 期 ABC-04 试验检测了 MEK 抑制剂赛鲁美替尼联合 GemCis 联合治疗晚期 BTCs。ROAR 篮子试验是一项 2 期、开放标签的试验，招募了复发或进展性 BRAF V600E 突变的癌症患者。43 例 BTC 患者接受了 BRAF 抑制剂达布拉非尼和 MEK 抑制剂曲美替尼的治疗。大多数患者为肝内胆管癌，但有 1 例患者为 GBC。ORR 为 47%（95%CI，31-62），PFS 为 9 个月（95%CI，5-10），中位 OS 为 14 个月（95%CI，10-33）。

(4) PD-1 通路：实体肿瘤的免疫治疗在过去的十年中取得了巨大的成功，与标准治疗相比，针对 PD-1 和 CTLA-4 通路的免疫检查点抑制剂显示出更好的 OS 和 ORR。根据 2020 年 ASCO：度伐利尤单抗 ±Tremelimumab（抗 CTLA-4 抗体）联合吉西他滨+顺铂的化疗（GemCis）方案治疗晚期 BTC 患者 Ⅱ 期临床研究的结果显示，度伐利尤单抗联合化疗（D+GemCis）组的 ORR 高达 73.4%，中位 OS 达 18.1 个月，相较于 GemCis 方案的历史数据（11.7 个月）具有显著优势。在安全性方面，该方案对比单纯化疗也没有增加因不良事件（AEs）导致的停药率。TOPAZ-1 研究是临床上疗效确切、安全性良好的新选择。

(5) IDH 突变：艾伏尼布（ivosidenib, AG-120）是针对 IDH1 突变（mIDH1）的靶向抑制剂。Ⅰ 期试验（NCT02073994）评估了艾伏尼布对于 mIDH1 晚期 CCA 患者的安全性及活性，5% 患者实现部分缓解（partial response, PR），中位 PFS 为 3.8 个月，中位 OS 为 13.8 个月。Ⅲ 期试验（NCT02989857）评估该药对比安慰剂治疗一线化疗失败的晚期 mIDH1 CCA 患者，艾伏尼布组 ORR 为 2%，安慰剂组病例均未实现客观缓解。中位 PFS（2.7 个月 vs 1.4 个月）和中位 OS（10.8 个月 vs 6.0 个月）均有改善。IDH2 抑制剂恩西地平（AG221），已经在 mIDH2 实体瘤（包括 ICC）中进行临床试验（NCT02273739），结果尚未披露。

2. 结直肠癌

结肠癌是由遗传，环境等多因素相互作用引起的疾病，是世界范围内最常见的恶性肿瘤之一。除常规细胞毒性药物如 5-氟尿嘧啶、伊立替康和奥沙利铂是结直肠癌治疗的化疗药物外，近年来，肿瘤的靶向治疗因其特殊性备受关注，靶向治疗可特异性作用于特定分子或基因而发挥效应，因此在不损伤正常组织细胞的同时针对性治疗，为未来肿瘤治疗打开了一扇新窗。

(1) EGFR 及其相关途径的靶向治疗：EGFR 是一种跨膜酪氨酸激酶受体，调节丝氨酸/苏氨酸特异性蛋白激酶（AKT）、应激活化蛋白激酶（JNK）和丝裂原活化蛋白激酶（MAPK）/ERK 信号通路，这些信号通路负责 DNA 合成、细胞增殖、凋亡和运动。EGFR 的过表达与包括结直肠癌在内的多种癌症类型的肿瘤进展相关。目前，CRC 的 EGFR 及其相关途径的靶向治疗可分为单克隆抗体和小分子酪氨酸激酶抑制剂（TKIs），单克隆抗体如抗 EGFR 单克隆抗体西妥昔单抗和帕尼单抗，抗 HER2 单克隆抗体帕妥珠单抗和曲妥珠单抗，胰岛素样生长因子 1 受体（IGF1R）抑制剂达洛珠单抗等；TKIs 如 BRAF 抑制剂维莫非尼、达拉非尼、恩考芬尼，MEK 抑制剂曲美替尼、考比替尼、比米替尼、Selumetinib, HER2 抑制剂拉帕替尼（双重靶向 EGFR 和 HER2）等。

通过使用单克隆抗体如西妥昔单抗或帕尼单抗联合 5-氟尿嘧啶、亚叶酸联合奥沙利铂（FOLFOX）或 5-氟尿嘧啶、亚叶酸联合伊立替康（FOLFIRI）化疗阻断 EGFR，在 mCRC 患者中获得更好的治疗反应。事实上，高达 35% 的 KRAS 外显子 2 野生型和大约 25% 的 EGFR 阴性患者对 EGFR 抑制剂治疗有反应。此外，对于其他 RAS 信号生物标志物，如 KRAS 第 3 外显子（密码子 59/61）和第 4（密码子 117/146），以及原癌基因 NRAS 第 2 外显子（密码子 12/13）、3（密码子 59/61）和 4（密码子 117/146）突变正在进行研究，以进行进一步的药物诊断研究。

其他潜在的生物标志物已经被发现，这可能有助于选择适合抗 EGFR 治疗的 CRC 患者。

这些生物标志物包括 PIK3CA、PTEN、HER2、HER3 和 EGFR 配体 EREG 和 AREG。尽管这些生物标志物尚未可用于临床，但多个生物标志物的组合可能比单独使用一个具有更强的预测能力。需要进一步的前瞻性研究来证实 EGFR 靶向治疗的预测性生物标志物组合。

（2）VEGF 抑制剂：VEGF 受体是一种跨膜蛋白，在细胞内水平上包含一个分裂的酪氨酸激酶结构域，在细胞外水平上包含 7 个免疫球蛋白样结构域，用于血管生成和血管生成。VEGF 过表达导致肿瘤进展和转移，并降低患者生存率。目前应用于 CRC 治疗的 VEGF 抑制剂主要包括：① VEGF 中和性抗体，如重组人源性 VEGF 单抗贝伐珠单抗；② 阻断 VEGF 及其受体 VEGFR，如雷莫芦单抗；③ VEGFR-TKIs，可靶向肿瘤血管生成并主要作用于 VEGF 或其受体，其可分为两类：一类为选择性 VEGFR-TKIs，如阿柏西普、阿西替尼、阿帕替尼、呋喹替尼等；另一类为非特异性 VEGFR-TKIs，可抑制多个酪氨酸激酶靶点，如瑞戈非尼、法米替尼、安罗替尼等。另有许多新的 VEGF 抑制剂如西地尼布、尼达尼布、索拉非尼、Vanucizumab（RG7221）等目前正在进行结肠癌安全性及疗效评估的临床试验。

（3）康奈非尼：BRAF 突变（最常见于 V600E 密码子，约占 90%）是一个显著的阴性预后标志物，在 8%~12% 的转移性结直肠癌患者中发现。对于一线治疗失败的患者，2020 年 4 月，FDA 已批准 Encorafenib+ 西妥昔单抗（Cetuximab）用于治疗携带 BRAF V600E 突变的转移性结直肠癌患者，这些患者既往已经接受过全身前期疗法（目前针对 BRAF 的一线最佳治疗方案是 FOLFOXIRI+ 贝伐珠单抗治疗）。靶向药物联合治疗颠覆了传统的抗 EGFR 治疗单一靶点阻断治疗理念，提供了一种全新思路与全新理论。最新 NCCN 指南针对 BRAF V600E 突变的转移性结直肠癌的标准全身治疗方案：①一线方案为 FOLFOXIRI 或 FOLFOX 或 FOLFIRI ± 贝伐珠单抗；②二线方案为 Encorafenib+ 西妥昔单抗（或帕尼单抗）。

（4）PD1/PD-L1 抗体药物：错配修复蛋白缺陷或微卫星高度不稳定结直肠癌是一种特殊类型的肠癌，占总体的 10%~15%。用于程序性死亡受体（PD-1）阻断的免疫检查点抑制剂（ICIs）已成为标准一线治疗药物，包括纳武利尤单抗（Nivolumab）和帕博利珠单抗（Pembrolizumab），已被批准用于治疗具有微卫星高度不稳定（MSI-H）或缺陷错配修复（dMMR）的 CRC。根据三期 KEYNOTE177 研究（NCT02563002），Pembrolizumab 目前被批准用于 MSI-H/dMMR 转移性结直肠癌的一线治疗，患者 ORR 达到了 45.1%，该研究表明在 MSI-H/dMMR 的晚期肠癌一线治疗中 Pembrolizumab 单药效果显著优于传统的化疗 ± 靶向药物，亦表明 MSI-H/dMMR 是极其精准的肠道肿瘤免疫治疗生物标志物。CheckMate142 中评估了 Nivolumab 和低剂量伊匹木单抗（Ipilimumab）联合一线治疗 MSI-H/dMMR 肿瘤患者的疗效和安全性。该临床研究中对 2020 年随访中值 29.0 个月的患者进行的最新分析显示，DCR 为 84%，CR 从 13.8 个月的 7% 增加到 29.0 个月的 13%，ORR 从 60% 增加到 69%。与 KEYNOTE177 中的单药治疗相比，Nivolumab 和 Ipilimumab 的组合显示出更好的疗效和安全性。

（5）CAR-T 细胞治疗：CRC 过继细胞治疗有多种方法，其中 CAR-T 细胞是最有研究和前景的方法之一，尽管临床研究仍处于临床试验的早期阶段，但许多研究证明了CAR-T细胞治疗CRC的有效性和安全性。2022年ASCO大会上,国内的一款GCC19 CAR-T疗法公布了在结直肠中的最新数据结果显示:根据实体肿瘤疗效评价标准(RECIST 1.1),两种剂量水平的总体客观缓解率(ORR)为28.6%,1级剂量组ORR为15.4%,2级剂量组ORR为50%。GCC19-CAR-T在复发或难治性转移性结直肠癌中显示了有意义的剂量依赖的临床活性和可接受的安全性。

基因表达与细胞表型和肿瘤行为密切相关,以CRC为例,基于肿瘤细胞、肿瘤浸润基质和肿瘤微环境(Tumor micro-environment, TME)中基因表达情况进行的组学分析,CRC可分为四种共识分子亚型(CMSCMS):CMS1:微卫星不稳定性免疫分型(约占14%):过突变、过甲基化、BRAF V600E突变较多,通常与复发后存活率降低有关;CMS2经典型(约占37%):通常表现的特征为上皮细胞的功能、染色体的不稳定性、激活WNT/MYC信号通路,WNT和MYC下游明显上调,较高表达EGFR、HER2、IGF2等;CMS3代谢型(约占13%):通常表现的特征为代谢通路的失常、KRAS的突变、混有MSI状态,其上皮型肿瘤的主要特征是代谢重组,富含KRAS活化突变;CMS4间充质型(约占23%):通常表现的特征为EMT的上调、TGF-β的激活、血管再生、间质浸润,并表现出的复发性和存活率更低。CMS2和CMS4体突变模式无显著差别,但二者活化途径不同,CMS4更高风险发生远处复发和死于早期疾病。

CMS分类有较多基因组标志,转录组学特征有助于亚分类,有利于进一步在目前靶向治疗基础上进行强化治疗,例如相对于RAS野生型CRC,KRAS突变疾病治疗进一步优化极为困难,原因可能是肿瘤基因水平异质性极大,具有独特的代谢特征,以CM3肿瘤为主,新的代谢酶抑制剂正在临床研究中,可能会用于KRAS突变CRC的靶向治疗。除此之外,不同的CMS亚型富含不同的可以靶向的特异途径,还有CMS亚型可能用于指导新的免疫治疗策略。

(四)关于家族遗传性胃肠道肿瘤

5%~10%的肿瘤和遗传基因有很强的关联性。传统的表型特异性单基因检测模式不再适用于遗传性肿瘤综合征的诊断,近些年下一代测序技术在遗传病中应用的重要性也逐渐突出,尤其是全外显子测序或针对多个遗传相关基因谱的测序为遗传性消化道肿瘤的诊断和研究提供了大量信息。对于具有遗传性肿瘤家系进行下一代测序,能够发现传统检测方法未发现和(或)既往尚未报道的新致病性基因突变。同时,在具有消化道肿瘤遗传性高危家系中,利用下一代测序对多个相关遗传基因检测,可发现部分高危家系存在目前临床标准无法诊断致病性的遗传基因突变。多基因平台的同时性检测,可以降低漏诊率,一定程度上解决表型与基因型不一致的情况。对于有明显家族肿瘤史者,有必要进行特定的遗传性肿瘤综合征基因检测。例如家族性腺瘤性息肉病患者需进行APC外显子测序/片段缺失分析,林奇综合征患者需检测MLH1、MSH2、MSH6、PMS2等。

1. 结直肠癌

在结直肠癌中,约30%患者具有家族遗传特征,其中有明确致病因素的遗传性结直肠癌约占5%~6%。大约5%的结直肠癌患者患有可识别的家族性结直肠癌综合征。此外,高达 30% 的诊断为结直肠癌的患者有家族性成分的证据。最常见的结直肠癌综合征是:①家族性腺瘤性息肉病(familial adenomatous polyposis,FAP)与腺瘤性息肉病(adenomatous polyposis,APC)基因突变相关;②与 MUTYH 基因突变相关的息肉病;③遗传性非息肉病结直肠癌与负责 DNA 错配修复的基因的改变相关,如 MLH1、MSH2、MSH6 或 PMS2。目前,发病率最高、研究相对系统的 Lynch 综合征约占全部结直肠癌的 3%,由错配修复基因的胚系突变导致,其携带者具有早发结直肠癌和易患第二原发肿瘤的特点。NGS 是识别与家族性结直肠癌综合征相关的分子改变的可行选择。

2.胃食管癌

遗传性弥漫型胃癌主要与 CDH1 的胚系突变有关,病理类型多为弥漫型和(或)印戒细胞癌;除了胃癌,小叶性乳腺癌和结直肠癌等肿瘤的发生率也明显升高。对于遗传家系中 CDH1 基因突变携带者终生胃癌发病风险高达 60%~80%。在胃食管癌中,NGS 是一种可行的技术来发现 CDH1 或 BRCA2 突变等突变,以识别需要进一步检测种系突变的患者。

四、小结与展望

下一代测序技术极大地提高了癌症治疗的灵活性和效果研究和临床试验,为大规模基因组检测提供高灵敏度和准确的高通量平台。NGS 正在成为一个复杂的诊断工具,指导决策在癌症中实现个性化和精确医疗。"下一代"一词暗示着 DNA 测序技术的下一步发展,并暗示着未来将会有"下一代"新技术命名技术。NGS 已经预示了一个新的时代在前切割医学,肿瘤基因可以有效地研究,也预示着精确医学中肿瘤基因可以被有效研究的新时代。NGS 在胃肠道肿瘤中的应用正在被广泛研究,但仍面临着许多问题,例如:各个机构的基因检测报告解读方式不统一,增加临床医生负担;NGS 普及性不高,可否简化方法,使县市级医院 PCR 实验室就可以自己做。可否为了临床需求去寻找新的技术,密切与临床需求契合,开发出具有足够市场容量的产品。这些都是实质性的挑战。

(陶雨晴 于雪璠 邹昊益 苏丹 张纯慧 张艳桥)

■ 第二节 临床应用案例分析

(一)PD-L1 高表达局部晚期食管中上段鳞癌围手术期免疫联合化疗

1.一般情况介绍

患者,男,58 岁。

2.病史

(1)现病史:患者 2020 年 10 月无任何诱因出现进食哽噎伴胸部疼痛感,2021 年 4 月 14 日因"进食哽噎伴疼痛感半年,加重 2 月"收入某医院。

(2)既往史:高血压病史4年,糖尿病病史2年,药物控制尚可。
(3)个人史:吸烟30年,每日20支;饮酒30余年,每日半斤白酒。
(4)家族史:无家族遗传性疾病史。
(5)入院查体:体表面积1.76m^2,ECOG 1分。浅表淋巴结未及,皮肤巩膜无黄染。
(6)影像学检查

1)2021年4月14日行上消化道造影示:食管中上段蠕动消失,黏膜中断,管壁僵硬,毛糙不整,呈环形充盈缺损,病变长度约为9.3cm,考虑中上段食管Ca。胃、十二指肠及空肠无异常。见图5-1。

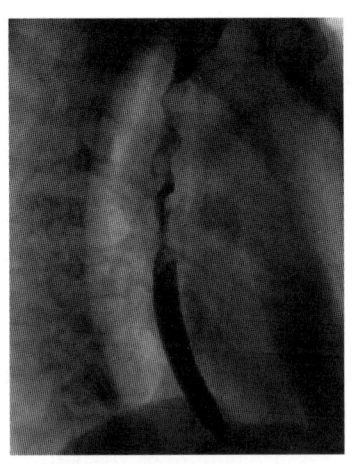

图5-1 上消化道造影提示中上段食管黏膜中断,呈环形充盈缺损

2)2021年4月14日行胸部增强CT示:食管中段管壁不规则增厚,管腔狭窄,纵隔淋巴结肿大,考虑食管Ca。见图5-2。

3)2021年4月8日行胃镜检查:食管距门齿20cm查见巨大凹陷型溃疡灶,周边黏膜堤样隆起,病灶处管腔处极为狭窄,未能继续进镜。

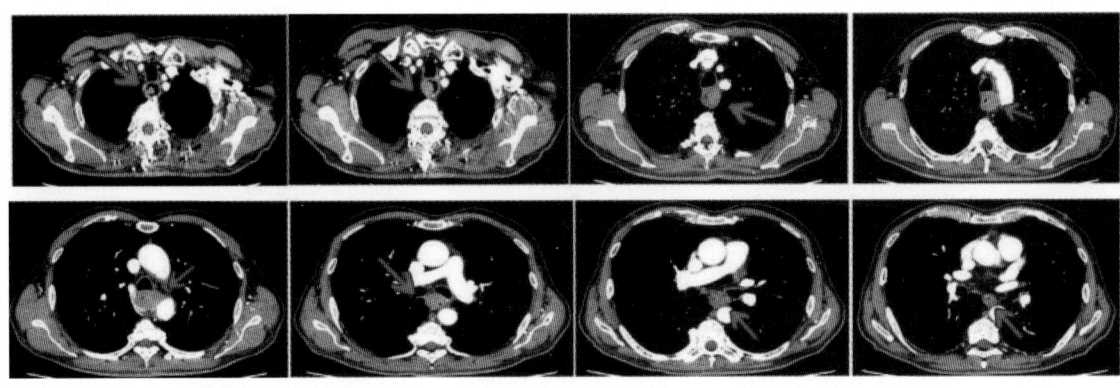

图5-2 胸部增强CT可见食管中段管壁不规则增厚,纵隔淋巴结肿大

3. 病理诊断

（食管距门齿 20cm）鳞状细胞癌，免疫组化：Ki67（60%），CK5/6（+），CK8/18（-）。

4. 分子检测诊断结果（表 5-1、表 5-2）及解读

表 5-1　免疫治疗标志物检测结果

检测项目	检测结果	PD-L1 表达情况
TPS	>90%	☑阳性（□低表达 ☑高表达）
CPS		

表 5-2　靶向治疗标志物检测结果

基因变异	变异类型	突变丰度/拷贝数
TP53	点突变	21.79%
EGFR1	拷贝数扩增	3.69

基因检测结果分析：

（1）PD-L1 高表达：TPS 评分 >90%，基于此本案例新辅助治疗使用 PD-1 抗体免疫联合化疗，在后续维持治疗中继续应用免疫治疗。

（2）TP53 基因：TP53 基因位于 17 号染色体，编码一个含有转录激活、DNA 结合和寡聚结构域的抑癌蛋白。也是影响免疫药物疗效的正相关基因。

（3）FGFR1 基因扩增：该基因的激活可导致其下游效应器主要通过 MAPK 或 PI3K-mTOR 信号转导通路来提高肿瘤的增殖、存活、血管生成及转移。

5. 治疗方案调整及疗效评价

（1）新辅助治疗：2021 年 4 月 16 日起行新辅助化疗联合免疫治疗，方案为白蛋白紫杉醇 200mg ivgtt d1, d8，顺铂 40mg ivgtt d1-3，卡瑞利珠单抗 200mg ivgtt d1 21d/cycle×4 周期；卡瑞利珠单抗单药 1 周期。患者治疗第 1 周期后进食哽噎等症状未见改善，第 2 周期后症状逐渐好转。第 2、4 周期后复查增强 CT 示食管中段管壁不规则增厚及管腔狭窄较前明显减轻，根据 RECIST Version1.1 疗效评估为 PR。见图 5-3。

2021 年 7 月 28 日复查胃镜提：食管距门齿约 23cm 黏膜凹凸不平，见瘢痕样改变，取材两块送检，食管距门齿约 31cm 见瘢痕样狭窄。结论：食管 Ca 化疗后，定期复查。病理：显示鳞状上皮乳头状增生，细胞无明显异型；结论：（食管）鳞状上皮乳头增生，定期复查，如临床疑恶性，再取活检。见图 5-4。

（2）手术：外科影像评估建议行手术治疗，2021 年 9 月 6 日行 VATS 辅助三切口食管癌根治术。术中切缘黏膜送冰冻病理检查：提示鳞状细胞增生，未见明确恶性肿瘤细胞。术后病理：食管溃疡型低分化鳞状细胞癌，左喉返旁淋巴结见转移（1/14）；免疫组化：CK5/6（+）、P63（+）、P40（+）、CD56（少数+）、CgA（-）、CK8/18（+）、CK14（部分

+)、CD34（血管+）、Ki67（40%）、P53（70%）。患者术后1月复查CT提示未见肿瘤复发转移，胃镜提示进镜至食管距门齿约23cm见吻合口，周围黏膜覆白苔，可见吻合钉残留，吻合口狭窄。见图5-5。

（3）术后治疗：自2021年10月28日行卡瑞利珠单抗术后辅助治疗，方案：卡瑞利珠单抗200mg ivgtt d1 21d/cycle，未见irAE发生。2022年2月26日因吻合口狭窄行内镜下食管金属覆膜支架置入术，复查CT示：食管Ca术后改变，食管内可见支架，未见肿瘤复发转移。见图5-6。2022年3月27日消化道造影提示：食管癌术后，吻合口狭窄，造影剂流线样通过。见图5-7。

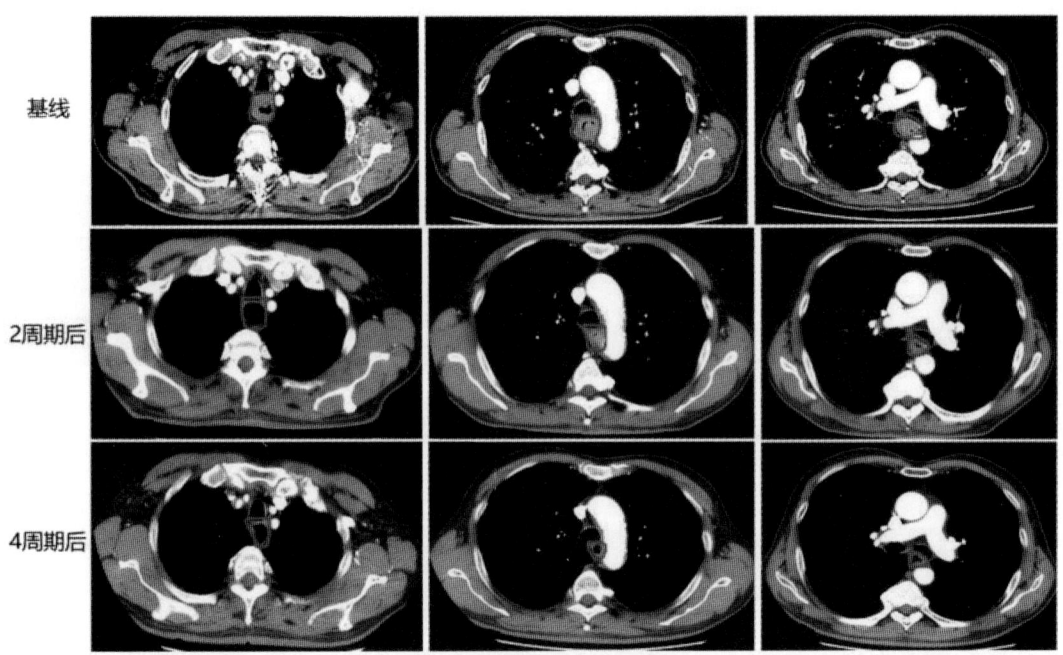

图5-3 一线治疗后疗效评价

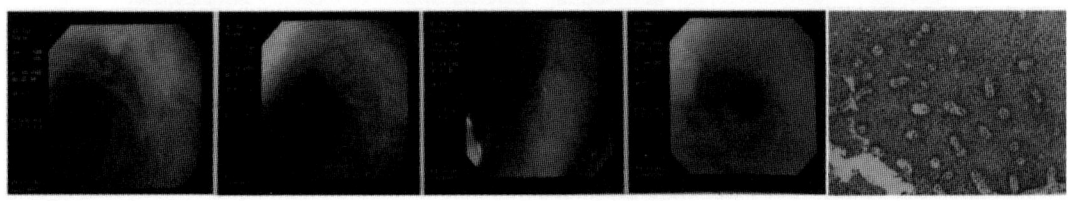

图5-4 治疗后复查胃镜

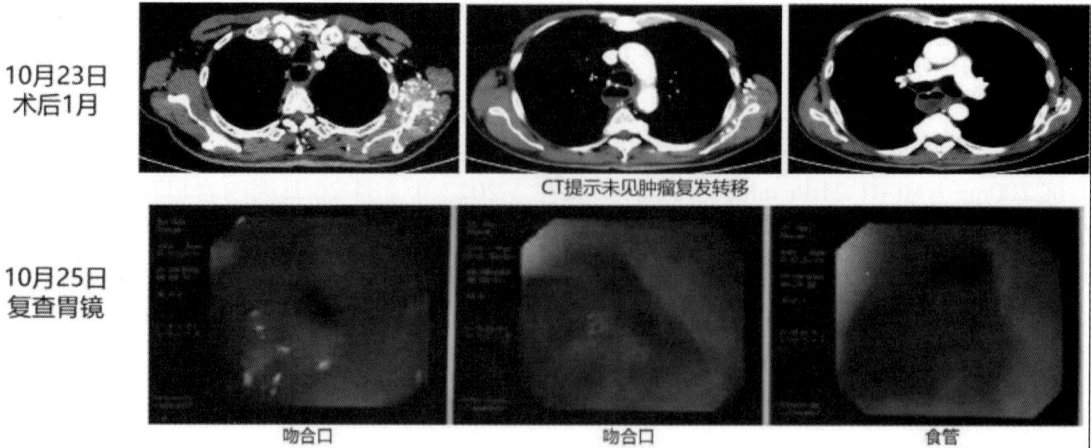

图 5-5　术后复查 CT 及胃镜

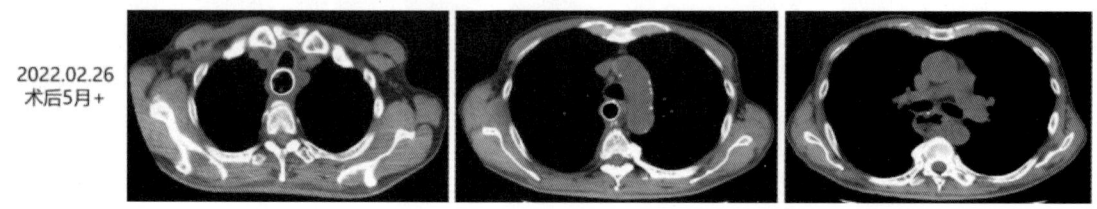

图 5-6　术后复查胸部 CT

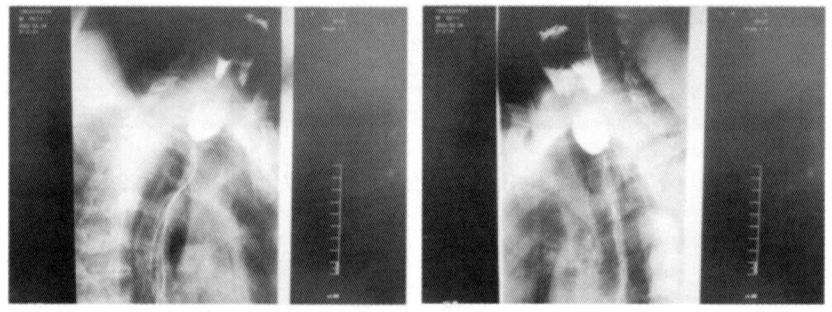

图 5-7　术后复查上消化道造影

6. 本案例述评

该患者为局部晚期中上段食管鳞癌，cT3N1M0 Ⅲ期，PD-L1 表达：TPS 评分 >90%，给予卡瑞利珠单抗联合顺铂 + 白蛋白紫杉醇新辅助治疗 4 周期，单药免疫治疗 1 周期后，疗效评价达到 PR，病灶再次活检未见肿瘤细胞，行手术切除，术后病理分期为 ypT3N1M0 Ⅲ B 期。术后给予卡瑞利珠单抗免疫辅助治疗。目前患者病情平稳，未见肿瘤复发转移，DFS 10M+，生存随访中。尽管该患者随访时间较短，治疗过程也出现一些波折，但确实给我们留下很多思考。免疫治疗时代下，食管癌的新辅助治疗①免疫该不该"加"？②放疗能不能"减"？③手术可不可"扩"或"缓"？④获益人群要不要"选"？这些问题都亟待解决。

近年来，免疫检查点抑制剂在食管癌的治疗中取得了很多突破，从后线到一线再到辅助治疗都被证实能够改善患者的生存预后，并已经有适应症获批。据不完全统计，在食管癌围手术期治疗领域，目前正在进行的免疫相关注册研究将近50项，其中30余项正在进行，大部分都是免疫联合化疗和/或放疗（主要Ⅲ期研究包括NCT04973306、NCT04848753、NCT04807673、NCT04280822、ChiCTR2100045651、NCT04280822等），有10余项Ⅰ-Ⅱ期研究公布了初步结果。总体来看，PD-1+紫杉+铂方案新辅助治疗的研究最多，病理完全缓解率大概为25%~42.5%。因此，可以预见未来免疫治疗将会贯穿食管癌的新辅助—辅助—解救全过程。正是基于以上数据，加之该患者PD-L1表达TPS>90，因此我们在新辅助治疗选择联合卡瑞利珠单抗。

之所以没有联合同步放疗主要基于以下几点考虑：第一，要明确放疗的最主要作用还是使肿瘤局部得到控制，西方国家和中日韩为代表的东亚地区在食管癌手术方式上有所差异（经食管裂孔vs经胸），淋巴结清扫与根治程度也不尽相同。第二，目前食管癌标准新辅助治疗是同步放化疗，其研究证据大多来自西方以食管腺癌或胃食管结合部癌为主的人群。东亚作为食管癌高发区，患者病理类型大多数为鳞癌。因此，很多东亚学者牵头开展的食管癌新辅助治疗研究并未联合放疗，而是在化疗方案上进行改进。最好的例证就是2013年由日本学者发起的JCOG 1109 NExT研究，探索了DCF三药化疗和CF+同步放疗与CF双药化疗相比在食管癌新辅助治疗中的疗效和生存获益。该研究经过近10年随访于今年初公布了最新结果，辅助CF组的mOS为5.6年，新辅助DCF组的mOS尚未达到[P=0.006，HR=0.68（0.50-0.92）]，新辅助CF+RT组的mOS为7.0年[P=0.12，HR=0.84（0.63-1.12）]，无病生存期结果也是DCF组最优，CF联合放疗组较CF组无显著差异。这一研究从侧面证实对于以食管鳞癌为主的亚洲人群，新辅助治疗中应用紫杉类药物更为必要，但是否需要同步放疗则有待进一步探究。大家仔细查看该研究的入组人群会发现，我们这例患者的临床病理特征就是NExT研究中占比最多的人群（男性、中段、鳞癌、T3、N1、Ⅲ期）。第三，尽管同步放化疗方案应用比较成熟，但与单纯药物治疗相比其食管炎等局部不良反应发生率高，放疗对手术难度和并发症的发生多少都会一定影响，特别是对于中高位食管癌患者而言手术并发症本身就很高，如果追求根治并获得长期生存，必须考虑新辅助治疗对手术的影响（NExT研究中食管炎、吻合口瘘、肺炎发生率在同步放化疗组最高）。第四，从患者术后治疗选择考虑，达到完全缓解的比例毕竟少数（25%左右），按照目前指南可能大部分患者仍需要长期辅助免疫治疗，而免疫相关性肺炎等不良反应的发生不容忽视。新辅助同步放疗本身就有放射性肺炎发生风险，后续再给予免疫治疗时这种风险叠加效应是需要医生和患者高度警惕的。综上所述，本例患者选择了新辅助化疗联合免疫而未加放疗。

从影像和临床症状改善来讲，患者的新辅助治疗非常成功，肿块明显缩小，吞咽困难等症状完全消失。术前复查胃镜和病理提示仅见瘢痕和鳞状上皮增生。但术后病理结果显示镜下仍可见大量肿瘤细胞，组织分级 G3，淋巴结 N1。该患者 PD-L1 超高表达，但却没有达到主要病理缓解，说明食管癌免疫治疗的疗效可能不仅仅取决于 PD-L1 表达高低，患者的整体免疫状态、肿瘤局部的免疫抑制微环境等都可能是影响因素，因此需要不断探索和分析。对于食管癌术后辅助免疫治疗，目前主要基于 CheckMate-577 的研究结果[3]，但本例患者与该研究入组人群（新辅助同步放化疗后存在残留病灶，即 ≥ pT1 或 ≥ N1）不尽相同。鉴于本病例术后分期较晚，应该给与免疫辅助治疗。相信随着今后免疫联合化疗 ± 放疗的围手术期研究结果公布（NCT04389177、NCT04807673、NCT04437212 NCT04280822、NCT04989985），会有更多证据支持辅助免疫的应用。

（李　龙　杜　成）

（二）小细胞食管癌化疗联合免疫治疗

1. 一般情况介绍

患者，男，73 岁。

2. 病史

（1）现病史：患者 2019 年 2 月 10 日因"反复胸骨后疼痛 1 周"于医院就诊，电子胃镜示：食管距门齿 30~36cm 处可见 2/3 周黏膜糜烂，距 40cm 贲门处可见黏膜隆起，予活检。诊断结果：食管 Ca？贲门 Ca？胃体多发息肉、浅表性胃炎。同期病理：（体大）：胃底腺息肉。（贲门、食管 30cm-36cm）：小细胞癌。免疫组化：癌细胞表达 CK（+），Syn（+），CgA（-），CD56（+），P40（-），CD20（-），CD3（-），Ki67（80%+）。于 2019 年 2 月 19 日因"食管小细胞癌"收入我院。

（2）家族史：无家族遗传性疾病史。

（3）入院查体：未见明显阳性体征。

（4）影像学检查：基线胸部 CT 示：食管中下段管壁增厚，纵隔及左肺门、腹膜后多发肿大淋巴结，两肺多发结节，见图 5-8。基线全腹部 CT 示：肝内多发占位，转移可能，见图 5-9。基线食管碘水造影检查示：食管中下段见管壁毛糙、僵直，并见隆起样病变，黏膜破坏紊乱，管腔变窄，钡剂通过受阻，见图 5-10。检查结论：食管中下段癌。骨 ECT 检查示：左侧肱骨近端病变，见图 5-11。

3. 病理诊断

2019 年 2 月 10 日胃镜病理：（体大）：胃底腺息肉。（贲门、食管 30cm~36cm）：小细胞癌。免疫组化：癌细胞表达 CK（+），Syn（+），CgA（-），CD56（+），P40（-），CD20（-），CD3（-），Ki67（80%+）。

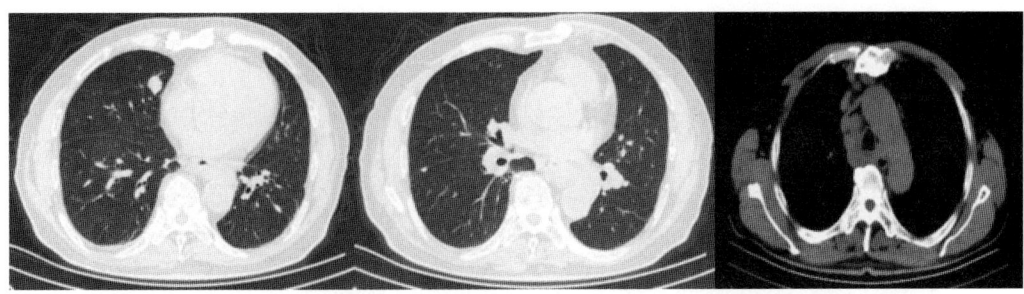

图 5-8　基线胸部 CT：多发肺结节，纵隔、肺门淋巴结肿大

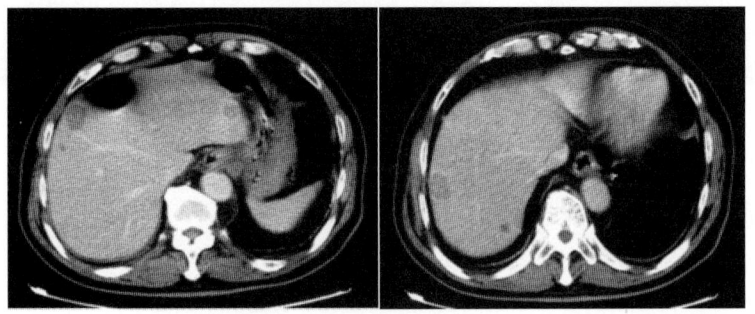

图 5-9　全腹部 CT 示：肝内多发占位，转移可能

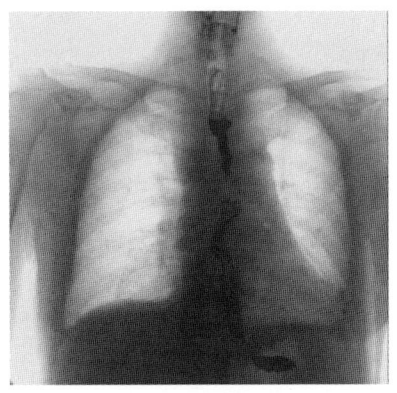

图 5-10　食管碘水造影：食管中下段见管壁毛糙、
　　　　　僵直，并见隆起样病变

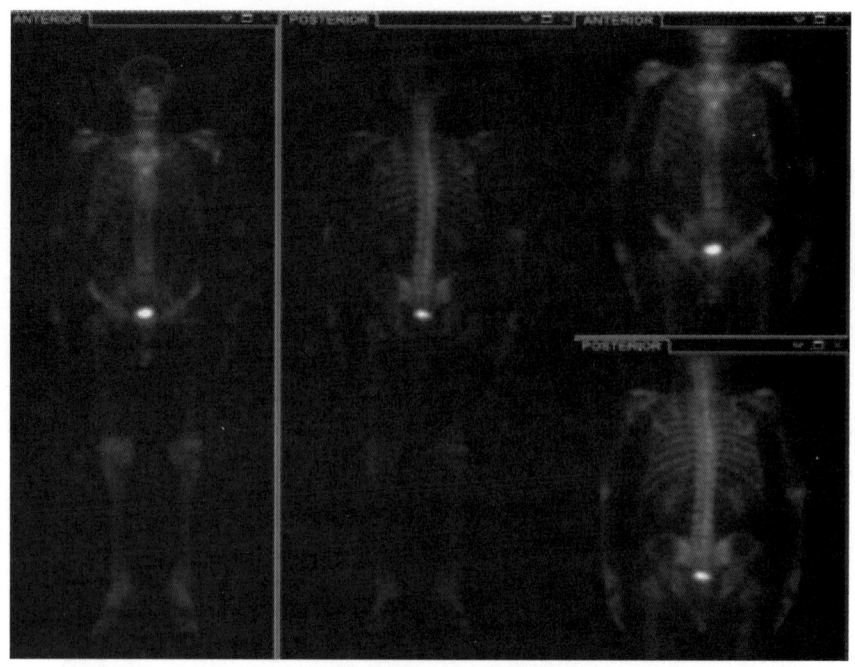

图 5-11　骨扫描：左侧肱骨近端病变

4. 分子检测诊断结果及解读（表 5-3）

表 5-3　基因检测及 PD-L1 表达水平摘要

检测指标	检测结果
MSI score	0.0051
MSI 状态	MSS
TMB（插入缺失 & 同义突变 & 非同义突变）	11.76Muts/Mb
TMB（插入缺失 & 非同义突变）	9.56Muts/Mb（前 12.72%）
PD-L1 肿瘤细胞（SP263）	1.83%
CD8+T 细胞（SP57）	7.92%
CD4+T 细胞（SP35）	2.14%
MDM2	扩增

5. 治疗方案调整及疗效评价

（1）一线治疗：2019 年 2 月至 2019 年 7 月给予依托泊苷 + 卡铂化疗联合特瑞普利单抗免疫治疗 6 周期，2019 年 8 月予依托泊苷 + 特瑞普利单抗维持治疗 1 次，疗效评价临床接近 CR，见图 5-12。

（2）二线治疗：2019 年 10 月复查头颅 MRI 示：侧额顶叶皮层下结节，结合病史考虑转移。于 2019 年 10 月至 2020 年 6 月行特瑞普利单抗免疫治疗 + 伊立替康化疗 4 周期，期间行头颅放疗，完成处方计划：56Gy/22f，保护海马的全脑预防区：36Gy/18f。2020年6月患者复查CT及头颅MRI示脑转移灶临床CR，颅外病灶接近临床CR。

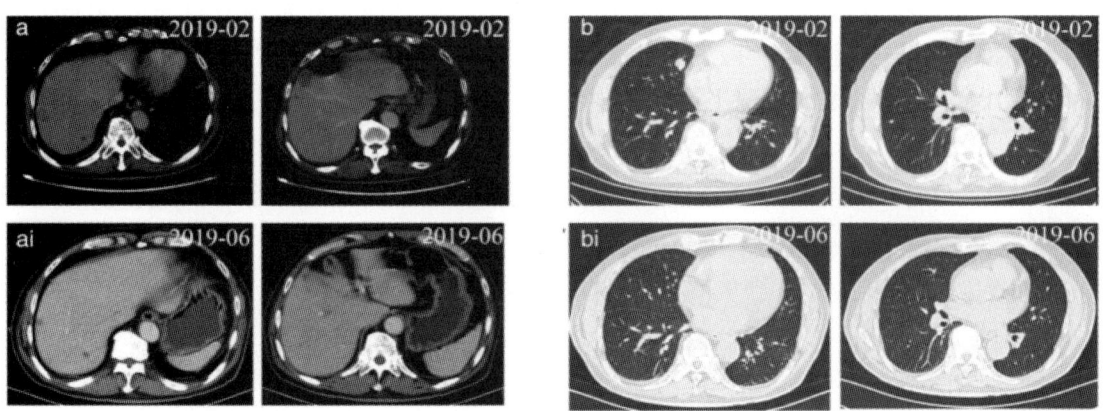

图5-12 一线治疗前（上）后（下）疗效评价

6. 本案例述评

本案例为晚期小细胞食管癌，发病时已广泛转移，一线予以依托泊苷+卡铂化疗联合特瑞普利单抗免疫治疗。八个月后患者出现病情进展，进展部位为颅内新发病灶。二线更换化疗药物为伊立替康，并继续免疫治疗，加用局部转移病灶放射治疗，维持了较长的无进展生存时间。该种病理类型的食管癌发病率低，对于该类患者是否适合使用免疫治疗尚无高级别证据支持，但可参考小细胞肺癌的治疗模式。IMpower133研究是一项全球性Ⅰ/Ⅲ期双盲、随机、安慰剂对照试验，旨在评估阿替利珠单抗+依托泊苷+卡铂对比安慰剂+依托泊苷+卡铂一线治疗广泛期小细胞肺癌的疗效和安全性，主要终点为OS、PFS。阿替利珠单抗联合化疗显著延长OS（12.3 vs 10.3个月，$P=0.007$），两组中位PFS分别为5.2个月和4.3个月（$P=0.02$）。CASPIAN研究是一项随机、开放、全球多中心的Ⅲ期临床研究，旨在评估度伐利尤单抗联合依托泊苷和铂类化疗与单独化疗相比治疗既往未接受过任何治疗的广泛期SCLC患者的疗效和安全性。经过2年以上的中位随访后，度伐利尤单抗给广泛期SCLC患者带来了持续且具有临床意义的总生存时间OS改善。最终分析显示，与单纯化疗组相比，度伐利尤单抗联合化疗组的中位OS可达12.9个月，并降低死亡风险25%（HR=0.75；95%CI 0.62-0.91；$P=0.0032$）。在Impower-133及CASPIAN研究中，在小细胞肺癌中一线应用免疫治疗明显改善了患者的预后。患者一线治疗失败后，给予了免疫检查抑制剂的跨线治疗。免疫检查抑制剂是否适合跨线使用尚无定论，目前相关的研究主要是回顾性研究以及前瞻性临床试验的回顾分析，缺乏大样本的前瞻性研究。现阶段发布的相关临床数据提示，免疫检查抑制剂的跨线应用有获益趋势。参考小细胞肺癌的治疗模式，在该案例中一线将免疫检查点抑制剂与化疗联合应用，虽然该案例中PD-L1表达率较低，但该患者仍获得了较好的临床疗效及生存。MDM2基因编码癌蛋白，可以关闭p53和其他肿瘤抑制基因，在扩增时会促进多种癌症的形成。MDM2的扩增也与免疫治疗开始后的促癌反应有关。所有的 MDM2 扩增患者都有这种反应，肿瘤繁殖的速度提高了 5 到 40 倍。2017 年 Clinical cancer research 上的一篇研究显示 6 例携带 MDM2/4 扩增的肿瘤患者接受免疫抑制剂治疗后，其中 4 例发生了快速进展，这提示 MDM2/4 扩增与免疫治疗超进展可能存在着相关性。虽然该患者基因检测提示 MDM2 基因扩增，但并未发生超进展。该患者起病即为食管癌晚期，预后差，即使在 PD-L1 表达率较低及 MDM2 基因扩增的情况下，免疫仍然值得尝试。

（任 伟 杨 菊 魏 嘉）

(三) PD-L1 阳性胃癌肝转移患者应用双抗药物治疗之旅

1. 一般情况介绍

患者，男，54 岁。

2. 病史

（1）现病史：2019 年 11 月因腹部不适就诊于外院行胃镜示：胃息肉（具体报告未见），给予口服药物治疗症状有所缓解。后因体重明显下降于 2021 年 8 月再次行胃镜示：胃体溃烂并出血，性质待查：Ca（cancer，CA）？为进一步诊治因"胃占位：胃癌？"收入我科治疗。体重减轻约 10kg（kilogram，KG）（近 3 月）。

（2）家族史：无家族遗传性疾病史。无特殊既往史。

（3）入院查体：浅表淋巴结未及，皮肤巩膜无黄染。

（4）影像学检查

1）2021 年 9 月 9 日 CT（computed tomography，CT）平扫 + 增强：①胃窦 - 胃体部胃壁增厚，考虑恶性。②左侧锁骨上区、病灶周围、肝胃间隙、脾门区、肠系膜周围、腹膜后及双侧膈肌脚多发淋巴结，部分肿大，考虑转移；胃窦前方邻近大网膜呈"饼状"增厚，考虑转移。③肝 S2 稍低密度结节，转移待排。见图 5-13。

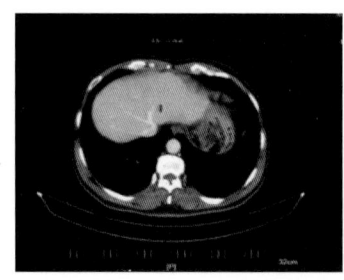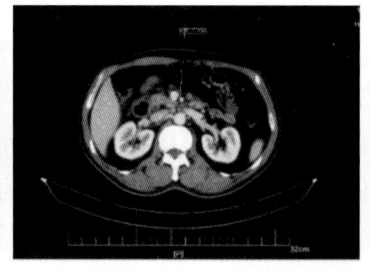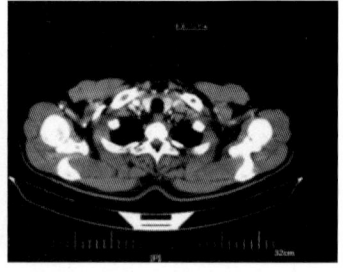

图 5-13 CT 平扫 + 增强（2021 年 9 月 9 日）

2）2021 年 9 月 11 日 MRI（Magnetic Resonance Imaging，MRI）平扫 + 增强：肝左叶结节，考虑转移。见图 5-14。

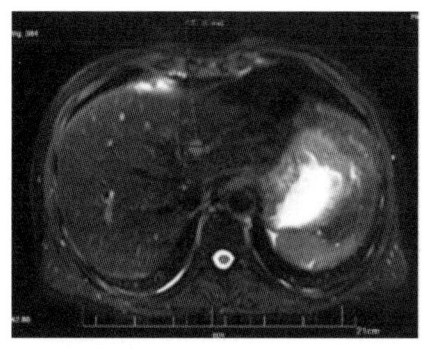 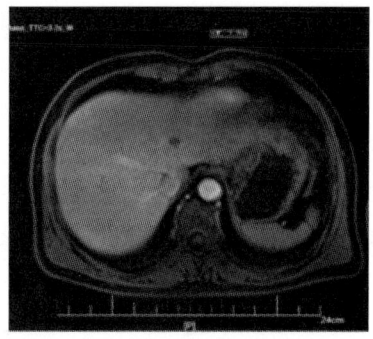

图 5-14　MRI 平扫 + 增强：肝脏多发占位（2021 年 9 月 11 日）

3. 胃镜及病理诊断

2021 年 9 月 9 日胃镜示：胃体上中部大弯侧可见巨大溃疡型病变，底覆污苔，周围黏膜呈堤状隆起，局部胃壁僵硬，予以活检。见图 5-15。

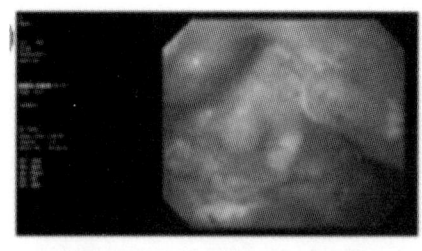 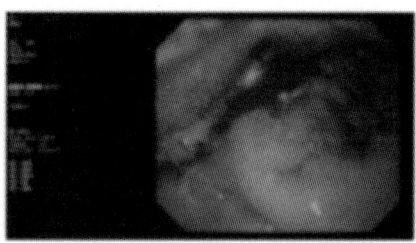

胃体　　　　　　　　　　　　　　　胃体

图 5-15　胃镜

（1）病理回示：（胃体）符合：腺癌。见图 5-16。

（2）免疫组化 A：CK（Creatine Kinase, CK）(+)、vimentin(-)、CK7(-)、CEA（carcinoembryonic antigen, CEA）(+)、CD56(-)、CgA（ChromograninA, CgA）(-)、SyN（synaptophysin, SyN）(-)、Ki-67(70%)、CK20(-)、LCA（LifeCycleAssessment, LCA）(-)、CAM（cell adhesion molecule, CAM）5.2(+)、S-100(-0)

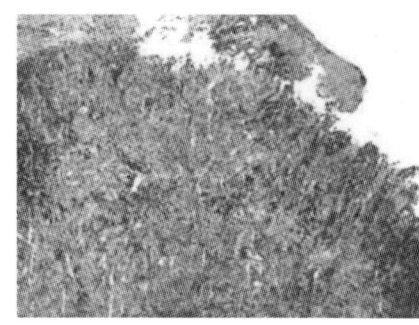 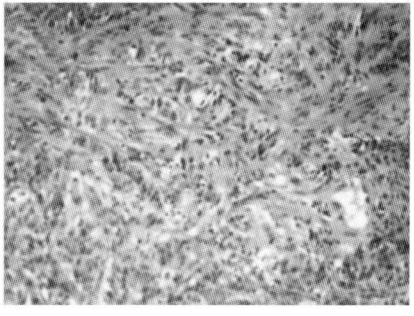

图 5-16　病理

4.分子检测诊断结果(表5-4)

表5-4 分子检测结果总结

检测项目	检测结果
EBER	阳性
HER-2 蛋白	1+
MMR 蛋白	MSS
PD-L1 蛋白(CPS)	5

(1) EBER(Epstein-Barr Early RNA, EBER)检测(见图5-17):

1)探针类型:EBER-RNA探针

2)设置对照:阳性对照

3)检测方法:ISH(in situ hybridization, ISH)

4)结果:EBER(+)

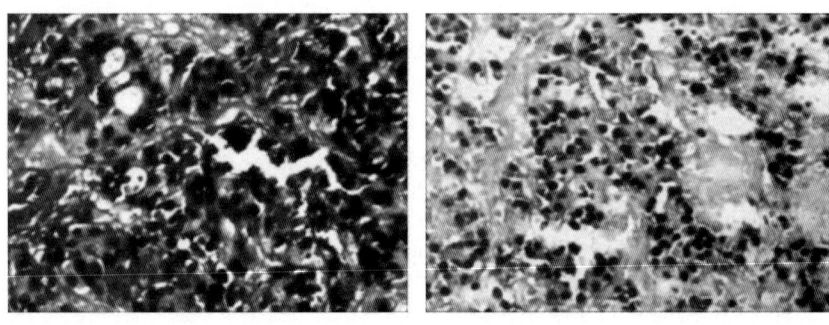

EBER(200X)　　　　阳性对照(200X)

图5-17 分子检测(1)

(2) HER-2(Human Epidermal GrowthFactor Receptor 2, HER2)蛋白检测(见图5-18):

1)抗体克隆:4B5

2)设置对照:阳性对照 固定液:10%NBF(Neutral buffered Formalin, NBF)

3)检测方法:IHC(immunohistochemistry, IHC)

4)检测结果:HER-2蛋白:(1+)

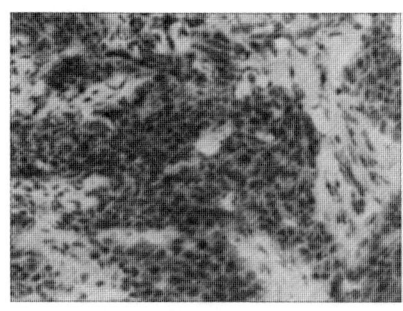
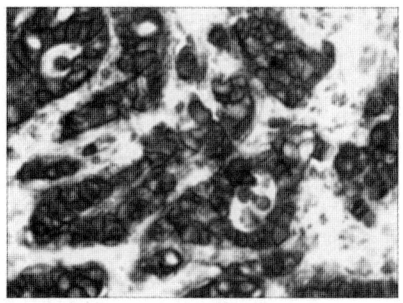

　　　　HER-2（200X）　　　　　　　　　阳性对照（200X）

图 5-18　分子检测（2）

（3）MMR（MisMatch Repair，mmR）蛋白检测（见图5-19）：

1）抗体克隆：MLH1（Recombinant MutL Homolog 1，MLH1）、MSH2（Mut-S-homologue-2，MSH2）、MSH6（Mut-S-homologue-6，MSH6）、PMS2（postmeiotic segregation increased 2，PMS2）

2）设置对照：阳性对照　固定液：10%NBF

3）检测方法：Ventana IHC

4）结果：MLH1（+）、MSH2（+）、MSH6（+）、PMS2（+），微卫星检测稳定（MSS）

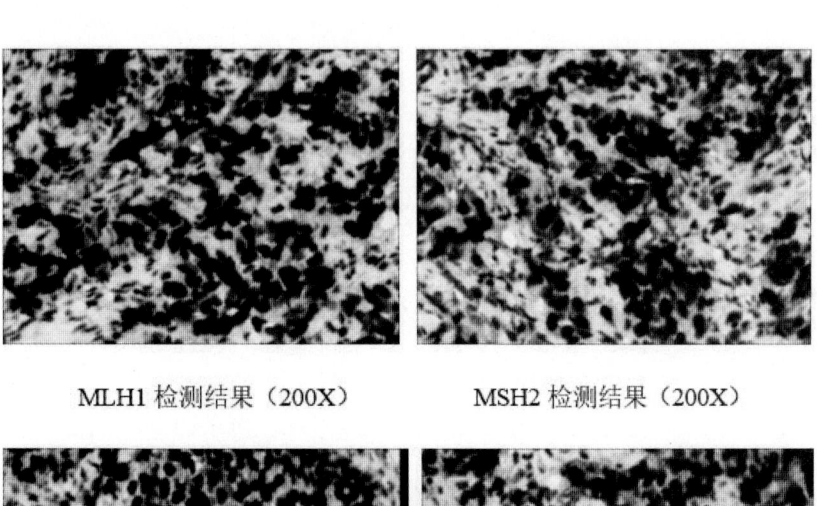

　　MLH1 检测结果（200X）　　　　　　MSH2 检测结果（200X）

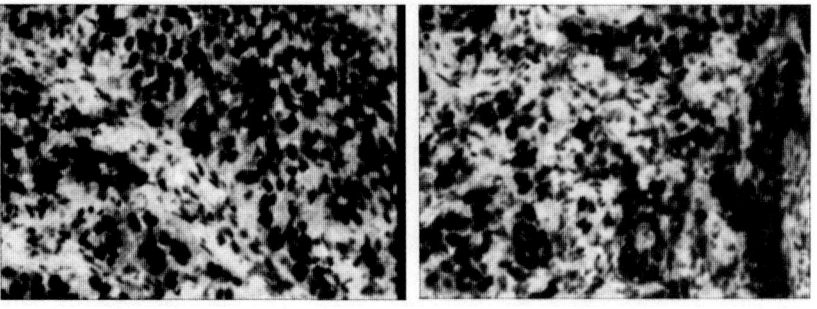

　　MSH6 检测结果（200X）　　　　　　PMS2 检测结果（200X）

图 5-19　分子检测（3）

(4) PD-L1 (programmed cell death-Ligand 1, PD-L1) 蛋白检测（见图 5-20）：

1）抗体克隆：22C3/SP263

2）设置对照：阳性对照　固定液：10%NBF

3）检测方法：Dako Link48 Ventana IHC

4）结果：PD-L1（22C3）阳性细胞数 CPS（Capsule Polysacharides, CPS）：5。PD-L1（SP263）阳性细胞数 CPS：5。

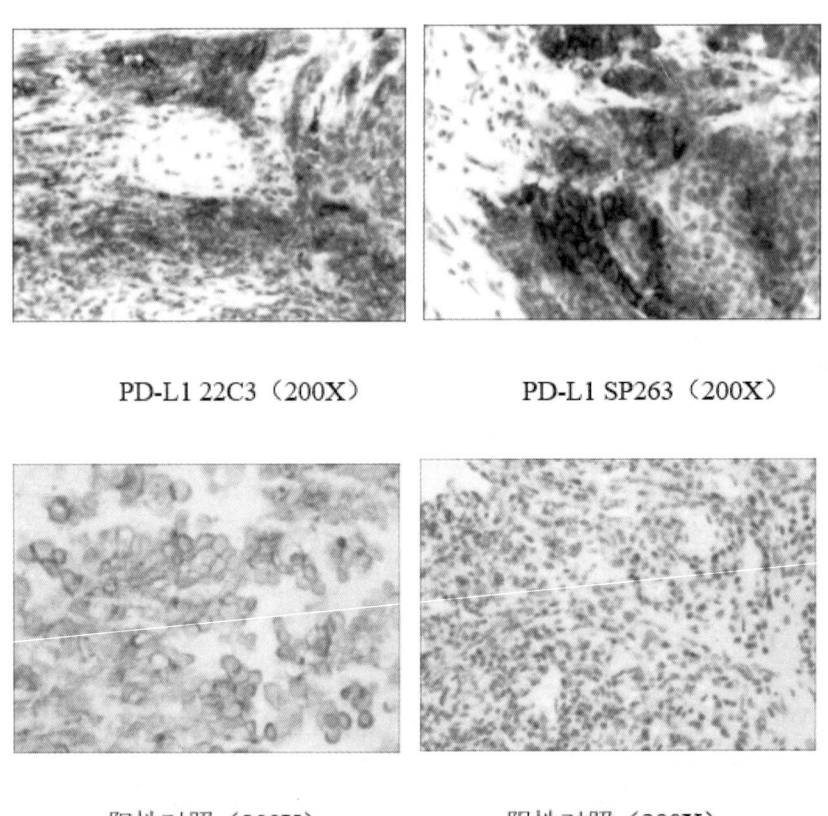

PD-L1 22C3（200X）　　　　PD-L1 SP263（200X）

阳性对照（200X）　　　　阴性对照（200X）

图 5-20　分子检测（4）

5. 治疗方案调整及疗效评价

（1）一线治疗：于 2021 年 9 月 22 日 -2021 年 10 月 22 日行"FOLFOX"治疗 3 周期。2021 年 11 月 5 日复查肿瘤标志物较前上升，CT 示：①胃窦-胃体部胃壁增厚，范围较前缩小。②左侧锁骨上区、病灶周围、肝胃间隙、脾门区、肠系膜周围、腹膜后及双侧膈肌脚多发淋巴结，部分肿大，考虑转移，部分较前增大；胃窦前方邻近大网膜呈"饼状"增厚，考虑转移，较前相仿。③肝 S2 稍低密度结节，考虑转移，较前增大。疗效评价 PD（progression disease, PD）。见图 5-21。

2021年11月5日 对比 2021年9月9日

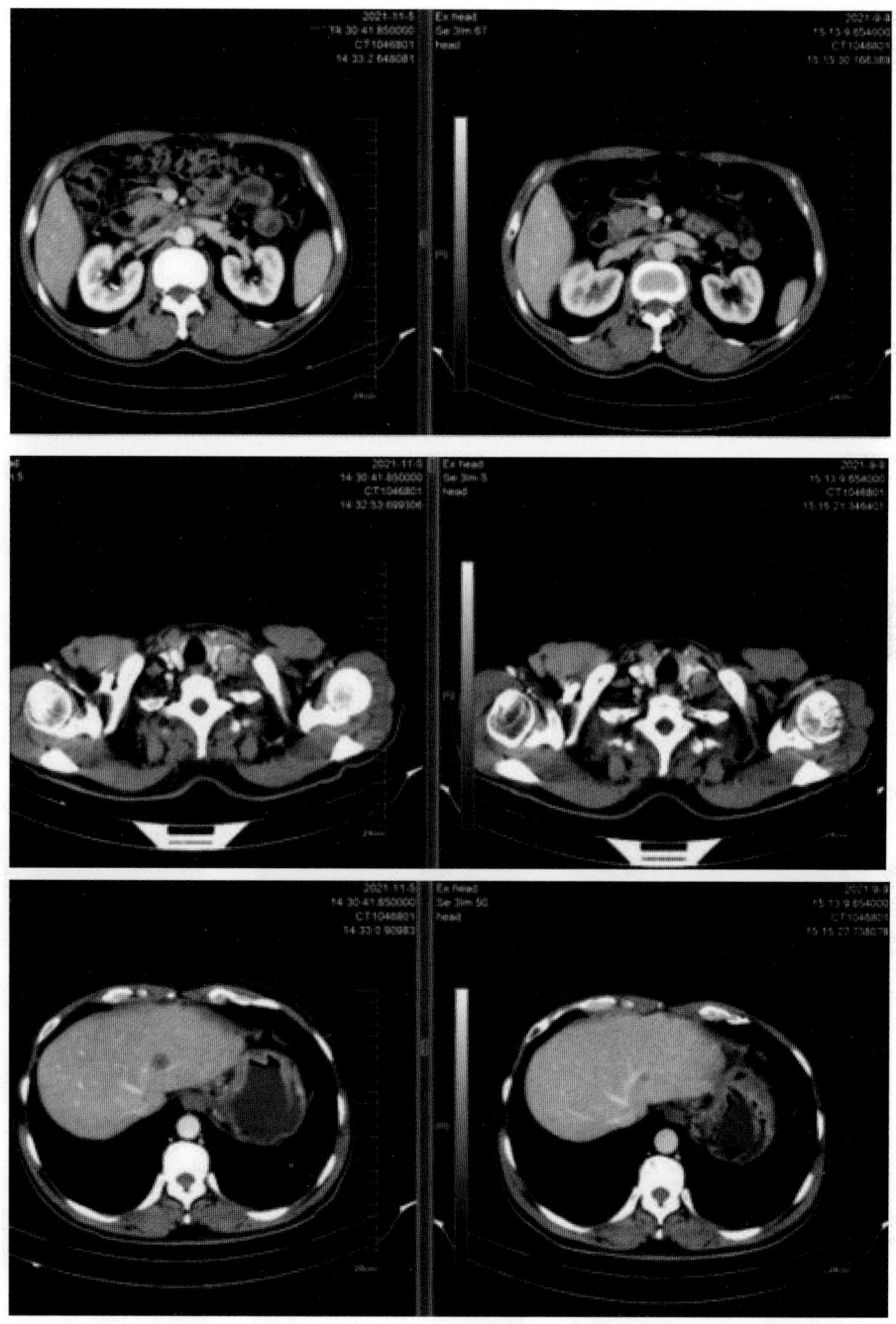

图 5-21 一线治疗后疗效评价

（2）二线治疗：2021年11月5日复查CT示肝脏病灶较前增大，左侧锁骨上淋巴结较前增大，疗效评价PD。2021年11月筛选入组"AK104-209"临床研究。于2021年11月18日—2022年10月10日行"AK104（10mg/kg）+AK109（10mg/kg）"治疗22次，每2周为一个周期。规律进行疗效评价。评价结果均为：PR（Partial remission, PR）。见图5-22、表5-5。

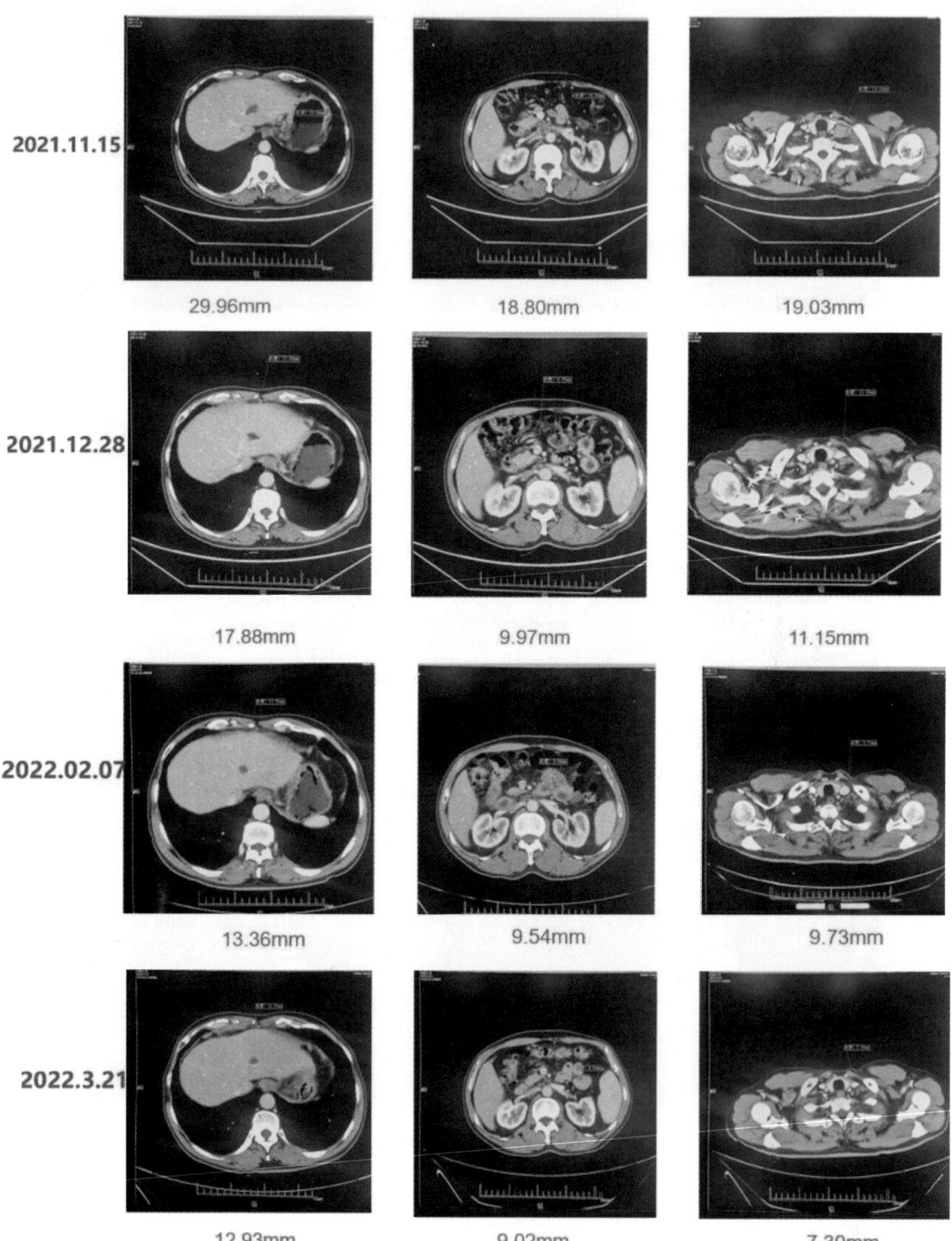

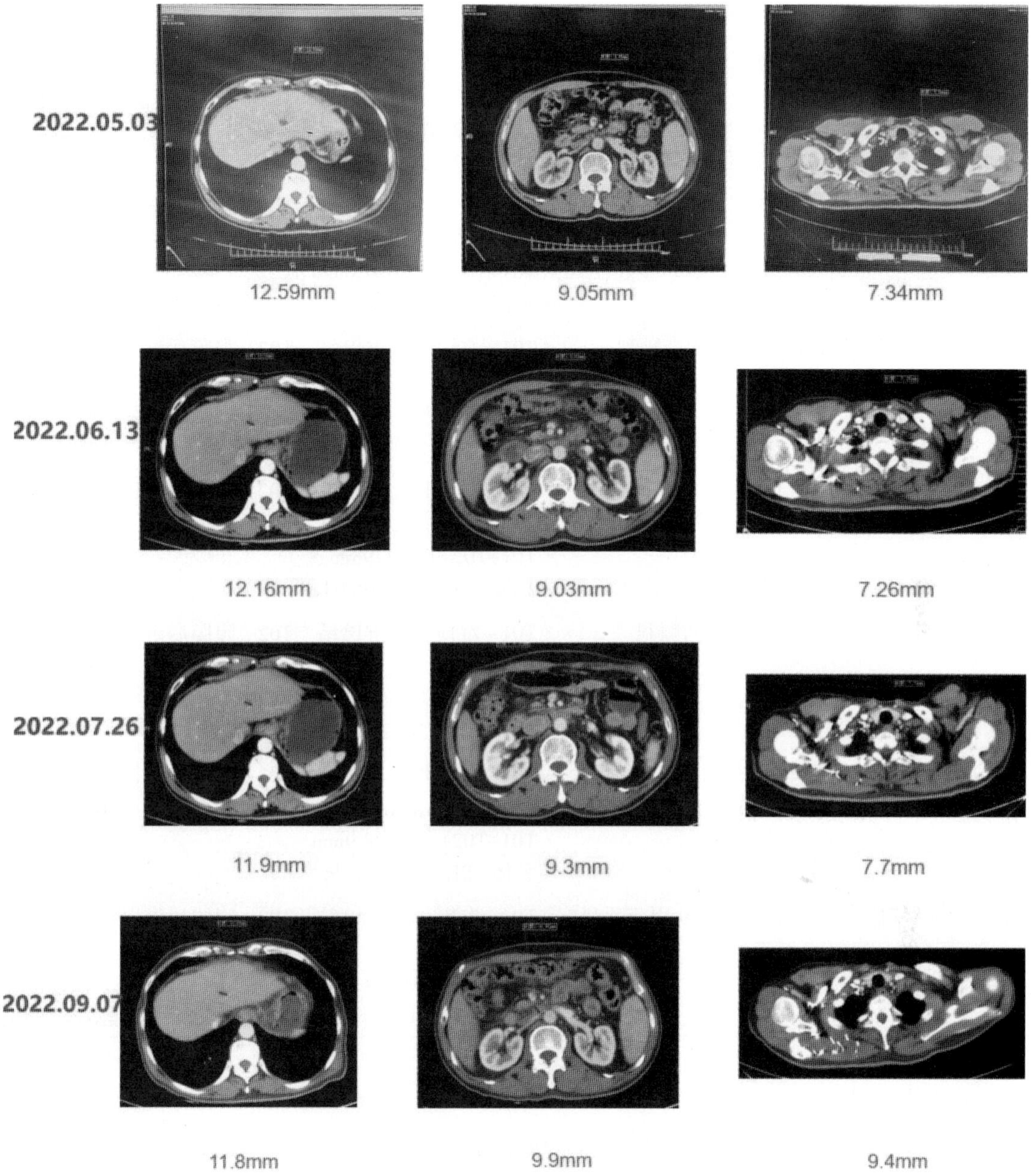

第五章 消化系统肿瘤分子诊断标志物临床应用

2022.05.03 12.59mm 9.05mm 7.34mm

2022.06.13 12.16mm 9.03mm 7.26mm

2022.07.26 11.9mm 9.3mm 7.7mm

2022.09.07 11.8mm 9.9mm 9.4mm

图 5-22 二线治疗期间疗效评价

表 5-5 二线治疗疗效评价总结

周期	用药	疗效评估
基线期	AK104+AK109	・T01 卡度尼利单抗 – 左锁骨上淋巴结　T02- 腹膜后淋巴结　T03 — 肝 S2 结节 ・T01+T02+T03：61.8mm
第 1 次疗效评价	C1、C2、C3 用药顺利	・T01- 左锁骨上淋巴结　T02- 腹膜后淋巴结　T03 — 肝 S2 结节 ・T01+T02+T03：39.1mm ・总体：PR（2021.12.28）
第 2 次疗效评价	C4、C5 用药顺利	・T01- 左锁骨上淋巴结　T02- 腹膜后淋巴结　T03 — 肝 S2 结节 ・T01+T02+T03：32.6mm ・总体：PR（2022.02.07）
第 3 次疗效评价	C6、C7、C8 用药顺利	・T01- 左锁骨上淋巴结　T02- 腹膜后淋巴结　T03 — 肝 S2 结节 ・T01+T02+T03：29.2mm ・总体：PR（2022.3.21）
第 4 次疗效评价	C9、C10、C11 用药顺利	・T01- 左锁骨上淋巴结　T02- 腹膜后淋巴结　T03 — 肝 S2 结节 ・T01+T02+T03：29mm ・总体：PR（2022.05.03）
第 5 次疗效评价	C12、C13 用药顺利	・T01- 左锁骨上淋巴结　T02- 腹膜后淋巴结　T03 — 肝 S2 结节 ・T01+T02+T03：28.45mm ・总体：PR（2022.06.13）
第 6 次疗效评价	C14、C15、C16 用药顺利	・T01- 左锁骨上淋巴结　T02- 腹膜后淋巴结　T03 — 肝 S2 结节 ・T01+T02+T03：28.9mm ・总体：PR（2022.07.26）
第 7 次疗效评价	C17、C18、C19 用药顺利	・T01- 左锁骨上淋巴结　T02- 腹膜后淋巴结　T03 — 肝 S2 结节 ・T01+T02+T03：31.1mm ・总体：PR（2022.09.07）

6. 本案例述评

近年，免疫检查点抑制剂在胃癌患者中的应用地位已逐步明确。基于 ATTRACTION-2 研究，Nivolumab 在中国获批用于治疗既往接受过两种或两种以上系统治疗的晚期或复发性胃或胃食管连接部腺癌患者。Checkmate-649 研究首先证实，在 PD-L1 阳性评分（CPS）≥ 5 的转移性胃癌、胃食管连接部癌或食管腺癌患者中，Nivolumab 联合化疗（XELOX 或 FOLFOX）对比单纯化疗，可显著改善患者总生存期 OS（Overall surviva, OS）与疾病无进展生存期 PFS（Progression free survival, PFS）。在该案例中，一线治疗使用经典的铂类联合氟尿嘧啶类,治疗过程顺利,治疗3个周期后,复查提示疾病进展。该患者PD-L1阳性评分(CPS)为5,提示该患者使用免疫检查点抑制剂疗效好。经筛选,患者入组"AK104-209"临床研究。AK104是一种人源化免疫球蛋白G1(Human IgG1 Protein, IgG1)双特异性抗体(Bispecific antibody, BsAb),具有可结晶片段(Fc)突变以消除Fc受体和补体介导的细胞毒效应。AK104能够同时结合程序性细胞死亡受体-1(PD-1)和细胞毒性T淋巴细胞相关抗原-4(CTLA-4)并阻断PD-1/程序性细胞死亡配体-1(PD-L1)、PD-1/PD-L2、CTLA-4/B7.1和CTLA-4/B7.2的相互作用。另外,VEGFR-2(Vascular Endothelial Growth Factor Receptor 2)靶点针对胃癌的抗血管生成治疗的作用明确;雷莫芦单抗(Ramucirumab/Cyramza,抗VEGFR-2单克隆抗体)是全球首个也是目前唯一获批以单药或联合紫杉醇用于既往氟尿嘧啶类或含铂化疗失败的胃或胃食管结合部腺癌二线治疗的靶向治疗药物,而AK109是针对VEGFR-2靶点的全人源单克隆抗体,可通过阻断VEGFR-2与VEGF结合进而呈剂量依赖性地抑制VEGF诱导的HUVEC体外增殖。在澳洲进行的1期研究AK104-101中,入组对象是晚期恶性实体瘤患者,接受≥2mg/kg AK104,研究结果示:ORR(Overallremission rate, ORR) = 27.5%(14/51),DCR(Disease Control Rate, DCR) = 56.9%(29/51),证明AK104在多种实体瘤中有效。该患者已行"AK104+AK109"治疗11月,期间规律进行疗效评价,结果均为PR(Partial remission, PR),目前行该方案治疗持续有效中。该病案提示使用双特异性抗体联合靶向治疗对晚期胃癌患者有效,对后续治疗具有重要指导意义。

(赫云端　吕慧芳　聂彩云　陈小兵)

(四)高龄重症MSI-H晚期胃癌免疫治疗病例

1. 一般情况介绍

患者,男,80岁。

2. 病史

(1)现病史:2021年5月患者因胃部不适就诊,行胃镜检查示:胃窦腺癌。完善术前检查后于2021年6月22日行腹腔镜探查,术中见肿瘤位于胃窦部,约6cm×6cm大小,已浸透浆膜层,于胃表面形成癌结节,胃周多发淋巴结肿大;胃窦肿瘤侵及十二指肠球部、胰颈部及肝十二指肠韧带。因肿瘤侵犯较广泛,加之患者高龄、合并心脏等基础疾病,无法手术根治切除,遂行肠粘连松解、胃空肠吻合,空肠空肠侧侧吻合术,并留置鼻饲管。术后给予营养支持等治疗,2021年8月收入某医院。

(2)既往史:2016年行"冠脉搭桥"手术;2021年行永久心脏起搏器植入术;2015年行胆囊切除术;2021因贫血多次输B型Rh(+)悬浮红细胞治疗。高血压病史20余年,平素血压控制良好。

(3)家族和个人史:无家族遗传性疾病史,无烟酒不良嗜好。

(4)入院查体:体表面积:1.62m2,ECOG-PS:2分,NRS 2002:5分。胸部正中见长

约25cm纵行手术切口瘢痕；上腹部正中见长约20cm纵行手术切口瘢痕。浅表淋巴结未及，皮肤巩膜无黄染。

（5）影像学检查：2021年6月术前PET-CT提示：胃窦部胃壁增厚，代谢增高，符合胃癌表现，伴幽门、十二指肠球部受累、浆膜外浸润，周围及腹膜后淋巴结转移，腹腔少量积液。见图5-23。

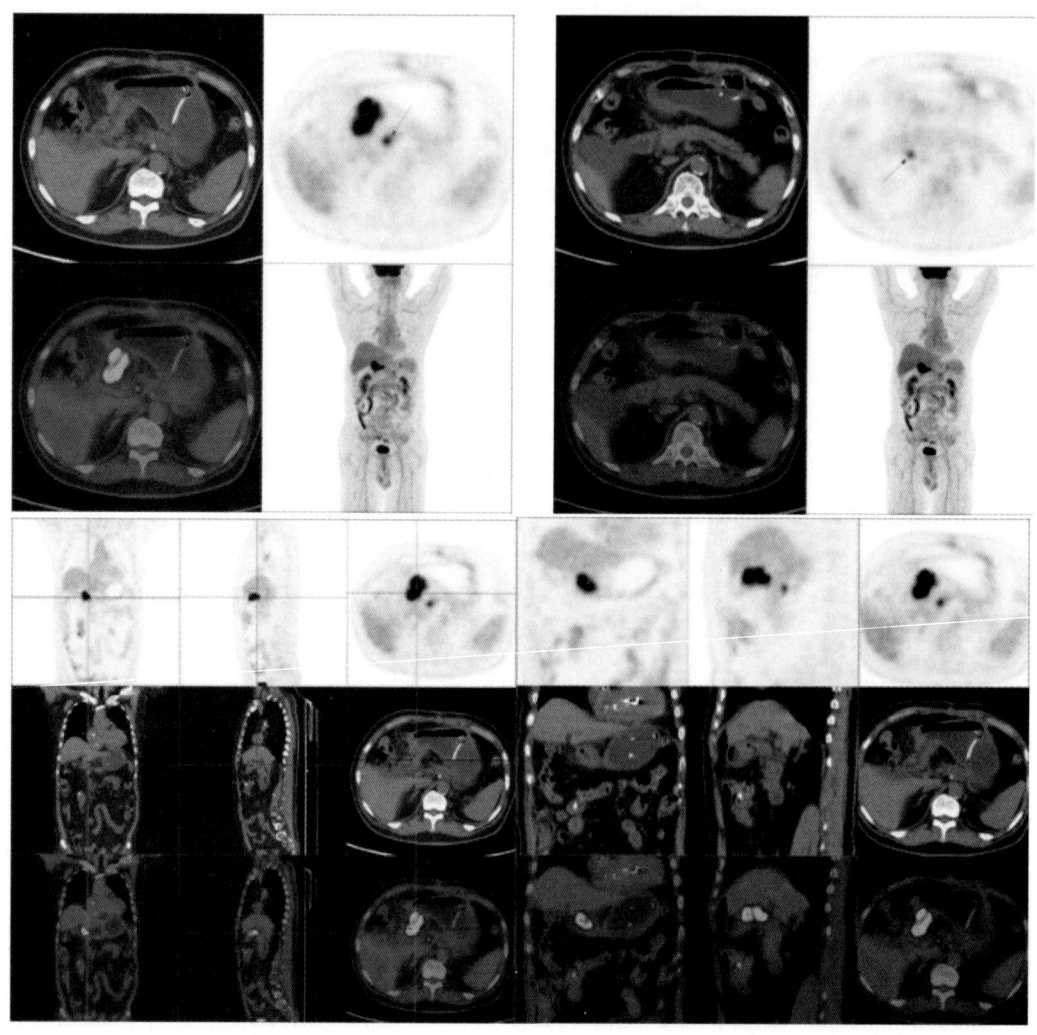

图5-23 PET-CT提示胃窦部胃壁增厚，代谢增高，周围及腹膜后淋巴结转移

3.病理诊断

胃窦部低分化腺癌。

4.分子检测诊断结果及解读

本例患者为HER2阴性，PD-L1阳性（TPS 15%，CPS 20），MSI-H胃癌。合并KRAS、PIK3CA、NTRK2、P53、RNF-43等基因突变。见表5-6、表5-7。

表 5-6 免疫治疗标志物检测结果

检测项目	检测结果	PD-L1 表达情况
TPS	15%	☑阳性（☐低表达 ☑高表达）
CPS	20	☑阳性（☐低表达 ☑高表达）

表 5-7 靶向治疗标志物检测结果

基因变异	变异类型	突变丰度/拷贝数
MLH1	SNV	16.27%
KRAS	SNV	15.29%
NTRK2	Del	18.52%
PIK3CA	SNV	12.04%
RNF43	SNV	16.24%
TP53	SNV	8.63%

基因检测结果分析：

（1）dMMR/MSI-H 是公认的胃癌免疫治疗疗效预测标志物。

（2）KN061 研究中显示，PD-L1 CPS≥1 分，5 分及 10 分患者，帕博利珠单抗较紫杉醇单药延长 OS 分别为 0.8 个月，1.9 个月及 2.4 个月，PD-L1 CPS 评分与疗效相关，此相关性在 Checkmate649 化疗联合免疫治疗得以确认。

（3）KRASp.G12D 突变，该突变位于 2 号外显子上，该突变破坏了内在的 RAS GTPase 活性，对 GTPase 激活子表现出抗性，导致 RAS 保持 GTP 结合状态，RAS 信号通路组成性激活。在胃癌中，RAS 信号通路相关基因的突变与胃癌的发生密切相关。研究显示，KRAS 突变是胃癌（GC）的早期事件，KRAS 状态和胃癌的组织学表型相关。另有研究显示，胃癌（GC）中，具有 MSS 状态的 KRAS 突变的胃癌患者预后较差，在多变量分析中，KRAS 突变与更差的生存率相关（$P=0.304$）。

（4）PIK3CA 基因突变是人类癌症中常见致癌基因之一，该变异位于螺旋结构域，为激活突变。突变的 PIK3CA 蛋白催化活性升高，激活下游信号通路，从而增强致癌性的转化。此外，针对携带 PIK3CA 突变的实体瘤患者的多种 PI3K 抑制剂（如 buparlisib）正处于临床试验阶段。在 HR+/HER2- 晚期或转移性乳腺癌中，携带该突变的患者接受 Alpelisib 治疗效果可能较好。

（5）TP53p.R273H 突变，一项纳入 202 晚期实体瘤患者的临床 I 期的研究表明，AZD1775（Wee1 抑制剂）单药或联合化疗对晚期实体瘤患者有效。19 例患者携带 TP53 突变，4 例患者获得了部分缓解。携带 TP53 突变的患者的反应率为 21%，而野生型患者的反应率则为 12%。携带 TP53 突变的肿瘤患者可能从 AZD1775 治疗中获益。

5. 治疗方案及疗效评价

（1）治疗方案：患者高龄、晚期胃癌，合并较重的心脏基础疾病和中度营养不良。胃癌分子分型为 HER2 阴性，MSH-H、PD-L1 阳性（CPS 20）。根据 NCCN 和 CSCO 指南，结合患者状况，给予综合治疗。

1）抗肿瘤：帕博利珠单抗 200mg 静脉输注 1 次 /21 天，期间监测心肺功能和血液常规、生化、内分泌等指标；

2）支持治疗：饮食指导（流食 - 半流食 - 软食）并 ONS（肠内营养混悬液 200-300ml，3 次 / 日）；

3）康复锻炼：适度床上抗阻锻炼（举哑铃、仰卧位踩单车等），视情况转为床下轻度运动（散步、太极）；

4）基础疾病：高血压、心脏病等治疗按专科医师意见执行。

2021 年 8 月至 2023 年 1 月规律行帕博利珠单抗免疫单药治疗，新冠肺炎期间暂停治疗 1 月。

（2）疗效评价

1）影像学：患者局部晚期胃癌，腹腔淋巴结最短径不足 1.5cm，故连同胃窦部肿瘤判定为不可测量病灶。从增强 CT 影像判断，胃窦部肿物明显退缩，无强化，部分转移的腹腔淋巴结消失。腹部增强 CT 疗效评价，见图 5-24。

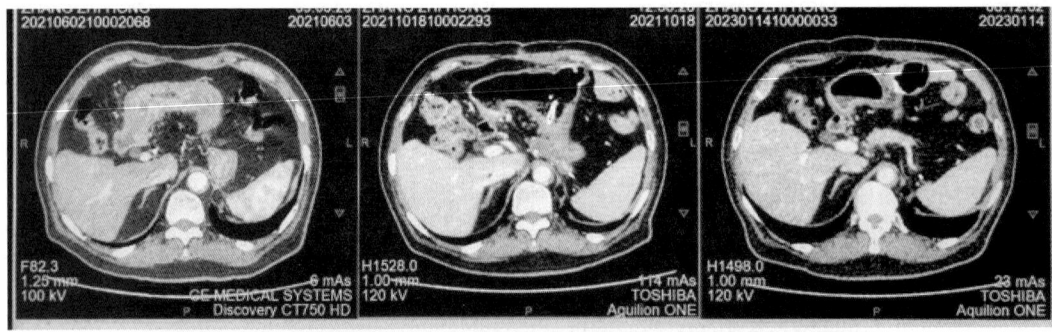

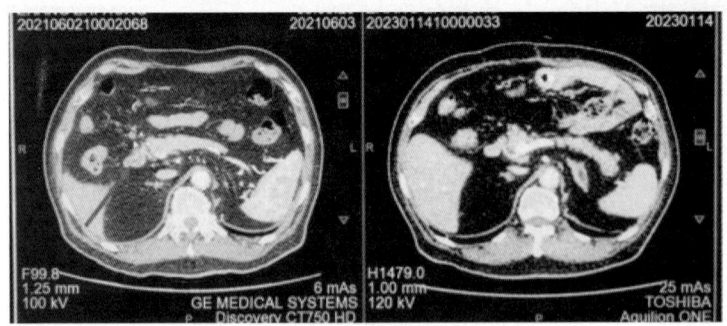

图 5-24

对比术前 2021 年 6 月增强 CT 片，2021 年 10 月胃壁增厚减轻，经多周期治疗后，2023 年 1 月局部胃壁及十二指肠球部管壁增厚较前未见显示，增强扫描未见确切异常强化灶。红色箭头所示转移淋巴结在治疗后消失。

2）症状体征：患者逐步恢复正常饮食，偶尔需要ONS加强营养支持，NRS 2002评分2分。体力状态由2分降低为1分，可上下楼散步活动。

3）不良反应：整个治疗过程中未发现严重的免疫相关性毒副反应，仅出现Ⅰ度皮疹和瘙痒，Ⅰ度促甲状腺激素和垂体激素异常，无相关症状，密切监测中。新冠肺炎前后未出现免疫相关性肺毒性。

6. 本案例述评

MSI胃癌的总体发病率较低，占胃癌患者总数的8%~25%。在85岁以上MSI胃癌患者中，这一比例高达48%。2021年4月，Chao等报道了一项对KEYNOTE-059、KEYNOTE-061和KEYNOTE-062临床试验中的MSI-H的胃或胃食管交界癌患者的回顾性分析结果，该结果发表于《JAMA Oncology》。在三项临床试验中，MSI-H的肿瘤患者合计84名，其中KEYNOTE-059（n=259）中7例（均至少接受过2线治疗），KEYNOTE-061（n=592）中为27例（均接受过一线治疗），KEYNOTE-062（n=763）中为50例（均为初治患者）。由基线情况可知，三项研究中患者中位年龄62~69岁，最高龄74~89岁，但患者PS评分均为0~1分。三项研究中MSI-H患者CPS>10的患者占相当高比例。我们案例中患者为初始治疗，与KEYNOTE-062研究的免疫单药组患者情况接近。但本案例中患者年龄80岁，体力状态2分，且存在营养风险和心脏基础疾病，治疗难度较高。

疗效评价显示，MSI-H的患者在帕博利珠单抗单抗免疫治疗中有较高的有效率。KEYNOTE-059中免疫单药ORR为57.1%，KEYNOTE-061免疫单药对比化疗ORR分别为46.7%和16.7%，KEYNOTE-062中ORR免疫单药对比化疗分别为57.1%和36.8%（免疫联合化疗为65%）。

生存分析显示，KEYNOTE-059、KEYNOTE-061和KEYNOTE-062三项研究中MSI-H患者免疫单药治疗的2年生存率分别为57%（三线及以上）、59%（二线）和71%（初治）。免疫单药的中位PFS在KEYNOTE-061和KEYNOTE-062研究中分别为17.8个月和11.2个月。免疫单药的中位缓解持续时间在KEYNOTE-062研究中位21.2个月，其他两项研究尚未达到。本案例中，尽管患者合并心脏病等基础疾病，但至今PFS为17个月，目前病情控制良好，在完善的支持治疗和疾病监测下，预计生存时间会再度延长。

本例患者为高龄且合并基础疾病，ECOG评分2分。2018年欧洲肺癌大会报道了首个帕博利珠单抗（K药）用于PS 2分晚期非小细胞肺癌患者的前瞻性临床研究，研究结果显示中位年龄72岁，基础状态较差（PS 2分）的患者接受帕博利珠单抗单抗治疗，安全性和疗效与基础状态较好（PS 0-1分）的患者相似。PS 2分患者的比例并不清晰，可能在10.6%~30.8%，PS 2分患者的预后一般比PS 0-1分的患者要差，但是目前大部分免疫治疗的临床试验都排除了PS 2分的患者，这些患者的治疗选择受限。为探究PS 2分患者接受免疫治疗的安全性和疗效，英国伯明翰大学招募62例ECOG PS 2分晚期非小细胞肺癌患者，这些患者的中位年龄为72岁（43~86岁）。入组患者每3周1次，静脉滴注200mg帕博利珠单抗，研究结果显示，PS 2分患者接受帕博利珠单抗治疗安全可耐受，没有5级致死性不良反应发生，也没有观察到疾病超进展的病例，21.7%的患者因不良反应延迟或中止治疗。最常见（发生率≥10%）的免疫相关不良反应是甲状腺功能减退和斑丘疹，但均系轻度的 1-2 级。严重的 3/4 级免疫相关不良反应包括：痤疮样皮疹、肺炎和血管炎，发生率不超过 2%。总体疗效方面，部分缓解率为 28.3%，临床获益率 33.3%，中位无进展生存期 5.4 个月，中位总生存期 11.7 个月。PS 2 分患者中 PD-L1 表达越高，帕博利珠单抗疗效越好，PD-L1 ≥ 50% 的患者部分缓解率达到 46.7%，中位总生存期 16.6 个月。

综上，MSI 对胃癌免疫治疗有较好的预测价值，MSI-H 胃癌患者具有明显的生存获益，高龄、体弱也不是免疫治疗的绝对禁忌。当然，合理的支持治疗、对合并疾病的有效控制以及动态监测疗效和不良反应等都是取得好的治疗效果的前提。

（崔黎黎　杜　成）

（五）MET 扩增晚期胃癌患者化疗联合 MET 抑制剂精准治疗

1. 一般情况介绍

患者，男，55 岁。

2. 病史

（1）现病史：患者 2022 年 7 月因进食后腹部胀痛、恶心行腹部彩超提示肝区低回声肿物，考虑 Ca。行腹部增强 CT 提示：胃癌伴肝脏和淋巴结多发转移。胃镜病理：胃低分化腺癌，免疫组化：AFP（-），GPC-3（-），CEA（+），SALL-4（-），CK7（-），C-met（+），CK20（散在 +），Ki-67（80%），CK（+），Heppar-1（-），Vimentin（-），cerbB2（0）。2022 年 8 月收入某医院。

（2）既往史：否认"高血压""糖尿病""冠心病"等疾病史，否认肝炎、结核、疟疾等传染病史。

（3）个人史：吸烟 30 年，每日 20 支；饮酒 30 年，每日约半斤白酒。

（4）家族史：无家族遗传性疾病史。

（5）入院查体：神志清，精神状态差，周身消瘦，营养状态差，NRS 2002 评分 4 分，ECOG PS 评分 2 分，浅表淋巴结未触及肿大，心肺（-）。腹平软，未触及包块，上腹部轻压痛，无反跳痛及肌紧张，肝脾肋下未触及，移动性浊音阴性。双下肢无水肿。

（6）生化检验：肿瘤标志物 CA-50 325.4IU/ml，CA199 350U/ml，CA24-2 > 200IU/ml，均明显高于正常。

（7）影像检查：腹部增强 CT 显示胃小弯侧胃壁局部不均匀增厚，局部呈团块状，考虑胃癌；肝内多发占位性病变，考虑转移瘤可能，腹腔及腹膜后多发增大淋巴结，考虑转移。见图 5-25。

3. 诊断

①胃低分化腺癌Ⅳ期；②肝脏多发转移；③腹腔及腹膜后淋巴结转移。

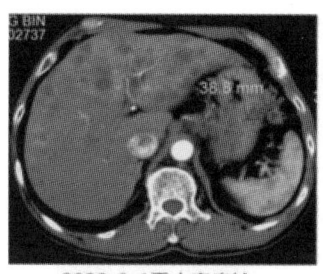 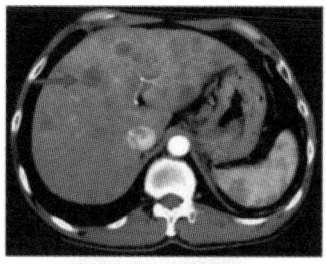 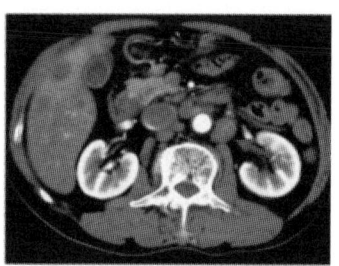

图 5-25 全腹增强 CT 图像

4. 分子检测诊断结果（表 5-8、表 5-9）及解读

表 5-8 免疫治疗标志物检测结果（2022 年 8 月 22 日）

检测项目	检测结果	PD-L1 表达情况
TPS	60%	☑阳性（□低表达 ☑高表达）
CPS	60	☑阳性（□低表达 ☑高表达）

表 5-9 靶向治疗标志物检测结果（2022 年 8 月 8 日）

基因变异	变异类型	突变丰度/拷贝数
MET	拷贝数扩增	5

（1）结果解读

1）纳武利尤单抗已获 FDA 及 NMPA 批准，可与化疗联合用于晚期或转移性胃癌、胃食管结合部癌和食管腺癌患者的一线治疗，无论 PD-L1 表达情况如何。

2）NCCN 指南指出，对于 HER2 阴性的不可切除局部晚期、复发性或转移性胃腺癌患者，若 PD-L1 表达联合阳性评分（CPS）≥ 5，则一线治疗首选方案为氟尿嘧啶 + 奥沙利铂 + 纳武利尤单抗（1 类）；若 PD-L1 CPS < 5，则一线治疗可选方案为氟尿嘧啶 + 奥沙利铂 + 纳武利尤单抗（2B 类）。

3）CSCO 指南指出，对于 HER2 阴性的不可切除局部晚期、复发性或转移性胃腺癌患者，若 PD-L1 表达联合阳性评分（CPS）≥ 5，则一线治疗 I 级推荐（FOLFOX/XELOX）联合纳武利尤单抗（1A 类）、XELOX 联合信迪利单抗（1A 类）；若 PD-L1 CPS < 5 或检测不可及，则一线治疗 II 级推荐 XELOX 联合信迪利单抗（1B 类）、（FOLFOX/XELOX）联合纳武利尤单抗（1B 类）。此外，对于 HER2 阴性、PD-L1 CPS ≥ 1 的患者，帕博利珠单抗也可作为一线治疗方案（III 级推荐），主要依据 KEYNOTE-062 研究成果。

（2）结果解读

1）MET 基因编码的 c-met 蛋白是肝细胞生长因子（HGF）的酪氨酸激酶受体。MET

通路可激活原癌基因相关通路、促进新生血管形成、促进肿瘤转移。在胃癌中，MET 扩增的发生率约为 3%，多见于高级别晚期腺癌，扩增阳性的患者生存期显著更短。

2）Meta 分析显示，MET 扩增为胃癌患者的负性预后因子。MET 扩增阳性的患者相比野生型患者预后较差，总生存期更短。

3）目前有临床研究及个案报道提示，针对 MET 基因扩增的靶向治疗可给该部分患者带来临床及生存获益。

5. 治疗方案调整及疗效评价

（1）一线治疗：根据 NCCN 和 CSCO 指南，于 2022 年 8 月 6 日予信迪利单抗联合 XELOX 方案治疗（信迪利单抗 200mg ivgtt d1 q3w，奥沙利铂 200mg d1 ivgtt q3w，卡培他滨 1500mg bid po d1-14 q3w）。2 周期后（2022 年 9 月 21 日）复查增强 CT 提示胃原发灶较前增大，肝转移瘤较前增大、增多，图 5-2。肿瘤标志物进一步升高（化验 CA-50 485.9IU/ml，CA199 692.2U/ml，CA24-2＞200IU/ml）。患者腹部胀痛、进食恶心症状也较前明显加重，消瘦明显。综合疗效评价为疾病进展。

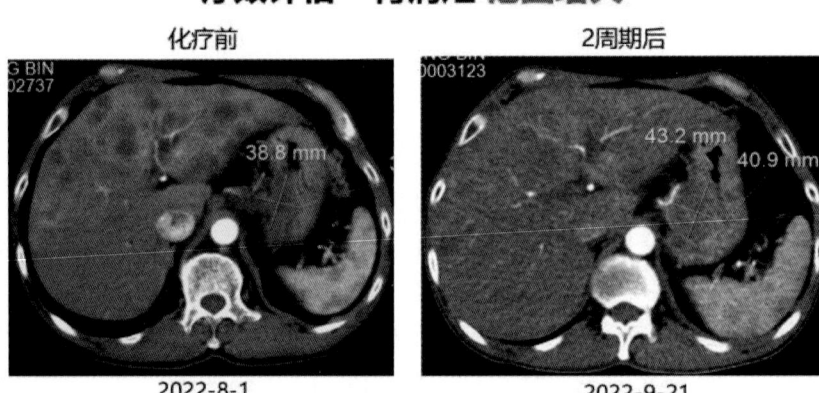

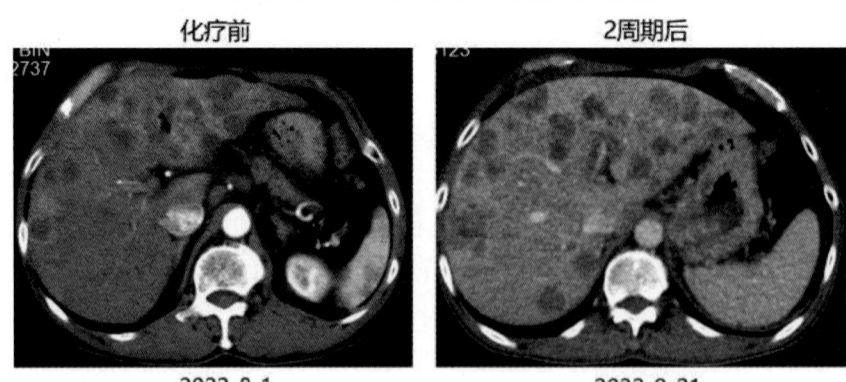

图 5-26　一线治疗疗效评估

(2)二线治疗:根据国内外指南,HER2 阴性晚期胃癌一线免疫联合化疗进展后,二线可选择基于紫杉类化疗的综合治疗方案,包括紫杉醇、白蛋白紫杉醇或多西他赛,可供选择的联合药物包括雷莫芦单抗或阿帕替尼(提前至二线)等。鉴于患者基因检测提示 MET 扩增,有研究提示赛沃替尼对 MET 扩增的胃癌有较好疗效。2022 年 9 月 23 予白蛋白结合型紫杉醇(0.4g ivgtt d1 q3w)联合赛沃替尼(400mg po qd)治疗,2 周期后(2022 年 11 月 11 日)复查增强 CT 提示胃部病灶和肝转移瘤均较前明显缩小,见图 5-3。肿瘤标志物大幅降低(CA-50 30.41IU/ml,CA199 40.8U/ml,CA24-2 32.48IU/ml),患者腹部胀痛症状完全消失,体重和营养状态较前明显改善。

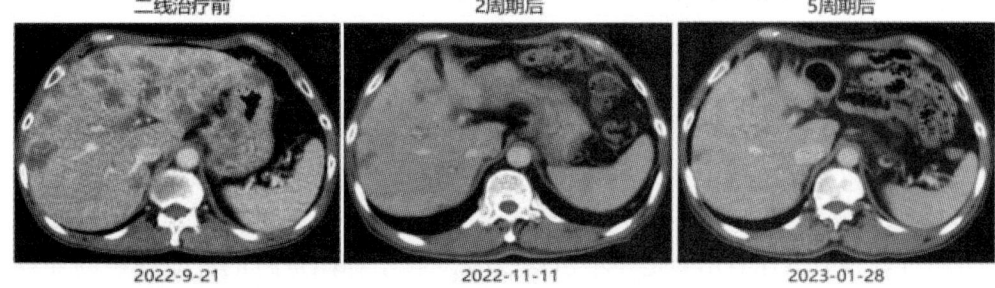

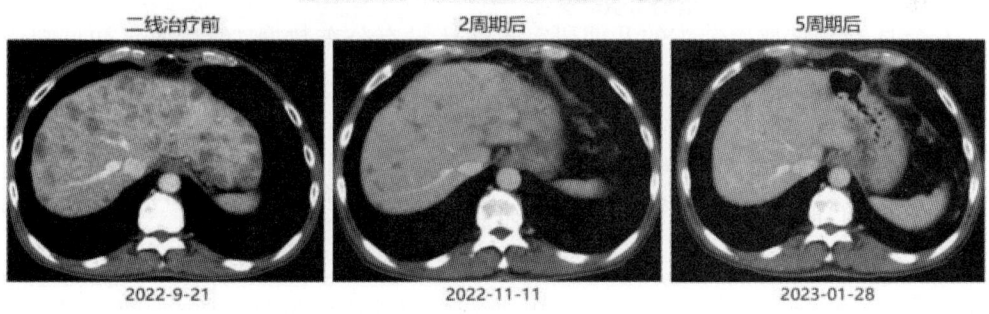

图 5-27 二线治疗疗效评估

6. 本案例述评

本例患者为晚期胃低分化腺癌伴肝脏和淋巴结多发转移,肿瘤分期晚,合并营养不良,症状较重。HER2 表达为阴性。基于 CheckMate 649 和 ORIENT-16 研究数据,胃癌一线化疗联合免疫治疗的 ORR 接近 60%,为尽快控制病情,我们采用了信迪利单抗联合 XELOX 治疗,期间患者基因检测回报:PD-L1 高表达(CPS 60),无超进展基因表达,继续免疫联合化疗 1 周期,但肿瘤未得到有效控制,患者症状较前加重,影像学评价提示疾病快速进展。这一结果超出我们的预期,尽管患者 CPS 评分很高,且没有 MDM2/MDM4 等免疫负相关/超进展基因表达,但化疗联合免疫未能实现疾病控制。MET 扩增本身对免疫治疗是否存在影响?2021 年来自日本的一项前瞻性研究探索了 NSCLC 患者中 MET

扩增对纳武利尤单抗疗效的影响，结果显示 MET 基因是否扩增与纳武利尤单抗在 NSCLC 的疗效（ORR）和生存期（PFS、OS）均无相关性。但是，来自中国湖北的另一项研究通过单细胞测序分析提示，MET 扩增可能通过抑制 STING 通路，削弱免疫检查点抑制剂在 NSCLC 中的疗效，该研究也将湖北队列和 MSKCC 队列进行了联合分析，提示 MET 扩增与 NSCLC 免疫治疗的疗效呈负相关。在胃癌中，MET 扩增是否影响免疫治疗效果尚有待探索，不排除本例患者尽管 CPS 评分高，但由于 MET 扩增导致免疫治疗效果欠佳。

一线快速进展后，患者亟需有效率高的药物，以尽快控制肿瘤生长，缓解症状，重新建立信心。为此，我们回顾了 RINBOW 研究中紫杉醇联合雷莫芦单抗对比其联合安慰剂的疗效。结果显示，联合组与紫杉醇单药相比在胃癌晚期二线治疗中的 ORR 分别为 28% 和 16%，中位 PFS 分别为 4.4 个月和 2.9 个月，中位 OS 分别为 9.6 个月和 7.4 个月，亚洲人群的桥接研究（RINBOW-Asia）结果与欧美人群相当。由此可见，尽管雷莫芦单抗获得了阳性结果，但从绝对获益来看，无论是有效率还是生存期的提高都非常有限。据估计，约有 4%~6% 的胃癌患者伴有 MET 扩增，而 MET 驱动的胃腺癌预后一般较差，生存期更短。胃癌中针对 MET 扩增的治疗，现仍以化疗为标准治疗方案，尚无其他药物获批。目前治疗 MET 驱动的胃癌的 II 期临床试验主要包括韩国的 VIKTORY 研究和北京大学肿瘤医院沈琳教授团队开展的赛沃替尼治疗 MET 扩增治疗晚期胃癌患者的研究（CTR20211156）。VIKTORY 是一项由研究者发起于韩国进行的针对胃癌的 II 期伞式研究，共有 715 名患者接受测序后纳入分子驱动的患者组，其中包括伴有 MET 扩增的胃癌患者。伴有 MET 扩增的患者接受赛沃替尼单药治疗，结果显示 ORR 达到 50%，PFS 达到了 4~6 个月。沈琳教授牵头的 II 期研究虽然还没有公布数据，但疗效已初见端倪。考虑患者一线快速进展，病情较重，肿瘤亟待控制。其免疫组化 MET（+）为低表达，二代测序发现 MET 扩增 5 倍，为避免延误病情，我们未再进行 FISH 验证，而是立即选择了针对 MET 扩增的赛沃替尼联合白蛋白结合型紫杉醇，用药 1 周期后患者病情很快就得到了控制，临床症状明显缓解，2 周期复查显示肿瘤明显退缩。目前患者二线治疗完成 5 周期，肿瘤持续缓解达 18 周，已经超过雷莫芦单抗数据，且无明显不良反应发生。预期患者生存会进一步延长，后续我们将根据毒副反应情况停用白蛋白紫杉醇，改为赛沃替尼单药维持治疗。回顾患者的整个治疗过程，可以用跌宕起伏来描述。在一线免疫联合化疗快速进展的情况下，患者面临巨大的病痛折磨、心理压力和经济负担。所幸，我们根据基因检测结果和现有研究数据与患者及家属进行有效沟通后，能够跳出指南禁锢，选择针对 MET 的靶向联合化疗，最终实现了"挽狂澜于既倒，扶大厦之将倾"。

该病例带给我们更多反思，如果在初始治疗时，我们就能选择 MET 抑制剂而非免疫联合化疗，是否可以更早地控制疾病，避免发生快速进展？或许正是精准检测指导下的个体化治疗与遵照指南群体数据的循证治疗之间不断发生的感性突破和理性回归，最终推动了肿瘤精准医疗快速发展。我们希望赛沃替尼在 MET 阳性胃癌患者的研究中能够取得突破，也期待着本例患者有更好的临床结局。

（王美玲　杜　成）

(六)二代测序检测 HER2 基因扩增胃癌患者化疗联合曲妥珠单抗治疗

1. 一般情况介绍

患者,男,57 岁。

2. 病史

(1)现病史:患者 2018 年 2 月无明显诱因出现进食哽噎,2018 年 4 月逐渐加重,无恶心、呕吐,无饮水呛咳、声音嘶哑,无腹痛、腹泻,无呕血黑便。患者就诊于湘雅二院,2018 年 7 月 9 日胃镜:食管下段距门齿 36cm 可见一巨大不规则肿块,延续至贲门口,食管腔狭窄,触之易出血,内镜不能通过。病理:分化较好的腺癌。2018 年 7 月 12 日胸腹部 CT 示:食管下段占位,贲门旁肿大淋巴结。遂来我院。

(2)既往史:否认高血压、糖尿病、冠心病,否认乙肝、结核;青霉素、头孢类抗生素过敏。

(3)个人史:吸烟 40 余年,30 支/天,饮酒 40 余年,白酒 5 两/天。

(4)婚育史:适龄婚育,1 女体健。

(5)家族史:母亲 70 岁患直肠癌。

(6)入院查体:未见明显异常体征。

(7)影像学检查

1)胸腹盆增强 CT(2018 年 7 月 31 日,图 5-28):胃食管结合部癌(图 5-28A),较厚处 25mm,上累及胸段食管,下侵犯达胃体小弯侧,浆膜面模糊。多发腹腔、腹膜后淋巴结转移(图 5-28B),大者 29mm×11mm。

2)PET-CT(2018 年 7 月 17 日):食管下段贲门肿物伴代谢增高,符合食管贲门癌,贲门旁、双侧膈肌脚内侧、胃小弯、腹膜后主动脉旁多发淋巴结肿大伴代谢增高,考虑淋巴结转移。

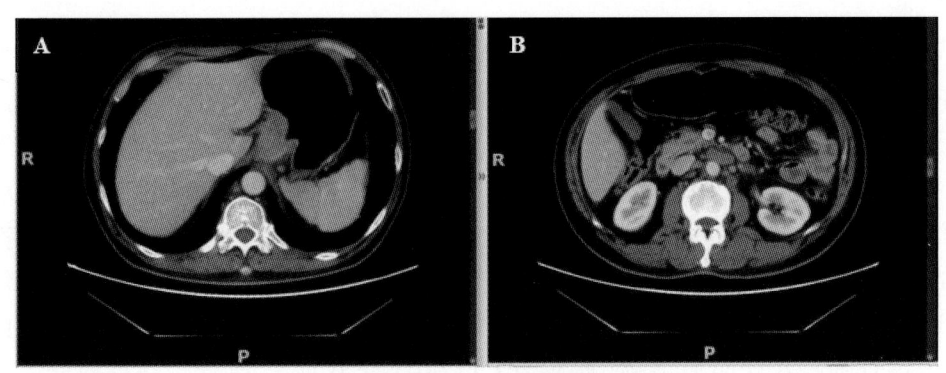

图 5-28 患者基线影像资料
A.胃食管结合部肿物;B.腹膜后淋巴结

3. 病理诊断

胃食管结合部:中分化腺癌,Lauren 肠型,免疫组化结果显示:HER2(0),EBER

(−)，PD-L1（−）。

4.分子检测诊断结果及解读

（1）肿瘤特有突变解读：MLH3基因p.N948K突变，丰度分别为10.3%、20.2%，意义未知；TP53基因p.C135F突变，丰度分别为17.8%、27.0%，具体意义未知；循环DNA（ctDNA）样本中单独检测到ERBB2基因p.Y441H突变，丰度5.3%，具体意义未知（表5-10）；患者ctDNA样本和肿瘤组织样本中均检测到ERBB2基因扩增，扩增倍数分别为1.7倍、2.3倍，NCCN指南建议曲妥珠单抗可用于HER2阳性胃癌患者的一线治疗（表5-11）。

（2）MSI状态：稳定

（3）胚系突变解读：未检测到明确与患癌风险易感性相关的胚系突变

表5-10 基因点突变、缺失、插入分析结果

基因变异	变异类型	突变丰度/拷贝数
ERBB2	错义突变	−
MLH3	错义突变	10.3
TP53	错义突变	17.8

表5-11 拷贝数分析结果

基因	染色体	拷贝数改变起始位置	拷贝数改变终止位置	改变倍数ctDNA样本	改变倍数组织样本	改变类型
ERBB2	17	−	−	1.7	2.3	基因扩增

5.诊断

胃食管结合部中分化腺癌（cT3N2M1，Ⅳ期）；腹腔、腹膜后多发淋巴结转移；Lauren肠型，HER2 IHC 0，NGS扩增，PD-L1（−），EBER（−）

6.治疗方案及疗效

（1）一线治疗：于2018年8月1日至2018年10月1日行1-4周期SOX方案化疗，具体：奥沙利铂130mg/m2 240mg d1，替吉奥60mg bid d1-14，q21d。二代测序（next generation sequencing，NGS）检测提示肿瘤组织、外周血HER2基因扩增，因此从第2周期开始联合曲妥珠单抗，具体：首次8mg/kg 600mg d1，随后6mg/kg 450mg d1，q21d。2周期后患者进食哽噎症状明显缓解，胸腹盆CT（2018年9月）：胃食管结合部壁增厚减轻25mm14mm，腹腔及腹膜后多发淋巴结较前缩小减少，小于10mm。综合评效非PD非PR（无可测病灶）。经全科查房讨论建议胸外科会诊，因患者拒绝手术，建议继续内科治疗。4周期后复查胸腹盆CT（2018年11月）：胃食管结合部增厚减轻（图5-2B、图5-2D），最厚处9mm，腹腔及腹膜后多发淋巴结较前缩小减少，小于10mm。评效非PD非PR（无

可测病灶)。多学科会诊结合患者意愿行同步放化疗。

(2)局部放疗：2018年12月5日至2019年1月12日行局部放疗，具体剂量：胃食管结合部原发灶95%PGTV及95%PGTVnd 54Gy/27f；食管旁及腹腔胃周淋巴结引流区95%PTV 50Gy/27f。于2018年11月16日开始同步予替吉奥+曲妥珠单抗治疗，共12周期，末次化疗时间2019年6月20日。临床完全缓解(clinical complete remission, cCR)(图5-2E)。化疗耐受可，出现Ⅱ度血小板减低，对症治疗后缓解。此后定期复查病情持续缓解。末次随访2022年1月患者病情稳定(图5-2F)，无不适，复查未见异常。

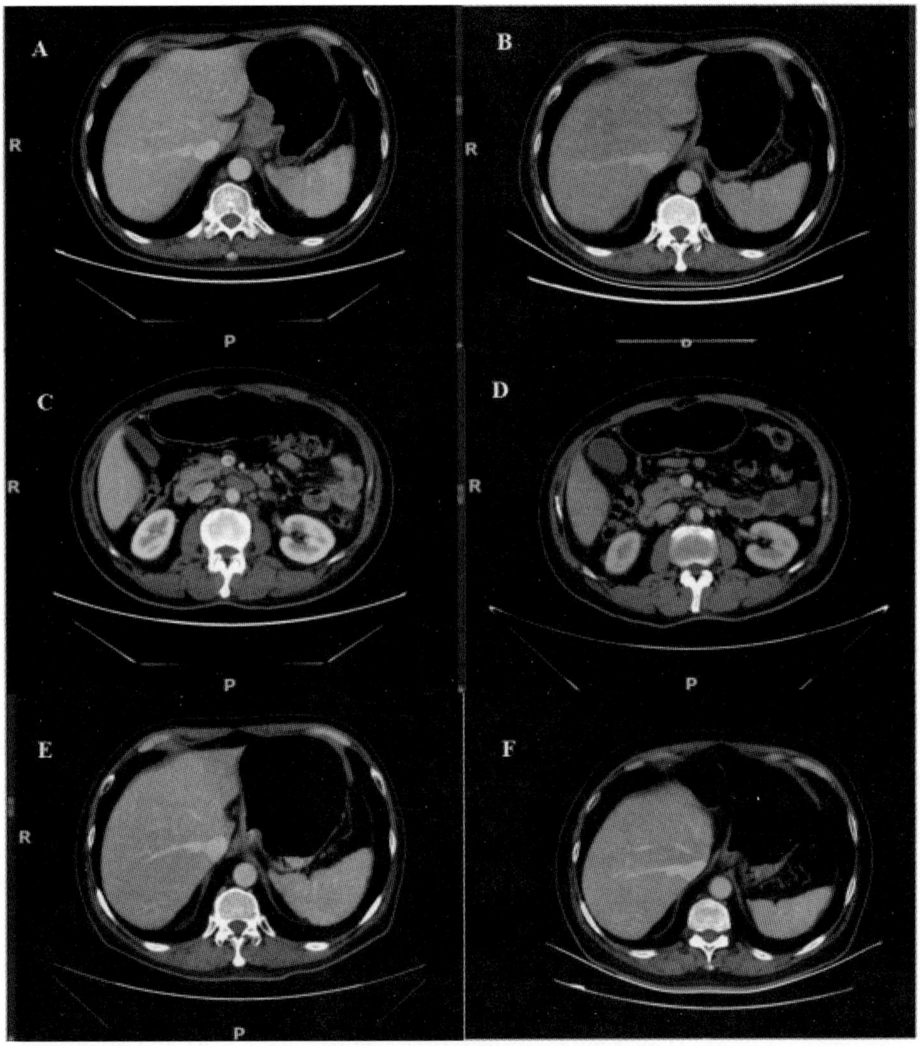

图5-29 患者治疗期间影像资料

A. 胃食管结合部肿物(基线，2018年7月31日)；B. 胃食管结合部肿物(4周期化疗后，2018年11月5日)；C. 腹膜后淋巴结(基线，2018年7月31日)；D. 腹膜后淋巴结(4周期化疗后，2018年11月5日)；E. 胃食管结合部(放疗后，2019年2月19日)；F. 胃食管结合部(随访复查，2022年1月5日)

7. 本例病案述评

胃癌是一种异质性非常高的肿瘤，从部位上分为近端胃癌和远端胃癌，从病理学上可分为弥漫型胃癌和非弥漫性胃癌。近年来，随着分子生物学和基因组学研究的进展，国内外学者越来越发现胃癌的分子基因表达谱存在巨大差异。研究发现，15%~20% 的胃癌患者肿瘤组织中存在 HER2 扩增，HER2 的阳性率在近端胃癌和病理 Lauren 肠型胃癌中更高。针对 HER2 的靶向药物曲妥珠单抗已经成功用于胃癌治疗。ToGA 研究显示，曲妥珠单抗联合化疗可明显延长患者生存期。本案例是一例局部进展期胃癌，免疫组化检测 HER2 阴性，但通过 NGS 测序提示为 HER2 基因扩增，因此，我们依据国内外指南，在一线治疗采用了化疗联合曲妥珠单抗治疗，此后又给予局部根治性放疗。经过治疗患者达到 cCR，随访 40 个月仍无复发生存，患者抗 HER2 治疗获益。提示针对 HER2 基因的 NGS 检测可以作为免疫组化 HER2 蛋白检测的重要补充，为患者争取到更好的治疗疗效，甚至最终有望治愈。目前 HER2 阳性胃癌的靶向和免疫治疗已经取得了长足进步，KEYNOTE-811 研究显示免疫治疗加入抗 HER2 治疗可显著提高 ORR，有可能成为 HER2 阳性胃癌的新模式。抗体偶联药物（antibody-drug conjugate，ADC）维迪西妥单抗和德曲妥珠单抗在胃癌的临床研究结果显示，在后线治疗中抗 HER2 治疗仍可改善患者生存。因此，临床中对 HER2 基因的检查，不应局限于免疫组化一种手段，应酌情考虑采用 FISH 或 NGS 对部分患者胃癌组化的 HER2 基因状态做进一步检测，为患者争取最佳的治疗策略。

（孙　婧　贾　军）

（七）高 TMB 晚期胃癌的化疗联合免疫治疗的精准治疗

1. 一般情况介绍

患者，男，68 岁。

2. 病史

（1）现病史：患者于 2021 年 6 月 29 日在当地医院健康体检查腹部 B 超检查提示：肝实质内可见多个结节样回声，呈"牛眼征"，考虑肝脏转移性结节。外院 PET-CT 示：胃小弯胃壁不均匀增厚，肝内多发结节，FDG 代谢均异常增高，考虑胃癌伴肝转移。于 2021 年 7 月 16 日因"体检发现胃癌 2 周"就诊。

（2）家族史：无家族遗传性疾病史。

（3）入院查体：全身查体未见明显阳性体征。

（4）影像学检查

1）2021 年 7 月 14 日 外院全身 PET/CT（基线，见图 5-30）：胃小弯胃壁不均匀增厚，肝内多发结节，FDG 代谢均异常增高，考虑胃恶性肿瘤伴肝内多发转移，请结合活检病理证实；肝胃间隙及肝门区淋巴结 FDG 代谢轻度异常增高，建议随诊除外转移。

2）2022 年 1 月 6 日 PET-CT 示：胃体小弯侧胃壁稍增厚，呈 68Ga-FAPI 轻度摄取，考虑治疗后改变；肝脏内有多个低密度灶，仅肝左叶一枚呈 68Ga-FAPI 轻度摄取。

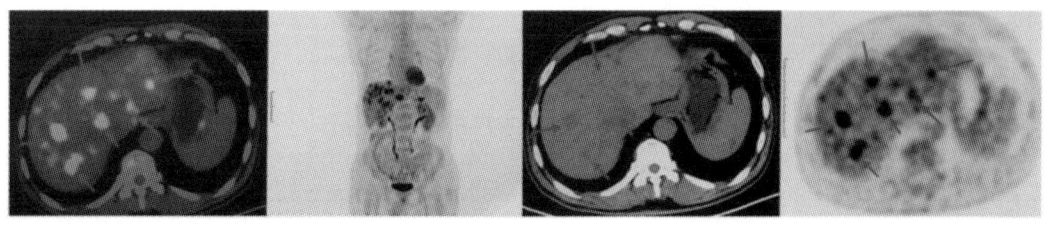

图 5-30　全身 PET/CT 影像（2021 年 7 月 14 日）

3）2022 年 4 月 27 日 我院增强 CT（治疗后，见图 5-31）：胃壁未见明确增厚及异常强化；肝、脾散在低密度灶。

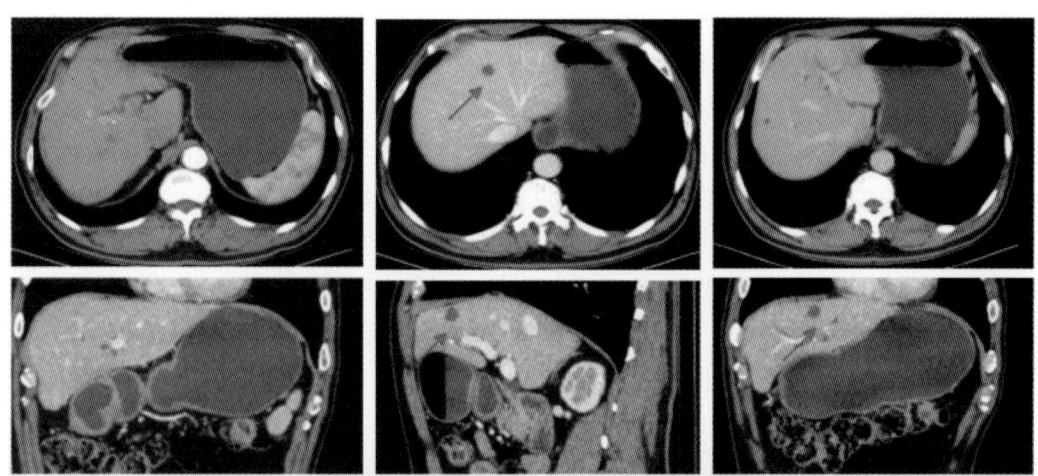

图 5-31　上腹部增强 CT 影像（2022 年 4 月 27 日）

3. 内镜及病理诊断

（1）内镜：2021 年 7 月 16 日我院门诊行胃镜检查示：胃体后壁可见一处巨大黏膜隆起，表面凹陷，覆白苔，周围黏膜充血水肿，活检取材质脆。内镜诊断：进展期胃癌。

（2）内镜活检病理：中 - 低分化腺癌。免疫组化示：HER2（-），EBER 原位杂交（-），PD-L1（SP263）（CPS=1），PMS2（+），MSH2（+），MLH1（+），MSH6（+），EGFR（+）。

4. 分子检测结果及解读

分子检查结果：

EGFR 基因扩增，微卫星稳定型（MSS/MSI-L），HLA-I（A/B/C）位点高度杂合；肿瘤突变负荷（TMB）33.4 Muta/Mb，结果支持联合使用免疫治疗（见表 5-12）。

分子检查解读：

（1）MSI：实体瘤患者中，与 MSI-H 的相比，帕博利珠单抗（Pembrolizumab）对 MSS/MSI-L 的实体瘤患者的应答率较低。

（2）HLA：黑色素瘤和非小细胞肺癌研究发现，与至少存在一个纯合位点的患者相比，HLA-I 位点高度杂合的患者接受免疫检查点阻断（ICB）治疗的总体生存率（OS）可能较高。

表 5-12 分子检测结果

检测项目	检测结果	临床意义
MSI	MSS/MSI-L	与错配修复缺陷相关,MSI-H 者免疫治疗应答率高
HLA	HLA-I(A/B/C)位点高度杂合	HLA-1 分子杂合性越高,免疫检查点抑制剂获益可能性越大
TMB	33.4 Muta/Mb	间接反映肿瘤产生新抗原的能力和程度,预测多种肿瘤的免疫治疗疗效
EGFR	扩增(拷贝数 6)	EGFR 突变,与西妥昔单抗疗效正相关

(3)TMB:FDA 批准帕博利珠单抗用于肿瘤突变负荷 ≥ 10 mut/Mb[组织样本]、既往治疗后病情进展且无满意替代治疗方案、无法切除或转移性实体瘤成人和儿童患者。临床研究数据表明,实体瘤患者的 TMB 值与免疫检查点药物抑制剂治疗的疗效相关,TMB 值高的患者对免疫检查点药物抑制剂治疗的应答高于 TMB 值低的患者。

(4)一项西妥昔单抗联合 FULFOX(奥沙利铂/亚叶酸/5-氟尿嘧啶)治疗胃癌和胃-食管连接癌的 2 期试验结果显示,EGFR 基因拷贝数增加(≥ 4.0,FISH)的患者与 OS 显著增加相关。

5. 治疗方案调整及疗效评价

(1)一线化疗方案:根据 2021 年 CSCO 指南对 HER2 阴性的转移性胃癌治疗方案的推荐,以及患者 TMB 高,经一周期 SOX(奥沙利铂+替吉奥)方案治疗后,联合替雷利珠单抗治疗 6 周期,期间查肿瘤标志物呈下降趋势(见图 5-32)。

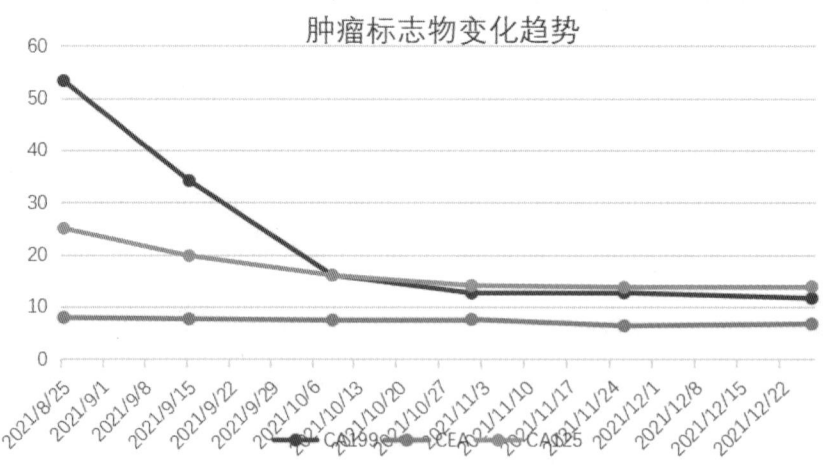

图 5-32 替雷利珠单抗联合 SOX 方案治疗期间肿瘤标志物变化趋势图

（2）调整方案：因治疗期间患者出现骨髓抑制3级，为减轻毒副作用，遂调整为：替雷利珠单抗联合替吉奥化疗7周期。期间监测肿瘤标志物，呈继续下降趋势（见图5-33）。

（3）疗效评价：肿瘤部分缓解，目前规律化疗中，未见明显进展。

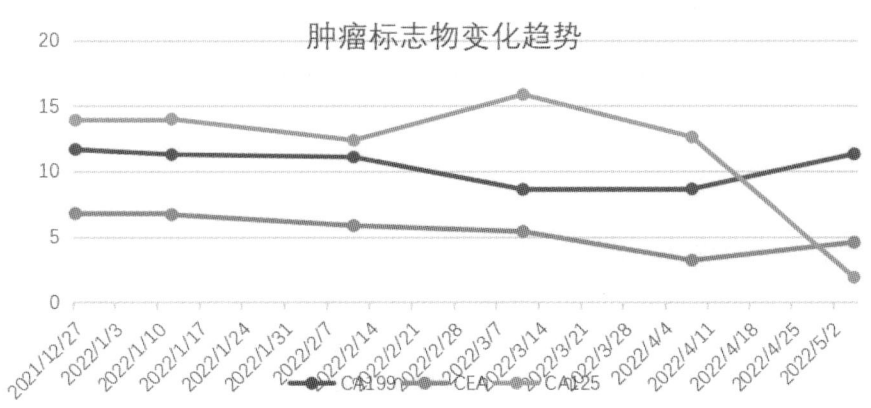

图5-33　替雷利珠单抗联合替吉奥治疗期间肿瘤标志物变化趋势图

6. 本案例评述

本例患者入院时查免疫组化示HER2阴性，根据2021年CSCO指南对HER2阴性的转移性胃癌治疗方案的推荐，化疗是该人群的主要治疗方法，但其疗效并不理想。一周期SOX（奥沙利铂+替吉奥）方案治疗后，查胃癌组织二代测序，TMB高达33.4Muta/Mb。临床研究数据表明，实体瘤患者的TMB值与免疫检查点药物抑制剂治疗的疗效相关，TMB值高的患者对免疫检查点药物抑制剂治疗的应答高于TMB值低的患者，遂联合替雷利珠单抗治疗6周期。后因治疗期间患者出现骨髓抑制3级，为减轻毒副作用，遂调整为：替雷利珠单抗联合替吉奥继续化疗7周期。

该病例晚期一线采用了以铂为基础的化疗联合免疫的治疗方式，并获得了不错的疗效，胃原发灶及肝转移灶基本消失，患者一线免疫联合化疗治疗7个月后仍无影像学进展证据。近期，基于CheckMate-649研究结果[4]，欧狄沃（纳武利尤单抗）联合化疗在中国获批用于一线治疗晚期或转移性胃癌、胃食管连接部癌或食管腺癌患者，无论PD-L1表达水平。在联合阳性评分（CPS）≥5的患者人群中：纳武利尤单抗联合化疗组的中位OS为14.4个月，与单独化疗组相比（11.1个月），死亡风险降低29%；纳武利尤单抗联合化疗组的中位PFS为7.7个月，与单独化疗组相比（6个月），癌症进展或死亡风险降低32%；双主要终点均以$P<0.0001$的结果通过了假设检验。尽管纳武利尤单抗联合化疗在转移性胃癌获批，无论PD-L1表达水平，但是高TMB作为一种广泛的免疫治疗获益的生物标志物，在临床上仍有作为PD-L1之外补充测量的必要。

本案例在治疗基线查免疫组化示HER2阴性，PD-L1 CPS 1分，微卫星稳定型。利用组织NGS，检出了TMB高达33.4Muta/Mb，强烈提示免疫治疗的获益，为患者治疗方案的选择提供了正确方向，提示了肿瘤突变负荷检测的必要性及其在免疫检查点抑制剂的治疗中的指导意义。

（卢瑗瑗　聂勇战）

（八）HER 高表达晚期胃癌患者免疫联合分子靶向及传统化疗药物治疗

1. 一般情况介绍

患者，女，56 岁。

2. 病史

（1）现病史：患者于 2020 年 11 月体检时发现大便潜血阳性，外院行胃镜检查提示：胃体癌，萎缩性胃炎伴糜烂，活检病理示：（胃体）中分化腺癌。患者无黑便，无发热、寒战，无恶心呕吐，无胸闷气短，无腹痛腹胀、排便困难。2020 年 11 月 30 日以"胃癌"收住入院。

（2）家族史：无家族遗传性疾病史。

（3）入院查体：腹平坦，无腹壁静脉曲张，腹部柔软，无压痛、反跳痛，腹部无包块。肝脏肋下未触及，脾脏肋下未触及，Murphy 氏征阴性，肾区无叩击痛，无移动性浊音。肠鸣音未见异常，3 次 / 分。膀胱区无实性包块。

（4）影像学检查：我院 CT（2020 年 11 月 20 日）示：①贲门进展期癌，周围见肿大淋巴结，全腹未见明显异常；②胸部未见明显异常。

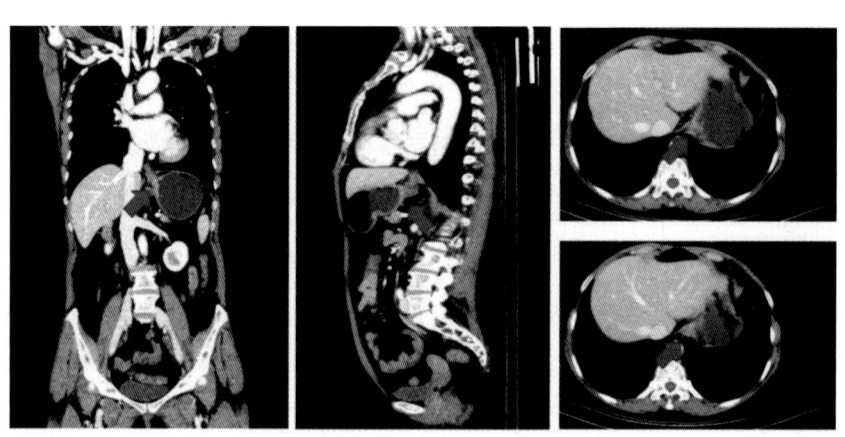

图 5-34　2020 年 11 月 20 日前增强 CT 提示：门进展期癌，周围见肿大淋巴结

3. 病理诊断

（1）术后病理：[全胃切除标本]（胃体）隆起型中.低分化腺癌，部分为黏液腺癌，侵及固有肌层，上、下切缘、网膜及另送吻合器切缘未查见癌组织，胃小弯淋巴结（4/13）查见转移癌，胃大弯淋巴结（0/10）未查见转移癌，周围黏膜中度慢性炎，轻度急性活动，中度萎缩，轻度肠上皮化生，小凹上皮增生。

（2）免疫组化结果显示：HER2（3+），CD10（局灶 +），CDX-2（-），MUC-2（-），

MUC-5AC（+）,MUC-6（局部+）,MLH1（+）,MSH2（+）,MSH6（+）,PMS2（+）,S-100染色提示神经侵犯,D2-40、CD34染色提示脉管侵犯,Ki-67增殖指数约70%。

4.分子检测诊断结果及解读

表5-13　免疫治疗标志物检测结果

检测项目	检测结果	PD-L1表达情况
TPS	0%	阴性
CPS	<1	阴性

表5-14　靶向治疗标志物检测结果

基因	突变类型	变异丰度/拷贝数
HER2	拷贝数扩增	>20
TP53	点突变（p.R306 Exon8）	

检测结果分析：

（1）HER2拷贝数增加：HER2蛋白是一种跨膜酪氨酸激酶受体，属于EGFR家族。HER2是肿瘤患者靶向治疗的预测因素，即阳性胃癌患者可应用曲妥珠单抗治疗；

（2）TP53突变：TP53基因是一种抑癌基因，编码的肿瘤抑制蛋白参与多种细胞应激、调控靶基因、诱导细胞周期停滞、调控细胞衰老、凋亡、DNA修复和代谢改变。该基因突变或缺失会导致基因组不稳定和细胞过度增殖，是肿瘤产生的重要原因，也是放疗、化疗无效的原因；

（3）微卫星稳定型（MSS/MSI-L）：MSS/MSI-L患者体细胞突变及新抗原产生较少，肿瘤不易被免疫系统识别，提示肿瘤对免疫检查点抑制剂可能不敏感，且实体瘤患者中，与MSI-H的相比，帕博利珠单抗（Pembrolizumab）对MSS/MSI-L的实体瘤患者的应答率较低；

（4）PD-L1：PD-L1免疫组化结果为阴性（TPS:0%；CPS<1）提示患者免疫检查点抑制剂可能不敏感。

5.治疗方案调整及疗效评价

（1）术后一线治疗：①SOX（奥沙利铂+替吉奥）治疗5周期；②因消化道反应更换为XELOX治疗2周期。

疗效评估：2021年8月11日评估肿瘤标志物CA19-9、CA72.4明显增高；2021年8月16日PET.CT示：较前新增腰1.4椎体水平腹主动脉，下腔静脉周围多个肿大淋巴结，呈葡萄糖代谢异常增高，考虑为新发转移性病变；新增左侧锁骨上区一枚稍大淋巴结，呈68Ga.FAPI异常浓聚，未见18F.FDG摄取，不除外转移性病变，建议密切随访；腹腔多发转移淋巴结。影像学评估PD。

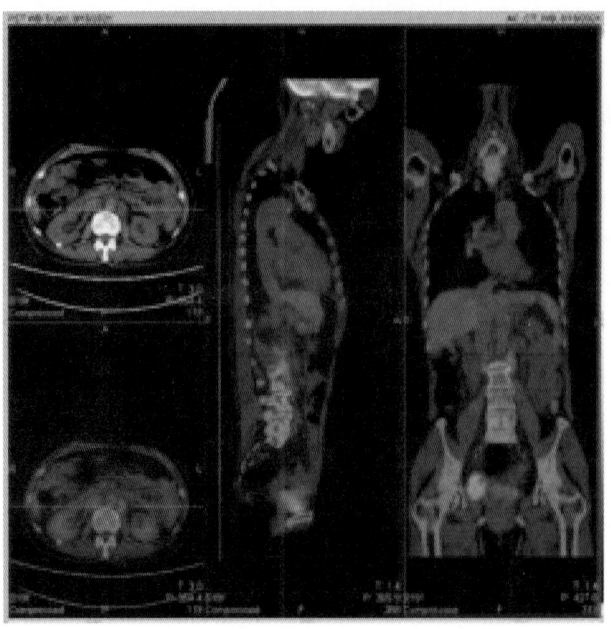

图 5-35　2021 年 8 月 16 日 PET-CT

（2）二线治疗：帕博利珠单抗 + 曲妥珠单抗 + 卡培他滨 9 周期

疗效评价：2022 年 4 月 22 日 PET-CT：原腰椎 1.4 椎体水平腹主动脉.下腔静脉周围多个肿大淋巴结较前明显缩小，68Ga.FAPI 摄取程度较前减低，考虑转移性病变治疗后改变。新增胸 3 椎体溶骨性骨质破坏影，呈 68GA.FAPI 摄取异常增高，多考虑转移性病变；原左锁骨上区一小淋巴结较前缩小，未摄取 68Ga.PAPI，建议随访。虽然肿瘤标志物下降，但是 PET.CT 提示新发胸椎转移，评估提示 PD。同时患者疾病异质性较大。

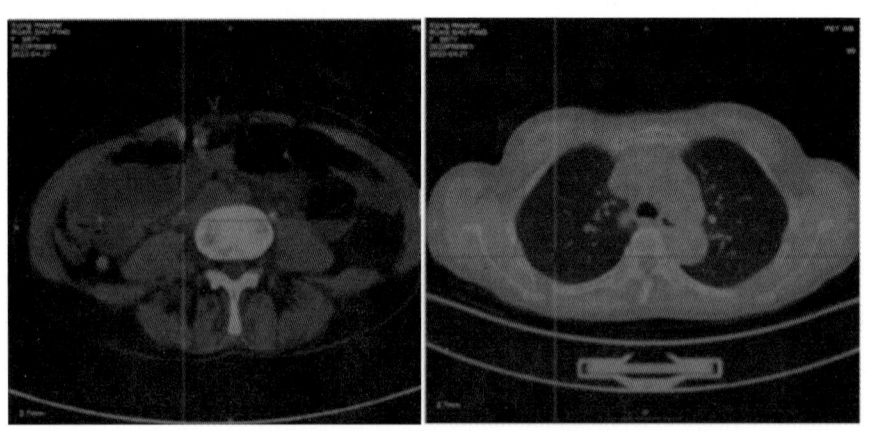

图 5-36　2022 年 4 月 22 日 PET-CT

（3）三线治疗：帕博利珠单抗 + 曲妥珠单抗 + 紫杉醇 + 替吉奥 2 周期，同时给予地舒单抗抗骨转移 2 周期。

（4）发病至今肿瘤标志物改变

表 5-15 患者治疗前后三种肿瘤标志物 CA724、CA199、CA125 的变化轨迹

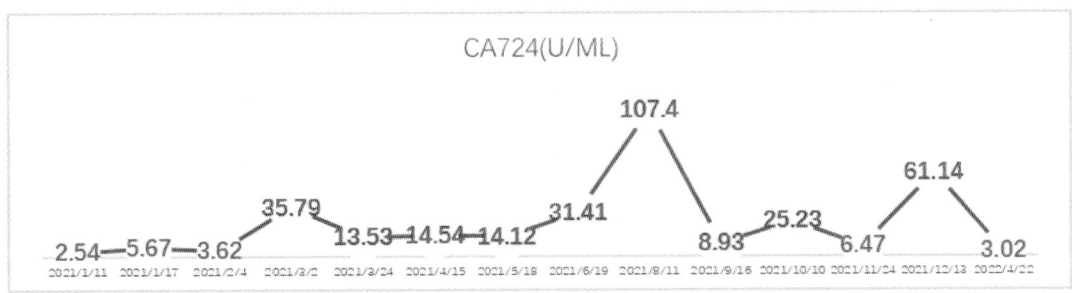

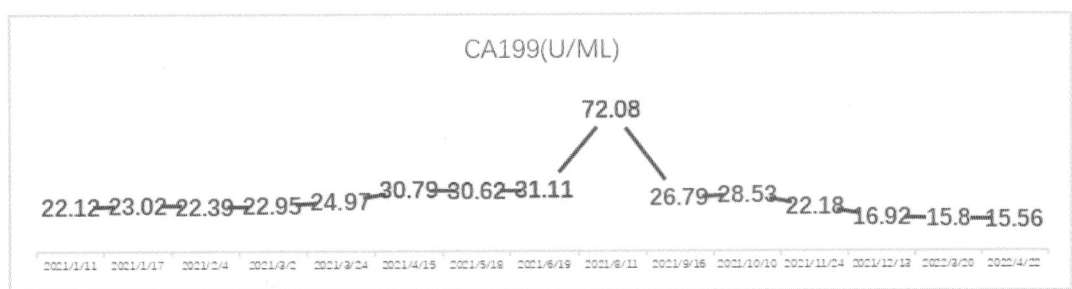

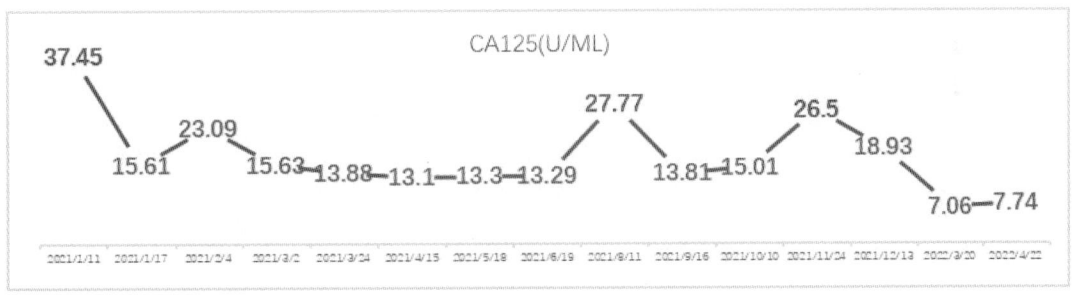

6. 本案例述评

本文讨论病例为一例初始可切除的进展期胃癌患者，术后病理提示 HER2 表达呈强阳性。根据 2020 版 CSCO 指南，优先给予一线推荐 SOX（奥沙利铂+S-1）方案行术后辅助治疗，由于较严重的消化道不良反应更换为 XELOX（奥沙利铂+卡培他滨）治疗，末次治疗后出现腹腔及锁骨上淋巴结多发转移。在多个相关的研究中发现，对于 HER-2 表达强阳性的患者，给予曲妥珠单抗联合多种化疗药物可以延长晚期胃癌患者的生存。

目前有关于晚期转移性胃癌的治疗，免疫治疗被认为最有可能出现较满意的结果。在 2021 CSCO 指南中，帕博利珠单抗和纳武力尤单抗单药治疗已作为晚期转移性胃癌三线治疗推荐写入指南，而免疫检查点抑制剂单抗药物相关临床研究结果也显示，在符合使用指证的条件下，免疫检查点抑制剂的使用可使患者达到生存获益。Fuchs 等的研究表明，与 PD-1 阴性患者相比，PD-1 阳性患者使用帕博利珠单抗治疗后 6 个月和 12 个月 OS 间具有统计学差异，提示这部分人群在治疗后有较显著的生存获益。在 Kang、

Kadowaki S 等的研究中发现，对晚期胃癌患者使用纳武力尤单抗治疗后，患者的 OS 和 PFS 有明显的延长。

除此之外，尚有研究发现抗 HER-2 治疗可以改变肿瘤局部的免疫微环境与肿瘤细胞的免疫原性[9-10]。对于出现曲妥珠单抗耐药的 HER-2 阳性乳腺癌患者，有研究认为耐药可能是由免疫机制所介导的，在一项单臂、多中心、1b-2 期的临床试验中发现，对于 PD-L1 阳性、曲妥珠单抗耐药、HER-2 阳性的晚期乳腺癌患者，帕博利珠单抗联合曲妥珠单抗是安全有效的，且表现出临床效益。在胃癌中，对于 HER-2 阳性的晚期胃癌患者，在曲妥珠单抗联合化疗的基础上，加用帕博利珠单抗也表现出显著的生存获益。

为此，该患者在经辅助化疗出现疾病进展后，超指南更换治疗方案为帕博利珠单抗联合曲妥珠单抗再联合化疗，治疗期间仍有出现骨转移，但患者目前状态尚稳定。本案例在治疗选择上充分利用基因检测、病理免疫组化检测及国内外最新研究进展，超指南的进行多药物联合治疗，为患者治疗方案的选择提供了正确方向。

（聂勇战　卢瑗瑗）

（九）携带 EGFR 罕见突变胃癌患者 EGFR TKI 精准治疗

1. 一般情况介绍

患者，孙某，男，54 岁。

2. 病史

（1）现病史：2017 年 2 月患者在右侧腹股沟发现了一个无痛小肿块，遂行肿块切除活检和组织标本检查示：转移性低分化腺癌。免疫组化：CK（+++），Vim（+++），S100（-），HMB45（-），CK7（+++），CK20（++），Villin（+），PAX8（-），CDX-2（+），PsAP（-），TTF1（-）and CK5/6（-），结合免疫组化考虑消化道来源。胃镜活检及肺穿刺活检病理提示为低分化腺癌，免疫组化示：Her-2（0），CK7（+++），CK20（-），Villin（-），TTF-1（-），CK5/6（++），CDX-2（-），P40（+），p63（+），组织病理学显示原发性胃腺癌，低分化。同期 PET-CT 检查示右上肺、胃大弯、肌肉内多发结节代谢摄取增高。结合患者病理形态、免疫组化及辅助检查结果，考虑为原发性胃癌伴多发转移。为进一步诊治，因"胃癌晚期"收入我科。

（2）家族史：没有癌症或其他遗传性疾病家族史

（3）既往史/个人史：每天两包烟

（4）入院查体：右侧腹股沟可触及一无痛肿块，约 2.6cm×4cm 大小，质硬，无压痛，活动度差。

（5）影像学检查：基线 PET-CT 检查（2017 年 2 月）：右上肺、胃大弯、肌肉内多发结节代谢摄取增高，见图 5-37。

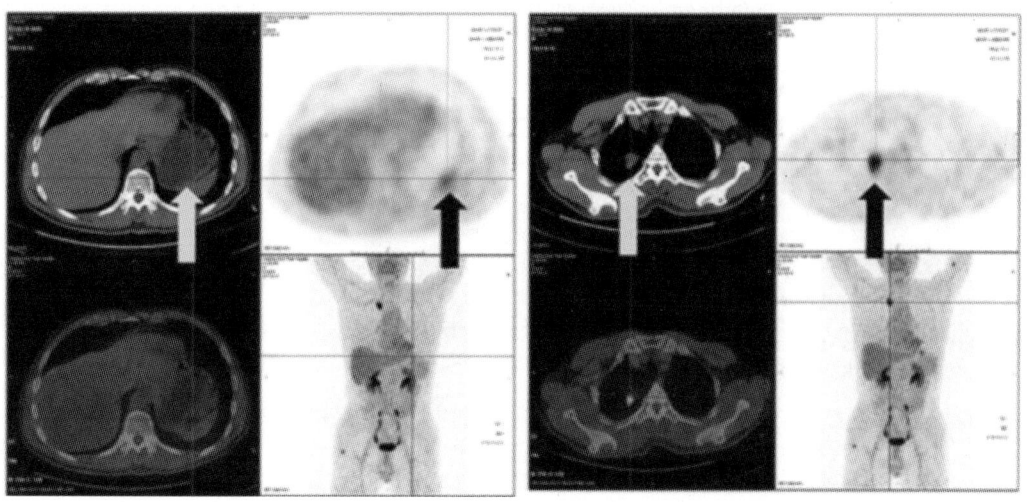

图 5-37　基线 PET-CT 提示右上肺、胃大弯、肌肉内多发结节代谢摄取增高

3.病理诊断

（1）2017年2月右侧腹股沟无痛小肿块切除活检和组织标本检查示：转移性低分化腺癌。免疫组化：CK（+++），Vim（+++），S100（-），HMB45（-），CK7（+++），CK20（++），Villin（+），PAX8（-），CDX-2（+），PsAP（-），TTF1（-）and CK5/6（-），结合免疫组化考虑消化道来源，见图5-38。

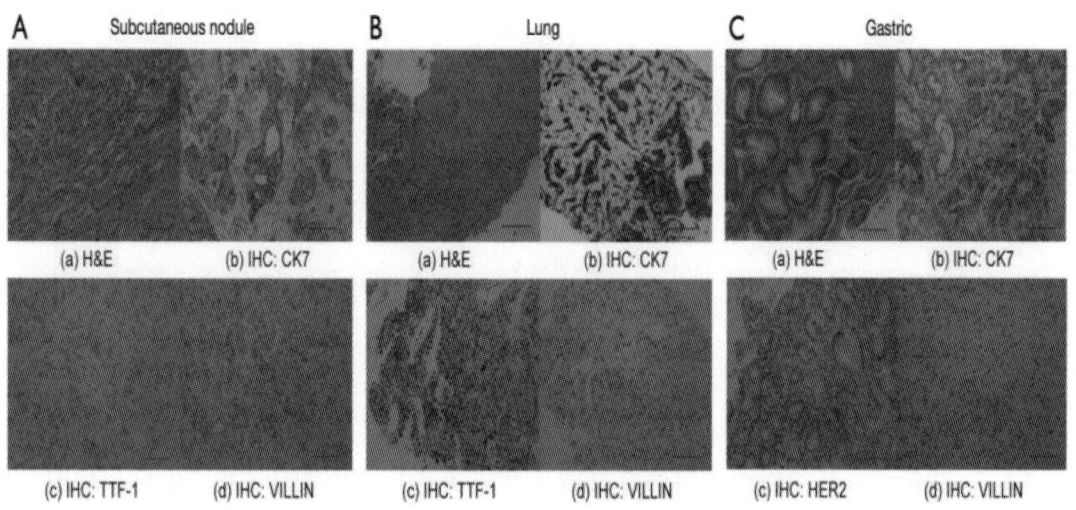

图 5-38　皮下结节、肺、胃部肿瘤相关免疫组化

（2）胃镜活检及肺穿刺活检 IHC 分析示：Her-2（0），CK7（+++），CK20（-），Villin（-），TTF-1（-），CK5/6（++），CDX-2（-），P40（+），p63（+），组织病理学显示原发性胃腺癌，低分化。

4. 分子检测诊断结果及解读（见图 5-39、表 5-16）

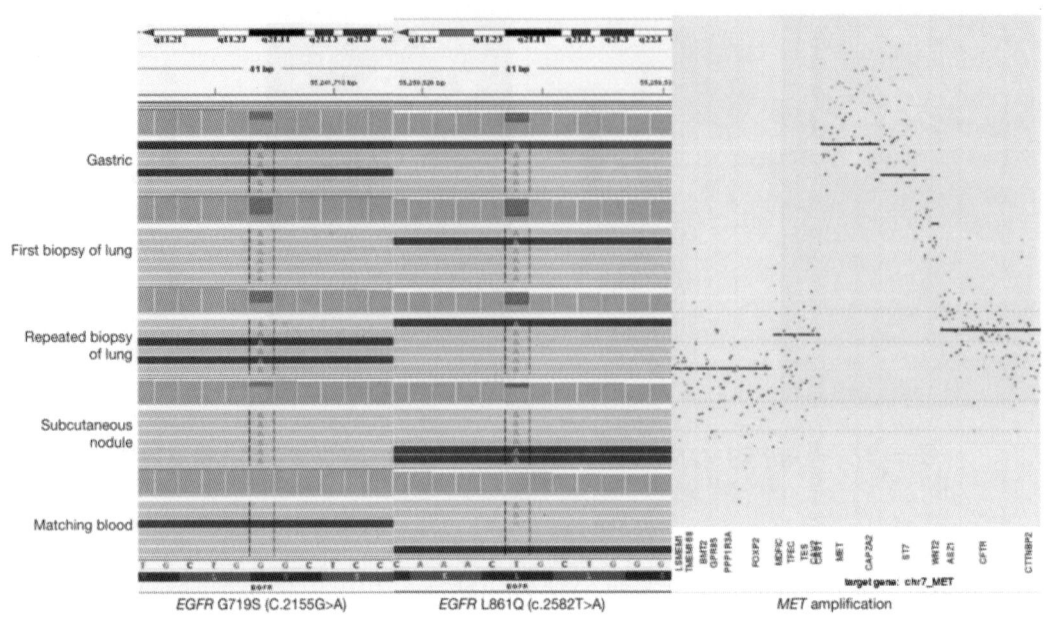

图 5-39 胃部、肺部、腹股沟肿瘤组织全 WES 检测：EGFR G719S+ L861Q 突变；阿法替尼治疗失败后对胃部肿瘤再次活检并行 WES 检测：EGFR G719S+ L861Q 突变合并 MET 扩增

表 5-16

基因	突变类型	检测组织
EGFR	G719S（c.2155G>A） L861Q（c.2582T>A）	胃部、肺部、肺部再活检、腹股沟肿瘤
EGFR	扩增	胃及腹股沟肿瘤
EGFR	G719S（c.2155G>A） L861Q（c.2582T>A）	阿法替尼治疗失败后对胃部肿瘤
MET	扩增	

5. 治疗方案调整及疗效评价

（1）一线治疗：奥沙利铂+多西紫杉醇+替吉奥治疗 2 周期后 CT 扫描显示腹股沟肿块复发。

（2）二线治疗：伊立替康+卡培他滨治疗后腹股沟肿块继续增大。

（3）三线治疗：腹股沟肿块切除和同步放化疗治疗。2018 年 7 月，PET-CT 检查示胸壁、腹壁和背部出现新的骨转移和多发结节，疾病再次进展。

（4）四线治疗：根据基因检测结果，2018 年 8 月患者行阿法替尼口服治疗，具体为：40mg，qd。一个月后 PET-CT 评估提示胃部、皮下、盆腔病灶显著退缩，但右肺病灶持续进展。再次对肺部病灶进行活检，WES 检测依然提示：EGFR G719S + L861Q 突变，但患者临床症状、生活质量显著改善，继续予以阿法替尼治疗。靶向治疗 2 个月后，患者胃部不适加重，胃镜提示胃部病灶进展，再次取活检并 WES 检测提示 MET 扩增。但病情仍持续进展，患者因胆道梗阻未行克唑替尼治疗，最终死于胆道梗阻伴感染，见图 5-40。

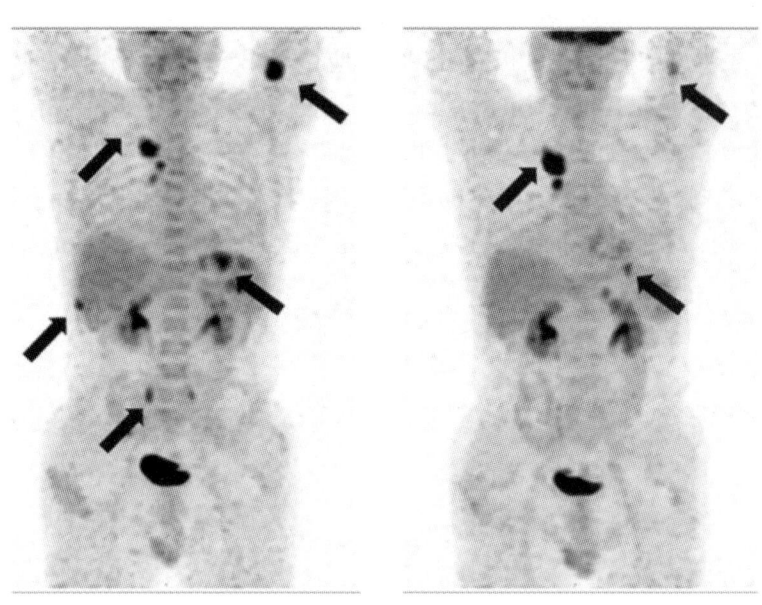

图 5-40　阿法替尼治疗前（左）后（右）疗效评价

6. 本案例评述

在本案例中，该患者因"发现右侧腹股沟处一个无痛小肿块"起病，后经多部位取活检以及免疫组化鉴别，最终确诊胃腺癌。该患者发病时已有右上肺、肌肉转移，起病方式独特且罕见，肿瘤恶性程度高、侵袭力强。一线治疗中的奥沙利铂、多西紫杉醇、替吉奥是胃癌患者的标准用药，且这三种药物对其他部位的肿瘤也在治疗上有一定的覆盖作用，但该患者对一线治疗的反应差。在二线及三线治疗中，遵循规范更换化疗药物，同时加强局部治疗，但效果仍差强人意，再次出现疾病广泛进展。针对该起病独特、生物学行为恶性程度高的患者，随后进行了基因检测，试图从基因角度分析病情，选择适合的靶向药物。基因检测结果提示该患者携带 EGFR G719S 合并 L861Q 突变，G719S 及 L861Q 在非小细胞肺癌中被认为是 TK Ⅰ 类药物的敏感突变。携带 EGFR 在接受阿法替尼治疗后，患者出现了混合性疗效，比如胃病变和皮下结节显著退缩，但肺部病灶持续进展。WES 结果显示 EGFR 在胃和皮下结节中扩增，但在肺中没有。既往研究认为 EGFR 突变状态与 EGFR 扩增状态密切相关，EGFR 扩增状态也与 TK Ⅰ 类药物的敏感性有一定的相关性。在本案例中，肺部病灶的持续进展是否与 EGFR 未扩增相关值得进一步研究与讨论。经过阿法替尼的靶向治疗后，患者病情发展迅速，胃部病灶进展。胃病变的再次活检显示 MET 扩增，约 5% 的 TKI 耐药患者中会出现 MET 的扩增，这是 EGFR-TKI 耐药的机制之

一、促癌基因 MET 编码酪氨酸激酶受体 c-MET，c-MET 与其配体肝细胞生长因子 HGF 形成二聚体激活下游 ERK/MAPK、PI3K-AKT 通路。MET 在胃肠肿瘤中扩增率为 8%，且与较差预后相关，我中心检测的胃癌 MET 扩增率为 4.1%。MET 抑制剂的应用是基于 MET 的扩增或突变，而非过表达。MET 抑制剂与 EGFR-TKI 联合应用可以克服其耐药性的策略之一。不幸的是，患者病情持续进展，出现胆道梗阻伴感染，无法耐受进一步治疗，未能使用 MET 靶向药物。随着精准医学的发展，越来越多的靶点被发掘。该案例提示，对于发病方式罕见或恶性程度极高的患者，应该尽早进行基因检测，明确有无致病突变或相关靶向药物。同时，在疾病的动态发展演变过程中，也主张多部位、多次活检，明确有无新发突变或相关耐药突变，为肿瘤患者尽早提供精准治疗，争取达到改善患者预后的目的。展望未来，随着基因检测技术的不断发展，分子生物标志物指导下的胃癌的精准治疗逐渐得以实现，越来越多的分子靶点被研究与挖掘，在这个逐渐完备与成熟的过程中，科学家与临床医师将紧密合作，发掘更多的新型靶点、确定统一的靶点检测手段与判读标准、推广多靶点检测的可及性、多种治疗模式联合应用提高疗效。

（刘　芹　杨　菊　魏　嘉）

（十）合并尿毒症的 HER2 阳性胃癌肝转移精准靶向治疗

1. 一般情况介绍

患者申某，男，59 岁。

2. 病史

（1）现病史：患者 2019 年 7 月 17 日行胃癌根治术，术后病理：贲门小弯侧中分化管状腺癌，pT2N0M0 ⅠC 期。免疫组化：肿瘤细胞表达 HER2（3+），VEGFR2（2+），PD-L1（SP142）（癌细胞 -，间质淋巴细胞约 10%+），MLH1（3+），PMS2（3+），MSH2（3+），MSH6（2+），Ki67（约 20%+）。原位杂交：EBER（-）。2019-12-23 CT 见肝右叶新发低密度病灶，考虑转移。因尿毒症合并症未行抗肿瘤治疗。2020 年 4 月 30 日外院复查 CT 示肝脏多发低密度影伴异常强化灶，考虑转移瘤，病情较前进展。为进一步诊治因"胃癌肝转移"收入我科治疗。

（2）家族史：无家族遗传性疾病史。既往史：有高血压病史 20 年，尿毒症病史 18 年，冠心病病史 3 年，丙肝病史 15 年。

（3）入院查体：浅表淋巴结未及，皮肤巩膜无黄染。

（4）影像学检查

1）2020 年 5 月 11 日 CT 平扫：肝脏多发占位，见图 5-41。

2）2020 年 5 月 13 日 MRI 平扫：肝脏多发占位，见图 5-42。

3. 病理诊断

（1）2019 年 7 月 17 日胃癌根治术后病理：贲门小弯侧中分化管状腺癌，pT2N0M0 ⅠC 期。免疫组化：肿瘤细胞表达 HER2（3+），VEGFR2（2+），PD-L1（SP142）（癌细

胞 -，间质淋巴细胞约 10%+)，MLH1（3+），PMS2（3+），MSH2（3+），MSH6（2+），Ki67（约 20%+）。原位杂交：EBER（-）。

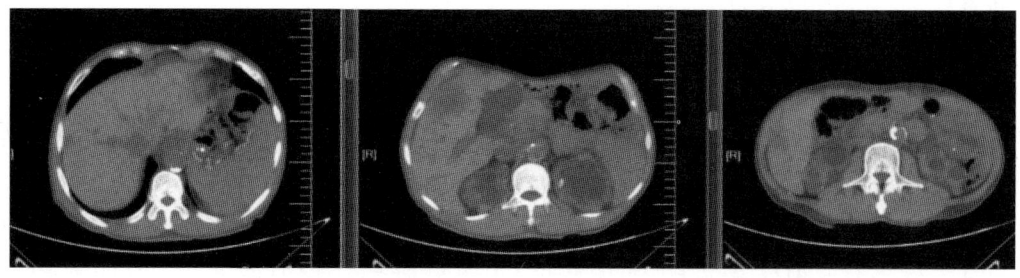

图 5-41　CT 平扫：肝脏多发占位（2020 年 5 月 11 日）

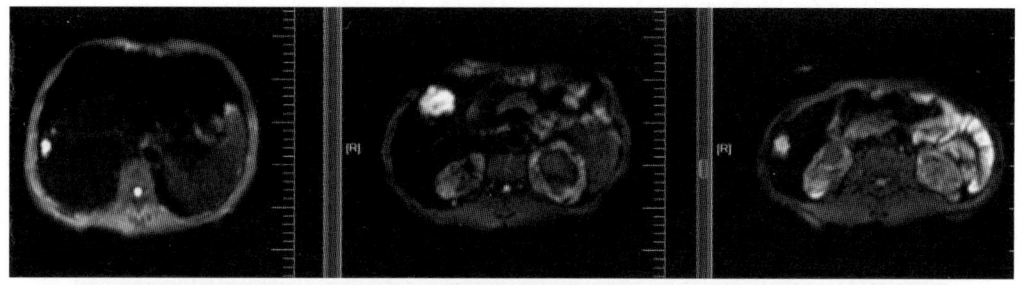

图 5-42　MRI 平扫：肝脏多发占位（2020-05-13）

（2）2021 年 3 月 17 日肝穿刺活检：腺癌，中分化，结合临床病史考虑转移性胃癌。

4. 分子检测诊断结果及解读（表 5-17）

表 5-17　肝转移灶基因检测结果汇总

检测项目	检测结果
TMB	12.2Muts/Mb（百分位：≥85%，TMB-H）
MSI	MSS
PD-L1（22C3）	CPS：阳性，3
ERBB2	扩增
VEGF	扩增

基因检测结果分析

（1）TMB-H：在一线治疗失败后，患者肝转移病灶呈现 TMB-H 的状态，基于此后线治疗中继续使用 PD-1 抗体免疫治疗。

（2）ERBB2 基因扩增：患者肝脏转移病灶仍有 ERBB2 的扩增，提示可以继续抗 HER2 治疗。但Ⅲ期临床试验 T-ACT 提示疾病进展后曲妥珠单抗的并不能改善患者的预后[1]，故在本案例的后续治疗中更换了抗 HER2 的药物。

（3）ERBB2、VEGF、CCND3、SMARCE1、XPO5 等基因扩增提示该肿瘤具有较强的增殖及侵袭能力，也与该患者病程相符合，该患者起病时虽为 IC 期，但术后仅 5 个月就发生肝转移。

5. 治疗方案调整及疗效评价

（1）一线治疗：2020 年 5 月 13 日起行赫赛汀 + 抗 PD-1 抗体 + 替吉奥方案治疗（考虑到透析，赫赛汀为周方案，抗 PD-1 抗体为双周方案），口服一周后患者出现严重的水样泻，考虑替吉奥引起，予停用替吉奥后继续行三周期赫赛汀 + 抗 PD-1 抗体。2020 年 8 月 6 日复查肿瘤标志物明显下降，CT 示多个肝脏病灶显著缩小，疗效评价 PR，见图 5-43。

（2）二线治疗：2021 年 2 月 25 日复查 CT 示肝脏病灶较前增大，疗效评价 PD。行肝穿刺活检，病理示中分化腺癌，结合临床病史考虑转移性胃癌。测序提示 TMB-H、ERBB2 扩增，2021 年 3 月 30 日起行吡咯替尼 + 抗 PD-1 抗体方案治疗。吡咯替尼初始剂量 320mg qd，后因腹泻减量至 240mg qd。3 周期后疗效评价：PR，见图 5-44。

（3）三线治疗：2021 年 7 月 13 日因肝脏病灶再次进展行维迪西妥单抗，期间疗效评价 PR，至今仍在用药（2022 年 4 月），见图 5-45。

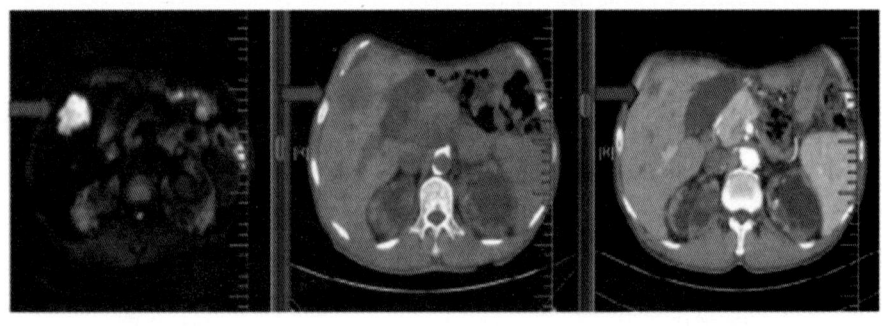

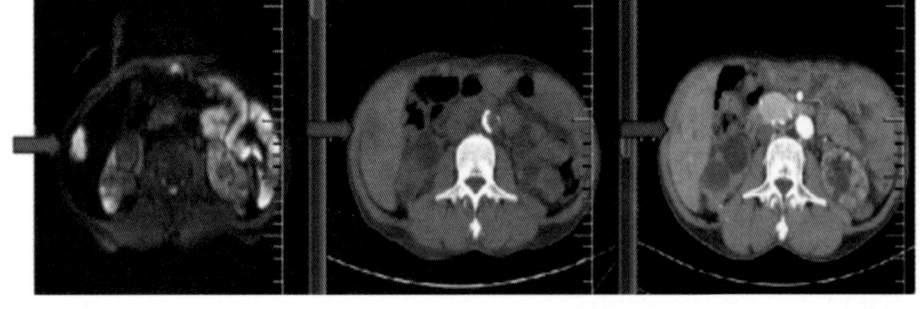

图 5-43　一线治疗后疗效评价

第五章 消化系统肿瘤分子诊断标志物临床应用

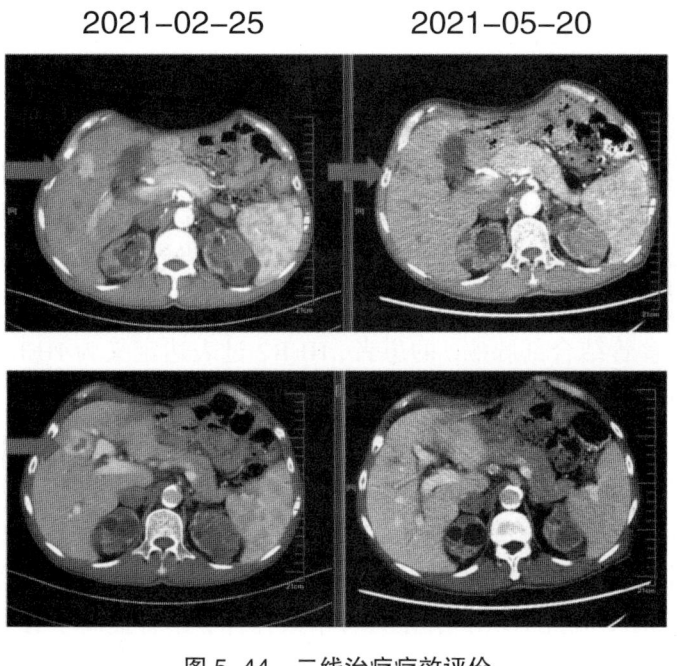

图 5-44 二线治疗疗效评价

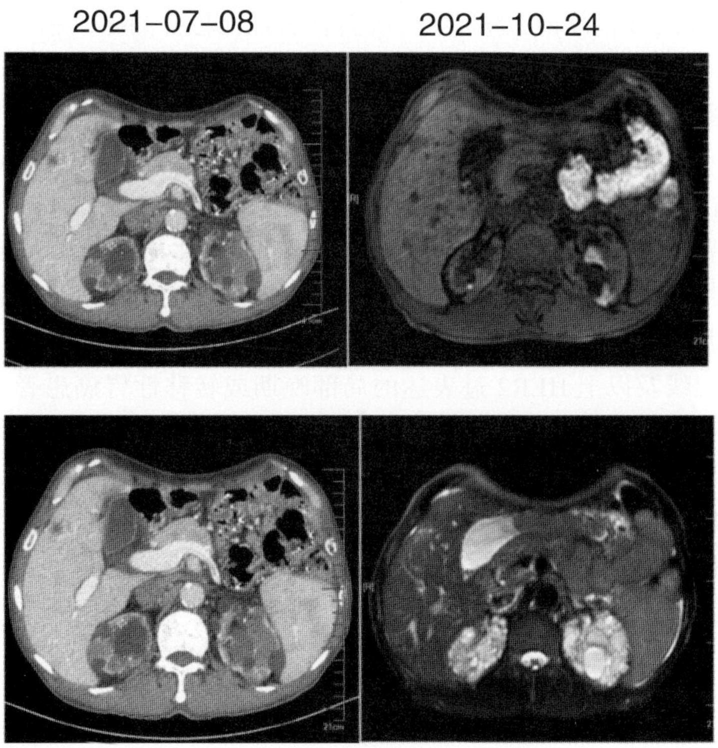

图 5-45 三线治疗疗效评价

6. 本案例述评

该患者发病时为胃癌 IC 期，病理类型为管状腺癌，HER2 阳性，该患者虽然分期早，但术后 5 个月即出现肝转移。回顾该患者病史资料，该患者的早期肝转移的可能危险因素包括丙肝病毒感染、HER2 阳性、血液透析。一线给予赫赛汀 + 抗 PD-1 抗体 + 替吉奥方案治疗，考虑患者合并尿毒症，故未使用奥沙利铂。但患者口服化疗药耐受性差，一线治疗基本为去化疗的状态。一线维持 9 个月后再次出现肝脏病灶进展，基因检测提示 ERBB2 扩增，故继续予吡咯替尼抗 HER2 治疗。短暂有效后患者病情再次进展，彼时正值维迪西妥单抗上市，适应症为至少接受过 2 个系统化疗的 HER2 过表达局部晚期或转移性胃癌（包括胃食管结合部腺癌）的患者，HER2 过表达定义为 HER2 免疫组织化学检查结果为 2+ 或 3+，故予以维迪西妥单抗继续抗 HER2 治疗。虽然国外的文献报道 HER2 阳性的胃癌患者约 20%，但我国胃癌患者的 HER2 阳性率仅为 10.8%~12.5%，笔者回顾性分析了所在中心近 3 年的胃癌患者，HER2 阳性率为 11.4%。早在 2010 年，ToGA 研究便证实曲妥珠单抗联合氟尿嘧啶/铂类一线治疗能够改善 HER2 阳性晚期胃癌患者预后，树立了 HER2 阳性晚期胃癌的治疗标准。KEYNOTE-811 研究显示免疫治疗加入抗 HER2 治疗可显著改善 ORR，对抗 HER2 治疗具有增效作用，显著提高了客观缓解率。在该案例中，一线治疗初始采用了免疫联合抗 HER2 靶向联合化疗的治疗模式，但患者合并尿毒症需规律透析，在化疗方面舍弃了奥沙利铂，保留了替吉奥口服，但因患者腹泻不耐受，短暂口服替吉奥后中断，一线治疗基本处于去化疗状态，一线治疗 PFS 达 9 个月作用。患者疾病进展后开始二线治疗前，进行了肝脏转移病灶活检并测序，测序结果提示 ERBB2 扩增。后线治疗中，抗 HER2 治疗探索却历经坎坷，拉帕替尼、T-DM1 抗体偶联药物（ADC）试验结果均为阴性，T-ACT 研究显示曲妥珠单抗跨线治疗取得了阴性结果，未能改善 HER2 阳性胃癌患者的 PFS 和 OS[1]，可能跟抗 HER2 治疗后 HER2 表达的丢失相关。根据再活检的结果，我们决定继续采用抗 HER2 治疗的策略，先后尝试了吡咯替尼、维迪西妥单抗，目前治疗持续有效中。维迪西妥单抗是我国自主研发的 ADC 新药。维迪西妥单抗是与 HER2 抗原的亲和力更高，抗体和细胞毒性药物之间通过可裂解的组织蛋白酶连接子连接，经肿瘤细胞内吞后更易释放细胞毒性药物。C008 研究是一项开放、多中心 2 期研究，纳入三线及以上 HER2 过表达的局部晚期或转移性胃癌患者。本研究扩大了 HER2 阳性的定义人群，入选了免疫组化 "2+/3+" 的患者。C008 研究纳入 127 名接受二线化疗的 HER2 过表达胃癌或胃食管结合部腺癌患者，客观缓解率和疾病控制率为 24.4% 和 41.7%，无进展生存期和总生存期分别为 4.1 个月和 7.6 个月，这些数据说明该药可有效治疗 HER2 阳性晚期胃癌，基于 C008 研究，中国国家药品监督管理局批准维迪西妥单抗上市。该病案提示疾病进展后再次活检明确相关分子表达状态，对后续治疗具有重要指导意义。

（杨 菊 魏 嘉）

（十一）ARID1A突变晚期后线胃癌患者化疗联合免疫精准治疗

1. 一般情况介绍

患者，女，59岁。

2. 病史

（1）现病史：患者2021年4月因无明显诱因上腹痛就诊于当地医院，2021年4月28日行胃镜示：胃底近贲门见环周溃疡浸润性病变，表面覆盖白苔周围黏膜充血发红水肿糜烂。胃镜病理示：贲门胃底低分化癌。遂2021年5月5日于我院行腹部CT示：胃占位，考虑胃癌可能；肝多发转移瘤；腹腔增大淋巴结，腹膜后小淋巴结。2021年5月21日基因检测示：EGFR基因扩增，ERBB2未见基因扩增，TMB 5.63muts/Mb，MSS，PD-L1 CPS < 1，ARID1A移码突变，ARID2错义突变。

（2）家族史：无家族遗传性疾病史。

（3）入院查体：神志清楚，发育正常，步入病房，查体配合。

（4）影像学检查：2021年4月28日胃镜示：胃底近贲门见环周溃疡浸润性病变，表面覆盖白苔周围黏膜充血发红水肿糜烂。2021年5月5日腹部CT示：胃占位，考虑胃癌可能；肝多发转移瘤；腹腔增大淋巴结，腹膜后小淋巴结。见图5-46。

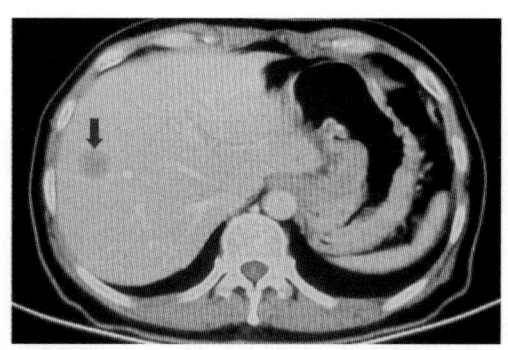

图5-46 腹部CT提示胃占位，考虑胃癌可能

3. 病理诊断

2021年4月28日胃镜病理示：贲门胃底低分化癌。

4. 分子检测诊断结果（表5-18）及解读

表5-18 体细胞突变检测

基因变异	变异类型	突变丰度/拷贝数
ARID1A	移码突变	58.8%

结果解读

Nature Medicine上的研究报告中，来自德克萨斯大学MD安德森癌症中心的科学家们通过研究发现,一种频繁突变的肿瘤抑制基因——ARID1A的功能性缺失或会诱发正常DNA修复功能的缺失,并且促进肿瘤对免疫检查点抑制剂疗法变得敏感。

5. 治疗方案调整及疗效评价

(1) 一线治疗:2021年5月14日至2021年9月8日行白蛋白结合型紫杉醇+替吉奥化疗6周期,2周期后复查评效PR,多发肝脏转移病灶显著缩小,4周期及6周期后复查较前无著变。见图5-47。

(2) 二线治疗:2021年9月29日复查全腹CT示肝多发转移灶较前稍增大,评效SD增大。2021年9月30日至2021年10月25日行白蛋白结合型紫杉醇+替吉奥+阿帕替尼。

(3) 三线治疗:2021年11年25日复查肝脏MRI示肝脏病灶较前增多、增大,疗效评价PD。基因检测提示ARID1A移码突变。遂自2021年11月26日始行奥沙利铂+雷替曲塞+信迪利单抗治疗7周期,2周期后、4周期后复查评效SD缩小。2022年5月17日起行雷替曲塞+信迪利单抗维持治疗至今。定期复查,未见肿瘤明显进展。见图5-48。

6. 本案例述评

如今,癌症的治疗已经进入了精准治疗的阶段,对于ARID1A缺乏性肿瘤的患者,医生也应该找到最有效的治疗方法。目前,免疫检查点抑制剂(immune checkpoint inhibitors, ICIs)治疗的预测生物标志物主要包括PD-L1表达、TMB、肿瘤浸润淋巴细胞、MMR和MSI-H。

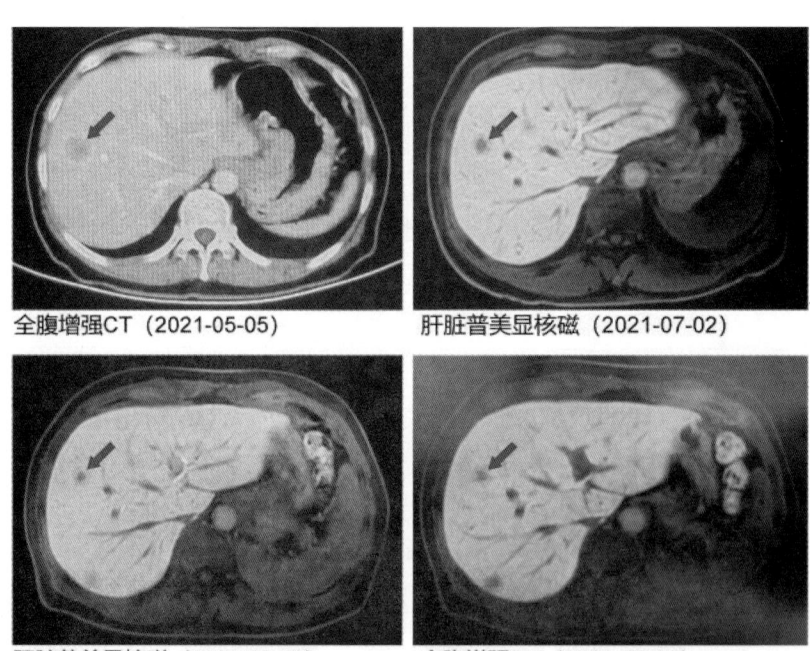

图5-47 一、二线治疗中影像检查提示肝脏转移灶变化情况

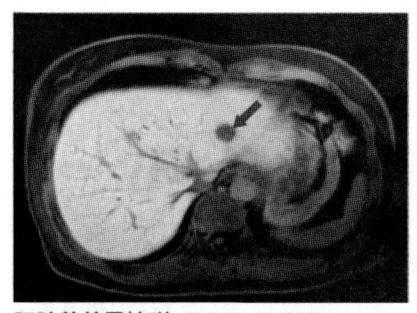 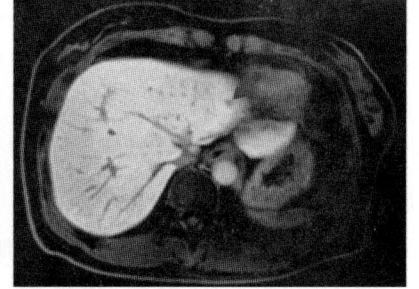

肝脏普美显核磁（2021-11-25）　　肝脏普美显核磁（2022-01-19）

图 5-48　三线治疗中影像检查提示肝转移灶渐小，最佳评效 SD 缩小

Shen 等人证明，在 ARID1A 缺陷的肿瘤中，ICIs 可以恢复抗肿瘤免疫，从而抑制肿瘤生长。他们得出的结论是：ARID1A 缺陷可能是 ICIs 治疗的一种新的预测性生物标志物。随着越来越多的研究报道，ARID1A 缺失与 MSI-H 表型、高 TMB、PD-L1 表达增加和免疫活性 TME 之间的关联的发现，提高了 ARID1A 缺失可能作为 ICIs 的预测生物标志物的可能性。事实上，在这个领域已经进行了一些探索，一项关于胃癌的研究报道，ARID1A 蛋白缺失是 PD-L1 表达的主要致癌机制，尤其是在 MSI-H 组，提示 ARID1A 缺失是 PD-1/PD-L1 抑制的潜在生物标志物。在某些癌症中，ARID1A 缺失会损害错配修复途径，增加肿瘤浸润淋巴细胞的数量、肿瘤突变负担和程序性细胞死亡配体 1（PD-L1）的表达，提示配合 ICIs 治疗。

最近，一项泛癌症研究评估了 ARID1A 改变在多种癌症类型中的患病率和预测价值，发现 ARID1A 改变的频率较高（6.2%），这与 TMB 水平显著升高相关。

此外，Li 等人发现，ARID1A 缺失与较高的肿瘤免疫原性和激活的抗肿瘤免疫微环境相关，导致 ARID1A 突变型癌症从 ICIs 治疗中获益更多。此外，一些研究表明，ARID1A 被鉴定为 DDR- 连锁基因。有害的 DDR 基因的改变已被证明可以预测对 ICIs 的更好的应答率，甚至与改善的生存相关。这些结论也支持了 ARID1A 对免疫治疗的预测作用和价值。

ARID1A 改变和晚期癌症患者在 ICIs 治疗中的总生存期显著延长，这表明它可能被用于预测 ICB 治疗在多种癌症类型中的生存获益。

总的来说，由于 ARID1A 缺失与 ICIs 治疗之间的相关性，进一步深入探索 ARID1A 对肿瘤免疫、免疫治疗应答和最佳联合免疫治疗的影响具有重要的临床意义。有研究数据表明应用免疫治疗可提高生存期，但尚无真实世界数据。通过二代测序技术检测出 ARID1A 缺陷，可为该类肿瘤患者提供更多的临床决策和治疗选择，并探索更多的靶向策略，以克服免疫治疗狭窄的治疗窗口。

（于雪璠　张艳桥）

（十二）HER2阳性晚期直肠癌化疗联合靶向治疗

1. 一般情况介绍

患者，女，36岁。

2. 病史

（1）现病史：患者因脓血便于2018年5月10日在上海某医院做肠镜，报告示：距肛门约7cm见出血及一菜花状增殖病灶，质地脆烂，触之出血，病理示：（直肠）浅表腺癌组织。2018年5月17日行MRI检查：距肛门8cm直肠MT，T3aN2a，MRF（−），EMVI（−）。2018年6月1日行CT示：右肺下叶后基底段高密度结节，转移待排。初步诊断：直肠腺癌cT3aN2aMx。2018年6月至2018年8月于该院行直肠局部放疗25次，CAPIRI方案化疗5周期。2018年8月22日胸部CT示：右肺下叶后基底段高密度结节较前缩小。2018年8月27日腹部MRI示：肝门区小淋巴结，余未见明显异常。2018年8月26日因"便血12h"急诊入该院给予对症治疗后病情稳定，2018年9月3日查血常规Hb83g/L。2018年9月13日在该院行"腹腔镜下直肠癌切除术+预防性末端回肠造瘘术"，术后病理见下文。后患者于2018年10月19日至2019年1月8日继续行XELOX方案化疗5周期。2019年1月15日肠镜示：（距肛门30cm以下）结直肠黏膜慢性炎，放射性结直肠炎。2019年1月15日腹部CT示：肝门区小淋巴结较前不明显，见右肺下叶小结节，建议结合胸部检查。2019年1月17日盆腔MRI示：直肠癌术后，吻合口未见明显异常，盆腔少量积液。肿瘤标志物未见明显异常。2019年2月22日行"回肠造口闭合术"。2019年4月1日至该院复查CT示：双肺多发结节较前增大，增多，考虑转移。肿瘤标志物未见明显异常。因患者半年内复发，随后于2019年4月至2019年8月在该院予以"FOLFIRI+贝伐珠单抗"二线治疗8周期。2019年6月11日复查CT示：双肺多发转移灶较前退缩。肿瘤标志物未见明显异常。现为进一步治疗前来我院，门诊以"直肠癌术后肺转移"收入我院。

（2）家族史：无家族遗传性疾病史。

（3）入院查体：神志清楚，发育正常。浅表淋巴结未及，皮肤巩膜无黄染，心肺听诊无明显异常。

（4）辅助检查：2019年8月30日我院肠镜检查：①直肠术后：吻合口炎；②肛管窦道样改变。影像学会诊提示：对比2019年6月外院CT，双肺多发结节，考虑转移，较前相仿。

3. 病理诊断（2018年9月13日术后病理）

（1）①标本类型：新辅助治疗后直肠前切术标本；②肿瘤所在位置：直肠；肿瘤位于腹膜返折：/；③系膜完整性：系膜完整切除；④标本长度：12cm；肿瘤距上切端距离：6cm；肿瘤距下切端距离：3cm；⑤肿瘤大体类型：溃疡型，肿瘤大小：2.5×2.5×0.5cm；⑥组织学类型：腺癌；⑦TRG评分：2；浸润深度：浸润至固有肌层外纤维脂肪组织；⑧环形切缘：阴性脉管内癌栓：（+），神经侵犯：（+）标本上切缘：（−），标本下切缘：（−），另送上切缘：/，另送下切缘：（−）；⑨淋巴结转移情况：总数：（3/19）（转移数/淋巴结总数）肿瘤近端淋巴结:(0/1);肿瘤周围淋巴结:(3/10);最高群淋巴结:(0/6);另送第235组淋巴结(0/2);⑩PTNM/YPTN 分期:T3N1bMX。

(2)免疫病理:瘤细胞示:hMLH1(+),hMSH2(+),hMSH6(+),CD44(部分+),HER2(3+),E-Cad(+),Ki-67(+,约50%),PMS2(+),CDX.2-88(+),BRAF(-),HTR2B(+),ZEB1(-)。

4.分子检测诊断结果及初步诊断(见表5-19,表5-20)

表5-19 靶向治疗标志物检测结果

基因变异	变异类型	突变丰度/拷贝数
KRAS	野生	-
NRAS	野生	-
BRAF	野生	-
HER2	扩增	3+

表5-20 免疫治疗标志物检测结果

检测项目	检测结果
MSI	MSS 型

注:来源2020年10月基因检测结果

5.治疗方案调整及疗效评价

(1)全院 MDT 会诊回示:①直肠癌术后肺多发转移化疗后;②建议行内科综合治疗。2019年9月至2019年10月于我院给予"贝伐珠单抗+卡培他滨"维持治疗2周期。评效:2019年10月22日对比2019年8月29日 CT 评价 PD,图5-49。

疗效评价——双肺多发结节较前增大PD

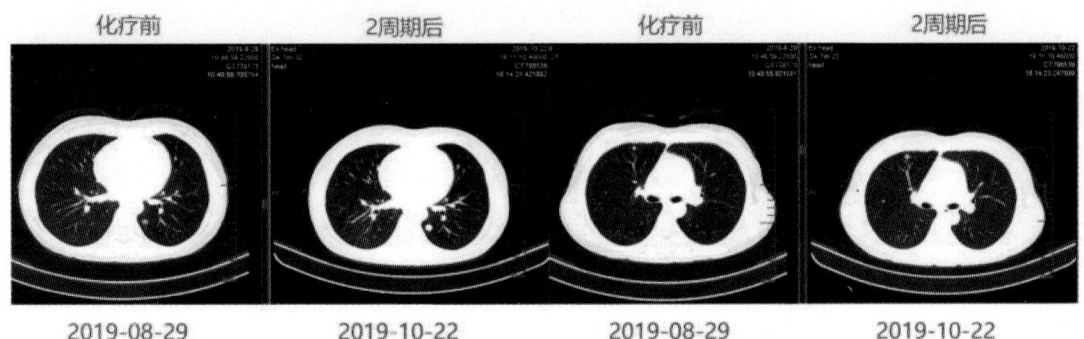

图5-49 2019年9月至2019年10月维持治疗2周期

（2）调整方案：于2019年11月至2020年9月口服"瑞戈非尼"三线治疗。2020年1月，2020年3月，2020年5月评效均为SD，见图5-50。

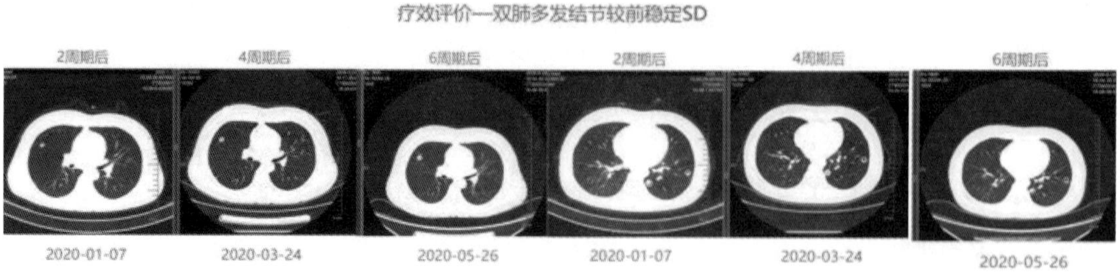

图5-50　2019年11月至2020年9月口服"瑞戈非尼"治疗

（3）该患者自2020年8月30日出现反复咯血，伴胸痛、活动后气喘，伴发热，最高体温39℃，可自行退热，未予特殊处理。于2020年10月16日来到我科就诊。2020年10月对比2020年5月CT病情较前进展，彩超示左侧胸腔积液。入院后给予对症、抗感染治疗后，症状好转。遂行基因检测，结果示：直肠癌肺转移（T3N1bM1 Ⅳ期），MSS，KRAS野生型，NRAS野生型，BRAF野生型，HER2（3+）。根据结直肠癌2020NCCN指南推荐：既往治疗过的（二线及以上）的mCRC患者若HER2扩增阳性且RAS野生型，应接受曲妥珠单抗联合帕妥珠单抗或拉帕替尼的抗HER2治疗。2020CSCO指南姑息三线及之后推荐：抗HER2治疗（HER2扩增）。

（4）根据"遵循指南；参考经验；结合意愿；精准抉择"的临床指导原则，2020年10月至2021年2月予以四线方案"曲妥珠单抗+拉帕替尼"治疗。2020年12月对比2020年10月CT评效提示PR。但是患者出现重度皮疹、口腔黏膜炎，影响说话进食，对症治疗后未见好转，严重影响生活质量。患者拒绝继续使用该方案见图5-51A，图5-51B。

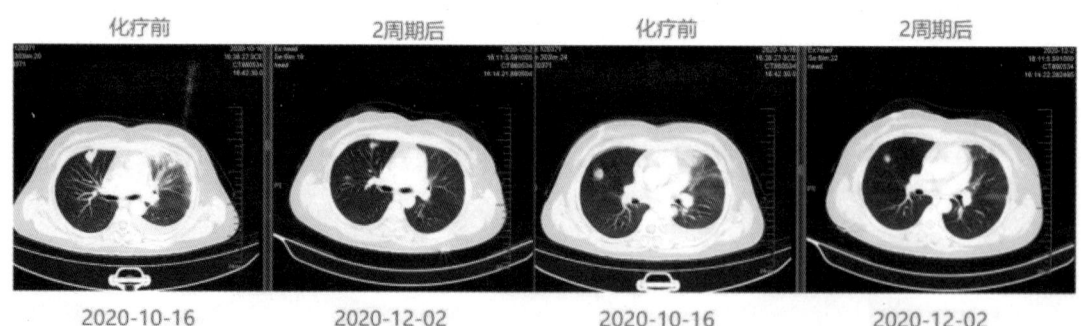

图5-51A　2020年10月至2021年2月"曲妥珠单抗+拉帕替尼"治疗

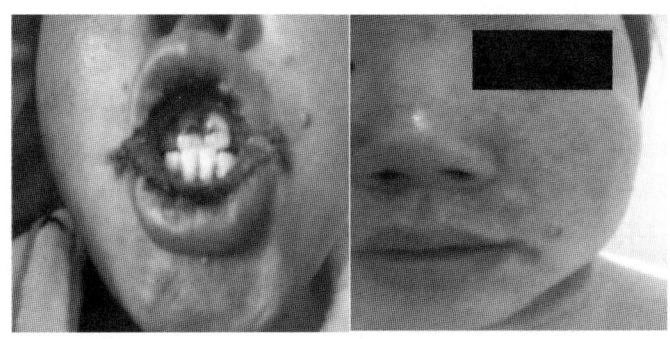

图 5-51B　不良反应

（5）根据国内马来酸吡咯替尼联合或不联合曲妥珠单抗治疗 HER2 变异晚期结直肠癌：一项多中心临床研究。总体人群 ORR：27%，DCR：45%。KRAS 野生型患者 ORR：50%。跟患者沟通后于 2021 年 2 月至 2022 年 5 月调整治疗方案为"曲妥珠单抗 + 吡咯替尼"。2021 年 4 月，2021 年 7 月，2021 年 11 月，2022 年 3 月 CT，疗效评价均为 SD。无明显不良反应，生活质量高，患者之后在我院门诊继续该方案治疗，定期复查，见图 5-52。

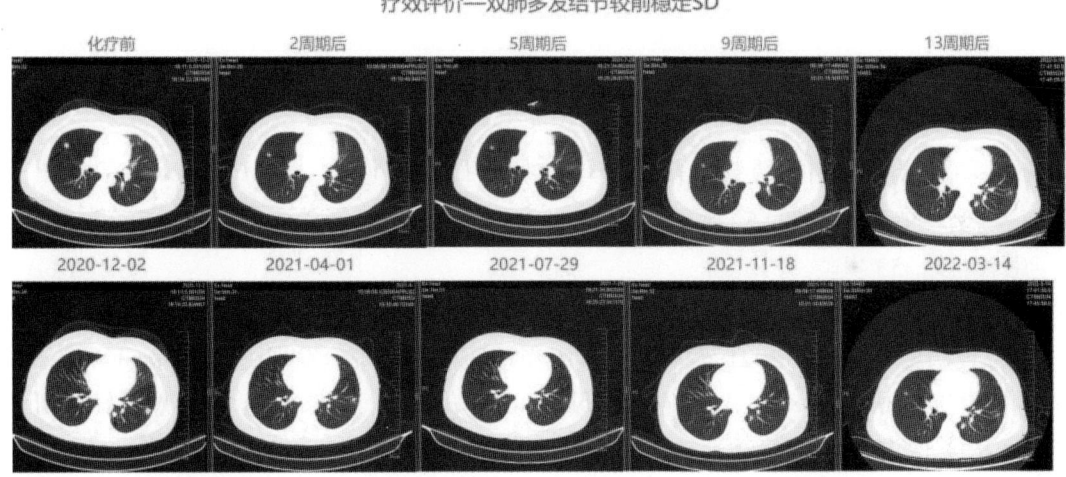

图 5-52　2021 年 2 月至 2022 年 5 月"曲妥珠单抗 + 吡咯替尼"治疗

6. 本案例述评

本案例虽然是一段曲折的故事，目前有一个美好的结局。该患者是一个直肠癌肺转移（T3N1bM1 Ⅳ期），MSS、KRAS 野生型、NRAS 野生型、BRAF 野生型、HER2（3+）。前期在外院走过弯路，但后来在我院做了基因检测，进一步明确了分子分型，加上抗 HER-2 药物精准治疗后获得了长期生存。结直肠癌患者的 HER2 过表达 / 扩增率在 2%~11% 之间，KRAS 外显子 2 野生型结直肠癌人群中 HER2 阳性率约 5%，低于胃癌 12%~15%。

目前尚无统一的肠癌 HER2 阳性标准。结直肠腺癌 HER2 表达异质性比胃癌小,从 MyPathway 标准到 HERACLES 研究标准,需要探索大样本真实世界的相对统一标准。

许多临床研究评估了 HER2 靶向联合治疗对于 mCRC 的安全性和有效性。HERACLES 研究证实了曲妥珠单抗联合拉帕替尼对于 KRAS 野生型、化疗难治性 HER2 阳性 mCRC 的疗效,mPFS 为 4.7 个月,mOS 为 10.0 个月。MyPathway 研究数据显示,在 57 例 HER2 扩增 mCRC 患者中,曲妥珠单抗+帕妥珠单抗联合治疗使 18 例患者达到客观缓解。吡咯替尼是一种靶向 HER2、EGFR 和 HER4 的 TKI,于 2018 年在中国获批用于治疗 HER2 阳性复发性或转移性乳腺癌。HER2-FUSCC-G 研究结果表明,吡咯替尼和曲妥珠单抗联合治疗难治性 HER2 阳性 RAS 野生型 mCRC 是有效的。对于新型的 ADC 类药物,在结直肠癌中也做了积极的探索。DESTINY-CRC01 研究中,对于既往接受过 2 种或 2 种以上治疗方案的 HER2 扩增 mCRC 患者予以 DS-8201 治疗,在中位随访 27.1 周后,45.3% 患者有确认的客观缓解。相信随着新药和新方案的不断探索,将会为 HER-2 阳性 CRC 患者带来更多希望。

包括结直肠癌在内的绝大多数肿瘤,精准诊断指导下的精准治疗一定要"深入骨髓",包括 CSCO 指南在内的各大指南,逐年提高基因检测的推荐等级。多种检测平台合作,协助进行更加精准的用药选择。该病例再一次证明了基因检测确实使患者得到了生存时间与生活质量的双获益。我们的 16 字方针"遵循指南,参考经验,结合意愿;精准抉择"始终贯穿临床诊疗的始终。希望将来能继续为大家讲述她以后的故事……

(陈贝贝　陈小兵)

(十三)EGFR 单克隆药物治疗 MSS 型结肠癌肝转移诊治一例

1. 病例一般情况介绍

患者,女,53 岁。

2. 病史

(1)现病史:患者于 2021 年 9 月 2 日于当地医院体检时,发现肿瘤指标 CEA、CA199 较高(糖类抗原 199 1488.7μ/ml,癌胚抗原 14407.1 ng/ml),腹部 CT 示结肠癌肝转移可能。2021 年 9 月 14 日遂至我院就诊。

(2)家族史:无家族遗传性病史。

(3)入院查体:神志清楚,精神可,生命体征平稳,皮肤、黏膜无瘀点瘀斑,皮肤、巩膜无黄染。全身浅表淋巴结未及肿大。两肺呼吸音清,未闻及干湿性啰音。心律齐,各瓣膜区未闻及杂音。腹平坦,未见胃肠形及蠕动波。全腹无压痛及反跳痛,全腹未触及包块,肝肋下 6cm,剑突下 2cm,质地软,边缘整齐,表面光滑,无压痛,脾肋下未及,胆囊未触及,移动性浊音阴性,肠鸣音 3~4 次/分。双下肢无浮肿。神经系统查体无异常。

(4)影像学检查

1)2021 年 9 月 14 日腹部 CT 平扫及增强提示:乙状结肠癌伴周围淋巴结、肝脏多发转移可能；肝门区、腹膜后淋巴结肿大，见图5-53和图5-54。

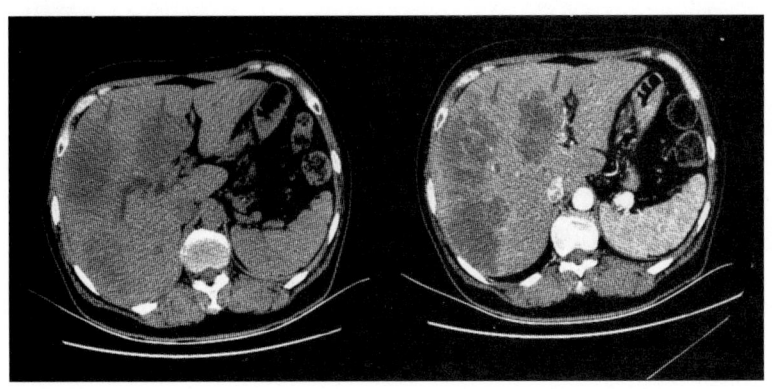

图5-53　腹部CT平扫及增强图像，红色箭头提示肝脏多发转移可能

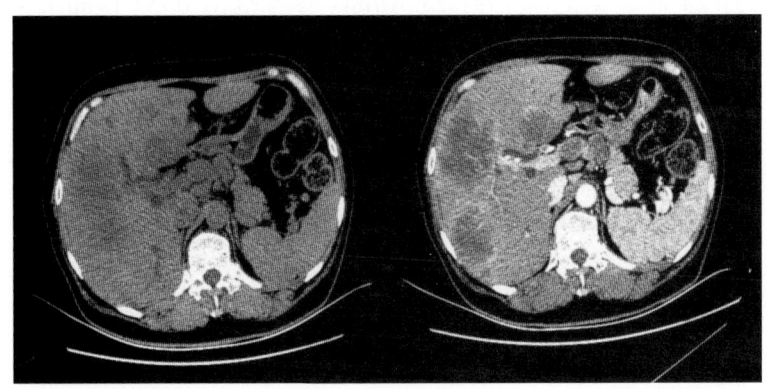

图5-54　腹部CT平扫及增强图像，红色箭头提示淋巴结肿大

2）2022年2月17日腹部CT平扫及增强：乙状结肠癌伴周围淋巴结、肝脏多发转移，较前缩小；肝门区、腹膜后淋巴结稍肿大，见图5-55和图5-56。

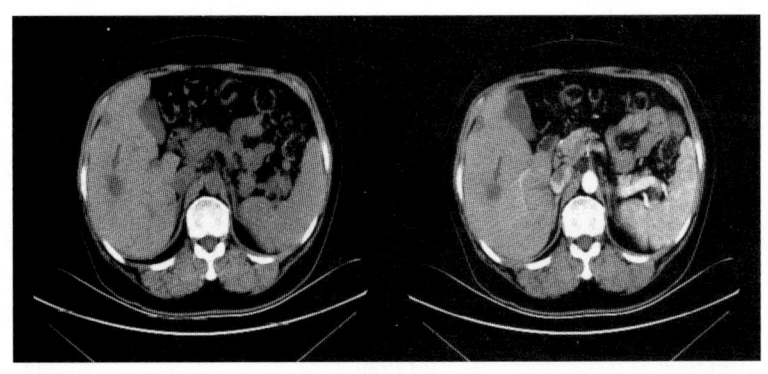

图5-55　腹部CT平扫及增强图像，红色箭头提示肝脏多发转移

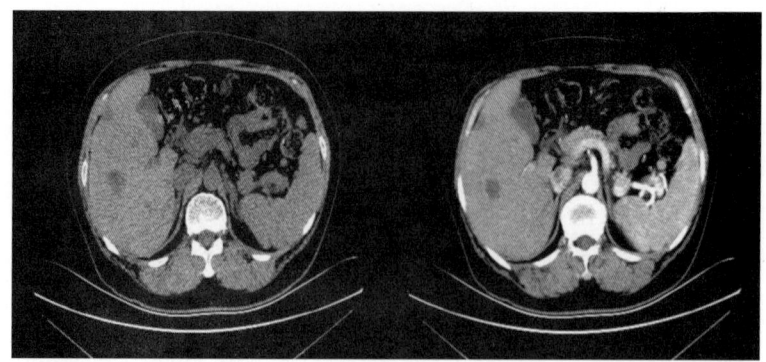

图 5-56 腹部 CT 平扫及增强图像，红色箭头提示淋巴结肿大

（5）辅助检查

2021 年 09 月 02 日糖类抗原 199：1488.7U/ml（参考范围 0~37 U/ml）；

2021 年 09 月 02 日癌胚抗原：14407.1ng/ml（参考范围 0~5 ng/ml）；

2022 年 03 月 24 日糖类抗原 199：23.3U/ml（参考范围 0~37 U/ml），见图 5-57 和表 5-21；

2022 年 03 月 24 日癌胚抗原：54.1ng/ml（参考范围 0~5 ng/ml），见图 5-58 和表 5-22。

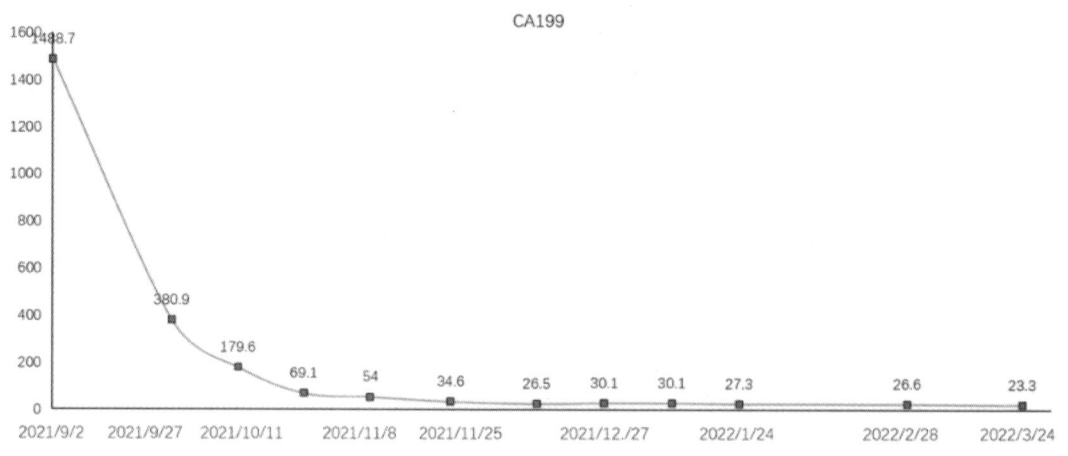

图 5-57 患者在 2021 年 9 月至 2022 年 3 月期间的 CA199 变化情况

表 5-21 患者在 2021 年 9 月至 2022 年 3 月期间的 CA199 和 CEA 的变化情况

时间	CA199 检测结果（单位 U/ml）	CEA 检测结果（单位 ng/ml）
2021-09-02	1488.7	14407
2021-09-27	380.9	4011
2021-10-11	179.6	1843

（续表）

时间	CA199 检测结果（单位 U/ml）	CEA 检测结果（单位 ng/ml）
2021-10-25	69.1	960
2021-11-08	54	516
2021-11-25	34.6	250.6
2021-12-13	26.5	150.3
2021-12-27	30.1	106.1
2022-01-10	30.1	75.2
2022-01-24	27.3	67
2022-02-28	26.6	55.6
2022-03-24	23.3	54.1

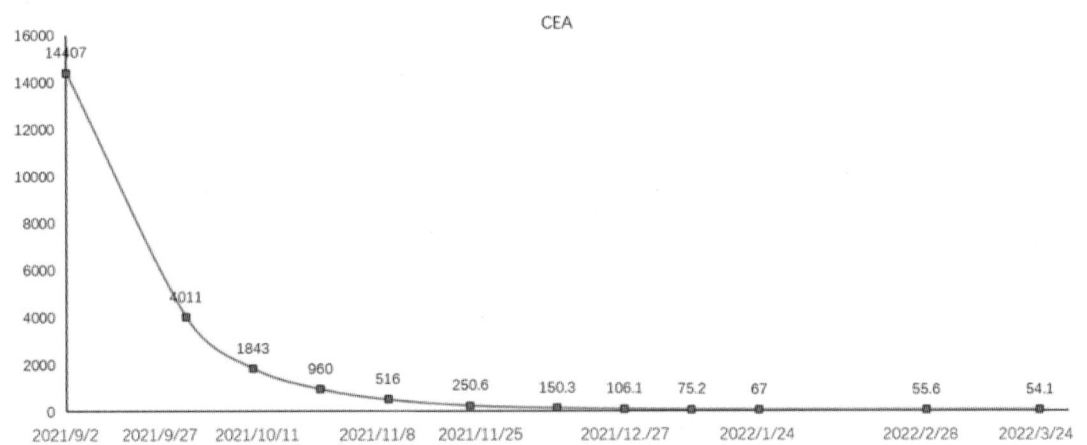

图 5-58 患者在 2021 年 9 月至 2022 年 3 月期间的 CEA 变化情况

表 5-22 靶向治疗标志物检测结果

基因突变	突变类型	突变丰度/拷贝数
K-ras	无突变	阴性
B-raf	无突变	阴性
N-ras	无突变	阴性
PIK3CA	无突变	阴性

3. 病理诊断

2021 年 9 月 15 日肠镜病理提示：（距肛缘 30cm）腺癌，分化 Ⅲ 级。（距肛缘 20cm）少许浅表游离肿瘤组织，符合绒毛膜腺瘤伴上皮内瘤变低级别。免疫组化：MSH2（+），

MSH6（+）、MLH1（+）、PMS2（+）、Her-2（70%弱+）。

4. 分子/基因组检测与诊断介绍及结果呈现

基因检测：K-ras、B-raf、N-ras、PIK3CA基因未检测到突变，见表5-22。

5. 根据分子/基因检测结果分析后的可能治疗方案

表皮生长因子受体（epidermal growth factor receptor，EGFR）信号转导途径在肿瘤细胞的增殖、损伤修复、侵袭及新生血管形成等方面起重要作用。EGFR作为靶向药物的主要靶点之一，是一种跨膜酪氨酸激酶受体，其下游信号转导通路主要包括RAS-RAF-MAPK和PI3K-PTEN-AKT通路，与配体结合可引起下游两条主要通路的激活，从而诱导肿瘤细胞增殖、侵袭、转移和血管生成。靶向EGFR药物主要有两类：一类是作用于受体胞内区的小分子酪氨酸激酶抑制剂（TKI），主要包括吉非替尼、厄洛替尼、奥希替尼等；另一类是作用于受体胞外区的单克隆抗体（MAb），包括西妥昔单抗、贝伐珠单抗等。

EGFR靶向药物对于K-ras、N-ras突变型患者疗效很差，因为没有EGFR的信号，k-ras、N-ras也处于活化状态向下游传递信号，故在个体用药前建议先检测k-ras、N-ras基因状态再选择用药。

BRAF突变患者对西妥昔单抗存在耐药性，这些患者的生存率较其他患者明显降低。

PIK3CA基因突变，会引起PI3K酶处于持续激活状态导致信号通路的紊乱，使患者不能从抗EGFR药物中获益。

6. 调整治疗方案后及疗效评价

（1）一线治疗：2021年9月15日起行西妥昔单抗+XELOX方案化疗12个疗程，复查CT提示肝脏肿瘤明显缩小，见图5-59、图5-60，疗效评价SD。

7. 案例述评

本案例结合患者病史、体征、影像学及病理学证实，诊断考虑乙状结肠恶性肿瘤（TxNxM1 Ⅳ期 腺癌）、腹腔淋巴结继发恶性肿瘤、肠周淋巴结继发恶性肿瘤、肝继发恶性肿瘤；由于患者已有肝脏多发转移，且处于Ⅳ期，患者的基因检测K-ras、B-raf、N-ras、PIK3CA突变均阴性，肠镜病理提示（距肛缘30cm）腺癌，分化Ⅲ级。（距肛缘20cm）少许浅表游离肿瘤组织，符合绒毛膜腺瘤伴上皮内瘤变低级别。结合患者自身意愿及经济情况，治疗上首先推荐使用西妥昔单抗+XELOX方案，并不推荐手术治疗。西妥昔单抗是一种单克隆抗体，与EGFR的细胞外结构域结合，EGFR在许多人类癌症中过表达，包括头颈部和结直肠类型。该过程阻止EGFR与其内源性配体结合，阻断受体依赖性转导途径并提供许多抗肿瘤作用，包括细胞周期停滞，诱导细胞凋亡，抑制血管生成，抑制转移，EGFR的内化和下调，以及增强对放化疗的敏感性。西妥昔单抗耐受性良好，其毒性是由其作用机制引起的，最常见的不良反应是皮肤毒性。该患者在2021年9月15日至2021年10月13行了"奥沙利铂140mg d1+ 卡培他滨1.5g bid d1-10+ 西妥昔单抗800mg d1" 4个疗程，4个周期疗效评估为PR，测癌胚抗原为960ng/ml，较前明显下降，期间复查CT提示病情稳定。继续使用西妥昔单抗+XELOX方案化疗8个疗程后，患者复查CT提示肝脏肿瘤明显缩小，见图5-7，疗效评价SD，癌胚抗原降至54.1 ng/ml，从以上分析可以看出，本案例不存在耐药基因如K-ras、B-raf、N-ras、PIK3CA突变，使得患者可以使用

EGFR 单克隆药物治疗，改善预后。该患者为 MSS 型结肠癌，属于免疫豁免型和免疫荒漠型，对免疫治疗不敏感，免疫抑制剂难以发挥作用。这例肠癌肝转移患者，治疗前肿瘤指标升高明显，治疗后肿瘤指标明显下降，影像学结果同样提示肿瘤缩小，肿瘤指标可作为疗效评价的参考。尽管该患者目前能够取得良好的疗效，是否是未来的治疗中出现西妥昔单抗耐药，是我们要重点关注的，基于西妥昔单抗或帕尼单抗的治疗对转移性结直肠癌患者的益处可能受到原发性或获得性耐药机制的限制。KRAS 或 NRAS 突变是对抗 EGFR 治疗的内在（或先天）和继发性（或获得性）耐药性的预测性生物标志物。然而，其他基因改变可能参与确定对这些药物的耐药性，已经确定了获得性或继发性癌症耐药性的几种机制，包括血管生成的激活，RAS 突变和 / 或 EGFR 突变的新发展，基因扩增或其他酪氨酸激酶受体（RTK）的突变。

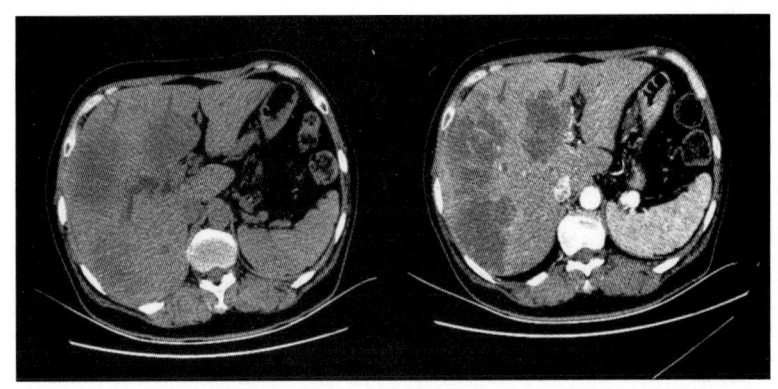

图 5-59　治疗前腹部 CT 平扫及增强图像（2021 年 9 月 14 日）

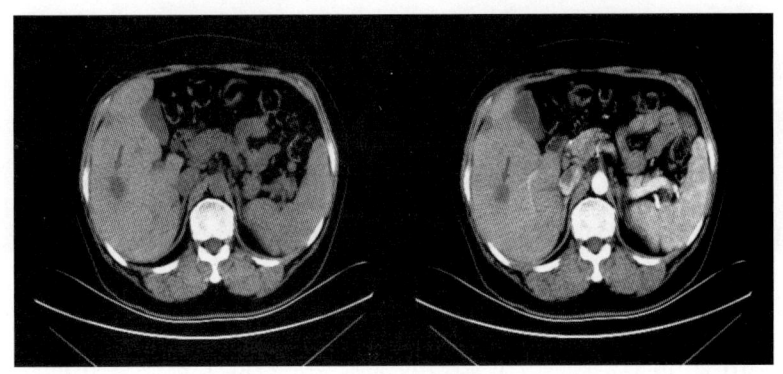

图 5-60　治疗后腹部 CT 平扫及增强图像（2022 年 2 月 17 日）

（孟　谊　连莉优　陈锦飞）

(十四)KRAS突变型原发结肠癌伴肝转移诊治一例

1.一般情况介绍

患者,女,52岁。

2.病史

(1)现病史：患者2020年10月因"腹痛腹胀伴便秘"至我院就诊,查腹部CT：结肠肝曲管壁增厚,右肝占位,肠镜：距肛缘10cm、距肛缘30cm、距肛缘60cm均见黏膜不规则隆起。病理：距肛缘10cm、距肛缘30cm未见明确癌细胞,距肛缘60cm高级别内瘤变伴癌变。因患者强烈要求手术治疗,前往上海某三甲医院先行原发灶手术,再行转移灶手术。第一次术后患者曾出现血小板降低,化疗期间再次出现持续性血小板降低,遂期间行2次骨髓穿刺。

(2)家族史：无家族遗传性疾病史。

(3)入院查体：神志清楚,精神可,生命体征平稳,皮肤、黏膜无瘀点瘀斑,皮肤、巩膜无黄染。全身浅表淋巴结未及肿大。两肺呼吸音清,未闻及干湿性啰音。心律齐,各瓣膜区未闻及杂音。腹平坦,未见胃肠形及蠕动波。全腹无压痛及反跳痛,全腹未触及包块,肝肋下5cm,剑突下2cm,质地软,边缘整齐,表面光滑,无压痛,脾肋下未及,胆囊未触及,移动性浊音阴性,肠鸣音3~4次/分。双下肢无浮肿。神经系统查体无异常。

(4)影像学检查

1)2020年11月2日肠镜示距肛缘60cm见肠黏膜不规则隆起,表面溃烂,质脆,易出血,肠镜无法通过,30cm见肠黏膜不规则隆起,表面溃烂,质脆,易出血,10cm可见一息肉,血管纹理清楚,见图5-61。

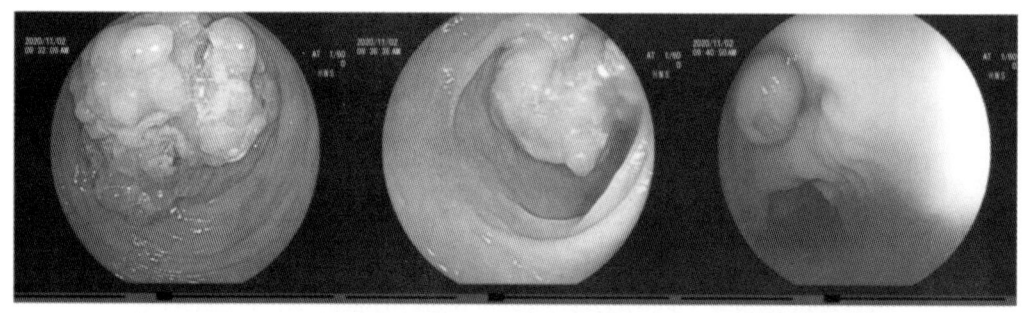

图5-61 肠镜检查图像

2)2020年10月29日：腹部CT平扫及增强示：右肝不规则片状低密度影,直径约58mm,增强后见边缘强化,中心见液性低密度无强化灶,见图5-62。

3)2021年1月27日：肝脏增强MR：肝S7段见一团块状T1WI高低混杂信号、T2WI不均匀高信号影,DWI呈高信号,边界尚清,增强后呈边缘环形及灶内分隔样强化,病灶范围约95mm×77mm×79mm,见图5-63。

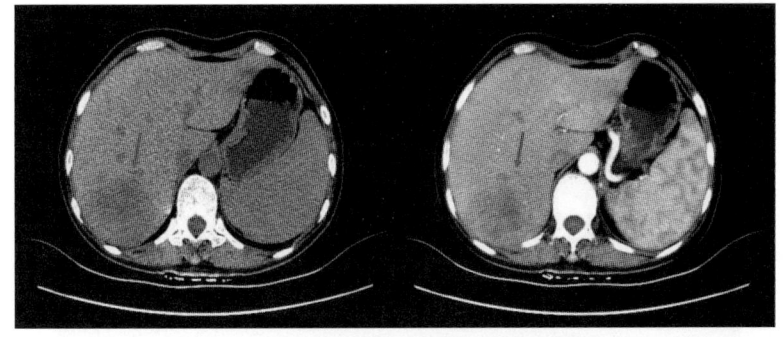

图 5-62 腹部 CT 平扫及增强图像

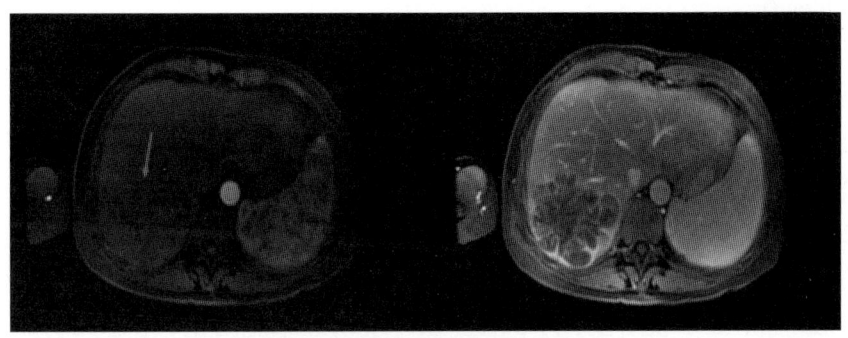

图 5-63 肝脏增强 MR 图像

4)2021 年 3 月 22 日：肝脏增强 MR：肝 S7 段见一团块状 T1WI、T2WI 高低混杂信号，DWI 呈高信号，边界尚清，增强后呈边缘环形及灶内分隔样强化，病灶范围约 68mm×55mm×57mm，见图 5-64。

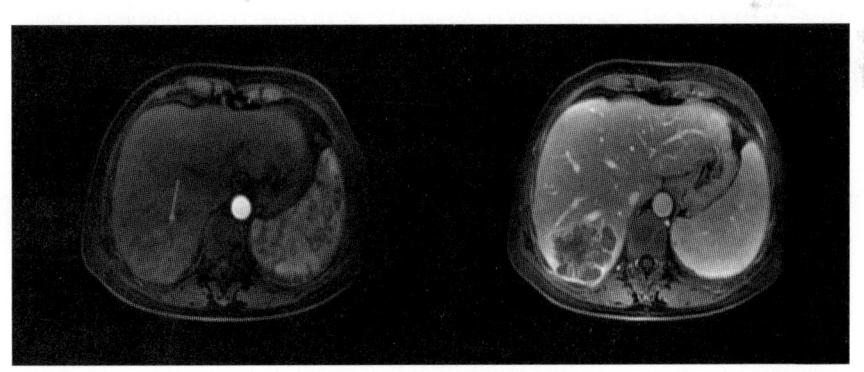

图 5-64 肝脏增强 MR 图像

5)2022 年 2 月 28 日腹部 CT 平扫及增强：肝继发恶性肿瘤术后，术区积液，见图 5-65。

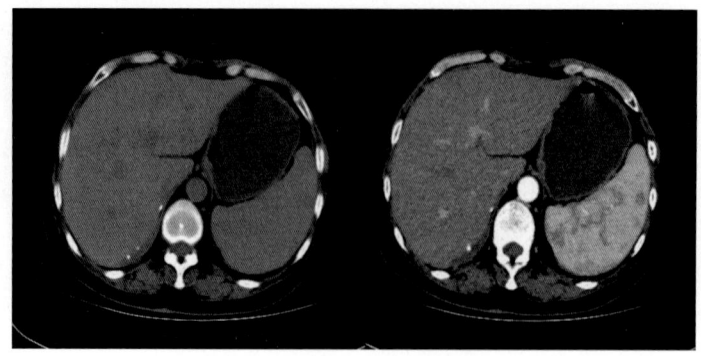

图 5-65 腹部 CT 平扫及增强图像

（5）辅助检查

1）2020 年 10 月 27 日癌胚抗原：1.1μg/L（参考 0-5μg/L）；

2）2020 年 10 月 27 日糖类抗原 199：2.6μg/L（参考 0-5μg/L）；

3）2021 年 1 月 15 日癌胚抗原：2.7μg/L（参考 0-5μg/L）；

4）2021 年 1 月 15 日糖类抗原 199：< 2U/ml（参考 0-37μg/L）；

5）2021 年 1 月 12 日术后患者出现血小板减低，遂行骨髓穿刺活检术。骨髓涂片：有核细胞增生明显活跃至活跃，G/E=2.53：1；粒系增生，占 50.5%。以中性中幼粒细胞为主，形态未见异常；红系较增生，占 20%。以中晚幼红细胞为主，形态无明显异常；淋巴细胞比例增加，可见少许幼淋巴细胞；单核细胞比例未见明显增加；巨核细胞 200 个，其中产板巨 5 个，幼巨 15 个，颗粒巨 24 个，裸核巨 5 个；全片吞噬细胞偏多，少数可见吞噬血细胞。染色体检查：未见异常。

6）2021 年 7 月化疗后患者出现持续性血小板减低，见表 5-23 和图 5-66，2021 年 9 月 30 日再次行骨髓穿刺活检术。骨髓涂片：有核细胞增生活跃，G/E=2.95：1；粒系增生，占 60.5%。以中性中幼粒细胞为主，形态未见异常；红系较增生，占 20.5%。以中晚幼红细胞为主，形态无明显异常；淋巴细胞比例减少；单核细胞比例未见明显增加；巨核细胞 55 个，其中幼巨 16 个，颗粒巨 39 个，血小板减少，呈小堆分布。染色体检查：未见异常。

表 5-23　不同检测时间患者的 PLT 变化情况

检验项目	时间	结果（单位 ×10^9/L）
PLT	2020/10/27	295
PLT	2021/1/08	87
PLT	2021/1/23	216
PLT	2021/2/17	107
PLT	2021/3/22	101
PLT	2021/4/19	125
PLT	2021/5/18	171

(续表)

检验项目	时间	结果（单位×10⁹/L）
PLT	2021/6/14	228
PLT	2021/7/05	38
PLT	2021/7/29	40
PLT	2021/8/25	65
PLT	2021/9/23	33
PLT	2021/10/23	6
PLT	2021/11/29	5
PLT	2021/12/27	8
PLT	2022/1/19	162
PLT	2022/2/21	59

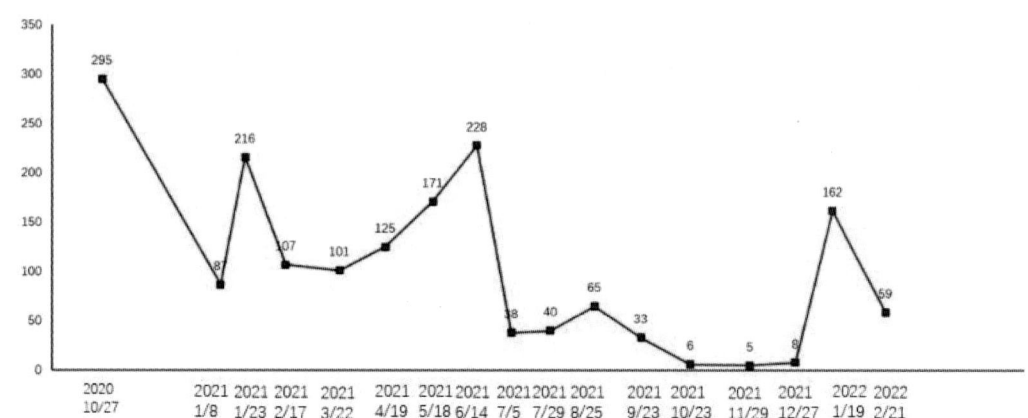

图5-66 不同检测时间患者的PLT变化曲线图

3.病理诊断

（1）2020年11月2日肠镜病理：距肛缘60cm肠镜病理提示为高级别上皮内瘤变伴癌变。

（2）2020年11月17日上海某三甲医院术后病理：升结肠：中—低分化腺癌，少量为黏液腺癌，免疫组化：MSH2（+），MSH6（+），MLH1（+），PMS2（+）。乙状结肠：平滑肌肉瘤，直肠结节：神经内分泌瘤（NE），G1。

（3）2021年1月14日肝穿刺病理："肝穿刺"组织：腺癌，符合结肠腺癌转移。

（4）2021年4月26日上海某三甲医院行肝转移病灶切除术后病理见肝右后叶肿瘤腺癌伴大片坏死，符合肠癌转移。

4. 分子/基因组检测与诊断介绍及结果呈现

KRAS突变型，NRAS、BRAF、PIK3CA基因未检测到突变，见表5-24。

表5-24 靶向治疗标志物的检测结果

基因突变	变异类型	突变丰度/拷贝数
KRAS	点突变	阳性
NRAS	无突变	阴性
BRAF	无突变	阴性
PIK3CA	无突变	阴性

5. 根据分子/基因检测结果分析后的可能治疗方案

EGFR单克隆抗体靶向药物的治疗效果受NRAS和BRAF基因状态影响。NRAS和BRAF突变都会导致EGFR靶向药物无效或疗效较差。

患者为KRAS突变，例如G12C，KRAS持续与GTP结合，处于激活状态，从而持续激活下游信号通道，刺激细胞增殖，最终促成肿瘤发生。不论是西妥昔单抗、帕尼单抗，还是厄洛替尼、吉非替尼，都未能让RAS突变的肠癌患者从EGFR靶点的靶向治疗中受益。贝伐珠单抗可以与肿瘤释放的血管内皮生长因子结合，阻止VEGF与血管内皮细胞上的特定部位（VEGF受体）结合以抑制肿瘤血管生成，从而切断肿瘤的给养，达到抑制肿瘤生长的目的。

6. 调整治疗方案后及疗效评价

（1）一线治疗：第一次手术：2020年11月17日患者强烈要求行肠癌切除术，遂至上海某三甲医院行右半结肠切除术+乙结肠切除+经肛直肠肿瘤切除术。2021年1月14日行肝穿刺活检，病理结果：腺癌，符合结肠腺癌转移。前期化疗方案：伊立替康+奥沙利铂+卡培他滨+贝伐珠单抗（2021年1月28日至2021年3月30日）。患者无恶心、呕吐、乏力等不适，血常规、肝肾功能基本正常。第二次手术：2021年4月26日再次前往上海某三甲医院行肝转移病灶切除术+肠粘连松解术。调整方案：XELOX（2021年6月03日，2021年6月25日）。

（2）维持性治疗：2021年7月起出现药物性血小板持续性降低，遂暂停化疗。予中药抗肿瘤治疗。

（3）疗效评价：目前规律复查，未见肿瘤明显进展（2022年2月28日复查CT未见明确肿瘤复发，见图5-65）。

7. 案例评述

结合患者病史、体征、影像学及病理学证实，诊断考虑升结肠恶性肿瘤（术后）（T3N0M1 Ⅳ期 腺癌）、肝继发恶性肿瘤（术后）、乙状结肠恶性肿瘤（术后）、直肠肿瘤（术后），患者血小板反复降低，考虑药物性骨髓抑制、药物性再生障碍性贫血（？）。该患者肠镜检查距肛缘60cm只取到了少量癌组织，病理示内瘤变伴癌变，具体类型不详，故患者强烈要求行手术治疗。患者肠道有3种肿瘤，实属罕见，平滑肌肉瘤主要治疗手段为手术切除，直肠神经内分泌癌G1，为低度恶性，手术切除后复发概率较小。腺癌为最常见结直肠癌类型，治疗上主要是奥沙利铂联合氟尿嘧啶类药物。患者为晚期结肠癌伴肝转移，肿瘤指标均正常，临床上较少见。患者出现化疗后长期血小板降低，考虑化疗后骨髓抑制，考虑可能为奥沙利铂、卡培他滨相关药物有副作用。不论是西妥昔单抗、帕尼单抗，还是厄洛替尼、吉非替尼，都未能让RAS突变的肠癌患者从EGFR靶点的靶向治疗中受益。患者NRAS、BRAF未检测到突变，后面可考虑贝伐珠单抗抗肿瘤血管生成治疗。当VEGF-A靶向单克隆抗体贝伐珠单抗是最早的靶向治疗之一，也是第一个批准的血管生成抑制剂。贝伐珠单抗标志着新的抗癌治疗系列的开始，仍然是特征最广泛的抗血管生成治疗。最初被批准用于联合化疗治疗转移性结直肠癌。该患者术后考虑手术完全切除，故未行抗血管治疗，遂行XELOX化疗2个周期，因血小板减少后未再次化疗，患者定期复查未见明确复发，此病例较为罕见。

（孟　谊　连莉优　陈锦飞）

（十五）BRAF V600E基因突变结肠癌多学科综合治疗

1.一般情况介绍

患者，男，42岁。

2.病史

（1）现病史：患者2019年5月因"左下腹痛"就诊外院，查肠镜示：距肛门35cm结肠可见肿物；活检病理：中分化腺癌。腹CT示：肝内多发低密度影，最大直径约1.7cm。血液肿瘤标志物：CEA 9.53ng/ml，CA199 1.25U/ml。临床诊断：乙状结肠癌Ⅳ期，多发同时性肝转移。2019年6月3日在当地医院行"腹腔镜辅助下乙状结肠癌切除术"，术后病理：（乙状）结肠溃疡型中分化腺癌伴大片坏死，肿物大小约6cm×4cm×2cm，侵及肠壁浆膜下层，可见多发脉管内癌栓，未见明确神经侵犯，切缘（-），淋巴结13/32，病理分期：pT3N2bM1。基因检测结果：KRAS、NRAS野生型，BRAF V600E突变。术后于2019年6月至2019年11月行一线卡培他滨+奥沙利铂+贝伐珠单抗方案化疗8周期。8周期后复查肝MRI示：肝多发结节较前缩小，最大0.8cm×0.6cm。血液肿瘤标志物：CEA 2.27ng/ml。最佳疗效：部分缓解（PR）。2019年12月至2020年5月行卡培他滨+贝伐珠单抗维持治疗7周期。2020年6月复查腹CT示：肝内新发结节，最大1.1cm，考虑转移。病情进展（PD），2020年6月至2020年9月给予二线雷替曲塞+伊立替康+贝伐珠单抗方案治疗5周期。2020年9月28日复查肝MRI示：肝S5新发转移，大小约16mm×15mm；血液肿瘤标志物：CEA 2.63ng/ml。病情进展（PD）。遂转诊我院。

（2）家族史：无

（3）入院查体：体表可见手术瘢痕，余未见明显阳性体征。

（4）影像学检查（见图5-67）。

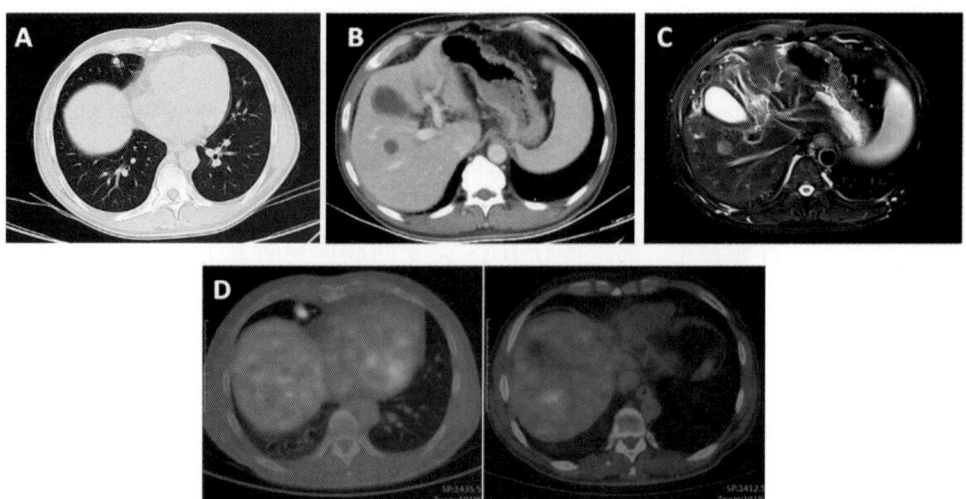

图 5-67 2020 年 9 月治疗前基线影像学检查

A.（胸 CT）右肺中叶胸膜下转移结节；B.（腹盆 CT）肝 S5 转移灶；C.（腹部 MRI）肝 S5 转移灶；D.（全身 PET-CT）肺及肝 S5 转移灶

3. 病理诊断

2020 年 9 月我院病理会诊：（乙状结肠）中分化腺癌，部分呈微乳头状结构，伴大片坏死；侵及肠周脂肪组织；可见脉管癌栓及神经侵犯；送检淋巴结可见癌转移（肠周 13/32，腹主动脉旁 0/12，第 253 组 0/4），可见被膜外侵犯；（上切缘、下切缘）均未见癌。免疫组化结果：HER2（1+），MLH1（+），PMS2（+），MSH2（+），MSH6（+）。

4. 基因检测

2020 年 12 月 16 日组织标本二代测序基因检测结果：微卫星稳定（MSS）、肿瘤突变负荷（TMB）8.99Muts/Mb，BRAF 基因 V600E 突变，同时可见 APC 基因、TP53 基因、PTEN 基因、SMAD4 基因、SOX9 基因突变。

表 5-25 靶向治疗标志物检测结果

基因变异	变异类型	突变丰度/拷贝数
BRAF	p.V600E 突变	35.2%
PTEN	突变	0.17

5. 治疗方案及疗效评价

（1）肝转移灶局部治疗：2020 年 11 月 2 日于我院行肝部分切除术＋胆囊切除术＋术中射频消融。术后病理：①（肝中叶部分）切除：肝组织内见中分化腺癌，结合病史符合结肠癌转移，大小 2.5cm×2cm×1.8cm；瘤床内淋巴细胞和吞噬细胞浸润，可见大片坏死，符合治疗后改变，反应率 50%；胆囊旁淋巴结未见癌转移（0/1），切缘未见癌；免疫组化结果显示：EGFR（2+），HER2（2+），KI67（+80%），MLH1（+），MSH2（+），MSH6（+），

PMS2（＋），PD-L1（22C3）（CPS=3）。②（肝S4部分）切除：肝组织，未见肿瘤。③（胆囊）切除：胆囊慢性炎，未见癌。

术后1月外院全面复查胸CT（2020年12月29日）：右肺中叶胸膜下结节较前增大，原约23mm×14mm，现约19mm×27mm；右肺门、NO.4R、7淋巴结明显增大，较大约23mm×25mm。病情进展。

（2）三线治疗：2021年1月至2021年3月行三线伊立替康＋西妥昔单抗＋维莫非尼方案治疗6周期，3周期、6周期评效稳定（SD）。

（3）肺转移灶局部治疗：2021年3月18日至2021年3月24日于外院行右肺转移灶SBRT放疗，放疗计划：IGTV为右肺中叶病灶，外扩5mm构成PTV，放疗剂量：IGTV 55Gy/5次/5天，PTV 50Gy/5次/5天。

2021年4月全面复查：胸CT：右肺中叶胸膜下结节缩小，现约16mm×10mm，原约25mm×15mm；右肺门、4R、7组肿大淋巴结较前相仿，现约19mm×16mm，见图5-68。腹盆CT基本同前。疗效获益缩小SD。

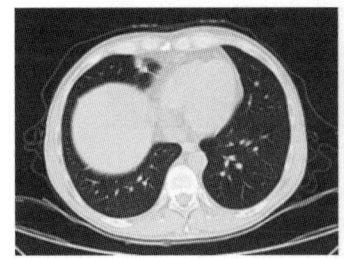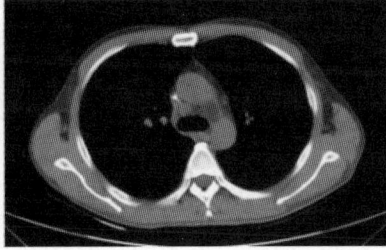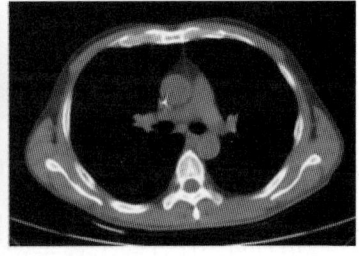

图5-68　2021年4月15日胸CT（三线维持治疗前）

（4）三线维持治疗：2021年-4月12日至2021年5月11日行3周期维莫非尼＋西妥昔单抗方案三线维持治疗。

（5）四线治疗：2021年5月20日复查胸CT示：（对比2021年4月15日胸CT）右肺中叶胸膜下结节略缩小，现约15mm×7mm，左肺下叶外基底段结节略增大，现约4mm×4mm，左肺下叶后基底段新见结节影，约16mm×13mm；右肺门、4R、7组肿大淋巴结较前增大，原约19mm×16mm，现约26mm×18mm（图5-69）。腹盆CT同前。综合评效PD（肺、纵隔淋巴结进展）。

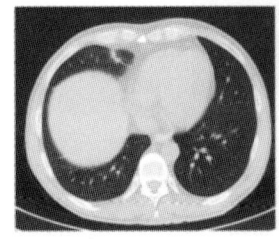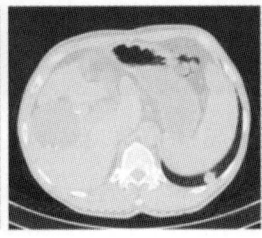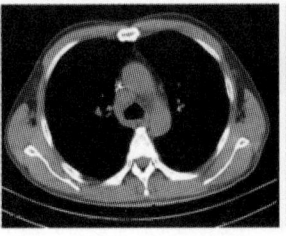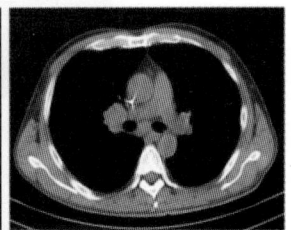

图5-69　2021年5月20日胸CT（四线治疗前）

2021年5月至2021年9月行四线曲氟尿苷替匹嘧啶（TAS-102）治疗4周期，2周期和4周期治疗后评效SD。期间于2021年7月至2021年8月行纵隔淋巴结放疗。IGTV：2R、4R、7区右侧肺门淋巴结，60Gy/15f，PTV：外扩5mm，54Gy/15f。口服TAS-102期间骨髓抑制2-3度，对症治疗后可恢复。

（6）后续治疗：2021年9月患者发现锁骨下侧皮肤红疹。颈部超声（2021年9月27日）示：右锁骨上肿大淋巴结，考虑转移（图5-70），行右锁骨上淋巴结穿刺活检，病理示：（右锁骨上淋巴结）送检组织中可见腺癌浸润伴坏死，结合病史符合肠癌转移。复查血液肿瘤标志物：正常。

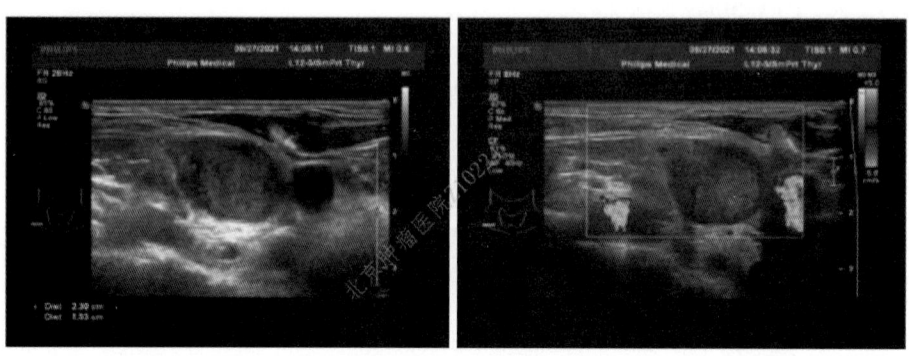

图5-70　2021年9月27日颈部超声（新发锁骨上淋巴结转移）

2021年10月底出现头晕、恶心、呕吐，头MRI（2021年10月29日）：左侧小脑半球占位伴瘤周水肿，约31mm×26mm，考虑转移，脑干受压。右颞叶结节，约8mm×8mm，转移可能大（图5-71）。

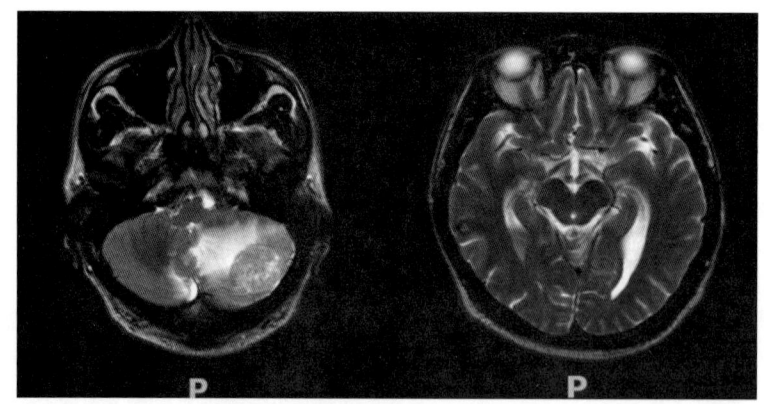

图5-71　2021年10月29日头颅MRI（新发脑转移）

2021年11月4日在外院行脑转移瘤手术，术后病理：（左侧小脑肿物切除）转移性腺癌，肠源性；术后恢复可，2021年12月07日开始行放疗，具体：95%GTV1，小脑术后残留灶,45Gy/10次;95%GTVtb,小脑术后瘤床,30Gy/10次;95%PGTtb,GTVtb外扩3mm,适当修改,30Gy/10次;95%GTV2,右颞叶转移灶,50Gy/10次;95%PGTV2,GTV2外扩3mm,适当修改,45Gy/10次。95%PGTVnd,右锁骨上转移淋巴结,61.6Gy/28次;95%PTVnd,右颈Ⅳ区、部分Ⅴ区,56Gy/28次。2022年1月18日放疗结束。2022年3月28日复查头颈部MRI:颅内转移灶较前坏死、缩小,颈部转移灶显示不清(图5-72)。2022年4月开始口服瑞戈非尼治疗。

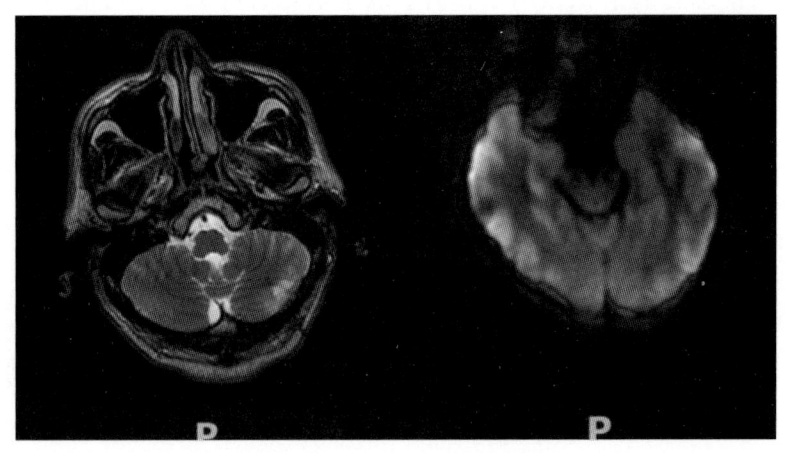

图5-72　2022年3月28日头颈MRI(放疗后)

(7)随访情况:2022年9月随访患者生存,病情进展,停用瑞戈非尼,筛选临床试验中。

6.本案例述评

BRAF基因是丝氨酸/苏氨酸蛋白激酶家族成员之一,也是EGFR-RAS-RAF信号通路中重要的级联效应分子。BRAF基因突变可导致不依赖上游信号的自主活化,继而激活下游信号通路,促进肿瘤细胞的增殖。BRAF基因突变是结直肠癌一种常见的基因突变,占转移性结直肠癌的5%~7%。结直肠癌中BRAF基因最常见的是BRAF V600E突变。BRAF V600E突变结直肠癌恶性程度高,早期容易出现转移,对化疗不敏感,预后不良

BRAF V600E突变转移性结直肠癌目前主要治疗方式包括化疗和靶向治疗。TRIBE研究显示,对于可耐受的患者一线治疗化疗推荐三药联合化疗的FOLFOXIRI(氟尿嘧啶、奥沙利铂、伊立替康)+贝伐珠单抗治疗。相对于传统FOLFOX(氟尿嘧啶、奥沙利铂)或FOLFIRI(氟尿嘧啶、伊立替康)方案,三药联合的FOLFOXIRI+贝伐珠单抗方案可显著延长无进展生存时间及总生存时间,但该方案的3级以上不良反应较高,且中位总生存也仅18个月左右。

近年来,BRAF V600E突变结直肠癌的靶向治疗取得了显著进步。BEACON研究显示:在二三线治疗中,BRAF抑制剂康奈非尼(encorafenib)+西妥昔单抗±MEK抑制剂比美替尼的双靶或三靶治疗可显著延长患者的无进展生存时间和总生存时间。已经被

NCCN 指南、CSCO 治疗推荐用于 BRAF V600E 突变的转移性结直肠癌的二线以上治疗。

本病例中，患者诊断时已经出现肝转移，原发灶切除后一线给予 XELOX（卡培他滨、奥沙利铂）+ 贝伐单抗化疗 12 个月后病情进展，二线给予了雷替曲塞 + 伊立替康 + 贝伐珠单抗化疗，但 3 个月后进展。我们给予伊立替康 + 西妥昔单抗 + 维莫非尼方案三线治疗，并先后给予了肝转移灶切除和肺转移灶立体定向体部放射治疗（Stereotactic Body Radiation Therapy，SBRT）治疗。随后患者又先后出现肺、纵隔、脑病灶进展。但经过系统治疗和局部治疗后目前总生存时间已经超过 40 个月。因此，对于 BRAF V600E 突变的结直肠癌患者，仍应根据患者病情积极给予治疗，以争取最佳疗效，尽可能延长患者的生存。

（史幼梧　贾　军）

（十六）POLE 突变晚期结肠癌患者化疗联合免疫治疗

1. 一般情况介绍

患者，男，58 岁。

2. 病史

（1）现病史：患者于 2021 年 3 月 28 日因"急性阑尾炎"在当地医院行急诊腹腔镜下阑尾切除术，术后病理示：阑尾壁及阑尾周围组织可见腺癌浸润。2021 年 4 月 2 日行右半结肠癌切除术，术后病理示：（回盲部肿物）中分化腺癌，侵犯肠壁深肌层，未见脉管癌栓及神经侵犯，两侧切缘无癌，肠周淋巴结 16 枚均无癌。2021 年 4 月 28 日在当地医院复查 CT 示：右半结肠癌切除术后改变，右侧腹膜及部分脂肪间隙增厚、模糊。2021 年 5 月 1 日在外院行 Capeox 方案化疗第 1 周期，具体方案为：奥沙利铂 200mg d1+ 卡培他滨 1.5g bid，q3w。患者服用卡培他滨 2 天后自行停用卡培他滨治疗。2021 年 5 月 24 日在外院行第 2 周期化疗，具体方案为：奥沙利铂 200mg d1，q3w。此后患者院外自行服用中药，具体不详。2021 年 5 月 28 日至我院门诊复查 CT 示结肠回盲部及直肠呈术后改变，腹膜稍厚，吻合口未见增厚及异常肿块；左前腹壁肿块：转移？2021 年 6 月 1 日行基因检测示 BRAF、KRAS、PIK3CA、POLE 及 PTEN 基因突变，NRAS 野生型。2021 年 6 月 7 日在我院行 PET/CT 示右腹壁术区下方、左腹壁及腹盆腔多发代谢灶，均考虑为转移瘤，病灶与邻近肠管分界不清。2021 年 6 月 23 日在上海思路迪检验所行基因检测提示：BRAF、KRAS、APC、PIK3CA、POLE 基因突变，TMB 63.13Muts/Mb，MSS。

（2）家族史：父亲因食管癌去世。既往史：既往有梅毒感染病史（具体时间不详），已治愈；2013 年行痔疮切除术 + 肛瘘修补术。

（3）入院查体：ECOG PS 1 分，疼痛 NRS 评分 0 分。皮肤巩膜无黄染，浅表淋巴结未触及。腹壁可见一长约 10cm 手术疤痕，愈合可。脐周可触及一大小约 5cm×3cm 包块。心肺查体未见明显异常。

（4）影像学检查

1）2021 年 6 月 22 日增强 CT：左前腹壁及腹盆腔转移瘤（图 5-73）

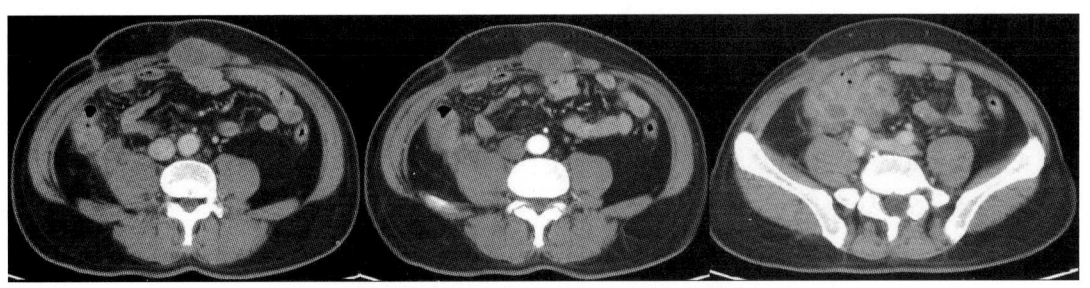

图 5-73　CT 增强：左前腹壁及腹盆腔转移瘤（2021 年 6 月 22 日）

2）2021 年 6 月 7 日 PET/CT：左前腹壁及腹盆腔多发放射性浓聚灶（图 5-74）。

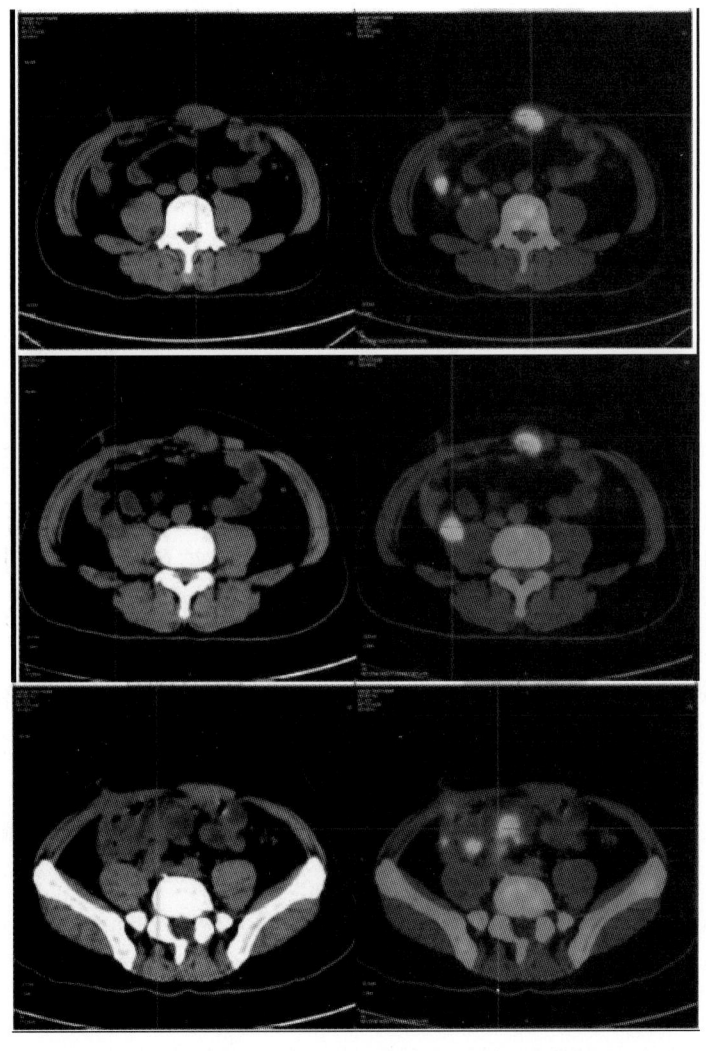

图 5-74　PET/CT：左前腹壁及腹盆腔多发放射性浓聚灶

3. 病理诊断

我院会诊院外病理结果：(回盲部)中分化腺癌，癌组织浸润肌层全层至浆膜内纤维脂肪组织。癌细胞 CKpan(+)，SATB2(-)，S100(示神经侵犯)，CD34(未示癌栓)。

4. 分子检测诊断结果及解读

见表 5-26、表 5-27。

表 5-26　免疫治疗标志物检测结果

检测项目	检测结果
突变负荷	63.13Muts/Mb
微卫星分析	MSS

表 5-27　靶向治疗标志物检测结果

基因变异	突变丰度/拷贝数
POLE	3.13
BRAF	2.14
KRAS	1.57
PIK3CA	3.53
VEGFR2	3.24
APC	3.71

基因检测结果分析

(1) TMB-H：具有较高水平的 TMB 肿瘤细胞更容易被免疫系统识别，因此能对免疫检查点抑制剂有更强的免疫应答。多项临床研究发现，在不同肿瘤类型的患者中，突变负荷和肿瘤特异性抗原与免疫治疗效果之间存在相关性。

(2) POLE 突变：携带 POLE 突变的肿瘤能够从免疫检查检查点抑制剂治疗中获益。

(3) BRAF、KRAS 突变：不能从西妥昔单抗或帕尼单抗的单药或联合化疗药物的治疗中获益。

(4) APC 突变：APC 基因是一个抑癌基因，目前 FAD 尚未批准任何靶向 APC 突变的抗癌药物。

(5) PIK3CA 突变：携带 PIK3CA 基因突变的转移性结直肠癌患者，可能对 EGFR 单克隆抗体耐药。

5. 治疗方案及疗效评价

2021 年 7 月 8 日 -2021 年 9 月 22 日行纳武利尤单抗免疫治疗 6 周期联合 4 周期伊立替康 + 卡培他滨方案。2021 年 9 月 28 日至今继续予纳武利尤单抗 200mg 静滴 d1 q2w 免疫治疗。

（1）腹壁转移瘤见图5-75。

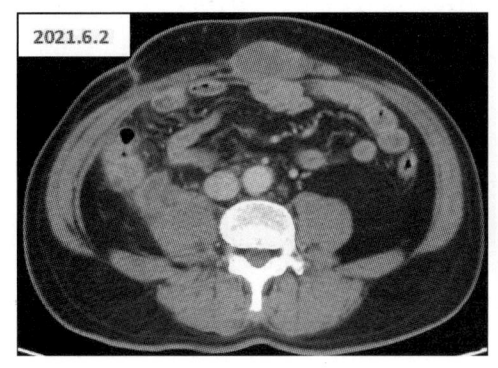

图5-75A　　　　　　　　　　图5-75B

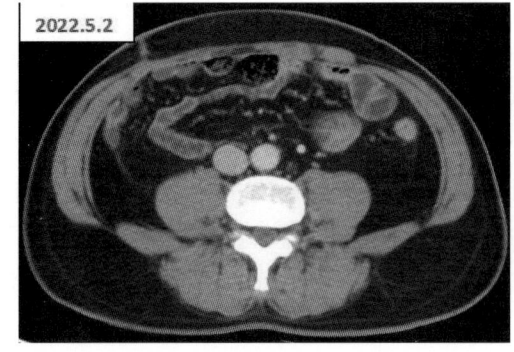

图5-75C　　　　　　　　　　图5-75D

（2）腹腔转移瘤见图5-76。

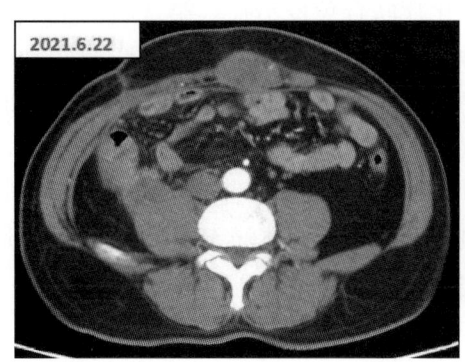

图5-76A　　　　　　　　　　图5-76B

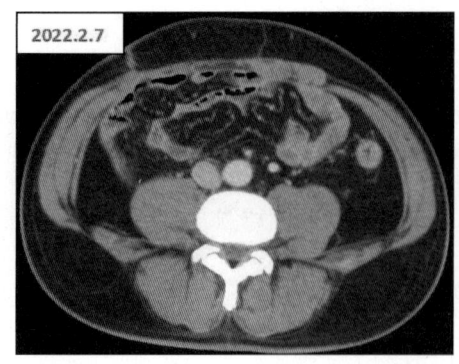
图 5-76C

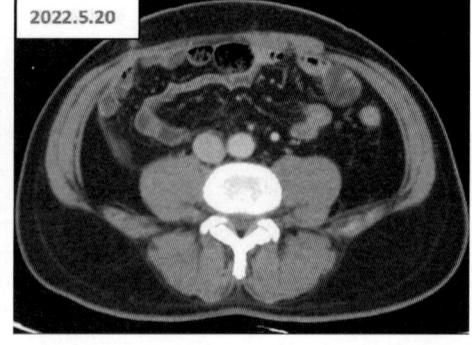
图 5-76D

6.本案例述评

POLE 蛋白具有校正活性的结构域称为核酸外切酶结构域，具有 3 端到 5 端核酸外切酶活性，能够及时识别并切除复制过程中产生的错误碱基。V411L 是 POLE 常见的突变。V411L 变异能够降低 POLE 聚合酶的外切酶活性；携带 V411L 变异的结直肠癌和子宫内膜癌患者具有较高的肿瘤突变负荷（39-431Mut/Mb）。在一项纳入Ⅱ期 CRC 的研究中表明，POLE 基因突变组、MSI-H 组和 MSS 组 5 年无病生存率分别为 100.0%、82.0% 和 63.0%；提示 POLE 突变患者的预后最好，其预后价值高于 MSI。Domingo[3] 等研究发现 POLE 基因突变的患者 DFS 与 OS 均优于 pMMR，甚至 dMMR 患者。还有文献报道了携带致病性 p.Val411Leu POLE 突变的转移性 CRC 患者对抗 PD-1 治疗完全且持续应答的病例。因此，POLE 基因突变可能提示 CRC 患者能从免疫治疗中获益。

该患者为回盲部中分化腺癌并阑尾转移切除术后并腹壁、腹盆腔多发转移（rT4bN0M1b，ⅣB 期，健全型 MMR，BRAF、KRAS、POLE 基因突变，TMB-H）。患者于术后 1 月余、辅助化疗期间出现远处转移，病情进展快。根据肿瘤全套基因检查提示 TMB-H，并且具有免疫治疗正向基因 POLE 基因突变，提示患者能够从免疫检查检查点抑制剂治疗中获益。因此在治疗方案上我们选择化疗联合免疫治疗。第 2 周期化疗后 2021 年 8 月 29 日复查 CT 检查提示左前腹壁及右侧腰大肌旁、右侧髂血管旁、腹主动脉旁转移瘤较前缩小，部分已显示不清，疗效评估 PR。2022 年 2 月 7 日、2022 年 5 月 20 日复查疗效评价为 CR。目前 PFS＞12m，治疗仍持续有效中。

因此，POLE 有望成为最具潜力的免疫治疗预测指标，为患者带来更多获益。临床上应对 POLE 基因的所有核酸外切酶区域进行测序，特别是实体瘤 MSS 的患者可以通过检测 POLE 突变情况来判断是否能受益于免疫治疗。

（李永强　林燕）

(十七)微卫星稳定型结肠癌患者免疫联合靶向的个体化治疗

1. 一般情况介绍

患者,女,37岁。

2. 病史

(1)现病史:患者于2018年11月间断出现下腹部绞痛,肛门排气后疼痛可缓解,当时未行任何诊疗。患者于2019年1月出现便血,大便变细,遂至外院及我院行结肠镜提示乙状结肠癌,病理活检提示:(乙状结肠)中-低分化腺癌,外院PET/CT提示乙状结肠管壁增厚伴葡萄糖代谢增高,符合恶性病变伴周围多发肿大淋巴结转移,2019年2月25日以"结肠癌"收入院。

(2)家族史:无家族遗传性疾病史。

(3)入院查体:腹平坦,无腹壁静脉曲张,腹部柔软,无压痛、反跳痛,腹部无包块。肝脏肋下未触及,脾脏肋下未触及,Murphy氏征阴性,肾区无叩击痛,无移动性浊音。肠鸣音正常。膀胱区无实性包块。肛门生殖器未查。

(4)影像学检查

1)2019年2月外院PET-CT示:①乙状结肠管壁增厚伴葡萄糖代谢增高,符合恶性病变伴周围多发肿大淋巴结转移;②宫腔少量积液,子宫左侧附件结节样稍低密度影伴葡萄糖代谢增高,肝右前叶下段稍低密度灶,多考虑良性病灶(血管瘤?),请结合超声。

2)2019年2月21日我院增强CT示:乙状结肠管壁局部增厚,僵硬,明显强化,管腔无狭窄,周围脂肪间隙欠清晰,可见稍增大淋巴结及粗乱血管影(图5-77)。

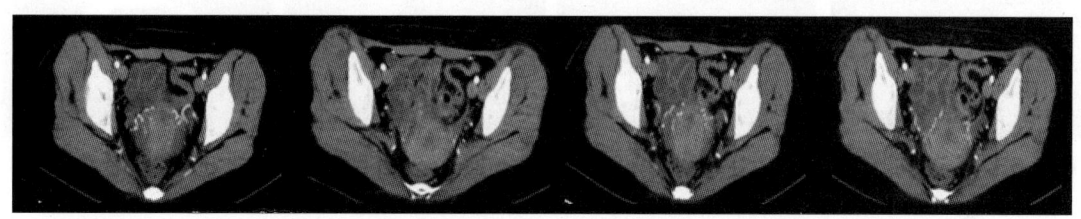

图5-77　2019年2月21日术前增强CT示:乙状结肠管壁局部增厚,僵硬,明显强化

3. 病理诊断

(1)术后病理:(乙状结肠)溃疡型中低分化腺癌,侵及浆膜下层;两侧切缘及另送吻合器切缘未查见癌组织,肠系膜淋巴结(2/24)查见转移癌,周围黏膜未见明显异常。

(2)免疫组化显示:MLH1(+),MSH2(+),MSH6(+),PMS2(+),CDX2(+),PD-L1(SP142)(-),S-100染色提示神经侵犯,CD34,D2-40染色来提示脉管侵犯,Ki-67增殖指数约80%。

4. 分子检测诊断结果及解读

分子病理检测结果:KRAS基因突变,NRAS、BRAF基因为野生型(表5-28)。

表 5-28 分子检测结果

检测项目	检测结果	临床意义
KRAS	突变型	激活 MAPK/ERK 信号通路，促进细胞增殖

分子检测结果分析：

（1）KRAS/NRAS/BRAF 突变的结直肠癌患者用抗 EGFR 抗体类药物治疗有效率偏低。

（2）微卫星稳定型（MSS/MSI-L）：MSS/MSI-L 患者体细胞突变及新抗原产生较少，肿瘤不易被免疫系统识别，提示肿瘤对免疫检查点抑制剂可能不敏感，且实体瘤患者中，与 MSI-H 的相比，帕博利珠单抗（Pembrolizumab）对 MSS/MSI-L 的实体瘤患者的应答率较低。

（3）PD-L1：PD-L1 免疫组化结果为阴性，提示患者免疫检查点抑制剂可能不敏感。

5. 治疗方案调整及疗效评价

（1）手术治疗：2019 年 2 月 25 日在我院行腹腔镜辅助根治性乙状结肠癌切除术，见图 5-78。

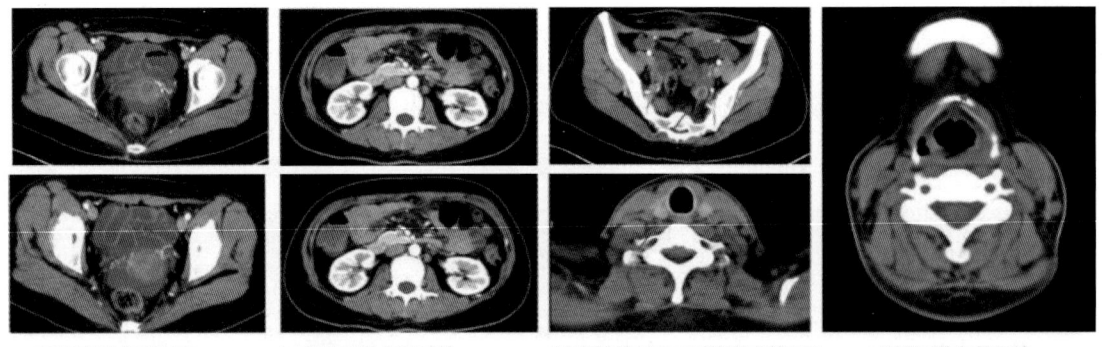

图 5-78　2019 年 3 月 27 日我院 CT 示（术后）：乙状结肠术后改变；中腹部及左侧髂窝见径约 2.1cm、2.4cm 结节，考虑转移瘤；双侧颈部及颌下区多发稍大淋巴结；腹膜后稍增大淋巴结

（2）术后治疗方案

1）一线治疗方案：贝伐珠单抗 +FOLFOX6 方案治疗 8 周期（2019 年 4 月 11 日至 2019 年 8 月 24 日）。

疗效评估：2019 年 9 月 2 日我院 PET-CT 示（图 5-79）：① 腰 2.3 椎体水平腹主动脉周围及盆腔内多个稍大淋巴结较前大小未见明显变化，葡萄糖代谢程度均较前减低，均考虑为转移性病变治疗好转。② 右肺下叶几枚新发高密度结节灶，仅右肺下叶前基底段近膈顶病灶呈葡萄糖代谢异常增高，均考虑为转移性病变，影像学评估 PD。

2）二线治疗方案：贝伐珠单抗 +XELIRI 方案治疗 5 周期（2019 年 9 月 18 日至 2020 年 1 月 13 日）

疗效评估：2020 年 1 月 14 日 复查增强 CT 示（图 5-80）：①乙状结肠术后改变，中腹部及左侧髂窝结节现减小显示不清，术后坏死结节可能；②腹膜后稍增大淋巴结，左肺下叶新增小结节，多系转移，约胸 8、12 椎体稍高密度结节，双侧颈部及颌下稍大淋巴结大致同前，影像学评估提示 PD。

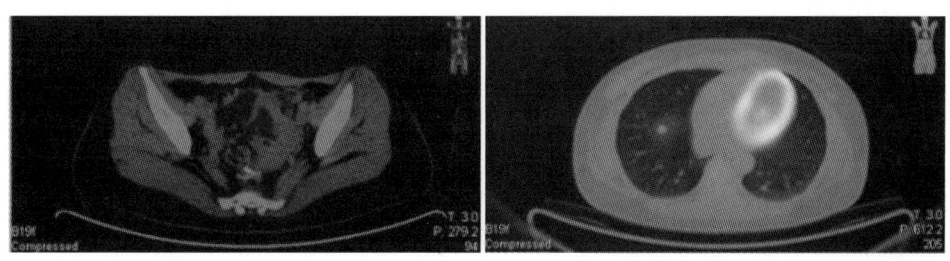

图 5-79　2019 年 9 月 2 日 PET-CT 示：右肺下叶新发高密度结节灶，考虑转移灶

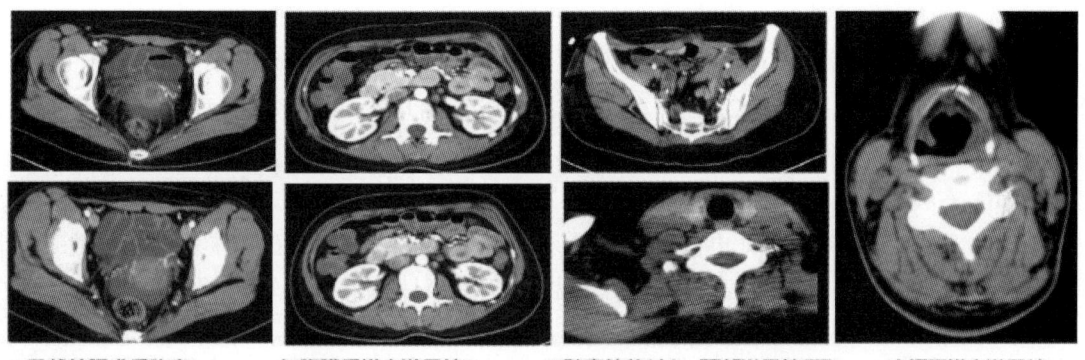

a.乙状结肠术后改变　　b.腹膜后增大淋巴结　　c.髂窝结节(上)；颈部淋巴结(下)　　d.颌下增大淋巴结

图 5-80　2020 年 1 月 14 日增强 CT 示：腹膜后、颈部、颌下增大淋巴结

3）三线治疗方案：替雷利珠单抗 + 安罗替尼方案治疗 6 周期（2020 年 1 月 14 日至 2020 年 8 月 24 日）

疗效评估：2020 年 8 月 25 日我院增强 CT：①乙状结肠癌术后改变；②双肺见多个小结节影，最大者位于右肺下叶，径约 0.9cm，较前缩小，部分消失，左肺下叶结节内小空洞形成，直径约 1.4cm×1.5cm，较前增大；③腹膜后稍大淋巴结同前；④约胸 8、12 椎体高密度结节同前，双侧颈部及颌下稍增大淋巴结同前，影像学评估提示 PR。

4）2020 年 9 月 8 日患者出现糖尿病性酮症酸中毒，遂停用替雷丽珠单抗，给予安罗替尼单药维持治疗至 2021 年 7 月。

疗效评估：2021 年 7 月 9 日我院 CT：系"结肠 Ca 伴肺转移"，①乙状结肠术后改变，吻合口壁无显著增厚，对比前片，基本同前，宫颈多发囊肿。②肝右叶血管瘤，腹膜后稍大淋巴结，右肾囊肿，同前（2021 年 4 月 13 日）。③左肺下叶结节较前稍增大，右肺底小结节同前（2021 年 4 月 13 日），胸 8、12 锥体稍高密度结节同前。④颅脑 CT 扫描未见明确病变。⑤双侧颈部及颌下稍大淋巴结大致同前（2021 年 4 月 13 日），影像学评估提示

PD。

5）2021年8月对于肺部转移病灶给予放疗10次。

疗效评估：2021年9月28日我院CT：系"结肠Ca伴肺转移"，对比前片2021年7月9日：①左肺下叶小结节较前稍减小、密度减低，右肺底小结节同前，胸8、12椎体稍高密度结节同前。②肝右前叶血管瘤同前，影像学评估提示PR。

6）2021年12月患者出现咳嗽，考虑放疗性肺炎，停用安罗替尼，予以莫西沙星治疗，效果欠佳，予以醋酸泼尼松片治疗40天左右，因血糖控制不好，左脚肿胀遂停药，停药后再无咳嗽。2022年5月发现脑转移头颅MR提示：①右枕叶占位，结合病史，考虑转移瘤可能。②颅脑MRA未见明显异常。

7）手术治疗：2022年5月9日我院神经外科行神经导航下颅内占位病变切除术＋颅骨钻孔探查术＋颅内神经血管减压术＋颅内占位减压术。术后病理：（右枕叶）形态提示为转移性中分化腺癌，结合免疫组化结果及病史符合结肠来源。免疫组化结果：CK7（−），CK20（局部＋），CDX2（＋），SATB2（＋），TTF-1（−），Ki-67（＋约85%）。基因检测结果提示：TMB检测到10.3个突变/Mb，KRAS变异三度36.7%和17.84%。

8）四线治疗方案：替雷利珠＋仑伐替尼＋XELOX方案治疗2周期（2022年6月28日至2022年7月28日），2022年9月6日左右患者出现头痛，行头颅CT：颅脑术后改变同前，术区积气基本吸收；新增右顶枕叶多发占位，考虑转移瘤，建议MRI进一步检查。头颅MR：右枕叶占位术后改变，较前新增右枕叶多发占位，考虑肿瘤复发，请结合临床（图5-81）。2022年9月6日再次给予替雷利珠＋仑伐替尼＋XELOX方案（奥沙利铂＋卡培他滨）治疗1周期，2022年9月13日至2022年10月5日颅内转移灶放疗48Gy/16F。

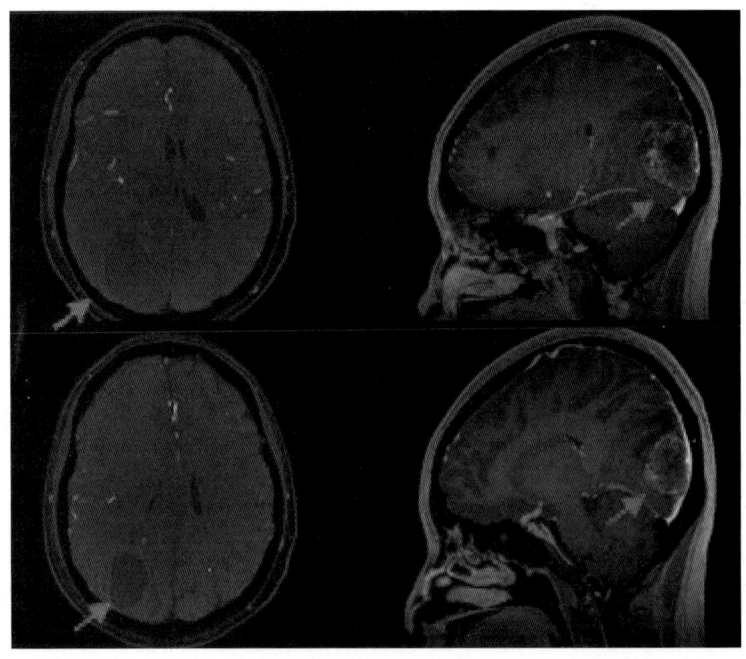

图5-81 头颅MR：右枕叶新增多发占位，考虑肿瘤复发

6. 本案例述评

本文讨论病例为一位初始手术后短时间出现转移的结肠癌患者，肿瘤恶性程度高，分期晚，术后基因检测结果提示 KRAS 基因突变，NRAS、BRAF 基因为野生型，免疫组化提示 PD-L1 阴性、MSS 型。根据 2019 版 CSCO 指南，优先推荐贝伐珠单抗 +FOLFOX6（5-氟尿嘧啶 + 亚叶酸钙 + 奥沙利铂）的标准靶向联合化疗治疗方案行术后辅助治疗，但治疗效果不佳，随后更换使用 XELIRI 方案（卡培他滨联合伊立替康）+ 贝伐珠单抗二线治疗，病情进展。

为提高治疗有效率，延长患者生存，遂制定个体化治疗方案。一项纳入 RAS 基因突变、MSS 型 mCRC 的 BBCAPX Ⅱ期研究结果显示，信迪利单抗联合 CapeOX 和贝伐单抗治疗 RAS 基因突变、MSS 型 mCRC 表现出了良好的临床获益，25 例单臂研究显示 84% 的 ORR 和 100% 的 DCR。因此即使该患者为 MSS 型、PD-L1 表达阴性 mCRC，仍尝试性使用免疫联合靶向治疗，病情得到了控制并长期稳定 16 个月。但治疗期间患者出现糖尿病性酮症酸中毒，考虑免疫治疗相关不良反应，遂停用替雷丽珠单抗。该患者总生存期已达 46 个月，超过目前报道晚期结肠癌 OS。

对于晚期肿瘤患者后线治疗可积极进行 MDT 讨论并参考相关临床试验数据，结合其病情制定个体化治疗方案，以达到最大生存获益；免疫治疗过程中应密切检测患者各项指标确保用药安全性，本例患者出现糖尿病酮症酸中毒，属于少见不良反应，在后期临床工作中应注意。

（潘　妍　卢瑗瑗）

（十八）一例 Lynch 综合征精准免疫治疗

1. 一般情况介绍

患者，女，83 岁。

2. 病史

（1）现病史：患者于 1997 年 1 月因腹部隐痛伴脓血便就诊我院，查肠镜、钡灌肠诊断升结肠癌（肝曲），遂行右半结肠切除术，手术病理：（升结肠）胶样腺癌，两切端及送检淋巴结未见癌转移。2001 年 10 月因子宫内膜癌于当地医院行子宫切除术。2016 年 10 月因腹胀就诊我院，肠镜示横结肠癌，遂行结肠癌根治术，手术病理：（横结肠）溃疡浸润性黏液腺癌。术后并发切口脂肪液化和肠瘘。2020 年 5 月出现全身乏力伴便血，9 月查肠镜：降乙结肠交界处占位，病理：（降乙交界）溃疡浸润性腺癌。2020 年 9 月 13 日因"结肠癌"收住我院。

（2）家族史：姐弟四人，其大姐 19 岁因肠梗阻病逝，三妹 48 岁因肠癌逝世。育有三子一女，三子均有结肠癌手术切除史。

（3）入院查体：EOCG PS 评分：1 分。轻度贫血貌。全身体表未扪及肿大淋巴结。左侧腹稍饱满，全腹可见 3 条较长手术疤痕，愈合好。腹部柔软，无压痛、反跳痛，腹部无包块。肝脾肋下未触及，Murphy 氏征阴性，肾区无叩击痛，无移动性浊音。肠鸣音正常。双下肢无水肿。

（4）影像学检查：2020 年 9 月 11 日我院肠镜示：进镜至降乙结肠交界处 30cm，该段肠腔明显狭窄。肠壁呈溃疡浸润性病变，局部可见隆起性病变，占径 4/5 周；活检病理：（降乙交界）溃疡浸润性腺癌，见图 5-82。

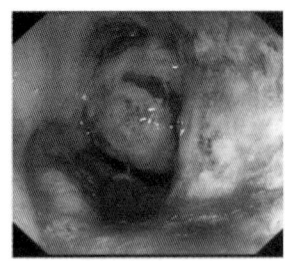
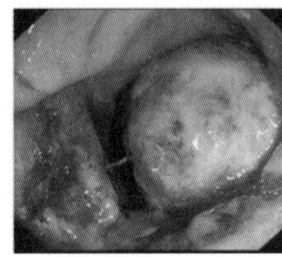
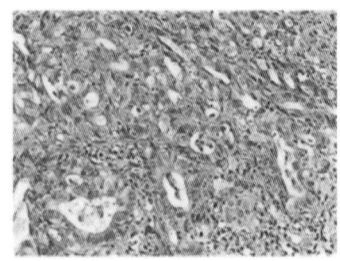

图 5-82　2020 年 9 月 11 日，肠镜及病理图像

2020 年 9 月 12 日我院全腹 CT 平扫及增强示：结肠癌术后改变。左下结肠占位，侵犯浆膜层，见图 5-83。

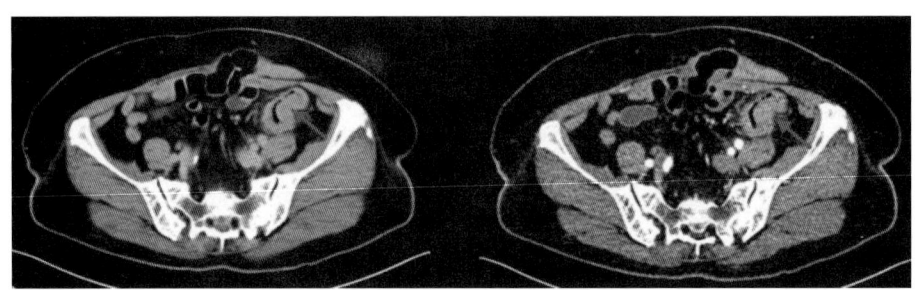

图 5-83　2020 年 9 月 12 日，全腹 CT 平扫及增强显示降乙交界肿瘤图像

3. 病理诊断

（1）1997 年 1 月第一次手术（右半结肠切除术）病理：（升结肠）胶样腺癌，两切端及送检淋巴结未见癌转移。

（2）2016 年 11 月第二次手术（结肠癌切除术）病理：（横结肠）溃疡浸润性黏液腺癌，肿块约 10cm×7cm×3cm，浸润肠壁全层，达浆膜外纤维脂肪组织。两切缘和吻合圈组织未见癌。另送淋巴结未见癌转移（0/1）。

（3）2020 年 9 月肠镜活检病理：（降乙交界）溃疡浸润性腺癌。

4. 分子检测诊断结果及解读

（1）2020 年 9 月肠镜活检标本分子病理检测：微卫星不稳定（MSI-H）型。

（2）2020 年 10 月肿瘤遗传易感基因筛查：MLH1 杂合突变，见表 5-29。

表 5-29　肿瘤遗传易感基因检测位点结果

检测基因	rs 号	突变类型	肿瘤
MLH1	rs63751247	杂合突变	结直肠癌

5. 基因检测结果分析

（1）MSI（microsatellite instability）是指微卫星不稳定，也就是指与正常组织相比，在肿瘤中某一微卫星序列由于重复单位的插入或缺失而造成的任何长度上的变化。MSI 分为高度（High）不稳定（MSI-H）、低度不稳定（Low）（MSI-L）和稳定（Stable）（MS-S）。简单说，MSI 的发生原理就像抄代码一样，在抄的过程中抄错了就是 MSI，错误少的是 MSI-L，错误多的就是 MSI-H。MSI 状态对于筛查肿瘤遗传风险、多种肿瘤的诊断、预后判断及治疗选择具有重要意义。MSI 可以预测免疫治疗的疗效，MSH-H 肿瘤突变多，具有广泛的免疫源性，因而对 PD-1/PD-L1 抑制剂反应良好。2017 年 PD-1 单抗（K 药，帕博利珠）被批准用于治疗 MSI-H 的实体瘤患者。

（2）MLH1 基因位于 3 号染色体上，是一种 DNA 错配修复基因，其多态性能改变 DNA 修复功能和效率、影响肿瘤易感性。如果 MLH1 基因缺陷，不能及时有效修复受损 DNA，将导致基因突变和细胞癌变累积，从而增加个体患肿瘤的危险性。该样本中，MLH1 基因第 16 号外显子第 1852-1854 位碱基缺失，导致非移码缺失，可能导致蛋白无法表达（PVS1），且在 ESP 数据库、千人数据库、EXAC 数据库中均无记录（PM2），Clinvar 数据库判定该位点为致病性突变，多例林奇综合征、结直肠癌、遗传性非息肉病性结肠癌等中检测到该突变（PP5）。根据 ACMG 指南，证据 PVS1+PM2+PP5，判定该突变为致病性突变。

6. 治疗方案调整及疗效评价

（1）治疗方案：1997 年 1 月及 2016 年 11 月先后 2 次在我院行两次结肠肿瘤切除术。2020 年 9 月再次出现降乙交界处肿瘤。患者曾行三次腹部手术，2016 年第二次横结肠癌切除术后并发脂肪液化和肠瘘，患者拒绝再次手术。

（2）调整方案：帕博利珠单抗 200mg 静滴 1/3 周方案治疗 18 周期（2020 年 9 月至 2021 年 10 月），后因并发免疫相关性皮炎、免疫相关性甲状腺功能减退后停用。

（3）疗效评价：2 周期后于 2020 年 10 月 27 日复查全腹 CT 平扫及增强示：左下腹病灶明显缩小，见图 5-84。

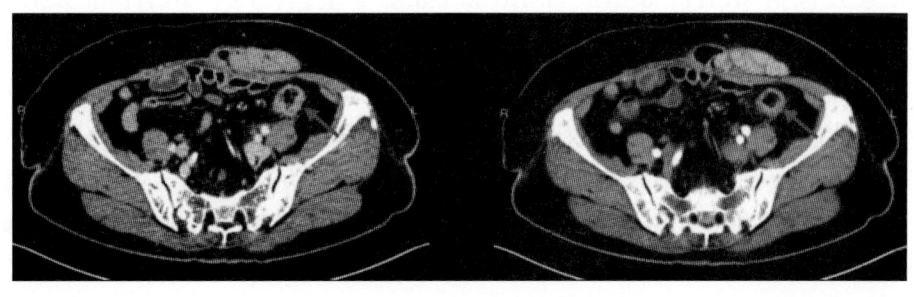

图 5-84　2020 年 10 月 27 日，全腹 CT 平扫及增强显示降乙交界肿瘤较前缩小图像

（4）4周期后于2020年12月8日复查肠镜示降乙结肠处肿瘤已基本消退，仅见少许黏膜糜烂；活检病理：（降乙交界）黏膜慢急性炎，达病理完全缓解。见图5-85。

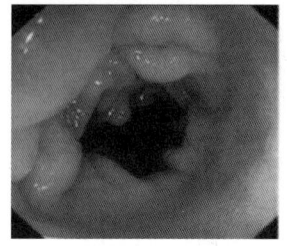
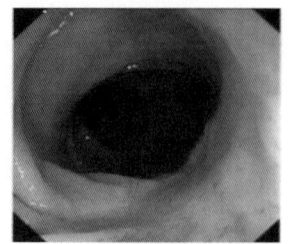
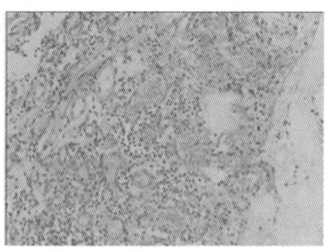

图5-85　2020年12月8日，肠镜示肠道肿瘤已消失、病理未见肿瘤细胞图像

（5）患者现一般情况好，EOCG PS评分：0分，规律复查，未见肿瘤复发进展。见图5-86。

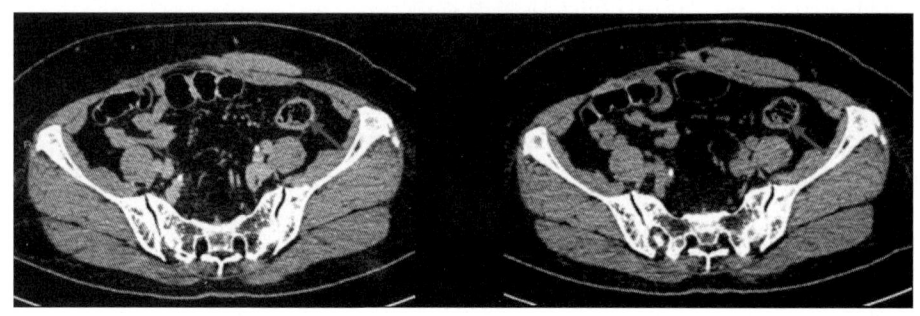

图5-86　2022年2月28日，全腹CT平扫及增强显示降乙交界肿瘤基本消退图像

7. 本案例述评

Lynch综合征是一种常染色体显性遗传肿瘤综合征，由错配修复基因（MMR）种系突变引起，可引起结直肠及其他部位（包括子宫内膜、卵巢、胃、小肠、肝胆、上尿道、脑和皮肤等）患肿瘤，其风险高于正常人群。Lynch综合征约占所有结直肠癌患者的2%~4%，是最常见的遗传性结直肠癌综合征。尽早确诊Lynch综合征可以显著降低结直肠癌的发病率和死亡率。Lynch综合征的诊断主要依据家族病史、肿瘤检测和基因诊断等。早期通过以家族史为基础的各种临床遗传标准，如阿姆斯特丹标准Ⅰ、Ⅱ，后期则以分子指标检测为主。目前，检测发现MMR基因胚系突变是诊断Lynch综合征的金标准

MMR家族包括MLH1、MSH2、MSH6和PMS2等蛋白，其中MLH1和MSH2是最主要的相关基因，其胚系突变占所有Lynch综合征基因突变的80%。由于MMR基因功能性失活，Lynch综合征患者往往表现出微卫星高度不稳定（MSI-H）和错配修复功能缺失（dMMR）。因此MSI检测（PCR+毛细管电泳法）和MMR蛋白IHC检测均可作为初筛手段，但前者在Lynch综合征筛查中具有更高灵敏度。MSI检测结果若为MSI-H，可直接使用MMR胚系突变检测确诊Lynch综合征。该例老年女性患者，罹患子宫内膜癌和多处结肠癌，且家族2代内有多例结肠癌病患，MSI检测为MSI-H，后行MMR胚系突变检测为

MLH1杂合突变,确诊为Lynch综合征。

Lynch综合征并发结直肠癌患者治疗手段多样。多数研究并未显示全结肠切除的生存获益。美国国家综合癌症网络(NCCN)指南自2018年起将首选全结肠切除的推荐改为:根据临床情况考虑节段或扩大结肠切除术。MSI-H患者不仅对氟尿嘧啶不敏感,而且对结直肠癌最经典的奥沙利铂联合氟尿嘧啶类方案的有效率也较低。FOxTROT研究发现,MSI-H患者对奥沙利铂和氟尿嘧啶经典方案的新辅助化疗方案反应不良,MSI-H患者肿瘤无退缩比例高达73.6%,而MSS患者只有26.6%。dMMR或MSI-H结直肠癌患者是PD-1单抗治疗的优势人群。KEYNOTE-177研究结果和既往MSI-H结直肠癌免疫治疗的结果提示,免疫治疗不仅能够显著改善患者的预后,而且能够治愈部分患者。EYNOTE-177研究显示一线帕博利珠单抗相较于标准化疗显著延长MSI-H或dMMR的转移性结直肠癌(metastatic colorectal cancer,mCRC)患者的无进展生存期(progression-free survival,PFS)。帕博利珠单抗组患者的总缓解率为45.1%,化疗组为33.1%,帕博利珠单抗组2年持续缓解率高达83%,而化疗组仅为35%。安全性方面,帕博利珠单抗组治疗相关的不良事件发生率(79.7%比98.6%)、≥3级的治疗相关不良事件发生率(21.6%比66.4%)均明显低于化疗组。

2021年CSCO结直肠癌诊疗指南把MSI-H的患者单独列出,无论是一线、二线还是三线均推荐PD-1抑制剂免疫治疗。患者本人不愿意接受手术治疗,化疗效果有限,便给予帕博利珠单抗免疫治疗,2周期后肠道病灶缩小,4周期后达病理完全缓解(pathological complete response,pCR),维持治疗18周期后停药。多次复查未见肿瘤复发进展,目前总生存期已28月。治疗期间并发免疫相关性甲状腺功能减退及免疫相关性皮炎,停药后消失。

总之,PD-1抑制剂治疗MSH-H的结直肠癌患者安全有效,是一种重要的治疗手段。尽早使用PD-1单抗的重要性不仅在于可能提高治愈的人群比例,而且在于能够使部分患者避免接受化疗、手术,改善生活质量,降低医疗资源的耗费。尽管免疫治疗疗效惊人,但这类患者本身手术即可取得非常好的疗效,但免疫治疗疗效能维持多久,值得临床关注。

(王 娟 潘 鑫 徐冬云)

(十九)微卫星不稳定的晚期结肠癌肝转移患者经化疗联合免疫治疗后精准转化切除

1.一般情况介绍 患者,男,33岁。

2.病史

(1)现病史:患者于2020年12月因"左上腹痛1周"就诊于当地医院,行B超检查发现肝脏多发占位。进一步腹部增强CT提示肝内多发占位,考虑转移瘤;肠镜检查发现距离肛缘约60cm结肠脾曲可见溃疡增生病灶,考虑恶性肿瘤。取活检后病理考虑为"中低分化腺癌"。血液肿瘤标志物示：CEA 752 μg/L；CA-199 >1000 U/ml。

（2）家族史：既往结肠多发息肉病史以及家族中多位直系亲属恶性结肠肿瘤病史。

（3）入院查体：生命体征平稳，心律齐。双肺呼吸音清，未闻及干湿啰音。腹平软，未触及肿物，无胃肠型及蠕动波，全腹无压痛及反跳痛，肝脾未触及肿大，移动性浊音（−），肠鸣音正常。

（4）影像学检查

1）肝脏增强CT显示：肝内多发片状低密度灶，较大位于左肝，直径约为13.2cm×9.6cm，考虑肝转移瘤（图5-87）。

2）肠镜检查显示：距离肛门约60cm结肠脾曲可见溃疡增生病灶，表面覆污苔，质脆，触之易出血；占肠腔1/2周，肠腔无狭窄，镜身可通过；另见结肠多发带蒂息肉（图5-88）。

3.病理诊断

（1）2020年12月28日肠镜下活检取肿瘤组织行病理检查，结果：中低分化腺癌。

（2）2021年6月9日转化治疗后手术（肝多发肿瘤切除+淋巴结清扫术）标本病理结果：肝脏肿瘤呈大片凝固状坏死，肝门部淋巴结未见癌转移。

4.分子检测诊断结果及解读

（1）KRAS基因突变型（Exon2），BRAF野生型，提示可能对靶向药物敏感（表5-30）。

（2）微卫星不稳定（MSI-H），肿瘤突变负荷（TMB）高，提示可能从免疫治疗（PD-1/L1抑制剂）中获益（表5-31）。

（3）化疗药物对铂类和氟尿嘧啶类反应性为：敏感。提示传统的铂类联合氟尿嘧啶类的化疗方案可能对患者有效。

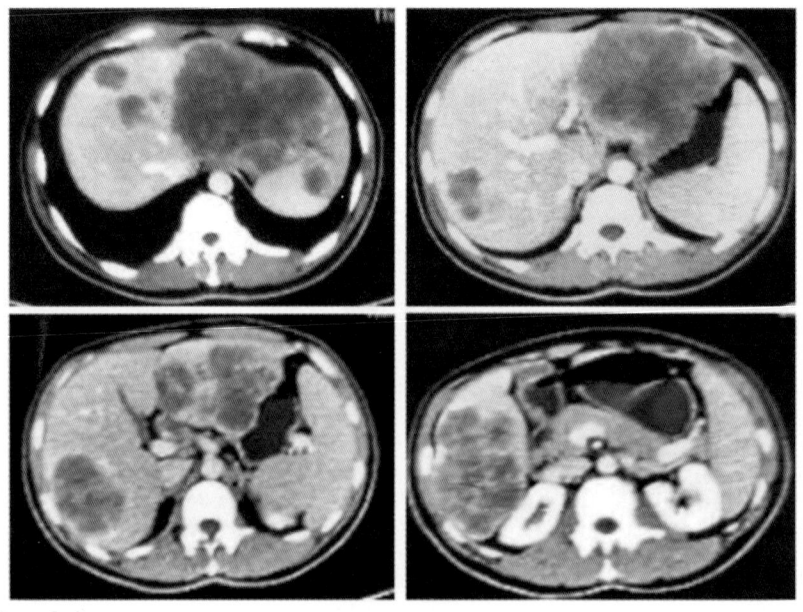

图5-87　患者治疗前上腹部增强CT图像

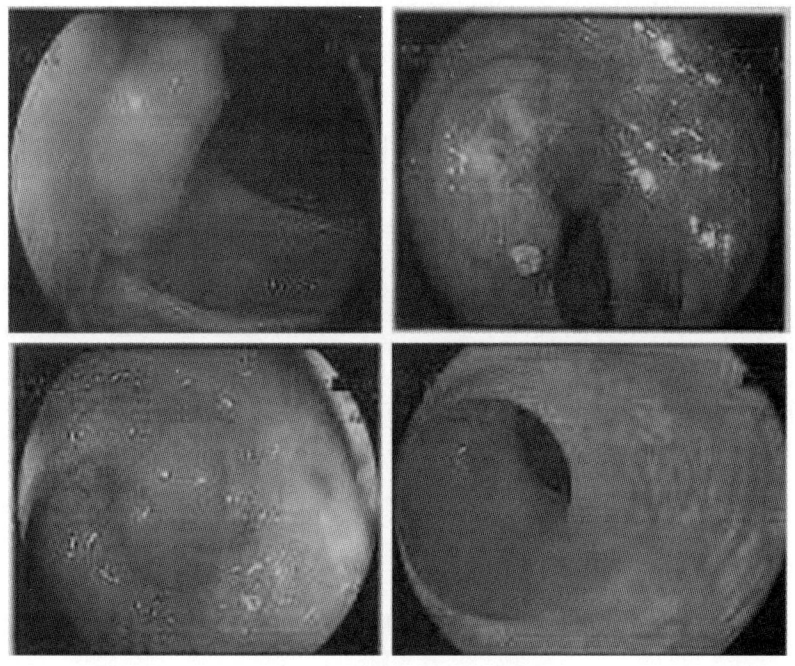

图 5-88 患者治疗前肠镜图像

表 5-30 靶向治疗标志物检测结果

基因变异	变异类型	突变丰度
KRAS Exon2	点突变	33.57%

表 5-31 免疫治疗标志物检测结果

检测项目	检测结果	突变拷贝数
TMB	阳性	18.6 mutations/Mb（参考值 4.5）
MSI	微卫星不稳定	/

5. 治疗方案调整及疗效评价

（1）前期治疗方案：经 MDT 多学科讨论，考虑患者初始状态不可切除，肿瘤晚期，预后较差，但患者比较年轻且家属治疗意愿强烈，遂制定高强度的积极转化治疗方案。结合我国晚期不可切除结直肠癌的诊疗指南以及基因检测结果，另参考目前关于靶向免疫治疗的循证医学证据，给予 mFOLFOX6 化疗方案联合贝伐珠单抗（2 周 / 次）和替雷利珠单抗（3 周 / 次）静脉滴注。

（2）治疗效果阶段评估：患者经过 8 次化疗方案和 6 次免疫治疗后于 2021 年 6 月复查并评估治疗效果，腹部增强 CT 检查发现肝脏转移肿瘤数目明显减少，最大肿瘤直径由

13.3cm 缩小至 6.1cm，体积缩小约 62.5%（图 5-89）；复查肠镜提示：原肿瘤位置可见黏膜瘢痕样变，约占肠腔 1/3 周，中间略凹陷，周围黏膜充血水肿；考虑结肠癌化疗综合治疗后（图 5-90）；进一步行全身 PET-CT 检查示：肝脏多发肿瘤负荷较前减轻，结肠未见局部软组织增厚，FDG 摄取未见异常（图 5-91）。复查血液肿瘤标志物均降至正常。

（3）转化治疗过程：经多学科 MDT 评估讨论后完善术前准备，于 2021 年 6 月 9 日在全麻下行左外叶切除 +S6 段切除 + 肝门部淋巴结清扫术。术中见肝脏肿瘤主要位于左外叶和右后叶 S6 段且退缩明显；其余肝内未触及明显质硬肿块；另未触及明确肠道肿瘤和肿大淋巴结（图 5-92）。术后病理提示多处取材未见活性组织，考虑肝转移瘤综合治疗后坏死性肿瘤。术后自 2021 年 7 月起继续行 6 周期的静脉化疗（原 mFOLFOX6 方案）联合靶向、免疫治疗（贝伐珠单抗 + 替雷利珠单抗）。

（4）疗效评价：目前规律随访，未见明显肿瘤复发表现，现已无瘤存活 22 个月。

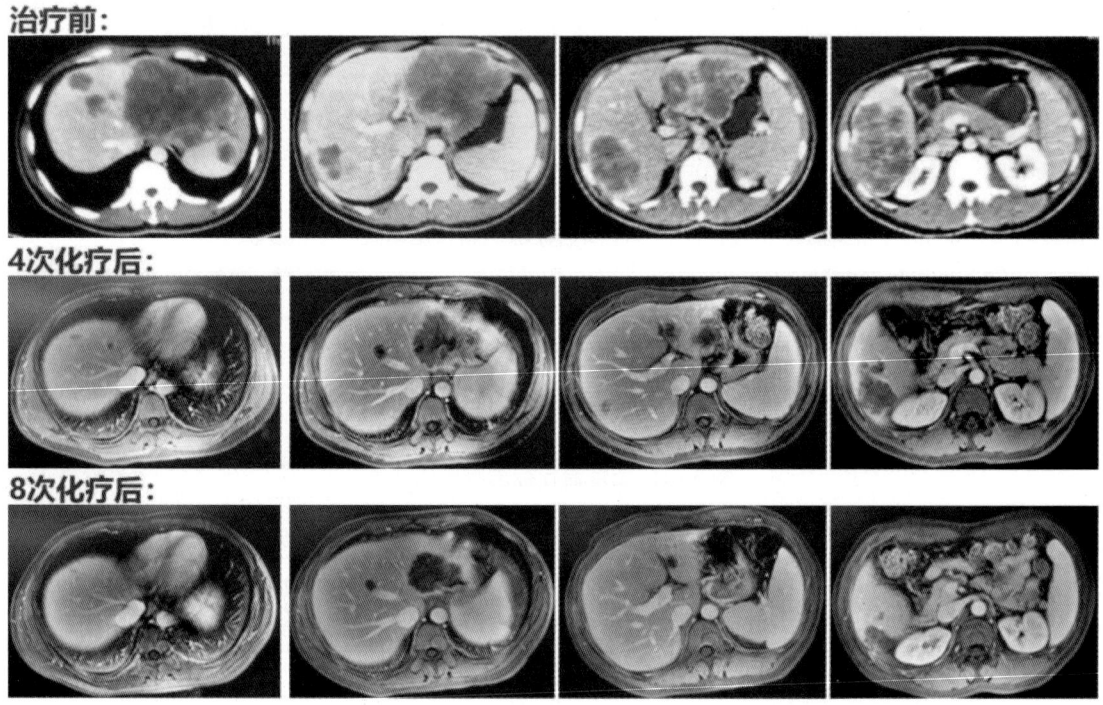

图 5-89　腹部增强 CT 评估治疗效果图像

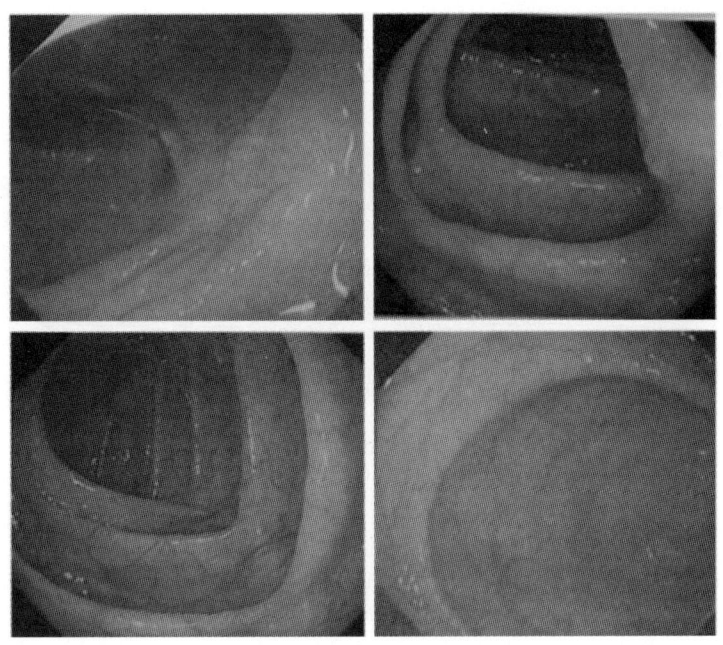

图 5-90　患者治疗后肠镜图像

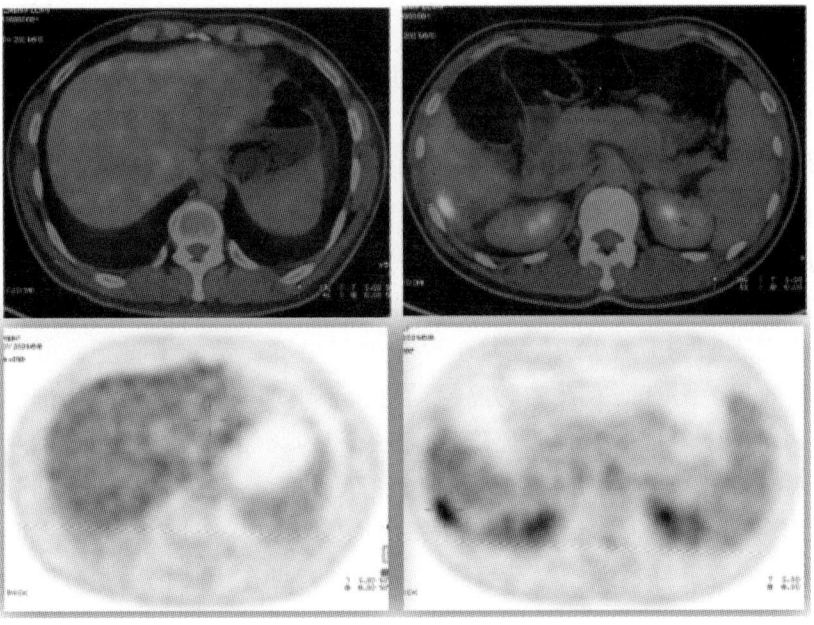

图 5-91　患者治疗后 PET-CT 图像

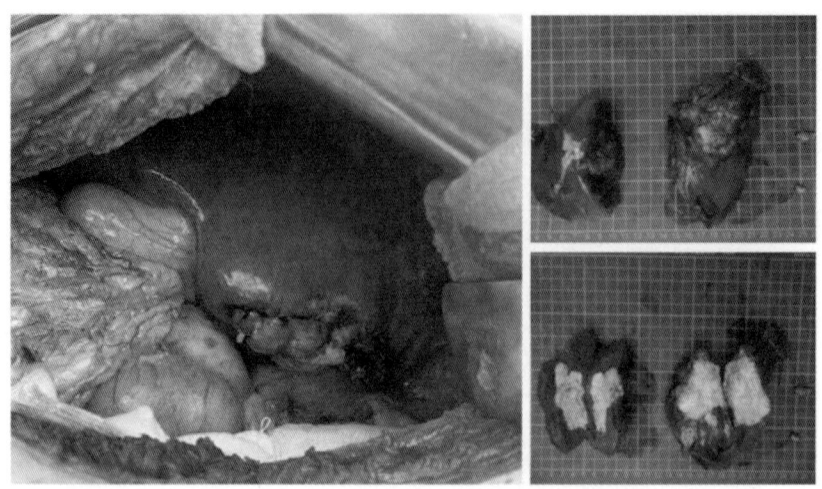

图 5-92 患者手术情况和术后标本情况

6. 本案例述评

结肠癌是常见的消化道恶性肿瘤之一，而肝转移是结肠癌最主要的远处转移方式，有研究报道超过 50% 的结直肠癌患者合并肝脏的远处转移。肝转移不仅增加了治疗难度和风险，还极大地影响了患者的生存质量和预后。因此，探索结肠癌肝转移的发病机制、预防和治疗策略具有重要的临床意义。同时，结肠癌肝转移发生的时间、转移灶大小、数目也往往决定了后续治疗方案的选择。而基于精确医学做出个体化、有效的治疗策略决策尤为重要。

本例患者为年轻男性，既往有肠癌家族史属于高危人群。初始发现晚期结肠癌伴多发肝内转移，病情晚期，无法行根治性手术，整体预后不佳。但即便如此仍然未轻易放弃，在充分评估患者基本情况以及治疗意愿等前提下，同时也在精准医学理念的指导下，我们结合基因检测和诊疗指南制定较为积极的以静脉化疗为基础、联合靶向和免疫的综合个体化精准诊疗方案，旨在最大程度、最快速度地控制肿瘤发展，改善患者的生活质量和状态。事实上，以免疫检查点抑制剂为代表的免疫治疗在结直肠癌中展现了良好的治疗潜力。有研究表明，PD-1/L1 单抗对于存在微卫星不稳定的结直肠癌肝转移患者具有较好的抗肿瘤效果。另有研究在结肠癌的动物模型中证实，联合多激酶抑制剂瑞戈非尼能显著增强 PD-1/L1 单抗的抗肿瘤免疫效应，有望为肠癌肝转移的免疫治疗提供新的组合策略。令人鼓舞的是，在经过一系列综合治疗后快速达到了肿瘤退缩和肿瘤负荷降低的目标，并在多学科评估下达到行转化切除手术的标准。遂进一步对患者肝内病灶行根治性切除，术后恢复良好且无瘤存活至今。本案例特点在于转化手术方案的制定与以往不同，即患者经转化治疗后结肠原发病灶已基本消失，因此并未继续行结肠癌根治术，而事实证明患者结肠病灶目前基本坏死，随访至今未见任何异常。本案例体现了在规范的基础治疗之上进一步地创新改进，尤其首先通过基因检测为后续治疗提供了准确靶点并制定了多路径协同的组合诊疗策略，从而获得转化手术切除的机会。同时可见上述联合方案安全有效、效果确切,值得今后在肠癌肝转移患者人群中进行更多有益尝试。另对于本例患者而言后续仍需密切监测随访,预防肿瘤复发。

(王明达　杨　田)

(二十)初始不可切除 RAS WT mCRC 病例精准诊治

1. 一般情况介绍

患者,男,43岁。

2. 病史

(1)现病史:2017年10月起反复出现大便带鲜血,无大便变形、排便困难、次数增多,无恶心、呕吐、腹痛、腹胀。就诊外院查肠镜(2018年10月18日):距肛门口20-23cm见环状占位,内镜勉强通过。肠镜病理:(乙状结肠癌)中分化管状腺癌。分子分型:pMMR,K-RAS、N-RAS、BRAF 均为野生型。为进一步诊治以"乙状结肠癌并同时性肝转移"收入我科治疗。

(2)既往史:体健。

(3)家族史:外公患"食管癌",母亲患"结肠癌"。

(4)入院查体:心、肺、腹查体未及明显异常体征。肛门指检:未扪及明显异常肿物,无指套染血。ECOG 评分:1分,NRS2002 评分:1分,无营养风险。体表面积:1.75m^2。

(5)影像学检查(图5-93):2018年10月25日胸腹 CT 平扫+增强:乙状结肠管腔狭窄,肝脏多发占位。

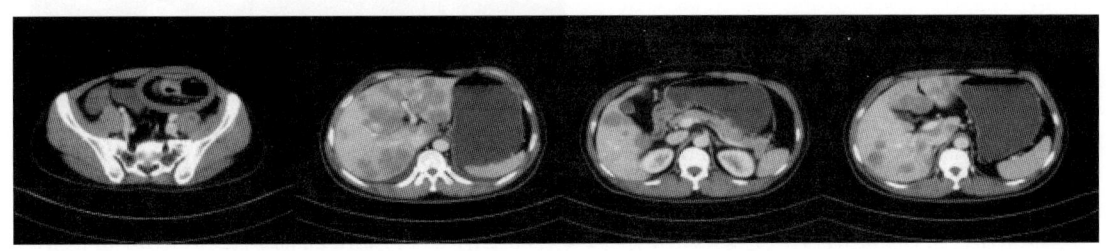

图 5-93　CT 平扫:乙状结肠及肝脏多发占位

3. 病理诊断

(乙状结肠癌)中分化管状腺癌。

4. 分子检测诊断结果及解读(表5-32)

分子分型:pMMR,K-RAS、N-RAS、BRAF 野生型。基因检测结果分析:患者适合抗 EGFR 靶向治疗联合化疗。

表 5-32 靶向治疗基因检测结果

基因突变	变异类型	突变丰度/拷贝数
KRAS	野生型	
NRAS	野生型	
BRAF	野生型	

5. 治疗方案调整及疗效评价

（1）一线治疗：一线姑息治疗：2018年10月14日至2019年4月给予C-225+FOLFIRI，共12周期。不良反应：白细胞降低，恶心，皮疹，均为1级，可耐受。每4周期复查评效。4周期、8周期、12周期均维持PR。评估肝转移灶仍无法R0切除，原发灶无症状，暂不考虑局部治疗。于2019年4月开始希罗达单药维持，见图5-94。

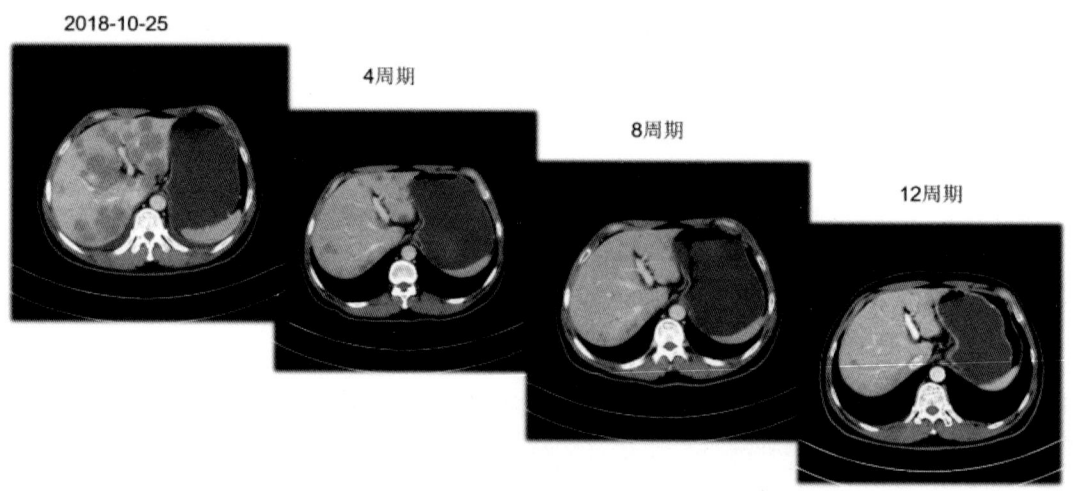

图 5-94　一线治疗后疗效评价

（2）第一次局部治疗：于2019年8月21日全麻下行腹腔镜辅助乙状结肠癌根治术+肝脏转移瘤射频消融术。2019年8月30日病理报告：（化疗后，乙状结肠切除标本）结肠中分化腺癌，浅表溃疡型，癌浸润肠壁至浆膜下纤维脂肪组织，肿瘤退缩评级（TRG 3级），肌间神经束见癌累及；两侧切端、放射状切缘及另送（上切端）均未见癌累及。周围结肠黏膜慢性炎。淋巴结共（3/10 枚）见癌转移，其中系膜根部淋巴结（1/4 枚），结肠周围淋巴结（2/6 枚）。考虑肝脏微转移灶的存在，术后立即于2019年9月19日、2019年10月17日、2019年11月6日、2019年11月27日、2019年12月18日、2020年1月9日予"C225+FOLFIRI"：C-225：800mg/900mg d1+CPT-11：280mg d1 +LV：0.35g d1 +5-FU：0.7g d1+5-Fu：4.25g c Ⅳ 46h q2w）。2020年2月12日开始口服卡培他滨 1.5g bid d1-14，q3w，见图5-95。

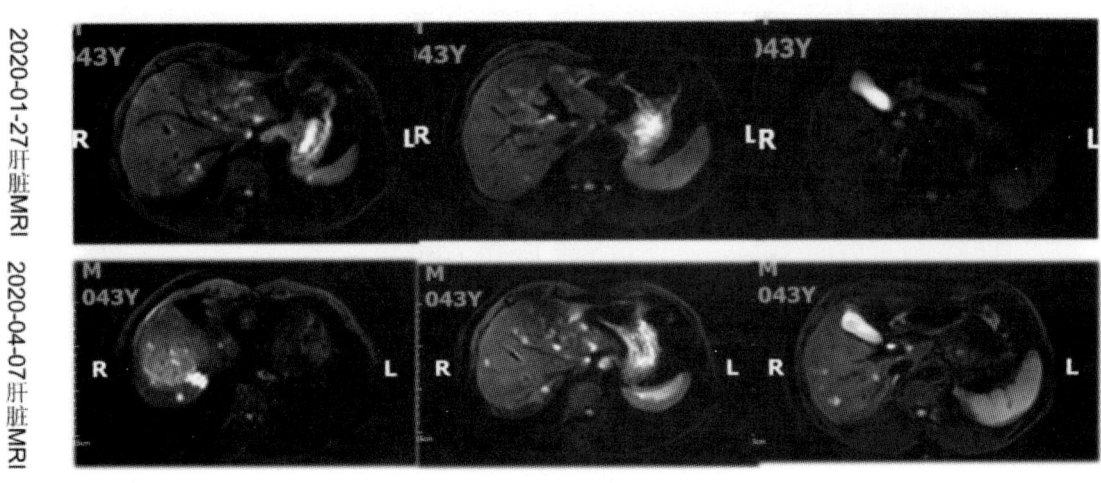

图 5-95 二线治疗疗效评价

（3）二线姑息治疗：2020 年 4 月 7 日肝脏 MRI 平扫 + 增强（钆塞酸二钠）：肝多发转移瘤，与 2020 年 1 月 13 日 MRI 片相比，绝大多数病灶较前增大，请结合临床。复查提示病情进展。予调整二线姑息化疗方案：2020 年 4 月 17 日、2020 年 5 月 9 日、2020 年 6 月 5 日、2020 年 7 月 3 日、2020 年 8 月 7 日、2020 年 9 月 11 日、2020 年 10 月 9 日予第 1-7 周期：贝伐珠单抗（安维汀）6 500mg d1+ 奥沙利铂 200mg d1+ 卡培他滨 1.5g bid d1-14，q3w。2020 年 6 月 24 日复查肝脏 MRI（钆塞酸二钠）提示肝脏多发转移瘤较前减少，缩小。2020 年 12 月 31 日复查肝脏 MRI（钆塞酸二钠）提示肝脏多发转移瘤，S6 较前增大，见图 5-96。

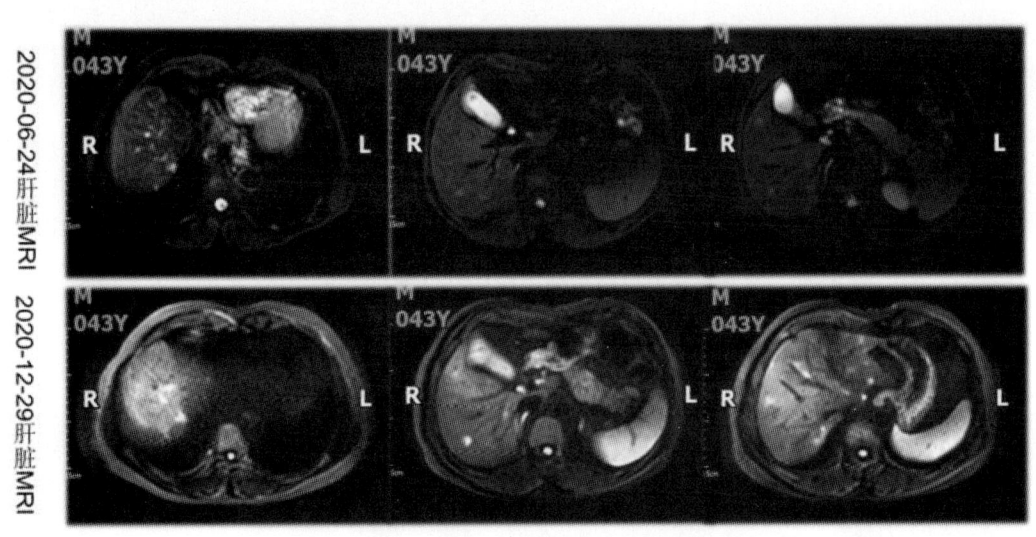

图 5-96 二线治疗疗效评价

（4）第二次局部治疗：2020 年 12 月 31 日行肝转移瘤射频消融术，见图 5-97。

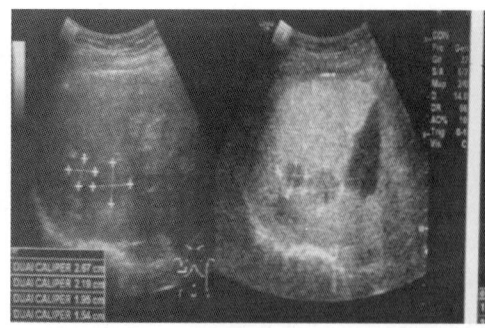
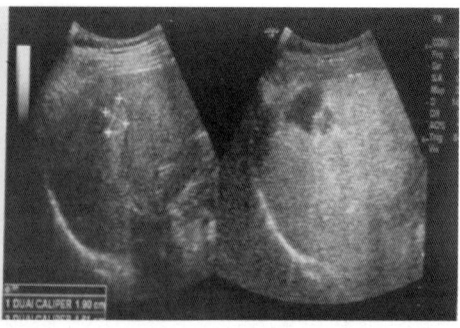

图 5-97 超声造影提示肝脏转移瘤进展

（5）三线及后线姑息化疗：2021 年 1 月 14 日至 5 日开始给予 C225+FOLFIRI（q2w）6 周期化疗。2021 年 5 月 20 日超声造影提示肝脏 S4 转移瘤较前增大，见图 5-98，后腹腔镜下肝部分切除 + 射频消融术。术后于 2021 年 6 月 24 日开始给予贝伐珠单抗 +FOLFOX 化疗 2 周期，2021 年 7 月 15 日复查肝脏 MRI 提示肿瘤进展，予改用贝伐珠单抗 500mg+ 奥沙利铂 220mg+ 雷替曲塞 5.3mg 方案化疗。后定期复查肝脏磁共振至进展，于 2021 年 12 月 3 日开始调整方案给予呋喹替尼 1 周期，复查 CEA 进一步升高，见图 5-100，考虑无效，遂给予信迪利单抗 200mg 共 3 周期，后复查肝脏 MRI 提示转移瘤进展，于 2022 年 3 月 1 日 –2022 年 5 月再次引入西妥昔单抗，见图 5-99，方案为 C225 800mg+mFOLFOX6。目前随访中。

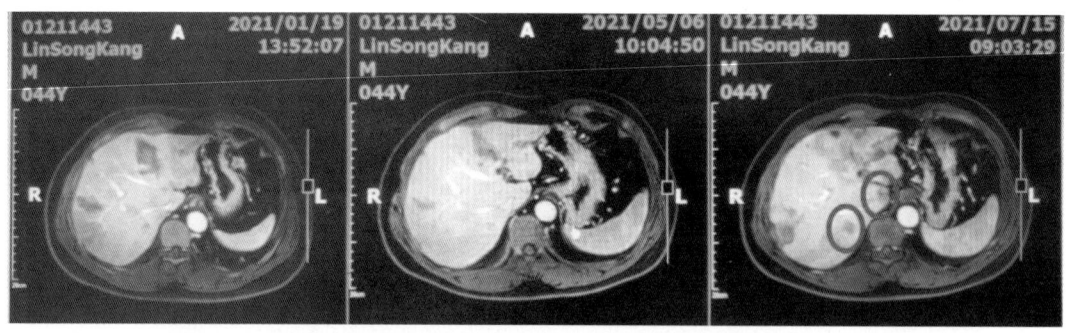

图 5-98 复查提示肝脏转移瘤进展（2021 年 1 月至 2021 年 7 月）

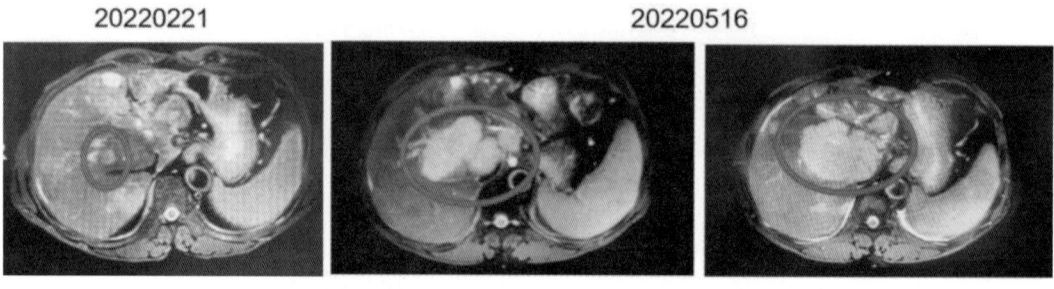

图 5-99 复查提示肝脏转移瘤进展（2022 年 2 月至 2022 年 5 月）

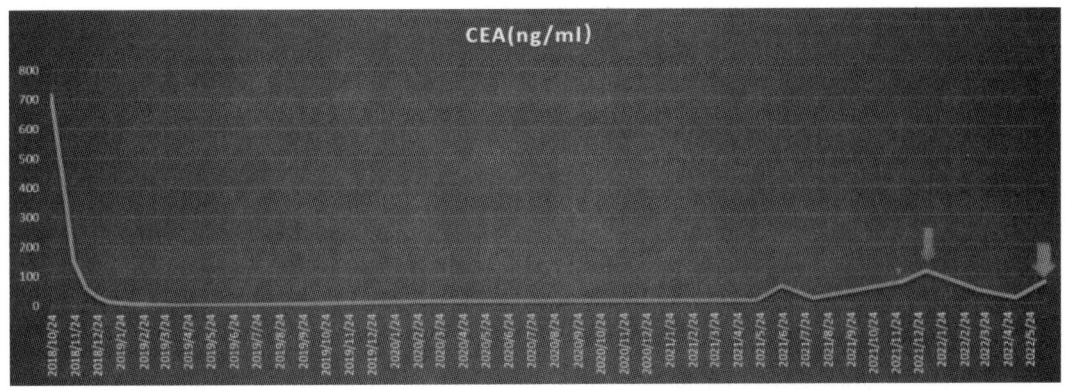

图 5-100 患者 CEA 水平变化（只取关键节点）

6. 本案例述评

该患者初诊时已属初始不可切除乙状结肠癌并同时性肝转移，但无肠梗阻、穿孔及明显出血等局部症状，通过强烈治疗肝转移瘤明显减少、缩小至最大径 0.8cm，在维持治疗过程中进行了两次积极的局部治疗（包括乙状结肠原发灶切除及肝转移瘤射频消融及部分切除术）达到了 NED 的状态。整个病程较长，从出现消化道症状到目前的维持治疗历时近 5 年，期间经历了多次消化道肿瘤综合诊疗讨论后制定了药物调整策略，包括标准的一线、二线及三线姑息化疗，特别是西妥昔单抗的反复再引入及贝伐珠单抗的跨线治疗，对于每一次的化疗方案调整，肿瘤呈现出"野火烧不尽，春风吹又生"的生物学特性，即对多次调整的化疗方案反应好却又易产生耐药。诊治过程中，考虑到经济方面的原因，并未在西妥昔单抗再引入前及其他相关节点进行基因检测等分子分型检查手段是个欠缺的地方。难得的是，该患者在整个治疗过程中仍保持较好的体能及较高的生活质量，基本做到工作治病交替进行，患者目前仍在维持治疗中。

（陈东汉　尤　俊）

（二十一）MSS 型晚期直肠癌合并左心室壁瘤患者的后线靶向联合免疫治疗

1. 一般情况

患者，男，62 岁。

2. 病史

（1）现病史：2017 年 5 月患者无明显诱因下出现大便带血，就诊外院，查肠镜提示距肛缘 11—15cm 直肠上段见半周隆起型病灶，活检病理：低分化腺癌，影像学检查未见远处转移，随行 Dixon 术。术后在外院行 4 程 FOLFOX、4 程 XELOX 方案化疗，末次化疗 2018 年 2 月，未行放疗，后定期随访，病情稳定。2018 年 9 月复查 CT 示肝右叶类圆形病灶，转移可能，查 PET-CT：直肠癌术后，肝右叶结节状 FDG 代谢明显增高，考虑转移，有再次手术指征，但患者拒绝手术、消融等有创局部治疗，随至我科就诊，基因检测：

KRAS突变型、NRAS、BRAF野生型。2018年10月—2019年2月行贝伐珠单抗+伊立替康+卡培他滨方案治疗6程，最佳疗效SD，2019年3月—4月予以贝伐珠单抗+卡培他滨维持治疗2程。2019年5月复查CT肝脏病灶增大，评估PD，改行奥沙利铂+雷替曲塞方案治疗2程。2019年8月复查CT评估PD，随行瑞戈非尼三线靶向治疗，期间因疫情患者未定期随访。2020年4月复查CT评估PD，建议改行免疫治疗或更换其他药物（曲氟尿苷替匹嘧啶片等），患者因经济等因素拒绝。鉴于患者一般情况可，尝试化疗再挑战。于2020年5月至8月行伊立替康+卡培他滨+贝伐珠单抗方案治疗4次，期间评估病情SD，2020年9月复查肿瘤指标明显升高，遂再次就诊。

（2）既往史：2009年因心肌梗死行冠脉支架植入术，术后多次心脏彩超提示左室射血分数（LVEF）为40%左右。

（3）家族史：无家族遗传性疾病史。

（4）入院查体：浅表淋巴结未及，心律齐，心音减弱，心尖区闻及收缩期吹风样杂音，肺、腹（-）。

（5）影像学检查

1）2020年9月21日腹部增强CT（图5-101）：肝脏多发占位，较大者位于肝右后叶，结合病史，考虑肝脏多发转移瘤。

2）2020年9月18日心脏彩超：左室前间隔前壁及心尖部心肌明显节段性运动异常，左室心尖部室壁瘤，左室心尖部血栓形成，左室顺应性下降。

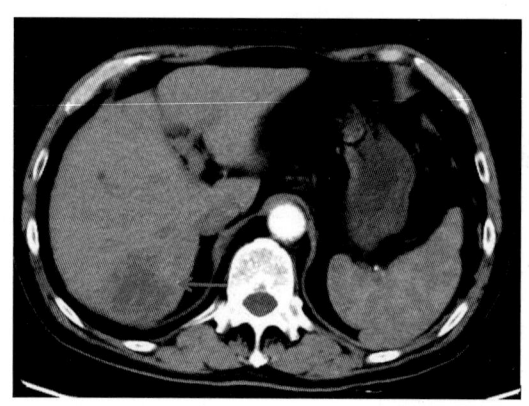

图5-101　2020-9-21腹部增强CT：肝脏右后叶占位

3.病理诊断

2017年5月28日直肠癌根治术术后病理：直肠溃疡性中分化腺癌，大小4.0cm×1.5cm，侵及全层，神经侵犯（+），脉管癌栓（+），区域淋巴结转移阳性（21/23），上、下及环周切缘未见癌累及，MMR/MSI：未做。

4.分子检测诊断结果及解读

分子检测结果

表 5-33 免疫治疗标志物检测结果

检测项目	检测结果
MSI	MSS

表 5-34 靶向治疗标志物检测结果

检测项目	变异类型	突变丰度
KRAS	点突变	0.17%

5. 治疗方案调整及疗效评价

（1）五线治疗：患者肝脏病灶较前继续增大，评估病情 PD，2020-09-28 口服曲氟尿苷替匹嘧啶片，治疗后出现Ⅰ-Ⅱ度骨髓抑制，余未见其他不良反应，总体耐受性良好，期间外院复查 CT 病灶稳定，肿瘤指标下降，评估病情 SD。2021 年 3 月 18 日复查 CT 肝脏病灶增大，评估病情 PD。2021 年 3 月 20 日改行曲氟尿苷替匹嘧啶片 + 阿帕替尼方案治疗，患者服药后出现 2 级手足综合征，阿帕替尼予以减量，但仍不能缓解，后自己停用，继续单药曲氟尿苷替匹嘧啶片治疗，耐受性良好，期间外院复查 CT 病灶稳定，评估病情 SD。2021 年 12 月 21 日复查 CT 肝脏病灶增大，肿瘤指标明显升高，评估病情 PD，见图 5-102。

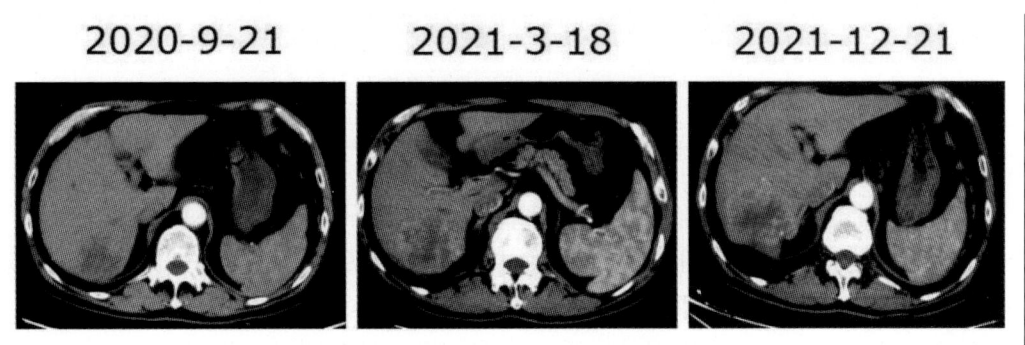

图 5-102 五线治疗影像变化

（2）六线治疗：建议改行免疫治疗，同时联合介入、消融等局部治疗，患者及家属表示拒绝，继续要求内科保守治疗，建议活检行相关基因检测，指导后线治疗，患者及家属亦拒绝，2021 年 12 月—2022 年 2 月予以安罗替尼 + 雷替曲塞方案治疗，2 周期后疗效评价 PD，见图 5-103。

（3）七线治疗：与患者及家属反复多次沟通病情，再次建议行基因检测，患者及家属仍拒绝。2022 年 2 月 28 日改行替雷利珠单抗 200mg d1+ 呋喹替尼 4mg d1-d21 方案治疗，因出现 1-2 级手足综合征，呋喹替尼予以减量（3mg），期间最佳疗效评价 PR，至今仍在用药（2022年9月），耐受性良好，见图5-104。

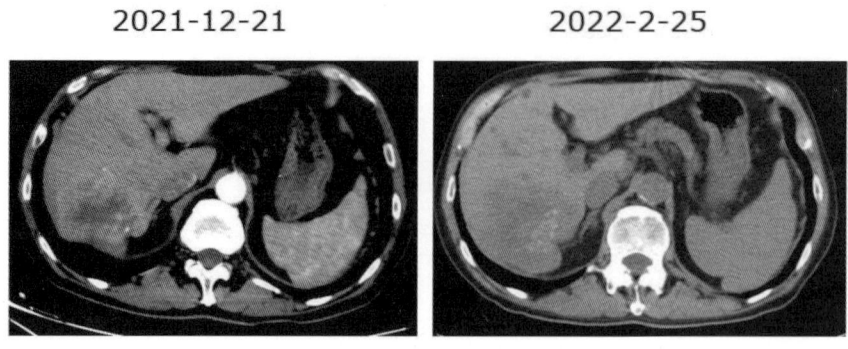

图5-103　六线治疗影像变化

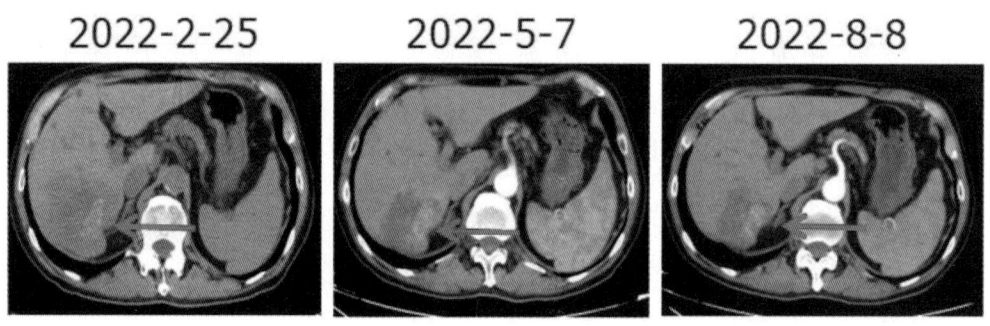

图5-104　七线治疗影像变化

6.本案例述评

2016ESMO指南更新将结直肠癌肝转移患者分为寡转移性疾病和广泛转移性疾病，对于寡转移性疾病，应积极采取局部治疗为主的治疗方案。本例患者辅助化疗后出现肝脏寡转移，按指南推荐应首选手术切除，但该患者既往有心肌梗死冠脉支架植入术史，术后心功能差（LVEF 40%左右），对外科手术等有创操作具有明显的抵触心理，病程中反复要求内科保守治疗，后期我们通过化疗、靶向、免疫等内科综合治疗，患者获益明显，目前总生存期已达5年，且生活状态良好。

对于小分子抗血管生成三线靶向治疗失败的难治性晚期结直肠癌（mCRC）患者，后线治疗可以选择曲氟尿苷替匹嘧啶片。目前已有多个临床研究及真实世界研究证实无论单药还是联合贝伐珠单抗均能延长晚期难治性mCRC患者PSF及OS，且联合治疗获益更多。该患者使用瑞戈非尼进展后，由于出现左心室心尖部室壁瘤，心功能下降，使用贝伐珠单抗会可能增加心衰风险，故五线治疗选择了曲氟尿苷替匹嘧啶片单药，PFS达6个月，进展后加用阿帕替尼，但患者不能耐受，继续曲氟尿苷替匹嘧啶片单药，患者仍有获益。

针对 MSS 型 mCRC，化疗、靶向多线治疗失败后，后线治疗困难重重。PD-1 单抗在 MSS 型 mCRC 后线治疗有效率为 0%，双免治疗研究亦失败，有效率仅 10%，临床前研究显示免疫检查点抑制剂联合抗血管生成抑制剂表现出协同抗肿瘤作用。参考 Regonivo、呋喹替尼联合 PD-1 单抗等临床研究，该患者七线治疗选择呋喹替尼替联合雷利珠单抗靶免联合治疗方案，最佳疗效达到 PR，未见心脏相关不良事件，总体耐受性良好，目前治疗持续有效中。然而这只是个例，实际临床中 PD-1/PD-L1 单抗联合抗血管生成靶向治疗疗效差异大，需临床或生物标志物筛选获益病人。

（笪良山　张从军）

（二十二）POLE 突变结肠癌患者免疫治疗联合化疗

1. 一般情况介绍

患者，女，46 岁。

2. 病情

（1）现病史：患者 2020 年 7 月因阴道流血和排黏液便就诊于医院，2020 年 7 月 10 日行结肠镜检查，病理示：（距肛门约 15cm）腺癌。进一步行盆腔增强核磁：宫腔占位性病变，考虑子宫内膜癌伴子宫右后方转移性病变。子宫肿物活检：＜宫腔＞中分化腺癌。2020 年 7 月 14 日患者行腹腔镜探查及腹膜结节切除术。取出送病理：（腹膜）见腺癌组织。于当地医院诊断为结肠癌伴广泛腹膜转移、子宫内膜癌。现为求进一步治疗前来我院。

（2）家族史：无家族遗传性疾病史。

（3）入院查体：神志清楚，发育正常，步入病房，查体配合。

（4）影像学检查（图 5-105）：

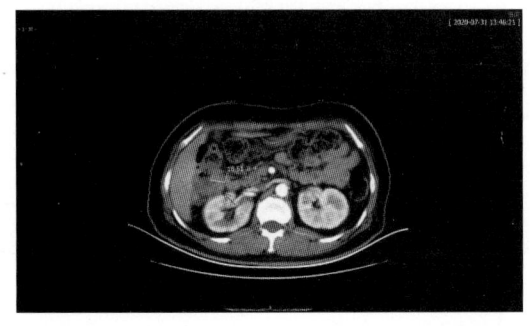
图 5-105A　结肠病灶（2020 年 7 月 31 日）

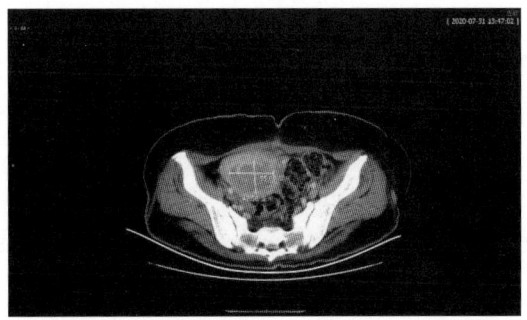
图 5-105B　子宫内膜病灶（2020 年 7 月 31 日）

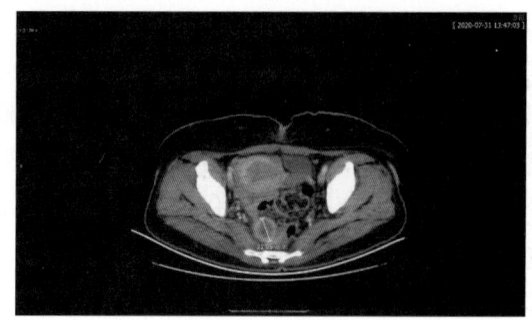

图 5-105C　腹膜转移灶（2020 年 7 月 31 日）

3. 分子检测诊断结果及解读（表 5-35）

表 5-35　组织来源：结肠

基因变异	变异类型	突变丰度 / 拷贝数
POLE	错义突变	27.4%

（1）Polε 是真核复制子的基本成分，其亚基的突变导致人类遗传疾病和癌症。DNA 聚合酶 ε（Polε）属于 DNA 聚合酶 B 家族，具有聚合酶活性和 3′-5′ 核酸外切酶活性。Polε 可以精确地选择与模板链互补的碱基来延伸 DNA 链，并指导 DNA 前导链和滞后链的合成。Polε 通过其核酸外切酶区的校对活性识别并修复错配的碱基。Polε 也在核苷酸切除修复和双链断裂修复中起作用。POLE 又称 POLE1，位于人类染色体 12q24.3，其编码产物 POLE 是 Polε 的最大亚基，含有 2286 个氨基酸，分子量为 262 kDa。POLE 编码 Polε 的催化和校对亚单位，POLE 的核酸外切酶结构域识别并去除复制过程中产生的错误碱基。因此，POLE 的核酸外切酶结构域突变导致校对功能丧失，导致突变基因在细胞内积聚。

（2）POLE 突变肿瘤的患者具有年轻和预后良好的特点。POLE 突变与肿瘤中高突变负荷、新抗原增加和细胞内免疫细胞浸润增加密切相关。但是，POLE 突变的发生率很低，并且它们的位置不同，这可能是其临床局限性的主要因素。

4. 治疗方案调整及疗效评价

（1）患者 2020 年 8 月 3 日 -2020 年 12 月 7 日于我科行特瑞普利单抗 + 奥沙利铂 + 卡培他滨方案（PD-1 单抗 240mg ivgtt d1 q3w + 奥沙利铂 200mg d1 ivgtt q3w + 卡培他滨 1500mg bid po d1-14 q3w）治疗 6 周期。

（2）6 周期后患者原发灶显著缩小，靶病灶部分缓解。

1）结肠病灶（图 5-106、表 5-36A）：

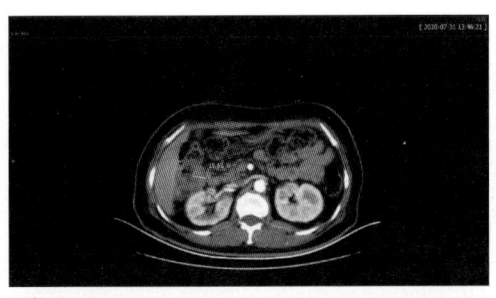
基线（2020年7月31日）

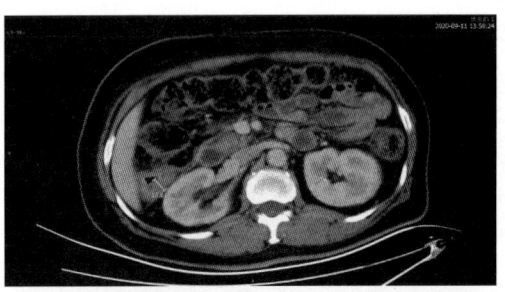
2周期（2020年9月11日）

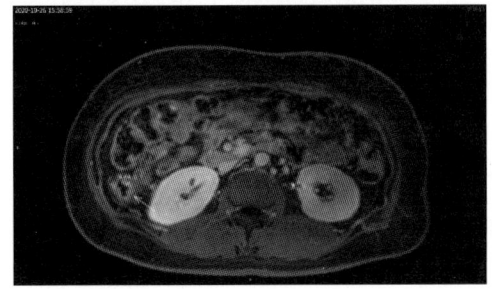
4周期后（2020年10月25日）

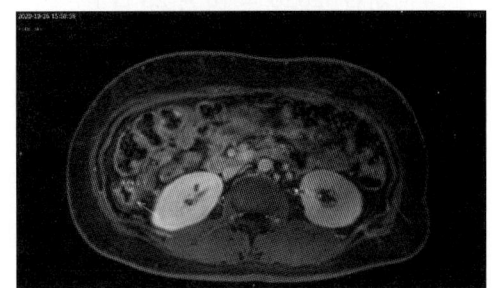
6周期后（2020年12月10日）

图 5-106　结肠病灶

表 5-36A

时间	2020年7月31日	2020年9月11日	2020年10月25日	2020年12月10日
周期	-	2	4	6
原发灶	18.51mm	13.61mm	4.64mm	未见

2）子宫内膜病灶（图5-107、表5-36B）：

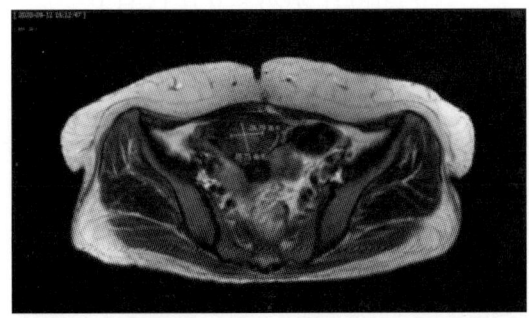
化疗前（2020年7月31日）

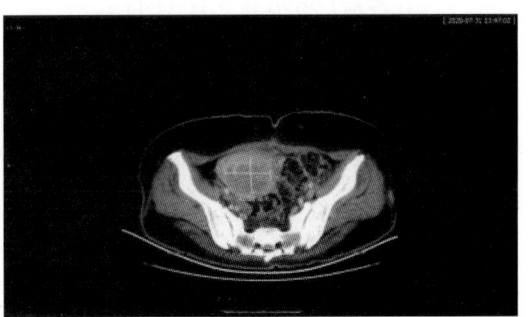
2周期后（2020年9月11日）

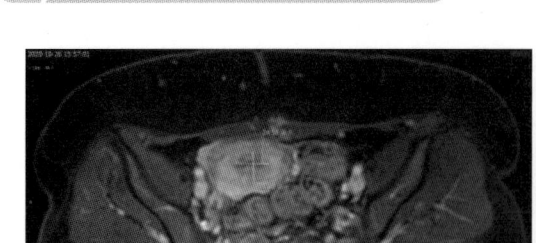 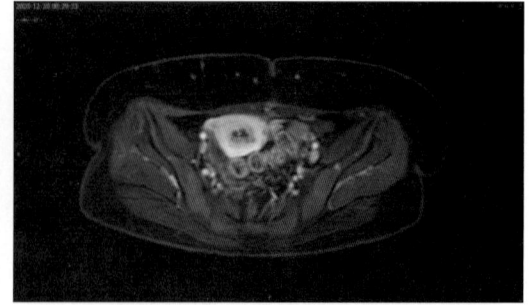

4周期后（2020年10月25日）		6周期后（2020年12月10日）

图 5-107　子宫内膜病灶

表 5-36B

时间	2020年7月31日	2020年9月11日	2020年10月25日	2020年12月10日
治疗周期	-	2	4	6
子宫内膜病灶	55.69×42.58mm	36.85×23mm	24.58×21mm	7.17mm

3）腹膜转移灶（图 5-108、表 5-36C）：

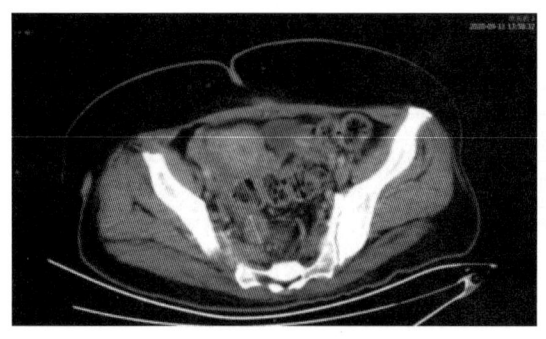 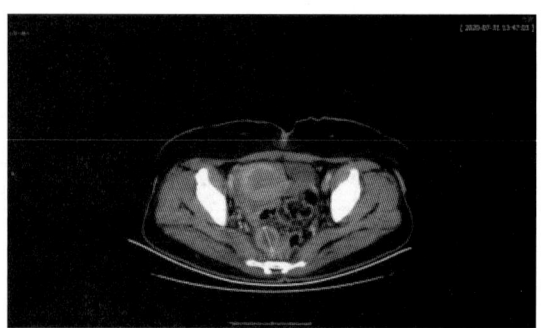

化疗前（2020年7月31日）		2周期后（2020年9月11日）

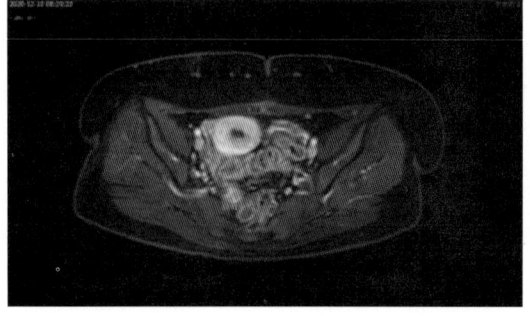 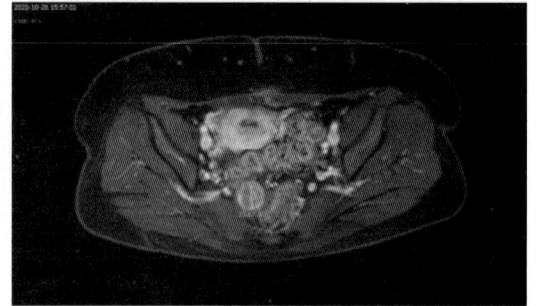

4周期后（2020年10月25日）		6周期后（2020年12月10日）

图 5-108　腹膜转移灶

表 5-36C

时间	2020年7月31日	2020年9月11日	2020年10月25日	2020年12月10日
周期	-	2	4	6
靶病灶	31.5mm	23.05mm	23.67mm	13.91mm
评效	-	稳定	稳定	部分缓解

（3）2020年12月9日患者行右半结肠癌扩大根治术+直肠部分切除术+全子宫内膜癌根治术，

术后病理示：

1）<右半结肠>黏膜局灶缺失，呈黏膜慢性炎改变，伴间质纤维组织增生、变性、水肿及小血管增生，未见明确肿瘤残留，符合化疗后改变，请结合临床。另送右半结肠上切（-），另送右半结肠下切（-）。结肠旁淋巴结未见癌0/22。肿瘤TRG评分：0级，未见肿瘤残余（参照Mandard分类）。

2）<直肠系膜>内见中分化腺癌，结合病理形态及免疫酶标结果，符合结肠来源转移癌。肿瘤细胞病理组织学形态伴化疗后改变。镜下未见明显神经侵犯。另送直肠上切（-）；另送直肠下切（-）。直肠旁淋巴结0/6。

3）结肠+直肠系膜IHC：CK7（-），CK20（+），CDX2（+），villin（+），CEA（+），ER（-），PR（-），MLH1（+），PMS2（+），MSH2（+），MSH6（+）。

4）中分化子宫内膜样腺癌，肿瘤细胞伴明显化疗后改变，残余肿瘤位于浅肌层（小于子宫壁全层1/2）；可见脉管瘤栓。宫颈慢性炎，伴那氏囊肿形成。左、右附件组织未见异常。各组淋巴结未见癌0/21（腹主动脉旁0/1，左髂总0/0，左髂外0/6，左股深0/0，左闭孔0/4，右股深0/0，右闭孔0/6，右髂总0/2，右髂外0/2）。子宫IHC：CK7（+），CK20（-），CDX2（-），villin（-），CEA（-），ER（+），PR（+）。

5）术后分期：结肠癌术后ypT0N0M1c腹膜转移、子宫内膜癌术后FIGO Ia期。

（4）术后恢复良好。术后（图5-109）。

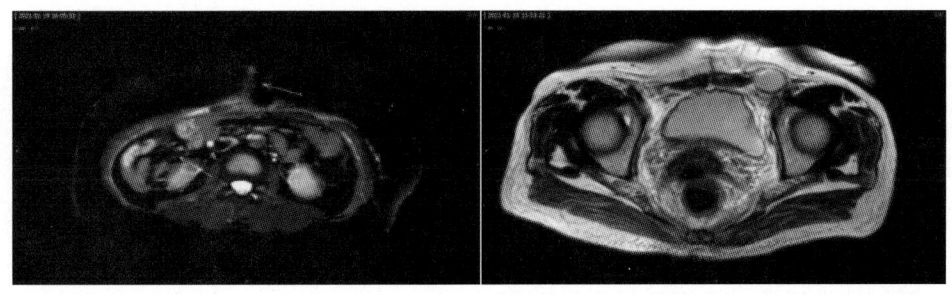

图5-109　2021年1月19日手术后

（5）后患者未规律行治疗及复查，于2021年9月10日复查子宫内膜病灶进展。进展图（图5-110）。

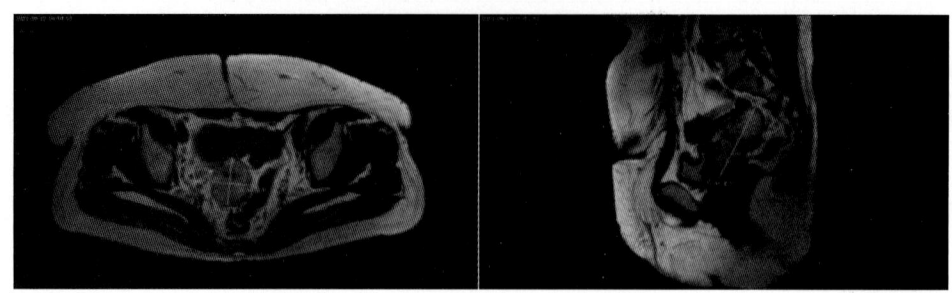

图5-110　子宫（2021年9月10日）

（6）2021年9月15日起行表柔比星+顺铂化疗两周期，后患者失联；后续治疗不详。

5. 本案例述评

该病例通过NGS检测发现POLE突变，随后应用免疫药物，患者一线免疫联合化疗无进展生存期达15个月。遗憾的是患者未规律治疗，但术后无进展生存期仍达到了9个月，这个案例说明了精准医疗策略的价值和潜在好处。近年来，对肿瘤微环境和肿瘤免疫机制的进一步了解导致了肿瘤免疫治疗的发展。以免疫检查点抑制剂（ICIs）为代表的免疫疗法，提高了晚期实体瘤患者的长期生存率。然而，ICIs的疗效并不令人满意。一项涉及多种癌症免疫疗法的临床研究表明，只有20%~40%的患者对ICI有反应。POLE核酸外切酶结构域的突变可诱导体细胞高突变，导致高肿瘤突变负荷（TMB），并与免疫检查点抑制剂（ICI）的效益相关。

最近一项研究也证实，POLE致病性突变或可成为免疫治疗疗效预测的生物标志物。该研究回顾性分析MD安德森癌症中心458名POLE突变患者的临床病理学特征、共突变模式和免疫治疗疗效的相关性，发现POLE致病性突变的发生比例为15%，并针对接受PD-1/PD-L1单抗单药治疗或联合CTLA-4单抗的双免治疗82例患者进行数据分析，发现与POLE良性突变患者相比，致病性突变患者的临床获益率更高（82.4% vs 30.0%，$P=0.013$），mPFS（15.1个月 vs 2.2个月，$P<0.001$）、mOS（29.5个月 vs 6.8个月，$P<0.001$）和疗效维持时间更长（15.5个月 vs 2.5个月，$P<0.001$）。本案例患者通过基因检测发现具有临床意义的基因突变，通过免疫联合化疗达到了临床可切除的状态，但可惜的是患者未能规律治疗。

因此鉴定用于预测ICI治疗结果的可靠分子标记是重要的，这将确定受益于ICI治疗的患者，从而减少过度治疗。POLE作为免疫预测因子，虽然较为少见，但临床意义较大，推荐晚期患者进行基因检测，NGS推动精准医疗的发展，为肿瘤患者带来更有效的治疗方式，获得更好的生活质量及更长的生存时间。

（陶雨晴　张艳桥）

(二十三)根据KRAS基因检测结果多次调整直肠癌患者靶向治疗方案

1. 一般情况介绍

患者,男,48岁。

2. 病史

(1)现病史:患者于2019年7月因间断便血行CT示乙状结肠局部增厚,肝脏多发转移瘤,腹膜后多发肿大淋巴结。完善肠镜:距肛门12cm见溃疡性肿物,侵及管壁全周,病理回报:直肠腺癌。

(2)家族史:无家族遗传性疾病史。

(3)入院查体:神志清楚,查体合作。腹平软,无胃肠形及蠕动波,未触及腹部包块。

(4)影像学检查:2019年7月,患者于我院行腹部增强CT提示肝转移(图5-111),长径21.65mm。

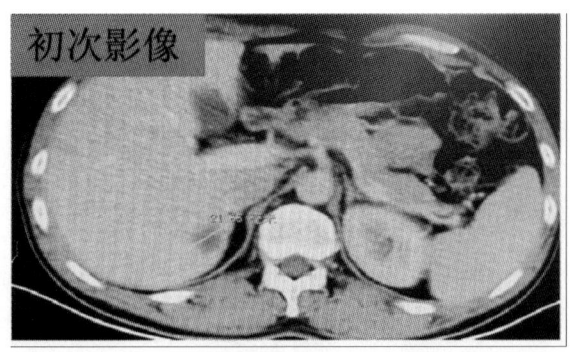

图5-111 腹部增强CT示肝转移图像

3. 病理诊断

直肠腺癌。

4. 分子检测诊断结果及判读

第一次基因检测(表5-37)。

表5-37 第一次基因检测结果

基因变异	变异类型	突变丰度/拷贝数
TP53	错义突变	53.6%
APC	无义突变	33.0%

注:本次送检样本为肠镜所取组织

(1)KRAS、BRAF、NRAS基因全野生型,提示可以从西妥昔单抗治疗中获益。结合患者诊断为直肠癌,在左半结直肠癌中应用西妥昔单抗效果优于贝伐珠单抗。

(2)APC基因无义突变,APC基因编码的蛋白第1367位氨基酸变成终止密码子,产生截短蛋白产物，可能影响蛋白功能。APC基因是一个抑癌基因，该基因突变在结直肠癌与乳腺癌中最常见，研究表明APC基因突变导致的蛋白功能缺失引起Wnt/β-catenin信号上调从而导致肿瘤生成，APC基因下游效应物如β-catenin及TCF4转录复合物可能是携带APC基因缺失突变的癌症的潜在治疗靶标。目前有一项靶向β-连环蛋白的抑制剂处于1期临床实验阶段。

（3）TP53基因错义突变，TP53基因编码的蛋白第273位氨基酸从精氨酸变成组氨酸，该突变是p53的常见功能获得性突变，在多种肿瘤中有报道。临床前研究表明该突变对肿瘤细胞的增殖、侵袭、耐药均有促进作用。目前针对TP53基因突变的治疗尚处于临床实验中，其中MK-1775，一种WEE1酪氨酸激酶抑制剂处于2/3期临床试验阶段。

5. 治疗方案调整及疗效评价

（1）一线治疗：2019年8月27日起给予FOLFOX+西妥昔单抗方案治疗10周期后转为卡培他滨单药维持治疗。疗效评价：3、6、9周期后复查增强CT示肝转移瘤显著缩小，疗效评价为PR（图5-112）。

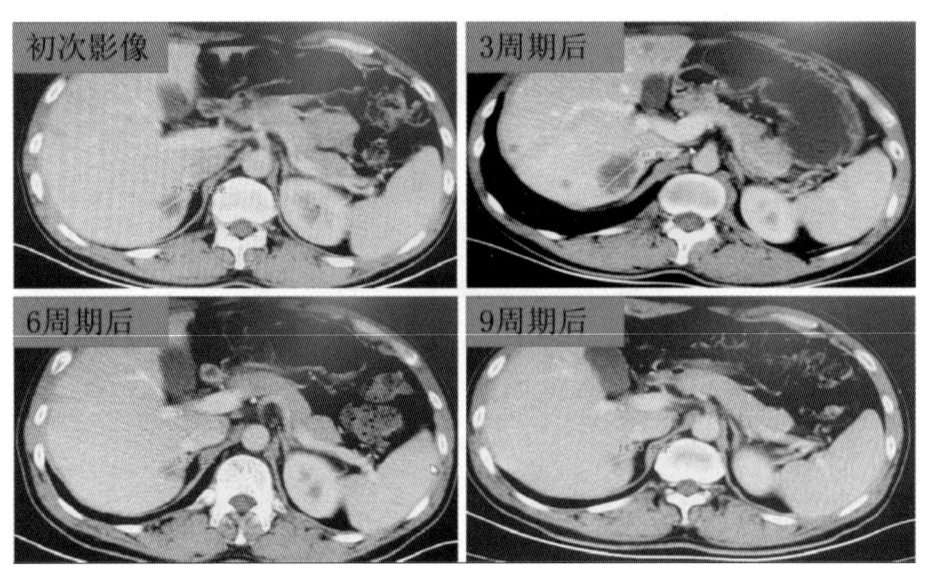

图5-112　腹部增强CT示化疗3、6、9周期后复查疗效评价为PR

（2）二线治疗：一线应用FOLFOX+西妥昔单抗方案治疗，转为维持治疗后不足6个月出现肝转移瘤增大，疾病进展。根据指南推荐，2020年8月19日起行雷替曲赛+伊利替康+贝伐珠单抗方案治疗4周期。疗效评价：2周期后复查SD缩小，4周期后复查PD（图5-113）。

（3）三线治疗：患者经历前两线治疗失败，考虑筛选入组临床实验。因此2020年11月28日至2021年1月12日行SHR-1210（卡瑞利珠单抗）+司库奇尤单抗方案治疗3周期。疗效评价：3周期后复查明显PD（图5-114）。

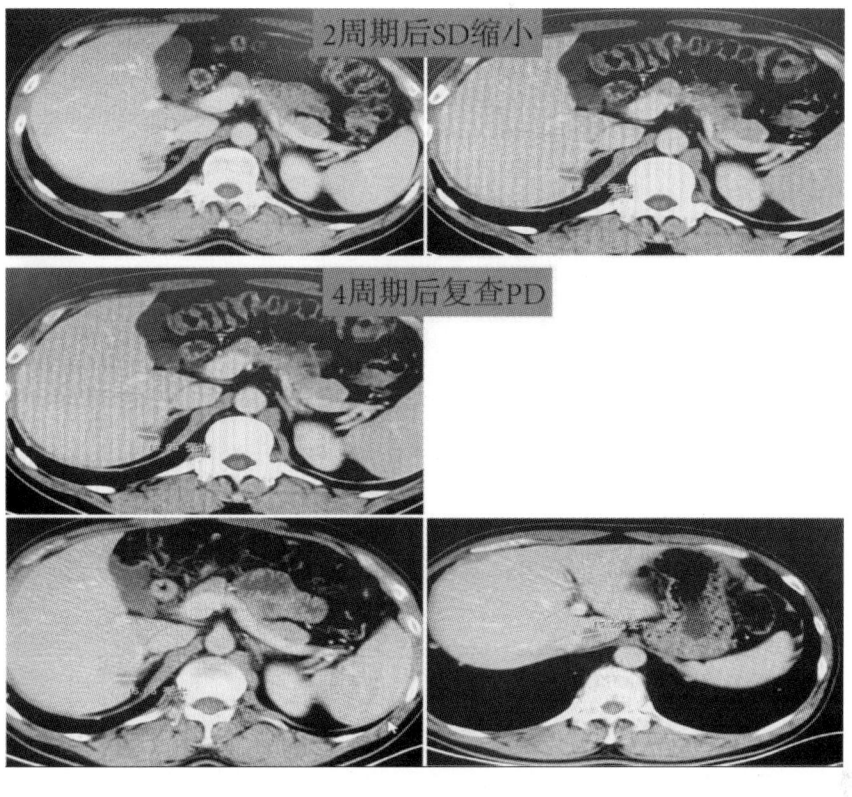

图 5-113　腹部增强 CT 示化疗 2 周期后 SD 缩小，4 周期后 PD

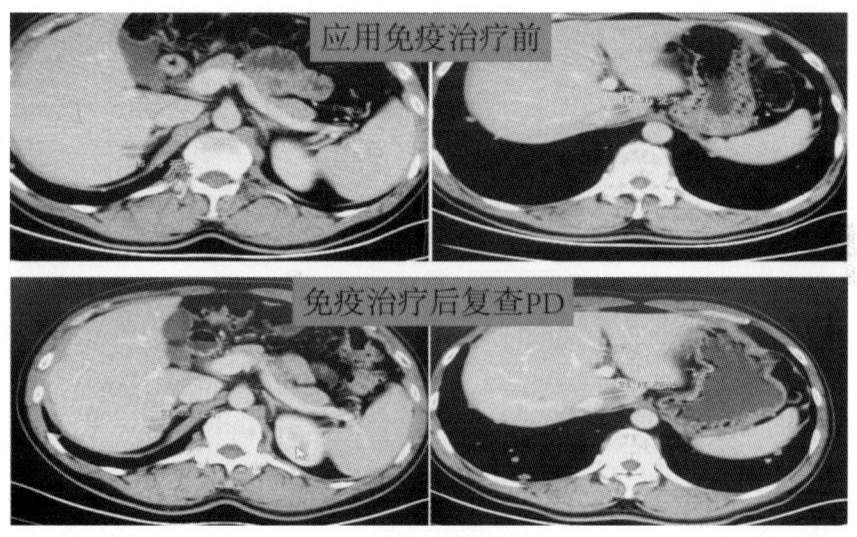

图 5-114　腹部增强 CT 提示应用免疫治疗后第一次复查 PD

（4）三线后（四线）治疗：患者经历免疫治疗后肿瘤快速进展，因此本次治疗目标为缩瘤，选择三药化疗联合靶向治疗。为探寻进展原因，进行第二次基因检测，显示 KRAS 基因突变（表 5-38）。2021 年 1 月 22 日起行 FOLFIRINOX+贝伐珠单抗方案治疗 9 周期。

后患者拒绝治疗。转为卡培他滨＋贝伐珠单抗维持治疗。疗效评价：3、6、8周期后复查SD缩小（图5-115）。

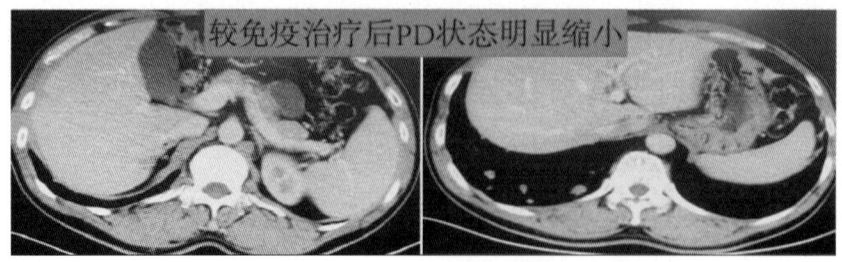

图5-115　腹部增强CT提示，与免疫治疗后进展状态相比，最佳评效PR

表5-38　第二次基因检测结果

基因变异	变异类型	突变丰度/拷贝数
KRAS	错义突变	0.6%

注：本次送检样本为血液

出现KRAS p.Gly12Val基因错义突变，位于KRAS蛋白的保守结构域，参与GTP结合和水解，突变丰度为0.6%。KRAS激活突变会导致KRAS蛋白始终锁定在GTP结合的活化形式，导致下游信号通路持续激活。相比于其他KRAS第12位氨基酸的突变，p.Gly12Val突变后的肿瘤更具有侵袭性表型。大量研究显示携带KRAS或NRAS基因2、3和4号外显子突变的结直肠癌患者不能获益于西妥昔单抗/帕尼单抗联合化疗的治疗方案。因此更换靶向药为贝伐珠单抗。

（5）三线后（五线）治疗：2021年11月复查PD。进行第三次基因检测显示KRAS、BRAF、NRAS基因再次出现全野生型（表5-39）。因此2021年11月26日起行FOLFIRINOX+西妥昔单抗方案治疗10周期。疗效评价：目前规律复查，SD缩小（图5-116）。

表5-39　第三次基因检测

基因变异	变异类型	突变丰度/拷贝数
JAK2	错义突变	0.8%
MET	错义突变	0.2%

注：本次送检样本为血液

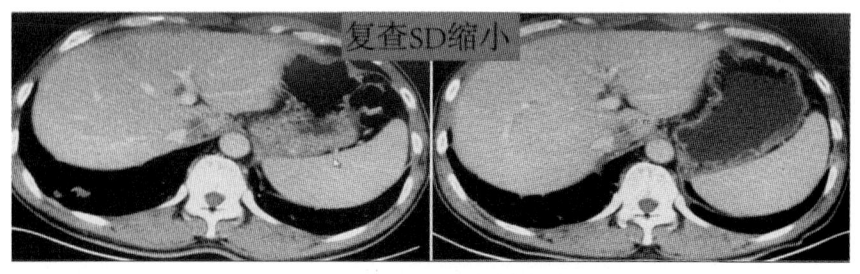

图 5-116　定期复查 SD 缩小

（6）再次出现 KRAS、BRAF、NRAS 基因全野生型的情况，提示可以再次从西妥昔单抗治疗中获益。本案例出现 KRAS 基因状态的两次波动，可能与西妥昔单抗靶向用药引起的继发性耐药，以及基因检测的可靠性相关。详见后续案例评述介绍。

（7）MET 基因突变，有研究显示 MET 基因 14 号外显子变异且 PD-L1 高表达的 NSCLC 患者与未筛选的患者相比，中位 TMB 较低，接受 PD-1 抑制剂疗效并不理想。

（8）JAK2 基因突变，在黑色素瘤中发现 JAK1/2 的失活突变可导致肿瘤对 PD-1 抑制剂治疗耐药。干扰素 γ 是肿瘤微环境中重要的炎性因子，可通过 JAK1/2-STAT1 通路引导其他具有免疫效应功能的基因的表达，并且可诱导 PD-L1 的表达。因此，JAK1/2 的杂合性缺失突变可引起干扰素 γ 信号通路受损，进而导致 PD-L1 表达下调，使肿瘤细胞对 PD-1 阻断治疗无响应。此外，研究推断，在 JAK1/2 失活情况下，抗肿瘤 T 细胞识别及杀死癌细胞的能力下降。

6.案例述评

本案例中病理诊断为直肠腺癌。引人注目的是 KRAS 基因突变状态的两次波动。第一次基因检测结果为 KRAS、BRAF、NRAS 基因全野生型，提示可以从西妥昔单抗治疗中获益。结合直肠癌位于左半结直肠，应用西妥昔单抗效果优于贝伐珠单抗，更适合西妥昔单抗治疗。然而第二次进行基因检测时，发现 KRAS 基因发生突变，提示西妥昔单抗耐药，因此更换靶向药物为贝伐珠单抗。三线入组包含 PD-1 单抗的联合治疗的临床研究，用药后第一次复查即出现进展。为了探寻进展原因，出组后再次进行基因检测，发现了新出现的两种与 PD-1 抑制剂治疗耐药相关的负向基因 MET、JAK2。其中，在 NSCLC 患者中已经证明 MET 基因突变与较低的 TMB 水平相关，而影响 PD-1 单抗的效果；JAK2 基因突变可通过 JAK1/2-STAT1 通路而影响干扰素 γ 的促炎作用，而使肿瘤细胞对 PD-1 阻断治疗无响应。这可能对免疫治疗后出现快速进展做出部分解释。同时本次检测中，还发现 KRAS 基因再次出现波动，由突变型转变为野生型，提示西妥昔单抗仍可能使患者获益，因此再次将西妥昔单抗加入治疗中。目前患者已行西妥昔单抗联合化疗 10 周期，耐受良好，评效稳定。

关于 KRAS 基因突变状态出现两次波动，可考虑有两方面原因。首先是针对 KRAS 基因野生型靶向用药西妥昔单抗而引起的继发性耐药，这部分原因与肿瘤的异质性相关。有研究显示，癌细胞在压力暴露（包括药物治疗）下存在异质性，其中部分细胞呈现暂时可逆的耐药状态,以保护整个癌细胞群免受根除。另一方面也可以考虑送检样本存在误差。在本案例中,患者后两次基因检测采用的是血液样本送检进行NGS,并未再次行金标准的组织检测,因此KRAS基因状态检测错误也可能是出现波动的原因。NCCN指南指出血液ctDNA用于基因检测的特异性较好,但灵敏度较低,假阴性概率大约30%,因此不排除本案例出现KRAS基因检测假阴性的可能。而随着技术改进,许多文献支持血液样本的状态可以部分代表组织样本检测。这个案例提示,在临床工作中要注意肿瘤基因突变状态的异质、异时性,当面临重要的临床决策时,可以考虑再次进行基因检测,以明确患者肿瘤状态,为临床决策提供更多有把握的选择。

(邹昊益　张艳桥)

(二十四)c-kit外显子9突变空肠胃肠间质瘤患者手术与靶向治疗

1. 一般情况介绍

患者,女,56岁。

2. 病史

(1)现病史:2006年07月25日患者因"体检彩超发现盆腔巨大肿物1周"入住妇产科,行剖腹探查术,术中见"肿瘤位于空肠,大小约10cm×8cm×8cm,外生型,包膜完整,周围未见肿大淋巴结,余腹、盆腔未见转移结节"。请普通外科会诊,诊断考虑"空肠胃肠间质瘤",行"空肠肠段切除术"。

(2)术后病理(空肠)胃肠间质瘤,大小10cm×8cm×8cm,核分裂相>1个/50HPF,未破溃。改良NIH评分:高危险度。免疫组化:CD117(+),CD34(+)。

(3)病理诊断分析 胃肠间质瘤(gastrointestinal stromal tumor,GIST)是胃肠道最常见的间叶源性肿瘤,免疫组化检测通常表达CD117和DOG1,大多数病例具有c-kit基因或血小板源性生长因子受体α(platelet derived growth factor receptor alpha,PDGFRA)基因活化突变。

(4)免疫组化:其对GIST的病理诊断至关重要,推荐检测CD117、DOG1、CD34、SDHB(琥珀酸脱氢酶B亚基)和Ki-67五个标志物。CD117蛋白由c-kit基因编码,约95%的GIST表达。近年发现DOG1选择性表达于GIST细胞,诊断GIST的敏感性和特异性均优于CD117。SDHB在大多数GIST中呈阳性表达,野生型的GIST则近半数存在SDHB蛋白表达缺失,称为SDH缺陷型GIST,有淋巴结转移可能,对靶向药物的反应较差,但生物学行为相对惰性。Ki-67是细胞增殖标志物,有助于判断细胞增殖活性。

(5)分子诊断:c-kit或PDGFRA基因表达的蛋白均属受体酪氨酸激酶(tyrosine kinase,TK)家族,GIST中70%~80%存在原发性c-kit突变(常见外显子11、9突变,较少见外显子13、17、14、18突变),5%~10%存在原发性PDGFRA突变(常见外显子18、12突变,较少见外显子14和10突变)。另外,有10%~15%GIST属于c-kit/PDGFRA野生型,又分为SDH缺陷型和非SDH缺陷型两类,前者与SDH亚基基因的突变或甲基化有关，包括 SDHA 突变型、Carney 三联征、Carney-Stratakis 综合征和一些散发性 GIST，好发于胃，多见于儿童和年轻女性，生物学行为多呈惰性；后者主要包括 NF1 相关性、BRAF 突变型和四重野生型 GIST，其中 NF1 相关性 GIST 好发于成年女性、非胃部位并呈多灶性特征，BRAF 突变型 GIST 好发于小肠，预后较好。由于当时条件限制，该患者并未进行基因检测。

（6）复发危险度分级：对于原发性局限性根治性（R0）切除的 GIST 患者，术后复发危险度评估，包括美国国立卫生研究院（National Institutes of Health，NIH）危险度分级标准（NIH 标准）、美军病理学研究所（Armed Forces Institute of Pathology，AFIP）标准（AFIP 标准）和改良 NIH 标准。由于临床使用较方便，目前使用改良 NIH 标准较多，其根据 GIST 发生部位、大小、核分裂相及肿瘤是否破裂，将复发危险度分为极低危、低危、中危及高危。本例 GIST 肿瘤位于空肠、肿瘤最大径 10cm、核分裂相＞1 个 /50HPF、肿瘤未破裂，本例患者具备前两项即可评为：高危险度。

3. 治疗策略

建议患者口服伊马替尼 400mg/d 辅助治疗，至少 1 年，但患者及其家属拒绝，不定期随访。

4. 初诊初治述评

GIST 为间叶组织来源肿瘤，常规化疗疗效极差，甲磺酸伊马替尼，是酪氨酸激酶抑制剂（tyrosine kinase inhibitor，TKI），可有效抑制包括 c-kit 或 PDGFRA 等表达的酪氨酸激酶受体的活性，在靶向治疗 GIST 中获得巨大成功，疾病控制率可达 81.6%，成为靶向治疗时代的标杆。目前推荐伊马替尼为中、高危 GIST 的辅助治疗药，中危胃 GIST 辅助治疗 1 年，高危胃或中、高危非胃 GIST 辅助治疗 3 年，高危 GIST 可延长至 5 年；伊马替尼还是局部进展期 GIST 新辅助用药及晚期 GIST 一线用药。在 2006 年，对于高危 GIST 是否行辅助治疗，有多项临床研究在进行，其中辅助用药 1 年对比安慰剂组的美国肿瘤外科组（ACOSOG）的 Z9001 试验已得到初步结果：甲磺酸伊马替尼治疗组 1 年无复发生存率（97%）较安慰剂组（83%）明显提高，提示高危 GIST 患者术后服用甲磺酸伊马替尼 400mg/d 1 年可以降低复发风险。因此推荐本例患者术后辅助伊马替尼 400mg/d 至少 1 年。然而甲磺酸伊马替尼（格列卫）2001 年在美国批准上市，2002 年刚进入中国市场，价格高，让当时大部分患者望而却步。

5. 第一次盆腔复发诊治

（1）病史：2008 年 10 月 15 日，患者因"反复小腹痛、腹胀 1 月"就诊，查全腹部 CT 平扫+增强：右侧附件区见一类圆形占位，大小 4.9cm×3.7cm，壁较厚，不规则，后壁轻-中度不均匀强化，邻近肠管稍受压、推移，肠壁未见明显增厚（图 5-117、5-118、5-119），考虑：空肠 GIST 盆腔复发。临床诊断：①盆腔继发恶性肿瘤（孤立性）②空肠胃肠间质瘤（术后）。

（2）治疗策略

1）手术治疗：术中见：距回盲部 15cm 处末端回肠表面见一肿瘤，大小约 7cm×4cm×3cm，突入肠腔，近端肠管扩张，侵犯邻近回肠，并粘连于右侧髂窝腹膜，余腹、盆腔未见明确转移结节。行"末端回肠部分切除+部分回肠切除术"。术后病理：（末段回肠）胃肠间质瘤，大小 6cm×4cm×2.5cm，核分裂相＞5 个/50HPF，局灶坏死，免疫组化：CD34（+），CD117（+），ki-67 阳性率＜5%，患者及其家属拒绝行基因检测。

2）靶向治疗：口服伊马替尼 400mg/d，直至疾病进展。患者服药耐受性好，副反应 1-2 级。每 3-6 月复查 1 次，医从性尚可。

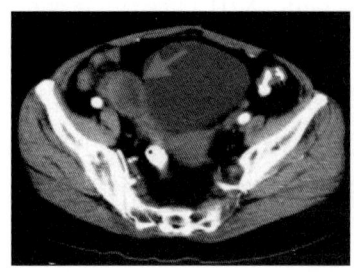
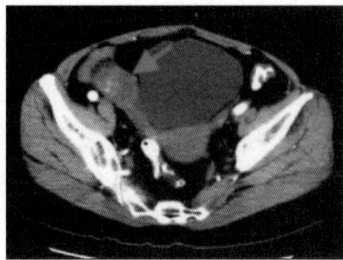
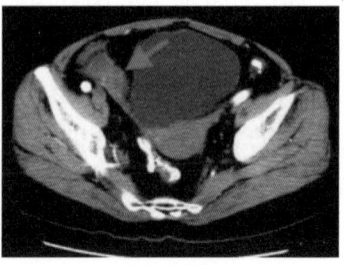

图 5-117、图 5-118、图 5-119　全腹部 CT 平扫+增强（2008 年 10 月）

（3）第一次盆腔复发述评：对于复发或转移性 GIST：①未经分子靶向药物治疗，但估计能够完全切除且手术风险不大，可以考虑手术切除并联合药物治疗。②分子靶向药物治疗有效，且肿瘤维持稳定的复发或转移性 GIST，估计所有复发转移病灶均可切除的情况下，建议考虑手术切除全部病灶。对于复发或转移性 GIST，基因型未知的予伊马替尼 400/d 一线治疗，c-kit 外显子 9 突变的予伊马替尼 600~800mg/d（国内推荐 600 mg/d），PDGFRA D842V 突变型予阿伐替尼治疗，余基因型均予伊马替尼 400mg/d。本例空肠 GIST，高危险度，术后未行伊马替尼辅助治疗，在术后第 27 个月出现盆腔"孤立性"复发，评估可切除，因此选择了直接手术。因未行基因检测，术后按晚期 GIST 一线伊马替尼 400mg/d 方案治疗，直至疾病进展或药物不耐受。

6. 第二次腹、盆腔复发诊治

（1）病史：2012 年 07 月 10 日患者因"复发脐周痛、腹胀半月"就诊，查全腹部 CT 平扫+增强：腹、盆腔多发转移灶，侵犯右侧附件，部分小肠扩张积液，盆腔少量积液（图 5-120、图 5-121、图 5-122）。临床诊断：①腹、盆腔继发恶性肿瘤（多发）；②空肠胃肠间质瘤（术后）；③不完全性肠梗阻。

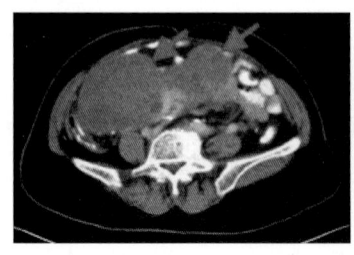
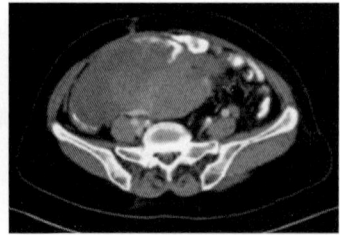
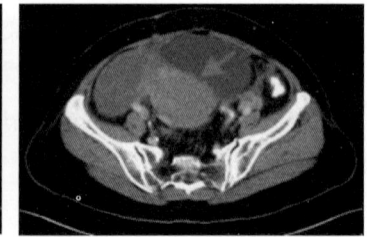

图 5-120、图 5-121、图 5-122　腹部 CT 平扫+增强（2012 年 07 月）

（2）治疗策略

1）手术治疗：术中见：少量血性腹水，盆腔多发占位，最大者位于盆腔，大小 10cm×8cm×6cm，中央破溃，渗血，侵犯右侧卵巢，盆腔、小肠系膜密布粟粒样结节。行"腹盆腔间质瘤切除术＋右侧附件切除术＋粟粒样结节烧灼"。

2）术后病理：（腹、盆腔肿物）胃肠间质瘤，10余枚，大小 2cm×1.5cm×1cm~8.5cm×6cm×5cm，核分裂相 4-7 个/50HPF，CD34（＋），CD117（＋），DOG1（＋），Ki-67 15%。基因检测：c-kit 外显子 9 pY503-F504insAY 突变（表 5-40）。

表 5-40　手术标本基因检测结果（Sanger 测序法）

检测项目	外显子	碱基变化	检测结果
c-kit 基因	外显子 9	p.Y503-F504insAY	突变
	外显子 11	无	无突变
	外显子 13	无	无突变
	外显子 17	无	无突变
PDGFRA 基因	外显子 12	无	无突变
	外显子 18	无	无突变

3）术后靶向治疗：口服伊马替尼 600mg/d，直至疾病进展。

（3）第二次腹、盆腔复发述评：与胃癌不同，手术切除是治疗复发转移 GIST 的有效治疗手段之一，可以提高疾病的控制，延缓继发性耐药的发生；还可以切除的病灶耐药成分，提高靶向治疗的有效率。患者口服伊马替尼 400mg/d 44 个月后盆腔多发转移，术中见下腹部、盆腔多发大小不一转移结节，盆腔、小肠系膜密布粟粒样结节，无法 R0 切除，按治疗原则应首选全身靶向治疗，在疾病控制，评估可完整切除病灶的情况下再考虑手术。但患者出现不完全肠梗阻等临床表现及手术意愿强烈，故先行手术，且手术达到 90% 以上的减瘤效果。结合术后靶向治疗，达到 40 个月的无疾病进展期（详见第四节）。

不同基因型的 GIST 对不同靶向药物治疗的反应不同。c-kit 基因外显子 11 突变的 GIST 对常规剂量（400 mg/d）伊马替尼治疗反应最好。c-kit 基因外显子 9 突变的 GIST 对伊马替尼的反应较 11 外显子突变者差，但研究证明通过加大伊马替尼治疗剂量至 800 mg/d（国内推荐 600 mg/d）可使这部分患者获益。c-kit 基因外显子 13、14、17、18 突变为继发突变，对伊马替尼治疗不敏感，也是继发耐药产生的主要原因之一。其中外显子 13、14 突变对二线药物舒尼替尼更敏感，外显子 17、18 突变对三线药物瑞戈非尼更敏感。PDGFRA 基因 18 外显子 D842V 突变属于原发耐药突变，对现有的一线至三线药物均不敏感。除此之外的 PDGFRA 基因突变对伊马替尼治疗均敏感。野生型 GIST 对靶向药物的反应尚不确定，相对较为明确的是野生型 GIST 中的部分亚型如 SDH 功能缺陷型 GIST 和神经纤维瘤 1 型（NF1）相关 GIST 对伊马替尼治疗不敏感。新一代 TKI 阿伐替尼（avapritinib）和瑞派替尼（ripretinib）在前期研究中显示出对各类原发和继发突变（包括 PDGFRA 基因 D842V 突变）有良好疗效。其中阿伐替尼对 PDGFA 基因 18 外显子（含

D842V）突变疗效显著，为该基因型的术前及晚期一线治疗推荐，瑞派替尼为广基因谱TKI，作为晚期GIST四线治疗的Ⅰ类推荐用药。本例患者为c-kit外显子9突变，一线伊马替尼400mg/d治疗44个月后进展，根据指南推荐可选择伊马替尼加量或改二线舒尼替尼靶向治疗，考虑患者既往口服伊马替尼良好耐受性，及加量可能对该基因型获益，最终患者口服伊马替尼600mg/d治疗，直至疾病进展或不耐受。

7. 第三次腹腔复发诊治

（1）病史：2015年12月24日常规复查全腹部CT发现"右上腹孤立性复发"。全腹部CT平扫+增强：右上腹腔新增一大小约2.5cm肿物，中等强化。临床诊断：①腹腔继发恶性肿瘤（孤立性）；②空肠胃肠间质瘤（术后）。

（2）治疗策略

1）手术治疗：①伊马替尼600mg/d治疗40个月后出现右上腹腔"孤立性复发"，评估可R0切除，建议手术，但患者及其家属出于无明显临床症状及对多次手术的恐惧，拒绝手术治疗。②在舒尼替尼治疗有效，疾病稳定，评估可R0切除，建议手术，但患者仍拒绝。

2）靶向治疗：建议患者改二线舒尼替尼靶向治疗。因刚进入该年度伊马替尼中华慈善赠药期，患者及其家属要求继续口服伊马替尼600mg，每日1次，直至2016年11月。2016年11月开始"口服舒尼替尼50mg每日1次，服用4周，停药2周"。

（3）疗效评价

1）伊马替尼治疗2015年12月至2016年10月（10个月）：疾病进展（PD）（图5-123、图5-124、图5-125）。

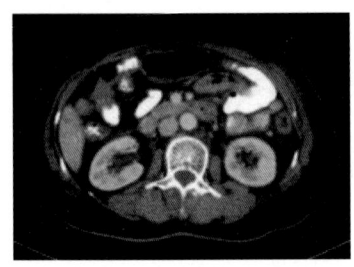 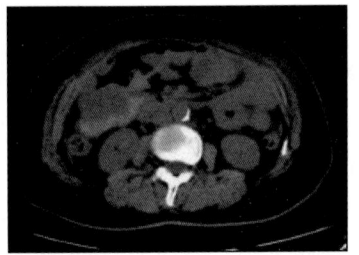 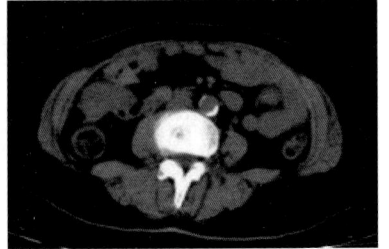

图5-123　CT（2015年12月）　　图5-124　CT（2016年8月）　　图5-125　CT（2016年10月）

2）舒尼替尼治疗：① 2016年11月至2018年05月（17个月）：疾病部分缓解（图5-126、5-127）；② 2018年05月至2018年11月（6个月）：疾病进展（图5-128、图5-129、图5-130）。

（4）第三次腹腔复发诊治述评：对于晚期GIST患者，把握最佳手术时机，可能延长缓患者的无进展生存期及避免耐药进展后出现的临床症状，改善生活质量。患者在伊马替尼600mg/d治疗40个月后出现右上腹腔"孤立性复发"，若直接手术，完整切除耐药病灶，术后改二线舒尼替尼治疗，或可延缓疾病进展。研究表明，靶向治疗转移复发性GIST

有明显抑制作用时手术切除效果最好,当肿瘤重新出现进展时手术疗效下降,特别在多病灶出现耐药时手术效果差。本例患者在舒尼替尼治疗有效,疾病稳定时,拒绝手术,又错失一次最佳手术时机。

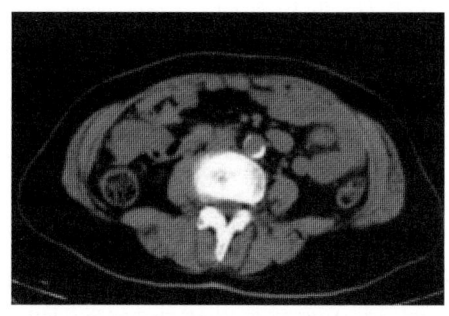
图5-126 腹部CT(2016年10月)

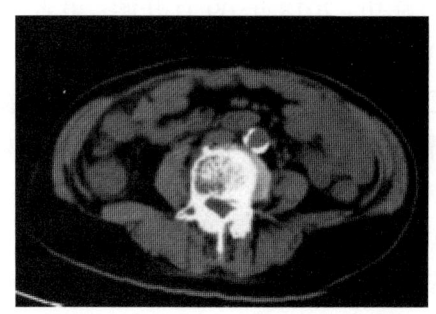
图5-127 腹部CT(2018年05月)

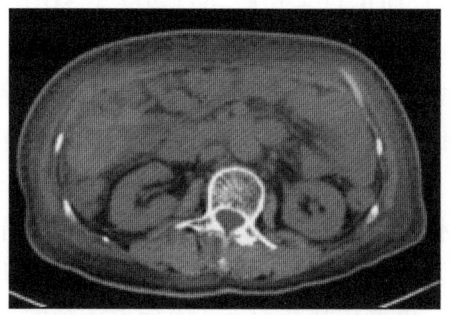
图5-128 CT(2018年05月)

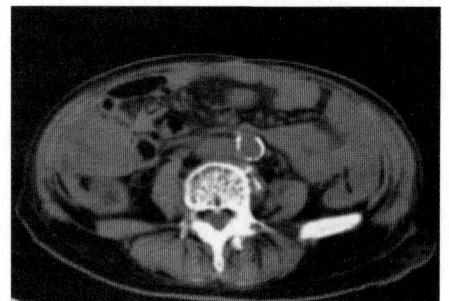
图5-129 CT(2018年10月)

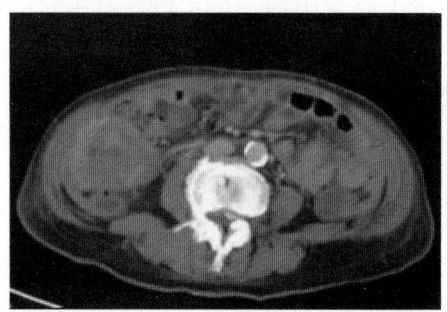
图5-130 CT(2018年11月)

出于经济的考虑,患者在服用伊马替尼600mg/d进展后要求继续服用该年度中华慈善总会的赠药,此类情况偶有发生,应对患者密切随访。研究表明,在标准治疗失败后,重新使用伊马替尼可获得短暂的疾病再控制,并且可延缓疾病的总体进展,也就是说伊马替尼对耐药后病灶仍有抑制作用。从图5-128、图5-129、图5-130也可以看出,耐药后继续伊马替尼600mg/d治疗的10个月里,病灶虽有增大,但进展缓慢。舒尼替尼作为晚期 GIST 二线用药，ORR 19%，PFS 10.7 个月，OS 25.6 个月。该患者二线舒尼替尼治疗无疾病进展时间为 17 个月。但后续 6 个月疾病进展，目前无临床研究证明舒尼替尼治疗进展后继续用药对患者获益，因此应及时换三线药物治疗。

8. 二线舒尼替尼治疗进展后诊治

（1）病史：2018 年 09 月开始，患者因"反复乏力、面色苍白"，多次住院，诊断："①腹腔转移瘤并出血 ②中度贫血"，予输血、止血等对症支持治疗，2018 年 12 月患者出现"严重乏力、苍白、气喘"急诊入院，临床诊断：①重度贫血；②腹腔继发恶性肿瘤并出血；③空肠胃肠间质瘤。予输血、止血等治疗好转。

（2）治疗策略

1）手术治疗：术中见腹腔陈旧性积血，量约 400ml，右侧大网膜见一约 8cm×8cm×6cm 肿物，粘连于升结肠及横结肠右半系膜，周边多发小结节转移灶，余腹盆腔未见明显转移结节。行"腹腔转移瘤减灭术"，手术顺利，减瘤满意，无肉眼可见肿瘤残留（R1 切除），术后患者恢复可。术后病理：（腹腔肿物）共 7 枚，最大（0.5-8）cm×7.5cm×6cm，核分裂相＞10 个 /50HPF，免疫组化：CD117（+），CD34（-），DOG1（+），Ki-67（40%），SDHB（+）。

2）术后靶向治疗：改三线瑞戈非尼 160mg，口服，每日 1 次，口服 3 周，停 1 周。患者口服瑞戈非尼 10 天，出现明显乏力、头晕，需长时间卧床，Ⅱ度手足综合征，遂拒绝继续服用。建议患者口服既往有效的伊马替尼，仍拒绝。进入随访期：每 3-6 月复查 1 次。

（3）二线治疗进展后诊治述评

1）患者出现右上腹孤立性复发时拒绝手术，二线舒尼替尼治疗有效时再次错失最佳手术时机，且在二线舒尼替尼治疗进展后，未及时更换有效的药物，肿瘤进展并出血，患者反复贫血，多次住院，最终行姑息手术治疗。患者生活质量差，增加多次住院费用，且肿瘤进展后手术治疗，临床获益较低。可见患者医从性是影响临床疗效的重要因素之一。

2）瑞戈非尼作为晚期 GIST 三线用药，中位 PFS 为 4.8 个月，而安慰剂组为 0.9 个月，延长了 3.9 个月，OS 无统计学差异。患者二线舒尼替尼治疗进展，术后建议服用三线瑞戈非尼，但患者不耐受。建议患者服用既往有效的伊马替尼治疗或参加新药临床研究，但患者及其家属均拒绝。

9. 后期治疗

（1）病史：2020 年 4 月 7 日，患者因"严重乏力、气喘 1 月"就诊，血常规：HGB 55g/L，腹部 CT 提示：腹腔广泛转移瘤并出血（图 5-131、图 5-132、图 5-133）。予输血、止血等保守治疗后好转出院。2020 年 6 月 13 日患者因"乏力、气喘 3 月，加重 1 周"再次入院输血等对症支持治疗好转出院（图 5-134、图 5-135、图 5-136）。最终患者于 2020 年 7 月 14 日在家中病亡，时年 70 岁。

（2）影像学检查

（3）后线治疗述评

患者在二线舒尼替尼治疗进展后行姑息性手术治疗，瑞戈非尼治疗 10 天停药后未治疗，第 14 个月出现腹腔广泛进展，第 17 个月（2020 年 7 月）病亡。当时一些新药如瑞派替尼（ripretinib（DCC-2618））和阿伐替尼（avapritinib（BLU-285））正在进行临床研究，其在前期研究中显示出对各类原发和继发突变（包括 PDGFRA 基因 D842V 突变）有良好疗效[14]。瑞派替尼是一种酪氨酸激酶开关控制抑制剂，通过使用独特的双重作用机制来调节激酶开关和激活环，从而广泛抑制 c-kit 和 PDGFRA 突变激酶，其在 2021 年 3 月批准上市成为晚期 GIST 四线用药。可惜本例患者与该药失之交臂。

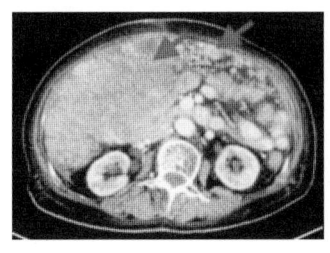
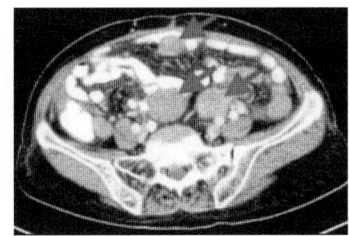
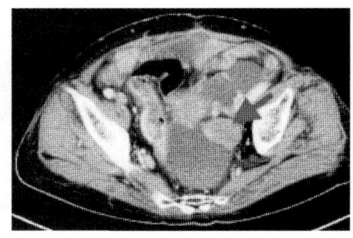

图 5-131、图 5-132、图 5-133　腹部 CT（2020 年 04 月）

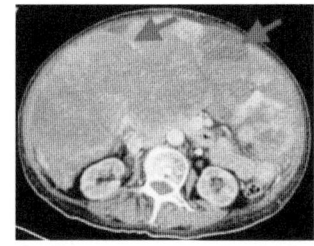
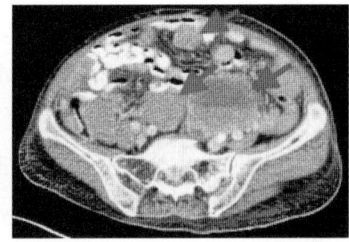
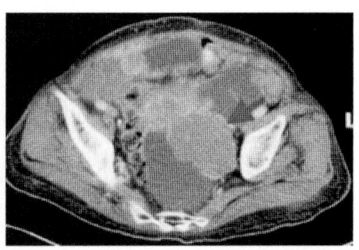

图 5-134、图 5-135、图 5-136　腹部 CT（2020 年 06 月）

10. 评述

胃肠间质瘤是胃肠道最常见的间叶组织来源肿瘤，免疫组织化学检测有 CD117、DOG1、CD34、Ki-67、SDHB 等标志物。大多数病例具有 c-kit 基因或 PDGFRA 基因活化突变，少数病例涉及其他基因改变，包括 SDH、BRAF、NF1、K/N-RAS 等基因突变。GIST 治疗上主要依靠手术和分子靶向药物。原发可切除 GIST 应完整（R0）切除，术中避免肿瘤破裂，不需要常规清扫淋巴结（SHDB 缺失型除外），术后根据肿瘤危险度、基因分型行辅助治疗。对于复发转移性 GIST，手术联合靶向药物治疗是最佳的治疗模式，复发转移灶（或耐药病灶）完整切除（R0）、减瘤手术（R1），可提高生存、改善预后。姑息性急诊手术，在某些情况下（如伴出血、梗阻、穿孔等）也是作为解除症状、延长生存、提高生存质量的必要手段。肉眼可见肿瘤残留（R2 切除）复发风险高，预后差，应尽量避免。晚期 GIST 靶向治疗有一线伊马替尼、二线舒尼替尼、三线瑞戈非尼、四线瑞派替尼，阿伐替尼作为 PDGFRA 基因 D842V 突变 GIST 的术前治疗及晚期一线治疗。

本例患者通过多次手术和多线靶向治疗，获得 14 年的总生存，总体来看，该患者得到了较好的治疗结果，但由于患者医从性、经济情况、医疗条件、医患沟通、随访频率等原因影响，其治疗过程中仍有许多可优化之处，比如，①患者空肠 GIST，高危险度，未测基因情况下，须口服伊马替尼 400mg/d 辅助治疗 3 年或 5 年；②患者口服伊马替尼 600mg/d

出现右上腹孤立性复发是,可直接手术治疗或者尽早换二线舒尼替尼治疗;③患者二线舒尼替尼治疗达到疾病稳定时及时手术治疗;④舒尼替尼治疗进展后及时更换三线瑞戈非尼治疗;⑤患者瑞戈非尼不耐受时参加新药临床研究或再引入伊马替尼治疗。通过治疗优化,本例患者可能存活到四线瑞派替尼上市,进一步延长生存期。

(李永文 尤 俊)

(二十五)ERBB2 扩增术后复发胆囊癌患者精准靶向治疗

1. 般情况介绍

患者,男,59岁,否认肿瘤家族史。

2. 病史

(1)现病史:2017 年 8 月患者于当地医院体检行腹部平扫 CT 示:肝 S8 段低密度灶。2017 年 9 月我院肝胆外科行胆胰管 MR 水成像(MRCP):肝内占位(图 5-137A)。CA199 增高至 414.60U/mL。完善 PET-CT 示:肝脏右叶密度减低影,代谢增高,多考虑为恶性病变(最大 SUV 为 6.6)。2017 年 9 月患者于我院行肝Ⅳ、Ⅴ、Ⅶ段切除、胆囊切除及肝十二指肠廓清术。术中见:肿瘤位于Ⅳ段,骑跨于第一肝门,大小约 3.0cm×3.5cm×3.5cm。病理诊断:(胆囊)中分化腺癌,侵及肝实质。术后分期:pT3N0M0,ⅢA 期。2017 年 10 月至 2017 年 12 月于我院放疗科行术后区域局部放疗(2Gy×28 次),同步行替吉奥化疗。后定期复查未见复发转,CA199 最低降至 58 U/mL。2019 年 2 月复查 CA199 增高至 260U/mL,进一步完善 PET-CT:肝脏术后病变,肝右叶切缘区密度增高影,恶性病变不除外(最大 SUV 为 7.4)。肝脏增强 MRI 提示,肝脏、胆囊术后。肝右叶环形强化结节,转移瘤可能大(图 5-137B)。2019 年 3 月 18 日患者行肝Ⅴ、Ⅶ、Ⅷ段部分切除。术后病理:(肝)中分化腺癌,考虑胆囊来源。

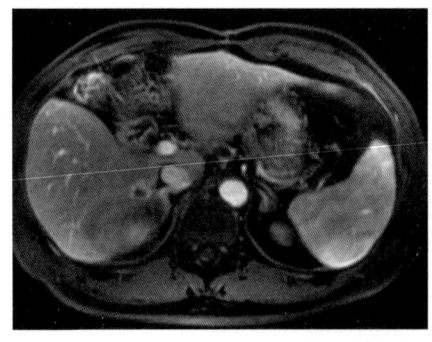 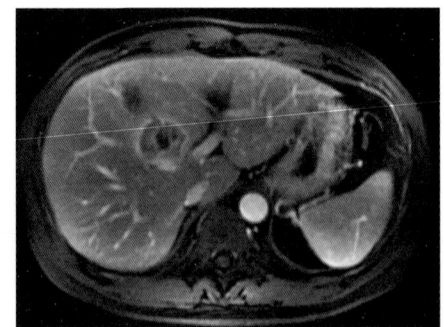

图 5-137A 2017 年 9 月首次术前　　图 5-137B 2019 年 3 月二次术前

2019 年 4 月始患者接受一线 GP 方案化疗 4 周期。基线增强 CT 提示,肝脏、胆囊术后改变。肝右后叶改变结合临床(图 5-138A)。2019 年 10 月复查回报 CA19-9 为

177U/mL，较术后（39.9 U/mL）明显升高。腹部增强 CT 示（图 5-138B）：右侧肾上腺不均匀强化灶较前明显增大，考虑疾病进展。因患者既往血常规耐受差，静脉化疗意愿差，遂 2019 年 11 月始行二线单药替吉奥方案。2020 年 3 月复查全腹 CT 提示肝内出现新发病灶（图 5-138C）右肾上腺病灶较前明显增大（图 5-138D），综合评效 PD。2020 年 3 月始行三线白蛋白结合紫杉醇联合替吉奥方案化疗。2020 年 4 月完善病灶 NGS 检测，结果回报：ERBB2 基因扩增，丰度 7.4 倍。未检测到 MSI-H，TMB 9.2 个突变/Mb，前 28.4%。2 周期后（2020-5）影像学评效，肝脏及肾上腺病灶较前增大，疾病再次进展（图 5-138E，图 5-138F）。因患者 ERBB2 基因扩增 7.4 倍，可能从抗 HER2 治疗中获益。2020 年 5 月 27 日始行四线赫赛汀联合吡咯替尼靶向治疗 10 周期。2 周期（图 5-139A，图 5-139B）、4 周期（图 5-139C，图 5-139D）、6 周期、8 周期后评效为缩小 SD（肝脏病灶近 CR，肾上腺病灶略缩小）。10 周期后（2021 年 1 月）影像学检查再次提示肾上腺病灶较前略增大（图 5-139E，图 5-139F），于 2021 年 2 月行右侧肾上腺病损冷冻消融术 + 经皮右肾上腺病损穿刺活检术。病理示：（肾上腺）纤维结缔组织中见重度异型腺体，不除外转移性腺癌。2021 年 2 月继续行赫赛汀联合吡咯替尼靶向治疗 7 周期（共 18 周期），剂量同前。期间复查评效均疾病稳定，2021 年 9 月评效肾上腺病灶增大，肿瘤标志物增高，考虑患者疾病进展（图 5-140A）。因患者各项结果符合入组"评估 DP303c 注射液对 HER2 阳性表达的晚期实体瘤患者的安全性、药代动力学、免疫原性和抗肿瘤活性的Ⅰa 期、多中心、开放、剂量递增研究"标准。遂患者于 2021 年 9 月始行五线 DP303c 注射液治疗 3 周期，2 周期后评效缩小 SD（图 5-140B），3 周期后因Ⅲ级肌炎未恢复出组。2021 年 12 月于介入科行右肾上腺占位金标置入，后于放疗科行射波刀治疗（放疗剂量：7Gy×5 次）。后患者未接受系统抗肿瘤治疗，定期复查未见复发转移。末次随访时间：2023 年 1 月，影像学结果提示患者疾病稳定。（图 5-140C）

（2）查体：神志清楚，查体配合。周身无黄染，全身浅表淋巴结未触及异常

（3）影像学检查

3. 病理诊断

2017 年 9 月 5 日行肝Ⅳ、Ⅴ、Ⅷ段切除、胆囊切除、肝十二指肠廓清术，术后病理：①（胆囊）中分化腺癌（C1-C3），侵及肝实质（A1-A3）；②肝组织（B）；③（胆管壁）纤维囊壁样组织伴慢性炎症（D）；④淋巴组织（L）。免疫组化结果：A1：HER2（++），CA199（+），CEA（+），SATB2（-），TTF-1（-），NKX3.1（-），Ki-67（20%+）。

2019 年 3 月 18 日行肝Ⅴ、Ⅷ段部分切除、Ⅶ段部分切除术，术后病理：（切除之肝脏 5 段结节）A-A3：肝组织重度纤维化硬化及肉芽肿改变，局灶见少量异型腺体，结合病史符合辅助治疗后改变（切除之 7 段结节）B：（肝）中分化腺癌，考虑胆囊来源。免疫组化结果：HER2（+++）。

2021 年 2 月 1 日行右侧肾上腺病损冷冻消融术 + 经皮右肾上腺病损穿刺活检术。病理示：（肾上腺）纤维结缔组织中见重度异型腺体，不除外转移性腺癌，材料小，请结合临床。

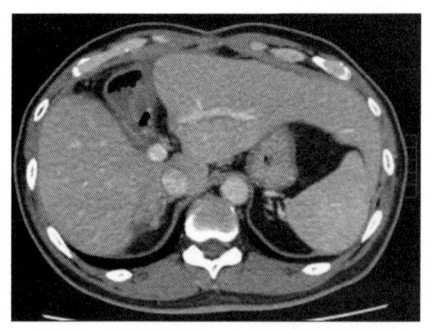
2019 年 4 月一线基线

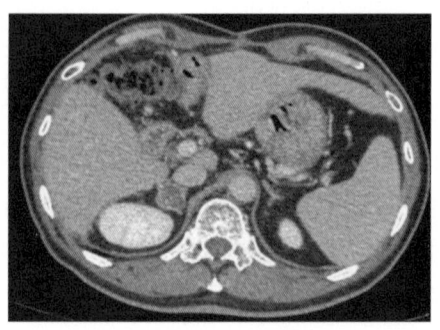
2019 年 10 月一线进展

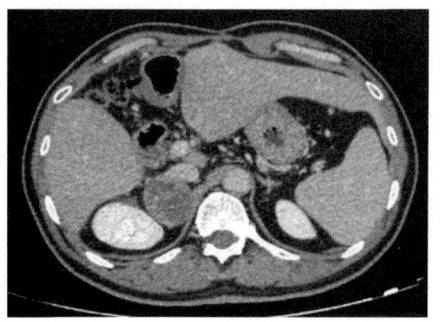
2020 年 3 月二线肝脏病灶新发

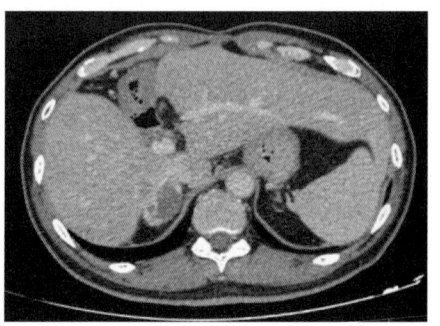
2020 年 3 月二线肾上腺病灶进展

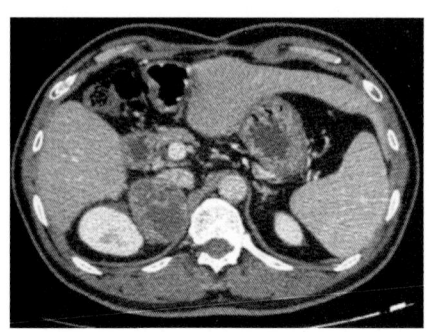
2020 年 5 月三线肝脏病灶进展

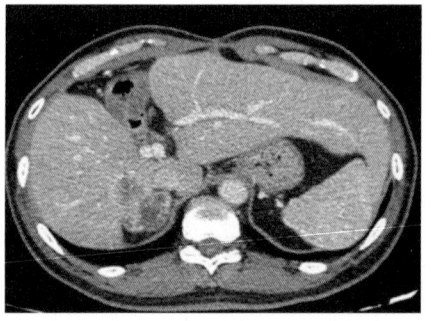
2020 年 5 月三线肾上腺病灶进展

图 5-138　全腹增强 CT 图像

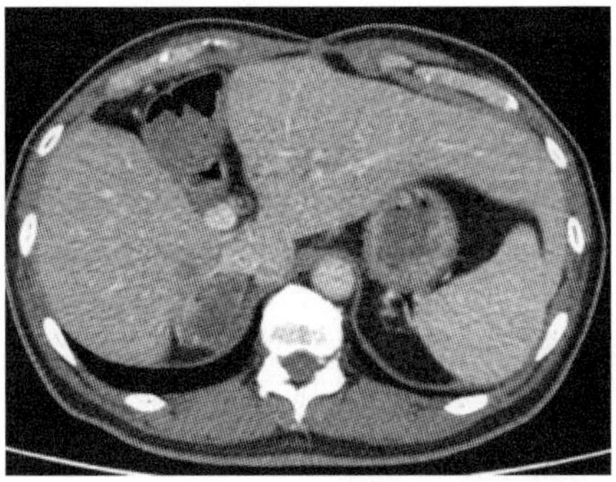

第五章 消化系统肿瘤分子诊断标志物临床应用

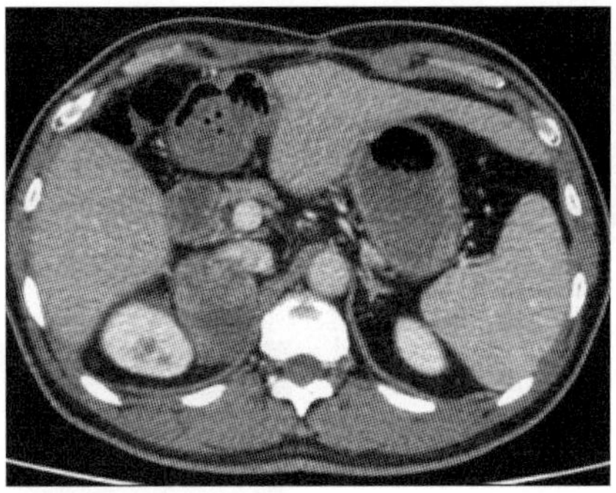

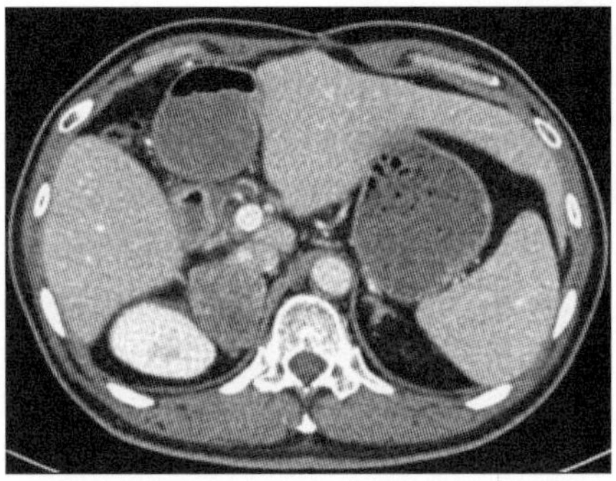

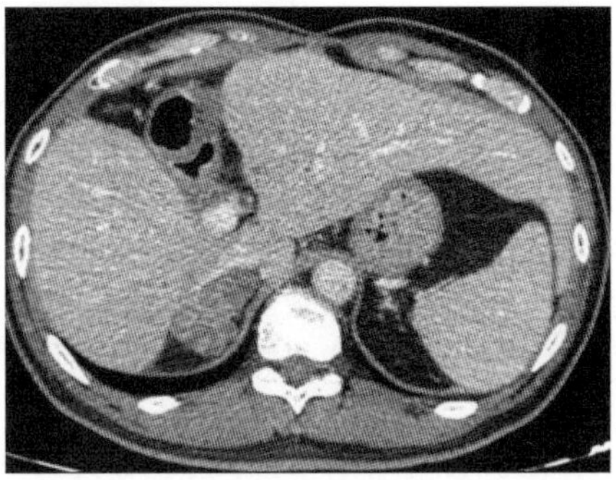

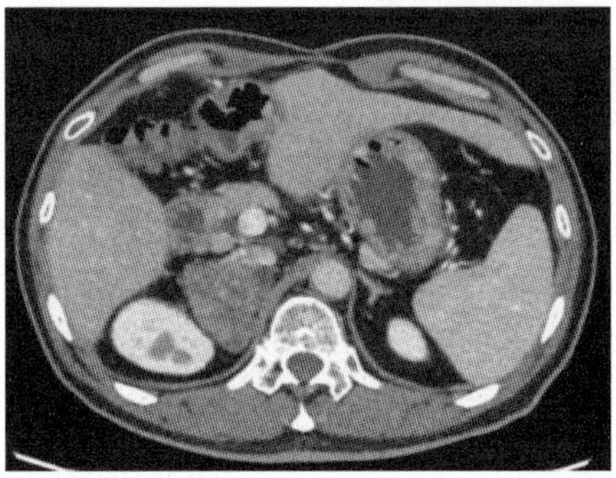

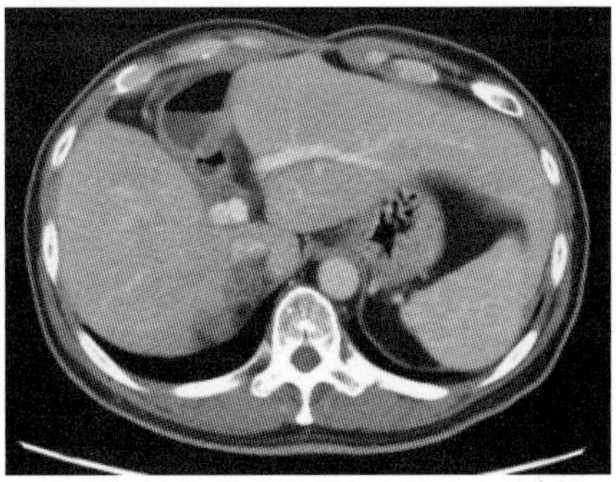

图 5-139 全腹增强 CT 图像

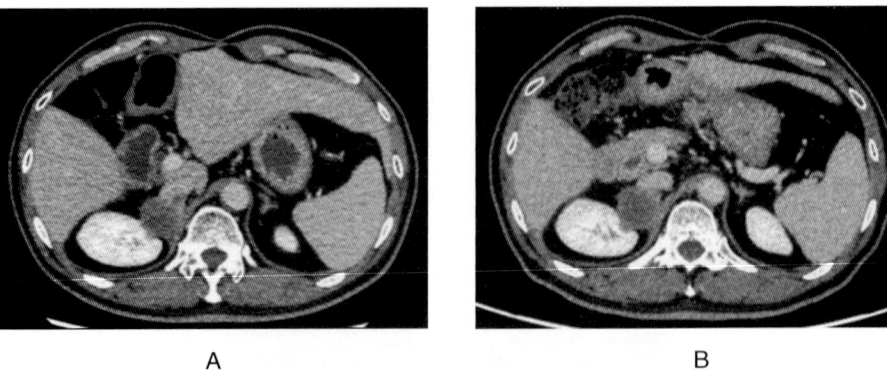

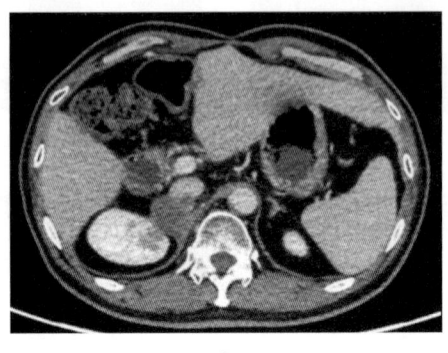

图 5-140 全腹增强 CT 图像

4. 分子检测诊断结果及解读（见表 5-41，表 5-42）

表 5-41 靶向治疗标志物检测结果

基因变异	变异类型	血浆丰度/组织丰度
ERBB2	拷贝数扩增	–/7.4 倍
APC	第 4 外显子突变	0.4%/31.3%
CDK12	基因扩增	–/8.9 倍
CDK6	基因扩增	–/6.5 倍
VEGFA	基因扩增	–/7.4 倍
FLT1	第 10 外显子突变	0.4%/20.8%
GNAS	第 1 外显子错义突变	0.5%/31.4%
POLH	第 8 外显子错义突变	4.0%/28.1%
POLH	第 8 外显子错义突变	2.1%/22.1%
POLH	第 8 外显子错义突变	2.0%/22%
VEFGFA	第 1 外显子移码突变	0.3%/1.3%
TP53	第 8 外显子错义突变	0.6%/31.8%

表 5-42　药物代谢相关酶类多态性

基因	变异类型	突变型
DPYD	p.I543V 杂合多态性	c.1627A>G（p.I534V）
GSTM1	纯合缺失多态性	–
GSTP1	p.I105V 杂合多态性	c.313A>G（p.I105V）

主要基因变异检测结果及用药提示：ERBB2 基因扩增可能参与肿瘤的发生发展，并可能降低肿瘤细胞对 EGFR TKIs 药物敏感性，增加对 ERBB2 靶向药物敏感性。FDA/NMPA 批准药物：trastuzumab 曲妥珠单抗；petuzumab 帕妥珠单抗；T-DM1 恩美曲妥珠单抗；lapatinib 拉帕替尼；pyrotinib 吡咯替尼。

5. 治疗方案及疗效评价

患者一线 GP 方案、二线单药替吉奥及三线白蛋白结合紫杉醇联合替吉奥方案获益有限，病灶快速进展。根据基因检测结果，提示患者为 ERBB2 扩增人群，因此调整四线方案为赫赛汀联合吡咯替尼治疗。治疗后患者肝脏及肾上腺病灶持续稳定，中位 PFS 达 15 个月。肾上腺病灶后再次进展，患者入组 DP303c 注射液（HER2-ADC）对 HER2 阳性表达的晚期实体瘤患者的 I 期临床研究，2 周期后疾病稳定。患者因耐受性差出组，随后接受肾上腺射波刀局部治疗。目前患者持续疾病稳定，中位 PFS 达 13 个月，总生存已达 5 年 4 个月。

6. 本案例评述

根据 2022 版 CSCO 诊疗指南，胆道恶性肿瘤在病理诊断后应进行免疫组化 HER2 检测，并已作为Ⅱ级推荐。本病例为 HER2 阳性/ERBB2 扩增的胆囊癌患者，术后复发后多线化疗获益有限，耐受性差，疾病快速进展。在患者化疗耐药阶段，及时予患者多基因检测明确分子诊断，确证了患者 HER2 阳性/ERBB2 扩增的分子状态，对指导患者后线适时抗 HER2 靶向治疗并从中获益具有重要临床价值。2021 年《柳叶刀·肿瘤》发表了 MyPathway 篮子试验中 HER2 胆道系统肿瘤队列的结果，显示帕妥珠单抗联合曲妥珠单抗的"妥妥双靶"方案用于既往经治的 HER2 阳性转移性患者前景可期，疗效超越既往二线化疗。胆道肿瘤队列共入组 39 例患者。2020 年 3 月 10 日数据截止时，中位随访时间为 8.1 个月。39 例患者中，有 9 例达到部分缓解，ORR 23%。11 例（28%）疾病稳定 > 4 个月，DCR 为 51%（20/39），DOR 10.8 个月。虽然曲妥珠单抗尚未获批胆囊癌治疗的适应症，但基于 MyPathway 研究结果，曲妥珠单抗 + 帕妥珠单抗联合疗法已被 CSCO 胆道恶性肿瘤指南推荐为 HER2 阳性胆道肿瘤二线Ⅱ级推荐。既往研究报道，赫赛汀与拉帕替尼的非重叠作用机制，可使抗 HER2 双重阻断在乳腺癌体外模型及临床患者中产生联合协同效应。Tao 等人曾报道一例转移性 ERBB2 扩增/HER2 阳性胆囊癌患者从曲妥珠单抗联合拉帕替尼治疗中获益，肺及脑转移灶最佳疗效达 PR，一定程度上提示了抗 HER2 抗体联合小分子 TKI 抑制剂同样可以使 HER2 阳性胆囊癌患者获益。相比于拉帕替尼，吡咯替尼作用靶点更全面，不可逆性阻断 HER1、HER2 和 HER4 同/异源二聚体下游通路活性。

此外，随着 HER2-ADC 类药物近年来在乳腺癌、胃癌等领域的突破性进展，HER2-ADC 在 HER2 阳性胆道肿瘤中也进行了探索。Ⅱ 期 HERB 研究提示 HER2 阳性胆道肿瘤二线应用 DS-8201，ORR 为 36.4%，为此类肿瘤患者再次增加具有前景的治疗策略。因此，本例患者从抗 HER2 双靶治疗曲妥珠单抗联合吡咯替尼治疗中持续获益，后期入组 HER2-ADC 临床研究，疾病稳定。并且，在全身情况控制稳定的情况下，针对肾上腺病灶进行局部治疗介入，使该例患者总生存被更大程度地延长，同时生活质量得到保证。此外，回顾患者的疾病发展过程，胆囊肿瘤术后多次复发与晚期疾病进展均与 CA199 水平呈显著正相关，体现了 CA199 检测在胆道恶性肿瘤中的精准诊断价值，提示临床医生实时监测 CA199 可对病情判断提供特异性的参考价值。

（李丹妮　曲晶磊　曲秀娟）

（二十六）PD-L1 高表达晚期胆囊癌大分割放射治疗联合免疫治疗

1. 一般情况介绍

患者，女，王某，69 岁。

2. 病史

（1）现病史：患者于 2015 年 11 月接受胆囊癌根治术。术后恢复良好，未接受任何抗癌治疗，定期随访。2017 年，PET/CT 示肿瘤复发，伴有右侧肾上腺和局部肝内转移。

（2）家族史：无家族遗传性疾病史。

（3）入院查体：浅表淋巴结未及，皮肤巩膜无黄染，腹软，无压痛及反跳痛。

（4）影像学检查（图 5-141）：

3. 病理诊断

（1）术后病理诊断：2015 年 11 月行胆囊癌根治术。术后病理：胆囊中分化腺癌，pT3N0M0。

（2）2018 年 5 月 22 日行左大腿外侧肌层占位穿刺活检，病理示：纤维结缔组织内见低分化腺癌浸润或转移，符合胆囊癌转移。行二代测序及 PD-L1 表达相关分析，见图 5-142、图 5-143。

4. 分子检测诊断结果及解读（表 5-43）

（1）肿瘤突变负荷高的患者接受免疫治疗预后较好。该患者突变负荷中等。

（2）高度微卫星不稳定（MSI-H）患者免疫治疗预后较好。该患者为微卫星稳定（MSS）。

（3）p.H1384Rfs*3 变异导致 ATM 蛋白缺失 PI3K/PI4K 激酶域，该结构域介导 ATM 的激酶活性，参与细胞周期调控和 DNA 损伤修复途径。Ceralasertib（AZD6738）等 ATR 激酶抑制剂正在临床试验中。

(4) ARID1A 突变能够扰乱癌细胞中 DNA 损伤修复过程，与肿瘤的预后差相关。体外细胞实验显示，ARID1A 基因缺失后，PARP 抑制剂促进细胞凋亡的能力增强。

(5) EphA2 的表达与肿瘤患者预后不良、转移潜能增加和生存期降低相关。

(6) UGT1A1 基因 211G>A 突变（UGT1A1*6，Gly71Arg）与伊立替康的毒副作用风险增加显著相关。

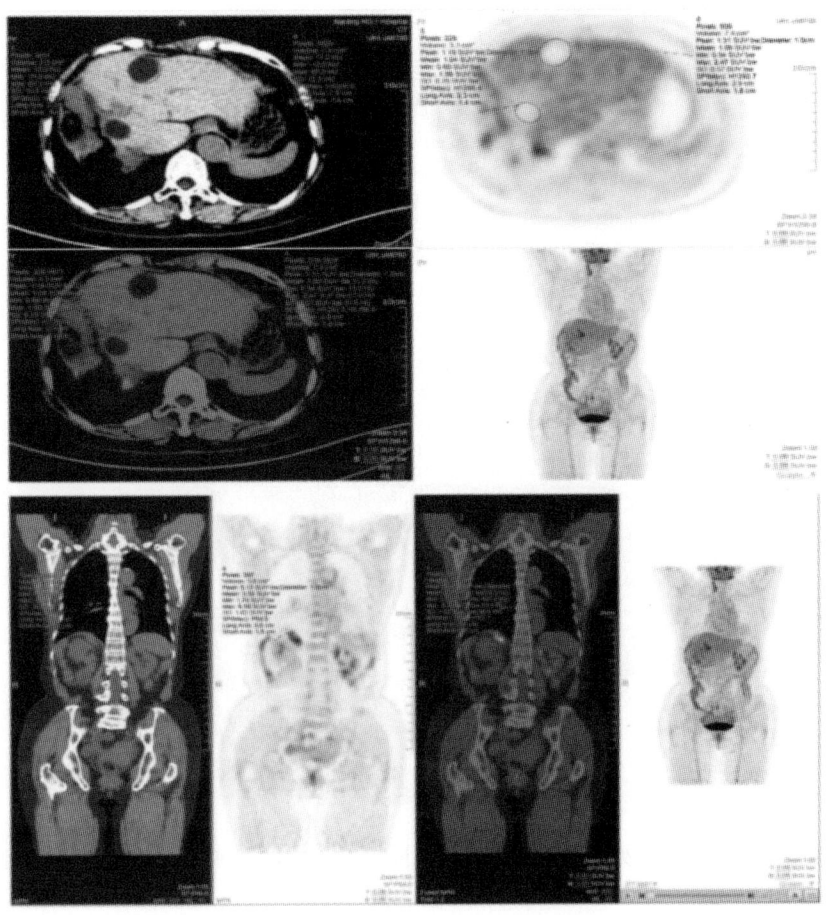

图 5-141　PET-CT 结果显示肝脏和右侧肾上腺内转移

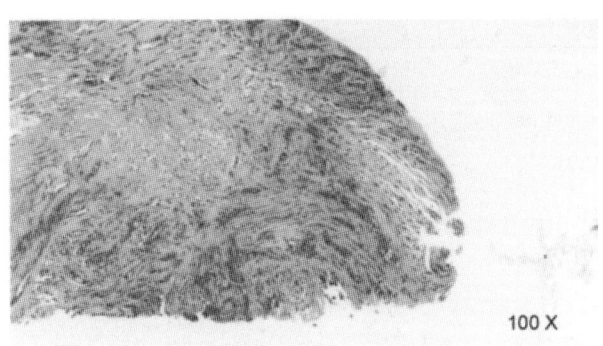

图 5-142　左大腿外侧肌层占位穿刺活检，病理示：
纤维结缔组织内见低分化腺癌浸润或转移

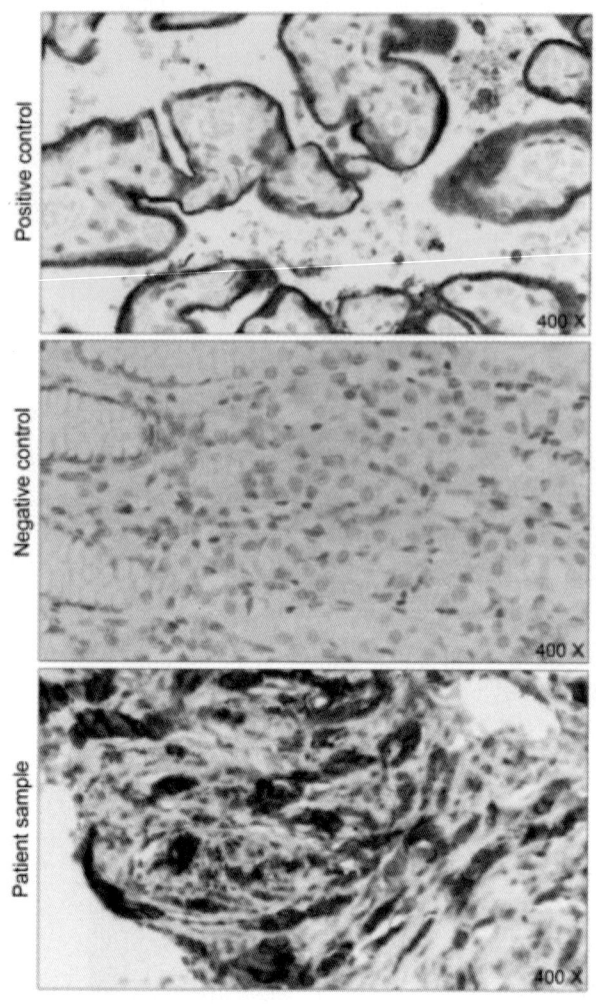

图 5-143　左大腿外侧肌层占位穿刺活检组织 PD-L1 免疫组化表达水平检测

表 5-43　左大腿外侧肌层占位穿刺活检肿瘤组织 NGS 检测结果

检测项目	检测结果
TMB（mutants/Mb）	4.03
Microsatellite	Stable
ATM	p.H1384Rfs*3 Exon28
ARID1A	p.A360Efs*37 Exon1
EPHA2	p.M6891fs*2
UGT1A1	p.G71R c.211G>A rs4148323*6
CYP2C19	p.P227P c.681G>A rs4244285*2

（7）CYP2C19*2（rs4244285，c.681G>A）编码的 CYP2C19 酶活性降低，与代谢较慢及对致癌物解毒能力较低相关。CYP2C19 慢代谢型患者与化疗不良反应增多有关。

5. 治疗方案调整及疗效评价

该患者 2015 年行胆囊癌根治术，术后病理：中分化腺癌 pT3N0cM0，术后未行抗肿瘤治疗。2017 年 5 月 PET/CT 示：右侧肾上腺及肝内复发。

（1）一线治疗：经 MDT 讨论后，给予该患者放射治疗（肿瘤区：60Gy/12f；低剂量区：30Gy/12f）同步吉西他滨联合卡培他滨化疗。6 个周期化疗后疾病进展。

（2）二线治疗：2018 年 4 月给予吉西他滨联合奥沙利铂二线化疗。但疾病又快速进展，转移至左侧髋部，给予左侧髋部姑息性放疗（30Gy/10f）。2018 年 7 月患者出现肝肺转移。

（3）三线治疗：对左大腿外侧肌层占位穿刺活检组织予二代测序及免疫组化检测，结果示：TMB: 4.03 Muts/Mb；MSS；PD-L1：50%。2018-09 给予肝脏转移灶放疗（60Gy/12f），同时给予纳武利尤单抗（120mg，q2w）。如图 5-144 所示，疗效评价示部分病灶消失，部分病灶显著缓解，PFS 超过 11 个月，无明显不良反应。

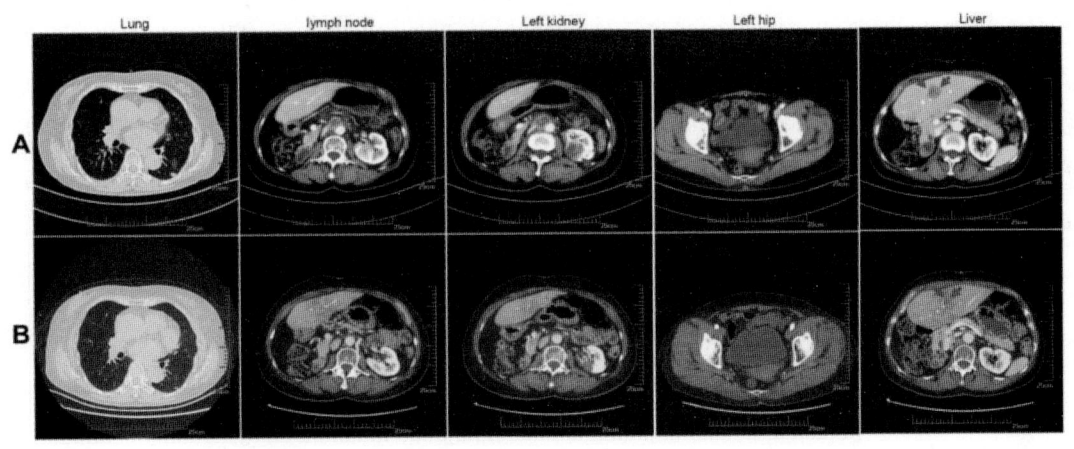

图 5-144　放疗联合免疫治疗前（A）后（B）疗效对比

6. 本案例述评

该患者胆囊癌术后未行抗肿瘤治疗，约两年后出现右侧肾上腺及肝内复发转移，经 MDT 讨论后一线予以同步放化疗，6 周期治疗后再次出现疾病进展，二线予以更换化疗方案并联合局部姑息性放疗，但很快再次出现进展。患者后续已无标准治疗方案，PD-L1 高表达，故三线予以 SBRT 模式放疗联合 PD-1 抗体免疫治疗，获取了较长的 PFS。PD-L1 的表达水平是多种肿瘤包括肺癌、黑色素瘤、胃癌等免疫治疗的疗效预测指标。KEYNOTE-158 中胆道恶性肿瘤的数据分析显示后线应用免疫检查点抑制剂，ORR 在 PD-L1 阳性和阴性的患者中分别为 6.6% 和 2.9%。KEYNOTE-158 中胆道恶性肿瘤的数据分析提示后线应用免疫检查点抑制剂，在 PD-L1 阳性的患者中 ORR 为 13%。上述数据均反映了胆道恶性肿瘤中 PD-L1 表达阳性的患者，免疫检查点抑制剂获益可能。该患者一线治疗失败后对左侧大腿外侧肌层占位活检，病理仍然考虑胆囊癌转移，且 PD-L1 表达水平较高，为该患者后线免疫治疗的应用提供了依据。除了 PD-L1 的表达水平外，该患者携带 ATM 突变及 ARID1A 突变。p.H1384Rfs*3 变异导致 ATM 蛋白缺失 PI3K/PI4K 激酶域，该结构域介导 ATM 的激酶活性，参与细胞周期调控和 DNA 损伤修复途径；ARID1A 突变能够扰乱癌细胞中 DNA 损伤修复过程，与肿瘤的预后差相关。既往有文献提示携带这两种基因的突变的恶性肿瘤患者，免疫治疗获益的可能性大。免疫治疗的同时给予了该患者肝脏病灶的 SBRT 治疗，单次高剂量的照射免疫治疗协同的作用可能机制包括：释放损伤相关分子模式（damage associated molecular patterns，DAMPs）诱导免疫原性细胞死亡（immunogenic cell death，ICD）、损伤 DNA 的释放促进 cGAS-STING 通路的激活；上调 I 型干扰素的表达、促进 DC 细胞的抗原交叉递呈、活化 CD8+ 效应 T 细胞；通过上调趋化因子 CXCL10、IL-1β、TNF-α、细胞黏附分子的表达，促进 T 细胞肿瘤免疫微环境的募集和活化。该患者三线治疗疗效显著且 PFS 时间较长，也反应了 SBRT 放疗模式与免疫检查点抑制剂的协同作用。该病例提示我们免疫治疗的获益与否不止取决于 TMD 及 MSI 状态，更是多种因素包括 PD-1 或 PD-L1 表达水平、基因突变等综合作用的结果。既往多项研究提示，在恶性肿瘤中，后线单药应用免疫检查点抑制剂有效率低。与其他治疗模式，比如化疗、放射治疗、抗血管生成治疗、过继性 T 细胞回输治疗、溶瘤病毒、肿瘤疫苗等联合应用，均是免疫治疗增效的手段。临床实践中可综合患者体力状况、既往治疗情况、基因检测结果、免疫组化结果等选择合适联合治疗手段，个体化制定治疗方案，提高治疗疗效。

（孔炜伟　杨　菊　魏　嘉）

（二十七）PD-L1 高表达胰腺癌患者免疫治疗一例

1. 一般情况介绍

患者，男，56 岁。

2. 病史

（1）现病史：患者于 2020 年 9 月无明显诱因出现腹痛，位于中腹部，呈持续性隐痛，向腰部放射，能耐受，无腹胀、腹泻，无恶心、呕吐，无尿频、血尿、尿痛等不适。外院 CT 提示"胰腺占位，考虑胰腺癌可能"。2020 年 10 月 22 日因"腹痛 1 月余"收入院。

（2）家族史：父亲胃癌、姐姐乳腺癌、弟弟直肠癌。

（3）入院查体：腹平坦，无腹壁静脉曲张，腹部柔软，无压痛、反跳痛，腹部无包块。肝脏肋下未触及，脾脏肋下未触及，Murphy 氏征阴性，肾区无叩击痛，无移动性浊音。肠鸣音未见异常，3 次 / 分。膀胱区无实性包块。肛门生殖器未查。

（4）入院影像学检查

1）增强 CT 示（图 5-145）：肝左叶小囊肿及右叶小钙化灶；胰腺颈部占位，考虑恶性病变，侵及邻近脾静脉；双肾囊肿，余全腹增强 CT 未见明显异常。

第五章 消化系统肿瘤分子诊断标志物临床应用

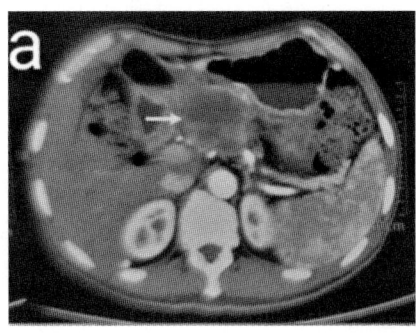
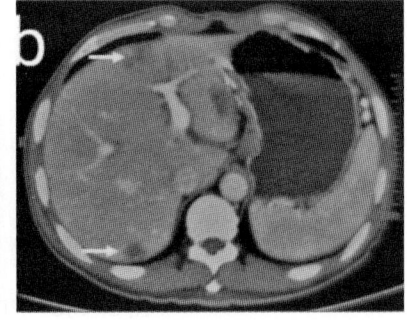

图 5-145　化疗 + 免疫治疗前增强 CT 结果

2）HIFU 造影：胰体部低回声病灶呈"快进快出"造影模式，符合恶性肿瘤造影特征，胰体尾部胰管扩张。

3. 病理诊断

（1）2020 年 10 月 23（胰腺穿刺活检标本）病理结果：异性细胞片状排列，浸润性生长。免疫组化：AE1/AE3（+），CD56（-），CgA（-），Syn（-），B-catenin（膜 +），CD10（-），CK20（-），CK7（+），Vim（-），ER（-），clandin18（-），DPC4（+），P63（-），P40（-），Ki-67 提示高增殖活性，免疫组化结果符合低分化腺癌。加染免疫组化结果显示：PD-L1（SP142）（TPS=0），PD-L1（SP263）（TPS=70%），MG7（+）。

（2）2021 年 3 月 17 日手术（胰体尾联合脾切除术 + 肠系膜上静脉部分切除、吻合术）病理结果：【部分胰腺及脾脏切除标本】（胰颈部）形态倾向低分化腺癌，建议做免疫组化协助诊断；胰腺切缘距癌组织较近 1cm，脾脏未查见癌组织，胰周淋巴结（0/5）未查见转移癌。送检（肠系膜上静脉部分）查见癌细胞。病理分期：AJCC pT2N0。免疫组化：P40（散在 +），CK8/18（+），CD56（-），CgA（-），Syn（-），B-catenin（膜 +），P63（局部 +），S-100（-），MLH1（+），MLH6（+），MSH2（+）PMS2（弱 +），HER-2（-），PD-L1（SP142）（CPS：约 20），PD-L1（SP263）（TPS：约 55%；CPS：约 60），Ki-67 局部标记指数约 60%。

4. 分子检测诊断结果及解读

（1）分子检测结果：KRAS，SMAD4，ARID1A，BRCA2 突变，少量 DNMT3A 突变，PD-L1 高表达，所有 HLA-I 基因座均处于杂合状态（表 5-44、图 5-146）。

表 5-44　分子检测结果

检测项目	检测结果	临床意义
KRAS	突变型	激活 MAPK/ERK 信号通路，促进细胞增殖
SMAD4	缺失	激活 TGF-b 信号通路，促进肿瘤转移 激活 AKT 信号通路，诱导化疗耐药
ARID1A	突变	与错配修复缺陷相关，促进肿瘤对免疫检查点抑制剂的敏感性
BRCA2	突变	导致 DNA 修复通路的缺陷，增加对细胞毒性药物的敏感性

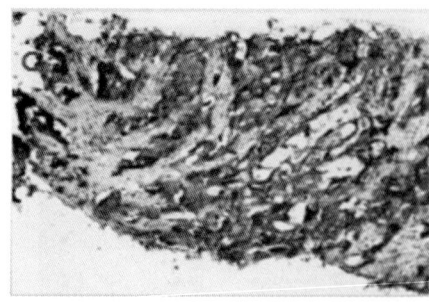
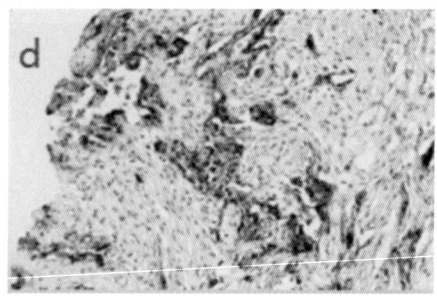

图 5-146　PD-L1 表达情况

（2）分子检测结果分析

1）KRAS G12V、SMAD4、BRCA2、ARID1A 都参与驱动癌发展，其中 KRAS 和 SMAD4 是胰腺癌中经典的驱动变异，这两个突变目前没有直接靶向药物。

2）BRCA2 胚系加体系突变及 ARID1A 体系突变在胰腺癌中并不多见，但这两个突变可以带来治疗上的优势，即可以使用铂类化疗及靶向药物奥拉帕利。

3）PD-L1 高表达提示患者可以受益于免疫治疗。BRCA2 和 ARID1A 这两个基因突变都造成明显基因组不稳定性，理论上增加新抗原产生几率，有利于免疫治疗药物如 PD1 抗体的使用。而 HLA-I 位点高度杂合可提高免疫治疗后的总体生存率，所以患者可以从免疫治疗中获益。并且 ARID1 基因突变可以促进肿瘤对免疫检查点抑制剂疗法变得敏感，或能有效预测免疫疗法的成功性。

4）KRAS 与 SMAD4 突变将激活 MAPK 和 TGF-b 信号通路，从而促进细胞增殖、EMT 产生、间质纤维化、代谢重塑等，这些改变将在一定程度上削弱化疗、靶向及免疫治疗效果，即复发风险还是存在。

5. 治疗方案调整及疗效评价

（1）术前治疗方案：① FOLFIRINOX+ 信迪利单抗 1 周期；② 因骨髓抑制更换为 XELOX+ 信迪利单抗 4 周期。

疗效评价：术前 2020 年 10 月至 2021 年 3 月期间多次查 CT 提示胰颈部病变较前逐渐缩小。2021 年 3 月 10 日 CT 提示：胰腺颈部恶性占位，侵及邻近脾静脉，范围较前缩小；肝左叶小囊肿及右叶小钙化灶。评估为 PR（图 5-147）。

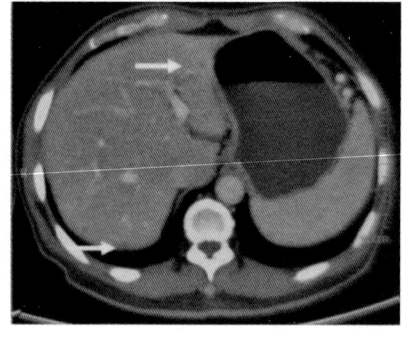
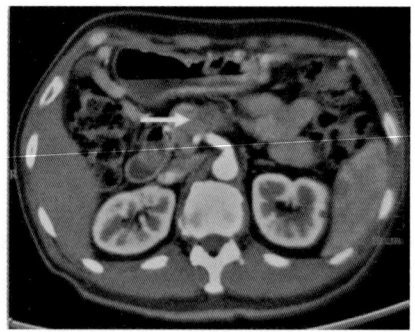

图 5-147　化疗 + 免疫治疗后增强 CT 结果

（2）术后首次 CT：胰腺颈部占位术后改变，术区少量渗出，肝内未见明确转移性病灶。

（3）术后治疗方案：

1）XELOX+ 信迪利单抗 2 周期；

疗效评价：2021 年 7 月 6 日 CT：脾脏及胰腺体尾部术后缺如，术区少量渗出较前减轻；肝左叶小囊肿及右叶小钙化灶同前；直肠左前方占位，转移可能，盆腔稍大淋巴结。评估 PD。

2）因病情进展更换为 XELOX+ 卡瑞利珠单抗 2 周期

3）因皮肤毛细血管增生，更换为 XELOX+ 特瑞普利 1 周期；

4）放疗 18 次；

5）因骨髓抑制停用奥沙利铂，改用特瑞普利单抗 + 卡培他滨 4 周期。

疗效评价：2022 年 3 月 4 日 CT：脾脏及胰腺体尾部术后缺如，肝左叶小囊肿及右叶小钙化灶同前；直肠左前方占位较前略缩小。余未见明显异常。评估 SD。

（4）发病至今 CA19-9 变化：CA19-9 是胰腺癌敏感性最高的标志物，其可以预测患者预后并且监测肿瘤复发。术前 CA19-9 水平对预后有一定提示作用，低者较高者预后好，术后降至正常者生存期长于未下降者；肿瘤复发时，CA19-9 可再升高。该患者术前 CA19-9 最高达 3574 U/ml，经过术前化疗联合免疫治疗降至正常范围内；术后 CA19-9 水平多维持在 30~200 U/ml 之间，提示患者复发风险仍然存在，应当密切随访观察（图 5-148）。

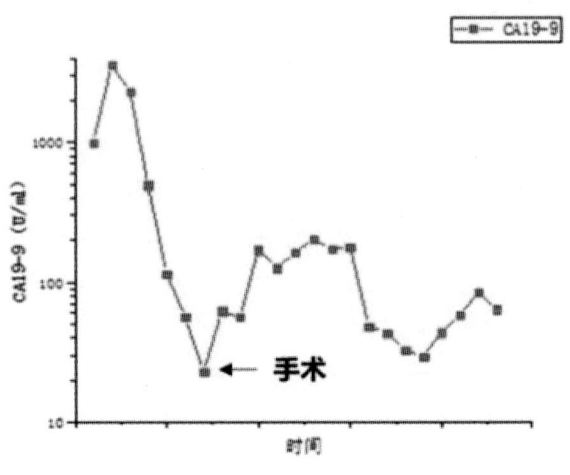

图 5-148 肿瘤标志物变化情况

6. 本案例评述

胰腺癌微环境支持肿瘤生长并且促进肿瘤转移，并构成药物传递的物理屏障，其主要目标是设法改善肿瘤微环境，把冷肿瘤转化为热肿瘤并且通过对生物标志物的筛选进行精准治疗。目前转移性胰腺癌一线治疗主要以化疗为主，三药联合氟嘧啶类方案 FOLFIRINOX（5-FU+ 奥沙利铂 + 伊立替康）方案成为了首选方案之一，另一种首选方案是吉西他滨联合白蛋白结合型紫杉醇。近年来三期临床研究证实，与传统的吉西他滨单药方案相比，替吉奥单药、吉西他滨联合卡培他滨、mFOLFIRINOX 等方案均延长了胰腺癌患者的术后无病生存期和总体生存期。

本例患者为晚期胰腺癌，初次就诊肿瘤已侵及邻近脾静脉。基因检测提示患者 BRCA2 突变，鉴于 BRCA1/2 突变带来 DNA 修复通路的缺陷，有 BRCA1/2 基因致病性突变的肿瘤对于作用于 DNA 的细胞毒性药物（如：顺铂及卡铂）更加敏感。指南建议对 BRCA2 突变的患者采用含铂类的化疗方案或联合序贯放化疗，也可以选择吉西他滨联合顺铂方案或联合序贯放化疗。2020 ASCO 晚期胰腺癌治疗指南认为对于具有胚系 BRCA1 或 BRCA2 突变的患者，首选 FOLFIRINOX 联合吉西他滨或顺铂方案。同时，分子检测结果提示患者 PD-L1 高表达，胰腺导管腺癌细胞膜表达 PD-L1 较为少见，阻断 PD-L1 能够显著增强免疫反应进展，并加强 T 细胞激活。该患者初始使用 FOLFIRINOX 方案联合信迪利单抗治疗。后患者出现骨髓抑制，更换为 XELOX+ 信迪利单抗方案治疗。患者化疗+免疫治疗效果良好，肝脏转移灶消失，达到降期治疗标准，转化治疗成功并实现了手术切除。

同时，患者存在 SMAD4，ARID1A 突变。SMAD4 功能失活或表达低下可能影响 TGF-β 的信号转导并参与肿瘤的形成，与更晚的肿瘤和淋巴结分期相关，并且通常瘤周淋巴细胞聚集减少。SMAD4 缺失也可通过激活 AKT 信号通路，增加结直肠癌恶变程度并诱导化疗耐药。目前并无直接靶向药物，但有研究表明 Smad4 缺失可能会增强肿瘤细胞免疫原性，为免疫治疗带来便利。ARID1a 的缺失与 DNA 的错配修复缺失存在一定的因果关系。DNA 错配修复缺陷的肿瘤常常被认为会积累大量的遗传突变，而随着疾病进展还会产生相应的突变蛋白（新生抗原），这些新生抗原能刺激机体免疫反应，使得肿瘤对于检查点抑制剂疗法更加敏感。两者的突变或能为免疫检查点抑制剂提供治疗靶点，增加患者免疫治疗疗效。

90% 的胰腺癌患者存在 KRAS 基因突变。KRAS 基因负责编码并制造一种称为 K-Ras 的蛋白，该蛋白属于 MAPK/ERK 信号通路途径的一部分。当 KRAS 基因发生致病性突变，其所编码的 K-Ras 蛋白将处于持续激活的状态，进而细胞增殖失控，导致肿瘤的形成。在胰腺癌患者接受 EGFR 抑制剂阿法替尼联合吉西他滨与吉西他滨单药治疗的研究中，中位生存期及无进展生存期未见明显差异，且联合用药中腹泻和皮疹较单药治疗发生率更高，提示阿法替尼和吉西他滨联合用药不仅不能提高治疗效果，而且毒性更大。所以对于这类癌症，目前没有直接靶向药物，抑制 EGFR 或酪氨酸激酶的药物都不会有效。

在后续治疗方面，由于具有胚系 BRCA1 或 BRCA2 突变的患者，对同样能阻碍 DNA 修复的多聚 ADP 核糖聚合酶（PARP）抑制剂也更加敏感，在 Ⅲ 期的 POLO 研究中，具有 BRCA1/2 突变的转移性胰腺癌，经一线铂类为基础的化疗 16 周后，病情稳定时采用 PARP 抑制剂奥拉帕利维持治疗，较安慰剂显著延长了无肿瘤进展生存期（7.4 个月 vs. 3.8 个月，$P=0.004$），因此对已接受一线铂类化学疗法病情无进展至少持续 16 周的患者，可以选择继续治疗化疗或使用 PARP 抑制剂奥拉帕利[4]。根据以上信息，患者可以从铂类（如消化肿瘤常用的奥沙利铂）+奥拉帕利获益，在此基础上可用 PD1 抗体。理论上 DNMT3A 突变可能对免疫治疗造成影响，但突变丰度相对低，可以用药后观察调整。其对免疫抑制剂单药治疗不敏感,联合疗法在增强免疫反应以达到更好的治疗效果方面有着较大前景。

(潘　妍　聂勇战)

(二十八)EGFR突变的胰腺癌患者靶向联合化疗

1. 一般情况介绍

患者,女,42岁。

2. 病史

(1)现病史:患者自述2021年4月无明显诱因出现上腹部疼痛,进行性加重。2021年4月21日于当地医院行胃镜检查:胆汁反流性胃炎。2021年4月22日行超声:肝实质回声弥漫性改变,肝内多发实性占位,考虑转移;胰腺弥漫性肿大,胰腺占位。2021年4月23日行CT示:胰腺占位性病变考虑胰腺癌;肝内多发转移瘤。2021年4月30日门诊行肝穿刺活检,病理:(肝)内见低分化腺癌。肿瘤标志物:CA199 2818U/ml;2021年5月13日门诊以"胰腺癌恶性肿瘤"收入医院。

(2)家族史:无家族遗传性疾病史。

(3)入院查体:神志清楚,发育正常,步入病房,查体配合。

(4)影像学检查:2021年4月23日CT(图5-149):①胰腺癌可能;②肝继发恶性肿瘤。

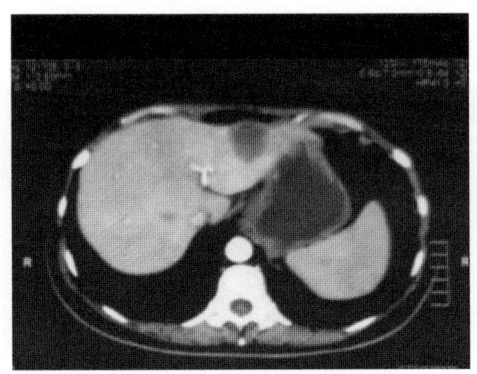
图5-149A　患者基线原发灶

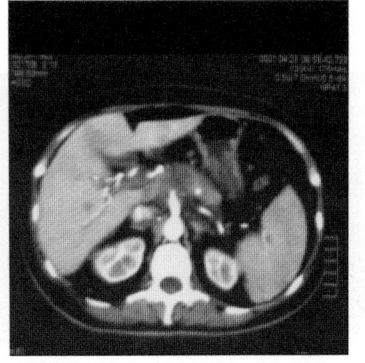
图5-149B　患者基线靶病灶

3. 病理诊断

2021年4月30日门诊行肝穿刺活检,病理:(肝)内见低分化腺癌。

4. 分子检测诊断结果及解读(表5-45)

图5-45　分子检测诊断结果

基因变异	变异类型	突变丰度/拷贝数
EGFR	缺失突变	70%

结果解读

（1）EGFR是一种跨膜受体，属于四个相关蛋白家族。十种不同的配体可以选择性地结合到每个受体上。配体与单链EGFR结合后，受体形成二聚体，通过酪氨酸激酶活性激活受体自磷酸化，从而在细胞内发出信号。自磷酸化触发一系列细胞内途径，可能导致癌细胞增殖、阻断凋亡、激活侵袭和转移，并刺激肿瘤诱导的新血管形成。

（2）EGFR的激活突变在非小细胞肺癌中最为常见。当突变出现在外显子19或21时，其代表了>96%的EGFR突变，对EGFR TKIs的反应率超过70%。

（3）小分子EGFR酪氨酸激酶抑制剂（TKIs）与ATP竞争结合细胞内EGFR酪氨酸激酶催化结构域，从而阻断EGFR自磷酸化和下游信号传导。药物治疗的结果是，癌细胞中关键的EGFR依赖性细胞内信号受到影响，抑制癌细胞增殖；通过阻断癌细胞产生血管生成因子来抑制肿瘤诱导的血管生成；抑制癌细胞的侵袭和转移；以及增强细胞毒性药物和放射疗法的抗肿瘤活性。

5.治疗方案调整及疗效评价：

（1）前期化疗方案：（第1周期）2021年5月13日行白蛋白结合型紫杉醇+替吉奥（白蛋白结合型紫杉醇260mg/m^2，替吉奥60mg/m^2，24小时后长效升白皮下注射）治疗1个周期。

（2）调整方案：（第2周期）2021年6月7日，行白蛋白结合型紫杉醇+替吉奥+厄洛替尼（白蛋白结合型紫杉醇260mg/m^2，替吉奥60mg/m^2，24小时后长效升白皮下注射，厄洛替尼100mg口服1/日）治疗7个周期后进展。

1）影像学原发灶表现（图5-150）：

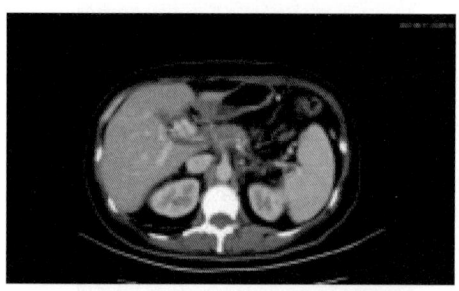

A 2021年7月6日

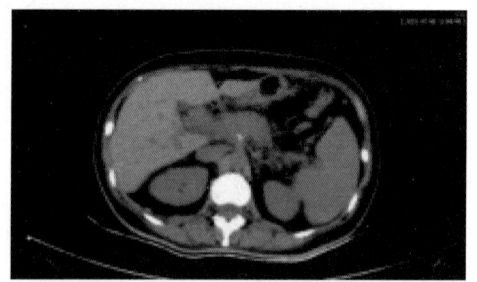

B 2021年8月27日

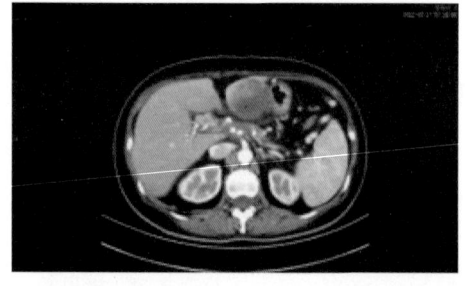

C 2021年10月25日

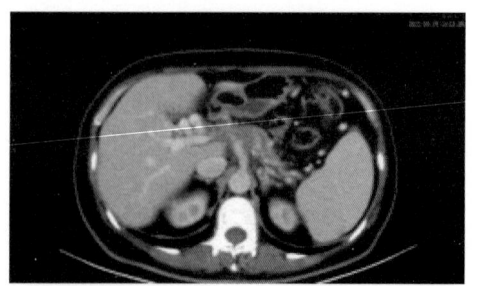

D 2022年2月17日

图5-150 影像学靶病灶表现

2）影像学靶病灶表现（图 5-151）：

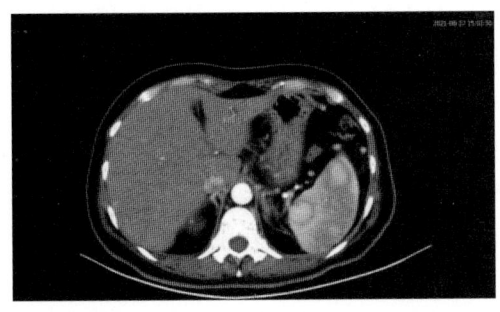

图 5-151A　2021 年 7 月 6 日

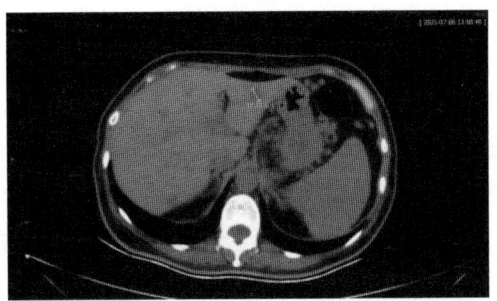

图 5-151B　2021 年 8 月 27 日

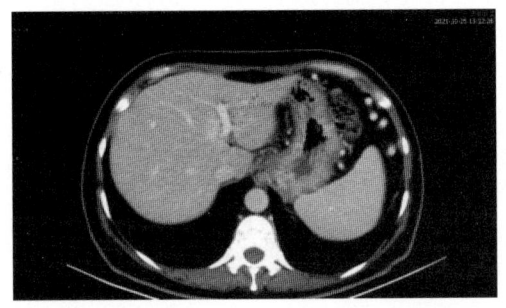

图 5-151C　2021 年 10 月 25 日

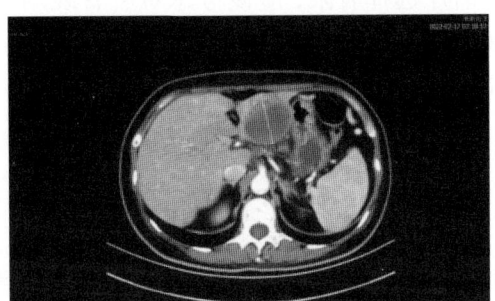

图 5-151D　2022 年 2 月 17 日

表 5-46　靶病灶变化

时间	2021 年 4 月 23 日	2021 年 7 月 6 日	2021 年 8 月 27 日	2021 年 10 月 25 日	2022 年 2 月 17 日
治疗周期	基线	化+靶 1 周期后	化+靶 3 周期后	化+靶 5 周期后	化+靶 7 周期后
靶病灶（肝 S3 段）	25mm	12mm	8mm	5mm	52mm
评效	-	部分缓解	部分缓解	部分缓解	进展

（3）进展后：2022 年 2 月 18 日调整方案：信迪利单抗+尼妥珠单抗+奥沙利铂+吉西他滨治疗 1 周期。

（4）2022 年 4 月 26 日患者死亡。

6. 本案例述评

该病例通过 NGS 检测发现 EGFR 缺失，本案例采用了化疗联合靶向的治疗方式，获得了不错的疗效。患者免疫联合化疗的 PFS 达 7 个月，OS 达 12 个月。突变的胰腺肿瘤往往是异质性的，对治疗提出了挑战。分子靶向治疗为医生提供了根据患者个体肿瘤的独特性质定制策略的机会。此外，通过选择限于癌症或癌症相关细胞而非健康细胞的靶标，这些疗法潜在地最小化了与使用细胞毒性剂的常规化疗策略相关的副作用。靶向治疗旨在高选择性地杀死癌细胞，因此其主要目标是识别某些患者亚组并识别肿瘤特异性靶标。但本案例患者在 7 周期后出现进展，我们推测可能与耐药有关，肺癌中 EGFR TKIs 获得性耐药的机制已得到证实，最常见的机制是 T790M 突变或 MET 扩增。T790M 突变是 790 位苏氨酸的蛋氨酸替代，在 60% 的 EGFR TKI 耐药 NSCLC 病例中存在[1]。在肺癌中奥希替尼已经批准用于经前代 EGFR-TKI 治疗后存在 T790M 耐药突变的晚期非小细胞肺癌，它为存在 EGFR 这一驱动基因突变的非小细胞肺癌患者带来了诸多治疗选择；通过此案例我们可以考虑在今后的治疗中强调对患者进行二次基因检测，判断是否出现与肺癌类似的相关耐药突变，这将指导我们的治疗，为患者带来更长生存。

NGS 的发展促进了胰腺癌的诊断和治疗。从以上分析可以看出，患者的临床诊疗过程强调了生物标志物指导下的靶向治疗在难治性晚期胰腺癌中的潜在临床益处。这个案例说明了精准医疗策略的价值。EGFR 突变在胰腺癌中可以有效地靶向，鉴于转移性胰腺癌的治疗选择有限，应该考虑对所有晚期患者进行基因组分析[1]。生物标志物研究正在发展，它希望选择更多可能受益的患者。整合常规和免疫靶向将是有效治疗这种致命疾病的关键。

（陶雨晴　张艳桥）

（二十九）BRCA、PMS2 基因突变胰腺癌患者应用铂类药物化疗

1. 一般情况介绍

患者，女，47 岁。

2. 病史

（1）现病史：患者于 2020 年 10 月体检 CT 示胰头占位，密度不均。完善 PET-CT：胰头部肿块，考虑胰头癌。2020 年 11 月 9 日行"胰十二指肠切除术+后腹膜淋巴结清扫术+肝十二指肠韧带骨骼化清扫术"。术后病理回报胰腺导管腺癌，T2N1M0 Ⅱa 期。术后行氟尿嘧啶+奥沙利铂+吉西他滨方案化疗 1 次，并行药物灌注+栓塞术。患者耐受差，出现发热、乏力，后停止治疗。2021 年 9 月 17 日复查腹部增强 MR 示新发肝转移。2021 年 9 月 17 日就诊，行顺铂+吉西他滨方案化疗，至今已行 6 周期化疗，定期复查，疗效评价为 SD 缩小。

（2）家族史：母亲乳腺癌，阿姨子宫内膜癌，舅舅膀胱癌。

（3）入院查体：神志清楚，查体合作。腹平软，无胃肠形及蠕动波，无压痛、反跳痛、肌紧张，未触及腹部包块。

（4）影像学检查：2021 年 9 月 17 日，患者于我院复查腹部增强 MR 提示肝转移（图 5-152）；化疗 3 周期后复查腹部增强 CT 提示肝转移病灶缩小，疗效评价为 SD 缩小（图 5-153）。

3. 病理诊断

术后病理回报胰腺导管腺癌，T2N1M0 Ⅱa 期。免疫组化：CK（+），Ki-67%（20%），CgA（-），SY（-），VIM（-），CD10（-），CEA（+），P53（+/-），b-catenin（+），CD34（-）。

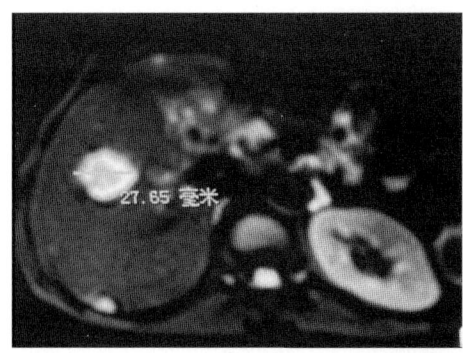

图 5-152　腹部增强 MR 提示肝转移，长径约 27.65mm

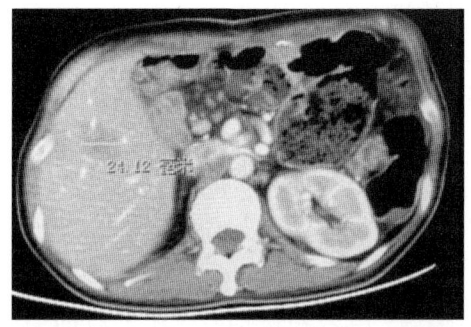

图 5-153　腹部增强 CT 提示肝转移较前缩小，长径约 24.12mm

4. 分子检测诊断结果及判读（表 5-47，表 5-48）

表 5-47　体细胞突变检测

基因变异	变异类型	突变丰度/拷贝数
KRAS	插入突变	29.83%
PMS2	拷贝数减少	1
CDKN2A	拷贝数减少	1
CDKN2B	拷贝数减少	1

表 5-48　胚系突变检测

基因变异	变异类型	纯合/杂合
BRCA2	插入突变	杂合型

结果解读

（1）BRCA2 基因突变，提示可以从铂类治疗中获益；目前 FDA 批准案例奥拉帕利

（PARP抑制剂）用于治疗BRCA2基因突变，且一线接受含铂治疗方案至少16周内疾病未进展的转移性胰腺腺癌。

（2）PMS2基因拷贝数减少，它属于DDR基因，基因变异可能导致肿瘤的DNA的损伤修复功能受损，从而与PARP抑制剂发生协同致死效应，所以存在DDR基因变异患者对PARP抑制剂治疗更敏感。

（3）KRAS G12D基因突变，激活的KRAS基因常可以激活RAS-RAF-MEK-ERK通路或PI3K-AKT等通路诱导肿瘤，目前我国的恒瑞集团获批针对KRAS G12D基因突变靶点的HRS-4642注射液临床试验。

（4）CDKN2A、CDKN2B基因编码肿瘤抑制蛋白，在胰腺癌中发生突变的概率为30~40%，可以考虑CDK4/6抑制剂哌柏西利治疗。

5.治疗方案调整及疗效评价

（1）前期化疗方案：氟尿嘧啶+奥沙利铂+吉西他滨方案化疗1次，并行药物灌注+栓塞术。出现发热，体力下降明显，耐受极差。2021年9月17日新发肝转移，PD。

（2）调整方案：一线：顺铂+吉西他滨，规律治疗；后自行转入就近医院，建议完成一线治疗后，采用PARP抑制剂维持治疗，定期复查。

（3）疗效评价：在院治疗期间规律复查，SD缩小。

6.案例述评

本案例病理诊断为胰腺癌，患者积极治疗，在术后即完善基因检测。结果中显示BRCA2基因发生错义突变，使BRCA基因第3002位编码子的谷氨酸突变为赖氨酸。该突变位于BRCA基因的C端，与单链DNA和DSS1基因结合，影响BRCA2蛋白的DNA修复功能，属于BRCA2基因的功能性突变。此突变提示铂类药物治疗获益，且BRCA基因突变型患者经历铂类药物治疗有反应后（铂类治疗16周内疾病未进展患者）可以考虑奥拉帕利（PARP抑制剂）维持治疗。目前FDA已经批准奥拉帕利用于治疗BRCA2基因突变，且一线接受含铂治疗方案至少16周内疾病未进展的转移性胰腺腺癌。再结合DDR基因中PMS2基因突变，此基因变异可能导致肿瘤的DNA损伤修复功能受损，从而与PARP抑制剂发生协同致死效应，提示奥拉帕利治疗可能较DDR基因完整患者更敏感。因此本案例患者在调整用药时仍保留铂类药物。考虑到患者既往应用三种化疗药物联合治疗耐受差，严重影响患者治疗依从性以致病情进展。因此期望调整方案，在尽量保持疗效的基础上减少化疗药物种类，减轻不良反应。结合NCCN指南建议转移性胰腺癌的一线治疗主要是以吉西他滨为主的联合治疗，因此选用吉西他滨联合铂类药物。既往患者化疗过程中出现发热，考虑为奥沙利铂的不良反应，因此本次更换铂类药物为顺铂。最终确定化疗方案为顺铂+吉西他滨，目前规律复查，疗效评价为SD缩小。本案例基因检测中同时也提及CDKN2A、CDKN2B基因出现突变，此类突变位于9号染色体，与细胞周期的正常进行相关，为抑癌基因。在胰腺癌中发生突变的概率为30%~40%，发生此类突变的患者可以考虑应用哌柏西利（CDK4/6抑制剂）治疗。此外该患者具有突变丰度为29.83%的KRAS G12D基因突变，目前国内已获批针对该靶点的HRS-4642注射液的临床试验。如患者进入后线治疗，可以考虑筛选入组，期待较普通化疗更有针对性地治疗。

在针对本案例确定治疗方案的过程中,在指南的规范治疗指导下(以吉西他滨为主的治疗),考虑到了患者的耐受性(奥沙利铂适应后出现发热的不良反应)和基因检测结果(BRCA、PMS2基因突变胰腺癌患者应用铂类药物化疗获益),做到标准化、精准化治疗前提下的个性化,整个诊疗思路值得临床工作中借鉴。

(邹昊益　张艳桥)

(三十) BRCA 突变晚期胆囊癌患者精准治疗

1. 一般情况介绍

患者,女,59 岁。

2. 病史

(1) 现病史:患者于 1 年前无明显诱因出现上腹部疼痛,遂 2020 年 12 月 31 日于当地医院行腹部增强 CT:胆囊结石;胆囊炎;胆囊底占位,癌可能? 2021 年 1 月 4 日于当地医院行腹腔镜下胆囊癌根治术,术后病理:胆囊中分化腺癌(胆管型),侵及肌层周围结缔组织,未侵及肝(T2),肿物大小约 3.5cm×3.5cm×0.4cm,脉管内可见癌栓,神经束侵犯(-),紧邻断端,淋巴结见癌转移 2/2。IHC:CK19(+),MUC1(+),MUC2(+),MUC5AC(+),MUC6(+),CEA 灶(+),Ki67 约 30%(+),P53 斑驳(+),CD34 脉管内(+),D2-40 淋巴管内(+)。胆囊多发结石。2021 年 1 月 11 日基因检测:BRCA2 c.9514C>A p.L3172I 突变,TP53 突变,ERBB2 拷贝数变异,MSS,TMB=4.93Mut/s。2021 年 2 月 3 日至 2021 年 5 月 26 日行术后辅助化疗:吉西他滨+卡培他滨(周期数不详)。患者自诉 2021 年 12 月于右下腹壁(手术瘢痕周围)可触及一活动性肿物,无压痛及反跳痛。2021 年 12 月 3 日于当地医院复查肿瘤标志物:糖类抗原 CA199>1000.00U/mL。2022 年 1 月 5 日于当地医院行腹部增强 CT:右下腹壁病变,周围环形强化。入院后建议患者行腹壁肿物病理活检,患者拒绝。

(2) 家族史:无家族遗传性疾病史。

(3) 入院查体:生命体征平稳。心律齐。双肺呼吸音清,未闻及干湿啰音。腹平软,右下腹可触及一活动性肿物,大小约 2cm×2.5cm,压痛明显,无反跳痛。无胃肠型及蠕动波,全腹无压痛及反跳痛,肝脾未触及肿大,移动性浊音(-),肠鸣音正常。

(4) 影像学检查:2022 年 1 月 5 日于当地医院行腹部增强 CT:右下腹壁病变,周围环形强化。2022 年 1 月 12 日会诊 CT:胆囊术后缺如;右下腹腹壁见强化结节,大小约 30mm×25mm,厚壁环形强化,界限不清,考虑复发可能。

3. 病理诊断

术后病理(2021 年 1 月 4 日当地医院):胆囊中分化腺癌(胆管型),侵及肌层周围结缔组织,未侵及肝(T2),肿物大小约 3.5cm×3.5cm×0.4cm,脉管内可见癌栓,神经束侵犯(-),紧邻断端,淋巴结见癌转移 2/2。IHC:CK19(+),MUC1(+),MUC2(+),

MUC5AC（+），MUC6（+），CEA 灶（+），Ki67 约 30%（+），P53 斑驳（+），CD34 脉管内（+），D2-40 淋巴管内（+）。

4. 分子检测诊断结果及解读

见表 5-49。

表 5-49 体细胞突变检测

基因变异	变异类型	突变丰度/拷贝数
BRCA2	错义突变	3.38%

BRCA2 是抑癌基因，编码蛋白起着 DNA 修复蛋白的作用，在各种癌症类型中均会发生突变。BRCA2 涉及调节多种细胞过程，包括转录，细胞周期调节和 DNA 损伤反应；在同源重组过程中的 DNA 修复中具有特别重要的作用。BRCA1 常与已知的肿瘤抑制因子形成蛋白质复合物发挥作用，包括 RAD51，BRCA1 和 PALB2；具体而言，BRCA2 结合单链 DNA 并在 DNA 双链断裂位点加载 RAD51D 单体。RAD51 需要 BRCA1-BRCA2-PALB2 复合物来启动同源重组。BRCA2 胚系杂合致病突变可导致遗传性乳腺－卵巢综合征，因为该综合征是常染色体显性遗传病。同时，胚系 BRCA2 突变导致 30%~60% 的终生乳腺癌风险，30% 的卵巢癌终生风险，20% 的前列腺癌风险以及发生多种癌症的风险。乳腺肿瘤中 TP53 的突变几乎全部见于 BRCA1 和 BRCA2 突变，表明 TP53 功能丧失可能是 BRCA 相关癌的肿瘤发生的必要步骤。

5. 治疗方案调整及疗效评价

（1）晚期一线治疗：2022 年 1 月 13 日起行顺铂+紫杉醇（白蛋白结合型）化疗 3 周期。

（2）疗效评价：期间定期复查肿瘤标志物明显下降（见表 5-50），2 周期后复查 CT 示：RECIST 疗效评估 SD 缩小（靶病灶减小 13%）（因患者失访，图片缺失）。

表 5-50 肿瘤标志物变化情况

CA199（U/ml）参考值：0-37		
2022 年 1 月	2022 年 2 月	2022 年 3 月
2025	1701	1320

6. 本案例述评

胆囊癌（GBC）是胆道系统常见的恶性肿瘤，占胆道系统恶性肿瘤的 80%~95%，居消化道肿瘤第 6 位，其发病率和病死率近年呈上升趋势。由于 GBC 发病隐匿，具有早期症状不典型、病情进展快等特点，大多数患者在确诊时已经是中晚期。截至 2022 年，化疗仍是晚期胆囊癌患者的主要治疗选择。目前晚期一线化疗推荐 3 个标准治疗方案，分别是吉西他滨联合顺铂、吉西他滨联合替吉奥以及卡培他滨联合奥沙利铂。对于体能状况良好的患者，可以考虑三药联合的强烈化疗，吉西他滨+白蛋白紫杉醇+顺铂联合方案有效率高达45%，PFS达11.8个月，OS达19.2个月。

最近，一些参与胆道癌（BTC）发病机制的体细胞基因组改变的发现导致了对新的潜在的治疗靶点的探索，包括激酶，如FGFR1、FGFR2、FGFR3、PIK3CA、ALK、EGFR、ERBB2、BRAF、AKT3；致癌基因，如IDH1、CCND1、CCND3、MDM2；特别是参与DNA损伤修复（DDR）通路的肿瘤抑制基因。乳腺癌易感基因1（BRCA1）和2（BRCA2）是研究最充分的DDR基因，它们的突变通过损害DNA的同源直接修复和增加基因组不稳定性参与了癌症的发病机制。DDR改变在BTC中的作用仍被广泛未知，关于其临床影响的数据也很少。

但有研究表明，BRCA突变型BTC患者与BRCA野生型患者相比，含铂化疗后的PFS更优。OS曲线趋势表明，BRCA突变型患者含铂治疗有反应后，可以获益于PARP抑制剂（PARPi）维持治疗。鉴于BRCA1/2突变带来DNA修复通路的缺陷，有BRCA1/2基因致病性突变的肿瘤对于作用于DNA的细胞毒性药物（如：顺铂及卡铂）更加敏感，此外，对同样能阻碍DNA修复的多聚ADP核糖聚合酶（PARP）抑制剂也应更加敏感。

第一个PARPi奥拉帕尼已被批准用于对生殖系BRCA1/2致病突变的晚期胰腺癌患者接受一线铂类化疗反应后的维持治疗。从生物学上的相似性出发，胰腺癌和BTC之间可以实现一个合理的并行性。

该病例通过NGS检测发现BRCA2 c.9514C>A p.L3172I突变，表明从铂类药物中获益更大，后期从奥拉帕利中获益机会可能比较大。作为一种高度异质性的恶性肿瘤，我们建议对晚期胆囊癌进行基因测序，并基于精确医学的概念做出治疗策略决策。后续患者因一线治疗方案治疗3周期后出现骨髓抑制，未按时返院治疗，目前已失访。

（于雪璠　张艳桥）

（三十一）一例dMMR晚期胆囊癌患者的综合治疗

1. 一般情况

患者，女，55岁。

2. 病史

（1）现病史：患者2018年1月出现小便黄染，上腹部不适就诊外院。2018年2月11日腹部B：肝实质性占位性病变；胆囊区异常回声、胆总管扩张。2021年2月19日腹部MRI：胆囊癌累及肝脏，腹膜后淋巴结转移。2018年2月19日行内窥镜逆行性胰胆管造影术，术中植入COOK 7f-7cm支架。为进一步诊治因"胆囊癌伴肝、淋巴结转移"收入我科治疗。

（2）家族史：无家族遗传性疾病史。既往史：2004年确诊宫颈恶性肿瘤，已治愈。

（3）入院查体：浅表淋巴结未及，皮肤巩膜无黄染。

（4）影像学检查：2018年2月27日CT平扫+增强：胆囊恶性肿瘤侵及周围肝实质，肝门部及腹膜后淋巴结多发转移，胆总管支架置入术后

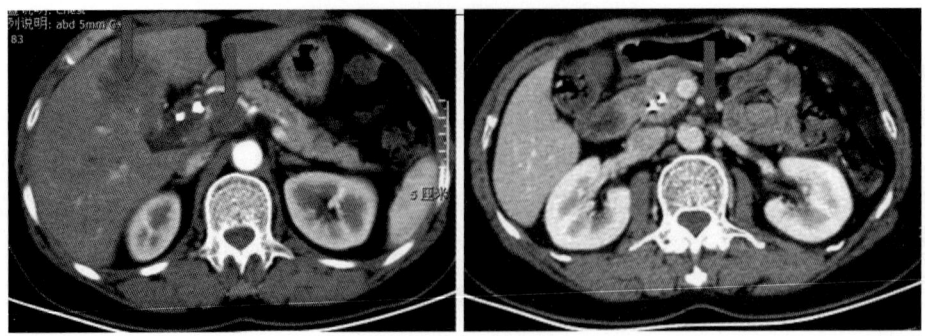

图 5-154　2018 年 2 月 27 日 CT 平扫 + 增强

3. 病理诊断

2019 年 3 月 25 日行 CT 引导下肝占位穿刺，术后病理符合胆囊腺癌。免疫组化：MLH1+，PMS2+，MSH2-，MSH6-，BRAFV600E-，提示微卫星不稳定。

4. 基因检测结果分析

错配修复缺陷（dMMR）：微卫星高度不稳定（MSI-H）或 dMMR 是遗传变异现象，微卫星是存在于基因组中的简单串联重复序列，当发生 dMMR 时，会影响 DNA 的修复机制，进而导致 DNA 链错配的积累，从而会引起微卫星不稳定（MSI）；dMMR/MSI-H 晚期实体瘤较为少见，具有相同的自然特征，被认为是一种独特的肿瘤类型；在所有晚期实体瘤中的发生率为 3%~5%。2019 年 ESMO 公布的最新 KEYNOTE-164（队列 A 和队列 B）和 KEYNOTE-158 研究数据，共纳入了 357 例接受免疫治疗的 MSI-H 晚期实体瘤患者，汇总分析经确认的 ORR 为 34%，中位 DoR 尚未达到（范围：2.9-31.3+），54% 的缓解者缓解持续时间 ≥ 18 个月，中位 PFS 和中位 OS 分别为 4.0 和 27.8 个月，2 年 PFS 率和 2 年 OS 率分别为 31% 和 52%。晚期胆囊癌三线治疗尚无标准治疗，在二线治疗失败后，患者为入组 KN035 单药治疗 dMMR/MSI-H 晚期结直肠癌及其他晚期实体瘤患者的临床疗效和安全性的多中心 II 期临床研究，行 CT 引导下肝穿刺，免疫组化提示 dMMR，后成功入组临床试验，使用 PD-L1 抗体单药免疫治疗达 2 年余。

5. 治疗方案调整及疗效评价

（1）一线治疗：2018 年 3 月 1 日 -2018 年 8 月 31 日予以吉西他滨 1.2d1，d5+ 替吉奥早 40mg 晚 60mg bid po d1-14 方案治疗 7 程。期间复查肿瘤标志物明显下降，疗效评价 PR。

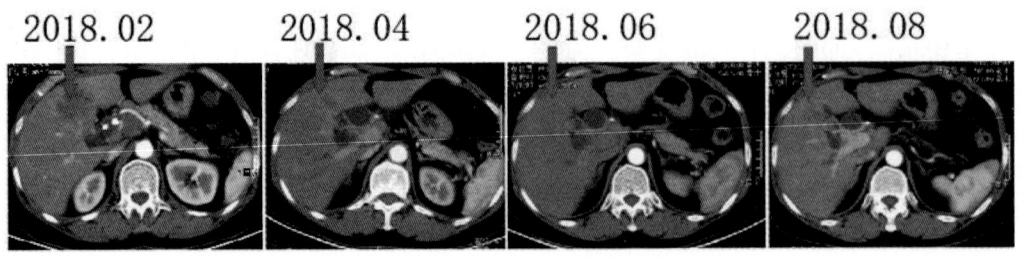

图 5-155　一线治疗后疗效评价

（2）二线治疗：2018年11患者再次出现皮肤巩膜、小便黄染，评估病情PD，相关检查提示梗阻性黄疸，入住介入科，2018年11月20日行PTCD术，术后黄疸较前好转。2018年12月27日予以紫杉醇脂质体210mgd1+奥沙利铂200mgd1方案治疗1程。2019年1再次出现梗阻性黄疸，2019年1月16日于介入科行胆道粒子植入术，术后黄疸较前好转

（3）三线治疗：患者为入组KN035单药治疗dMMR/MSI-H晚期结直肠癌及其他晚期实体瘤患者的临床疗效和安全性的多中心Ⅱ期临床研究，2019年3.25日行CT引导下肝穿刺，免疫组化提示dMMR。2019年4月16日入组KN035单药治疗dMMR/MSI-H晚期结直肠癌及其他晚期实体瘤患者的临床疗效和安全性的多中心Ⅱ期临床研究：2019年4月16日-2021年10月20日予以KN035 150mg IH QW治疗，期间疗效评价PR。后患者因个人原因，要求出组临床临床试验，目前仍然存活，生活质量较高，继续接受随访中。

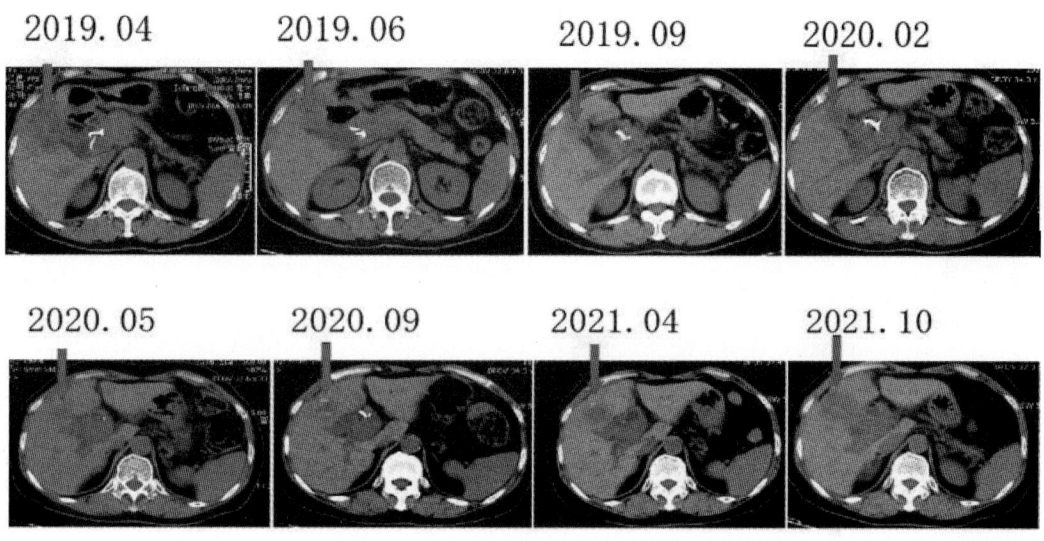

图5-156 三线治疗后疗效评价

6. 本案例述评

胆道系统恶性肿瘤，起病隐匿、恶性程度高、进展迅速，预后较差，晚期胆囊癌五年存活率仅为5%。该患者初诊即考虑胆囊癌晚期，家属和患者均强烈拒绝有创穿刺，患者虽未取病理，但临床诊断明确，通过肿瘤内科、介入科的多学科综合治疗，总生存期已达4年多，且治疗期间未出现明显不良反应，生活质量良好，目前仍然存活，继续接受随访中。该患者一线治疗选择吉西他滨联合替吉奥，化疗期间评估病情最佳疗效PR，PFS达8月余，耐受性尚可。一线进展后，二线治疗选择紫杉醇脂质体联合奥沙利铂，病情出现快速进展。晚期胆囊癌三线治疗尚无标准治疗，患者为入组KN035单药治疗dMMR/MSI-H晚期结直肠癌及其他晚期实体瘤患者的临床疗效和安全性的多中心Ⅱ期临床研究，行CT引导下肝穿刺，免疫组化提示dMMR。肿瘤患者dMMR发生率极低，本例患者免疫组化

提示dMMR，成功入组KN035单药治疗dMMR/MSI-H晚期结直肠癌及其他晚期实体瘤患者的临床疗效和安全性的多中心Ⅱ期临床研究，使用KN035达2年6个月，无明显不良反应，获益非常明显。后患者因个人原因，要求出组临床临床试验，目前仍然存活，生活质量较高，继续接受随访中。

（沈园园　张从军）

参考文献

[1] XIA C, DONG X, LI H, et al. Cancer statistics in China and United States, 2022: profiles, trends, and determinants[J]. 2022, 135(5): 584-90.

[2] ZHENG R, ZHANG S, ZENG H, et al. Cancer incidence and mortality in China, 2016[J]. Journal of the National Cancer Center, 2022, 2(1): 1-9.

[3] OUYANG G, LIU Q, WU Y, et al. The global, regional, and national burden of gallbladder and biliary tract cancer and its attributable risk factors in 195 countries and territories, 1990 to 2017: A systematic analysis for the Global Burden of Disease Study 2017[J]. 2021, 127(13): 2238-50.

[4] PATEL T H, MARCUS L, HORIBA M N, et al. FDA Approval Summary: Pemigatinib for Previously Treated, Unresectable Locally Advanced or Metastatic Cholangiocarcinoma with FGFR2 Fusion or Other Rearrangement[J]. 2023, 29(5): 838-42.

[5] JAVLE M M, ABOU-ALFA G K, MACARULLA T, et al. Efficacy of derazantinib in intrahepatic cholangiocarcinoma patients with FGFR2 mutations or amplifications: Interim results from the phase 2 study FIDES-01[J]. Journal of Clinical Oncology, 2022.

[6] HOLCH J, RICARD I, STINTZING S, et al. The relevance of primary tumour location in patients with metastatic colorectal cancer: A meta-analysis of first-line clinical trials[J]. 2017, 70: 87-98.

[7] ARNOLD D, LUEZA B, DOUILLARD J, et al. Prognostic and predictive value of primary tumour side in patients with RAS wild-type metastatic colorectal cancer treated with chemotherapy and EGFR directed antibodies in six randomized trials[J]. 2017, 28(8): 1713-29.

[8] ESMO consensus guidelines for the management of patients with metastatic colorectal cancer %J Annals of Oncology[J]. 2016, 27(8): 1386-422.

[9] STINTZING S, HEINRICH K, TOUGERON D, et al. Randomized study to investigate FOLFOXIRI plus either bevacizumab or cetuximab as first-line treatment of BRAF V600E-mutant mCRC: The phase-Ⅱ FIRE-4.5 study (AIO KRK-0116)[Z]. Wolters Kluwer Health. 2021.

[10] LEE V, MURPHY A, LE D T, et al. Mismatch repair deficiency and response to immune checkpoint blockade[J]. 2016, 21(10): 1200-11.

[11] OKAMOTO W, NAKAMURA Y, SHIOZAWA M, et al. Microsatellite instability status in metastatic colorectal cancer and effect of immune checkpoint inhibitors on survival in MSI-high metastatic colorectal cancer[J]. 2019, 30: v231-v2.

[12] MAIO M, ASCIERTO P, MANZYUK L, et al. Pembrolizumab in microsatellite instability high or mismatch repair deficient cancers: updated analysis from the phase Ⅱ

KEYNOTE-158 study[J]. 2022, 33(9): 929-38.

[13] 陈功, 王峰. 结直肠癌分子检测高通量测序中国专家共识[J]. 临床肿瘤学杂志, 2021, 26(03): 253-264.

[14] MARZIALI A, AKESON M J A R O B E. New DNA sequencing methods[J]. 2001, 3: 195-223.

[15] CORLESS C L J T J O M D. Next-generation sequencing in cancer diagnostics[J]. 2016, 18(6): 813-6.

[16] SERRATì S, DE SUMMA S, PILATO B, et al. Next-generation sequencing: advances and applications in cancer diagnosis[J]. 2016: 7355-65.

[17] WAN J C, MASSIE C, GARCIA-CORBACHO J, et al. Liquid biopsies come of age: towards implementation of circulating tumour DNA[J]. 2017, 17(4): 223-38.

[18] SPINDLER K-L G, PALLISGAARD N, VOGELIUS I, et al. Quantitative cell-free DNA, KRAS, and BRAF mutations in plasma from patients with metastatic colorectal cancer during treatment with cetuximab and irinotecan[J]. 2012, 18(4): 1177-85.

[19] COHEN J D, LI L, WANG Y, et al. Detection and localization of surgically resectable cancers with a multi-analyte blood test[J]. 2018, 359(6378): 926-30.

[20] NAGTEGAAL I D, ODZE R D, KLIMSTRA D, et al. The 2019 WHO classification of tumours of the digestive system[J]. 2020, 76(2): 182.

[21] CREE I A, WHITE V A, INDAVE B I, et al. Revising the WHO classification: female genital tract tumours[J]. 2020, 76(1): 151-6.

[22] 袁瑛, 熊斌, 徐烨, et al. 遗传性结直肠癌临床诊治和家系管理中国专家共识[J]. 实用肿瘤杂志, 2018, 33(01): 3-16.

[23] PROVENZALE D, GUPTA S, AHNEN D J, et al. Genetic/familial high-risk assessment: colorectal version 1.2016, NCCN clinical practice guidelines in oncology[J]. 2016, 14(8): 1010-30.

[24] 王玲玲, 刘正, 王锡山. Lynch综合征相关胃癌研究进展[J]. 中国普通外科杂志, 2020, 29(10): 1243-1250.

[25] PANG J, GINDIN T, MANSUKHANI M, et al. Microsatellite instability detection using a large next-generation sequencing cancer panel across diverse tumour types[J]. 2020, 73(2): 83-9.

[26] VOGELSANG H E J V M. Prophylactic surgery and extended oncologic radicality in gastric and colorectal hereditary cancer syndromes[J]. 2019, 35(4): 231-9.

[27] 张琪, 李健, 沈琳, 等. 结直肠癌与微卫星不稳定的十个临床问题[J]. 肿瘤综合治疗电子杂志, 2020, 6(03): 75-84.

[28] CHEN M, ZHAO H J H G. Next-generation sequencing in liquid biopsy: cancer screening and early detection[J]. 2019, 13: 1-10.

[29] GAHL W A, MARKELLO T C, TORO C, et al. The national institutes of health

第五章 消化系统肿瘤分子诊断标志物临床应用

undiagnosed diseases program: insights into rare diseases[J]. 2012, 14(1): 51-9.

[30] SIEGEL R L, MILLER K D, FUCHS H E, et al. Cancer statistics, 2022[J]. 2022, 72(1).

[31] KANG Y K, RYU M H, RYOO B Y, et al. Randomized phase Ⅲ trial of imatinib (IM) rechallenge versus placebo (PL) in patients (pts) with metastatic and/or unresectable gastrointestinal stromal tumor (GIST) after failure of at least both IM and sunitinib (SU): RIGHT study[J]. 2013, 31(18_suppl): LBA10502.

[32] NAITO Y, DOI T, TAKAHASHI T, et al. O2-5-3Regorafenib as second line therapy for imatinib-resistant gastrointestinal stromal tumor (GIST): A phase Ⅱ study[J]. 2019, 30(Supplement_6): vi88-.

[33] 张晓娟, 郭小刚, 吴东颖. 用于癌症免疫治疗的CAR-NK细胞递送技术[J/OL]. 中国生物化学与分子生物学报: 1-13[2023-03-05].

[34] VERDAGUER H, SAURí T, ACOSTA D A, et al. ESMO scale for clinical Actionability of molecular targets driving targeted treatment in patients with cholangiocarcinoma[J]. 2022, 28(8): 1662-71.

[35] LAMARCA A, BARRIUSO J, MCNAMARA M G, et al. Molecular targeted therapies: ready for "prime time" in biliary tract cancer[J]. 2020, 73(1): 170-85.

[36] CHA LEN L, WARREN P M, GRAINNE M O K, et al. Serum concentrations of oncometabolite, 2-hydroxyglutarate (2HG), as biomarkers for isocitrate dehydrogenase (IDH1/2) mutations in cholangiocarcinoma (ICCA)[J]. Journal of Clinical Oncology, 2022.

[37] NOBUTAKA E, MASASHI F, SHOTA S, et al. Molecular Classification and Tumor Microenvironment Characterization of Gallbladder Cancer by Comprehensive Genomic and Transcriptomic Analysis[J]. Cancers, 2021.

[38] DAS C, MUKHOPADHYAY M, SUBBA S, et al. Role of EGFR and HER-2/NEU expression in gall bladder carcinoma (GBC)[J]. 2021, 13(01): 029-35.

[39] LYU W-J, SHU Y-J, LIU Y-B, et al. Topoisomerase Ⅱ alpha promotes gallbladder cancer proliferation and metastasis through activating phosphatidylinositol 3-kinase/protein kinase B/mammalian target of rapamycin signaling pathway[J]. 2020, 133(19): 2321-9.

[40] SEESAHA P-K, WANG K-X, WANG G-Q, et al. Current progress and future perspectives of immune checkpoint inhibitors in biliary tract cancer[J]. 2021, 14: 1873.

[41] YANG T, LIANG L, WANG M-D, et al. FGFR inhibitors for advanced cholangiocarcinoma[J]. 2020, 21(5): 610-2.

[42] HU Z I, LIM K-H J C. Evolving Paradigms in the Systemic Treatment of Advanced Gallbladder Cancer: Updates in Year 2022[J]. 2022, 14(5): 1249.

[43] LUBNER S J, MAHONEY M R, KOLESAR J L, et al. Report of a multicenter phase Ⅱ trial testing a combination of biweekly bevacizumab and daily erlotinib in patients with unresectable biliary cancer: a phase Ⅱ Consortium study[J]. 2008.

[44] SANTORO A, GEBBIA V, PRESSIANI T, et al. A randomized, multicenter, phase Ⅱ study of vandetanib monotherapy versus vandetanib in combination with gemcitabine versus gemcitabine plus placebo in subjects with advanced biliary tract cancer: the VanGogh study[J]. 2015, 26(3): 542-7.

[45] JAVLE M M, OH D-Y, IKEDA M, et al. Results from TreeTopp: A randomized phase Ⅱ study of the efficacy and safety of varlitinib plus capecitabine versus placebo in second-line (2L) advanced or metastatic biliary tract cancer (BTC)[Z]. American Society of Clinical Oncology. 2020.

[46] JAVLE M, BORAD M J, AZAD N S, et al. Pertuzumab and trastuzumab for HER2-positive, metastatic biliary tract cancer (MyPathway): A multicentre, open-label, phase 2a, multiple basket study[J]. 2021, 22(9): 1290-300.

[47] MERIC-BERNSTAM F, HANNA D L, EL-KHOUEIRY A B, et al. Zanidatamab (ZW25) in HER2-positive biliary tract cancers (BTCs): Results from a phase I study[Z]. American Society of Clinical Oncology. 2021.

[48] PANT S, DUCREUX M, HARDING J J, et al. A phase Ⅱ b, open-label, single-arm study of zanidatamab (ZW25) monotherapy in subjects with advanced or metastatic HER2-amplified biliary tract cancers[J]. Journal of Clinical Oncology, 2021.

[49] SABOROWSKI A, VOGEL A, SEGATTO O J T I C. Combination therapies for targeting FGFR2 fusions in cholangiocarcinoma[J]. 2022, 8(2): 83-6.

[50] LOWERY M A, BRADLEY M, CHOU J F, et al. Binimetinib plus gemcitabine and cisplatin phase Ⅰ/Ⅱ trial in patients with advanced biliary cancers[J]. 2019, 25(3): 937-45.

[51] KIM J W, LEE K-H, KIM J-W, et al. Enhanced antitumor effect of binimetinib in combination with capecitabine for biliary tract cancer patients with mutations in the RAS/RAF/MEK/ERK pathway: phase Ib study[J]. 2019, 121(4): 332-9.

[52] LOWERY M A, BURRIS H A, JANKU F, et al. Safety and activity of ivosidenib in patients with IDH1-mutant advanced cholangiocarcinoma: a phase 1 study[J]. 2019, 4(9): 711-20.

[53] GOEPPERT B, FRAUENSCHUH L, RENNER M, et al. BRAF V600E-specific immunohistochemistry reveals low mutation rates in biliary tract cancer and restriction to intrahepatic cholangiocarcinoma[J]. 2014, 27(7): 1028-34.

[54] BRIDGEWATER J, LOPES A, BEARE S, et al. A phase 1b study of Selumetinib in combination with Cisplatin and Gemcitabine in advanced or metastatic biliary tract cancer: the ABC-04 study[J]. 2016, 16: 153.

[55] SUBBIAH V, LASSEN U, ÉLEZ E, et al. Dabrafenib plus trametinib in patients with BRAFV600E-mutated biliary tract cancer (ROAR): a phase 2, open-label, single-arm, multicentre basket trial[J]. The Lancet Oncology, 2020.

[56] YUAN Z-G, ZENG T-M, TAO C-J. Current and emerging immunotherapeutic approaches for biliary tract cancers [J]. Hepatobiliary & Pancreatic Diseases International, 2022.

[57] OH D-Y, HE A R, QIN S, et al. A phase 3 randomized, double-blind, placebo-controlled study of durvalumab in combination with gemcitabine plus cisplatin (GemCis) in patients (pts) with advanced biliary tract cancer (BTC): TOPAZ-1 [J]. Journal of Clinical Oncology, 2022.

[58] ABOU-ALFA G K, MACARULLA T, JAVLE M M, et al. ivosidenib in IDH1-mutant, chemotherapy-refractory cholangiocarcinoma (ClarIDHy): a multicentre, randomised, double-blind, placebo-controlled, phase 3 study [J]. 2020, 21(6): 796-807.

[59] TVEIT K M, GUREN T, GLIMELIUS B, et al. Phase Ⅲ trial of cetuximab with continuous or intermittent fluorouracil, leucovorin, and oxaliplatin (Nordic FLOX) versus FLOX alone in first-line treatment of metastatic colorectal cancer: the NORDIC-Ⅶ study [J]. 2012, 30(15): 1755-62.

[60] RANDON G, YAEGER R, HECHTMAN J F, et al. EGFR amplification in metastatic colorectal cancer [J]. 2021, 113(11): 1561-9.

[61] TSUJI A, NAKAMURA M, WATANABE T, et al. Phase Ⅱ Study of Third-Line Panitumumab Rechallenge in Patients with Metastatic Wild-Type KRAS Colorectal Cancer Who Obtained Clinical Benefit from First-Line Panitumumab-Based Chemotherapy: JACCRO CC-09 [J]. Targeted Oncology, 2021.

[62] TAIEB J, BALOGOUN R, LE MALICOT K, et al. Adjuvant FOLFOX+/-cetuximab in fullRAS andBRAF wildtype stage Ⅲ colon cancer patients [J]. 2017, 28(4): 824-30.

[63] PEETERS M, KIM T W, LI J, et al. Efficacy of panitumab vs cetuximab in patients with wild-type KRAS exon 2 metastatic colorectal cancer treated with prior bevacizumab: Results from ASPECCT [J]. Journal of Clinical Oncology, 2016.

[64] OZEN F, YEGIN Z, AVSAR C, et al. Predictive value of KRAS/NRAS, IL-4 VNTR and HPV alterations in metastases of colorectal cancer [J]. 2022, 758: 768.

[65] XU T, WANG X, CHANGSONG Q, et al. Genomic profiles of BRAF inhibitor resistance mechanisms in metastatic colorectal cancer [Z]. Wolters Kluwer Health. 2021.

[66] HOU W, YI C, ZHU H J F I I. Predictive biomarkers of colon cancer immunotherapy: Present and future [J]. 2022, 13.

[67] KEENAN J I, FRIZELLE F A J B. Biomarkers to Detect Early-Stage Colorectal Cancer [J]. 2022, 10(2): 255.

[68] YANG C-Y, LIN C-C, HUANG S-C, et al. Enhanced prognostic value of combined circulating tumor cells and serum carcinoembryonic antigen in patients with colorectal cancer [J]. 2023: e000906.

[69] LEE B, WONG H-L, TIE J, et al. Impact of anti-VEGF therapy in metastatic

colorectal cancer with an intact primary tumour[J]. Journal of Clinical Oncology, 2016.

[70] HOU G, SONG R, YANG J, et al. Treatment effect of conversion therapy and its correlation with VEGF expression in unresectable rectal cancer with liver metastasis[J]. 2018, 16(1): 749-54.

[71] SEOW H F, YIP W K, FIFIS T J O, et al. Advances in targeted and immunobased therapies for colorectal cancer in the genomic era[J]. 2016: 1899-920.

[72] LE D T, URAM J N, WANG H, et al. PD-1 blockade in tumors with mismatch-repair deficiency[J]. 2015, 372(26): 2509-20.

[73] OVERMAN M J, MCDERMOTT R, LEACH J L, et al. Nivolumab in patients with metastatic DNA mismatch repair-deficient or microsatellite instability-high colorectal cancer (CheckMate 142): an open-label, multicentre, phase 2 study[J]. 2017, 18(9): 1182-91.

[74] ANDRé T, SHIU K-K, KIM T W, et al. Pembrolizumab in microsatellite-instability-high advanced colorectal cancer[J]. 2020, 383(23): 2207-18.

[75] LENZ H-J, VAN CUTSEM E, LIMON M, et al. Durable clinical benefit with nivolumab (NivO) plus low-dose ipilimumab (IPI) as first-line therapy in microsatellite instability-high/mismatch repair deficient (MSI-H/dMMR) metastatic colorectal cancer (mCRC)[J]. 2018, 29: vIII 714.

[76] QIN X, WU F, CHEN C, et al. Recent advances in CAR-T cells therapy for colorectal cancer[J]. 2022: 5722.

[77] QIN X, WU F, CHEN C, et al. Recent advances in CAR-T cells therapy for colorectal cancer[J]. Frontiers in Immunology, 2022.

[78] JIUWEI C, NAIFEI C, CHENGFEI P, et al. A phase 1 dose-escalation study of GCC19 CART a novel coupled CAR therapy for subjects with metastatic colorectal cancer[J]. Journal of Clinical Oncology, 2022.

[79] LAM M, KANIKARLA MARIE P, MEHRVARZ SARSHEKEH A, et al. Consensus molecular subtypes (CMS) as a marker for treatment and disease biology in metastatic colorectal cancer (CRC)[J]. Journal of Clinical Oncology, 2020.

[80] ADAM R, SPIER I, ZHAO B, et al. Exome sequencing identifies biallelic MSH3 germline mutations as a recessive subtype of colorectal adenomatous polyposis[J]. 2016, 99(2): 337-51.

[81] KATABATHINA V S, MENIAS C O, KHANNA L, et al. Hereditary gastrointestinal cancer syndromes: role of imaging in screening, diagnosis, and management[J]. 2019, 39(5): 1280-301.

[82] VANGALA D B, CAUCHIN E, BALMAñA J, et al. Screening and surveillance in hereditary gastrointestinal cancers: recommendations from the European Society of Digestive Oncology (ESDO) expert discussion at the 20th European Society for Medical Oncology (ESMO) /World Congress on Gastrointestinal Cancer, Barcelona, June 2018[J]. 2018, 104: 91-103.

[83] SNYDER C, HAMPEL H. Hereditary colorectal cancer syndromes; proceedings of the Seminars in oncology nursing, F, 2019[C]. Elsevier.

[84] SANCHEZ-METE L, STIGLIANO V J T J. Update on small bowel surveillance in hereditary colorectal cancer syndromes[J]. 2019, 105(1): 12-21.

[85] WIN A K, REECE J C, DOWTY J G, et al. Risk of extracolonic cancers for people with biallelic and monoallelic mutations in MUTYH[J]. 2016, 139(7): 1557-63.

[86] MARTíNEZ-ROCA A, GINER-CALABUIG M, MURCIA O, et al. Lynch-like syndrome: potential mechanisms and management[J]. 2022, 14(5): 1115.

[87] BAJWA-TEN BROEKE S W, BALLHAUSEN A, AHADOVA A, et al. The coding microsatellite mutation profile of PMS2-deficient colorectal cancer[J]. 2021, 122: 104668.

[88] GAMBLE L A, HELLER T, DAVIS J L J J S. Hereditary diffuse gastric cancer syndrome and the role of CDH1: a review[J]. 2021, 156(4): 387-92.

[89] ADIB E, EL ZARIF T, NASSAR A H, et al. CDH1 germline variants are enriched in patients with colorectal cancer, gastric cancer, and breast cancer[J]. 2022, 126(5): 797-803.

[90] HENOY S J C M, RESEARCH. CDH1 (E-cadherin) mutation and gastric cancer: genetics, molecular mechanisms and guidelines for management[J]. 2019, 11: 10477.

[91] XIE C, LUO J, HE Y, et al. BRCA2 gene mutation in cancer[J]. 2022, 101(45): e31705.

[92] Hugo Teixeira Farinha, et al. Immunotherapy for Esophageal Cancer: State-of-the Art in 2021[J]. Cancers (Basel). 2022 Jan 22; 14(3): 554.

[93] Ken Kato, et al. A Randomized Controlled Phase III Trial Comparing Two Chemotherapy Regimen and Chemoradiotherapy Regimen As Neoadjuvant Treatment for Locally Advanced Esophageal Cancer, JCOG1109 NExTstudy. ASCO-GI 2022 abs 238.

[94] Ronan J. Kelly, Jaffer A. Ajani, et al. Adjuvant Nivolumab in Resected Esophageal or Gastroesophageal Junction Cancer[J]. The New England Journal of Medicine. 2021 Apr 1; 384(13): 1191-1203.

[95] Ren W, Wu P, Tian J, et al. Anti-PD-1 therapy plus chemotherapy showed superior and durable survival benefit in a patient with small cell esophageal cancer: A case report. Thorac Cancer 2021, 12(2): 264-267.

[96] Horn L, Mansfield AS, Szczesna A, et al. First-Line Atezolizumab plus Chemotherapy in Extensive-Stage Small-Cell Lung Cancer. N Engl J Med 2018, 379(23): 2220-2229.

[97] Paz-Ares L, Dvorkin M, Chen Y, et al. Durvalumab plus platinum-etoposide versus platinum-etoposide in first-line treatment of extensive-stage small-cell lung cancer (CASPIAN): a randomised, controlled, open-label, phase 3 trial. Lancet 2019, 394(10212): 1929-1939.

[98] Kang YK, Boku N, Satoh T, et al. Nivolumab in patients with advanced gastric or gastro-oesophageal junction cancer refractory to, or intolerant of, at least two previous chemotherapy regimens (ONO-4538-12, ATTRACTION-2): a randomised, double-blind, placebo-controlled, phase 3 trial. Lancet. 2017; 390(10111): 2461-2471.

[99] Janjigian YY, Shitara K, Moehler M, et al. First-line nivolumab plus chemotherapy versus chemotherapy alone for advanced gastric, gastro-oesophageal junction, and oesophageal adenocarcinoma (CheckMate 649): a randomised, open-label, phase 3 trial. Lancet. 2021; 398(10294): 27-40.

[100] Li B, Huang Z, Pang X, et al. Bispecific antibodies with an anti-PD-1 backbone for cancer therapy generate enhanced immune activity. Cancer Res 2018: 78(13 Suppl): Abstract 3827.

[101] Wilke H, Muro K, Van Cutsem E, et al. Ramucirumab plus paclitaxel versus placebo plus paclitaxel in patients with previously treated advanced gastric or gastro-oesophageal junction adenocarcinoma (RAINBOW): a double-blind, randomised phase 3 trial. Lancet Oncol. 2014; 15(11): 1224-1235.

[102] Ben Markman, MBBS FRACP1, Ben Markman, et al. A Phase 1 study of AK104, a tetrameric bispecific antibody that targets PD-1 and CTLA-4 in patients with advanced solid tumors. Journal for ImmunoTherapy of Cancer 2019, 7(Suppl 1): 283.

[103] Cancer Genome Atlas Research Network.Comprehensive Molecular Characterization of Gastric Adenocarcinoma[J].Nature.2014, 513(7517): 202-209.

[104] POLOM K, MARRELLI D, ROVIELLO G, et al.Molecular Key to Understand the Gastric Cancer Biology in Elderly Patients-the Role of Microsatellite Instability[J].J Surg Oncol.2017, 115(3): 344-350.

[105] Chao J, Fuchs CS, Shitara K, et al.Assessment of Pembrolizumab Therapy for the Treatment of Microsatellite Instability-High Gastric or Gastroesophageal Junction Cancer Among Patients in the KEYNOTE-059, KEYNOTE-061, and KEYNOTE-062 Clinical Trials [J].JAMA Oncol.2021 Jun.1; 7(6): 895-902.

[106] Shitara K, Van Cutsem E, Bang YJ, et al.Efficacy and Safety of Pembrolizumab or Pembrolizumab Plus Chemotherapy vs Chemotherapy Alone for Patients With First-line, Advanced Gastric Cancer: The KEYNOTE-062 Phase 3 Randomized Clinical Trial[J].JAMA Oncol.2020 Oct.1; 6(10): 1571-1580.

[107] G Middleton, K Brock, Y Summers, et al.Pembrolizumab in performance status 2 patients with non-small-cell lung cancer (NSCLC): results of the PePS2 trial[J].Medicine-Annals of oncology: official journal of the European Society for Medical Oncology.Published 1 October 2018.

[108] Yoshimura K, Inoue Y, Inui N, et al. MET Amplification and Efficacy of Nivolumab in Patients With NSCLC[J].JTO Clin Res Rep.2021 Oct 8; 2(11): 100239.

[109] Zhang Y, Yang Q, Zeng X, et al.MET Amplification Attenuates Lung Tumor Response to Immunotherapy by Inhibiting STING[J].Cancer Discov.2021 Nov; 11(11): 2726-2737.

[110] Wilke H, Muro K, Cutsem EV, et al.Ramucirumab plus paclitaxel versus placebo plus paclitaxel in patients with previously treated advanced gastric or gastro-oesophageal junction adenocarcinoma (RAINBOW): a double-blind, randomized phase 3 trial[J].The Lancet Oncology.2014 Oct; 15(11): 1224-1235.

[111] Lee J, Kim ST, Kim K, et al.Tumor Genomic Profiling Guides Patients with Metastatic Gastric Cancer to Targeted Treatment: The VIKTORY Umbrella Trial[J].Cancer Discov.2019 Oct; 9(10): 1388-1405.

[112] Cutsem EV, Karaszewska B, Kang YK, et al.A Multicenter Phase Ⅱ Study of AMG 337 in Patients with MET-Amplified Gastric/Gastroesophageal Junction/Esophageal Adenocarcinoma and Other MET-Amplified Solid Tumors[J].Clin Cancer Res.2019 Apr 15; 25(8): 2414-2423.

[113] Catenacci DV, Ang A, Liao WL, et al.MET Tyrosine Kinase Receptor Expression and Amplification as Prognostic Biomarkers of Survival in Gastroesophageal Adenocarcinoma[J].Cancer.2017 Mar 15; 123(6): 1061-1070.

[114] Lei Z, Tan IB, Das K, et al. Identification of Molecular Subtypes of Gastric Cancer With Different Responses to PI3-Kinase Inhibitors and 5-Fluorouracil[J]. Gastroenterology, 2013, 145(3): 554-565.

[115] Cancer Genome Atlas Research N. Comprehensive molecular characterization of gastric adenocarcinoma[J]. Nature, 2014, 513(7517): 202-209。

[116] Bang YJ, Van Cutsem E, Feyereislova A, et al. Trastuzumab in combination with chemotherapy versus chemotherapy alone for treatment of HER2-positive advanced gastric or gastro-oesophageal junction cancer (ToGA): a phase 3, open-label, randomised controlled trial[J]. Lancet, 2010, 376(9742): 687-697.

[117] Janjigian YY, Kawazoe A, Yanez P, et al. The KEYNOTE-811 trial of dual PD-1 and HER2 blockade in HER2-positive gastric cancer[J]. Nature, 2021, 600(7890): 727-730.

[118] Peng Z, Liu T, Wei J, et al. Efficacy and safety of a novel anti-HER2 therapeutic antibody RC48 in patients with HER2-overexpressing, locally advanced or metastatic gastric or gastroesophageal junction cancer: a single-arm phase Ⅱ study[J]. Cancer Commun(Lond), 2021, 41(11): 1173-1182.

[119] Shitara K, Bang YJ, Iwasa S, et al. Trastuzumab Deruxtecan in Previously Treated HER2-Positive Gastric Cancer[J]. N Engl J Med, 2020, 382(25): 2419-2430.

[120] Chowell D, Morris LGT, Griggcm, et al. Patient HLA class I genotype influences cancer response to checkpoint blockade immunotherapy[J]. Science. 2018; 359(6375): 582-7.

［121］Hause RJ, Pritchard CC, Shendure J, et al. Classification and characterization of microsatellite instability across 18 cancer types［J］. Nat Med. 2016; 22(11): 1342-50.

［122］Dong ZY, Zhong WZ, Zhang XC, et al. Potential Predictive Value of TP53 and KRAS Mutation Status for Response to PD-1 Blockade Immunotherapy in Lung Adenocarcinoma［J］. Clin Cancer Res. 2017; 23(12): 3012-24.

［123］Y. Y. Janjigian, K. Shitara, M. Moehler, et al. First-line nivolumab plus chemotherapy versus chemotherapy alone for advanced gastric, gastro-oesophageal junction, and oesophageal adenocarcinoma (CheckMate 649): a randomised, open-label, phase 3 trial［J］. Lancet 2021 Vol. 398 Issue 10294 Pages 27-40.

［124］Chua C, Tan I B, Yamada Y, et al. Phase Ⅱ study of trastuzumab in combination with S-1 and cisplatin in the first-line treatment of human epidermal growth factor receptor HER2-positive advanced gastric cancer［J］. Cancer Chemother Pharmacol, 2015, 76(2): 397-408.

［125］Gong J, Liu T, Fan Q, et al. Optimal regimen of trastuzumab in combination with oxaliplatin/ capecitabine in first-line treatment of HER2-positive advanced gastric cancer (CGOG1001): a multicenter, phase Ⅱ trial［J］. BMC Cancer, 2016, 16: 68.

［126］Xu N, Redfern C H, Gordon M, et al. Trastuzumab, in combination with carboplatin and docetaxel, does not prolong the QT interval of patients with HER2-positive metastatic or locally advanced inoperable solid tumors: results from a phase Ib study［J］. Cancer Chemother Pharmacol, 2014, 74(6): 1251-1260.

［127］Zaanan A, Palle J, Soularue E, et al. Trastuzumab in Combination with FOLFIRI in Patients with Advanced HER2-Positive Gastro-Esophageal Adenocarcinoma: A Retrospective Multicenter AGEO Study［J］. Target Oncol, 2018, 13(1): 107-112.

［128］Mitsui Y, Sato Y, Miyamoto H, et al. Trastuzumab in combination with docetaxel/cisplatin/S-1 (DCS) for patients with HER2-positive metastatic gastric cancer: feasibility and preliminary efficacy［J］. Cancer Chemother Pharmacol, 2015, 76(2): 375-382.

［129］Bang Y J, Van Cutsem E, Feyereislova A, et al. Trastuzumab in combination with chemotherapy versus chemotherapy alone for treatment of HER2-positive advanced gastric or gastro-oesophageal junction cancer (ToGA): a phase 3, open-label, randomised controlled trial［J］. Lancet, 2010, 376(9742): 687-697.

［130］Fuchs C S, Doi T, Jang R W, et al. Safety and Efficacy of Pembrolizumab Monotherapy in Patients With Previously Treated Advanced Gastric and Gastroesophageal Junction Cancer: Phase 2 Clinical KEYNOTE-059 Trial［J］. JAMA Oncol, 2018, 4(5): e180013.

［131］Kato K, Satoh T, Muro K, et al. A subanalysis of Japanese patients in a randomized, double-blind, placebo-controlled, phase 3 trial of nivolumab for patients with advanced gastric or gastro-esophageal junction cancer refractory to, or intolerant of, at least two previous chemotherapy regimens (ONO-4538-12, ATTRACTION-2)[J]. Gastric Cancer, 2019, 22(2): 344-354.

[132] Nakajima T E, Kadowaki S, Minashi K, et al. Multicenter Phase Ⅰ/Ⅱ Study of Nivolumab Combined with Paclitaxel Plus Ramucirumab as Second-line Treatment in Patients with Advanced Gastric Cancer[J]. Clin Cancer Res, 2021, 27(4): 1029-1036.

[133] Wu S, Zhang Q, Zhang F, et al. HER2 recruits AKT1 to disrupt STING signalling and suppress antiviral defence and antitumour immunity[J]. Nat Cell Biol, 2019, 21(8): 1027-1040.

[134] Tian H, He Y, Song X, et al. Nitrated T helper cell epitopes enhance the immunogenicity of HER2 vaccine and induce anti-tumor immunity[J]. Cancer Lett, 2018, 430: 79-87.

[135] Janjigian Y Y, Maron S B, Chatila W K, et al. First-line pembrolizumab and trastuzumab in HER2-positive oesophageal, gastric, or gastro-oesophageal junction cancer: an open-label, single-arm, phase 2 trial[J]. Lancet Oncol, 2020, 21(6): 821-831.

[136] Liu Q, Yang Y, Fan X, et al. Heterogeneity response to afatinib in gastric cancer patient with uncommon epidermal growth factor receptor (EGFR) mutations: a case report[J]. Ann Transl Med 2021, 9(9): 814.

[137] Wu JY, Yu CJ, Chang YC, et al. Effectiveness of tyrosine kinase inhibitors on "uncommon" epidermal growth factor receptor mutations of unknown clinical significance in non-small cell lung cancer[J]. Clin Cancer Res 2011, 17(11): 3812-3821.

[138] Chang JW, Liu HP, Hsieh MH, et al. Increased epidermal growth factor receptor (EGFR) gene copy number is strongly associated with EGFR mutations and adenocarcinoma in non-small cell lung cancers: a chromogenic in situ hybridization study of 182 patients[J]. Lung Cancer 2008, 61(3): 328-339.

[139] Camidge DR, Pao W, Sequist LV. Acquired resistance to TKIs in solid tumours: learning from lung cancer[J].Nat Rev Clin Oncol 2014, 11(8): 473-481.

[140] Deng L, Kiedrowski LA, Ravera E, et al. Response to Dual Crizotinib and Osimertinib Treatment in a Lung Cancer Patient with MET Amplification Detected by Liquid Biopsy Who Acquired Secondary Resistance to EGFR Tyrosine Kinase Inhibition[J]. J Thorac Oncol 2018, 13(9): e169-e172.

[141] Makiyama A, Sukawa Y, Kashiwada T, et al. Randomized, Phase Ⅱ Study of Trastuzumab Beyond Progression in Patients With HER2-Positive Advanced Gastric or Gastroesophageal Junction Cancer: WJOG7112G (T-ACT Study)[J]. J Clin Oncol 2020, 38(17): 1919-1927.

[142] Bang YJ, Van Cutsem E, Feyereislova A, et al. Trastuzumab in combination with chemotherapy versus chemotherapy alone for treatment of HER2-positive advanced gastric or gastro-oesophageal junction cancer (ToGA): a phase 3, open-label, randomised controlled

trial[J]. Lancet 2010, 376(9742): 687-697.

[143] Janjigian YY, Kawazoe A, Yanez P, et al. The KEYNOTE-811 trial of dual PD-1 and HER2 blockade in HER2-positive gastric cancer[J]. Nature 2021, 600(7890): 727-730.

[144] Oh DY, Bang YJ. HER2-targeted therapies – a role beyond breast cancer[J]. Nat Rev Clin Oncol 2020, 17(1): 33-48.

[145] SHEN J, JU Z, ZHAO W, et al. ARID1A deficiency promotes mutability and potentiates therapeutic antitumor immunity unleashed by immune checkpoint blockade[J]. 2018, 24(5): 556-62.

[146] WANG L, ZHAO D, QIN K, et al. Effect and biomarker of nivolumab for non-small-cell lung cancer[J]. 2019, 117: 109199.

[147] SHEN J, JU Z, ZHAO W, et al. ARID1A deficiency promotes mutability and potentiates therapeutic antitumor immunity unleashed by immune checkpoint blockade[J]. 2018, 24(5): 556-62.

[148] WANG L, QU J, ZHOU N, et al. Effect and biomarker of immune checkpoint blockade therapy for ARID1A deficiency cancers[J]. 2020, 130: 110626.

[149] LI L, LI M, JIANG Z, et al. ARID1A mutations are associated with increased immune activity in gastrointestinal cancer[J]. 2019, 8(7): 678.

[150] GARCZYK S, SCHNEIDER U, LURJE I, et al. ARID1A-deficiency in urothelial bladder cancer: No predictive biomarker for EZH2-inhibitor treatment response?[J]. 2018, 13(8): e0202965.

[151] CAO Q, WANG C, DING Y, et al. ARID1A upregulation predicts better survival in patients with urothelial bladder carcinoma[J]. 2020, 48(4): 0300060519895687.

[152] KIM Y B, AHN J M, BAE W J, et al. Functional loss of ARID1A is tightly associated with high PD-L1 expression in gastric cancer[J]. 2019, 145(4): 916-26.

[153] LI Z, LIN J, ZHANG L, et al. Comprehensive analysis of multiple parameters associated with tumor immune microenvironment in ARID1A mutant cancers[J]. 2020, 16(29): 2295-306.

[154] SHEN J, PENG Y, WEI L, et al. ARID1A Deficiency Impairs the DNA Damage Checkpoint and Sensitizes Cells to PARP InhibitorsTargeting ARID1A Deficiency with PARP Inhibitors[J]. 2015, 5(7): 752-67.

[155] ROBERTSON A G, KIM J, AL-AHMADIE H, et al. Comprehensive molecular characterization of muscle-invasive bladder cancer[J]. 2017, 171(3): 540-56. e25.

[156] TEO M Y, SEIER K, OSTROVNAYA I, et al. Alterations in DNA damage response and repair genes as potential marker of clinical benefit from PD-1/PD-L1 blockade in advanced urothelial cancers[J]. 2018, 36(17): 1685-94.

[157] JIANG T, CHEN X, SU C, et al. Pan-cancer analysis of ARID1A alterations as

biomarkers for immunotherapy outcomes[J]. 2020, 11(4): 776.

[158] Sartore-Bianchi A, Trusolino L, Martino C, et al. Dual-targeted therapy with trastuzumab and lapatinib in treatment-refractory, KRAS codon 12/13 wild-type, HER2-positive metastatic colorectal cancer (HERACLES): a proof-of-concept, multicentre, open-label, phase 2 trial[J]. Lancet Oncol. 2016 Jun; 17(6): 738-746.

[159] Meric-Bernstam F, Hurwitz H, Raghav KPS, et al. Pertuzumab plus trastuzumab for HER2-amplified metastatic colorectal cancer (MyPathway): an updated report from a multicentre, open-label, phase 2a, multiple basket study[J]. Lancet Oncol. 2019 Apr; 20(4): 518-530.

[160] Yonesaka K, Zejnullahu K, Okamoto I, et al. Activation of ERBB2 signaling causes resistance to the EGFR-directed therapeutic antibody cetuximab[J]. Sci Transl Med. 2011 Sep 7; 3(99): 99ra86.

[161] Valtorta E, Martino C, Sartore-Bianchi A, et al. Assessment of a HER2 scoring system for colorectal cancer: results from a validation study[J]. Mod Pathol. 2015 Nov; 28(11): 1481-91.

[162] Siena S, Sartore-Bianchi A, Marsoni S, et al. Targeting the human epidermal growth factor receptor 2 (HER2) oncogene in colorectal cancer[J]. Ann Oncol. 2018 May 1; 29(5): 1108-1119.

[163] Yuan Y, Fu X, Ying J, et al. Dual-targeted therapy with pyrotinib and trastuzumab for HER2-positive advanced colorectal cancer: Preliminary results from a multicenter phase 2 trial[J]. Journal of Clinical Oncology. 2021 39(15_suppl): e15554-e15554.

[164] Chang J, Xu M, Wang C, et al. Dual HER2 Targeted Therapy With Pyrotinib and Trastuzumab in Refractory HER2 Positive Metastatic Colorectal Cancer: A Result From HER2-FUSCC-G Study[J]. Clin Colorectal Cancer. 2022 Dec; 21(4): 347-353.

[165] Siena S, Di Bartolomeo M, Raghav K, et al. DESTINY-CRC01 investigators. Trastuzumab deruxtecan (DS-8201) in patients with HER2-expressing metastatic colorectal cancer (DESTINY-CRC01): a multicentre, open-label, phase 2 trial[J]. Lancet Oncol. 2021 Jun; 22(6): 779-789.

[166] Cancer Genome Atlas Network. Comprehensive molecular characterization of human colon and rectal cancer[J]. Nature. 2012; 487(7407): 330-7.

[167] Yang Q, Huo S, Sui Y, et al. Mutation Status and Immunohistochemical Correlation of KRAS, NRAS, and BRAF in 260 Chinese Colorectal and Gastric Cancers. Frontiers in oncology. 2018; 8: 487.

[168] Peng J, Ma W, Zhou Z, et al. Genetic variations in the PI3K/PTEN/AKT/mTOR pathway predict tumor response and disease-free survival in locally advanced rectal cancer patients receiving preoperative chemoradiotherapy and radical surgery[J]. Journal of Cancer. 2018; 9(6): 1067-77.

[169] Yong ZZ, Wong JSM, Teo MCC, et al. Neoadjuvant tyrosine kinase inhibitors in rectal gastrointestinal stromal tumours: a provision for enhanced oncological and functional outcomes[J]. International journal of clinical oncology. 2021; 26(5): 913-21.

[170] Bou-Assaly W, Mukherji S, Cetuximab. American journal of neuroradiology[J].2010; 31(4), 626-627.

[171] Fornasier G, Francescon S, Baldo P. An Update of Efficacy and Safety of Cetuximab in Metastatic Colorectal Cancer: A Narrative Review[J]. Adv Ther. 2018 Oct; 35(10): 1497-1509.

[172] Martinelli E, Ciardiello D, Martini G, et al. Implementing anti-epidermal growth factor receptor (EGFR) therapy in metastatic colorectal cancer: challenges and future perspectives[J].Ann Oncol. 2020 Jan; 31(1): 30-40.

[173] Garcia J, Hurwitz HI, Sandler AB, et al. Bevacizumab (Avastin®) in cancer treatment: A review of 15 years of clinical experience and future outlook[J]. Cancer Treat Rev. 2020 Jun; 86: 102017.

[174] Minoo P, Moyer MP, Jass JR. Role of BRAF-V600E in the serrated pathway of colorectal tumourigenesis[J]. J Pathol. 2007 Jun; 212(2): 124-33.

[175] Clancy C, Burke JP, Kalady MF, et al. BRAF mutation is associated with distinct clinicopathological characteristics in colorectal cancer: a systematic review and meta-analysis[J].Colorectal Dis. 2013 Dec; 15(12): e711-8.

[176] Grothey A, Fakih M, Tabernero J. Management of BRAF-mutant metastatic colorectal cancer: a review of treatment options and evidence-based guidelines[J]. Ann Oncol. 2021 Aug; 32(8): 959-967.

[177] Cremolini C, Loupakis F, Antoniotti C, et al. FOLFOXIRI plus bevacizumab versus FOLFIRI plus bevacizumab as first-line treatment of patients with metastatic colorectal cancer: updated overall survival and molecular subgroup analyses of the open-label, phase 3 TRIBE study[J]. Lancet Oncol. 2015 Oct; 16(13): 1306-15.

[178] Kopetz S, Guthrie KA, Morris VK, et al. Randomized Trial of Irinotecan and Cetuximab With or Without Vemurafenib in BRAF-Mutant Metastatic Colorectal Cancer(SWOG S1406)[J].J Clin Oncol. 2021 Feb 1; 39(4): 285-294.

[179] Kopetz S, Grothey A, Yaeger R, et al. Encorafenib, Binimetinib, and Cetuximab in BRAF V600E-Mutated Colorectal Cancer[J]. N Engl J Med. 2019 Oct 24; 381(17): 1632-1643.

[180] Shinbrot E, Henninger EE, Weinhold N, et al. Exonuclease mutations in DNA polymerase epsilon reveal replication strand specific mutation patterns and human origins of replication[J]. Genome Res. 2014; 24(11): 1740-1750.

[181] Mo S, Ma X, Li Y, et al. Somatic POLE exonuclease domain mutations elicit enhanced intratumoral immune responses in stage Ⅱ colorectal cancer[J]. J Immunother Cancer. 2020;

8(2): e000881.

[182] Domingo E, Freeman-Mills L, Rayner E, et al. Somatic POLE proofreading domain mutation, immune response, and prognosis in colorectal cancer: a retrospective, pooled biomarker study[J]. Lancet Gastroenterol Hepatol. 2016; 1(3): 207-216.

[183] Jácome AA, Eng C. Role of immune checkpoint inhibitors in the treatment of colorectal cancer: focus on nivolumab[J]. Expert Opin Biol Ther. 2019; 19(12): 1247-12.

[184] Heinemann V, von Weikersthal LF, Decker T, et al. FOLFIRI plus cetuximab versus FOLFIRI plus bevacizumab as first-line treatment for patients with metastatic colorectal cancer (FIRE-3): a randomised, open-label, phase 3 trial. Lancet Oncol 2014, 15(10): 1065-1075.

[185] Di Bartolomeo M, Pietrantonio F, Perrone F, et al. Lack of KRAS, NRAS, BRAF and TP53 mutations improves outcome of elderly metastatic colorectal cancer patients treated with cetuximab, oxaliplatin and UFT. Target Oncol 2014, 9(2): 155-162.

[186] De Roock W, Claes B, Bernasconi D, et al. Effects of KRAS, BRAF, NRAS, and PIK3CA mutations on the efficacy of cetuximab plus chemotherapy in chemotherapy-refractory metastatic colorectal cancer: a retrospective consortium analysis. Lancet Oncol 2010, 11(8): 753-762.

[187] National Comprehensive Cancer Network NCCN Guidelines Colon Cancer (version 4.2016).

[188] 国家族遗传性肿瘤临床诊疗专家共识(2021版)(4)——家族遗传性结直肠癌[J]. 中国肿瘤临床, 2022, 49(01): 1-5.

[189] valuation of Genomic Applications in Practice and Prevention (EGAPP) Working Group. Recommendations from the EGAPP Working Group: genetic testing strategies in newly diagnosed individuals with colorectal cancer aimed at reducing morbidity and mortality from Lynch syndrome in relatives[J]. Genet Med. 2009, 11(1): 35-41.

[190] Boland CR, Goel A. Microsatellite instability in colorectal cancer[J]. Gastroenterology. 2010, 138(6): 2073-2087.e3.

[191] H F A Vasen, G Möslein, A Alonso, et al. Guidelines for the clinical management of Lynch syndrome (hereditary non-polyposis cancer)[J]. J Med Genet, 2007 Jun; 44(6): 353-362.

[192] Cohen SA, Leininger A. The genetic basis of Lynch syndrome and its implications for clinical practice and risk management[J]. Appl Clin Genet. 2014, 7: 147-158.

[193] Seligmann JF. FOxTROT: Neoadjuvant FOLFOX chemotherapy with or without panitumumab (Pan) for patients (pts) with locally advanced colon cancer (CC)[J]. J Clin Oncol, 2020, 38(Suppl 15): abstr4013.

[194] André T, Shiu KK, Kim TW, et al. Pembrolizumab in microsatellite-instability-high advanced colorectal cancer[J]. N Engl J Med, 2020, 383(23): 2207-2218.

［195］Lenz HJ, Lonardi S, Zagonel V, et al. Nivolumab（NivO）+ low-dose ipilimumab（IPI）as first-line（1L）therapy in microsatellite instability-high/mismatch repairdeficient（MSI-H/dMMR）metastatic colorectal cancer（mCRC）: two-year clinical update［J］. J Clin Oncol, 2020, 38（Suppl 4）: S11.

［196］Benson AB 3rd, Arnoletti JP, Beka Ⅱ-Saab T, et al. Colon cancer［J］. J Natl Compr Canc Netw, 2011, 9（11）: 1238-90.

［197］Liu Y, Kang R, Zheng H, et al. Female Colon Cancer Metastasis Pattern and Prognosis: A SEER-Based Study［J］. Biomed Res Int, 2022, 2022: 3865601.

［198］Guerra F, Giuliani G, Saccucci G, et al. Simultaneous, single-docking robotic resection for right colon cancer with synchronous liver metastases［J］. Surg Oncol, 2022, 43: 101816.

［199］McGuirk M, Gachabayov M, Rojas A, et al. Simultaneous Robot Assisted Colon and Liver Resection for Metastatic Colon Cancer［J］. JSLS, 2021, 25（2）.

［200］Boland PM, Ma WW. Immunotherapy for Colorectal Cancer［J］. Cancers（Basel）, 2017, 9（5）.

［201］Kanani A, Veen T, Søreide K. Neoadjuvant immunotherapy in primary and metastatic colorectal cancer［J］. Br J Surg, 2021, 108（12）: 1417-1425.

［202］Motta R, Cabezas-Camarero S, Torres-Mattos C, et al. Immunotherapy in microsatellite instability metastatic colorectal cancer: Current status and future perspectives［J］. J Clin Transl Res, 2021, 7（4）: 511-522.

［203］Doleschel D, Hoff S, Koletnik S, et al. Regorafenib enhances anti-PD1 immunotherapy efficacy in murine colorectal cancers and their combination prevents tumor regrowth［J］. J Exp Clin Cancer Res, 2021, 40（1）: 288.

［204］Sorich MJ, Wiese MD, Rowland A, et al. Extended RAS mutations and anti-EGFR monoclonal antibody survival benefit in metastatic colorectal cancer: a meta-analysis of randomized, controlled trials［J］. Ann Oncol, 2015, 26（1）: 13-21.

［205］Guler I, Askan G, Klostergaard J, et al. Precision medicine for metastatic colorectal cancer: an evolving era［J］. Expert Rev Gastroenterol Hepatol, 2019, 13（10）: 919-931.

［206］Adam R, Vinet E. Regional treatment of metastasis: surgery of colorectal liver metastases［J］. Ann Oncol, 2004, 15（suppl4）: 103-106.

［207］Taniai N, Akimaru K, Yoshida H, et al. Surgical treatment for better prognosis of patients with liver metastases from colorectal cancer［J］. Hepatogastroenterology, 2007, 54（78）: 1805-1809.

［208］Qin S, Liu GJ, Huang M, et al. The local efficacy and influencing factors of ultrasound-guided percutaneous microwave ablation in colorectal liver metastases: a review of a 4-year experience at a single center［J］. Int J Hyperthermia, 2019, 36（1）: 36-43.

［209］Guler I, Askan G, Klostergaard J, et al. Precision medicine for metastatic colorectal cancer: an evolving era[J].Expert Rev Gastroenterol Hepatol, 2019, 13(10): 919-931.

[210] Adam R, de Gramont A, Figueras J, et al.Managing synchronous liver metastases from colorectal cancer: a multidisciplinary international consensus[J].Cancer Treat Rev, 2015, 41(9): 729-741.

[211] Lv Y, Feng QY, Wei Y, et al.Benefits of multi-disciplinary treatment strategy on survival of patients with colorectal cancer liver metastasis[J].Clin Transl Med, 2020, 10(3): e121.

[212] YOSHINO T, ARNOLD D, TANIGUCHI H, et al. Pan-Asian adapted ESMO consensus guidelines for the management of patients with metastatic colorectal cancer: a JSMO-ESMO initiative endorsed by CSCO, KACO, MOS, SSO and TOS[J]. Ann Oncol, 2018, 29(1): 44-70。

[213] LIU C J, HU T, SHAO P, et al. TAS-102 Monotherapy and Combination Therapy with Bevacizumab for Metastatic Colorectal Cancer[J]. Gastroenterol Res Pract, 2021, 2021: 4014601。

[214] ASAOKA Y, IJICHI H, KOIKE K. PD-1 Blockade in Tumors with Mismatch-Repair Deficiency[J]. N Engl J Med, 2015, 373(20): 1979。

[215] TOPALIAN S L, HODI F S, BRAHMER J R, et al. Safety, activity, and immune correlates of anti-PD-1 antibody in cancer[J]. N Engl J Med, 2012, 366(26): 2443-54。

[216] FUKUOKA S, HARA H, TAKAHASHI N, et al. Regorafenib Plus Nivolumab in Patients With Advanced Gastric or Colorectal Cancer: An Open-Label, Dose-Escalation, and Dose-Expansion Phase Ib Trial(REGONivO, EPOC1603)[J]. J Clin Oncol, 2020, 38(18): 2053-61.

[217] GOU M, QIAN N, ZHANG Y, et al. Fruquintinib in Combination With PD-1 Inhibitors in Patients With Refractory Non-MSI-H/pMMR Metastatic Colorectal Cancer: A Real-World Study in China[J]. Front Oncol, 2022, 12: 851756.

[218] BELLELLI R, BOREL V, LOGAN C, et al. Pol ε Instability Drives Replication Stress, Abnormal Development, and Tumorigenesis[J]. Molecular cell, 2018, 70(4): 707-721.

[219] MA X, DONG L, LIU X, et al. POLE/POLD1 mutation and tumor immunotherapy[J]. Journal of experimental & clinical cancer research : CR, 2022, 41(1): 216.

[220] TOPALIAN S L, HODI F S, BRAHMER J R, et al. Safety, activity, and immune correlates of anti-PD-1 antibody in cancer[J]. New england journal of medicine, 2012, 366(26): 2443-2454.

[221] Garmezy B, Gheeya J, Lin H Y, et al. Clinical and Molecular Characterization of POLE Mutations as Predictive Biomarkers of Response to Immune Checkpoint Inhibitors in Advanced Cancers[J]. JCO precision oncology. 2022, 6(1): e2100267.

[222] EL-KHOUEIRY A, NING Y, YANG D, et al. A phase I first-in-human study of

PRI-724 in patients (pts) with advanced solid tumors. J Clin Oncol [J], 2013, 31: 2501.

[223] LEIJEN S, VAN GEEL R, SONKE GS, et al. Phase II study with Wee1 inhibitor AZD1775 plus carboplatin in patients with p53 mutated ovarian cancer refractory or resistant (<3 months) to standard first line therapy. In ASCO Annual Meeting Proceedings [J], 2015; 2507.

[224] BILLER LH, SCHRAG D. Diagnosis and Treatment of Metastatic Colorectal Cancer: A Review. JAMA [J], 2021, 325(7): 669-685.

[225] SABARI JK, LEONARDI GC, SHU CA, et al. PD-L1 expression, tumor mutational burden, and response to immunotherapy in patients with MET exon 14 altered lung cancers. Ann Oncol [J], 2018, 29(10): 2085-2091.

[226] IVASHK IV LB. IFNγ: signalling, epigenetics and roles in immunity, metabolism, disease and cancer immunotherapy. Nat Rev Immunol [J], 2018, 18(9): 545-558.

[227] ZARETSKY JM, Garcia-Diaz A, Shin DS, et al. Mutations Associated with Acquired Resistance to PD-1 Blockade in Melanoma. N Engl J Med [J], 2016, 375(9): 819-29.

[228] SHARMA SV, LEE DY, LI B, et al. A chromatin-mediated reversible drug-tolerant state in cancer cell subpopulations. Cell [J], 2010, 141(1): 69-80.

[229] DAGOGO-JACK I, SHAW AT. Tumour heterogeneity and resistance to cancer therapies. Nat Rev Clin Oncol [J], 2018, 15(2): 81-94.

[230] CHAN HT, CHIN YM, LOW SK. Circulating Tumor DNA-Based Genomic Profiling Assays in Adult Solid Tumors for Precision Oncology: Recent Advancements and Future Challenges. Cancers (Basel) [J], 2022, 14(13): 3275.

[231] Al-Share B, Alloghbi A, Al Hallak MN, et al. Gastrointestinal stromal tumor: a review of current and emerging therapies [J].Cancer Metastasis Rev, 2021, 40(2): 625-641.

[232] Miettinen M, Wang ZF, Lasota J.DOG-1 antibody in the differential diagnosis of gastrointestinal stromal tumors: a study of 1840 cases [J].Am J Surg Pathol, 2009, 33(9): 1401-1408.

[233] Neppala P, Banerjee S, Fanta PT, et al. Current management of succinate dehydrogenase-deficient gastrointestinal stromal tumors [J]. Cancer Metastasis Rev, 2019, 38(3): 525-535.

[234] Li J, Ye Y, Wang J, et al. Chinese Society Of Clinical Oncology; Csco Expert Committee On Gastrointestinal Stromal Tumor.Chinese consensus guidelines for diagnosis and management of gastrointestinal stromal tumor [J].Chin J Cancer Res, 2017, 29(4): 281-293.

[235] Nishida T, Yoshinaga S, Takahashi T, et al. Recent Progress and Challenges in the Diagnosis and Treatment of Gastrointestinal Stromal Tumors [J]. Cancers (Basel), 2021, 13(13): 3158.

第五章　消化系统肿瘤分子诊断标志物临床应用

[236] von Mehren M, Randall RL, Benjamin RS, et al. Soft tissue sarcoma, version 2.2018, NCCN clinical practice guidelines in oncology[J]. J Natl Compr Canc Netw, 2018, 16(5): 536-563.

[237] Gheorghe G, Bacalbasa N, Ceobanu G, et al. Gastrointestinal Stromal Tumors-A Mini Review[J]. J Pers Med, 2021, 11(8): 694.

[238] 中国临床肿瘤学会指南工作委员会. 中国临床肿瘤学会(CSCO)胃肠间质瘤诊疗指南2021[M]. 北京：人民卫生出版社, 2021.

[239] Dematteo RP, Ballman KV, Antonescu CR, et al. American College of Surgeons Oneology Group(ACOSOG)Intergroup Adjuvant GIST Study Team.Adjuvant atinib mesylate after resection of loealised, prary gastro-intestinal stromal turnout: a randomised.Double-blind。placebo—controlled trial[J].Lancet, 2009, 373(9669): 1097.1 104.

[240] Gebreyohannes YK, Wozniak A, Zhai ME, et a1.Robust Activity of Avapfitinib, Potent and Highly Selective Inhibitor of Mutated KIT, in Patient-derived Xenograft Models of Gastrointestinal Stromal Tumors[J].Clin Cancer Res, 2019, 25(2): 609-618.

[241] Yonkus JA, Alva-Ruiz R, Grotz TE. Surgical Management of Metastatic Gastrointestinal Stromal Tumors[J]. Curr Treat Options Oncol, 2021, 22(5): 37.

[242] Shen L, Sun Y, Xu J M, et al. Oncology and Therapy, 2017(Suppl 1): 1-10.

[243] Demetri GD, R eichardt P, Yoon-Koo Kang, et al. Efficacy and safety of regorafenib for advanced gastrointestinal stromal tumours after failure of 伊马替尼 atinib and sunitinib(GRID): an international, multicentre, randomised, placebo-controlled, phase 3 trial[J].Lancet, 2013, 381(9863): 295-302.

[244] Blay JY, Serrano C, Heinrich MC, et al. Ripretinib in patients with advanced gastrointestinal stromal tumours(INVICTUS): a double-blind, randomised, placebo-controlled, phase 3 trial[J].Lancet Oncol, 2020, 21(7): 923-934.

[245] Zalcberg JR. Ripretinib for the treatment of advanced gastrointestinal stromal tumor[J]. Therap Adv Gastroenterol, 2021, 14: 17562848211008177.

[246] Javle M, Borad MJ, Azad NS, et al. Pertuzumab and trastuzumab for HER2-positive, metastatic biliary tract cancer(MyPathway): a multicentre, open-label, phase 2a, multiple basket study[J].Lancet Oncol. 2021; 22(9): 1290-1300.

[247] Konecny GE, Pegram MD, Venkatesan N, et al. Activity of the dual kinase inhibitor lapatinib(GW572016)against HER-2-overexpressing and trastuzumab-treated breast cancer cells[J].Cancer Res. 2006; 66(3): 1630-1639.

[248] de Azambuja E, Holmes AP, Piccart-Gebhart M, et al. Lapatinib with trastuzumab for HER2-positive early breast cancer(NeoALTTO): survival outcomes of a randomised, open-label, multicentre, phase 3 trial and their association with pathological complete response[J]. Lancet Oncol. 2014; 15(10): 1137-1146.

[249] Ye M, Lv J, Xu G, et al. Dual-targeting strategy using trastuzumab and lapatinib

in a patient with HER2 gene amplification in recurrent metachronous metastatic gallbladder carcinoma[J]. J Int Med Res. 2019; 47(6): 2768-2777.

[250] Ohba A, Morizane C, Ueno M, et al. Multicenter phase II trial of trastuzumab deruxtecan for HER2-positive unresectable or recurrent biliary tract cancer: HERB trial[J]. Future Oncol. 2022; 18(19): 2351-2360.

[251] Kong W, Wei J, Liu J, et al. Significant benefit of nivolumab combining radiotherapy in metastatic gallbladder cancer patient with strong PD-L1 expression: a case report[J]. Onco Targets Ther 2019, 12: 5389-5393.

[252] Cao D, Xu H, Xu X, et al. High tumor mutation burden predicts better efficacy of immunotherapy: a pooled analysis of 103078 cancer patients[J]. Oncoimmunology, 2019, 8(9): e1629258.

[253] Le D, Durham J, Smith K, et al. Mismatch repair deficiency predicts response of solid tumors to PD-1 blockade[J]. Science. 2017, 357(6349): 409-413.

[254] Kurz E, Lees-Miller SJDr. DNA damage-induced activation of ATM and ATM-dependent signaling pathways[J]. DNA Repair(Amst). 2004, 3: 889-900.

[255] Mamo A, Cavallone L, Tuzmen S, et al. An integrated genomic approach identifies ARID1A as a candidate tumor-suppressor gene in breast cancer[J]. Oncogene, 2012, 31(16): 2090-2100.

[256] Shen J, Peng Y, Wei L, et al. ARID1A Deficiency Impairs the DNA Damage Checkpoint and Sensitizes Cells to PARP Inhibitors[J]. Cancer Discov. 2015, 5(7): 752-767.

[257] Wilson K, Shiuan E, Brantley-Sieders DJO. Oncogenic functions and therapeutic targeting of EphA2 in cancer[J]. Oncogene, 2021, 40(14): 2483-2495.

[258] Innocenti F, Undevia S, Iyer L, et al. Genetic variants in the UDP-glucuronosyltransferase 1A1 gene predict the risk of severe neutropenia of irinotecan[J]. J Clin Oncol, 2004, 22(8): 1382-1388.

[259] Sugimoto M, Furuta T, Shirai N, et al. Poor metabolizer genotype status of CYP2C19 is a risk factor for developing gastric cancer in Japanese patients with Helicobacter pylori infectionAliment Pharmacol Ther[J]. 2005, 22(10): 1033-1040.

[260] Zhao JJ, Yap DWT, Chan YH, et al. Low Programmed Death-Ligand 1-Expressing Subgroup Outcomes of First-Line Immune Checkpoint Inhibitors in Gastric or Esophageal Adenocarcinoma[J].J Clin Oncol 2022, 40(4): 392-402.

[261] Piha-Paul SA, Oh DY, Ueno M, et al. Efficacy and safety of pembrolizumab for the treatment of advanced biliary cancer: Results from the KEYNOTE-158 and KEYNOTE-028 studies[J].Int J Cancer 2020, 147(8): 2190-2198.

[262] Donlon NE, Power R, Hayes C, et al. Radiotherapy, immunotherapy, and the tumour microenvironment: Turning an immunosuppressive milieu into a therapeutic opportunity

[J]. Cancer Lett 2021, 502: 84-96.

[263] RANA M, KANSAL R, CHAIB M, et al. The pancreatic cancer immune tumor microenvironment is negatively remodeled by gemcitabine while TGF-β receptor plus dual checkpoint inhibition maintains antitumor immune cells[J]. Mol Carcinog, 2022, 61(6): 549-557

[264] MUELLER S, ENGLEITNER T, MARESCH R, et al.Evolutionary routes and KRAS dosage define pancreatic cancer phenotypes[J]. Nature, 2018, 554(7690): 62-68.

[265] HAAS M, WALDSCHMIDT DT, STAHL M, et al. Afatinib plus gemcitabine versus gemcitabine alone as first-line treatment of metastatic pancreatic cancer: The randomized, open-label phase Ⅱ ACCEPT study of the Arbeitsgemeinschaft Internistische Onkologie with an integrated analysis of the 'burden of therapy' method[J].Eur J Cancer, 2021, 146: 95-106.

[266] GOLAN T, HAMMEL P, RENI M, et al.Maintenance olaparib for germline BRCA-mutated metastatic pancreatic cancer[J].NEngl J Med, 2019, 381(4): 317-327.

[267] CECCHINI M, SKLAR J, LACY J. EGFR Exon 19 Deletion in Pancreatic Adenocarcinoma Responds to Erlotinib, Followed by T790M-Mediated Resistance[J]. J Natl Compr Canc Netw, 2017, 15(9): 1085-1089.

[268] PORTAL A, PERNOT S, TOUGERON D, et al. Nab-paclitaxel plus gemcitabine for metastatic pancreatic adenocarcinoma after Folfirinox failure: an AGEO prospective multicentre cohort[J]. Br J Cancer, 2015, 113(7): 989-995.

[269] QIAN Y, GONG Y, FAN Z, et al. Molecular alterations and targeted therapy in pancreatic ductal adenocarcinoma[J]. J Hematol Oncol, 2020, 13(1): 130.

[270] MIRZA MR, COLEMAN RL, GONZÁLEZ-MARTÍN A, et al. The forefront of ovarian cancer therapy: update on PARP inhibitors. Ann Oncol. 2020 Sep; 31(9): 1148-1159. doi: 10.1016/j.annonc.2020.06.004. Epub 2020 Jun 20. Erratum in: Ann Oncol[J]. 2021 Aug; 32(8): 1066-1067. PMID: 32569725.

[271] RIMINI M, MACARULLA T, BURGIO V, et al. Gene mutational profile of BRCAness and clinical implication in predicting response to platinum-based chemotherapy in patients with intrahepatic cholangiocarcinoma. Eur J Cancer[J], 2022, 171: 232-241.

[272] GOLAN T, HAMMEL P, RENI M, et al. Maintenance Olaparib for Germline BRCA-Mutated Metastatic Pancreatic Cancer. N Engl J Med[J], 2019, 381(4): 317-327.

[273] THEIN KZ, BITER AB, HONG DS. Therapeutics Targeting Mutant KRAS. Annu Rev Med[J], 2021, 72: 349-364.

[274] MAO Z, XIAO H, SHEN P, et al. KRAS(G12D) can be targeted by potent inhibitors via formation of salt bridge. Cell Discov[J], 2022, 8(1): 5.

[275] ZHANG M, WU C, ZUO B, et al. Trends of gallbladder cancer incidence, mortality, and diagnostic approach in urban Shanghai between 1973 and 2009[J]. 2020, 106(5): 392-9.

[276] NAKAMURA H, ARAI Y, TOTOKI Y, et al. Genomic spectra of biliary tract cancer[J]. 2015, 47(9): 1003-10.

[277] CHURI C R, SHROFF R, WANG Y, et al. Mutation profiling in cholangiocarcinoma: prognostic and therapeutic implications[J]. 2014, 9(12): e115383.

[278] WATKINS J A, IRSHAD S, GRIGORIADIS A, et al. Genomic scars as biomarkers of homologous recombination deficiency and drug response in breast and ovarian cancers[J]. 2014, 16: 1-11.

[279] RIMINI M, MACARULLA T, BURGIO V, et al. Gene mutational profile of BRCAness and clinical implication in predicting response to platinum-based chemotherapy in patients with intrahepatic cholangiocarcinoma[J]. 2022, 171: 232-41.

[280] MEHTA R, WOOD A C, YU J, et al. Investigational PARP inhibitors for the treatment of biliary tract cancer: spotlight on preclinical and clinical studies[J]. 2021, 30(4): 451-61.

[281] GOLAN T, HAMMEL P, RENI M, et al. Maintenance olaparib for germline BRCA-mutated metastatic pancreatic cancer[J]. 2019, 381(4): 317-27.

[282] Le DT, Uram JN, Wang H, et al. PD-1 Blockade in Tumors with Mismatch-Repair Deficiency[J].N Engl J Med. 2015; 372: 2509-2520.

[283] Le DT, Durham JN, Smith KN, et al. Mismatch-repair deficiency predicts response of solid tumors to PD-1 blockade[J]. Science.2017; 357(6349).

[284] Diaz L, Le DT, Maio M, et al. Pembrolizumab in microsatellite instability high cancers: Updated analysis of the phase Ⅱ KEYNOTE-164 and KEYNOTE-158 studies[J]. Annals of Oncology. 2019; 30(Supplement 5): 475-532.

第六章 乳腺肿瘤分子诊断标志物临床应用

第一节 概述

2020年全球最新癌症负荷数据显示,全球乳腺癌新发病例高达226万例,已取代肺癌成为全球最常见的恶性肿瘤,死亡率亦居全球女性因恶性肿瘤死亡首位。目前,早期乳腺癌的诊治决策已较规范,但也存在部分低风险患者治疗过度以及高风险患者治疗不足现象,晚期乳腺癌患者的治疗现状整体仍不乐观。乳腺癌是一种分子水平异质性很高的恶性肿瘤,病理分型结合分子标志物是常规的诊断方式。分子分型可助力乳腺癌的分类分层精准治疗,目前基因变异检测(如BRCA和PIK3CA基因突变等)已成为乳腺癌靶向治疗的伴随诊断。未来随着二代测序技术的普及和检测费用的降低,个体化治疗方案将有望成为现实。

乳腺癌是具有高度异质性的肿瘤,在临床表现、病理形态、生物学特性等方面均有独特的表现,精准的病理诊断及分子分型对临床治疗和预后至关重要。目前,乳腺癌的病理诊断主要依据第5版WHO乳腺肿瘤分类。传统的分子分型标志物雌激素受体(estrogen receptor,ER)、孕激素受体(progesterone receptor,PR)、人类表皮生长因子受体-2(human epidermal growth factor receptor-2,HER2)和细胞增殖指数Ki-67在很大程度上决定了患者的治疗和预后,其他的预后/预测因子还包括雄激素受体(androgen receptor,AR)、21基因、70基因等。除此之外,肿瘤免疫微环境和肿瘤间质的反应也可以影响浸润性癌患者的预后,在第5版WHO乳腺肿瘤分类中也进行了描述,特别是肿瘤浸润淋巴细胞(tumor infiltrating lymphocytes,TILs)在三阴性乳腺癌和HER2阳性乳腺癌中有重要的预后价值。免疫治疗相关生物学标志物程序性死亡因子配体1(programmed death ligand-1,PD-L1)的检测也逐渐被临床和病理专家所重视,并应用于实践中。随着基因组学技术的迅速发展,特别是二代测序(next generation sequencing,NGS)技术在临床的广泛应用,乳腺癌的分子分型更加精准和细化,这些分子生物学的进展不仅为病理诊断提供了依据,同时也为肿瘤的靶向治疗提供了证据,使基于表型的循证医学模式向基于基因的精准医疗和个体化诊治模式转变。

一、第5版WHO乳腺肿瘤分类中更加强调分子特征

第5版WHO乳腺肿瘤分类在叙述顺序和肿瘤分类上均进行了调整（表6-1）。

表6-1 第5版WHO乳腺肿瘤组织学分类

上皮源性肿瘤
　良性上皮增生和前驱病变
　　普通型导管增生
　　柱状细胞病变，包括柱状细胞上皮非典型增生
　　导管上皮非典型增生
　腺病和良性硬化性腺病
　　硬化性腺病
　　大汗腺腺病和腺瘤
　　微腺性腺病
　　放射状瘢痕和复杂性硬化性腺病
　腺瘤
　　管状腺瘤
　　泌乳腺瘤
　　导管腺瘤
　上皮-肌上皮肿瘤
　　多形性腺瘤
　　腺肌上皮瘤
　　恶性腺肌上皮瘤
　　上皮-肌上皮癌
　乳头状肿瘤
　　导管内乳头状瘤
　　乳头状导管原位癌
　　包裹性乳头状癌
　　实性乳头状癌
　　浸润性乳头状癌
　非浸润性小叶性病变
　　非典型小叶增生
　　小叶原位癌
　导管原位癌
　浸润性乳腺癌
　浸润性乳腺癌-非特殊型
　伴髓样特征的癌
　嗜酸细胞癌
　富于脂质的癌
　富于糖原的透明细胞癌
　皮脂腺癌
　伴神经内分泌分化的癌

（续表）

伴有破骨巨细胞的癌
多型性癌
伴绒癌特征的癌
伴黑色素瘤特征的癌
浸润性小叶癌
小管癌
筛状癌
  黏液癌
  黏液性囊腺癌
  浸润性微乳头状癌
  伴大汗腺分化的癌
  化生性癌
 少见和涎腺源性肿瘤
  腺泡细胞癌
  腺样囊性癌
  分泌性癌
  黏液表皮样癌
  多形性腺癌
  伴有极性翻转的高细胞癌
  神经内分泌肿瘤
  神经内分泌瘤
  神经内分泌癌
纤维上皮性肿瘤和错构瘤
 错构瘤
 纤维腺瘤
 叶状肿瘤
乳头部肿瘤
 汗管腺瘤
 乳头腺瘤
 乳头派杰氏病

间叶源性肿瘤
  血管肿瘤
  纤维母和肌纤维母细胞肿瘤
  周围神经源性肿瘤
  平滑肌肿瘤
  脂肪源性肿瘤
  其他间叶源性肿瘤（假血管瘤样间质增生）

乳腺造血系统肿瘤
 黏膜相关结外边缘区淋巴瘤
 滤泡性淋巴瘤
 弥漫大 B 细胞淋巴瘤

(续表)

　　伯基特淋巴瘤
　　乳腺移植相关性大细胞间变性淋巴瘤
男性乳腺肿瘤
乳腺遗传肿瘤综合征
　　BRCA1/2 相关遗传乳腺癌和卵巢癌综合征
　　Cowden 综合征
　　李 – 佛美尼综合征，TP53 相关
　　李 – 佛美尼综合征，CHEK-2 相关
　　PALB2 相关乳腺癌
　　CDH1 相关乳腺癌
X 综合征
神经纤维瘤病 1 型

（1）乳腺浸润性癌：乳腺浸润性癌（invasive breast carcinoma，IBC）组织学分级依旧采用 Nottingham 分级系统，包括腺管样结构占比、细胞核异型性和核分裂象（表 6-2），核分裂象计数不再以 10 个高倍视野计算，而是以面积（mm^2）计算（表 6-3）。IBC 最常见的非特殊类型（no special type，NST）中，除了原有的伴有破骨巨细胞、多形性、具有绒癌特征、具有黑色素特征等特殊形态外，将伴有髓样特征的浸润性癌、嗜酸细胞癌、富于脂质的癌、富于糖原的透明细胞癌、皮脂腺癌、具有神经内分泌分化的浸润性癌归为浸润性癌（NST）中的特殊形态。

表 6-2　半定量法评估乳腺癌组织学分级

形态学特征	评分
腺管结构	
占肿瘤大部分（＞75%）	1
中等程度（10%~75%）	2
少或无（＜10%）	3
细胞核异型性	
小而规整，一致的细胞	1
中等大小，中度异型性	2
细胞大，形态多样	3
核分裂	
依据显微镜下视野面积	见表 6-3
总分（总分＝腺体形成＋细胞核异型性＋核分裂象）	分级
3~5	Ⅰ级
6~7	Ⅱ级
8~9	Ⅲ级

表6-3 核分裂计数的评分阈值

视野面积（mm²）	核分裂（评分）		
	1	2	3
0.40	≤ 4	5~9	≥ 10
0.41	≤ 4	5~9	≥ 10
0.42	≤ 5	6~10	≥ 11
0.43	≤ 5	6~10	≥ 11
0.44	≤ 5	6~11	≥ 12
0.45	≤ 5	6~11	≥ 12
0.46	≤ 6	7~12	≥ 13
0.47	≤ 6	7~12	≥ 13
0.48	≤ 6	7~13	≥ 14
0.49	≤ 6	7~13	≥ 14
0.50	≤ 7	8~14	≥ 15
0.51	≤ 7	8~14	≥ 15
0.52	≤ 7	8~15	≥ 16
0.53	≤ 8	9~16	≥ 17
0.54	≤ 8	9~16	≥ 17
0.55	≤ 8	9~17	≥ 18
0.56	≤ 8	9~17	≥ 18
0.57	≤ 9	10~18	≥ 19
0.58	≤ 9	10~19	≥ 20
0.59	≤ 9	10~19	≥ 20
0.60	≤ 10	11~20	≥ 21
0.61	≤ 10	11~21	≥ 22
0.62	≤ 11	12~22	≥ 23
0.63	≤ 11	12~22	≥ 23
0.64	≤ 11	12~23	≥ 24
0.65	≤ 12	13~24	≥ 25
0.66	≤ 12	13~24	≥ 25
0.67	≤ 13	13~25	≥ 26
0.68	≤ 13	14~26	≥ 27
0.69	≤ 13	14~27	≥ 28

（2）小叶病变中，明确了小叶非典型增生、小叶原位癌及其亚型的诊断标准：浸润性小叶癌（Invasive lobular carcinoma，ILC）病理特征常表现为瘤细胞失黏附，E-cadherin表达缺失。绝大多数经典ILC均表达ER和PR，缺乏ERBB2（HER2）基因扩增/过表达，但多形性ILC与经典型不同，核级常为中高级别，HER2阳性或三阴性。ILC常容易出现远处转移且对放、化疗不敏感。

（3）新版分类中还新增了一些少见但预后相对较好的三阴性乳腺癌亚型：黏液性囊

腺癌好发于亚裔绝经后女性，与乳腺黏液癌不同，黏液性囊腺癌往往呈三阴性的免疫表型。伴有极性翻转的高细胞癌，生物学行为呈惰性，组织形态与高细胞亚型的甲状腺乳头状癌相似，但不存在甲状腺乳头状癌特征性 RET 基因重排和 BRAF 基因突变，约 80% 的病例存在特征性的 IDH2 基因热点突变。

（4）新版分类中将神经内分泌肿瘤分为乳腺神经内分泌瘤和神经内分泌癌：目前认为，两者均是一种浸润性癌，仍采用 Nottingham 分级而非核分裂象和 Ki-67 对二者进行组织学分级，免疫表型常 ER、PR 阳性，HER2 阴性，并表达神经内分泌标志物，临床处理上主要采用乳腺癌的治疗策略。

（5）在分子生物学方面，上皮细胞黏钙素 1 突变是导致乳腺浸润性小叶癌发生的最常见改变；然而约 15% 具有典型形态特征的 ILC 缺乏 CDH1 突变，同时 E-cadherin 阳性表达。腺样囊性癌常存在 MYB-NFIB 融合基因。分泌性癌常伴有 ETV6-NTRK3 基因融合（TRK 抑制剂），部分 IBC 中的 PIK3CA 基因突变（PI3K 抑制剂）等，为靶向治疗提供了依据。由于诊断种类和预后评估的细化，更多辅助检查/伴随诊断、21 基因/70 基因、AI 图像评估等应更多地应用于乳腺癌的诊断和评估中。

二、乳腺癌分子标志物的新进展

1. 雌激素受体/孕激素受体

早在 2007 年，BIG 1-98 研究显示免疫组织化学（Immunohistochemistry, IHC）核染色 ER 表达 ≥ 10% 的患者较 ER 表达 1%~9% 的患者在内分泌治疗取得的 DFS 存在显著获益。因此将 ER 阳性阈值定为核着色细胞 ≥ 10%。2008 年基于 ECOG 2197 显示 1% 以上成为判定 ER 阳性的新阈值。美国临床肿瘤学会/美国病理医师学会（ASCO/CAP）提出的《ER 和 PgR 检测指南》于 2010 年首次发布，明确将 ER 经免疫组化染色 ≥ 1% 的肿瘤细胞核阳性定义为 ER 阳性，ER 染色比例 <1% 定义为 ER 阴性，并于 2020 年再次进行更新，推荐采用 IHC 方法对乳腺浸润性癌进行 ER 检测，以此预测患者是否可能从内分泌治疗中获益，同时指南建议报告 ER 弱阳性表达（表 6-4）。判读标准同样也适用于 PgR 检测。并建议使用扁桃体组织或宫颈组织作为外对照。严格遵守 SOP 以提高 ER 弱阳性亚组检测结果的准确性和可重复性（避免假阴性）。

表 6-4 2020ASCO/CAP ER 免疫组化判读标准

IHC 阳性程度	ER 判读及建议
<1% 细胞核着色	阴性
1%~10% 细胞核着色	ER 弱阳性并加以注释，应报告染色的百分比和强度
>10% 细胞核着色	阳性

ER 弱阳性的乳腺癌患者经内分泌治疗获益的数据有限，部分数据表明具有 ER 弱阳性的浸润性癌在生物学行为上均不相同，并且通常具有与 ER 阴性患者更相似的基因表达

谱。在临床实践中，ER ≥ 1% 的肿瘤判读为雌激素受体阳性并推荐内分泌治疗已成共识，但需要认识到由于 ER 弱阳性乳腺癌存在异质性，该患者人群生物学行为更接近三阴性乳腺癌，对于内分泌治疗的获益有限，需要进一步检测其分子亚型，验证其对内分泌治疗的敏感度，综合考虑治疗手段，为患者的生存带来精准的获益。

2. 人表皮生长因子受体 2

人表皮生长因子受体 –2，属于表皮生长因子受体家族。HER2 定位于染色体 17q21，其编码产物 HER2 蛋白为 185kD 的跨膜精蛋白，主要与家族其他三种受体形成异二聚体而与各自的配体结合，之后下游酪氨酸激酶信号级联被激活，从而促进细胞增殖、迁移、侵袭和肿瘤血管新生和淋巴管新生。20%~30% 的乳腺癌表现为 HER2 基因扩增或者过表达。目前用于 HER2 检测的主要方法有 IHC 检测 HER2 蛋白水平和应用原位杂交（in situ hybridization, ISH）法检测 HER2 基因扩增水平。

我国乳腺癌 HER2 检测指南编写组发布了《乳腺癌 HER2 检测指南（2019 版）》，以期提高 HER2 检测和判读的准确性，更好地适用于临床。2019 版指南要点如下：

（1）人表皮生长因子受体 –2 免疫组织化学 2+ 定义为两种情况：① >10% 的浸润癌细胞呈现弱 – 中等强度的完整细胞膜染色；②当 ≤ 10% 的浸润癌呈现强而完整的细胞膜染色，这是 HER2 异质性的表现（表 6-5）。

（2）对于乳腺微浸润性癌的 HER2 检测，NCCN 指南指出对于 HER2 阳性且肿瘤大小 ≤ 5mm 的患者，可以考虑抗 HER2 联合其他辅助治疗，但同时需要综合多种因素考虑治疗策略。病理医师应尽可能判断微浸润性癌的 HER2 状态，并予以报告。当肿瘤细胞过少，此时病理医师可以备注浸润癌细胞太少，难以评估其 HER2 IHC 状态。对于细胞数量过少的微浸润灶不宜行 ISH 检测。

（3）关于乳腺癌 HER2 ISH 检测结果的判读，2019 版中国乳腺癌 HER2 检测指南也做了详细的说明，判读标准分为 5 种情况（详见表 6-6）。

一项对 91 名淋巴结阳性的浸润性乳腺癌患者 HER2 表达与预后进行评估的研究显示，HER2 低表达乳腺癌与 HER2 IHC 0 相比，患者局部无复发生存期、疾病特异性生存期和总生存期更差。一项针对乳腺癌术前新辅助治疗的临床试验表明 HER2 低表达患者与 HER2 IHC 0 的患者的激素受体阳性率、病理完全缓解率、无病生存率均存在差异。同时，在 DESTINY-Breast04 实验中显示新型抗 HER2 抗体药物偶联物（antibody-drug conjugate, ADC）显著改善了 HER2 低表达转移性乳腺癌患者的无进展生存期和总生存期。因此，2021 年 CSCO《乳腺癌诊疗指南》首次将 HER2 IHC 1+ 或者 IHC 2+ 且 ISH 阴性的患者定义为 HER2 低表达。法国在 2021 年 11 月份也更新了乳腺癌 HER2 病理检测共识，重点指出 HER2 表达是一个连续性过程，其中 HER2 IHC 1+，2+ 且 ISH 无扩增称为 HER2 低表达，IHC 2+ 且 ISH 扩增以及 IHC 3+ 称为 HER2 阳性。2022 年 CSCO《乳腺癌诊疗指南》在 HER2 免疫组化和原位杂交基础上，进一步将 HER2 状态分为阴性，低表达和阳性（表 6-5、表 6-6）。

表 6-5　HER2 免疫组化结果判读

	HER-2 免疫组化结果判读	HER2 状态
0	无染色或 ≤10% 的浸润癌细胞呈现不完整的、微弱细胞膜染色	HER2 阴性
1+	>10% 浸润癌细胞呈现不完整的、微弱的细胞膜染色	HER2 低表达
2+	>10% 浸润癌中出现弱 - 中等强度的、完整细胞膜染色 或 ≤10% 的浸润性癌呈现强而完整的细胞膜染色	HER2 结果不确定，应进一步通过 ISH 方法进行 HER2 基因状态检测： HER2 低表达：IHC 2+/ISH-； HER2 阳性：IHC 2+/ISH+；
3+	>10% 的浸润癌细胞呈现强、完整、均匀的细胞膜染色	HER2 阳性

表 6-6　HER2 原位杂交双探针检测结果判读

基于 HER2 IHC2+，HER-2 原位杂交（in situ hybridization，ISH）双探针检测结果判读		HER2 状态
HER2/CEP17 比值 <2.0 且平均 HER2 拷贝数/细胞 <4.0	ISH 阴性	HER2 低表达
HER2/CEP17 比值 <2.0 且平均 HER2 拷贝数/细胞 <6.0，但 ≥4.0	此种情况建议重新计数至少 20 个细胞核中的信号，如果结果改变，则对两次结果进行综合判断分析 如仍为上述情况，则判为 ISH 阴性。建议在报告中备注	HER2 低表达
HER2/CEP17 比值 ≥2.0，但平均 HER2 拷贝数/细胞 <4.0	建议对此种情况增加计数细胞，如果结果维持不变，则判为 ISH 阴性。建议在报告中备注	HER2 低表达
HER2/CEP17 比值 ≥2.0，且平均 HER2 拷贝数/细胞 ≥4.0	ISH 阳性	HER2 阳性
HER2/CEP17 比值 <2.0 且平均 HER2 拷贝数/细胞 ≥6.0	建议对此种情况增加计数细胞，如果结果维持不变，则判为 FISH 阳性	HER2 阳性

3. Ki-67

免疫组织化学法是目前乳腺癌检测细胞增殖指数 Ki-67 的最常用方法，其可用于预测乳腺癌患者的预后、化疗或内分泌治疗的疗效，以及作为新辅助治疗（尤其新辅助内分泌治疗）前、中、后疗效监测的动态指标。国际乳腺癌 Ki-67 工作组（International Ki-67 in Breast Cancer Working Group, IKWG）于 2020 年发布了 Ki-67 共识更新，给出了以下建议来提高 Ki-67 检测和判读的准确性：①指出检测前的影响因素对于检测结果至关重要；②要有严格的质量评估保证和控制体系，确保分析的有效性；③推荐采用标准化的评估系统。并且指出若标准化无进一步改善，建议将 Ki-67 免疫组织化学 ≤5% 和 ≥30% 时分别归类为低表达或高表达。IKWG 认为此时在观察者间/实验室间具有较高的一致性，因此，低于或高于这两个阈值可辅助判断是否进行辅助化疗。而对于 Ki-67 免疫组化表达在 5%~30% 范围时观察者间/实验室间的一致性较差，对于此类患者还是建议根据 ASCO 指南进行多基因表达谱检测。Ki-67 作为一个持续性变化的生物标志物，阈值的选择至关重要，但目前尚无定论。由于 Ki-67 主观评估结果具有差异性，基于机器学习的数字化图像自动化研究表明，对于 ER+ 乳腺癌患者，将 Ki-67 的截断值定义为 20%，使用开源数字图像分析（DIA）平台（QuPath）进行观察者间的可重复性及预后预测分析，结果表明使用 DIA 可以提高 Ki-67 的可重复性和独立的预后潜力。

4. 程序性死亡受体-1/程序性死亡因子配体-1

程序性死亡受体-1（PD-1），也称 CD279，是一种重要的免疫抑制分子；程序性死亡因子配体-1（PD-L1），也称 CD274，是人类体内的一种蛋白质。基于Ⅲ期 IMpassion130 试验结果，2019 年美国 FDA 加速批准 atezolizumab 联合白蛋白紫杉醇用于不可切除的局部晚期或转移性三阴性乳腺癌（TNBC），并批准 PD-L1（SP142）为其伴随诊断。基于Ⅲ期 KEYNOTE-355 试验的结果，2022 年 FDA 还加速批准了 pembrolizumab 联合化疗用于治疗 PD-L1 联合阳性评分（CPS）≥ 10 的局部复发的不可切除性或转移性 TNBC 患者，批准 PD-L1（22C3）为其相应伴随诊断。在 2022 年，基于 KEYNOTE-522 临床试验，美国 FDA 已批准抗 PD-L1 抗体 Keytruda 联合化疗作为新辅助治疗用于高危早期 TNBC 患者，术后继续作为单药辅助治疗。虽然临床试验结局相似，均显示出良好的临床获益，但临床试验的纳入标准稍有不同，且 PD-L1 检测平台不同，评分方法不同（表 6-7）。

表 6-7 PD-L1 的判读标准

PD-L1 评分公式纳入及排除标准	
PD-L1（VENTANASP142）免疫细胞评分（IC）	参与评分免疫细胞包括淋巴细胞、巨噬细胞、树突状细胞和粒细胞
	染色的免疫细胞分布可为聚集体或单个细胞散在分布；染色模式可为点状、线状或完整或不完整的环状
	肿瘤区域排除坏死、原位癌以及正常组织区域
	$IC = \dfrac{\text{任何强度 PD-L1 染色的免疫细胞所占区域}}{\text{肿瘤区域}} \times 100\%$
PD-L1（DAKO22C3）综合阳性评分（CPS）	阳性细胞为任何强度的完整或不完整的膜染色的浸润性肿瘤细胞和胞质或膜染色的瘤巢内及肿瘤相关间质内淋巴细胞、巨噬细胞
	排除原位癌、正常组织区域
	排除中性粒细胞、嗜酸性粒细胞、浆细胞
	排除坏死肿瘤细胞、其他坏死细胞、细胞碎片、基质细胞
	$CPS = \dfrac{\text{PD-L1 染色的细胞（包括肿瘤细胞、淋巴细胞、巨噬细胞）总和}}{\text{肿瘤区域}} \times 100\%$

由于 PD-L1 评分方式以及纳入和排除标准不同，病理医生判读的主观性较强，使得 PD-L1 的精准判读极具挑战性。目前，已相继报道了病理学家 PD-L1 判读的一致性结果，多数显示弱至中等程度一致，且不同级别医生之间准确性也存在差异。由于这种可重复性差，导致 PD-L1 为临床精准筛选获益病人受到影响，成为临床应用中面临的实际问题。深度学习算法之类的人工智能（AI）技术在帮助病理医生提高诊断准确性，一致性和效率方面具有潜力。然而，大多数用于 PD-L1 评估的 AI 模型是为 NSCLC 开发的，在乳腺癌中的应用依然很少。因此开发人工智能辅助乳腺癌 PD-L1 判读模型、并进行数据的深度学习以及准确性和稳定性的验证，建立人工智能 PD-L1 判读的规范，以期获得广泛的临床适用性，从而达到精准治疗的目的是目前面临的一个重大挑战和机遇。

PD-L1 在乳腺癌中的表达具有时空异质性。乳腺癌原发灶和转移灶之间的时间和空间的不一致性是双向的，强调了患者在选择免疫治疗时，适当的组织取样很重要。手术切除标本和活检标本均可进行 PD-L1 检测，对于术后复发患者，优先建议对复发和（或）转移病灶进行活检后检测，若无法获取复发灶或转移灶标本，可使用手术切除标本，活检标本应确保有足够的肿瘤细胞进行评估。由于没有关于差异预测值的数据，PD-L1 评估的最佳活检部位尚不清楚，建议必要时对原发灶和转移灶分别进行 PD-L1 检测，以明确 PD-L1 表达状态。

5. 肿瘤浸润淋巴细胞

TILs 是由细胞毒性 T 细胞和辅助性 T 细胞以及 B 细胞、巨噬细胞、自然杀伤细胞和树突状细胞组成的细胞群，是肿瘤微环境（TME）的重要组成部分，包括肿瘤间质和癌巢内的 TILs。间质 TILs（sTILs）分布在肿瘤细胞巢间的纤维性反应间质区域，不与肿瘤细胞直接接触，其相对数量较多，易于观察评估。肿瘤内 TILs（iTILs）位于肿瘤细胞巢内，与肿瘤细胞直接接触，其分布区域范围较小，数量也较少，异质性明显，难以通过 H&E 染色评估。国际免疫肿瘤学生物标志物工作组开发了一种方法来量化实体瘤（如乳腺癌）sTILs 的百分比，并表明 sTILs 具有更高的生物学价值。工作组推荐评估乳腺癌浸润性肿瘤边界内间质区域的 sTILs，并以间质面积作为分母计算 sTILs 的百分比。

目前 TILs 被推荐纳入一些国际乳腺癌指南及常规病理报告，并建议 30% 截断值适用于作为 I 期 TNBC 是否辅助化疗的参考，并建议将 TILs 水平纳入 AJCC TNM 预后分期。有研究进一步分析了一组未经（新）辅助化疗，淋巴结阴性的年轻乳腺癌患者数据，表明与低 sTILs 的患者相比，高 sTILs 的患者预后更好，远处转移或死亡累积发病率明显降低，且每增加 10% sTILs，患者的死亡风险相对降低 18%。因此，在调查（新）辅助化疗降级策略的前瞻性临床试验中，应考虑使用 sTILs。

三、乳腺癌基因变异检测

1. 乳腺癌易感基因检测

（1）乳腺癌易感基因：乳腺癌易感基因（breast cancer susceptibility gene，BRCA1）包括 BRCA1 和 BRCA2，分别位于 17 号染色体及 13 号染色体，是常见的重要抑癌基因，负责编码合成肿瘤抑制蛋白。BRCA1/2 基因突变会导致同源重组缺陷（homologous recombination deficiency，HRD），使得基因组具有高度不稳定性，显著增加相关肿瘤的患病风险。约5%~10%的乳腺癌患者携带BRCA1/2突变，且BRCA1/2突变乳腺癌具有确诊年龄更轻，恶性程度更高，无病生存期更短，远处转移风险更高，同侧/对侧乳腺癌复发或转移及第二原发肿瘤的风险更高等特征。BRCA1/2基因检测在相关肿瘤的遗传风险评估、治疗选择、预后判断等方面具有重要意义。由于BRCA1/2基因序列长，变异形式多样且遍布全长，所以基因检测难度较大，多采用下一代测序（next generation sequencing，NGS）方法进行检测，由专业医生对BRCA1/2变异进行解读。

BRCA1/2基因突变分为胚系突变和体细胞突变：BRCA1/2基因胚系突变起源于生殖细胞，80%的遗传性乳腺癌与BRCA1/2的突变相关，40岁之前发病的家族性乳腺癌患者，若其亲属再发病，则约33%归因于BRCA1/2突变，健康的BRCA1基因突变携带者接受预防性切除术后，罹患乳腺癌的风险降低了70%。BRCA1/2基因的体细胞突变仅存在于肿瘤细胞中，为非遗传性突变，与PARP抑制剂的治疗相关。约10%~15%的TNBC存在胚系或者体系BRCA1/2突变，对于铂类化疗以及PARP抑制剂显示出更高的疗效。2021版NCCN乳腺癌诊疗指南指出，对于gBRCA1/2基因检测的推荐主要在晚期转移性乳腺癌患者中，即所有复发性或转移性乳腺癌患者都需要进行gBRCA1/2突变检测，以确定PARP抑制剂治疗的候选者。

（2）乳腺癌易感基因2：PALB2（BRCA2定位协作基因）是一种肿瘤抑制因子，是BRCA1和BRCA2蛋白间的分子接合器，是BRCA2向细胞核内转移定位及核内稳定的协同因子，在保持基因组稳定和调节细胞周期过程中有重要作用；同时它和BRCA1相互作用，对同源重组修复也至关重要；因此该基因突变会导致同源重组修复缺陷，造成基因组不稳定，被认为是潜在的第三种乳腺癌易感基因。根据2017版乳腺癌NCCN指南，携带PALB2致病突变50岁女性中，患乳腺癌的终身风险为14%，70岁的女性为35%。携带PALB2致病突变的人，其患病风险会随着亲属患乳腺癌数量的增加而增加。

（3）PIK3CA基因：PIK3CA是一种癌基因，并且是人类癌症中最常见的突变基因之一。PIK3CA突变时会导致AKT通路过度活化，产生更多的AKT，从而导致细胞生长受到过度刺激，失去调控，形成恶性肿瘤。以TCGA为代表的研究结果显示，在PI3K-Akt-mTOR信号通路中，平均36%的乳腺癌存在PIK3CA突变。PIK3CA是HR+/HER2-亚型乳腺癌中最常见的突变基因，出现率约40%。PIK3CA突变会刺激肿瘤生长，并且与治疗应答不佳、预后差相关，是乳腺癌对HER2靶向治疗耐药的原因之一。SOLAR-1研究显示在PIK3CA突变患者中，加用α特异性PI3K激酶抑制剂可以显著延长患者PFS，mPFS分别为11.0个月和5.7个月，总缓解率（ORR）提高一倍多（36% vs 16%）。因此，PIK3CA有望成为有潜力的乳腺癌治疗靶点。

（4）细胞周期蛋白依赖性激酶基因4：细胞周期蛋白依赖性激酶4和6（CDK4/6），是细胞分裂周期的关键调节因素，能够驱动细胞分裂，特别是在激素受体阳性（HR+）的乳腺癌患者中，上游的PI3K-AKT-mTOR通路被激活，活化下游的CDK4/6和细胞周期素，促进肿瘤细胞不断增殖。在ER+乳腺癌中，CDK4/6的过度活跃非常频繁，是ER信号的关键下游靶标。针对CDK4这一靶点，CDK4/6抑制剂作为一种新型的分子靶向药物，通过阻断CDK4/6激酶活性，降低Rb蛋白磷酸化水平，使其无法释放转录因子E2F，抑制癌细胞分裂增殖。

（5）钙黏蛋白基因1：钙黏蛋白基因CDH1编码E-钙黏蛋白（E-Cadherin），是钙依赖性细胞粘黏蛋白，参与调节细胞黏附、迁移和上皮细胞增殖，其功能缺失导致细胞更容易侵袭与转移，与胃癌、乳腺癌等恶性肿瘤的发生发展密切相关。

2. 乳腺癌的多基因检测

乳腺癌是一种高度异质性的肿瘤，各分子分型间发病年龄、临床特征、恶性程度及预后等方面各不相同。乳腺癌的治疗已经进入化疗联合靶向治疗的时代，临床病理指标在结合多基因检测指标后，患者可以得到更精细的亚组分型治疗，避免过度治疗的产生。多基因检测系统与传统的TNM分期、临床病理指标相结合能够提供更准确的预后预测信息，并为选择治疗方案提供更加可靠的参考，这也是肿瘤精准治疗的重要突破方向。目前，临床通过检测乳腺癌组织基因表达水平，评估乳腺癌患者基因表达状态，为决策治疗方案提供重要参考依据，常见的检测手段有Oncotype DX（21基因）检测、MammaPrint（70基因）检测、PAM 50检测、EndoPredict（12基因）检测、28基因检测、同源重组修复缺陷检测（HRD）等。

（1）乳腺癌21基因检测：乳腺癌Oncotype DX（21基因）的检测对象是激素受体阳性、淋巴结阴性/1-3个累及同侧腋窝淋巴结、HER2阴性且浸润灶＞0.5cm的早期乳腺癌患者，通过检测肿瘤组织中21个特异性基因的表达水平，计算出复发风险评分（recurrence score, RS）来评估肿瘤患者的复发风险。2021第5版NCCN乳腺癌指南中指出：①对于激素受体（HR）阳性、HER2阴性、pT1-3且pN0、肿瘤组织＞0.5cm的浸润性（导管癌、小叶癌、混合性癌、化生性癌）绝经前乳腺癌患者，NCCN指南强烈推荐进行21基因检测以帮助患者选择系统性辅助治疗方案；②对于HR阳性、HER2阴性、pT1-3且pN1、肿瘤组织＞0.5cm的浸润性（导管癌、小叶癌、混合性癌、化生性癌）绝经后乳腺癌患者，NCCN指南强烈推荐进行21基因检测以帮助患者选择系统性辅助治疗方案，为1类证据等级。

乳腺癌21基因是指检测乳腺癌肿瘤组织中21个不同基因的表达水平，包含16个乳腺癌相关基因和5个参考基因，通过观察他们之间的相互作用来判断肿瘤特性，从而可预测乳腺癌复发指数以及接受化疗的获益情况。RS介于0到100之间，乳腺癌患者的复发指数越高，乳腺癌复发的概率越高，同时这些患者在化疗中获益的几率也同时增高，因此在激素治疗外需加以化疗辅助，将有助于这类患者降低乳腺癌复发的概率。具体指导意义见表6-8。

（2）乳腺癌玛普润70基因检测：乳腺癌MammaPrint（70基因）检测用于评估早期浸润性乳腺癌患者（ER/PR+、HER2-、LN1~3个转移）5年和10年的远处复发风险，并将患者复发风险划分为高风险或低风险，从而判断患者是否需要接受化疗。70基因是从25000个候选基因（人类全基因组）中通过无偏差随机森林算法筛选出来，并且与细胞增殖、侵袭、转移、血管新生等7个肿瘤转移的通路相关，可以更准确地预测乳腺癌复发的风险，包括部分按临床标准判断属于高风险的患者。

表 6-8 乳腺癌 Oncotype DX（21 基因）复发风险评分

检测	复发风险	指导意义
21 基因（Oncotype Dx）对于绝经后 pN0 和 pN1 患者（1~3 个阳性淋巴结）	< 26	在前瞻性 TAILORX 研究中，对于 T1b/c 和 T2 激素受体阳性，HER2 阴性和淋巴结阴性的乳腺癌，风险评分（RS）在 0~10 之间的患者，远处复发风险低于 4%；风险评分（RS）在 11~25 的患者，在内分泌治疗基础上加用化疗没有任何益处。在前瞻性 RXPONDER 研究中，pT1-3，pN1，HR 阳性，HER2 阴性，RS < 26 的绝经后患者未从内分泌治疗基础上加用化疗获益。
	≥ 26	对于 pT1-3，HR 阳性，HER2 阴性 pN0 或 pN1（1~3 个阳性淋巴结）RS ≥ 26 的绝经后乳腺癌患者，建议在内分泌治疗基础上加用化疗。
21 基因（Oncotype Dx）（对于绝经前患者：pN0）	≤ 15	在前瞻性 TAILORX 研究中，T1b/c-2，pN0，HR 阳性，HER2 阴性，RS < 16 的绝经前乳腺癌患者未从内分泌治疗基础上加用化疗获益。
	16~25	在 RS16~25 的绝经前患者中，不能排除可以从加用化疗带来小获益，但尚不清楚该获益是否归因于绝经前患者使用化疗所促进的卵巢抑制作用。对于这一组患者，考虑化疗后行内分泌治疗或者卵巢功能抑制与他莫昔芬或一种芳香化酶抑制剂（AI）联合使用。
	≥ 26	对于 HR 阳性，HER2 阴性，pN0，RS ≥ 26 的绝经前乳腺癌患者，建议在内分泌治疗基础上加用化疗。
21 基因（Oncotype Dx）（对于有 1~3 个阳性淋巴结的绝经前患者）	< 26	对于 pT1-3 pN1（1~3 个阳性淋巴结）RS < 26 的绝经前乳腺癌患者与内分泌单一疗法相比内分泌疗法联用化疗的远处复发率较低，但尚不清楚该获益是否是由于化疗促进了卵巢抑制作用。对于这组患者，考虑化疗后行内分泌治疗或将卵巢功能抑制与他莫昔芬或一种 AI 联合使用。
	≥ 26	对于 HR 阳性，HER2 阴性 pT1-3 和 pN1（1~3 个阳性淋巴结）RS ≥ 26 的绝经前乳腺癌患者，建议在内分泌治疗基础上加用化疗。

（3）乳腺癌 PAM50 检测：PAM50 检测目前用于乳腺癌的组织分型和术后复发风险分层。该技术主要用于评估绝经后 ER/PR 阳性、HER2 阴性乳腺癌患者在内分泌治疗后的复发风险，但尚不能识别患者在辅助化疗中的获益程度。PAM50 复发得分（PAM50 ROR）通过测量肿瘤组织中与乳腺癌相关的 50 个基因和肿瘤病理大小计算得出，最终得分在 0~100 之间，并将复发风险分为低、中、高 3 组；①无淋巴结转移，RS ≤ 40（低风险）、41 ≤ RS ≤ 60（中风险），RS ≥ 61（高风险）；②有淋巴结转移，RS ≤ 40（低风险）、RS ≥ 41（高风险）。PAM50 ROR 对术后 5 年和 15 年的复发风险进行分层，可以预测绝经后患者内分泌治疗后的远期复发风险。

（4）乳腺癌 12 基因：EndoPredict（12 基因）检测是对 ER 阳性、HER2 阴性乳腺癌患者的复发风险预测模型，通过 qRT-PCR 检测 11 个基因的表达水平，计算风险得分，然后结合患者的肿瘤大小和淋巴结状况评估综合的风险得分（EPclin），把患者分为高、低风险两组。多基因表达谱检测可以通过与现有的临床病理常规指标相比，对早期 Luminal 型（HER2 阴性）患者提供更加精准且长期的预后评估和治疗获益的预测，并为患者是否需要加用化疗和（或）延长内分泌治疗提供参考。

（5）乳腺癌 28 基因检测：乳腺癌 28 基因检测是针对亚洲乳腺癌人群 ER、PR 阳性、HER2 阴性早期乳腺癌患者的多基因检测，其在筛选出乳腺癌最相关的 28 个基因的同时考虑了肿瘤的大小、患者年龄、淋巴结状态、组织病理学分级、有无脉管癌栓等临床病理指标进行综合检测分析。它的优势在于针对亚洲人群设计，能够评估患者远处转移风险及局部复发风险，为决策辅助化疗及放疗提供重要参考，这是其他多基因检测所不具备的功能。

（6）乳腺癌同源重组修复缺陷检测：同源重组修复（homologous recombination repair，HRR）是 DNA 双链断裂的首选修复方式。同源重组修复缺陷（homologous recombination deficiency，HRD）通常指细胞水平上的 HRR 功能障碍状态，可由 HRR 相关基因胚系突变或体细胞突变以及表观遗传失活等诸多因素导致，在乳腺癌中表达尤其突出。HRD 阳性乳腺癌患者具有更高的组织学分级，更高的 Ki-67 指数，也更倾向于 PR 阴性，更多见于三阴性乳腺癌（triple negative breast cancer，TNBC），对其亚型进一步分析发现，腔型/雄激素受体亚型（luminal/androgen receptor，LAR）相较其他亚型的 HRD 评分低。

乳腺癌发病率高且出现年轻化趋势，严重威胁女性健康。乳腺癌表现出的多样性、异质性以及对治疗的反应性、预后的差异性均促使我们寻求更多的方式来探究乳腺癌的本质。分子生物学及免疫组学的发展以及基因组学的进步让我们对于乳腺癌有了更高层次的认知，更好地对乳腺癌患者进行精准的临床病理学评估、个体化治疗方案的选择以及前瞻性、优适性的预后预测。同时新免疫靶点、新通路、新基因位点的发现也为乳腺癌的治疗提供了新的可能，尤其是一些难治性、特殊的乳腺癌提供了更多治疗的方案。

第二节　临床应用案例分析

一、早期乳腺癌 Mammaprint 评分极低风险助力豁免辅助化疗

1.一般情况介绍

患者，女，59 岁。

2.病史

（1）现病史：患者于 2019 年 5 月扪及左乳肿块，于我院门诊行乳腺超声检查提示：左侧乳腺实性占位（BI-RADS 4c 类），大小约 14mm×12mm。2019 年 5 月 13 日以"发现左乳肿物 3 天"收入我院。

（2）家族史：无家族遗传性疾病史。

（3）入院查体：双乳对称，于左乳11点钟距乳头2cm触及一肿块，大小约1.5cm×1.0cm，质硬，表面粗糙，边界不清，活动度差，与胸大肌无粘连固定。右乳未触及肿物。双腋下及锁上未触及肿大淋巴结。

（4）影像学检查

1）2019年5月13日乳腺超声见图6-1提示：左乳见低回声结节，大小约14mm×12mm，边缘不清晰，形态不规则，未见明显血流信号。BI-RADS分级：4C。

2）2019年5月13日乳腺钼靶见图6-2提示：左乳致密影，BI-RADS分级：4B。

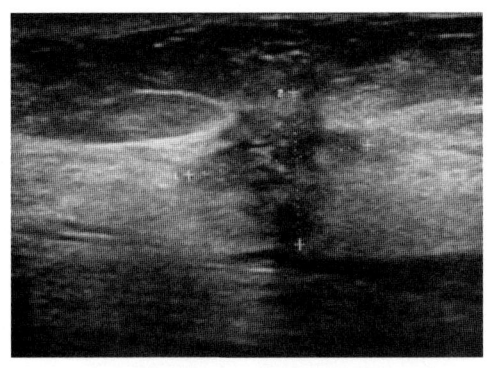

图6-1 乳腺超声

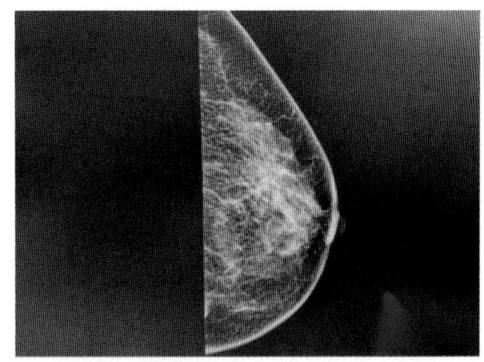

图6-2 乳腺钼靶

3.病理诊断

2019年5月15日于我院乳外科行"左乳单纯切除术+前哨淋巴结活检术+腋窝清扫"，病理结果：左乳浸润性导管癌，2级，肿物长径约1.3cm，淋巴结2/8（+）。免疫组化：ER（+，90%，中-强），PR（+，90%，强），Her-2（1+），Ki-67指数约5%。

4.分子检测诊断结果及解读

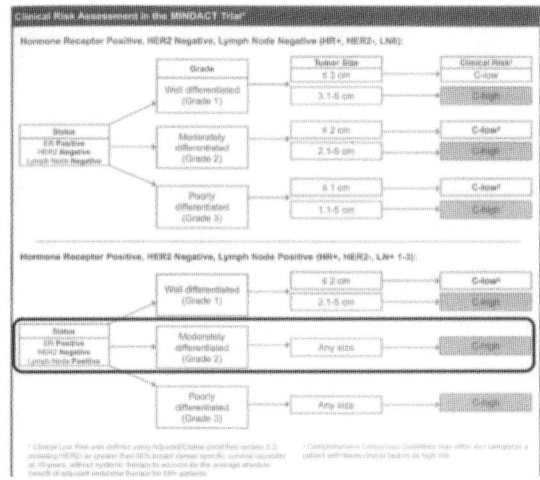

- ER（90%）：阳性
- C-erbB-2：阴性
- Grade：2级
- Tumor Size：1.3cm
- 淋巴结转移：2/8

该患者临床风险为：高风险（c-high）

图6-3 分子检测诊断结果

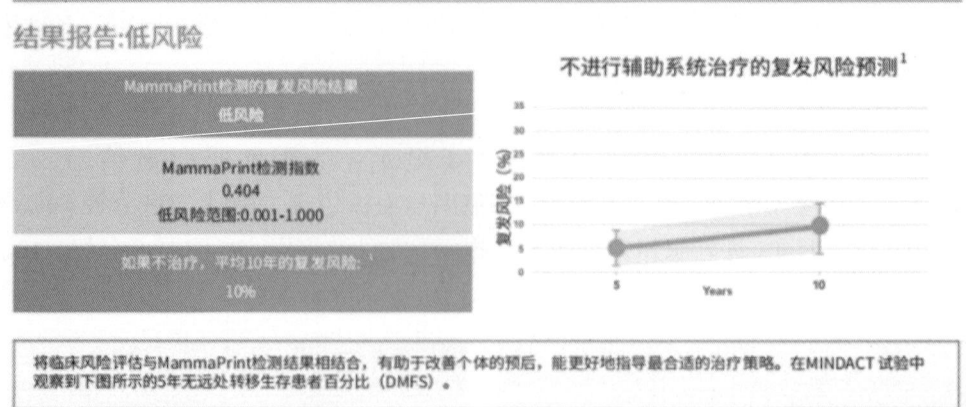

图 6-4　Mammaprint 检测结果

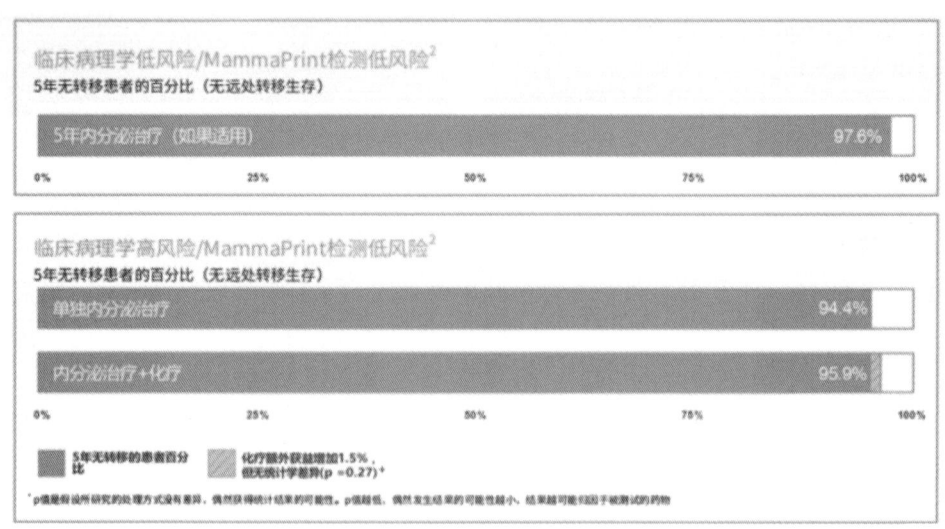

图 6-5　化疗额外获益情况

基因检测结果分析：该患者为临床高风险（c-high）（图 6-3），通过基因检测评估，检测指数为 0.404，属于基因低风险人群（图 6-4），且符合极低风险指数标准（检测指数大于 0.355，即为极低风险）。MINDACT 研究的 6693 例激素受体阳性 HER2 阴性早期乳腺癌患者进行分析，其中 1000 例患者（15%）70 基因评分为超低风险，年龄 >50 岁占 67%，肿瘤 ≤ 2cm 占 81%，淋巴结阴性占 80%，1 或 2 级肿瘤占 96%，雌激素受体阳性占 99%。结果，中位随访 8.7 年，84% 的患者接受了术后全身辅助治疗（69% 为内分泌治疗，14% 为内分泌治疗 + 化疗，1% 为其他），16% 的患者未接受术后全身辅助治疗。1000 例超低风险患者与 3295 例低风险患者相比：8 年无远处转移生存率高 2.5%：97.0% 比 94.5%。8 年乳腺癌相关生存率高 1.4%：99.6% 比 98.2%。该研究分层分析结果表明，70 基因评分超低风险患者预后最佳，无论临床风险如何，与低风险患者相比，发生远处转移或乳腺癌相关死亡的风险显著较低，8年乳腺癌相关生存率高于99%，极少数患者发生远处转移，8年无远处转移生存率达97%，这些患者可以成为进一步降级治疗的候选者，以避免过度治疗及其副作用风险。

5. 治疗方案调整及疗效评价

（1）治疗方案：患者已绝经，术后口服来曲唑内分泌治疗6个月。因无法耐受来曲唑副反应阴道出血更换为依西美坦，无阴道出血。

（2）随访情况：该患者目前定期随访复查，未见复发转移征象，DFS已达到39个月。

6. 本案例述评　从以上分析可以看出，本案例患者符合临床高风险的评估标准，依据指南推荐要求，属于MammaPrint的适用人群，通过基因检测评估，检测指数为0.404，属于基因低风险人群，且符合极低风险指数标准（检测指数大于0.355，即为极低风险）而豁免了化疗。MINDACT研究显示8年乳腺癌相关生存率高于99%，极少数患者发生远处转移，8年无远处转移生存率达97%。70基因评分超低风险可用于将来调查内分泌治疗降级的研究，以更好地平衡获益和危害。不过，激素受体阳性早期乳腺癌患者大多数复发于术后至少10年甚至20年，该研究样本量虽然最大，但是中位随访8.7年可能有些早。该患者术后口服来曲唑内分泌治疗6个月，因出现阴道出血的不良反应，难以耐受，更换为依西美坦治疗至今。该患者目前定期复查，未见复发转移征象，DFS已达到39个月，现持续随访中。

（蔡　莉）

二、复发风险 RS 评分

1. 一般情况介绍

患者，女，47岁，生于原籍，无外地久居及吸烟饮酒史，月经史：15岁，5-7/28-30，LMP 2016年6月，适龄结婚，配偶体健，G1P1，儿子健康，无遗传性家族史。

2. 病史

（1）现病史：患者于2016年6月14因"发现左乳肿物半月"入住德州某医院，完善相关检查于2016年6月22日行"左乳癌改良根治术"，术后病理：左乳混合型癌，伴神经内分泌分化（富于细胞黏液癌70%、浸润性导管癌30%），HR阳性（HER-2阴性），分期：T1cN0M0 IA期，Luminal A，21基因复发风险RS评分：16分，术后给予辅助TC*4化疗及托瑞米芬内分泌治疗，定期复查至2018年10月出现肿瘤复发，影像学检查示：肝脏多发转移瘤、腹腔内及腹膜后多发淋巴结转移、骨多发转移，脑转移，DFS 28个月，拟行进一步诊疗收入我院。

（2）家族史：无家族遗传性疾病史。

（3）入院查体：左乳缺如，术区陈旧手术疤痕，愈合良好，术区周围未及明显肿物，双腋下及锁骨上未扪及明显肿大淋巴结。

3.影像学检查

(1)2018年10月CT提示:肝脏多发转移瘤、腹腔内及腹膜后多发淋巴结转移、腰1椎体骨质破坏,考虑骨转移(图6-6)。骨ECT示:胸椎5、腰椎1/2、右侧10肋外缘、右侧肩胛骨、右侧股骨上段异常放射浓聚,考虑转移。

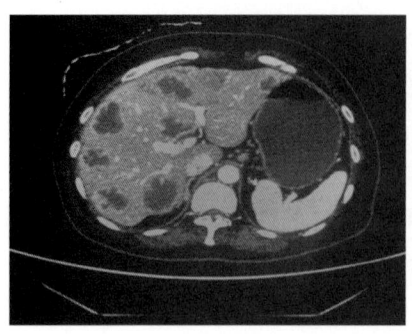
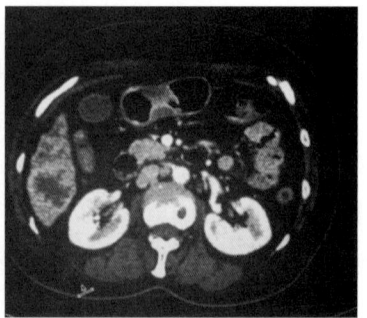

图6-6 上腹强化CT图像

(2)头MRI提示:右额叶肿物,左侧小脑半球异常信号,左颞叶可疑小片强化,考虑脑转移(图6-7)。

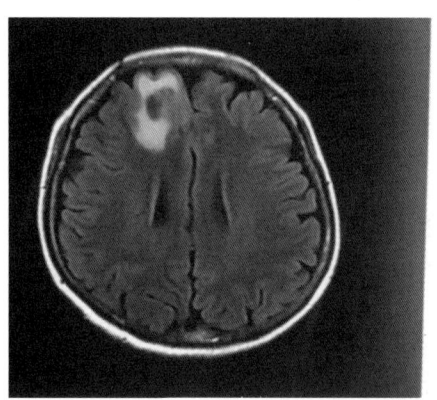

图6-7 头MRI图像

4.病理诊断

(1)2022年6月22日全麻下行左乳癌根治术术后病理经我院会诊:左乳腺混合型癌,伴神经内分泌分化(富于细胞黏液癌70%、浸润性导管癌30%)(图6-8)肿瘤大小:2cm×1.7cm×1.5cm,组织学Ⅱ级,未见明确导管癌栓,乳头(-),淋巴结未见转移癌0/20。免疫组化:ER(90%),PR(<1%),Her-2(1-2+),FISH(-),Ki-67(20%),CK5/6<1%,Cga部分阳性,Syn(+),WT1(-)。

(2)2018年10月B超引导下肝脏粗针肿物穿刺活检术。病理结果:低分化腺癌,浸润性癌成分。免疫组化:ER(90%),PR(<1%),Her-2(1-2+),FISH(-),Ki-67(25%),p53<1%,AR 40%,EGFR<1%。

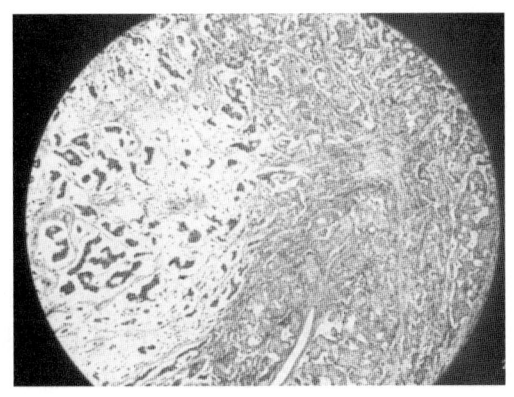

图 6-8　乳腺癌手术病理图像

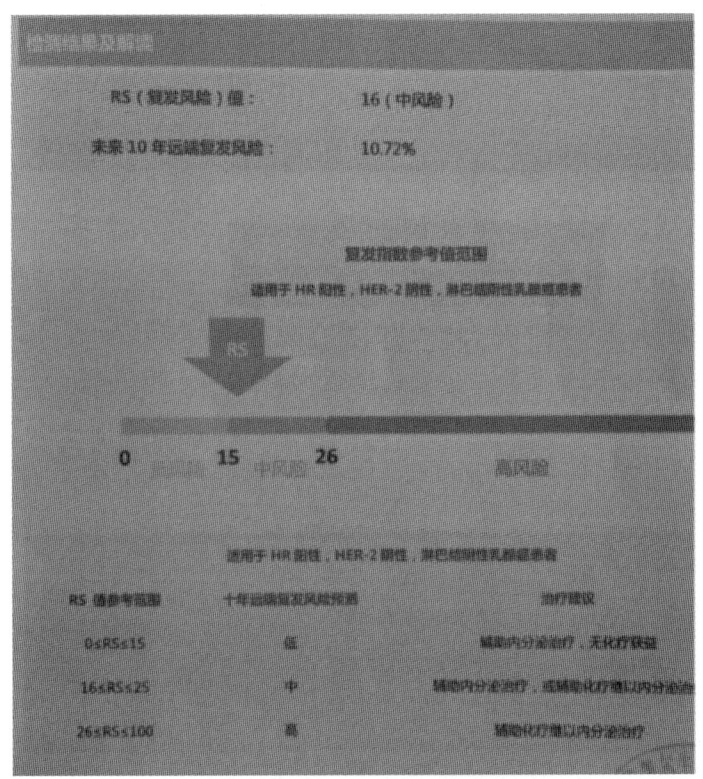

图 6-9　21 基因检测评分

5. 分子检测诊断结果及解读（图 6-9）

基因检测结果分析：本检测利用 RT-qPCR 技术，通过检测 16 个肿瘤相关基因（增殖、侵袭、HER2 和激素等相关基因）和 5 个参考基因的表达情况，将检测结果量化为复发风险评分（Recurrence Score，RS），从而预测 10 年内远期复发风险和化疗获益。RS 从 0 到 100，分数越高，复发的可能性越大，也越能从化疗中获益。21 基因检测结果适用于Ⅰ期或Ⅱ期、淋巴结阴性/阳性（1~3 个腋窝淋巴结转移）、激素受体阳性、HER2 阴性的浸润性乳腺癌。RS 评分是一个显著的复发的预测因子，低 RS 评分预示极低的复发风险（<5%）。作为肿瘤的多元化测量的一种模型可以更加准确地预测内分泌敏感干预的敏感性，帮我们筛选出化疗敏感的亚组。TAILORx 结果显示，在 HR+/HER2-/ 腋窝淋巴结阴性且复发评分 11~25 的乳腺癌患者中，内分泌治疗的侵袭性无病生存非劣效于化疗 + 内分泌治疗。而根据入组患者的年龄特征及评分特征分析，接受内分泌治疗 + 化疗的绝经前患者的生存获益更加明显，而绝经后患者仅需内分泌治疗。16~25 分的绝经前患者推荐辅助内分泌治疗，联合辅助化疗；这类加用化疗有少量获益，但不清楚这种获益是否是由于绝经前患者接受化疗产生的卵巢抑制作用所致。因此，当依据细分因素将患者群体细分后，即使是低风险、RS 评分＜ 25 的患者，其治疗方案也不能一概而论。

6. 治疗方案调整及疗效评价

（1）前期化疗方案

辅助化疗（2016 年 7 月 5—2016 年 9 月 6 日）：TC 方案

  环磷酰胺 800mg （506.33mg/m^2）

  多西他赛 120mg （75.95mg/m^2） q3w*4

辅助放疗 无

辅助内分泌治疗 托瑞米芬 2016 年 10 月—2018 年 10 月 共 2 年 WV

（2）调整方案

1）一线治疗

TA 方案联合化疗（2018 年 11 月—2019 年 3 月）

紫杉醇 270mg（170.89mg/m^2）+ 多柔比星脂质体 40mg（25.3mg/m^2）

  21 天一个化疗周期 共 6 cycle

  脑转移灶射波刀放疗 2018 年 11 月 27 日—2018 年 12 月 7 日（图 6-10A、B）

  帕米膦酸 90mg Ⅳ Q28，TTP 5 个月

更换紫杉醇维持治疗：

紫杉醇 270mg 2 cycle 2019 年 3 月 28 日—2019 年 4 月 18 日

2）二线治疗

2019 年 5 月开始内分泌治疗：

  亮丙瑞林 iH 3.75mg 每 28 天 1 次

  来曲唑 2.5mg，QD+ 帕博西利 125mg，d1-21 q28

疗效评价：SD（图 6-10C），治疗随访至 2020 年 5 月病情平稳，TTP 12 月 +。

治疗期间肿瘤标志物变化（图 6-11）。

（3）疗效评价：目前规律复查，未见肿瘤明显进展。

第六章 乳腺肿瘤分子诊断标志物临床应用

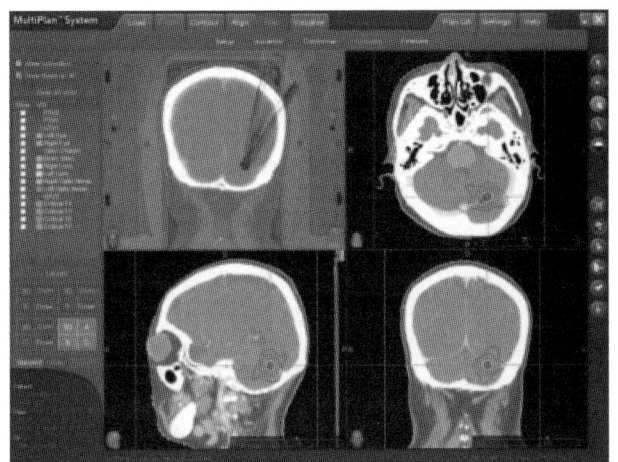

图 6-10A、B 脑转移灶放疗图

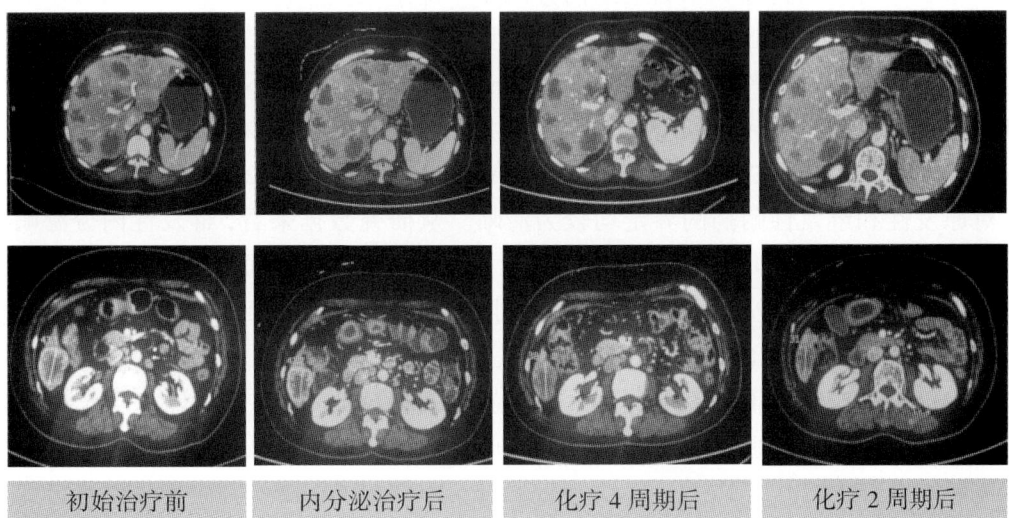

| 初始治疗前 | 内分泌治疗后 | 化疗 4 周期后 | 化疗 2 周期后 |

图 6-10C TA 方案治疗前后及内分泌治疗前后影像图片

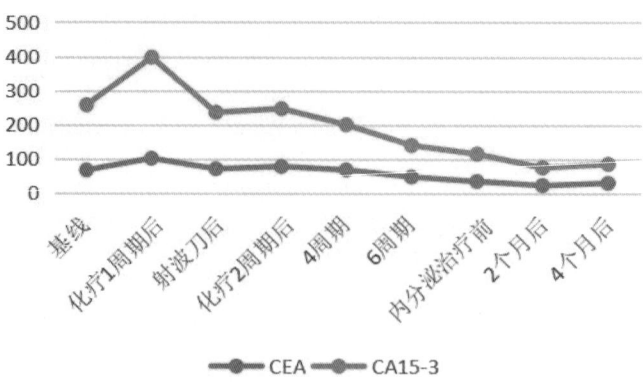

图 6-11 肿瘤标志物的动态监测结果

7. 本案例述评

乳腺黏液腺癌是一种少见的浸润性癌，仅占所有乳腺癌的 1%~4%。多见于 55 岁以上的绝经后女性，平均发病年龄约 69 岁，高于其他常见类型的乳腺浸润性癌。其中黏液成分超过 90% 的称为单纯型黏液癌，黏液成分大于 50% 但小于 90% 混合于具有不同结构类型的区域的其他类型癌（主要指浸润性导管癌）的黏液癌称为混合型黏液癌。从以上分析可以看出，本案例为绝经前女性，初始分期：T1N0M0 IA 期 病理为混合型癌，临床低危。但 Oncotype Dx 检测 RS 评分：16，提示中风险，分子分型 HR 阳性（HER-2 阴性）LuminalA 型，即使是预后较好的黏液腺癌，仍然考虑根据 RS 评估年轻患者可能从辅助化疗中获益，因此给予了患者 TC*4 术后化疗。对于绝经前患者而言，增加化疗有少许获益，但目前尚不清楚这种获益是化疗本身带来的获益，还是化疗导致的卵巢功能抑制带来的，该患者群体未必都需要增加化疗。增加内分泌治疗强度，抑制卵巢功能，也可能使该患者群体从中获益，但尚无证据支持 RS 评分指导卵巢功能去势药物的使用。

但患者进行辅助化疗和术后辅助内分泌 2 年即出现疾病进展，表现为内分泌原发耐药，转移病灶与原发病灶病理形态及 IHC 表达存在一定差异，为 Luminal B 型，提示存在一定的肿瘤异质性。患者晚期治疗阶段表现出联合化疗的疗效不佳，对于 AI+CDK4/6 抑制剂获益显著。PALOMA-3 研究中内分泌原发耐药患者占 21.3%，MONARCH-2 研究中内分泌原发耐药患者占 25.7%，比较 PALOMA-3 和 MONARCH-2 研究的人群特征，两项研究对原发性和继发性耐药的界定均较为清晰。从研究数据来看，继发性内分泌耐药人群均能从两种 CDK4/6 抑制剂与氟维司群联合治疗方案中获益，而原发性内分泌耐药人群的表现则不尽相同——Palbociclib 联合氟维司群尽管使 mPFS 有延长趋势，但并无统计学差异；而 Abemaciclib 联合氟维司群可以明显延长 mPFS。究其原因，这种差异可能归因于 PALOMA-3 和 MONARCH-2 研究的人群特征：PALOMA-3 研究允许二线及以上内分泌治疗后进展的人群入组，而 MONARCH-2 研究则严格限定仅且只能晚期一线内分泌治疗后进展的人群入组。与 PALOMA-3 研究相比，MONARCH-2 研究中原发性内分泌耐药人群的背景纯粹，这也侧面提示需要重视原发性内分泌耐药人群在后续多线治疗（包括化疗和内分泌治疗）过程中的耐药克隆演化可能，在治疗早期阶段联合靶向药物或许能够改善这部分原发性内分泌耐药人群的整体生存效果。

（王晓蕊　佟仲生）

三、BRCA 2 基因胚系突变激素受体阳性／人表皮生长因子受体 2 阴性乳腺癌患者奥拉帕利治疗

1. 一般情况介绍

患者，女，63 岁。

2. 病史

（1）现病史：患者于 2012 年 8 月无意中发现右乳肿块，约 2.5cm×2.5cm，无乳头溢液，无疼痛，不伴红肿，2012 年 9 月 21 日于我院行右乳癌改良根治术，术后病理诊断：常规报告：①（右乳肿块）浸润性导管癌Ⅲ级，肿块大小约 3.0cm×2.5cm×2.5cm；②右腋窝淋巴结 2/15 见癌转移；③免疫组化：IHC 示浸润性癌：ER（3+）、PR（1+~2+）、CerbB-2（+）、Ki-67>15%。术后于 2012 年 10 月 8 日 -2013 年 2 月 4 日行 FEC-T 方案化疗 6 周期，化疗过程顺利，化疗后口服依西美坦内分泌治疗至 2020 年 4 月。2020 年 4 月 11 日因右上肢肿胀、右髂部疼痛及右侧锁骨上发现肿块半月至当地医院复查 CT 示：右前上侧胸壁肿块，性质待定；考虑乳癌复发伴肺内、肝内多发转移灶，右侧腋窝及纵隔淋巴结增大；右下肺点状钙化灶；主动脉硬化；肝囊肿。腹部彩超：肝实质回声稍增强，肝内多发低回声结节：疑转移。左肝小囊肿样病变。头部 MR：多发腔隙性脑梗。腹部增强 CT：①肝内异常强化灶及右侧髂骨改变，结合病史，考虑多发转移，建议复查。②考虑下腔静脉内癌栓形成。③肝内多发囊肿。④双肾小结石。建议重新取活检完善 FISH 检测明确分子分型，于 2020 年 4 月 16 日行彩超引导下右侧胸壁肿块穿刺活检，病理号（39850）：（右侧胸壁肿块穿刺）分化差的恶性肿瘤，符合低分化腺癌，乳腺来源。免疫组化：CK++ P53- Ki67（+约 60%）CK5/6- P63- EGFR- ER（强阳性 80%）PR- CerbB-2（0）GATA-3+，于 2020 年 5 月 23 日给予内分泌治疗（氟维司群 500mg im/28 天），每 2 月复查，患者病情稳定，继续氟维司群内分泌治疗。2021 年 12 月 15 日复查 MR：①肝多发转移瘤较前明显增多增大，所示胸腰椎转移瘤较前增多增大，请结合临床。②肝脏多发囊肿。CT：①右乳腺癌术后改变，右锁骨上区及右前上胸壁结节、肿块较前增大，考虑复发可能性大。②肝多发转移瘤较前增多、增大。③肝多发囊肿同前。④头部 CT 扫描未见明显异常。考虑病情进展，患者于 2020 年 12 月 21 日 -2021 年 5 月 31 日期间改按盐酸多柔比星脂质体单药方案化疗 9 周期，每周期计多柔比星脂质体 40mg，同时予以止呕，抗过敏，唑来膦酸护骨等对症治疗，化疗过程中无特殊不适，2021 年 5 月 28 日复查 CT：①右乳腺癌术后改变，右锁骨上区及右前上胸壁结节大致同前。②肝多发转移瘤大致同前；肝囊肿同前。③双侧髂骨及左侧股骨颈骨质破坏同前，考虑骨转移瘤可能性大；多个胸椎骨质密度异常同前，请结合 MR 检查。④双肺少许慢性炎性病变同前。⑤颈部及脑部 CT 扫描未见明显异常。患者病情稳定，拒绝继续化疗。

(2）家族史：无家族遗传性疾病史。52 岁绝经。

(3）入院查体：右锁骨上扪及一肿大淋巴结约 1cm×1cm，左锁骨上及双侧腋窝未扪及明显肿大淋巴结，余浅表淋巴结未扪及。右胸壁呈乳腺癌改良根治术后改变，右胸壁伤口愈合可，局部胸壁软组织增厚未扪及明显肿块。左乳形态大小正常，未扪及明显肿物。腹部平坦，无腹壁静脉曲张，无胃肠型及蠕动波，腹软，无压痛反跳痛、无肌紧张，无液波震颤，无振水音，未扪及包块，肝脾肋下未扪及，Murphy 氏征阴性，双肾区无叩痛，移动性浊音阴性，肠鸣音 4 次 / 分。右上肢稍肿胀（右上肢臂围 32.00cm，左上肢臂围 28.50cm），活动正常，全身骨骼无压痛。

(4）影像学检查

1）2020 年 8 月 27 日 CT：①右乳腺癌术后改变，右锁骨上区及右前上胸壁结节肿块，较大者约 5.2cm×3.3cm，考虑转移瘤可能性大。②肝多发转移瘤，较大者直径约 2.5cm。③肝多发囊肿。④头部 CT 扫描未见明显异常（图 6-12）。

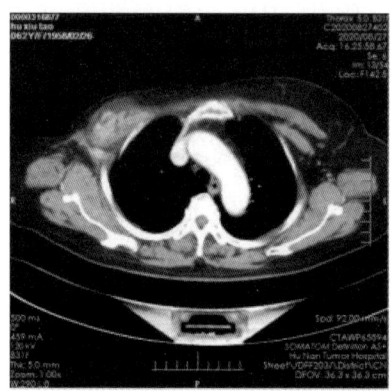

图 6-12　2020 年 8 月 27 日 CT 影像

2）2020 年 8 月 29 日 MR：①肝多发结节肿块，大者约 3.0cm×3.6cm×3.0cm，考虑转移瘤。②肝脏多发囊肿。③所示数个胸腰椎骨质信号异常，考虑骨转移瘤（图 6-13）。

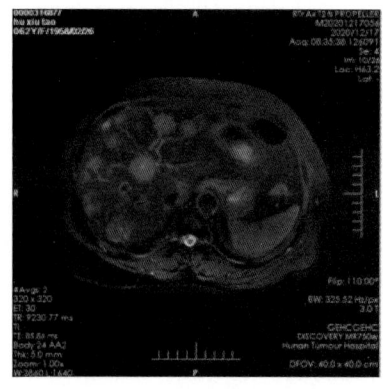 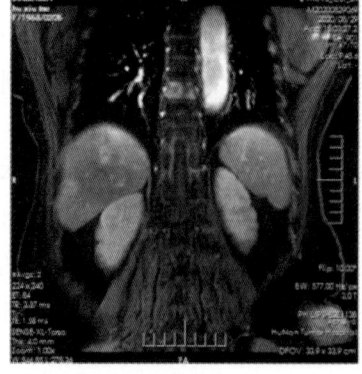

图 6-13　2020 年 8 月 29 日 MR 影像

3. 病理诊断

（1）2012年9月21日于我院行右乳癌改良根治术，术后病理诊断：常规报告：①（右乳肿块）浸润性导管癌Ⅲ级，肿块大小约3.0cm×2.5cm×2.5cm；②右腋窝淋巴结2/15见癌转移；③免疫组化报告：IHC示浸润性癌：ER（3+）、PR（1+~2+）、CerbB-2（+）、Ki-67>15%。

（2）2020年4月16日行彩超引导下右侧胸壁肿块穿刺活检，39850：（右侧胸壁肿块穿刺）分化差的恶性肿瘤，符合低分化腺癌，乳腺来源。免疫组化：CK++ P53- Ki67（+约60%）CK5/6- P63- EGFR- ER（强阳性80%）PR- CerbB-2（0）GATA-3+。

4. 分子检测诊断结果及解读见表6-9。

表6-9　点突变、插入缺失检测结果

检测项目	检测结果
BRCA1	未检测到致病性或疑似致病性变异
BRCA2	NM_000059_3：exon17：c.7865_7866insA：e：p.N2622Kfs*4

结果解释：本次实验检测到1个致病性变异，为NM_000059_3：exon17：c.7865_7866insA：e：p.N2622Kfs*4，属于移码插入突变，根据当前的临床研究及数据库报道，该突变会影响BRCA2蛋白的正常功能。

基因检测结果分析：BRCA2致病性变异属于移码插入突变，BRCA突变可导致HRD干扰细胞正常DNA修复途径，成为PARPi的作用靶点。BRCA1/2突变同时抑制PARP功能对肿瘤细胞是致死性的，即同时阻断单链修复和HR途径，这两种非致死机制相结合所产生的协同致死效应为PARPi提供了理论基础。研究表明，PARPi对BRCA突变细胞的敏感性提高了1000倍，因而早期研究认为PARP抑制剂对BRCA突变细胞更具疗效。新的研究发现，PARPi不仅可抑制PARP酶的催化活性，而且可在DNA受损位点上捕获PARP，与PARP酶竞争性结合，使PARP1和PARP2停留在DNA断裂位置，不仅可阻止DNA的修复，还会促使单链断裂转化为双链断裂，这种PARP捕获作用可能比失去催化活性更具细胞毒性。

5. 治疗方案调整及疗效评价

（1）前期化疗方案：盐酸多柔比星脂质体40mg每2周，共9周期。

（2）调整方案：考虑患者继续使用蒽环类药物可能存在心脏毒性风险，且患者检测BRCA2基因存在胚系突变，使用奥拉帕利靶向维持治疗；

（3）疗效评价：规律复查，疗效评价为PR，超过2年未见肿瘤明显进展。

6. 本案例述评

从以上分析可以看出，本案例存在BRCA2致病性变异，奥拉帕利是第一个获批用于治疗BRCA突变乳腺癌的PARP抑制剂。OlympiAD Ⅲ期研究发现，奥拉帕利可显著改善BRCA突变转移性HER2阴性乳腺癌的疗效，与标准化疗组相比，奥拉帕利组中位PFS显著延长（4.2个月 vs. 7.0个月），有效率显著提高（28.8% vs. 59.9%），而且副作用更少，安全性更高。奥拉帕尼组和化疗组的 OS 分析无统计学差异，其中位 OS 分别为 19.3 个月、19.6 个月。激素受体阳性亚组 HR=0.82 高于三阴性乳腺癌亚组 HR=0.43。患者辅助内分泌治疗结束后出现转移，一线单药氟维司群内分泌治疗半年进展存在继发耐药，后续化疗最佳疗效 SD，目前的 CDK4/6 抑制剂在 HR 阳性晚期乳腺癌患者中疗效肯定，如无禁忌证可考虑选择。患者使用盐酸多柔比星脂质体单药方案一线化疗 9 周期，考虑患者继续使用蒽环类药物可能存在心脏毒性风险，患者检测 BRCA2 基因存在突变，后续使用奥拉帕利靶向维持治疗也获得肯定的疗效及较长的 PFS，因此晚期乳腺癌患者可以考虑根据基因检测结果分析后调整治疗方案，全面分析检测结果后采取更好地针对性治疗。

（吴 晖 欧阳取长）

四、BRCA 2 基因胚系突变三阴性乳腺癌患者奥拉帕利治疗

1. 一般情况介绍

患者，女，58 岁。

2. 病史

（1）现病史：患者 2012 年 2 月 24 日行右乳肿物穿刺活检术，术后病理：浸润性导管癌，Ⅱ级。随行 TAC 方案新辅助化疗 3 周期，疗效评价 PR。2012 年 5 月 9 日行右乳癌改良根治术，术后病理：非特殊型浸润性导管癌，Ⅱ级，脉管癌栓、神经、各切缘均阴性，腋窝淋巴结（8/12），免疫组化：ER（+），PR（-），Her-2（弱+），Ki-67（2%）。后行 TAC 方案辅助化疗 3 周期。2012 年 9 月—2012 年 10 月行右侧术后胸壁及右锁骨区辅助放疗。2012 年 10 月—2015 年 12 月行 TAM 辅助内分泌治疗，2015 年 12 月—2017 年 5 月复查性激素水平后调整为阿那曲唑治疗。2017 年 5 月 5 日复查 PET/CT 提示骨及淋巴结转移。2017 年 5 月 11 日行脊椎多发转移瘤后突成形术+病灶椎体病理活检术，术后病理：可见少量上皮样肿瘤细胞，符合乳腺癌椎骨转移，免疫组化：ER（+，＞75%），PR（-），Her-2（3+），Ki-67（+50%~75%），AR（+）。骨标本送我院病理会诊结果：ER（70% 弱+）、PR（-）、HER-2（2+）、AR（+），咨询病理科医生，HER2 结果考虑实际偏向阴性，无 FISH 结果。2017 年 5 月 25 日开始 TX 解救治疗 6 周期，2017 年 9 月 27 日开始卡培他滨 2 周期，复查提示颈部淋巴结及软组织病灶进展，2017 年 11 月 9 日开始行依西美坦联合依维莫司解救治疗，复查提示疾病较前进展，2018 年 3 月 29 日行白蛋白紫杉醇解救化疗 4 周期，复查示颈部病灶较前进展，2018 年 7 月 4 日起予 GP 解救治疗 4 周期（吉西他滨 1600mg d1、d8，顺铂 120mg 分 d1-3，21 天 1 周期），因不良反应大，2018 年 9 月 28 日改行单药吉西他滨解救治疗 6 周期后，复查示疾病较前进展，2019 年 2 月 14 日开始行氟维司群解救治疗 1 周期，2019 年 3 月 20 日开始加用 CDK4/6 抑制剂 4 周期后，淋巴结病灶较前进展，2019 年 7 月 30 日开始行托瑞米芬联合西达本胺解救治疗，服用半个月后因不能耐受药物反应（恶心、呕吐）停药。2019 年 8 月 26 日复查示疾病较前进展，行阿帕替尼解救治疗 3 个月后复查，查体右侧颈部皮肤颜色改变，面积较前增大，耳后皮肤可见 2cm×3cm 溃疡，

疾病较前进展。2019 年 11 月 28 日起行长春瑞滨 40mg（d1、8 1/21d）解救治疗，右颈部皮肤转移灶较前好转，2020 年 5 月新发后颈部皮肤结节。

（2）家族史：无家族遗传性疾病史。

（3）入院查体：右颈部及背部可见多个大小不一的结节，左乳缺如，左侧胸壁可见一长约 15cm 手术瘢痕，愈合良好，右乳未触及肿物，双侧腋窝及双侧锁骨上未触及肿大淋巴结。

（4）影像学检查图 6-14。

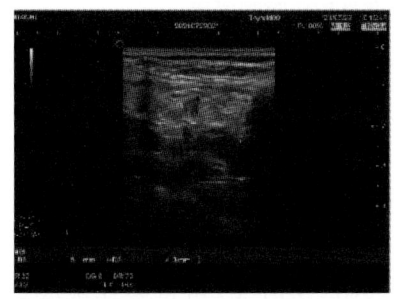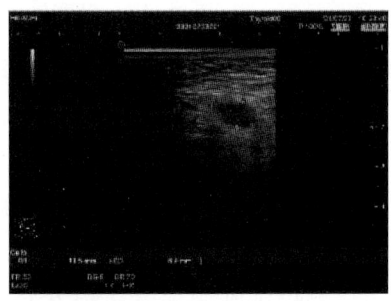

图 6-14　影像学检查变化情况

3. 病理诊断

（1）2012 年 5 月 9 日行右乳癌改良根治术，术后病理：非特殊型浸润性导管癌，Ⅱ 级，脉管癌栓、神经、各切缘均阴性，腋窝淋巴结（8/12），免疫组化：ER（+），PR（-），Her-2（弱+），Ki-67（2%）。

（2）2017 年 5 月 11 日行脊椎多发转移瘤后突成形术 + 病灶椎体病理活检术，术后病理：可见少量上皮样肿瘤细胞，符合乳腺癌椎骨转移，免疫组化：ER（+，>75%），PR（-），Her-2（3+），Ki-67（+50%~75%），AR（+）。骨标本送我院病理会诊结果：ER（70% 弱+）、PR（-）、HER-2（2+）、AR（+），咨询病理科医生，Her-2 结果考虑实际偏向阴性。

（3）2018 年 7 月 6 日右颈部皮下结节穿刺活检，病理示：真皮及皮下可见浸润性癌，结合病史及免疫组化符合乳腺来源，免疫组化结果：ER（强+，约 90%），PR（-），Her-2（0），Ki-67（25%）。

4. 分子检测诊断结果及解读

见表 6-10、表 6-11、表 6-12。

表 6-10　检测结果小结

PD-L1 免疫组化分析	微卫星分析	突变负荷（Muts/Mb）
阴性（0%）	MSS	6.45 中 低于 28% 的乳腺癌患者

表 6-11　可能具有临床意义的生殖系变异

检测项目	检测结果
BRCA2	p.l2986Nfs*32
UGT1A1	p.G71R
	c.211G > A
	rs4148323*6

表 6-12　可能具有临床意义的体细胞变异

检测项目	检测结果	突变丰度/拷贝数
ATR	c.2342-1G > A	24.20%
DNMT3A	p.Y196*	
	Exon6	46.90%

患者基因检测提示肿瘤突变负荷 6.45 突变/Mb，BRCA2 可见致病突变 pI2986Nfs*32 杂合突变，可考虑使用 PARP 抑制剂。BRCA2 的遗传性有害突变可增加女性患乳腺癌和卵巢癌的风险，此外，其他肿瘤如胰腺癌、男性乳腺癌和前列腺癌的风险也有所增高。FDA 已批准奥拉帕利用于 BRCA1/2 基因生殖系有害或疑似有害变异的晚期卵巢癌以及 BRCA1/2 基因生殖系有害或疑似有害变异、HER2 阴性的转移性乳腺癌患者。FDA 已批准 RUBRACA（Rucaparib）用于 BRCA1/2 基因生殖系或者体细胞有害变异的晚期卵巢癌、输卵管癌、原发性腹膜癌患者。尿苷二磷酸葡萄糖醛酸转移酶（UGT1A1）活性降低，导致伊立替康代谢速率减慢。

5. 治疗方案调整及疗效评价

（1）前期化疗方案：2019 年 11 月 28 日起行长春瑞滨 40mg d1, d8。

（2）调整方案：2020 年 6 月起予奥拉帕利解救治疗。患者 2021 年 2 月进展后考虑使用 ADC 药物（T-DXd）。

（3）疗效评价：最佳疗效：PR，TTP 8 月。

6. 本案例述评

该患者为激素受体阳性、HER2 阴性乳癌，既往多线化疗及内分泌治疗进展，采用二代测序（含胚系突变和体突变）基因检测提示 BRCA2 突变，奥拉帕利为可选方案。既往 OlympiAD Ⅲ 期研究显示，在 gBRCA 突变的转移性 HR+ 或 TNBC 患者中评估了奥拉帕利与标准化疗的疗效，结果显示，奥拉帕利组的 PFS 显著优于化疗组，奥拉帕利组的 ORR 也较化疗组更高，分别为 59.9% 和 28.8%。基于这一研究结果，2018 年 1 月，FDA 已经批准奥拉帕利用于携带 gBRCA 突变、HER2 阴性的转移性乳腺癌治疗。

患者奥拉帕利出现进展后，由于患者为 HER2 低表达人群可考虑以 T-DXd 为代表的 ADC 药物治疗。DESTINY-Breast04 研究是全球首个针对 HER2 低表达晚期乳腺癌的 Ⅲ 期临床试验，纳入了 HER2 低表达、既往内分泌治疗后耐药且至少接受过 1~2 线化疗的不可切除、和/或复发转移性乳腺癌患者。最新结果显示，无论在HR+组还是在全人群组，T-DXd相对传统化疗而言，其中位无进展生存期（PFS）均延长近一倍，使乳腺癌疾病进展风险降低近50%：在HR+患者中，T-DXd组和对照组的中位PFS分别为10.1个月和5.4个月，同时疾病进展或死亡风险降低了49%（HR=0.51，$P<0.001$）；全部患者T-DXd组和对照组的中位无进展生存期分别为9.9个月和5.1个月，疾病进展或死亡风险降低了50%（HR=0.50，$P<0.001$）。此外，在总生存期（OS）方面，T-DXd组也显示出生存获益：在HR+患者中，T-DXd组的中位OS为23.9个月，较对照组延长了6.4个月（HR=0.64；$P=0.003$）；DESTINY-Breast04的研究成果表明，T-DXd开创了HER2低表达乳腺癌患者治疗的新格局，让患者摆脱了无药可用的困境。ASCENT的Ⅲ期研究证实和化疗相比，戈沙妥珠单抗（sacituzumab govitecan）可以为mTNBC患者带来PFS和OS的显著获益。获益可见于所有亚组和接受过抗PD-1/PD-L1治疗的患者。无论基线有无脑转移，Sacituzumab Govitecan均带来获益。ADC药物作为奥拉帕利进展后可选方案之一。

（王　涛　王小波　吴子声）

五、BRCA 2基因胚系突变双侧原发性乳腺癌含铂化疗新辅助治疗

1. 一般情况

患者，女，56岁，否认肿瘤家族史。

2. 病史

（1）现病史：2013年3月15日行"右乳腺癌改良根治术"，术中冰冻病理示：右乳多灶状非特异性浸润性导管癌Ⅲ级；术后病理：右乳根治标本未见癌残留，同侧腋窝淋巴结4/25个有癌转移，手术四周切缘、乳头及基地未见癌组织，乳腺增生病伴纤维瘤形成，另送胸壁皮内癌，手术切缘及基地未见癌细胞；免疫组化：ER（+++），PR（+++），Her2（2+），Ki-67（+1%）。术后行6周期TAC方案辅助化疗，后规律口服他莫昔芬2年至绝经，遂改为来曲唑口服5年余，2020年9月自行停药。期间规律复查。2021年5月发现左乳肿物，2021年6月3日行乳腺包块穿刺活检术。

（2）查体：右乳术后缺如，左乳可触及一质硬肿物，大小16mm×10mm，局部皮肤无红、肿，未见"橘皮症"，"酒窝征"；未触及明显异常。双侧腋窝、双侧锁骨上未及肿大淋巴结。

（3）影像学检查：2021年6月8日乳腺MRI：左乳内象限约平乳头水平明显强化肿块影，BIRADS分类Ⅵ类。2021年6月4日全身PET/CT示：①左侧乳腺结节，葡萄糖代谢明显增高，考虑恶性病变；②右乳癌术后，术区未见异常葡萄糖代谢增高灶；③颅脑实质未见明显异常。

3. 病理诊断

2021年6月3日左乳结节穿刺病理：左乳非特殊型浸润性癌Ⅲ级，穿刺组织片内未见导管原位癌成分，难确定此次浸润性癌为左乳原发或右乳转移所致；免疫组化：ER

(-), PR(-), HER2(0), Ki67(+50%), CK5/6(+), AR(弱+, 5%), P53(-), 结合病史, 双乳病灶分子分型不一致, 考虑左乳可能原发。

4. 分子检测诊断结果及解读

(1) 结果: BRCA2 p.N2135Kfs*3 胚系突变见表6-13。

表6-13 胚系突变结果

检测项目	检测结果
BRCA2	p.N2135Kfs*3

(2) 解读: BRCA, 乳腺癌相关基因, 基因位于人类的17号染色体上, 是抑癌基因, 对调节细胞复制、DNA损伤修复和细胞正常生长有重要作用。BRCA1/2基因是评估乳腺癌、卵巢癌和其他相关癌症发病风险的重要生物标志物, 也是影响患者个体化治疗方案选择的生物标志物。BRCA基因发生突变的女性, 一生中发生乳腺癌和卵巢癌的风险都会明显增加, 携带BRCA突变的乳腺癌患者发生对侧乳腺癌的风险也显著增加。

5. 治疗方案调整及疗效评价

MDT讨论认为双乳病灶分子分型不一致, 考虑左乳为第二原发肿瘤, 分子分型三阴性, 结合BRCA2胚系突变, 针对左侧乳腺癌, 建议先行新辅助治疗后择期手术, 遂予TCb方案化疗6个周期, 疗效评估PR(图6-15)。2021年10月行"左乳单切+前哨淋巴结活检+腹腔镜下双侧卵巢切除术"。术后病理: 左乳腺新辅助治疗后切除标本, 原瘤床部内上象限及其他象限经广泛取材, 仔细检查, 可见纤维组织增生、炎细胞浸润, 未见癌残留(MP分级: 5级), 疗效评价pCR。

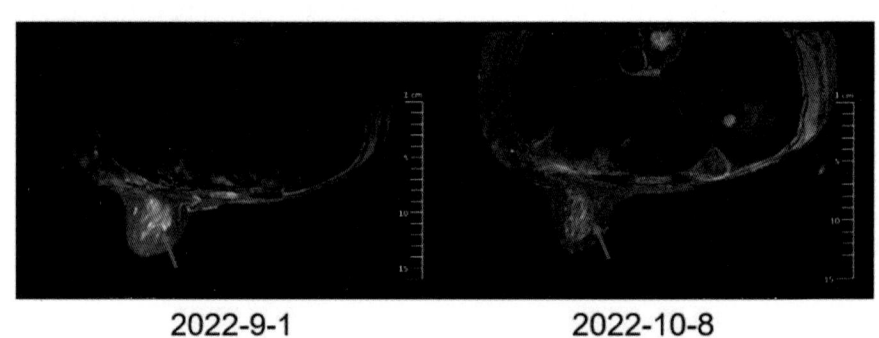

图6-15 新辅助疗效评估
(左乳内象限病灶缩小, 强化程度减低, 疗效评价PR)

6. 本案例述评 从以上分析可以看出, 本案例可能存在双原发乳腺癌, 且发生BRCA2胚系变异。双侧原发性乳腺癌(BPBC)是乳腺癌的一种特殊表现形式, 占所有乳腺癌的2%~11%, 确实是很少见。根据两侧发病先后时间分为同时性双侧乳腺癌和异时性双侧乳腺癌(>6个月), 病因和单侧乳腺癌一样, 病因不明确, 跟雌孕激素、家族遗传等因素有关。而本患者为BRCA2致病胚系突变，其对侧乳腺癌发生率高于普通患者，对于BRCA基因突变，预防性对侧乳腺切除术被证明可以降低对侧乳腺癌的发生率，但没有足够的证据表明预防性对侧乳腺切除术能够改善生存。对于BRCA突变携带者，卵巢切除术能否降低乳腺癌风险？关于这个问题，仍然存在争议。2009年，美国发表的荟萃分析结果显示双侧卵巢切除可以使BRCA1和BRCA2突变携带者乳腺癌发病风险降低51%。但是，2015年荷兰发表的前瞻研究入组822例BRCA突变携带者，中位随访时间3年，结果显示卵巢切除术对乳腺癌风险无预防作用。2017年发表的入组3722例大型前瞻研究结果表明，对于BRCA2突变携带者，可行双侧卵巢切除术，以预防绝经前乳腺癌，但是对于BRCA1突变携带者无效。既往对于卵巢切除术可以降低乳腺癌风险的研究并不准确，可能与研究中的多种偏倚有关。比如样本量少、随访时间短、入组一些在基因型不确定的患者等等。对于BRCA2突变者在50岁前行卵巢癌切除术，可以降低乳腺癌发病风险，且具有统计学意义。不过这一结果仅仅来自卵巢切除术队列的3个病例。然而由于本研究总体样本量较大、随访时间较长、风险降低主要体现于BRCA2突变ER阳性者。预防性切除双侧附件（含输卵管）可能会降低未来发生卵巢癌的风险。患者随无肿瘤家族史，仍建议对有直系血缘关系亲属进行遗传咨询。

CBCSG-006研究显示晚期乳腺癌患者含铂方案治疗临床获益更大，TNT研究中BRCA1/2变异的晚期患者，卡铂较多西他赛显示了更优的效果（在未经选择的TNBC中卡铂或多西他赛两个治疗方案的ORR、PFS及OS均相似，但在BRCA1/2胚系突变的乳腺癌中，接受卡铂治疗的患者获益为多西他赛的约两倍（ORR 68.0% vs. 33.3%，$P=0.03$；PFS 6.8m vs. 4.4m，$P=0.002$）），在新辅助治疗的GeparSixto及GALGB40603研究中含铂方案的pCR率更高。但提高的pCR能否转化成生存优势呢？目前德国的临床试验GP联合贝伐珠单抗和CALGB40603研究得出一阳一阴的结果，仍存在一定的争议。需要更多的临床试验证实。这个案例也提示这个患者双原发具有显著异质性，需要全面分析检测结果后才能更好地针对性治疗。

（杨　谨）

六、BRCA 1基因胚系突变三阴性乳腺癌患者奥拉帕利治疗

1. 一般情况介绍

患者，女，47岁。

2. 病史

（1）现病史：2016年1月无意中发现右乳肿物，于2016年4月2日于当地医院行右乳肿物切除术，肿瘤大小1.2cm×0.9cm，病理提示有乳腺浸润性癌，免疫组化：ER-，PR-，Her2（1+）。2016年4月18日于北京某医院行右乳病灶扩大切除+前哨淋巴结切除活检术，病理示：（2外下）仅冰余石蜡切块中可见单个导管的上皮细胞呈不典型增生；（1外上、3内下、4内上）少许乳腺及脂肪组织，未见癌。（右前哨淋巴结）淋巴结显慢性

炎（0/4）。术后于 2016 年 5 月 10 日 –2016 年 7 月 12 日行吡柔比星 + 环磷酰胺辅助化疗 4 周期，后于 2016 年 8 月 11 日 –2016 年 9 月 2 日 2 放疗：右乳腺 DT50Gy/25 次，后电子线局部瘤床补量至 DT60Gy/30 次。术后常规复查，于 2017 年 4 月 26 日乳腺及腋窝淋巴结彩超：右腋下见数个低回声淋巴结，较大者位于腋窝切口下方，大小约：1.9cm×1.1cm，皮质增厚，皮髓质分界欠清，周边内部丰富条状血流信号；左腋下围见确切肿大淋巴结。考虑右腋下淋巴结肿大。2017 年 6 月 19 日右腋窝淋巴结切除活检 + 右腋窝淋巴结清扫术，术后病理：淋巴结转移癌，结合病史级免疫组化符合乳腺癌来源，ER-、PR-、Her2（0），术后 2017 年 8 月—2017 年 9 月右腋锁放疗，DT50Gy/25 次。行 BRCA 基因检测。

（2）家族史：无家族遗传性疾病史。

（3）入院查体：右乳可见术后瘢痕，浅表淋巴结未触及。

3. 病理诊断

2016 年 4 月 2 日于当地医院行右乳肿物切除术，病理提示有乳腺浸润性癌，免疫组化：ER –、PR –、Her2（1+）。2017 年 6 月 19 日右腋窝淋巴结切除活检 + 右腋窝淋巴结清扫术，术后病理：淋巴结转移癌，结合病史及免疫组化符合乳腺癌来源：ER – PR –Her2（0）

4. 分子检测诊断结果及解读

见表 6-14、表 6-15。

表 6-14 点突变、插入缺失检测结果

检测项目	检测结果	临床意义
BRCA1	NM_007294.3：exon11：c.3756_3759delGTCT：p.S1253Rfs*10	有害突变
BRCA2	未检测到有害或疑似有害突变	未检测到有害或疑似有害突变

表 6-15 大片段缺失 / 重复检测结果

检测项目	检测结果	临床意义
BRCA1	未检测到缺失 / 重复信号	–
BRCA2	未检测到缺失 / 重复信号	–

该例患者发生的 BRCA1 胚系突变按照《BRCA1/2 数据解读中国专家共识（2021 版）》变异分类解读为致病性中的一类，即编码提前终止密码子的序列变异，即 BRCA1 第 1855 位氨基酸和 BRCA2 第 3309 位氨基酸前发生的无义突变或移码突变，该患者为第 1253 位丝氨酸发生移码突变。BRCA 突变患者接受保乳术 + 放疗治疗的局部复发风险仍高，生存预后非劣效于全乳切除术，中国抗癌协会家族遗传性肿瘤专委会《中国家族遗传性肿瘤临床诊疗专家共识（2021 年版）– 家族遗传性乳腺癌》专家组意见：保留乳房手术

可以作为 BRCA1/2 突变乳腺癌患者的选项。若 BRCA1/2 突变乳腺癌患者病变适合保乳手术，且患者有保乳意愿，在告知同侧乳腺癌复发/新发原发癌风险和对侧乳腺癌风险的前提下，可以慎重选择保乳手术。年轻 BRCA 突变患者可行预防性乳腺切除术，尤其是 BRCA1/2、PALB2 和 TP53 高外显基因携带者。BRCA1/2 基因突变与多聚腺苷二磷酸核糖聚合酶（poly ADP-ribose polymerase，PARP）抑制剂存在合成致死效应。

5. 治疗方案调整及疗效评价

（1）前期化疗方案：术后于 2016 年 5 月 10 日 -2016 年 7 月 12 日行吡柔比星 + 环磷酰胺辅助化疗 4 周期。再次行右腋窝淋巴结切除活检 + 右腋窝淋巴结清扫术、TP6 周期及右腋锁放疗。

（2）调整方案：辅助根据 BRCA1 致病突变行辅助 PARP 抑制剂奥拉帕利治疗 1 年，随访 4 年未出现疾病进展。

（3）疗效评价：最佳疗效为 CR。

6. 本案例述评

TNBC 是指 ER、PR 和 HER2 均为阴性的一类乳腺癌亚型，占所有类型乳腺癌的 10.0%~20.8%。TNBC 具有高度异质性且恶性程度高，其分化程度低、侵袭性高、更易出现内脏和脑转移、复发率和死亡率高。OlympiAD 研究是首个Ⅲ期临床研究证明了在 BRCA 突变的晚期患者中，奥拉帕利治疗优于化疗。是否可以将奥拉帕利治疗阵线前移，用于 BRCA 突变的高复发风险早期患者的强化辅助治疗，进一步降低复发风险、提高治愈的可能，是临床一直在思考的问题。辅助阶段 OlympiA 研究显示，Olaparib 辅助治疗携带胚系 BRCA 基因突变的高风险 HER2 阴性早期乳腺癌患者显著延长了 3 年 iDFS，绝对获益率 8.8%。在 OlympiA 研究中，设计入组人群较为复杂。患者需要符合以下高危因素——接受新辅助治疗后未达到病理学完全缓解（non-pCR），以及辅助治疗后瘤体较大（≥ PT1）或有淋巴结转移（≥ PN1）的三阴性乳腺癌患者；或是新辅助治疗后 non-pCR 且 CPS+EG 评分 ≥ 3 分，以及辅助治疗后 ≥ pN2 的 HR+ 患者。这些患者预后相对更差，需要应用更多的手段来增加他们的"治愈率"。因此，PARP 抑制剂针对 BRCA 基因突变肿瘤精准打击，或许能提升高危 HER2- 乳腺癌患者辅助治疗的疗效。OlympiA 研究生活质量分析结果安全性和既往研究类似，因副反应停药的比例为 9.9%，相比安慰剂仅高出 5.4%，耐受性良好（奥拉帕利的使用为口服片剂，每天两次，总疗程为一年），且在降低复发的同时，患者生活质量没有明显降低。

BRCAm 患者 CNS 复发转移的风险高，同样 TNBC 的患者也较其他亚型面临更高的 CNS 转移风险。CNS 转移的患者预后差，生存时间往往不到 1 年，因此降低 CNS 复发转移风险非常重要。在转移性乳腺癌患者中，发表于 J Clin Oncol 的新一项研究中，对 2595 名转移性乳腺癌患者进行前瞻性队列研究，以确定乳腺癌易感基因的突变率，评估突变患者的临床特征。该研究提示，271 例（10.4%）患者中检测到 12 个确定的 BC 易感基因（包括 BRCA1 和 BRCA2）的种系突变。129 例患者（5.0%）出现 BRCA1 或 BRCA2 突变。BRCA1 突变携带者发生脑转移的比例（27.1%）高于未突变携带者（12.8%）。OlympiA 研究中出现 CNS 复发的患者在奥拉帕利组有 22 例（2.4%），而对照组达 36 例（3.9%），奥拉帕利组患者 CNS 复发转移的风险降低。

BRCA 突变给乳腺癌患者带来的困扰之一为增加了第二原发肿瘤的发生率。在 OlympiA 研究中，尽管相当比例的患者进行了双侧乳房甚至双侧卵巢/输卵管切除术，但安慰剂组中仍有 32 例（3.5%）患者发生第二原发肿瘤，而奥拉帕利组仅 19 例（2.1%）。OlympiA 研究在中期分析中位随访仅 2.5 年的情况下，OS 已看到了获益趋势，3 年 OS 率为 92.0% 对比 88.3%，绝对获益率 3.7%，HR 0.68（99% CI，0.44 to 1.05；$P = 0.02$），目前尚未达到统计学差异，有待更长时间的随访。

在中国对于 BRCA 基因的检测多数还是出于遗传咨询、疾病预防的目的，随着晚期乳腺癌和早期乳腺癌临床数据的丰富，检测的目的还应覆盖指导患者治疗方面。BRCA 基因检测的目的需要转变，检测的时机也需要提前，应在确诊时尽早进行 BRCA 基因检测，以指导后续手术及全程治疗方案的选择。本例患者 TNBC 经过 NGS 检测指导 PARP 抑制剂奥拉帕利强化辅助治疗获得长期临床无病进展。

（董方圆　孙　涛）

七、BRCA 1 基因胚系突变遗传性三阴性乳腺癌患者 PARP 抑制剂治疗

1. 一般情况介绍

女性，首次就诊年龄：35 岁，2016 年 11 月就诊。

2. 病史

（1）现病史：患者于 2016 年 7 月无意中扪及右乳肿块，不伴乳腺疼痛、乳头溢液，无皮肤红肿、破溃，无发热、夜间盗汗、食欲减退、体重减轻等症状，肿物逐渐增大至占据近整个乳房。2016 年 11 月就诊于天津市某医院。

（2）既往史：否认高血压、冠心病、糖尿病病史，否认肝炎、结核病史，否认外伤、输血史，否认手术史，否认食物、药物过敏史。

（3）家族史：患者母亲、一位姑妈及两位姨妈检出乳腺癌。否认其他家族恶性肿瘤病史及其他遗传病史。

（4）入院查体：双侧乳腺对称，发育良好。左乳可扪及巨大肿物，占据近整个乳房，以中央区、内上、内侧、内下象限为著，界限不清，活动差，与皮肤粘连，与胸壁及胸大肌无粘连固定，左乳头凹陷固定，乳头无破溃，无溢液。右乳未扪及肿物。双侧腋下、锁骨上下及颈部未扪及肿大淋巴结。

（5）辅助检查

1）乳腺 B 超：左乳较大范围低回声区——考虑：①乳腺癌可能性大；②肉芽肿性乳腺炎不完全除外，建议穿刺活检（BI-RADS：4B）。

2）乳腺钼靶：左乳内侧局限致密——考虑癌。

3）乳腺 MRI：①左乳腺内较大范围异常强化病变（几乎占据全乳）--乳腺癌；②左腋下多发淋巴结肿大（较大者约 1.5cm×1.1cm），考虑转移。

第六章 乳腺肿瘤分子诊断标志物临床应用

3. 病理诊断

2016 年 11 月 8 日行左乳肿物粗针穿刺，病理：见少量异型细胞团，不除外为癌；免疫组化：SMMHC、Calponin、P63 均为肌上皮（−），CK（+），HMB45（−），Ⅳ型胶原（−）；追加病理：浸润性癌，免疫组化：ER（<1%），PR（<1%），HER2（1+，灶性 1+~2+），Ki-67（50%），p53（<1%），CK5/6（<1%），EGFR（1%）。

4. 治疗经过

（1）新辅助化疗：紫杉醇+吡柔比星（TA）方案化疗 6 周期。

（2）手术：2017 年 3 月 16 日全麻下行左乳癌根治切除术。

（3）术后病理：左乳腺"浸润性癌"本院粗针穿刺、化疗后，标本乳晕区见浸润性导管癌，非特殊型，组织学Ⅱ~Ⅲ级，癌组织累及脂肪，见淋巴管癌栓，符合化疗反应Ⅰa；乳头：浸润性癌；外上、外下、内上、内下（+）；胸肌（−）；区域淋巴结：腋尖 0/4；锁下 0/2；后组 0/0；肌间 0/0；腋下 3/16（注：淋巴结内转移癌化疗反应Ⅰa）；病理学分期：ypT3N1aM0；免疫组化：ER（<1%）、PR（<1%）、HER-2（1+）、Ki-67（40%）、p53（<1%）。

（4）辅助放疗：放疗部位：胸壁+（左侧）锁骨上下区；放疗剂量：50Gy/2Gy/25f。

5. 首次复发转移

复发转移部位：左胸壁复发，右肺、右侧股骨转移。

（1）2019 年 2 月 15 日胸部 CT：与 2016 年 11 月 15 日 CT 片比较："左乳术后"改变，左侧胸壁软组织略增厚，建议定期复查；右肺上叶及左肺下叶出现多发小结节，考虑转移瘤。

（2）2019 年 2 月 21 日行左胸壁肿物局部扩大切除术术后病理：（左胸壁）低分化腺癌。免疫组化：ER（<1%）、PR（<1%）、HER-2（0）、Ki-67（70%）、p53（<1%）、CK5/6（<1%）、EGFR（1%）、AR（<1%）。

（3）2019 年 3 月 11 日 PET-CT：①"左乳癌"术后、"左胸壁低分化腺癌"术后，原手术区未见明显异常结节及肿物，呈术后改变；②右侧股骨骨质破坏，考虑为转移；③右肺多发小结节，考虑为转移；④左肺小结节，不除外转移，密切观察。

（4）2019 年 3 月 14 日股骨 MRI：右侧股骨上段局现异常信号影，考虑骨转移瘤。

（5）一线解救治疗：吉西他滨+卡铂（GC）方案化疗 6 周期。疗效评价：PR。卡培他滨维持治疗至 2019 年 12 月。

（6）2020 年 1 月 17 日复查胸部+腹部+盆腔 CT：与 2019 年 8 月 16 日胸部 CT 片比较，右肺多发粟粒结节较前增大；右肺门增大淋巴结，考虑恶性，转移不除外。提示疾病进展。

6. 分子检测诊断结果及解读

（1）体细胞变异结果：本样本中共检测到 10 个基因变异（表 6-16）。

（2）胚系变异结果：本样本中共检测到 1 个基因的 1 个胚系致病变异（表 6-17）。

表 6-16 体细胞变异结果

基因	突变类型	氨基酸变化	频率（%）
AKT2	错义突变	p.T81S	5.2
AMER1	非移码缺失突变	p.D379del	5.4
CFLAR	错义突变	p.I43V	7.1
MACF1	错义突变	p.H5319R	6.7
MTOR	错义突变	p.E691A	21.8
RICTOR	错义突变	p.I811T	8.5
ROBO1	错义突变	p.S53L	15.1
SMARCA1	错义突变	p.R951H	12.4
TP53	移码突变	p.G108Efs*15	20.4
ZFHX3	错义突变	p.P2078L	6.7

表 6-17 胚系变异结果

基因	突变类型	氨基酸变化	频率（%）
BRCA1	无义突变	p.Gln126Ter	46.1

基因检测结果分析：患者携带 BRCA1-p.Gln126Ter 的 BRCA1 胚系突变，杂合突变。BRCA1-p.Gln126Ter 突变是基因编码的蛋白第 126 位氨基酸从谷氨酰胺变成终止密码子，为无义突变及致病突变，该突变会导致蛋白编码提前终止，产生截短的蛋白产物，可能影响蛋白功能。该突变符合使用奥拉帕利、Talazoparib 的指征，同时鼓励患者入组其他 PARP 抑制剂临床试验。为了评估遗传风险，建议对相关高风险人群进行遗传咨询及胚系 BRCA1/2 基因检测，包括以下人群：来自 BRCA1/2 基因致病或可能致病突变家系中的个体；肿瘤检测发现 BRCA1/2 基因致病或可能致病但不能明确是否为胚系突变的患者；发病年龄在 40 岁及以下的乳腺癌患者；发病年龄在 60 岁及以下的三阴性乳腺癌患者；男性乳腺癌患者；有 1 个及以上 1 级或 2 级血亲满足上述检测标准的个体等（Ⅱ类推荐）。

7. 治疗方案调整及疗效评价

（1）前期化疗方案：一线吉西他滨+卡铂（GC）方案化疗 6 周期，卡培他滨维持治疗 2 个月。

（2）调整方案：入组"一项评估 BGB-290 在携带 BRCA 突变的中国转移性 HER2 阴性乳腺癌患者的有效性和安全性的开放、多中心、2 期研究"，2020 年 1 月—2020 年 8 月期间服用试验药物 BGB-290。2 周期、4 周期、6 周期疗效为 PR，2020 年 8 月 31 日复查 CT 提示疾病进展，终止临床试验。

（3）疗效评价：最佳疗效为 PR（图 6-16）。

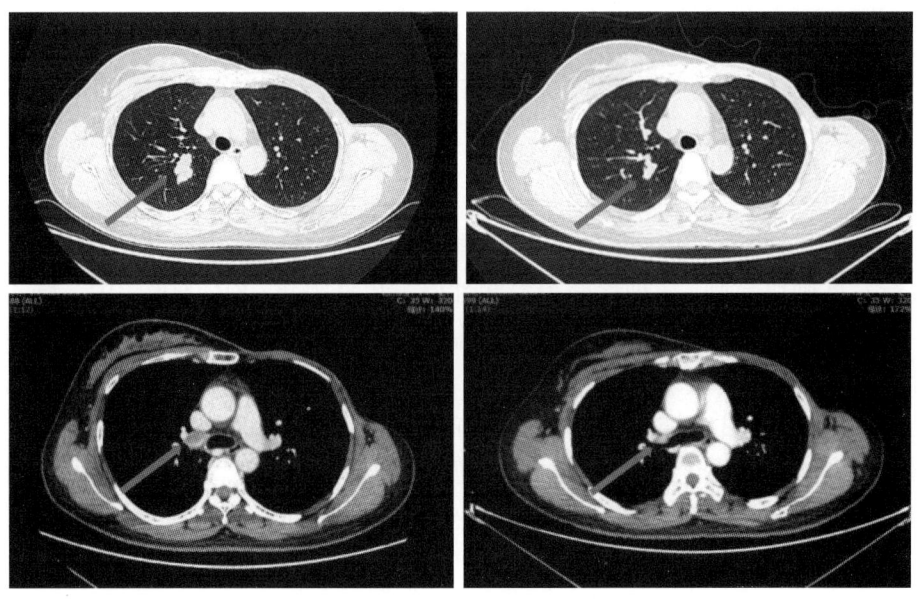

图 6-16　PARP 抑制剂治疗前后肿瘤变化（胸部 CT）

8. 本案例述评

本案例中患者 3 位亲属检出乳腺癌，属于家族性乳腺癌，尤其该患者为年轻乳腺癌，此类患者应常规早期接受 BRCA1/2 基因检测，以及家系中其他成员的基因筛查。该患者如果早期检测出 BRCA 基因突变检测确定其存在致病突变，可能在术后辅助治疗阶段或晚期一线治疗使用 PARP 抑制剂。

在 BRCA 基因突变的肿瘤细胞中，PARP 抑制剂通过"抑制"和"捕获"PARP 基因阻止 DNA 单链修复，形成"合成致死"效应使 DNA 双链断裂，最终导致细胞凋亡。基于其独特的"合成致死"效应，多项探索 PARP 抑制剂在携带胚系 BRCA 基因突变的 HER2 阴性乳腺癌患者中应用的研究数据显示，与化疗相比，PARP 抑制剂单药治疗（OlympiAD 研究：中位 PFS 7.0 个月 vs 4.2 个月，客观缓解率（ORR）59.9% vs 28.8%；EMBRACA 研究：中位 PFS 8.6 个月 vs 5.6 个月，ORR 62.6% vs 27.2%）或者联合化疗治疗（BROCADE3 研究：中位 PFS 14.5 个月 vs 12.6 个月）为这类患者带来显著临床获益。LUCY 是一项开放标签，单臂，国际多中心，Ⅲb 期临床试验，纳入伴有 BRCA 突变的 HER2 阴性转移性乳腺癌患者。在 LUCY 与 OlympiAD 的 gBRCAm 患者中一线治疗效果优于二线及后线治疗。BRCA1 基因是一种抑癌基因，在染色质重塑、DNA 损伤修复、蛋白质泛素化和细胞周期的调控方面起着重要作用，携带 BRCA1 基因致病性突变的女性发生乳腺癌和卵巢癌的风险较普通人群明显升高。患者携带的 BRCA1-p.Gln126Ter 突变是无义突变，为致病突变，存在 PARP 抑制剂适应症，推荐患者奥拉帕利或 Talazoparib 治疗，或者入组临床研究。该患者入组并接受 PARP 抑制剂后，疗效评估为 PR，二线 PFS 达到 7 个月，取得了良好的疗效。

（刘晓东　佟仲生）

八、PALB 2 胚系突变遗传乳腺癌的诊断和家系筛查

1. 一般情况介绍

患者，女，45 岁。

2. 病史

（1）现病史：患者于 2015 年 6 月无意间扪及右乳肿块，约"花生米"大小，于 2016 年 1 月来院行右乳肿块穿刺，病理诊断为浸润性癌。免疫组化：ER（60%，中 - 强），PR（约 5%，弱 - 中），CerbB2 1+，Ki67 约 30%。右锁骨上、右腋下肿块穿刺涂片均找到转移性腺癌细胞。临床诊断为 cT3N3M0 ⅢC 期。给与 TEC 方案新辅助化疗 6 周期，疗效评价 PR，于 2016 年 6 月 2 日在全麻下行"右乳癌改良根治 + 右侧锁骨上淋巴结清扫术"，术后病理结果：右乳浸润性癌化疗后：①（右乳）见少量癌组织残存，残存癌组织有变性、钙化伴纤维化明显，符合化疗后 2b 级改变，镜下癌细胞分布弥散，难准确测量大小，小灶见神经受累；②右乳头、皮肤及基底切缘未见癌；③淋巴结：（右锁骨下）0/3、（右锁骨上）2/2、（腋下）4/12 见癌转移。免疫组化：ER（2+~3+，约 70%），PR（2+，<1%），CerbB2（2+），Ki-67（<10%），EGFR（-）。FISH（阴性）。术后行放疗：右锁骨上、胸壁 DT50Gy/25 次/36 天。患者继续托瑞米芬内分泌治疗，定期复查。患者于 2017 年 12 月 4 日来我院复查，彩超提示：脂肪肝并右肝叶内结节，考虑肝转移。DFS 18 个月。

（2）家族史：无家族遗传性疾病史。

（3）入院查体：全身浅表淋巴结未扪及肿大，右乳缺如，见陈旧性手术瘢痕，无红肿压痛，右侧胸壁未扪及结节，左乳未扪及结节。腹平软，无压痛反跳痛，未扪及包块，肝肋下未扪及，肝区无叩痛，全身骨骼未扪及压痛。

（4）影像学检查

1）入院后复查彩超显示：右乳切除术后；脂肪肝并肝右叶内结节，考虑：肝癌？（图 6-17）。

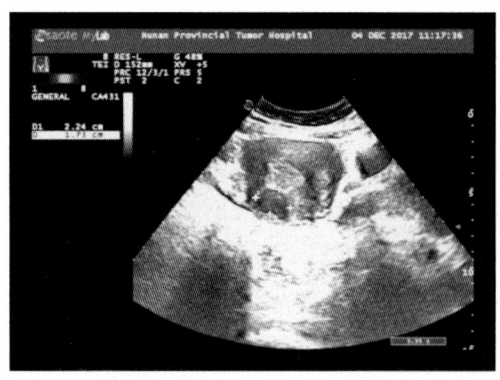

图 6-17 肝脏彩超图像

2）完善 MRI 检查显示：肝实质内多发散在结节状稍长 T1 稍长 T2 信号结节灶，较大

者直径约为26mm，边界欠清，DW1呈高信号，增强后呈环形强化。双侧胸腔少量积液（图6-18）。

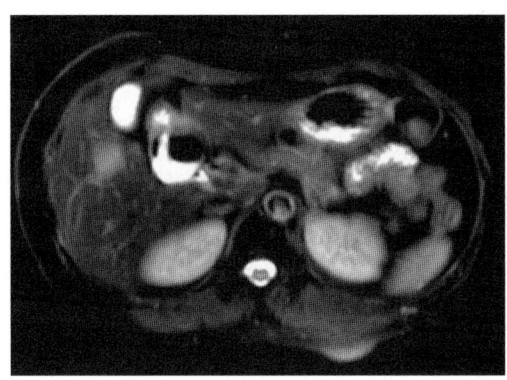

图6-18 肝脏MRI图像

3）PET-CT检查：肝尾叶及右前叶下段分别见一稍低密度结节影，较大者长径约2.8cm，PET于相应部位见异常放射性浓聚影，最大SUV6.3，考虑肝转移瘤。

3.病理诊断

（1）2016年1月7日右乳肿块穿刺活检：浸润性癌；免疫组化：ER（60%，中-强），PR（约5%，弱-中），CerbB2 1+，Ki67约30%。2016月1月11日右锁骨、右腋下肿块穿刺：涂片中均找到转移性癌细胞，大致为腺癌。

（2）2016年6月2日全麻下行右乳癌改良根治+右侧锁骨上淋巴结清扫术病理结果：右乳浸润性癌化疗后：①（右乳）见少量癌组织残存，残存癌组织有变性、钙化伴纤维化明显，符合化疗后2b级改变，镜下癌细胞分布弥散，难准确测量大小，小灶见神经受累；②右乳头、皮肤及基底切缘未见癌；③淋巴结：（右锁骨下）0/3、（右锁骨上）2/2、（腋下）4/12见癌转移。特检结果：ER（2+~3+，约70%），PR（2+，<1%），CerbB2（2+），Ki-67（<10%），EGFR（-）。FISH（阴性）。

4.分子检测诊断结果及解读

2017年12月13日采集血液样本，送检基因检测：

表6-18 体细胞变异结果

检测项目	检测结果	突变频率
EME2	c.91T>C, p.W31R	7.6%
PSMB5	c.163G>C, p.E55Q	7.0%
ERBB3	c.850G>A, p.G284R	5.0%
NF1	c.1017C>T, p.S340Cfs*12	3.8%
CBL	c.1150T>C, p.C348R	0.8%

体细胞变异见表6-18

（1）EME2：c.91T>C，p.W31R，突变频率7.6%。

（2）PSMB5：c.163G>C，p.E55Q，突变频率7.0%。

（3）ERBB3：c.850G>A，p.G284R，突变频率5.0%。根据COSMIC记载ERBB3基因G284R突变在胃癌、胆管癌、肺癌以及乳腺癌等癌症患者中检出，能够活化下游信号通路，为功能激活突变。体外细胞系研究显示，曲妥珠单抗、帕妥珠单抗、拉帕替尼等对ERBB3基因G284R突变型细胞具有显著抗肿瘤活性。一位携带ERBB3基因G284R突变的、HER2阴性转移性乳腺癌患者，在使用曲妥珠单抗和拉帕替尼治疗后，病情得到了较好的缓解和控制，提示在ERBB3激活的乳腺癌患者中抗HER2治疗可能是有效的。

（4）NF1：c.1017C>T，p.S340Cfs*12，突变频率3.8%。体外研究显示，来源于多发性神经纤维瘤的肿瘤细胞系和一个NF1缺陷的基因工程细胞系对mTOR抑制剂西罗莫司高度敏感。

（5）CBL：c.1150T>C，p.C348R，突变频率0.8%。

表6-19 胚系变异结果

检测项目	检测结果
PALB2	c.3114-1G>A，杂合性致病性突变

5. 家系特征

中国PALB2胚系突变女性携带者乳腺癌发病风险为一般女性的5倍，在40岁以下人群中发病风险增加7~8倍，在40~60岁人群中增加5~7倍，在60岁以上人群中增加4倍。PALB2胚系致病突变携带者在70岁之前罹患乳腺癌的风险高达33%~58%。因为PALB2是胚系突变，因此患者父母和姐姐都进行了NGS检测。结果如图6-19。

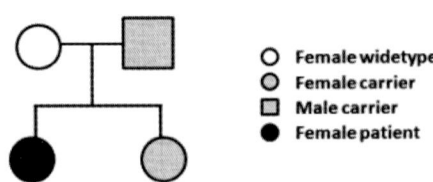

图6-19 家系谱图分析及发病风险

该患者的剪接突变c.3114-1G>A遗传自其父亲（男性健康携带者），表明具有PALB2

单等位基因突变的散发性乳腺癌应被视为遗传性乳腺癌。患者的家庭成员均无恶性肿瘤史。但是，通过测试其家庭成员中的 gDNA 和 cDNA 突变，她的父亲和姐姐都是胚系 PALB2 c.3114−1G> 杂合子突变健康携带者。

这些结果表明，非家族性乳腺癌患者的胚系 PALB 2 杂合子变异具有父母遗传。上述表格展示了 PALB2 c.3114−1G>A 突变携带者患癌症的风险。未携带 PALB2 突变女性人群的乳腺癌终生风险为 12.4%。但在女性 PALB2 c.3114−1G>A 突变携带者中，患乳腺癌的风险增加到 33%~58%。胚系 PALB2 c.3114−1G>A 杂合子突变是该家族的病理基因。因此，即使没有家族性恶性肿瘤史，该患者仍然是遗传性乳腺癌。

6. 治疗方案调整及疗效评价

（1）一线化疗：卡培他滨 + 吉西他滨化疗 6 周期，后行卡培他滨维持治疗 14 个月（2017 年 12 月 13 日—2019 年 7 月 21 日）。于 2019 年 7 月 22 日复查 CT 提示肝内多发转移瘤较前增多增大。

（2）二线化疗：外院紫杉醇（白蛋白）+ 顺铂方案化疗 6 周期（2019 年 7 月 26 日—2019 年 11 月 19 日）后，2019 年 12 月 20 日外院 CT 提示：乳腺癌并肺内、肝内转移，病情进展。

（3）二线内分泌治疗：氟维司群内分泌治疗 6 个月（2019 年 12 月 30 日—2020 年 6 月 15 日），出现左侧锁骨上淋巴结转移。

（4）三线化疗：艾立布林单药化疗 4 个周期。

7. 本案例述评

（1）从以上分析可以看出，本案例虽然无家族史，但是存在遗传致病基因 PALB2 c.3114−1G>A 杂合子突变。国内指南明确推荐，其姐姐属于 PALB2 突变携带者，针对健康 PALB2 突变携带者乳腺癌早诊筛查可以从 30 岁开始每年 1 次乳腺 X 线摄影和每半年 1 次乳腺超声检测，可考虑增加乳腺 MRI 检测。其父亲属于 PALB2 突变携带者，PALB2 功能缺失型突变也会同样提高胰腺癌、卵巢癌和前列腺癌等多种癌症的发病风险，逐步呈现出泛实体瘤检测和治疗的指标，推荐父亲按照携带者进行癌症筛查与管理。

（2）患者首诊发现乳腺癌为 cT3N3M0 ⅢC 期，TEC 新辅助化疗 6 周期后，术后病理提示未达 pCR，分子分型为 Luminal B 型（HER2 阴性），放疗后行托瑞米芬内分泌治疗 1 年后出现肝转移，DFS 时间较短，属于原发内分泌耐药。

（3）基因检测提示患者携带 PALB2：c.3114−1G>A，杂合性致病性突变。由于根据 PARP 抑制剂适应症，同时涉及药物的可及性，患者并未根据 NGS 结果给予 PARP 抑制剂治疗。晚期一线治疗采用 GX 方案 +X 维持，疾病控制 14 个月后出现进展。后续 TP 方案化疗，含铂方案在 BRCA 突变乳腺癌具有较好疗效，在 PALB2 突变人群尚无充分数据。后续氟维司群内分泌治疗，艾立布林化疗，维持时间均不长，均 4~6 个月即进展。部分临床试验证实，原发耐药的 HR 阳性晚期乳腺癌患者可从 CDK4/6 抑制剂中获益，因此患者在晚期阶段建议再活检，并根据新的分子分型进行选择，如有机会可以选择 CDK4/6 抑制剂联合内分泌治疗、西达本胺联合内分泌治疗等尝试。

（欧阳取长）

九、PALB2 胚系突变合并乳腺癌易感基因 2 体突变乳腺癌患者辅助卡培他滨强化治疗

1. 一般情况介绍

患者，女，43 岁，家族史"其姑母 30 岁患子宫肿瘤"。

2. 病史

（1）现病史：2021 年 5 月于外院行右乳腺肿块穿刺活检，病理示浸润性癌；免疫组化：ER（中+，约 70%），PR（弱+，约 5%），HER2（2+），Ki67（约 25%）；FISH 示 HER2 基因未扩增。2021 年 6 月 16 日于外院行"右乳改良根治术"，术后病理：右乳浸润性癌，非特殊型，病灶最大径 3cm，组织学分级 2 级，右前哨淋巴结 4/4 枚、右腋窝淋巴结 4/17 枚、Ⅲ水平淋巴结 7/9 枚、胸肌间淋巴结 3/3 枚、胸廓入口淋巴结 8/13 枚见癌组织转移，送检淋巴管内见癌栓；AJCC 分期 pT2N3Mx。免疫组化：ER（-），PR（-），HER2（1+），Ki-67（10%）。术后行 ddEC 方案（表柔比星 d1+ 环磷酰胺 d1，q2w）化疗 4 周期后于 2021 年 7 月来我院就诊。

（2）入院查体：右乳缺如，右侧胸壁可见手术切口瘢痕，愈合良好。

（3）影像学检查：颈部增强 CT 未见明显异常；胸部增强 CT 示右乳术后缺如，肿大淋巴结。

3. 病理诊断

2021 年 7 月我院病理科复阅外院手术标本：右乳非特殊浸润性癌Ⅱ级；免疫组化：ER（弱+，10%），PR（弱+，15%），HER2（1+），Ki-67（+30%）。

4. 分子检测

诊断结果及解读。

表 6-20 肿瘤特有突变结果

检测项目	检测结果	突变型	组织丰度
PALB2	p.M723Cfs*9 第 5 外显子移码突变	c.2167del（p.M723Cfs*9）	38.1%

表 6-21 胚系突变结果

检测项目	检测结果	突变型	ACMG 分级
PALB2	p.H130Pfs*47 第 4 外显子杂合种系移码突变	c.389del（p.H130Pfs*47）	可能致病的

（1）肿瘤特有乳腺癌易感基因 2 移码突变：可能引起协同和定位 BRCA2 蛋白功能缺失，进而导致 BRCA2 介导的 DNA 损伤修复功能缺陷，引起 DNA 损伤的累积，参与肿瘤的发生发展。该基因突变可能增加肿瘤细胞对 PARP 抑制剂的敏感性（表 6-20）。

（2）胚系乳腺癌易感基因2移码突变：相较于普通人群，胚系PALB2突变者患乳腺癌的风险成倍增加，患病的预后更差、总体生存期更短。胚系PALB2突变也是乳腺癌的重要遗传易感因素，会增加后代患乳腺癌的风险。该患者育有一女，对其女行基因检测亦有必要性，以便采取相应措施降低乳腺癌等恶性肿瘤发病风险。女儿经过基因检测为PALB2野生型（表6-21）。

5. 治疗方案调整及随访情况

（1）2021年9月3日开始序贯紫杉醇脂质体周疗方案治疗12个周期，后行辅助放疗。患者术后病理提示区域淋巴结转移较多，且存在PALB2移码突变，存在较高复发转移风险，遂于放疗完成后给予卡培他滨辅助强化治疗，以期进一步降低复发转移风险。

（2）随访情况：目前规律复查，2021年8月25日、2021年1月14日、2022年3月29日、2022年6月14日、2022年9月13日复查均未见肿瘤复发或转移。

6. 本案例述评

根据病史资料及基因检测结果，本案例患者同时存在胚系以及肿瘤特有的PALB2突变，提示该患者属于乳腺癌发病高风险人群，其妇科肿瘤家族史也可能与该突变相关。经辅助放化疗后，本案例患者目前处于强化辅助阶段，未出现疾病复发或转移。TBCRC 048研究证实了携带PALB2胚系突变的晚期乳腺癌患者可以从PARP抑制剂治疗中获益，因此，该患者若后续出现复发转移，可考虑PARP抑制剂治疗。在辅助强化阶段也可考虑PARP抑制剂强化治疗。在致病机制上，PALB2基因通常编码的Palb2蛋白与BRCA2基因编码的蛋白相互作用形成BRCA1-PALB2-BRCA2复合物，共同构成同源重组修复途径的一部分，并在保持基因组稳定和调节细胞周期中发挥着重要作用。因此，PALB2基因的功能缺失性突变是乳腺癌的易感因素。国内研究数据显示，中国健康人群中PALB2致病性胚系突变的频率仅为0.19%，但在年龄≤30岁的女性乳腺癌患者群体，PALB2突变的频率很高（1.85%，$P<0.0001$）。

OlympiA研究是一项随机、双盲、Ⅲ期临床试验，旨在评估奥拉帕利对比安慰剂，在临床病理高危、HER2阴性、BRCA1或BRCA2生殖系突变致病或致病变种的早期乳腺癌患者辅助治疗中的有效性和安全性。主要通过两种方式筛选复发转移风险相对较高的患者：①患者经过新辅助治疗未达到PCR并且通过术后复发转移CPS+EG风险评分≥3则属于较高。根据既往研究显示，这类患者的三年DFS不到80%；②患者直接进行手术，经过术后辅助治疗，术后淋巴结转移数≥4则属于较高风险，这类患者也具有较高的复发转移风险。对于HER2阴性的患者，如果患者存在BRCA基因突变，术后进行一年的辅助奥拉帕利治疗，那么患者三年的DFS可显著提高，从77.1%提高至85.9%。结果对BRCA基因突变的三阴性乳腺癌或者是激素受体阳性、HER2阴性的乳腺癌，且复发转移风险较高的患者而言具有重要的启示意义。OlympiA研究纳入的患者在2014年就已开始入组，他们多是经过蒽环和紫杉类药物治疗后，再术后进行奥拉帕利一年辅助治疗。然而在临床中，众所周知，经过新辅助治疗未能达到pCR的三阴性乳腺癌患者，其术后标准治疗实际上是采用卡培他滨进行强化治疗。并且，术后采用卡培他滨强化进行治疗也能进一步降低患者的复发转移率。那么对于这些有BRCA或PALB2基因突变的三阴性乳腺癌患者，究竟术后辅助治疗应该选用卡培他滨还是 PARP 抑制剂的强化治疗，实际上还缺少头对头的研究数据，而这可能是今后研究的一个方向。

（杨　谨）

十、同源重组修复缺陷阳性双侧三阴性乳腺癌患者新辅助铂类治疗

1. 一般情况介绍

患者，女性，49 岁。

2. 病史

2020 年 3 月主因"发现双侧乳头下方肿物伴左乳头溢液 1 月"首次就诊当地医院。患者诉左侧乳头溢液，起初为乳白色，后转为清亮透明，并发现双侧乳头下方肿物，约 1cm×1cm，于当地医院行 B 超、钼靶检查，未见明显异常，建议观察。2020 年 7 月患者自觉双侧肿物较前增大，2020 年 7 月 26 日于当地医院行 B 超示：双乳结节，BI-RADS-4c。2020 年 9 月 4 日行双侧乳腺肿物穿刺，病理（当地）示：左乳：少量可疑浸润性癌。右乳：浸润性癌。遂就诊我院。

（1）既往史：既往体健，未绝经，G1P1，育 1 子体健，无肿瘤相关家族遗传史，ECOG 0 分。

（2）查体：左侧乳头外下方可及一枚肿物，质硬，约 2cm×3cm 大小，伴乳头溢液，色清亮；右侧乳头下方可及一枚肿物，质硬，约 2cm×2cm 大小，不伴乳头溢液；右腋下可及一枚肿大淋巴结，质硬，约 1cm×2cm 大小，余浅表淋巴结未触及肿大。双乳皮肤无红肿，无橘皮样改变，无压痛，无乳头内陷。

（3）检查：2020 年 9 月 B 超示：右乳内下、外上及左乳外下肿物--乳腺癌（BI-RADS：5）；双乳多发导管扩张，伴分泌物潴留；左乳外上小囊肿；右腋下（level I）多发肿大淋巴结--考虑转移。

2020 年 9 月 乳腺 MR 示：①左乳外下方局限异常强化病变（部分表现为肿块，部分表现为非肿块，总范围约 4.7cm×2.1cm×2.4cm）- 乳腺癌（BI-RADS 5）；②右乳中下方稍偏内及中上方稍偏外局限异常强化病变（范围分别约 2.9cm×1.3cm×1.4cm 及 2.3cm×2.1cm×1.2cm）- 乳腺癌（BI-RADS 5）；③右腋下胸大小肌外侧（Level I）多发淋巴结（部分淋巴结门结构显示不清，较大者约 1.4cm×1.0cm）- 考虑转移。

3. 病理诊断

（左乳腺粗针穿刺标本会诊）浸润性导管癌，可见原位癌成分。免疫组化：ER < 1%，PR < 1%，Her2（0），ki67 25%，p53 80%。

（右乳腺粗针穿刺标本会诊）浸润性导管癌，组织学 II 级，间质内浸润淋巴细胞约占 <5%，可见原位癌成分。免疫组化：ER < 1%，PR < 1%，Her2 0，ki67 50%，p53 80%。

2020 年 9 月完善右腋下淋巴结穿刺，病理：低分化腺癌，考虑来自乳腺，免疫组化：ER < 1%，PR < 1%，Her2（0），Ki-67 40%，p53 70%。

4. 基因检测

2020年9月基因检测提示：BRIP1、PMS2基因突变，PD-L1（22C3）阳性CPS：5。基因检测结果分析如下：

（1）BRIP1，属于DEAH解旋酶家族成员，编码一个与BRCA1相互作用的DNA解旋酶，可直接与BRCA1的C末端的BRCT的重复序列相结合，在DNA双链损伤修复过程中发挥重要作用。该基因变异与乳腺癌和范科尼贫血症的发生、发展相关，并可作为乳腺癌的易感基因。该患者BRIP1 R356*变异为BRIP1基因第356位精氨酸变为终止密码子，为可遗传胚系变异，受检者一级直系血亲有50%概率携带相同变异。FDA批准PARP抑制剂奥拉帕利用于治疗包括BRIP1的同源重组修复（HRR）基因突变的转移性趋势抵抗前列腺癌。该患者可能获益的临床药物包括：奥拉帕利、Rucaparib、尼拉帕利、Talazoparib。

（2）PMS2，该胚系失活变异产生DNA错配修复缺陷（dMMR），导致的微卫星不稳定性及Lynch综合征或遗传性非息肉性结肠癌，与多种肿瘤的遗传易感性相关，例如结直肠癌、胃癌、子宫内膜癌、卵巢癌、乳腺癌、膀胱癌、皮质癌、恶性胶质瘤和淋巴瘤等。该患者Q530*变异为可遗传胚系变异受检者一级直系血亲有50%概率携带相同变异。目前对应的药物仍在临床研究阶段。

（3）PD-L1是I型跨膜蛋白，与其相应受体PD-1相互作用可以抑制T细胞的激活以及细胞因子的产生。肿瘤组织微环境中，高表达PD-L1与其配体PD-1相互作用使细胞毒性T细胞失活，为肿瘤细胞提供一种免疫逃逸机制。FDA已批准帕博利珠单抗与化疗联合用于PD-L1表达（CPS≥10）的不可切除局部复发性或转移性三阴乳腺癌患者；与化疗联用作为高危早期三阴性乳腺癌患者的新辅助疗法，并且在患者接受手术切除治疗后单药作为辅助疗法。批准阿替利珠单抗联合白蛋白紫杉醇治疗表达PD-L1的不能手术的局部晚期或转移性三阴性乳腺癌。

诊断：完善头胸CT、全腹B超、结直肠镜、ECT等检查，排除远处转移，诊断：双原发乳腺癌，左乳：T2N0M0 ⅡA期 三阴型；右乳（考虑多中心性乳腺癌）：T2N1M0 ⅡB期 三阴型。

5. 治疗

（1）术前治疗

治疗方案：TP方案 紫杉醇270mg（175mg/m^2） 卡铂600mg（AUC=5）BSA：1.68m^2

治疗时间：2020年9月—2021年2月 共6个周期

评价疗效：PR

检查结果

1）6周期后乳腺MR：原左乳外下方局限异常强化病变总范围较前减小；强化程度较前减轻；原右乳中下方稍偏内局限异常强化病变范围较前减小，强化程度较前减轻；原右乳中上方稍偏外局限异常强化病变此次未见确切显示；右腋下胸大小肌外侧（Level I）多发淋巴结部分较前减小（图6-20）。

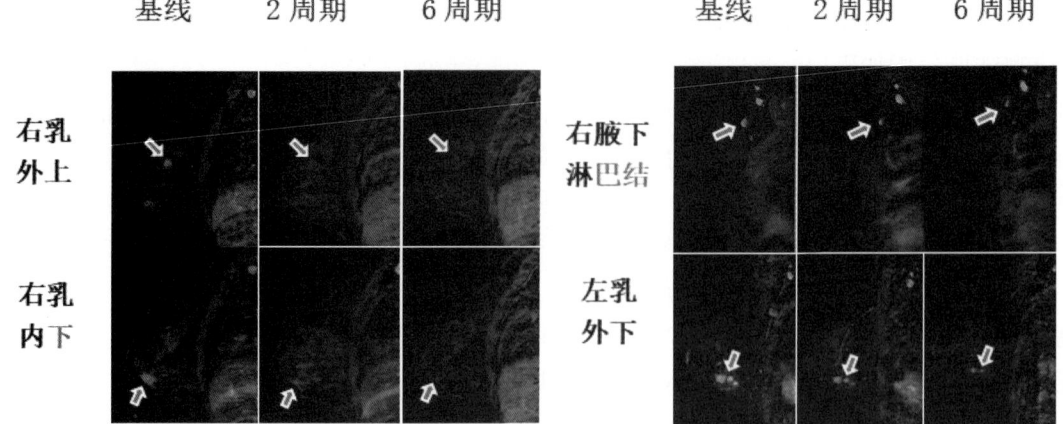

图 6-20 患者新辅助化疗后乳腺 MR 变化

2）6 周期后钼靶：双乳不均匀性致密，影响微小肿物观察。结合断层摄影，右乳内下方和左乳外下方分别可见局限致密，范围分别约 2.2cm×1.1cm 和 2.0cm×0.8cm，未见恶性钙化，皮肤、乳头未见异常。右腋下见淋巴结影。③手术：2021 年 2 月行双乳癌改良根治术（患者无保乳及乳房重建意愿）术后病理：左乳腺癌仿根治术甲标本：20cm×17.5cm×3cm，皮瓣 15cm×7cm，乳头未见异常，外下距乳头 3cm 可及粗糙区 5cm×2cm×2cm，切面灰白、灰红色，质地较韧，边界欠清。腋尖软组织：2.5cm×2.5cm×0.5cm；肌间软组织：2.5cm×2cm×0.5cm。淋巴结最大径：0.2cm~1.5cm。左乳腺"浸润性癌"外院穿刺、本院会诊、新辅助治疗后，标本外下见浸润性癌（浸润灶镜下最大径约 5mm）伴导管内癌，符合治疗反应Ⅱa（MP 分级 3 级）；另见多个导管分泌物潴留伴慢性炎症，腺纤维瘤趋向；乳头（-）；外上（-）；内上（-）；内下（-）；区域淋巴结：腋尖 0/2；肌间 0/1；腋下 0/18；病理学分期：ypT1aN0Mx；免疫组化：ER < 1%、PR < 1%，Her2（0）。

右乳腺癌仿根治术甲标本：21cm×21cm×3cm，皮瓣 18.5cm×9cm，乳头未见异常，外上距乳头 6cm 可及粗糙区 1.2cm×1cm×1cm，切面灰白色，质地稍韧，边界欠清；内下距乳头 2.5cm 可及粗糙区 3cm×2cm×1cm，切面灰白色，质地稍韧，边界欠清；腋尖软组织：2cm×1cm×1cm；肌间软组织：2cm×2cm×1cm。淋巴结最大径：0.2~1.1cm。右乳腺"浸润性癌"外院穿刺、本院会诊、新辅助治疗后，标本外上、内下未及明确癌组织，符合治疗反应Ⅲb（MP 分级 5 级）；另见多个导管分泌物潴留伴慢性炎症；乳头（-）；外下、内上（-）；区域淋巴结：腋尖 0/1；肌间 0/1；腋下 0/15；病理学分期：ypT0N0Mx

（2）术后辅助治疗

1）辅助放疗：放疗技术：调强放疗；放疗部位：（右侧）锁骨上下区+内乳区+胸壁；放疗剂量：50Gy/2Gy/25f；治疗时间：2021 年 3 月—2021 年 4 月。

2）辅助化疗：方案：卡培他滨 1.5g bid po d1-14 q3w 6-8 周期；治疗时间：2021 年 4 月—2022 年 3 月进行强化治疗，无复发。

6. 本案例述评

TNBC存在很多DNA不稳定性因素，包括杂合子丢失、大规模片段迁移，端粒酶不稳定等，都导致了基因组不稳定。铂类能通过与DNA双链交联导致其断裂，并且抑制DNA复制达到细胞致死的作用。因此，尤其针对DNA不稳定的TNBC，从作用机制上看，化疗选择优先考虑铂类的应用。而从循证医学证据方面，多项研究都证实了在新辅助治疗中加入铂类可以提高疗效。GeparSixto研究表明，TNBC新辅助紫杉醇联合多柔比星脂质体（PM）方案加入卡铂后pCR率明显提高。Brightness研究提示紫杉类药物联合博雷药物序贯蒽环类药物，较紫杉类药物序贯蒽环类药物的方案，显著提高pCR率并改善预后，2020版《中国临床肿瘤学会（CSCO）乳腺癌指南》针对HER2阴性乳腺癌新辅助治疗指出：年轻、三阴型，尤其BRCA基因突变者，可选择紫杉联合铂类的方案，如：TP（2A）。该患者BRCA基因无突变，但是却携带了与BRCA密切相关的同源重组修复（HRR）基因突变，综合以上因素，为患者制定了TP新辅助治疗方案。

患者基因检测提示BRIP1、PMS2基因突变，该基因变异与乳腺癌的发生、发展相关，并可作为乳腺癌的易感基因，由此增加了患者双原发乳腺癌发病风险。结合该基因检测结果，可针对性建议患者定期进行胃肠道等疾病筛查，以期达到早诊早治的目的。

患者PD-L1（22C3）阳性CPS：5。目前已有几项研究表明，TNBC患者新辅助治疗可能从PD-1/PD-L1免疫治疗中获益，例如KEYNOTE522研究提示针对TNBC患者，新辅助治疗时在TP（紫杉醇+卡铂）基础上增加PD-1抑制剂可以显著提高患者的pCR率。IMpassion 031研究提示，TNBC患者在新辅助治疗中，加用PD-L1抑制剂可提高患者的pCR率。然而，尽管免疫治疗已初步展现其治疗价值，但目前免疫hi资料药物在中国的不可及性暂未进入我国指南Ⅰ级Ⅱ级推荐，因此PD-1/PD-L1免疫治疗尚不作为TNBC新辅助治疗的常规应用，可鼓励患者入组免疫治疗相关临床研究。

（张　丽　佟仲生）

十一、同源重组修复缺陷阳性三阴性乳腺癌患者新辅助铂类治疗

1. 一般情况介绍

患者，女，26岁，否认肿瘤家族史。

2. 病史

（1）现病史：2021年6月发现右乳有一约核桃大小肿物，伴红肿、胀痛，予中药外敷治疗，效果不佳，并自觉肿块逐渐增大，于外院诊断"乳腺脓肿"，行乳腺穿刺术，抽出暗红色液约210ml，行穿刺液涂片：右乳脓液未见肿瘤细胞，见以中性粒细胞为主炎症，予抗感染治疗。后行乳腺增强CT示"右乳肿块，多考虑占位性病变，乳腺癌可能，慢性脓肿不除外；右侧腋窝多发肿大淋巴结"，再次行乳腺肿物穿刺活检，病理示：右乳小块组织内可见癌组织浸润。2022年9月7日于我院病理会诊示：右乳区穿刺片示极小块皮肤内低分化腺癌，片内组织太小，结构难确定来源；进一步行免疫组化结果示：CK（+）、CK7

(+)、ER(-)、PR(-)、E-cad(+)、TTF1(-)、NapsinA(-)、Villin(-)、CDX2(-)、Ki67(+60%);"右乳区穿刺"极小块皮肤内低分化腺癌浸润,免组标记:胃肠肺癌阴性,乳腺标记未完全证明,请结合临床考虑。2021年9月20日于我院再次行右乳肿块穿刺活检,病理示:右乳小条状浸润性癌(注:片内结构及免组染色结果提示为三阴性乳腺癌,不支持化生性癌及叶状肉瘤);免疫组化:ER(-),PR(-),HER2(0),CD31(部分+),P63(-),CK5/6(-),CK7(+),CK(+),AR(-),SOX10(+),GCDFP-15(-),Mammaglobin(-),GATA3(-),CD34(-),INI-1(+),Ki67(+90%),PD-L1(CPS:50,Dako22c3)。2021年9月26日在我院外科予以TEC方案化疗1个周期,具体为:多西他赛127.5mg d1+ 表柔比星127.5mg d1+ 环磷酰胺0.85g d1,q3w。

(2)查体:右侧乳房肿大,皮色红,皮肤表面血管扩张,皮温略高,可触及波动感,触痛阳性,乳头内陷;左侧乳房未触及明显异常,左侧乳头无凹陷、溢液,双侧腋窝及双侧锁骨上未触及明显肿大淋巴结。

(3)影像学检查

1)2022年9月15日乳腺B超和超声造影:右乳可探及一巨大囊实性混合回声包块,边界尚清,形态不规则,内可见多发不规则液性暗区,暗区欠清晰,可见细小暗淡光点漂浮。右侧腋窝可探及一大小约15mm×8mm低回声结节,边界清,椭圆形,皮髓质分界不清(图6-21、图6-22)。

2)2022年9月13日乳腺增强MRI检查:右乳巨大分叶状肿块、右乳皮肤增厚,结合增强及弥散特点,考虑叶状肿瘤;右侧腋窝淋巴结肿大,考虑转移,BI-RADS V类(图6-23)。

3.病理诊断

(1)2021年9月20日于我院行右侧乳腺肿块穿刺,病理结果示:"右侧乳腺穿刺"小条状浸润性癌(注:片内结构及免组染色结果提示为三阴性乳腺癌,不支持化生性癌及叶状肉瘤)。免疫组化:ER(-),PR(-),HER2(0),CD31(部分+),P63(-),CK5/6(-),CK7(+),CK(+),AR(-),SOX10(+),GCDFP-15(-),Mammaglobin(-),GATA3(-),CD34(-),INI-1(+),Ki67(+90%),PD-L1(CPS:50,Dako22c3)。

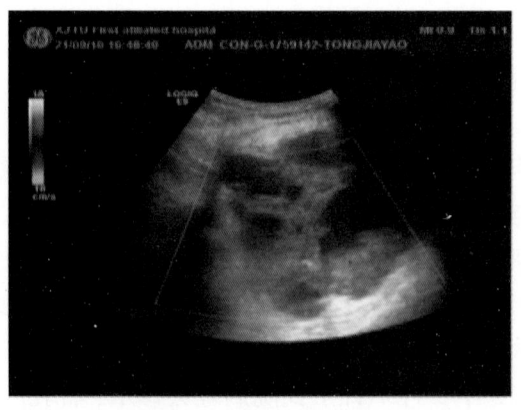

图6-21 乳腺B超图像

第六章 乳腺肿瘤分子诊断标志物临床应用

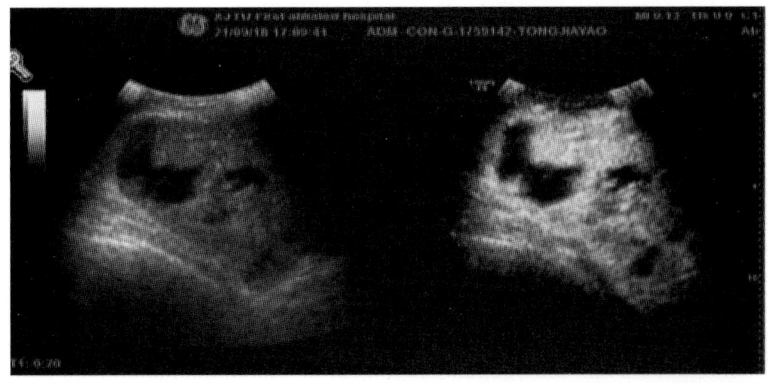

图 6-22 超声造影图像

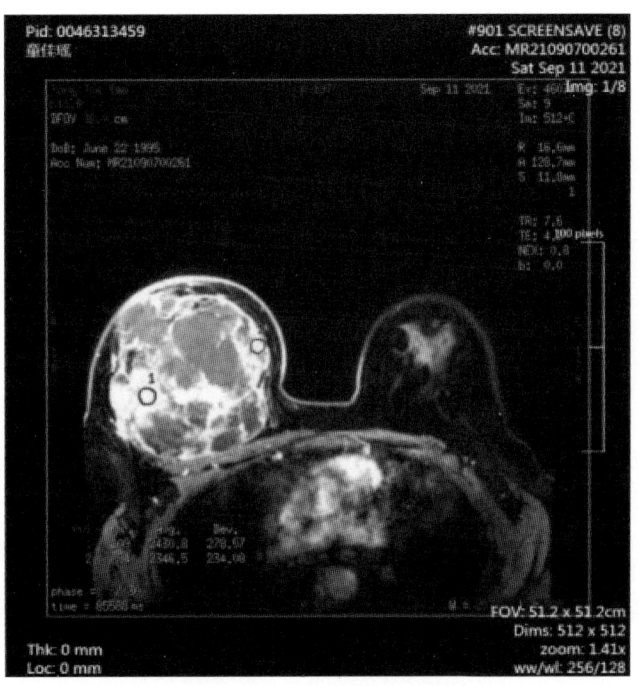

图 6-23 乳腺 MRI 图像

（2）2022年3月8日于我院乳腺外科行右侧乳腺癌改良根治术。术后病理："右"乳腺非特殊型浸润性癌Ⅱ级（MP分级：2），同侧腋窝淋巴结（20个）及另送"腋窝"淋巴结（3个）未见癌转移，未见治疗后反应（Sataloff2），乳头、基底、四周切缘未癌组织。免疫组化：ER（-），PR（-），HER2（0），P53（+80%），AR（-），Ki67（+60%）。

4. 2021年9月27日分子检测诊断结果及解读

见表6-22。

表 6-22　肿瘤特有突变

检测项目	检测结果	组织丰度
ATR	p.H602P 第 8 外显子错义突变	6.0%

同源重组缺陷（HRD）状态检测（表 6-23、图 6-24）。

表 6-23　HRD 检测

HRD 评分	LOH	TAI	LST	BRCA1/2 基因失活突变
86（≥38）	21	33	32	-

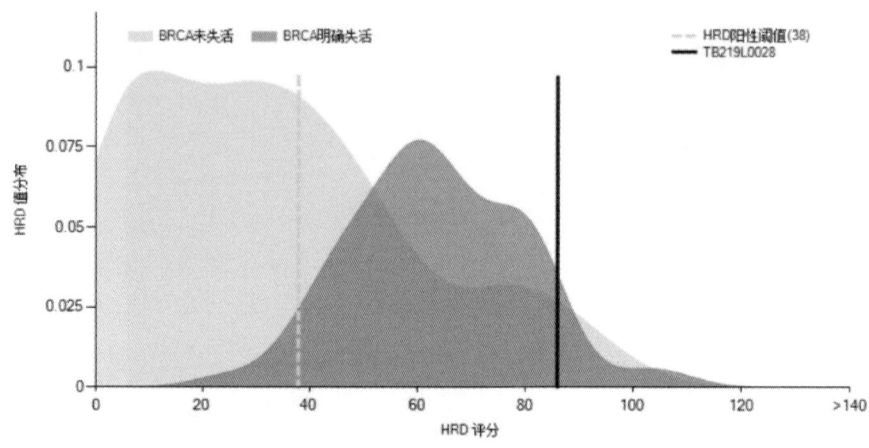

图 6-24　HRD 值分布

检测结果：同组重组缺陷（HRD）状态检测（2021 年 9 月 21 日）：基因 ATR；变异：p.H602P 第 8 外显子错义突变 突变型：c.1805A>c（p.H602P）组织丰度：6.0%；HRD ≥ 38 分。

基因检测结果分析：

（1）同源重组修复通路是人体重要的 DNA 损伤修复通路之一，主要行使 DNA 双链断裂的修复功能。BRCA1/2 是该修复通路中的关键因子，当它们发生有害突变的时候，DNA 双链断链修复的功能会受到极大的影响，造成同源重组缺陷（Homologous Recombination Deficiency，HRD）；此外，其它 HRR 相关基因，如 ATM、BARD1、BRIP1、CDK12、PALB2、RAD51D 等发生突变、或 BRCA1 基因启动子发生甲基化、以及其他暂未明确的原因，都会引起 HRD，导致基因组不稳定，造成"基因组瘢痕"。HRD 评分可全面覆盖所有同源重组缺陷患者，富集更多 PAPR 抑制剂获益人群。2019 年 10 月，FDA 批准尼拉帕利用于治疗接受过 3 种及以上化疗的 HRD 阳性晚期卵巢癌患者；2020 年 5 月，FDA 批准奥拉帕利联合贝伐珠单抗用于 HRD 阳性晚期卵巢癌患者的一线维持治疗，将奥拉帕利一线维持治疗的获益人群从 BRCA 突变成功拓展到 HRD 阳性，即从 20% 扩展到 50%，更多患者从将精准治疗中获益。2020 年 V1 版卵巢癌 NCCN 指南已对 HRD 检测进行了推荐，指出对复发卵巢癌患者除进行 BRCA1/2 突变和微卫星不稳定或 DNA 错配修复（若既往未行检测）外，还可评估 HRD 状态；若无 BRCA1/2 突变，HRD 状态可提供 PARP 抑制剂获益程度的信息。

（2）ATR 基因 p.H602P 第 8 外显子错义突变：具体突变意义未知，可能参与肿瘤发生发展。

5.治疗方案调整及疗效评价

根据 HRD 检测结果，2021 年 10 月 21 日起考虑更换含铂方案 TP 化疗联合抗血管生成方案治疗 6 个周期，具体为：贝伐珠单抗 500mg d1+ 白蛋白结合紫杉醇 200mg d1 d8+ 顺铂 100mg d1, q3w。1 周期治疗后右乳病灶较前质地变软、变小，因鼻出血第 4~6 周期停用贝伐珠单抗。2 周期、4 周期、6 周期后疗效评价 PR。2022 年 3 月 8 日行"右侧乳腺癌改良根治术"，术后病理：右乳非特殊型浸润性癌 Ⅱ 级（MP 分级 2），同侧腋窝淋巴结 20 个及另送腋窝淋巴结 3 个未见癌转移，未见治疗后反应（Sataloff2），乳头、基底、四周切缘未癌组织；免疫组化：ER（-），PR（-），HER2（0），P53（+80%），AR（-），Ki67（+60%）。术后行辅助放疗（DT50Gy/25 次），后口服卡培他滨辅助强化治疗至今。目前规律复查，未见肿瘤明显进展。

6.本案例述评

该患者为三阴性早期乳腺癌，术前开始给予 TEC 新辅助治疗，后根据 HRD 基因检测结果更改为"顺铂 + 贝伐珠单抗 + 白蛋白结合紫杉醇"方案 6 个周期，术后病理提示新辅助治疗疗效欠佳，考虑该患者对上述多种化疗药物耐药，术后给予卡培他滨辅助治疗，目前规律复查，未见肿瘤明显进展。患者 HRD 检测阳性，若后期病情进展，可考虑使用 PAPR 抑制剂改善生存。GeparOLA 试验是一项多中心，前瞻性，随机，开放标签，非对照的 Ⅱ 期临床试验，试验将 102 名 HER2- 且 HRD+（定义为高 HRD 评分或胚/体系 BRCA1/2 突变）乳腺癌患者随机进行分组，术前新辅助治疗为紫杉醇 + 奥拉帕利（PwO 组，n=65）或紫杉醇 + 卡铂（PwCb 组，n=37）治疗 12 个周期，每个周期后均序贯表阿霉素/环磷酰胺治疗。结果显示：接受紫杉醇 + 奥拉帕利的患者，pCR 率为 55.1%，尽管它没有达到预先计划的统计学意义（55.1% vs 48.6%），却是有意义的结果；此外，在 <40 岁的人群中，PwO 组 pCR 率为 76.2%，显著高于化疗组的 45.5%。在 HR 阳性肿瘤患者中，PwO 组 pCR 率为 52.6% 而化疗组仅为 20.0%。此结果提示激素受体呈阳性（HR+）或 40 岁以下的女性患者，如果接受紫杉醇 + 奥拉帕利治疗，效果似乎更好，而在其他亚组的患者中（HR-/≥40 岁），紫杉醇 + 奥拉帕利治疗效果与紫杉醇 + 卡铂治疗效果相差无几。GeparOLA 后续 Ⅲ 期研究是非常值得期待的。从现阶段的几个 HRD 阳性乳腺癌的临床试验结果可知，通过 HRD 评估，有望进一步阐明 HRD 在乳腺癌患者治疗决策中的作用。BRCA 突变乳腺癌患者能在铂和 PARP 抑制剂治疗中获益已经得到验证；然而，已发表的试验并不能证明 HRD 是否可以作为乳腺癌患者治疗决策的标志物。进一步的大型临床研究是必要的，以证明前期结果是有希望的。HRD 可能会成为确定乳腺癌是否会受益于铂或 PARP 抑制疗法的新标志物。

（杨 谨）

十二、细胞程序性死亡配体 1 阳性合并同源重组修复缺陷三阴性乳腺癌患者帕博利珠单抗联合奥拉帕利治疗

1. 一般情况介绍

患者,女,确诊年龄 39 岁。

2. 病史

(1)现病史:2019 年 9 月无意间查体发现左乳一肿块,约"花生"大小,无红肿、乳头溢液等特殊不适。就诊于西安某医院,行乳腺 B 超提示:左侧乳腺 12 点距乳头 1.5cm 处低回声肿物,17mm×15mm,边界清,形态不规则,边缘呈角;左侧腋前探及低回声结节,形态饱满,未见髓质回声;左乳低回声肿物 BI-RADS 5 类,左腋下淋巴结考虑转移。左侧腋窝淋巴结穿刺病理示"左乳 12 点病灶"浸润性癌,"左腋窝"淋巴结癌转移。免疫组化回报示:ER(-),PR(-),HER-2(0),Ki67(60%)。2019 年 9 月 23 日以"左乳癌"之诊断收入西安某医院。

(2)家族史:无家族遗传性疾病史。

(3)入院查体:双侧乳房对称,乳头无内陷,挤压乳晕周围无溢液,局部皮肤无红、肿,未见"橘皮征""酒窝征",左侧乳房上方约 12 点钟距乳头约 2cm 可触及大小约 2.0×2.0cm 肿块,质硬,活动度欠佳,触痛阴性,与周围组织分界欠清晰;右乳未见明显异常。左侧腋窝可触及肿大淋巴结一枚,右侧腋窝、双侧锁骨上未及肿大淋巴结。

(4)影像学检查

1)乳腺 B 超:左乳 12 点钟方向距乳头约 1.5cm 处探及一低回声结节,大小约 17mm×15mm,边界清,形态不规则,边缘呈角,纵横比大于 1,CDFI 示内未见明显血流信号,余腺体回声均匀。左侧腋前探及一低回声结节,大小约 6.8mm×5.9mm,边界清,形态饱满,未见髓质回声,皮质回声均匀。左乳低回声肿物 BI-RADS 5 类,左侧腋窝淋巴结肿大,考虑转移。

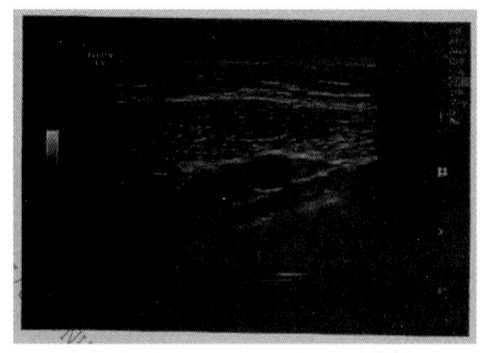
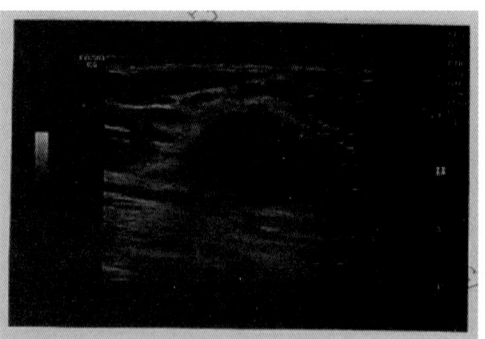

图 6-25 乳腺 B 超图像

2)乳腺增强 MRI:BI-RADS Ⅵ类,左乳晕深部结节,增强呈明显强化,增强曲线呈

现升平台型,弥散受限,可符合乳腺癌表现。

3.病理诊断

(1) 2019 年 9 月门诊穿刺活检病理结果:"左乳 12 点穿刺"浸润性癌,"左腋窝穿刺"少许淋巴组织内有癌浸润及骨骼肌组织。

免疫组化:ER(-),PR(-),AR(-),HER-2(0),CK5/6 部分(+),P53(+20%),Ki67(+60%)。

(2) 2019 年 12 月 3 日于上海某医院行左乳癌改良根治+胸部扩张器植入术,术后病理:肿块大小 3.5cm×2.7cm×2.2cm,浸润性导管癌Ⅱ级,脉管侵犯阳性,乳头及切缘未见癌组织,腋窝淋巴结 1/19 癌转移。我院病理会诊:"左侧"乳腺新辅助化疗后切除组织,片示瘤床部位为非特殊型浸润性癌Ⅲ级伴灶状坏死,间质少量炎细胞浸润及纤维组织增生(Miller-Payne2 级)。

免疫组化:ER(-),PR(-),AR(-),HER-2(0),Ki67(+60%),E-cad(+),P120(膜+),CK5/6(+),CK14+,P63(少+),GCDFP15(-),GATA3(+),CD8(+15%),FOXC1(+80%)。BRCA 检测未见突变。

(3) 2021 年 1 月肝穿刺活检病理回报:"肝结节穿刺活检"肝组织低分化腺癌浸润,片内结构结合临床病史提示乳腺转移。

免疫组化:ER(-),PR(-),HER-2(0),GATA3(+),Mammaglobin(-),E-cad(+),Hep-1(-),PD-L1(+3%,罗氏 SP263),CD8(淋巴细胞+),Ki67(+70%)。

4.分子检测诊断结果及解读

患者首次发现肝转移时,对肝穿刺活检组织及血液进行了同源重组缺陷(HRD)检测(图 6-26、表 6-24)。

基因检测结果分析:

本次检测发现患者的 HRD score 为 88,BRCA 基因未发生突变,判定为同源重组修复功能缺陷(HRD),提示可能对奥拉帕利等 PARP 抑制剂敏感。FDA 已批准奥拉帕利用于 BRCA 突变的晚期乳腺癌的治疗。由于 BRCA 突变可能导致 HRD,且 FDA 已批准奥拉帕利用于 HRD 阳性的卵巢癌的治疗,因此 HRD 阳性乳腺癌患者可能对奥拉帕利敏感,推荐酌情尝试。

该 TP53 突变是发生于 TP53 基因 5 号外显子的移码突变,导致阅读框发生改变,预测导致蛋白功能失活。尽管肿瘤中 TP53 基因突变高发,但是目前尚无靶向治疗方法获得批准。临床前研究报道 p53 功能缺失的情况下,抑制检查点激酶 1(Chk1)和 Wee1 等 DNA 损伤检查点可以增强 DNA 损伤药物活性。同时研究报道 TP53 突变可能导致放疗敏感性降低。奥拉帕利对携带 TP53 突变卵巢癌患者产生生存获益(OS:39.5 月 vs 24.0 月)。

患者检测为微卫星稳定型(MSS),肿瘤突变负荷可能偏低,免疫治疗有利基因未见变异,免疫治疗不利基因未见变异,不优先推荐免疫治疗。后线积极治疗可根据患者身体情况,酌情考虑阿替利珠单抗联合白蛋白紫杉醇治疗。Ⅲ期临床研究 IMpassion130 结果显示,该方案能够延长晚期三阴性乳腺癌 PFS(7.2 个月和 5.5 个月)和 OS(21.3 个月和 17.6 个月)。

HRD检测结果：阳性
基因组不稳定性评分：阳性（88）
BRCA突变状态：阴性

基因组不稳定评分详情

本检测综合LOH（染色体杂合性缺失）、LST（大片段转换）、TAI（端粒等位基因失衡）三个指标进行基因组不稳定性评分，分值≥50和/或BRCA1/BRCA2阳性者为同源重组修复缺陷(HRD)阳性，分值<50且BRCA1/BRCA2阴性者为同源重组缺陷（HRD）阴性。

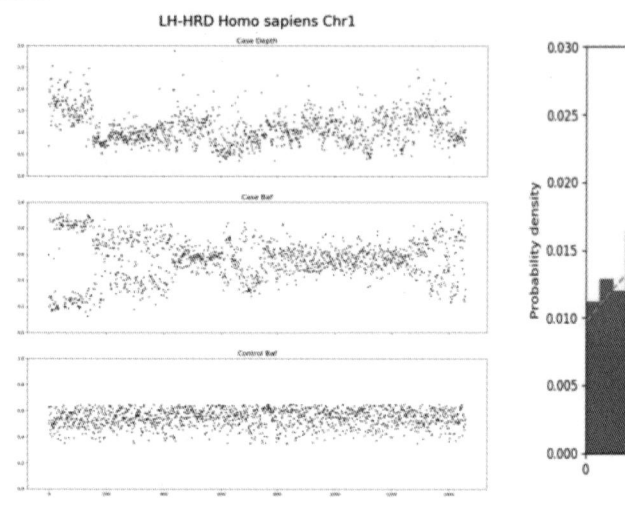
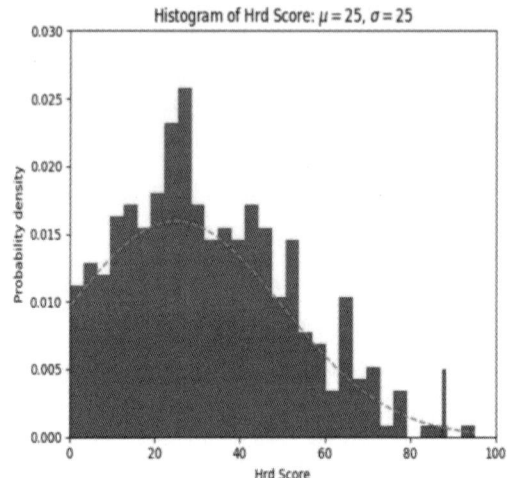

图 6-26 HRD 检测结果

表 6-24 肿瘤相关基因突变

检测项目	检测结果	丰度
TP53	exon5 c.495delG p.Q165fs 29.50%	29.50%

5.治疗方案调整及疗效评价

（1）新辅助治疗方案：多西他赛＋环磷酰胺＋表柔比星（TEC）化疗3周期，肿瘤退缩不明显，Miller-Payne2级。

（2）辅助治疗方案：白蛋白结合型紫杉醇＋卡培他滨（TX）化疗6周期，后口服卡培他滨强化治疗1年。治疗期间复查为无瘤状态，DFS 12个月。

(3)2021年1月发现肝转移,晚期治疗方案:一线:帕博利珠单抗+吉西他滨+顺铂,最佳疗效cCR,PFS1:5个月。二线:帕博利珠单抗+安罗替尼,最佳疗效:cCR(图6-27、图6-28),PFS2:6个月。三线:帕博利珠单抗+奥拉帕利,最佳疗效:PR,PFS3:7个月。四线:贝伐珠单抗+吉西他滨+顺铂,最佳疗效:PD,PFS4:2个月。五线:贝伐珠单抗+艾立布林,PFS5:1个月。

(4)结局:因肝功能衰竭去世。总OS:35个月。

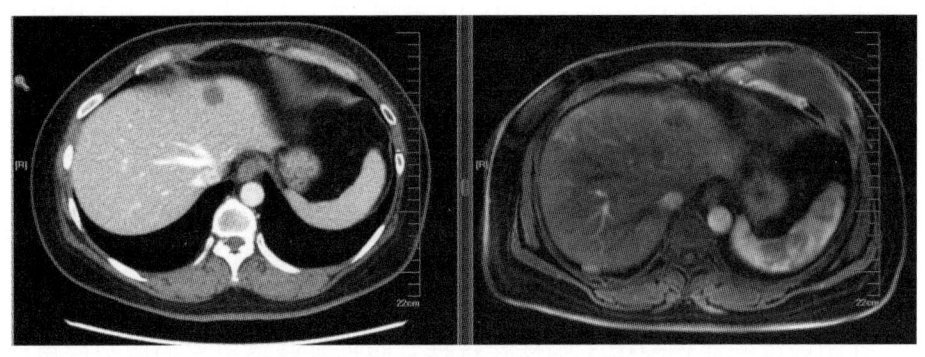

图6-27 二线治疗2周期疗效评估:PR
(左:帕博利珠单抗+奥拉帕利治疗2周期后;右:基线)

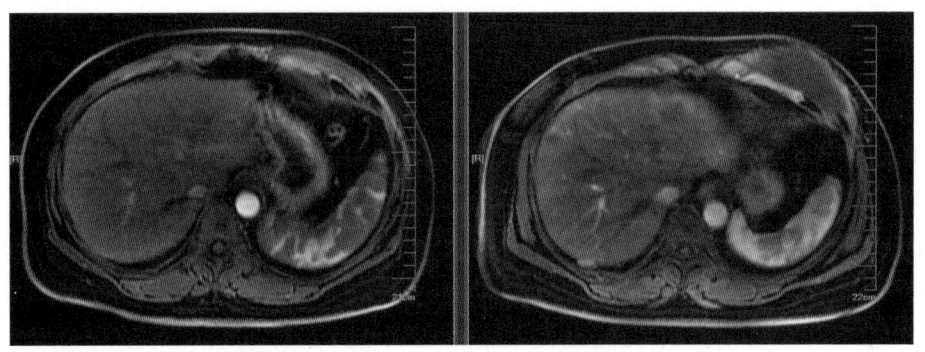

图6-28 二线治疗7周期疗效评估:cCR
(左:帕博利珠单抗+奥拉帕利治疗7周期后;右:基线)

6. 本案例评述

TNBC是一种高度异质性的肿瘤,具有癌基因的构成性活化和高水平的DNA损伤,正是由于上述特点,TNBC与正常细胞相比高度依赖DNA损伤修复通路。该通路负责DNA损伤的修复和基因组稳定性的维护,它由一个精细调控的通路网络组成,其中有作用于修复DNA损伤的通路以及作用于调控特定细胞周期检查点,在关键节点上阻止细胞周期进程。在TNBC中研究最多的DNA损伤修复通路其中就包括了同源重组修复通路以及细胞分裂和细胞周期相关通路。BRCA1和BRCA2是抑癌基因,它们能够在DNA双链断裂时通过参与高度精确、同源导向的DNA修复,在维持基因组稳定性方面发挥重要作用。在胚系 BRCA1 或 BRCA2 突变的细胞中,该修复功能是有缺陷的。PARP 抑制剂的使用正在从携带种系或体细胞 BRCA1/2 突变的卵巢癌或乳腺癌患者扩展到同源重组缺陷(HRD)肿瘤和其他类型的癌症患者。

目前已有多种 PARPi 被 FDA 批准用于治疗 BRCA 突变的 TNBC 以及高级别浆液性卵巢癌,且已被拓展用于同源重组缺陷(HRD)肿瘤。有研究表明存在 BRCA1/2 基因突变或 HRD 评分较高的 TNBC 使用铂类及 PARPi 可以显著延长生存期。此外,还有一些临床研究已经证实对于携带有 BRCA 基因突变或 HRD 的肿瘤患者是能够从 PARPi 治疗中获益的。本例患者在发现肝转移后进行了 PD-L1 检测,在检测阳性的基础上应用了 PD-L1 抑制剂进行免疫治疗,并在再次进展后进行基因检测,根据检测结果尝试性应用了 PARPi 进行治疗,虽然疾病并未得到长期控制,但在这类晚期难治性 TNBC 患者的后线治疗中,我们可以选择针对性靶向治疗药物尝试性控制肿瘤进展。

(杨　谨)

十三、细胞程序性死亡配体 1 阳性转移性三阴性乳腺癌患者帕博利珠单抗免疫治疗后完全缓解

1. 一般情况介绍

患者,马××,女,57 岁。

2. 病史

(1)现病史:患者于 2018 年 12 月因"左乳疼痛"就诊,乳腺超声检查提示"左乳结节,BI-RADS 5 级,左腋下多发淋巴结考虑转移",行左乳肿物穿刺活检,穿刺病理:左乳浸润性癌。免疫组化:ER(-),PR(-),HER2(2+),Ki-67(30%),FISH 阴性。左腋窝肿大淋巴结穿刺见转移性腺癌,(左腋窝肿大淋巴结)免疫组化:ER(-),PR(-),HER2(1+),Ki-67(约 30%),GATA-3(-)。患者行 6 周期 TP 方案新辅助化疗,疗效评价:PR。2019 年 5 月 30 日行"左乳癌改良根治术",术后病理:符合化疗后 V 级反应,淋巴结见转移癌:1/21。后完成左胸壁及左锁骨上下区放疗,左胸壁 6MeV-β 线:50Gy/25f,左锁骨上下区 6MV-X 线:60Gy/30f。2020 年 6 月 28 日复查 PET-CT 提示左前纵隔淋巴结代谢异常。DFS 13 个月。患者为进一步诊疗入院。

(2)家族史:家族无肿瘤病史。

(3)入院查体:左乳缺如,左侧胸壁可见一长约 10cm 手术切口瘢痕,愈合良好,右乳未触及肿物,双侧腋窝及双侧锁骨区未扪及肿大淋巴结。余无特殊。

(4)影像学检查:胸部 CT 提示前纵隔见大小约 3.2cm×2.0cm 肿大淋巴结(图 6-29)。余未见明显异常。

3. 病理诊断

2020 年 7 月行纵隔占位穿刺活检,病理:穿刺纤维及淋巴组织内见低分化腺癌浸润,结合病史及 IHC 考虑乳腺来源。

免疫组化：ER（-），PR（-），HER2（1+），Ki-67（约60%），GATA-3（+）、GCDFP15（-）。

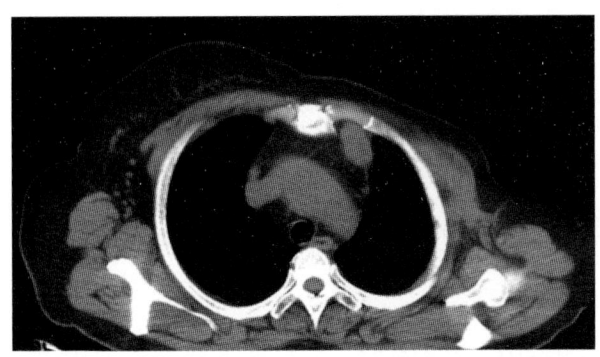

图 6-29 胸部 CT 图像

4. 分子检测诊断结果及解读

2020年10月患者纵隔肿大淋巴结病理切片行免疫组化检测结果示：PD-L1 TPS：6%~10%，CPS：30，TMB 5.38Muts/Mb，MSI：MSS。HRD 综合状态：未发生同源重组缺陷，HRD评分6.37分。

基因检测结果分析：PD-L1 结果判定：阳性。

5. 治疗方案调整及疗效评价

（1）一线化疗方案：2020年7月29日起给予 NX 方案解救治疗4周期，疗效：PR。患者化疗期间反复出现肝功异常。

（2）调整方案：停用长春瑞滨，改为卡培他滨联合抗 PD-1 帕博利珠单抗治疗。卡培他滨联合抗 PD-1 单抗治疗满1年后，门诊复查 PET-CT 未见异常高代谢的恶性肿瘤征象，临床评效：CR。2021年12月起停止卡培他滨治疗，予以帕博利珠单抗维持治疗至今。

（3）疗效评价：目前规律复查，至2022年6月复查未见肿瘤进展，维持 CR 状态。

6. 本案例述评

以抗 PD-1/PD-L1 抑制剂为代表的免疫治疗已成功应用于多种恶性肿瘤的治疗，包括肺癌、黑色素瘤等，显著改善了肿瘤患者的预后和生活质量，是恶性肿瘤治疗史上的里程碑。乳腺癌领域的免疫治疗主要聚焦于三阴性乳腺癌，三阴性乳腺癌是乳腺癌领域的治疗难题，但同时因该亚型的 PD-L1 表达水平、肿瘤突变负荷及肿瘤浸润淋巴细胞水平更高等特点，使其相较于其他亚型从抗 PD-1 治疗中获益的可能性更大。目前抗 PD-1 免疫治疗获批的乳腺癌适应症为 PD-L1 阳性三阴性晚期乳腺癌的一线解救治疗和具有高危因素三阴性乳腺癌的新辅助治疗，亦有临床研究探索其对于二线及后线解救治疗的价值。

本案例中该患者一线 NX 方案解救化疗，疗效达 PR，但患者反复出现肝功能指标异常，难以耐受该方案治疗。根据 PD-L1 免疫组化结果提示：患者 PD-L1 阳性，可能对免疫治疗有效。将联合化疗方案改为单药化疗联合免疫治疗，疗效评价达 CR，且目前长期行 PD-1 抑制剂单药帕博利珠单抗维持治疗，未见复发进展。因此，对三阴乳癌患者可能适合免疫治疗的患者推荐检测 PD-L1 等指标，可能为患者的治疗带来更多机会。

（王　涛　王小波　吴子声）

十四、细胞程序性死亡配体 1 阳性乳腺癌合并宫颈癌患者帕博利珠单抗联合白蛋白紫杉醇治疗

1. 一般情况介绍

患者，女，48 岁。

2. 病史

（1）现病史：患者于 2013 年 2 月行"左乳肿物穿刺 + 前哨淋巴结活检术"，术后病理示：浸润性导管癌，Ⅲ级，前哨淋巴结转移（1/3），免疫组化：ER（+，20%），PR（+，10%），HER2（2+），FISH 阴性，Ki-67（50%）。2013 年 3 月—2013 年 5 月行 AC 方案新辅助化疗 4 周期，疗效评价 PR。2013 年 5 月 31 日行"左乳癌改良根治术"，术后病理：浸润性导管癌，大小约 3cm×2.5cm，符合化疗后改变，淋巴结转移（1/41）。2013 年 6 月—2013 年 9 月行紫杉醇辅助化疗 4 周期。患者术后口服他莫昔芬辅助内分泌治疗，因肺部新发结节（DFS 62 个月），2018 年 7 月—2019 年 7 月行依西美坦联合亮丙瑞林解救内分泌治疗。同时，2018.7 宫颈活检示：中分化鳞癌，外院诊断宫颈鳞癌 ⅡB 期，行放疗 25 次：盆腔转移淋巴结 60Gy/25f，T12 外阴淋巴结引流区 45Gy/25f。2019 年 7 月肺部结节较前增大，遂行长春瑞滨解救化疗 3 周期，肺部病灶较前进展。盆腔 MRI 示：盆腔淋巴结转移治疗后，左侧髂血管区可疑淋巴结；左侧外阴部异常信号。结合妇科会诊 MDT 后于 2019 年 9 月—2020 年 1 月行 6 周期 TP 解救化疗覆盖乳腺癌和宫颈癌的化疗选择，但因疫情原因停药，TTF 4 月。2020 年 5 月—2020 年 7 月给予口服来曲唑 2.5mg/日，并给予亮丙瑞林 3.75mg 皮下注射、CDK4/6 抑制剂（哌柏西利胶囊，爱博新）125mg/日口服，d1-21 服用，停 7 天，2020 年 7 月复查肺部病灶进展，为进一步治疗入院。

（2）家族史：无家族遗传性疾病史。

（3）入院查体：左乳缺如，左侧胸壁可见一长约 15cm 手术切口瘢痕，愈合良好，右乳未触及肿物，双侧腋窝及双侧锁骨上未触及肿大淋巴结。

（4）影像学检查

1）胸部 CT 示两肺、双侧胸膜及多发淋巴结转移（图 6-30）。

3. 病理诊断

（1）2013 年 2 月 20 日行"左乳穿刺术 + 前哨淋巴结活检"，病理示：浸润性导管癌，Ⅲ级，前哨淋巴结转移（1/3），免疫组化示：ER（+，20%），PR（+，10%），HER2（2+），FISH 阴性，Ki-67（50%）。

（2）2013 年 5 月 31 日行"左乳癌改良根治术"，术后病理示：浸润性导管癌，大小约 3×2.5cm，符合化疗后改变，淋巴结转移（1/41）。

（3）2018 年 7 月宫颈活检示：中分化鳞癌。

(4) 2020 年 7 月于 CT 引导下右肺下叶占位穿刺活检病理示：右肺内占位穿刺病理为中 - 低分化鳞状细胞癌，CK5/6（+），P40（+），P16（+），P63（+），GATA-3（-），考虑宫颈癌来源。

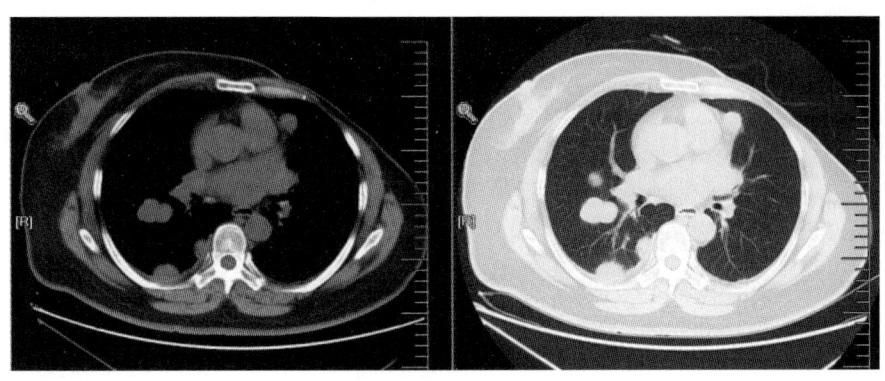

图 6-30　肺 CT 图像

4. 分子检测诊断结果及解读

见表 6-25。

表 6-25　分子检测诊断结果

检测项目	检测结果
肿瘤突变负荷（TMB）	肿瘤突变负荷 - 低（TMB-L，0.96Muts/Mb，1%）
微卫星不稳定性（MSI）	不符合 MSI 评估条件（MSI-U）

宫颈癌穿刺组织基因检测结果：TMB 低，0.96 突变 /Mb，位于总体检测样本的前 1%，PD-L1 免疫组化，TPS 约 5%，CPS 约 10。可考虑抗 PD-1 抗体治疗。

5. 治疗方案调整及疗效评价

（1）前期治疗方案：内分泌联合 CDK4/6 抑制剂治疗。

（2）调整方案：2020 年 8 月起白蛋白紫杉醇联合 PD-1 抗体帕博利珠单抗治疗，2 周期门诊复查 CT：两肺、双侧胸膜及多发淋巴结转移，两肺转移瘤较 2020 年 8 月 12 日片缩小；转移淋巴结部分较前略缩小。5 周期后，诉手脚麻木进行性加重，影响患者日常行走，Ⅲ度神经毒性，请示上级医师后建议暂停化疗药物。2020 年 11 月 6 日给予第 6 周期抗 PD-1 抗体帕博利珠单抗单药治疗。

（3）疗效评价：2021 年 10 月 10 日复查提示：患者左乳癌术后，宫颈鳞癌、多发转移，肺、纵隔、肺门、左颈部淋巴结较前进展，宫颈有新发病灶，肝内多发异常信号，转移？左肋骨转移，病情进展。PFS 14 个月。

6. 本案例述评

该患者既往曾行 TP 方案治疗获益，因疫情原因停药，宫颈癌穿刺组织基因检测结果：

TMB 1%，PD-L1 免疫组化，TPS 约 1%，CPS 约 3~5，支持抗 PD-1 抗体治疗。予白蛋白紫杉醇联合抗 PD-1 抗体治疗，乳腺癌及宫颈癌的治疗均可覆盖，获益时间 14 个月。该患者为乳腺癌、宫颈癌双原发患者，在首次出现远处转移时，应尽量取得转移灶病理，明确转移灶来源，才能制定合适的治疗方案。因疫情不便治疗情况下，可能优先考虑肺部转移灶为乳腺癌转移可能性大，因为选择了 CDK4/6 抑制剂联合内分泌治疗的方案，但很快出现进展，待肺穿刺后明确为宫颈癌转移。从而提示，对于乳腺癌合并其他肿瘤的双原发癌或多原发癌，对于原发灶和转移灶的病理活检及分子分型至关重要。2020 年 7 月肺穿刺提示肺部转移灶为宫颈来源，根据 PD-L1 阳性，制定了白蛋白紫杉醇 +PD-1 单抗的治疗方案，PD-1 抑制剂帕博利珠单抗联合化疗在宫颈癌和乳腺癌均有适应症。KEYNOTE-826 是一项大型随机对照国际多中心Ⅲ期试验，研究结果为帕博利珠单抗联合化疗用于持续、复发或转移性宫颈癌一线治疗延长 OS 提供了高水平的证据。研究组帕博利珠单抗的 OS 相比对照组提高 33%，中位 OS 分别为 24.4 个月 vs 16.5 个月。帕博利珠单抗的中位无进展生存期为 10.4 个月，而安慰剂组为 8.2 个月。帕博利珠单抗和安慰剂组的总缓解率分别为 68% 和 50%，每组的中位缓解持续时间为 18.0 个月和 10.4 个月。美国食品和药物管理局（FDA）批准帕博利珠单抗（Pembrolizumab，Keytruda）加化疗联合或不联合贝伐珠单抗（bevacizumab，Avastin），用于治疗具有 PD-L1 表达（通过 FDA 批准的测试确定）的顽固性、复发性或转移性宫颈癌患者。针对宫颈癌，由于 K 药 26.83% 的客观缓解率并不高，而联合疗法以及双抗目前是宫颈癌免疫治疗的热点。KEYNOTE-355 是一项随机、双盲、Ⅲ期临床试验，在 CPS 大于等于 10 亚组中，K 药 + 化疗组的中位 OS 为 23.0 个月，安慰剂 + 化疗组为 16.1 个月。基于 KEYNOTE-355 研究 FDA 加速批准了 PD-1 抑制剂 Keytruda 与化疗联用，用于肿瘤表达 PD-L1（CPS ≥ 10）的不可切除局部复发性或转移性三阴性乳腺癌（TNBC）患者。该病例提示通过转移灶病理的确定以及标志物 PD-L1 检测等，助力乳腺癌和宫颈癌双原发肿瘤的免疫治疗，让患者得到较好的临床获益。

（王　涛　王小波　吴子声）

十五、细胞程序性死亡配体 1 阳性乳腺癌合并甲状腺癌患者卡瑞利珠单抗联合化疗治疗

1. 一般情况介绍

患者，女，确诊年龄 36 岁。

2. 病史

（1）现病史：2020 年 5 月无意间触及左侧乳房、左侧腋下及颈部多发包块，就诊于西京某医院，行"超声引导下左乳及左腋窝淋巴结穿刺活检"，病理结果示：（左侧乳腺穿刺活检组织）乳腺浸润性导管癌，Ⅲ级（组织学评分 8 分），免疫组化：ER（-），PR（-），HER2（-），Ki-67（80%）；左侧腋窝穿刺组织查见转移癌。后于 2020 年 5 月 15 日就诊于西安某医院，行超声提示：左侧 5~6 点钟方向、距乳头约 44mm 处可探及一低弱回声区，大小约 16mm×12mm×14mm 实性包块，BI-RADS 4 类。左侧乳腺外上象限至左侧腋窝皮下可探及几处低弱回声，考虑异常肿大淋巴结。2020 年 5 月 26 日以"左乳癌"为初步诊断收住入西安某医院。

（2）家族史：无家族遗传性疾病史。

（3）入院查体：左侧乳腺 5~6 点钟方向距乳头约 4cm 可触及大小约 1.5cm×1.0cm 的包块，质硬，活动度差，触痛阴性，与周围组织分解欠清晰；左侧腋窝可触及肿大淋巴结，右乳未见明显异常。双侧乳房对称，乳头无内陷，挤压乳晕周围无溢液，局部皮肤无红、肿，未见"橘皮征""酒窝征"。甲状腺左叶可触及一肿物，直径约 1cm，质硬，右叶无异常。

（4）影像学检查

1）2020 年 5 月 26 日乳腺、颈部 B 超：双侧乳腺腺体不厚，导管未见迂曲扩张，左乳 5 点钟方向距乳头 26mm 处探及一低回声结节，大小约 15mm×12mm，边界尚清，形态不规则，纵横比大于 1，左乳还可探及多个无回声，较大位于 3 点方向，大小约 7mm×4mm，边界清，形态规，余腺体回声均匀。左侧腋窝可探及数个低回声结节，较大约 42mm×20mm，边界清，形态饱满，皮髓质消失，似多个融合而成。右侧腋窝可探及数个低回声结节，较大约 13mm×4mm，边界清，形态规，皮髓质分界清，淋巴门可见。

左侧颈部Ⅱ、Ⅲ、Ⅳ区及锁骨上窝可探及数个低回声结节，较大位于锁骨上窝，大小约 18mm×12mm，边界欠清，形态饱满，皮髓质分界消失。右侧可探及数个低回声结节，较大 14mm×5mm，边界清，椭圆形，皮髓质分界清，淋巴门可见。

左乳低回声结节 BI-RADS 6 类，左乳无回声区 BI-RADS 2 类囊肿，左侧腋窝、颈部Ⅱ、Ⅲ、Ⅳ区及锁骨上窝淋巴结肿大，考虑转移 Ca（图 6-31）。

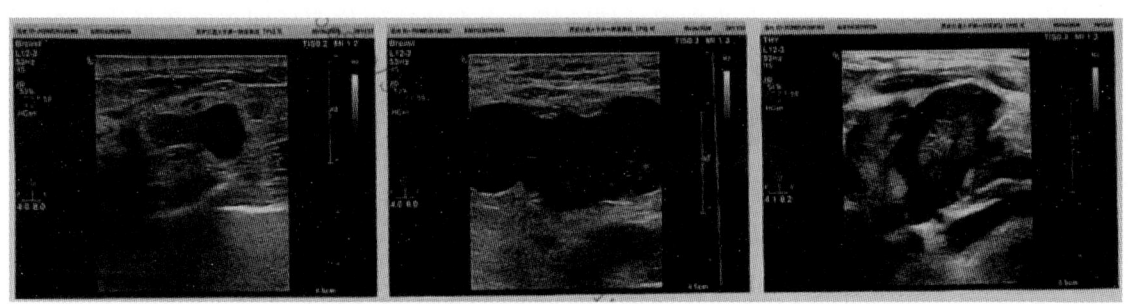

图 6-31　左乳彩超图像

2020 年 7 月 16 日甲状腺超声：甲状腺左叶可探及一低回声结节，大小约 9×8×10mm，边界不清，形态不规，内可见强回声光点。TI-RADS 5 类，考虑 Ca。

2）2020 年 5 月 27 日乳腺增强 MRI：BI-RADS 分类：Ⅵ类。左乳外下象限不规则结节，增强扫描中等强化，动态曲线呈速升平台型，ADC 值 0.735，符合乳腺癌表现；左侧腋窝淋巴结多发转移；左乳弥漫性水肿。左乳内下象限强化结节，动态曲线呈速升平台型，ADC 值约 1.24。

3）2020 年 12 月 29 日 PET/CT：①甲状腺 Ca，左乳腺 Ca 术后：左侧咽旁间隙、颈动脉鞘旁、颌下、颈深下、双侧锁骨上窝、腋窝、内乳区、胸肌间隙、左侧三角肌肌间隙、左侧胸膜下、右侧心膈角淋巴结转移。②直肠末端葡萄糖代谢增高，肛门右侧壁软组织增厚，葡萄糖代谢轻度增高，考虑系炎性改变。

3. 病理诊断

(1) 2020 年 5 月穿刺病理

1) 左侧乳腺穿刺活检组织：乳腺浸润性导管癌，Ⅲ级（组织学评分 8 分）。腋窝穿刺组织查见转移癌。免疫组化：乳腺：ER(-), PR(-), HER-2(-), Ki67（热点区域约 80%+), P63(-)。腋窝：LCA(-), CK(+)、EMA(+)、P53（弱+)。

2) "左颈部活检"：纤维组织有低分化腺癌浸润转移，考虑乳腺来源。免疫组化：ER(-), PR(-), HER2(0), CK5/6(+), AR(-), P53(+100%), Ki67(+90%), Mammaglobin(-), GATA3(+)。

3) 会诊外院穿刺组织病理及免疫组化示：左乳穿刺组织非特殊型浸润性癌Ⅲ级，ER(-), PR(-), HER2(0), Ki67(+80%)。左侧腋窝穿刺纤维脂肪组织内有癌浸润，ER(+)（弱，3%), PR(-), HER2(0), Ki67(+90%)。

后续治疗：患者行多西他赛+环磷酰胺+表柔比星(TEC) 6 周期治疗，化疗期间患者左乳肿块及左侧腋窝淋巴结逐渐缩小，由最初的左乳结节 15mm×12mm 到术前的 3.9mm×3.2mm；左侧腋窝较大淋巴结由化疗前 42mm×20mm 缩小至术前 6.5mm×4.9mm。于 2020 年 11 月 26 日全麻下进行了左乳癌改良根治术+甲状腺切除+双侧颈部淋巴结清扫术。其中双侧颈部淋巴结包括左侧及右侧Ⅱ，Ⅲ，Ⅳ，Ⅵ区淋巴结清扫。

(2) 2020 年 11 月 26 日手术病理

1) 乳腺切除标本："左"乳改良根治切除标本内有灶状原位癌残留伴间质纤维组织增生淋巴细胞浸润并泡沫细胞聚集，符合化疗后改变（Miller-Payne 5 级）。"同侧腋窝"纤维脂肪组织内浸润性癌结节（8 个）；腋窝淋巴结（4/7 个）有癌转移（Sataloff 评分Ⅲ级）。"左颈部"淋巴结（1/1 个）有低分化癌转移（片内结构结合免疫组化染色符合乳腺癌来源可能）。免疫组化：左颈部：ER(-), PR(-), HER-2(0), CK(±), Mammaglobin(-), GCDFP15(-), GATA3(-), TTF1(-), Tg(-), Ki67(+70%)。左乳：ER(+), PR(灶+), HER-2(1+), Calponin(肌上皮+), CK5/6(+), P63(肌上皮+)。

2) 甲状腺切除标本："左叶及峡部"甲状腺乳头状癌，侵及甲状腺被膜。中央区淋巴结（2/3 个）有甲状腺乳头状癌转移。"右叶"甲状腺组织呈桥本氏甲状腺炎改变，另见小块甲状旁腺组织。"右叶"甲状旁腺淋巴结（1 个）反应性增生。

(3) 2021 年 1 月出现右侧腋窝淋巴结肿大，DFS=1m，活检病理提示：纤维组织及淋巴组织内低分化腺癌浸润，结合免疫组化染色提示乳腺来源。免疫组化：ER(-), PR(-), HER-2(0), GATA3(+), Mammaglobin(-), PAX8(-), Tg-1(-), Ki67(+90%)。

左侧颈部穿刺病理：纤维组织有低分化腺癌浸润转移。

4. 分子检测诊断结果及解读

PD-L1（SP142）（+2%）：PD-1 主要表达于刺激的 T 细胞表面，其配体 PD-L1 在多种正常组织和肿瘤组织中均有表达，两者相互结合，抑制 T 细胞的活化，维持 T 细胞免疫稳态。而在许多肿瘤中，肿瘤细胞高表达 PD-L1 分子，与肿瘤部位浸润 T 淋巴细胞表面的 PD-1 分子结合后，抑制 T 细胞活性，实现肿瘤的免疫逃避。理论上讲，PD-L1 表达水平越高，PD-1/PD-L1 通路的免疫抑制作用越活跃，因此使用免疫检查点抑制剂效果会更好。一些研究表明，PD-L1 的表达与免疫检查点抑制剂的疗效正相关。

BRCA1、2 未检测到有害及疑似有害突变。

MSI：微卫星稳定（MSS）PIK3CA 基因 5 种突变检测均为野生型。

5. 治疗方案调整及疗效评价

（1）TEC6 周期，疗效评价：cCR，于 2020 年 11 月 26 日行"左乳癌改良根治术 + 甲状腺切除术 + 双侧颈部淋巴结清扫术"，术后 Miller-Payne 5 级。未行术后放化疗。术后一直服用优甲乐治疗。

（2）调整治疗方案：卡瑞利珠单抗 + 顺铂 + 吉西他滨，该患者共行 2 周期卡瑞 + 吉西他滨 + 顺铂方案治疗，第 1 周期治疗后出现Ⅳ度骨髓抑制（血小板降低），对症治疗恢复后第 2 周期吉西他滨减量使用，但仍出现Ⅳ度血小板下降，故后续予以调整治疗方案为卡瑞利珠单抗 + 白蛋白结合型紫杉醇 8 周期，后卡瑞利珠单抗维持治疗，期间联合左侧乳腺全乳照射加瘤床推量照射。最佳疗效：PR（图 6-32）。

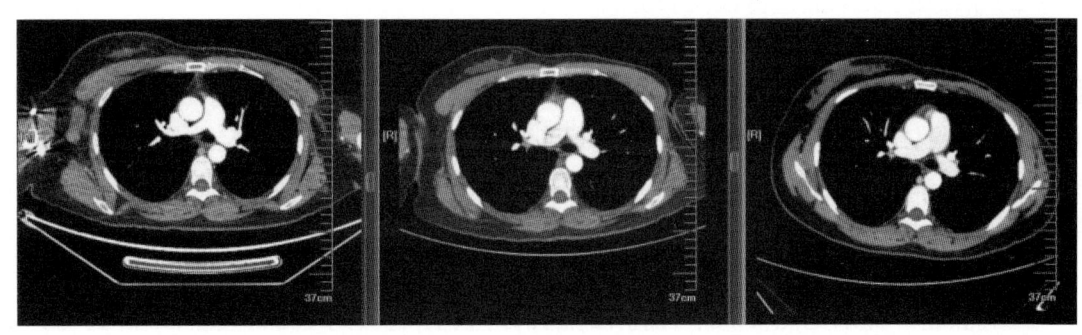

图 6-32　患者使用卡瑞利珠单抗 + 顺铂 + 吉西他滨 4 周期、6 周期后，右侧腋窝淋巴结均消失

6. 本案例述评

乳腺癌免疫治疗是激活人体免疫系统，依靠自身免疫机能杀灭癌细胞和肿瘤组织的一种治疗方式，指针对机体低下或亢进的免疫状态，人为的增强或抑制机体内的免疫功能以达到治疗疾病的目的。近年来，免疫治疗在肿瘤领域异军突起，在 TNBC 的治疗中也取得了显著成果。KEYNOTE-355 研究证明了帕博利珠单抗联合化疗在 mTNBC 治疗中的有效性。基于一项Ⅱ期 ATLEP（NCT02973997）试验数据，仑伐替尼联合帕博利珠单抗治疗转移性甲状腺未分化癌和甲状腺低分化癌，可诱导高反应率，包括长期缓解，且具有可接受的安全性。实验评估该类患者治疗 3 个月后，34.3% 的患者肿瘤大幅度缩小，6% 的患

者出现疾病稳定，5.6%的患者出现疾病进展。此例为三阴性乳腺癌及甲状腺癌双原发患者，我们在诊疗过程中检测患者的PD-L1指标，为解救治疗指导了方向。对于甲状腺癌，通常以外科治疗为主，免疫治疗仍处于研究阶段，对于其他治疗无效，病情仍在进展的甲状腺癌患者可选用免疫治疗。本例乳腺癌合并甲状腺癌患者应用免疫治疗的乳腺转移灶最佳疗效为"部分缓解"，优先考虑病情较重，两者兼顾，可见免疫治疗考虑尝试应用于乳腺癌、甲状腺癌双原发复发转移患者，可能会取得理想的治疗效果。

（杨　谨）

十六、三阴性乳腺癌继发ALK融合原发肺癌患者阿来替尼治疗

1. 一般情况介绍

患者，女，37岁。

2. 病史

（1）现病史：患者2021年4月以"发现右腋窝肿块6月，进行性增大2月"为主诉就诊于工作所在地的东莞某二级医院，超声检查提示右腋窝皮下可见一椭圆形实性低回声肿块，大小约为12mm×7mm×12mm，边界清，包膜完整，考虑"表皮样囊肿"，经手术切除活检后病理诊断为：符合浸润性癌，考虑乳腺癌浸润/转移，免疫组化：ER，PR及HER2均阴性，Ki-67（约40%+）。随后患者为求进一步诊治，就诊于我院。

（2）家族史：无家族遗传性疾病史。

（3）入院查体：双乳对称，发育正常，双侧乳头无溢血溢液，双侧乳头无凹陷，双侧乳房皮肤无橘皮样改变；右侧腋窝近腋前线可见一长约2cm切口瘢痕，愈合可，右乳12点近乳晕处腺体层表面可扪及直径约2cm包块，质韧，活动度欠佳，与周围组织界限不清，无明显压痛；双侧腋窝及锁骨上下未触及明显肿大淋巴结。另在右侧胸壁，右肩胛下角及右腹壁处皮肤可扪及多枚皮下硬结（大者约2cm×1cm）。

（4）影像学检查

1）乳腺超声提示见图6-33：右乳12点钟方向、距乳头约10mm皮下3mm处可见范围约15mm×10mm的低回声，边界不清，形态不规则，周边软组织回声增强，CDFI：周边可见粗大的血流支，BI-RADS 4a类；右乳8~9点钟方向、距乳头约20mm肌肉层内可见范围约7mm×5mm的低回声，边界欠清，CDFI：其内未见明显血流信号，性质待定，建议进一步检查；右侧锁骨上、下区肿大淋巴结，转移性？

2）全身PET提示见图6-34：右侧乳腺12~1点钟方向皮下软组织结节，糖代谢活跃；右颈部Ⅳ区、左锁骨上区及肺门淋巴结肿大，糖代谢活跃；左肺上叶尖后段实性小结节，糖代谢稍活跃；枕骨、右肩胛骨、多个椎骨（颈胸腰段）、左髂骨、右距骨、左股骨外侧髁多发骨质破坏，糖代谢活跃；肝脏、左肾上腺/胰腺尾部多发结节，糖代谢活跃；心包内、腹腔肠系膜间隙、左髂腰肌旁、右侧盆壁、全身多处皮下软组织及肌肉结节，糖代谢活跃。

第六章 乳腺肿瘤分子诊断标志物临床应用

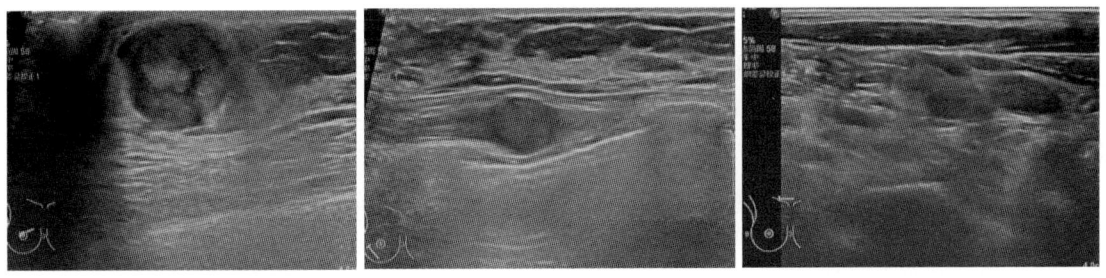

图 6-33 乳腺彩超图像（右乳腺区域两处病灶及右锁骨上转移淋巴结）

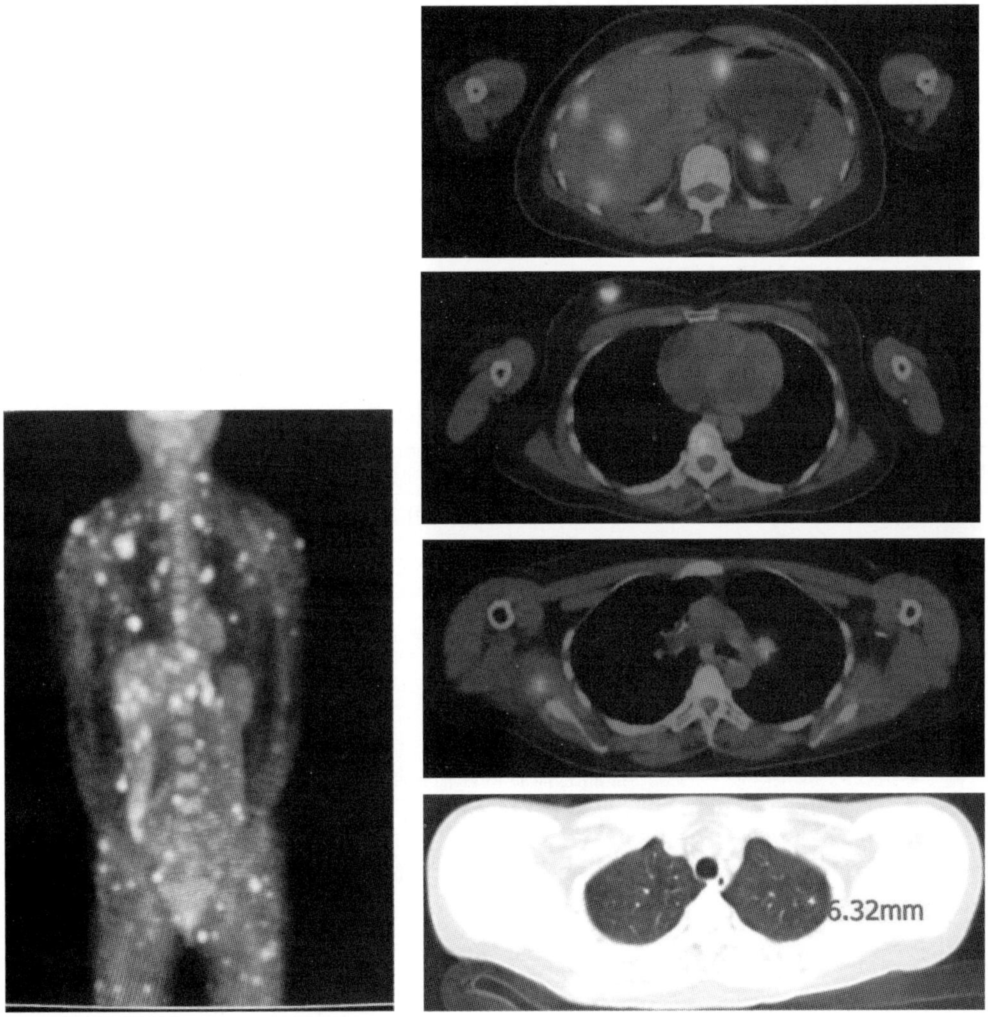

图 6-34 全身 PET 图像
（全身转移灶、肝、肾上腺转移灶、乳腺病灶、左肺门淋巴结转移灶、左肺上叶结节）

3. 病理诊断

（1）2021 年 6 月：（右乳 1 点穿刺包块）结合免疫组化，符合中核级导管内癌伴浸润性癌。

免疫组化：ER（-），PR（-），Her-2（-），Ki-67（10%+），CK（+），E-cad（+），P63（-），P120 膜、浆（+），CK5/6（+），Syn（-），GATA3（+），AR（-），CD8（间质 TILs 比例约 1%），FOXC1（+），TTF-1（-）。

（2）2021 年 8 月：（左腹壁包块）结合病史、形态及免疫组化，符合浸润性癌非特殊类型。

免疫组化：ER（-），PR（-），Her-2（-），Ki67（15%+），CK14（-），E-cad（+），P63（个别+），CK5/6（+），Syn（-），GATA3（-），AR（-），CD8（间质 TILs 比例约 10%），FOXC1（+），TTF-1（-），SOX-10（-）。

（3）2021 年 9 月 6 日：右乳穿刺标本补行 NGS 检测：

ALK 基因融合 EML4：exon20~ALK：exon20；CREBBP 无义突变 p.Q1773*

（4）2021 年 9 月 28 日肺穿刺活检：（左肺）腺癌，结合免疫组化，符合原发性腺癌

免疫组化：ALK（D5F3）（+），ALK-N（-），ALK-P（+），CK7（+），TTF-1（+），GATA3（个别+），Ki-67（8%+），P63（+），CK5/6（-），NapsinA（+）。

PCR：检测到 ALK 基因融合

4.分子检测诊断结果及解读

见表 6-26。

表 6-26 二代测序结果

检测项目	检测结果
ALK	基因融合 EML4：exon20~ALK：exon20，无推荐用药
CREBBP	无义突变，p.Q1773*
其他突变	未检出
胚系致病变异	未检出
肿瘤突变负荷（TMB）	1.06Muts/Mb
微卫星不稳定性（MSI）	未检测到（MSI-H）
样品总体质量评估：合格	

基因检测结果分析：ALK-EML4 基因融合在肺癌中较常见，患者可从抗 ALK 靶向治疗中获益。

5.治疗方案调整及疗效评价

（1）前期治疗

1）白蛋白紫杉醇联合洛铂（TP）方案解救治疗 2 次（2021 年 4 月—2021 年 5 月），疗效：PD。

2）定期使用骨改良药物（唑来膦酸）。

3）艾立布林+安罗替尼方案解救治疗 6 次（2021 年 6 月—2021 年 8 月），疗效：PD。

（2）调整治疗方案：阿来替尼+唑来膦酸（2021 年 10 月—2022 年 7 月）

（3）疗效评价

1）治疗3月后（2022年1月）患者全身转移灶广泛退缩，患者自觉全身皮下结节普遍缩小，部分消失。影像评估：肝多枚转移灶广泛退缩达PR，肾上腺转移灶、左肺原发灶、乳腺原发灶均有退缩（SD），（图6-35），总体疗效评价：PR。

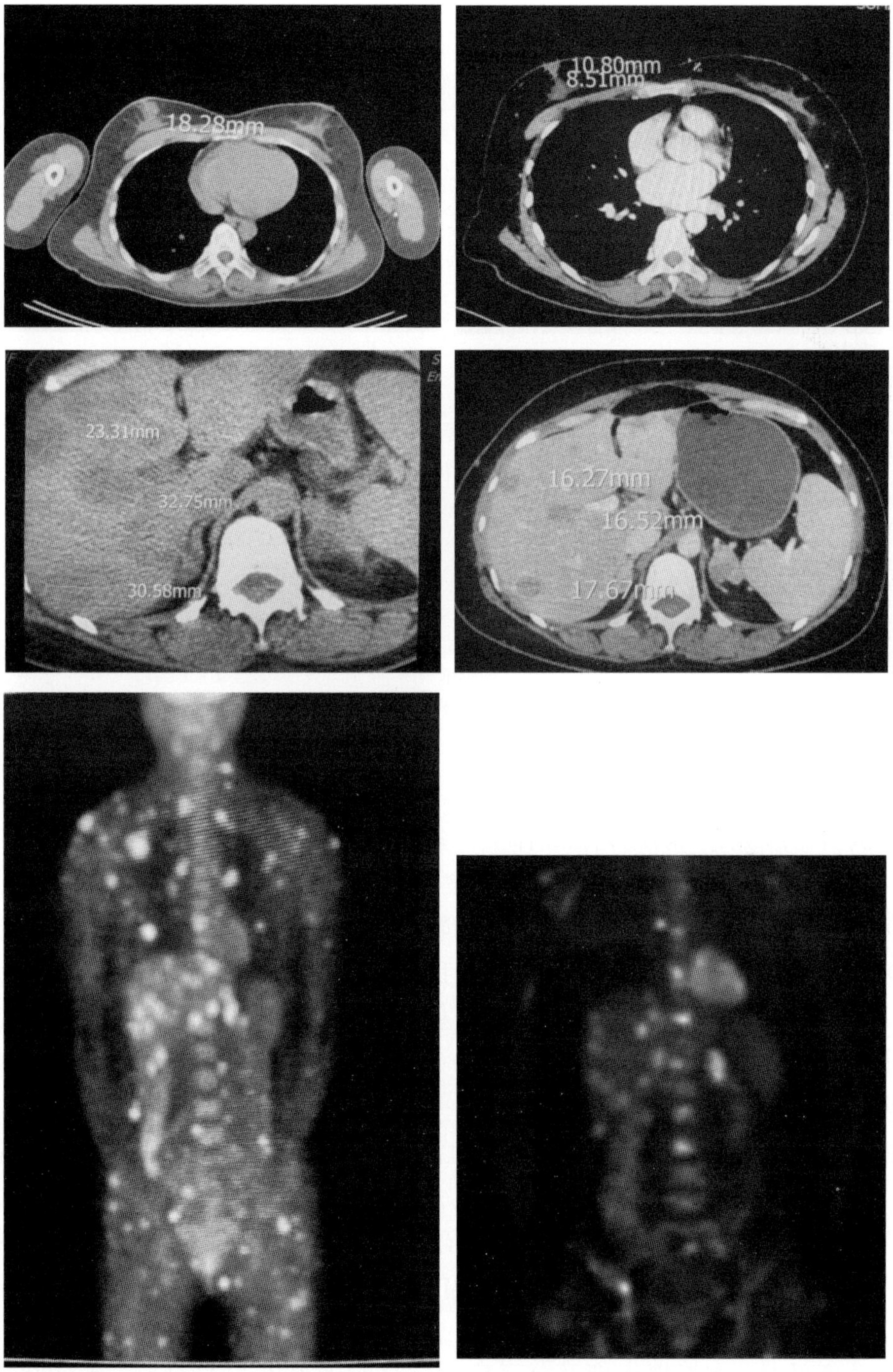

图6-35 治疗3个月前后影像对比

2）治疗 6 个月后影像评估（2022 年 3 月）：全身转移灶大部分进一步缓解，但新增肝、淋巴结可疑转移灶，暂密切观察。

3）治疗 9 个月后评估（2022 年 7 月）：肝、骨、肾上腺转移灶广泛进展，新增脑转移灶（图 6-36），PD；肺部病灶 SD。

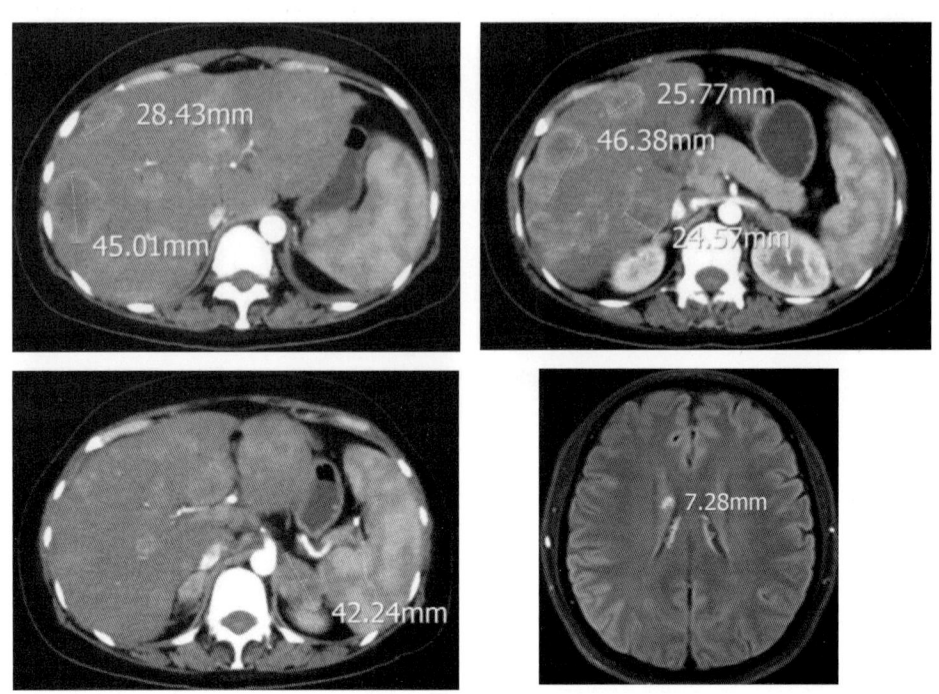

图 6-36　肝、肾上腺转移灶广泛进展，新增脑转移灶

6. 本案例述评

本案例为初诊晚期三阴性乳腺癌伴全身多器官及淋巴结、软组织转移，同时合并原发肺腺癌，预期生存极差，前期的常规解救方案均未能获得明显疗效。直至 NGS 介入，检测出乳腺病灶存在 ALK 基因融合，治疗才迎来转机。

ALK 融合在肺癌中相对更为常见，因此我们不由得回溯患者左肺上叶的实性小结节。左肺病灶较小，仅 6mm 左右，但同时亦伴有左锁骨上及肺门淋巴结肿大，糖代谢活跃，因此进一步对该结节性质进行鉴别十分必要。穿刺活检病理明确诊断为"肺原发腺癌"，伴 ALK 基因融合，证实了我们的猜想。

文献报道显示，ALK 基因改变可见于血液肿瘤和多种实体瘤，临床实践中常见于肺癌患者（患者基数大），包括 ALK 基因扩增、点突变以及 ALK 基因融合，治疗策略较为成熟，有多种靶向药物可选。ALK-EML4 基因融合是非小细胞肺癌中最常见的 ALK 基因突变类型，约占 11%。在乳腺癌病例，ALK-EML4 基因融占 0.2%~2.4%，较为罕见且以三阴性乳腺癌为主。

值得注意的是，在根据病理及分子诊断信息明确得出"原发肺腺癌"的结论之后，乳腺病灶究竟为原发灶还是转移灶，也经历了多次的病理回顾和多学科讨论。基于穿刺组织所获得的细胞形态、组织学特征和免疫组化表型等信息，仍支持原发三阴性乳腺癌诊断。

患者共接受阿来替尼靶向治疗9个月，在经历全面缓解之后达到疾病稳定，获得约9个月的无进展生存期。其后因疾病再度进展并出现脑转移灶，加之患者经济条件的限制，接受脑部放疗和恩莎替尼靶向治疗2月余，但未获明显疗效，最终因脑转移灶短期内迅速进展而离世。

此案例提示分子检测技术对晚期乳腺癌患者的治疗有着重要指导作用，有利于发现肿瘤的重要驱动因素，加以干预后可能取得意想不到的治疗效果。在目前临床实践中对"肿瘤异质性"热烈讨论的大背景下，分子检测技术的广泛应用，使得"肿瘤同质性"作为小众的存在，也逐渐引起关注。

（田　浩　齐晓伟）

十七、雌孕激素受体阳性乳腺癌合并ROS1融合突变原发肺癌患者克唑替尼联合来曲唑治疗

1.一般情况介绍

患者，女，60岁。

2.病史

（1）现病史：患者于2019年1月扪及左乳内上象限肿块，约"杏核"大小，质硬，活动度差，未在意，肿物较前略增大，2019年3月16日因"发现左乳肿块2月余"收入辽宁省某医院。

（2）家族史：无家族遗传性疾病史。

（3）入院查体：左乳内上象限扪及一肿块，大小约2cm×1cm，质硬，边界不清，活动度差，双乳头无凹陷、溢液，双腋下及锁骨上未扪及明显肿大淋巴结。

（4）影像学检查

1）入院后复查乳腺彩超显示，左乳乳腺内侧腺体层内见范围13.2mm×10.1mm不均质回声区，形态欠规则，边界模糊，内见丰富血流信号（图6-37）；左侧腋下见9.1mm×6.7mm淋巴结影像，无正常淋巴门结构，乳腺肿物分级为4b级；

2）乳腺增强MRI检查显示，双乳多发T2WI高信号病变影，大小约7mm×9mm×7mm、5cm×4cm×3cm，肿块不规则形，TIC曲线初始相呈中等强化，延迟期呈平台型，双侧腋窝及前纵隔无明显肿大淋巴结（图6-38），BI-RADS-MRI分级为4级，恶性待除外。

3）肺CT显示：左肺下叶可见肿块影（图6-39），大小约41mm×43mm，相应支气管狭窄，纵隔淋巴结肿大。

4）PET-CT显示：左肺下叶实性肿块，大小约44.1mm×49.3mm，SUVmax：28.7，支气管旁淋巴结代谢增高，SUVmax：5.9，肋骨多发高代谢灶，SUVmax：10.6（图6-40）。

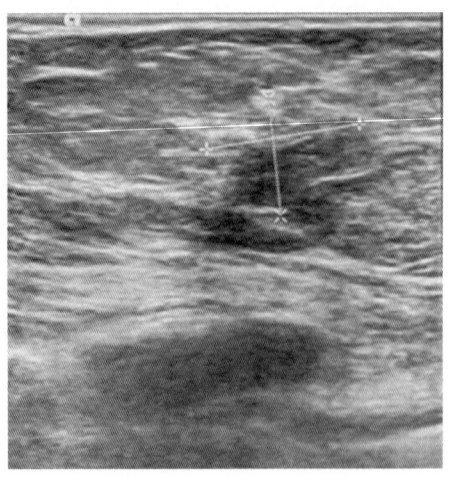

图 6-37　乳腺彩超图像

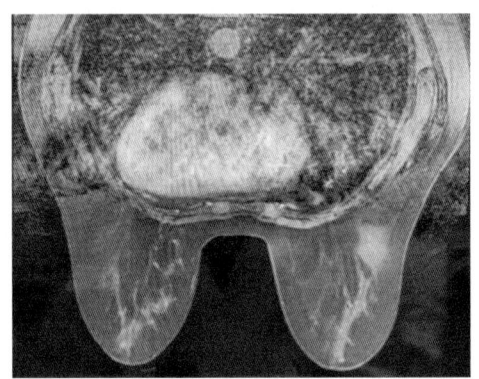

图 6-38　乳腺 MRI 图像

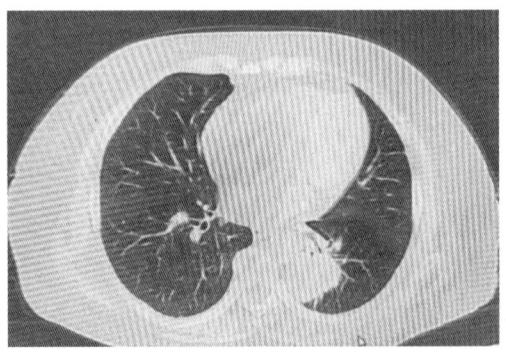

图 6-39　肺 CT 图像

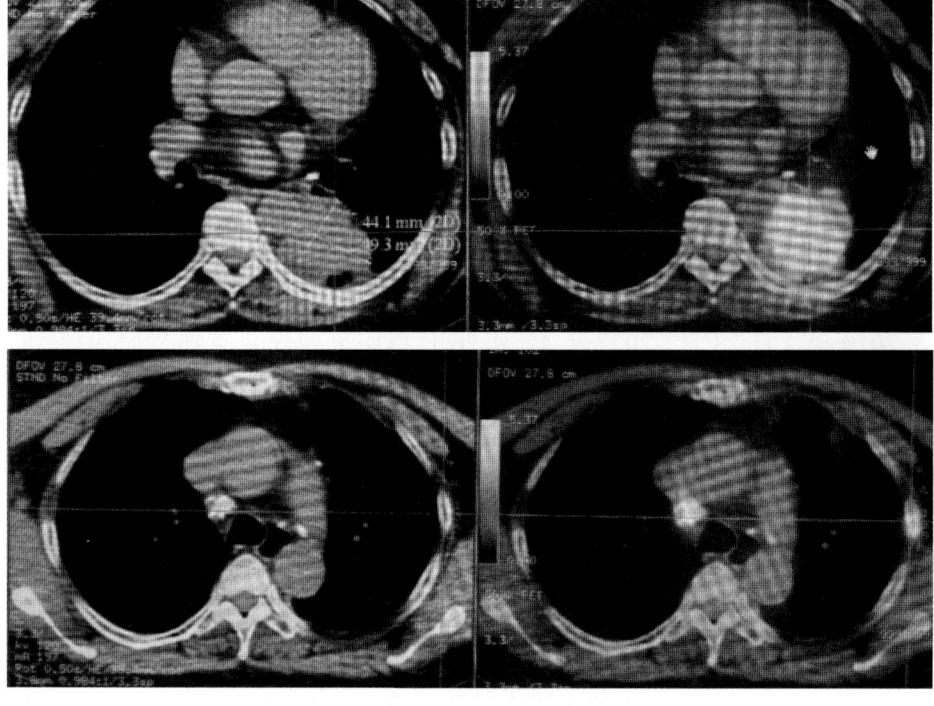

图 6-40 PET-CT 图像

3.病理诊断

（1）2019 年 3 月 16 日行乳腺肿物穿刺活检，病理：癌变，ER：80%+，PR：5% +，Ki-67：20%，C-erbB-2：1+。

（2）2019 年 3 月 23 日行经皮肺穿刺，病理：肺腺癌，结合免疫组化结果考虑肺来源可能性大。免疫组化：TTF-1：+，NapsinA：+，CK7：+。

4.分子检测诊断结果及解读

见表 6-27。

表 6-27 肿瘤特有突变

检测项目	检测结果	血浆丰度	组织丰度
ASXL1	p.G646Wfs*12 第 13 外显子移码突变	-	15.2%
MCL1	基因扩增	-	2.0 倍
NSD1	p.T2029A 第 20 外显子错义突变	-	4.7%
ROS1	SDC4~ROS1 融合	0.1%	26.4%
RUNX1	p.H255R 第 7 外显子错义突变	-	3.0%

基因检测结果分析：患者血浆样本和肺组织样本中均检测到 ROS1 基因发生融合突

变，由 SDC4 基因第 2 外显子和 ROS1 基因第 32 外显子重排组成，参与肿瘤的发生发展，以及可能降低第一代 EGFR-TKIs 敏感性，增加对小分子酪氨酸激酶抑制剂如克唑替尼等的敏感性；

患者组织样本中单独检测到 MCL1 基因扩增，可能引起肿瘤细胞对化疗和放疗的耐受性增加；ASXL1 基因 p.G646Wfs*12 第 13 外显子移码突变，可能参与肿瘤发生发展；NSD1 基因 p.T2029A 第 20 外显子错义突变和 RUNX1 基因 p.H255R 第 7 外显子错义突变，具体突变意义均未知。

5. 治疗方案调整及疗效评价

患者 2019 年 3 月 28 日 –2022 年 12 月 26 日口服来曲唑 + 克唑替尼治疗，同时针对骨转移，应用双磷酸盐治疗（唑来膦酸 Q4W），肺部结节、乳腺肿块、淋巴结均缩小，肺部病灶疗效评价 PR，乳腺病灶疗效评价 PR，总体疗效评价 PR。目前一般状态可。

6. 本案例述评

从以上分析可以看出，本例患者患有乳腺、肺双原发恶性肿瘤，初诊时已经属于Ⅳ期，伴有多发骨转移。根据乳腺免疫组化结果，患者为 Luminal B 型（HER2 阴性）乳腺癌，对内分泌治疗敏感，目前应用芳香化酶抑制剂治疗，乳腺病灶疗效评价 PR。患者肺腺癌，NGS 结果提示 ROS1 融合突变，应用克唑替尼治疗至今，PFS 已超过 3 年，疗效 PR，且耐受性良好，患者从 NGS 检测中得到了很大的生存获益。病例仍存在几点问题：如能进行淋巴结穿刺和骨转移免疫组化判断，以明确淋巴结转移是乳腺来源还是肺来源，对于双原发癌的诊断分期准确判断和是否可择期手术切除具有重要的意义。

对于乳腺、肺双原发癌的治疗，应综合考虑生长部位、肿瘤类型、进展情况及患者的一般情况，若患者身体能耐受，建议同时行乳腺癌和肺癌手术治疗，患者不能完全耐受，可先取病理证实，优先切除恶性程度高、对患者生命威胁大的一方，再根据患者身体情况择期行另一部位手术切除；患者完全不能耐受，需结合实际情况进行多学科综合诊疗，确定最佳方案。对于乳腺癌首发的异时性乳腺、肺双原发癌患者的治疗，则第二原发肺癌治疗的关键在于其是否能够早期发现并及时制定合理的治疗方案。乳腺癌和肺癌双原发的预后优于乳腺癌肺转移，该病例血检中也检测到 ROS1 突变，是否可能乳腺癌本身也携带 ROS1 融合突变呢？乳腺癌患者合并包括 EGFR、RET、ROS1 等酪氨酸激酶受体融合突变的比例约占不足 2%，而这些位点的突变往往容易造成相关的肿瘤的发生。近年来，文献报道了某些罕见的 ROS 突变，例如，在三阴性乳腺癌中，发现了 ROS1–EPHA7、CD74–ROS1 等融合突变，均提示对于标准抗乳腺癌治疗方案的耐药。

该患者同时对于乳腺和肺部组织进行活检，有助于明晰双原发癌，并通过驱动基因角度同时兼顾使用靶向和内分泌治疗的联合方式并获得长期获益，凸显再活检和 NGS 基因检测助力肿瘤的精准治疗。

（高志超　孙　涛）

十八、雌孕激素受体阳性乳腺癌合并 EGFR 突变肺癌患者吉非替尼联合氟维司群治疗

1. 一般情况介绍

患者女性，马某，女，46 岁，2017 年 4 月就诊我院。

2. 病史

（1）现病史：患者于 2015 年发现左乳肿物，未予在意，后自觉肿物增大，于 2017 年 4 月 17 日就诊于我院乳腺外科。

（2）既往史：既往无乳腺疾患，无其他恶性肿瘤病史，无高血压、冠心病、糖尿病，无肝炎、结核病史。2000 年行"剖宫产手术"。

（3）月经史：初潮于 10 岁，月经规律。月经持续 6 天。月经间隔 30 天，痛经。末次月经：2017 年 4 月 7 日。

（4）家族史：家族无恶性肿瘤病史及其他遗传病史。

（5）专科查体：左乳外形僵硬，自然弧线不可见，可及大小约为 9.0cm×8.0cm 肿物，肿物占近全乳，质硬，活动差，与皮肤粘连，伴左乳头固定凹陷，左乳皮肤可见卫星结节，未见酒窝症，肿物与胸壁粘连固定，皮肤颜色。右乳未及明显肿物。

（6）入院查体：左腋下可及融合肿大淋巴结，大小约 3.0cm×3.0cm，界限不清楚，活动度差，与周围组织粘连固定，右侧腋下未及肿大淋巴结。余淋巴结未及明显肿大。

（7）辅助检查

1）2017 年 4 月 PET-CT：①左乳多灶性乳腺癌，左胸大肌受累；②左胸大肌后腋下多发结节，考虑淋巴结转移；③胸骨局部骨质密度不均，考虑转移可能性大；④左锁区、颈后三角区、右腋下、胸小肌后多发小结节，不除外淋巴结转移；⑤左肺下叶外基底段磨玻璃密度影，不除外恶性。

2）2017 年 4 月 19 日左乳粗针吸病理结果：浸润性癌。免疫组化：ER（70%+），PR（60%+），HER2（2+），Ki-67（45%+），p53（<1%），CK5/6（<1%），EGFR（<1%）。FISH：HER2 拷贝数 5.35；CEP17 拷贝数 4.15，HER2/CEP17=1.289，临界值（按目前的标准为阴性）。建议患者行左肺肿物穿刺，明确来源，患者及家属拒绝。

3）诊断：左乳癌双腋下、颈后、左锁上淋巴结、骨转移、肺转移？Ⅳ期（T4N3M1），PS：浸润性癌（Luminal B，HER2 临界值）

3. 治疗经过

（1）一线治疗：TA（表柔比星+脂质体紫杉醇）方案化疗 6 周期（2017 年 4 月 26 日-2017 年 8 月 9 日）。疗效评价 PR（每 2 周期评价 1 次）。

（2）放疗：2017 年 9 月—2017 年 10 月行放射治疗。化疗后全身病情稳定，只有胸骨局部骨转移，拟行乳腺外科治疗，但是经外科会诊，乳腺局部无法做到清扫，故行乳腺的放疗。靶区：左侧全乳腺；剂量：5000cGy/25f。左锁上未行放疗。

（3）内分泌治疗：2017 年 11 月—2021 年 12 月，亮丙瑞林+氟维司群。疗效 PR。每 3 个月复查一次，乳腺及淋巴结病灶控制良好，左肺病灶稳定。

（4）请放疗科会诊：考虑原发性肺癌与肺转移放疗靶区范围不同，为明确放疗靶区，再次建议行肺部肿物针吸活检。2018年3月26日（左肺针吸活检）肺腺癌；免疫组化：TTF-1（+），NapsinA（+）。

（5）更正诊断

1）左乳癌：左腋下左锁上淋巴结、骨转移，Ⅳ期（T4N3M1），PS：浸润性癌（Luminal B）

2）左肺腺癌：请胸外科主任考虑患者可能存在胸膜转移，存在手术无法完全切除肺部病灶可能性，与患者及家属沟通后，患者及家属要求暂不行手术切除。2018年3月—2018年4月行左肺病灶立体定向放疗：靶区：左下肺肿物；剂量：5400cGy/3f。

4. 分子检测诊断结果

（1）2017年4月19日乳腺基因检测乳腺见表6-28。

表6-28　DNA测序肿瘤组织基因变异（乳腺）

检测项目	检测结果
VEGFA	基因扩增
TP53	N239Kfs*25_exon7
AKT1	E17K_exon3
KRAS	基因扩增
CCND3	基因扩增
GATA3	基因扩增
HSP90AA1	基因扩增
MCL1	基因扩增

（2）2018年3月20日左肺基因检测见表6-29。

表6-29　DNA测序肿瘤组织基因变异（肺）

检测项目	检测结果
EGFR	E746_A750del_exon19
ARID18	A45_A47del_exon1
MYD88	L273P_exon5

基因结果注释：

AKT1E17K突变：AKT1激活突变在乳腺癌中经常发生，其主要由PTEN失活和PI3K通路激活引起AKT1激活突变可使AKT1的激活不依赖于磷酸肌醇。在一项Ⅱ期临床试验（NCT02162719，LOTUS）中，纳入124例未经治疗的晚期或转移性三阴性乳腺癌患者，按照1∶1随机分组接受AKT抑制剂Ipatasertib（GDC-0068）联合紫杉醇或者安慰剂联合紫杉醇治疗。结果显示，Ipatasertib 治疗组的中位总生存期（mOS）优于安慰剂治疗组，分别为 25.8 个月和 16.9 个月，一年生存率分别为 83% 和 68%。亚组分析显示，无论是在 PTEN 低表达组（n=48）还是 PIK3CA、AKT1 或 PTEN 突变组（n=42）中，通过 AKT 抑制剂 Ipatasertib（GDC-0068）联合紫杉醇治疗的 mOS 均较长，分别为 23.1 和 25.8 个月，而对应安慰剂治疗的 mOS 分别为 15.8 个月和 22.1 个月。在一项Ⅱ期临床试验（NCT02423603，PAKT trial）中，纳入 140 例未经治疗的转移性三阴性乳腺癌患者，按 1∶1 随机分配接受 AKT 抑制剂 Capivasertib（AZD5363）联合紫杉醇或安慰剂联合紫杉醇治疗。结果显示，Capivasertib 治疗组与安慰剂治疗组的中位无进展生存期（mPFS）无显著差异，分别为 5.9 个月和 4.2 个月，两治疗组的中位总生存期（mOS）分别为 19.1 个月和 12.6 个月（$P=0.04$）。亚组分析结果显示，AKT1 突变（n=1）、PIK3CA 突变（n=17）或者 PTEN 基因缺失或失活突变（n=13）的患者中，Capivasertib 联合紫杉醇可显著提高患者的 mPFS（9.3 个月 vs 3.7 个月）。

TP53 基因突变在人类癌症中最常见。一项 Alisertib 的Ⅱ期临床试验共纳入乳腺癌 53 例，临床试验结果显示，客观缓解率（ORR）在乳腺癌为 18%。

EGFR：约 35% 的亚裔非小细胞肺癌患者携带 EGFR 基因突变，突变主要发生在 EGFR 基因的 18~21 外显子，这一区域编码 EGFR 激酶结构域。乳腺癌、肺癌双原发癌患者中的 EGFR 突变率为 78.6%，明显更高于单纯肺腺癌患者的 EGFR 突变率。EGFR19 外显子缺失突变可以激活酪氨酸激酶域，肺癌的靶向药物如吉非替尼（Gefitinib）、厄洛替尼（Erlotinib）、达克替尼（Dacomitinib）、阿法替尼（Afatinib）和奥西替尼（Osimertinib）等有很好的疗效。

5. 治疗方案调整及疗效评价

（1）乳腺癌治疗：2017 年 11 月—2021 年 12 月，亮丙瑞林 3.75mg IH Q28d+ 氟维司群 500mg IM Q28d；疗效评价：PR。

（2）肺癌治疗：2018 年 5 月 1 日—2021 年 12 月，吉非替尼 250mg PO qd；疗效评价：SD。

复查：左乳（图 6-41）。

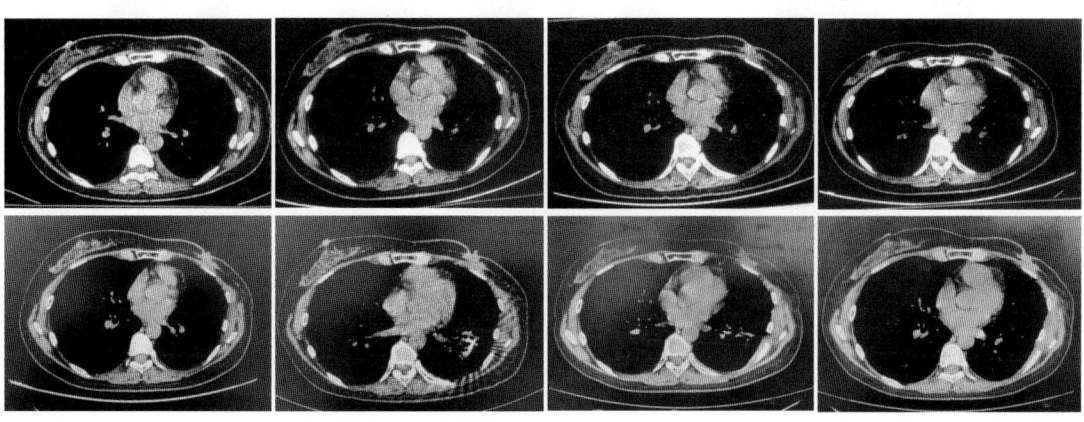

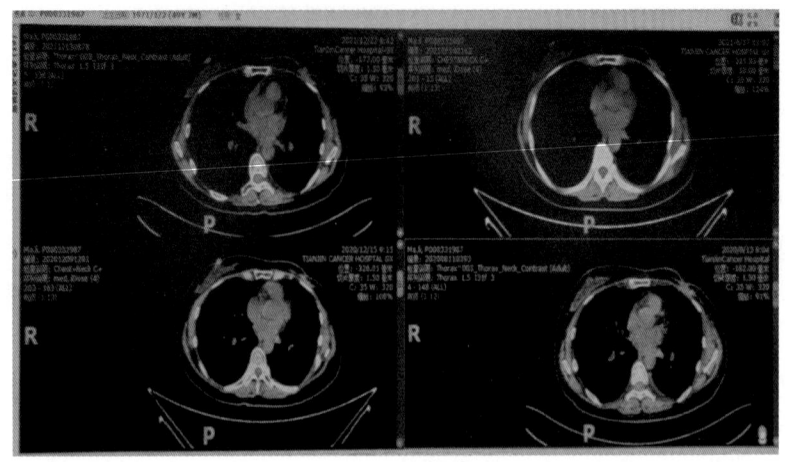

图 6-41　左乳复查情况

肺部（图 6-42）

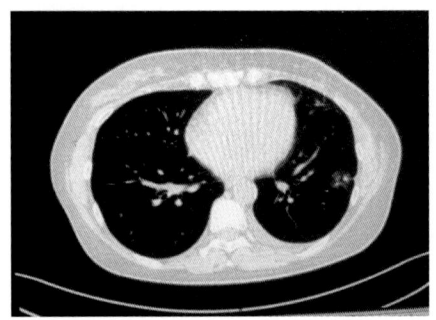

2018 年 2 月 27 日

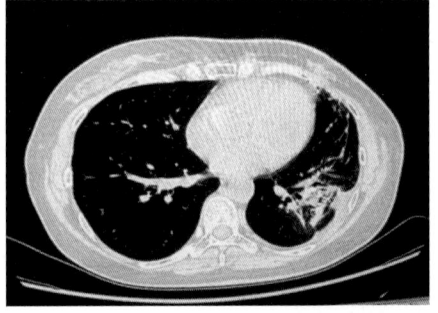

2018 年 7 月 25 日（肺部放疗后）

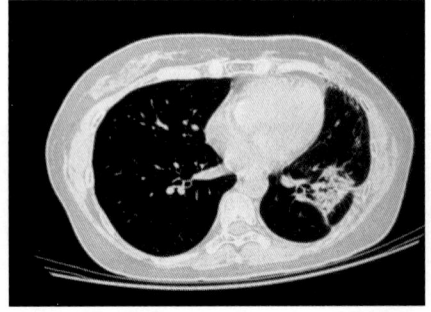

2018 年 10 月 22 日

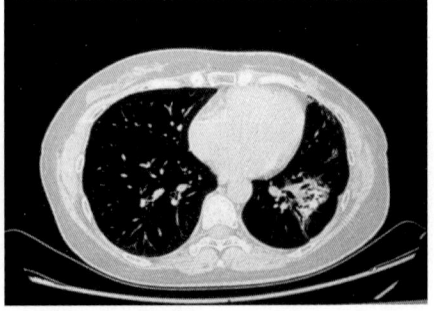

2019 年 1 月 22 日

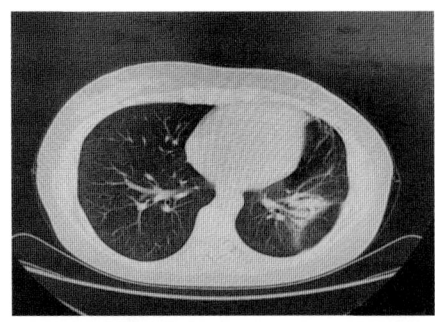
2019 年 4 月 22 日

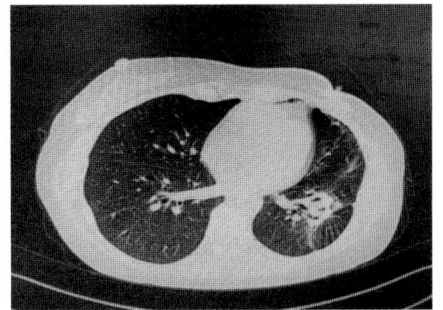
2019 年 7 月 26 日

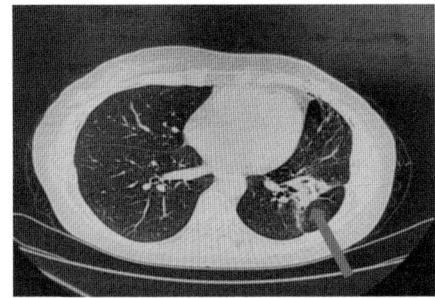
2019 年 10 月 22 日

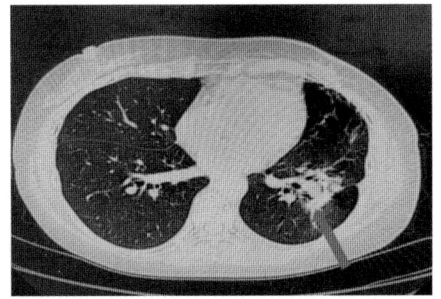
2020 年 1 月 17 日

2020 年 8 月 13 日　　　　　　　　2021 年 6 月 17 日

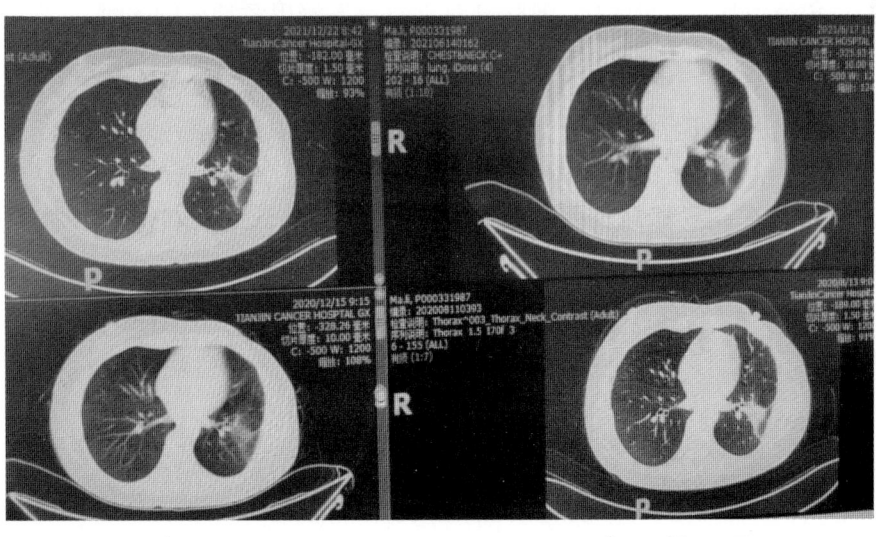

2020 年 12 月 15 日　　　　　　　　2021 年 12 月 22 日

图 6-42　肺部复查情况

6. 本案例述评

双原发癌是指同一患者先后或同时患两种原发性恶性肿瘤，它属于多原发癌的范畴。其诊断标准为 1932 年由 Warren 及 Gate 修订的标准：每个肿瘤必须分别经病理证实为恶性;每个肿瘤必须是分别存在的;每个肿瘤必须排除是相互转移的。

双原发恶性肿瘤如同时或间隔半年以内发生者称为同时性双原发恶性肿瘤;相隔半年以上则称异时性双原发恶性肿瘤。异时性癌的预后较同时性癌好,第一原发癌与第二原发癌的发生差异时间间隔越长,则预后越好,第二原发癌发生于内脏者预后差。其中乳腺癌患者合并肺癌的概率为正常人群的2倍以上。有文献报道,大约3%乳腺癌患者通过胸部X线片可以发现肺部实性结节,其中1/3为乳腺转移,而其余2/3为其他肿瘤,主要为原发性肺癌。对于多发癌的诊断病理活检是关键和治疗重要参考依据。基于活检的基因检测可以指导双原发癌的指导用药,乳腺癌和肺癌的双原发癌治疗需要考虑轻重缓急,治疗药物选择上优先能广覆盖,靶向治疗重点考虑疗效和不良反应交叉等情况,本病例通过及时的病理诊断及基因检测结果,助力指导针对乳腺癌和肺癌的不同靶向治疗和内分泌治疗的联合,获得了满意的长期生存获益。

双原发癌并不少见,诊断关键在于及时取得有临床意义的病理标本,并进行组织形态学、免疫组化等检查。根据临床及病理分期,对双原发癌患者进行有主次的个体化治疗,尽可能改善预后。多学科会诊为双原发癌的患者提供了更充足的诊断及治疗机会。本例双原发癌为晚期激素受体阳性乳腺癌合并肺腺癌,通过采用双管齐下治疗,乳腺癌应用内分泌治疗,肺腺癌应用靶向治疗,取得了较好的临床疗效。提示对于不同部位,不同脏器的肿瘤进行病理活检的重要性,可以为明确诊断、精准治疗奠定良好基础。双原发癌的治疗与单发癌治疗原则相同,早期发现、早期诊断、提高根治性手术、术后进行有效的化疗、内分泌治疗、免疫治疗、靶向治疗、放疗是改善双原发癌患者预后的关键。

(孟文静 佟仲生)

十九、PIK3CA突变雌激素受体阳性人表皮生长因子受体2阴性乳腺癌患者阿培利司治疗

1. 一般情况介绍

患者,女,38岁。

2. 病史

(1)现病史:患者于2011年4月21日行"右乳癌保乳术",术后病理:浸润性导管癌,Ⅰ级,肿瘤大小1.5cm×1.1cm,切缘阴性,淋巴结转移0/18。术后分期pT1cN0M0 Ⅰ期。免疫组化:ER(3+),PR(3+),HER2阴性,Ki-67(+10%)。术后行辅助放疗及他莫昔芬辅助内分泌治疗。DFS 56个月。2015年12月18日因"腰骶部间断疼痛"查腰椎MRI示:腰4椎体压缩性骨折可能性大,腰4-骶1椎间盘膨出,因患者有腰部扭伤史,未予以重视。2016年4月22日因腰4椎体、腰5右侧椎板破坏严重行"经后路腰3~5椎板切除、椎管减压、肿瘤部分切除、腰(2、3、5)、骶1椎弓根钉棒系统内固定、腰4椎体成形术",术后病理:(腰5椎板)见转移性腺癌组织,结合形态及免疫组化结果符合乳腺浸润性导管癌(Ⅱ级)转移。免疫组化:ER(+,>75%),PR(+,>75%),HER2(0),Ki-67(约

5%）。术后完善检查示肝、胰腺、骨、胸膜转移，于 2016 年 4 月 29 日 –2016 年 5 月 19 日行腰椎局部姑息放疗（腰 4、5 椎体及附件 6MV-X 线 DT：3600cGy/12f，局部加量至 DT：4500Gy/15f），全身给予紫杉醇（120mg 周疗，6 周完成 4 次）化疗，同时行伊班膦酸钠治疗，疗效评价 SD。于 2016 年 6 月 28 日开始行紫杉醇联合卡培他滨治疗，4 周期后疗效评价：SD（好转），2016 年 9 月 29 日改行单药卡培他滨治疗，疗效评价 SD，TTP 5 个月。2017 年 4 月 18 日门诊复查肝内转移瘤较前增大、增多。2017 年 4 月—2019 年 11 月予诺雷得 + 阿那曲唑，疗效 SD。2019 年 11 月肺 CT 提示肺部结节增大，改为诺雷得 + 阿那曲唑 + 哌柏西利。2020 年 7 月复查肝脏转移瘤较前略增大，2020 年 8 月 7 日行"CT 引导下经皮穿刺肝脏转移病灶的氩氦刀冷冻消融术"。因疾病进展于 2021 年 1 月 25 日改行白蛋白紫杉醇治疗，2 周期后疾病进展，疗效评价 PD。于 2021 年 3 月 16 日 –2021 年 5 月予西达本胺（30mg/次，2 次/周，2 次服药时间间隔不少于 3 天）联合氟维司群（500mg/28 天）联合戈舍瑞林（3.6mg/28 天）治疗，疗效评价 PD，TTP 2 个月。2021 年 5 月 22 日开始长春瑞滨 40mg（d1、8/21 天）+ 顺铂 120mg（分 d1-3/21 天）解救治疗，2 周期后复查肝内病灶较前进展，疗效评价 PD，TTP 1.5 月，为进一步诊治入院。

（2）家族史：无家族遗传性疾病史。

（3）入院查体：左乳保乳外观，左侧胸壁可见一长约 5cm 陈旧性手术瘢痕，左乳未触及明显肿物，双侧腋窝及双侧锁骨上未触及肿大淋巴结。余无阳性体征。

（4）影像学检查见图 6-43。

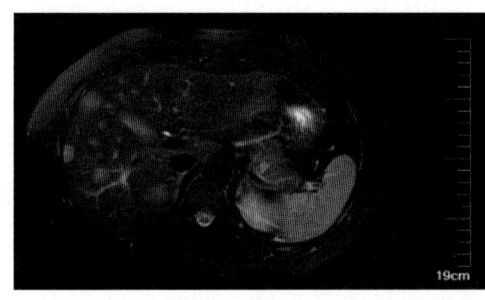 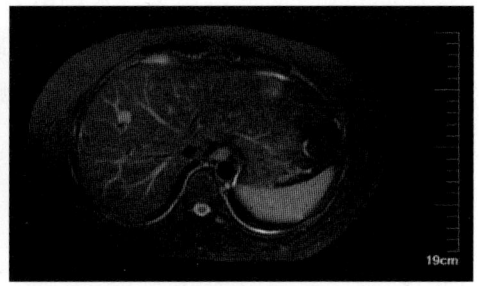

A 阿培利司治疗前　　　　　　　　　　　　B 阿培利司治疗后

图 6-43　影像学检查

3. 病理诊断

2021 年 7 月 14 日行"肝脏转移瘤穿刺活检术"，结合病史及免疫组化考虑乳腺来源。免疫组化结果示：ER（强阳，90%），PR（强阳，90%），HER2（0），Ki-67（20%）。

4. 分子检测诊断结果及解读

患者肝脏穿刺标本检测出 PIK3CA p.E545K 突变，PIK3CA 是 HR 阳性 /HER2 阴性乳腺癌中最常见的突变基因。大约 40% 的 HR 阳性 /HER2 阳性晚期乳腺癌患者携带 PIK3CA 突变。PIK3CA 基因突变与肿瘤生长、内分泌治疗抵抗及预后不良有关。

5. 治疗方案调整及疗效评价

（1）前一线化疗方案：长春瑞滨+顺铂解救治疗（NP方案）2周期后达疾病进展。

（2）调整方案：阿培利司联合托瑞米芬解救治疗。

（3）疗效评价：维持治疗时间达15个月，疗效评价PR，至2022年10月复查未见疾病进展。

6. 本案例述评

患者多线解救治疗后，肝内病灶反复进展，仅2021年1月至2021年5月4个月的时间更换了三线治疗，完善肝脏穿刺及基因检测，结果提示患者肝脏穿刺标本存在PIK3CA p.E545K突变。SOLAR-1的Ⅲ期结果显示，在PIK3CA突变HR阳性/HER2阴性晚期乳腺癌患者中，阿培利司联合氟维司群组的中位无进展生存期为11.0个月，较氟维司群组延长近一半（5.7个月），疾病进展或死亡的风险显著降低了35%，总缓解率分别为36%和16%。BYLieve研究为一项多中心、开放标签、3队列Ⅲ期非比较性研究，旨在评估在既往CDK4/6i治疗进展人群中，阿培利司（Alpelisib）联合内分泌疗法（氟维司群或来曲唑）治疗伴有PIK3CA突变的HR+/HER2-晚期乳腺癌患者的疗效和安全性。研究结果表明：Alpelisib联合氟维司群中位PFS达8.2个月，既往持续时间短、耐药患者，换药后的延长更为显著。对于既往应用过CDK4/6i联合AI患者，CDK4/6i治疗时间≤6个月与更长的PFS相关阿培利司是第一个针对HR阳性、HER2阴性、PIK3CA突变的转移性乳腺癌的特异性治疗药物。基于SOLAR-1研究，FDA批准阿培利司与内分泌治疗联合应用于接受过内分泌治疗后进展的携带PIK3CA突变的激素受体阳性、HER2阴性的晚期或转移性绝经后妇女和男性乳癌患者。本例患者存在PIK3CA p.E545K突变，我们依据指南和SOLAR-1研究为患者及时更换了阿培利司联合托瑞米芬解救治疗，达到了长达15个月的持续获益疗效，凸显及时PIK3CA突变检测对于晚期乳腺癌精准治疗的重要意义。

（王　涛　王小波　吴子声）

二十、PIK3CA突变雌激素受体阳性人表皮生长因子受体2阴性乳腺癌患者依维莫司治疗

1. 一般情况介绍

患者，女，38岁。

2. 病史

（1）现病史：患者于2011年8月17日行"左乳肿物切取活检"，冰冻病理示：乳腺浸润性导管癌。遂行"左乳癌改良根治术"，术后病理：左乳浸润性导管癌，Ⅱ级，直径0.5cm，乳头、皮肤、胸肌筋膜阴性，腋窝淋巴结（0/20）；术后分期pTNM。免疫组化：ER（中+，90%），PR（中+，80%），HER2（2+），Ki-67（10%），P53（-），EGFR（-），CK5/6（+）。FISH基因检测：阴性。术后于2011年9月—2013年10月15日予他莫昔芬联合戈舍瑞林辅助治疗，同时应用唑来膦酸。2013年10月患者停用戈舍瑞林及唑来膦酸，继续

应用他莫昔芬至2017年12月（2017年12月底行"双侧卵巢切除术"）。2017年12月13日患者因"持续腰痛约半年"行腰椎MRI检查：腰2椎体楔形变，可见异常信号，为进一步治疗入院。

（2）家族史：无家族遗传性疾病史。

（3）入院查体：左乳缺如，左侧胸壁可见一长约15cm手术切口瘢痕，愈合良好，右乳未触及肿物，双侧腋窝及双侧锁骨上未触及肿大淋巴结。腰部查体有压痛、叩击痛。

（4）影像学检查

1）ECT示：较前新增第2腰椎及右侧髋臼浓聚灶，考虑肿瘤骨转移；新增左侧第2~3肋及第12胸椎浓聚灶。

2）颈胸腹盆CT示：双侧颈部多发淋巴结；多发骨转移，伴腰2椎体病理性骨折（图6-44）。

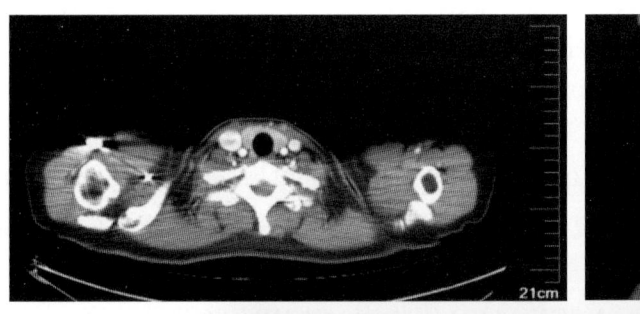
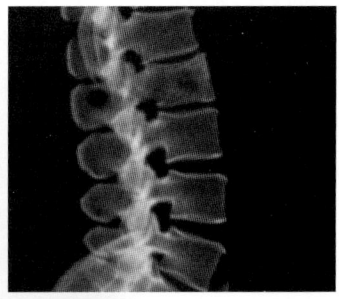
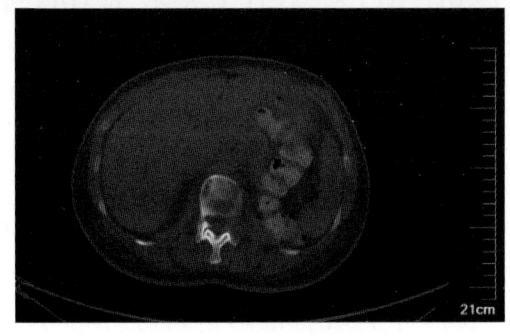

图6-44　颈胸腹盆CT

3.病理诊断

2011年8月行"左乳癌改良根治术"，术后病理：左乳浸润性导管癌，Ⅱ级，直径0.5cm，乳头、皮肤、胸肌筋膜阴性，腋窝淋巴结（0/20）。免疫组化：ER（中+，90%），PR（中+，80%），HER2（2+），Ki-67（10%），P53（-），EGFR（-），CK5/6（+）。

2022年1月肝脏新发转移灶穿刺病理：浸润性癌，考虑乳腺来源。免疫组化：ER（中+，90%），PR（-），HER2（0），Ki-67（60%）。

4.分子检测诊断结果及解读

患者2022年1月肝脏新发转移灶穿刺病理切片检测到PIK3CA基因p.H1047R位点

突变,突变丰度/拷贝数为25.63%。

免疫组化检测:PD-L1（TPS＜1%,CPS:1）,TMB 9.12 Muts/Mb,MSI:MSS。

基因检测结果分析:PIK3CA基因体细胞突变,PD-L1结果判定:阴性。

PI3K通路包括PIK3CA、AKT1和PTEN等基因,是HR+乳腺癌中最常见的突变通路,该通路过度活化与内分泌治疗耐药高度相关。其中PIK3CA在全球HR+乳腺癌中的突变率为30%~50%,我国人群PIK3CA突变率为43%~49%,主要热点突变发生于螺旋域（E542K和E545K）或激酶域（H1047R）。PIK3CA突变提示PAM通路存在异常活化,推荐使用阿培利司（Alpelisib）与氟维司群,此外,AKT-1抑制剂Capivasertib和mTOR抑制剂依维莫司联合内分泌治疗在AI耐药人群中均显示出获益。

5. 治疗方案调整及疗效评价

（1）一线治疗方案:2017年12月—2022年1月行阿那曲唑+CDK4/6抑制剂一线解救治疗,疗效评价:PR,2022年1月复查超声示肝脏多发结节,最大者约2.7cm,增强核磁示肝多发转移瘤,最大约2.6cm。TTP 4年。

（2）二线治疗方案:2022年1月—2022年10月行依维莫司联合氟维司群治疗,疗效评价SD。

6. 本案例述评

患者既往他莫昔芬辅助治疗6年余,在治疗过程中出现骨、淋巴结转移,为继发内分泌耐药,是一个晚期复发的患者,复发部位骨、淋巴结转移,为HR+常见的转移部位,典型的HR+患者的特征。

根据CSCO、ASCO、ESMO、NCCN、AGO等指南,对HR+晚期乳腺癌,首选内分泌联合CDK4/6抑制剂,除非患者存在危及生命的疾病、或辅助内分泌治疗期间出现快速内脏复发转移的转移。实际治疗中,该患者使用阿那曲唑+CDK4/6抑制剂治疗,疗效评价为PR,TTP时间长达4年,这一治疗策略为患者带来的生存时间及生活质量的获益不言而喻。

患者出现肝转移后,肝活检标本行基因检测结果提示PIK3CA基因p.H1047R位点突变。根据FDA/NMPA/NCCN指南等,如携带该基因突变的绝经后乳腺癌受检者,可能提示对阿培利司敏感。2019年FDA批准阿培利司（Alpelisib）与氟维司群联合用于内分泌治疗进展、绝经后、HR+、HER、PIK3CA突变、晚期或转移性乳腺癌患者的治疗。后续复发进展治疗上可考虑PI3K抑制剂阿培利司。但由于目前阿培利司在中国未上市,在患者内分泌联合CDK4/6进展后,予调整为内分泌联合依维莫司（mTOR抑制剂）治疗。TRINITI临床研究入组了CDK4/6抑制剂进展后的患者,旨在评估依维莫司能否逆转CDK4/6耐药。研究纳入HR+/HER2–晚期乳腺癌患者,接受依维莫司+依西美坦+Ribociclib三药联合治疗方案,中位无进展生存期（PFS）为5.7个月,1年PFS为33.4%。一项中国真实世界证据对比了CDK4/6抑制剂哌柏西利治疗进展的患者接受依维莫司为基础的方案、西达本胺为基础的方案和哌柏西利为基础的方案的治疗疗效,显示3种方案的中位PFS分别是5.1个月、3.1个月和2.6个月,证实了依维莫司良好的疗效。在CDK4/6抑制剂进展的患者中,依维莫司联合治疗有望成为其后的治疗选择,尤其是

PIK3CA 突变的患者，未来还需要更多的临床研究予以证实。

（王涛　王小波　吴子声）

二十一、PIK3CA 突变合并 BRCA 基因突变雌激素受体阳性乳腺癌患者依维莫司和奥拉帕利治疗

1. 一般情况介绍

患者，女，32 岁。

2. 病史

（1）现病史：患者 2010 年 3 月发现"右乳肿块"，2010 年 5 月 21 日来我院行乳腺钼靶检查示：双侧乳腺内结节样增生，右侧乳腺内肿块伴钙化，恶性病变待除外。患者于 2010 年 6 月 1 日行"右乳腺癌保乳术"，术后病理结果示：浸润性导管癌（2 级），LN：0/12；免疫组化：ER（++），PR（+），CerBb-2（±），Ki-67（约 50%+），pT1N0M0 Ⅰ期。2010 年 6 月 10 日 -2010 年 12 月 27 日行 TEC 方案（多西他赛：120mg，表柔比星：70mg，环磷酰胺：600mg）辅助化疗 6 周期。期间 2010 年 8 月 19 日 -2010 年 9 月 22 日放疗共 25 次。后行他莫昔芬内分泌联合诺雷得去势治疗 5 年，期间定期复查，DFS 72 个月。2016 年 6 月 6 日因"右乳复发"于我院行"右乳癌保乳术"，2016 年 6 月 14 日术后病理：（右乳）浸润性导管癌 2 级，ER（-），PR（-），C-erbB-2（0），Ki-67（+40%），考虑复发转移可能性大。术后于 2016 年 7 月 1 日—2016 年 7 月 29 日行 TP 方案（多西他赛：120mg，卡铂：500mg）化疗 2 周期，因不良反应未完成既定周期化疗。2017 年 2 月 15 日检查 PET-CT 示肝转移，2017 年 2 月 28 日于我院外科行"腹腔镜下肝肿物切除术"，术后病理示：（肝左外叶）癌，符合乳腺癌转移来源（浸润性导管癌）。

（2）家族史：姨 40 余岁患"乳腺癌"。

（3）入院查体：右乳可见手术瘢痕，双腋下及锁骨上未扪及明显肿大淋巴结。

（4）影像学检查：入院后肝脏 MRI 检查（图 6-45）。

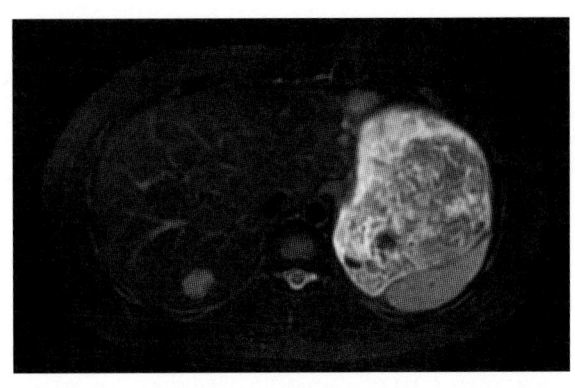

图 6-45　肝脏 MRI 检查

3. 病理诊断

2017年8月30日行肝穿刺,病理示:(肝穿刺)癌,乳腺癌转移来源(浸润性导管癌)。ER 约 90% 强(+),PR 约 1% 弱(+),Ki-67 约 40%(+),C-erbB-2(1+)。

4. 分子检测诊断结果及解读

见表6-30,2017年9月14日(血液/血浆),2017年8月31日(肝穿刺肿瘤组织)

表6-30 肿瘤特有突变

检测项目	检测结果	血浆丰度	组织丰度
CCND1	基因扩增	−	4.4 倍
FGF19	基因扩增	−	3.6 倍
PIK3CA	E545K 第 9 外显子突变	0.8%	33.9%
PTEN	R233X 截短突变	0.7%	62.4%
RAF1	基因扩增	−	4 倍
TP53	E258fs 缺失移码突变	0.7%	57.1%
ZNF703	基因扩增	−	2.5 倍

基因检测结果分析:患者血浆和肿瘤组织样本中均检测到 PIK3CA 基因 E545K 第 9 外显子突变,丰度分别为 0.8%、33.9%,参与肿瘤的发生发展,可能降低 EGFR/ERBB2 靶向药物敏感性,但临床证据尚不充分,以及可能增加 PI3K、AKT、mTOR 抑制剂敏感性;PTEN 基因 R233X 截短突变,丰度分别为 0.7%、62.4%,可能参与肿瘤的发生发展,降低对靶向药物敏感性,但临床证据尚不充分;增加对 PI3K/AKT/mTOR 抑制剂敏感性,但可能为跨适应症临床阶段药物;TP53 基因 E258fs 缺失移码突变,丰度分别为 0.7%、57.1%,可能导致 TP53 蛋白失活,并降低铂类等化疗药物的疗效。

肿瘤组织样本中单独检测到 CCND1 基因扩增约 4.4 倍、FGF19 基因扩增约 3.6 倍、RAF1 基因扩增约 4 倍、ZNF703 基因扩增约 2.5 倍,均可能参与肿瘤的发生发展。

5. 治疗方案调整及疗效评价

(1)前期治疗方案:2017年4月2日-2017年7月18日辅助行阿那曲唑及诺雷的内分泌治疗,TTP 3 月余。

(2)调整方案:2017年9月22日二线依据患者携带 PIK3CA 突变和 PTEN 截短突变改用大剂量托瑞米芬 240mg+ 诺雷得内分泌治疗及依维莫司靶向治疗,共 10 周期,疗效评价 SD,TTP 9 月余。

(3)后续治疗

1)患者2018年7月复查肝病灶进展,于2018年7月9日-2019年7月7日改用卡培他滨化疗 17 周期,最佳疗效 PR,TTP 12 月。

2)2019年7月15日肝病灶进展,2019年8月5日患者签署知情参与"一项 D-0502 单药以及 D-0502 与哌柏西利联合用药治疗晚期或转移性 ER 阳性和 HER2 阴性乳腺癌女性的 I 期、开放性研究",2019 年 8 月 28 日 –2019 年 10 月 19 日口服 D-0502 片(SERD 类)单药内分泌治疗 2 周期,疗效评价 PD,TTP 1 月余。

3)于 2019 年 11 月 7 日签署知情参与"XZP-3287 治疗中国晚期恶性实体瘤受试者的多中心、开放的 I / II 期临床研究",于 2019 年 11 月 26 日 –2020 年 5 月 9 日口服单药 XZP-3287(CDK4/6 抑制剂)治疗 6 周期,于 2020 年 5 月 9 日复查影像报告提示肝内多发结节增大,腹膜后淋巴结较前增大,肿瘤评估示新发肝出现病灶。疗效评价:SD。TTP 6 月。

4)于 2020 年 6 月 3 日签署知情自愿入组"一项在 HER2 低表达的不可切除和 / 或转移性乳腺癌受试者中对一种抗 HER2 抗体偶联药物 ADC DS-8201a 与医生所选治疗进行评估比较的 3 期、多中心、随机、开放性、活性对照试验",随机至试验组:DS8201a 治疗 6 周期,疗效评价 SD。TTP 4 月。

6. 分子检测诊断结果及解读

2020 年 10 月 9 日复查肝脏增强 MR 提示:肝内病灶较前增大、增多,网膜结节较前增大、增多。患者 2020 年 10 月 13 日行肝脏穿刺,病理(XC2013494 本院 2020 年 10 月 16 日)回报:(肝穿刺)见癌组织,结合免疫组化及病史符合乳腺来源。ER 80% +,PR 局部 10% +,C-erbB-2(1+),Ki-67 10%+。

送检 NGS 日期:2019 年 10 月 21 日,样本类型:EDTA 抗凝血 + 外部血浆(表 6-31、表 6-32)

表 6-31 肿瘤特有突变

检测项目	检测结果	血浆丰度
PIK3CA	p.E545K 第 9 外显子错义突变	2.9%
PTEN	p.R233* 第 7 外显子截短突变	3.2%
BRCA1	p.P508H 第 11 外显子错义突变	0.5%
TP53	p.E258Kfs*87 第 7 外显子移码突变	3.6%

表 6-32 变异类型

检测项目	检测结果
BRCA1	p.P508H 第 11 外显子错义突变
BRCA2	未检测到
ERBB2	未检测到
ESR1	未检测到
PIK3CA	p.E545K 第 9 外显子错义突变

基因检测结果分析:在原有的 PIK3CA 突变和 PTEN 截短突变基础上,新增 BRCA1

基因：p.P508H 第 11 外显子错义突变，该突变临床意义尚未见研究，属于意义不明的突变，可能参与肿瘤的发生发展。

BRCA1/2 基因突变分为胚系突变和体细胞突变。BRCA1/2 基因胚系突变起源于生殖细胞，可显著增加乳腺癌、卵巢癌以及其他相关肿瘤的发病风险，其中 80% 的遗传性乳腺癌与 BRCA1/2 基因胚系突变相关。BRCA1 基因突变以三阴性乳腺癌为主，而 BRCA2 基因突变多见于 ER+/HER2– 患者。BRCA1/2 基因的体细胞突变仅存在于肿瘤细胞中，为非遗传性突变。乳腺癌患者中，胚系 BRCA 突变率约为 7%，体系 BRCA 突变率约为 3%。BRCA1/2 基因序列长，变异遍布 2 个基因的全长区域，突变分散、变异形式多样，没有热点突变，检测难度较大，大多采用 NGS 技术检测，联合大片段重排检测。

奥拉帕利在拿下 gBRCA1/2 胚系突变乳癌的适应症后，此次又继续了扩延，纳入了具有同源重组修复通路相关基因突变的经治乳癌患者，既往治疗＜2 种化疗方案。TBCRC048 的临床试验报道，该试验入组患者为转移性 HER2– 乳腺癌患者，并分为 2 个队列：队列一为携带非 BRCA1/2 的 DDR 通路基因胚系突变的人群，队列二为携带包括 BRCA1/2 在内的 DDR 基因体细胞突变的人群。该试验截止 2020 年 1 月有效入组 53 例，其中 40 例为 ER+HER2– 乳腺癌，10 例为 TNBC。体细胞突变 BRCA1/2 患者 ORR 达 50%。

7. 治疗方案调整及疗效评价

2020 年 10 月—2021 年 4 月 20 日给予患者奥拉帕利靶向治疗 8 周期，最佳疗效评价 SD。后续未再来院诊治。

8. 案例述评

从以上分析可以看出，本案例患者时间长，多次疾病进展，多次取样病理，左乳和两次肝脏穿刺病理均显示为 ER 阳性 HER2 阴性，而右乳为三阴性乳腺癌，但并非双原发。患者通过血液和组织的 NGS 检测回报存在 PIK3CA 基因 p.E545K 和 PTEN 截短突变，导致了 PAM 通路的激活，内分泌治疗的多次失败，mTOR 抑制剂依维莫司尝试治疗使患者肝内病灶缩小，临床获益时间 9 月余。

后续患者从化疗中获益相对多一点，即使多次临床试验，包括 CDK4/6 抑制剂和 ADC DS8201a，也未得到较长获益，肝脏多次进展后再次 NGS 的检测，显示持续存在 PIK3CA 的突变和新增 BRCA 突变，通过 PARP 抑制剂得到一定的缓解。患者肝局部手术后快速出现进展，后续仍然以肝转移为主，可择期 MDT 考虑是否可以再次行外科手术局部治疗。

病例肿瘤存在显著异质性，加上既往右乳保乳手术和未行充分的辅助治疗不充分导致疾病快速进展，NGS 多次检测助力晚期乳腺癌患者的选择，获益虽都未达到理想的单次治疗方案的长获益，但却通过多线临床试验尝试，不断给患者以治疗希望。

（贾羽丰　孙　涛）

二十二、PI3KCA 突变人表皮生长因子受体 2 阳性乳腺癌患者抗体偶联药物 A166 治疗

1. 一般情况

患者，女，54 岁，家族史"父亲因胃癌去世"。

2. 病史

（1）现病史：2020 年 11 月 30 日行右乳肿物穿刺活检，病理示：右乳浸润性癌；免疫组化：ER（强，+80%）、PR（中 - 强，+50%）、HER2（3+）、Ki67（+25%）。2020 年 12 月 5 日行右侧颈部 Ⅳ 区 + 右侧腋窝淋巴结穿刺活检，病理示：淋巴组织中有低分化腺癌转移，片内结构结合免疫组化示乳腺来源；免疫组化：ER（强，+80%），PR（中等 – 强 +60%），HER2（2+），Ki-67（+30%），CK7（+），GATA3（+），GCDFP-15（+），Mammaglobin（+）。胸部增强 CT：双侧颈部、锁骨上窝、纵隔 2R 和 4R 多发肿大淋巴结。2020 年 12 月 12 日 –2021 年 5 月 15 日行 THP 方案（多西他赛 + 曲妥珠单抗 + 帕妥珠单抗）一线解救化疗 8 个周期，期间最佳疗效评价 SD，一线 PFS 为 6 个月。2021 年 6 月 7 日因颈部及腋窝转移淋巴结增大，疾病进展，于 2021 年 6 月 7 日至 2021 年 11 月 12 日予曲妥珠单抗 + 吡咯替尼 + 长春瑞滨方案二线治疗 8 个周期，期间最佳疗效评价 SD，二线 PFS 为 5 个月。2021 年 11 月 17 日因颈部淋巴结增大，疾病进展。

（2）查体：双侧乳房对称，乳头无内陷，挤压乳晕周围无溢液，局部皮肤无红、肿，未见"橘皮症""酒窝征"；右乳外上象限约 10 点方向距乳头约 4cm 可触及大小约 2.0cm×2.0cm 包块，质硬，活动度差，触痛阴性，与周围组织分界欠清晰；左乳未见明显异常。双侧腋窝、双侧锁骨上未及肿大淋巴结。

（3）影像学检查：胸部增强 CT：双侧颈部、锁骨上窝、纵隔 2R 和 4R 多发肿大淋巴结。

3. 病理诊断

（1）右乳肿物活检病理：右乳浸润性癌；免疫组化：ER（强，+80%）、PR（中 - 强，+50%）、HER2（3+）、Ki67（+25%）。

（2）右侧颈部 Ⅳ 区 + 右侧腋窝淋巴结穿刺病理：淋巴组织中有低分化腺癌转移，片内结构结合免疫组化示乳腺来源；免疫组化：ER（强，+80%），PR（中等 – 强 +60%），HER2（2+），Ki-67（+30%），CK7（+），GATA3（+），GCDFP-15（+），Mammaglobin（+）。

4. 分子检测诊断结果及解读

（1）结果：原淋巴结穿刺标本基因检测：PIK3CA 基因 H1047R 突变，突变丰度 34.5%；

（2）基因解读：HER2 下游 PI3K/Akt/mTOR 通路异常激活是 HER2 靶向治疗药物纷繁复杂的耐药机制中重要的一条。一般而言，目前已知的抗 HER2 治疗耐药机制主要包括：①药物与 HER2 结合受损；② HER2 的平行通路或下游通路的异常激活；③ ER 通路与 HER2 通路双向串扰。PI3K/Akt/mTOR 通路异常激活属于 HER2 的下游通路的异常激活。HER2 抑制剂与 HER2 分子结合后对下游 PI3K/Akt/mTOR 通路的抑制对 HER2 抑制剂的抗癌活性至关重要。PI3K/Akt/mTOR 通路异常激活可抵消 HER2 抑制剂对 HER2 的抑制

作用,从而引发抗 HER2 治疗耐药。PIK3CA 基因的 H1047R 突变会导致 PI3K/AKT/mTOR 通路激活。另外,HER2 阳性且 ER 阳性乳腺癌中过表达的跨膜受体 AXL 可与 PI3K p85 调节亚基结合,从而绕过曲妥珠单抗/拉帕替尼/T-DM1 介导的对 PI3K/AKT/mTOR 通路的抑制。

5. 治疗方案调整及疗效评价

根据患者既往病史,结合 PI3KCA 突变特征,建议患者改用 T-DM1 或 T-DXd 的 ADC 类药物治疗,因经济原因,自愿入组 注射用 A166 用于治疗既往经二线及以上抗 HER2 治疗失败的 HER2 阳性不可切除的局部晚期、复发或转移性乳腺癌患者的开放性、多中心 Ⅱ 期临床试验,2022 年 2 月 28 日起行 A166 283mg(4.8mg/kg)q3w 三线治疗 3 个周期,因出现带状疱疹,2022 年 5 月 13 日起下调剂量至 212mg q3w 继续行第 4~8 周期治疗,2 周期后疗效评价 PR,4 周期、6 周期、8 周期后疗效均为持续 PR(表 6-33 和图 6-46),不良反应包括角膜上皮病变 3 级和干眼症 3 级,予药物治疗后缓解。目前三线治疗 PFS 已达 8 个月。

表 6-33　疗效评估表

	2022.2.15	2022.4.11	2022.5.11	2022.6.22	2022.8.3	2022.9.15
右锁骨上窝淋巴结	15.6mm	8.2mm	5.7mm	6.1mm	6.0mm	5.9mm
疗效评价	基线	PR	持续 PR	持续 PR	持续 PR	持续 PR

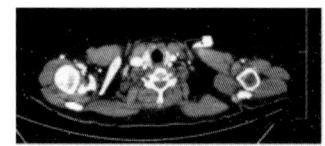
2021-12-09
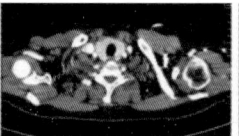
2022-04-11
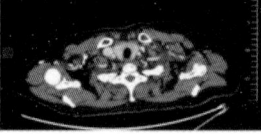
2022-06-22
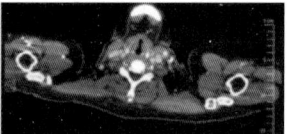
2022-08-01

图 6-46　A166 治疗过程影像学对比图

6. 本案例述评

患者系首诊Ⅳ期三阳性乳腺癌,一线给予 THP 方案,PFS 仅为 6 个月。二线予大分子单抗+小分子 TKI+口服化疗药,最佳疗效 SD,效果仍不理想,基因检测示 PIK3CA 基因 H1047R 突变,与曲妥珠单抗原发性耐药、吡咯替尼不敏感表型一致。EMILIA 研究进行了一项生物标志物亚组研究,旨在评估 T-DM1 针对 PIK3CA 突变、PTEN 蛋白缺失患者的疗效,结果表明在拉帕替尼+卡培他滨组,PIK3CA 基因突变组患者的 mPFS(突变型相比野生型:4.3 个月 vs. 6.4 个月)和 mOS(17.3 个月 vs. 27.8 个月)明显缩短,ORR 明显更低(17.1% vs. 39.7%)。而 T-DM1 组中突变患者的 mPFS 长达 10.9 个月(野生型为 9.8 个月),突变型和野生型患者 mOS 均未达到,PIK3CA 突变患者的 ORR 高达 50.0%(野生型为47.4%），即相比拉帕替尼+卡培他滨，T-DM1有效提高了PIK3CA突变患者的ORR近3倍，并降低PIK3CA突变患者疾病进展风险55%，降低PIK3CA突变患者死亡风险74%。研究数据还表明T-DM1能克服PTEN蛋白缺失影响，有效减少疾病进展风险45%。总之，T-DM1的整体获益相比拉帕替尼+卡培他滨更具优势，并且不受PIK3CA基因突变和PTEN功能缺失状态的影响。患者三线治疗参加A166临床研究，A166是科伦药业研发的第三代靶向HER2的ADC药物，由一个可裂解连接子连接曲妥珠单抗及微管抑制剂组成，药物抗体比为2，其通过蛋白酶可裂解连接子将新型毒素分子（Duo-5，微管蛋白抑制剂）定点偶联至曲妥珠单抗；毒素分子（MMAF类似物）具有膜通透性，HER2阳性的靶细胞死亡后，MMAF类似物在游离状态，可进入周围的肿瘤细胞，发挥旁观者效应，杀伤周围HER2阴性的肿瘤细胞。A166的Ⅰ期剂量扩展研究的更新数据，4.8mg/kg组客观缓解率（ORR）为73.9%，中位PFS为12.3个月。本例患者三线治疗使用A166，表现出持续PR的疗效，目前PFS已达8月，超过了一线的PFS时间，提示A166对克服本案例患者的曲妥珠单抗原发耐药疗效可靠。本例再次证实，伴PI3KCA突变的HER2阳性乳腺癌患者，易对抗HER2单克隆抗体靶向治疗产生耐药，而ADC类药物具有较好的疗效，有待于进一步大样本临床验证。

（杨　谨）

二十三、PIK3CA突变人表皮生长因子受体2阳性乳腺癌患者曲妥珠单抗联合依维莫司治疗

1. 一般情况介绍

患者，女，43岁。

2. 病史

（1）现病史：患者于2015年11月以"右乳腺肿物"为主诉就诊于辽宁省某医院，行右乳肿块穿刺病理示：浸润性导管癌Ⅲ级，免疫组化示：ER（-），PR（-），HER-2（3+），Ki-67（85%+）。进一步全面检查：肝转移。患者于2015年12月—2016年4月15日行TCbH方案（多西他赛，环磷酰胺，赫赛汀）治疗6周期，2、4周期评效SD，6周期评效果PD。拉帕替尼联合卡培他滨治疗4周期出现PD。2016年10月患者为进一步诊断及治疗收入院。

（2）家族史：无家族遗传性疾病史。

（3）入院查体：右乳皮色红，皮温高，右乳可触及一肿物，大小约为7cm×8cm，质硬，呈弥漫性改变，边界不清，活动度差，无压痛。右侧腋下可触及肿大淋巴结，大小为2cm×2cm，质硬，边界不清，活动度差，无压痛。对侧乳腺及腋下未触及肿物。

（4）影像学检查

1）患者乳腺CT影像见图6-47。

2）患者肝脏病灶CT影像见图6-48。

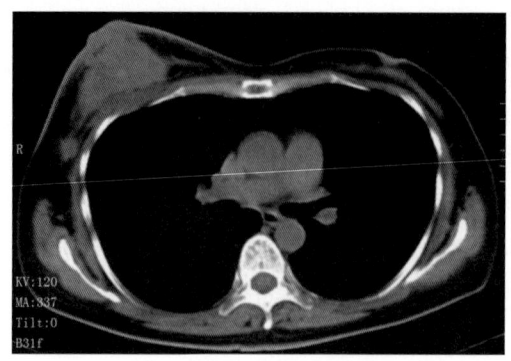

图 6-47 乳腺 CT 影像

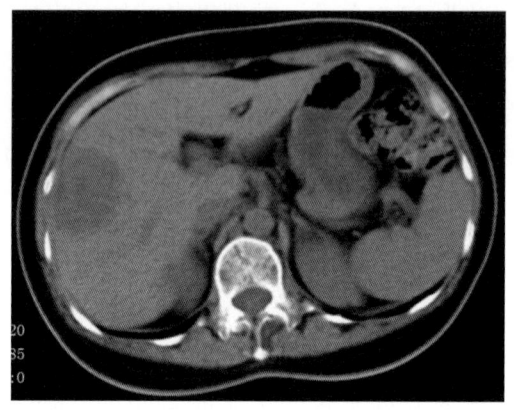

图 6-48 肝脏 CT 影像

3. 病理诊断

患者 2015 年 11 月于我院行右侧乳腺穿刺，病理示：浸润性导管癌Ⅲ级，ER（-），PR（-），HER-2（3+），Ki-67（85%+）。

4. 分子检测诊断结果及解读

2016 年 12 月 24 日（表 6-34）。

表 6-34 乳腺癌相关基因突变/多态性列表

检测项目	检测结果	丰度
ERBB2（HER2）	基因扩增	血浆 2.1 倍，新鲜组织 5.9 倍
PIK3CA	H1047R 第 20 外显子突变	血浆 2.4%，新鲜组织 9.5%
TP53	G244fs 缺失移码突变	血浆 4.8%，新鲜组织 20.3%

2017 年 4 月 6 日（表 6-35、表 6-36）。

表 6-35 肿瘤特有突变

检测项目	检测结果	丰度
CDK12	基因扩增	7.5 倍
ERBB2（HER2）	基因扩增	7 倍
KDM5A	基因扩增	2.7 倍
PIK3CA	H1047R 第 20 外显子突变	49.3%
POLD1	POLD1-GRIN2D 融合	7.3%
TP53	G244fs 缺失移码突变	54.4%
XPC	XPC-GRIP2 融合	6.6%

表 6-36 疗效预测

检测项目	检测结果	丰度
UGT1A1	UGT1A1*6 多态性突变	毒副作用可能增加

根据基因检测结果：PIK3CA 突变。

（1）三线选择：赫赛汀+依维莫司+长春瑞滨治疗 8 周期（2016 年 12 月—2018 年 9 月）。疗效评价 PR，21 个月后肝内新发病灶，PD。

（2）后续治疗方案：推荐使用 T-DM1，但因经济原因未使用，四线选择口服长春瑞滨联合曲妥珠单抗 3 周期，疗效评价 PD。五线选择临床试验伊立替康治疗 3 周期，不良反应为Ⅲ°延迟性腹泻，因此停药失访。

6. 本案例述评

该病例属于 HER2 高表达伴 PIK3CA 突变，通过抗 HER2 曲妥珠单抗联合 PAM 通路 mTOR 抑制剂依维莫司治疗具有较好疗效。由于病例较早期及经济原因，未有机会行不受 PIK3CA 突变影响的抗体偶联药物（ADC）的 T-DM 1 或 T-DXd 治疗。此外，代谢酶 UGT1A1 检测到*6 多态性解释临床试验使用伊立替康所致的严重腹泻（表 6-36）。由此可见，NGS 不仅能提示药物有效的靶点，也能提示代谢酶型助力不良反应的管理，更早地根据患者的代谢酶型可建议给与其他治疗方案（非伊立替康），改善患者的生存和生活质量，NGS 走进乳腺癌治疗管理的生活中，并将成为有效的利器，期待使用该利器让更多的患者获益。

（郭翔宇　孙　涛）

二十四、人表皮生长因子受体 2 点突变人表皮生长因子受体 2 阳性乳腺癌患者吡咯替尼联合卡培他滨新辅助治疗

1. 一般情况介绍

患者,女,48 岁。

2. 病史

(1)现病史:患者于 2017 年 3 月扪及左乳外上肿块,约 2cm×1cm 大小,未在意,肿物逐渐增大,乳房表面皮肤出现红肿、破溃,2017 年 10 月入院行乳腺 MRI 提示:肿物大小:9.1cm×5.5cm×8.7cm,BI-RADS 5 类。行左乳腺肿物穿刺病理示:浸润性导管癌,ER(-),PR(-),HER2(3+),Ki-67(70%+),全面检查无远处转移,分期为 cT4N2M0,ⅢB 期。2017 年 11 月 6 日至 2018 年 2 月 21 日采用 TCbH 方案 5 周期治疗(TXT 75mg/m²;CBP AUC 5;曲妥珠单抗:首次 8mg/m²,后续 6mg/m²,21d/cycle。最佳疗效 SD,之后出现疾病进展,副反应:Ⅲ级贫血(CTCAE 4.03)。2018 年 2 月 27 日至 2018 年 5 月 23 日行 EC-nabTHP 方案化疗共 8 周期(EPI 90mg/m²;CTX 600mg/m²;ABX 125mg/m²;曲妥珠单抗 6mg/kg;帕妥珠单抗首剂 840mg,之后 420mg。最佳疗效:SD。副反应:Ⅱ级贫血,Ⅱ级白细胞减少。患者不能进行局部手术切除治疗,进一步治疗入院。

(2)家族史:无家族遗传性疾病史。

(3)入院查体:左乳外上象限局部破溃,表面覆盖少量脓苔,下方可扪及一肿块,大小约 9cm×7cm,质硬,界尚清,活动度差,伴压痛;左乳头轻度凹陷,无溢液,左侧腋下可扪及约 2cm×2cm 肿大淋巴结。

(4)影像学检查:入院后行乳腺增强 MRI 检查显示,左乳外上象限及中部不规则肿块影,大小约 91mm×55mm×87mm(图 6-49),BI-RADS-MRI 分级为 5 级。

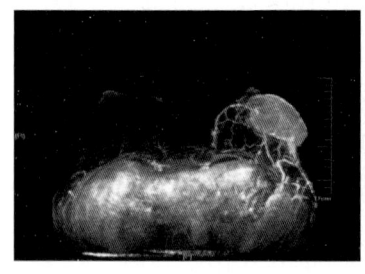
A 基线(2017.11)

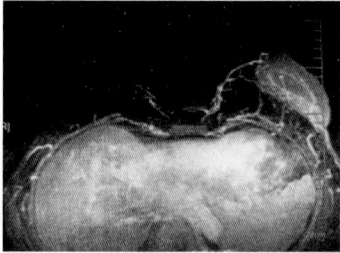
B TCbH*4 治疗后(2018.2)

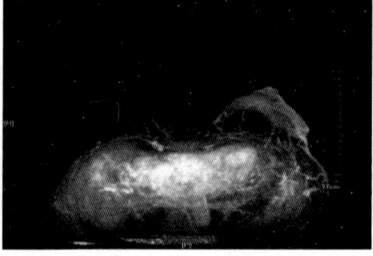
C EC-THP 治疗后(2018.8)

图 6-49 乳腺 MRI 图像变化

3. 病理诊断

(1)2017 年 10 月 28 日行乳腺肿物穿刺活检,病理结果:乳腺浸润性导管癌Ⅱ级,免疫组化:ER:-,PR:-,C-erbB-2:+++,Ki67(约 70%)。

(2)2019 年 1 月 16 日行左乳癌改良根治术,病理:乳腺浸润性导管癌Ⅱ级,Miller-

第六章 乳腺肿瘤分子诊断标志物临床应用

Payne 分级 4 级,淋巴结 0/14,ER:-,PR:-,C-erbB-2:+++,Ki67(约 70%)。

4. 分子检测诊断结果及解读

见表 6-37。

表 6-37 分子检测结果

检测项目	检测结果	血浆丰度	组织丰度
DLL3	p.P193L 第 4 外显子错义突变	–	1.1%
ERBB2	p.V777L 第 20 外显子错义突变	40.9%	42.3%
GRIN2A	p.R899Q 第 14 外显子错义突变	25.8%	28.3%
GRM3	p.V791L 第 4 外显子错义突变	–	1.3%
KRAS	p.E162D 第 5 外显子错义突变	7.2%	4.1%
NF1	p.F1498LfsX3 第 34 外显子移码突变	9.2%	7.2%
PKHD1	p.G2843E 第 54 外显子错义突变	15.1%	15.5%
PTEN	p.I300MfsX7 第 8 外显子移码突变	13.9%	34.6%
RECQL4	p.D701_S702delinsET 第 13 外显子错义突变	–	1.4%
RET	基因扩增	1.8 倍	–
ZNF217	ZNF217~BCAS1 融合	0.7%	–

基因检测结果分析:患者送检的血浆和组织样本均检测到 ERBB2 p.V777L 第 20 外显子错义突变,该突变是有报道的 ERBB2 激活突变,有研究报道该突变可能增加对拉帕替尼、曲妥珠单抗、来那替尼等 ERBB2 抑制剂敏感性;约 4% 的乳腺癌患者存在 HER-2(ERBB2)基因非扩增性变异,其中点突变发生率最高,为 2.0%~2.4%。采用常规 IHC 检测无法明确 HER2 突变情况,只能通过 NGS 或数字 PCR 检测明确。部分 ERBB2 点突变可导致 HER2 通路发生不依赖配体的激活,从而导致肿瘤增殖和侵袭。ERBB2 V777L 激活可能增加 ERBB2 的稳定性表达,与该患者存在显著 HER2 IHC3+ 但是 ERBB2 点突变与 HER-2 基因扩增并没有明确的联系。研究发现,ERBB2 点突变可能导致传统抗 HER2 治疗的获得性耐药,如 L755S、V777L、D769Y 等提示对曲妥珠单抗原发或继发耐药,可能对来那替尼敏感。

NF1 p.F1498LfsX3 第 34 外显子移码突变,可能导致蛋白失活,促使 RAS 及下游通路激活,参与肿瘤发生发展,并可能降低 EGFR 靶向药物敏感性,但临床证据尚不充分;

PTEN p.I300MfsX7 第 8 外显子移码突变,可能导致 PTEN 蛋白功能发生失活,参与肿瘤的发生发展,研究显示 PTEN 失活突变可对 AKT 抑制剂有响应,从分子通路上分析可能影响 EGFR、ERBB2 靶向药物敏感性;

血浆样本单独检测到 RET 基因扩增,可能参与肿瘤发生发展。RET 是一种原癌基因,属于一种受体酪氨酸激酶。RET 的生理配体属于神经胶质细胞源性神经营养因子(GDNFs)家族,该家族共包括 neurturin、persephin、artemin 及 GDNF 四个成员。RET 基因发生致病性突变——突变或重排,进而激活 RET 基因,并可能编码出具有异常活性的

RET 蛋白，其将传递异常信号并造成多方面的影响：包括细胞生长、生存、侵袭、转移等。持续的信号传递会造成细胞的过度增殖，因此导致肿瘤的发生与进展。RET 的异常激活是多种实体瘤生长和增殖的重要驱动因素。常见的 RET 基因变异主要有 RET 融合、RET 突变 2 种形式，RET 融合常见于乳头状甲状腺癌（PTC）和非小细胞肺癌（NSCLC），而 RET 突变在甲状腺髓样癌（MTC）和多发性内分泌肿瘤 2（MEN2）中更为常见。

5. 治疗方案调整及疗效评价

（1）新辅助治疗方案：一线 TCbH 方案治疗 5 周期，最佳疗效 SD；EC-nabTHP 方案治疗共 8 周期，最佳疗效 SD。

（2）调整治疗方案：吡咯替尼 + 卡培他滨治疗 6 周期，最佳疗效 PR。2019 年 1 月 16 日行左乳癌改良根治术，病理：乳腺浸润性导管癌 Ⅱ 级，Miller-Payne 分级 4 级，淋巴结 0/14，ER：-，PR：-，C-erbB-2：+++，Ki67（约 70%）。术后 T-DM1 不可及，行吡咯替尼术后辅助治疗 1 年

（3）疗效评价：40 个月随访无复发转移（图 6-50）。

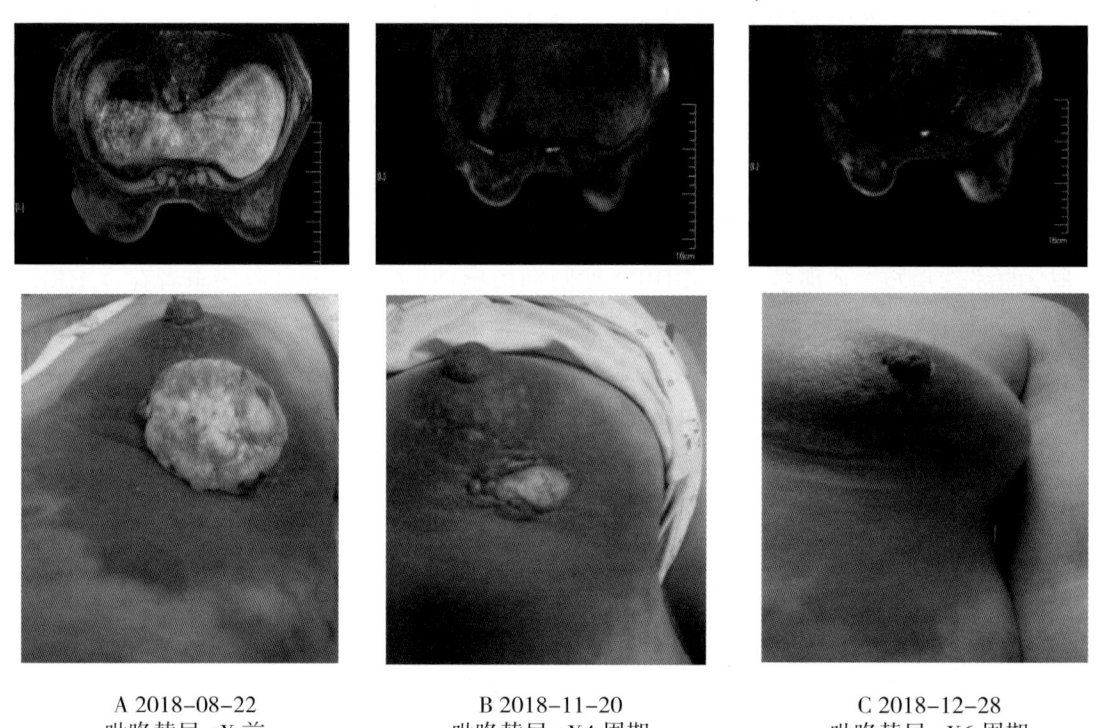

A 2018-08-22
吡咯替尼 +X 前

B 2018-11-20
吡咯替尼 +X4 周期

C 2018-12-28
吡咯替尼 +X6 周期

图 6-50　患者影像及查体情况

6. 本案例述评

从以上分析可以看出，本案例存在原发耐药基因变异如 ERBB2 pV777L 突变等，这也是患者在新辅助治疗中曲妥珠单抗和帕妥珠单抗一系列靶向治疗疗效不理想的主要原因。根据基因检测结果，调整用药方案为吡咯替尼联合卡培他滨治疗后，患者病灶出现

持续缩小,最后由局部晚期降期转变为具备手术条件,并在术后继续接受上述药物治疗1年,至今仍未复发转移。T-DM1在HER-2阳性新辅助治疗后Non-pCR患者中的疗效证据,来源于KATHERINE研究,其是目前唯一针对抗HER-2新辅助治疗后Non-pCR进行强化辅助治疗显示出生存获益的Ⅲ期临床研究。T-DM1可使抗HER-2新辅助治疗后仍有残余病灶乳腺癌患者的复发或死亡风险降低50%。ExteNET试验,来那替尼用于早期HER2+乳腺癌患者术后曲妥珠单抗+化疗辅助治疗后的长期维持治疗。与安慰剂相比,来那替尼2年的无病生存率为94.2%,而安慰剂组只有91.9%,具有统计学上的显著差异(HR=0.67;P=0.0046)。吡咯替尼联合曲妥珠单抗的新辅助治疗pCR率达到60%。HER2点突变主要发生在两个区域:HER2蛋白胞外结构域(309~310位氨基酸)和酪氨酸激酶结构域(755~781位氨基酸)。目前已经发现的HER2点突变有:G309A、L755S、del755-759、D769H、D769Y、V777L、P780ins、V842I和R896C。细胞系和临床试验结果证明,上述突变均对临床试验的药物来那替尼敏感。吡咯替尼与来那替尼作用机制一致,均可以抑制EGFR/HER2/HER4活性。这个案例HER2点突变是否能从T-DM1中获益尚不知情,不考虑经济和药物可及性按照指南术后辅助治疗优先使用T-DM1。该HER2点突变患者是否小分子抑制剂优于ADC药物还需要更多的临床数据证实。

(高志超 孙 涛)

二十五、人表皮生长因子受体2突变人表皮生长因子受体2阳性乳腺癌吡咯替尼联合卡培他滨治疗

1. 一般情况介绍

患者,女,47岁。

2. 病史

(1)现病史:患者2017年11月无意中触及左乳肿块,经超声检查提示左侧乳腺实性占位(BI-RADS 5类),大小33mm×17mm,于2017年11月30日于外院行"左乳癌改良根治术",肿物长径约2.5cm,病理示:左乳浸润性导管癌2级,腋下淋巴结20/22。免疫组化:ER+70%中,PR+70%中-强,Her-2(2+),FISH扩增,Ki67 30%。术后于外院行AC-T(吡柔比星+环磷酰胺,序贯多西他赛),因个人原因未行靶向治疗。2018年8月起行左胸壁及左锁骨区域放疗,190cGy/25f,同时行他莫昔芬内分泌治疗。2020年8月肝增强CT提示肝左叶占位,考虑转移瘤。DFS 32个月。2020年8月13日于外院行"肝左外叶部分切除术+胆囊切除术",病理示:肝左外叶内见低分化腺癌。符合乳腺来源转移性低分化腺癌。免疫组化:GATA3(+),GCDFP-15(+),Mammaglobin(+),CK19(+),ER(−),PR(−),Her-2(2+强,局灶3+),FISH扩增。2020年9月起行曲妥珠单抗+帕妥珠单抗+白蛋白结合型紫杉醇治疗4周期。2020年12月肝增强核磁提示肝转移新发病灶,TTP 3个月。2021年1月8日于上海某医院行肝病灶消融术(5个病灶)。现因"左乳癌术后3年余,肝转移1年余"收入我院。

(2)家族史：无家族遗传性疾病史。

(3)专科查体：左乳缺如，左胸壁可见长约18cm术后疤痕，愈合良好，右乳未触及肿物，双腋下及双锁骨上未触及肿大淋巴结。

(4)影像学检查

1）2020年8月肝增强CT（图6-51）显示，肝左外叶见类圆形稍低密度肿块影，增强后呈环形强化，大小约29mm×25mm，考虑转移瘤。

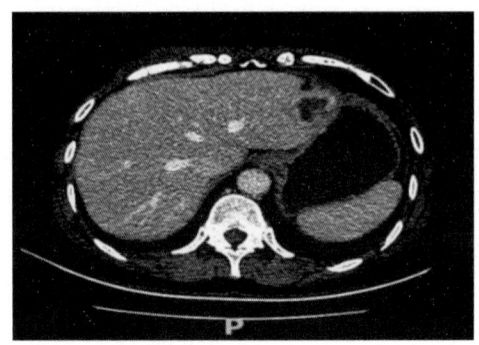

图6-51　肝增强CT图像

2）2020年8月25日复查肝平扫CT（图6-52）显示，肝脏术后，肝左外叶部分缺如，考虑为肝术后改变。

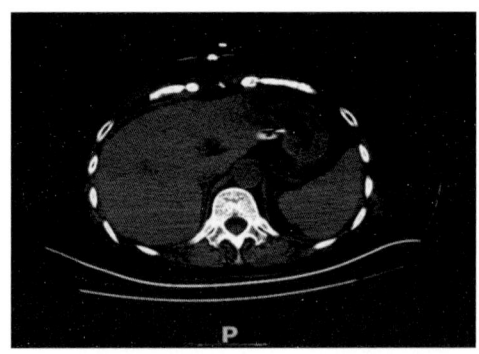

图6-52　肝平扫CT图像

3）2020年12月肝增强MRI（图6-53）显示：肝S3见四枚结节影，增强扫描呈明显环形强化，较大者14mm。肝S8/S6/S5可见多发结节影，增强扫描边缘可见轻度强化，较大位于S8，长径9mm，新发灶。

4）2021年9月肝增强MRI（图6-54）显示：肝跨S4/8，S7/S5见多发无强化影（无活性），肝S3见不规则肿物，增强扫描呈明显环形强化，长径33mm，部分突出肝外，较前融合，范围增大，肝S8/S7/S6可见结节影，增强扫描边缘可见轻度强化，大者位于S8，长径7mm，部分增大，较前S7/S6为新发灶。

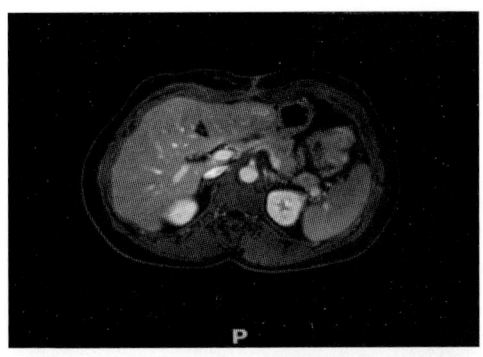

图 6-53 肝增强 MRI

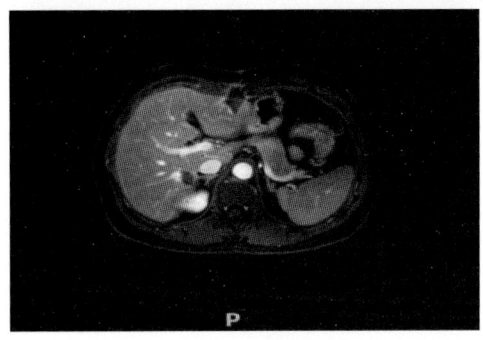

图 6-54 肝增强 MRI

5）2021 年 11 月肝增强 MRI（图 6-55）显示，肝跨 S4/8，S7/S5 见多发无强化影（无活性），肝 S3 见不规则肿物，增强扫描呈明显环形强化，长径 30mm，部分突出肝外，较前减小，肝 S8/S7/S6 可见结节影，增强扫描边缘可见轻度强化，大者位于 S8，长径 6mm，较前 S6 病灶显示不清。

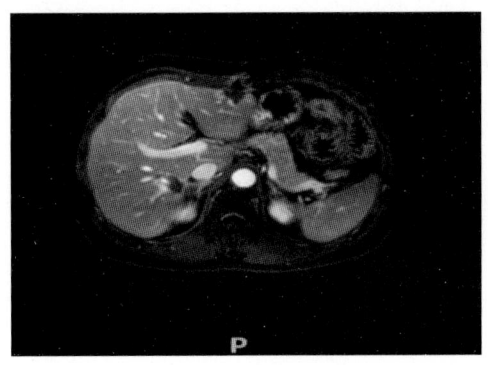

图 6-55 肝增强 MRI

6）2022 年 2 月肝增强 MRI（图 6-56）显示，肝跨 S4/8，S7/S5 见多发无强化影（无活性），肝 S3 见不规则肿物，增强扫描呈明显环形强化，长径约 21mm，部分突出肝外，较前减小，肝 S8/S7 可见结节影，增强扫描边缘可见轻度强化，大者位于 S8，长径 6mm，同前相仿。

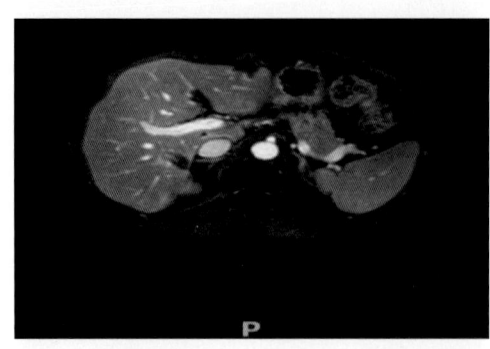

图 6-56　肝增强 MRI

3. 病理诊断

（1）2017 年 11 月 30 日于外院行左乳癌改良根治术，长径 2.5cm。术后病理：左乳浸润性导管癌 2 级，腋下淋巴结 20/22。

免疫组化：ER+70% 中，PR+70% 中 – 强；Her-2（2+），FISH 扩增，Ki67 30%

（2）2020 年 8 月 13 日于外院行肝左外叶部分切除术 + 胆囊切除术。术后病理：肝左外叶内见低分化腺癌。符合乳腺来源转移性低分化腺癌。

免疫组化：GATA3（+），GCDFP-15（+），Mammaglobin（+），CK19（+），ER（–），PR（–），Her-2（2+ 强，局灶 3+），FISH 扩增。

4. 分子检测诊断结果及解读

2021 年 1 月行 NGS 测序（表 6-38）。

表 6-38　NGS 测序结果

检测项目	检测结果	拷贝数 / 丰度
ERBB2（HER2）	拷贝数增加	3.48
ERBB2（HER2）	p.V777L	47.52%
MAP3K1	p.Q390P	–
SRC	p.S375*	–
TP53	p.R337C	–

基因检测结果分析：

（1）预后评估：相较 ERBB2 无突变患者，ERBB2 突变晚期乳腺癌患者生存期更差（$P < 0.01$）；CLEOPATRA 研究的生物标志物分析显示，MAP3K1 突变是晚期 HER2+ 乳腺癌患者的不良预后因素；相较 TP53 野生型患者，TP53 突变（血浆 ctDNA 检测）晚期乳

腺癌患者 OS 更差（P=0.006）。该患者检出 ERBB2 V777L、TP53 R337C 突变，可能提示预后较差。

（2）靶向药物：ERBB2 V777L 突变，匹配到潜在获益靶向药物，如奈拉替尼、拉帕替尼、帕妥珠单抗、TDM-1 等。

5. 治疗方案调整及疗效评价

（1）前期化疗方案：左乳癌改良根治术后于外院行 AC-T 方案化疗 8 周期，（吡柔比星 + 环磷酰胺，序贯多西他赛）因个人原因未行靶向治疗。左胸壁及左锁骨区域放疗 190cGy×25f，及他莫昔芬内分泌治疗。肝转移后行肝左外叶部分切除术 + 胆囊切除术，帕妥珠单抗 + 曲妥珠单抗 + 白蛋白紫杉醇 4 周期。后肝转移进展，行肝病灶消融术。

（2）调整方案：二线：伊尼妥单抗 + 吡咯替尼 + 长春瑞滨。最佳疗效：PR，TTP 8 个月。

2021 年 9 月再次行 NGS 测序（表 6-39）。

表 6-39　体细胞变异结果

检测项目	检测结果	丰度
ERBB2	p.V777L	1.8%
PIK3CA	p.E545K	0.4%
TP53	p.R337C	0.2%

基因检测结果分析：

1）仍检测到 ERBB2 V777L 突变和 TP53 突变，第二次 NGS 检测新增 PIK3CA 突变，其是晚期 HER2+ 乳腺癌患者的不良预后因素；该患者检出 ERBB2 V777L、PIK3CA E545K、TP53 R337C 突变，可能提示预后较差。PIK3CA E545K 突变，匹配到潜在获益靶向药物，如：依维莫司（D 级），阿培利司（A 级）、替西罗莫司（D 级）等，且对曲妥珠单抗（D 级）、拉帕替尼（D 级）潜在耐药；该患者 PIK3CA E545K 匹配潜在获益药物，如依维莫司，阿培利司，而对曲妥珠单抗、拉帕替尼可能耐药；ERBB2 V777L 突变匹配到奈拉替尼、拉帕替尼等。PIK3CA、ERBB2 突变可能是患者伊尼妥单抗 + 吡咯替尼二线治疗的潜在耐药机制。

2）免疫治疗：因该次检测样本为血液 ctDNA 且检测 Panel 小（124 个基因），故无法获悉免疫治疗疗效相关标志物情况，如 TMB、MSI、PD-L1 等；

（3）调整方案：二线治疗进展后根据 2021 年 9 月 NGS 检测，三线：建议 T-DM1 等 ADC 药物克服 PIK3CA 突变，但由于经济原因，患者行吡咯替尼 + 卡培他滨联合治疗。

（4）疗效评价：SD，目前规律复查，未见肿瘤明显进展。

6. 本案例述评

本案例该患者连续两次 NGS 检测检出 ERBB2、PIK3CA、TP53 突变，可能提示预后较差，PIK3CA 突变提示可能对曲妥珠单抗和拉帕替尼均耐药，拉帕替尼和吡咯替尼同属小分子TKI，但是这个患者使用吡咯替尼早期出现疾病进展后再次使用疾病得到缓解，二线三线治疗相似，三线进行减法后也得到长期获益，可能是由于吡咯替尼作用于HER1/2/4受体胞内区，与ATP结合位点不可逆，药效更强；拉帕替尼仅作用于HER1/2受体胞内区，为可逆性、松散动态的结合，药效偏弱。PHOEBE研究结果显示，在紫杉类和曲妥珠单抗治疗失败的患者，吡咯替尼联合卡培他滨，较拉帕替尼联合卡培他滨显著改善PFS。此外，该患者血液ctDNA检出的PIK3CA突变丰度为0.4%，ERBB2突变丰度为1.8%，虽目前暂无明确研究显示基因突变丰度与药物疗效等的相关性，但可以看出该患者在此次血检中ERBB2突变丰度要高于PIK3CA，考虑ERBB2可能为主导基因，因此对吡咯替尼可能有效。部分ERBB2点突变可导致HER2通路发生不依赖配体的激活，从而导致肿瘤增殖和侵袭。但是，ERBB2点突变与HER-2基因扩增并没有明确的联系。研究发现，ERBB2点突变可能导致传统抗HER2治疗的获得性耐药，如L755S、V777L、D769Y等提示对曲妥珠单抗原发或继发耐药，L755S、D769Y、V842I等提示对拉帕替尼耐药，其中有p.L755S突变的患者表现出对曲妥珠单抗和拉帕替尼耐药，但是来那替尼或吡咯替尼有长期有效获益的个案报道。ERBB2突变与抗雌激素治疗耐药也有关，如L755S和V777L突变可导致芳香化酶抑制剂耐药，但该耐药可被氟维司群联合来那替尼方案逆转。

（蔡 莉）

二十六、血清人表皮生长因子受体2评估人表皮生长因子受体2阳性晚期乳腺癌人表皮生长因子2抗体治疗疗效

1. 一般情况介绍

患者，女，51岁。

2. 病史

（1）现病史：患者于2018年初无意中触及左乳鸡蛋黄大小肿物，患者未在意，未行进一步诊治，后肿物逐渐增大，出现破溃，就诊于当地医院完善影像学检查提示左乳癌肝转移，肺转移，2018年10月29日完善左乳肿物穿刺取病理回报：浸润性导管癌，组织学分级Ⅲ级，ER（-），PR（-），HER-2（3+），临床诊断为cT4N2M1 Ⅳ期。患者符合"比较注射用重组人HER2单克隆抗体与赫赛汀治疗HER2过度表达转移性乳腺癌患者的疗效、安全性及体内代谢特征的多中心、随机、双盲Ⅲ期临床试验（方案编号：AK-HER2-Ⅲ-001）"，给药前检查结果无明显异常，超出正常值范围结果均无临床意义。

（2）家族史：无家族遗传性疾病史。

（3）入院查体：双乳不对称，左乳肿胀，约8×7cm肿物，质硬，固定，左腋下约2×2cm质硬肿大淋巴结，固定，无压痛，双侧颈部及锁骨上未触及肿大淋巴结，余查体未见异常。

（4）影像学检查

1）双肺内多发结节，左乳肿物及左腋下肿大淋巴结（2018年11月12日基线）（图

6-57、图 6-58、图 6-59）。

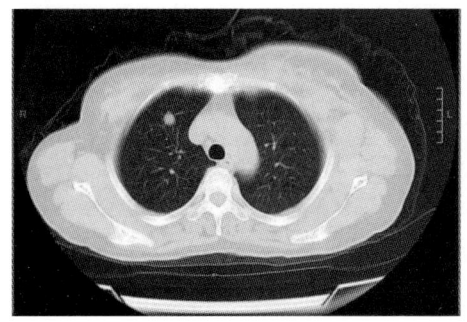

图 6-57　肺内多发结节

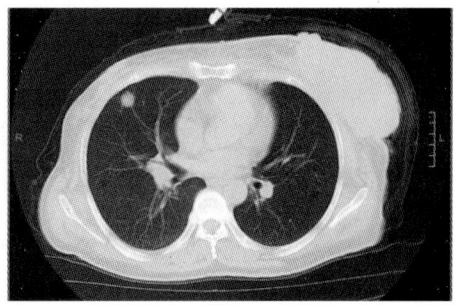

图 6-58　肺内多发结节

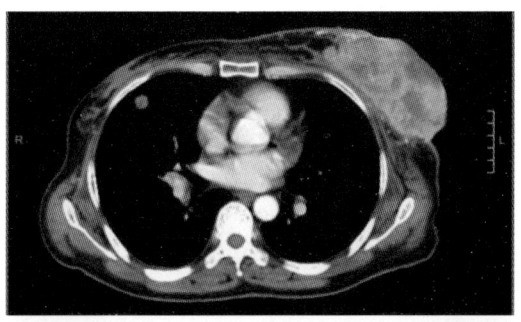

图 6-59　左乳巨大肿物，增强后不均匀强化

（2）多西他赛+重组人 HER2 单克隆抗体/曲妥珠单抗 2 周期 PR（2019 年 1 月 3 日）（图 6-60、图 6-61）。

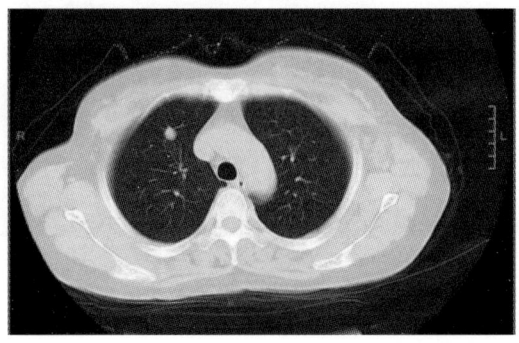

图 6-60　2 周期后肺内病灶较前略缩小

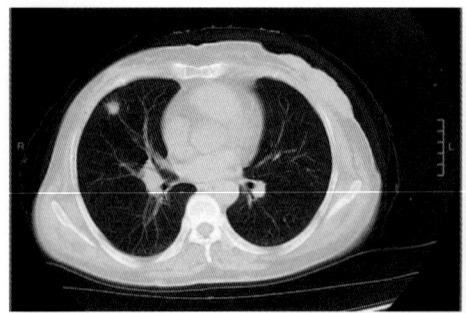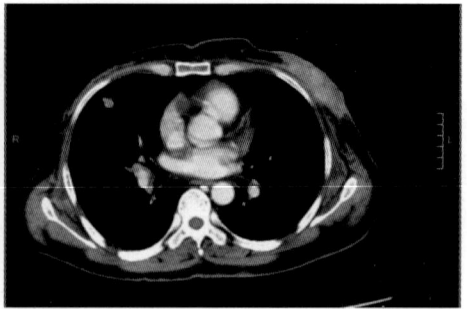

图 6-61　左乳病灶明显缩小

（3）多西他赛 + 重组人 HER2 单克隆抗体 / 曲妥珠单抗 8 周期 PD（2019 年 5 月 8 日）（图 6-62、图 6-63）。

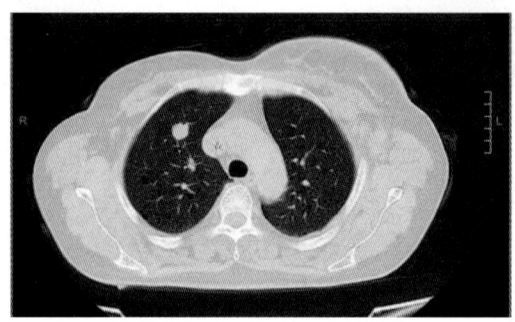

图 6-62　肺内病灶增大

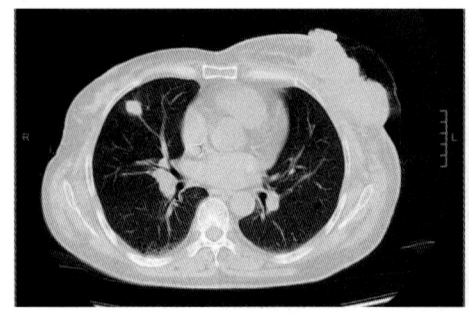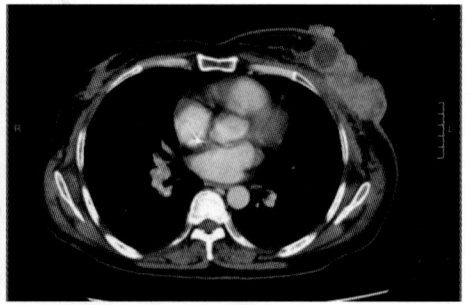

图 6-63　左乳病灶形态较前改变，增大

3. 病理诊断

2018 年 10 月 29 日左乳肿物穿刺活检：浸润性导管癌，组织学分级Ⅲ级，ER（−），PR（−），HER-2（3+）。

4. 分子检测诊断结果及解读

2018 年 11 月 22 日、2019 年 1 月 3 日、2019 年 2 月 14 日、2019 年 3 月 28 日、2019

年5月8日采集血液样本,送检项目:血清HER2全基因组拷贝数检测(图6-64)。

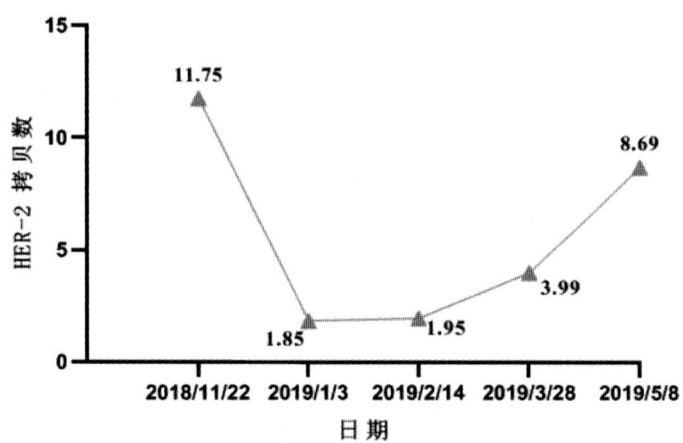

图6-64 血清HER2拷贝数检测

基因检测结果解读:

该病例行血液液体HER2拷贝数检测,对肿瘤患者外周血中循环肿瘤DNA(circulating tumorDNA,ctDNA)进行高通量检测,运用生物信息学分析方法,计算全基因组中HER2基因周围200kbp范围拷贝数,为患者和临床医生提供临床治疗、个性化用药参考信息。可实时监测患者HER2基因扩增情况,反映抗HER2治疗效果。与"金标准"FISH检测一致性达91.07%;克服肿瘤组织异质性影响;检测流程化,避免主观影响。该病例在基线时具有11.75的高拷贝数,随着抗HER2治疗有效与影像学一致性变化,液体HER2拷贝数结果明显下降,但在影像学确定进展时间点的8.69证实液体HER2拷贝数的又复发升高,尤其是提前两个治疗周期的液体HER2拷贝数已见到复燃升高,从而提示液体活检可能较影像学更早发现疾病耐药和进展。

5.治疗方案调整及疗效评价

(1)前期治疗方案:一线化疗+靶向治疗:多西他赛+重组人HER2单克隆抗体/曲妥珠单抗方案(2018年11月—2019年5月),2、4、6周期疗效PR,8周期复查疾病进展。

(2)调整方案及疗效评价:

1)二线化疗+靶向治疗+放疗:长春瑞滨+曲妥珠单抗方案(2019年5月—2019年7月),2周期疗效SD,3周期左乳病灶疼痛明显,疾病进展;后行左乳病灶局部放疗。

2)三线化疗+靶向治疗:卡培他滨+拉帕替尼方案(2019年7月—2020年1月),2、4、6周期疗效PR,持续获益超过12个月。

6.本案例述评

乳腺癌是一种具有高度异质性的肿瘤,血浆ctDNA检测可提供更多的基因组变异信息。本例患者基于NGS的液态活检HER2拷贝数监测到了曲妥珠单抗/重组人HER2单克隆抗体应用后随着HER-2拷贝数的减少提示药物治疗有效,且后续拷贝数的增加出现了相应的耐药,但单纯的HER2拷贝数改变可能只是进行疗效评价,无法揭示其耐药机制,因此仍需要结合其他的检测手段,比如PIK3CA、BRCA、PD-L1等在内的靶向基因和免疫指导等检测。二线及时更换小分子TKI抑制剂或ADC药物可能更佳,但因为经济原因选择曲妥珠单抗继续使用换用化疗,疗效并不理想。在三线治疗后更换小分子TKI患者得到进一步缓解。对于转移性乳腺癌患者,转移灶的多次活检十分必要,但因病灶活检的穿刺风险及患者依从性的原因,液体活检无疑是一个有效手段。该例患者后续出现了HER-2单抗的耐药,其中包括了可能存在的PAM通路或HER-2基因的突变等,如进一步NGS检测相信会有更多证据明确耐药的机制,并给予后续治疗相关指导。

(蒋 雷 孙 涛)

二十七、雌激素受体1突变合并雌激素受体1融合雌孕激素受体阳性乳腺癌患者CDK46抑制剂耐药

1.一般情况介绍

患者李某,女,40岁。

2.病史

(1)现病史:2017年4月7日因"左乳肿物"就诊,查体发现肿块最大径4.5cm,腋窝多个肿大淋巴结。行左乳肿物穿刺活检,2017年4月—2017年8月我院外科TEC新辅助化疗6周期,疗效PR。2017年9月6日 左乳癌改良根治术,术后辅助放疗:2017年10月—2017年11月胸壁及锁骨区放疗共25次。术后辅助内分泌:2017年10月—2019年3月戈舍瑞林+依西美坦,2019年3月—2019年10月手术去世后口服依西美坦。2019年10月复查时CT发现主动脉弓旁、前纵隔、胸骨后方多个软组织影,考虑为内乳淋巴结及纵隔淋巴结转移。2019年11月—2020年2月入组临床试验行紫杉醇口服液化疗4周期。2周期PR,4周PD,原有转移淋巴结缩小后再次增大,且新发肝脏转移,TTP 3月。2020年4月—2020年11月患者再次入组临床试验以D-0502+哌柏西利治疗8周期。最好疗效SD,8周期后PD,TTP 7月。2020年1月患者行CT引导下纵隔淋巴结穿刺活检。

(2)家族史:祖父故于肝癌,祖母故于肺癌。

(3)入院查体:左侧乳腺缺如,可见10cm陈旧疤痕,愈合良好,胸壁及右乳腺未触及肿物。浅表淋巴结未触及肿大。

(4)影像学检查

1)肺部增强CT:主动脉弓旁、前纵隔、胸骨后方多个软组织影,考虑为内乳淋巴结及纵隔淋巴结转移(图6-65)。

2)肝脏增强CT:肝脏右叶新发低密度灶,增强后不均匀强化,周围呈环形强化,考虑肝转移(图6-66)。

第六章　乳腺肿瘤分子诊断标志物临床应用

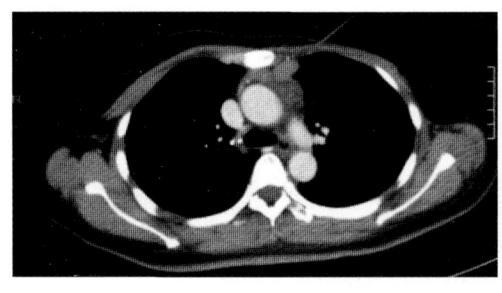
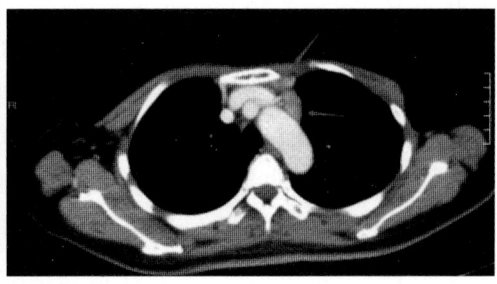

图 6-65　肺增强 CT（纵隔窗）

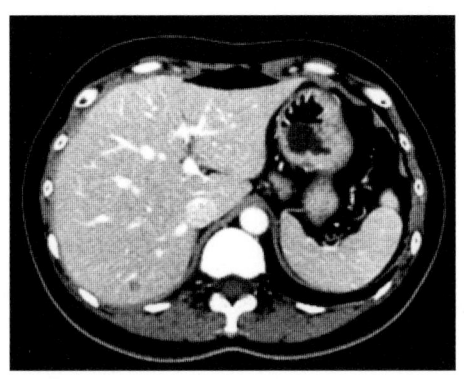

图 6-66　肝脏增强 CT

3. 病理诊断

（1）初诊乳腺肿物穿刺病理结果：结合免疫组化符合浸润性癌。免疫组化结果：ER（70%+）、PR（25%+）、HER-2（0）、Ki67（1%+）。

（2）新辅助化疗后术后病理结果：左乳局灶异型增生，化疗反应 G5，免疫组化结果：左乳病灶 ER（0）、PR（0）、HER-2（0）、Ki67（1%+）。转移淋巴结 4/11 枚。免疫组化结果：ER（70%+）、PR（0）、HER-2（0）、Ki67（20%+）。

（3）2021 年 1 月 8 日经皮纵隔肿物穿刺活检病理结果：结合免疫组化符合乳腺癌转移。免疫组化结果：ER（5%+）、PR（-）、HER-2（1+）、Ki67（20%+），CK（+）、CK7（+）、CK20（-）、P63（-）、CK5/6（-）、SOX-10（-）、GATA-3（+）、CD117（-）、CD5（-）、TdT（-）

4. 分子检测诊断结果及解读

见表 6-40。

基因检测结果分析：

组织样本检测到 ESR1 基因 p.Y537N 第 8 外显子错义突变，发现 Y537S 突变型 ER 中形成 S537-D351 氢键可以使 ER 不依赖于雌激素发挥生物学活性，促进肿瘤进展。

ESR1 融合是除 ESR1 突变致内分泌治疗耐药相关另一类体细胞突变。发生率低（低于 1%），可造成的耐药。HR+乳腺癌中发现的 ESR1 融合可归为 3 类，1）ESR1 启动子序列串联重复，包括ESR1的前两个外显性子（ESR1-e2）和一个邻近基因，产生截短形式的融合蛋白；2）ESR1的3~6外显子（ESR1-e3-6）在框外融合或ESR1的前7个外显子（ESR1-e7）与伴侣基因的C端序列发生框内融合。本例ESR1 e4和ARMT1 e5融合。3）：ESR1的前6个外显子（ESR1-e6）与易位染色体提供的C端基因序列发生框内融合。ARMT1从位置上看，非常靠近已知的预后融合伴侣基因CCDC170。ESR1融合后，与内分泌药物相互作用的雌激素受体被来自伴侣基因的蛋白质片段所替代，后者能够促进癌细胞的失控生长，此外ESR1融合还被发现能促进上皮细胞间质转化

表6-40 分子检测诊断结果

检测项目	检测结果	血浆丰度	组织1丰度	组织2丰度
ESR1	p.Y537N 第8外显子错义突变	–	–	19.9%
IGF1R	基因扩增	–	CN: 58.0	CN: 59.4
MDM2	基因扩增	–	CN: 6.2	CN: 7.1
TOP1	基因扩增	–	CN: 5.3	CN: 5.2
ZNF217	基因扩增	–	CN: 25.7	CN: 29.0
AMER1	p.R591K 第2外显子错义突变	–	–	1.4%
ARID1A	p.S1467C 第19外显子错义突变	0.1%	4.0%	5.3%
ARID1A	IGR（upstream PIGV）~ARID1A 融合	0.1%	3.4%	7.3%
ARID1A	p.R1941L 第20外显子错义突变	–	4.7%	–
EP300	p.D2368E 第31外显子错义突变	–	14.3%	16.6%
ESR1	ESR1~ARMT1 融合	–	10.5%	–
FANCI	p.E1243K 第36外显子错义突变	–	0.7%	–
GATA3	c.1328_*18del 第6外显子通读突变	–	15.6%	9.7%
JAK3	p.P247Q 第6外显子错义突变	–	–	14.5%

IGF1R基因扩增，MDM2基因扩增，TOP1基因扩增，ZNF217基因扩增，可能参与肿瘤发生发展。组织微卫星分析结果为未检测到MSI-H。患者血浆样本最大体细胞等位基因频率MSAF<2%，可能属于MSAF-Low人群。根据最大体细胞等位基因频率（MSAF）对患者进行分组，MSAF <1%组患者与MSAF ≥ 1%组相比预后更好，表明肿瘤活跃程度相对差。

5.治疗方案调整及疗效评价

（1）前期治疗方案

新辅助化疗：2017年4月—2017年8月 TEC*6周期，疗效PR。

手术：2017年9月6日 左乳癌改良根治术。

术后辅助放疗：2017年10月—2017年11月 胸壁及锁骨区放疗共25次。

术后辅助内分泌：2017年10月—2019年3月 戈舍瑞林+依西美坦，2019年3月—

2019年10月手术去势后口服依西美坦。

晚期化疗一线：2019年11月—2020年2月 紫杉醇口服液*4周期。2周期PR，4周期PD，TTP 3月。

晚期内分泌一线：2020年4月—2020年11月 D-0502+哌柏西利治疗8周期。最好疗效SD，8周期后PD，TTP 7月

（2）调整方案

调整后化疗二线：2021年2月—2021年12月 多柔比星脂质体14周期。2~12周期SD，14周期PD，TTP 10月。

调整后化疗三线：2022年2月—至今 艾立布林+安罗替尼*7周期。3~5周期疗效PR。

（3）疗效评价：目前规律复查，未见肿瘤明显进展。

6. 本案例述评

该病例为一例HR阳性HER2阴性行新辅助化疗后达到非pCR后，行辅助芳香化酶抑制剂依西美坦治疗，发生原发内分泌耐药，与ESR1 Y537S突变可能密切相关。后续行雌激素受体下调剂SERD类D-0502联合哌柏西利，得到一定程度缓解，但时间仅7个月。可能与后续检测的ESR1融合存在一定的关联，融合后影响SERD类药物的结合区域导致耐药。NGS检测还揭示存在多个通路的激活，因此可能从安罗替尼这种多激酶抑制剂获益，但都属于后线无标准治疗方案患者的尝试，尤其是推荐进行新药的临床试验。患者的多次病理检测和NGS检测解释患者各治疗阶段获益及耐药的可能机制，期待更精准的病理和基因解读和更多的新型抗肿瘤药物能助力乳腺癌的精准治疗。

（曹　慧　孙　涛）

参考文献

[1] LOPES CARDOZO J M N, DRUKKER C A, RUTGERS E J T, et al. Outcome of Patients With an Ultralow-Risk 70-Gene Signature in the MINDACT Trial[J]. J Clin Oncol, 2022, 40(12): 1335-1345.

[2] LOPES CARDOZO J M N, BYNG D, DRUKKER C A, et al. Outcome without any adjuvant systemic treatment in stage I ER+/HER2- breast cancer patients included in the MINDACT trial[J]. Ann Oncol, 2022, 33(3): 310-320.

[3] MODI S, JACOT W, YAMASHITA T, et al. DESTINY-Breast04 Trial Investigators. Trastuzumab Deruxtecan in Previously Treated HER2-Low Advanced Breast Cancer[J]. N Engl J Med, 2022, 387(1): 9-20.

[4] MOMOZAWA Y, SASAI R, USUI Y, et al. Expansion of Cancer Risk Profile for BRCA1 and BRCA2 Pathogenic Variants[J]. JAMA Oncol, 2022, 8(6): 871-878.

[5] 王伟, 何山, 李焰, 等. 双侧原发性乳腺癌研究进展[J]. 四川医学, 2022, 43(5): 515-518.

[6] SHAO C, WAN J, LAM F C, et al. A comprehensive literature review and meta-analysis of the prevalence of pan-cancer BRCA mutations, homologous recombination repair gene mutations, and homologous recombination deficiencies[J]. Environ Mol Mutagen, 2022, 63(6): 308-316.

[7] CORTES J, RUGO H S, CESCON D W, et al. Pembrolizumab plus Chemotherapy in Advanced Triple-Negative Breast Cancer[J]. N Engl J Med, 2022, 387(3): 217-226.

[8] MARZIO A, KURZ E, SAHNI J M, et al. EMSY inhibits homologous recombination repair and the interferon response, promoting lung cancer immune evasion[J]. Cell, 2022, 185(1): 169-183.

[9] WALSH E M, MANGINI N, FETTING J, et al. Olaparib Use in Patients With Metastatic Breast Cancer Harboring Somatic BRCA1/2 Mutations or Mutations in Non-BRCA1/2, DNA Damage Repair Genes[J]. Clin Breast Cancer, 2022, 22(4): 319-325.

[10] MARZIO A, KURZ E, SAHNI J M, et al. EMSY inhibits homologous recombination repair and the interferon response, promoting lung cancer immune evasion[J]. Cell, 2022, 185(1): 169-183.e119.

[11] VITALE S R, RUIGROK-RITSTIER K, TIMMERMANS A M, et al. The prognostic and predictive value of ESR1 fusion gene transcripts in primary breast cancer[J]. BMC Cancer, 2022, 22(1): 165.

[12] KIM E S, VELCHETI V, MEKHAIL T, et al. Blood-based tumor mutational burden as a biomarker for atezolizumab in non-small cell lung cancer: the phase 2 B-F1RST trial[J]. Nat Med, 2022, 28(5): 939-945.

[13] 中国抗癌协会肿瘤标志专业委员会乳腺癌标志物协作组. 基于靶标指导乳腺癌精准治疗标志物临床应用专家共识(2022版). 中国癌症防治杂志, 2022, 14(4): 346-362.

[14] CORTES J, RUGO H S, CESCON D W, et al. Pembrolizumab plus Chemotherapy in Advanced Triple-Negative Breast Cancer[J]. N Engl J Med, 2022, 387(3): 217-226.

[15] LOPES CARDOZO J M N, BYNG D, DRUKKER C A, et al. Outcome without any adjuvant systemic treatment in stage I ER+/HER2- breast cancer patients included in the MINDACT trial[J]. Ann Oncol, 2022, 33(3): 310-320.

[16] MODI S, JACOT W, YAMASHITA T, et al. DESTINY-Breast04 Trial Investigators. Trastuzumab Deruxtecan in Previously Treated HER2-Low Advanced Breast Cancer[J]. N Engl J Med, 2022, 387(1): 9-20.

[17] RIZZO A, CUSMAI A, ACQUAFREDDA S, et al. KEYNOTE-522, IMpassion031 and GeparNUEVO: changing the paradigm of neoadjuvant immune checkpoint inhibitors in early triple-negative breast cancer[J]. Future Oncol, 2022, 18(18): 2301-2309.

第七章

妇科肿瘤分子诊断标志物临床应用

第一节 概 述

所有癌症都是癌症基因组动态变化的结果。癌细胞表现出的不同生物学特征，是由多种遗传物质和蛋白质变化所引发的。近年来，二代测序技术在肿瘤基因检测中的应用发展迅猛，随着妇科恶性肿瘤（子宫内膜癌、卵巢癌和宫颈癌）基因组特征的神秘面纱被渐渐揭开，妇科恶性肿瘤相关伴随基因检测也日益受到重视。在基于分子标志物检测指导临床诊断和治疗方面，在三大妇科恶性肿瘤指南及共识中均有不同程度的推荐应用，但目前临床仍面临着检测目标不规范、检测结果解读不准确、检测与指导临床脱节等现实问题，在中国抗癌协会肿瘤标志专委会牵头下，我们妇瘤专业组也参与收集整理编写了妇科肿瘤标志物相关典型案例，对已知妇科恶性肿瘤因组特征进行了回顾，阐述了相应基因组特征在妇科恶性肿瘤诊断治疗中的应用，展示了基于分子标志物进行诊断治疗的典型案例，旨在规范分子标志物指导临床诊治的指征、发掘潜在可能分子标志物、借鉴其他瘤种分子诊断治疗研发经验，为未来妇瘤精准诊疗寻找新的突破口。

我们相信，在不远的将来，基因组学技术必能突破目前肿瘤生物学研究困境，医生将根据癌症的前瞻性分子特征实时掌握每个患者肿瘤的基因组变化，并根据这些数据为患者选择个性化的治疗方案。

一、子宫内膜癌的分子检测及靶向治疗

（一）概述

子宫内膜癌发病率及病死率逐年升高并呈现年轻化趋势，其危险因素包括肥胖、代谢、生殖及遗传因素，既往依据临床病理分型判断预后、决策辅助治疗。随着分子病理学及高通量测序技术飞速发展，相应分子诊断分型、靶向治疗基因检测逐渐从研究走向临床，开辟了妇科肿瘤诊治新局面。

（二）传统临床分型与病理分型

1983 年，Bokhman 首次提出子宫内膜癌"二元论"学说，分为雌激素依赖型（Ⅰ型）

和非雌激素依赖型（Ⅱ型），Ⅰ型占65%，较年轻，与肥胖、高血压、糖尿病、不孕及绝经延迟关系密切，80%为子宫内膜样腺癌，预后好，5年生存率达85.6%，主要有FGFR2、ARIDIA、PTEN、KRAS、CTNNB1、PIK3CA、PIK3R1突变，约1/3存在MSI。Ⅱ型较年老，与肥胖、高血脂等关系不大，主要为浆液性癌和透明细胞癌，预后较差，复发率和死亡率高，主要与PIK3CA、PPP2R1A、HER2过表达及TP53突变相关。二分类不能很好评估预后及指导个体化治疗，且两型间无明显界限。

（三）分子分型

1. TCGA分型

2013年，癌症基因组图谱（the cancer genome atlas，TCGA）项目通过全基因组、转录组和蛋白组学结合微阵列、二代测序技术、DNA甲基化分析及MSI检测，结合临床病理和分子特征，将子宫内膜癌分成4个亚型：POLE超突变型（7%）、MSI高突变型（28%）、低拷贝（copy number low，CN-L）型（39%）和高拷贝（copy number high，CN-H）型（26%）。POLE突变型预后最好，MSI-H和低拷贝型次之，高拷贝型最差。前3类分子亚型以子宫内膜样腺癌为主，而94%的浆液性癌、62%的混合性癌、5%的中高分化以及24%的低分化子宫内膜样腺癌被归为高拷贝型。这解释了原被认为预后非常好的中高分化子宫内膜癌也会出现转移和复发，而部分高危型（低分化癌、浆液性癌）预后较好。TCGA分子分型也用于少见病理类型（如癌肉瘤、去分化/未分化癌、透明细胞癌）。

（1）POLE超突变型：POLE基因突变时，错配碱基不能被识别及修复，基因组突变数量异常增高，导致肿瘤发生。POLE突变通常表现为碱基替换改变，频率超过20%，超高突变负荷，TMB ≥ 100Muts/Mb。突变热点包括P286R、V411L、S297F、S459F、A456P、F367S、M444K、L424I、M295R、P436R、D368K，前5个最常见，有热点突变预后最好，无意义突变型预后较差。因此，POLE突变应进一步鉴定突变是否为良好预后的致病性突变。Britton等对257例年龄小于50岁的内膜癌患者回顾性分析发现，POLE超突变型主要是FIGOⅠ期的高级别子宫内膜样癌，且无论病理分级如何，均具有良好预后。

（2）MSI-H型：DNA错配修复（DNA mismatch repair，MMR）系统导致细胞分裂过程中无法调节其微卫星的长度，称为微卫星不稳定（microsatellite instability，MSI）。MLH1、MSH2、MSH6、PMS2是MMR家族中最主要的蛋白，当其失活时，个体自发突变率增高，MSI和全基因组不稳定，造成肿瘤发生。

MSI-H型占29%，突变率为18×10^{-6}/Mb，是MSS型内膜癌的10倍，常见基因突变包括ARID5B、PTEN/PI3K家族（PIK3CA和PIK3R1）。20%~25%与Lynch综合征相关，以子宫内膜样腺癌为主，与G3、Ⅲ-Ⅳ期及淋巴脉管间质浸润（LVSI）阳性有关。MSI-H型肿瘤突变负荷较高，可从PD-1和PD-L1抑制剂中获益，预后较好。

（3）低拷贝型：又称微卫星稳定（microsatellite stability，MSS）型，无特定分子特征组（NSMP），占38%，大多为子宫内膜样腺癌，突变率为2.6×10^{-6}/Mb，极少发生TP53基因突变，但Wnt信号通路基因（包括CTNNB1、KRAS、SOX17）及PTEN\PIK3CA和ARID1A基因存在频繁突变[5]。26%~52%的低拷贝型有CTNNB1基因突变，无复发生存显著降低。

有研究认为，低拷贝型无特异性分子改变，无 POLE，无 MMR，p53 野生型，可能是内分泌治疗最大获益者。

（4）高拷贝型：又称 TP53 突变型，占 26%，特征为体细胞突变率最低，染色体拷贝数最高，包括浆液性癌、大多数混合性癌及部分高级别子宫内膜样癌，预后最差。大多有 TP53 基因突变，包括无义突变、错义突变、插入缺失、移码突变和剪切变异，导致功能增加或缺失。非同义突变会导致功能的增加，免疫组化见强而弥漫的核过表达 p53 蛋白。无义突变、插入和剪接突变会导致功能缺失，干扰正确的蛋白质翻译，免疫组化为完全缺失。突变基因还包括 PIK3CA、FBXW7 和 PPP2R1A 及 HER2 扩增，而 PTEN/ARID1A/KRAS 基因突变罕见。高拷贝型对应于 II 型子宫内膜癌，推荐标准分期手术加辅助治疗，不适宜保守治疗。

2. ProMisE 分型

ProMisE 分型是 2015 年 Talhouk 等基于免疫组化和外显子测序，开发的一种简化、实用的基于 TCGA 基因组亚型的分子分型方法。

（1）错配修复缺陷型（MMRd）：免疫组化检测 MLH1、MSH2、MSH6、PMS2 蛋白是否缺失，对应于 TCGA 分型中的 MSI-H 型。

（2）POLE 突变型（POLE mut）：sanger 测序检测 5 个 POLE 热点突变位点，对应于 TCGA 中 POLE 超突变型。

（3）p53 突变型（p53abn）：通过免疫组化染色显示 p53 异常，对应于 TCGA 中高拷贝型。

（4）p53 野生型（p53wt）：对应于 TCGA 中低拷贝型。

ProMisE 分型与 TCGA 分型具有相似生存曲线，但 ProMisE 分型还与临床分期、病理分级、淋巴脉管间隙浸润（LVSI）、淋巴结受累和辅助治疗相关。PORTEC-3 研究分析高危型子宫内膜癌患者各亚型预后和化疗的影响。其中，p53abn 型患者接受放化疗较单纯放疗者 5 年 RFS 明显获益（59%vs36%，P=0.019），其他亚组无明显差异。因此，ProMisE 分型更好预测高风险子宫内膜癌患者预后以及指导治疗，p53abn 型术后建议增加化疗，而 POLE mut 型患者预后较好，可考虑治疗降级。

3. Trans-PORTEC 分型

2016 年 Stelloo 等结合 ProMisE 分型、CTNNB1 exon3 突变、L1CAM 表达、LVSI 和临床病理风险因子，开发出 Trans-PORTEC 分子分型，将 116 例高危子宫内膜癌分为 4 个分子亚型：POLE 超突变型（12%）、MMRd 型（16%）、p53 突变型（34%）、无特异性分子改变（no specific molecular profile，NSMP）型（38%），对中高危患者进一步精准风险分层，15% 的患者被调整为高危，50% 被调整为低危，提高了复发风险评估准确性，该分型易于临床实践，指导临床辅助治疗，减少子宫内膜癌患者的过度治疗和治疗不足。

（四）分子分型的意义

1. 预后评估

自 2013 年 TCGA 分子分型首次在 Nature 发表，包括 TCGA、Vancouver 和 PORTEC

在内的一系列临床研究证明，无论是在高危人群、早期子宫内膜癌、年轻群体、还是整体人群，子宫内膜癌分子分型均适用，且均能判断患者预后。2020年3月，NCCN指南首次明确给出分子分型检测流程及建议，同年9月WHO发布最新第5版《女性生殖系统肿瘤分类》和ESGO/ESTRO/ESP也明确整合了子宫内膜癌分子分型推荐意见，2021年，我国也首次将子宫内膜癌分子分型纳入指南，并制定分子检测专家共识。

2. 林奇综合征筛查

子宫内膜癌进行MMR/MSI检测另一重要意义在于筛查林奇综合征。林奇综合征是由MMR基因胚系突变引起的常染色体显性遗传性癌症易感综合征，以子宫内膜癌为首发肿瘤，筛查Lynch综合征有助于早期发现其他相关癌症，并确定亲属患病风险。据统计，遗传性子宫内膜癌占5%，而林奇综合征中子宫内膜癌发病率高达60%，因此国内外各大指南均建议林奇综合征患者应密切关注子宫内膜癌风险。其他遗传性疾病包括Cowden综合征，PTEN肿瘤抑制基因的罕见致病变异可能导致20%~30%的子宫内膜癌终生风险，而BRCA1和BRCA2致病变异携带状态可能增加浆液性子宫内膜癌的风险。

3. 指导治疗

基于分子分型指导内膜癌治疗的多项临床研究正在进行。如早期子宫内膜癌POLE突变型术后不予辅助治疗，有生育要求者可进行保守治疗，晚期子宫内膜癌POLE突变型是否需要辅助治疗仍待更多研究明确。p53突变者推荐进行标准分期手术并辅以放化疗。NCCN推荐，帕姆单抗用于MSI-H型或dMMR型子宫内膜癌。PORTEC-4a试验首次将ProMisE分子分型用于指导中高风险子宫内膜样癌术后辅助治疗。RAINBO试验为基于Trans-PROTEC分子分型的指导子宫内膜癌辅助治疗的国际多中心临床试验，期待结果指导临床决策。

（五）精准治疗

1. 内分泌治疗

内分泌治疗包括孕激素、芳香化酶抑制剂、选择性雌激素受体调节剂等，低级别子宫内膜样、ER/PR阳性患者获益最大，但亦有研究表明，ER阴性患者同样获益。PARAGON研究纳入82例ER/PR阳性复发内膜癌患者，使用阿那曲唑治疗，ORR 7%，6个月临床获益率44%。另一项研究纳入62例复发内膜癌患者，来曲唑、依维莫司联合二甲双胍具有更高临床获益率（PR阳性 vs PR阴性 89.5% vs 27.3%）。肿瘤进展中ER/PR表达可能发生变化，原发灶ER/PR不能反映复发或转移灶状态，建议再次活检确认ER和PR表达情况。2022 SGO中一项口头发言Ⅱ期临床研究，复发内膜癌使用来曲唑联合阿贝西里（CDK4/6抑制剂），ORR 30%。

2. 免疫治疗

在各类肿瘤中，子宫内膜癌MSI-H/MMRd发生率最高，新诊断者约30%，复发者13%~30%。POLE超突变型、MSI-H/MMRd突变负荷较高，可形成较多新生抗原，CD3+/CD8+的TIL显著升高。因此，免疫治疗有望成为POLE超突变型、MSI-H/MMRd型子宫内膜癌有效治疗方式。

2017年，美国FDA批准帕博利珠单抗用于不可切除或转移性MSI-H/MMRd型实体瘤患者，该药成为首个获批PD-1/PD-L1通路阻断药物，代表了根据分子分型施行异病同治的时代。研究表明，MSI-H/MMRd型患者，帕博利珠单抗治疗，客观缓解率达53%-57%。

（1）PD-1/PD-L1抑制剂单药：免疫治疗获批用于复发或转移性子宫内膜癌患者，主要是针对PD-1靶点的单克隆抗体，如帕博利珠单抗（Pembrolizumab）、纳武单抗（nivolumab）和dostarlimab-gxly。获批伴随诊断标志物有dMMR、MSI-H和TMB-H。帕博利珠单抗是人源IgG4单克隆抗体，治疗MSI-H/dMMR肿瘤患者，ORR 39.6%，78%患者治疗反应持续>6个月。KEYNOTE-158中，子宫内膜癌队列ORR 57.1%，中位PFS 25.7%，33例肿瘤缩小30%以上。纳武单抗是完全人源IgG4κ单克隆抗体，NCI-MATCH试验中，子宫内膜样腺癌中位OS 17.3个月，ORR 36%。阿替利珠单抗是人源IgG1单克隆抗体，一项多中心、开放Ⅰ期研究（NCT01375842），子宫内膜样腺癌ORR 13.3%，相关毒副反应1/2级。阿维单抗是强ADCC（抗体依赖性细胞毒性）活性PD-L1抗体，解除肿瘤细胞免疫逃逸同时，通过ADCC作用介导NK细胞杀伤肿瘤细胞。一项非随机、双队列（dMMR/POLE vs pMMR）Ⅱ期临床试验（NCT02912572），ORR 26.7% vs 6.25%。3例阿维单抗治疗无效的dMMR患者检测到JAK1和B2M突变，该突变与黑素瘤免疫检查点抑制剂耐药有关，但仍需在子宫内膜癌中进一步证实。

（2）PD-1/PD-L1抑制剂联合CTLA-4抑制剂：PD-1和CTLA-4抑制剂联合可产生协同作用。一例57岁Ⅳ期pMMR子宫内膜癌患者，使用纳武单抗联合伊匹单抗治疗，肿瘤1年后缩小79%。评估纳武单抗联合伊匹单抗用于治疗晚期或复发性子宫内膜癌的临床研究正在进行中（NCT02982486、NCT03508570）。

（3）PD-1/PD-L1抑制剂联合抗血管生成药物：仑伐替尼是一种口服酪氨酸激酶受体抑制剂，KEYNOTE-146/Study 111（NCT02501096）研究中，使用仑伐替尼联合帕博利珠单抗，子宫内膜癌队列ORR 39.6%，中位PFS 7.4月。2019年美国FDA加速批准帕博利珠单抗联合仑伐替尼用于既往治疗进展的非MSI-H/dMMR晚期内膜癌患者。

（4）PD-1/PD-L1抑制剂联合PARP抑制剂：PARP抑制剂在体外实验模型中可诱导PD-L1表达，提高PD-1/PD-L1治疗效果。有报道指出BRCA1突变的dMMR内膜癌患者接受帕博利珠单抗联合奥拉帕利治疗有效。免疫治疗联合PARP抑制剂的Ⅲ期临床研究（纳武单抗+卢卡帕利，NCT03951415）及（德瓦鲁单抗+奥拉帕利，NCT03072478）正在进行中。

（5）PD-1/PD-L1抑制剂联合放疗：研究表明肿瘤微环境（tumor microenvironment，TME）在调节抗肿瘤免疫治疗中发挥重要作用，放疗可通过释放趋化因子招募免疫细胞，从而调节TME。PRIMMO试验旨在对PD-1抑制剂、放疗联合免疫/TME调节剂（维生素D、兰索拉唑、阿司匹林、环磷酰胺和姜黄素）治疗复发/难治性子宫颈癌、子宫内膜癌或子宫肉瘤患者进行安全性评估（NCT03192059），期待研究结果的公布。

（6）PD-1/PD-L1抑制剂联合化疗：放疗可释放趋化因子招募免疫细胞调节TME。PRIMMO试验对PD-1抑制剂、放疗联合免疫/TME调节剂治疗复发/难治性宫颈癌、子宫内膜癌或子宫肉瘤患者进行安全性评估（NCT03192059），期待研究结果的公布。

3. 靶向治疗

（1）HER2阳性：25%~30%子宫浆液性癌存在HER2过表达，HER2抑制剂曲妥珠单抗可能有临床获益。一项研究中，HER2过表达子宫浆液性癌，一线治疗卡铂加紫杉醇联用曲妥珠单抗后，PFS延长4.6月。晚期及复发性子宫内膜癌中亦有临床获益。

（2）NTRK：NTRK融合基因在实体瘤检出率仅为0.5%~1.0%，但阳性患者使用NTRK抑制剂后ORR可达57-79%。因此，FDA批准NTRK抑制剂用于靶点阳性的复发转移子宫内膜癌患者。

（3）其他的靶点：在泛癌种研究中，子宫内膜癌靶向治疗效果不同。AKT1 E17K：入组6例AKT1 E17K突变内膜癌患者，AKT抑制剂capivasertib治疗，1例达到完全缓解，治疗持续时间35.6个月。FGFR：针对FGFR突变和融合的抑制剂AZD4547，总人群ORR 8.0%；入组4例FGFR突变的内膜癌患者，2例疾病稳定，1例疾病进展。KRAS：针对KRAS G12C突变的泛癌种研究，入组2例该靶点突变内膜癌患者，1例达到部分缓解，治疗持续时间6.9月。FBXW7：针对FBXW7突变复发浆液性癌，采用WEE1抑制剂adavosertib治疗，ORR达29.4%，PFS 6.1月。IMMU-132-01研究针对TROP靶点的ADC药物戈沙妥组单抗，治疗难治性子宫内膜癌的ORR达到22.0%，总生存期11.9个月（NCT01631552）。

（4）PI3K/AKT/mTOR信号通路：子宫内膜癌中PI3K/AKT/mTOR和Wnt/β-catenin通路存在频繁突变，通路中靶点抑制剂可治疗子宫内膜癌。mTOR抑制剂雷帕霉素对子宫内膜癌有一定疗效，PARP抑制剂联合mTOR抑制剂在复发内膜癌中的应用研究正在进行（NCT02208375）。

（六）总结与展望

2020年，TCGA分子分型首次纳入NCCN指南，同年，第5版WHO女性生殖器官肿瘤分类纳入子宫内膜癌分子分型，2021年，我国首次将子宫内膜癌分子分型纳入指南，并制定分子检测专家共识，标志着子宫内膜癌的临床治疗从基于病理类型、组织学分级和临床分期的传统放化疗时代，步入基于分子分型、基因突变及免疫表型的精准靶向与免疫治疗并行的新纪元。未来PORTEC-4a、RAINBO等前瞻性研究结果的公布，通过更精准的分子分型，为患者制定个体化综合治疗方案。

二、卵巢癌的精准靶向治疗

（一）概述

卵巢癌是严重威胁妇女健康的恶性肿瘤之一，发病率在女性生殖系统恶性肿瘤中位居第3位，病死率居妇科恶性肿瘤之首。卵巢癌发病隐匿，因目前尚缺乏有效的筛查及早期诊断措施，75%患者在确诊时已存在局部或远处播散，其五年生存率约46%。随着"精准医学"的提出与发展，利用二代测序技术实现对卵巢癌的精准诊断，制订精准化的治疗方案，可显著改善卵巢癌的临床管理，更好地提高患者生活质量。

(二)卵巢癌分子标志物

由于各类型卵巢癌扩散模式、对化疗的反应和预后的不同,故在本质上属于不同的疾病。

1. 高级别浆液性卵巢癌

高级别浆液性卵巢癌最主要的特点是在多种DNA修复途径中存在胚系突变或体细胞突变。TP53基因在约97%的高级别浆液性卵巢癌中发生改变。由该基因编码的蛋白质是一种转录因子,参与调控控制DNA修复、细胞周期和细胞凋亡。

同源重组修复(homologous recombination repair,HRR)途径是DNA双链损伤的主要无错误的修复方式,BRCA1、BRCA2和其他各种同源重组蛋白负责修复DNA损伤,维持基因组稳定,促进细胞生存和复制。HRR通路相关基因发生胚系突变或体细胞突变以及表观遗传失活可引起同源重组修复缺陷(homologous recombination deficiency,HRD)。卵巢癌中最常见的HRR突变为BRCA1和BRCA2。约50%的高级别浆液性卵巢癌存在HRR通路基因的突变或表观遗传改变,其中23%的高级别浆液性卵巢癌与BRCA1/2基因胚系突变有关,6%~7%的高级别浆液性卵巢癌与BRCA1/2基因体细胞突变有关。这为临床上应用PARP抑制剂治疗BRCA突变的高级别浆液性卵巢癌奠定了理论基础。

2. 低级别浆液性卵巢癌

BRAF(38%)和KRAS(19%)突变是低级别浆液性卵巢癌最常见的突变,并与MAPK信号通路相关。80%低级别浆液性卵巢癌患者可检测到活化的MAPK信号,为探索MAPK激酶抑制剂在低级别浆液性卵巢癌中的应用提供了理论依据。研究发现,雌激素和孕激素受体通常在低级别浆液性卵巢癌中呈阳性,低级别浆液性卵巢癌患者可接受抗激素治疗。

3. 子宫内膜样卵巢癌

人类子宫内膜样卵巢癌的分子谱分析显示,最常见的突变包括PIK3CA(40%),ARID1A(30%),KRAS(30%),PTEN(16%)和PPP2R1A(16%)。

4. 卵巢透明细胞癌

在卵巢透明细胞癌中,ARID1A基因的突变频率是SWI/SNF所有亚基中最高的,ARID1A的突变频率可高达40%~67%。在PI3K信号通路中,PIK3CA突变(33%)和PTEN突变(37%)最为常见。PIK3CA突变后可导致激酶活性增强,继而持续刺激下游AKT,增加细胞侵袭和转移能力。

5. 黏液性卵巢癌

KRAS在黏液性腺癌中的突变率最高(50%),KRAS一旦发生突变,就会丧失GTP水解酶活性,进而持续活化,促使细胞持续增殖而癌变。约18%黏液癌中检测到HER2的扩增。TP53和BRCA的致癌作用在黏液性癌中发挥作用很小。

6. 恶性性索间质瘤(SCSTs)

成年型颗粒细胞瘤是恶性性索间质瘤最常见的亚型,占比约70%以上。在成人颗粒细胞瘤中FOXL2基因突变高达97%,因此可以将FOXL2用于成年人型卵巢颗粒细胞瘤的分子诊断。FOXL2 是一种参与调节激素代谢、细胞增殖和细胞凋亡的转录因子，但该突变促进肿瘤形成的确切机制迄今尚不清楚。FOXL2 基因突变可显著增加 CYP19 和 CYP17 的表达，继而降低类固醇激素的合成。同样在颗粒膜细胞瘤患者（50%）和 Sertoli-Leydig 细胞瘤患者（10%~20%）中也存在 FOXL2 基因突变。

约 60% Sertoli-Leydig 细胞瘤患者中可检测到 DICER1 胚系突变。DICER1 是核糖核酸酶Ⅲ（RNA 酶Ⅲ）家族中的成员，通过 miRNA 调节参与转录调控。DICER1 基因突变导致 miRNA 功能失调，促使患者抑癌基因功能缺失或致癌基因功能增强，进而诱发肿瘤的发生发展。

卵巢环状小管性索瘤是一种罕见的肿瘤，约占卵巢性索间质肿瘤的 1%~2%。大约 40% 的患者可能与 STK11 胚系突变引起的 Peutz-Jeghers 综合征有关。

7. 恶性生殖细胞肿瘤（MOGCTs）

约 1/3 的无性细胞瘤患者存在 KIT 基因突变和扩增。KIT 是属于Ⅲ型受体酪氨酸激酶（RTK）家族的酪氨酸激酶受体，通过与特异性配体干细胞因子（SCF）相结合，激活细胞内多条信号通路，包括 RAS-RAF-MEK-ERK/JNK、PI3K-AKT-mTOR 和 JAK/STAT 通路，继而诱导细胞增殖或转移。

（三）卵巢癌相关免疫表型分子标志物

1. 微卫星不稳定性/错配修复

微卫星不稳定性（microsatellite instability, MSI）是由 DNA 错配修复（mismatch repair, mmR）基因突变和/或启动子高甲基化引起的导致微卫星区域出现碱基对的插入或丢失的现象。参与 MMR 通路相关的主要蛋白分别是 MSH2、MSH3 等。上述蛋白出现异常，可引起 mmR 缺陷（deficientmmR, dMMR），不能及时发现和修改微卫星复制错误从而造成弥漫的 MSI。

研究证实，约 29% 的卵巢癌病例存在 MMR 通路蛋白失活。MSI-H/dMMR 的卵巢癌通常具有免疫原性和广泛的 T 细胞浸润性，从而使它们对免疫检查点抑制剂（immune checkpoint inhibitors, ICI）的治疗有较好的响应。

2. 肿瘤突变负荷（tumor mutational burden, TMB）

肿瘤基因组（外显子组）编码区内每兆碱基对（Mb）体细胞非同义突变的个数。TMB 分为高、低两类，高 TMB（TMB-H）被定义为 ≥ 10 个突变/Mb。TMB 越高，可能提示肿瘤具有更高的免疫原性，对免疫治疗的应答会更好。卵巢癌是一种低 TMB 表达的疾病，卵巢癌的中位 TMB 为 3.6 个突变/Mb，平均 TMB 为 5.3 个突变/Mb。因此，对于 TMB 能否预测卵巢癌的免疫治疗疗效，还需进一步研究。

3. 程序性死亡受体 1（programmed cell death protein 1, PD-1）/程序性死亡配体 1（Programmed cell death-L1, PD-L1）

逃避宿主免疫监视的防御机制是癌症十大特征之一。PD-1 和 PD-L1 结合便向 T 细胞传递负向调控信号，导致 T 细胞无法识别癌细胞，肿瘤细胞从而达到"免疫逃逸"的目的，因此，抑制 PD-1 和 PD-L1 之间的相互作用可增强 T 细胞反应并介导抗肿瘤活性。

研究证实，45% 的卵巢肿瘤 PD1/PD-L1 高表达，且与预后呈负相关。

（四）靶向治疗药物

1. 抑制肿瘤新生血管生成

卵巢癌等实体肿瘤的生长和进展依赖于新生血管。关键的血管生成分子包括血管内皮生长因子（VEGF）、血小板衍生生长因子（PDGF）、成纤维细胞生长因子（FGF）和血管生成素。肿瘤中可能出现"血管生成开关"，生成促血管生成刺激，导致肿瘤及其血管系统的生长，而新生血管基底膜存在缺陷，癌细胞可进入循环系统并转移至他处。

（1）贝伐珠单抗：贝伐珠单抗是一种靶向 VEGF 的单克隆抗体，多项临床研究表明其在卵巢癌一线或复发治疗中联合化疗相较单纯化疗疗效显著。

1）初始治疗和维持治疗：贝伐单抗治疗卵巢癌的两项具有里程碑意义的Ⅲ期试验 ICON7 和 GOG218 显示，在标准化疗基础上联用贝伐珠单抗、并在化疗结束后继续贝伐珠单抗维持治疗，尽管在晚期卵巢癌整体人群中获益不明显，但高危或合并腹水或无基因突变患者中疗效较好，中位 PFS 延长 3.8~5.5 个月，中位 OS 延长 9.5~10.2 个月。

2）复发后治疗：OCEANS、GOG213 和 AGOOVAR2 研究显示，贝伐单抗联用含铂化疗治疗铂敏感复发卵巢癌患者的 PFS 比单用含铂化疗治疗延长 1.6~4 个月。AURELIA 研究中，对于铂耐药复发性卵巢癌患者，化疗联合贝伐珠单抗治疗与单独化疗方案，能延长 mPFS 3.4 个月。

（2）小分子酪氨酸激酶抑制剂（tyrosine kinase inhibitor, TKI）：TKI 能够渗透通过细胞膜，特异性与胞内酪氨酸激酶活化位点相结合，抑制 VEGFR、PDGFR 的激活，阻断细胞增殖信号传导途径。研究显示，西地尼布和安罗替尼对铂耐药复发 / 难治性卵巢癌患者具有一定疗效。

西地尼布是一种口服的 VEGF 受体和酪氨酸激酶抑制剂，在复发性上皮性卵巢癌的许多研究中显示出抗肿瘤活性。ICON6 是用于铂敏感复发卵巢癌的Ⅲ期 RCT，其 mPFS 在化疗联合西地尼布 + 西地尼布维持治疗中显著改善，分别为 11.0 月和 8.7 月（$P<0.0001$）。

安罗替尼是另一种中国自主研发的新型多靶点 TKI。Ⅱ期试验验证安罗替尼在铂耐药复发或难治性卵巢癌患者中 ORR 为 35.7%，mPFS 尚未达到。因而安罗替尼对铂耐药复发 / 难治性卵巢癌患者具有一定疗效。

2. 靶向 DNA 损伤修复系统

PARP 抑制剂的问世为卵巢癌的治疗带来了重大进展，也改变了卵巢癌的治疗模式。一系列临床研究已证实，初始治疗或铂敏感复发性卵巢癌患者治疗获得缓解后使用 PARP 抑制剂维持治疗可显著延长 PFS，以及部分 OS 获益。

（1）一线维持治疗：SOLO-1、PAOLA-1、PRIMA 和 VELIA 等 4 项临床研究证实，PARP 抑制剂已成为卵巢癌一线维持治疗的标准疗法。2020 NCCN 指南对于Ⅱ~Ⅳ期卵巢癌初治治疗后 CR/PR 的维持治疗做出重大更新，根据初始治疗是否联用贝伐单抗和有无 BRCA1/2 突变做出不同推荐（表 7-1）。

表 7-1　PARP 抑制剂用于一线维持治疗推荐级别

生物标志物状态	初始化疗中未使用贝伐珠单抗	初始化疗中使用贝伐珠单抗
BRCA 1/2 突变	奥拉帕利（1 类）	奥拉帕利 + 贝伐珠单抗（1 类）
	尼拉帕利（1 类）	奥拉帕利或尼拉帕利（2A 类）
BRCA 1/2 野生型 / HRD 阳性	尼拉帕利（1 类）	奥拉帕利 + 贝伐珠单抗（1 类）
BRCA 1/2 野生型 /HRD 阴性	奥拉帕利（2B 类）	尼拉帕利（2A 类）
	尼拉帕利（2A 类）	尼拉帕利（2B 类）

（2）复发性卵巢癌的维持治疗：基于 Study 19、SOLO-2、NOVA、ARIEL3 等 4 项临床研究结果，NCCN 专家组推荐尼拉帕利、奥拉帕利、卢卡帕利作为接受 ≥ 2 线含铂化疗达到 CR/PR 的铂敏感复发患者的维持治疗。依据受益群体不同，推荐级别亦不同。对 BRCA 突变患者和 BRCA 野生型 /HRD 阳性患者为 1 类推荐，对 BRCA 野生型 /HRD 阴性患者为 2B 类推荐。

（3）复发性卵巢癌的后线治疗：对既往接受大于二线化疗的复发性卵巢癌患者的治疗为后线治疗。对于铂耐药复发性卵巢癌，治疗棘手，预后差，以姑息性治疗为主，低毒的靶向药物具有独特优势，奥拉帕利、卢卡帕利、尼拉帕利均被推荐用于 BRCA 突变的铂耐药复发性卵巢癌的后线治疗。

3. 靶向免疫检查点

（1）单独应用免疫检查点抑制剂：KEYNOTE-158 单药派姆单抗临床试验的研究结果，推动了美国 FDA 先后批准帕姆单抗用于 MSI-H/dMMR 的不限肿瘤类型的实体瘤患者、肿瘤突变负荷高（TMB-H，TMB ≥ 10 个突变 / 百万碱基）且既往治疗后疾病进展的无法切除或转移性实体瘤患者，2021 NCCN 专家组推荐铂敏感或铂耐药复发性卵巢癌患者行 MSI/MMR 检测和 TMB 检测，MSI-H/dMMR 或 TMB ≥ 10 突变 / 百万碱基患者可选择帕姆单抗。

（2）免疫检查点抑制剂联合化疗：两项Ⅲ期临床试验 JAVELIN Ovarian 200 和 JAVELIN Ovarian 100 均是评估阿维单抗联合化疗治疗卵巢癌的疗效，最终因没有达到改善无进展生存期或总生存期的目标而终止试验。免疫联合化疗方案效果欠佳，为今后铂耐药或铂难治性卵巢癌患者选择免疫检查点抑制剂提供了新的思考。

（3）免疫检查点抑制剂联合靶向治疗：一项Ⅱ期临床试验（NCT02873962）纳入 38 名复发性上皮性卵巢癌患者（20 例铂敏感、8 例铂耐药），给予纳武单抗联合贝伐珠单抗治疗。结果显示，总体 ORR 为 28.9%，铂敏感人群为 40%，铂耐药人群为 16.7%。表明这种联合策略可能会给铂敏感患者带来希望。

（4）不同免疫检查点抑制剂联合治疗：在双免联合中，抑制 CTLA-4 和 PD-1 的双免疫疗法更是备受瞩目。2022 年 AACR 上发表的 2 期 KGOG 3046（NCT03899610）研究结果显示，在化疗中添加德瓦鲁单抗和曲美木单抗治疗晚期卵巢癌患者的总体反应率 ORR 为 95.6%，表明新辅助化学免疫疗法在晚期卵巢癌中显示出良好的临床疗效，且无重大

AE。同样，CheckMate-848 试验（NCT03668119）是一项在晚期或转移性实体瘤伴高 TMB 患者中评价纳武单抗联合伊匹木单抗和纳武单抗单药治疗的前瞻性、Ⅱ期研究。结果显示：接受双免组合方案治疗的 ORR 为 35.3%，接受纳武单抗单药治疗的 ORR 为 15.6%。提示，双免组合的疗效远超过纳武单抗单药。

4. 靶向激素受体

（1）糖皮质激素受体拮抗剂：糖皮质激素受体拮抗剂 Relacorilant 可在体外显著提高肿瘤细胞对化疗药物的敏感性，抑制异种移植卵巢癌小鼠的生长。随后，研究者启动了一项Ⅱ期临床试验（NCT02762981），与单独使用白蛋白结合型紫杉醇相比，白蛋白结合型紫杉醇联合 relacorilant 可改善铂类耐药或复发性卵巢癌患者的 OS（13.9 个月 vs 12.2 个月）。Relacorilant 联合白蛋白结合型紫杉醇可能成为治疗复发性铂耐药卵巢癌患者的标准疗法。

（2）抗雌/孕激素治疗：一项前瞻性随机Ⅱ期试验 Paragon 结果显示，给予阿那曲唑治疗激素受体（ER/PR）阳性的复发或转移性低级别浆性卵巢癌患者 6 个月后，客观缓解率达 14%，临床获益率达 61%。研究结果显示了抗雌/孕激素治疗在低级别浆液性卵巢癌中的价值，为我们在临床实践中诊疗该类患者提供了新思路。

5. 靶向哺乳动物雷帕霉素靶标

研究证实：mTOR 抑制剂可有效抑制卵巢癌肿瘤细胞异常激活的 PI3K/Akt/mTOR 信号通路，进而抑制肿瘤细胞的迁移和侵袭。在Ⅱ期临床试验（NCT00429793）中，54 例难治性或复发性卵巢癌患者中有 5 例（9.3%）对替西罗莫司单药治疗有部分反应。尽管 mTOR 抑制剂在卵巢癌中临床研究有限，但在卵巢癌中令人满意的初步结果使 mTOR 可能成为一个有前景的治疗靶点。

6 靶向人类表皮生长因子受体家族

人表皮生长因子受体（human epidermal growth factor receptor，HER）家族在卵巢癌中高表达，其中 EGFR 和 HER-2 最常见，与预后不良和治疗反应下降相关。当与特异性配体结合后，导致受体自磷酸化，激活一系列下游信号通路（MAPK 和 PI3K/Akt 通路），诱导癌细胞增殖，促进侵袭和转移。因此，HER 是很有吸引力的抗癌治疗靶点。

（五）展望与总结

随着分子生物学突飞猛进式的发展，卵巢癌的治疗也进入了"精准治疗"时代。分子标志物的研究和量体裁衣的靶向药、免疫药物等新型药物的问世，改变了卵巢癌治疗前景，卵巢癌治疗越来越个体化，同病异治，异病同治，使患者得到最大生存获益，为患者带来了更强的生存希望。由于肿瘤的异质性，卵巢分子标志物和靶向治疗等问题仍需要我们继续努力探索。

三、子宫颈癌分子诊断与靶向治疗

宫颈癌是包括我国在内的发展中国家妇女癌症相关死亡的主要原因，预计 2022 年我国将有 11.1 万新发病例和 6.1 万死亡病例。随着对肿瘤基因组的深入认识、多种生物标志物的发现以及肿瘤免疫领域的探索催生出了宫颈癌分子诊断及靶向治疗的众多成果，为探寻新的诊断工具提供了依据，也大大改善了晚期/转移性宫颈癌的治疗前景。

（一）宫颈癌的分子诊断

1. 早期诊断分子标志物

目前临床病变分层的主要分子标志物为P16及Ki67，现有病变分层标志物并不能满足预测癌前病变转归、甄别易进展为宫颈癌人群的需求。进一步寻找宫颈癌易感分子标志物是早期诊断的研究方向。

HPV整合入宿主基因组是宫颈上皮细胞恶变的关键因素。HPVE6/E7是整合相关分子标志物的研究热点。一项多中心研究发现E6蛋白除在HSIL的诊断中具有高灵敏度及特异度外，诊断浸润性癌症的灵敏度可达61.3%。提示了E6癌蛋白可在筛查中起到对患癌风险分类作用。研究发现HPVE6/E7 mRNA诊断HPV相关型宫颈腺癌较P16/HPV基因分型更具敏感性及特异性。以E6/E7 mRNA阳性作为分层因素，可使25岁以上ASC-US患者即刻阴道镜转诊率从51.7%下降至10.5%。

HPV整合入宿主基因组是宫颈上皮细胞恶变的关键因素。研究发现HPVE6/E7 mRNA诊断HPV相关型宫颈腺癌较P16/HPV基因分型更具敏感性及特异性。此外也有研究发现HPV DNA载量可以用于预测宫颈癌风险。在一项对1739名中国女性的前瞻性队列研究发现，中/高HPV DNA负荷可能会加速宫颈癌前病变的进展，并可作为HPV阳性女性的治疗分流指标。

宿主基因组体细胞突变及基因差异表达是宫颈癌分子诊断研究的另一热点。研究人员发现在FOXP3免疫调节基因上rs3761548变异可能对HPV的感染发挥保护作用，同时也不易发生HSIL，是HPV感染导致疾病进展的保护性因子。PCNA基因在CC中的表达显著上调，CC中PCNA的低表达与OS显著低相关，具有成为CIN进展标志物的潜在价值。

阴道微生物在清除HPV感染中起重要作用，并且可能与潜伏HPV感染的再激活、癌前病变的形成以及癌症的进展有关。研究者们发现可以基于阴道微环境特征使用交叉验证的随机森林分类可一定程度预测宫颈癌前病变和宫颈癌的疾病状态，提示基于阴道微环境特征预测癌症风险是具有潜力的方向。

2. 宫颈癌疗效及预后标志物

PD-L1阳性表达是宫颈癌患者从免疫治疗中获益的主要标志物，MSI-H/dMMR及高肿瘤突变负荷（TMB-H）为宫颈癌二线免疫治疗获益的标志物。宫颈癌中PD-L1阳性比例仅占20%左右，现有标志物不能满足大多数患者预测靶向治疗疗效的需求。通过对CLAP试验中纳入PD-1抑制剂卡瑞丽珠单抗和VEGF抑制剂阿帕替尼连用的晚期宫颈癌患者进行靶向二代测序发现，PI3K/AKT通路和ERBB3基因改变与预后相关。肿瘤突变负荷（TMB）高的患者（大于5个突变/Mb碱基）可预测免疫治疗的疗效，与PD-L1联合应用可以识别免疫治疗无反应的患者。通过对公共数据库中宫颈癌转录组数据的分析发现CHIT1，GTSF1L，PLA2G2D和GNG8基因的表达水平与免疫细胞浸润程度有关，以这四个基因表达为基础构建了免疫评分，高免疫评分的患者预后较好，且更可能从免疫治疗中获益。除了基因组的改变外研究者发现，在宫颈癌的肿瘤微环境中PD-1阳性树突细胞密度可以作为抗PD-1/PD-L1免疫治疗是否可能受益的指标。

精准识别放疗后易局部复发患者并予以强化治疗，有助于提高宫颈癌的生存率。研究者通过靶向捕获的测序方法，发现了KRAS基因、SMAD4基因的同时突变与放射抗性相关，并在体外细胞实验中验证了这一现象。对于局部晚期宫颈癌，研究者们发现miR-200a/b/-429的下调可以预测盆腔放疗后中央型复发，是中央型复发的独立预测标志物，并且在肿瘤模型中发现过表达miR-200a/b/-429会产生放射增敏作用。

预后相关标志物的大量研究集中于寻找宫颈癌患者中突变、差异表达基因及甲基化水平并结合临床进行预后风险分析。有研究依据差异表达基因将HPV相关宫颈癌分为G1和G2亚型，两者具有显著不同的分子表型和临床特征。G1型表现出更高的免疫浸润水平、更低的瘤内异质性以及更好的PFS。

（二）宫颈癌的靶向治疗

传统的治疗手段不能满足复发/转移宫颈癌的治疗需求，现有免疫治疗、抗血管生成等手段虽一定程度上改善这类患者的结局，但效果有限，亟需寻找新的治疗靶点。2022年NCCN指南以开放的态度新增推荐持续性或复发转移宫颈癌进行基因组分析（CGP）或血浆ctDNA检测，以寻找可能的治疗靶点。

1. 免疫治疗

（1）靶向肿瘤免疫微环境的治疗策略：靶向肿瘤免疫微环境策略以逆转肿瘤免疫抑制状态为主。目前较为成熟的是靶向程序性细胞死亡受体（PD-1）及其配体PD-L和细胞毒性T淋巴细胞相关抗原4（CTLA-4）等免疫检查点的药物。基于KEYNOTE-158临床试验结果，2019 NCCN指南批准PD-1抑制性抗体帕博利珠单抗（Pembrolizumab）用于PD-1阳性或MSI-H/dMMR复发或转移宫颈癌的二线治疗。2022年基于KEYNOTE-826临床试验的结果推荐帕博利珠单抗用于复发或转移宫颈癌的一线联合化疗治疗。同时基于CheckMate 358临床试验的结果，推荐纳武单抗用于复发或转移PD-1阳性复发或转移宫颈癌二线治疗。多种靶向免疫检查点的药物正在进行各期临床试验（见表1），主要涉及这类药物在晚期、复发性/转移宫颈癌单药治疗、新辅助治疗、联合同步放化疗等方面的应用。

鉴于单免疫靶点治疗晚期、转移/复发性宫颈癌的临床客观缓解率（ORR）仅为14.3-26.4%，双特异性抗体如AK-104（抗CTLA-4/PD-1）及Bintrafusp Alfa（抗PD-1/TGF-B）也逐渐成为研究热点。2022年SGO会议吴小华教授报道了AK104用于100例复发性/转移性宫颈癌的二线治疗数据，中位OS 17.51个月，全人群ORR为33.0%，PD-L1+患者ORR达43.8%。

宫颈癌肿瘤免疫治疗其他靶点相关临床试验见表7-2。尽管大多数宫颈癌与HPV有关，但以靶向肿瘤免疫微环境的治疗不需要产生HPV抗原特异性T细胞，因而该疗法对非HPV相关或特殊类型宫颈癌也起作用。并且该策略可与增强肿瘤特异性免疫（如治疗性疫苗）的策略结合使用，有望进一步提高抗肿瘤效果。

第七章　妇科肿瘤分子诊断标志物临床应用

表 7-2　正在进行的宫颈癌免疫治疗其他靶点相关临床试验

治疗靶点	治疗方案	入组人数	临床试验阶段	NCT 编号
PD-1	特瑞普利单抗 + 同步放化疗	96	阶段二	NCT05084677
	特瑞普利单抗 + 顺铂同步 IMRT	30	阶段一 / 阶段二	NCT04368273
	GLS-010	89	阶段二	NCT03972722
	HLX10+ 卡铂 / 顺铂 + 紫杉醇	482	阶段三	NCT04806945
	纳武单抗	26	阶段二	NCT02257528
	派姆单抗	1595	阶段二	NCT02628067
	QL1604	458	阶段二 / 阶段三	NCT04864782
	派姆单抗新辅助治疗	45	阶段二	NCT04211103
PD-L1	度伐鲁单抗 + 放化疗	770	阶段三	NCT03830866
	阿特珠单抗单药 / 阿特珠单抗 + 阿霉素	48	阶段二	NCT03340376
PD-1+CTLA-4	AK104 新辅助治疗	30	阶段二	NCT05227651
	AK104 单药治疗	40	阶段二	NCT04380805
PD-1/TGF-B+VEGF	Bintrafusp Alfa+ 顺铂 + 贝伐	25	阶段一	NCT04551950
GITR	ASP1951 单药 /+ 派姆单抗	435	阶段一	NCT03799003
LAG3	INCAGN02385	22	阶段一	NCT03538028
	INCAGN02390	40	阶段一	NCT03652077
AA3	TTX-030	185	阶段一	NCT04306900
CD73	CPI-006 单药 /+pembrolizumab/ciforadenant	378	阶段一	NCT03454451

（2）增加 T 细胞数量及活性策略：增加 T 细胞数量及活性主要通过过继 T 细胞疗法（ACT）达到，其原理是从宿主中提取 T 细胞并扩增、修饰或体外激活，将它们重新回输宿主体内，T 细胞将靶向肿瘤抗原以促进肿瘤消退。ACT 主要分为三大类：肿瘤浸润 T 细胞（TIL）、T 细胞受体疗法（TCR）和嵌合抗原受体 T 细胞（CAR-T）。已有小范围人群临床试验证实 TIL、TCR 疗法可诱导 HPV 相关肿瘤消退。目前 CAR T 疗法尚未证实在宫颈癌中的疗效，仅有未公布数据的临床实验值得期待（NCT03356795）。

（3）靶向肿瘤血管生成：作为宫颈癌预后不良的标志物，VEGF 及其通路的抑制一直是靶向抗血管生成治疗的焦点。基于 GOG-240 试验，VEGF 单克隆抗体贝伐单抗被 NCCN 指南推荐为复发或转移性宫颈癌的一线联合化疗用药。回顾性研究发现贝伐联合根治性放化疗的 3 年 OS、无局部复发生存率和无远处转移生存率分别为 87.2%、98.1% 和 81%。针对局部晚期宫颈癌贝伐联合新辅助化疗及根治性放化疗的 Ⅱ/Ⅲ 期临床试验正在进行，结果或可改写晚期患者初治方案（NCT04138992）。2022 年 SGO 会议

GORILLA-1001 研究报道了联合贝伐单抗的化疗方案对于有盆腔放疗史的复发性宫颈癌瘘/穿孔并发症的风险大大增加,提醒在既往接受过放疗的复发宫颈癌患者中,需要仔细权衡使用贝伐单抗的风险和获益。

小分子抑制剂 VEGFR-TKⅠ类药物如帕唑帕尼、西地尼布均在复发转移性宫颈癌治疗中表现出一定的效果。此外,帕唑帕尼、西地尼布、舒尼替尼、阿帕替尼(NCT03029013)用于宫颈癌的治疗也在临床实验中。针对 VEGFR-TKI 用于宫颈癌治疗的 Meta 分析显示,这类药物在联合化疗、化疗/近距离放疗、EGFR-TKI 治疗宫颈癌中显示出不确定的不良事件发生率,仍需高证据等级的临床试验结果明确其在宫颈癌治疗中的适应症。

(4)靶向其他肿瘤调控信号通路

1)靶向表皮生长因子受体:参与细胞增殖的跨膜蛋白表皮生长因子受体(EGFR)家族在宫颈癌中高表达,阻断 EGFR 与配体结合可抑制受体酪氨酸激酶磷酸化,从而抑制肿瘤细胞的生长。目前 EGFR 靶向药物主要包括 EGFR 单克隆抗体(如西妥昔单抗、曲妥珠单抗、尼妥珠单抗)和 EGFR 络氨酸激酶抑制剂(如吉非替尼、埃罗替尼)。在针对晚期、持续/复发性宫颈癌的临床实验(GOG169、GOG179、MITO CERV-2)中,未发现西妥昔单抗联合化疗较单纯化疗方案的优势。虽然 EGFR 抑制剂在宫颈癌中尚未取得令人满意的结果,SUMMIT 篮子试验中使用奈拉替尼治疗 HER2 突变宫颈癌患者,中位 PFS7 个月,OS16.8 个月,提示 HER 突变表达的宫颈肿瘤亚型仍有望从此类药物治疗中获益。

2)靶向 NTRK 融合基因:具有 NTRK 基因融合的宫颈癌极其罕见,且绝大多数为宫颈肉瘤,此类肿瘤对 TRK 抑制剂治疗敏感,靶向治疗能够显著延长患者生存。依据 2020 年柳叶刀发表针对 NTRK 融合阳性实体瘤的研究结果,NCCN 指南推荐拉罗替尼和恩曲替尼用于 NTRK 融合阳性复发/转移性宫颈癌的二线治疗。

3)靶向 PARP 酶:PARP 抑制剂主要通过靶向针对 DNA 损伤应答中发挥重要功能的多腺苷二磷酸核糖聚合酶(poly ADP-ribose polymerase PARP)而发挥抗癌作用。宫颈癌细胞表现出更高的聚 ADP 核糖聚合酶(PARP)水平,使其成为 PARP 抑制剂治疗的潜在目标。维利帕尼联合紫杉醇和顺铂用于持续性或复发性宫颈癌患者的一线治疗,ORR 为 34%,中位 PFS6.2 个月,OS14.5 个月。尼拉帕尼在宫颈癌患者中的最大耐受剂量和 PFS 相关研究也正在进行(NCT03644342)。

(5)抗体药物偶联物:抗体药物偶联物(ADC)是一类新兴靶向治疗药物,通过抗体靶向特定的肿瘤抗原,将药物精准递送至肿瘤细胞。Tisotumab vedotin 是一种靶向组织因子的 ADC,组织因子在宫颈癌中高度表达,Tisotumab vedotin 治疗复发/转移性宫颈癌 ORR 达 24%,并具可控可耐受的安全性,2022 年 NCCN 指南推荐其为复发或转移性宫颈癌的二线治疗药物。

(6)治疗性疫苗:目前许多针对宫颈癌患者的治疗性疫苗正在临床试验中,其中大多数的靶点为 HPV 癌蛋白,主要是 E6 和/或 E7。在研疫苗类型包括单核细胞李斯特菌活载体疫苗 ADXS11-001(NCT02853604)、蛋白质/肽疫苗 ISA101/ISA101b(NCT02128126)和 DNA 疫苗 VGX-3100(NCT02139267、NCT01634503)。15 例复发转移性宫颈癌患者在接受活载体疫苗 ADXS11-001 治疗后，均出现了流感症状，6 例发生了严重（3 级）不良事件。多数核酸和肽疫苗的安全性优于活载体疫苗，但它们在晚期宫颈癌中治疗中产生的免疫原性相对有限，单独使用这些疫苗可能不足以在治疗中显示疗效（NCT02128126、NCT03185013）。

2. 联合治疗

由于单一靶向治疗疗效有限，联合治疗需求及可行性逐渐凸显，除了将靶向治疗与传统的放化疗结合外，靶向治疗结合也极具潜力（表 7-3）。CheckMate358 试验纳入了多个双免疫联合治疗组：纳武联合伊匹单抗、纳武联合瑞拉利单抗（LAG3 单抗）、纳武联合达雷托尤单抗（CD38 单抗），其中那纳武联合伊匹单抗给药方案用于 91 例既往接受过不超过二线治疗的宫颈鳞癌患者，证实有临床获益，且安全性及不良事件均在可接受范围。CLAP 试验纳入 45 名晚期宫颈癌患者接受 PD-1 抑制剂卡瑞丽珠单抗和 VEGF 抑制剂阿帕替尼联合治疗，ORR 率为 55.6%，中位 PFS8.8 个月，显示该疗法在宫颈癌患者中有良好的抗肿瘤活性和可控的不良反应。

表 7-3 在研靶向联合临床试验治疗复发、转移性宫颈癌

联合治疗策略	干预药物	入组人数	临床试验阶段	NCT 编号
PARPI+VEGF/PD-1	尼拉帕尼 + 布立尼布 / 特瑞普利单抗	38	阶段二	NCT04395612
PARPI+PD-1	奥拉帕尼 + 派姆单抗	28	阶段二	NCT04641728
PARP+VEGF	芦卡帕尼 + 贝伐单抗	49	阶段二	NCT03476798
PD-1+VEGF	AK-105+ 安罗替尼	36	阶段二	NCT05137171
PD-1+FGFR	派姆单抗 + 乐伐替尼	35	阶段二	NCT04865887
PD-1+VEGF	替雷利珠单抗 + 贝伐单抗	49	阶段二	NCT05247619
PD-1+CTLA4	纳武单抗 + 伊匹单抗	40	不适用	NCT04256213
PD-1+CTLA4	纳武单抗 + 伊匹单抗	48	阶段一	NCT03508570
PD-1+CTLA4	AGEN2034/AGEN1884	200	阶段二	NCT03894215
PD-1, CTLA-4+ 化疗 ± VEGF	AK-104+ 含铂化疗 ± 贝伐单抗	440	阶段三	NCT04982237
TIGTI+PD-1	替瑞利尤单抗 + 阿特珠单抗	172	阶段二	NCT04300647
TIGIT+PD-1	Ociperlimab+ 替雷利珠单抗	167	阶段二	NCT04693234
治疗性疫苗 +PD-1	GX-188E+ 派姆单抗	60	阶段一 / 阶段二	NCT03444376
治疗性疫苗 +PD-L1	BVAC-C+ 度伐鲁单抗	37	阶段二	NCT04800978
ADC+PD-1/VEGF	tisotumab vedotin + 贝伐单抗 / 派姆单抗；	220	阶段一；阶段二	NCT03786081

(三)总结及展望

宫颈癌分子诊断目标是识别宫颈高级别病变/宫颈癌易感人群、以分子分型为依据实施精准诊疗。易感人群的精准识别及分层管理将有利于集中医疗资源治疗高危患者,减轻低危患者心理压力,减少宫颈筛查项目带来的社会经济负担。现有靶向治疗尚不能满足晚期复发转移宫颈癌的治疗需求,仅有的生物标志物 PD-L1 也远不足以指导靶向治疗的选择,联合治疗方案的优化、降低靶向治疗不良事件率、新型改构药物的开发是现阶段靶向治疗的研究热点,但未来晚期宫颈癌治疗的破局需依赖新型生物标志物及新治疗靶点的探索。

(吕小慧　王兴国　徐智阳)

第二节　临床应用案例分析

一、PD-1 抑制剂用于 Lynch 综合征相关 Ⅱ 期子宫内膜癌保留生育功能治疗

(一)病例一般情况介绍

患者,女,38 岁。

(二)病史

1. 现病史

2021 年 1 月因"内膜息肉"于外院行宫腔镜手术,术中见内膜多个息肉样赘生物,外院病理会诊:子宫内膜复杂性不典型增生过长,局部可疑癌变。2021 年 2 月就诊我院,病理会诊提示:(宫腔)子宫内膜局部不典型增生过长,局灶性区域内膜样腺癌 Ⅰ 级,肿瘤区域局限,并呈外生性生长;大部分子宫内膜增生性改变。免疫组化结果:ER(+,100%,强),PR(+,80%,强),Ki-67(+,30%),P53(野生表型),PTEN(-),MLH1(-),MSH2(+),MSH6(+),PMS2(-)。门诊告知子宫内膜癌首选全子宫切除术,患者有生育要求,强烈要求保留生育功能治疗,告知治疗过程中无效或疾病进展可能,患者及家属表示理解,签署知情同意书。拟宫腔镜术后开始醋酸甲地孕酮(160 mg/片,每天 1 次,每次 1 片)+ 瑞舒伐他汀(10 mg/片,每天 1 次,每次 1 片)治疗。

2. 既往史

(1)月经史:平素月经规律,初潮 13 岁,周期 30 天,经期 7 天,量多,有痛经。

(2)生育史:1-0-1-1,剖宫产 1 次,右侧输卵管妊娠行手术保守治疗 1 次。

(3)手术史:右侧输卵管妊娠行宫腹腔镜手术治疗,剖宫产。2021 年 1 月行胃肠镜下横结肠息肉摘除,术后病理:横结肠息肉,管状腺瘤。

3. 家族史

父亲肠癌，爷爷肠癌，爷爷的哥哥肠癌，叔叔肠癌，叔叔的儿子肠癌，姑妈胃癌及子宫内膜非典型增生手术治疗后，姑姑的女儿肠癌，外公肝癌，姨妈肺癌。详见家系图（图7-1）。

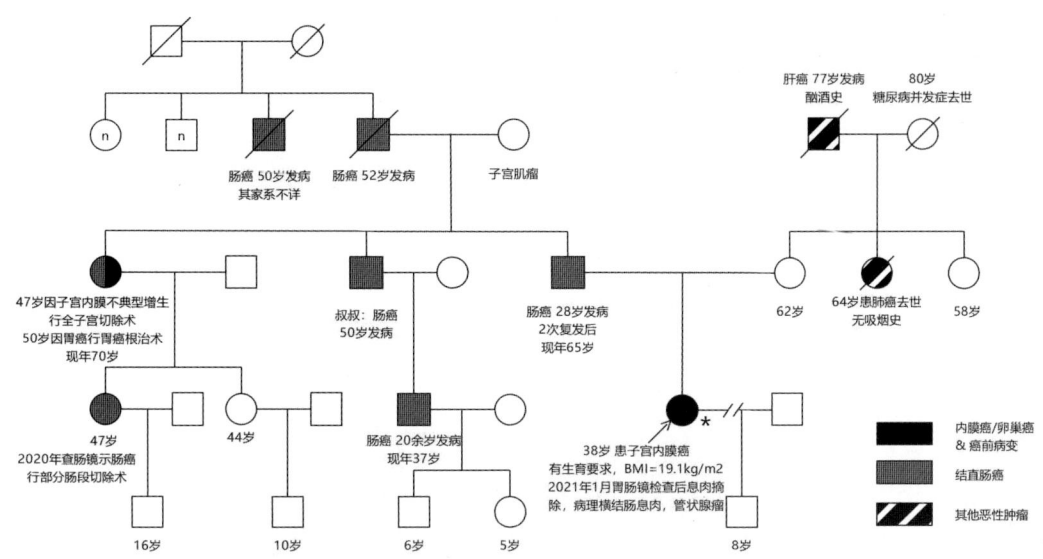

图7-1 家系图

4. 体格检查

身高1.65 m，体重52 kg，BMI 19.1kg/m^2，BP 105/59mmHg，腰围73cm，臀围90cm。

5. 妇科检查

外阴已婚式，阴道畅，宫颈轻糜，无出血，宫体前位，常大，无压痛，左附件未及异常，右附件未及异常。

6. 辅助检查

（1）2021年8月16日 CA125：12.69 U/ml（参考范围<35 U/ml），HE4：74.0 pmol/L（参考范围<60.0 pmol/L）。

（2）2021年8月9日妇科超声提示：子宫前位，大小45mm×45mm×42mm；内膜厚8mm，与肌层分界尚清；宫颈长度30mm，宫颈后壁肌层低回声区12mm×12mm×8mm。检查结果：宫颈后壁小结节，小肌瘤？内膜厚度8mm，与肌层分界尚清。

（3）2021年8月16日胸部平片：两肺未见明显活动性病变。

（4）2021年8月12日上腹部CT平扫+增强：未见子宫外累及。

（5）2021年8月16日盆腔MRI平扫+增强（图7-2）：子宫体呈前位，宫体大小约6.1cm×4.6cm×5.5cm。宫颈管占位，病灶大小约1.3cm×1.4cm×1.0cm，T2WI不均匀较高信号，T1WI等信号，DWI明显受限，增强示不均匀强化，宫颈后壁间质受累。子宫内膜厚度不均，宫腔见片状高T2信号影，未见强化。影像诊断：宫颈管占位，考虑恶性病变，宫颈后壁上段间质受累可能。子宫内膜信号不均。

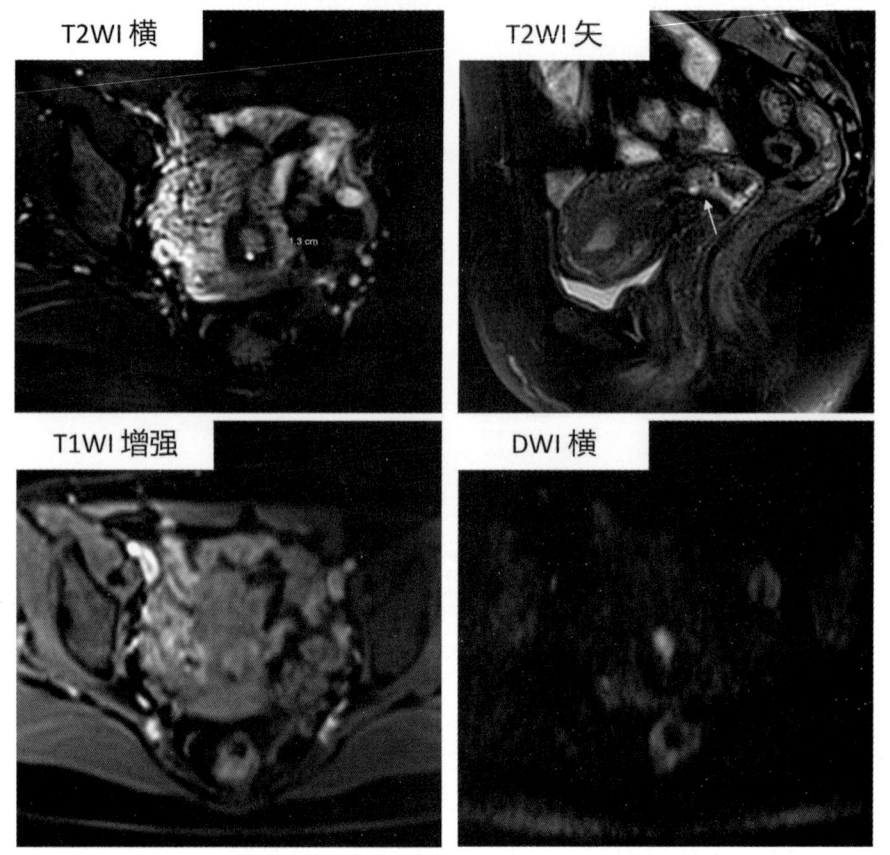

图7-2　2021年2月盆腔MRI图像　（扫码查看高清图片）

（三）治疗

2021年8月17日全麻下行宫腔镜检查+宫腔镜下宫颈管占位电切术+宫腔镜下诊刮。

1. 术中所见

宫体前位，宫腔深8cm。宫颈管及宫颈内口：宫颈管后壁组织学内口下方可见大小约1.5cm×1.5cm不规则乳头状凸起（图7-3），色苍白，结合术前影像学检查和术中情况，在宫颈管后壁（组织学内口下方）正中、左后壁、右后壁各电切一道，分别送病理，在组织学内口与解剖学内口之间左侧壁电切一道（图7-4），电切物送病理。

宫腔内膜均匀，色淡粉，厚度中等，未见明显病灶。未见异型血管，未见宫腔粘连，输卵管开口双侧清晰可见。轻轻搔刮宫腔数圈，刮出物送病理，复看宫腔平整，术毕，退镜。（备注：宫颈管后壁占位，术中高度怀疑癌可能，电切组织切缘肉眼观察未见特殊。注意术后病理回报，决定后续诊疗方案。）

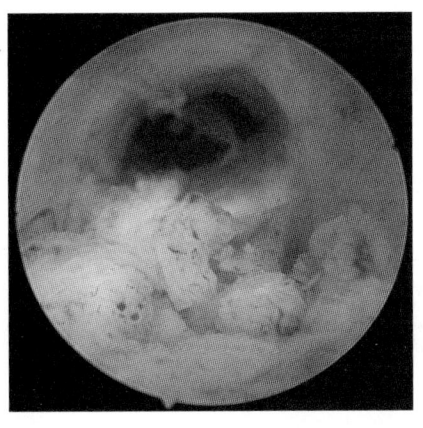

图7-3　2021年2月宫腔镜下所见：宫颈管后壁组织学内口下方占位组织　（扫码查看高清图片）

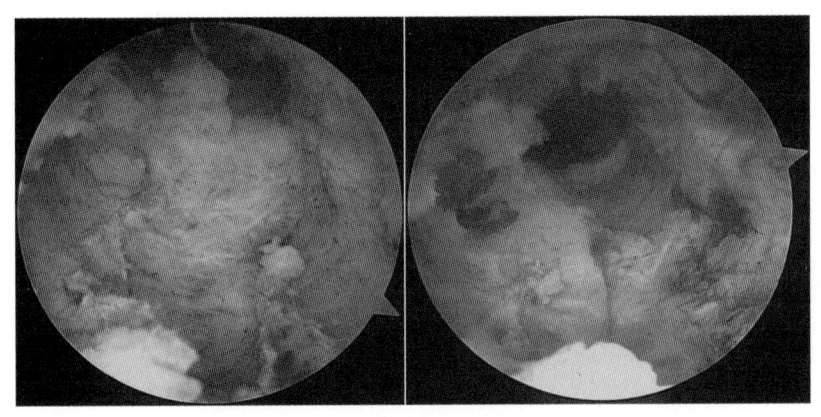

图7-4　2021年2月宫腔镜下所见：电切后改变

2.宫腔镜术后病理（图7-5、图7-6）

（1）【宫颈管后壁（组织学内口下方）正中电切物】：子宫下段内膜样癌Ⅰ级，侵犯宫颈间质。

（2）（宫腔刮出物）：子宫内膜局部复杂不典型增生过长伴弱分泌性改变。周围内膜呈弱分泌性改变。

（3）【宫颈管后壁（组织学内口下方）左后壁电切物】：少量子宫内膜呈增生性改变，下方见颈管组织。

（4）【宫颈管后壁（组织学内口下方）右后壁电切物】：子宫内膜样癌Ⅰ级，侵犯子宫下段浅肌层，向下距宫颈内口<1mm。

（5）（宫颈组织学内口与解剖学内口之间左后壁电切物）：子宫内膜呈增生性改变，下方见平滑肌组织。杨浦免疫结果：ER（+，100%，强），PR（-），Ki-67（+，40%），MLH1（-），PMS2（-），MSH2（+），MSH6（+），P53（野生表型）。

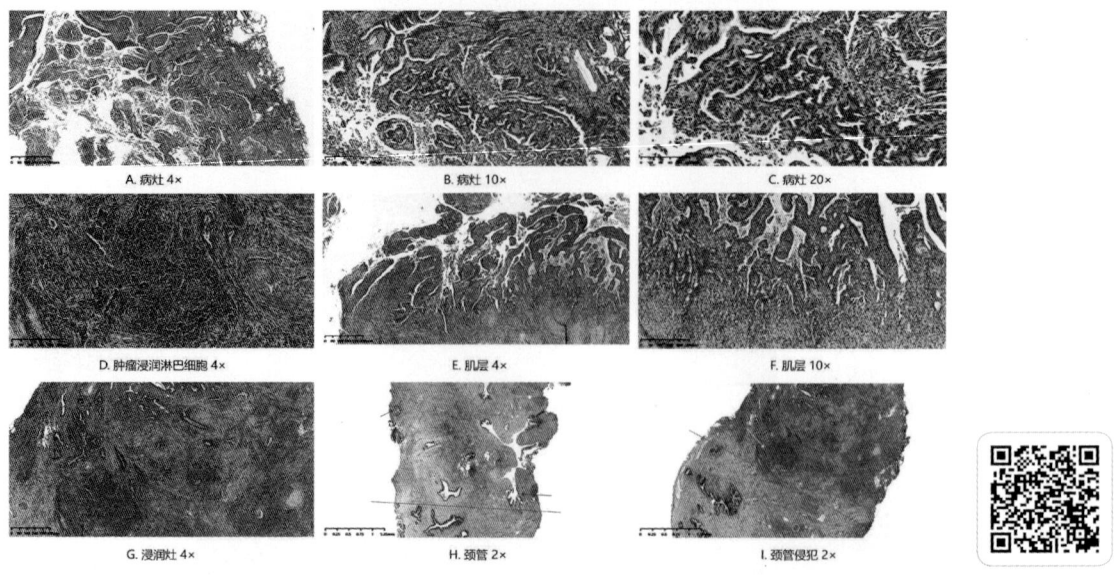

图 7-5 2021 年 2 月宫腔镜术后病理图像 （扫码查看高清图片）

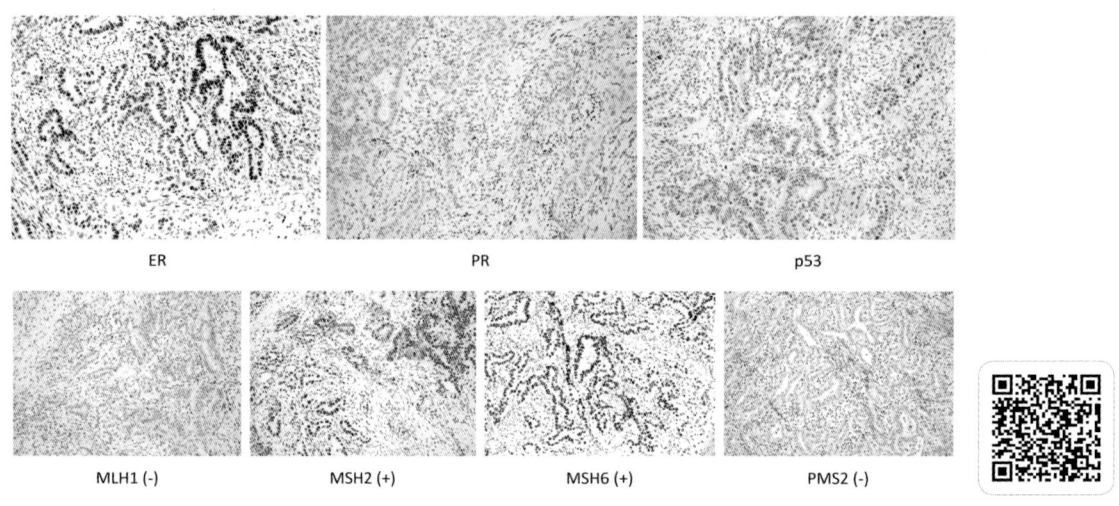

图 7-6 2021 年 2 月宫腔镜术后病理免疫组化图像 （扫码查看高清图片）

3.初始治疗方案

2021 年 2 月宫腔镜术后开始醋酸甲地孕酮（160 mg/ 片，每天 1 次，每次 1 片）+ 瑞舒伐他汀（10 mg/ 片，每天 1 次，每次 1 片）治疗。根据 2021 年 2 月宫腔镜病理报告回报，提示宫颈间质浸润，无保留生育功能治疗指征。期间服用醋酸甲地孕酮（160 mg/ 片，每天 1 次，每次 1 片）共 20 天。该患者按诊疗常规应限期行全子宫 + 双侧输卵管卵巢切除 + 手术分期，但患者有极强烈生育要求，要求积极尝试一切可能保育方式。

第七章 妇科肿瘤分子诊断标志物临床应用

（四）分子/基因组检测与诊断介绍及结果呈现

1. 胚系基因检测 23+6

（1）结果解读：该患者携带 MLH1 基因 c.G199A（p.G67R）错义突变。该突变位于热点突变区域，在人群数据库（gnomAD，1000G）中的频率未知，计算机软件预测为有害。有可靠信誉来源的报告认为该变异为致病的，疾病数据库（ClinVar）记录为 VCV000089992。综上，推测该突变为可能致病性突变（表 7-4）。

表 7-4 胚系基因检测结果

基因	核苷酸变化	氨基酸变化	染色体	基因亚区	转录本	变异类型	纯合/杂合	遗传方式	致病性
MLH1	c.G199A	p.G67R	chr3：37038192	exon2	NM_000249	错义突变	杂合	AD	可能致病

（2）新增诊断：Lynch 综合征（Lynch Syndrome，MLH1）。Lynch 综合征是一种常染色体显性遗传疾病，患者结直肠癌风险增加，罹患结肠外恶性肿瘤（如子宫内膜癌）风险也会增加，包括卵巢、胃、小肠、肝胆系统、肾盂、输尿管、脑和皮肤、乳腺癌和胰腺癌等。

2. 分子分型检测

（标本来源为 2021 年 2 月宫腔镜）分子病理学分析：①检测到 MLH1 和 PTEN 致病性突变；②符合形态学和免疫表型改变；③微卫星状态 MSI-H，分子分型为 dMMR（表 7-5）。

表 7-5 分子分型检测结果

基因	核苷酸变化	氨基酸变化	染色体	基因亚区	转录本	突变丰度或拷贝数	变异等级	FDA/NMPA 批准癌肿	药物证据等级
MLH1	c.199G>A	p.G67R	chr3：37038192	exon2	NM_000249	63.31%	Class 5		
PTEN	c.491dup	p.V166Sfs*14	chr10：87933246	exon5	NM_000314	11.72%	Class 3		
PTEN	c.968dup	p.N323Kfs*2	chr10：87961055	exon8	NM_000314	10.97%	Class 5		

（五）根据分子/基因检测结果分析后的可能治疗方案

2021 年 8 月 31 日妇科部多学科团队（MDT）讨论意见：

（1）患者，女性，38 岁，再婚有生育需求，子宫内膜样癌 G1 宫颈间质侵犯，Lynch 综合征，分子分型 dMMR。强烈要求保育治疗。

（2）影像学未提示宫外转移证据；宫腔中上段未见明显异常；病灶位于宫腔下段及宫颈内口位置，病灶大小 1.3cm×1.4cm×1.0cm，大部分突向颈管，考虑宫颈浅层间质受累。

病理与影像学基本相符，肿瘤局限于宫腔下段及宫颈内口，生物学行为与宫腔上段内膜癌向下生长侵犯宫颈间质有区别。

（3）该患者按诊疗常规应限期行全子宫＋双侧输卵管卵巢切除＋手术分期，但患者要求积极尝试一切可能保育方式。该患者PR（－）、dMMR，对常规高效孕激素治疗效果较差，但可能对免疫检查点抑制剂敏感。免疫检查点抑制剂在国外获得适应证包括：晚期复发、一线治疗失败、无有效治疗方案或无法切除的微卫星不稳定性高（MIS-H）或错配修复缺陷（dMMR）的肿瘤。该病人为Lynch综合征，理论上有效。目前该药在子宫内膜癌保育中没有先例，可以考虑短期尝试使用，但应该充分告知风险、谨慎评估。

（4）治疗过程中有肿瘤进展可能，因此需要密切监测肿瘤指标及影像学，必要时及时终止该方案。另外，需监测用药副反应，必要时对症处理，严重者需停药。

（5）建议用药前复查盆腔增强MRI，评估有无肿瘤残留。建议进一步遗传学分析，确定是否存在多个基因突变（2021年9月2日遗传咨询评估：考虑为单基因问题。如再生育，可以考虑PGT-M，选择胚胎移植）。

（6）如仍坚持保育，予以卡瑞丽珠单抗200 mg每2周一次，治疗期间随访肿瘤标志物和B超，3月后复查盆腔增强MRI及宫腔镜评估。如效果不佳或疾病进展，积极手术治疗。

（7）如用药后肿瘤缓解，需待完全缓解后积极行辅助生殖技术，并行胚胎植入前遗传学诊断。告知妊娠率较常规内膜癌保育治疗进一步降低。产后尽早行分期手术，肿瘤相关风险仍然存在。

（六）调整治疗方案后及疗效评价

1. 治疗方案

根据多科建议，用药前复查盆腔MRI平扫+增强，未见确切病灶显示，增强后未见确切异常强化灶。予以后续用药治疗。患者分别于2021年3月3日、2021年3月17日行卡瑞丽珠单抗治疗（200 mg静脉滴注）。用药后患者腹部、上臂出现红斑，范围约1cm×1cm，不高出皮肤，无瘙痒、疼痛，考虑反应性毛细血管增生症，其他无明显毒副反应。调整治疗周期为200 mg/次，静脉滴注，每3周一次。患者要求在当地医院行进口药物治疗，遂于2021年4月9日、2021年4月30日、2021年5月25日各予帕博利珠单抗治疗（每次200 mg静脉滴注）。

2. 疗效评价

（1）第二次宫腔镜（治疗3个月后）

1）2021年6月 CA125 12.66 U/ml（参考范围<35 U/ml），HE4 58.4 pmol/L（参考范围<60.0 pmol/L）。

2）2021年6月 盆腔MRI平扫+增强：子宫呈前位，宫体大小约5.5cm×5.7cm×4.4cm。子宫内膜厚度1.5cm，信号欠均匀，强化欠均匀。宫颈术后改变，宫颈未见明显异常信号影（图7-7）。

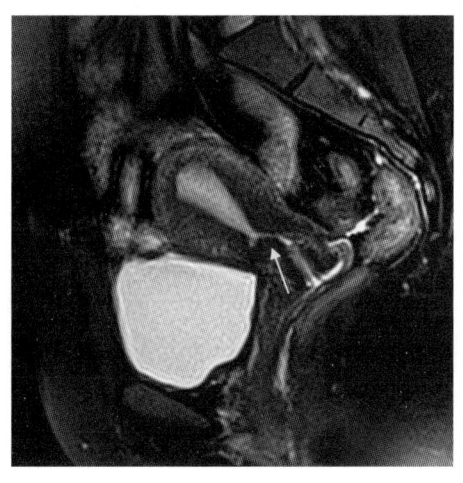

图 7-7　2021 年 6 月盆腔 MRI 图像　（扫码查看高清图片）

3）2021 年 12 月 28 日全麻下行宫腔镜检查 + 宫腔镜下宫腔占位切除术 + 宫腔镜下诊刮 + 子宫颈管搔刮术。术中所见（图 7-8）：宫体前位，宫腔深 8cm。宫颈解剖学内口下方见电切痕迹 宫腔内膜均匀，色淡粉，厚度中等，未见明显病灶。未见异型血管，未见宫腔粘连，双侧输卵管开口清晰可见。其他处理：于子宫前、后壁定位取材，标本送病理；先后搔刮宫颈、宫腔，刮出物分别送病理，复看宫腔平整，术毕，退镜。

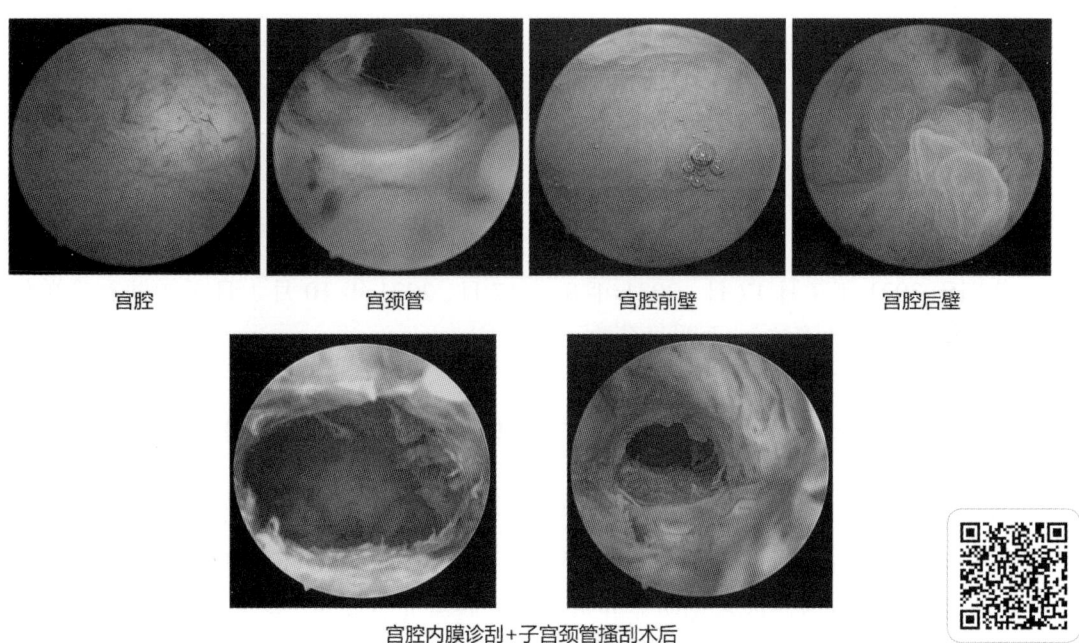

图 7-8　2021 年 12 月 28 日宫腔镜下所见　（扫码查看高清图片）

4）术后病理（图 7-9）：①（宫腔前壁内膜）子宫内膜呈分泌性改变，间质蜕膜样变；

②(宫腔后壁内膜+宫腔刮出物+宫颈管刮出物)子宫内膜复杂不典型增生伴分泌性改变,周围子宫内膜呈分泌性改变;③免疫结果:ER(+,80%,强),PR(+,80%,强),Ki-67(+,50%)。

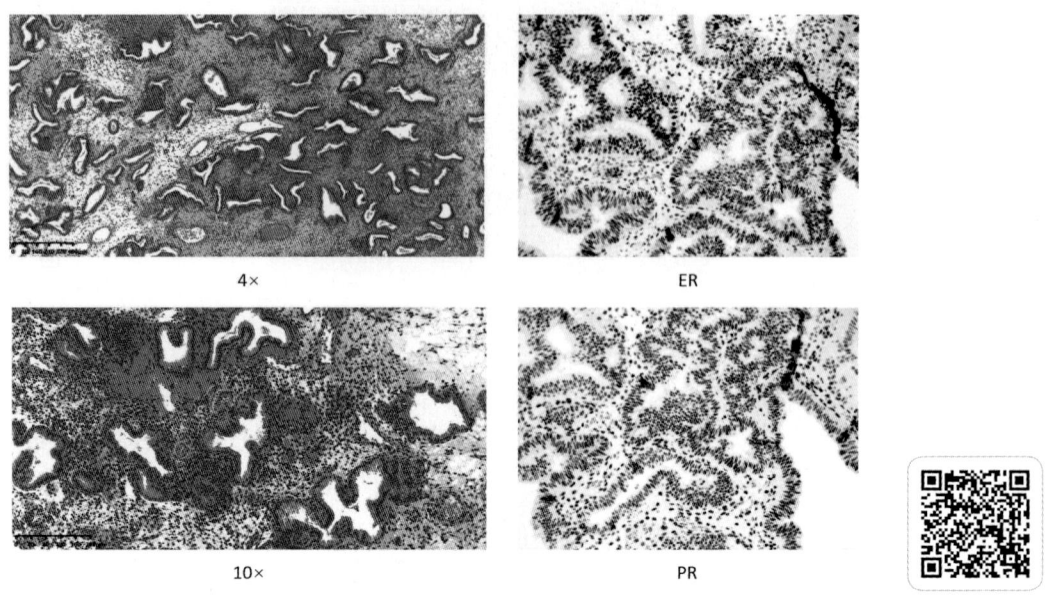

图 7-9　2021 年 12 月 28 日宫腔镜术后病理及免疫组化图像　(扫码查看高清图片)

5)术后治疗方案:本次见复杂不典型增生,继续帕博利珠单抗(每次 200 mg 静脉滴注,每三周一次)治疗,加用醋酸甲地孕酮(160 mg/片,每天 1 次,每次 1 片),每个月监测 B 超+药物相关不良反应(血常规+肝肾功能+甲状腺功能+心肌酶谱+心电图+血压监测),3 个月后复查宫腔镜,宫腔镜前盆腔核磁共振评估。

6)后续用药:2021 年 7 月开始予口服醋酸甲地孕酮(160 mg/片,每天 1 次,每次 1 片),分别于 2021 年 7 月 17 日、2021 年 8 月 17 日、2021 年 10 月 1 日予帕博利珠单抗治疗(每次 200 mg 静脉滴注),无明显药物不良反应。

(2)第三次宫腔镜(治疗 9 个月后):

1)2021 年 12 月 CA125 10.32 U/ml(参考范围 <35 U/ml),HE4 44.0 pmol/L(参考范围 <60.0 pmol/L)。

2)2021 年 12 月盆腔 MRI 平扫+增强(图 7-10):子宫呈前位,宫体大小约 5.5cm×5.7cm×4.4cm。子宫内膜信号不均匀,强化欠均匀。宫颈术后改变,宫颈未见明显异常信号影。双侧附件区未见明显异常信号。膀胱充盈尚可,壁未见增厚,未见明显异常信号影。阴道、尿道、直肠内未见明显异常信号影。盆腔内未见明显肿大淋巴结影。诊断结论:子宫内膜信号欠均匀,请结合临床及其他检查。

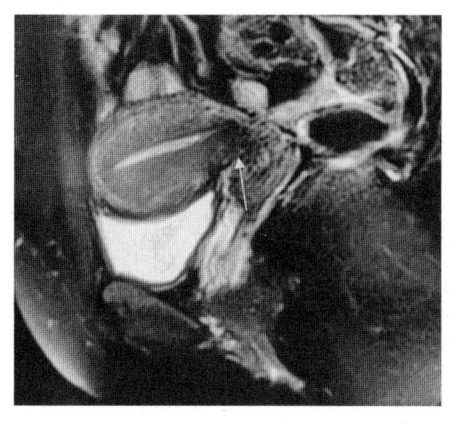

图 7-10　2021 年 12 月盆腔 MRI 图像　（扫码查看高清图片）

3）2021 年 12 月全麻下行宫腔镜检查 + 宫腔镜下分段诊刮。术中所见（图 7-11）：宫体前位，宫腔深 8.5cm。宫颈管及宫颈内口未见明显异常。内膜薄，均匀，色淡粉。未见异型血管，未见宫腔粘连，双侧输卵管开口清晰可见。其他处理：行宫腔内膜及宫颈管分段诊刮，刮出物及搔刮组织送病理，复看宫腔平整，术毕，退镜。

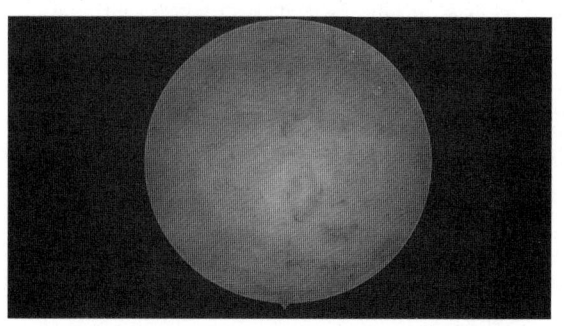

图 7-11　2021 年 12 月宫腔镜下所见　（扫码查看高清图片）

4）术后病理（图 7-12）：①（颈管刮出物）子宫内膜呈弱分泌性改变，局灶见增生过长痕迹；②（宫腔刮出物）血块中见少量子宫内膜呈增生性改变。

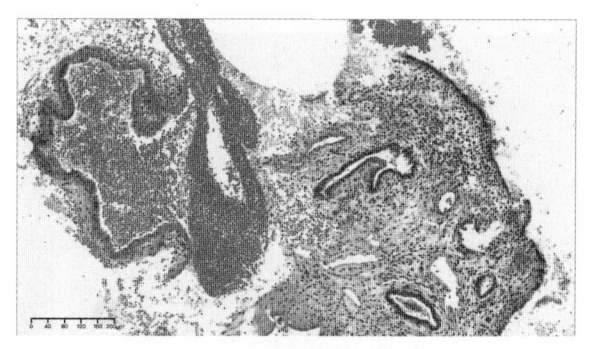

图 7-12　2022 年 6 月 21 日宫腔镜术后病理　（扫码查看高清图片）

5）术后治疗方案：停用帕博利珠单抗（末次用药：2021年10月1日第8次用药）+醋酸甲地孕酮。建议周期性口服炔雌醇环丙孕酮片+二甲双胍（500 mg/片，每天3次，每次1片）治疗。2022年3月复查宫腔镜。

6）子宫内膜病变多学科会诊意见：①再次评估和维持治疗方案如上。②随访方案，如2022年3月宫腔镜术后病理未见异常，后续炔雌醇环丙孕酮片+二甲维持治疗，须严格按医嘱维持治疗，预防复发。定期随访，随访期间每3月复查B超，尤其注意子宫下端宫颈情况，每半年复查内膜吸取活检+肿瘤标志物检查。如有异常子宫出血等异常情况，请及时就诊复查。告知仍有复发、进展可能。长期使用合成孕激素有乳腺疾病发生风险，应定期随访乳腺（每6月左右），并每年常规体检，随访肝肾功能。告知长期口服炔雌醇环丙孕酮片增加卵巢癌患病风险。每半年盆腔增强MRI和上腹部增强CT。③生育建议，患者有强烈生育需求，2021年3月遗传咨询评估：考虑为单基因问题。如再生育，可以考虑PGT-M，选择胚胎移植。请尽早生殖医学就诊，不需等到下次宫腔镜以后。告知妊娠率较常规内膜癌保育治疗进一步降低。产后尽早行分期手术，肿瘤相关风险仍然存在。④遗传性，患者有生育需求，告知其为常染色体显性遗传性疾病，子代有50%获得相关致病变异的风险，建议行胚胎植入前遗传学诊断/筛查（PGD/PGS）。目前每天口服阿司匹林（100 mg/片，每天1次，每次1片）预防结直肠病变，建议有血缘关系的亲属行Sanger法测序进行验证，尤其患者直系亲属，后根据报告情况，进一步行遗传咨询。按Lynch综合征要求行卵巢、消化道、肾脏等随访，强化生活方式指导，随访体成分变化。

（3）第四次宫腔镜（治疗12个月后）

1）2022年3月 CA125 8.00 U/ml（参考范围<35 U/ml），HE4 47.5 pmol/L（参考范围<60.0 pmol/L）。

2）2022年3月妇科超声：子宫大小38mm×45mm×30mm；子宫形态规则，回声欠均匀；肌层彩色血流星点状，内膜单层1mm，宫腔分离3mm。宫内IUD：无。宫颈长度：24mm。诊断结论：宫腔少量积液。

3）第四次宫腔镜检查（图7-13）：宫体前位，宫腔深8cm。宫颈管及宫颈内口未见明显异常，宫颈管后壁见电切痕迹。内膜均匀，色淡粉，厚度薄。病灶未见。未见异型血管，未见宫腔粘连。双侧输卵管开口清晰可见。其他处理：轻轻诊刮宫腔数圈，刮出物送病理，复看宫腔平整，术毕，退镜。

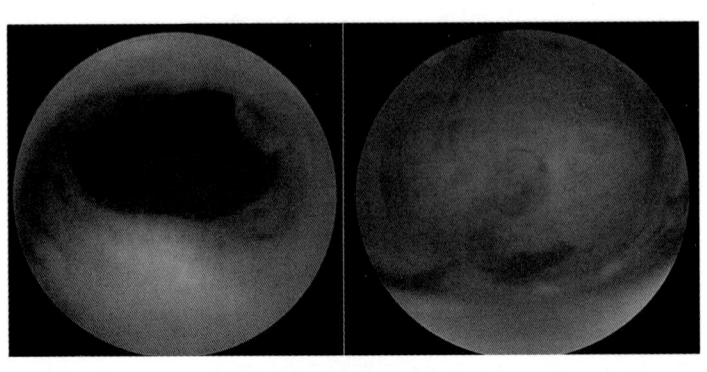

图7-13　2022年9月29日宫腔镜下所见　（扫码查看高清图片）

4）术后病理（图7-14）：（宫腔刮出物）少量破碎子宫内膜呈增生性改变。

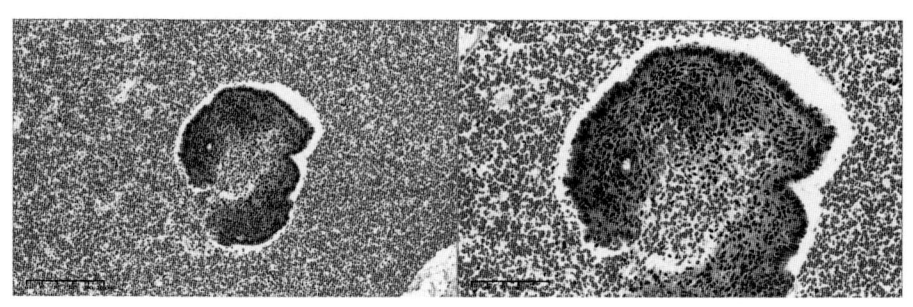

图7-14　2022年9月29日宫腔镜术后病理图像　（扫码查看高清图片）

5）术后治疗方案：此次未见病灶，建议继续炔雌醇环丙孕酮片+二甲双胍维持治疗，尽快行辅助生殖。若未孕每3月复查B超，尤其注意子宫下段及宫颈情况，每半年复查内膜吸取活检+肿瘤标志物检查+肝肾功能+乳腺B超。每半年盆腔增强MRI和上腹部增强CT。产后尽早行分期手术。

（七）案例评述

免疫检查点抑制剂（如PD-1/PD-L1抑制剂）在国外获得适应症为晚期复发、一线治疗失败、无有效治疗方案或无法切除的MSI-H/dMMR肿瘤。本例患者子宫内膜样癌Ⅰ级，浸润宫颈间质，无孕激素保育治疗指征。但患者有强烈生育需求，坚决要求保留生育功能治疗。该患者分子分型为dMMR，微卫星状态MSI-H，胚系检测提示MLH1可能致病突变，为Lynch综合征，考虑其可能对免疫检查点抑制剂（如PD-1/PD-L1抑制剂）敏感。虽然未见免疫检查点抑制剂在内膜癌保育治疗中的报道，但参考其在晚期内膜癌中的经验，理论上可用于保育治疗。与患者充分知情告知，予以试验性PD-1抑制剂治疗。

用药4月（共周期性200 mg静脉滴注治疗5次）后宫腔镜评估内膜情况，术后病理提示非典型增生，为部分缓解（PR）。后继续PD-1抑制剂（200 mg静脉滴注，全程用药8次）+醋酸甲地孕酮（160 mg/片，每天1次，每次1片）治疗，治疗9月后复查宫腔镜，术后病理提示完全缓解（CR）。提示PD-1抑制剂在子宫内膜癌保育治疗中的可行性。但保育治疗过程中及完全缓解后停用PD-1抑制剂的时机仍有待进一步探索。同时，因其对内膜癌保育患者的疗效和不良反应尚不明确，需密切监测肿瘤指标及影像学，必要时及时终止该方案。

保育治疗的最终目的是妊娠，PD-1抑制剂属于免疫抑制剂，使用后对妊娠有无影响、停药后多久可行胚胎移植等均为我们所关注的重点。根据一项动物实验，应用PD-1抑制剂可能影响卵子的发生、卵巢储备功能，从而增加流产几率。但参考既往案例，多例接受免疫检查点抑制剂治疗的患者均成功妊娠并活产，推测停用免疫检查点抑制剂治疗一定时间后，可能并不影响生育。根据FDA手册，建议帕博利珠单抗（pembrolizumab）最后一剂用药后至少避孕4月，纳武单抗（nivolumab）至少避孕5月，以避免生殖毒性。

在本例案例中，患者体系及胚系基因检测结果给治疗方案提供了新方向，提示对特定内膜癌保育患者可探索性尝试免疫治疗，拓宽了免疫抑制剂在内膜癌治疗中的使用范围。但其用药及停药时机、对患者保育治疗及后续妊娠的影响仍需更多证据进一步验证。

（薛　誉　陈晓军）

二、革故鼎新，为生命加"冕"——一例错配修复缺陷子宫内膜透明细胞癌免疫一线维持治疗探索

（一）病例一般情况介绍

张××，女，27岁，G1P0+1。

（二）病史

1. 现病史

患者既往月经规则，偶有轻微痛经。以"月经量增多4年，体检发现宫颈占位"于2021年1月收入院。

2. 既往史、个人史

无特殊。半年前外院宫颈癌筛查未发现异常。

3. 家族史

奶奶47岁确诊子宫内膜癌，52岁因"子宫内膜癌"去世。

4. 体格检查

生命体征正常。全身浅表淋巴结未扪及长大。妇科专科查体：已婚未产式；外阴发育正常；阴道通畅，白带性状正常；宫颈肥大，柱状上皮外移，无出血，未扪及明显结节感；宫体后位，丰满，活动，无压痛；右附件区增厚，左附件区软。三合诊未扪及盆腔异常结节。余全身体格检查未查见异常。

5. 影像学检查

（1）阴道彩超：宫颈前唇突向宫颈管内查见大小3.9cm×2.6cm×2.4cm弱回声，边界清楚，周边及其内探及血流信号（图7-15）。

（2）胸部CT平扫未见肺部明显异常。

（3）腹盆部增强MRI：宫颈增大，信号欠均匀；颈体交界区宫腔扩张，宫腔内信号欠均匀；宫腔形态欠规则；右附件区增厚，可见结影，大小约2.3cm×1.9cm（图7-16）。

（三）诊疗经过

1. 初步诊断

子宫颈占位待诊：宫颈肌瘤？宫颈恶性肿瘤？

2. 手术治疗

宫腔镜检查取部分宫颈管组织，冰冻病理查见透明细胞癌。遂行"经腹子宫广泛性切除术+双侧输卵管卵巢切除术+盆腔淋巴结切除术+腹主动脉旁淋巴结切除术+大网膜切除术"。

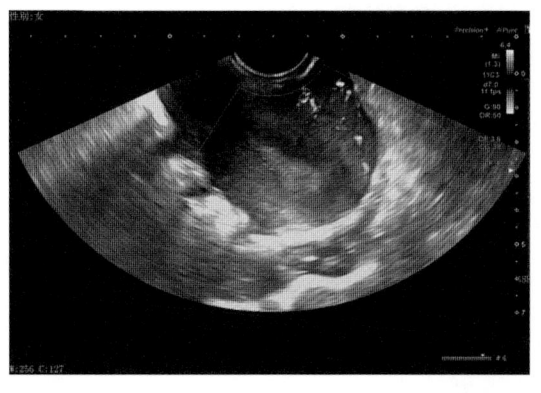

图 7-15　患者阴道彩超图　（扫码查看高清图片）

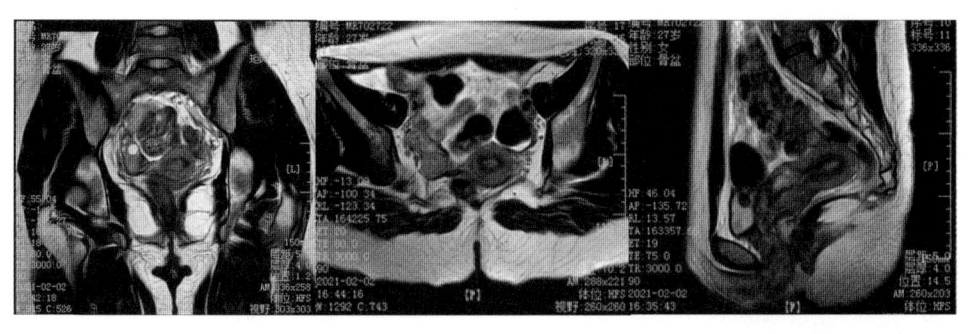

图 7-16　患者 MRI 图像　（扫码查看高清图片）

3. 术后病理

子宫内膜透明细胞癌，侵及肌壁<1/2 全层，累及颈体交界黏膜，宫颈间质浅 1/3 层，并转移至（右）卵巢；送检各组淋巴结未见转移癌。免疫组化检测结果：ER（++），PR（+），vim 多灶（+），CA125（+++），CK7（+++），IMP3（++），Bcl-2（+++）、PAX-2-（失表达）、PAX-8（+++）、CEA（−）、MUC-5（−）、MUC-2（−）、Napsin-A（++）、CD15（++）、P53（++）、HNF1-β（++）。错配修复蛋白：PMS2（+）、MLH1（+）、MSH2（−）、MSH6（−），ki67 阳性率约 80%。

4. 术后诊断

子宫内膜透明细胞癌ⅢA 期。

（四）分子检测结果及解读

根据患者的病史和家族史情况，对患者的子宫肿瘤组织和外周血样本进行了全外显子检测，检测结果如下：

1. 胚系突变

未检测到致病或可能致病的胚系突变。

2. 体细胞变异检测结果（表 7-6）。

3. 免疫检查点抑制剂相关生物标志物（表 7-7）。

表7-6 主要基因变异检测结果及用药提示

基因	核苷酸变化	氨基酸变化	染色体	基因亚区	转录本	变异类型	变异丰度或拷贝数	变异等级	FDA/NMPA批准患者癌种 可能敏感	FDA/NMPA批准患者癌种 可能耐药	FDA/NMPA批准其他癌种 可能敏感	FDA/NMPA批准其他癌种 可能耐药	药物证据等级
NF1	p.P678Rfs*10 (c.2033del)	p.P678Rfs*10	GRCh37(Chr17): g.29553484del	EX18	NM_0010424 92.3	移码突变	33.81%	II类			依维莫司、司美替尼、曲美替尼		2D, 2C, 2D
PIK3CA	p.H1047R (c.3140A>G)	p.H1047R	GRCh37(Chr3): g.178952085A>G	EX21	NM_006218.4	错义突变	18.62%	II类			阿培利司、依维莫司、替西罗莫司、西罗莫司、恩美曲妥珠单抗		2C, 2C, 2C, 2C, 2D
MSH2	p.R389* (c.1165C>T)	p.R389*	GRCh37(Chr2): g.47656969C>T	EX7	NM_000251.3	无义突变	21.80%	I类					
ARID1A	p.G276Efs*87 (c.827del)	p.G276Efs*87	GRCh37(Chr1): g.27023721del	EX1	NM_006015.6	移码突变	23.39%	II类					
ARID1A	p.G889Afs*2 (c.2666del)	p.G889Afs*2	GRCh37(Chr1): g.27089710del	EX8	NM_006015.6	移码突变	24.00%	II类					

第七章 妇科肿瘤分子诊断标志物临床应用

表 7-7 免疫检查点抑制剂相关生物标志物检测结果

检测项目	检测结果	证据等级	检测意义
肿瘤突变负荷（TMB）	TMB-H（14.56mut/Mb）	1A	FDA 批准 Keytruda 用于治疗肿瘤突变负荷（TMB-H，≥10mut/Mb）的不可切除或转移性的成人和儿童实体瘤患者
PD-L1 蛋白表达	肿瘤细胞染色比例≥5%，PD-L1 蛋白表达阳性	2A	FDA 批准/NCCN 指南推荐 Keytruda 用于治疗 PD-L1 表达阳性的非小细胞肺癌、胃癌、胃食管交界处腺癌、宫颈癌、外阴癌、头颈部鳞状细胞癌、食管鳞癌、尿路上皮癌患者；FDA 批准/NCCN 指南推荐 Tecentriq 联合化疗用于一线治疗 PD-L1 阳性的无法切除的局部晚期或转移性三阴性乳腺癌患者
错配修复缺陷（dMMR）MLH1/MSH2/MSH6/PMS2 基因突变	MSH2 基因 p.R389* 突变	1A	FDA 批准/NCCN 指南推荐 Keytruda 用于治疗 MSI-H/dMMR 的实体瘤，FDA 批准/NCCN 指南推荐 Opdivo 用于治疗 MSI-H/dMMR 的结直肠癌
微卫星不稳定性（MSI）	MSI-H	1A	FDA 批准/NCCN 指南推荐 Keytruda 用于治疗 MSI-H/dMMR 的实体瘤，FDA 批准/NCCN 指南推荐 Opdivo 用于治疗 MSI-H/dMMR 的结直肠癌
HLA-I 分型	HLA-I 杂合	2B	HLA-I 纯合或杂合性缺失导致免疫治疗后生存期缩短
ARID1A 基因突变	ARID1A 基因 p.G276Efs*87 突变 ARID1A 基因 p.G889Afs*2 突变	2B	存在 ARID1A 基因突变的患者，接受免疫治疗效果好

本例患者分子检测结果显示肿瘤突变负荷（TMB）水平较高，PD-L1蛋白表达阳性，错配修复基因MSH2无义突变，微卫星不稳定程度高，ARID1A基因p.G276Efs×87和p.G889Afs×2突变，高度提示患者可能从使用免疫检查点抑制剂中获益。此外，NF1 p.P678Rfs×10体细胞突变，PIK3CA p.H1047R体细胞突变，提示患者可能从mTOR抑制剂或MEK抑制剂获益。

（五）治疗方案调整及疗效评价

1. 前期治疗方案

2022年NCCN指南/2022年ESMO指南2022版ESGO/ESTRO/ESP子宫内膜癌管理指南推荐对于Ⅲ期子宫内膜癌患者术后治疗方案首选为放化疗联合治疗（系统治疗±外照射放疗±后装放疗）。本例患者在紫杉醇联合卡铂化疗2程后序贯进行EBRT，后续补充紫杉醇联合卡铂化疗4程。2021年7月PET-CT检查未发现异常残留肿瘤病灶，于2021年7月结束放化疗。

2. 调整方案

完成手术及序贯放化疗后，患者及家属要求使用免疫检查点抑制剂进行一线维持。但在子宫内膜癌的初始治疗中目前尚无指南推荐一线免疫及一线维持治疗，我院尚未启动子宫内膜癌一线免疫治疗临床研究。告知患者目前免疫抑制剂用于一线维持证据尚不足，详细沟通免疫治疗可能发生的不良反应，患者及家属经过充分考虑、权衡利弊后仍坚持要求使用免疫维持。进行知情同意后，自2021年8月进行免疫检查点抑制剂一线维持，使用帕博丽珠单抗200mg ivgtt q3w，至2023年3月已用药26周期。

3. 疗效评价

患者定期复查，全身及妇科查体未查见异常，影像学评估持续CR。严密监测免疫相关不良反应，自2022年5月起出现G1级甲状腺功能亢进，定期内分泌科复查，未行特殊处理。偶有咳嗽，无进行性加重，呼吸内科就诊，结合CT检查排除免疫性肺炎。余无特殊不适。

（六）案例评述

子宫内膜透明细胞癌属于特殊类型的子宫内膜癌，复发率高，预后较差。在分子生物标志物的精准指导下，靶向、免疫治疗能否前移至一线，是否是晚期、特殊类型子宫内膜癌的治疗突破点？晚期子宫内膜癌能否借鉴卵巢癌及其他实体肿瘤一线维持治疗模式，延长复发间期、改善总生存值得探索。2022年SGO会议报道的SINEDO/ENGOT-EN5/GOG-3055研究是一项多中心、随机、双盲、安慰剂对照研究，评估在晚期或复发性子宫内膜癌患者接受联合铂类化疗后采用口服XPO1抑制剂selinexor或安慰剂进行维持治疗的有效性和安全性。结果提示selinexor治疗组患者在治疗12个月后无疾病进展可能性增加了37%，显示出持续且稳定的获益。该结果在一定程度上支持晚期子宫内膜癌的一线靶向维持治疗。而本例患者基因组变化表现为基因组不稳定性增高，主要是ARID1A及MSH2存在突变，导致TMB-H和MSI-H，有利于免疫治疗，但目前并无临床研究数据支持子宫内膜癌免疫一线维持治疗。DUO-E是一项随机、多中心、双盲、安慰剂对照Ⅲ期研究，评估一线卡铂和紫杉醇联合 Durvalumab，随后在维持期使用 Durvalumab 联合或不联合奥拉帕利治疗新诊断为晚期或复发性子宫内膜癌患者的有效性，该方案设计了辅助治疗后的一线免疫维持治疗，但该患者在辅助放化疗结束时此项临床研究尚未启动。本例患者根据分子检测结果坚决要求使用免疫检查点抑制剂一线维持，将免疫治疗前移，具有一定的挑战性，而维持治疗的时限也值得商榷。此外，该患者还存在 PIK3CA 和 NF1 热点突变，也可能从靶向 PIK3CA 和 mTOR 抑制剂中得到获益，但仍缺乏大型临床试验数据。本病例为其他晚期患者的诊疗进行了探路，但仍需要寻求更多的循证医学证据支持。在遵循指南进行规范治疗的基础上，希望子宫内膜癌免疫一线维持治疗及以基因组检测信息为基础的个体化精准诊疗的临床研究数据尽快呈现，能更科学地指导现有的临床治疗实践。

（杨　露　李清丽）

三、一例 Lynch syndrome 合并 BRCA2 突变子宫内膜癌患者的初始治疗

（一）病例一般情况介绍

聂××，女，54岁。

（二）病史

1. 现病史

患者因"绝经后阴道不规则流血1月余"收入重庆大学附属肿瘤医院。

2. 家族史

否认家族遗传性疾病史，父亲诊断"直肠癌"去世；大姐诊断"乳腺癌"去世；二姐诊断"子宫内膜癌"治疗后健在；大哥诊断"肝癌"去世（图7-17）。

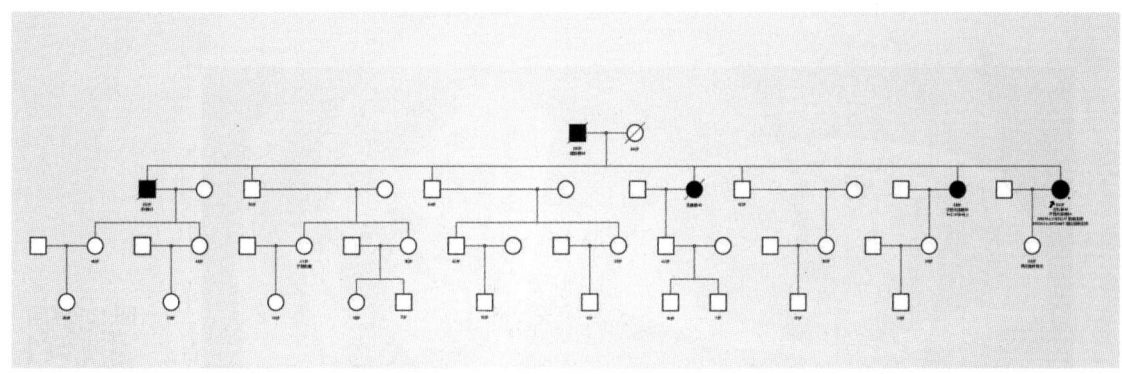

图 7-17　家系图

3. 既往史

2006年行左乳癌改良根治术，术后病理：左乳髓样癌，分期T2N0M0，术后多西紫杉醇辅助化疗5次。

4. 入院查体

全身浅表；淋巴结未扪及肿大。外阴：发育正常，已婚已产式；阴道：通畅，壁光滑；宫颈：肥大，轻度糜烂状；宫体：前位，正常大小，活动度好；盆腔：附件区未扪及结节或包块。

5. 影像学检查

（1）阴道彩超：子宫前位，大小约29mm×38mm×33mm，回声尚均，宫腔线居中，内见节育器强回声，前后内膜厚约4mm，CDFI：内膜区血流信号不丰。宫颈前后径约28mm，双附件区未见明确包块图形（图7-18A）。

（2）盆腔MRI：子宫内膜不均匀稍增厚，较厚处约0.7cm，T2WI信号减低，增强呈明显强化，结合带尚清楚。子宫后壁可见结节状异常信号影，直径约1.2cm，呈渐进性强化，考虑子宫肌瘤。盆腔未见明显肿大淋巴结影（图7-18B）。

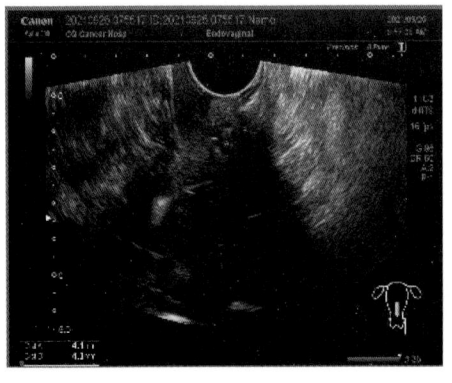

图7-18A　患者阴道彩超检查结果　（扫码查看高清图片）

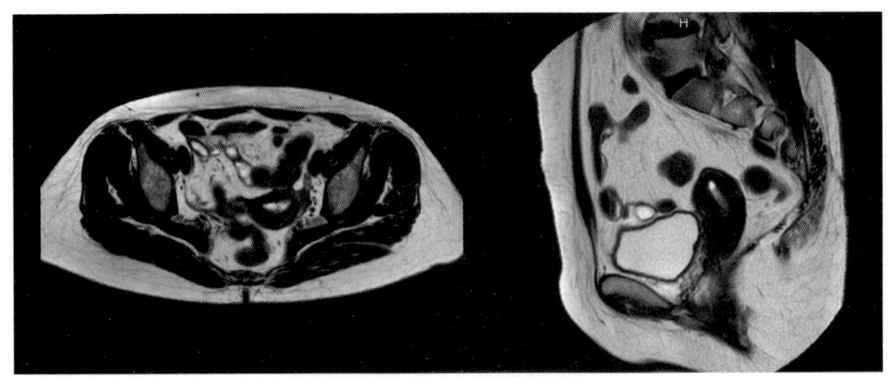

图7-18B　患者MRI检查结果　（扫码查看高清图片）

第七章 妇科肿瘤分子诊断标志物临床应用

（三）病理诊断

2021年10月23日行机器人援助操作下经腹腔镜全子宫及双侧输卵管卵巢切除、盆腔淋巴结清扫和腹主动脉旁淋巴结切除。

病理报告：子宫内膜样癌，FIGO分级1级，癌组织侵及深肌层（1/2肌层＜肿瘤2/3肌层），以Melf浸润方式为主，脉管内癌栓（+），神经侵犯（-），颈体交界及宫颈管未受累及；左、右附件组织，右卵巢包涵囊肿；盆腔区域和腹主动脉旁淋巴结未见癌转移。

免疫组化：ER（+10%），PR（-），HER-2（-），P53（+5%），Ki-67（+70%），Vimentin（-），CEA（-），P16（灶状+），MLH1（+），PMS2（+），MSH2（+），MSH6（-），TOPO Ⅱ耐药基因蛋白（+<25%），WT1（-），PAX-8（+），CK7（++），CD34、D2-40标识脉管内见有癌栓。

（四）分子检测诊断结果及解读

2021年10月26日采用NGS进行多基因检测，组织样本肿瘤细胞比例>20%；对照样本为血液样本。检测肿瘤相关的699个基因的全部外显子区域和多个基因的部分外显子区域等，包括MSI检测，林奇综合征、肿瘤突变负荷（TMB）、碱基突变（SNV）、基因融合、缺失以及扩增检测（表7-8、表7-9）。

基因检测结果分析：①携带胚系错配修复缺陷基因（mismatch repair deficient，dMMR）MSH6，在受检者的MSH6基因中检测出第1035号密码子无义突变导致蛋白编码提前终止，编码蛋白的截短可能会对蛋白的正常功能产生影响。该突变与遗传性结直肠癌、遗传性乳腺癌、遗传性胃癌、遗传性子宫内膜癌、遗传性卵巢癌、遗传性胰腺癌、遗传性尿路上皮癌发生风险相关，建议制定个性化的风险管理方案。此外，建议受检者的亲属进行相关位点的验证，以便了解其相应肿瘤的发生风险。治疗方面FDA批准帕博利珠单抗用于治疗dMMR的实体瘤患者，纳武利尤单抗单药或联合Ipilimumab用于dMMR的转移性结直肠癌/子宫内膜癌患者，仑法替尼联合帕博利珠单抗用于复发子宫内膜癌的二线免疫治疗，该患者从PD-1/PD-L1抑制剂方案治疗中可能获益；②携带胚系BRCA2基因致病突变，在受检者的BRCA2基因中检测出第1324号密码子无义突变导致蛋白编码提前终止，对蛋白的正常功能产生影响。PARP（poly ADP-ribose polymerase）抑制剂诱导的抑制PARP酶活性和增加PARP-DNA复合物形成，导致DNA损伤修复缺陷引起癌细胞死亡，对携带BRCA1/2基因突变或同源重组修复通路缺陷的卵巢癌患者效果较好，但内膜癌治疗仅见个案报道，多项PARP抑制剂用于内膜癌的临床试验尚待结果，该患者可能从PARP抑制剂的治疗中获益；③携带体细胞变异基因KMT2C，髓样/淋巴或混合谱系白血病（MLL）家族的一员，编码蛋白具有组蛋白甲基化活性并参与转录共激活，通过破坏同源重组介导的DNA修复，使癌细胞对PARP抑制剂敏感，可引起低KMT2C表达的癌细胞合成致死率升高，该患者可能从PARP抑制剂的治疗中获益；④携带体细胞变异基因CHEK2，指导合成CHK2蛋白，在DNA损伤或断裂时被激活，与其他蛋白相互作用（包括TP53），能够停止细胞分裂，并确定细胞进行修复或凋亡。用PARP抑制剂可引起导致低KMT2C表达的癌细胞合成致死率升高，该患者可能从PARP抑制剂的治疗中获益；⑤携带体细胞变异基因FBXW7，与TSC基因功能缺失激活mTOR信号通路有关，导致细胞增殖和淋巴管生成生长因子的释放，患者可能从mTOR通路抑制剂的治疗中获益。

表7-8 主要基因变异检测结果及用药提示

基因	核苷酸变化	氨基酸变化	染色体	基因亚区	转录本	变异类型	变异丰度或拷贝数	变异等级	FDA/NMPA批准患者癌种 可能敏感	FDA/NMPA批准患者癌种 可能耐药	FDA/NMPA批准其他癌种 可能敏感	FDA/NMPA批准其他癌种 可能耐药	药物证据等级
BRCA2	p.Y1324× (c.3972delT)			EX11	NM_000059.3	胚系变异 杂合型		疑似致病变异			奥拉帕利+贝伐珠单抗 氟唑帕利 芦卡帕利 尼拉帕利 帕米帕利 他拉唑帕利 奥拉帕利 贝伐珠单抗		2A
MSH6	p.R1035× (c.3103C>T)			EX4	NM_000179.2	胚系变异 杂合型		已知致病变异	仑伐替尼+帕博利珠单抗, 帕博利珠单抗 Avelumab Nivolumab Dostarlimab-gxly		度伐利尤单抗 替雷利珠单抗 Nivolumab +Ipilimumab		2A
KMT2C	c.1814-1G>A (鸟嘌呤突变为腺嘌呤)			IVS13	NM_170606.2		0.93%	II类			奥拉帕利		D
CHEK2	p.T476M (c.1427C>T)	氨基酸苏氨酸突变为蛋氨酸		EX13	NM_007194.3		0.88%	II类			奥拉帕利 他拉唑帕利		C or D
CHEK2	p.R474C (c.1420C>T)	精氨酸突变为半胱氨酸		EX13	NM_007194.3		0.85%	II类			奥拉帕利 他拉唑帕利		C or D
FBXW7	p.R479Q (c.1436G>A)	精氨酸突变为谷氨酰胺		EX10	NM_033632.3		0.41%	II类			西罗莫司 依维莫司 Temsirolimus		D

表 7-9 胚系变异检测结果

基因	核苷酸变化	氨基酸变化	染色体	基因亚区	转录本	变异类型	纯合/杂合	遗传方式	致病性
BRCA2	p.Y1324×（c.3972delT）			EX11	NM_000059.3	错义突变	杂合	常染色体显性遗传	疑似致病变异
MSH6	p.R1035×（c.3103C>T）			EX4	NM_000179.2	错义突变	杂合	常染色体显性遗传	已知致病变异

（五）治疗方案调整及疗效评价

1. 前期方案

首选手术治疗，进行手术-病理分期。

2. 后续治疗方案

根据病理检查和基因检测结果，术后辅助三维近距离放疗4次，剂量为黏膜表面41.3 Gy。同时完善胃肠镜检查并行结肠息肉EMR术，镜下见结肠多发散在息肉，术后病理证实为管状腺瘤和增生性息肉（Hyperplastic polyp）。患者子女接受肿瘤遗传咨询并行林奇基因检测。

3. 疗效评价

患者病情完全缓解（CR），目前规律复查，未见肿瘤复发或进展。

（六）案例述评

本案例患者具有肿瘤家族集聚病史，手术-病理明确诊断"乳腺癌""子宫内膜癌"，病理免疫组化分析表明肿瘤组织缺失MMR蛋白，结合个人史或家族史达到阿姆斯特丹标准Ⅱ和修订的Bethesda指南，诊断"林奇综合征"，同时合并有胚系BRCA2基因突变，是罕见的合并病例，是否考虑诊断"遗传性乳腺癌-卵巢癌综合征"或"林奇综合征相关性卵巢癌"需进一步探讨。

子宫内膜癌和卵巢癌是Ⅱ型林奇综合征最常见的肠道外表现，发病率高于或等于结直肠癌，可视为林奇综合征的"前哨"肿瘤。子宫内膜癌早期诊断率高，复发与诸多因素相关，组织学类型和分期是最重要的因素，全面规范的分期手术和辅助治疗也是影响预后的关键因素。分子分型基因检测的目的是对生存的预估、复发风险的诠释、辅助治疗风险评估的改进，以及复发后治疗的指导。该患者虽分型为dMMR，但初治、分期早，术后辅助近距离放疗后随访，同时及时建议患者完善胃肠镜检查和息肉切除治疗，让患者重视定期行肠镜筛查，最重要的是积极建议患者直系亲属进行肿瘤遗传咨询和Lynch综合征风险评估，使从源头上阻断肿瘤的发生成为可能。术后完成辅助治疗后，虽然患者携带胚系BRCA2基因致病突变，且体细胞的多个变异基因均与DNA损伤修复相关，患者可能从PARP抑制剂的维持治疗中有获益，但其在子宫内膜癌中的应用仍在临床试验阶段，可考虑作为患者出现复发、转移后再次治疗的选择。

该患者为 MSH6 缺失的 dMMR，但微卫星状态为 MSS，考虑 MSH6 蛋白被 MSH3 蛋白功能代偿因该患者 dMMR 状态源于 MMR 基因的胚系突变，有许多研究表明对免疫单药应答率极高（近 100%），是免疫治疗发挥作用的潜在优势人群。如果患者发生复发或转移，不适合进行根治性手术或放射治疗，并且已经接受过先前的全身治疗，仑伐替尼/帕博利珠单抗作为二线治疗的方案已获指南推荐。

另外，具有 FBXW7 基因突变的肿瘤细胞系对 mTOR 抑制剂雷帕霉素敏感，在细胞中，西罗莫司或依维莫司等与免疫亲和蛋白 FK 结合蛋白 -12（FKBP-12）结合，与 mTOR 复合物形成抑制性复合物，从而抑制哺乳动物关键的调节激酶雷帕霉素靶蛋白激活。但大多数 FBXW7 突变是杂合的，由于蛋白质二聚化，它们对蛋白质功能、底物功能的影响方式各不相同，导致靶向治疗的反应异质性大，即使携带 FBXW7 突变的患者对 mTOR 抑制剂的治疗反应也是有限的，但可以作为一种治疗选择。

通过此例患者的诊治，提示随着基础研究和临床普及推进，基于基因检测的分子分型、靶向治疗正趋向于清晰和成熟，基因检测新算法的演进和理论细节的完善，从肿瘤异质性角度诠释恶性肿瘤的多元性本质，为肿瘤监测、防治、治疗指出新的发展方向，有利于制定个体化治疗方案，实现精准治疗。

（黄 裕 陈 锐 邹冬玲）

四、一例携带 BRCA1 基因突变晚期内膜癌患者的个体化治疗

（一）病例一般情况介绍

患者，女，54 岁。

（二）病史

1. 现病史

患者 2021 年 8 月因"乳房胀痛，B 超提示乳腺肿块"口服"红花逍遥片"，2 天后出现阴道少量出血，褐色，无腹痛、发热、阴道异常排液现象，遂至当地医院就诊。2021 年 9 月 3 日外院 B 超示子宫肌层低回声包块（较大者 43mm×40mm），考虑子宫肌瘤。肿瘤标志物：CA125 135.9 u/ml，HE4 116.4 pmol/L。宫颈筛查 TCT、HPV 阴性。后至我院就诊。我院肿瘤标志物：CA125 96.20 u/ml，HE4 123.00 pmol/L。盆腔 MR 示：子宫肌壁间多发占位，部分恶性不能除外，部分考虑肌瘤。PET-CT 示：子宫体不规则略低密度区，FDG 高代谢。门诊以"子宫肌瘤？子宫恶性肿瘤？"收治入院。自患病来，患者精神饮食睡眠好，二便正常，体重减轻 4kg。

2. 家族史

否认家族肿瘤及遗传性疾病史。

3. 入院查体

全身浅表淋巴结未及明显肿大。外阴：已婚经产式，阴道畅，宫颈光。宫体：后位，

不规则结节感。双附件区未扪及明显异常。

4.影像学检查

（1）盆腔 MR：子宫肌壁间多发占位，部分恶性不能除外，部分考虑肌瘤（图7-19）。

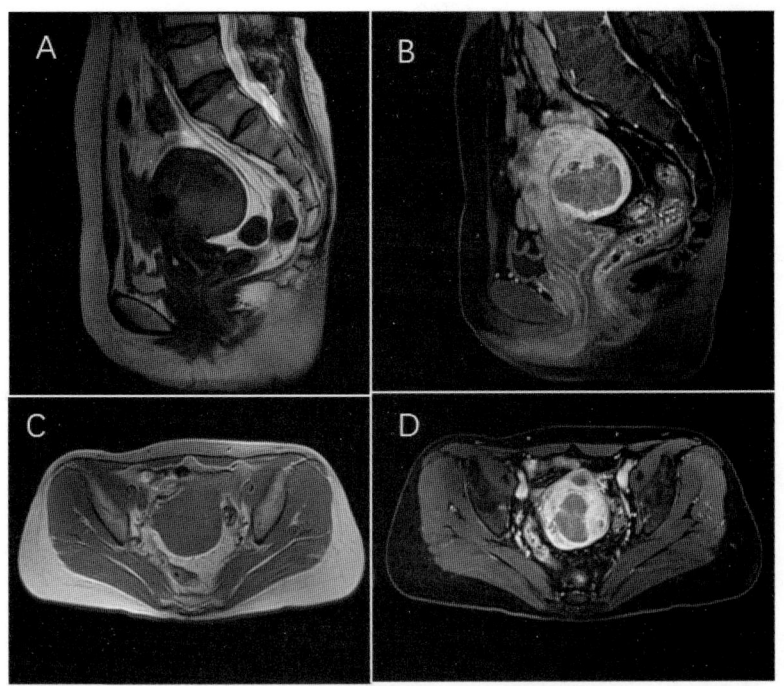

图7-19　患者盆腔磁共振图，A、B 分别为矢状位示意图，C、D 分别为冠状位示意图，均可见子宫肿物位于肌壁间。（扫码查看高清图片）

（2）PET-CT：子宫体不规则略低密度区，FDG 高代谢（图7-20）。

（三）诊疗经过

1.初步诊断

子宫肌瘤？子宫恶性肿瘤？

2.诊断依据

患者"阴道不规则出血，发现子宫占位"就诊，目前宫颈涂片未见明显异常，B超、MR均提示子宫肌层占位，未见子宫内膜增厚及占位。PET-CT提示子宫体FDG代谢增高，结合肿瘤标志物升高，考虑患者子宫肌瘤诊断可能大，子宫恶性肿瘤，如子宫肉瘤等不能除外。

3.手术治疗

根据前期辅助检查及诊断，建议患者进行子宫切除，根据术中冰冻结果决定进一步治疗方案。同时患者为已绝经女性，可考虑同时行双附件切除。2019.9我院行开腹全子宫＋双附件切除术，术中冰冻病理：（子宫＋双附件）倾向于低分化癌。遂补充分期手术：盆腔淋巴结清扫＋腹主动脉旁淋巴结清扫＋大网膜切除术。

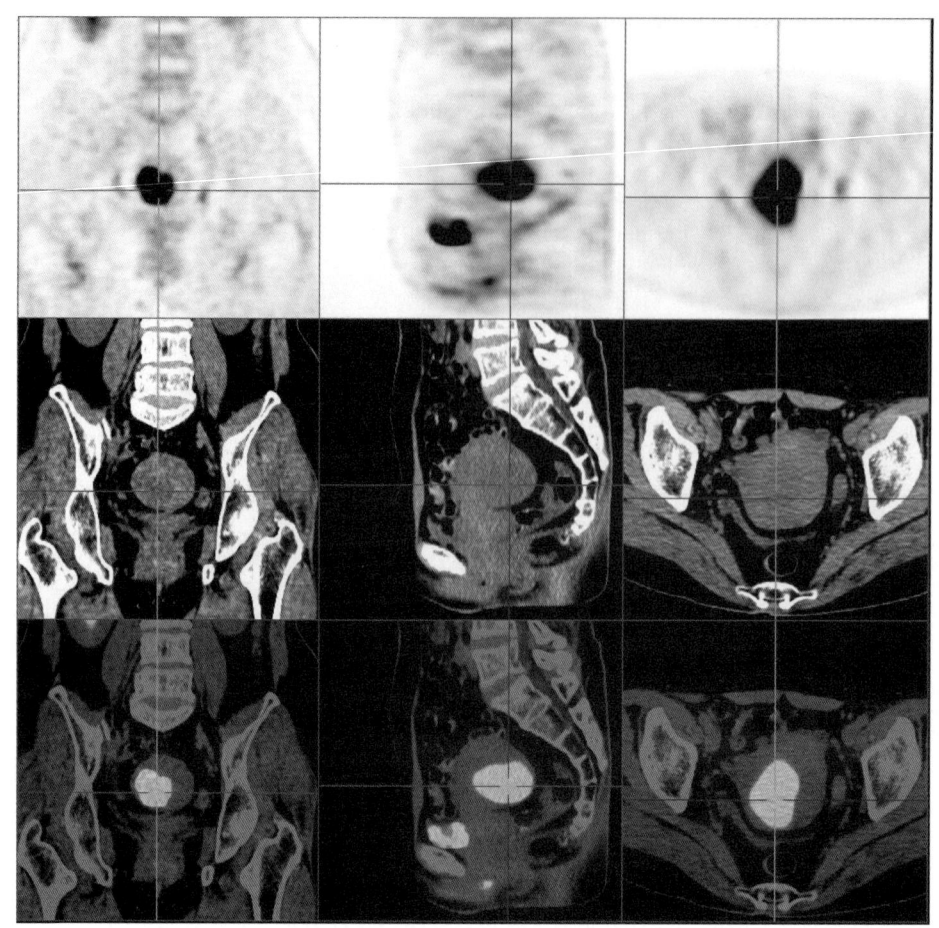

图 7-20 患者 PET-CT 图像 （扫码查看高清图片）

4. 术后病理

（子宫）内膜样癌Ⅲ级，伴鳞化。肿瘤大小：4cm，肿瘤位置：肌壁间。双附件（-），大网膜（-）。淋巴结：左盆腔（1/11），右盆腔（0/7），左髂总（0/3），右髂总（0/2），腹主动脉旁（1/4）。诊断为子宫内膜癌Ⅲ C2 期。

（四）分子检测结果及解读

1. 胚系检测（表 7-10）

遗传方面，患者携带胚系 BRCA1 和 BRIP1 基因致病突变，二者均属于同源重组修复通路中重要作用基因。携带该基因女性乳腺癌及卵巢癌发病率较正常人群显著升高。同时 BRCA1 基因突变携带者，子宫内膜癌（尤其是子宫内膜浆液性癌）发病率可能有所提升。因此，该患者发病可能与其携带胚系基因突变相关。同时，我们建议其家属进行基因检测，以评估其遗传风险。患者女儿携带 BRIP1 基因致病突变，建议其在 45~50 岁进行预防性输卵管卵巢切除手术。

治疗方面，PARP 抑制剂通过合成致死作用，对携带 BRCA1/2 基因突变或同源重组修复通路缺陷的卵巢癌患者效果较好。目前 PARP 抑制剂作为卵巢癌维持治疗或后线治疗已写入诊疗指南，部分药物已被纳入医保。PARP 抑制剂用于内膜癌治疗仅见个案报道。目前，多项 PARP 抑制剂用于内膜癌的临床试验正在开展。

表 7-10 患者胚系检测结果

基因	核苷酸变化	氨基酸变化	染色体	基因亚区	转录本	变异类型	纯合/杂合	遗传方式	致病性
BRCA1	c.869del	p.L290fs	17	10 号外显子 17q21.31	NM_007294.3	移码突变	杂合突变型	常染色体显性遗传	可能致病
BRIP1	c.409_410del	p.K137fs	17	5 号外显子 17q23.2	NM_032043.2	移码突变	杂合突变型	常染色体显性遗传	致病

2. 肿瘤组织检测（检测 panel：OncoScreenPlus）

目前指南建议对内膜癌进行分子分型，其检测内容应包含 POLE 基因突变，微卫星不稳定性及 TP53 基因突变情况。综合本例检查，患者为 TP53 突变型，预后较差。同时，患者进行了较全面的肿瘤组织体系检测（表 7-11），结果显示肿瘤同时存在 RB1 高频突变，提示肿瘤亦存在耐药，治疗效果较差。此外，此肿瘤具有 PTEN 拷贝数缺失，提示肿瘤可能存在 PI3K-AKT-mTOR 通路过度激活，有望从其靶向治疗中获益。目前联合用药研究正在逐步开展。初步结果显示，PI3K 抑制剂或 AKT 抑制剂与 PARP 抑制剂联用可起到药物增敏作用。

（五）治疗方案调整及疗效评价

1. 前期治疗方案

根据 NCCN 指南，对于Ⅲ期内膜癌患者术后治疗方案为系统治疗 ± 外照射放疗 ± 后装放疗。根据 PORTEC-3 研究结果显示，对于 TP53 突变型内膜癌，同步放化疗 + 序贯化疗疗效优于单纯放疗。GOG258 研究对比了同步放化疗 + 序贯化疗和 6 周期系统化疗在Ⅲ期以上患者中的作用，结果显示二者对患者预后无显著差异。因此，考虑到放疗可能导致的相应副作用，该患者治疗方式为 6 周期系统化疗。患者术后行紫杉醇 + 卡铂化疗 6 程，2022.1 结束。

2. 调整方案

根据 NCCN 指南，患者化疗结束后可密切随访。但患者分期Ⅲ C2 期，且分子分型为预后最差的 TP53 突变型，复发风险极大。结合患者携带胚系 BRCA1 和 BRIP1 基因致病突变，有望获益于奥拉帕利的一线维持治疗。因此，该患者目前的治疗方案调整为奥拉帕利一线维持治疗。

3. 疗效评价

目前一线奥拉帕利维持治疗中，无明显不良反应，未见肿瘤复发。

表 7-11 患者肿瘤组织检测结果

基因	核苷酸变化	氨基酸变化	染色体	基因亚区	转录本	变异类型	突变丰度或拷贝数	变异等级	FDA/NMPA批准患者癌种 可能敏感	FDA/NMPA批准患者癌种 可能耐药	FDA/NMPA批准其他癌种 可能敏感	FDA/NMPA批准其他癌种 可能耐药	药物证据等级
PTEN	cn_del	N/A	10	NA 10q23.31	NM_000314.6	cn_del	0.5	II	无	无	无	无	
TP53	c.750del	p.Ile251fs	17	7号外显子 13p13.1	NM_000546.5	frameshift	78.11%	II	无	无	无	无	
RB1	c.2212-1G>C	NA	13	22号外显子 13q14.2	NM_000321.2	splice	60.74%	II	无	无	无	无	
BRCA1	c.869del	p.L290fs	17	10号外显子 17q21.31	NM_007294.3	frameshift	83.86%	II	无	无	Olaparib Rucaparib Talazoparib Niraparib Pamiparib	无	C
BRIP1	c.409_410del	p.K137fs	17	5号外显子 17q23.2	NM_032043.2	frameshift	88.02%	II	无	无	Olaparib	无	C

（六）案例述评

子宫内膜癌是发病率仅次于宫颈癌的妇科恶性肿瘤，除晚期外，初始治疗方式以手术为主，根据术后病理进行后续治疗。但其治疗模式，包括手术方式（腔镜 vs 开腹），淋巴结清扫范围，术后辅助治疗选择等，仍存在争议与探讨空间。近年来，随着子宫内膜癌分子分型发展，以分子分型为指导的个体化治疗方案亟待完善。有研究提示，TP53突变型内膜癌更推荐进行开腹手术治疗，而另外三种分型的内膜癌进行微创手术和开腹手术对患者生存无显著影响。同时，正在开展的RAINBO研究依据患者分子分型进行术后辅助治疗，其结果发布有望改写内膜癌治疗指南。本例患者发病并不典型，且病灶位于子宫肌层，初始诊断考虑子宫肌瘤，子宫恶性肿瘤不能除外。因此，初始治疗并未选取诊断性刮宫，而是全子宫双附件切除术。术中冰冻提示低分化癌后行分期手术。术后诊断为子宫内膜样癌Ⅲ级，ⅢC2期。且分子分型为预后较差的TP53突变型，复发风险极大。因此，术后完成辅助化疗后，患者及家属仍咨询是否有新的治疗方案可以延缓复发。考虑患者携带胚系BRCA1和BRIP1基因致病突变，尽管奥拉帕利在内膜癌应用仍在临床试验验证中，但其在携带BRCA1/2基因突变的卵巢癌患者中一线维持治疗疗效明确且副作用可耐受，故根据基因检测结果予以奥拉帕利维持治疗。

（冯　征　温　灏）

五、PARPi after PARPi 示范案例

（一）病例一般情况介绍

患者，女，55岁。

（二）病史

1. 现病史

患者2017年1月因盆腔包块在当地中心医院行手术治疗（具体术式不详），术后病检结果回报：卵巢浆液性乳头状腺癌。术后辅助药物化疗：多西他赛+奈达铂×8程。2018年5月查CA125 76.62 U/ml↑，当地医院诊断复发，故再次给予多西他赛+奈达铂×6程。2018年11月复查CA125 16.62 U/ml↑。2019年3月当地医院随诊，复查CA125：263 U/ml↑，4月17日复查盆腔CT：盆腔左侧肿瘤复发可能。当地医院更换药物化疗：伊立替康+奈达铂×4程治疗。2019年8月华中科技大学同济医学院附属协和医院行腹部MRI提示：直肠前间隙腹膜反折处，左下腹膜可见结节状强化，最大直径约1.2cm，考虑腹膜后种植转移可能。2019年10月3日复查CA125 680 U/ml↑。

2. 家族史

无家族遗传性疾病史。

3. 入院查体

妇检：外阴：已产式；阴道：阴道残端及阴道壁未见明显病灶；宫颈、宫体及双附件

未及。

（三）分子检测结果及解读

患者为BRCA1胚系突变（表7-12）。

表7-12 患者分子检测结果

基因	核苷酸变化	氨基酸变化	染色体	基因亚区	转录本	变异类型	纯合/杂合	遗传方式	致病性
BRCA1	c.3442del	p.(Glu1148ArgfsTer7)	chr17	EX10	NM_007294.3	无义突变	杂合	常染色体显性遗传	致病

（四）治疗方案调整及疗效评价（图7-21、图7-22）

1. 四线治疗

2019年10月第一次入我院治疗，结合MRI和CA125结果考虑患者为第三次复发，疗效评估：PD。鉴于前线治疗未使用过卡铂，遂更换化疗方案，于2019年10月给予吉西他滨（D1,8）+卡铂×5程治疗，治疗一个月后影像学评估肺部、全腹部CT提示多脏器未见病情进展，CA125：318.6 U/ml↑，肿瘤标志物较前下降，5周期治疗结束后复查CA125：100 U/ml↑，疗效评估：PR。

复发中断治疗后补充治疗：因新冠肺炎疫情耽误治疗3个月（2020年1月中旬至4月），后补充治疗2周期（吉西他滨+卡铂），2020年5月5日复查CA125：275.3 U/ml↑，2020年6月8日复查CA125：100.1 U/ml↑，影像学检查提示未见明显异常。疗效评估：PR。

2. 五线治疗

第四次补充治疗后肿瘤标志物虽较治疗前下降，但始终未能降至正常水平，在同济医院进一步行基因检测提示：BRCA1胚系突变。2020年7月至2020年11月给予白蛋白结合型紫杉醇+卡铂×6周期。2020年10月6日复查CA125 18.5 U/ml↑。2020年11月7日复查CA125 13.8 U/ml，疗效评估：CR。

3. 维持治疗（<6个月）

2020年12月13日起，奥拉帕利维持治疗（300mg po bid，治疗不规范），2021年3月初复查CA125：45 U/m↑，影像学无变化。2021年3月起，尼拉帕利维持治疗。

4. 六线治疗（第四次复发及治疗）

2021年6月21日再次复查CA125：167 U/m↑。疗效评估：PD。随后入院治疗，再次入院后评估影像学（-）。考虑到患者主要是弥散的小病灶导致的CA125升高，前面几线治疗对铂反应敏感，而卡铂已使用多个疗程，因此换用铂类交叉耐药较少的洛铂。遂于2021年6月27日起给予紫杉醇+洛铂全身静脉化疗，治疗过程中动态检测CA125：208.4 U/m↑（6月28日）→308 U/m↑（7月22日）→457 U/m↑（8月14日）。2021年9月6日全腹部增强CT：子宫附件术后改变，阴道残端未见明显异常，较前（2021年6

月29日）相仿；肝右侧缘异常密度影，考虑包膜钙化伴少许积液，邻近腹膜稍增厚，较前相仿；脾包膜缘钙化；左侧结肠旁沟高密度影，考虑治疗后改变可能；腹膜稍增厚。疗效评估：PD。

该患者为铂耐药性复发患者，针对铂耐药3L+BRCAm/4L+HRD复发患者，NCCN指南推荐PARPi单药治疗。国内指南推荐PARPi用于3L+BRCAm复发患者，推荐方案为单药或联合PD-1治疗。

综上所述：国内、国际指南均推荐PARPi作为铂耐药复发性卵巢癌治疗方案。而贝伐珠单抗则被国内外权威指南（2021CSCO指南、2021NCCN）共同推荐用于铂耐药复发性卵巢癌的治疗。

5. 后线治疗（＞8个月）

基于指南推荐，于2021年9月7日更换治疗方案（联合靶向治疗）：帕米帕利+贝伐珠单抗，具体方案为帕米帕利40mg po bid+ 贝伐珠单抗 400 mg qd。2021年11月3日复查CA125：83 U/m↑，治疗完成九个周期，CA125趋于稳定，疗效评估：PR。该方案安全可控，患者无严重不良反应，不影响日常生活。

6. 临床转归

2022年2月21日全腹部CT显示，子宫附件术后改变，阴道残端未见明显异常，较前（2021-9-6）相仿。2022年7月20日全腹部CT显示，子宫附件术后改变，阴道残端未见明显异常，较前（2022-2-21）相仿。疗效评估：PR。

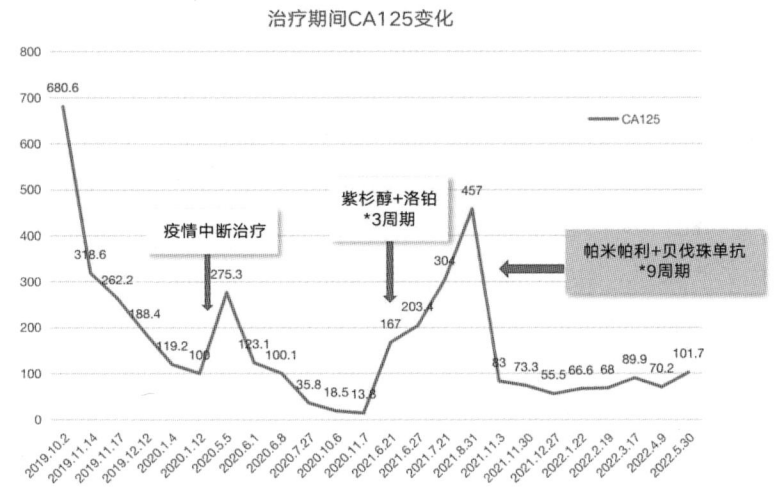

图 7-21　治疗期间 CA125 变化

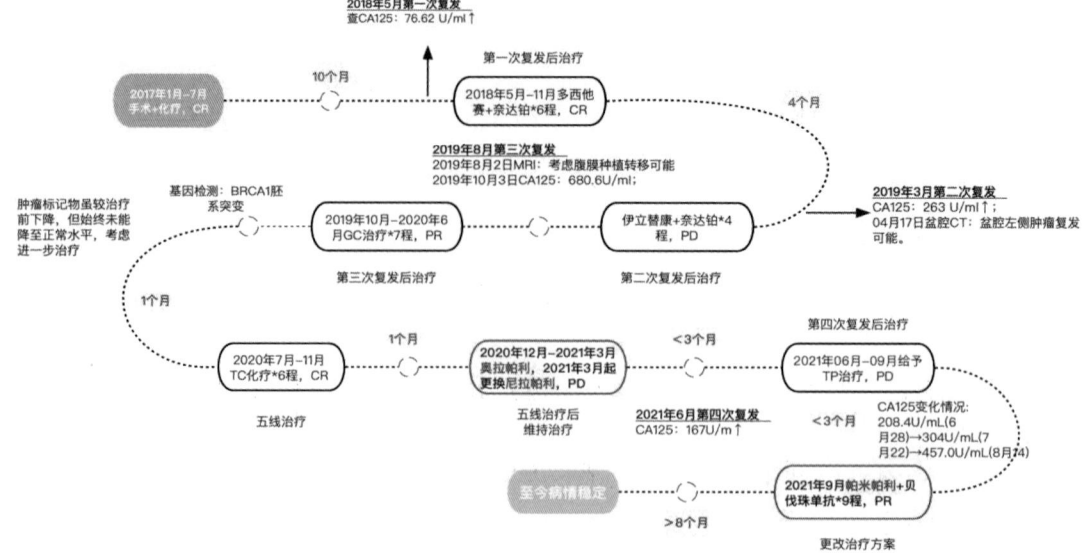

图 7-22 患者诊疗经过

（五）案例述评

本病例中该患者经历了多线化疗和两次 PARPi 治疗（奥拉帕利、尼拉帕利）后多次复发，其中奥拉帕利与尼拉帕利连续维持治疗一共不足 6 个月，考虑为铂耐药、对奥拉帕利耐药复发性患者，在 >6 线治疗中帕米帕利联合贝伐珠单抗仍能快速达到 PR，且维持 PR 状态 >8 个月，是一项 PARPi after PARPi 成功治疗的案例。

目前铂耐药卵巢癌患者缺乏有效的治疗手段，且预后差；但在以往的报道中，抗血管生成药物联合 PARPi 治疗已显示出良好的疗效。基于抗血管生成药物的作用机制——可诱导瘤体内缺氧状态，进而增加 PARPi 的敏感性，理论而言，抗血管药物和 PARPi 可谓"黄金组合"。在 PARPi 药物选择中，帕米帕利是目前已知的非 P 糖蛋白底物的 PARP 抑制剂，具有潜在抗耐药性，因此该患者使用帕米帕利+贝伐珠单抗治疗九个周期，CA125 快速下降，效果明显，体现了其独特的有效性和抗耐药性。该病例为 PARPi after PARPi 的后线治疗模式提供了新的选择，为多线复发患者带来生的期望；且在诊疗过程体现了 PARP 抑制剂在卵巢癌后线治疗中的重要作用，在治疗规范化的基础上实现对患者的个体化治疗。

（单婉莹　张　玮　高庆蕾）

六、一例 BRCA 突变疑似家族遗传性卵巢癌

（一）病例一般情况介绍

患者，女性，现 64 岁。

(二)病史

1. 现病史

患者于 2015 年 12 月因"腹胀 10 余天"于中山大学附属第一医院妇科门诊就诊,查肿瘤标志物示 CA125 209 U/mL、CA153 407.2 U/mL,腹部 CT 提示左侧附件区 7cm×5cm 肿块,并有大网膜、腹膜改变,考虑恶性肿瘤可能,遂于 2015 年 12 月 8 日收入中山大学附属第一医院妇科病房。

2. 既往史

患者 2008 年曾因左侧乳腺浸润性导管癌(T1N0M0)于中山大学附属第一医院行左侧乳腺癌改良根治术,术后行"多西他赛+表柔比星+环磷酰胺"化疗共 6 程,随访至今无复发。

3. 家族史

患者家中有一妹妹,现 61 岁,曾于 2010 年因卵巢癌于中山大学附属第一医院行剖腹探查+肿瘤细胞减灭术,术后病理分期为双侧卵巢浆液性囊腺癌ⅢC 期,术后行"紫杉醇+卡铂"化疗共 8 程,随访至今无复发。

4. 入院体查

腹部稍膨隆,质软,无压痛反跳痛。妇科检查:外阴发育正常,阴道畅。宫颈光滑常大,无触血,无举痛摇摆痛,子宫萎小,宫底无压痛,左侧附件区可扪及直径约 7cm 质硬肿物,与子宫左后方关系紧密,无明显压痛,右侧附件区未扪及明显异常。

(三)诊疗经过

1. 影像学检查

入院后于 2015 年 12 月 11 日行全身 PET-CT 检查(图 7-23),结果显示左侧附件区可见 7.2cm×4.4cm 团块状软组织影,代谢活跃,盆腹腔可见多发高代谢软组织结节影,考虑卵巢癌并盆腹腔多处种植转移。

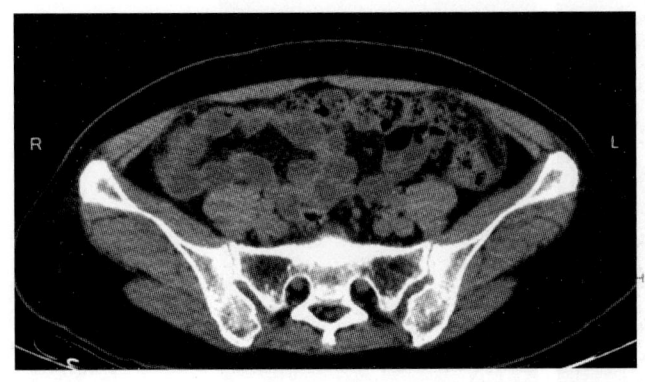
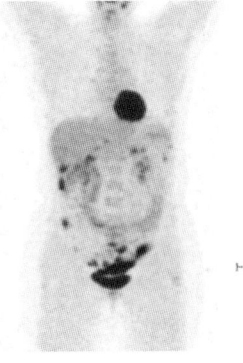

图 7-23　患者 2015 年初治前全身 PET-CT　(扫码查看高清图片)

2. 手术病理

患者于2015年12月15日行剖腹探查+肿瘤细胞减灭术,具体手术范围包括全子宫双附件切除+大网膜切除+阑尾切除+部分乙状结肠-直肠切除和端端吻合(Dixon术)+盆腹腔腹膜多部位病灶切除术。术后病理结果:双侧卵巢浆液性乳头状癌,累及大网膜、乙状结肠、部分直肠、横结肠表面、膀胱腹膜反折表面等多个部位,免疫组化:P53(+)、WT-1(+)、E-Cadherin(+)、PR部分(+)、Mammaglibin(-)、CK7(-)、ER(-)。手术病理分期为FIGO ⅢC期。

3. 辅助治疗

患者术后行"顺铂"腹腔热灌注化疗及"紫杉醇+顺铂/卡铂"化疗共7程。患者2016年5月结束治疗后复查CA125等肿瘤标志物以及盆腹腔增强CT均未见明显异常,因此初始治疗疗效评估达到CR。

4. 铂敏感复发

患者完成初始治疗后于当地定期复查CA125等肿瘤标志物以及盆腹腔彩超等影像学检查,均未见明显复发表现。至初始治疗结束26个月后,患者于2018年8月复查CA125发现升高至52.64 U/mL,进一步复查全身PET-CT,结果显示符合卵巢癌复发,伴右锁骨上淋巴结、右侧乳内区淋巴结、肝周包膜下及肝门区、右侧盆腔小肠旁等多部位种植转移。因复发时间距离末次含铂化疗远超6个月,考虑本次为铂敏感复发。

5. 二线治疗

患者于2018年8月起行"脂质体多柔比星+卡铂+贝伐单抗"方案化疗共4程。2018年12月完成治疗后复查CA125及全身PET-CT(图7-24)提示未见明显异常,因此二线治疗疗效评估再次达到了CR。

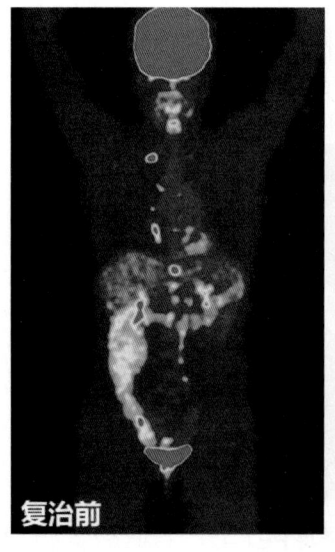
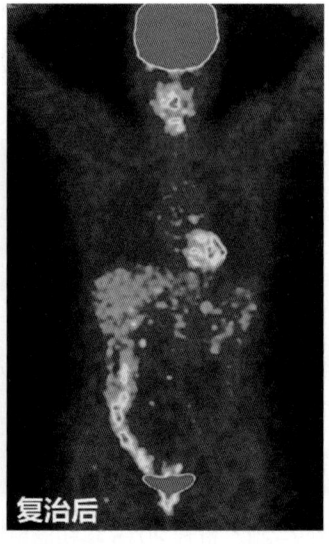

图7-24 患者2018年复发治疗前后全身PET-CT (扫码查看高清图片)

（四）分子检测诊断结果及解读

患者2015年12月手术后与其妹妹一同进行了外周血BRCA基因二代测序。

患者本人检测结果（表7-13A）显示，其BRCA1/2基因中发生6个位点的基因突变，其中BRCA1基因在chr17：43094546位置发生了一个碱基C的插入，导致在该位置发生移码突变，该突变将使BRCA1编码的蛋白发生错误，导致BRCA1蛋白功能缺失，为致病突变，其余均为良性突变。因此，患者的BRCA基因检测为阳性结果，其乳腺癌和卵巢癌患病风险升高，从奥拉帕利等PARP抑制剂治疗中获益可能性较大。

患者的妹妹的检测结果（表7-13B）显示，其BRCA1/2基因中发生5个位点的基因突变，但均为良性突变。因此患者的妹妹的BRCA基因检测为阴性结果。

表7-13A 姐姐（患者）BRCA基因检测结果

基因	染色体	突变区域	核苷酸和氨基酸变化	基因型	临床意义
BRCA2	chr13	32338918	c.4563A>G：p.1521L	杂合	良性突变
BRCA2	chr13	32340868	c.6513G>C：p.2171V	杂合	良性突变
BRCA1	chr17	43094546	c.984_985insC：p.329N>Ginfs	杂合	致病突变
BRCA1	chr17	43093449	c.2082C>T：p.694S	杂合	良性突变
BRCA1	chr17	43091983	c.3548A>G p.1183K>R	杂合	良性突变
BRCA1	chr17	43092919	c.2612C>T p.871P>L	杂合	良性突变

表7-13B 患者妹妹BRCA基因检测结果

基因	染色体	突变区域	核苷酸和氨基酸变化	基因型	临床意义
BRCA2	chr13	32338918	c.4563A>G：p.1521L	杂合	良性突变
BRCA2	chr13	32340868	c.6513G>C：p.2171V	杂合	良性突变
BRCA1	chr17	43093189	c.2342A>C：p.781Q>A	杂合	致病突变
BRCA1	chr17	43092418	c.3113A>G：p.1038Q>G	杂合	良性突变
BRCA1	chr17	43091983	c.3548A>G p.1183K>R	杂合	良性突变

患者的妹妹于2019年6月再次取外周血行HRR基因检测，对其与PARP抑制剂用药或者遗传性乳腺癌卵巢癌密切相关的48个基因编码区及部分内含子区进行高通量测序。本次检测结果显示（表7-14），患者妹妹的BRCA1基因中检测出框移突变c.2198_2201delinsCT（p.Glu733Alafs×6，Het），该突变可能导致基因不能正常进行蛋白编码或基因编码蛋白异常，但目前暂未发现与该突变有关的功能研究和临床意义的相关报道，因此其为一个疑似致病突变。

表 7-14 患者妹妹 HRR 基因检测结果

基因名	NM 号	核苷酸改变	氨基酸改变	基因亚区	杂合性	功能改变	遗传方式	突变类型
BRCA1	NM_007294	c.2198_2201delinsCT	p.Glu733Alafs*6	CDS9	Het	Frameshift	AD	疑似致病突变

（五）调整治疗方案后及疗效

患者完成二线化疗后，于 2018 年 12 月起开始口服奥拉帕利治疗。维持治疗约半年后，患者因个人原因于 2019 年 11 月后停药。现患者于当地医院不规律复查 CA125 等肿瘤标志物以及盆腔彩超等影像学检查，随访至今无明显复发表现。

（六）案例评述

从以上分析中可知，本病例患者本人存在基因检测证实的 BRCA1 致病突变，患者既往有乳腺癌病史以及患者妹妹有卵巢癌病史，均提示遗传性乳腺癌－卵巢癌综合征。具有 BRCA1/2 基因突变的人群对于铂类药物常更为敏感，且目前已有多项临床试验表明具有 BRCA1/2 基因突变的患者能够在 PARP 抑制剂维持治疗中获益。本病例患者在一线和二线化疗中都表现出对含铂化疗方案的高度敏感性，亦符合其 BRCA1 基因突变这一特点。我国于 2018 年 8 月批准首个 PARP 抑制剂奥拉帕利上市，用于铂敏感复发性卵巢癌的维持治疗；2019 年 12 月其获批适应症扩大至可用于具有 BRCA 基因突变的晚期卵巢癌患者的一线维持治疗。本例患者在 2016 年完成初始治疗时，虽已有基因检测提示 BRCA1 突变，但由于国内尚无获批的 PARP 抑制剂，因此未进行维持治疗。而患者在 2018 年出现首次铂敏感复发，已符合当时使用 PARP 抑制剂的适应症，因此在其二线化疗的基础上加入了后续奥拉帕利维持治疗。随访过程中可知，虽然患者因个人原因维持治疗半年后停药，但截至目前患者仍无明显复发表现，预后相对较好。

另一方面，患者的妹妹与患者为同一家系中的卵巢癌患者，理论上同为遗传性乳腺癌－卵巢癌综合征可能性较大，但患者的妹妹在初次 BRCA 基因检测中未发现致病突变，而第二次 HRR 基因检测结果却提示 BRCA1 疑似致病突变。根据相关指南建议，患者的妹妹可考虑进一步行 BRCA 基因 MLPA 检测以明确是否存在 BRCA 基因大片段重排等特殊变异存在。如日后其卵巢癌出现复发，明确 BRCA 基因状态有助于复发后治疗方案的选择。但患者的妹妹已无进一步基因检测的主观意愿，且其卵巢癌治愈后已无瘤存活 12 年余，预期出现复发可能性较低，因此综合考虑后未再为其安排 BRCA 基因 MLPA 检测。

（何 勉 刘军秀 曾贵天之）

七、高免疫评分卵巢透明细胞复发癌患者靶向联合免疫精准治疗

（一）病例一般情况介绍

患者，女，56 岁。

（二）病史

1. 现病史

体检发现盆腔肿块1月余；患者绝经6年，一月前体检发现盆腔肿块，平素无腹痛及异常阴道出血，大小便正常，胃纳可，近期无明显体重减轻，绝经前经期偶有腹痛。

2. 既往史

否认糖尿病，高血压，心脏病等内外科合并症。

3. 家族史

否认肿瘤家族史。

4. 入院查体

PS 0分，神志清，精神可，T 36.8°C，HR 80次/分，R 18次/分，BP 120/70mmHg。

5. 专科查体

外阴 –，阴道畅；宫颈中糜；子宫前位，正常大小，活动度可，双侧附件：右侧附件区可及5cm左右包块，活动度欠佳，压痛 –，左侧 –。

6. 辅助检查

B超提示：右附件区混合型回声大小约3cm×4cm×4cm，血流信号丰富，盆腔少量积液；肿瘤指标：CA125 32 U/ml（参考值0~35 U/ml），CA199 109 U/ml（参考值0~27 U/ml），AFP 3.9 ng/ml（参考值0~7 ng/ml），CEA 2.7 ng/ml（参考值0~4.7 ng/ml）。

（三）病理诊断

（1）2019年6月行经腹全子宫+双附件切除+大网膜切除+阑尾切除+盆腔淋巴结清扫+盆腔粘连松解术。术后石蜡病理："右卵巢囊肿"透明细胞癌（3cm×2.5cm×2cm），"左侧囊肿"示卵巢生发上皮包涵囊肿，输卵管囊性扩张伴慢性炎；全子宫切除标本：萎缩性内膜。宫颈黏膜慢性炎。"肠系膜结节"，"右输卵管"，"大网膜"，"左盆腔淋巴结"（0/4），"右盆腔淋巴结"（0/13），均阴性。慢性阑尾炎急性发作。石蜡病理 F19-03753："左盆壁结节"透明细胞癌（0.5cm×0.5cm）。病理分期：卵巢透明细胞癌IIB期。

免疫组化："右卵巢"透明细胞癌，肿瘤细胞 PR（–），ER（–），WT-1（–/+），Vimentin（–），CK8（+），PAX（+），Ki-67（60%），p53（+）。

（2）2020年8月行复发肿瘤减灭手术（达到R0），术后病理：左、右盆腔病灶+左右悬韧带：（左盆腔病灶）可见肿瘤组织，结合临床病史符合透明细胞癌。（右盆腔病灶）未见癌。（左、右悬韧带）纤维结缔组织，未见癌。

（四）分子检测诊断结果及解读

HRD14基因Panel检测：BRCA1，BRCA2，ATM，CHEK2，PALB2，BRIP1，NBN，BARD1，PTEN，RAD51C，RAD51D，MRE11A，RAD50，CHEK1。

基因检测结果（图7-25）：Myriad myChoice阴性，未发生同源重组修复缺陷；组织BRCA1/BRCA2未见致病突变或疑似致病突变，因此PARP抑制剂对患者的益处不大。

根据我们团队前期发表的研究成果：对患者进行免疫评分，定义此患者为免疫源性特征（Immunoscore+ APOBEC3B+）。

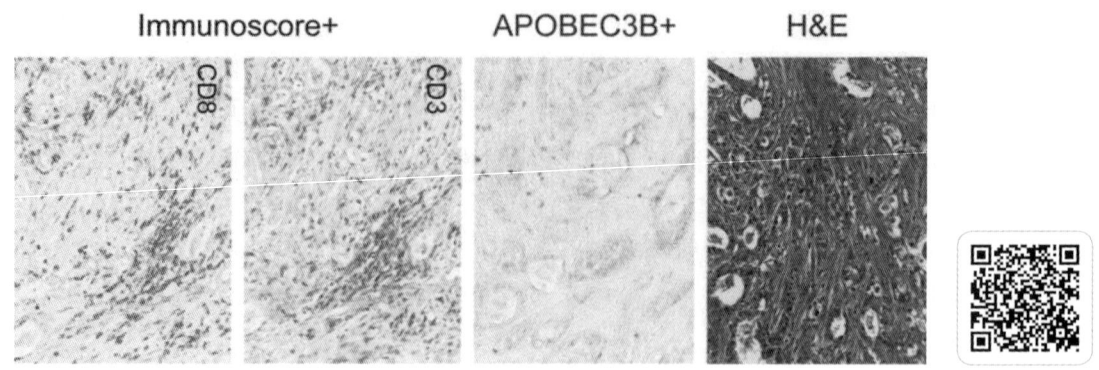

图 7-25　石蜡病理免疫组化结果　（扫码查看高清图片）

（五）治疗方案调整及疗效评价

1. 首次术后化疗方案

术后予以 TP（紫杉醇＋卡铂）化疗 q21d，6 疗程，末次化疗 2019 年 10 月，当时复查上下腹部 CT：未见异常。疗效评价：2019 年 12 月复查：MRI 提示肿瘤复发（图 7-26）考虑铂类耐药复发。

2. 调整化疗方案

肿瘤复发后行二线化疗，脂质体阿霉素 q21h，3 疗程。疗效评价：2020 年 3 月复查MRI 发现盆腔肿块增大（图 7-26）。

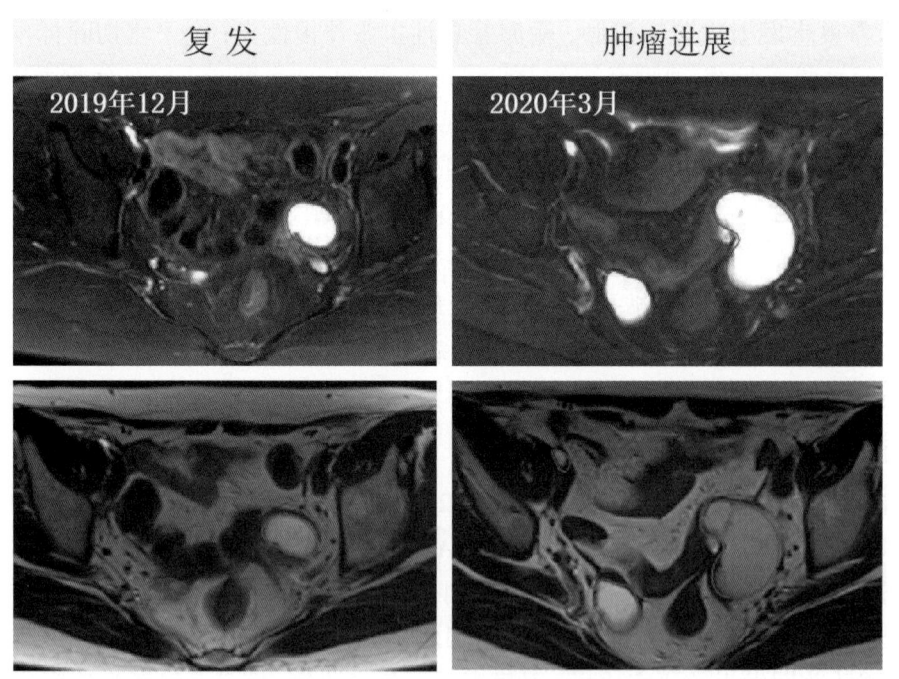

图 7-26　MRI 提示肿瘤复发及进展　（扫码查看高清图片）

3. 调整化疗联合靶向治疗

脂质体阿霉素+贝伐单抗 q21d，1 疗程。疗效评价：出现骨髓抑制Ⅲ度。

4. 调整靶向治疗联合免疫治疗

根据我们的病理免疫评分，其属于免疫源性肿瘤，考虑免疫治疗可能获益，遂将方案改为：贝伐单抗+抗 PD-1 免疫治疗 q21d，2 疗程。疗效评价：盆腔病灶缩小（图 7-27）。

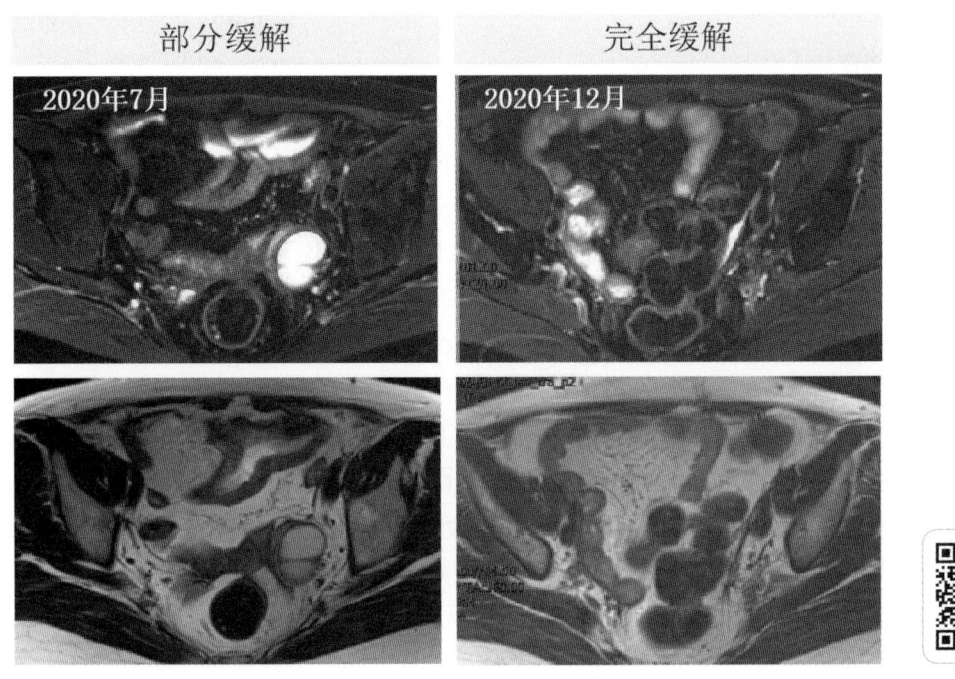

图 7-27　MRI 提示部分缓解和完全缓解　（扫码查看高清图片）

5. 复发肿瘤减灭术后方案

2020 年 8 月行复发肿瘤减灭术，达到 R0。10 月起行术后辅助治疗：脂质体阿霉素+贝伐单抗 q21d，2 疗程（图 7-27），随后贝伐单抗+免疫治疗抗 PD-1 q21d，12 疗程，单药免疫治疗抗 PD-1 q21d 维持（末次用药时间：2022 年 3 月）。疗效评价：复发肿瘤减灭术达 R0，化疗联合靶向及免疫治疗实现完全缓解。

（六）治疗方案小结（表 7-15）

表 7-15　治疗方案

时间	治疗	疗效
2019 年 6 月—2019 年 10 月	紫杉醇+卡铂 q21d，6 疗程	肿瘤复发
2019 年 12 月—2020 年 3 月	脂质体阿霉素 q21d，3 疗程	肿瘤进展
	脂质体阿霉素+贝伐单抗 q21d，1 疗程	骨髓抑制Ⅲ度

(续表)

时间	治疗	疗效
	贝伐单抗+抗PD-1免疫治疗q21d，2疗程	病灶缩小
2020年8月	复发性肿瘤减灭术	R0切除
2020年9月—2021年7月	贝伐单抗+免疫治疗抗PD-1 q21d，12疗程	完全缓解
2021年7月—2022年3月	单药免疫治疗抗PD-1 q21d 维持	完全缓解

（七）案例述评

本例患者为卵巢透明细胞癌ⅡB期，且术后很快复发，诊断为铂类耐药复发。依据NGS检测结果，PARP抑制剂对该患者并不适用。该病例一线化疗TP方案原发耐药，根据经验改为二线化疗但是疾病仍然进展。前期临床试验（如KEYNOTE-100）结果发现卵巢透明细胞癌复发可以考虑免疫治疗，但其有效率只有15%左右。我们前期队列研究成果发现，卵巢透明细胞癌可能根据APOBEC基因突变情况进行分子分型，而且免疫评分APOBEC/CD3/CD8在免疫组化中表达可以指导临床免疫治疗，筛选免疫治疗有效的患者。因此，根据患者免疫组化结果，我们惊喜发现该患者是免疫评分高表达患者，因此预测免疫治疗应对该患者有效，并在实际临床运用中得到了证实。

另外重要一点，传统意义上认为铂类耐药复发性卵巢癌一般不再建议手术治疗，主要依靠化疗，但即使化疗有效后期耐药一般也很快会出现。我们该病例经过二线三线化疗后最终在免疫靶向治疗有效情况下，进行复发肿瘤减灭R0手术，使得肿瘤负荷进一步减少，降低后期发生免疫靶向治疗耐药的概率，延长无瘤生存期。

（殷 霞）

八、一场漫长的狙击战——一例卵巢低级别浆液性腺癌病例报告

（一）病例一般情况介绍

患者，女，51岁。

（二）病史

1. 现病史

患者既往月经规律，后出现月经不规律，量多，经期延长，曾行分段诊刮术，术后诊断功能失调性子宫出血，口服药物治疗。后出现月经2+月一次，量少，淋漓不净8天。外院超声检查提示：卵巢肿物性质待查，畸胎瘤？随诊为"卵巢囊肿"为进一步诊治收入北京大学肿瘤医院。

2. 家族史

否认家族性遗传病及肿瘤病史。

3. 入院查体

妇检：外阴正常；阴道通畅；宫颈略萎缩，表面光滑；子宫大小形态基本正常；右附件区略厚，左附件区未及明确异常。

4. 肿瘤标志物

CA125 36 U/ml。

5. 影像学检查

经阴道超声检查示：右侧卵巢可见一囊性为主的占位，2.9cm×2.3cm，内可见一强回声团，1.5cm×1.1cm。右侧卵巢占位，考虑畸胎瘤可能。

（三）诊疗经过

1. 初次治疗

2008年11月21日行第一次手术（腹腔镜下双附件切除术），术后病理：①（右）卵巢浆液性砂粒体癌，大小约1cm×0.5cm×0.5cm；②（右）输卵管表面可见移行细胞巢；③（左）卵巢未见特殊；④（左）输卵管表面见多个包涵囊肿伴钙化。

2008年12月3日行第二次手术（开腹全宫、大网膜切除+盆腔淋巴结清扫+胆囊切除术），术后病理：（右附件断蒂）可见癌残留。（胆囊）胆囊慢性炎，底部可见腺肌瘤形成，部分腺上皮细胞有轻度异型性。术后行紫杉醇+卡铂辅助化疗6程，末次化疗日期：2009年4月3日。

2. 首次复发

2014年11月复查，CA125 245.8 U/ml。盆腔增强核磁（图7-28）：子宫及双附件切除术后，右侧附件区可见一长T1、稍长-长T2信号占位，呈囊实混合性，边界尚清，约54mm×37mm，增强扫描实性成分可见明显强化。右附件区占位，符合卵巢癌术后复发。

2014年12月17日行卵巢癌二次肿瘤细胞减灭术（开腹探查+盆腔肿物切除术）。术后病理：盆腔肿物：低级别浆液性癌，伴砂砾体；未见脉管癌栓。免疫组化果显示肿瘤细胞：CD44（+＞75%），ERCC-1（中+＞75%），MLH1（+＞75%），P170（+＞75%），P53（-），TOPO Ⅱ（+＜25%），Tubulin b（+＞75%），WT-1（+＞75%），p16（部分+）。术后行脂质体多柔比星+卡铂化疗2疗程；后应用来曲唑 2.5 mg Qd po 维持治疗。

3. 二次复发

自2020年10月开始出现CA125进行性升高；于2021年3月停用来曲唑，改用依西美坦治疗，效果不显著，CA125持续升高，至2021年4月CA125：690.40 U/ml。腹盆腔增强CT示（图7-29）：右侧髂外血管旁、右侧闭孔区新发异常密度灶，较大者约31mm×29mm，与邻近肠壁分界不清，可见局部肠管纠集。考虑转移，累及邻近肠壁及盆壁。

2021年4月19日行经腹卵巢癌复发减瘤术（剖腹探查+肠转移癌切除+肠切除肠吻合+腹膜后肿瘤切除+腹主动脉旁淋巴结切除+粘连松解术），术后病理：阑尾、回肠及升结肠浆膜至黏膜层可见大量癌细胞浸润，结合形态及病史，符合卵巢浆液性癌转移；淋巴结可见转移，转移癌侵犯淋巴结被膜外。术后行紫杉醇+卡铂化疗1程，紫杉醇+卡铂+贝伐珠单抗治疗4疗程；CA125下降不满意，至平台期后未继续下降。先后应用内分泌药物氟维司群联合贝伐珠单抗、阿帕替尼、安罗替尼等药物，CA125 持续升高，肿瘤进展。

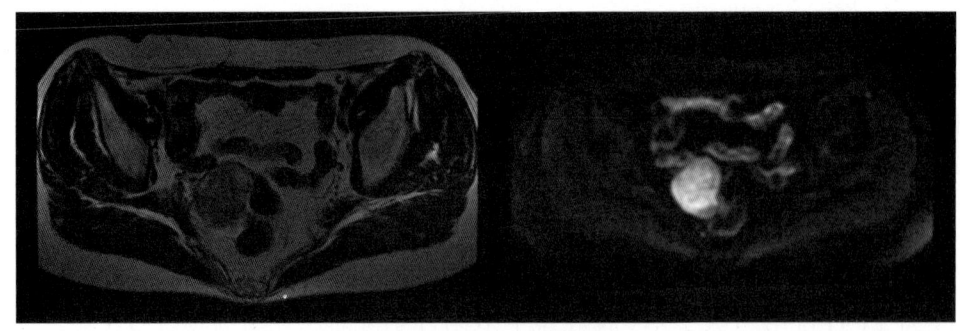

图 7-28　首次复发图像　（扫码查看高清图片）

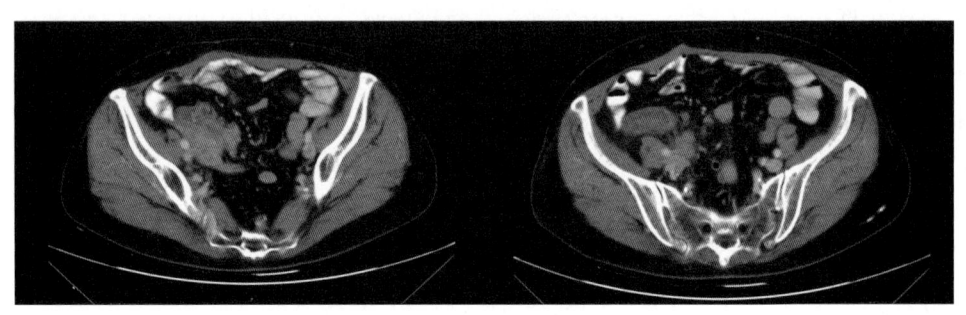

图 7-29　二次复发图像　（扫码查看高清图片）

（四）分子/基因组检测结果及解读

1. 检测结果

检测到体细胞突变 34 个，胚系致病或疑似致病突变 0 个，基因融合 0 个。靶向治疗相关突变（表 7-16）：KRAS：p.G12V，41.1%。同源重组修复缺陷（HRD）：阴性。

免疫检查点抑制剂相关指标检测结果：TMB：TMB-L，30Muts；HLA Ⅰ 分型：均杂合；MSI：微卫星稳定（MSS）；HLA LOH：阴性。另检出免疫疗效正相关突变共 1 个。 PD-L1 免疫组化（22C3）：TPS 3%~5%；CPS 8。

2. 结果解读

初步研究表明，KRAS 基因突变可能是卵巢低级别浆液性癌进展的致癌驱动因素，在卵巢低级别浆液性腺癌中的突变频率约 19%~55%，MAPK/胞外信号调节性激酶抑制剂（MEKi）对此类患者可能有效。

KRAS c.35G>T（p.G12V）为错义突变，该变异导致 KRAS 基因编码蛋白的第 12 位氨基酸由甘氨酸突变为缬氨酸。G12V 突变可降低 KRAS 蛋白的 GTPase 活性，促进肿瘤发生。

第七章 妇科肿瘤分子诊断标志物临床应用

表7-16 患者分子检测结果

基因	核苷酸变化	氨基酸变化	染色体	基因亚区	转录本	变异类型	突变丰度或拷贝数	变异等级	FDA/NMPA批准患者癌种 可能敏感	FDA/NMPA批准患者癌种 可能耐药	FDA/NMPA批准其他癌种 可能敏感	FDA/NMPA批准其他癌种 可能耐药	药物证据等级
ANO10	c.137G>T	p.G46V	3p22.1	EX2	NM_018075.3	错义突变	27.00%	三类变异					
C4B	c.3218G>A	p.G1073D	6p21.33	EX25	NM_001002029.3	错义突变	60.80%	三类变异					
CACNA2D3	c.3100T>A	p.Y1034N	3p14.3	EX36	NM_018398.2	错义突变	14.20%	三类变异					
CASC5	c.4628A>G	p.N1543S	15q15.1	EX11	NM_170589.3	错义突变	23.80%	三类变异					
CDKN2A	c.248A>G	p.H83R	9p21.3	EX2	NM_000077.4	错义突变	32.40%	三类变异					
COG7	c.289T>C	p.F97L	16p12.2	EX2	NM_153603.3	错义突变	17.40%	三类变异					
CRY2	c.799C>T	p.R267W	11p11.2	EX5	NM_021117.3	错义突变	3.70%	三类变异					
EXOC7	c.512T>G	p.L171W	17q25.1	EX5	NM_001145297.2	错义突变	36.70%	三类变异					
GLT25D2	c.1319G>A	p.R440H	1q25.3	EX10	NM_015101.2	错义突变	14.90%	三类变异					
HOXA2	c.692C>T	p.T231M	7p15.2	EX2	NM_006735.3	错义突变	16.20%	三类变异					
IGFN1	c.8926G>A	p.G2976R	1q32.1	EX14	NM_001164586.1	错义突变	17.40%	三类变异					
JMJD8	c.152G>C	p.R51P	16p13.3	EX2	NM_001005920.2	错义突变	19.30%	三类变异					
KIAA1549	c.5545G>T	p.G1849W	7q34	EX19	NM_001164665.1	错义突变	19.00%	三类变异					
KRAS	c.35G>T	p.G12V	12p12.1	EX2	NM_033360.2	错义突变	41.10%	二类变异	无		Binimetinib 司美替尼	无	C级
LIMD1	c.247C>T	p.R83C	3p21.31	EX1	NM_014240.2	错义突变	12.30%	三类变异					
MAGEC2	c.1082G>A	p.S361N	Xq27.2	EX3	NM_016249.3	错义突变	45.40%	三类变异					
MAP2	c.1291C>T	p.Q431×	2q34	EX7	NM_002374.3	无义突变	19.80%	二类变异					
MEPCE	c.1358A>G	p.N453S	7q22.1	EX1	NM_019606.5	错义突变	17.10%	三类变异					

845

（续表）

基因	核苷酸变化	氨基酸变化	染色体	基因亚区	转录本	变异类型	突变丰度或拷贝数	变异等级	FDA/NMPA批准患者癌种 可能敏感	FDA/NMPA批准患者癌种 可能耐药	FDA/NMPA批准其他癌种 可能敏感	FDA/NMPA批准其他癌种 可能耐药	药物证据等级
MMP17	c.68_70dupTGC	p.L23dup	12q24.33	EX1	NM_016155.4	框内插入突变	5.40%	三类变异					
MMP17	c.76_77insCGC	p.L25_L26insP	12q24.33	EX1	NM_016155.4	框内插入突变	5.50%	三类变异					
NR1H4	c.1232T>C	p.L411P	12q23.1	EX12	NM_001206977.1	错义突变	19.00%	三类变异					
OVOS	c.2315T>C	p.V772A	12p13.31	EX16	XM_001715897.2	错义突变	80.70%	三类变异					
PHC3	c.1856A>G	p.D619G	3q26.2	EX9	NM_024947.3	错义突变	11.90%	三类变异					
PHOX2A	c.41C>T	p.A14V	11q13.4	EX1	NM_005169.3	错义突变	2.10%	三类变异					
PHOX2B	c.741_758delCGCGGCAGCGGCGGCGGC	p.A241	4p13	EX3	NM_003924.3	框内缺失突变	6.20%	三类变异					
PPP1R15B	c.1826T>A	p.V609E	1q32.1	EX1	NM_032833.3	错义突变	16.70%	三类变异					
PSG1	c.133G>A	p.V45I	19q13.2	EX2	NM_006905.2	错义突变	35.70%	三类变异					
RHOBTB3	c.823T>C	p.C275R	5q15	EX6	NM_014899.3	错义突变	21.40%	三类变异					
ROBO1	c.3490G>A	p.G1164R	3p12.3	EX25	NM_002941.3	错义突变	13.30%	三类变异					
SCNN1A	c.2003_2004delGGinsT	p.G668Vfs×27	12p13.31	EX13	NM_001038.5	移码突变	17.10%	二类变异					
SYT9	c.802C>T	p.R268W	11p15.4	EX3	NM_175733.3	错义突变	21.80%	三类变异					
TAS2R7	c.599C>G	p.S200C	12p13.2	EX1	NM_023919.2	错义突变	21.10%	三类变异					
TERT	c.-58_-u66C>T	.	5p15.33	.	NM_198253.2	启动子突变	29.80%	二类变异					
USP7	c.12G>C	p.Q4H	16p13.2	EX1	NM_003470.2	错义突变	2.20%	三类变异					

SCNN1A c.2003_2004delGGinsT（p.G668Vfs×27）为移码突变，SCNN1A 是非电压依赖性的离子通道的主要亚基，该突变导致细胞两侧的水电平衡失常。肿瘤中常有 SCNN1A 的低表达。

TERT c.-58-u66C>T 为启动子突变，该突变均可导致 TERT 表达增高，端粒酶活性加强。在多种实体瘤中均可见 TERT 突变，与肿瘤的发生发展及预后密切相关。

（五）根据分子/基因检测结果分析后的可能治疗方案

1. 前期治疗方案

紫杉醇 + 卡铂联合贝伐珠单抗治疗→内分泌药物联合贝伐珠单抗治疗→小分子血管靶向药物治疗

2. 调整方案

患者基因检测结果显示具根据 KRAS：p.G12V 突变，根据 GOG-281 研究 1 结果调整治疗方案为曲美替尼 2mg po Qd。

（六）调整治疗方案后及疗效评价

CA125 快速下降，但持续时间较短，仅 5 月余。于 2022 年 6 月，患者 CA125 升高至 2189U/ml。遂于 2022 年 7 月 11 日进行了腹腔镜探查术，并于 2022 年 7 月 12 日至 14 日进行了腹腔热灌注化疗，现 CA125：135U/ml，病情平稳（图 7-30）。

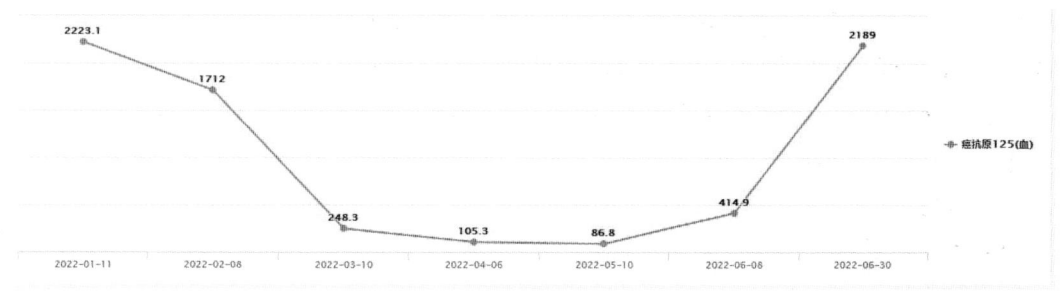

图 7-30　治疗中 CA125 变化

（七）案例评述

低级别浆液性卵巢癌是一类较少见的卵巢癌亚型，约占卵巢浆液性上皮癌的 6%~10%，与高级别浆液性腺癌在分子学生物特征、临床转归等方面均不相同。卵巢低级别浆液性腺癌通常继发于浆液性交界性肿瘤，存在较高的 BRAF 和 KRAS 基因突变。本例患者具有 KRAS p.G12V 突变，但无 BRAF 突变。

手术是低级别浆液性卵巢癌的主要治疗手段，本例患者先后经历了四次手术，手术治疗后都能取得比较长期的无瘤生存。但是，低级别浆液性腺癌对化疗的敏感性相对较低，有数据显示，初始化疗的耐药率可达 4%~25%。而内分泌、血管靶向药物对低级别浆液性卵巢癌可能具有一定的疗效。

目前，有证据证实MEKi对于复发性低级别浆液性卵巢癌具有一定的疗效。GOG-0281试验比较了MEKi曲美替尼组与标准治疗组（来曲唑、多柔比星脂质体、紫杉醇周疗、他莫昔芬或托泊替康）治疗复发性低级别浆液性卵巢癌的效果，共纳入260例患者，结果显示：与标准治疗组比较，曲美替尼能改善复发性患者的ORR（6.2% vs 26.2%），肿瘤缓解时间延长（13.6个月 vs 5.9个月），中位PFS亦延长（13.0个月 vs 7.2个月，P<0.0001）。根据GOG-281研究结果，选用曲美替尼治疗，CA125快速下降，肿瘤PR，但持续时间较短，仅5月余。治疗结果显示患者可能仍存在其他耐药因素存在。

另外，PD-L1检测提示TPS 3%~5%，CPS 8；患者后续或许可以从免疫治疗中获益。

（高维娇　郑　虹）

九、免疫联合标准放化疗——一例进展的宫颈癌患者获益

（一）病例一般情况介绍

患者，女，39岁。

（二）病史

1. 现病史

患者2021年8月初因不规则阴道出血至医院就诊，查HPV 18（+），B超示：宫颈后壁可见一个低回声区，形态规则，境界清，大小约42mm×26mm。遂行阴道镜活检，术后病理示：（宫颈）低分化鳞癌。阴道镜病理会诊示：（宫颈）浸润性低分化鳞癌，非角化型。免疫组化：CK（+），CK5/6（部分+），P40（+），P63（+），EGFR（+），P16（+），CK18（灶+），Ki-67（80%+），PDL1（22C3）（癌细胞10%+，低表达）。

2. 家族史

无家族遗传性疾病史。

3. 入院查体

妇检：外阴：已产式；阴道：畅，阴道壁未见明显病灶；宫颈：肥大，菜花样改变，直径6cm，无触痛，双侧宫旁未及明显增厚。宫体中位，常大，饱满，活动可，无压痛，未及明显肿块；双侧附件区未及明显包块，无压痛。

4. 影像学检查

（1）入院后盆腔平扫+增强CT显示：子宫颈体积增大，最大截面积约4.7mm×2.9mm，内部密度稍不均匀，可见软组织肿块影，增强扫描明显强化，考虑子宫颈占位，符合宫颈癌改变（图7-31）。

（2）盆腔增强MRI检查显示：宫颈体积明显增大，失去正常形态，子宫前壁可见不规则软组织肿块，大小约34mm×27mm×40mm，向下达阴道上部，增强扫描见强化，未侵犯子宫旁组织。考虑宫颈癌（ⅡA期）（图7-32）。

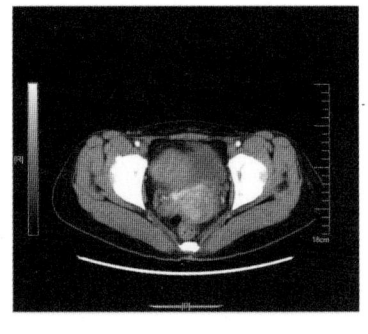

图 7-31 盆腔 CT 图像 （扫码查看高清图片）

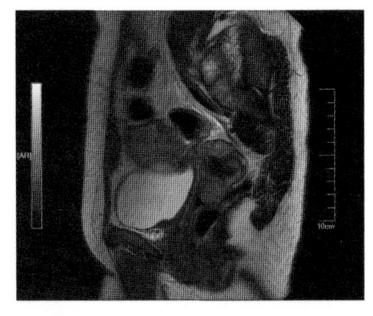

图 7-32 盆腔 MRI 图像 （扫码查看高清图片）

（三）病理诊断

2021 年 9 月 22 日全麻下行广泛性子宫切除 + 双侧输卵管切除 + 盆腔淋巴结清扫 + 卵巢悬吊术，病理结果（图 7-33）：标本类型：根治性子宫切除 + 双侧输卵管切除及盆腔淋巴结清扫标本，组织学类型：鳞状细胞癌，非角化型；组织学分级：低分化；间质浸润深度：深层 1/3；阴道穹隆、两侧宫旁、宫颈管、阴道切缘：未见浸润性癌累及；脉管侵犯：阳性；神经侵犯：阴性；区域淋巴结：共查见淋巴结 27 粒，均未见癌转移。其他病理改变：分泌性宫内膜，两侧输卵管未见癌累及。免疫组化：CD31（脉管 +），CD34（脉管 +）。

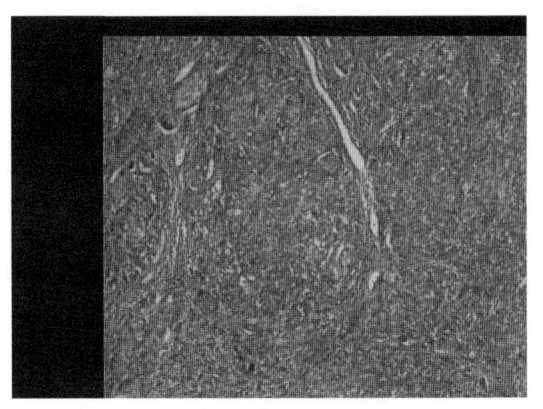

图 7-33 术后病理 （扫码查看高清图片）

（四）分子检测诊断结果及解读

1. 靶向治疗相关标志物检测结果

未检出具有明确或潜在临床意义的变异（表 7-17）。

表 7-17 靶向治疗相关标志物检测结果

基因	核苷酸变化	氨基酸变化	染色体	基因亚区	转录本	变异类型	突变丰度或拷贝数	变异等级	FDA/NMPA 批准患者癌种		FDA/NMPA 批准其他癌种		药物证据等级
									可能敏感	可能耐药	可能敏感	可能耐药	
CASP8	c.1358C>T	p.P453L	chr2: 202149917	exon8	NM_001080125.1	碱基替换	12.17%	Ⅲ类	-	-	-	-	-
MGA	c.2466C>T	p.(F822=)	chr15: 42002929	exon8	NM_001164273.1	碱基替换	15.30%	Ⅲ类	-	-	-	-	-

2. 免疫治疗生物标志物检测结果

解读：未检测到与免疫治疗疗效相关的基因变异（表7-18）。

表7-18　免疫治疗生物标志物检测结果

检测内容	检测意义	检测结果
肿瘤突变负荷（TMB）	对于TMB较高的患者，美国食品药品监督管理局（FDA）已批准帕博丽珠单抗用于既往治疗后疾病进展且没有令人满意替代治疗方案的不可手术或转移性的成人和儿童实体瘤患者。	6.03 Muts/Mb，TMB-L
微卫星不稳定性（MSI）	FDA已批准纳武利尤单抗、纳武利尤单抗+伊匹单抗、帕博丽珠单抗用于MSI-H的结直肠癌、子宫内膜癌、肾细胞癌等的治疗	MSS

3. PD-L1表达量检测结果

PD-L1表达经判定为阳性（高表达），其中CPS为10（表7-19）。

表7-19　PD-L1表达量检测结果

检测项目	检测结果（评分数值）	PD-L1表达情况
□TPS	10	□阴性
☑CPS		☑阳性（□低表达 ☑高表达）

（五）治疗方案调整及疗效评价

患者术后复查盆腔B超未见异常，因个人原因未进行进一步放/化疗，肿瘤指标（SCC）逐渐升高，2021年12月8日我院MR（盆腔，平扫+增强）：宫颈恶性肿瘤术后；盆腔占位，骶前淋巴结稍增大，考虑肿瘤复发可能大（图7-34）。

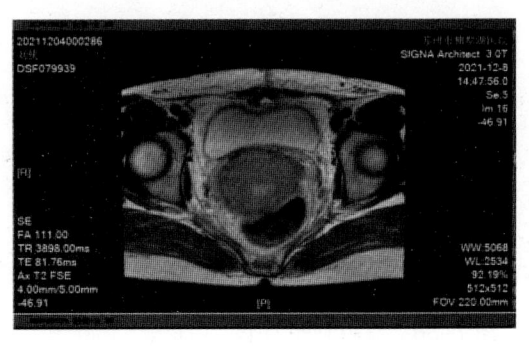

图7-34　盆腔MRI图像　（扫码查看高清图片）

（1）放疗方案：2021年12月16日行宫颈恶性肿瘤调强适形放射治疗25次（图7-35）；

2022年1月25日、1月28日、2月8日行内照射治疗,具体剂量为:HR-CTV90(高危CTV):17.27Gy(EQD2:22.68Gy)。

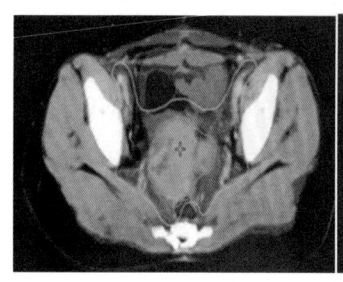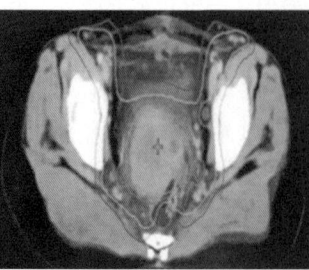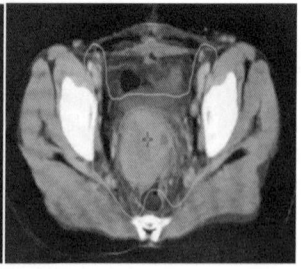

图 7-35　调强放疗　(扫码查看高清图片)

(2)化疗方案:奈达铂 56 mg+ 紫杉醇 60 mg 同步周化疗;紫杉醇 190 mg+ 奈达铂 110mg 静脉化疗四次,后因严重的骨髓抑制停止。

(3)调整方案:考虑患者系宫颈恶性肿瘤术后进展,复发病灶范围约 80mm×50mm,肿瘤负荷大,同步放化疗较难控制病情,且化疗后骨髓抑制较重,结合 PD-L1 高表达,2022 年 1 月 10 日始予信迪利单抗 200 mg 免疫治疗 8 次。

(4)疗效评价:目前规律复查,盆腔病灶较前明显缩小(图 7-36),肿瘤标志物在正常范围(图 7-37)。

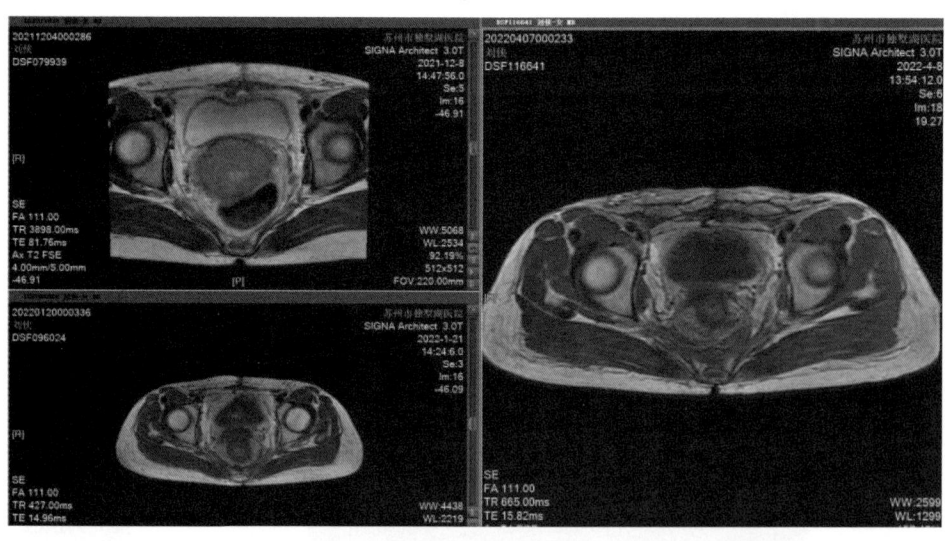

图 7-36　盆腔 MRI 图像　(扫码查看高清图片)

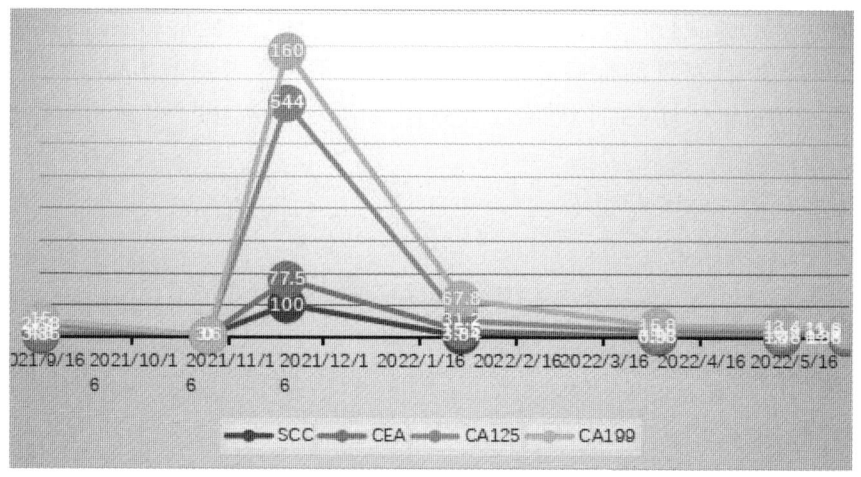

图 7-37 肿瘤标志物

（六）案例述评

从以上分析可以看出，本案例系宫颈鳞癌ⅡA2期，手术顺利、完成度高，术后病理及影像学未见肿瘤残留，但术后患者因医从性差、未进行后续放化疗等补充治疗，术后短期间内出现盆腔病灶迅速增大，盆腔MR提示肿瘤进展可能。随后补充联合IMRT放射治疗+内照射+同步周化疗+标准化疗+免疫治疗，根据基因检测结果分析后调整治疗方案，使患者复发病灶短期内迅速缩小，肿瘤标志物下降，达到CR。病变部位的剂量分布更符合肿瘤生物学特点，提高局部控制率。

该例患者治疗效果佳，病灶明显缩小。这个案例也提示对于局部晚期及有其他高复发风险宫颈癌患者，术后补充放化疗非常重要，初治有条件患者建议进行基因检测，寻找突变基因通路并进行肿瘤突变负荷（TMB）、微卫星稳定性（MSI）和PD-1表达评估，对于治疗后进展患者，需要全面分析检测结果后才能更好地针对性治疗，恰当使用PD-1可使部分患者获益。

（侯文杰　何磊磊）

十、难治宫颈癌二线治疗后进展患者的 PD-L1 应用 1 例汇报

（一）病例一般情况介绍

患者，女，47岁，已婚已产，G3P1。

（二）病史

1. 现病史

患者2015年4月因"宫颈上皮内瘤变Ⅲ级"在××医院行宫颈冷刀锥切术，术后未定期复查。2016年5月底无明显诱因出现同房后出血1次，未重视。2016年6月20日

就诊于自治区××医院行宫颈液基细胞学检查提示ASC-S，随后行阴道镜检查并宫颈活检，2016年6月30日宫颈活检病理结果提示：（宫颈3、6、9、12点及宫颈管）非角化型鳞状细胞癌。2016年7月13日就诊xx大学附属肿瘤医院，以"宫颈非角化型鳞状细胞癌ⅡA2期"收住院。

2. 家族史

无家族遗传性疾病史。

3. 妇科检查

外阴已婚经产式，阴道通畅，穹窿消失，宫颈可及内生结节样肿物，大小约5cm×6cm，质地硬，有接触性出血，子宫前位，常大，活动度尚可，附件区未见明显异常，三合诊宫旁未触及明显增厚。

4. 相关检查

（1）头颅、肺、全腹部CT提示：宫颈饱满（最大断面5.2cm×3.9cm），子宫内膜增厚，腹盆腔、后腹膜、腹股沟、肺门、纵隔未见肿大淋巴结。

（2）肿瘤相关抗原指标：SCC 11.3 ng/ml，CEA 8.22 μg/L。

（三）诊疗过程

1. 第一次治疗

手术+放疗+化疗

（1）手术：2016年7月22日全麻下行"腹腔镜辅助经阴道广泛全子宫+双侧输卵管切除术+盆腔淋巴结清除+双侧卵巢悬吊术"，术后病检提示：宫颈浸润型中–低分化鳞状细胞癌，肿瘤最大径6cm，肿瘤侵及宫颈壁近全层及向上侵及宫体内膜层，脉管内可见广泛癌栓，（左闭孔LN）淋巴结可见癌转移（1/7）。

（2）放疗：2016年8月12日开始行放疗，盆壁+阴道调强放疗DT4600 cGy/23f，盆壁调强放疗DT2000cGy/10f。三维高剂量率腔内后装治疗4次，给予阴道模子，直径2.6cm，治疗长度5cm，剂量2000 cGy。

（3）化疗：2016年8月17日、2016年9月25日、2016年11月7日行TP（紫杉醇+顺铂）方案3程。

2. 第二次治疗

放疗+化疗

（1）放化疗后11个月复发：2018年10月16日：复查肿抗：CEA 7.01 ug/L，SCC 2.60 ng/ml，神经元特异性烯醇化酶17.6 ng/ml，行PET-CT提示：腹腔脏层膜内侧结节伴FDG高代谢，考虑转移瘤（大小约1.0cm×1.2cm）。2018年11月02日：开始执行放疗，行姑息性腹膜转移瘤调强放疗DT5000cGy/25f。

（2）化疗：TP方案（具体药物和剂量用法和上次治疗相同）2018年11月7日、2018年12月5日、2019年1月5日、2019年2月3日、2019年3月3日、2019年4月5日行TP方案姑息性化疗（紫杉醇180 mg，顺铂70 mg），共6程。

治疗结束后短时间内出现多淋巴结转移。2019年4月13日复查PET-CT提示：①宫颈癌术后阴道残端未见肯定复发征象；②盆腔少量积液；③右上腹胃实周围腹膜新发两枚结节并 FDG 摄取增高，考虑新发腹膜转移瘤（图 7-38A、图 7-38B）。2019 年 6 月 26 日复查 CT 提示：右上腹多发腹膜转移瘤（图 7-39A、图 7-39B）。

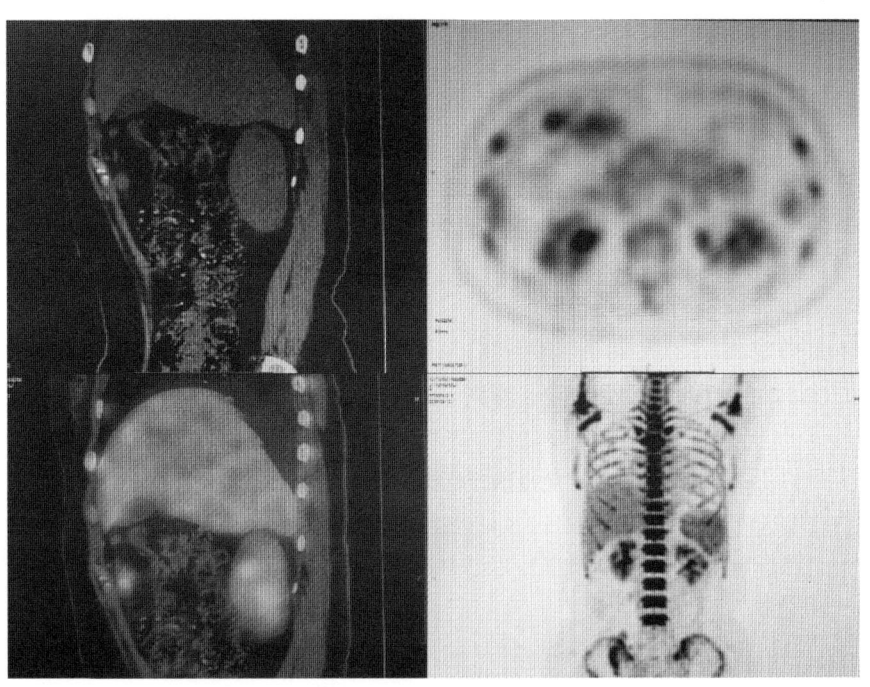

图 7-38A　PET-CT 右上腹新发结节　（扫码查看高清图片）

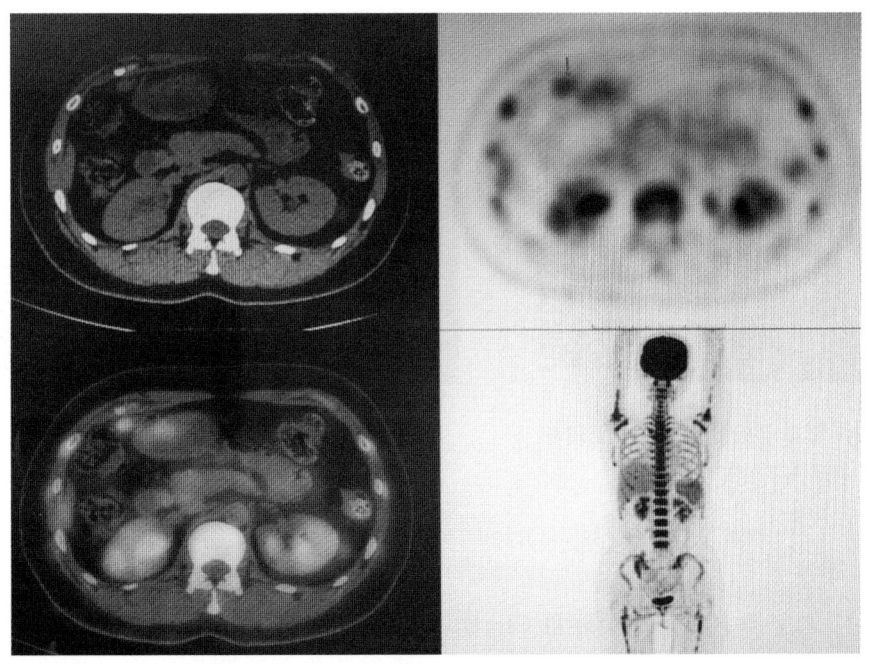

图 7-38B　PET-CT 右上腹新发结节　（扫码查看高清图片）

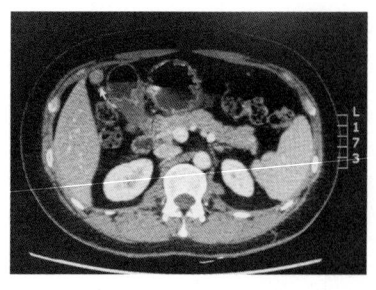 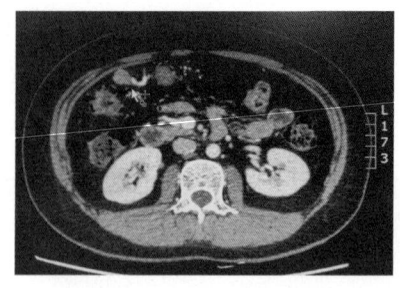

图 7-39A　CT 提示右上腹转移瘤　　　　　　　图 7-39B　CT 提示右上腹转移瘤
（扫码查看高清图片）　　　　　　　　　　　　（扫码查看高清图片）

3. 第三次治疗—免疫治疗

免疫治疗标志物检测结果见表 7-20。

2019 年 7 月 8 日开始单药免疫治疗，每周一次用药。目前随访中。

表 7-20　免疫治疗标志物检测结果

检测项目	检测结果	PD-L1 表达情况
TPS	19	阴性
CPS		阳性（高表达）

（四）调整治疗方案后疗效评价

2022 年 2 月 23 日复查胸腹盆 CT 未见肿瘤复发转移征象。目前病情是完全缓解，规律复查（图 7-40A、图 7-40B）。

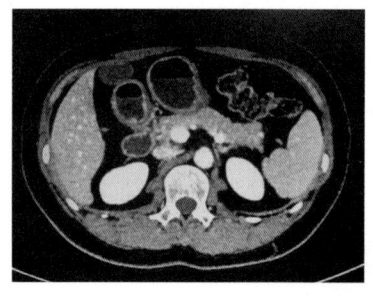 

图 7-40A　2 年半后复查 CT 未见转移　　　　　图 7-40B　2 年半后复查 CT 未见转移
（扫码查看高清图片）　　　　　　　　　　　　（扫码查看高清图片）

（五）案例评述

分析本病例，"宫颈中低分化鳞癌Ⅲ CIp 期"诊断明确，手术顺利，中晚期宫颈癌，分化程度差，有淋巴结转移，根据术后病理进一步完成规范化盆腔调强放疗 + 三程 TP 方案化疗，第一程治疗结束后完全缓解 11 个月，之后复查过程中出现第一次复发，腹膜腹壁出现肿瘤转移病灶，随即进行针对转移病灶进行二程精准调强放疗，放疗同时及结束后给予辅助六周期化疗，化疗结束后定期复查过程中，又发现腹腔多发转移小病灶，短期内病情再次进展，治疗陷入困境，既往的治疗方式就是再次更改化疗方案 ± 局部姑息性放疗，可能仍旧面临化疗耐药、耐放射线、疗效欠佳等问题。MDT 讨论后考虑从免疫治疗方面着手治疗，PD-1/PD-L1 通路介导的免疫调控机制是当时肿瘤免疫治疗的突破点，肿瘤细胞可通过该通路达到逃避活化 T 细胞的免疫监控。PD-1 表达大于活化 T 细胞的表面，在健康状态下，其正常功能是下调不需要的或过度的免疫反应，包括自身免疫反应。PD-1 是一种免疫球蛋白（Ig）超家族成员，现已证实 PD-1 与其配体（PD-L1 和 0/ 或 PD-L2）结合时，可负调节抗原受体信号。虽然正常的器官仅能少量表达（如有）PD-L1，但已有研究证实各种肿瘤细胞可大量表达这种 T 细胞的抑制剂。现已发现肿瘤细胞中 PD-L1 的高表达（PD-L2 的水平较低）与各种肿瘤的不良预后和生存相关，包括肾细胞癌、胰腺癌、肝细胞癌、卵巢癌和非小细胞肺癌。此外，研究还发现 PD-1 可调节黑色素瘤患者体内肿瘤特异性 T 细胞的扩增。这表明 PD-1/PD-L1 通路在肿瘤侵袭中起到一个重要的作用，因而是一个备受瞩目的治疗干预靶点。随即我们对该患者进行了组织学基因检测：发现 PD-L1 表达阳性。随后进行单药免疫治疗两年余，目前病情控制满意，肿瘤完全缓解，达到 CR。

本案例提示患者按指南规范治疗，术后补充放化疗很重要，按期随访观察，及时发现肿瘤复发，及时针对转移病灶采取科学的规范的治疗，有条件的患者建议尽早进行检测基因，在肿瘤体积小，负荷小的前提下，尽早更好地进行针对性治疗，恰当使用免疫治疗可能使部分晚期复发转移患者获得比较满意的疗效和预后。

（古丽娜·库尔班　钟　薇　阿依努尔·色义提）

十一、宫颈基因检测

（一）病例一般情况介绍

患者，女，50 岁，临床诊断为子宫颈鳞癌 IIB 期。

（二）病史

1. 现病史

患者一月前同房后出现阴道出血，量多，门诊查 TCT 提示 ASCUS，门诊行阴道镜活检，活检病理示：子宫颈鳞状细胞癌。

2. 家族史

无家族遗传性疾病史。

3. 入院查体

入院查体：体温 36.4℃，呼吸 18 次 / 分，脉搏 84 次 / 分，血压 120/80mmHg。心肺未闻及明显异常，腹软，无压痛，双肾区无叩痛，四肢活动正常。妇检：外阴正常，阴道畅，可见少量血迹。宫颈左侧壁与阴道壁致密粘连，暴露困难，触之易出血，穹窿较浅，左侧宫旁明显增厚，接近盆壁；子宫大小正常，无压痛，双侧附件区未及明显异常。

4.影像学检查

（1）入院后化疗前子宫附件三维彩超显示：宫颈前后径4.0cm，内部回声不均；宫颈后壁肌壁间可见两处低回声区，大小分别为2.5cm×2.1cm及1.5cm×1.7cm，边界尚清晰，内部回声不均匀，局部浆膜层未见明显连续中断，结合临床及病史，考虑为宫颈癌（图7-41）。

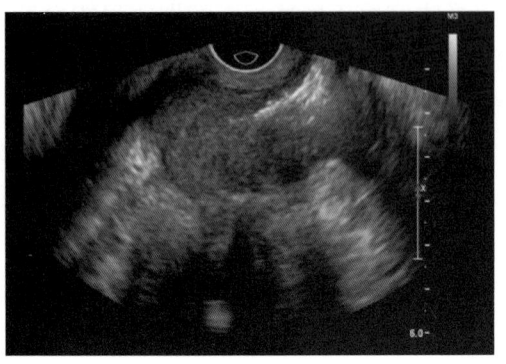

图7-41　化疗前子宫附件彩超图像　（扫码查看高清图片）

（2）化疗后子宫附件三维彩超显示：宫颈内可见数个回声区，较大两处大小约为2.0cm×2.1cm及1.5cm×1.5cm，边界清晰（图7-42）。

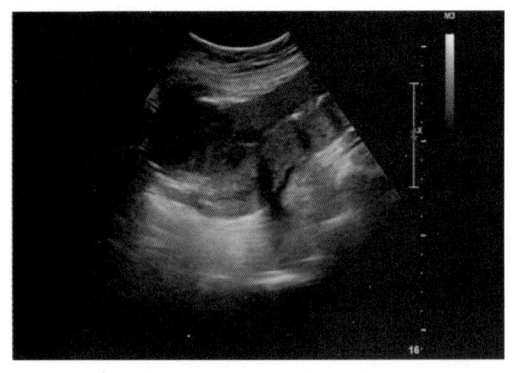

图7-42　化疗后子宫附件彩超图像　（扫码查看高清图片）

（三）病理诊断

2012-07-14宫颈活检病理示：子宫颈鳞状细胞癌。

2012-09-25手术（腹腔镜下广泛子宫切除术＋盆腔淋巴结清扫术＋阴道延长术）后病理示：①子宫颈高-中分化腺鳞癌，癌浸润达宫颈全层，局部可见坏死，病变广泛；免疫组化：CK5/6（+），P63（+），CK18（+），Ki-67 LI 约 40%；②阴道壁切缘组织未见癌组织；③增生期子宫内膜组织；④子宫平滑肌瘤；⑤（左侧盆腔）淋巴结（1/13 枚）可见癌转移，（右侧盆腔）淋巴结 10 枚未见癌转移（图 7-43）。

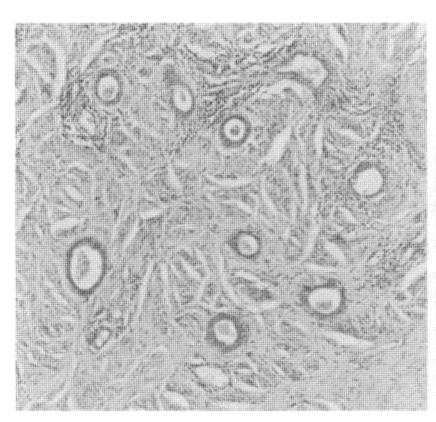
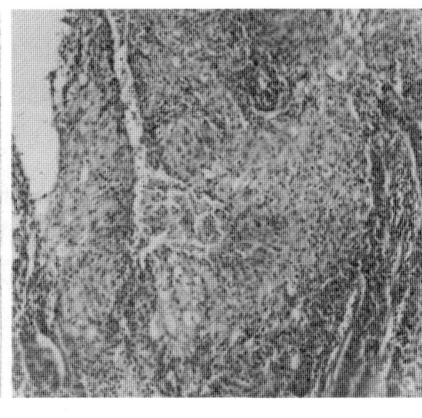

图 7-43　术后病理组织学图像　（扫码查看高清图片）

（四）分子检测诊断结果及解读

基因检测结果（表 7-21）分析：ST6GAL2（ST6 Beta-Galactoside Alpha-2, 6-Sialyltransferase 2）为 β-半乳糖苷 α2,6-唾液酸转移酶基因（ST6GAL）家族的成员。ST6GAL2 是一种促凋亡基因，在高级别宫颈上皮内瘤变（cervical intraepithelial neoplasia grade 3，CIN3）及宫颈癌样本中高甲基化，进一步促进宫颈癌的发展。

该病人 ST6GAL2 蛋白的第二个外显子第 70 个氨基酸的脯氨酸替换为苏氨酸。该病人 ST6GAL2 蛋白的氨基酸改变可能会造成蛋白本身功能的破坏，促进紫杉醇+顺铂耐药。

表 7-21　主要基因变异检测结果及用药提示

基因	核苷酸变化	氨基酸变化	染色体	基因亚区	转录本	变异类型	突变丰度或拷贝数	变异等级	FDA/NMPA 批准患者癌种		FDA/NMPA 批准其他癌种		药物证据等级
									可能敏感	可能耐药	可能敏感	可能耐药	
ST6GAL2	c.208C>A	p.P70T	2	Exon2	NM_001142351.2	错义突变	7.14%						

（五）治疗方案调整及疗效评价

（1）前期化疗方案：患者行两个周期的新辅助化疗（Neoadjuvant chemotherapy，NCAT），紫杉醇（165~175 mg/m²）+顺铂（75~80 mg/m²），每 3 周 1 次为一个周期。

（2）调整方案：手术+放疗。

（3）疗效评价：目前规律复查，未见肿瘤明显进展。

（六）案例述评

新辅助化疗由于能够缩小肿瘤体积有利手术以及延长患者总生存期等益处，近来在宫颈癌中应用越来越广泛，铂类为基础的联合化疗是其最佳推荐方案，但是 15%~34% 患者因化疗耐药无法获益。研究发现 ST6GAL2 与肿瘤黏附、侵袭转移及凋亡密切相关，参与了肿瘤的发生发展。并有研究表明 ST6GAL2 是促凋亡基因，ST6GAL2 低表达会抑制肿瘤细胞凋亡。在宫颈癌中，ST6GAL2 突变会降低 ST6GAL2 蛋白的表达，从而导致肿瘤细胞凋亡抑制，对化疗药物（紫杉醇 + 顺铂）不敏感产生耐药，显著影响患者预后。宫颈癌 ST6GAL2 突变患者对化疗耐药，因此可通过 ST6GAL2 突变有效筛选出宫颈癌化疗耐药人群。从上述案例中可以看出，本案例存在 ST6GAL2 的基因突变，成为患者对新辅助化疗（紫杉醇 + 顺铂）治疗无反应的原因，这个结果提示该患者无法受益于新辅助化疗，建议调整治疗方案，以避免不必要的副作用、耽误手术及放疗的最佳治疗时机，从而改善患者预后。

（胡　争）

十二、宫颈神经内分泌癌病例

（一）病例一般情况介绍

患者，潘某，女，31 岁。

（二）病史

1. 现病史

患者于 2020 年 3 月因"月经延长 1 月"于外院就诊，行宫颈病灶活检，病理提示"宫颈高级别神经内分泌癌"，予收入广州某医院妇科肿瘤专科。

2. 家族史

父亲有"鼻咽癌"病史，否认家族性遗传疾病史。

3. 入院查体

外阴无异常，阴道通畅，见少许血性分泌物，宫颈外口见一大小约 5cm×4cm 的赘生物，表面呈活检后改变，触血阳性，子宫常大，质中，活动可，无压痛，双附件区未扪及明显包块，三合诊：双侧宫旁组织无增厚，直肠指套脱出无血染。

4. 影像学检查

（1）盆腔磁共振平扫 + 增强显示，子宫颈后唇肿块，约 48mm×32mm×23mm，考虑宫颈癌可能性大，双侧髂血管旁稍大淋巴结，短径约 7mm，未排转移可能（图 7-44A、图 7-44B）。

（2）胸腹部 CT 平扫 + 增强未见明显异常。

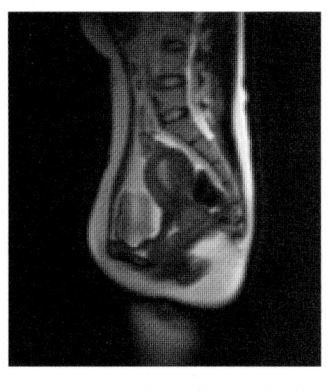

图 7-44A　患者 MRI 图像
（扫码查看高清图片）

图 7-44B　患者 MRI 图像
（扫码查看高清图片）

5. 肿瘤标志物检查

（1）神经元特异性烯醇化酶（NSE）：13.5 ng/ml，

（2）糖类抗原 125（CA 125）：32.2 U/ml，

（3）鳞状细胞癌抗原（SCCA）：1.44 ng/ml。

6. HPV 分型

18 型阳性。

（三）病理诊断

1. 宫颈活检

2020 年 3 月外院行宫颈赘生物活检病理检查，结果显示：（宫颈赘生物）组织符合高级别神经内分泌癌，小细胞型，并见血管壁侵犯，伴大片坏死。

2. 根治性手术

2020 年 3 月 30 日于本院手术（腹式广泛全子宫双附件切除术 + 盆腔淋巴结清扫术），术后病理结果显示：宫颈符合高级别神经内分泌癌（NEC，小细胞型），伴坏死，侵犯宫颈外 1/3 肌层，未累及颈体交界，少数脉管内见癌栓，双侧宫旁软组织、阴道穹隆及阴道断端未见癌，（左髂外、右闭孔）淋巴结（3/7、1/7）转移癌。

3. 免疫组化

NSE（+）、Syn（+）、CgA 部分（+）、CD56（+）、Ki67 约 90%（+）、P16（+）、CK（+）、CK7 部分（+）、TTF-1（+）、CK5/6（-）、P40（-）、P63（-）（图 7-45）。

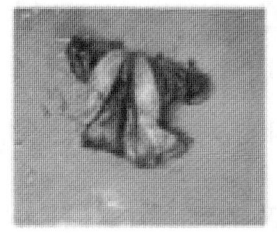  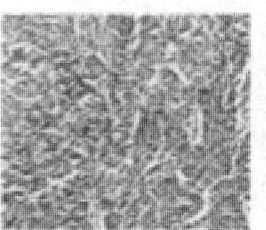 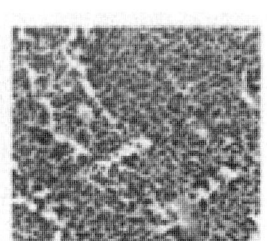

图 7-45　患者免疫组化结果

(四)分子检测诊断结果及解读

2020年12月21日行基因检测(表7-22),标本:宫颈癌石蜡标本+外周血。

1. 结果

①检出MTOR、PDK1基因变异(临床意义未明);②未检出致病或可能致病性变异;③微卫星不稳定性状态,未检测到MSI-H4);④肿瘤突变负荷(TMB)2.0。

2. 解读

肿瘤基因检测未发现明确的临床治疗靶点基因变异,微卫星稳定及低肿瘤突变负荷状态均提示单用免疫检查点抑制剂疗效欠佳。

表7-22 分子检测诊断结果

基因	核苷酸变化	氨基酸变化	基因亚区	转录本	变异类型	突变丰度或拷贝数	变异等级
MTOR	c.1855C>A	p.Arg619Ser	exon	NM_004958.3	错义突变	26.33%	Ⅲ类
PDK1	c.503G>C	p.Arg168Pro	exon	NM_001278549.1	错义突变	43.75%	Ⅲ类

(五)治疗方案调整及疗效评价

1. 前期治疗方案

根治术后行辅助放化疗治疗,化疗方案为依托泊苷+顺铂静脉化疗6疗程。

2. 复发治疗方案调整

第一次治疗结束后3个月出现肺部转移灶,改用白蛋白紫杉醇+卡铂+贝伐珠单抗静脉化疗6个疗程;因反复骨髓抑制,更换为安罗替尼+卡瑞利珠单抗,期间肺部肿物压迫支气管,予改为姑息性肺转移瘤放疗联合安罗替尼治疗;治疗期间发现肾上腺转移灶,肺部病灶明显缩小,再次改用安罗替尼+卡瑞利珠单抗;病情持续进展,改为伊立替康+索凡替尼治疗(图7-46)。

3. 疗效评价

2022年4月份,确诊后25个月,因病去世。

(六)案例述评

综合以上病情介绍及分析,可以看出,本案例作为一例罕见的宫颈小细胞型高级别神经内分泌癌,初治时已出现盆腔淋巴结转移、脉管内癌栓及侵犯宫颈深肌层等中高危因素,提示预后极差,虽经过积极的根治性手术、放化疗、抗血管生成的靶向治疗及免疫检查点抑制剂等多种治疗,病情仍无法逆转,持续进展,最终导致患者死亡。

宫颈神经内分泌肿瘤是一系列起源于神经内分泌细胞系统的肿瘤,可原发于肺、胃肠道、胰胆道、膀胱、女性生殖系统。根据WHO女性生殖器官肿瘤分类(第5版),宫颈神经内分泌肿瘤分为低级别和高级别两类,前者包括典型类癌(carcinoid)和不典型类癌(atypical carcinoid),后者包括小细胞癌和大细胞神经内分泌癌。

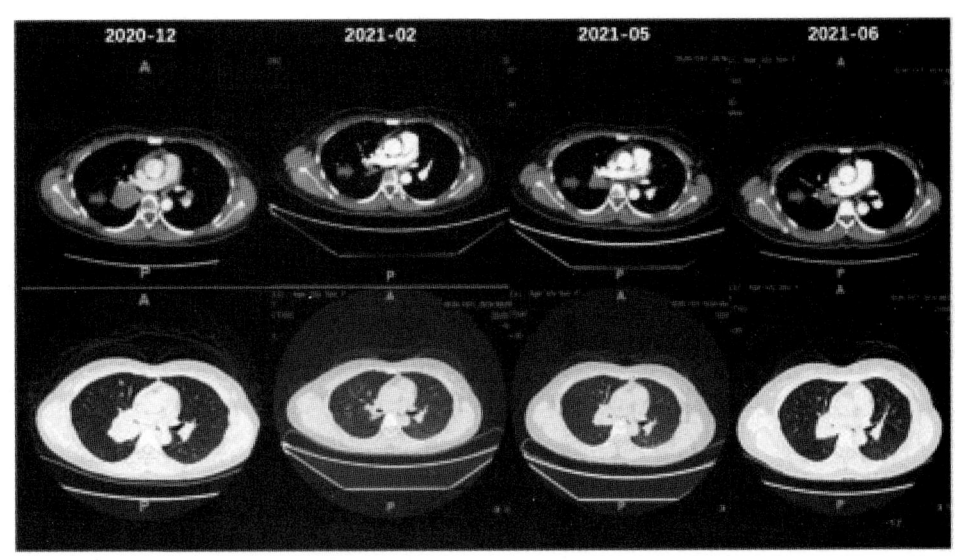

图 7-46　首次复发治疗期间肺部转移病灶的变化情况　（扫码查看高清图片）

以宫颈小细胞神经内分泌癌为例，其细胞学特征为细胞大小一致、胞界不清，胞浆稀少，核染色质呈细颗粒样深染、核分裂像和凋亡易见。生长方式为弥漫型和岛状生长，小梁状生长，伴有葡匐状或波浪状的间质血管，不同程度出现假腺样或菊形团样结构，存在高有丝分裂率，广泛坏死，常见淋巴脉管浸润，通常只需要形态学诊断即可，无需免疫组化染色分型，但如果病理上镜下鉴别细胞类型或肿瘤来源存在困难，也可结合以下标志物行免疫组化染色，如嗜铬粒蛋白、CD56、突触素、PGP9.5、P16。另外，宫颈小细胞神经内分泌癌也属于 HPV 相关性肿瘤，以 HPV 18 型最多见，这一特性也导致其临床病理及分子特征异于其他部位来源的神经内分泌癌。

由于病例罕见，无法开展大型的前瞻性随机对照临床研究，且形态类似肺小细胞癌，故宫颈高级别神经内分泌癌的治疗模式多借鉴于宫颈鳞癌及肺小细胞癌。2020 年 10 月发布的美国国立癌症综合协作网宫颈癌临床治疗指南（2021 年第 1 版）首次将宫颈小细胞癌的诊治作单独推荐，以规范该高危类型宫颈癌的临床管理。基于该 NCCN 指南推荐，分为以下三种情况：

（1）病变局限于宫颈，根据肿瘤大小再进行分级管理。对于肿瘤直径小于或等于 4cm 的患者，初始治疗可考虑根治性全子宫切除术 + 盆腔淋巴结切除术 ± 腹主动脉旁淋巴结取样，术后辅助化疗（顺铂 + 依托泊苷或卡铂 + 依托泊苷）或放化疗治疗；或者放化疗 + 阴道后装放疗，治疗结束后可考虑增加全身治疗。对于肿瘤直径大于 4cm 的患者，可考虑放化疗 + 阴道后装放疗，治疗结束后可考虑增加全身治疗；或者先行新辅助化疗（顺铂 + 依托泊苷或卡铂 + 依托泊苷），再考虑行全子宫切除术，术后辅助放疗或放化疗，也可在新辅助化疗后再行放化疗 + 阴道后装放疗。

（2）局部晚期病变，即 IB3–ⅣA 期。初始治疗可考虑首选放化疗 + 阴道后装放疗 ± 辅助性化疗（顺铂 + 依托泊苷或卡铂 + 依托泊苷），或者新辅助化疗（顺铂 + 依托泊苷或卡铂+依托泊苷)+放化疗+阴道后装放疗。

(3) ⅣB期或远处转移的病变。可耐受局部治疗者,考虑行手术切除±个体化外照射放疗或局部消融治疗±个体化外照射放疗或个体化外照射放疗±全身治疗,再行辅助性全身治疗;无法耐受局部治疗者,可考虑行全身治疗或最佳支持治疗。

遗憾的是,在临床实际诊疗中,对于宫颈小细胞神经内分泌癌患者的治疗通常已是多管齐下,综合手术、放疗及化疗的多种治疗模式,但是此类患者的预后结局仍然较差。据统计,患者的平均无复发生存期为16个月,平均总生存期为40个月,2年生存率为50%,3年生存率为34%。这一治疗现状也提示我们,寻求更精准有效的治疗手段刻不容缓。随着肿瘤分子靶向治疗技术的发展及应用,学者们开始研究宫颈高级别神经内分泌癌的分子表型及探索其免疫治疗/靶向治疗的可能性,结果显示,宫颈高级别神经内分泌癌肿瘤中PIK3CA、KRAS、TP53、CTNNB1、SMAD4及MET基因的突变频率较高,而免疫检查点抑制剂的治疗疗效欠佳,这提示我们,宫颈高级别神经内分泌癌可能需要开拓新的治疗模式,而不是照搬肺小细胞癌的治疗方案,才能从根本上扭转治疗效果的颓势。

对此类患者,早期发现早期诊断尤为重要,由于常规的治疗方案疗效欠佳,初治时即可考虑完善肿瘤基因检测,以寻求合适的临床治疗靶点,最大程度地改善预后。

(谢玲玲　卢淮武)

十三、肿瘤根治和子代保护并举——一例孕中期合并宫颈大细胞神经内分泌癌病例的诊治

(一)病例一般情况介绍

患者,女,27岁。

(二)病史

1. 现病史

主诉:孕24+5周,反复阴道出血2月,发现宫颈癌半月。患者定期外院产检,早期提示21-三体临界风险(1∶178),后行无创基因检测提示低风险。余项产检项目未见异常。孕16+周开始出现阴道反复出血,2019年1月27日深圳当地医院就诊,妇检发现宫颈后唇赘生物,大小约1.5cm×1.5cm,予以行宫颈TCT检查未发现异常,HPV分型检查发现HPV18型(+)。2019年3月7日转行广州某院继续治疗,行阴道镜检查发现:宫颈重度糜烂,宫颈外口可见一烂肉样组织,形状不规则,表面血管怒张,考虑宫颈癌待排,组织学1型转换区。予以赘生物表面取活检组织回报:(宫颈赘生物)恶性上皮性肿瘤,免疫组化结果考虑神经内分泌癌或腺癌-神经内分泌癌;CK-AE3(+)、P16(+)、CEA(+)、Ki67(+);肿瘤指标AFP235.55 ng/ml,余项肿瘤指标检查未见异常。为求进一步诊治,患者转院到珠江医院继续治疗。自发病起,无胎动异常、消瘦纳差、腹痛腹胀等不适,二便正常,有焦虑和失眠情况,未诉其他不适。

2. 既往史

平素身体健康，否认内外科基础疾病史，2015年因"甲状腺乳头状癌"在外院行甲状腺全切手术，术后口服甲状腺素维持治疗。

3. 家族史

否认肿瘤家族史及其他遗传病史。

4. 婚育史

末次月经2018.09.30，孕1产0，丈夫体健。

5. 入院查体

自主体位，T 36.2 ℃，HR80次/分，R18次/分，BP117/67mmHg，妊娠腹形，可扪及胎动。

6. 专科检查

宫颈前唇，糜烂样改变，宫颈后唇可见一"鹿角状"赘生物突出，大小3.5cm×3cm×2cm，接触性出血，穹窿部光滑，未见异常病灶。三合诊未触及异常，指套未见血染。

7. 辅助检查

产科B超提示：①宫内单活胎，头位；②胎儿大小25~26周；③脐动脉血流频谱测值正常范围。

（三）病理会诊意见

印象宫颈低分化鳞状细胞癌（非角化型性鳞状细胞癌）；免疫组化修正报告：（宫颈）大细胞神经内分泌癌（表7-23）。

表7-23 珠江医院会诊患者外院病理结果及修正报告对比

检查时间	珠江医院病理（会诊）意见	免疫组化项目	备注
2019年3月21日	（宫颈）恶性肿瘤，需补充免疫组化项目	CK（+）、CEA（+）、P16（+）、CK/L（-）、P63（-）、P53（10%+）、KI67（80%+）	会诊外院病理
2019年3月25日	（宫颈）低分化鳞状细胞癌（非角化性鳞状细胞癌）；修正报告：重新加做免疫组化，P63（-），并结合XXX病理片免疫组化结果SYN、CgA、CD56阳性，考虑诊断为：大细胞性神经内分泌癌	CK（+）、P63（+）、CK7（+）、P16（+）、KI67约80%（+）	会诊外院病理
2019年3月28日	（宫颈组织）大细胞神经内分泌癌，伴原位腺癌	巢状分布瘤细胞CK（+）、CK7+、SYN+、CgA+、CD56部分、P16+、CK5/6（-）、P63（-）、P53约30%（+）、KI67＞90%（+）；腺上皮CK（+）、CK7（+）、P16（+）、P53约10%（+）、KI67约70%（+）	本院重新取材病理

(四)入院诊断

①妊娠合并宫颈大细胞性神经内分泌癌 IB2 期;②孕 24 周 +、孕 1 产 0、单活胎、头位;③妊娠期糖尿病;④甲状腺癌术后。

(五)实验室相关检查情况

妇科肿瘤指标:人附睾蛋白 4(HE4)、糖类抗原 125/153/199(CA125/153/199)、绝经前 ROMA、绝经后 ROMA、癌胚抗原(CEA)、和鳞状细胞癌抗原(SCC)均见异常,甲胎蛋白(AFP)262 Ug/L。75g 口服糖耐量试验:空腹血糖(4.45mmol/L)、1 小时血糖(11.6mmol/L)和 2 小时血糖(9.93mmol/L)。糖化血红蛋白(HbA1c.%)5.2%。余项术前实验室检查未见异常。

(六)影像学相关检查

盆腔 MRI 弥散加权成像检查(图 7-47A、图 7-47B)提示:宫颈口区宫颈后唇异常信号,DWI 上呈高信号(弥漫受限),伴少许出血,符合宫颈恶性肿瘤;双侧髂血管旁、腹股沟多枚小淋巴结。余项影像学检查未见明显异常。

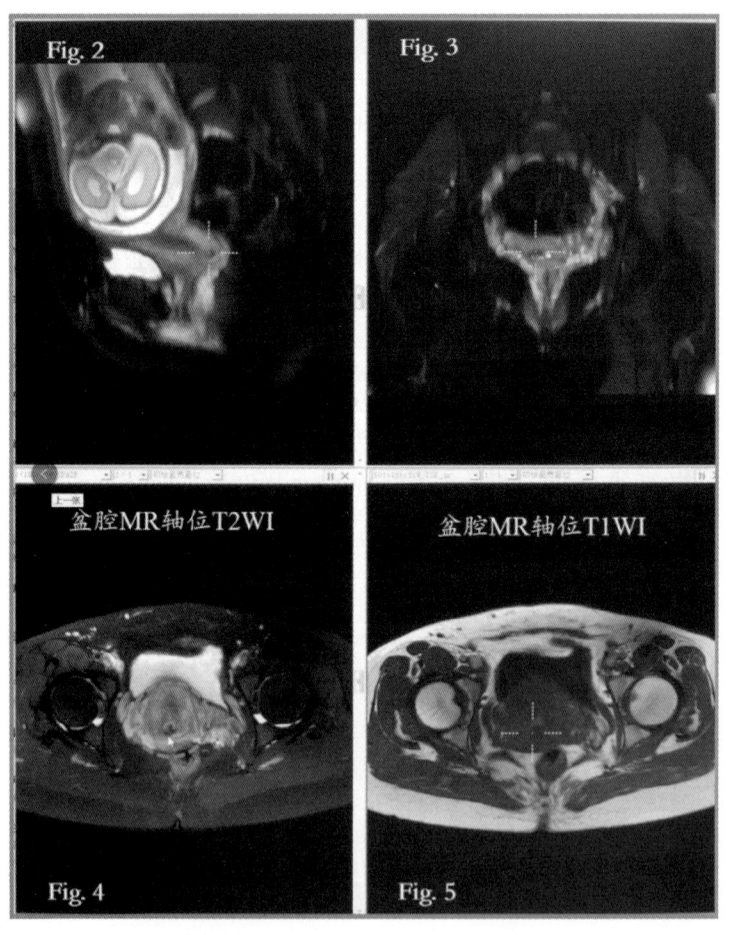

图 7-47A 术前 MRI 评判子宫颈癌的宫旁组织情况 (扫码查看高清图片)

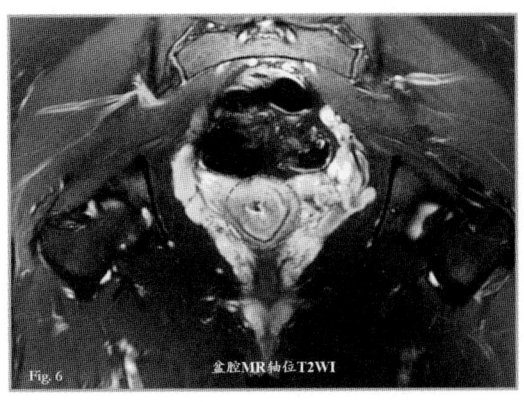

图 7-47B　术前 MRI 评判子宫颈癌的宫旁组织情况　（扫码查看高清图片）

（七）治疗情况

患者入院后行经 MDT 团队（妇科、产科、肿瘤科、影像科、麻醉科、儿科、心理科、医务处和驻院律师）联合评估及会诊后，结合患者及家属要求治疗宫颈癌同时继续妊娠的强烈需求，相继开展宫颈二次活检病理检查、3 次化疗和剖宫产 + 宫颈癌根治术治疗。

手术过程：2019 年 6 月 6 日行剖宫产术 + 经腹广泛性子宫切除术 + 双输卵管切除术 + 双侧卵巢切除术 + 盆腔淋巴结清扫术 + 卡纳琳盆腔前哨淋巴结检测术。术中完成剖宫产后，改为分腿仰卧位，经宫颈注射卡纳琳前哨淋巴示踪剂后，先打开腹膜显露盆腔淋巴示踪情况，见示踪剂沿着双侧子宫动脉表面蜿蜒迂曲先汇入宫旁组织（图 7-10），随后流经闭孔前方，汇入髂外血管内侧淋巴结组织，再沿着髂外血管鞘前 180 度平面上行至髂总淋巴，未见骶前淋巴存在黑染情况。术中未见明显肿大的淋巴结，双侧宫旁组织弹性良好。

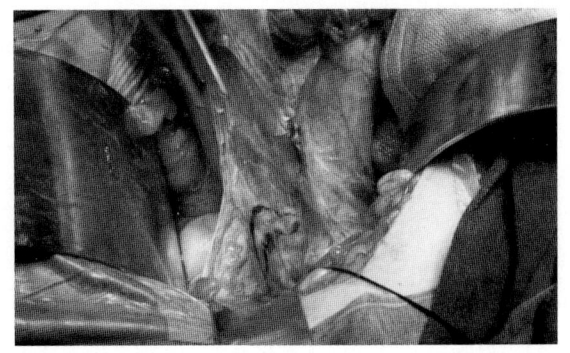

图 7-48　经宫颈注射前哨淋巴示踪剂（卡纳琳）后，在子宫动静脉周围可见形似"蝎尾状"黑染管状路径，提示该宫旁组织内的着色区域有淋巴和淋巴管组织的存在　（扫码查看高清图片）

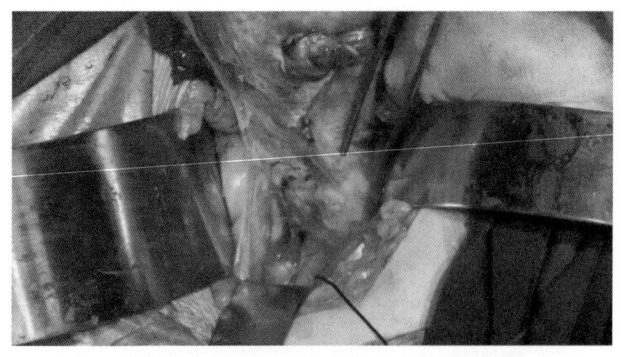

图 7-49　经宫颈注射的前哨淋巴示踪剂沿着攀附子宫动脉周围的淋巴管，向外（盆壁方向）向下（阴道穹隆方向）汇入宫旁淋巴组织　（扫码查看高清图片）

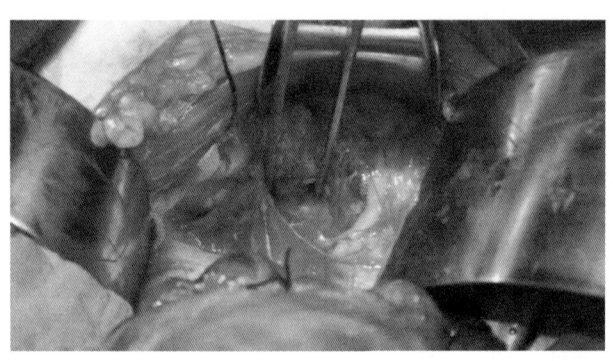

图 7-50　右侧宫旁组织可见黑染的前哨淋巴组织，长平镊子两叶之间及外侧均可见前哨淋巴组织（黄色箭头所指之处）

（扫码查看高清图片）

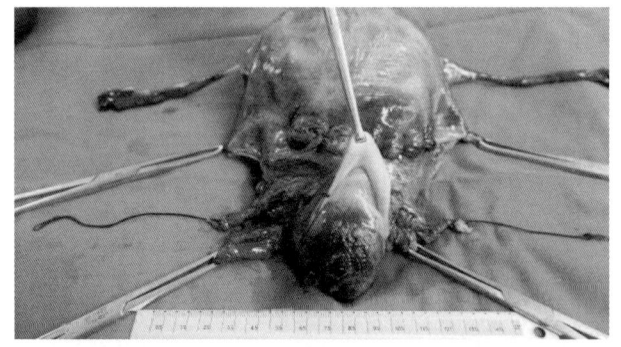

图 7-51　妊娠合并宫颈癌术后标本照，宫颈黑染为注射卡纳琳前哨淋巴示踪剂所致　（扫码查看高清图片）

术后石蜡病理：①宫颈呈慢性炎改变，未见癌组织残留，两侧宫旁及阴道壁断端未见癌，双侧输卵管组织未见异常；②（左侧卵巢组织）符合浆液性腺纤维瘤；③（右侧卵巢活检组织）未见癌组织；④（右侧髂总淋巴、右侧髂外淋巴；左侧髂总淋巴、左侧髂外淋巴、左侧闭孔淋巴 2）未见癌组织；⑤免疫组化：右侧闭孔淋巴组织未见癌组织；⑥（胎盘）妊娠晚期胎盘，伴灶性钙化。

（八）循环肿瘤细胞监测结果及解读

剖宫产术前抽取孕妇外周血 5ml，剖宫产术中抽取新生儿脐带血 5ml 行循环肿瘤细胞（Circulating tumor cell，CTC）检测。结果显示，产妇体循环中未见肿瘤细胞，新生儿脐带血 CTC 显示出异倍体细胞个数≥ 2 个。

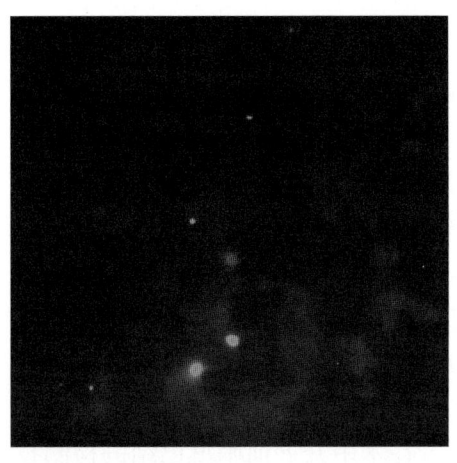

图 7-52　产妇外周血循环肿瘤细胞检测，未见肿瘤细胞　（扫码查看高清图片）

（九）治疗方案调整及疗效评价

术后化疗方案：术后继续沿用依托泊苷 100 mg/ 天 + 顺铂 20 mg/ 天，5 天，静脉化疗，3 周疗，共 3 疗程，最后一次化疗时间为 2019 年 8 月 6 日。

疗效评价：2019 年 09 月随访至今，患者定期妇科检查、超声检查、PETCT 检查及肿瘤学指标检查未见异常。经儿童保健门诊评估随访 3 年：新生儿生长发育、智力发育、运动协调能力等各方面未见异常。

（十）案例述评

原发性妇科神经内分泌肿瘤（Primary gynecologic neuroendocrine tumors，gNETs）较为罕见，其发病率仅占妇科恶性肿瘤的 2%。但有研究显示，从 1987 年到 2012 年期间，gNETs 发病率从 0.3/ 百万上升至 1.3/ 百万。gNETs 主要分为大细胞神经内分泌癌（large cell neuroendocrine carcinoma，LCNEC）、小细胞神经内分泌癌（Small cell neuroendocrine carcinoma，SCNEC）、典型和非典型类癌。2022 年，英国学者开展了有关"子宫颈大细胞神经内分泌癌患者的临床病理特征和生存结局：一项系统回顾和荟萃分析"，研究纳入 31 项研究（19 个病例报告和 12 个病例系列），获得 87 名宫颈 LCNEC 患者中 70 名（约 80% 比例）患者的生存信息，3 年和 5 年的总生存率分别为 42% 和 29%。

本例患者为中孕期合并罕见类型宫颈恶性肿瘤 IB2 期（大细胞神经内分泌癌，伴原位腺癌），患者和家属有强烈的生育要求。据珠江医院妇产科研究团队对妊娠合并生殖道神经内分泌肿瘤病例的统计，妊娠合并宫颈神经内分泌肿瘤在国际上仅有35例的报道，其中获得子代的有19例，出生体重在2051.5 g（1250~2806 g）。宫颈肿瘤分期为Ⅰ期和Ⅱ期的有30例，平均随访12个月（3天~66个月），无疾病生存时长为13个月，但有14例最终死亡，16例带病生存。由此可见，该例妊娠合并宫颈大细胞神经内分泌癌（cLCNEC）理论上预后较差，但是目前随访3年余，未见复发及转移征象，可能与手术范围及手术质量相关，该例患者同时有甲状腺癌治疗史，是否存在易癌体质倾向，值得深入研究家族肿瘤基因谱系，目前我们已经针对该例患者开展家族内部基因筛查。另外，新生儿脐带血的循环肿瘤细胞（CTC）检查发现有异倍体和多倍体细胞，但是未能鉴别出为明确的肿瘤细胞，原因在于脐带血储存着大量未成熟的造血干细胞（年轻未分化细胞），对于CTC检测技术，脐带血含未分化细胞，非正常固定周期细胞，所以无法识别脐带血中是否为肿瘤细胞。但是，这仍然提醒我们要密切追踪子代生长发育情况，并且针对类似病例后续要采集新生儿外周血液进行CTC检查。目前在国内外，妊娠合并宫颈恶性肿瘤患者尚未见开展子代CTC的研究，本案例有一定的探索意义。

本例cLCNEC属于HPV（18型阳性）相关型宫颈癌，在病理会诊上一波三折，最后依靠宫颈赘生物二次切除后加行免疫组化检查方最后确诊。针对LCNEC，免疫组化染色中SYN和CD56是其最敏感的免疫组化标志物。

最后，我们针对该例患者在术中开展前哨淋巴结的检测技术，进一步印证了这类癌灶局限于宫颈的病例主要是通过宫旁淋巴-闭孔淋巴-髂外淋巴走行的路径，而既往在我们单位的临床实践中，宫颈癌ⅡA期（以侵犯阴道穹隆为特征）的患者，其优势淋巴回流途径是宫旁淋巴-髂内淋巴-骶前淋巴路径。

（陈高文）

十四、一例化疗耐药、免疫治疗指标阴性经PD-1抑制剂治疗完全缓解的卵巢透明细胞癌

（一）病例一般情况介绍

患者，女，54岁。

（二）病史

1. 现病史

患者因"发现盆腔包块1周"，诊断卵巢癌于2021年2月20日在当地医院行卵巢癌根治术（经腹全子宫+双附件切除+大网膜切除+腹膜后淋巴结清扫+阑尾切除）。术中探查可见少量淡黄色腹水，右卵巢直径15cm，表面光滑，活动性差，包块与盆底腹膜致密粘连，分离过程中破裂。子宫前位，饱满，左侧附件及右侧输卵管外观正常，大网膜见一直径1cm质硬结节，下腔静脉表面可及一肿大淋巴结，胃、肝、脾、肠管表面未

见明显异常,腹膜光滑。术后无肉眼残留灶。术后病理提示右卵巢透明细胞癌,大小 14.0cm×11.0cm×6.0cm,脉管侵犯(+),宫颈黏膜慢性炎;增生期子宫内膜;子宫肌壁间平滑肌瘤,双侧输卵管慢性炎,左侧卵巢见癌累及。大网膜转移,阑尾慢性炎,左侧盆腔淋巴结0/11,右侧盆腔淋巴结1/11,腹主动脉旁淋巴结1/6,骶前淋巴结0/3。术后诊断卵巢癌ⅢB期。为进一步行化疗于2021年3月初来我院就诊。

2. 既往史

既往体健。

3. 家族史

无家族遗传性疾病史,无肿瘤家族史。

4. 入院查体

外阴无殊,阴道残端未见异常,子宫及双附件缺,盆腔空虚,未触及肿块。

5. 辅助检查

(1)影像学检查:胸部、上腹部及盆腔增强CT均未见异常(图7-53)。

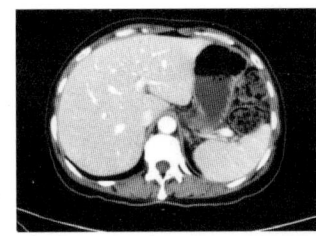
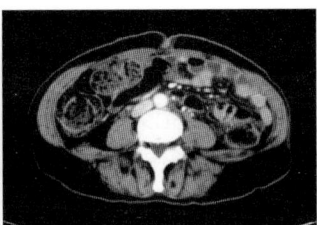
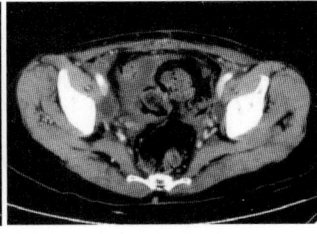

图7-53 化疗前上腹部及盆腔增强CT （扫码查看高清图片）

(2)妇科肿瘤标志物:均在正常范围内。

(三)病理诊断

我院病理会诊:①(右)卵巢透明细胞癌见脉管侵犯,未见神经侵犯伴(盆腔及腹主动脉旁)2/31只淋巴结;②(左)卵巢及(大网膜)见癌转移;③双侧宫旁阴性;④子宫平滑肌瘤,子宫内膜增生期样改变;⑤宫颈黏膜慢性炎;⑥阑尾慢性炎。

(四)分子检测诊断结果及解读

1. 同源重组修复缺陷(HRD)检测结果

阴性(HRP)(表7-24和表7-25)。

表7-24 患者HRD检测结果

LOH	TAI	LST	纯度及倍性矫正	HRD评分	HRD评分结果
4	6	14	2.07	<1	阴性

表 7-25　HRD 评分用药推荐

检测内容	同源重组缺陷（HRD）综合状态	FDA/NMPA 已批准用于卵巢癌的药物		FDA/NMPA 已批准用于其他肿瘤的药物	临床试验阶段药物
		可能敏感	可能耐药	可能敏感	可能敏感
HRD 综合状态	–	–	–	–	–

说明：HRD 评分判定标准：HRD 评分 ≥ 30 为阳性；HRD 评分 < 30 为阴性。

2. 胚系变异检测结果

无（表 7-26）。

表 7-26　患者胚系变异检测结果

基因	基因亚区	转录本	变异类型	突变丰度或拷贝数	变异等级
BRAF	EX15	NM_004333.4	p.N581S（c.1742A>G）	33.25%	Ⅱ 类
NRAS	–	NM_002524.4	拷贝数增加	3.83	Ⅱ 类
PIK3CB	EX14	NM_006219.2	p.V689L（c.2065G>C）	3.66%	Ⅲ 类
KIF1B	EX46	NM_015074.3	p.L1732P（c.5195T>C）	0.67%	Ⅲ 类
REL	EX7	NM_002908.2	p.R238H（c.713G>A）	0.6%	Ⅲ 类

3. 胚系变异检测结果

无（表 7-27）。

表 7-27　胚系变异检测结果

基因	检测结果	基因亚区	转录本	纯合/杂合	遗传方式	临床意义
无	无	无	无	无	无	无

4. 主要基因变异检测结果及用药提示

无（表略）。

5. 肿瘤突变负荷（TMB）

TMB-L（表 7-28）。

表 7-28　患者肿瘤突变负荷检测结果

检测内容	检测结果
肿瘤突变负荷（TMB）	0.36Muts/Mb 卵巢癌中排序前 94%

6. 微卫星不稳定性（MSI）检测及 dMMR 等检测 MSS（表 7-29）。

表 7-29　微卫星不稳定性（MSI）及 dMMR 等检测

检测内容	检测结果		
微卫星不稳定性（MSI）	MSS		
基因	检测内容	疗效相关预测	检测结果
错配修复缺陷（mismatch repair deficient, dMMR）基因			
MLH1	失活变异	可能获益	未检出
MSH2	失活变异	可能获益	未检出
MSH6	失活变异	可能获益	未检出
PMS2	失活变异	可能获益	未检出
DNA 损伤应答及修复（DDR）相关基因			
ATM	失活变异	可能获益	未检出
ATR	失活变异	可能获益	未检出
BRCA1	失活变异	可能获益	未检出
BRCA2	失活变异	可能获益	未检出
CHEK1	失活变异	可能获益	未检出
FANCA	失活变异	可能获益	未检出
PALB2	失活变异	可能获益	未检出
"超突变（hypermutation）"表型相关基因			
POLE	失活变异	可能获益	未检出
POLD1	失活变异	可能获益	未检出

7. 免疫治疗疗效相关基因

未检出（表 7-30）。

表 7-30 免疫治疗疗效相关基因

基因名称	状态	临床获益	结果
PBRM1	失活变异	可能获益	未检出
PTEN	失活变异	可能无法获益	未检出
B2M	失活变异	可能无法获益	未检出
JAK1	失活变异	可能无法获益	未检出
JAK2	失活变异	可能无法获益	未检出
EGFR	激活变异	可能无法获益	未检出
MDM2	拷贝数增加	可能无法获益	未检出
MDM4	拷贝数增加	可能无法获益	未检出
DNMT3A	失活变异	可能无法获益	未检出
STK11	失活变异	可能无法获益	未检出

8. PD-L1 表达

根据 CPS 评分判读为阴性。

（五）根据分子/基因检测结果分析后的可能治疗方案

患者 BRCA 阴性，HRP，提示对 PARP 抑制剂可能获益不大，免疫治疗相关检测提示 TMB-L，MSS，PD-L1 阴性，提示对免疫治疗可能无效，故拟采用常规化疗治疗。

（六）治疗方案调整及疗效评价

1. 一线化疗方案　于 2021 年 3 月 23 日，4 月 14 日，5 月 6 日行 3 次化疗，方案：紫杉醇 175mg/m² ivgtt d1+ 卡铂（AUC5）ivgtt d1，间隔 3 周。

病情变化：2021 年 5 月 8 日患者感腹胀，肛门排便、排气明显减少。腹部 CT 提示小肠梗阻，腹盆腔积液。诊断"卵巢癌术后化疗后；肠梗阻"。给予禁食、胃肠减压、营养支持等治疗 2 周，5 月 20 日复查腹部 X 片提示肠梗阻较前加重。考虑肠梗阻保守治疗无效，于 2021 年 5 月 25 日行剖腹探查，同时准备行肠造瘘。术中探查见腹腔淡黄色积液约 2000 ml，整个小肠明显水肿、增粗、扩张，肠管间广泛致密粘连，小肠及肠系膜表面弥漫粟米样结节，直径 0.3cm~0.5cm。肠管僵硬固定，呈脑回状改变，无法行肠造瘘，故只行肠表面结节活检。术后病理提示卵巢癌术后化疗后：（小肠表面）纤维、脂肪组织内见低分化腺癌。

疗效评价：PD（考虑原发性铂抵抗）。

2. 调整方案（二线化疗）

2021 年 6 月 9 日开始白蛋白紫杉醇周疗治疗：150mg 静滴 d1、8、15，每 4 周重复。同时继续胃肠减压、全静脉营养、腹腔积液穿刺抽液、中药外敷等。

病情变化：肠梗阻症状无明显好转，复查盆腔及腹腔 CT 提示阴道残端、盆腔腹膜、肝包膜、网膜等多发结节，转移考虑，较前增大；腹腔积液较前增多；腹膜后多发肿大淋巴结，考虑转移（图7-54）。

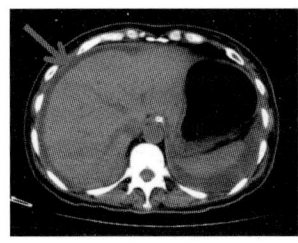
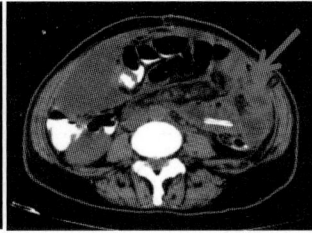
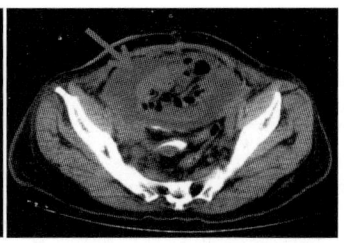

图7-54　2021年8月25日上腹部及盆腔增强CT（扫码查看高清图片）

疗效评价：PD。

3.调整方案

与家属充分沟通后，采用白蛋白紫杉醇周疗+PD-1抑制剂（信迪利单抗200mg，每4周重复，化疗结束后单药维持，每3周重复）。

病情变化：在完成2个周期的治疗后，患者肠梗阻症状明显好转，复查CT腹腔内的病灶较前明显缩小，腹水基本消失。免疫治疗第8个月复查CT提示盆腹腔病灶完全消失（图7-55）。

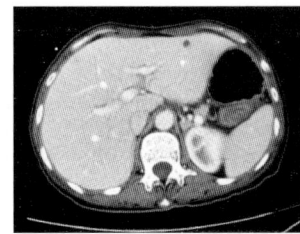
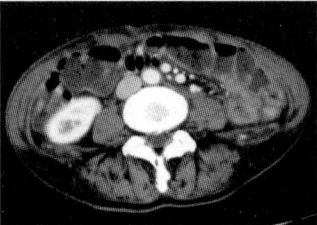
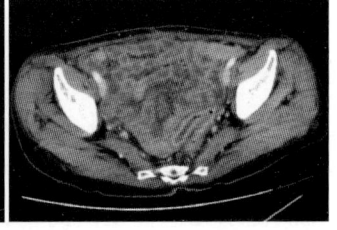

图7-55　2022年4月15日上腹部及盆腔增强CT（扫码查看高清图片）

疗效评价：CR。

（七）免疫微环境检测（第二次手术标本）

GEP分型方法通过对18个基因的表达谱建模，并在肺癌免疫疗效数据集上进行验证，确认cut-off为0.5。当GEP分值<0.5推测对免疫检查点抑制剂单药响应概率较低，反之则较高。

通过对该患者的RNA检测评估其免疫微环境（TME）状态（图7-56），结果显示：该患者的GEP评分为1.0，TME分型为免疫富集/纤维化亚型（IE/F），其具有如下特点：①炎症反应：趋化因子CCL5、CXCL9显著高表达，提示可大量募集免疫细胞浸润；CMKLR1介导抗肿瘤炎症反应；STAT1高表达，提示炎症因子转录活跃；②T细胞浸润：NKG7，由CD4/CD8阳性T细胞表达；CD27在记忆性淋巴细胞表达，在该例患者中表达上调，提示 T 细胞浸润；③抗原递呈：HLA-E，HLA-DRB1 与 PSMB10 表达上调，提示抗原提呈活跃；④存在免疫检查点表达：CD276（PD-L2）在该病例表达，提示解除 PD-L1/PD-L2 与 PD-1 互作；可进一步增强免疫细胞对肿瘤的杀伤作用。

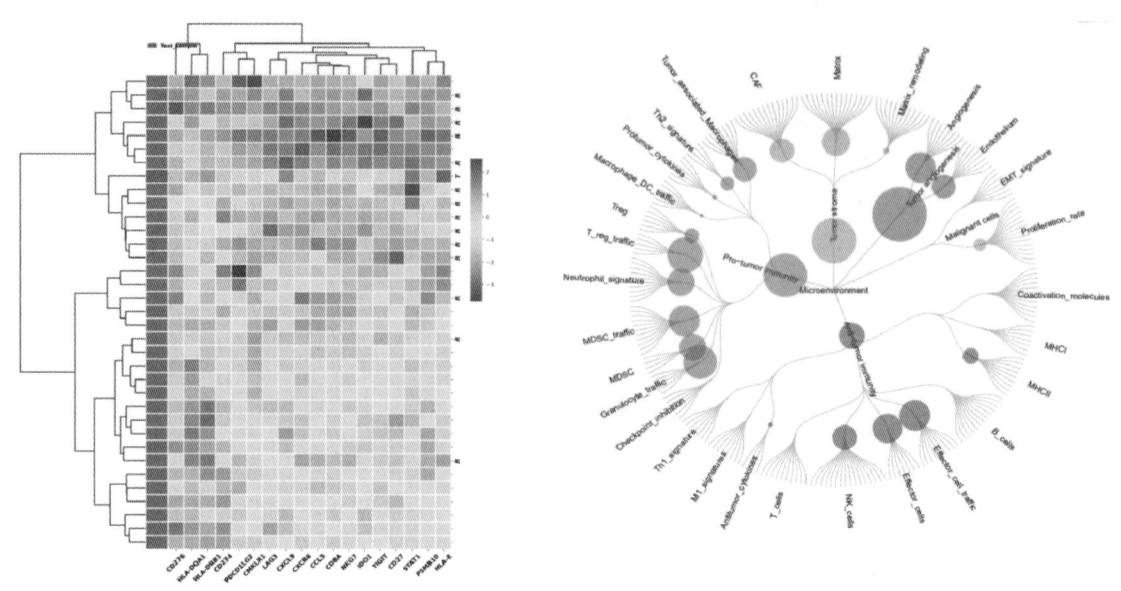

图 7-56　TME 分型为免疫富集 / 纤维化亚型（IE/F）

（八）病例小结

（1）卵巢透明细胞癌，一线化疗 3 次出现铂抵抗，持续肠梗阻；

（2）白蛋白紫杉醇周疗 2 程后"疾病进展"；

（3）基因检测提示无适合靶向药物，免疫相关检测提示"无效"；

（4）经化疗联合 PD-1 抑制剂后肿瘤"完全缓解"；

（5）通过免疫微环境检测证实患者肿瘤为"免疫富集型（热肿瘤）"。

（九）病案点评

卵巢透明细胞癌约占所有卵巢上皮性癌的 10%，在亚洲人群中这一比例相对更高，在日本人中高达 25%~30%。这种细胞类型被认为和卵巢的子宫内膜异位有关，有报道卵巢透明细胞癌合并子宫内膜异位症的比例高达 51%。

一般认为，卵巢透明细胞癌在生物学行为方面和常见的高级别浆液性癌不同。其早期的预后较好，但一旦复发或转移，其预后往往更差，相较其他细胞类型死亡风险高达 1.65 倍。晚期透明细胞癌患者的平均生存期只有 10.2 月，而高级别浆液性腺癌一般在 4 年以上。在 GOG 的 12 项研究中，其 PFS 和 OS 均明显低于高级别浆液性癌。这可能和其对化疗相对不敏感有关，有报道含铂化疗的敏感度仅为 20%~50%。

卵巢透明细胞癌在分子病理方面有别于高级别浆液性癌。首先在病理形态学方面，通常可见透明和嗜酸性细胞，基质透明化，背景常可见子宫内膜异位症；其次在免疫组化方面，通常表现为 Napsin A（+）、HNF1β（+）、WT1（-）、ER（-）。ARID1A 和 PIK3CA 的突变非常常见，分别为 50% 左右。除此之外，TP53（8.5%~21.6%）、BRCA（2.1%~6%）、同源重组修复缺陷（28%）和高级别浆液性腺癌亦有很大不同。

卵巢透明细胞癌在免疫治疗方面效果较好，这可能和其 MSI-H 以及 PD-L1 阳性率较高有关（本例患者未见这些标志物改变）。2015 年日本的一项 Ⅱ 期临床研究中 20 例铂耐药复发卵巢癌接受 Nivolumab 单药治疗，两例获得完全缓解，其中一例为卵巢透明细胞癌。在 KEYNOT-100 研究中，采用 Pembrolizumab 治疗铂耐药复发卵巢癌，总体人群的有效率仅为 8%，但其中的透明细胞癌的有效率为 15.8%。该研究的日本人群亚组分析显示，卵巢透明细胞癌的有效率高达 33.3%。因此，目前对于卵巢透明细胞癌建议做基因检测，特别是免疫治疗相关的各项指标如：MSI/dMMR、TMB、PD-L1，结果阳性者往往提示可能从免疫治疗获益。

该患者在一线含铂化疗期间病情进展，提示为原发性铂抵抗（以上基因谱中 BRAF、PIK3CB 突变和 KRAS 扩增等提示原发耐药主要驱动变异）。这一点在其基因表达谱中也得到了验证，患者 BRAF、PIK3CB 突变和 KRAS 扩增等均提示原发铂耐药可能。但在二线化疗失败、基因检测结果提示无靶向治疗可用，以及免疫相关检测提示免疫治疗无效的情况下，尝试性使用 PD-1 抑制剂获得完全缓解，显示该患者对免疫治疗有效。这说明传统的免疫治疗相关检测可能不足以筛选出所有潜在获益人群。后续通过免疫微环境（TME）检测，我们发现该患者 TME 分型为免疫富集/纤维化亚型（IE/F），提示促肿瘤免疫浸润和抗肿瘤免疫浸润程度都较高，即属于"热肿瘤"，对免疫治疗的响应相对较好，很好地解释了患者免疫治疗获益的原因。

TME 检测是一种新型的免疫治疗检测手段，它通过炎症因子表达谱对肿瘤的免疫微环境进行综合评分。它可将肿瘤分为纤维化免疫富集型、非纤维化免疫富集型、纤维化型、免疫耗竭型四种类型。前两种类型均提示对免疫治疗有效。目前该方法已经应用到肿瘤治疗的各个领域，包括胃癌、食管癌、膀胱癌等。研究显示，TME 检测不仅对于 PD-1 抑制剂，而且对 MAGE-3 疫苗以及细胞免疫治疗的疗效也具预测价值，而且和传统的免疫治疗检测手段部分覆盖，但不完全重叠。

通过该案例的诊治我们发现，目前的常规免疫治疗检测手段存在不足，无法筛查出所有潜在的获益人群，有必要进一步研究以建立更为精准的免疫治疗预测工具，免疫微环境检测有望成为很好的补充。

（闻　强　张英丽）

十五、PD-1抑制剂用于化疗耐药原发卵巢绒癌的治疗

（一）病例一般情况介绍

患者，女，28岁。

（二）病史

1. 现病史

患者于2020年11月无明显诱因出现阴道点滴流血，淋漓不尽，由于量少，未在意。2020年12月11日行妇科B超未见明显异常，给予妇炎消胶囊对症治疗，症状未见缓解。2021年1月9日开始出现阴道鲜红色流液伴有血块样组织排出伴间歇性下腹隐痛，量未超过月经未在意。2021年1月23日再次行阴道超声提示，右侧附件混合性占位（大小约$10.7cm^3 \times 9.9cm^3$），血HCG提示>200000 IU/L。2021年1月25日以"盆腔肿物待查"于外院住院治疗。入院后CT检查提示：盆腔占位性病变（大小约$14.3cm^3 \times 13.6cm^3 \times 12.4cm^3$，双肾双输尿管轻度积水扩张，双侧微量胸腔积液，副脾可能，脑部CT检查未见异常。盆腔核磁提示：右附件区富血供囊实性占位病灶大小约（$8.7cm^3 \times 10.9cm^3 \times 11.3cm^3$），考虑滋养细胞肿瘤，绒癌可能。预稀释血HCG示：226 559 IU/L。于2021年2月2日在全麻下行"经腹右侧附件切除术+阑尾切除术+盆腔粘连松解术+双侧输尿管支架置入术"，术中见：腹腔内血性腹水约500ml，网膜与肠管、盆壁粘连，锐性分离粘连，见附件区有一约$15cm^3 \times 18cm^3 \times 18cm^3$的暗红色囊实性占位肿物，表面可见肿瘤组织突破包膜，周围与乙状结肠、网膜、子宫后壁、后腹膜致密粘连。逐行上述手术，术中出血1700 ml。术中快速病理示：卵巢生殖细胞恶性肿瘤。术后给予营养支持、抗凝、抗炎、对症治疗，术后病检结果：右卵巢符合绒毛膜癌，有广泛出血坏死。免疫组化：ER（-），PR（-），PLAP阴性（-），CK/广阳性（+），Vimentin（-），AFP部分阳性，CD34血管阳性（+），ER阴性（-），wT-1阴性，P53阳性（+），CD30阴性（-），KI67阳性率约95%。结合免疫组化，病变符合卵巢绒毛膜癌。（腹水，离心沉淀物）纤维蛋白内可见多量红细胞，少量间皮细胞。

根据术后病理诊断，明确诊断为"右卵巢绒毛膜癌Ⅱ期"，给予化疗：BEP方案6程，BEP方案：顺铂：50mg ivgtt d1-2，博来霉素 3U im d2，依托泊苷：150mg d1-3 化疗。①2021年2月9/10/11日血HCG 58905.6 mIU/ml；②2021年3月3/4/5日血HCG 913.70 mIU/ml；③2021年3月24/25/26日血HCG 52.20 mIU/ml；④2021年4月15/16/17日血HCG 12.70 mIU/ml；⑤2021年5月12/13/14日血HCG 6.20 mIU/ml；⑥2021年6月9/10/11日血HCG 2.80 mIU/ml。此后患者定期复查。

2021年8月4日血HCG 300 mIU/ml，妇科B超示：右侧卵巢切除术后，余未见明显异常。2021年8月10日：血HCG 1778 mIU/ml，上升非常快，考虑肿瘤耐药复发。外院8月11日继续给予BEP方案一程化疗，具体剂量同前。2021年8月16日血HCG 4305 IU/L。妇科B超示：子宫右侧宫角处实性占位灶（大小约1.6cm×1.5cm），双侧附件区未见明显囊实性占位。胸部平扫未见明显异常。考虑肿瘤复发，化疗效果欠佳，为行进一步治疗

来我院。

2. 既往史

既往体健。

3. 家族史

无家族遗传性疾病史，无肿瘤家族史。

4. 入院查体

外阴、宫颈无特殊，子宫常大，盆腔软，未及明确占位病灶。

5. 辅助检查

2021年8月25日盆腔核磁：①术区未见明显异常改变；子宫肌层后壁增厚、内结节并异常强化，提示复发转移灶可能性大（结节大小约1.6cm×1.6cm）。②右侧髂血管旁、盲肠肠周多发淋巴结，并部分肿大；左侧髂血管旁、双侧腹股沟区散在淋巴结。③盆腔少量积液。行骨髓穿刺术：骨髓象分类见红系增生欠活跃，结合临床。完善内生肌酐清除率（20210831）：内生肌酐清除值135.5 ml/min↑。2021年9月3日行宫腔镜检查，镜下见宫颈管内未见异常，宫腔形态规则，宫内膜色粉红，厚约2mm~3mm，双宫角清晰可见，未行子宫内膜诊刮术。患者右侧卵巢绒毛膜癌（ⅡB期），宫肌层后壁提示复发转移灶可能性大（结节大小约1.6cm×1.6cm），2021年9月3日血HCG 981.90 mIU/ml。

（三）治疗方案

1. 化疗

BEP方案（具体药物和剂量用法和前治疗相同）2个疗程。① 2021年9月4/5/6日血HCG 981.90 mIU/ml；② 2021年9月26/27/28日血HCG 281.22 mIU/ml。两程化疗后下降后的HCG再次出现上升，2021年10月26日血HCG 643.57 mIU/ml。

2. 复查CT检查结果

右卵巢绒毛膜癌术后改变；子宫体肌层强化不均匀并后壁肌层结节（后壁肌层可见低密度结节影，边界尚清，大小约1.2cm×1.0cm），右肺下叶后基底段胸膜下小结节（直径小于0.8cm），建议随访；副脾；颈部多发小淋巴结；余未见明显异常。患者血HCG较前上升，子宫肌层病灶未消失，考虑子宫存在耐药病灶，建议行子宫耐药病灶切除，和家属沟通后要求行全子宫切除术，同时更改化疗方案为EP-EMA。

3. 第二次手术

（图7-57）术前1日给与MTX全身静脉化疗，2021-10-29全麻下行"腹腔镜经腹全子宫切除术+腹腔镜单侧输卵管切除术（左侧）+腹腔镜下肠粘连松解术+腹腔镜下盆腔病损切除术（腹盆腔小结节切除）+腹腔镜下卵巢动静脉高位结扎术（右侧）"，术中见：腹膜、肝被膜、双侧结肠旁沟均未见异常，部分大网膜粘连于中腹腹壁，盆腔未见结节病灶，炎性充血，少量淡血性积液。子宫常大，子宫后壁与乙状结肠粘连广泛粘连，探查子宫后壁与乙状结肠粘连区域之间有直径约2cm病灶，膀胱腹膜反折广泛粘连于宫颈前壁峡部，左侧卵巢及输卵管肉眼未见明显病变，右侧卵巢缺如。分离子宫后壁与乙状结肠广泛粘连，见直肠与右侧骶韧带附着子宫处可见直径约2cm的黄色肿瘤结节组织，子宫后壁可见直径约 1cm 蓝紫色病灶凸起，逐行上述手术。手术当天使用亚叶酸钙 25 mg Q6h×4 次肌注解毒（从静脉注射 MTX 开始算起 24 小时给药）；术后第一天（10 月 30 日）予以：依托泊苷 150 mg 静点 + 放线菌素 D 0.5 mg 静推 + 亚叶酸钙 25 mg Q6h×4 次 肌注；术后第二天（10 月 31 日）：依托泊苷 150 mg 静点 + 放线菌素 D 0.5 mg 静推 + 亚叶酸钙 25 mg Q6h×4 次 肌注，化疗过程顺利。术后予以抗炎、补液对症治疗。患者术后恢复良好，术后病检：（全子宫 + 左卵管）子宫浆膜层至肌层可见肿瘤组织，伴坏死，结合免疫组化结果，病变符合绒毛膜癌；可见脉管内癌栓，未见神经侵犯，子宫内膜呈静止期改变，慢性宫颈炎及宫颈内膜炎。（盆腔种植灶）纤维组织内炎细胞及组织细胞浸润，脂肪坏死及异物肉芽肿形成。（上腹膜结节）纤维结缔组织。（盆腔种植灶）纤维组织内炎细胞及组织细胞浸润，伴坏死，未见肿瘤组织。术后同时行组织的基因检测。

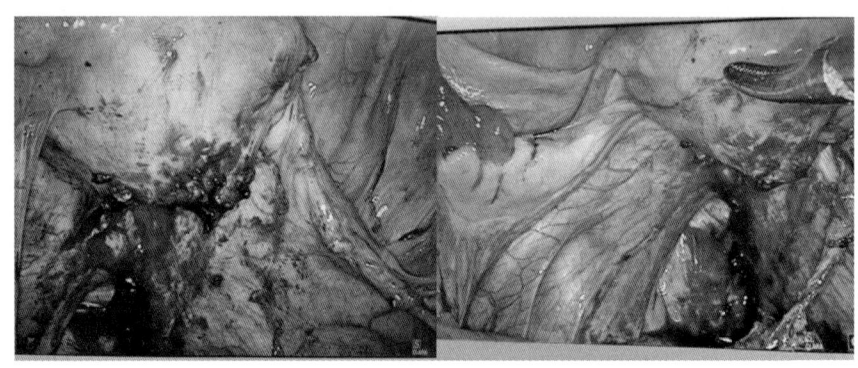

图 7-57　患术中子宫后壁病灶　（扫码查看高清图片）

4. 化疗结果

2021 年 11 月 15/29 日血 HCG 186.91 mIU/ml。EP-EMA 方案化疗 1 个疗程，HCG 继续上升；2021 年 12 月 6 日血 HCG 325.42 mIU/ml。患者出现化疗后的耐药情况，治疗陷入困境。

（四）分子检测诊断结果及解读

基因检测结果：PD-L1（VENTANA SP263）（CPS=100）。

（五）根据分子/基因检测结果分析后的可能治疗方案

建议使用人源化抗 PD-1 单克隆抗体：卡瑞丽珠单抗靶向治疗。

（六）治疗方案调整及疗效评价

1. 方案

2021 年 12 月开始化疗（EP-EMA）+ 靶向药物（卡瑞丽珠单抗）治疗。

2. 病情变化

告知患者靶向治疗的不良反应，患者及家属表示知情。要求使用。2021 年 12 月 07/08/14 日 HCG 325.42 mIU/ml；2021 年 12 月 21/28/29 日 HCG 129.4 mIU/ml；2022 年 1

月 4/11/12 日 HCG 24.6 mIU/ml；2022 年 1 月 18/25/26 日 HCG 4.5 mIU/ml。

3.疗效评价

正常后患者拒绝进一步治疗，此后随访中。目前病情是完全缓解。

（七）病例小结

年轻女性，原发性卵巢绒癌单附件切除术后并六程化疗后，完全缓解 2 个月，盆腔再次出现肿瘤病灶，化疗方案由 BEP 改为 EP-EMA，并联合手术治疗，病情继续进展发展为耐药的原发性绒癌，治疗陷入困境。既往的治疗方式就是再次更改化疗方案，可能仍旧面临化疗疗效欠佳。通过对耐药滋养细胞肿瘤的文献复习，在和患者及家属仔细沟通后，我们进行组织学基因检测：发现 PD-L1（VENTANA SP263）（CPS=100）。随后在化疗中加入了靶向药物卡瑞丽珠单抗经过 4 疗程的治疗，病情完全缓解。

（八）病案点评

耐药妊娠滋养细胞肿瘤，一直是该病死亡的主要原因。PDL-1 是胎儿－母体免疫耐受的重要关键因素。胎盘 PDL-1 与 PD-1 受体的相互作用抑制 T 细胞活性，防止胎儿排斥反应。无论肿瘤组织学或 FIGO 评分如何，几乎所有妊娠滋养细胞肿瘤（GTN）都表达 PDL1。此外，PD-1 阳性免疫细胞不同程度地存在于 GTN 组织中。GTN 中 PD-L1 的强烈表达表明，靶向 PD-1/PDL1 通路的免疫检查点（ICI）可能是对化疗耐药或复发性疾病个体的有效挽救性治疗，使得针对该途径的免疫检查点抑制剂（ICIS）成为 GTN 患者的一种有吸引力的治疗选择。

Huang 等在 2017 年报道 1 例帕博利珠单抗治疗极高危 GTN 患者（Ⅳ期：18 分）取得理想疗效。Ghorani 等报道了 4 例伴肝或脑转移的极高危 GTN 病例采用帕博利珠单抗治疗，3 例完全缓解，1 例因病情进展死亡，所有患者毒副反应均可耐受。向阳研究了卡瑞利珠单抗联合阿帕替尼治疗高危复发的 GTN 患者的有效性和安全性，发现客观反应率为 55%，完全缓解率达 50%。本例患者在联合化疗和手术治疗后出现耐药治疗效果差的情况下，通过组织学基因检测，PD-L1 强阳性表达，联合免疫治疗后取得了完全缓解的临床疗效。

绝大多数 GTN 可通过化疗治愈，针对耐药或复发的难治性 GTN，免疫治疗为其提供了治愈的新选择。随着免疫治疗的兴起，GTN 的免疫治疗研究在不断探索之中，但仍有诸多的问题有待研究，例如免疫治疗的能否单药使用，联合靶向或化疗药物对疗效的增益以及对高危或超高危患者前线使用免疫治疗。如何能使难治性患者更有效的从免疫治疗中获益，建立标准化 GTN 免疫治疗的相关治疗规范，都是需要进一步探索的问题。

（李 莉 马 焱 马尔克亚）

十六、一例胚系 BRCA2 致病突变的卵巢癌肉瘤维持治疗探索

（一）病例一般情况介绍

赵××，女，49岁，怀孕2次，分娩1次。

（二）病史

1. 现病史

2017年8月因"子宫全切术后1+年，下腹坠胀26天"入院治疗。

2. 既往史、个人史

2015年12月患者因"痛经5年，加重半年，发现腹部包块2个月"于我院行"腹腔镜下子宫全切术+右附件切除术+左输卵管切除术"，术中见子宫增大如3个月孕大，子宫前后壁肌壁间见2~4cm肌瘤样结节7枚，右卵巢增大约11cm×10cm，囊液为巧克力样黏稠液体，右输卵管及左附件未见明显异常，术后诊断为：子宫多发肌瘤右卵巢巧克力囊肿盆腔子宫内膜异位症（Ⅲ期中型）。定期复查，未见明显异常。个人史无特殊。

3. 家族史

否认家族遗传倾向的疾病。

4. 体格检查

生命体征正常。全身浅表淋巴结未扪及长大。妇科专科查体：已婚已产式；外阴发育正常；阴道通畅，白带性状正常；宫颈子宫缺如。三合诊：盆腔扪及一直径约10cm包块，与盆侧壁稍有间隙，活动度差。三合诊直肠壁受压，直肠黏膜光滑。余全身体格检查未查见异常。

5. 影像学检查

2017年8月3日阴道彩超：盆腔内查见大小约10.0cm×7.0cm×6.0cm的不均质弱回声团，形态不规则，边界欠清，周边及其内探及血流信号，RI为0.74，团块明显压迫阴道残端，与直肠分界不清（图7-58）。盆腔偏左查见大小约4.3cm×3.5cm×4.6cm的分隔囊性占位，囊液较清亮，囊壁未探及明显血流信号，其旁似见部分左卵巢组织。

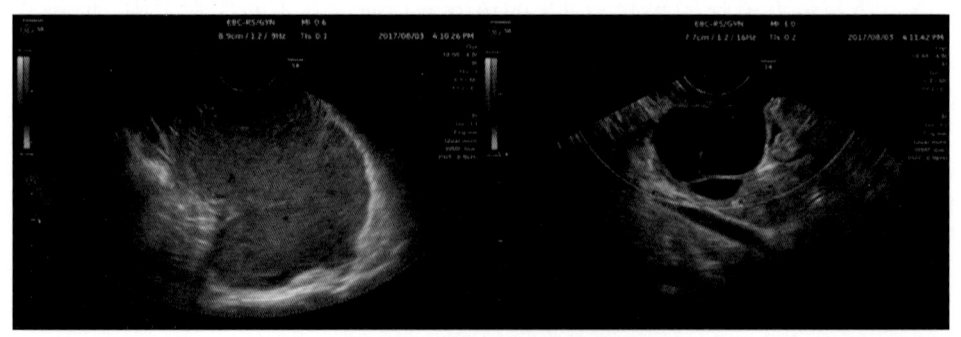

图7-58 患者2017年8月3日阴道彩超图 （扫码查看高清图片）

2017年8月4日腹盆部增强CT：子宫缺如，盆腔右后份见一实性占位，形态欠规则，大小约8.9cm×6.4cm×6.7cm，增强扫描呈明显不均匀性强化，与阴道残端、膀胱后壁及邻近肠壁分界不清（图7-59），下缘与右侧肛提肌分界不清。左附件增厚，可见囊状影，大小约3.4cm×3.4cm×4.7cm，囊壁有强化。

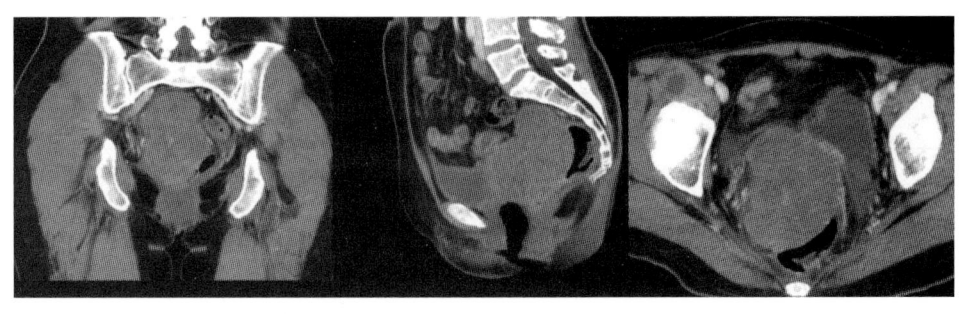

图7-59　患者2017年8月3日CT图　（扫码查看高清图片）

6. 初次诊疗经过

2017年8月10日行"经腹盆腔肿瘤切除＋左卵巢切除＋大网膜切除＋恶性肿瘤细胞减灭术"。因阴道残端肿瘤粘连致密，分离中出血汹涌，术区广泛渗血，止血困难；减瘤程度：R2。术后病理提示：大网膜、左卵巢、盆腹膜结节及阴道直肠隔肿瘤组织为癌肉瘤，癌成分为宫内膜样腺癌，肉瘤成分为子宫内膜间质肉瘤及软骨肉瘤。IHC癌细胞呈：CK7+、CK-P+、EMA-；肉瘤细胞呈：Vim+、CD10+；癌及肉瘤细胞呈：WT-1灶+、ER-、PR-、P53-、caldesmon-、Des-、Ki67阳性率约90%。术后给予紫杉醇联合异环磷酰胺化疗3程，于2017年11月28日再次行"盆腔巨大肿瘤切除术＋大网膜切除＋部分结肠切除吻合术＋中间型肿瘤细胞减灭术"，减瘤程度：R1。以紫杉醇＋异环磷酰胺＋顺铂化疗6程，末次化疗时间：2018年5月29日。RECIST评估：PR。患者定期随诊。

2019年8月22日CA125 38.5U/ml，腹盆部增强CT显示直肠上段左上方、骶前、回盲部、左侧结肠旁沟、结肠脾区、盆腹膜及大网膜多发软组织密度结节及肿块影，可见不均匀强化，较大位于骶前，大小约3.4cm×3.3cm×4.6cm，部分肿块与周围肠道分界不清，提示疾病进展。经MDT讨论，结合既往手术情况，评估手术难以满意缩瘤，给与紫杉醇＋异环磷酰胺＋顺铂联合贝伐珠单抗化疗6程，疾病部分缓解后予以贝伐珠单抗维持治疗5程。后因右下腹剧痛，诊断"阑尾炎"，行"阑尾切除术"，同时切除术区腹膜结节2cm，术后病检：坏疽性阑尾炎，腹膜结节符合癌肉瘤复发。因切口愈合不良，停止抗肿瘤治疗2月。CA125升至333.2 U/ml，患者腹胀、腹痛明显，腹盆增强CT显示肿瘤再次进展。

（三）分子检测结果及解读

将肿瘤组织和外周血样本进行全外显子检测，检测结果如下：

1. 胚系突变

检出1个致病/疑似致病变异（表7-31）。

表 7-31 胚系基因变异检测结果及用药提示

基因	检测结果	丰度/拷贝数/基因型	变异分类	临床意义
BRCA2	exon25 c.9401del.（G3134Afs*29）NM_000059.3	杂合	Ⅰ类	奥拉帕利（敏感，A级） 奥拉帕利+贝伐珠单抗（敏感，A级） 尼拉帕利（敏感，A级） 氟唑帕利（敏感，A级） 帕米帕利（敏感，A级） 鲁卡帕尼（敏感，C级） 他拉唑帕利（敏感，C级）

2. 体细胞变异检测结果

检出 2 个体细胞变异，其中具有临床意义的变异有 0 个，肿瘤发生发展相关变异有 0 个。

3. 免疫检查点抑制剂相关生物标志物

见表 7-32。

表 7-32 免疫检查点抑制剂相关生物标志物检测结果

检测项目	检测结果	证据等级	检测意义
肿瘤突变负荷（TMB）	TMB-L（1.67mut/Mb）	1A	FDA批准帕博丽珠单抗用于治疗肿瘤突变负荷高（TMB-H，≥10mut/Mb）的不可切除或转移性的成人和儿童实体瘤患者
微卫星不稳定性（MSI）	MSS	1A	FDA批准/NCCN指南推荐帕博丽珠单抗用于治疗MSI-H/dMMR的实体瘤，FDA批准/NCCN指南推荐纳武利尤单抗用于治疗MSI-H/dMMR的结直肠癌

本例患者分子检测结果显示患者为胚系 BRCA2 基因 Ⅰ 类变异，根据美国病理协会、美国临床肿瘤学会和美国病理学家协会联合发布的《肿瘤变异解读及报告指南》中的变异分类方法，Ⅰ 类为强临床意义的变异。该患者变异为移码突变，可能形成功能损伤或失活的蛋白，导致肿瘤发生。从多项临床试验的结果分析，该患者能够从 PARP 抑制剂（NCT01078662，NCT03509636，NCT02354586，NCT03333915，NCT02952534，NCT01945775）或 PARP 抑制剂联合贝伐珠单抗（NCT03737643）的治疗中获益。同时，该患者为胚系 BRCA2 突变，其家系发生乳腺癌、卵巢癌、前列腺癌及胰腺癌的风险明显升高，因此建议该患者的一级亲属进行遗传咨询并对该基因进行检测，提前进行疾病预防控制。

（四）治疗方案调整及疗效评价

经与患者及家属充分沟通，患者有胚系 BRCA2 基因 Ⅰ 类变异，可尝试 PARP 抑制剂治疗，但尚无临床研究数据证实癌肉瘤使用PARP抑制剂的有效性。患者充分考虑后，签署超适应症同意书，于2020年10月改为尼拉帕利200mg qd口服治疗。服药1个月后，患者腹胀、腹痛症状显著缓解，CA125迅速下降至正常。患者每3个月进行CT评估，疾病持续缓解。未出现Ⅲ级以上毒副反应。口服尼拉帕利15个月后于2022年2月肿瘤再次进展停用尼拉帕利治疗。后续使用白蛋白紫杉醇联合铂类进行化疗，疾病逐渐缓解。

（五）案例评述

卵巢癌肉瘤是特殊类型的卵巢恶性肿瘤，仅占卵巢癌的1%~4%。肿瘤由高度侵袭性上皮癌和肉瘤组成，本例患者癌的成分为宫内膜样腺癌，肉瘤成分为子宫内膜间质肉瘤及软骨肉瘤。卵巢癌肉瘤预后极差，复发风险高，总生存时间为8~32个月，Ⅲ期5年总生存率为18.2%，Ⅳ期为11.2%。

卵巢癌肉瘤中遗传性肿瘤综合征较为罕见，Carnevali等曾报道了2例患有遗传性肿瘤综合征的卵巢癌肉瘤患者，1例为BRCA1胚系突变的患者，另1例为林奇综合征患者。本例患者携带BRCA2胚系突变，其发病年龄为49岁，相对于卵巢癌肉瘤平均发病年龄65岁，而遗传性肿瘤综合征的患者发病年龄通常提前。因此即便是卵巢癌肉瘤，在年轻患者或者有肿瘤家族史的患者中，也要怀疑遗传性肿瘤综合征的可能。

目前卵巢癌肉瘤的治疗方案主要是从卵巢浆液性上皮癌和子宫癌肉瘤的治疗经验以及小型回顾性研究中借鉴而来。标准治疗仍是全子宫＋双附件切除术＋网膜切除术＋盆腹腔转移灶的切除，能否满意减瘤是预后的关键影响因素；术后以含铂方案的化疗为主，可同时使用贝伐珠单抗。一旦复发，治疗极为棘手。本例患者在复发后采用含铂化疗联合贝伐珠单抗的方案，并采用贝伐单抗进行维持治疗，但是在维持治疗中仍出现了肿瘤进展。患者具有BRCA2胚系突变，PARP抑制剂对于BRCA突变的卵巢癌患者具有后线治疗获益的可能性，但因肿瘤类型为癌肉瘤，且复发组织中已证实具有肉瘤成分，使用PARP抑制剂是否能获益并无循证医学证据支持。医疗组与患者沟通后采用尼拉帕利进行后线治疗，患者疾病缓解达15个月，目前患者仍在积极的姑息治疗中，总生存期已有66个月。目前，一项Ⅱ/Ⅲ期多中心随机对照临床研究（ROCSAN试验，NCT03651206）正在复发转移性卵巢或子宫癌肉瘤的患者中进行，评估抗PD-1抗体联合尼拉帕利、尼拉帕利单药和化疗三个治疗组的疗效，期待该研究的结果能给目前的临床实践提供更科学的指导。

（曾　靖　李清丽）

参考文献

[1] BOKHMAN J V. Two pathogenetic types of endometrial carcinoma [J]. Gynecologic oncology, 1983, 15(1): 10-7.

[2] SUAREZ A A, FELIX A S, COHN D E. Bokhman Redux: Endometrial cancer "types" in the 21st century [J]. Gynecologic oncology, 2017, 144(2): 243-9.

[3] SINGH N, GILKS C B. The changing landscape of gynaecological cancer diagnosis: implications for histopathological practice in the 21st century [J]. Histopathology, 2017, 70(1): 56-69.

[4] KANDOTH C, SCHULTZ N, CHERNIACK A D, et al. Integrated genomic characterization of endometrial carcinoma [J]. Nature, 2013, 497(7447): 67-73.

[5] STENZINGER A, PFARR N, ENDRIS V, et al. Mutations in POLE and survival of colorectal cancer patients--link to disease stage and treatment [J]. Cancer medicine, 2014, 3(6): 1527-38.

[6] LEóN-CASTILLO A, BRITTON H, MCCONECHY M K, et al. Interpretation of somatic POLE mutations in endometrial carcinoma [J]. The Journal of pathology, 2020, 250(3): 323-35.

[7] BRITTON H, HUANG L, LUM A, et al. Molecular classification defines outcomes and opportunities in young women with endometrial carcinoma [J]. Gynecologic oncology, 2019, 153(3): 487-95.

[8] COHRAN V, MANAGLIA E, BRADFORD E M, et al. Epithelial PIK3R1 (p85) and TP53 Regulate Survivin Expression during Adaptation to Ileocecal Resection [J]. The American journal of pathology, 2016, 186(7): 1837-46.

[9] CHEUNG L W, HENNESSY B T, LI J, et al. High frequency of PIK3R1 and PIK3R2 mutations in endometrial cancer elucidates a novel mechanism for regulation of PTEN protein stability [J]. Cancer discovery, 2011, 1(2): 170-85.

[10] CHUNG Y S, WOO H Y, LEE J Y, et al. Mismatch repair status influences response to fertility-sparing treatment of endometrial cancer [J]. American journal of obstetrics and gynecology, 2021, 224(4): 370.e1-.e13.

[11] KURNIT K C, KIM G N, FELLMAN B M, et al. CTNNB1 (beta-catenin) mutation identifies low grade, early stage endometrial cancer patients at increased risk of recurrence [J]. Modern pathology: an official journal of the United States and Canadian Academy of Pathology, Inc, 2017, 30(7): 1032-41.

[12] HUSSEIN Y R, SOSLOW R A. Molecular insights into the classification of high-grade endometrial carcinoma [J]. Pathology, 2018, 50(2): 151-61.

[13] LEóN-CASTILLO A, DE BOER S M, POWELL M E, et al. Molecular

Classification of the PORTEC-3 Trial for High-Risk Endometrial Cancer: Impact on Prognosis and Benefit From Adjuvant Therapy [J]. Journal of clinical oncology : official journal of the American Society of Clinical Oncology, 2020, 38(29): 3388-97.

[14] LATHAM A, SRINivASAN P, KEMEL Y, et al. Microsatellite Instability Is Associated With the Presence of Lynch Syndrome Pan-Cancer [J]. Journal of clinical oncology : official journal of the American Society of Clinical Oncology, 2019, 37(4): 286-95.

[15] URICK M E, BELL D W. Clinical actionability of molecular targets in endometrial cancer [J]. Nature reviews Cancer, 2019, 19(9): 510-21.

[16] ALEXA M, HASENBURG A, BATTISTA M J. The TCGA Molecular Classification of Endometrial Cancer and Its Possible Impact on Adjuvant Treatment Decisions [J]. Cancers, 2021, 13(6):

[17] WORTMAN B G, BOSSE T, NOUT R A, et al. Molecular-integrated risk profile to determine adjuvant radiotherapy in endometrial cancer: Evaluation of the pilot phase of the PORTEC-4a trial [J]. Gynecologic oncology, 2018, 151(1): 69-75.

[18] VAN WEELDEN W J, LALISANG R I, BULTEN J, et al. Impact of hormonal biomarkers on response to hormonal therapy in advanced and recurrent endometrial cancer [J]. American journal of obstetrics and gynecology, 2021, 225(4): 407.e1-.e16.

[19] MILESHKIN L, EDMONDSON R, O'CONNELL R L, et al. Phase 2 study of anastrozole in recurrent estrogen (ER)/progesterone (PR) positive endometrial cancer: The PARAGON trial - ANZGOG 0903 [J]. Gynecologic oncology, 2019, 154(1): 29-37.

[20] SOLIMAN P T, WESTIN S N, IGLESIAS D A, et al. Everolimus, Letrozole, and Metformin in Women with Advanced or Recurrent Endometrioid Endometrial Cancer: A Multi-Center, Single Arm, Phase Ⅱ Study [J]. Clinical cancer research : an official journal of the American Association for Cancer Research, 2020, 26(3): 581-7.

[21] VAN WEELDEN W J, MASSUGER L, PIJNENBORG J M A, et al. Anti-estrogen Treatment in Endometrial Cancer: A Systematic Review [J]. Frontiers in oncology, 2019, 9(359.

[22] TANGEN I L, WERNER H M, BERG A, et al. Loss of progesterone receptor links to high proliferation and increases from primary to metastatic endometrial cancer lesions [J]. European journal of cancer (Oxford, England : 1990), 2014, 50(17): 3003-10.

[23] DONG D, LEI H, LIU D, et al. POLE and Mismatch Repair Status, Checkpoint Proteins and Tumor-Infiltrating Lymphocytes in Combination, and Tumor Differentiation: Identify Endometrial Cancers for Immunotherapy [J]. Frontiers in oncology, 2021, 11(640018.

[24] LE D T, DURHAM J N, SMITH K N, et al. Mismatch repair deficiency predicts response of solid tumors to PD-1 blockade [J]. Science (New York, NY), 2017, 357(6349): 409-13.

[25] MARABELLE A, LE D T, ASCIERTO P A, et al. Efficacy of Pembrolizumab in Patients With Noncolorectal High Microsatellite Instability/Mismatch Repair-Deficient Cancer: Results From the Phase Ⅱ KEYNOTE-158 Study[J]. Journal of clinical oncology : official journal of the American Society of Clinical Oncology, 2020, 38(1): 1-10.

[26] KALINSKY K, HONG F, MCCOURT C K, et al. Effect of Capivasertib in Patients With an AKT1 E17K-Mutated Tumor: NCI-MATCH Subprotocol EAY131-Y Nonrandomized Trial[J]. JAMA oncology, 2021, 7(2): 271-8.

[27] ARORA S, BALASUBRAMANIAM S, ZHANG W, et al. FDA Approval Summary: Pembrolizumab plus Lenvatinib for Endometrial Carcinoma, a Collaborative International Review under Project Orbis[J]. Clinical cancer research : an official journal of the American Association for Cancer Research, 2020, 26(19): 5062-7.

[28] WEDGE S R, KENDREW J, HENNEQUIN L F, et al. AZD2171: a highly potent, orally bioavailable, vascular endothelial growth factor receptor-2 tyrosine kinase inhibitor for the treatment of cancer[J]. Cancer research, 2005, 65(10): 4389-400.

[29] ZIMMER A S, NICHOLS E, CIMINO-MATHEWS A, et al. A phase I study of the PD-L1 inhibitor, durvalumab, in combination with a PARP inhibitor, olaparib, and a VEGFR1-3 inhibitor, cediranib, in recurrent women's cancers with biomarker analyses[J]. Journal for immunotherapy of cancer, 2019, 7(1): 197.

[30] HONG D S, DUBOIS S G, KUMMAR S, et al. Larotrectinib in patients with TRK fusion-positive solid tumours: a pooled analysis of three phase 1/2 clinical trials[J]. The Lancet Oncology, 2020, 21(4): 531-40.

[31] MUSSELMAN K, GLYNN S, MOSQUERA J M, et al. Identification of a therapeutic target using molecular sequencing for treatment of recurrent uterine serous adenocarcinoma[J]. Gynecologic oncology reports, 2019, 28(54-7.

[32] COCCO E, SCALTRITI M, DRILON A. NTRK fusion-positive cancers and TRK inhibitor therapy[J]. Nature reviews Clinical oncology, 2018, 15(12): 731-47.

[33] CHAE Y K, HONG F, VAKLAVAS C, et al. Phase Ⅱ Study of AZD4547 in Patients With Tumors Harboring Aberrations in the FGFR Pathway: Results From the NCI-MATCH Trial (EAY131) Subprotocol W[J]. Journal of clinical oncology : official journal of the American Society of Clinical Oncology, 2020, 38(21): 2407-17.

[34] BARDIA A, MESSERSMITH W A, KIO E A, et al. Sacituzumab govitecan, a Trop-2-directed antibody-drug conjugate, for patients with epithelial cancer: final safety and efficacy results from the phase Ⅰ/Ⅱ IMMU-132-01 basket trial[J]. Annals of oncology : official journal of the European Society for Medical Oncology, 2021, 32(6): 746-56.

[35] YEN T T, WANG T L, FADER A N, et al. Molecular Classification and Emerging Targeted Therapy in Endometrial Cancer[J]. International journal of gynecological pathology : official journal of the International Society of Gynecological Pathologists, 2020, 39(1): 26-

35.

[36] SUNG H, FERLAY J, SIEGEL R L, et al. Global Cancer Statistics 2020: GLOBOCAN Estimates of Incidence and Mortality Worldwide for 36 Cancers in 185 Countries [J]. CA: A Cancer Journal for Clinicians, 2021, 71(3): 209-49.

[37] 王兴国, 徐智阳, 刘淑娟, et al. 肿瘤标志物在卵巢癌诊断中的研究进展[J]. 中国癌症防治杂志, 2022, 14(01): 111-6.

[38] PRAT J. Ovarian carcinomas: five distinct diseases with different origins, genetic alterations, and clinicopathological features[J]. Virchows Archiv: an international journal of pathology, 2012, 460(3): 237-49.

[39] MOUFARRIJ S, DANDAPANI M, ARTHOFER E, et al. Epigenetic therapy for ovarian cancer: promise and progress[J]. Clinical epigenetics, 2019, 11(1): 7.

[40] XIAO X, MELTON D W, GOURLEY C. Mismatch repair deficiency in ovarian cancer -- molecular characteristics and clinical implications[J]. Gynecologic oncology, 2014, 132(2): 506-12.

[41] HSU C Y, BRISTOW R, CHA M S, et al. Characterization of active mitogen-activated protein kinase in ovarian serous carcinomas[J]. Clinical cancer research: an official journal of the American Association for Cancer Research, 2004, 10(19): 6432-6.

[42] ESCOBAR J, KLIMOWICZ A C, DEAN M, et al. Quantification of ER/PR expression in ovarian low-grade serous carcinoma[J]. Gynecologic oncology, 2013, 128(2): 371-6.

[43] MCCONECHY M K, DING J, SENZ J, et al. Ovarian and endometrial endometrioid carcinomas have distinct CTNNB1 and PTEN mutation profiles[J]. Modern pathology: an official journal of the United States and Canadian Academy of Pathology, Inc, 2014, 27(1): 128-34.

[44] SHIBUYA Y, TOKUNAGA H, SAITO S, et al. Identification of somatic genetic alterations in ovarian clear cell carcinoma with next generation sequencing[J]. Genes, chromosomes & cancer, 2018, 57(2): 51-60.

[45] HASHIGUCHI Y, TSUDA H, INOUE T, et al. PTEN expression in clear cell adenocarcinoma of the ovary[J]. Gynecologic oncology, 2006, 101(1): 71-5.

[46] LEDERMANN J A, LUVERO D, SHAFER A, et al. Gynecologic Cancer InterGroup (GCIG) consensus review for mucinous ovarian carcinoma[J]. International journal of gynecological cancer: official journal of the International Gynecological Cancer Society, 2014, 24(9 Suppl 3): S14-9.

[47] ZHANG M, CHEUNG M K, SHIN J Y, et al. Prognostic factors responsible for survival in sex cord stromal tumors of the ovary--an analysis of 376 women[J]. Gynecologic oncology, 2007, 104(2): 396-400.

[48] SHAH S P, KBEL M, SENZ J, et al. Mutation of FOXL2 in granulosa-cell tumors of

the ovary[J]. The New England journal of medicine, 2009, 360(26): 2719-29.

[49] LEUNG D T H, FULLER P J, CHU S. Impact of FOXL2 mutations on signaling in ovarian granulosa cell tumors[J]. The international journal of biochemistry & cell biology, 2016, 72(51-4.

[50] FLEMING N I, KNOWER K C, LAZARUS K A, et al. Aromatase is a direct target of FOXL2: C134W in granulosa cell tumors via a single highly conserved binding site in the ovarian specific promoter[J]. PloS one, 2010, 5(12): e14389.

[51] GOULVENT T, RAY-COQUARD I, BOREL S, et al. DICER1 and FOXL2 mutations in ovarian sex cord-stromal tumours: a GINECO Group study[J]. Histopathology, 2016, 68(2): 279-85.

[52] HERAVI-MOUSSAVI A, ANGLESIO M S, CHENG S W, et al. Recurrent somatic DICER1 mutations in nonepithelial ovarian cancers[J]. The New England journal of medicine, 2012, 366(3): 234-42.

[53] YOUNG R H, WELCH W R, DICKERSIN G R, et al. Ovarian sex cord tumor with annular tubules: review of 74 cases including 27 with Peutz-Jeghers syndrome and four with adenoma malignum of the cervix[J]. Cancer, 1982, 50(7): 1384-402.

[54] CHENG L, ROTH L M, ZHANG S, et al. KIT gene mutation and amplification in dysgerminoma of the ovary[J]. Cancer, 2011, 117(10): 2096-103.

[55] CARDOSO H J, FIGUEIRA M I, SOCORRO S. The stem cell factor(SCF)/c-KIT signalling in testis and prostate cancer[J]. Journal of cell communication and signaling, 2017, 11(4): 297-307.

[56] XIE H, WANG W, QI W, et al. Targeting DNA Repair Response Promotes Immunotherapy in Ovarian Cancer: Rationale and Clinical Application[J]. Front Immunol, 2021, 12(661115.

[57] CHOUCAIR K, MORAND S, STANBERY L, et al. TMB: a promising immune-response biomarker, and potential spearhead in advancing targeted therapy trials[J]. Cancer gene therapy, 2020, 27(12): 841-53.

[58] MORSE C B, ELVIN J A, GAY L M, et al. Elevated tumor mutational burden and prolonged clinical response to anti-PD-L1 antibody in platinum-resistant recurrent ovarian cancer[J]. Gynecologic oncology reports, 2017, 21(78-80.

[59] HANAHAN D. Hallmarks of Cancer: New Dimensions[J]. Cancer discovery, 2022, 12(1): 31-46.

[60] MANDAI M, HAMANISHI J, ABIKO K, et al. Anti-PD-L1/PD-1 immune therapies in ovarian cancer: basic mechanism and future clinical application[J]. International journal of clinical oncology, 2016, 21(3): 456-61.

[61] ODUNSI K. Immunotherapy in ovarian cancer[J]. Annals of oncology : official journal of the European Society for Medical Oncology, 2017, 28(suppl_8): viii1-viii7.

[62] SCHMID B C, OEHLER M K. Improvements in progression-free and overall survival due to the use of anti-angiogenic agents in gynecologic cancers[J]. Current treatment options in oncology, 2015, 16(1): 318.

[63] BURGER R A. Overview of anti-angiogenic agents in development for ovarian cancer[J]. Gynecologic oncology, 2011, 121(1): 230-8.

[64] OZA A M, COOK A D, PFISTERER J, et al. Standard chemotherapy with or without bevacizumab for women with newly diagnosed ovarian cancer (ICON7): overall survival results of a phase 3 randomised trial[J]. The Lancet Oncology, 2015, 16(8): 928-36.

[65] NORQUIST B M, BRADY M F, HARRELL M I, et al. Mutations in Homologous Recombination Genes and Outcomes in Ovarian Carcinoma Patients in GOG 218: An NRG Oncology/Gynecologic Oncology Group Study[J]. Clinical cancer research: an official journal of the American Association for Cancer Research, 2018, 24(4): 777-83.

[66] AGHAJANIAN C, BLANK S V, GOFF B A, et al. OCEANS: a randomized, double-blind, placebo-controlled phase III trial of chemotherapy with or without bevacizumab in patients with platinum-sensitive recurrent epithelial ovarian, primary peritoneal, or fallopian tube cancer[J]. Journal of clinical oncology: official journal of the American Society of Clinical Oncology, 2012, 30(17): 2039-45.

[67] COLEMAN R L, BRADY M F, HERZOG T J, et al. Bevacizumab and paclitaxel-carboplatin chemotherapy and secondary cytoreduction in recurrent, platinum-sensitive ovarian cancer (NRG Oncology/Gynecologic Oncology Group study GOG-0213): a multicentre, open-label, randomised, phase 3 trial[J]. The Lancet Oncology, 2017, 18(6): 779-91.

[68] PUJADE-LAURAINE E, HILPERT F, WEBER B, et al. Bevacizumab combined with chemotherapy for platinum-resistant recurrent ovarian cancer: The AURELIA open-label randomized phase III trial[J]. Journal of clinical oncology: official journal of the American Society of Clinical Oncology, 2014, 32(13): 1302-8.

[69] LEDERMANN J A, EMBLETON A C, RAJA F, et al. Cediranib in patients with relapsed platinum-sensitive ovarian cancer (ICON6): a randomised, double-blind, placebo-controlled phase 3 trial[J]. Lancet (London, England), 2016, 387(10023): 1066-74.

[70] SUN L, YANG M, ZHANG X, et al. Anlotinib combined with etoposide for platinum-resistant recurrent ovarian cancer: A case report[J]. Medicine, 2020, 99(20): e20053.

[71] MOORE K, COLOMBO N, SCAMBIA G, et al. Maintenance Olaparib in Patients with Newly Diagnosed Advanced Ovarian Cancer[J]. The New England journal of medicine, 2018, 379(26): 2495-505.

[72] RAY-COQUARD I, PAUTIER P, PIGNATA S, et al. Olaparib plus Bevacizumab as First-Line Maintenance in Ovarian Cancer[J]. The New England journal of medicine, 2019, 381(25): 2416-28.

[73] GONZÁLEZ-MARTÍN A, POTHURI B, VERGOTE I, et al. Niraparib in Patients with Newly Diagnosed Advanced Ovarian Cancer[J]. The New England journal of medicine, 2019, 381(25): 2391-402.

[74] COLEMAN R L, FLEMING G F, BRADY M F, et al. Veliparib with First-Line Chemotherapy and as Maintenance Therapy in Ovarian Cancer[J]. The New England journal of medicine, 2019, 381(25): 2403-15.

[75] LEDERMANN J, HARTER P, GOURLEY C, et al. Olaparib maintenance therapy in platinum-sensitive relapsed ovarian cancer[J]. The New England journal of medicine, 2012, 366(15): 1382-92.

[76] PUJADE-LAURAINE E, LEDERMANN J A, SELLE F, et al. Olaparib tablets as maintenance therapy in patients with platinum-sensitive, relapsed ovarian cancer and a BRCA1/2 mutation (SOLO2/ENGOT-Ov21): a double-blind, randomised, placebo-controlled, phase 3 trial[J]. The Lancet Oncology, 2017, 18(9): 1274-84.

[77] MIRZA M R, MONK B J, HERRSTEDT J, et al. Niraparib Maintenance Therapy in Platinum-Sensitive, Recurrent Ovarian Cancer[J]. The New England journal of medicine, 2016, 375(22): 2154-64.

[78] COLEMAN R L, OZA A M, LORUSSO D, et al. Rucaparib maintenance treatment for recurrent ovarian carcinoma after response to platinum therapy (ARIEL3): a randomised, double-blind, placebo-controlled, phase 3 trial[J]. Lancet (London, England), 2017, 390(10106): 1949-61.

[79] ARMSTRONG D K, ALVAREZ R D, BACKES F J, et al. NCCN Guidelines Insights: Ovarian Cancer, Version 3.2022[J]. Journal of the National Comprehensive Cancer Network: JNCCN, 2022, 20(9): 972-80.

[80] PUJADE-LAURAINE E, FUJIWARA K, LEDERMANN J A, et al. Avelumab alone or in combination with chemotherapy versus chemotherapy alone in platinum-resistant or platinum-refractory ovarian cancer (JAVELIN Ovarian 200): an open-label, three-arm, randomised, phase 3 study[J]. The Lancet Oncology, 2021, 22(7): 1034-46.

[81] MONK B J, COLOMBO N, OZA A M, et al. Chemotherapy with or without avelumab followed by avelumab maintenance versus chemotherapy alone in patients with previously untreated epithelial ovarian cancer (JAVELIN Ovarian 100): an open-label, randomised, phase 3 trial[J]. The Lancet Oncology, 2021, 22(9): 1275-89.

[82] LIU J F, HEROLD C, GRAY K P, et al. Assessment of Combined Nivolumab and Bevacizumab in Relapsed Ovarian Cancer: A Phase 2 Clinical Trial[J]. JAMA oncology, 2019, 5(12): 1731-8.

[83] STRINGER-REASOR E M, BAKER G M, SKOR M N, et al. Glucocorticoid receptor activation inhibits chemotherapy-induced cell death in high-grade serous ovarian carcinoma[J]. Gynecologic oncology, 2015, 138(3): 656-62.

第七章 妇科肿瘤分子诊断标志物临床应用

[84] TANG M, O'CONNELL R L, AMANT F, et al. PARAGON: A Phase Ⅱ study of anastrozole in patients with estrogen receptor-positive recurrent/metastatic low-grade ovarian cancers and serous borderline ovarian tumors[J]. Gynecologic oncology, 2019, 154(3): 531-8.

[85] Integrated genomic analyses of ovarian carcinoma[J]. Nature, 2011, 474(7353): 609-15.

[86] BEHBAKHT K, SILL M W, DARCY K M, et al. Phase Ⅱ trial of the mTOR inhibitor, temsirolimus and evaluation of circulating tumor cells and tumor biomarkers in persistent and recurrent epithelial ovarian and primary peritoneal malignancies: a Gynecologic Oncology Group study[J]. Gynecologic oncology, 2011, 123(1): 19-26.

[87] LAFKY J M, WILKEN J A, BARON A T, et al. Clinical implications of the ErbB/epidermal growth factor(EGF) receptor family and its ligands in ovarian cancer[J]. Biochimica et biophysica acta, 2008, 1785(2): 232-65.

[88] CIARDIELLO F, TORTORA G. EGFR antagonists in cancer treatment[J]. The New England journal of medicine, 2008, 358(11): 1160-74.

[89] XIA C, DONG X, LI H, et al. Cancer statistics in China and United States, 2022: profiles, trends, and determinants[J]. Chinese medical journal, 2022, 135(5): 584-90.

[90] FERRERA A, VALLADARES W, CABRERA Y, et al. Performance of an HPV 16/18 E6 oncoprotein test for detection of cervical precancer and cancer[J]. International journal of cancer, 2019, 145(8): 2042-50.

[91] LUO R Z, CHEN S L, LI M, et al. HPV E6/E7 mRNA in situ hybridization in endocervical adenocarcinoma: implications for prognosis and diagnosis[J]. Cancer cell international, 2021, 21(1): 643.

[92] WANG J, DONG J, ZHOU Y, et al. Performance of human papillomavirus(HPV) mRNA testing and HPV 16 and 18/45 genotyping combined with age stratification in the triaging of women with ASC-US cytology[J]. Gynecologic oncology, 2022, 164(3): 607-14.

[93] CLARKE M A, GRADISSIMO A, SCHIFFMAN M, et al. Human Papillomavirus DNA Methylation as a Biomarker for Cervical Precancer: Consistency across 12 Genotypes and Potential Impact on Management of HPV-Positive Women[J]. Clinical cancer research: an official journal of the American Association for Cancer Research, 2018, 24(9): 2194-202.

[94] ZHAO X, ZHAO S, HU S, et al. Role of Human Papillomavirus DNA Load in Predicting the Long-term Risk of Cervical Cancer: A 15-Year Prospective Cohort Study in China[J]. The Journal of infectious diseases, 2019, 219(2): 215-22.

[95] CEZAR-DOS-SANTOS F, FERREIRA R S, OKUYAMA N C M, et al. FOXP3 immunoregulatory gene variants are independent predictors of human papillomavirus infection and cervical cancer precursor lesions[J]. Journal of cancer research and clinical oncology, 2019, 145(8): 2013-25.

[96] GIANNOS P, KECHAGIAS K S, BOWDEN S, et al. PCNA in Cervical Intraepithelial Neoplasia and Cervical Cancer: An Interaction Network Analysis of Differentially Expressed Genes[J]. Frontiers in oncology, 2021, 11(779042.

[97] CURTY G, DE CARVALHO P S, SOARES M A. The Role of the Cervicovaginal Microbiome on the Genesis and as a Biomarker of Premalignant Cervical Intraepithelial Neoplasia and Invasive Cervical Cancer[J]. International journal of molecular sciences, 2019, 21(1):

[98] BOKULICH N A, ANIEWSKI P, ADAMOV A, et al. Multi-omics data integration reveals metabolome as the top predictor of the cervicovaginal microenvironment[J]. PLoS computational biology, 2022, 18(2): e1009876.

[99] HUANG X, HE M, PENG H, et al. Genomic profiling of advanced cervical cancer to predict response to programmed death-1 inhibitor combination therapy: a secondary analysis of the CLAP trial[J]. Journal for immunotherapy of cancer, 2021, 9(5):

[100] YU S, LI X, ZHANG J, et al. Development of a Novel Immune Infiltration-Based Gene Signature to Predict Prognosis and Immunotherapy Response of Patients With Cervical Cancer[J]. Frontiers in immunology, 2021, 12(709493.

[101] WANG Y M, QIU J J, QU X Y, et al. Accumulation of dysfunctional tumor-infiltrating PD-1+ DCs links PD-1/PD-L1 blockade immunotherapeutic response in cervical cancer[J]. Oncoimmunology, 2022, 11(1): 2034257.

[102] OIKE T, SEKIGUCHI Y, YOSHIMOTO Y, et al. Mutation Analysis of Radioresistant Early-Stage Cervical Cancer[J]. International journal of molecular sciences, 2021, 23(1):

[103] NILSEN A, HILLESTAD T, SKINGEN V E, et al. miR-200a/b/-429 downregulation is a candidate biomarker of tumor radioresistance and independent of hypoxia in locally advanced cervical cancer[J]. Molecular oncology, 2022, 16(6): 1402-19.

[104] MA Y, ZHANG X, YANG J, et al. Comprehensive Molecular Analyses of a TNF Family-Based Gene Signature as a Potentially Novel Prognostic Biomarker for Cervical Cancer[J]. Frontiers in oncology, 2022, 12(854615.

[105] ZHOU H, WU L, YU L, et al. Identify a DNA Damage Repair Gene Signature for Predicting Prognosis and Immunotherapy Response in Cervical Squamous Cell Carcinoma[J]. Journal of oncology, 2022, 2022(8736575.

[106] ZHOU R, CHEN Z, XIAO Z R, et al. HPV-Related Promoter Methylation-Based Gene Signature Predicts Clinical Prognosis of Patients With Cervical Cancer[J]. Frontiers in oncology, 2021, 11(753102.

[107] DE GEUS V, EWING-GRAHAM P C, DE KONING W, et al. Identifying Molecular Changes in Early Cervical Cancer Samples of Patients That Developed Metastasis[J]. Frontiers in oncology, 2021, 11(715077.

[108] ZHU X, LI S, LUO J, et al. Subtyping of Human Papillomavirus-Positive Cervical Cancers Based on the Expression Profiles of 50 Genes [J]. Frontiers in immunology, 2022, 13 (801639.

[109] CHUNG H C, ROS W, DELORD J P, et al. Efficacy and Safety of Pembrolizumab in Previously Treated Advanced Cervical Cancer: Results From the Phase II KEYNOTE-158 Study [J]. Journal of clinical oncology : official journal of the American Society of Clinical Oncology, 2019, 37(17): 1470-8.

[110] COLOMBO N, DUBOT C, LORUSSO D, et al. Pembrolizumab for Persistent, Recurrent, or Metastatic Cervical Cancer [J]. The New England journal of medicine, 2021, 385(20): 1856-67.

[111] NAUMANN R W, HOLLEBECQUE A, MEYER T, et al. Safety and Efficacy of Nivolumab Monotherapy in Recurrent or Metastatic Cervical, Vaginal, or Vulvar Carcinoma: Results From the Phase I/II CheckMate 358 Trial [J]. Journal of clinical oncology : official journal of the American Society of Clinical Oncology, 2019, 37(31): 2825-34.

[112] DORAN S L, STEVANOVI S, ADHIKARY S, et al. T-Cell Receptor Gene Therapy for Human Papillomavirus-Associated Epithelial Cancers: A First-in-Human, Phase I/II Study [J]. Journal of clinical oncology : official journal of the American Society of Clinical Oncology, 2019, 37(30): 2759-68.

[113] YANG H, ZHANG Y, LIU C, et al. The integration of bevacizumab improves tumor response and survival in patients with refractory cervical cancer treated with radical chemoradiotherapy [J]. Ann Transl Med, 2021, 9(14): 1184.

[114] CHUAI Y, RIZZUTO I, ZHANG X, et al. Vascular endothelial growth factor (VEGF) targeting therapy for persistent, recurrent, or metastatic cervical cancer [J]. The Cochrane database of systematic reviews, 2021, 3(3): Cd013348.

[115] OAKNIN A, FRIEDMAN C F, ROMAN L D, et al. Neratinib in patients with HER2-mutant, metastatic cervical cancer: Findings from the phase 2 SUMMIT basket trial [J]. Gynecol Oncol, 2020, 159(1): 150-6.

[116] THAKER P H, SALANI R, BRADY W E, et al. A phase I trial of paclitaxel, cisplatin, and veliparib in the treatment of persistent or recurrent carcinoma of the cervix: an NRG Oncology Study (NCT#01281852) [J]. Annals of oncology : official journal of the European Society for Medical Oncology, 2017, 28(3): 505-11.

[117] MAURICIO D, ZEYBEK B, TYMON-ROSARIO J, et al. Immunotherapy in Cervical Cancer [J]. Current oncology reports, 2021, 23(6): 61.

[118] LAN C, SHEN J, WANG Y, et al. Camrelizumab Plus Apatinib in Patients With Advanced Cervical Cancer (CLAP): A Multicenter, Open-Label, Single-Arm, Phase II Trial [J]. Journal of clinical oncology : official journal of the American Society of Clinical Oncology, 2020, 38(34): 4095-106.

[119] Makker V, Colombo N, Casado Herráez A, et al. Lenvatinib plus Pembrolizumab for Advanced Endometrial Cancer[J]. N Engl J Med. 2022; 386(5): 437-448.

[120] O'Malley DM, Bariani GM, Cassier PA, et al. Pembrolizumab in Patients With Microsatellite Instability-High Advanced Endometrial Cancer: Results From the KEYNOTE-158 Study[J]. J Clin Oncol.2022; 40(7): 752-761.

[121] Bellone S, Roque DM, Siegel ER, et al. A phase 2 evaluation of pembrolizumab for recurrent Lynch-like versus sporadic endometrial cancers with microsatellite instability[J]. Cancer. 2022; 128(6): 1206-1218.

[122] De Boer SM, Powell ME, Mileshkin L, et al. Adjuvant chemoradiotherapy versus radiotherapy alone for women with high-risk endometrial cancer (PORTEC-3): final results of an international, open-label, multicentre, randomised, phase 3 trial[J]. Lancet Oncol, 2018, 19: 295-309.

[123] Urick ME, Bell DW. Clinical actionability of molecular targets in endometrial cancer[J]. Nat Rev Cancer, 2019, 19(9): 510-521.

[124] Makker V, Rasco D, Vogelzang NJ, et al. Lenvatinib plus pembrolizumab in patients with advanced endometrial cancer: an interim analysis of a multicentre, open-label, single-arm, phase 2 trial[J]. Lancet Oncol, 2019, 20: 711-718.

[125] Marabelle A, Le DT, Ascierto PA, et al. Efficacy of pembrolizumab in patients with noncolorectal high microsatellite instability/mismatch repair-deficient cancer: results from the phase 2 KEYNOTE-158 study[J]. J Clin Oncol, 2020, 38: 1-10.

[126] Marabelle A, Fakih M, Lopez J, et al. Association of tumour mutational burden with outcomes in patients with advanced solid tumours treated with pembrolizumab: prospective biomarker analysis of the multicohort, open-label, phase 2 KEYNOTE-158 study[J]. Lancet Oncol, 2020, 21: 1353-1365.

[127] Azad NS, Gray RJ, Overman MJ, et al. Nivolumab is effective in mismatch repair-deficient noncolorectal cancers: Results from Arm Z1D-A Subprotocol of the NCI MATCH (EAY131) study[J]. J Clin Oncol, 2020, 38: 214-222.

[128] Oaknin A, Tinker AV, Gilbert L, et al. Clinical activity and safety of the anti-programmed death 1 monoclonal antibody dostarlimab for patients with recurrent or advanced mismatch repair-deficient endometrial cancer a nonrandomized phase 1 clinical trial[J]. JAMA Oncol, 2020, 6: 1766-1772.

[129] Bonadona V, Bonaïti B, Olschwang S, et al. Cancer risks associated with germline mutations in MLH1, MSH2, and MSH6 genes in Lynch syndrome[J]. JAMA, 2011, 305(22): 2304-2310.

[130] Onka B, Mohamed DA, Yehouenou RTT, et al. A tumor association to be aware: endometrial cancer and colon cancer in relation to Lynch syndrome[J]. BJR Case Rep, 2022, 8(2): 20210230.

[131] Chao X, Li L, Wu M, et al. Comparison of screening strategies for Lynch syndrome in patients with newly diagnosed endometrial cancer: a prospective cohort study in China[J]. Cancer Commun(Lond), 2019, 39(1): 42.

[132] Marcus L, Lemery SJ, Keegan P, et al. FDA Approval Summary: Pembrolizumab for the Treatment of Microsatellite Instability-High Solid Tumors[J]. Clin Cancer Res, 2019, 25(13): 3753-3758.

[133] Makker V, Colombo N, Casado Herráez A, et al. Study 309-KEYNOTE-775 Investigators. Lenvatinib plus Pembrolizumab for Advanced Endometrial Cancer[J]. N Engl J Med, 2022, 386(5): 437-448.

[134] Morse MA, Overman MJ, Hartman L, et al. Safety of Nivolumab plus Low-Dose Ipilimumab in Previously Treated Microsatellite Instability-High/Mismatch Repair-Deficient Metastatic Colorectal Cancer[J]. Oncologist, 2019, 24(11): 1453-1461.

[135] Post CCB, Westermann AM, Bosse T, et al. PARP and PD-1/PD-L1 checkpoint inhibition in recurrent or metastatic endometrial cancer[J]. Crit Rev Oncol Hematol, 2020, 152: 102973.

[136] Alexandre J, Ray-Coquard I, Joly F. PARP Inhibitor in Advanced Endometrial Carcinoma Beyond BRCA and Related Genetic Mutations[J]. JCO Precis Oncol, 2020, 4: 1025-1026.

[137] Chang A, Liu L, Ashby JM, et al. Recruitment of KMT2C/MLL3 to DNA Damage Sites Mediates DNA Damage Responses and Regulates PARP Inhibitor Sensitivity in Cancer[J]. Cancer Res, 2021, 81(12): 3358-3373.

[138] Simões Corrêa Galendi J, Kautz-Freimuth S, Stock S, et al. Uptake Rates of Risk-Reducing Surgeries for Women at Increased Risk of Hereditary Breast and Ovarian Cancer Applied to Cost-Effectiveness Analyses: A Scoping Systematic Review[J]. Cancers(Basel), 2022, 14(7): 1786.

[139] Cho HY, Kim YB, Park WH, et al. Enhanced Efficacy of Combined Therapy with Checkpoint Kinase 1 Inhibitor and Rucaparib via Regulation of Rad51 Expression in BRCA Wild-Type Epithelial Ovarian Cancer Cells[J]. Cancer Res Treat, 2021, 53(3): 819-828.

[140] Damia G, Broggini M. Cell cycle checkpoint proteins and cellular response to treatment by anticancer agents[J]. Cell Cycle, 2004, 3(1): 46-50.

[141] Jardim DL, Wheler JJ, Hess K, et al. FBXW7 mutations in patients with advanced cancers: clinical and molecular characteristics and outcomes with mTOR inhibitors[J]. PLoS One, 2014, 9(2): e89388.

[142] Fan J, Bellon M, Ju M, et al. Clinical significance of FBXW7 loss of function in human cancers[J]. Mol Cancer. 2022, 21(1): 87.

[143] Lan H, Sun Y. Tumor Suppressor FBXW7 and Its Regulation of DNA Damage Response and Repair[J]. Front Cell Dev Biol, 2021, 9: 751574.

[144] Sari A, Pollett A, Eiriksson LR, et al. Interobserver agreement for mismatch repair protein immunohistochemistry in endometrial and nonserous, nonmucinous ovarian carcinomas [J]. Am J Surg Pathol, 2019, 4(35): 591-600.

[145] Gruber JJ, Afghahi A, Timms K, et al. A phase II study of talazoparib monotherapy in patients with wild-type BRCA1 and BRCA2 with a mutation in other homologous recombination genes[J]. Nat Cancer, 2022, 3(10): 1181-1191.

[146] Makker V, Colombo N, Santin A, et al. Efficacy of next line of therapy after treatment with lenvatinib (LEN) in combination with pembrolizumab (pembro) versus treatment of physician's choice (TPC) in patients (pts) with advanced endometrial cancer (aEC): exploratory analysis of Study 309/KEYNOTE-775[J]. J Clin Oncol, 2022, 40(suppl 16): 5587.

[147] Kulkarni A, Emerson J, Danziger N, et al. Response of mTOR inhibitor associated with mutation of FBXW7 gene identified by comprehensive genomic profiling in cervical squamous cell carcinoma supports additional therapy opportunity for select patients with treatment-refractory, recurrent disease[J]. Gynecologic Oncology, 2020, 159: 166-167.

[148] Villaruz LC, Socinski MA. Temsirolimus therapy in a patient with lung adenocarcinoma harboring an FBXW7 mutation[J]. Lung Cancer, 2014, 83(2): 300-301.

[149] Mavaddat N, Peock S, Frost D, et al. Cancer risks for BRCA1 and BRCA2 mutation carriers: results from prospective analysis of EMBRACE[J]. J Natl Cancer Inst. 2013; 105(11): 812-22.

[150] Shu CA, Pike MC, Jotwani AR, et al. Uterine Cancer After Risk-Reducing Salpingo-oophorectomy Without Hysterectomy in Women With BRCA Mutations[J]. JAMA Oncol. 2016; 2(11): 1434-40.

[151] Daly MB, Pal T, Berry MP, et al. Genetic/Familial High-Risk Assessment: Breast, Ovarian, and Pancreatic, Version 2.2021, NCCN Clinical Practice Guidelines in Oncology[J]. J Natl Compr Canc Netw. 2021; 19(1): 77-102.

[152] Shen K, Yang L, Li FY, et al. Research Progress of PARP Inhibitor Monotherapy and Combination Therapy for Endometrial Cancer[J]. Curr Drug Targets. 2022; 23(2): 145-55.

[153] Matei D, Filiaci V, Randall ME, et al. Adjuvant Chemotherapy plus Radiation for Locally Advanced Endometrial Cancer[J]. N Engl J Med. 2019; 380(24): 2317-26.

[154] Dai Y, Wang J, Zhao L, et al. Tumor Molecular Features Predict Endometrial Cancer Patients' Survival After Open or Minimally Invasive Surgeries[J]. Front Oncol. 2021; 11: 634857.

[155] Armstrong DK, Alvarez RD, Bakkum-Gamez JN, et al. Ovarian Cancer, Version 2.2020, NCCN Clinical Practice Guidelines in Oncology[J]. J Natl Compr Canc Netw. 2021; 19(2): 191-226.

[156] 鹿欣, 姜洁, 李宁, 等. 卵巢癌PARP抑制剂临床应用指南[J]. 现代妇产科进

展.2020;29(05):321-8.

[157] Leung SOA, Konstantinopoulos PA. Advances in the treatment of platinum resistant epithelial ovarian cancer: an update on standard and experimental therapies[J]. Expert Opin Investig Drugs. 2021; 30(7): 695-707.

[158] Xiong Y, Guo Y, Liu Y, et al. Pamiparib is a potent and selective PARP inhibitor with unique potential for the treatment of brain tumor[J]. Neoplasia. 2020; 22(9): 431-40.

[159] T.R. Rebbeck, N. Mitra, F. Wan, et al. Association of type and location of BRCA1 and BRCA2 mutations with risk of breast and ovarian cancer[J]. JAMA. 2015, 313(13): 1347-1361.

[160] Ledermann J, Harter P, Gourley C, et al. Olaparib maintenance therapy in platinum-sensitive relapsed ovarian cancer[J]. N Engl J Med. 2012; 366(15): 1382-1392.

[161] Moore K, Colombo N, Scambia G, et al. Maintenance Olaparib in Patients with Newly Diagnosed Advanced Ovarian Cancer[J]. N Engl J Med. 2018; 379(26): 2495-2505.

[162] 吴焕文, 梁智勇. 基于下一代测序技术的BRCA1/2基因检测指南(2019版)[J]. 中华病理学杂志, 2019, 48(9): 670-677.

[163] Skorda A, Bay ML, Hautaniemi S, et al. Kinase Inhibitors in the Treatment of Ovarian Cancer: Current State and Future Promises[J]. Cancers (Basel). 2022 Dec 19; 14(24): 6257.

[164] Yin X, Bi R, Ma P, Zhang S, et al. Multiregion whole-genome sequencing depicts intratumour heterogeneity and punctuated evolution in ovarian clear cell carcinoma[J]. J Med Genet. 2020 Sep; 57(9): 605-609.

[165] Iida Y, Okamoto A, Hollis RL, et al. Clear cell carcinoma of the ovary: a clinical and molecular perspective[J]. Int J Gynecol Cancer. 2021 Apr; 31(4): 605-616.

[166] Matulonis UA, Shapira-Frommer R, Santin AD, et al. Antitumor activity and safety of pembrolizumab in patients with advanced recurrent ovarian cancer: results from the phase Ⅱ KEYNOTE-100 study[J]. Ann Oncol. 2019 Jul 1; 30(7): 1080-1087.

[167] Gadducci A, Multinu F, Cosio S, et al. Clear cell carcinoma of the ovary: Epidemiology, pathological and biological features, treatment options and clinical outcomes[J]. Gynecol Oncol. 2021 Sep; 162(3): 741-750.

[168] Haidopoulos D, Pergialiotis V, Zachariou E, et al. Maximal Effort Cytoreduction in Epithelial Ovarian Cancer: Perioperative Complications and Survival Outcomes from a Retrospective Cohort[J]. J Clin Med. 2023 Jan 12; 12(2): 622.

[169] Kurman RJ, Shih IeM. The Dualistic Model of Ovarian Carcinogenesis: Revisited, Revised, and Expanded[J]. Am J Pathol. 2016 Apr; 186(4): 733-47.

[170] Gershenson DM, Sun CC, Wong KK. Impact of mutational status on survival in low-grade serous carcinoma of the ovary or peritoneum[J]. Br J Cancer. 2015 Nov 3; 113(9): 1254-8.

[171] Grabowski JP, Harter P, Heitz F, et al. Operability and chemotherapy responsiveness in advanced low-grade serous ovarian cancer. An analysis of the AGO Study Group metadatabase[J]. Gynecol Oncol. 2016 Mar; 140(3): 457-62.

[172] Gershenson DM. Low-grade serous carcinoma of the ovary or peritoneum[J]. Ann Oncol. 2016 Apr; 27 Suppl 1: i45-i49.

[173] Gershenson DM, Miller A, Brady WE, et al. Trametinib versus standard of care in patients with recurrent low-grade serous ovarian cancer(GOG 281/LOGS): an international, randomised, open-label, multicentre, phase 2/3 trial[J]. Lancet. 2022 Feb 5; 399(10324): 541-553.

[174] 中华医学会妇科肿瘤学分会. 妇科肿瘤免疫检查点抑制剂临床应用指南[J]. 协和医学杂志, 2021, 12(06): 854-880.

[175] Gennigens C, Jerusalem G, Lapaille L, et al. Recurrent or primary metastatic cervical cancer: current and future treatments[J]. ESMO Open.2022 Sep 12; 7(5): 100579.

[176] PfaendlerKS, TewariKS. Changing paradigms in the systemic treatment of advanced cervical cancer[J]. Am J Obstet Gynecol, 2016, 214(1): 22-30.

[177] Lima J, Ali Z, Banerjee S. Immunotherapy and Systemic Therapy in Metastatic/Recurrent Endometrial and Cervical Cancers[J]. Clin Oncol(R Coll Radiol). 2021; 33(9): 608-615.

[178] Da Silva DM, Enserro DM, Mayadev JS, et al. Immune Activation in Patients with Locally Advanced Cervical Cancer Treated with Ipilimumab Following Definitive Chemoradiation(GOG-9929)[J]. Clin Cancer Res. 2020; 26(21): 5621-5630.

[179] YangW, LuYP, YangYZ, et al. Expressions of programmed death(PD)-1 and PD-1 ligand(PD-L1)in cervical intraepithelial neoplasia and cervical squamous cell carcinomas are of prognostic value and associated with human papillomavirus status[J]. J Obstet Gynaecol Res, 2017, 43(10): 1602-1612.

[180] Saeed M, Faisal SM, Akhtar F, et al. Human Papillomavirus Induced Cervical and Oropharyngeal Cancers: From Mechanisms to Potential Immuno-therapeutic Strategies[J]. Curr Drug Metab. 2020; 21(3): 167-177.

[181] 中华医学会妇科肿瘤学分会. 妇科肿瘤免疫检查点抑制剂临床应用指南[J]. 协和医学杂志, 2021, 12(06): 854-880.

[182] 尹博, 丁鉴夷, 杨美琴, 等. 宫颈癌的相关免疫治疗及进展[J]. 国际妇产科学杂志, 2021, 48(06): 628-633.

[183] Greenwald RJ, et al.The B7 family revisited[J]. Annu Rev Immunol.2005, 23: 515-48.

[184] Okazaki T, et al.PD-1 immunoreceptor inhibits B cell receptor-mediated signaling by recruiting src homology 2-domaincontaining tyrosine phosphatase 2 to phosphotyrosine[J]. Proc Natl Acad Sci USA.2001, 98: 13866-71.

[185] Thompson RH, et al.PD-1 is expressed by tumor-infiltrating immune cells and is associated with poor outcome for patients with renal cell carcinoma[J]. Clin Cancer Res.2007, 13: 1757-61.

[186] Gao Q, et al.Overexpression ofPD-L1 significantly associates with tumor aggressiveness and postoperative recurrence inhuman hepatocellular carcinoma[J]. Clin Cancer Res.2009, 15: 971-9

[187] Hamanishi J, et al.Programmed cell death 1 ligand 1 and tumor-infiltrating CD8+T lymphocytes areprognostic factors of human ovarian cancer[J]. Proc Natl Acad Sci USA.2007, 104: 3360-5.

[188] Mu CY, et al.High expression of PD-L1 in lung cancer may contribute to poor prognosis and tumor cells immune escape throughsuppressing tumor infiltrating dendritic cells maturation[J].Med Oncol.2011, 28: 682-8.

[189] Liotta F, et al.Frequency of regulatory T cells in peripheral blood and in tumour-infiltrating lymphocytes correlates with poorprognosis in renal cell carcinoma[J]. BJU Intern.2010, 107: 1500.

[190] Mannherz O, Mertens D, Hahn M, et al. Functional screening for proapoptotic genes by reverse transfection cell array technology[J]. Genomics. 2006 May; 87(5): 665-72.

[191] Chen YC, Huang RL, Huang YK, et al. Methylomics analysis identifies epigenetically silenced genes and implies an activation of β-catenin signaling in cervical cancer[J]. Int J Cancer. 2014 Jul 1; 135(1): 117-27.

[192] Tian X, Wang X, Cui Z, et al. A Fifteen-Gene Classifier to Predict Neoadjuvant Chemotherapy Responses in Patients with Stage IB to IIB Squamous Cervical Cancer[J]. Adv Sci(Weinh). 2021 Mar 18; 8(10): 2001978.

[193] Lapresa M, Parma G, Portuesi R, et al. Neoadjuvant chemotherapy in cervical cancer: an update[J]. Expert Rev Anticancer Ther 2015, 15(10): 1171-1181.

[194] Xu G, Chen J, Wang G, et al. Resveratrol Inhibits the Tumorigenesis of Follicular Thyroid Cancer via ST6GAL2-Regulated Activation of the Hippo Signaling Pathway[J]. Mol Ther Oncolytics. 2020 Jan 10; 16: 124-133.

[195] Cheng J, Wang R, Zhong G, et al. ST6GAL2 Downregulation Inhibits Cell Adhesion and Invasion and is Associated with Improved Patient Survival in Breast Cancer[J]. Onco Targets Ther. 2020 Jan 29; 13: 903-914.

[196] HOWITT B E, KELLY P, MCCLUGGAGE W G. Pathology of Neuroendocrine Tumours of the Female Genital Tract[J]. Curr Oncol Rep, 2017, 19(9): 59.

[197] CHAN J K, LOIZZI V, BURGER R A, et al. Prognostic factors in neuroendocrine small cell cervical carcinoma: a multivariate analysis[J]. Cancer, 2003, 97(3): 568-74.

[198] GARDNER G J, REIDY-LAGUNES D, GEHRIG P A. Neuroendocrine tumors of the gynecologic tract: A Society of Gynecologic Oncology (SGO) clinical document[J].

Gynecol Oncol, 2011, 122(1): 190-8.

[199] TEMPFER C B, TISCHOFF I, DOGAN A, et al. Neuroendocrine carcinoma of the cervix: a systematic review of the literature[J]. BMC Cancer, 2018, 18(1): 530.

[200] Gibbs J, Mei S, Economos K, et al. Clinicopathologic features, incidence, and survival trends of gynecologic neuroendocrine tumors: a SEER database analysis[J]. Am J Obstet Gynecol. 2019 Jul; 221(1): 53.e1-53.e6.

[201] Prodromidou A, Phelps DL, Pergialiotis V, et al. Clinicopathological characteristics and survival outcomes of patients with large cell neuroendocrine carcinoma of the uterine cervix: A systematic review and meta-analysis[J]. Eur J Obstet Gynecol Reprod Biol. 2022 Mar; 270: 212-220.

[202] Siegel RL, Miller KD, Jemal A. Cancer statistics, 2020[J]. CA Cancer J Clin. 2020; 70(1): 7-30.

[203] Reid BM, Permuth JB, Sellers TA. Epidemiology of ovarian cancer: a review[J]. Cancer Biol Med. 2017; 14(1): 9-32.

[204] Oliver KE, Brady WE, Birrer M, et al. An evaluation of progression free survival and overall survival of ovarian cancer patients with clear cell carcinoma versus serous carcinoma treated with platinum therapy: an NRG oncology/gynecologic oncology group experience[J]. Gynecol Oncol. 2017; 147(2): 243-249.

[205] Okamoto A, Glasspool RM, Mabuchi S, et al. Gynecologic Cancer InterGroup (GCIG) consensus review for clear cell carcinoma of the ovary[J]. Int J Gynecol Cancer. 2014; 24(9 Suppl 3): S20-5.

[206] Pearce CL, Templeman C, Rossing MA, et al. Association between endometriosis and risk of histological subtypes of ovarian cancer: a pooled analysis of case-control studies[J]. Lancet Oncol. 2012; 13(4): 385-394.

[207] Prat J. Ovarian carcinomas: five distinct diseases with different origins, genetic alterations, and clinicopathological features[J]. Virchows Arch. 2012; 460(3): 237-249.

[208] Rice MS, Hankinson SE, Tworoger SS. Tubal ligation, hysterectomy, unilateral oophorectomy, and risk of ovarian cancer in the Nurses' health studies[J]. Fertil Steril. 2014; 102(1): 192-8e3.

[209] Enomoto T, Aoki D, Hattori K, et al. The first Japanese nationwide multicenter study of BRCA mutation testing in ovarian cancer: CHARacterizing the cross-sectionaL approach to ovarian cancer geneTic TEsting of BRCA (CHARLOTTE)[J]. Int J Gynecol Cancer. 2019; 29(6): 1043-1049.

[210] Ishibashi H, Takano M, Miyamoto M, et al. Role of endometriosis as a prognostic factor for post-progression survival in ovarian clear cell carcinoma[J]. Mol Clin Oncol. 2017; 7(6): 1027-1031

[211] Paik ES, Kim T-J, Choi CH, et al. Clinical outcomes of patients with clear cell and

endometrioid ovarian cancer arising from endometriosis [J]. J Gynecol Oncol. 2018; 29 (2): e18.

[212] Junzo Hamanishi, Masaki Mandai, Takafumi Ikeda, et al. Safety and Antitumor Activity of Anti-PD-1 Antibody, Nivolumab, in Patients With Platinum-Resistant Ovarian Cancer [J]. J Clin Oncol. 2015; 33 (34): 4015-4022.

[213] Matulonis UA, Shapira-Frommer R, Santin AD, et al. Antitumor activity and safety of pembrolizumab in patients with advanced recurrent ovarian cancer: results from the phase Ⅱ KEYNOTE-100 study [J]. Ann Oncol. 2019; 30 (7): 1080-1087.

[214] Michael S Rooney, Sachet A Shukla, Catherine J Wu, et al. Molecular and genetic properties of tumors associated with local immune cytolytic activity [J]. Cell. 2015; 160 (1-2): 48-61.

[215] Dung T Le, Jennifer N Uram, Hao Wang, et al. PD-1 Blockade in Tumors with Mismatch-Repair Deficiency [J]. N Engl J Med. 2015; 372 (26): 2509-2520.

[216] Matthew D Hellmann, Tavi Nathanson, Hira Rizvi, et al. Genomic Features of Response to Combination Immunotherapy in Patients with Advanced Non-Small-Cell Lung Cancer [J]. Cancer Cell. 2018; 33 (5): 843-852.e4.

[217] Alexander Bagaev, Nikita Kotlov, Krystle Nomie, et al. Conserved pan-cancer microenvironment subtypes predict response to immunotherapy [J]. Cancer Cell. 2021; 39 (6): 845-865.e7.

[218] 向阳, 蒋芳. 妊娠滋养细胞肿瘤药物治疗研究进展 [J]. 中国实用妇科与产科杂志, 2020, 36 (1): 25-28.

[219] You B, Bolze PA, Lotz JP, et al. Avelumab in patients with gestational trophoblastic tumors with resistance to single-agent chemotherapy: cohort A of the TROPHIMMUN Phase Ⅱ Trial [J]. J Clin Oncol, 2020, 38 (27): 3129-3137.

[220] Huang M, Pinto A, Castillo RP, et al. Complete serologic response to Pembrolizumab in a woman with chemoresistant metastatic choriocarcinoma [J]. J Clin Oncol, 2017, 35 (27): 3172-3174.

[221] Ghorani E, Kaur B, Fisher RA, et al. Pembrolizumab is effective for drug-resistant gestational trophoblastic neoplasia [J]. Lancet, 2017, 390 (10110): 2343-2345.

[222] Cheng HY, Zong L, Kong Y, et al. Camrelizumab plus apatinib in patients with high-risk chemorefractory or relapsed gestational trophoblatic neoplasis (CAP 01): a single-arm, openlabel, phase 2 trial [J]. Lancet Oncol, 2021, 22 (11): 1609-1617.

[223] 李克敏, 尹如铁. 高危妊娠滋养细胞肿瘤的治疗, 中国实用妇科与产科杂志, 2022, 38 (7): 691-693.

[224] 程红燕, 向阳. 妊娠滋养细胞肿瘤的免疫治疗 [J]. 中国实用妇科与产科杂志, 2022, 38 (7): 693-696.

[225] 苏昊, 冯凤芝. 难治性滋养细胞肿瘤的治疗 [J]. 中国实用妇科与产科杂志,

[226] Zhao SJ, Muyayalo KP, Luo J, et al.Next generation of immune checkpoint molecules in maternal-fetal immunity[J].Immunol Rev, 2022, 308(1): 40-54.

[227] Zong L, Zhang M, Wang W, et al. PD-L1, B7-H3 and VISTA are highly expressed in gestational trophoblastic neoplasia[J]. Histopathology, 2019, 75(3): 421-430.

[228] 程红燕, 杨隽钧, 赵峻, 等. PD-1抑制剂治疗耐药复发妊娠滋养细胞肿瘤的初步探讨[J]. 中华妇产科杂志, 2020, 55(6): 390-394.

[229] George EM, Herzog TJ, Neugut AI, et al. Carcinosarcoma of the ovary: Natural history, patterns of treatment, and outcome[J]. Gynecol Oncol, 2013, 131: 42-45.

[230] Patnayak R, Jena A, Prakash J, et al. Primary carcinosarcoma of ovary an unusual tumor case report with review of literature[J]. J Basic Clin Reprod Sci, 2015, 4: 39.

[231] Jain V, Pundir S, Sekhon R, et al. Carcinosarcoma of the Ovary: A Single-Institute Experience with Surgical Cytoreduction and Platinum-Based Chemotherapy[J]. J Gynecol Surg, 2019, 35: 224-231.

[232] Lu CH, Chen IH, Chen YJ, et al. Primary Treatment and Prognostic Factors of Carcinosarcoma of the Ovary, Fallopian Tube, and Peritoneum: A Taiwanese Gynecologic Oncology Group Study[J]. Int J Gynecol Cancer, 2014, 24: 506-512.

[233] Carnevali IW, Cimetti L, Sahnane N, et al. Two Cases of Carcinosarcomas of the Ovary Involved in Hereditary Cancer Syndromes[J]. Int J Gynecol Pathol, 2017, 36: 64-70.

[234] Berton-Rigaud D, Devouassoux-Shisheboran M, Ledermann JA, et al. Gynecologic Cancer InterGroup (GCIG) consensus review for uterine and ovarian carcinosarcoma[J]. Int J Gynecol Cancer, 2014, 24: S55-60.

[235] Debuquoy C, Romeo C, Vanacker H, et al. Rare ovarian tumors: an update on diagnosis and treatment[J]. Int J Gynecol Cancer, 2020; 30: 879-887.

第八章 其他瘤种的分子诊断标志物典型应用案例

第一节 概 述

临床上少见肿瘤其实并不少见。相比于常见肿瘤的诊治多以充分的循证医学证据为基础，临床上相对少见肿瘤的诊治往往缺乏相关循证学证据的指导，因而诊治规范相对缺乏，但是少见肿瘤的规范诊治，特别是个体化的精准诊治不能忽视。

前面几个章节展示了呼吸系统、消化系统及乳腺恶性肿瘤等精准诊治病例，都是临床上最为常见的几大肿瘤，其中肺癌、乳腺癌和胃癌是我国最常见的三大恶性肿瘤，由于其发病率高，相关临床研究广为开展，其相关诊断与治疗相比其他较为少见的恶性肿瘤更为成熟与规范。相比之下，虽然发病低，少见肿瘤在临床上其实并不少见。关于少见肿瘤或者罕见肿瘤，主要是指临床中少见的肿瘤类型，根据发病率高低进行定义，但目前尚缺乏统一标准。有中国专家将年发病率 2.5/100 000 以下定为罕见肿瘤。尽管单种罕见肿瘤发病数量较少，但罕见肿瘤由于种类繁多，其总数并不低，我国每年发病约 56 万例，占全部肿瘤的 14.2%。本章节以纳入罕见肿瘤或常见肿瘤的少见亚型肿瘤为主，在此统称为少见肿瘤。

据 2022 年 2 月国家癌症中心发布的最新中国癌症报告数据显示，皮肤黑色素瘤、软组织肉瘤、神经内分泌瘤、胆囊癌、口腔癌、睾丸癌、骨肿瘤等众多瘤种都属于罕见肿瘤，而随着分子分型的进一步发展，如 MSI-H、Braf 突变、BRCA1/2 突变各种亚型都是常见肿瘤中的少见亚型，纳入了常见肿瘤中的少见亚型后，少见肿瘤在临床上将越来越不鲜见，临床医生不得不更多地关注少见肿瘤的诊治，而由于少见肿瘤往往会缺乏相应的诊治规范，个体化的精准诊治就显得尤其重要。少见肿瘤的精准诊治主要包括精准诊断与精准治疗两个方面。

1. 精准诊断

精准诊断是基础。精准诊断包含了两层涵义：准确的诊断和精确的分型。

首先，准确的诊断，是所有肿瘤诊治的基础。少见肿瘤发病率低且临床表现复杂，易导致误诊误治。过去被临床上称为"金标准"的形态学病理诊断模式已发展成为形态 –

免疫组化-分子病理相结合的综合诊断模式,为肿瘤患者实施个体化的治疗提供重要的依据。少见肿瘤的临床和病理诊断相较常见肿瘤难度更大,甚至在分子病理应用于临床前,常常被误诊或被归类为另一种常见肿瘤。比如,FH缺陷型肾细胞癌(FH-deficiency renal cell carcinoma,FH-RCC)就经历了从2016年前被归入Ⅱ型乳头状肾细胞癌,直到2016年以遗传性平滑肌瘤病肾癌综合征相关性肾细胞癌(HLRCC-associated renal cell carcinoma)成为WHO肾脏肿瘤分类中的独立亚型,再到最新的2022新版WHO肾脏肿瘤分类中将FH胚系或体系突变导致的肾细胞癌统称为FH缺陷型肾细胞癌(FH-RCC)。在尚未发现FH基因缺陷之前,多数FH-RCC被描述为乳头状肾细胞癌Ⅱ型,少部分情况下被诊断为集合管癌或未分类肾细胞癌。在形态学上,FH-RCC主要与乳头状肾细胞癌Ⅱ型、易位性肾细胞癌、集合管癌、髓样癌等类型进行鉴别。随着FH、2SC等蛋白的免疫组化检测及FH基因检测的开展,对FH-RCC的精准诊断做出了重要贡献,进而为后续的精准治疗提供了重要的依据。再比如,软组织肉瘤是一大类少见的恶性肿瘤,诊断上首先需要进行组织学分型,软组织肉瘤有100多种不同的组织学亚型,准确地诊断软组织肉瘤并不容易,临床上往往需要形态-免疫组化-分子病理相结合的综合诊断模式才能得出更为精准的肉瘤诊断,从而指导后续治疗。

其次,精确的分型,是肿瘤精准治疗的前提。在准确地做出临床诊断后,进一步地精确分型也十分重要。即便是同一个病理类型的肿瘤,它们往往有各种不同的分子分型,进而提出"同病异治"的概念。由于少见肿瘤本身治疗药物选择性就少,因此往往更需要进一步地精确分子分型,以更有效的指导后续的药物治疗等。

2. 精准治疗

精准治疗是目的。相比于常见肿瘤的治疗药物相对丰富,如肺癌中最常见的腺癌,治疗药物包括了多种化疗药、EGFR/ALK/ROS1/RET/MET等多种靶向药、免疫治疗以及ADC药物等,且多有很好的疗效,而少见肿瘤往往可选择的治疗药物十分匮乏,因此精准治疗显得尤其的可贵。主要由于少见肿瘤发病率低,临床上难以开展单病种的大型临床研究,因此在精准医疗的前进道路上难免远远落后于常见肿瘤。根据"异病同治、同病异治"的理念,少见肿瘤的治疗可以参考其他常见肿瘤分子分型的治疗模式,或许能获得可喜的疗效,进而让更多的少见肿瘤患者从精准诊疗中获益。

本章节以聚焦临床上相对少见的肿瘤为主,探索其精准诊断与精准治疗,主要包括有恶性黑色素瘤、神经内分泌肿瘤、软组织肉瘤、脑胶质瘤、少见的泌尿系统肿瘤、少见的血液系统肿瘤及罕见的家族遗传相关性肿瘤等。希望通过以下病例的分享,能够拓宽临床医生对少见肿瘤在诊断与治疗上的认识,进而提高诊治疗效,改善患者预后,延长患者生存。

(胡 炯 王理伟)

第二节 临床应用案例分析

一、高肿瘤突变负荷（TMB-H）晚期肺大细胞神经内分泌癌患者 抗 PD-1 免疫精准治疗

1. 一般情况介绍

患者，男，58岁。

2. 病史

（1）现病史：患者 2020 年 12 月自觉背部肿物，按压有疼痛，遂至东莞市人民医院就诊，完善胸片检查提示：①右侧第 7-9 肋骨腋侧段骨折；②左下肺野内带心影重叠处点状致密影。彩超提示：背部肋骨距体表 10mm 探及椭圆低回声包块，大小约 71mm×26mm×39mm，包绕肋骨，骨皮质回声中断；背部肋骨实性占位，考虑：恶性肿瘤（转移性？）并肋骨破坏可能。遂行 B 超引导下肿物穿刺活检，术后病理提示：（背部肿物穿刺组织）倾向大细胞神经内分泌癌。考虑为神经内分泌癌，遂于 2021 年 1 月至我院就诊。

（2）家族史：无家族遗传性疾病史。

（3）入院查体：心肺腹查体无明显异常，全身未扪及明显肿大淋巴结，双下肢无水肿。

（4）影像学检查

1）2021-01-14 我院胸腹盆 CT：左侧 9-11 后肋处、右侧第一肋骨头 - 上纵隔及右侧肺门处肿块，右侧锁骨下、纵隔及左侧肺门肿大淋巴结，考虑恶性肿瘤性病变并淋巴结转移（见图 8-1）。

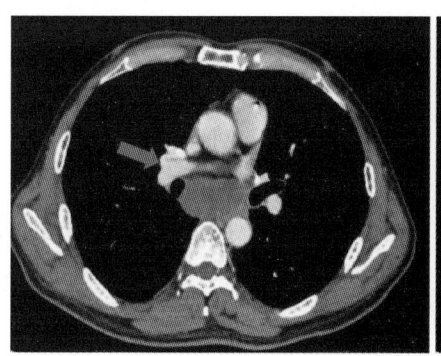
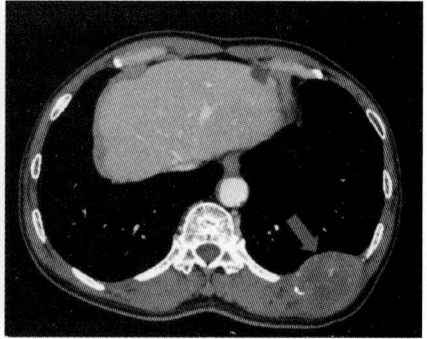

图 8-1　我院 2021-01-14 胸腹盆 CT 影像图　（扫码查看高清图片）

2）2021-01-15 我院全身 18F-FDG PET-CT：右肺上叶支气管近肺门处软组织肿物，代谢活跃，考虑恶性肿瘤（结合外院病理，可符合神经内分泌癌）；右侧锁骨上窝、纵隔（2R、3A、4R、4L、5、6、7 组）、胸骨右旁（内乳区）多发淋巴结转移，糖代谢活跃；左侧

第10后肋骨质破坏并周围软组织肿物形成,代谢活跃,考虑骨转移(见图8-2)。

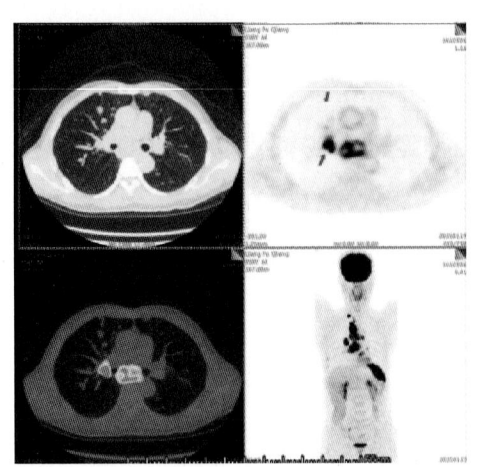
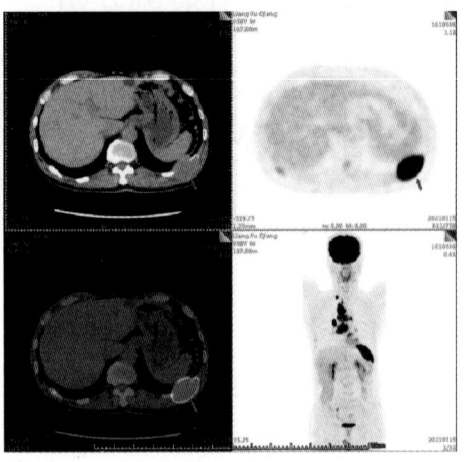

图8-2 我院2021-01-15全身^{18}F-FDG PET-CT影像图 (扫码查看高清图片)

3. 病理诊断

2021-01-20我院会诊外院病理玻片(背部肿物穿刺组织),原单位免疫组化结果:异型细胞CK(+),CD56(+),Syn(+),CgA(+),EMA(+),Villin(+),TTF-1少数弱(+),CEA部分(+),CK7部分(+),CK18部分(+),CK19部分(+),NapsinA(-),Vimentin(-),CK20(-),CK5/6(-),P40(-),Ki-67约90%(+)。原单位原位杂交结果:异型细胞EBER(-)。我科加做免疫组化结果:异型细胞CDX-2(-),SSTR2(-),MGMT(-),肿瘤间质内见数个CD8阳性细胞(热点区3个/HPF)。结合HE形态及免疫组化结果,病变符合低分化癌,考虑为神经内分泌癌,大细胞型,请结合临床病史及影像学检查排除转移性可能。

4. 临床诊断

结合影像学及病理学检查,诊断为:肺大细胞神经内分泌癌,伴淋巴结及骨多发转移,cTXN1M1,Ⅳ期。

5. 分子检测诊断结果及解读

见图8-3及表8-1。

(1) TP53基因及RB1基因共突变:常见于分化差的高级别神经内分泌肿瘤中,往往与肿瘤细胞快速生长,广泛转移相关,提示预后较差。其中,有临床试验数据提示,携带TP53突变的患者对免疫检查点抑制剂治疗可能有更好的临床获益。

(2) POLD1基因突变:携带POLD1突变的实体瘤患者使用免疫检查点抑制剂治疗可能延长总生存期,是预测免疫检查点抑制剂有效的潜在生物标志物。

(3) 微卫星不稳定性(Microsatellite Instability,MSI):是指基因组碱基突变频率高于正常组织的一种状态,通常表现为微卫星片段重复次数的不正常减少或增加。MSI的状态与肿瘤的发生密切关联。MSI-H型的晚期实体瘤对于免疫检查点抑制剂治疗具有显著疗效,而 MSI-L 提示对免疫检查点抑制剂治疗可能耐药。

(4)程序性死亡配体-1(Programmed death-ligand 1, PD-L1):有研究表明,PD-L1 与神经内分泌肿瘤分级相关,分级越高,PD-L1 表达水平越高。一般来说,PD-L1 表达水平越高,患者从免疫检查点抑制剂获益概率越大。

(5)CD8+ 肿瘤浸润 T 淋巴细胞(tumor-infiltrating lymphocytes, TILs):研究发现, CD8+ TILs 数量越多与肿瘤预后良好密切相关,且与免疫检查点抑制剂疗效正相关。

(6)肿瘤突变负荷(Tumor Mutational Burden, TMB):肿瘤的体细胞突变数量越多, 形成的新生抗原就越多。因此 TMB 越高,最后能够被 T 细胞识别的新生抗原产生也越多。 研究表明,TMB 可用于预测实体瘤患者对于免疫检查点抑制治疗疗效。相比于 TMB 低患者,TMB 高的患者从免疫检查点抑制剂获益概率越大。

(7)HLA 杂合性缺失(HLA loss of heterozygosity, HLA LOH):HLA LOH 与无 HLA 杂合性缺失相比,HLA 多样性降低,HLA 编码产物的表达下降,以致不能有效地激活特异性 CD8+ CTL,从而影响抗原呈递,使肿瘤细胞无法被有效识别及杀伤,最终可能导致肿瘤细胞的免疫逃避。因此,HLA LOH 往往提示对免疫检查点抑制剂治疗耐药。

6. 治疗方案及疗效评价

自 2021 年 1 月 23 日开始予 EP(Etoposide and Platinum)方案化疗,联合免疫检查点抑制剂 PD-1 单抗治疗。3 程化疗联合免疫治疗后,于 2021 年 4 月 15 日行胸腹盆 CT 复查提示:(与 2021 年 1 月 14 日 CT 相比)左侧 9-11 后肋处肿块较前增大(由 60mm×39mm 增大至 78mm×53mm),右侧第一肋骨头-上纵隔及右侧肺门处肿块较前缩小(由 56mm×33mm 缩小至 46mm×26mm),右侧锁骨下、纵隔及左侧肺门肿大淋巴结较前相仿。总体评估肿瘤呈现差异性反应。

1.3 检测结果概览	
体细胞变异	共 27 个体细胞变异,其中 4 个具有明确或潜在临床意义
具有临床意义变异	*TP53* C275F *RB1* c.1695+1G>T *POLD1* G155Wfs*9 *RB1* Y403*
其他生物标志物	MSI MSI-L 5.07 % PD-L1 TPS <1 % CD8TILs low 7.12 psc/mm^2 TMB TMB-H 16.77 Muts/Mb TNB TNB-L <0.5 Neos/Mb HLA LOH 强阳性

图 8-3 基因检测报告

表 8-1 基因检测诊断结果及解读

基因	核苷酸变化	氨基酸变化	染色体	基因亚区	转录本	变异类型	突变丰度或拷贝数	变异等级	FDA/NMPA 批准患者癌种		FDA/NMPA 批准其他癌种		药物证据等级
									可能敏感	可能耐药	可能敏感	可能耐药	
TP53	c.824G>T	p.Cys275Phe	17	exon8	NM_000546.5	missense_variant	74.27%	II类	无	无	Wee1 抑制剂，PD-1 抑制剂	无	3C
RB1	c.1695+1G>T	无	13	intron17	NM_000321.2	splice_donor_variant	50.11%	II类	无	无	无	CDK4/6 抑制剂，PD-1 抑制剂	R2
RB1	c.1209T>G	p.Tyr403Ter	13	exon12	NM_000321.2	stop_gained	27.58%	II类	无	无	无	CDK4/6 抑制剂	R2
POLD1	c.461dup	p.Gly155TrpfsTer9	19	exon4	NM_002691.4	frameshift_variant	43.52%	II类	无	无	PD-1 抑制剂	无	3C

备注：药物证据等级参考 OncoKB 分类标准。

7. 本案例述评

从以上分析可以看出，本案例存在 TP53 基因及 RB1 基因共突变，这可能是介导大细胞神经内分泌癌恶性生物学行为的驱动突变，导致肿瘤进展并出现全身多处淋巴结转移及骨转移。根据 2022 NCCN 指南提出，对于 TMB-H（> 10 Muts/Mb）的神经内分泌肿瘤患者，可以尝试免疫检查点抑制剂 PD-1/PD-L1 单抗的治疗。目前针对肺大细胞神经内分泌癌相关的研究较少，其治疗方案主要参考小细胞肺癌。在针对晚期小细胞肺癌的三期临床试验中，相比单纯 EP 方案化疗，PD-1 单抗（Pembrolizumab）或 PD-L1 单抗（Atezolizumab）联合 EP 化疗可显著延长患者无进展生存期（Progression-free survival，PFS）并改善预后。据此，2022 版小细胞肺癌 NCCN 指南推荐，EP 方案联合免疫治疗可作为晚期小细胞肺癌的一线治疗方案。在肺大细胞神经内分泌癌中，EP 方案联合免疫治疗也值得借鉴及进一步探索。该患者基因检测报告提示 TMB-H（16.77 Muts/Mb），且具有与免疫治疗获益相关的 TP53 和 POLD1 基因突变，因此具有免疫治疗的指征。经过 PD-1 单抗联合化疗的综合治疗方案后，肿瘤呈现出差异性反应，部分肿瘤增大而部分肿瘤缩小，这个案例提示了神经内分泌肿瘤的复杂异质性，不同部位病灶对治疗方案呈现不同的反应。在精准医学发展的大环境下，未来我们还需要进行更多更全面的基因表型和肿瘤生物学行为及肿瘤耐药相关的机制研究，以开发更多针对神经内分泌肿瘤的新型有效的靶向药。

（刘　曼　陈　洁）

二、高肿瘤突变负荷高级别胰腺神经内分泌瘤化疗联合免疫精准治疗

1. 一般情况

患者，女，32 岁，否认肿瘤家族史

2. 病史

（1）现病史：2018 年 5 月 23 日体检发现胰尾占位。于 2018 年 5 月 28 日当地医院行胰体尾 + 脾切除术。术后病理：胰腺神经内分泌肿瘤，G3，肿瘤大小 3.8cm×2.5cm，切缘阴性，淋巴结 0/6 枚转移，免疫组见 CgA+，Syn+，Ki-67 约 30%。后于中山大学附属第一医院就诊。手术病理会诊结果：胰腺神经内分泌瘤，G3，瘤细胞 CK+，CgA 弥漫 +，Syn 弥漫 +，CDX2+，CK20-，CK7-，CA19-9-，Ki-67 30%，SSTR2 散在少数细胞 +，MGMT 弥漫 +，VEGFR2 弥漫 +。查 18F-FDG-PET/CT 及 68Ga-SSA-PET/CT 提示：腹腔及腹膜后多发淋巴结转移，生长抑素受体弱表达，糖代谢轻度增高。于 2018 年 6 月开始口服卡培他滨 + 替莫唑胺（CAPTEM）方案化疗至 2019 年 5 月停药。后定期随访。2020 年 10 月复查 CT 提示腹腔及腹膜后淋巴结较前增大。于 2020 年 10 月 28 日开始再次口服 CAPTEM 方案化疗至 2021 年 10 月停药。2021 年 11 月复查 CT 提示腹腔及腹膜后淋巴结较前缩小。后患者每 3 个月定期随访复查。2022 年 5 月患者自觉左侧锁骨上淋巴结进行性肿大伴疼痛。2022 年 7 月复查 18F-FDG-PET/CT 及 68Ga-SSA-PET/CT 提示全身多发淋巴结肿大，

生长抑素低表达，糖代谢异常增高。

（2）查体：神志清楚，发育正常，步入病房，查体配合。左侧颈部可扪及皮下肿块，大小约3cm×4cm，边界清，伴压痛，活动度差。其余查体未见明显异常。

（3）影像学检查：2022年7月18F-FDG-PET/CT及68Ga-SSA-PET/CT显示胰腺神经内分泌肿瘤术后，全身多发淋巴结转移，FDG高代谢，SSTR低表达（图8-4及图8-5）。

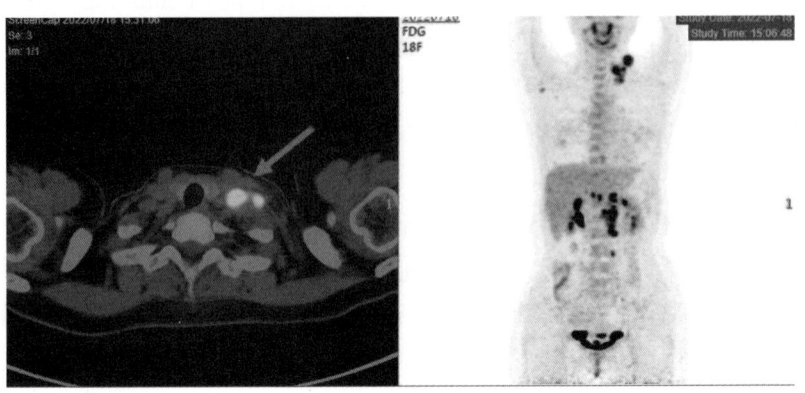

图8-4　18F-FDG-PET/CT图像

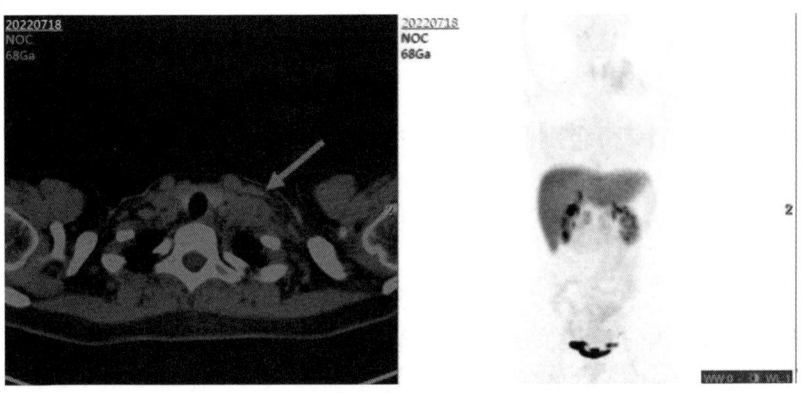

图8-5　68Ga-SSA-PET/CT图像

3. 病理诊断

2022年7月左颈部淋巴结活检病理为神经内分泌瘤转移，AE1/AE3+，CDX2+，Syn+，CgA部分+，CD56+，INSM1+，Ki-67 30%。

4. 分子检测结果及解读

（1）分子检测结果见表8-2。

（2）检测结果分析

1）在各类多种肿瘤组织都有PD-L1蛋白的高表达，目前已在乳腺癌、肺癌、食管癌、胃癌、结直肠癌、甲状腺癌等实体瘤中检测到PD-L1的表达。通过检测PD-L1的表达情况，可以预测实体瘤患者使用免疫检查点抑制剂（immune checkpoint inhibitors, ICIs）PD-1/PD-L1 的疗效。一般来说，PD-L1 表达水平越高，患者从 PD-1/PD-L1 获益概率越大。

表 8-2 分子检测结果

免疫相关基因检测指标	结果
PD-L1	TPS<1%
PD-L1	CPS 3
MSI	低 8.82%
TMB	高 59.88Muts/Mb
CD8TILs	低 60.12pcs/mm^2

2）CD8+T 细胞数量越多与多种癌种例如非小细胞肺癌、肝细胞癌、肾癌等的预后良好密切相关。此外，在黑色素瘤、非小细胞肺癌，膀胱癌等癌种中，CD8+ T 细胞高密度与 PD-1/PD-L1 疗效正相关。

3）肿瘤突变负荷（Tumor Mutation Burden，TMB）可用于预测实体瘤患者对于 PD-1/PD-L1 治疗疗效。相对于 TMB 低患者，TMB 高的患者从 PD-1/PD-L1 获益概率越高。

4）MSI-H 型的晚期实体瘤对于 PD-1/PD-L1 治疗具有显著疗效。

5. 治疗方案调整及疗效评价

根据患者 TMB 的检测结果，2022 年 8 月起调整为 XELOX 方案 + 免疫治疗。具体为：奥沙利铂 150mg D1+ 卡培他滨 早 1.0g，晚 1.5g D1-14+PD-1 单抗 240mg d1, Q3W。8 周期后疗效评估 PR（图 8-6 及 8-7），后采用 PD-1 单抗 240mg Q3W 单药维持治疗。

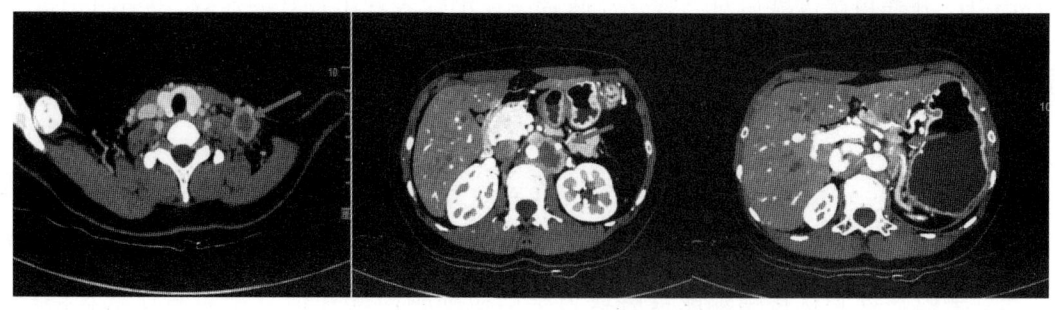

图 8-6 2022-07 患者治疗前增强 CT 图像

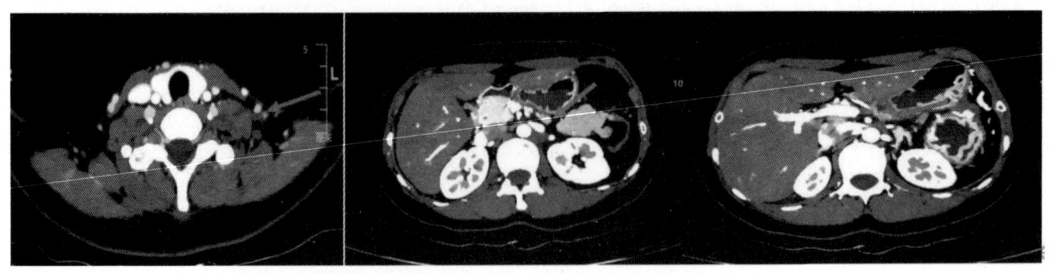

图 8-7　2023-2 患者治疗 8 周期后 CT 影像

本案例述评　该例患者为进展期 G3 级胰腺神经内分泌瘤（neuroendocrine tumor, NET），卡培他滨联合替莫唑胺的 CAPTEM 方案是目前指南推荐用于 Ki-67<55% 的 G3 级 NET 的一线化疗方案。该患者对 CAPTEM 方案治疗敏感，但回顾性文献显示，替莫唑胺治疗时间超过 12 个月后，出现继发性血液系统肿瘤，如急性白血病或骨髓增生异常综合征的几率将升高。因此，该患者在第一次使用 CAPTEM 治疗 12 个疗程肿瘤稳定后进入了随访观察，18 个月后肿瘤出现进展，患者进入了第二轮 CAPTEM 方案化疗，12 个疗程肿瘤稳定后再次进行了随访观察。6 个月后患者肿瘤出现了快速进展。胰腺 NET 在多次进展后可能出现瘤瘤转换，同时文献报道在胶质瘤患者中采用替莫唑胺治疗后可能会诱导肿瘤高突变负荷（TMB-H）。因此，在二次进展后，该患者重新进行了转移灶的病理活检评估，确认了肿瘤暂未出现瘤瘤转化，其次患者的基因检测结果提示了 TMB-H。肿瘤组织内的 PD-L1 的表达水平、高度微卫星不稳定（Microsatellite Instability-High, MSI-H）和 TMB-H，被认为是筛选免疫治疗可能获益的指标。NCCN 指南推荐对于 TMB>10Mut/Mb 的 G3 级 NET 患者可尝试 PD-1 单抗治疗。因此，该患者后续调整治疗方案为二线化疗同时联合 PD-1 单抗治疗，并在 8 个周期的治疗后出现了 PR。临床上大部分 NET 为免疫冷肿瘤，并且在目前临床研究的证据中免疫单药治疗高级别 NET 的疗效有限。因此，免疫治疗在 NET 中的应用仍处于临床探索阶段。该患者在 2 轮 CAPTEM 治疗后表现出了 TMB-H，并在再次进展后对二线化疗联合免疫治疗表现出较好的疗效，提示了 TMB-H 在 NET 免疫治疗疗效预测中的作用以及替莫唑胺诱导肿 TMB 升高的可能，为免疫治疗在 NET 中的应用提供了新的治疗思路。

（梁赟　陈洁）

三、基因筛查确认移植输尿管肿块为早幼粒细胞肉瘤并指导靶向治疗获长期缓解

1. 一般情况介绍

患者，男性，24 岁。

2. 病史

（1）现病史：2015 年 3 月，肾移植 6 个月后，出现渐进性少尿，血肌酐 267μmol/L，

CT检查发现右下腹移植输尿壁增厚梗阻。行"输尿管肿块切除 + 输尿管膀胱再植术",病理提示"移植肾输尿管肿物"小细胞性恶性肿瘤,倾向髓细胞肉瘤,免疫组化提示 LCA(-)、CD10(-)、CD3(-)、CD5(-)、CD79a(-)、bcl-2(+)、PAX-5(-)、Ki67(60%+)、CD20(-)、CD21(-)、CD23(-)、CD138(-)、MUM-1(-)、Kappa(-)、Lamda(-)、CyclinD1( )、CK(-)、Vim(+)、MPO(+)、CD56(-)、TdT(-)、SMA(+)、PG-M1(-)、HMB45(-)、CD99(+)、TIA-1(-)。市内会诊:HE 形态学及原单位免疫组化标记结果,符合髓细胞肉瘤。术后患者回当地,未进一步诊治。4 个月后患者再度出现少尿,下肢浮肿。腹部 CT 检查,发现右下腹移植输尿管肿块复发,为进一步诊治,转入血液科。

(2)家族史:否认肿瘤家族史。

(3)入院查体:神志清楚,体型消瘦,头面部皮肤多发痤疮样病灶,右下腹手术伤口干洁,无皮损和触痛,下肢轻度浮肿,余无殊。

(4)影像学检查:2015 年 8 月,PET/CT 提示,移植输尿管局部增厚伴 FDG 代谢轻度增高(SUVmax2.4),考虑复发性可能性大,膀胱充盈欠佳,膀胱壁 FDG 代谢未见异常增高;骨盆骨及双侧股骨多发骨质密度稍高影伴 FDG 代谢轻度增高(SUVmax 2.3-2.6),考虑肿瘤累及;右下腹壁手术入路软组织增厚,FDG 代谢增高(SUVmax3.5),不能除外肿瘤可能。头面部多处皮肤及皮下 FDG 代谢增高(SUVmax3.5-7.5),考虑炎症可能。

3. 分子检测诊断结果及解读

入院检查骨髓细胞学、活检、流式和染色体,均提示正常范围,但髓系肿瘤相关的突变基因和融合基因筛查,发现 PML/RARα 基因重排弱阳性。取先前输尿管髓样肉瘤标本,进行荧光原位杂交(fluorescence in situ hybridization, FISH)检测,也发现 PML/RARα 重排阳性。进而通过短串联重复序列(short tandem repeat, STR)分析输尿管肉瘤组织和患者外周血 DNA,发现两者非同源,提示早幼粒细胞肉瘤为供者来源。

早幼粒细胞白血病/视黄酸受体-α(PML/RARα)融合基因是急性早幼粒细胞白血病(APL)的主要分子学特征,可由 15 和 17 号染色体易位产生,即 t(15;17)。编码的融合蛋白长期以来一直被视为 RARα 信号传导的转录抑制因子,以干扰骨髓分化。早幼粒细胞肉瘤指肿瘤性的早幼粒细胞侵犯骨髓以外的组织或器官中并增殖形成瘤样肿块,少数情况下可孤立发生而骨髓不受累。

4. 治疗方案调整及疗效评价

患者经维甲酸联合三氧化二砷诱导缓解后,继以 5 疗程序贯巩固,同步调整雷帕霉素单药抗移植物排异治疗。随访至今 7 年余,患者未再检出 PML/RARα 基因,肾功能始终正常。有趣的是,同一供者的另一位移植肾受者至今尚未出现早幼粒细胞肿瘤的表现。

5. 本案例述评

肾移植是肾功能衰竭患者的重要治疗手段,但术后 20 年内,30% 肾移植受者死于恶性肿瘤。极少数肿瘤由供者直接传播而来,据统计实体器官供者传播的肿瘤发生率为 0.01%。临床上髓系肉瘤根据髓细胞分化程度,有不同的亚型,肾移植供者来源的早幼粒细胞肉瘤极罕见,目前仅见 2 篇个案报道,所报道的患者肉瘤治疗期间均因强化疗导致再次肾衰竭而切除移植肾。我们报道的这位患者通过白血病相关基因谱筛查,确认髓细胞肉瘤为早幼粒细胞型，骨髓细胞学检查提示骨髓未受累，染色体也可能因为受累的分裂期肿瘤细胞极少而未能检测出 t(15;17)，这些也符合供者来源肿瘤的种植性特征。早幼粒细胞内含大量的嗜天青颗粒，一旦释放入血，容易诱发严重的纤溶亢进，严重出血，导致患者死亡。传统细胞毒药物的联合化疗容易导致大量早幼粒性白血病细胞崩解，诱导治疗期死亡率高达90%。目前，全反式维甲酸（ATRA）联合三氧化二砷（ATO），靶向PML/RARα融合基因，通过诱导分化和凋亡的协同机制，治疗急性早幼粒细胞白血病安全有效，5年生存率大于90%。本例患者采用不含细胞毒药物的分子靶向治疗，获得了极好的临床转归，体现了精准诊治的价值。

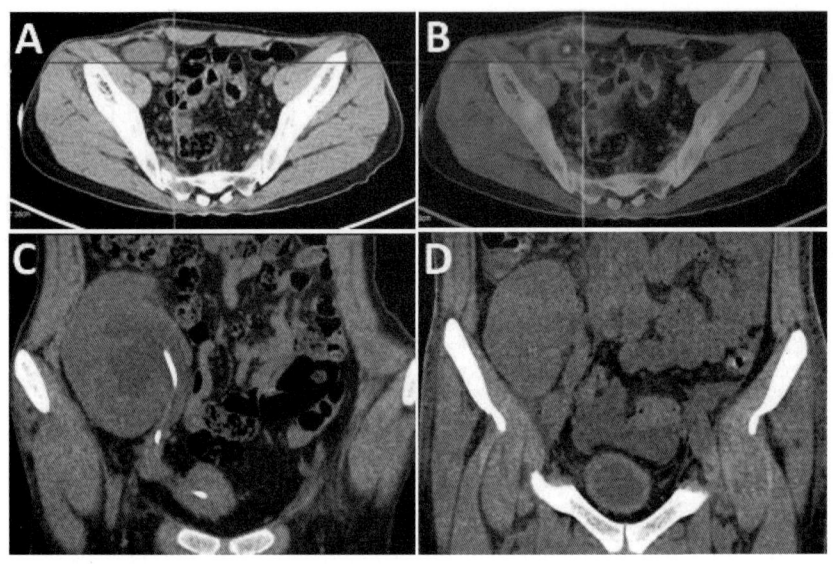

图8-8 移植输尿管肿块的影像学表现

治疗前PET-CT可见移植输尿管肿块（A-B），CT显示抗白血病治疗前（C）、后（D）移植输尿管肿块和肾积水的变化

第八章 其他瘤种的分子诊断标志物典型应用案例

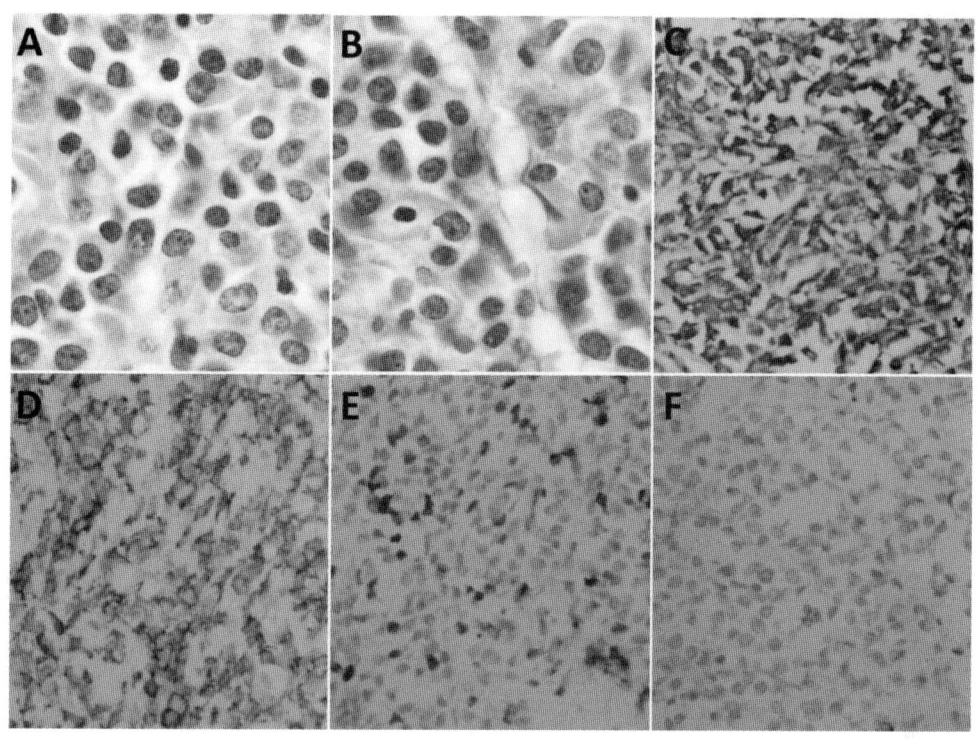

图 8-9 移植输尿管肿块的病理学表现

HE 染色（高倍视野 400×）(A-B)，肿瘤细胞表达：MPO（C），CD43（D）和 Ki67（60%，E），肿瘤细胞不表：CK（F）

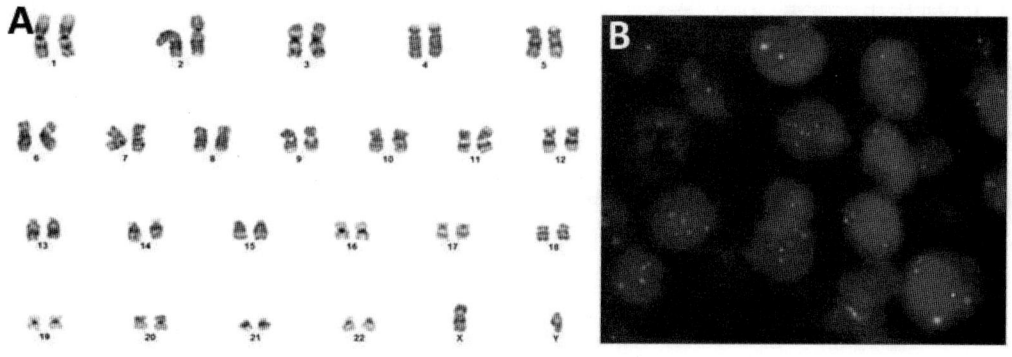

图 8-10 骨髓细胞遗传学和移植输尿管肿块融合基因检测结果

骨髓细胞现实正常染色体核型：46，XY（A），荧光原位杂交显示 PML/RARα 融合基因阳性（B）

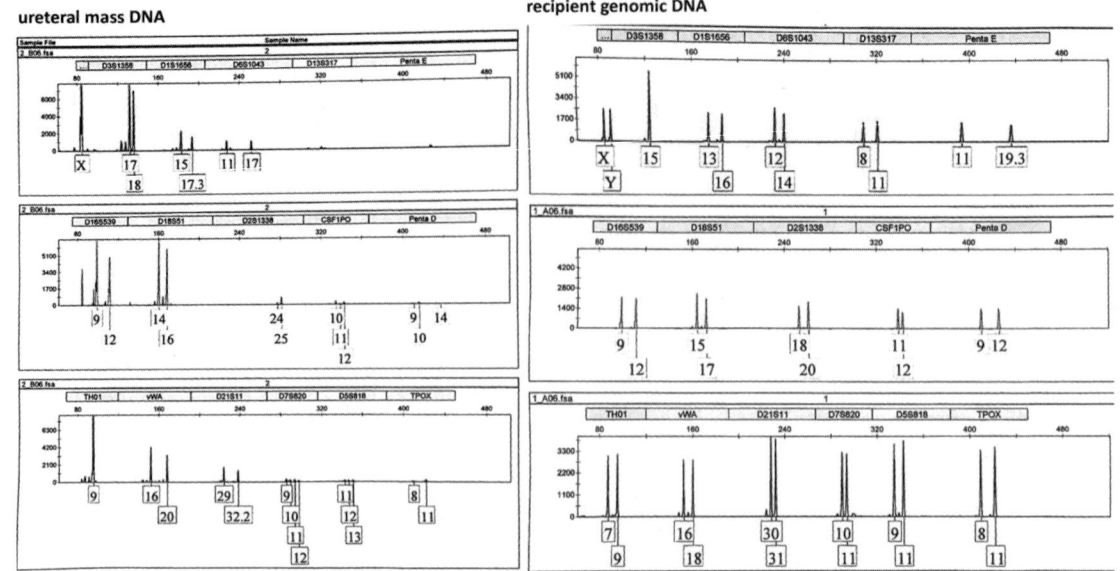

图 8-11　短串联重复序列（short tandem repeat，STR）分析

移植输尿管肿块和患者基因组 DNA 的 STR 比对结果，两者非同源，提示肿块为供者来源

（沈莉菁　侯　健）

四、异基因造血干细胞移植成功挽救多线复发难治超高危多发性骨髓瘤

1. 一般情况介绍

患者，女性，53 岁。

2. 病史

（1）现病史：患者 2018 年 2 月因"全身骨痛进行性加重"，外院诊断为多发性骨髓瘤（multiple myeloma，mm）（IgG λ 型，DS Ⅲ A 期，R-ISS Ⅲ 期）。先后给予蛋白酶体抑制剂（硼替佐米、伊莎佐米）、免疫调节剂（沙利度胺、来那度胺）、细胞毒药物（环磷酰胺、脂质体阿霉素）和地塞米松等药物联合治疗，疾病早期获得短暂缓解后，很快复发，呈现持续进展状态。2019 年 9 月到 2020 年 7 月，先后在外院接受了 3 次 CAR-T（CD19、BCMA）细胞输注治疗。2020 年 8 月复查骨髓内浆细胞 58%，提示 CAR-T 治疗失败。又接受了 2 疗程 CD38 单抗（达雷托尤注射液）联合硼替佐米和地塞米松治疗，疾病继续恶化，患者于 2020 年 10 月患者赴我院就诊，呈现严重的输血依赖，伴发热，IPI 评分 3 分。

（2）家族史：无家族遗传性疾病史。

（3）入院查体：发育正常，精神较萎，神志清楚，轮椅推入病房，查体配合。血压 120/65mmHg，T38.6℃，全身皮肤黏膜苍白，皮肤黏膜无瘀点瘀斑，心率 95bpm，律齐，气稍促，双肺底可闻及细湿啰音，腹部查体无殊，双下肢中度凹陷性水肿，活动不受限。

（4）检测诊断结果及解读：给予完善血常规、肝肾功能、血脂、心脏超声、肺功能、骨髓穿刺及感染指标检查。患者骨髓正常造血呈现重度抑制，浆细胞占75%。荧光原位杂交技术（fluorescence in situ hybridization，FISH）检测，可见3种多发性骨髓瘤高危细胞遗传学均显著异常（见表8-3），提示为超高危患者（≥2个以上高危细胞遗传学异常）。肺功能提示有中度限制性通气障碍和重度弥散功能障碍，肺动脉高压。痰液微生物宏基因组检测发现巨细胞病毒、肺炎克雷伯杆菌、黄曲霉混合感染。

包括del（17p）、t（4；14）、t（14；16）、t（14；20）和Amp（1q）在内的细胞遗传学异常是MM主要的不良预后因子。基于目前的相关证据，国际骨髓瘤工作组（IMWG）将合并有上述≥2个细胞遗传学高危的患者定义为超高危（ultra high-risk，UHiR）MM，缺乏有效治疗手段，预后更差，通常预期生存<2年。对于超高危mm的患者Mayo指南推荐以蛋白酶体抑制剂、免疫调节剂为基础联合单抗进行诱导治疗，理想状态下应包括诱导、双次自体造血干细胞移植（Autologous stem cell transplantation，auto-SCT）和维持治疗，在特定的患者中可考虑异基因造血干细胞移植（allogeneic stem cell transplantation，allo-SCT）。该患者存在三种高危染色体异常，且比例极高，前期治疗呈现高耐药性。

3.治疗方案调整及疗效评价

经过积极抗感染、输血支持等治疗后，2020年11月5日患者与弟弟（血型相合，DSA阴性）行同胞HLA全相合异基因外周血造血干细胞移植。预处理方案：氟达拉滨30mg/m²/d，d-5~-3；马法兰50mg/m²/d，d-2~-1。低剂量ATG联合Post-Cy、环孢素A、麦考酚酯防治移植物抗宿主病。共输注单个核细胞：6.85×10^8/kg，CD34+细胞：12.01×10^6/kg。中性粒细胞和血小板均于输注后10天成功植入，完全脱离输血依赖。移植一个月后疗效考核达非常好的部分缓解（very good partial remission，VGPR：M蛋白3.31g/L，较移植前下降90%以上），血常规：白细胞4.3×10^9/L，血红蛋白77g/L，血小板67×10^9/L。骨髓浆细胞1%，FISH阴性，微小残留病（minimal residual disease，MRD）阴性（二代流式检测：小于10^{-6}），嵌合率99.3%。移植后3个月血常规恢复正常范围，M蛋白1.15g/L，没有出现排异现象，逐步减停抗排异药物。移植后6个月启动VPD（硼替佐米+泊马度胺+地塞米松）巩固治疗至今2年余，期间多次复查血常规正常，M蛋白痕迹或阴性，骨髓提示完全缓解，MRD阴性，嵌合率>99%。

4.本案例述评

该患者FISH检测提示预后分层为超高危，前期治疗过程中对多种常规化疗和新药新技术均表现为耐药难治，提示了不良预后。

表 8-3 患者多线复发难治时的主要实验室检查结果（2020 年 10 月）

检测项目	白细胞 (×10⁹/L)	血红蛋白 (g/L)	血小板 (×10⁹/L)	IgG (g/L)	M蛋白 (g/L)	血白蛋白 (g/L)	甘油三酯 (mmol/L)	骨髓浆细胞 (%)	骨髓细胞遗传学 FISH 检测 (%)			
									t(4:14)	1q21 扩增	17p13.1 缺失	13q14 缺失
结果	0.89	38	6	67.3	42.2	23	12.56	75	95	87.5	68	79
参考值	3.5-9.5	130-175	125-350	8.6-17.4	0	40-55	<1.7	<5	<5	<20	<20	<20

B细胞成熟抗原（BCMA）因其在恶性浆细胞中的高选择性表达而成为MM的新型治疗靶点。多种BCMA靶向疗法，包括抗体-药物偶联物（ADC）、嵌合抗原受体（CAR）-T细胞和双特异性T细胞结合剂（BiTE），在复发和难治性MM患者中取得了显著的临床反应，但治疗成功前提是患者的T细胞有一定的增殖能力和充分抗肿瘤活性。该患者经过长达一年的BCMA/CD19-CAR-T序贯治疗，最终失败，且对依赖ADCC和CDC等作用的CD38单抗无应答，提示其自身的T细胞功能极差。Allo-SCT几乎是唯一可选择的手段，可以最大程度地去除肿瘤干细胞，并深层次重建免疫功能，有望实现长久的疾病控制。异基因造血干细胞移植（allo-SCT）是绝大多数血液肿瘤根治的唯一方法，但考虑到移植相关风险，指南推荐年龄上限为55岁。对于中位发病年龄58岁，免疫功能严重紊乱的MM患者，由于严重的移植相关并发症和极高的死亡率，allo-SCT的使用率极低。我国和美国每年MM的allo-SCT例数不均超过50例。各国的MM诊疗指南均把allo-SCT作为终末治疗手段或者临床试验。

由于患者移植风险评分（HCT-CI）高达4分，我们选择了减低剂量预处理方案，后接新型免疫调节剂泊马度胺为基础的巩固方案，获得了很好的生活质量和无病生存。假设患者初诊时，根据FISH的高危因素，早期选择一线异基因移植，可以采用足量的预处理方案，或可获得更好的生存预后，显著减少治疗风险和费用。

（沈莉菁　侯　健）

五、BCR/ABL1融合基因ABL1激酶区F317L突变复发费城染色体阳性急性淋巴细胞白血病化疗联合第三代TKI抑制剂精准治疗

1. 一般情况介绍

女，56岁，否认肿瘤家族史。

2. 病史

（1）现病史：2021年3月初因皮肤瘀点、瘀斑伴反复发热，外院查血常规示WBC 40.2×10^9/L，Hb 67g/L，Plt 4×10^9/L，外周血细胞分类见幼稚细胞81%；经我院血液专科检查：骨髓涂片示淋巴细胞总占91%，其中原始淋巴细胞占82%，幼稚淋巴细胞占6.5%，原幼稚淋巴细胞总占88.5%，此类细胞大小不等，核浆比大，见核仁；POX阴性，PAS大部分呈颗粒状阳性反应。流式细胞免疫分型示可见异常细胞约占有核细胞的88%，主要表达CD34c、CD79a、CD19、CD22、CD10、CD38和CD9，部分表达CD20，考虑B-ALL可能。融合基因检测BCR/ABL1（p190）阳性，染色体核型46, X, t(X; 9)(q21; p22)，t(9; 22)(q34; q11.2)/46, XX。临床诊断为Ph阳性染色体阳性急性淋巴细胞白血病（ph+ ALL）。按照中国急性白血病诊断治疗指南予针对BCR/ABL融合基因的靶向药物酪氨酸激酶抑制剂（TKI）伊马替尼口服联合DVP方案进行诱导治疗后获得完全缓解（CR），MRD 0.014%，BCR-ABL1（P190）/ABL1 0.0012，染色体核型正常。因患者拒绝接受后续异基因移植治疗，诱导缓解后在口服伊马替尼的基础上，分别予2次大剂量氨甲蝶呤+长

春新碱+泼尼松（HD-MTX+OP），3次OP方案巩固治疗，期间7次腰穿鞘注预防中枢浸润。患者因治疗期间出现感染胃肠功能紊乱等化疗副反应无法耐受，于2021年10月起予单药伊马替尼维持治疗，定期监测BCR/ABL1（p190）表达变化（图8-12）。2022年7月20日起出现腹泻伴发热，外院查血常规WBC 21.8×10^9/L，Hb 115g/L，Plt 56×10^9/L。

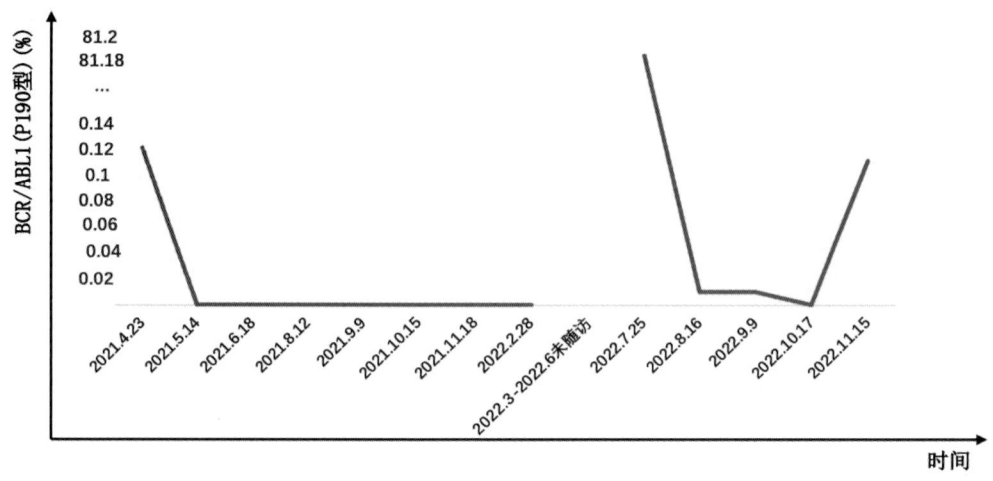

图8-12　治疗期间BCR/ABL1（P190型）变化趋势图

（2）查体：神清，消瘦，轻度贫血貌，双侧眼睑轻度浮肿，四肢皮肤散在可见少量瘀点，全身浅表淋巴结无黄染，胸骨无压痛，双肺呼吸音稍粗，未闻及啰音，心律齐，无杂音，腹软，无压痛、反跳痛，肝脾肋下未扪及。

（3）血液专科检查

1）骨髓细胞学涂片：原始淋巴细胞占79.5%，幼稚淋巴细胞占5%，原幼稚淋巴细胞总占84.5%。

2）流式细胞免疫分型：异常细胞约占有核细胞的75%，表达CD45dim、CD10、CD34、CD19、CD22和CD66c，部分表达CD20、CD38和CD58，不表达CD13和CD33。骨髓涂片和流式细胞学检查提示疾病复发。

3）融合基因检测：BCR/ABL1（p190）阳性，BCR-ABL1/ABL1 0.8119。

4）染色体核型：46,X,t（X;9）(q21;p22),t（9;22）(q34;q11.2)[2]/46,XX[11]。

5）BCR/ABL1融合基因ABL1激酶区检测：发生F317L突变（图8-13A）。

6）ALL诊疗相关热点基因筛查：阴性。

3.治疗方案调整及疗效评价

2022年7月25日起予OP方案再诱导，因ABL1激酶区突变发现的F317L突变对第二代TKI抑制剂达沙替尼耐药，8月2日起选择第3代TKI抑制剂奥雷巴替尼40mg qod口服靶向联合治疗，8月16日复查骨穿示示幼稚淋巴细胞占0.5%，成熟淋巴细胞9.5%，流式细胞学微小残留病灶MRD检测阴性，BCR-ABL1融合基因定量检测0.0001，染色体正常，ABL激酶无突变（图8-13B），提示完全缓解。目前患者奥雷巴替尼联合激素口服巩固治疗中。

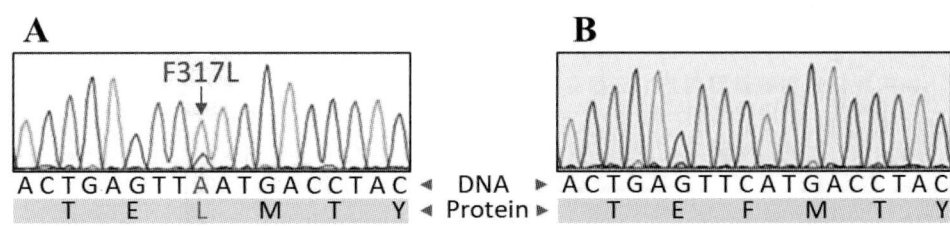

图 8-13 ABL 激酶区突变检测
（A）检测到 BCR/ABL1 融合基因 ABL1 激酶区发生 F317L 突变；（B）未检测到 BCR/ABL1 融合基因 ABL1 激酶区发生突变

4. 本案例述评

Ph 阳性 ALL 是成人 ALL 中最常见的亚型，TKI 联合强化疗再序贯异基因造血干细胞移植是目前的一线治疗方案，可以显著改善患者的预后。但对于老年虚弱不能耐受强化疗或者无条件进行异基因移植的患者，总体生存期均不令人满意。疾病复发是影响这部分患者长期生存的一个主要因素，且大部分患者在疾病复发时伴有融合基因 ABL1 激酶区突变，其中多数点突变或复合突变对第 1 代和第 2 代 TKI 耐药。我们中心该例患者复发时伴有 ABL1 激酶区 F317L 突变，提示对达沙替尼耐药；结合其体能差、虚弱等特点，我们最终选择了奥雷巴替尼联合 OP 方案进行再诱导治疗，整个治疗过程安全可控的同时也获得了很好的临床疗效，短期内就达到了完全分子学缓解，目前疾病稳定。因此，我们认为奥雷巴替尼联合 OP 方案治疗复发 Ph 阳性 ALL 安全有效，为该类型患者获得长期生存提供了一个新的选择。

（付婉彬　侯　健）

六、新增 FLT3-ITD 基因突变高危复发急性髓系白血病患者联合吉瑞替尼精准治疗

1. 一般情况介绍

患者，男，28 岁，否认肿瘤家族史

2. 病史

（1）现病史：患者 2021 年 10 月因"乏力、活动后气喘伴发热"就诊，查血常规 WBC2.75×10^9/L，Hb51g/L，PLT58×10^9/L。骨髓 MICM 分型：M：骨髓增生低下，巨核未见，原始细胞 16%，幼稚细胞 4.5%，POX 原幼稚细胞呈阳性反应，考虑急性髓系白血病；I：原始细胞区域约占有核细胞的 13%，主要表达 CD34、CD117、CD38、CD33，部分表达 HLA-DR、CD71、CD56、CD13、CD64、CD123、cMPO，考虑 AML 可能；C：染色体正常核型；M：49 种急性白血病融合基因筛查均阴性，NGS：(图 8-14)。确诊为急性髓系白血病（中危组）。

（1）具有明确或潜在临床意义的基因变异（一、二级变异）			
基因	变异	突变型	骨髓丰度*
PTPN11	p.T42A 第 2 外显子错义突变	c.124A>G (p.T42A)	5.9%
DNMT3A	p.R882P 第 23 外显子错义突变	c.2645G>C (p.R882P)	65.3%
（2）临床意义未明的基因变异（三级变异）			
变异	变异	突变型	骨髓丰度*
ASXL2	p.G451Efs*3 第 12 外显子移码突变	c.1352delinsAAGAA (p.G451Efs*3)	3.1%
ZBTB7A	p.E227Pfs*20 第 2 外显子移码突变	c.679_686del (p.E227Pfs*20)	11.2%
GRIN2A	p.V187I 第 4 外显子错义突变	c.559G>A (p.V187I)	2.7%

图 8-14　初发时二代测序（NGS）结果

（2）治疗经过：2021 年 11 月 5 日起予阿扎胞苷 +HAG 化疗，一疗程后达 CR，2021 年 12 月 17 日、2022 年 1 月 20 日予同方案巩固，2022 年 3 月 9 日予中剂量阿糖胞苷强化治疗，后因疫情延期至 2022 年 6 月复查骨穿示原始 + 幼稚细胞 51.5%，提示疾病复发。故于 2022 年 6 月 2 日起予地西他滨 +IA 方案化疗未缓解，2022 年 7 月 13 日血常规：WBC 115.56×10⁹/L，Hb99g/L，PLT88×10⁹/L，再次复查细胞遗传学指标，同时予 MAE（米托蒽醌脂质体 + 中剂量阿糖胞苷 + 依托泊苷）化疗仍未缓解。此次复查遗传学指标回报示染色体 46，XY，add（16），del（21）［3］/46，XY［17］基因筛查阴性，NGS：一、二级变异存在 DNMT3A、FLT3-ITD 82.14%，（图 8-15）。AML 预后分层由中危组上升到高危组。

变异等级	突变基因	转录本ID	突变位置	核苷酸改变	氨基酸改变	dbSNP	变异类型	变异频率
一/二级变异	**DNMT3A**	NM_022552.4	exon23	c.2645G>C	p.Arg882Pro	rs147001633	非同义突变	93.48%
	FLT3	NM_004119.2	exon14	c.1824_1825insTCCGAATATGATCTCAAATGGGAGTTTCCAAGAGAA	p.Glu608_Asn609insSerGluTyrAspLeuLysTrpGluPheProArgGluITD	.	非移码型插入	82.13%

图 8-15　复发时二代测序（NGS）结果

3. 治疗方案调整及疗效评价

根据 NGS 结果于 2022 年 8 月 20 日更换化疗方案为阿扎胞苷 + 维奈克拉 + 吉瑞替尼靶向治疗，一疗程后即达 CR，9 月 20 日再次予同方案巩固，后续拟行半相合异基因干细胞移植。

4. 分子检测诊断结果及解读

（1）初发时 2021 年 11 月 4 日二代测序（NGS）结果（图 8-14），突变基因说明（表 8-4）。

第八章 其他瘤种的分子诊断标志物典型应用案例

表 8-4 初发时主要基因变异检测结果及用药提示

基因	核苷酸变化	氨基酸变化	染色体	基因亚区	转录本	变异类型	突变丰度或拷贝数	变异等级	FDA/NMPA 批准患者癌种 可能敏感	FDA/NMPA 批准患者癌种 可能耐药	FDA/NMPA 批准其他癌种 可能敏感	FDA/NMPA 批准其他癌种 可能耐药	药物证据等级
PTPN11	c.124A>G	p.T42A		EX2	NM_001330437.1	错义突变	5.9%	Ⅰ类	无	无	无	无	无
DNMT3A	p.R882P(c.2645G>C)			EX23	NM_022552.4	错义突变	65.3%	Ⅰ类	无	无	无	无	无
ASXL2	p.G451Efs*3 (c.1352delinsA AGAA)			EX12	NM_018263.6	移码突变	3.1%	Ⅲ类	无	无	无	无	无
ZBTB7A	p.E227Pfs*20 (c.679_686del)			EX2	NM_015898.4	移码突变	11.2%	Ⅲ类	无	无	无	无	无
GRIN2A	p.V187I (c.559G>A)			EX4	NM_000833.5	错义突变	2.7%	Ⅲ类	无	无	无	无	无

基因检测结果分析：① PTPN11 基因 p.T42A 第 2 外显子错义突变，PTPN11 基因位于染色体 12q24，编码一种非受体型酪氨酸激酶蛋白（SHP2），参与调解细胞生长、分化、有丝分裂周期、致癌性转化等多种细胞进程。PTPN11 种系突变在努南综合征（NS）的发生率为 50%，NS 会增加患癌风险，特别是白血病和神经母细胞瘤。PTPN11 突变存在于约 35% 的幼粒细胞白血病（JMML），10% 的儿童骨髓增生异常综合征（MDS），在其他儿童血液肿瘤中出现频率较低，约 7% 的 pre-B-ALL，约 4% 的 AML 存在 PTPN11 突变，PTPN11 基因第 3 外显子 E76 是儿童白血病的突变热点。在 AML 中研究发现 PTPN11 基因对预后并不具有意义，但是在其亚组中发现，PTPN11 突变的 NPM1 阴性 AML 患者组具有更差的 OS。PTPN11 突变存在于约 35% 的幼粒细胞白血病（JMML），10% 的儿童骨髓增生异常综合征（MDS）。② DNMT3A 基因 p.R882P 第 23 外显子错义突变，该突变位于 SAM 依赖的 MT 结构域，可导致蛋白功能失活，参与肿瘤发生发展；R882 为 DNMT3A 热点突变位点，可能降低蛋白活性，其同位点 R882H 可引起蛋白甲基转移酶活性降低约 80%，并可提高地西他滨等甲基化抑制剂的敏感性。DNMT3A 基因在急性髓细胞样白血病病例中的突变率达到 22.1%，并与 AML 的预后相关，可能导致 AML 预后较差；此外，DNMT3A 突变可能是微量残留病监测潜在生物标志物之一。DNMT3A 在 cmML 中的突变频率约为 5%，一项纳入 261 位 cmML 患者的研究发现，携带 DNMT3A 突变的患者与野生型和患者相比，生存期显著降低。在 469 例新发 MDS 患者中检测到 7.9%（37/469）携带 DNMT3A 突变，携带 DNMT3A 突变的 MDS 患者发生白血病转化的风险更高，总体生存时间更短。

（2）复发时 2022 年 7 月 13 日二代测序（NGS）结果（图 8-15），基因说明（表 8-5）。

基因检测结果分析：① DNMT3A 该位点为非同义突变，氨基酸发生改变，蛋白功能可能受到影响，该突变位点在 cosmic 中登录编码为 COSV53040431，并预测其具致病性。DNMT3A 编码一种 DNA 甲基转移酶，被认为在从头甲基化中起作用，而不是维持甲基化，该蛋白定位于细胞质和细胞核，其表达受发育调节编码一种 DNA 甲基转移酶，该酶被认为在初始甲基化中起作用。DNMT3A 是在急性髓系白血病（AML）中反复突变的几种表观遗传修饰因子之一。在 AML 中，有关 DNMT3A 突变的预后意义的数据一直相互矛盾。但有研究表明，与具有野生型基因的患者相比，DNMT3A 突变患者的 OS 预后显著降低（中位 OS，12-21 个月 vs.40-41 个月）。DNMT3A 突变的细胞在长期完全缓解的 AML 患者中经常可以检测到，治疗缓解后检测到 DNMT3A 突变很可能反映了白血病前克隆造血，并且与 R882H 位点相关，是最常见的 CHIP 突变位点。DNMT3A 不适合作为监测 MRD 的标记。② FLT3 该位点为非移码型插入，蛋白功能可能受到影响。FLT3 突变导致该受体的持续性激活导致急性髓系白血病（AML）。一代 FLT3 抑制剂（Lestaurtinib/Sorafenib/Midostaurin）和二代 FLT3 抑制剂（Quizartinib/Crenolanib/Gilteritinib）可用于 FLT3 突变患者的靶向治疗。在 AML 中，FLT3-ITD 突变的患者预后不良，完全缓解率和无病生存率较低。FLT3-ITD 易与 NPM1 共存，FLT3-ITD 突变率 ≥ 50% 的 AML 患者预后差，如同时伴有 NPM1 突变则预后中危；而突变率 <50% 的 AML 患者预后中危，如同时伴有 NPM1 阳性则预后低危。TKD 最常见的突变位点是 D835 位点，TKD 的预后存在争议，但有研究报道，FLT3-TKD 高频突变（>25%）的患者 5 年 OS 率显著高于低频突变/野生型患者（5 年 OS 71%vs.37%；P=0.004）。FLT3-ITD 突变可作为 AML，尤其是正在使用 FLT3 抑制剂的患者的 MRD 监测分子靶标。FLT3-ITD 突变与 AML 复发时的克隆演化相关。

表 8-5 复发时主要基因变异检测结果及用药提示

基因	核苷酸变化	氨基酸变化	染色体	基因亚区	转录本	变异类型	突变丰度或拷贝数	变异等级	FDA/NMPA批准患者癌种 可能敏感	FDA/NMPA批准患者癌种 可能耐药	FDA/NMPA批准其他癌种 可能敏感	FDA/NMPA批准其他癌种 可能耐药	药物证据等级
DNMT3A	c.2645G>C	p.R882P	Chr2	EX23	NM_022552.4	非同义突变	93.48%	I类	无	无	无	无	无
FLT3	p.Glu608_Asn609ins SerGluTyr AspLeuLys TrpGluPhe ProArgGlu ITD (c.1824_1825insTCCG A ATATGA TC TCAAA TG GGACT TT CCAAGA G AA)	p.Glu608_Asn609ins SerGluTyr AspLeuLys TrpGluPhe ProArgGlu ITD	Chr13	EX14	NM_004119.2	非移码型插入	82.13%	I类	FLT3抑制剂	无	无	无	1

5. 本案例述评

患者疾病复发时基因二代测序显示和第一次相比，新增了FLT3-ITD（高频）突变，保留了DNMT3A突变，原来的PTPN11、ASXL2、ZBTB7A、GRIN2A突变消失了，可见复发时出现了克隆演变，根据指南，复发难治的AML首选临床试验，有靶向治疗的突变则选择相应的靶向药物，患者根据基因测序结果选择了吉瑞替尼联合阿扎胞苷和维奈克拉，获得了较好的临床转归，为患者赢得了异基因干细胞移植的机会，体现了精准诊治的价值。

（韩晓凤　侯　健）

七、CDK12合并RAD50突变的晚期前列腺癌患者的内分泌、靶向治疗

1. 一般情况介绍

患者，男性，69岁。

2. 病史

于2016年5月确诊前列腺癌并骨转移，肿瘤标志物tPSA 52.0ng/ml，fPSA 33.0ng/ml。既往史：高血压病史、腰椎间盘手术史。

3. 病理诊断

前列腺腺癌，Gleason评分4+4=8分。

4. 分子检测诊断结果及解读

（1）CDK12是细胞周期蛋白依赖性激酶家族之一，可磷酸化RNA聚合酶Ⅱ（POLR2A）亚基的C末端结构域（CTD），从而作为转录延长的关键调节因子。调节参与DNA修复的基因的表达，是维持基因组稳定性所必需的。有研究认为CDK12改变的mCRPC预后更差，同时，这些肿瘤主要富含CD4+FOXP3淋巴细胞，这些细胞似乎与更差的预后相关，可能是免疫抑制性的原因。CDK12属于HRD基因，PROfound临床研究认为该突变人群可以从奥拉帕利的治疗中获益。CDK12突变的前列腺癌是一种侵袭性亚型，激素和紫杉烷治疗以及PARP抑制剂疗效均不佳，但部分可从免疫检测点抑制剂中获益。但本例中exon10 c.2879G>A，该突变在COSMIC、ONCOKB、Pubmed等数据库中均未见报道，无法确定其是否能导致基因功能改变，其作为精准治疗指导的证据意义有限。

（2）RAD50是一种参与DNA双链断裂修复的蛋白质，该蛋白质形成的复合物与DNA结合，并表现出DNA末端非同源连接所需的多种酶活性。它对DNA双链断裂修复、细胞周期检查点激活、端粒维持和减数分裂重组非常重要。属于HRD基因，PROfound临床研究认为该突变人群可以从奥拉帕利的治疗中获益。本例中exon11 c.1722dup在COSMIC、ONCOKB、Pubmed等数据库中均未见报道，无法确定其是否能导致基因功能改变，其作为精准治疗指导的证据意义有限。

表 8-6 基因检测结果

基因	核苷酸变化	氨基酸变化	染色体	基因亚区	转录本	变异类型	突变丰度或拷贝贝数	变异等级	FDA/NMPA批准患者癌种 可能敏感 / 可能耐药	FDA/NMPA批准其他癌种 可能敏感 / 可能耐药	药物证据等级
CDK12	exon10 c.2879G>A	p.Trp960*				错义突变	25.98%				
RAD50	exon11 c.1722dup	p.Q575fs				错义突变	19.58%				

5. 治疗方案调整及疗效评价

一线方案：2016年5月至2018年11月戈舍瑞林3.6mg 1/月、比卡鲁胺50mg 1/日。疗效评价：2017年10月PSA最低值tPSA 12ng/ml，fPSA 7.0ng/ml。2018年11月进展，tPSA 83.0ng/ml，fPSA 66.0ng/ml。

二线方案：2018年11月至2019年12月阿比特龙（1000mg，1/日）、泼尼松片（5mg，2/日）、戈舍瑞林（3.6mg，1/月）。疗效评价：2019年底监测PSA进行性升高

三线方案：2020年4月至2020年11月恩杂鲁胺（160mg，1/日）。因纳差、疲乏于2020年11月至2021年4月期间停药。疗效评价：2021年4月PET-CT示：前列腺癌侵犯左侧精囊、左侧肾上腺转移、全身多发骨转移。肿瘤进展。

四线方案：2021年4月至2021年5月戈舍瑞林（10.8mg，1/3月）、唑来膦酸（4mg，1/月）。2021-04-09至2021-04-28针对腰椎髋骨转移灶行姑息放疗（PTV 45Gy/15F）。疗效评价：2021-05-10 fPSA >50.0ng/ml，TPSA >5000.000ng/mL。肿瘤进展。

五线方案：2021年5月至2021年6月DP方案2周期（多西他赛55mg d1，8，q3w，泼尼松片5mg bid qd）。因无法耐受终止化疗。

六线方案：2021年9月至2021年12月奥拉帕利0.3g 2/日、戈舍瑞林、地舒单抗，因三系减少停药。

七线方案：2022年1月至2022年4月阿帕他胺，因三系减少停药。

八线方案：2022年4月至2022年6月达罗他胺600mg 2/日，奥拉帕利300mg 2/日；因三系减少加重、肝功能异常，2022年6月1日调整为达罗他胺600mg 2/日+尼拉帕利200mg 1/日抗肿瘤治疗。肿瘤标志物最低降至tPSA 860.0ng/ml，fPSA540.0ng/ml。2022年6月底PSA又继续升高。

九线方案：2022年6月帕博利珠单抗免疫治疗，2022年8月复查tPSA降至424.0ng/ml。

6. 案例评述

本病例一线内分泌治疗，选择戈舍瑞林联合比卡鲁胺，作为转移性前列腺癌的初始一线治疗雄激素剥夺治疗ADT+一代抗雄药物治疗的组合。2021年CSCO的指南优先推荐ADT+阿比特龙+泼尼松，或其他二代的抗雄药物包括恩扎卢胺、阿帕他胺，以及对高瘤负荷患者推荐ADT+多西他赛+泼尼松。本病例在2年6个月后进展为转移性去势抵抗的前列腺癌CRPC。二线治疗采用了阿比特龙+泼尼松的方案符合既往未经新型内分泌治疗和化疗的前列腺癌的治疗推荐。双膦酸盐在前列腺癌骨转移的治疗中具有重要作用，CRPC骨转移患者不论是否有症状，都需要使用双膦酸盐、地舒单抗等骨改良药。对于CRPC骨转移患者，地舒单抗、唑来膦酸及其他一些破骨细胞抑制剂均可减少SRE（骨相关事件）。患者的腰椎、髋骨转移灶进行了局部的放疗。对于CRPC患者，若其骨痛经全身性治疗无效，且局限于1个或数量有限的部位，首选外照射。六线治疗中患者采用了奥拉帕利。奥拉帕利是一种聚ADP-核糖聚合酶（PARP）抑制剂。越来越多的数据表明，CRPC合并HRD基因改变的男性可能会对抑制剂的治疗产生反应。两种PARP抑制剂（奥拉帕利和卢卡帕利）被批准用于治疗CRPC合并HRD的患者。III期临床随机对照试验PROfound的结果显示，队列A（BRCA1/2或ATM突变携带者）中奥拉帕尼治疗的男

性的中位无进展生存期对比二代抗雄治疗（阿比特龙或恩扎卢胺）明显更长（7.4 个月 vs 3.6 个月，风险比[HR]0.34，95%CI 0.25–0.47），客观应答率也更高（33% vs 2%）。尽管从安慰剂治疗到奥拉帕利有明显的交叉，但两个队列的生存率均显著提高（队列 A：中位数 19.1 个月对 14.7 个月；队列 B（其他 HRD 基因携带者）：中位数 14.1 个月对 11.5 个月）。该患者的 NGS 基因检测提示 CDK12、RAD50 突变，都属于 HRD 突变，对比 PROfound 研究应该相当于队列 B（其他 HRD 基因携带者）。其中 CDK12 与前列腺癌不良预后相关，与后期患者较差的治疗反应一致。患者对 PARP 抑制剂的治疗反应一直不理想，与一些研究中提示的 CDK12 突变的前列腺患者对 PARP 抑制剂不敏感的现象一致。有研究认为 CDK12 削弱肿瘤免疫，可能该人群能从免疫治疗获益，该病例反映出一定对免疫治疗的应答，可以期待更好的疗效。

（肖雅娟　李　荣）

八、BRCA1 突变合并 HER2 扩增的转移性前列腺癌的内分泌与靶向治疗

1. 一般情况介绍

患者，男性，72 岁。

2. 病史

2016 年 8 月因关节痛到医院检查，发现 tPSA 512.24μg/L，fPSA >50.00μg/L。PET/CT 提示前列腺右侧外周带结节，代谢活跃，考虑前列腺癌。右侧肋骨、髂骨、左侧耻骨多发高代谢病灶，考虑多发骨转移。前列腺穿刺活检示：前列腺腺泡癌。Gleason 评分 4+5=9 分。诊断：前列腺癌病全身多发骨转移。

3. 病理诊断

前列腺腺泡癌。Gleason 评分 4+5=9 分。

4. 分子检测诊断结果及解读

1）BRCA1 是一种编码多功能泛素连接酶的抑癌基因，在 DNA 同源重组修复途径中发挥关键作用。生殖系 BRCA1 突变使男性患前列腺癌的风险增加 2.3 倍。PROfound 研究是一项Ⅲ期、随机对照研究，纳入携带 1-15 个 HRR 基因突变（含 BRCA1）、既往经二代抗雄药物（恩扎卢胺、阿比特龙）治疗进展的 mCRPC 患者，研究发现在携带 BRCA1、BRCA2 或 ATM 基因突变且既往经二代抗雄药物治疗后进展的 mCRPC 患者中，与接受恩扎卢胺或阿比特龙 + 泼尼松相比，奥拉帕利显著延长患者生存时间。

2）MDM4 是一种核蛋白，其 N 端含有 p53 结合结构域，C 端含有 RING 指结构域，与 p53 结合蛋白 MDM2 结构相似。与 MDM2 一起，通过结合 TP53 的转录激活域，抑制 p53/TP53 和 TP73/p73 介导的细胞周期阻滞和凋亡。有研究认为 MDM4 扩增的患者可以从免疫治疗获益。

表 8-7 基因检测结果

基因	核苷酸变化	氨基酸变化	变异类型	突变丰度或拷贝数	变异等级	药物证据等级
BRCA1	c.848T>G	p.(Leu283Ter)	错义突变	18.22%	IV类	A
MDM4	c.34A>T	p.T12S	错义突变	11.03%	I类	D
FGF4	c.62C>T	p.A21V	错义突变	9.34%	I类	D
HER2			扩增	3.4		B

3）FGF4 是成纤维细胞生长因子（FGF）家族的成员。FGF 家族成员具有广泛的促有丝分裂和细胞存活的功能，参与多种生物学过程，包括胚胎发育、细胞生长、形态发生、组织修复、肿瘤生长和侵袭。FGFR19-FGFR4 抑制剂非索替尼（BLU-554），是通过 I 期临床试验验证的强效、选择性、I 型不可逆 FGFR4 抑制剂。

4）HER2 是受体酪氨酸激酶的表皮生长因子（EGF）受体家族的成员。这种蛋白质本身没有配体结合结构域，因此不能结合生长因子。然而，它与其他可结合配体的 EGF 受体家族成员紧密结合，形成异源二聚体，稳定配体结合并增强下游信号通路的激酶介导的激活，如丝裂原活化蛋白激酶和磷脂酰肌醇-3 激酶通路。一些研究表明 ErbB2（HER2）受体的异常表达和激活与 CRPC 的演进机制有关。泛癌中 HER2 改变的普遍性表明 HER2 靶向治疗的应用范围更广，然而 HER2 靶向治疗目前主要限于乳腺癌和胃癌。

5. 治疗方案调整及疗效评价

一线方案：2016 年 8 月至 2018 年 11 月 戈舍瑞林、比卡鲁胺。疗效评价：2017 年 10 月 PSA 最低值 tPSA 0.21μg/L。2018 年 11 月进展。

二线方案：2018 年 11 月至 2019 年 12 月 阿比特龙+ADT 治疗。疗效评价：2019 年 2 月肿瘤标志物 tPSA 降至最低 0，42μg/L，2019 年 12 月疾病进展。

三线方案：2019 年 12 月至 2020 年 TP 方案（多西他赛+泼尼松）化疗共 6 个周期。疗效评价：2020 年 5 月 tPSA 降至 3.86μg/L。2020 年 5 月至 2020 年 10 月患者放弃化疗改为恩杂鲁胺内分泌治疗。2020 年 10 月复查 tPSA 35.79μg/L。疾病进展。

四线方案：2020 年 10 月至 2021 年 5 月奥拉帕利。疗效评价：2020 年 12 月 tPSA 降至 9.84μg/L。2021 年 4 月 tPSA 升至 50.63μg/L。疾病进展。

五线方案：2021 年 5 月至 2021 年 6 月奥拉帕利+替雷利珠单抗。疗效评价：2021 年 6 月 tPSA 133.74μg/L。疾病进展。

六线方案：2021 年 6 月至 2021 年 11 月维迪西妥单抗。疗效评价：2021 年 10 月 tPSA 降至 43.59μg/L。2021 年 11 月 tPSA 63.54μg/L。疾病进展。

七线方案：2021 年 11 月达罗他胺内分泌治疗。疗效评价：稳定 2 个月。2022 年 2 月 tPSA 升至 95.38μg/L。

6. 案例评述

本病例一线治疗同样是选择戈舍瑞林联合比卡鲁胺，二线治疗采用了阿比特龙+泼尼松的方案。三线治疗选择了多西他赛+泼尼松。患者同时存在 BRCA1 基因突变及 HER2 扩增，在病程中分别应用了相应的靶向药，并获得了一定疗效及生存获益。Ⅲ期临床随机对照试验 PROfound 的结果显示，队列 A（BRCA1/2 或 ATM 突变携带者）中奥拉帕尼治疗的男性的中位无进展生存期对比二代抗雄治疗（阿比特龙或恩扎卢胺）明显更长（7.4 个月 vs 3.6 个月，风险比[HR] 0.34，95%CI 0.25-0.47），客观应答率也更高（33% vs 2%）。本例患者携带 BRCA1 基因也对奥拉帕利治疗产生了相应应答。奥拉帕利被认为可以增强免疫检测点抑制剂的疗效。一项 1b/2 期的单臂临床试验 KEYNOTE-365 探索了未行分子分型的多西他赛经治的 mCRPC 的潜在疗效。另一方面患者同时合并了 HER2 扩增。HER2 扩增、高表达及突变目前作为一个泛癌生物靶点其潜在意义越来越显，伴随抗 HER2 的治疗药物的蓬勃发展，其治疗价值值得期待。

（李　荣　肖雅娟）

九、BRCA2 突变合并 TP53、PTCH2 突变的晚期前列腺癌的内分泌与靶向治疗

1. 一般情况介绍

患者，男性，54 岁。

2. 病史

因"终末血尿 4 月"入院。tPSA：21.82ng/ml；fPSA：3.56ng/ml。直肠超声示：前列腺右侧叶可见一低回声结节（3mm×3mm）。MR：前列腺右侧叶外周带异常信号侵犯右侧包膜，PI-RADS 5 分，考虑右侧精囊及 NVB 受侵。骨扫描：未见明显癌性病灶。行前列腺穿刺检查，初步诊断为前列腺右侧叶腺癌分期 cT3bN0M0，阳性针数 6/12，Gleason 评分：4+3=7。2015 年 6 月行腹腔镜前列腺癌根治 + ePLND（经腹膜外路径）手术。术后诊断：前列腺癌（pT2bN0M0）。tPSA 由术后 6 周低点持续升高，无明显主观不适。2015 年 8 月骨扫描发现多发骨转移：L5/ 左股骨颈 / 右髋臼。

3. 影像学检查

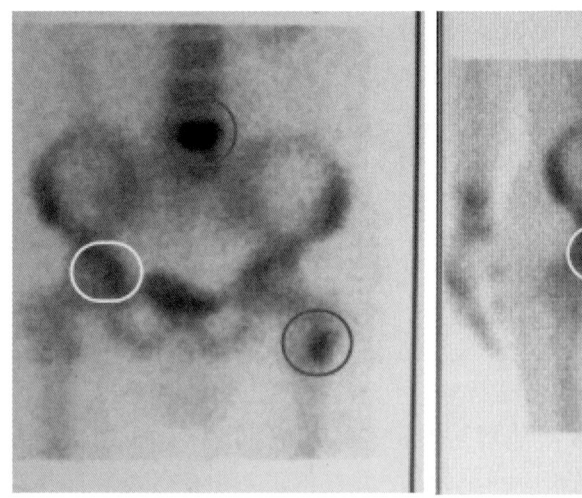
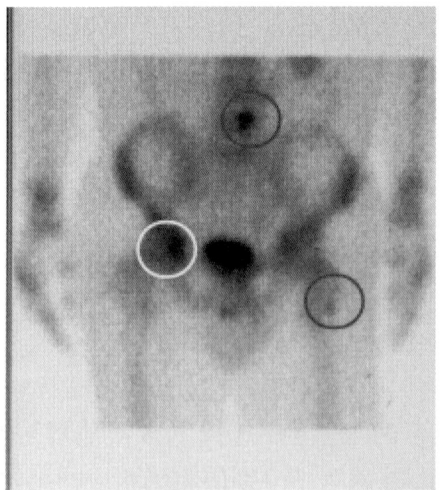

图 8-16　2015 年 5 月与 2016 年 3 月骨扫描对比

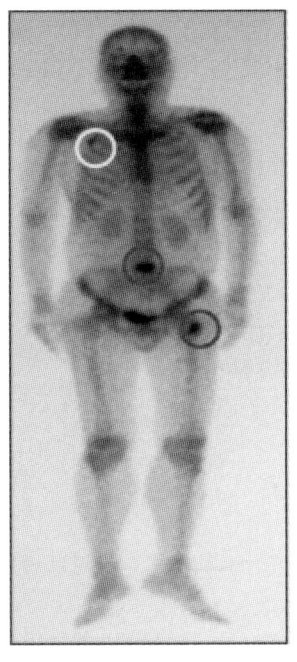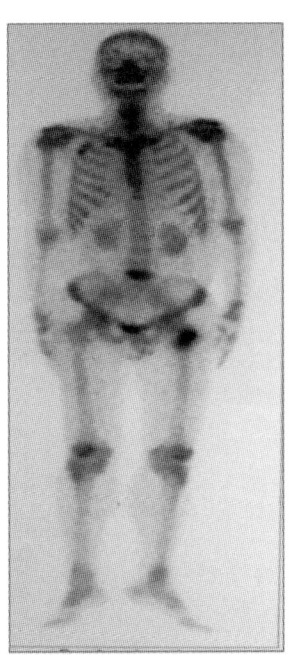

图 8-17 2017 年 2 月与 2017 年 7 月骨扫描对比

4. 病理诊断

前列腺右侧叶腺癌（>50%），局部侵犯 神经，未突破包膜。GS：4+3= 7。切缘阴性。未见区域淋巴结转移（左：0/5，右：0/7）。

5. 分子检测诊断结果及解读

1）胚系 BRCA2 突变是遗传性乳腺癌和卵巢癌的标志，同时也会增加前列腺癌、胰腺癌的风险。BRCA2 蛋白参与双链断裂修复和/或同源重组，通过促进 RAD51 在单链 DNA（ssDNA）上的组装，结合 RAD51 并增强重组 DNA 修复。BRCA2 携带者发生前列腺癌的发病率是普通人群的 8.6 倍。PROfound 研究结果显示与恩扎卢胺或阿比特龙 + 泼尼松相比，奥拉帕利显著延长患者生存时间。

2）PTCH2 是修补基因家族的跨膜受体，在 hedgehog 信号通路中起到肿瘤抑制剂的作用。Hedgehog 通路在前列腺癌中发挥重要功能。

3）TP53 是一种包含转录激活、DNA 结合和寡聚结构域的肿瘤抑制蛋白。对不同细胞应激作出反应，以调节靶基因的表达，从而诱导细胞周期停滞、凋亡、衰老、DNA 修复和代谢变化。肿瘤抑制剂 TP53 的功能丧失是侵袭性转移性前列腺癌的一个常见驱动因素。TP53 中的分子变化也发生在 40%~60% 的病例中，最常见的是功能缺失突变，但在少数病例中也是纯合子缺失。TP53 变化谱在局限性前列腺癌中也有发现，但在转移性疾病或 CRPC 中更为常见，这表明 TP53 突变驱动了前列腺癌的进展。由于 TP53 是抑癌基因，所以直接靶向 TP53 必须恢复其功能，使得该治疗策略存在很大难度。因此，利用突变型 p53 合成致死基因而不是直接靶向 p53，可以提供额外的治疗益处，因此 parp 抑制剂作为 TP53 的潜在治疗药物具有较好前景。

表 8-8 基因检测结果

基因	核苷酸变化	氨基酸变化	染色体	基因亚区	转录本	变异类型	突变丰度或拷贝数	变异等级	FDA/NMPA 批准患者癌种 可能敏感	FDA/NMPA 批准患者癌种 可能耐药	FDA/NMPA 批准其他癌种 可能敏感	FDA/NMPA 批准其他癌种 可能耐药	药物证据等级
BRCA2	exon11 c.3175_3176insT	p.Leu1059fs				错义突变	28.49%		奥拉帕利		奥拉帕利、Rucaparib、尼拉帕利		
PTCH2	exon13 c.1630delC	p.Leu544fs				错义突变	2.03%				索尼吉布、维莫德吉		
TP53	exon5 c.400T>G	p.Phe134Val				错义突变	20.54%					可能耐药	

5.治疗方案调整及疗效评价

（1）一线治疗：2015年8月—2016年2月戈舍瑞林3.6mg皮下注射1/月，比卡鲁胺50mg口服1/日，唑来膦酸盐。2016年2月因睾酮144ng/dL行睾丸去势术。疗效评价：2015年10月20日tPSA降至最低3.7ng/ml，2016年3月肿瘤进展。

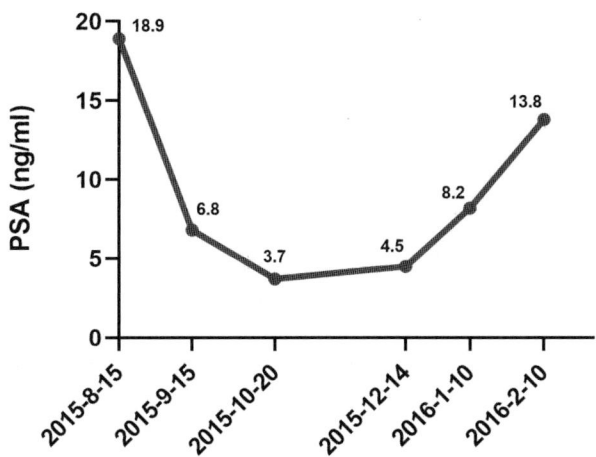

图8-18　2015年8月15日至2016年2月10日tPSA水平变化曲线

（2）二线治疗：2016年3月至2017年7月阿比特龙1g口服1/日，泼尼松5mg口服2/日，2016年3月骨转移灶放疗（30Gy/10F）放疗部位：腰5/骶1椎体、左股骨颈。2017年2月Sr89放射治疗。疗效：2016年12月tPSA降至0.75ng/ml。2017年2月tPSA升至6.93ng/ml，骨扫描提示右侧第3肋新发，肿瘤进展。

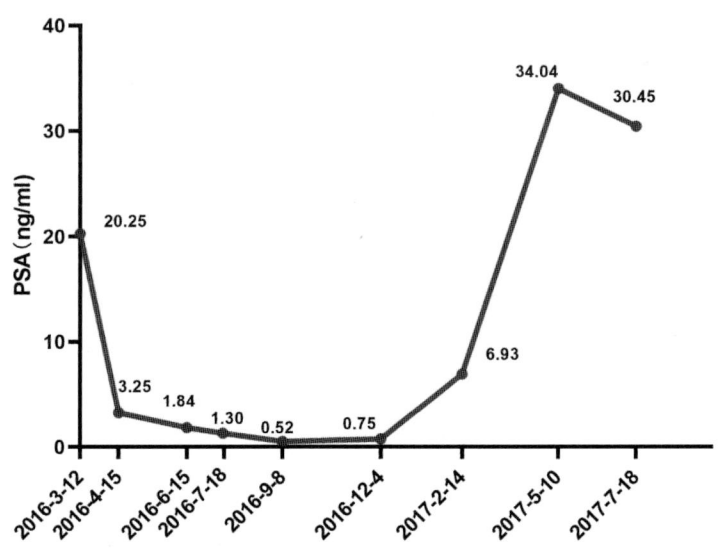

图8-19　2016年3月12日至2017年7月18日tPSA水平变化曲线

(3) 三线治疗：2017 年 7 月 DP 方案（多西他赛、泼尼松）1 周期。副作用难以耐受终止治疗。2018 年 1 月放疗。

(4) 四线治疗：2018 年 5 月至 2018 年 11 月奥拉帕尼 400mg 2/日 疗效：2018 年 6 月 tPSA 降至 13.68ng/ml。

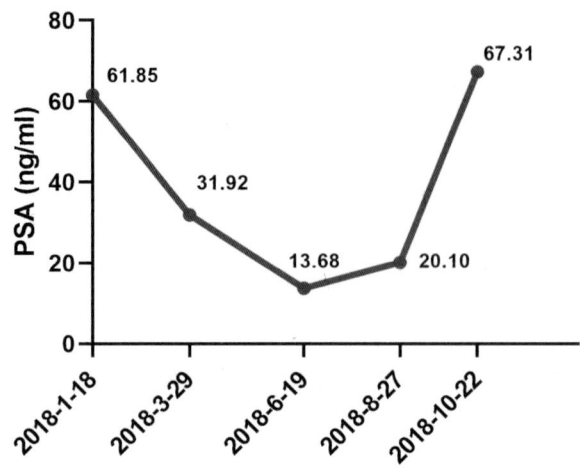

图 8-20　2018 年 1 月 18 日至 2018 年 10 月 22 日 tPSA 水平变化曲线

6. 案例评述

本病例一线治疗同样是选择戈舍瑞林联合比卡鲁胺，二线治疗采用了阿比特龙＋泼尼松的方案。三线治疗选择了多西他赛＋泼尼松。BRCA2 突变通常预示着前列腺癌较差的生存预后，研究发现，BRCA2 胚系突变与更具侵袭性前列腺癌及更短生存相关。该患者同时存在 BRCA2、TP53 突变都提示可能对 parp 抑制剂敏感，尤其是 BRCA2 的Ⅳ类突变。实际上患者对奥拉帕利治疗出现了 PSA 的下降，表现了一定对治疗的响应，但响应时间不超过 3 个月。也有一些临床研究提示存在 DNA 修复基因缺陷的患者可能会对铂类治疗具有更长的治疗响应，因此铂类化疗可作为该患者的潜在治疗选择。

（李　荣　肖雅娟）

十、LRRFIP1-ALK 融合不可切除炎性肌纤维母细胞瘤应用 ALK 抑制剂精准靶向治疗

1. 一般情况介绍

患者，男，15 岁。

2. 病史

（1）现病史：患者 2 年前无明显诱因出现右髋疼痛，为偶发性，当时未予重视，半年前患儿家属发现其出现跛行，就诊当地省立医院完善检查提示髋关节炎症，予抗炎治疗 1

月无明显好转,后服用非甾体类抗炎药对症镇痛治疗,中考结束后前往北京XXX医院就诊。门诊完善检查考虑为髋关节肿物,为进一步诊治收入院。

(2)家族史:无家族遗传性疾病史。

(3)入院查体:右大腿肌肉萎缩,髋关节屈曲畸形,Thomas征(+),大腿内侧可见肿块。

(4)临床检查

1)化验检查提示:血常规:WBC 6.62×10^9/L,HGB 139g/L,NEUT% 64.1%,PLT 366×10^9/L;血沉:25mm/h;CRP:38.4mg/L;生化:大致正常。

2)B超提示:右髋关节周围低回声肿物,范围约6.3cm×14.8cm×4.6cm,边界不清,内回声欠均匀,可见血流信号—滑膜来源可能。

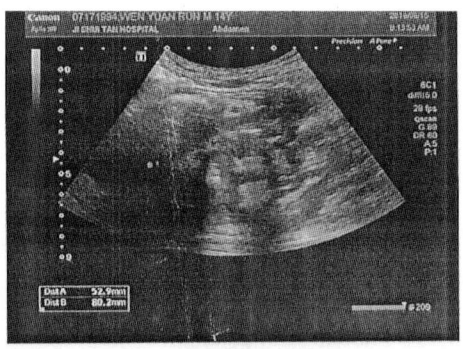

图8-21 髋关节彩超图像

3)骨盆增强核磁显示:右髋关节周围肌群萎缩,呈混杂信号,边界欠清,增强后闭孔外肌、耻骨肌和内收肌周围可见明显不均匀强化,肿瘤侵犯闭孔。

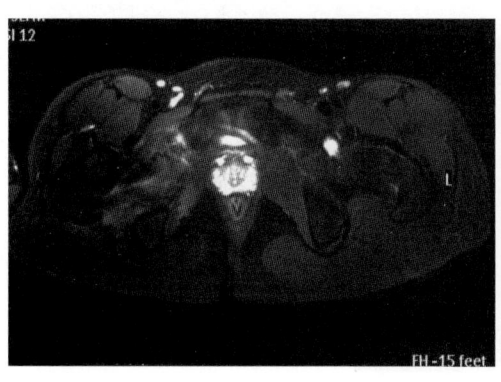
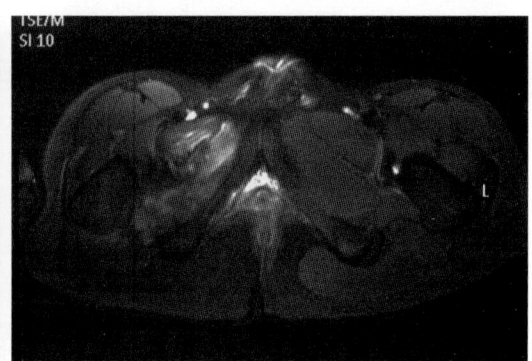

图8-22 骨盆MRI图像

3. 病理诊断

(1)2019年8月行活检术,病理结果:右侧髋部间叶组织来源肿瘤,肿瘤细胞长梭形、纤维母/肌纤维母细胞样，伴炎细胞浸润，核轻度异型性、局灶可见小核仁，胞浆红染，肿瘤细胞束状、席纹状排列，与周围组织边界不清，呈侵袭性生长方式，侵及横纹肌，结合免疫组化提示考虑炎性肌纤维母细胞瘤（inflammatory myofibroblastic tumor，IMT）。主要免疫组化：VIM（+），Desmin（局部+），Caldesmon（+），S-100（-），SOX（-），Actin（-），CD163（+），CD34（-），CK（-），TLE-1（-），KI-67（5%+），STAT6（-）。

7. 分子检测诊断结果及解读

突变基因[1]	突变丰度/拷贝数[2]	FDA/NMPA批准于本癌种药物[3]	FDA/NMPA批准于其他癌种药物[4]	临床试验阶段药物[5]	基于个体案例报道药物[6]	可能耐药药物[7]
LRRFIP1(Exon 10)-ALK(Exon 20) 融合	24.33%	-	劳拉替尼(非小细胞肺癌)，克唑替尼(非小细胞肺癌)，阿来替尼(非小细胞肺癌)，塞瑞替尼(非小细胞肺癌)，布加替尼(非小细胞肺癌)	-	克唑替尼	-

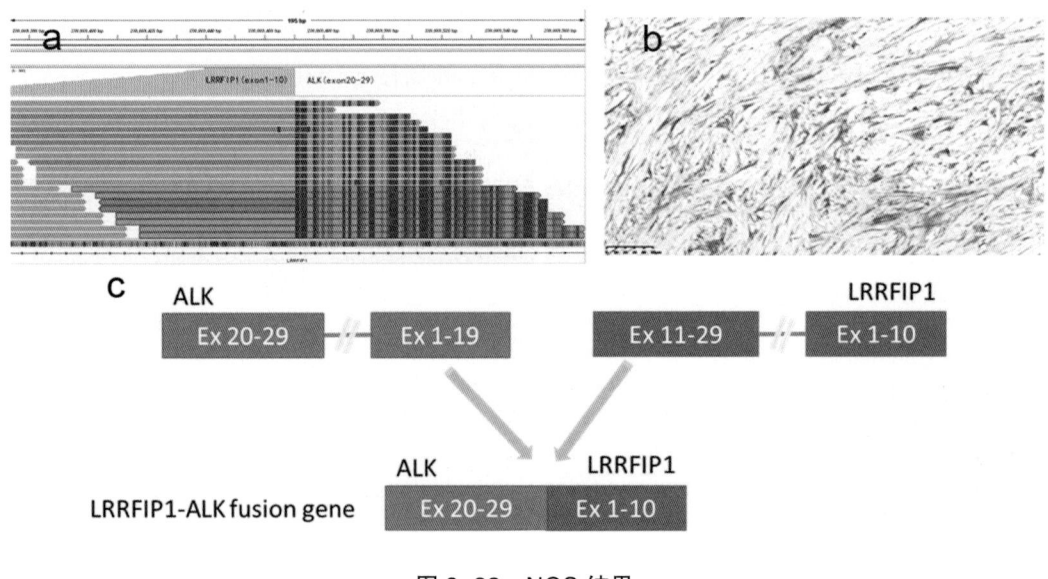

图 8-23　NGS 结果

（1）提示 LRRFIP1-ALK 基因融合（既往无报道）。
（2）NGS 与免疫组化结果一致，支持 ALK 基因突变的 IMT。

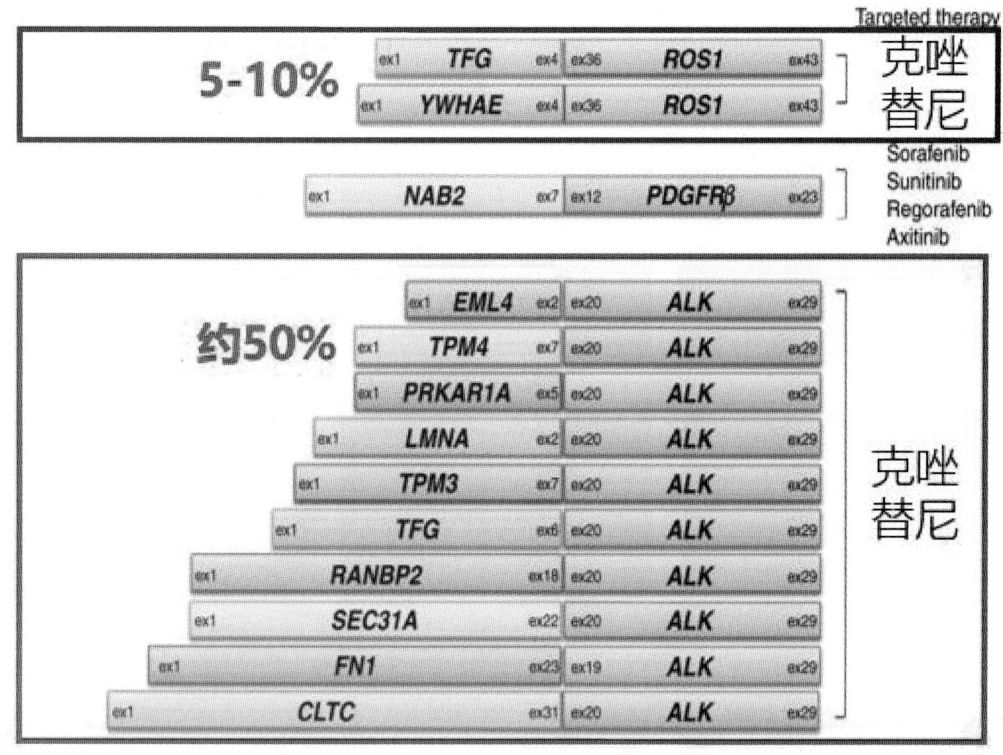

图 8-24　IMT 相关基因及靶向药物

（3）约 50% 的 IMT 携带 ALK 的染色体重排及其蛋白水平的高表达

（4）ALK 抑制剂对 ALK 基因突变的 IMT 有一定的治疗作用。

8. 治疗方案调整及疗效评价

患者前期就诊国内多家治疗中心，认为当前手术无外科边界，放化疗不敏感，保守治疗数月肿瘤缓慢进展。

系统治疗方案：根据 LRRFIP1-ALK 融合的 NGS 结果，患者于 2020 年 1 月开始服用克唑替尼 250mg，每日 2 次。

疗效评价：

（1）NRS 疼痛评分：6 分（用药前）—2 分（用药 1 个月后）。

（2）髋关节活动度：被动屈曲畸形 30°（用药前）—无明显功能障碍（用药 3 个月后）。

（3）影像学评估：CS1 和 CS2 与基线相比分别降低 33% 和 52%。

（4）RECIST 标准：部分缓解（PR）。

9. 本案例述评

随着癌症基因组景观和肿瘤精准医疗的发展，IMT 引起了越来越多的关注。本例腹股沟肿物患者不具备良好的手术切除指征：

（1）肿瘤本身具备侵袭性及高复发风险。

（2）影像学示病灶范围广，反应区边界不清，难以确定安全外科边界。

（3）已存在髋关节屈曲畸形，手术会导致更严重的功能障碍。

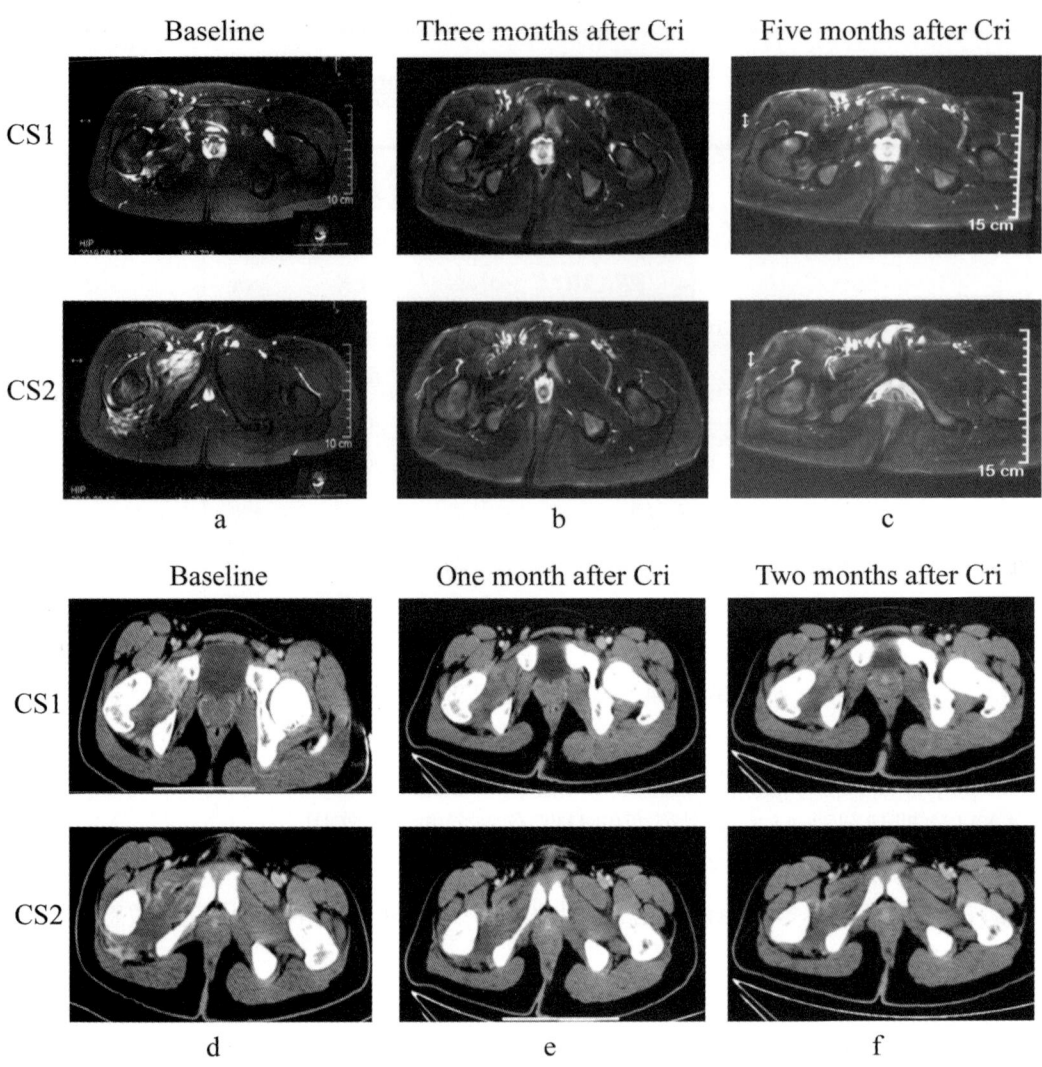

图 8-25　影像学评估：经坐骨结节横断面（横断面 1，CS1）
经闭孔横断面（横断面 2，CS2）

本例患者因存在 ALK 基因突变，应用 ALK 抑制剂后肿瘤达到 RECIST 标准的部分缓解（PR）。截至用药当时，包括癌症基因组图谱（TCGA）和癌症体细胞突变目录（COSMIC）在内的公共数据库中没有关于 LRRFIP1-ALK 融合的报道。传统免疫组化和 FISH 对于 ALK 基因融合变异，特别是其融合伴侣基因的识别比较困难，推荐 NGS 作为补充检测。对于患者达到部分缓解（PR）后是否手术干预；以及克唑替尼长期应用后出现耐药的方案调整，还需开展进一步的多学科协作诊疗（MDT）以使患者最大获益。

（牛晓辉　孙扬）

十一、BCOR-CCNB3 重排肉瘤

1. 一般情况介绍

患者，男，14岁

2. 病史

（1）现病史：患者于2018年12月患者无意中发现腰骶尾部突出，皮肤表面的肿物，肿物逐渐增大，后逐渐出现大小便失禁及左下肢感觉减退，2019年1月就诊北京xx医院，检查MRI提示"骶2-尾2椎体水平椎管内外异常信号，脊索瘤不除外"，完善检查后于该院行骶椎肿物穿刺活检，考病理考虑为"小圆细胞恶性肿瘤"，给予异环磷酰胺+长春新碱+表柔比星化疗5周期后肿物明显缩小，二便可控，左下肢感觉恢复。2019年6月9日在北京某医院放疗科行局部放疗，放疗计划为：95%PTV1 45Gy/25f，放疗结束追加放疗计划为95%PTV2 10.8Gy/1.8Gy/6f。放疗过程较为顺利，出现Ⅰ度手足综合征，Ⅱ度骨髓抑制。放疗结束后2019年5月至2020年3月继续异环磷酰胺+长春新碱+表柔比星继续化疗7周期。2020年5月家属为求手术来我院，因外院穿刺标本受限，病理会诊无法进一步分型，仍考虑骶尾部小圆细胞肉瘤，阅所有患者影像及整个治疗过程，考虑患者无手术机会，建议继续巩固化疗，2020年6月至2020年9月患者在我院行5周期VAC/IE标准序贯化疗5次，影像学复查未见转移及骶尾部肿瘤进展证据，给予停化疗进入定期随访阶段。2021年8月患者出现胸痛伴左足无知觉，复查发现骶尾部肿瘤进展、腹膜后软组织转移，胰腺转移，左小腿多发软组织转移。2021年8月20日在我院给予行左小腿肿物穿刺活检，病理考虑BCOR-CCNB3肉瘤。

（2）家族史：无家族遗传性疾病史。

（3）入院查体：腰骶部放疗后皮肤改变，左小腿肿胀，无皮肤发红，可触及多发包块，左小腿上后方可触及3cm×2cm肿物，肿物质软，活动性差，无压痛，左小腿下后方可触及5cm×4cm肿物，肿物质软，活动性差，无压痛；左足背感觉消失。

（4）影像学检查

1）2021年8月骶尾部彩超显示，骶骨旁可见低回声肿物，范围约5.6cm×5.5cm×2.8cm，边界欠清，形态不规则，可见少量血流信号，可探及动脉血流频谱（图8-26）。

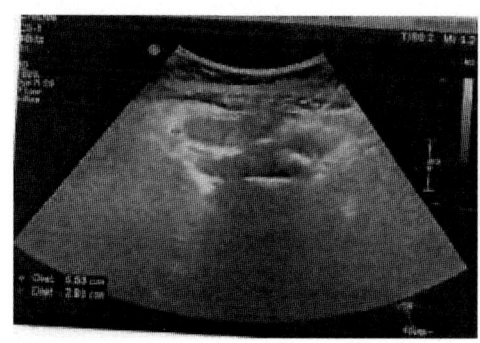
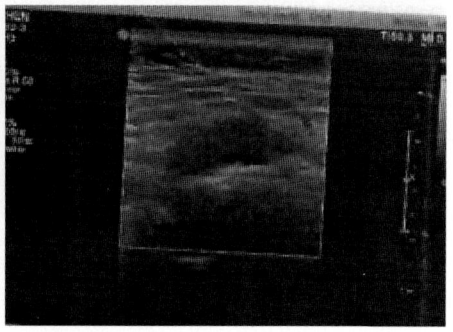

图8-26 骶尾部彩超图像

2）2021年8月PET-CT：胰体部及胰尾部可见多发肿块，边界尚清，较大者位于体部，大小约5.5cm×4.4cm，放射性摄取增高，SUVmax5.9。腹膜后椎体前方腹主动脉旁软组织肿物，部分钙化，放射性摄取条形增高，SUVmax8.8，上界平L3椎体，下界至骶前方，与左侧腰大肌分界尚清。骶骨治行后，S1-5溶骨破坏部分伴硬化，周可见软组织肿块向椎管内浸润，放射性摄取不均匀增高，SUVmax11.0，以S1-3为著；左小腿上端腓肠肌内肿物，边界欠清，放射性摄取不均分增高，SUVmax8.1，范围约3.2cm×2.3cm×3.1cm（左右×前后×上下径）；左小腿中下段腓肠肌内混杂密度肿块伴坏死，放射性摄取不均匀增高，SUVmax10.7，范围约7.8cm×6.2cm×11.2cm（左右×前后×上下径）。考虑S1-5溶骨破坏伴部分硬化，周围软组织肿物向椎管内浸润，代谢活性不均匀增高，考虑骶骨软组织肉瘤治疗后改变；腹膜后椎体前方腹主动脉旁软组织肿物，胰体尾部多发肿物，左小腿上端及中段非常期内多发肿物，代谢活性不同程度增高，首先考虑为同源性多发恶性病变（图8-27）。

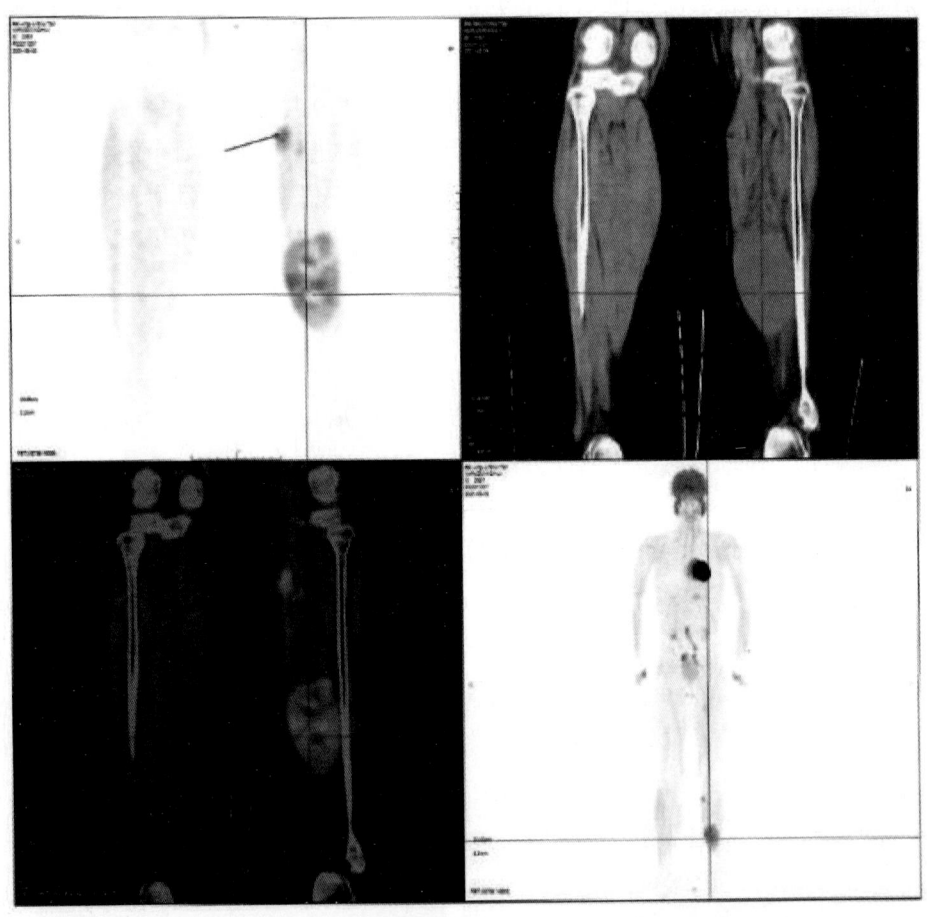

左小腿上段及中段腓肠肌内肿块，边界欠清，放射性摄取不均匀增高，SUVmax分别为10.7（十字交叉）、8.1（箭头）

图8-27　PET-CT

第八章 其他瘤种的分子诊断标志物典型应用案例

3. 病理诊断

（1）2019年1月骶尾部肿物穿刺活检，病理结果：小圆细胞恶性肿瘤。

（2）2021年8月20日左小腿肿物穿刺活检，病理结果：小圆细胞恶性肿瘤，部分细胞呈短梭形，胞浆嗜酸或透亮，部分间质黏液变性，结合免疫组化及分子检测结果首先考虑BCOR-CCNB3肉瘤。FISH检测结果：EWSR1基因重排阴性。免疫组化结果"SSX（-），SS18-SSX（-），Mypgenin（-），MyoD1（-），Desmin（-），CD99（弱+），CCNB3（+），Nkx2.2（-），BCOR（+），WT-1（-），DUX4（-），Ki-67（50%），CK（-），Vimentin（+）"

4. 分子检测诊断结果及解读

基因重排检测结果

基因1	区带	断裂点	转录本	外显子	基因2	区带	断裂点	转录本	外显子	融合型
BCOR	Xp11.4	chrX:39911366:-	ENST00000378444.4	E15	CCNB3	Xp11.22	chrX:50051505:+	ENST00000376042.1	E6	BCOR-CCNB3

注：
1. "-"表示本次检测未发现相关变异
2. 融合型：融合/易位事件名称
3. 区带：融合/易位事件基因所在染色体区段
4. 断裂点：上下游基因断点所在的基因组坐标和基因所在基因组的正负链信息（GRCh37/hg19）
5. 转录本：基因对应转录本ID
6. 外显子：断裂点附近基因区域的外显子

图8-28 NGS检测结果

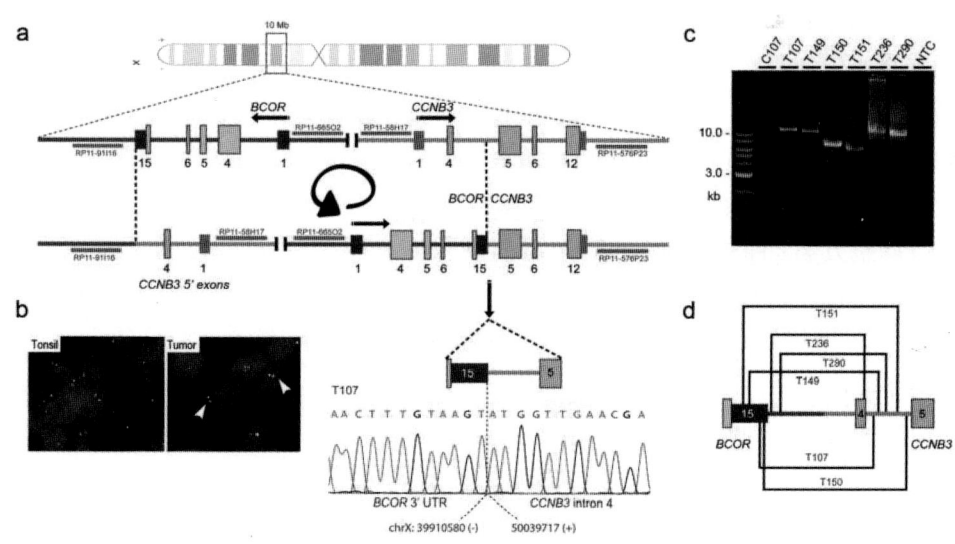

图8-29 BCOR-CCNB3重排FISH，PCR等检测结果展示

（1）2020年WHO分类将发生于骨和软组织的未分化小圆细胞肉瘤单独列为一章，包括Ewing肉瘤、EWSR1-非ETS融合圆细胞肉瘤、CIC重排肉瘤和BCOR基因改变肉瘤，在这类肿瘤中Ewing肉瘤最常见，其他几种肉瘤较为少见，这组肿瘤由于在临床和形态学互相重叠，难以准确分类，故过去的分类命名为Ewing肉瘤和Ewing样肉瘤/未分化圆细胞肉瘤。随诊分子病理学进展，这组肿瘤能从分子水平予以分类和命名，诊断名称也以具体分子改变予以命名。

（2）BCOR基因位于染色体Xp11.4区段，是一种表观遗传学调节因子，该基因异常与多种肿瘤的发生相关，包括多种肉瘤、中枢神经系统肿瘤（如伴有BCOR异常的高级别CNS-PNET）、淋巴造血组织肿瘤（髓系肿瘤和某些T细胞淋巴瘤）和上皮性恶性肿瘤（如腺样囊性癌、子宫内膜癌、胸腺瘤等）。BCOR基因改变包括基因融合和外显子15处发生的内部串联重复（ITD），最常见的是BCOR-CCNB3基因融合，称为BCOR-CCNB3肉瘤。

（3）BCOR-CCNB3肉瘤，好发于儿童，90%患者<20岁，男性多见（男女之比为4.5∶1）；肿瘤累及骨比软组织多见（1.5∶1），最常累及盆骨、股骨和椎骨，偶可累及头颈部、肺和肾脏；临床表现为肿块和疼痛，预后较Ewing肉瘤差。病理标本大体：肿瘤大（>5~10cm），灰褐色，质地软，鱼肉样，可见坏死，骨病变常显示骨皮质破坏，侵犯软组织。病理标本镜下：肿瘤由一致的原始小圆形和卵圆形细胞所组成，排列成实性片状或不明显巢状，巢周有毛细血管网围绕，核分裂像多少不一，可见灶性出血坏死；有些病例细胞少，呈短梭形，位于富于黏液样间质中，短梭形细胞也可较丰富，排列成束状，类似差分化滑膜肉瘤。免疫组化：瘤细胞表达BCOR（特异性较差）和CCNB3，还可表达CD99（60%~90%，弱，灶性）、SATB2（80%）、TLE1（75%）、PAX8（50%）和NKX2.2（25%），此外还可表达cyclinD1和cyclin B3。遗传学：BCOR-CCNB3基因融合，为X染色体臂内倒位，inv(x)(p11.4;p11.22)。治疗上BCOR-CCNB3肉瘤属于新命名的肿瘤，基于其与Ewing肉瘤同属于一个大类中，其化疗方案按Ewing肉瘤VAC/IE方案等方案化疗，但预后较Ewing肉瘤要差。

5.治疗方案调整及疗效评价

（1）前期化疗方案：异环磷酰胺+表柔比星+长春新碱方案化疗5次。后局部放疗，局部放疗结束后继续异环磷酰胺+表柔比星+长春新碱方案化疗7次。同时来我院给予VAC/IE方案强化化疗5次后进入随访阶段。从前期影像学和临床表现缓解来看，患者对于以上一线化疗敏感，治疗有效。

（2）调整方案：停化疗近1年，患者出现肿瘤进展伴多发转移，结合患者既往一线化疗敏感，一线化疗缓解时间相对较长，但现在患者肿瘤负荷较重，给予再次给予VAC/IE联合安罗替尼维持治疗至2022年7月，患者多发转移灶有缩小，左足感觉已恢复，日常生活自理，带瘤存活。

（3）疗效评价：目前规律复查，未见肿瘤明显进展。

6.本案例述评

本案例初始治疗敏感，但停化疗1年就出现多发转移，期间有较规律复查，因此对于病理需要进一步确认，经过重新取活检及分子检测的帮助，确诊为未分化小圆细胞肉瘤中的 BCOR-CCNB3 肉瘤，此肉瘤预后较 Ewing 肉瘤差，因此需要强化治疗，病程前阶段我们是按 Ewing 肉瘤的治疗策略进行的，当完成计划治疗后进入随访阶段，如果在前期阶段进行了分子检测的分析确认为预后较差的 BCOR-CCNB3 肉瘤，在前期治疗阶段给予较 Ewing 肉瘤治疗计划更积极的强化治疗可能对病人有更大获益。

（牛晓辉　黄　真）

十二、Ewing 肉瘤

1. 一般情况介绍。

患者，男，6 岁

2. 病史

（1）现病史：患者因右足底肿物 2 年，表现为足底青紫肿物，约花生米大小，质地软，后逐渐增大于 2021 年 2 月开始至医院就诊，MRI 提示右足底近第 1-2 跖趾关节周围软组织内信号结节。2021 年 2 月在外地行切除活检，病理提示：右足底小圆细胞恶性肿瘤，结合免疫组化和分子检测结果，符合尤因肉瘤。免疫组化 CD99（+），NKX2.2（+），Fli-1（+），WT-1（−），Desmin（−），Myogenin（−），ERG（−），Ki-67（+，90%）。2021 年 4 月至 2022 年 4 月给予 VDC/IE 标准方案，肿物明显缩小，2022 年 5 月 31 日行右足底肿物切除术。

（2）家族史：无家族遗传性疾病史。

（3）入院查体：右足跖趾处可见青紫色圆形肿物，约 7cm×7cm，表明可见破溃结痂，肿物包裹第 2、3 足趾，伴有触痛、痒感，皮温不高，活动度差（图 8-30）。

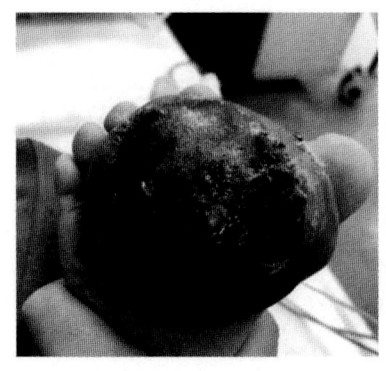
A.2021-04-16
化疗前

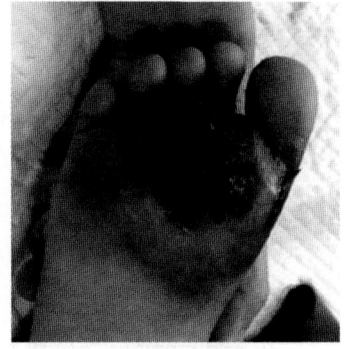
B.2021-05-31
化疗中

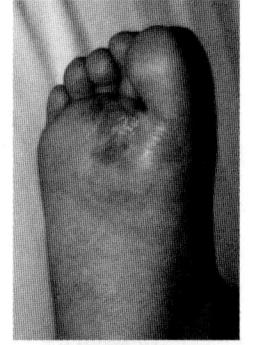
B.2021-08-25
化疗中

图 8-30　体位像

（4）影像学检查

1）入院后全身骨扫描提示：右侧足趾背侧及足底局部见团块状显像摄取增高影，同机CT示右足第1-3足趾背侧及足底软组织密度肿物,截面大小约5.7cm×6.7cm,密度欠均匀,可见多发片状高密度影,包绕第2趾骨近节,局部显像剂分布增高(图8-31)。

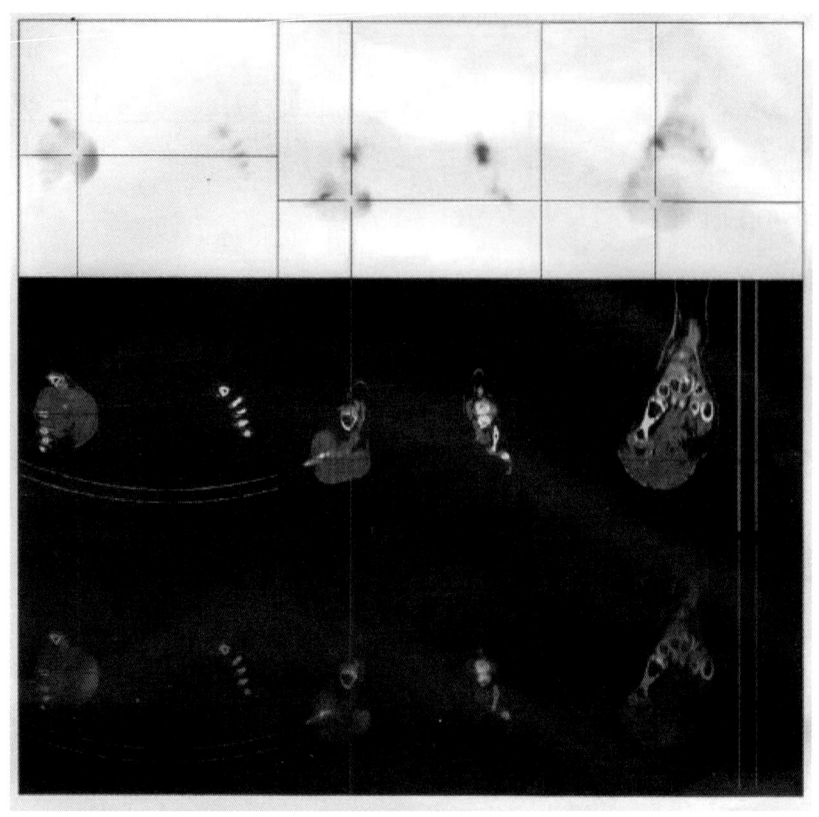

图8-31 全身骨扫描

2)全身PET-CT:右足高代谢软组织肿物,呈分叶状,最大截面6.5cm×6.2cm×5.6cm,FDG摄取不均匀增高,SUVmax 12.3,病变与右足肌群分界不清,右足各趾骨未见明确骨质破坏(图8-32)。

3.病理诊断

(1)2021年2月在外地行切除活检,病理提示:右足底小圆细胞恶性肿瘤,结合免疫组化和分子检测结果,符合尤因肉瘤。免疫组化:CD99(+),NKX2.2(+),Fli-1(+),WT-1(-),Desmin(-),Myogenin(-),ERG(-),Ki-67(+,90%)。

(2)2022年5月31日右足肿物切除术后病理:结合形态、免疫组化及FISH-EWSR1基因检测结果,符合Ewing肉瘤。FISH-EWSR1基因检测结果阳性。免疫组化结果:CD20(-),CD(-),WT-1(-),ERG(-),Ki-67(60%+),S-100(-),Desmin(-),Nkx2.2(+),CK(-),CD99(+)。

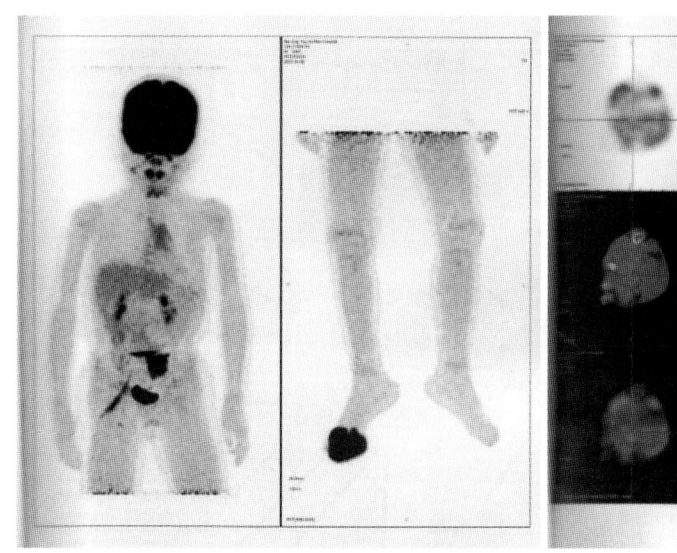
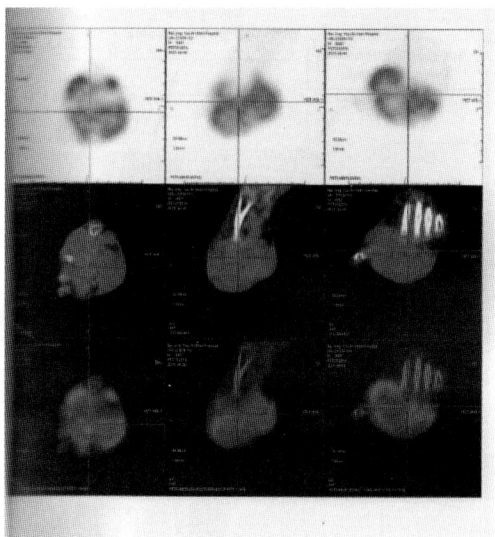

图 8-32　PET-CT

4. 分子检测诊断结果及解读（此患者未行 NGS）

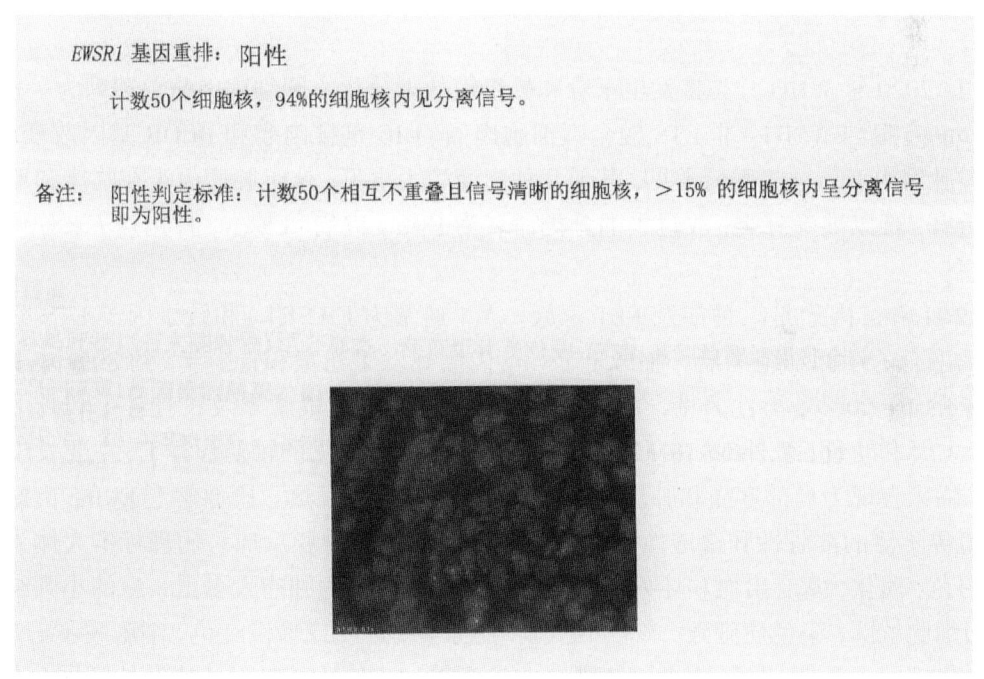

图 8-33　FISH-EWSR1 检测结果

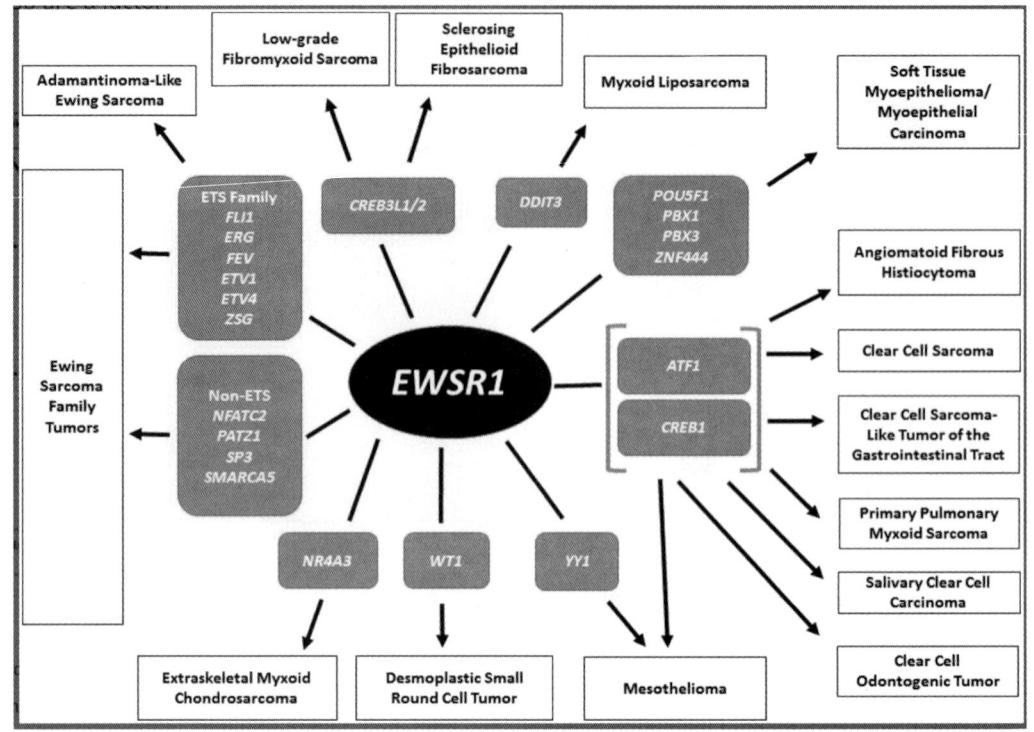

图 8-34　EWSR1 不同的基因融合形式

（1）2020 年 WHO 分类将发生于骨和软组织的未分化小圆细胞肉瘤单独列为一章，包括 Ewing 肉瘤、EWSR1- 非 ETS 融合圆细胞肉瘤、CIC 重排肉瘤和 BCOR 基因改变肉瘤，在这类肿瘤中 Ewing 肉瘤最常见，其他几种肉瘤较为少见，这组肿瘤由于在临床和形态学互相重叠，难以准确分类，故过去的分类命名为 Ewing 肉瘤和 Ewing 样肉瘤 / 未分化圆细胞肉瘤。

（2）Ewing 肉瘤是一种涉及 FET 家族一员（通常为 EWSR1）和转录因子 ETS 家族一员基因融合的小圆细胞肉瘤。临床上 Ewing 肉瘤好发于儿童和青少年，约 80% < 20 岁，高峰年龄 10~20 岁，男性多见，男女之比为 1.4∶1；肿瘤最常累及长骨骨干和骨干 - 干骺区、盆骨和肋骨，骨外 ES 占 12%，可发生多个部位，罕见的釉质瘤样 ES 主要发生于头颈部；临床表现为局部疼痛和肿块，可伴有病理性骨折和发热。影像学上 Ewing 肉瘤常表现为境界不清的溶骨性和渗透性病变，伴多层（葱皮样）骨膜反应。病理标本大体为肿瘤呈灰白色，质软，常有出血和坏死。病理标本镜下多表现为肿瘤大多由一致的小圆细胞组成，瘤细胞核圆，染色质细致，核仁不明显，胞浆少，透明或嗜伊红色，细胞膜不清楚；少数肿瘤细胞大，核仁明显，外形不规则（非典型 ES）；有时可有明显神经外胚层分化，显示形成良好的假菊形团（原始神经外胚层瘤，PNET）；釉质瘤样 ES 可见基底细胞样上皮巢。Ewing 肉瘤遗传学特点为：FET 家族三个基因（EWSR1, FUS 和 TAF15）中仅前两个基因与 ETS 家族基因融合，最常见的是 EWSR1-Fli1（85%），涉及 t（11；22）（q24；q12），其次为 EWSR1-ERG（10%），涉及 t（21；22）（q22；q12）。

5. 治疗方案调整及疗效评价

（1）前期化疗方案：VDC/IE 序贯化疗近 1 年。

（2）调整方案：治疗有效后行根治性手术切除。

（3）疗效评价：目前处于无瘤状态，进行维持化疗，同时定期复查。

6. 本案例述评

从以上分析可以看出，FISH 基因检测有助于协助病理诊断，根据 FISH-EWSR1 基因重排阳性可以确诊为 Ewing 肉瘤，根据诊断选择标准的 VDC/IE 方案化疗，化疗过程中肿瘤持续缩小，由不可切除降级到可切除，这个患者最终完成了根治性手术，显示出了临床获益。

（牛晓辉　黄　真）

十三、伴有 H3F3A 基因突变的骨巨细胞瘤的药物靶向治疗

1. 一般情况介绍

患者，女，28 岁。

2. 病史

（1）现病史：患者 7 个月前诊断为右桡骨远端骨巨细胞瘤，在当地行肿瘤刮除术，现局部再次出现肿物，当地考虑截肢，患者为保肢来诊。门诊完善检查考虑为右桡骨远端骨巨细胞瘤术后复发，为进一步诊治收入院。

（2）家族史：无家族遗传性疾病史。

（3）入院查体：右腕部可见肿块，握力明显减少。

（4）临床检查

1）化验检查提示：血常规：WBC 4.82×10^9/L，HGB 142g/L，NEUT% 63.1%，PLT 136×10^9/L；血沉：24mm/h；CRP：4.4mg/L；生化：大致正常。

2）X 线检查：右桡骨远端溶骨性病变，边界尚清。局部软组织包括肿胀明显。

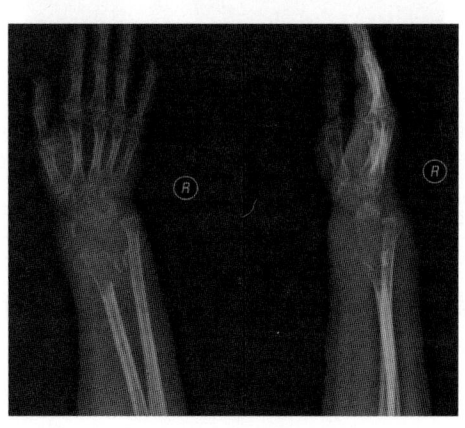

图 8-35　治疗前 X 片

3）增强核磁显示：右桡骨远端骨质破坏，病变呈膨胀性生长，骨皮质连续性中断，呈等 T1、高或少高 T2 信号，病变内可见分隔，病变内可见斑片状出血灶，部分可见液平，大小约 4.9cm×6.1cm×7.2cm（前后*左右*上下），增强扫描明品部分不均匀强化，部分分隔强化。

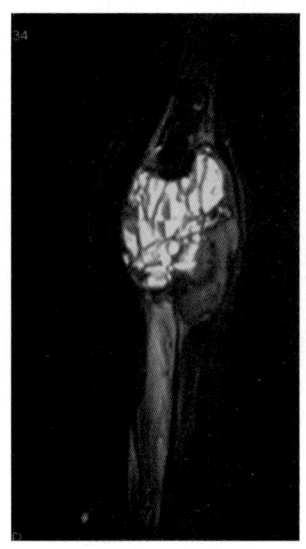
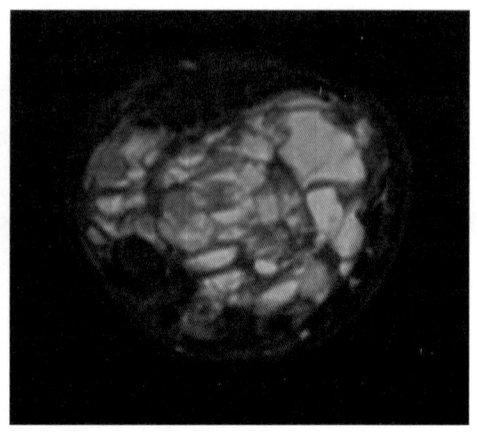

图 8-36　治疗前 MRI

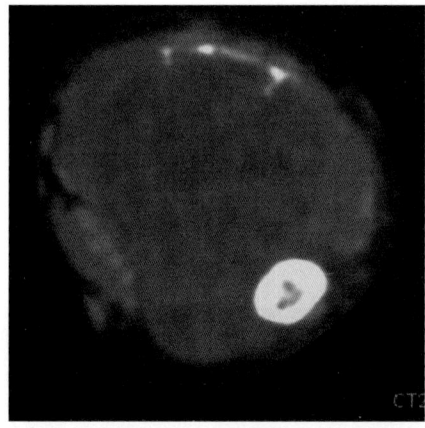

图 8-37　治疗前 CT

3. 病理诊断

（1）外院术后病理结果：单个核细胞增生伴多核巨细胞散在分布，细胞异型性不明显，核分裂像易见；肩灶见动脉瘤样骨囊肿结构。

结合临床影像学首先考虑骨巨细胞瘤

主要免疫组化：P63（+），CD163（+），CD68（+），H3.3G34W（+），H3.3G34V（−），

Ki67（index40%），P53（+），P16（+），RANK（+），RANKL（+），SATB2（+），RUNX2（+）。

4. 分子检测诊断结果及解读

（1）荧光 PCR- 毛细管电泳测序法检测 H3F3A 基因突变。

（2）提示骨巨细胞瘤诊断明确，存在 RANK-RANKL 通路异常活化。

5. 治疗方案调整及疗效评价

患者前期就诊国内多家治疗中心，认为当前手术无保肢条件。

（1）系统治疗方案：根据 H3F3A 基因突变结果，患者接受 6 个月的舒单抗治疗。

（2）疗效评价：① NRS 疼痛评分：5 分（用药前）—0 分（用药 1 月后）。②腕关节旋转获得改善，握力明显增加。③ Modified Inverse Choi 标准：部分缓解（PR）。

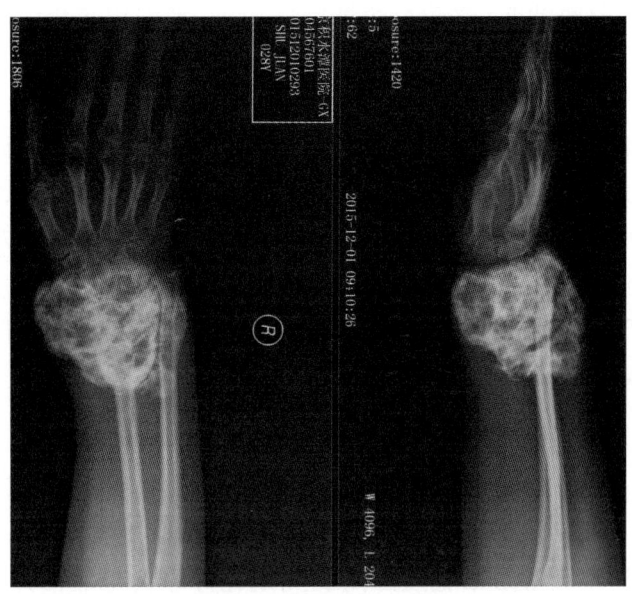

图 8-38 治疗后 X 片

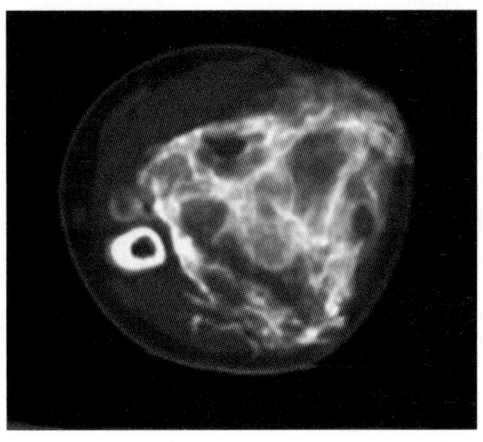

图 8-39 治疗后 CT

6. 本案例述评

骨巨细胞瘤是中间性肿瘤,有局部侵袭性,偶尔出现转移。90%~96% 骨巨细胞瘤会出现 H3.3 突变,突变类型包括 p.G34W, p.G34L, p.G34M, p.G34R 和 p.G34V,极少数为野生型不发生突变。推荐可以使用免疫组化抗体 H3.3 来协助骨巨细胞瘤诊断。同时也可以完善 H3, SATB2, Ki67, RANK, RANKL, SMA, P53, P16, CD68, P63 等其他免疫组化来帮助诊断与鉴别诊断。对于免疫组化检测 H3.3 结果阴性的病例,建议使用 RT-PCR 联合 Sanger 测序检测其他少见的突变 p.G34L, p.G34M, p.G34R 和 p.G34V。

尽管手术治疗是骨巨细胞瘤的主要治疗手段,但有些病例被文献中定义为"手术困难"或"不可切除",需要其他治疗手段辅助治疗。"手术困难"是指可以通过外科手术将肿瘤彻底切除,但彻底切除可能造成严重的功能障碍或并发症,其情况可能包括:①肿瘤侵犯关节或与关节软骨毗邻的;②没有条件进行刮除,需要切除并行人工假体置换的;③复发后肿瘤,肿瘤范围不易确定的;④肿瘤位于骶骨、骨盆或者脊柱的;⑤手术可能导致肢体坏死、截肢。"不可切除"是指无法通过外科手术将肿瘤彻底切除,其原因可能包括:①肿瘤巨大、位置深在、解剖复杂,肿瘤侵犯重要结构,如重要主干血管、脊髓或马尾神经、内脏等,如果切除,势必造成严重的功能障碍或死亡;②远处广泛转移,无法彻底切除;③病变广泛或肿瘤巨大需行截肢;④病变广泛,从临床和影像上难以辨别侵及范围;⑤患者不接受或者不愿意进行手术治疗。

本例患者属于手术困难,因存在 H3F3A 基因突变,应用地舒单抗后肿瘤达到 Modified Inverse Choi 的部分缓解(PR)。获得保肢手术指征。

(牛晓辉 徐海荣)

十四、IDH 突变 4 级星形细胞瘤应用长周期化疗联合电场治疗

1. 一般情况介绍

患者,女,53 岁,既往体健。

2. 病史

(1)现病史:患者主因"头晕、头痛,伴四肢无力 10 天",2019 年 2 月 16 日 MRI 头部增强显示右顶枕叶占位性病变,肿瘤伴卒中。2019 年 2 月 25 日在全麻下行"右枕顶开颅肿瘤切除术 + 人工硬膜修补术"。术后病理:胶质母细胞瘤(WHO4 级)。2019 年 4 月 8 日给予放疗 + 同步替莫唑胺(TMZ)化疗:一程放疗 46Gy/2.0Gy/23f,二程放疗 14Gy/2.0Gy/7f;同步 TMZ 化疗:75mg/m^2/天。同步放化疗结束一月后行替莫唑胺辅助化疗(150~200mg/m^2/天,一疗程 28 天,包括给药 5 天,休息 23 天),共化疗 13 周期。辅助化疗同时给与肿瘤电场治疗,每天佩戴电极片不少于 18 小时,每 3 天更换电极片一次,共佩戴 2 年后因头皮不适停止,目前常规随访 4 年未见复发。

(2)家族史:无家族遗传病史。

(3)入院查体:神清语利,双侧瞳孔等大等圆,直径 3mm,直接和间接光反应灵敏,

额纹及鼻唇沟对称,伸舌居中,颈软,四肢肢体肌力5级,肌张力正常,感觉检查未见明显异常,生理反射存在,病理反射未引出。

(4)影像学检查:脑内平扫显示右侧顶枕叶大片状混杂信号影,增强扫描显示右侧顶枕叶出现不规则片状强化影(图8-40)。

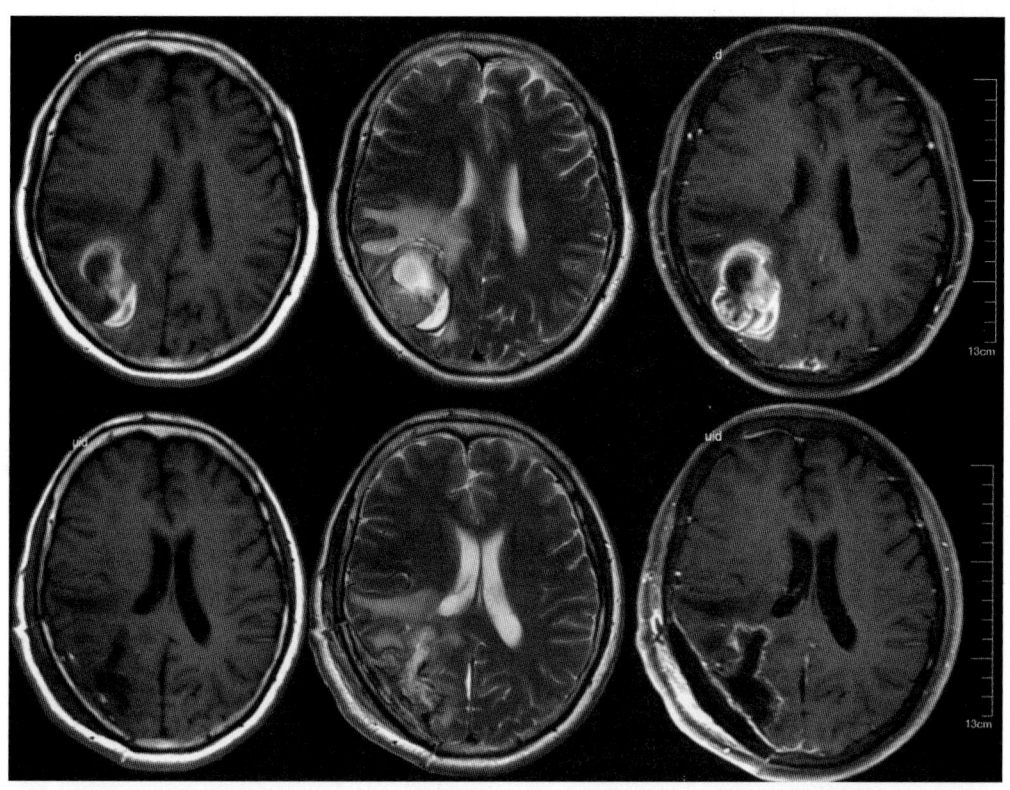

图8-40 患者术前(上)和术后影像(下):自左向右依次T1、T2和T1增强

3. 病理诊断

2019年2月26病理提示胶质母细胞瘤(WHO4级),肿瘤侵及蛛网膜下腔,免疫组化显示GFAP(+)、Ki-67(约30%)、ATRX(−)、P53(部分+)。

4. 分子检测诊断结果及解读

IDH1突变和IDH2无突变(焦磷酸测序)

TERT启动子C228T无突变(焦磷酸测序)

TERT启动子C250T无突变(焦磷酸测序)

1p/19q无共缺失(FISH)

MGMT启动子甲基化阳性(焦磷酸测序)

IDH(IDH1/2)突变是目前胶质瘤最重要的分子标志物,它不但与患者预后相关,而且能够对肿瘤进行诊断及指导治疗。IDH突变一般发生在2级、3级及继发GBM中(2007版WHO分类),显示了肿瘤恶性进展的过程。根据最新2021版WHO中枢神经系统肿瘤分类，该患者为原发 IDH 突变 4 级星形，在 2007 版指南中该类患者通常被诊断为 GBM，但该类 IDH 突变患者的中位生存期显著好于新版中规定的 IDH 野生的 GBM（3 年 vs. 1.7 年），所以新版将该类患者称为 4 级星形细胞瘤，目前该类肿瘤普遍被认为是从低级别逐渐进展而来。2-3 级低级别星形细胞瘤 TERT 突变少见，该突变主要发生在少突胶质细胞瘤及 IDH 野生 GBM 中。而 1p/19q 共缺失是诊断少突胶质细胞瘤的关键分子标志物，该患者阴性符合。MGMT 启动子甲基化是化疗药物替莫唑胺敏感性的一重要标志物，甲基化阳性预示患者对替莫唑胺化疗敏感。

5. 治疗方案及疗效评价

（1）放疗：患者术后于 2019 年 4 月 8 日 –2019 年 5 月 17 日行放疗（VMAT）：一程放疗 46Gy/2.0Gy/23f，二程放疗 14Gy/2.0Gy/7f。

（2）同步化疗：放疗同时给予替莫唑胺化疗，75mg/m2/ 天，共 42 天。

（3）辅助化疗：同步放化疗结束给予辅助替莫唑胺化疗，150~200mg/m²/ 天，一疗程 28 天，包括给药 5 天，休息 23 天），共化疗 13 周期。

（4）辅助电场治疗：每天坚持佩戴大于 18 小时，每 3 天更换电极，2021 年 5 月 18 结束佩戴，共佩戴 2 年余。

（5）疗效评价：患者至 2023 年 2 月 14 已随访 4 年无进展，未发生假性进展和放射性坏死，至今随访中（图 8-41）。

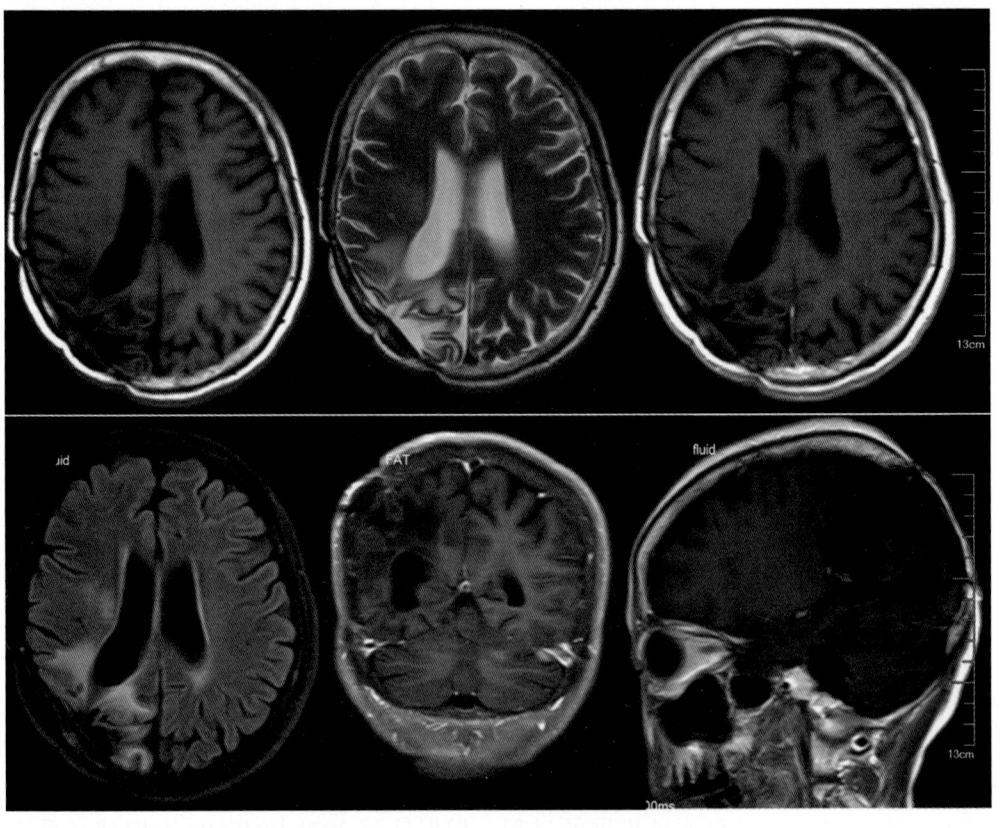

图 8-41　患者常规 MRI 随访（术后 4 年）

6. 本案述评

IDH 突变 4 级星形细胞瘤在 2007 版 WHO 分类中被认为是 GBM，但随着分子病理的普遍应用和标准的制定（2016/2017 版 WHO 分类），该类患者被从 GBM 中分离出来，归其原因主要有以下 2 点：① IDH 突变在 2 级和 3 级胶质瘤中发生最普遍，所以它可能是肿瘤发生的早期标志物，而传统意义的 GBM 多是原发 4 级，因此，IDH 突变的 4 级星形和 IDH 野生 GBM 本身就是两类组织起源不同的肿瘤；② IDH 突变的 4 级星形细胞瘤预后更好，目前研究显示中位生存期明显好于 IDH 野生 GBM。该患者诊断 IDH 突变 4 级星形细胞瘤明确，预期生存期为 3 年左右。该类患者因为还有 MGMT 启动子甲基化阳性，说明对替莫唑胺化疗更加敏感，不论是低级别胶质瘤还是 GBM，MGMT 启动子甲基化阳性患者普遍能够从替莫唑胺化疗中获益，因此该患者给予了 13 周期的长周期的化疗（标准为 6 周期）。该患者家庭经济富裕，患者主动申请使用电场治疗，而目前的 NCCN 指南和国内的卫生健康委员会脑胶质瘤诊疗规范均推荐 GBM 患者使用电场治疗，而且是 1 类证据，尤其对于 MGMT 启动子甲基化患者受益更多，该患者佩戴 2 年后因头皮无法忍受的瘙痒停止佩戴。综合该患者整个治疗过程，手术全切，规范放疗，长周期化疗和电场治疗综合使得该患者在随访 4 年仍未复发，而且至今未出现 MRI 的异常强化，预后显著高于文献报道。将来患者复发后根据肿瘤部位可以考虑再次手术，再次放疗，而且该患者中间已停止使用替莫唑胺化疗和电场治疗，而复发后这些方法仍可能奏效，另外瑞戈菲尼、贝伐单抗等靶向治疗仍未使用，综合考虑该患者仍能有较长的生存期，成为一个规范治疗的典范。

（邱晓光　刘彦伟）

十五、间变性少突胶质细胞瘤患者部分切除后放化疗长期获益

1. 一般情况介绍

患者，男，31 岁。

2. 病史

（1）现病史：患者 1 月前因车祸于外院急诊行头 CT 示双额占位性病变，后就诊于北京天坛医院，头 MRI 示脑内多发异常信号，考虑胶质瘤可能性大。2022 年 03 月 28 日于天坛医院行"冠切双额开颅肿瘤切除术"，手术结果部分切除病变。术后组织病理：（左额肿瘤）间变性少突胶质细胞瘤（WHO 3 级），肿瘤浸润软膜下及蛛网膜下腔，Ki-67（10%~20%）。（右额肿瘤）脑组织见肿瘤弥漫浸润，形态符合少突胶质细胞瘤（WHO 2 级），Ki-67（1%~5%）。分子病理：IDH1 R132H 突变，1p/19q 联合缺失，TERT 启动子 C228T 突变，MGMT 启动子无甲基化。

（2）家族史：无家族遗传性疾病史。

（3）入院查体：神清语利，双侧瞳孔等大等圆，直径 3mm，直接和间接光反应灵敏，额纹及鼻唇沟对称，伸舌居中，颈软，四肢肢体肌力 5 级，肌张力正常，感觉检查未见明

显异常,生理反射存在,病理反射未引出。

(4)辅助检查

1)术前影像:2022年3月3日脑MRI示双额叶、左岛顶叶、胼胝体膝部及双侧扣带回可见多发团块状异常信号,T1等低信号,T2等高信号,FLAIR高信号,局部见囊状低信号,边界欠清,左侧为著(图8-42)。

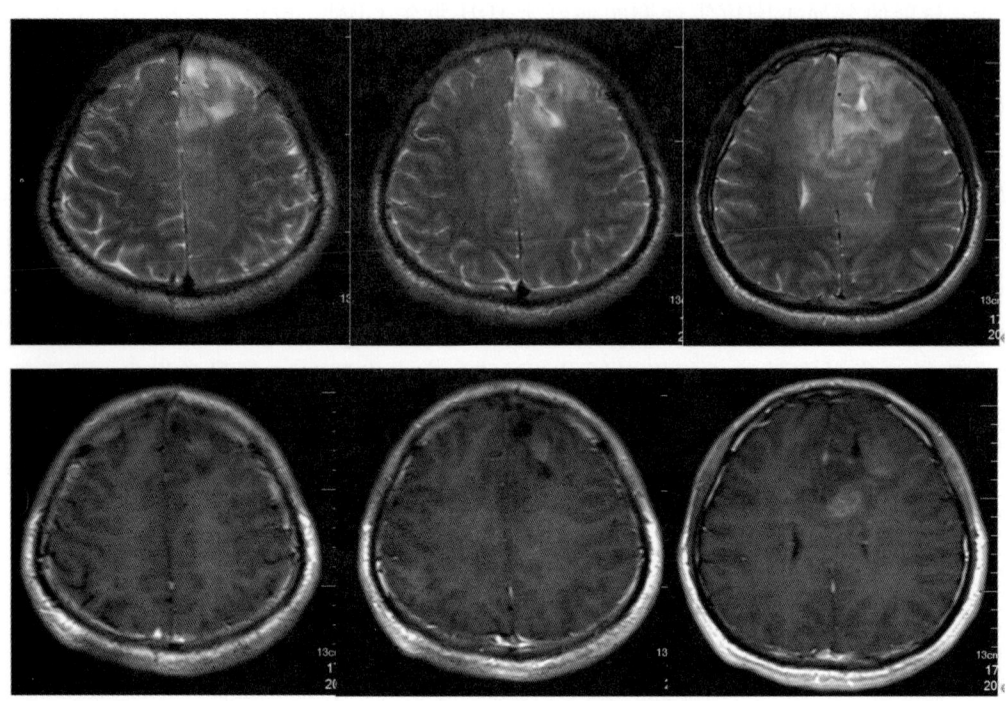

图8-42　2022年3月3日术前脑MRI

2)术后影像:2022年4月27日双额片状T1低信号、T2高信号、FLAIR低信号手术残腔,术腔周围、双额、左岛、胼胝体可见斑片状T1低信号、T2高信号、FLAIR高信号,考虑肿瘤浸润(图8-43)。

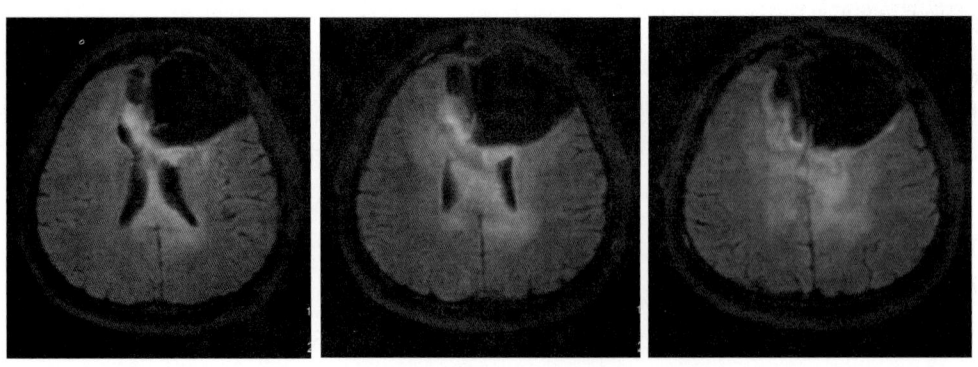

图8-43　2022年4月27日术后脑MRI

3. 病理诊断

（左额肿瘤）间变性少突胶质细胞瘤（WHO 3级），肿瘤浸润软膜下及蛛网膜下腔，Ki-67（10%~20%）。（右额肿瘤）脑组织见肿瘤弥漫浸润，形态符合少突胶质细胞瘤（WHO 2级），Ki-67（1%~5%）。

4. 分子检测诊断结果及解读

IDH1 R132H 突变（焦磷酸测序）

1p/19q 联合缺失（FISH）

TERT 启动子 C228T 突变（焦磷酸测序）

MGMT 启动子无甲基化（焦磷酸测序）

IDH（IDH1/2）突变是目前胶质瘤最重要的分子标志物，它不但与患者预后相关，而且能够对肿瘤进行诊断及指导治疗。IDH突变一般发生在2级、3级及继发GBM中（2007版WHO分类），显示了肿瘤恶性进展的过程。1p/19q共缺失是诊断少突胶质细胞瘤的关键分子标志物，TERT突变主要发生在少突胶质细胞瘤及IDH野生GBM中。MGMT启动子甲基化是化疗药物替莫唑胺敏感性的一重要标志物，甲基化阳性预示患者对替莫唑胺化疗敏感。

5. 术后治疗

术后予放射治疗 50.4Gy/28f，同步替莫唑胺辅助化疗至放疗结束（75mg/m^2，Qd），后继续替莫唑胺辅助化疗（150~200mg/m^2 Qd D1-5 × 28天/周期）。

6. 治疗后随访

2022年7月28日头MRI示双额片状T1低信号、T2高信号、FLAIR低信号手术残腔，术腔周围、双额、左岛、胼胝体可见斑片状T1低信号、T2高信号、FLAIR高信号，较前范围缩小（图8-44）。

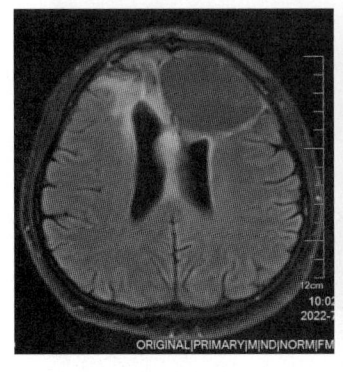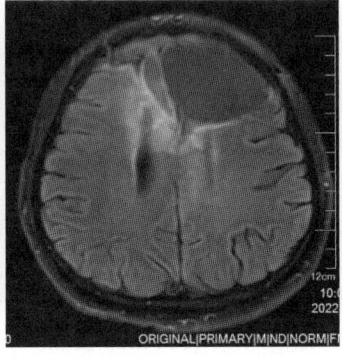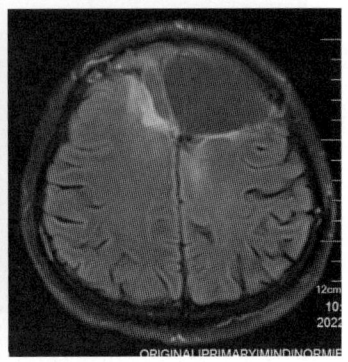

图8-44 2022年7月28日放疗后脑MRI

7. 本案例述评

IDH突变是目前胶质瘤最重要的分子标志物，与患者的预后密切相关，如同时合并1p/19q联合缺失则诊断为少突胶质细胞瘤，TERT启动子突变也是少突胶质细胞瘤的常见突变。少突胶质细胞瘤预后明显优于其他类型弥漫性胶质瘤，并且放化疗相对敏感。本案例患者双额、胼胝体、扣带回肿瘤弥漫性分布，混杂不同组织学级别，显示了肿瘤发展的不同阶段。分子病理显示 IDH1 R132H 突变，1p/19q 联合缺失，TERT 启动子 C228T 突变，为少突胶质细胞瘤的分子特点。虽然患者肿瘤范围广并且仅进行了部分切除，但术后给予术腔及残余肿瘤 50.4Gy 放射治疗并同步替莫唑胺化疗后，观察到肿瘤较前缩小并且保持持续缓解状态，显示了分子病理在胶质瘤的诊断和治疗中非常重要的指导意义。

（邱晓光　张　静）

十六、复发胶质瘤 ZM 融合基因阳性应用伯瑞替尼延长生存期

1. 一般情况介绍

患者，男，37 岁。

2. 病史

（1）现病史：2013 年 1 月无明显诱因出现四肢抽搐、口吐白沫、双眼上翻、意识丧失，约 1 分钟后缓解，清醒后不能回忆当时情况。至当地医院行头部核磁共振示右额颞岛叶占位，胶质瘤可能性大。2013 年 4 月 13 日当地医院行"右额颞开颅肿瘤切除术"。

（2）家族史：无家族遗传性疾病史。

（3）入院查体：神清语利，双侧瞳孔等大等圆，直径 3mm，直接和间接光反应灵敏，额纹及鼻唇沟对称，伸舌居中，颈软，四肢肢体肌力 5 级，肌张力正常。

（4）影像学检查：头 MRI 示右岛叶可见团块状 T1WI 低信号影，T2WI 稍高信号影，边界欠清。未见团块强化。脑室未受压，中线结构居中（图 8-45）。

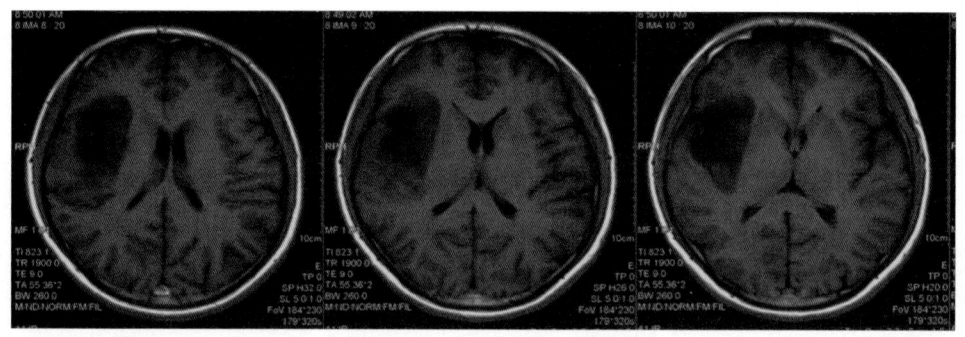

图 8-45　头部 MRI 图像

3. 病理诊断

2013 年 4 月 13 日病理组织学类型提示星形细胞瘤（WHO 2 级），免疫组化显示 GFAP（+），Ki67（约 3%~5%），ATRX（-），P53（+）。

4. 术后治疗

术后放射治疗：54Gy/1.8Gy/30f；未行化疗。

5. 随访

（1）肿瘤复发：术后 2 年因"发作性四肢抽搐 10 天"再次入院。头部 MRI 示右颞岛叶原位多发囊性占位，中线偏向左侧（图 8-46）。

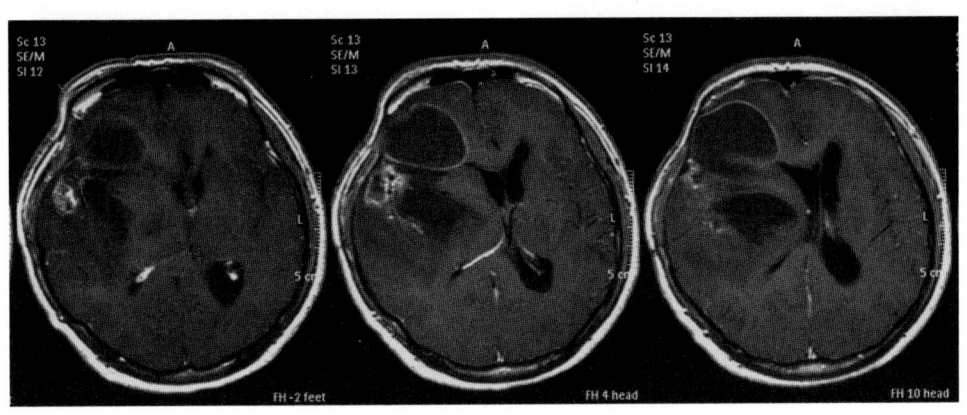

图 8-46　术后 2 年头部 MRI 图像

（2）第二次手术：患者于 2015 年 6 月 8 日行"右额颞原切口入路肿瘤切除术"，术中见囊实性肿块，囊液呈淡黄色，实性肿瘤呈灰红色，质地软韧不均，血供丰富，与周围组织边界不清，分块近全切除肿瘤。

（3）第二次病理诊断：2015 年 6 月 8 日病理组织学类型提示胶质母细胞瘤（WHO 4 级），GFAP（+），Ki67（30%），ATRX（-），P53（+）。

（4）分子检测诊断结果及解读

IDH1 突变和 IDH2 无突变（焦磷酸测序）

TERT 启动子 C228T 无突变（焦磷酸测序）

TERT 启动子 C250T 无突变（焦磷酸测序）

1p/19q 无共缺失（FISH）

MGMT 启动子甲基化阳性（焦磷酸测序）

IDH（IDH1/2）突变是目前胶质瘤最重要的分子标志物，它不但与患者预后相关，而且能够对肿瘤进行诊断及指导治疗。IDH 突变主要发生在 2 级、3 级胶质瘤及继发 GBM 中（2007 版 WHO 分类），一般对应着良好的预后。根据最新 2021 版 WHO 中枢神经系统肿瘤分类，该患者第一次手术病理类型的整合诊断应为"星形细胞瘤，IDH 突变型（WHO 2 级）"，第 2 次手术病理类型应为"星形细胞瘤，IDH 突变型（WHO 4 级）"。2-3 级低级别星形细胞瘤中 TERT 启动子突变少见，该突变主要发生在少突胶质细胞瘤及 IDH 野生 GBM 中。而 1p/19q 共缺失是诊断少突胶质细胞瘤的关键分子标志物，该患者阴性符合。MGMT 启动子甲基化是化疗药物替莫唑胺敏感性的一重要标志物，甲基化阳性预示患者对替莫唑胺化疗敏感。

（5）术后化疗：替莫唑胺 8 周期（150~200mg/m² Qd D1-5×28 天 / 周期）

（6）肿瘤二次复发：2016 年 2 月复查头部 MRI 示右岛叶、底节区新发增强病灶，提示肿瘤复发（图 8-47）。

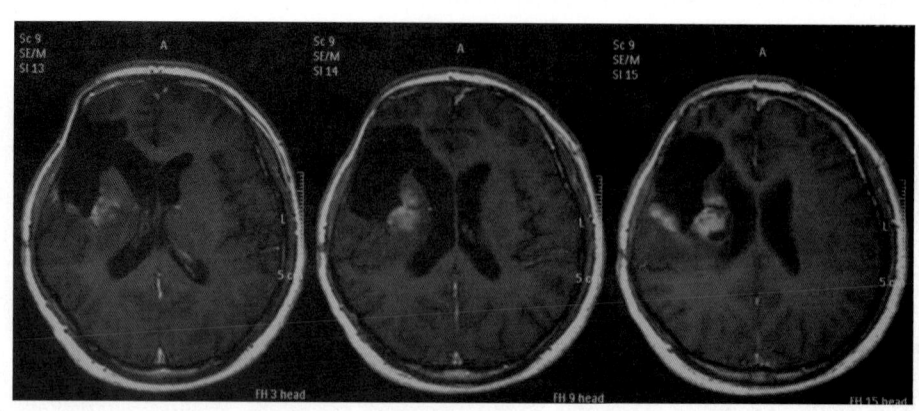

图 8-47　肿瘤第二次复发头部 MRI 图像

（7）入组临床试验

1）分子病理检测：患者伴有异柠檬酸脱氢酶（IDH）突变、O6 烷基鸟嘌呤 DNA 甲基转移酶（MGMT）甲基化、PTPRZ1-MET（ZM）融合基因和第 14 号 MET 外显子跳跃（METex14）（图 8-48），符合伯瑞替尼临床试验入组标准。

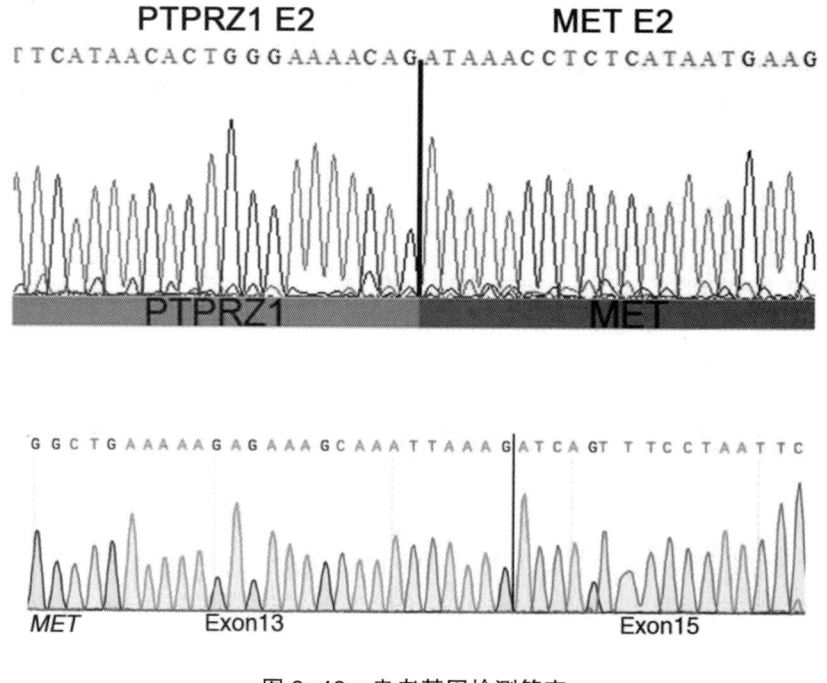

图 8-48　患者基因检测筛查

2）伯瑞替尼治疗：应用伯瑞替尼（50mg bid），4周后，肿瘤明显缩小，患者症状明显减轻。用药16周后，患者病情稳定，未复发，根据RANO评估为"部分缓解"并持续随访。

3）疗效评价：入组4周头部MRI示：右岛叶术腔T1WI低信号影，术腔后部新发肿物影较4周前缩小。T1增强像未显示肿物增强信号（图8-49）。入组16周头部MRI示：右岛叶术腔T1WI低信号影，术腔后部新发肿物影较16周前明显缩小。T1增强像未显示肿物增强信号（图8-50）。

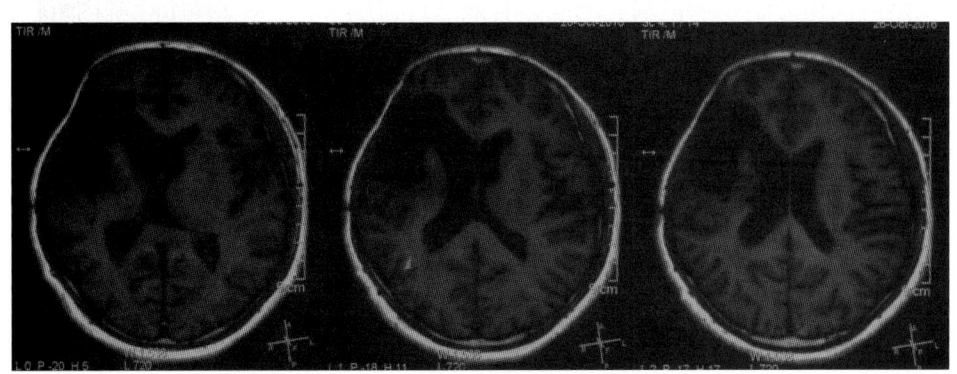

图8-49　伯瑞替尼治疗4周后头部MRI影像

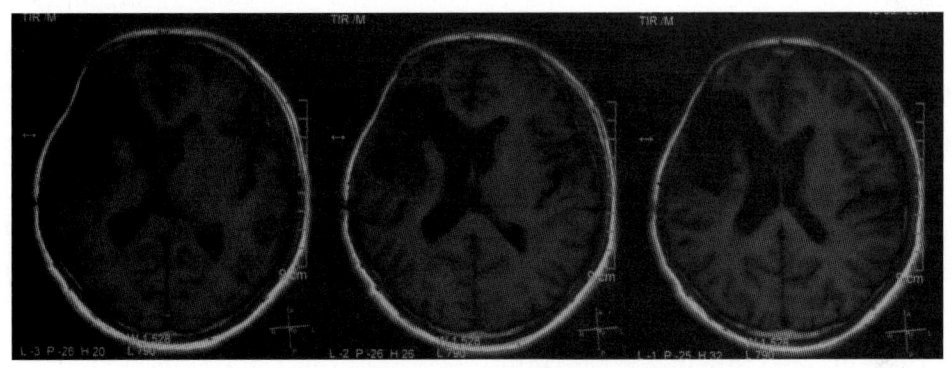

图8-50　伯瑞替尼治疗16周后头部MRI影像

6. 本案例述评

该患者病史较长，从2013年首次发现肿瘤到入组伯瑞替尼临床试验，经历两次手术、两次复发。结合病理组织学类型及分子检测标志物结果，患者第一次术后病理类型为"星形细胞瘤，IDH突变型（WHO 2级）"，考虑到MGMT启动子甲基化阳性以及TERT启动子C228T/C250T无突变，该患者对放疗及化疗中度敏感，预后相对较好；第一次手术及放疗后两年，患者肿瘤复发，行第二次手术，术后整合病理提示病变进展为"星形细胞瘤，IDH突变型（WHO 4级）"，术后辅以替莫唑胺化疗，但在化疗8个周期后，肿瘤再次复发。考虑到经指南建议的标准治疗后，肿瘤仍再次复发，患者参与了伯瑞替尼临床试验。

伯瑞替尼是国际上第一个针对继发性胶质母细胞瘤特异亚型的靶向药物。该药的临床Ⅰ期试验，针对的是携带 PTPRZ1-MET（ZM）融合基因的胶质母细胞瘤患者，这部分患者，肿瘤侵袭度高，总生存期很少超过6个月。伯瑞替尼至少在原来的基础上将继发性脑胶质母细胞瘤患者的总生存期增加了50%以上。

伯瑞替尼在胶质母细胞瘤患者中进行的Ⅰ期临床试验证实了该药的安全性，没有发现严重的不良反应，且在某些病例上显示出很好的疗效。前文提到的病例是伯瑞替尼临床试验入组的第一名患者，该患者绝大部分病灶都已消失，其他患者病灶也有不同程度的缩小。人体药代动力学显示伯瑞替尼能够有效透过血脑屏障，对 ZM 融合基因阳性的脑胶质母细胞瘤有很好的控制，疾病控制率达到50%。伯瑞替尼在脑胶质瘤中正在进行Ⅱ/Ⅲ期临床试验，中期试验结果也显示了良好的疗效，该药物有可能为复发脑胶质瘤患者提供新希望。

（邱晓光　任　胤）

十七、TMB 高表达 UC 患者免疫治疗获益

1. 一般情况

介绍 患者，男，82岁。

2. 病史

（1）现病史：2012年因血尿检查发现膀胱占位，于北京某医院行 TURBT 术，病理示少许高级别乳头状尿路上皮癌，术后行膀胱灌注10次，2014年3月、2014年8月因复发再次行 TURBT 术，并行吡柔比星、卡介苗膀胱灌注。2015年7月因复发行膀胱部分切除术，病理示高级别尿路上皮癌，浸透深肌层达外周脂肪组织。个人原因，仅行辅助放疗。2020年4月因下肢水肿，于海南某医院分院完善检查发现腹膜后、左髂血管旁及左侧腹股沟多发淋巴结转移，左肾积水伴输尿管扩张。2020年7月北京某医院检查示左肾肿物，考虑恶性，累及肾盂肾盏并侵犯肾实质，腹膜后及双髂血管旁多发淋巴结转移。

（2）家族史：否认家族遗传性肿瘤病史。

（3）入院查体：贫血貌，腹部可见陈旧性术后瘢痕，ECOG2分。

（4）影像学检查：腹盆 CT 检查示左肾肿物，考虑恶性，累及肾盂肾盏并侵犯肾脏实质，首先考虑肾盂癌可能。腹膜后及双侧髂血管旁见多发肿大淋巴结，考虑转移；左侧输尿管中上段积水、扩张（图8-51）。

3. 病理诊断

2015-07-03 病理示（膀胱）高级别浸润性尿路上皮癌，侵透深肌层达外周脂肪组织。

4. 分子检测诊断结果及解读（表8-9）

该例患者高 TMB 水平（60.18Muts/Mb）提示肿瘤细胞中可以被免疫系统识别的肿瘤新抗原可能更多，提示患者对免疫检查点抑制剂可能有较强的免疫应答。2020年 FDA 批准帕博利珠单抗用于治疗成人和儿童实体瘤患者。

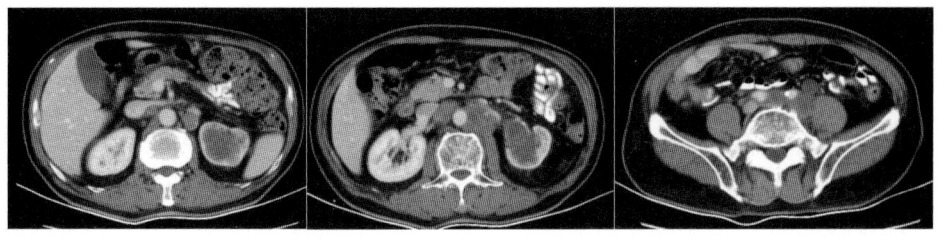

图 8-51　腹盆增强 CT（2020.7 北京某医院疗前）（扫码查看高清图片）

表 8-9　2020-07-14 基因检测

检测意义	检测内容	检测结果
靶向用药相关检测	基因变异总数	90 个
	靶向用药相关基因变异数	3 个
免疫治疗相关检测	肿瘤突变负荷（TMB）	60.18Muts/Mb
	肿瘤新抗原负荷（TNB）	15.63/Mb

5. 治疗方案及疗效评价

（1）治疗方案：患者高龄，肌酐高于正常，体力状况差，2020 年 7 月 30 日始一线行替雷利珠单抗免疫单药 200mg q3w 治疗至今，疗后病灶缩小。

（2）疗效评价：左肾病灶及腹膜后、髂血管旁淋巴结均较前明显缩小，评效 PR，目前规律复查及治疗中。

6. 本案例述评

该病例特点：患者为高龄、体弱、肾功能储备欠佳的人群，治疗上可能对含铂方案化疗不耐受，但其肿瘤突变负荷高，一线可考虑 PD-1 抑制剂单药免疫治疗。综合患者的一般情况及基因检测结果，经单药免疫治疗后，不仅获得了较好的抗肿瘤疗效，PFS 已长达 25 个月，而且避免了化疗药物对生活质量的影响。以上案例体现了在精准治疗时代，基因检测用于指导治疗的重要性，也体现了对老年人群个体化治疗的必要性。

（盛锡楠）

十八、FH 胚系突变肾癌的靶向治疗

1. 一般情况介绍

患者，男，35 岁。

2. 病史

（1）现病史：2018 年 8 月因右上腹胀痛 5 月就诊当地医院，完善 CT 示右肾占位，肠

系膜根部及腹主动脉旁多发小淋巴结，PET-CT 检查未见明确其他远处转移，2018 年 9 月 4 日该院行右肾根治性切除术，术中探查见肾脏与周围组织粘连明显，尤其与腹膜粘连明显，术后病理示右肾乳头状肾细胞癌（Ⅱ型），肿瘤大小约 7cm×5cm×6cm，侵及肾被膜，未侵及肾周脂肪囊，断端阴性，术后行干扰素辅助治疗半年。2019 年 9 月复查发现右肾后间隙、右侧后壁肌间隙、右侧腰大肌旁多发软组织结节及肿块，考虑复发/转移。2019 年 9 月 17 日行腹膜后肿物切除，术中探查腹膜后粘连明显，腹膜后多发肿物，较大约 5cm×6cm，侵犯腹膜，腰大肌及周围脂肪组织，部分侵犯腹膜，部分侵犯肌层，行姑息切除术，术后病理示肾乳头状肾细胞癌（Ⅱ型）。术后于 2019 年 10 月始一线行舒尼替尼 50mg（4/2）方案联合信迪利单抗 200mg q3w 治疗，2019 年 11 月初发现术区下方肿物，完善 PET-CT 示腹膜多发结节，右侧腹壁多发大小不等结节及肿块，较大约 3.7cm×3.1cm。2019 年 11 月 12 日拟行手术切除，因肠管及腹膜粘连严重，仅行右腹壁肿物切除，病理示乳头状腺癌，肾来源可能。2020 年 3 月术区结节增大，于 2020 年 4 月始行依维莫司 5mg qd+ 仑伐替尼 18mg qd 治疗，2022 年 3 月当地复查肝转移，左肾、右肾上腺区低密度影，腹水，盆腔积液，腹膜及右下腹、右后膈下、右侧腰方肌、腹内外肌多发转移，病情进展，后为进一步治疗就诊北京某医院。

（2）家族史：否认遗传病史及肿瘤家族史

（3）入院查体：腹部可见陈旧性术后瘢痕，腹肌紧张，术区可及多发质硬肿物，肠鸣音弱。

（4）影像学检查：入院后腹盆 CT 示右肾术后，术区、腹壁、右侧膈肌、腹盆腔腹膜及大网膜多发占位，考虑转移，侵及多个脏器及组织；腹膜后、右侧髂总动脉旁多发肿大淋巴结，转移；腹盆腔积液；肝多发转移；右肾上腺转移（图 8-52）。

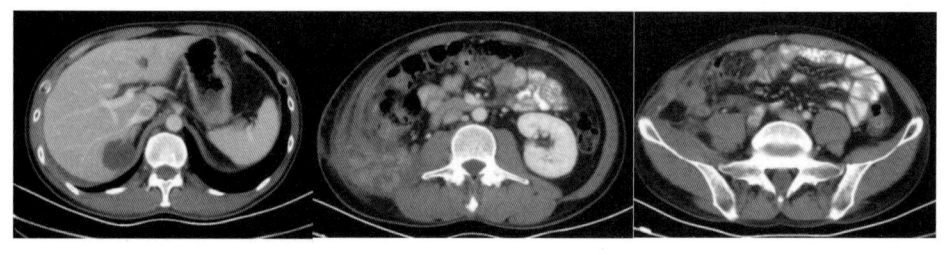

图 8-52　腹盆增强 CT（北京某医院 2022 年 4 月疗前）（扫码查看高清图片）

病理诊断

（1）2018 年 9 月 10 日第一次病理报告：（右）肾乳头状肾细胞癌（Ⅱ级），侵及肾被膜，未侵及肾周脂肪囊，免疫组化染色示：癌细胞呈 EMA、34βE12 和 CK 阳性，CK7、CK10、Vimentin、CD117 和 CAIX 阴性；右侧输尿管断端未见癌侵及，右肾门静脉未见癌栓，右肾上腺未见癌侵及。

（2）2019 年 9 月 20 日第二次病理报告示（腹膜后肿物）乳头状腺癌，结合病史，符合肾乳头状肾细胞癌（Ⅱ型）。

（3）2019年11月20日第三次病理报告示（右侧腰大肌）乳头状腺癌，结合病史，考虑肾来源可能，免疫组化示 EMA 阳性，34βE12 部分阳性，CA9、CK7、CDX2、CK20、CEA 和 CD10 阴性，KI-67 index 约 40%。

（4）2022年3月10日北京某医院病理免疫组化示 FH（−），外院病理于我院会诊示（右肾脏，腹膜后肿物，右侧腰大肌肿物）形态结合基因检测结果（FH 胚系突变），符合遗传性平滑肌瘤病和肾细胞癌综合征相关性肾细胞癌 /FH 缺陷性肾细胞癌。

4. 分子检测结果及解读（表 8-10）

表 8-10 分子检测结果

基因	氨基酸变化	变异类型	纯合/杂合	临床意义
FH	P.S334Rfs*2	错义突变	杂合突变	FH 基因是遗传性平滑肌瘤和肾细胞癌 HLRCC 的致病基因。FH 的遗传性有害突变会提高子宫肌瘤、皮肤平滑肌瘤、乳头状肾细胞癌的患病风险。

该例患者基因检测 FH 胚系杂合突变，突变位点，P.S334Rfs*2。FH 基因是遗传性平滑肌瘤病和肾细胞癌（HLRCC）的致病基因，且 HLRCC 多表现为 Ⅱ 型乳头状肾细胞癌，结合患者病理、免疫组化及基因检测结果，考虑其 HLRCC 诊断明确。

5. 治疗方案调整及疗效评价

（1）治疗方案：患者外院多次手术及两线全身治疗失败，根据基因及病理明确 HLRCC 诊断后，根据 NCCN 指南推荐，三线调整治疗方案为厄洛替尼＋贝伐珠单抗全身治疗，具体：厄洛替尼 150mg qd 口服＋贝伐珠单抗 10mg/kg q2w 静脉输入。

（2）疗效评价：疗后临床症状缓解，肝转移灶缩小，腹盆腔积液减少。

6. 本案例述评

该病例中病理类型为肾癌中少见的病理类型，多以年轻患者为主，是一种 FH 基因致病性突变导致相应的 FH 蛋白功能损失导致的疾病。可以通过对 FH 进行基因检测及免疫组化，明确诊断。该患者外院多次病理均提示为乳头状肾细胞癌（Ⅱ型），我院免疫组化提示：FH（−），基因检测提示 FH 基因胚系突变，故患者 HLRCC 诊断明确。该患者肿瘤多次复发，腹腔肿瘤负荷大，预后差，对患者生活质量影响大。在明确诊断后，按照指南及临床研究的推荐，进行贝伐珠单抗＋特罗凯的治疗，患者临床症状得到改善，病情稳定。此案例体现了基因检测及免疫组化在肿瘤诊断及指导治疗方面的重要性。

（盛锡楠）

十九、HER2 阳性 UC 患者的精准治疗

1. 一般情况介绍

患者，女，58 岁。

2. 病史

（1）现病史：2016 年 5 月因肉眼血尿，北京某医院检查发现右肾占位，2016 年 5 月 17 日行右肾 + 输尿管全长 + 部分膀胱切除术，术后病理浸润性尿路上皮癌，浸润肾实质，局灶浸润肾髓质，输尿管切缘及肾脂肪囊均未见肿瘤，淋巴结 1 枚未见癌组织。术后行膀胱灌注 8 次。2016 年 8 月因咳嗽检查发现双肺转移，该院一线行 GC 方案化疗 3 周期，病情进展。2016 年 12 月 15 日二线行紫杉醇 + 吉西他滨 + 顺铂 + 恩度化疗 6 周期，3 周期后评效 SD，6 周期后 PD。后就诊于北京某医院，2017 年 8 月 7 日始三线入组临床研究行 JS001（重组人源化抗 PD-1 单克隆抗体注射液）治疗 8 周期，2017 年 11 月复查肺内进展。

（2）家族史：否认遗传病史及肿瘤家族史。

（3）查体：腹部可见陈旧性术后瘢痕，愈合好。

（4）影像学检查：（图 8-53）。

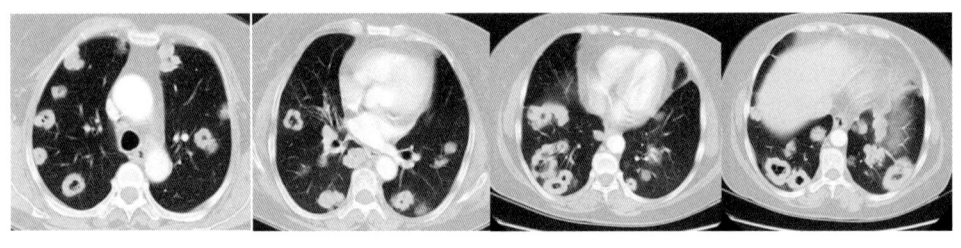

图 8-53　胸部增强 CT（2017 年 11 月北京某医院治疗前）（扫码查看高清图片）

3. 病理诊断

（1）2016 年 5 月 17 日北京某医院术后病理示（右肾、输尿管全长、部分膀胱（病灶全切））浸润性尿路上皮癌（绝大部分区域为低级别，小灶性中－高级别表现），浸润肾实质，局灶浸润肾髓质，输尿管切缘及肾脂肪囊均未见癌，淋巴结一枚未见瘤组织。

（2）2017 年 8 月 6 日北京某医院病理会诊示（右肾盂）肿物切除（2016-05）高级别浸润性尿路上皮癌（移行细胞癌 3 级），浸润至肾皮质，未见脉管癌栓，肾周脂肪未见癌，输尿管和血管断端未见癌，淋巴结未见癌转移（0/1）。

4. 分子检测诊断结果及解读

2017 年 8 月 6 日北京某医院免疫组化 HER2（3+），2019 年 1 月 3 日基因检测示 ERBB2 高表达。HER2（3+）、ERBB2 高表达提示患者抗 HER2 的 ADC 药物可能有效。HER2 基因（又名 HER2）是人表皮生长因子受体（HEGFR）家族的第二号成员。目前研究显示 HER2 基因扩增及蛋白的过表达，与膀胱尿路上皮癌的发生、发展密切相关。膀胱癌是除了乳腺癌、胃癌外，具有较高 HER2 表达的恶性肿瘤之一。ERBB 表达与患者预后

密切相关，ERBB2 高表达的患者细胞增殖能力较强，恶性程度高，提示预后不佳。

5. 治疗方案调整及疗效评价

（1）患者肿瘤晚期，多发转移，既往化疗、免疫治疗失败，HER2（3+）。2017 年 12 月 18 日四线入组临床试验，行 RC48-ADC（维迪西妥单抗）2mg/kg q2w 治疗 15 次，肺内病灶明显缩小。

（2）2018 年 8 月 7 日因病情进展，五线白蛋白结合型紫杉醇 + 吉西他滨 + 贝伐珠单抗化疗 3 周期，肺内进展。

（3）2019 年 1 月 29 日六线换用吡咯替尼治疗：320mg qd po，症状缓解，肺内病灶再次明显缩小。

6. 本案例述评

该案例 HER2 阳性、ERBB2 基因高表达，提示肿瘤恶性程度高，预后不佳。既往多周期化疗，有效维持时间短，肿瘤负荷大。多线治疗进展后，四线选择针对 HER2 的 ADC 类药物，疗后肿瘤明显退缩，PFS 达 7 月余，较常规化疗明显延长。在六线治疗时尝试针对泛 HER（HER1、HER2 和 HER4）的小分子酪氨酸激酶抑制剂（TKI）吡咯替尼治疗，再次取得显著疗效，打破了传统抗 HER2 靶向药物不佳的困局，给患者带来了生存获益，PFS 长达 15 月，属于 HER2 治疗明显获益的人群。以上案例充分体现了精准治疗时代，基于分子诊断指导治疗的重要性。

（盛锡楠）

二十、FGFR3-TACC3 基因融合 UC 患者泛 FGFR 抑制剂治疗获益

1. 一般情况介绍

患者，女，58 岁。

2. 病史

（1）现病史：2020 年 8 月左右出现无痛肉眼血尿，当地等检查发现左肾盂占位，后转诊湖南某医院，完善检查提示左肺基底段小结节，大小约 4mm。2020 年 8 月 18 日于该院行左肾盂癌根治术，术后病理提示：低级别乳头状尿路上皮癌，部分为高级别，大小为 2.5cm×2cm×1.3cm，未见脉管癌栓及神经侵犯，肾窦未见癌，术后未行任何治疗。基因检测提示：FGFR3-TACC3 融合突变。2021 年 3 月复查，胸部 CT 示双肺多发结节，考虑转移。后就诊于湖南某医院，2021 年 5 月 2 日 -2021 年 9 月 7 日一线行替雷利珠单抗 + 吉西他滨 + 顺铂方案治疗 6 周期，治疗期间复查可见肿瘤缩小，2021 年 9 月 24 日 -2021 年 11 月 12 日行替雷利珠单抗维持治疗 3 周期，复查肺转移灶增大，病情进展。2021 年 12 月 9 日 -2022 年 1 月 21 日二线行紫杉醇脂质体化疗 3 周期，2022 年 2 月 15 日复查提示肺转移增大（肿瘤增加至 5.5cm×5.3cm），病情进展，为进一步治疗就诊于北京某医院。

（2）家族史：无家族遗传性肿瘤病史。

（3）入院查体：腹部可见陈旧性术后瘢痕，愈合好，余查体无明显异常。

（4）影像学检查：2022年2月15日，患者复查肺CT提示肺转移增大（图8-54）。

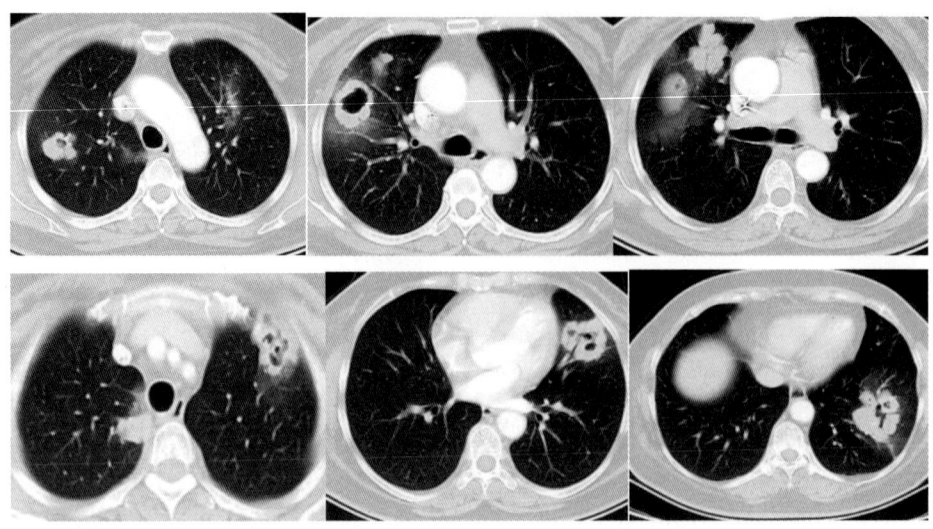

图8-54 胸部增强CT（2022年2月北京某医院）（扫码查看高清图片）

3. 病理诊断

2020年8月18日湖南某医院左肾盂根治术后病理报告示（左肾盂）低级别乳头状尿路上皮癌，部分为高级别，约占30%，肿物大小约2.5cm×2cm×1.3cm，肾实质未见明确浸润，未见明确脉管内癌栓及神经周侵犯，肾窦脂肪未见癌，（肾盂输尿管连接处、输尿管断端、肾门血管断端）未见癌。免疫组化结果：GATA3（+），CK20（大部分+），P63（+），CK5/6（-），CK-pan（+），CK7（+），Ki-69（热点区20%+），P53（散在+），HER2（0），MLH1（+），MSH2（25D12+），MSH6（+），PMS2（+），34βE12（+）。

4. 分子检测结果及解读（表8-11）

表8-11 分子检测结果提示FGFR3-TACC3基因融合

基因	核苷酸变化	氨基酸变化	外显子位置	变异类型	突变比例/拷贝数
FGFR3-TACC3	/	/	exon 17；exon 6	基因融合	39%

该例患者发生了FGFR3-TACC3基因融合。FGFR3基因所编码的蛋白质属于成纤维细胞生长因子受体（FGFR）家成员之一，可与酸性或碱性成纤维细胞生长因子（FGF）结合，在骨骼发育和维持中起到重要作用。FGFR基因改变多发生在多种癌症中，包括膀胱癌、乳腺癌、卵巢癌、前列腺癌、子宫内膜癌、肺癌和胃癌。大部分FGFR基因改变涉及基因扩增（66%），其次为突变（26%）和产生融合蛋白的重排（8%）。Erdafitinib是FDA批准的第一种口服有效FGFR拮抗剂，用于治疗晚期癌症。FGFR3-TACC3融合具有驱动肿瘤生长的能力。

5. 治疗方案及疗效评价

（1）治疗方案：患者既往一线替雷利珠单抗联合GC方案、单药替雷利珠单抗维持、二线紫杉醇脂质体治疗均失败。基因检测提示FGFR3-TACC3基因融合，2022年2月22日签署知情同意书，入组"一项评价ICP-192治疗特定FGFR基因异常的不可切除或转移性尿路上皮癌的多中心、单臂、开放性Ⅱ期临床试验"，2022年3月3日开始口服泛FGFR抑制剂ICP-192药物20mg qd治疗。

（2）疗效评价：肿瘤治疗后，肺内转移灶明显缩小，评效PR。

6. 本案例述评

该案例为肿瘤晚期、多发转移，经标准化疗、免疫治疗失败后，基因检测提示FGFR3基因变异，入组针对该靶点的临床研究后，肿瘤明显退缩，是针对靶点精准治疗的成功案例。这体现了精准治疗时代，对肿瘤进行分子基因检测的必要性。对于初治的患者，通过分子基因检测等可能得到更优、更适合的治疗方案；对于标准治疗失败的后线患者，通过基因检测、免疫组化等多手段，可能找到新的有效治疗手段。

（盛锡楠）

二十一、BRAF+MEK抑制剂治疗BRAF V600E突变型黑色素瘤长期缓解一例

1. 一般情况介绍

患者，男，56岁。

2. 病史

（1）现病史：患者2015年6月发现右腋窝肿物，超声检查提示恶性可能大。2015年12月31日行右腋窝淋巴结清扫术，术后病理：恶性黑色素瘤淋巴结转移（14/22）。完善全身PET/CT检查未见明确原发灶及远处转移灶，术后于2016年2月起行达卡巴嗪单药辅助化疗2周期。2016年6月发现右侧锁骨上淋巴结转移，后一线改为替莫唑胺+顺铂全身化疗，2周期评效进展。

（2）家族史：否认肿瘤家族史及家族性遗传病史。

（3）入院查体：右腋下及右锁骨上区可触及肿大淋巴结，右腋下术后瘢痕。双肺呼吸音清，未及干湿性啰音。心律齐，各瓣膜听诊区及杂音。腹软，无压痛、反跳痛，肝脾肋下未触及。双下肢不肿。

（4）影像学检查：2019年11月17日胸部增强CT：右腋下、右锁骨上区、右侧胸壁间隙多发淋巴结转移（图8-55）。

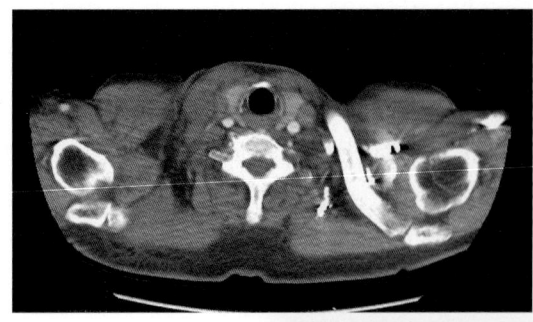
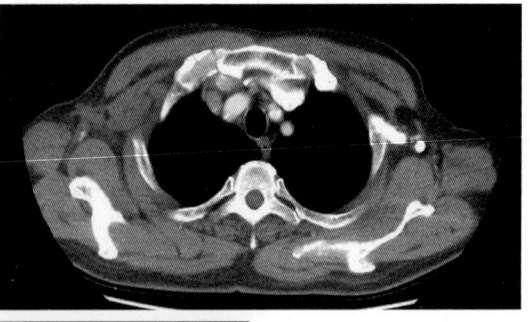
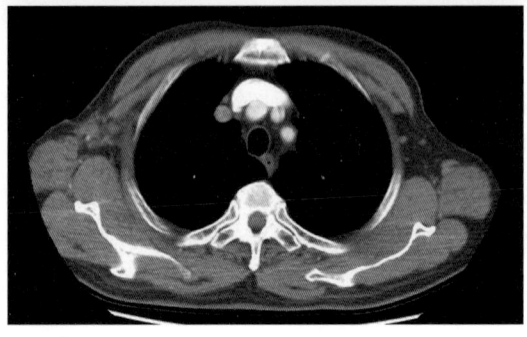

图 8-55 胸部增强 CT

3.病理诊断

(右腋窝)淋巴结可见恶性黑色素瘤转移(12/23),免疫组化结果显示:肿瘤细胞:LCA(-),Melan-A(+),CK(-),CD30(-),S-100(+),HMB-45(+)。

4.分子检测诊断结果及解读(图 8-56)。

基因点突变、缺失、插入分析结果

基因	突变类型	突变比例(%)	核苷酸变化	氨基酸变化	染色体	外显子	转录本编号
BRAF	错义突变	39.28%	c.1799T>A	p.V600E	chr7	15	NM_004333.4

基因重排分析结果

基因1	基因1位于的染色体	基因1断点 Exon	基因2	基因2位于的染色体	基因2断点 Exon	结构变化类型
未检测出基因重排						

拷贝数分析结果

基因	染色体	拷贝数改变起始位置	拷贝数改变终止位置	改变倍数	改变类型
MYC	chr8	128748734	128753252	2.63	拷贝数增加

图 8-56 肿瘤特有基因突变分析结果

（1）检出 BRAF 基因错义突变 P.V600E，丰度为 39.28%；可从单药 BRAF 抑制剂或 BRAF 抑制剂、MEK 抑制剂联合治疗中获益。

（2）检出 MYC 基因拷贝数增加变异，改变倍数为 2.63；可能参与肿瘤的发生发展，目前尚无针对黑色素瘤 MYC 基因拷贝数增加变异的靶向药物。

5. 治疗方案调整及疗效评价

（1）治疗方案调整：患者二线入组"一项评价达拉菲尼与曲美替尼联合治疗 BRAF V600 基因突变阳性的黑色素瘤受试者客观缓解率的开放性多中心研究"，2016 年 11 月 29 日开始达拉菲尼联合曲美替尼治疗，具体：达拉菲尼 150mg q12h+ 曲美替尼 2mg qd。主要不良反应包括：发热、间质性肺炎。

（2）疗效评价：患者 2 周期治疗后评效 PR，4 周期治疗后评效 CR，截至 2022 年 9 月规律复查，评效维持 CR。

6. 本案例述评

BRAF 基因突变在黑色素瘤中具有重要意义，在临床诊疗中，推荐对黑色素瘤初诊患者常规进行 BRAF 基因检测。中国黑色素瘤人群中 BRAF 突变约占总人群的 1/4，肢端型和黏膜型这两种主要亚型的 BRAF 突变率分别为 17.9% 与 12.5% 左右。其中 BRAF V600E 是最常见的突变位点，占所有 BRAF 突变类型的 90% 以上。BRAF 突变型黑色素瘤患者预后差，通常表现为疾病进展迅速，全身广泛转移，肿瘤负荷较大。相对于免疫检查点抑制剂，靶向治疗起效快，有效率高，因此对于大部分 BRAF V600 突变的患者而言，首选针对 BRAF 突变的靶向治疗更为稳妥，国内指南也均推荐靶向治疗作为 BRAF V600 突变型晚期黑色素瘤患者的一线治疗。相对于 BRAF 抑制剂单药，BRAF 与 MEK 抑制剂联合治疗显著提高了患者的 ORR、PFS、OS 等疗效指标，双靶 ORR 约为 65%，中位 PFS 约 12 个月左右。目前，经过临床研究验证用于治疗 BRAF V600 突变型晚期黑色素瘤的 BRAF+MEK 抑制剂组合有 3 种，包括维莫非尼 + 考比替尼、达拉菲尼 + 曲美替尼和康奈非尼 + 比美替尼，尚无头对头研究证明哪种组合疗效更优。

目前针对 BRAF 突变型黑色素瘤的研究主要集中在靶向、免疫联合或序贯治疗两个方向。在免疫联合靶向治疗方面，3 项免疫检查点抑制剂 + 靶向治疗的关键研究（KEYNOTE-022、IMspire150、COMBI-i）在 2022 年 ASCO 会议上更新了随访数据，并进行了 Meta 分析。在这 3 项临床试验中，仅 Imspire 150 研究达到主要终点 PFS，维莫非尼 / 考比替尼 / 阿替利珠单抗三联治疗较维莫非尼 / 考比替尼双联治疗显著延长 PFS，分别 15.1 个月和 10.6 个月。三项关键研究的 Meta 分析结果显示，免疫检查点抑制剂 + 靶向治疗组比单独靶向治疗组在 PFS 和 OS 方面有显著优势，进展风险降低 23%，死亡风险降低 21%。另外，多项靶向、免疫序贯研究正在开展中，如 SECOMBI 研究、DREAMseq 研究、EBIN 研究等，这些研究结果的发布也将会给临床提供更多治疗思路和证据，进一步优化治疗策略，改善 BRAF 突变型黑色素瘤患者的生存。

（魏晓婷　斯　璐）

二十二、KIT 抑制剂联合免疫检查点抑制剂治疗 C-KIT 突变型黑色素瘤

1. 一般情况介绍

患者，女，64 岁

2. 病史

（1）现病史：发现右上臂黑痣 2 年余，逐渐增大，2020 年 12 月出现表面破溃。2021 年 1 月 20 日行右上臂黑痣完整切除，术后病理示：右上臂肢端结节型黑色素瘤，肿瘤累及真皮网状层；Breslow 厚度约 3.0mm；Clark 分级：Ⅳ级；核分裂像：5 个 / 平方毫米；未见皮肤溃疡形成；未见脉管瘤栓及神经侵犯；未见微卫星结节；淋巴细胞浸润程度：轻度。2021 年 2 月 3 日行 PET/CT：右上臂术区皮肤稍厚，代谢轻度增高，考虑术后改变可能；右腋窝靶环状淋巴结，左锁骨上区小淋巴结，伴轻度代谢，倾向炎性反应性淋巴结；肝 S4 低密度结节，大小约 4.0cm×2.4cm，伴高代谢，倾向恶性；肝 S2/S3/S4/S7/S8 见多发低密度结节，未见高代谢，较大者大小约 2.7cm×1.8cm，倾向良性病变，血管瘤可能；门腔静脉间、腹膜后多发淋巴结，代谢轻度增高，随访；双肺多发小结节，未见高代谢，建议复查除外转移；脑部未见明显异常代谢征象。腹盆增强 CT 提示肝转移。

（2）家族史：否认肿瘤家族史及家族性遗传病史。

（3）入院查体：右上臂术后改变。双肺呼吸音清，未及干湿性啰音。心律齐，各瓣膜听诊区及杂音。腹软，无压痛、反跳痛，肝脾肋下未触及。双下肢不肿。

（4）影像学检查：2021 年 3 月 15 日腹部增强 CT 显示肝转移（图 8-57）。

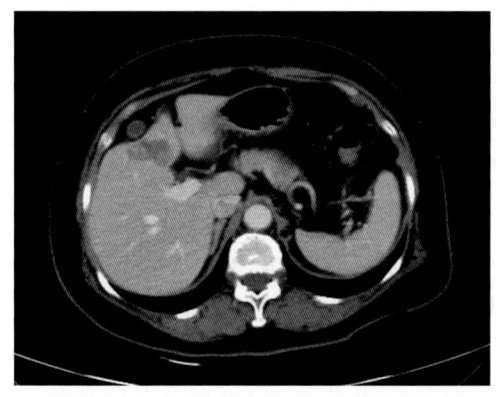
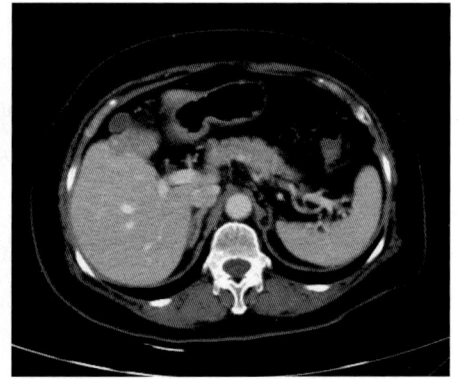

图 8-57 腹部增强 CT

3. 病理诊断

右上臂肢端结节型黑色素瘤，肿瘤累及真皮网状层；Breslow 厚度约 3.0mm；Clark 分级：Ⅳ级；核分裂像：5 个 / 平方毫米；未见皮肤溃疡形成；未见脉管瘤栓及神经侵犯；未见微卫星结节；淋巴细胞浸润程度：轻度。

4. 分子检测诊断结果及解读（图 8-58）。

第八章 其他瘤种的分子诊断标志物典型应用案例

基因点突变、缺失、插入分析结果

基因	突变类型	突变比例(%)	核苷酸变化	氨基酸变化	染色体	外显子	转录本编号
ATM	错义突变	19.59%	c.1790C>T	p.P597L	chr11	11	NM_000051.3
ESR1	剪切突变	28.44%	c.1369+1G>T	splicing	chr6	7	NM_001122740.1
KIT	错义突变	8.66%	c.1652C>T	p.P551L	chr4	11	NM_000222.2
KIT	错义突变	69.99%	c.1727T>C	p.L576P	chr4	11	NM_000222.2
MET	错义突变	13.68%	c.4096C>T	p.P1366S	chr7	21	NM_000245.3

基因重排分析结果

基因1	基因1位于的染色体	基因1断点位置	基因2	基因2位于的染色体	基因2断点位置	结构变化类型
ABHD3	18	19270850	PDGFRA	4	55154993	E4;E20

#：该融合非常规融合方向，外显子号仅供参考。

拷贝数分析结果

基因	染色体	拷贝数改变起始位置	拷贝数改变终止位置	改变倍数	改变类型
KIT	chr4	55524094	55604778	2.32	拷贝数增加

图 8-58 肿瘤特有基因突变分析结果

（1）检出 KIT 基因的 11 号外显子的 p.P551L、p.L576P 突变，检出 KIT 基因的拷贝数增加变异。既往研究提示携带 KIT 11 号、13 号外显子突变的黑色素瘤患者对 KIT 抑制（例如，伊马替尼、尼洛替尼）敏感，携带 KIT 基因扩增的黑色素瘤患者对 KIT 抑制剂敏感性较低或不敏感。

（2）检出 ATM 基因的 11 号外显子的 p.P597L 突变。ATM 是编码磷脂酰肌醇 3 激酶相关的丝氨酸/苏氨酸激酶（PIKK）蛋白质超家族成员。目前尚无针对黑色素瘤 ATM 基因突变的靶向药物。

（3）检出 ESR1 基因的 7 号外显子的剪切突变突变。ESR1 基因编码雌激素受体 α 蛋白，该蛋白属于核受体家族。目前尚针对黑色素瘤 ESR1 基因突变的靶向药物。

（4）检出 MET 基因的 21 号外显子的 p.P1366S 突变。MET 原癌基因编码 MET/RON 家族中的一种受体酪氨酸激酶，也称为 c-MET 或肝细胞生长因子受体。目前尚无针对黑色素瘤 ESR1 基因突变的靶向药物。

5. 治疗方案调整及疗效评价

（1）治疗方案调整：患者一线入组"甲磺酸伊马替尼联合特瑞普利单抗治疗 CKIT 基因突变的Ⅲ期不可切除及Ⅳ期黑色素瘤的单臂、Ⅱ期临床研究"，2021 年 3 月 19 日开始伊马替尼 400mg qd 口服治疗，经 6 周导入期治疗后，开始特瑞普利单抗 240mg q3w 联合伊马替尼 400mg qd 治疗。不良反应主要包括：水肿、皮疹、乏力、食欲下降。

（2）疗效评价：患者 2 周期后评效 PR，截至 2022 年 9 月规律复查，评效维持 PR。

6. 本案例述评

KIT 突变是黑色素瘤较常见的突变形式，我国人群黑色素瘤人群中 C-KIT 总体突变率约为 10%。KIT 基因在黑素瘤中的改变与临床亚型相关，肢端型和黏膜型黑色素瘤发生 KIT 基因突变的几率明显高于其他亚型，约为 20%。由于亚洲黑色素瘤中肢端和黏膜型黑色素瘤占大多数，因此 KIT 基因也被认为是亚洲黑色素瘤的主要致癌基因。对于合并 KIT 突变的黑色素瘤患者进行伊马替尼靶向治疗，可在一定程度上改善患者的预后。因此，对黑色素瘤患者进行 KIT 突变检测具有非常重要的临床意义。

伊马替尼虽然改善了 KIT 突变型晚期黑色素瘤患者的治疗模式，但由于 KIT 基因突变具有明显的多态性，采用单药 KIT 抑制剂疗效并不十分显著。几项单药 KIT 抑制剂研究报道的应答率约为 16%~29%，且应答持续时间较短，中位 PFS 约 2.8-3.7 个月。KIT 突变型黑色素瘤迫切需要新的治疗手段，以进一步改善患者的疗效和生存。临床前研究数据显示，KIT 抑制剂不仅靶向肿瘤 KIT 基因产物，同时它们还可以调节参与肿瘤免疫监测的关键信号通路。KIT 抑制剂与免疫检查点抑制剂联合使用可能促进抗肿瘤免疫反应，发挥协同抗肿瘤作用。相关动物实验表明伊马替尼联合 PD-1/PD-L1 单抗会引起肿瘤内 CD8+ T 细胞扩增并诱导调节 T 细胞凋亡，提示两药联合可能参与了冷肿瘤转化为热肿瘤的过程，进而有可能提高免疫治疗疗效。目前已有针对 KIT 突变黑色素瘤患者，伊马替尼联合 PD-1 单抗治疗的最佳疗效达 CR 的个案报道。

该案例患者在接受伊马替尼联合 PD-1 单抗治疗后取得了较好的疗效，其所入组研究是目前首个针对 KIT 突变黑色素瘤患者应用 KIT 抑制剂伊马替尼联合 PD-1 单抗的临床研究。该研究的结果对 KIT 突变型黑色素瘤的治疗具有重要的科研意义和临床价值。

（魏晓婷　斯　璐）

二十三、NRAS 突变型黑色素瘤应用 MEK 抑制剂深度缓解一例

1. 一般情况介绍

患者，女，56 岁

2. 病史

（1）现病史：患者 2020 年 11 月发现右颈部肿物，大小约 2cm，不伴疼痛，无胸闷憋气、发热、盗汗及体重减轻。超声检查提示右颈部淋巴结肿大 2.0cm×1.3cm；CT 提示右侧颈后肿物，右侧腮腺内侧淋巴结肿大；淋巴结细针穿刺活检提示恶性病变。2020 年 11 月 18 日患者行右耳后淋巴结切除活检，病理结果示结节性恶性黑色素瘤。2020 年 11 月 19 日行 PET-CT 提示右腮腺结节代谢增高，考虑恶性；右颈部淋巴结代谢增高，考虑恶性。2020 年 12 月 1 日进一步完善颈部 MRI 提示右侧腮腺结节，性质待定。双侧颈鞘旁

及双侧颌下多发淋巴结,部分肿大,考虑转移可能大。2020年12月14日患者行全麻下右侧腮腺全叶切除术+右侧颌下腺全切术+右侧上颈淋巴结清扫术,术后病理右侧腮腺全叶未见肿瘤,(右颈2a区淋巴结)淋巴结可见肿瘤转移(2/10),结合病史及形态符合恶性黑色素瘤转移,转移灶最大径约1.3cm,未见被膜外侵犯。免疫组化结果:HMB45(+)、Melan-A(±)、S-100(+)、CK(-)、SOX-10(+)、Ki-67(+约60%)、Vimentin(+)、PHH3(+约3%)。2020-12-28开始术后PD-1单抗辅助治疗,具体用药为:特瑞普利单抗注射液240mg q2w。规律复查,2021年3月10日颈部淋巴结增强CT提示右侧胸锁乳突肌内侧及后方多发淋巴结,部分较前增大,考虑复发转移。末次特瑞普利单抗辅助治疗时间2021年3月8日。

(2)家族史:大姨死于大肠癌,小姨患乳腺癌。否认家族性遗传病史。

(3)入院查体:颈部术后改变。双肺呼吸音清,未及干湿性啰音。心律齐,各瓣膜听诊区未及病理性杂音。腹软,无压痛、反跳痛,肝脾肋下未触及。双下肢不肿。

(4)影像学检查:2021年4月2日腹部增强CT显示肾上腺、肝转移(图8-59)。

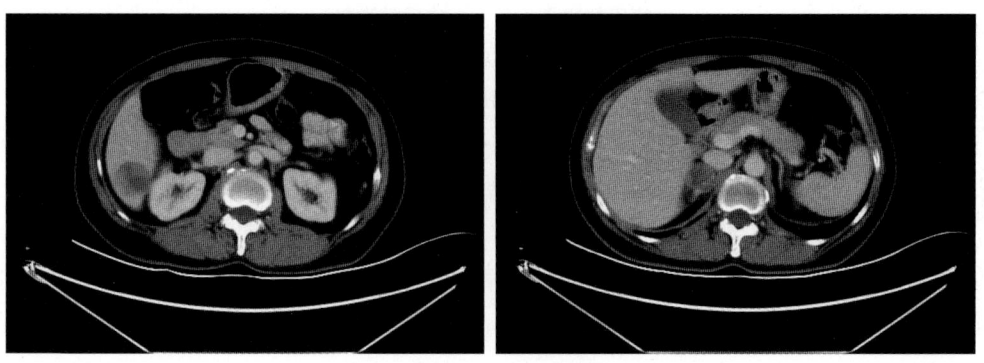

图8-59 腹部增强CT

3.病理诊断

(右耳后淋巴结)切除:结节性恶性黑色素瘤,最大径2cm;-核分裂像32/10HPF;淋巴细胞浸润程度:轻度。免疫组化结果显示:BRAF(-),HMB-45(+),MELAN-A(+),P16(-),S100(+),sox-10(+),TTF-1(-),TG(-),PAX-8(-),SALL4(局灶+)。

4.分子检测诊断结果及解读(图8-60)

基因点突变、缺失、插入分析结果

基因	突变类型	突变比例（%）	核苷酸变化	氨基酸变化	染色体	外显子	转录本编号
APC	错义突变	18.24%	c.262C>T	p.R88W	chr5	4	NM_000038
JAK2	错义突变	22.46%	c.857C>A	p.A286E	chr9	7	NM_004972
NRAS	错义突变	75.89%	c.35G>A	p.G12D	chr1	2	NM_002524
TSC2	错义突变	33.78%	c.3254C>T	p.S1085L	chr16	28	NM_000548

基因重排分析结果

基因1	基因1位于的染色体	基因1断点 Exon	基因2	基因2位于的染色体	基因2断点 Exon	结构变化类型
未检测出基因重排						

拷贝数分析结果

基因	染色体	拷贝数改变起始位置	拷贝数改变终止位置	改变倍数	改变类型
未检测出拷贝数变异					

图 8-60 肿瘤特有基因突变分析

（1）检测到 NRAS 基因的 2 号外显子的错义突变 c.35G>A（p.G12D），丰度为 75.89%，为功能获得性致癌变异；部分携带 NRAS 基因变异的黑色素瘤患者对 MEK 抑制剂治疗敏感。

（2）检测到 TSC2 基因的 28 号外显子的错义突变 c.3254C>T（p.S1085L），丰度为 33.78%。TSC2 编码 mTOR 信号通路的关键负调控因子。目前尚无针对黑色素瘤 TSC2 基因的 p.S1085L 变异的靶向药物。

（3）检出 APC 基因的 4 号外显子的 p.R88W 突变，丰度为 18.24%。APC 基因编码肿瘤抑制蛋白，目前尚无针对黑色素瘤 APC 基因的 p.R88W 变异的靶向药物。

（4）检出 JAK2 基因的 7 号外显子的 p.A286E 突变，该变异位点位于 FERM 结构域，丰度为 22.46%。JAK2 编码一种细胞内激酶，其编码的蛋白质是一种非受体酪氨酸激酶，可调节细胞因子信号传导。目前尚无针对黑色素瘤 APC 基因的 p.R88W 变异的靶向药物。

5. 治疗方案调整及疗效评价

（1）治疗方案调整：后患者入组"评价 HL-085 胶囊治疗 NRAS 突变的晚期黑色素瘤患者的有效性、安全性的单臂、多中心Ⅱ期临床试验"，2021 年 4 月 8 日开始 HL-085 胶囊（MEK 抑制剂）治疗，具体：12mg bid，q21d。治疗过程中因肌酸激酶升高Ⅳ级，于第 3 周期减量至 9mg bid 口服，后再次因肌酸激酶升高Ⅳ级，于第 4 周期减量至 6mg bid 口服。患者用药过程中主要副反应表现为：皮疹、面部水肿、皮肤瘙痒、口角炎、手足综合征。

第八章 其他瘤种的分子诊断标志物典型应用案例

（2）疗效评价：患者2周期后评效SD，4周期评效PR，靶病灶缩小达80%，截至2022-9规律复查，评效维持PR。

6. 本案例述评

15%~25%的黑色素瘤存在NRAS突变，大多发生在12、13、61号密码子，最常见的突变位点位于61位密码子，约占86%，包括Q61K、Q61R、Q61L、Q61H等，其中Q61K、Q61R是最常见的；G12A突变约占7%，G13D突变约占4.5%。研究发现突变后的NRAS与GTP结合更加紧密且不易解离，结合时间的延长使分子开关处于持续激活状态，下游信号通路过度活化，通过MAPK等通路增强细胞生长信号的转导，细胞呈非限制性生长。这些改变导致了NRAS突变型黑色素瘤高侵袭性和预后差的临床特征。

NRAS突变状态对于免疫检查点抑制剂疗效的影响仍存在争议，免疫治疗NRAS突变型黑色素瘤的疗效数据主要来自于回顾性研究。荟萃分析发现对于皮肤型黑色素瘤，NRAS突变型相对于野生型免疫治疗疗效更好，而几项以非皮肤型黑色素瘤为主的研究则均显示NRAS突变型黑色素瘤相较于野生型对免疫治疗的反应更差。国内黑色素瘤亚型以肢端型、黏膜型等非皮肤型黑色素瘤为主，因此NRAS突变型黑色素瘤的治疗极具挑战。

由于缺乏直接的NRAS抑制剂，对于NRAS突变型黑色素瘤的靶向治疗，重点转向了针对MAPK通路的下游效应物，MEK抑制剂是迄今为止研究最多的方法。该例患者在接受免疫检查点抑制剂治疗后出现疾病进展，后采用MEK抑制剂最佳疗效达PR，且PFS目前已达16个月，显示了良好的疗效和耐受性。该案例显示了靶向治疗在NRAS突变型黑色素瘤临床诊疗中的价值，但值得注意的是既往不同MEK抑制剂的临床试验经验表明，单一疗法的有效率较低。例如在Binimetinib对照达卡巴嗪的Ⅲ期随机对照研究中，虽然ORR略有提高（15% vs. 7%），但两组并未观察到OS的差异。这是由于NRAS调控RAF、PI3K等多条信号通路，导致单独靶向MEK疗效有限。因此，基于MEK抑制剂的靶向联合治疗成为目前新的研究热点，如MEK抑制剂联合CDK4/6抑制剂、泛RAF抑制剂、ERK抑制剂、表观遗传学药物等。期待相关的临床研究在收集更多有效性和安全信息后，获批用于临床治疗，使更多NRAS突变的黑色素瘤患者得到临床获益。

（魏晓婷　斯璐）

二十四、罕见家族遗传性转移性FH-RCC（FH缺陷型肾细胞癌）多线治疗后长生存

1. 一般情况介绍

患者，男，22岁

2. 病史

（1）现病史：2020年7月患者因"右肾癌术后1年余，多发转移2月余"入我科。2018年5月因腰痛就诊于当地医院，查腹部CT：右肾多发占位伴右肾包膜下血肿，

乏脂肪错构瘤？肾癌待排，予补液、止血、抗感染治疗后好转。2018 年 9 月再次因腰痛就诊当地医院，腹部 CTA：右肾多发占位伴右肾包膜下血肿，2018 年 9 月 10 日行肾动脉栓塞术。2019 年 2 月 12 日 腹部 CT：右肾占位破裂出血栓塞术后，病灶持续增大考虑恶性可能性大。

手术：2019 年 2 月 18 日外院行右肾根治性切除 + 下腔静脉旁淋巴结区域性切除术。2019 年 3 月到 2019 年 9 月于外院行培唑帕尼辅助靶向治疗。

术后复发：2020 年 1 月 14 日外院 PET/CT：右肾癌术后复发，伴全身骨骼、双肺广泛转移（最大者 1cm，SUV 3.48）、腹腔多发转移（大者 4.7cm×3.5cm×4cm，SUV 12.72）、肝包膜转移（SUV 5.38）。2020-01-20 予一线舒尼替尼靶向治疗：37.5mg qd d1-14，Q3w。2020 年 3 月 26 日疗效 PR。2020 年 7 月疗效 PD，遂来我院进一步诊治。

（2）既往史：既往体健，无吸烟史。

（3）家族史：其母亲曾患子宫肌瘤，10 余年前手术。2019 年 10 月左肺癌手术，病理：肺淋巴上皮瘤样癌。

（4）入院查体：PS 1 分。神清，心肺听诊无殊，全腹软，无明显压痛或反跳痛，双侧锁骨上未扪及明显肿大淋巴结。

（5）辅助检查

1）影像学检查（图 8-61）：2020 年 7 月 29 日上腹部 MR 增强："右肾癌术后"改变，肝左内叶、右叶包膜下、右侧腰大肌前外缘、右侧髂窝及腹腔偏右侧多发异常信号灶，考虑转移灶，后腹膜多发淋巴结转移。T12 椎体右旁、左侧附件、L1-3、骶骨、双侧髂骨多发异常强化灶。

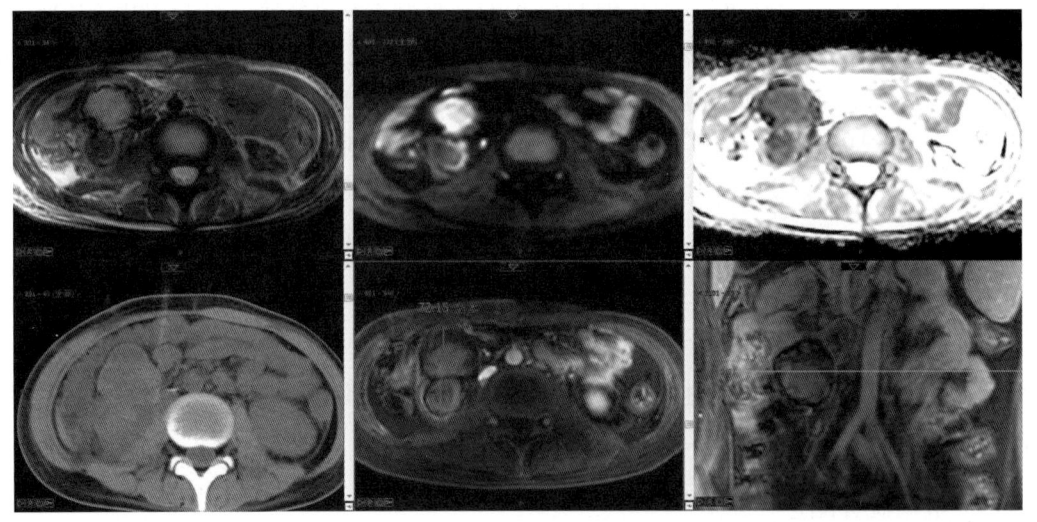

图 8-61　2020 年 7 月磁共振和 CT 表现，见腹腔右侧肿瘤转移，弥散明显受限

2）血液肿瘤标志物：皆正常。

第八章　其他瘤种的分子诊断标志物典型应用案例

3.病理诊断

2019年2月18日右肾癌根治术后病理：嗜酸性乳头状肾细胞癌，Fuhrman核级3级，结合免疫组化及HE形态，不除外HLRCC可能，肿块13cm×10cm×8.5cm，侵犯肾窦脂肪组织，未见脉管及神经侵犯，未侵犯肾周脂肪组织，输尿管切缘（－），残留肾见癌灶，大小1.5cm×1.3cm×1.3cm，肾上腺未见癌累及。下腔静脉旁淋巴结4枚反应性增生。

免疫组化：CD10（－），CD117（－），CK7弱（＋），Ki-67（＋）5％，TFE-3（±），SDH-B（＋），PAX-8（＋），CAIX（－），E-Caherin（＋），EMA（＋），P53（－），NapsinA（－），Melanoma（HMB45）（－），cathepsinK（＋），KSP-Cadherin（＋），MiTF（弱＋），GATA3（＋）。

上海肿瘤医院病理会诊：肾细胞癌，肿瘤细胞排列成乳头状，IHC：SDHB（＋），PAX8（＋），p504S（－），CK7（－），FH（－），Vimentin（－），TFE3（－），CD10（－）。结合IHC结果，倾向于FH缺陷型肾细胞癌。（图8-62）

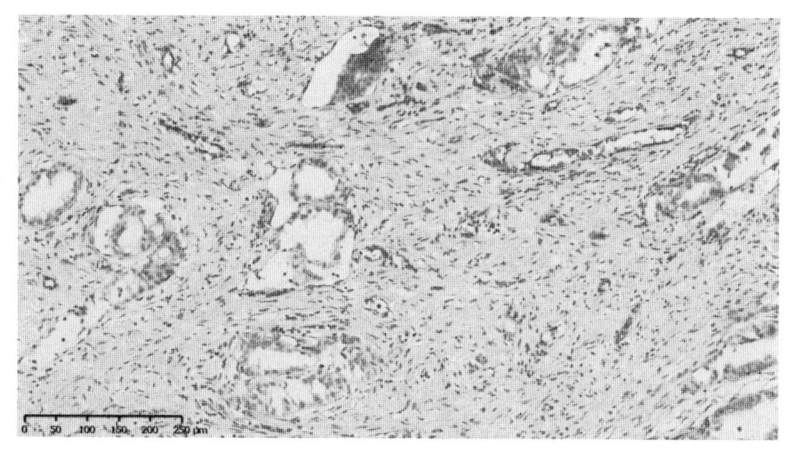

图8-62　免疫组化：FH不表达

4.分子检测诊断结果及解读

（1）患者的组织病理＋血液基因检测结果汇总（表8-12）。基因检测结果提示FH p.L60*（胚系变异，杂合），分析如下：

1）FH基因的致病性胚系突变可引起遗传性平滑肌瘤病和肾细胞癌（HLRCC），HLRCC是一种常染色体显性遗传的家族性癌症综合征；

2）PVS1：FH基因第60位编码子亮氨酸变为终止密码子，可引起无义介导的mRNA降解，导致蛋白表达缺失；

3）PM2：该变异在人群数据库中没有收录；

4）PP5：Clinvar将该变异归为致病性变异；

综合以上证据，基于ACMG指南将该变异归为致病性变异；

（2）关于FH基因突变，其具有较高的随机性，无明确的高频突变热点。目前已发现有超过 280 种与 FH-RCC 发生相关的 FH 基因致病和可能致病突变，其中最常见的突变类型为错义突变（占 50%~60%），其次为无义突变和移码突变（共约占 30%），本例患者即为 FH 基因无义突变（表 8-13）。另外需要注意的是，还有 3%~5% 的 FH 基因可发生大片段缺失，该类突变属于结构变异，普通的 NGS 平台检测或 Sanger 测序等不敏感而易出现漏诊，可进行多重连接依赖性探针扩增检测（MLPA）已明确 FH 基因是否有大片段缺失。

表 8-12 组织＋血液基因检测结果汇总

基因检测结果汇总 /Genetic test results	
肿瘤体细胞变异 Somatic variants	0 variants of clinical significance
肿瘤突变负荷 Tumor Mutational Burden	1.61Muts/Mb，TMB-L
微卫星状态 Microsatellite state	MSS
PD-L1 蛋白表达（22C3） PD-L1 expression（22C3）	阳性 /Positive（50%）
胚系变异 Germline variants	FH p.L60*（杂合 /heterozygous）

表 8-13 胚系变异检测结果

基因	核苷酸变化	氨基酸变化	染色体	基因亚区	转录本	变异类型	纯合/杂合	遗传方式	致病性
FH	c.174_177dup	p.L60*	1q42.3-43	241680571-241680571	NM_000143	Duplication	杂合		致病性变异

（3）患者母亲基因检测及相关病史：曾患子宫肌瘤，10 余年前手术。2019 年 10 月左肺癌手术，病理：肺淋巴上皮瘤样癌。母亲基因检测结果同本病例，同样为 FH p.L60* 胚系突变，突变位点完全一致。

5. 治疗方案调整及疗效评价

（1）二线治疗：2020 年 7 月 23 日予二线靶向治疗：贝伐珠单抗 400mg d1+ 厄洛替尼 150mg qd，q14d。用药后自觉症状明显好转。2020 年 9 月 9 日疗效评估：SD。2020-11-16 疗效评估：SD（图 8-63）。2021 年 1 月 25 日磁共振见肝门区新发转移 LN，疗效 PD（图 8-64）。

（2）三线治疗：2021 年 1 月更换方案三线靶向联合免疫治疗：卡博替尼 40mg qd+ 特瑞普利单抗 240mg d1，q21d。疗效 PR，2022-12 仍持续 PR（图 5），至今仍在持续治疗中。

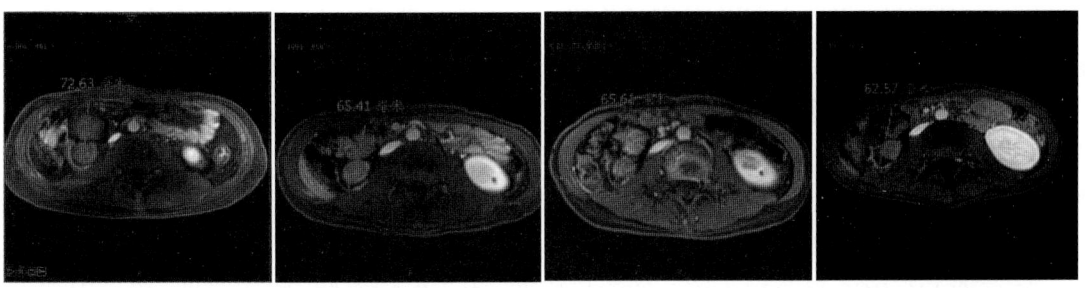

图 8-63　依次为 2020 年 7 月、2020 年 9 月、2020 年 11 月、2021 年 1 月磁共振表现，腹腔肿瘤缓慢缩小，疗效 SD

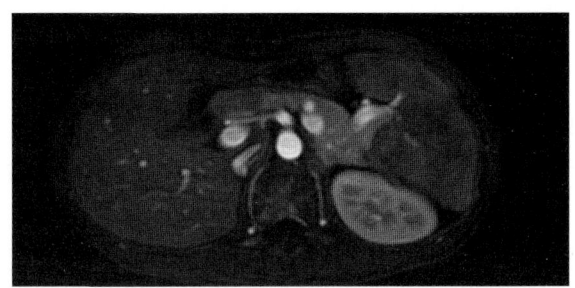

图 8-64　2021 年 1 月磁共振见肝门区新发转移 LN，疗效 PD

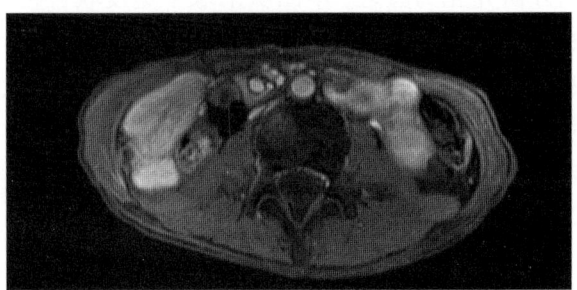

图 8-65　2022 年 12 月仍持续 PR 中

6.案例点评

延胡索酸水合酶缺陷肾细胞癌（fumarate hydratase-deficiency renal cell carcinoma，FH-RCC）是一种罕见的、高侵袭性的肾癌亚型，直到 2022 年才被 WHO 泌尿及男性生殖系统肿瘤分类正式列为独立亚型。该肿瘤在 2016 年前常被归入 2 型乳头状肾细胞癌的分类中，2016 年后成为 WHO 肾脏肿瘤分类中的独立亚型，即遗传性平滑肌瘤病肾癌综合征相关性肾细胞癌（HLRCC-associated renal cell carcinoma），而直到最新的 2022 新版 WHO 肾脏肿瘤分类中才将 FH 胚系或体系突变导致的肾细胞癌统称为 FH 缺陷型肾细胞癌（FH-RCC）。因为虽然绝大多数 FH-RCC 与 HLRCC 相关（FH 基因胚系突变），但仍有少数源自 FH 基因体系突变。FH-RCC 多为常染色体显性遗传，受累家族成员会出现皮肤及子宫部位的平滑肌瘤和/或 2 型乳头状 RCC，受累家族中 HLRCC 的总体外显率为 90%-

100%。FH基因被认为发挥抑癌基因的作用。已识别的种系突变包括错义突变、无义突变、插入突变、缺失突变及剪切位点突变。当形态学符合，免疫组化显示FH阴性（特异性高但不完全敏感）和2SC阳性（敏感性高但不完全特异），和/或检出致病性FH基因突变时，伴或不伴临床和家族史（皮肤和子宫平滑肌瘤）则可诊断。该病最突出的临床特征是受累女性中出现的严重症状性子宫平滑肌瘤，由于子宫出血或者不适，这些患者通常在较年轻的时候就需要行子宫切除术。

转移性FH-RCC目前缺少统一的治疗标准，由于发病率低，临床罕见，确诊困难，目前缺少大规模临床试验结果指导治疗。有报道，联合贝伐珠单抗和厄洛替尼的靶向治疗效果较好，其依据来自一项非随机Ⅱ期试验（NCT01130519），接受贝伐珠单抗+厄洛替尼的83例晚期乳头状RCC患者中，客观缓解率为54%。与40例散发性乳头状RCC患者相比，43例HLRCC患者的ORR更高（72% vs 35%），且与国际转移性RCC数据库联盟的风险分组或既往治疗无关。HLRCC患者的中位无进展生存期约为21个月。本病例二线使用此方案，起初有效，疗效SD（缩小），但维持时间不长，PFS 6个月。卡博替尼是非透明细胞RCC的首选治疗药物，而最新的研究发现，卡博替尼联合纳武利尤单抗免疫治疗在非透明细胞RCC中疗效显著，ORR达47.5%，尤其在纳入的5例FH-RCC中全部获得了肿瘤显著缓解，即ORR高达100%。而本病例的三线治疗方案（经MDT讨论及知情同意后），即免疫联合卡博替尼更是取得了极好的疗效，疗效PR，维持时间长，PFS至今已达27月多，目前仍在持续治疗中。

FH-RCC的后线治疗研究尤为匮乏，本团队采取了免疫联合靶向治疗的方案，免疫联合卡博替尼展现了良好的疗效与可耐受的副作用，本方案患者依从性好，有效延长了该患者的生存时间，同时提高了该患者的生活质量。本团队已在多个FH-RCC患者中使用贝伐珠单抗+厄洛替尼或者免疫+卡博替尼的联合治疗方案中取得了不错的初步疗效，正式结果有待今后扩大样本量进一步验证。

（胡　炯　王理伟）

二十五、CDK4低度扩增前列腺混合性神经内分泌癌一线治疗后CDK4/6抑制剂联合内分泌维持治疗获益

1. 一般情况介绍

患者，男，70岁。

2. 病史

（1）现病史：2018年11月患者因"前列腺混合性神经内分泌癌一线治疗后5月"入我科。

2018年5月16日 膀胱MRI：盆腔前列腺后部可见大片状软组织信号影，倾向于考虑前列腺来源肿瘤，累及精囊及膀胱伴双侧髂血管走行区及主动脉旁淋巴结转移。PSA 72.72ng/ml。2018年5月21日给予行诊断性膀胱肿瘤电切术，术中所见：膀胱颈部共见

一枚斑块状新生物，左侧壁见大片浸润性占位性病变。术后病理："膀胱颈部、左侧壁肿瘤"符合前列腺腺癌组织浸润。免疫组化"膀胱肿瘤"肿瘤细胞Ki67（50%+），P53（+/-），CK5/6（-），CK14（-），HER2（0），CD44（-），CK20（-），GATA3（-），PD-1（-），PD-L-1（-），CgA（-），SYN（灶+），CD56（灶+），P63（-），CK（弱+），PSA（+/-），PAP（+），NKX3.1（+）。符合前列腺腺癌组织浸润。2018年5月30日骨扫描：右侧髂骨显像剂异常浓聚灶，考虑肿瘤骨转移可能大；2018年6月8日MDT讨论后，决定行前列腺穿刺活检，病理12/12（+），前列腺小细胞癌。免疫组化：PSA（-）、p63（-）、AMACR（-）、CgA（+）、SYN（+）、CD56（+）、NKX3.1（-）、34BE12（-）。结合PSA和病理等，临床诊断：前列腺混合性神经内分泌癌，分期：cT4N1M1b，Ⅳ期。

2018年6月22日起一线治疗，EP方案化疗+内分泌治疗：依托泊苷150mg d1-3+顺铂120mg d1，q21d，同时联合LHRH-α内分泌治疗。患者治疗后排尿症状明显改善，伴有PSA明显下降，2018年9月PSA降至0.73ng/ml（见图8-66）。

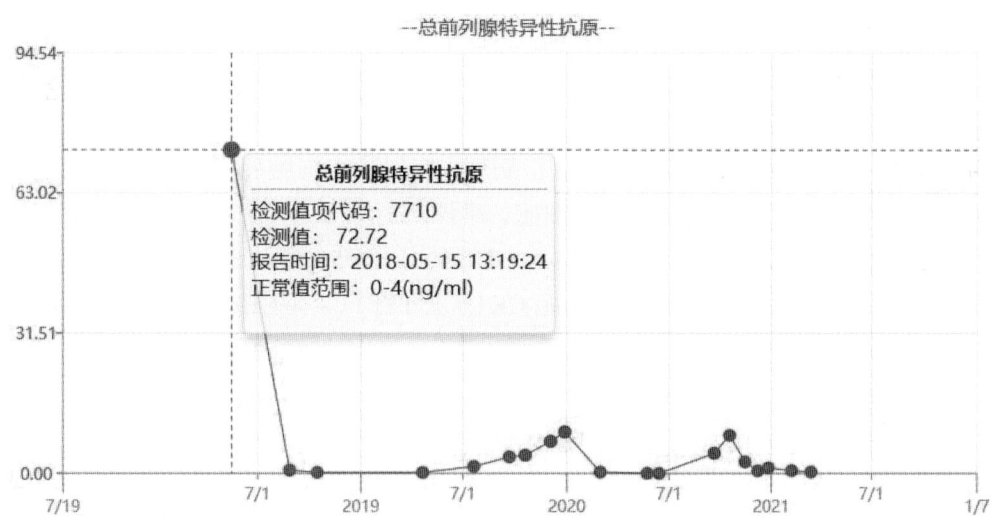

图8-66 治疗前后PSA变化

（2）既往史：2型糖尿病1年，平时血糖控制在7mmol/L左右。

（3）家族史：无。

（4）入院查体：PS 1分。神清，心肺听诊无殊，全腹软，无明显压痛或反跳痛，双侧锁骨上未扪及明显肿大淋巴结。

（5）辅助检查

1）影像学检查：2018年8月28日ECT：骨转移范围及浓聚程度明显增加（图8-67）。2018年11月6日ECT：病灶浓聚程度减低。（图8-67）

2）血液肿瘤标志物：PSA升高，整个病程中NSE始终正常。

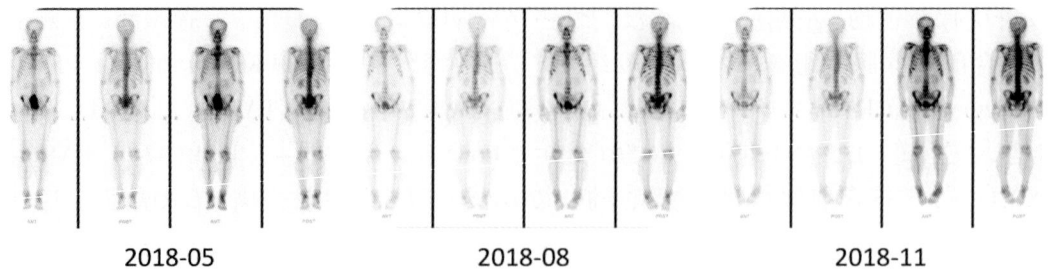

| 2018-05 | 2018-08 | 2018-11 |

图 8-67　三次骨扫描

3. 病理诊断

2018 年 5 月 21 日 诊断性膀胱肿瘤电切病理："膀胱颈部、左侧壁肿瘤"符合前列腺腺癌组织浸润。"膀胱肿瘤"肿瘤细胞：Ki67（50%+），P53（+/-），CK5/6（-），CK14（-），HER2（0），CD44（-），CK20（-），GATA3（-），PD-1（-），PD L-1（-），CgA（-），SYN（灶+），CD56（灶+），P63（-），CK（弱+），PSA（+/-），PAP（+），NKX3.1（+）。符合前列腺腺癌组织浸润。

2018 年 6 月 8 日 前列腺穿刺活检病理：12/12（+），前列腺小细胞癌，免疫组化：PSA（-）、p63（-）、AMACR（-）、CgA（+）、SYN（+）、CD56（+）、NKX3.1（-）、34BE12（-）。

2019 年 12 月 4 日再次前列腺穿刺活检病理：前列腺小细胞癌。"前列腺穿刺 1-2"前列腺组织。"前列腺穿刺 3、4"见异型细胞，建议酶标检查。"前列腺穿刺 3、4"见异型细胞。C 片肿瘤细胞 CK（+）、TTF1（+）、CHG（+）、CD56（+）、SYN（-）、NKX3.1（+）、Ki-67（50%）、AMACR（-）。D 片肿瘤细胞 CK（+）、TTF1（-）、CHG（-）、CD56（+）、SYN（-）、NKX3.1（+）、Ki-67（5%）、AMACR（+）。符合小细胞神经内分泌癌。

4. 分子检测诊断结果及解读

（1）2018 年 6 月 21 日血液 cfDNA 基因检测结果：AR 扩增 2.13 倍，CDK4 扩增 1.99 倍（表 8-14）。

（2）基因检测结果分析

1）检出 AR 扩增 2.13 倍，提示患者可能对 AR 拮抗剂（本癌种）疗效较差。

2）检出 CDK4 扩增 1.99 倍，提示患者可能对 CDK4 抑制剂哌柏西利（非本癌种）敏感。

5. 治疗方案调整及疗效评价

（1）一线后维持治疗（一线 PFS 达 18 个月）

1）2018 年 11 月 20 日起继续 ADT，并加用靶向药物哌柏西利 125mg 口服（3/1 给药方案）一线后维持治疗。

2）2019 年 2 月 1 日患者 PSA 降至 0.05ng/ml。2019 年 2 月 22 日 ECT：全身骨转移灶，较前病灶数目持续减少、浓聚程度减低。

第八章 其他瘤种的分子诊断标志物典型应用案例

表8-14 主要基因变异检测结果及用药提示

基因	染色体	基因亚区	变异类型	拷贝数	变异等级	FDA/NMPA 批准患者癌种		FDA/NMPA 批准其他癌种		药物证据等级
						可能敏感	可能耐药	可能敏感	可能耐药	
CDK4	chr12		扩增	1.99	Ⅲ级			帕博西尼		
AR	chrX		扩增	2.13	Ⅰ级		AR拮抗剂			

987

（2）二线治疗

2019年12月出现PSA上升，盆腔病灶出现复发，2019年12月4日再次行前列腺穿刺，病理符合小细胞神经内分泌癌。

2019年12月起予二线化疗：多西他赛+卡铂化疗6周期，并持续LHRH-α治疗。

治疗后血PSA明显下降，前列腺体积明显缩小。

（3）三线治疗

2020年11月出现PSA上升，2020年10月起予多西他赛+顺铂化疗6周期，并持续LHRH-α治疗。

后PSA再次下降，维持时间较长，至2021年12月才出现PSA进展，继续后线治疗中。

6. 案例点评

前列腺混合性神经内分泌癌-腺泡腺癌临床罕见。前列腺癌病理上包括腺癌（腺泡腺癌）、导管腺癌、尿路上皮癌、鳞状细胞癌及小细胞神经内分泌癌等。前列腺腺癌又称前列腺腺泡腺癌，往往伴血PSA升高，而前列腺小细胞神经内分泌癌（又小细胞癌）多伴有血NSE或proGRP升高。前列腺小细胞神经内分泌癌临床少见，而混合性神经内分泌癌-腺泡腺癌更为罕见。并非所有的小细胞癌产生NSE，本病例病理明确小细胞癌，但NSE或proGRP都不高。

初始诊断时很少发现单纯性前列腺小细胞或神经内分泌癌（病例占比≤2%），尽管这类小细胞癌患者对基于铂类的细胞毒化疗敏感，但预后仍较差，大多数患者在1年内死亡。NCCN指南建议单纯性前列腺小细胞癌患者使用依托泊苷+顺铂/卡铂的治疗方案，或采用多西他赛/铂类联合方案。对于既往接受过ADT的前列腺腺癌患者出现部分病理神经内分泌分化，或者混合性神经内分泌癌的最佳治疗方案暂不确定。紫杉烷类/铂类联合方案可能对混合性神经内分泌癌患者有益。

本例患者两次病理结果不同，膀胱电切标本病理为符合前列腺腺癌组织浸润。前列腺穿刺活检病理为小细胞神经内分泌癌，结合患者PSA升高等病史，我们临床诊断为混合性神经内分泌癌-腺泡性腺癌，因此治疗上兼顾常见腺泡腺癌的内分泌治疗以及小细胞癌的铂类化疗，并因而取得了良好的疗效。

CDK4扩增在多种恶性肿瘤中发现。CDK4抑制剂联合内分泌治疗在晚期乳腺癌的治疗中获得了确切的疗效并得到各大指南的推荐，相比之下，前列腺癌的CDK4靶向联合内分泌治疗鲜有相关临床报道，有实验研究表明两者联合可能在CRPC中是有益的组合。在一项Ib/Ⅱa期的新型内分泌治疗进展的CRPC临床研究中，CDK4抑制剂联合化疗取得了令人鼓舞的疗效，6个月rPFS率达65.8%，中位rPFS 8.1月。本病例血液基因检测发现CDK4低度扩增，由于患者是混合性癌，我们选择了CDK4抑制剂联合内分泌治疗的一线治疗后的维持治疗，一线治疗PFS达18个月，取得了较好的疗效，是一种有益的临床探索。

（胡　炯　王理伟）

二十六、MEN1 p.L105Vfs 移码突变家族性胸腺神经内分泌肿瘤的诊治一例

1. 一般情况介绍

患者，男，64 岁。

2. 病史

（1）现病史：患者于 2006 年（52 岁）因"咳嗽 1 周"至当地医院就诊，当地医院考虑"胸腺瘤"，后金华市中心医院就诊，完善胸部增强 CT 检查发现左上纵隔占位，上腹部磁共振检查发现胰腺内多发圆形囊性占位。血清胃泌素释放肽前体（ProGRP）水平为 214 pg/ml（参考范围 2~50 pg/ml）。于 2006 年 5 月 16 日行"胸腺肿瘤切除术"，术后病理示：胸腺神经内分泌肿瘤，G2。2014 年 6 月 26 日（60 岁）影像学发现胸腺瘤局部复发并多发骨转移，行复发处放疗：6000cGy/30F，腰 2-3 椎体转移灶行姑息性放疗 DT：3000cGY/10F，并予唑来膦酸抗溶骨治疗。2015 年 1 月 22 日行胸 5、腰 3 椎体成形术，颈椎、左侧髂骨及部分骶骨转移处予放疗治疗，同步予卡培他滨联合替莫唑胺化疗 3 周期。随访过程中病情稳定。

（2）既往史：患者于 1980 年被诊断为甲状旁腺瘤，并有甲状旁腺手术史。诊断为甲状旁腺增生（PTU：140 pg/ml；参考范围：15-65 pg/ml）。2017 年 03 月 29 日在金华市中心医院行"腹腔镜下直肠癌根治 + 乙状结肠息肉切除术"，术后病理提示：直肠中分化腺癌（T2N0M0）。

（3）家族史：患者父母已故，否认有肿瘤病史，育有一子，患有胸腺神经内分泌肿瘤、胃泌素瘤、垂体瘤、甲状旁腺瘤。其子育有一女，体健。有同父同母妹妹一个，同父异母兄弟两个，均体健（图 8-68）。

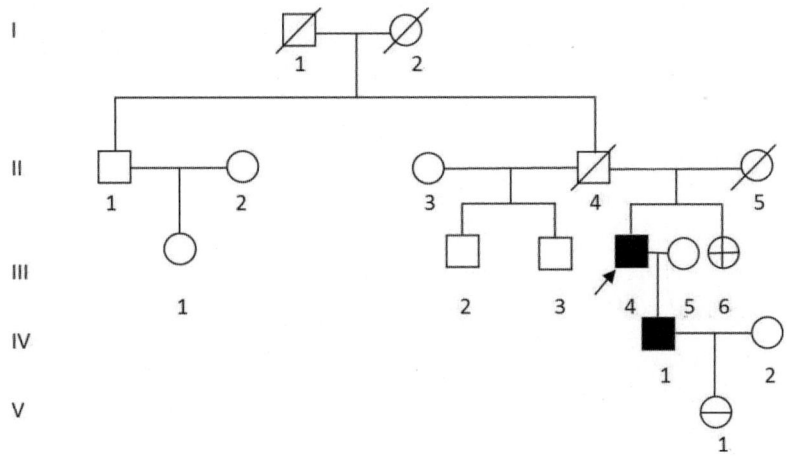

图 8-68　遗传图谱

图注：家系成员用罗马数字及阿拉伯数字表示；黑色填充色表示患病成员；正方形代表男性；圆形代表女性；/ 符号代表在调查时已死亡的家庭成员；↗ 符号代表先证者；○里有 + 代表 MEN1 突变携带者，○里有—代表 MEN1 突变阴性。

（4）入院查体：胸壁可见陈旧性手术疤痕，余查体无殊。

（5）影像学检查：无。

3. 病理诊断

（1）患者术后病理提示：胸腺神经内分泌肿瘤，G2。肿瘤细胞呈巢状增厚，细胞间有纤维状血管间隔，肿瘤细胞呈圆形至椭圆形，细胞核深染，核仁不明显，有少量核分裂像（7~8/10 HPF）。

（2）免疫组化染色：CD56（+），CgA（+），Syn（+），Ki-67（+，3%）（图8-69）。

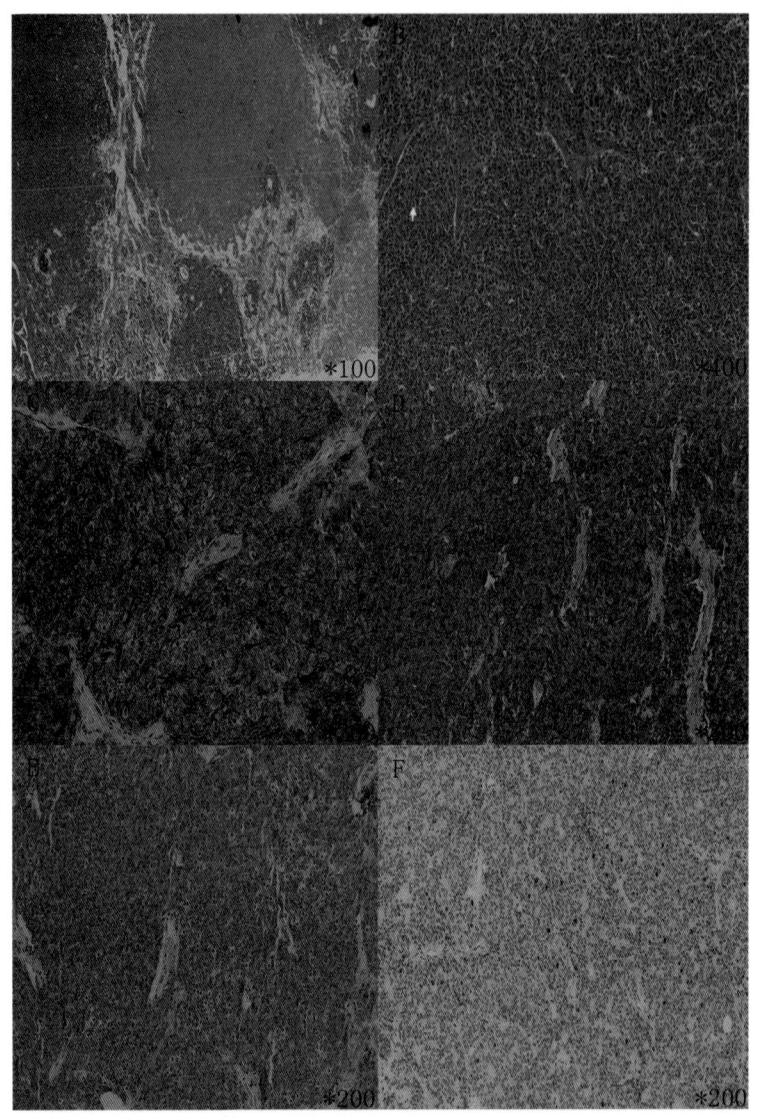

图8-69 病理及免疫组化结果 （扫码查看高清图片）

经苏木精-伊红余辛染色后，肿瘤细胞呈现巢状分布，被纤维血管组织分隔（A）。肿瘤细胞呈圆形或卵圆形，细胞核深染但核仁不明显，有少量核分裂象（7~8个/10HPF）（B）。在免疫组织化学染色中，肿瘤细胞CD56（C）、CgA（D）、Syn（E）的表达呈强阳性，Ki-67增殖指数表达量约3%（F）。图B中的黄色箭头指示细胞正处于有丝分裂。

4. 分子检测诊断结果及解读

(1) 在患者的胸腺神经内分泌肿瘤中检测到 MEN1 基因的移码突变：p.L105Vfs 突变（图 8-70 的 B 图，备注：其中 A 图为野生型 MEN1 基因）。

(2) 在患者儿子（Ⅳ-1）的皮肤转移灶组织中也检测到了 p.L105Vfs 突变（图 8-70 的 C 图）。

(3) 在患者的妹妹（Ⅲ-6）的外周血中检测到了 p.L105Vfs 杂合突变（图 8-70 的 D 图）。

(4) 采用二代测序的方法，检测到在患者，患者的儿子（Ⅳ-1）及其妹妹（Ⅲ-6）都存在 MEN1 p.L105Vfs 基因的胚系杂合突变。

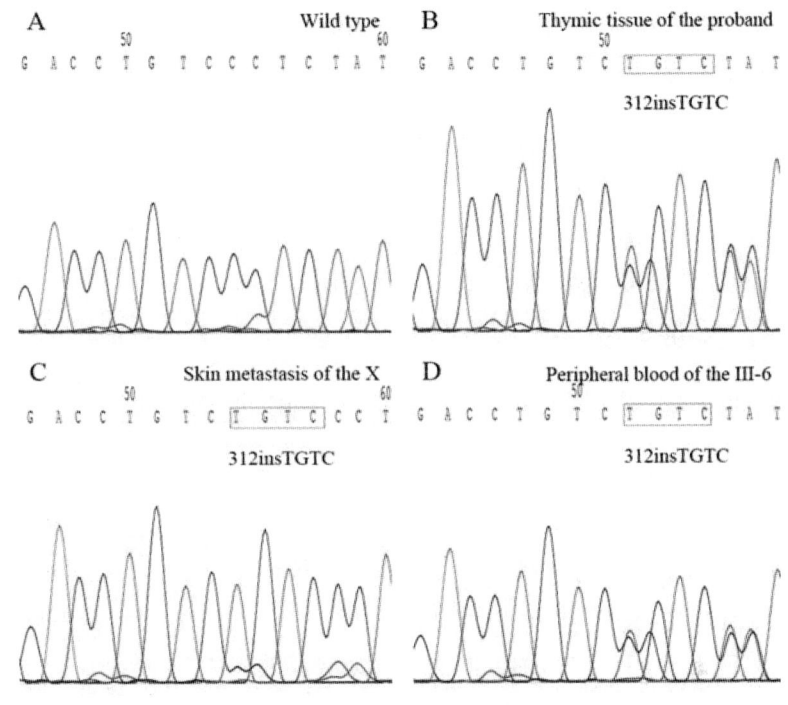

图 8-70　基因检测结果

312TGTC 的插入突变导致 MEN1 基因产生了移码突变：Pl105Vfs 突变。

表 8-15　胚系变异检测结果

基因	核苷酸变化	氨基酸变化	染色体	基因亚区	转录本	变异类型	纯合/杂合	遗传方式	致病性
MEN1	c.312insTGTC	p.L105Vfs	Chr11	exon2	NM_001370259	移码突变	杂合	常染色体显性遗传	致病

5. 治疗方案调整及疗效评价

无特殊。

6. 本案例述评

MEN1基因突变携带者有中临床症状者占58%，13%的患者表现为生化检查异常，29%的患者无任何临床症状及生化异常[123]。因此可通过MEN1基因筛查明确诊断。对MEN1的先证者及其未受累家属都应接受MEN1基因筛查，对MEN1基因突变者应定期进行生化和影像学筛查。本病例中先证者与其儿子均出现胸腺神经内分泌肿瘤，出现远处转移，明确有甲状旁腺肿瘤，影像学提示胰腺囊实性占位，考虑胰腺肿瘤，故临床诊断为MEN1。父子外周血均存在MEN1杂合突变，且肿瘤组织中有突变。两者基因诊断为MEN1明确。本研究中先证者及其家属MEN1基因筛查结果显示，先证者的同父同母妹妹为MEN1 p.L105Vfs杂合突变，应当定期进行生化和影像学检查，筛查肿瘤，并终身随访。

本病例中先证者及其儿子的肿瘤组织和外周血中均首次检测到MEN1 pL105Vfs突变，据我们所知，p.L105Vfs突变在以前的文献中从未报道过，而且这种突变会产生一种截尾的menin蛋白。这一截尾蛋白的menin蛋白的具体功能还有待进一步研究。

（傅健飞　袁　瑛）

二十七、BRCA2突变乳腺癌的精准治疗一例

1. 一般情况介绍

患者，女，58岁。

2. 病史

（1）现病史：患者于2010年8月4日在全麻下行左乳腺癌改良根治术，术后病理提示：（左乳）浸润性导管癌，WHO Ⅱ级，肿瘤最大直径1cm，累犯神经，（左腋下）淋巴结1/10枚转移；免疫组化结果：ER（+++），PR（+），HER-2（0），Ki-67（+++）。术后于2010-08-12至2010-12-10行TAC方案化疗6周期。于2010-12-15开始口服他莫昔芬内分泌治疗至2011年12月，于2012年5月改为阿那曲唑内分泌治疗至2018年8月，期间定期复查。2018年7月16日复查左胸壁B超提示：左侧胸壁下方其他异常（转移灶？其他待排）。于2018年7月2日行左侧胸壁肿块穿刺活检，病理提示：浸润性导管癌；免疫组化结果：ER（+++，90%），PR（-），HER2（1+），Ki-67（+，50%）。诊断为：左乳腺癌术后胸壁、胸膜转移，左侧胸腔积液。予胸腔穿刺引流、生物制剂灌注治疗2次，胸腔积液控制效果好。于2018年8月22日起行氟维司群内分泌治疗。2018年11月14日复查提示胸部转移灶进展。遂行基因panel深度测序，发现BRCA2基因存在胚系致病性突变（c.2808_2811delACAA，p.Ala938ProfsTer21）。

（2）家族史：无家族遗传性疾病史。

（3）入院专科查体：双侧锁骨上、腋下未及肿大淋巴结，左乳缺如，左胸壁未及结节，右乳未及肿块，皮肤无红肿、破溃，右乳头无凹陷、溢血、溢液，左侧胸部呼吸音偏低，双肺未闻及干湿啰音。

（4）影像学检查：2018年11月14日胸部CT：对照2018年8月17日CT片，左侧胸

壁及左侧胸膜多发结节及肿块，较前增大；纵隔淋巴结肿大，较前增大（图8-71）。

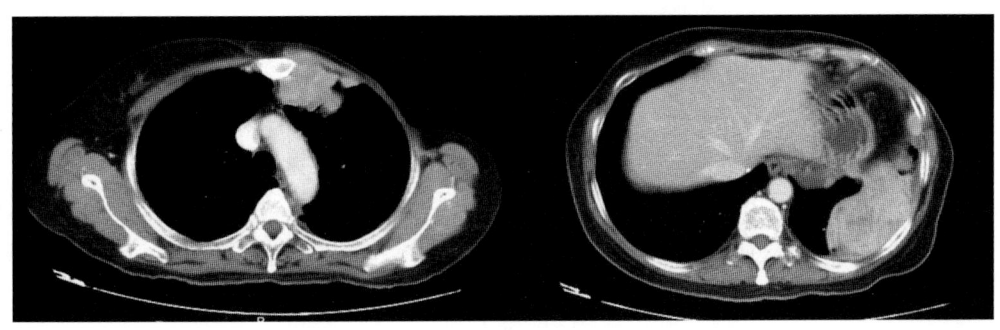

图8-71　胸部CT表现

3.病理诊断

（1）2010年8月4日术后病理：（左乳）浸润性导管癌，WHO Ⅱ级，肿瘤最大直径1cm，累犯神经，（左腋下）淋巴结1/10枚转移；免疫组化结果：ER（+++），PR（+），HER-2（0），Ki-67（+++）。

（2）2018年7月25日左胸壁肿块穿刺活检病理：（左侧胸壁肿块）浸润性导管癌；免疫组化结果：ER（+++，90%），PR（-），HER2（1+），Ki-67（+，50%）。

4.分子检测诊断结果及解读

（1）变异解读：BRCA2基因从第938位氨基酸丙氨酸开始发生移码，移码之后很可能在新阅读框引入终止子。提前发生的终止子可能使蛋白截短，可能影响蛋白的正常功能。该变异在大型人群数据库（包括gnomAD、ExAC、1000genome、ESP6500等数据库）中的最高等位基因频率为0.0003。根据ACMG2015指南，该变异被评级为致病的变异。携带该变异会增加BRCA2相关遗传疾病的风险。可参考相关指南及早进行遗传疾病风险的管理。

5.治疗方案调整及疗效评价

（1）前线治疗方案：2018年8月22日至2018年11月14日氟维司群内分泌治疗。

疗效评价：进展

无进展生存时间：2月余

（2）基因检测后调整方案：2018年12月11日至2019年11月12日入组BGB-290临床研究，帕米帕利治疗。

疗效评价：部分缓解（图8-72）

无进展生存时间：11个月

（3）后线治疗方案：2019年11月14日至2020年3月27日依西美坦联合哌柏西利治疗。

疗效评价：进展

无进展生存时间：4.5个月

表8-16 主要基因变异检测结果及用药提示

基因	核苷酸变化	氨基酸变化	染色体	基因亚区	转录本	变异类型	变异等级	突变丰度或拷贝数	FDA/NMPA 批准患者癌种 可能敏感	FDA/NMPA 批准患者癌种 可能耐药	FDA/NMPA 批准其他癌种 可能敏感	FDA/NMPA 批准其他癌种 可能耐药	药物证据等级
BRCA2	c.2808_2811del	p.Ala938ProfsTer21	13	EX11	NM_000059.4	移码突变	Ⅰ类	无	PARP 抑制剂（Olaparib）等	–	Olaparib、Rucaparib、Niraparib、Talazoparib	–	1

表8-17 胚系变异检测结果

基因	核苷酸变化	氨基酸变化	染色体	基因亚区	转录本	变异类型	纯合/杂合	遗传方式	致病性
BRCA2	c.2808_2811del	p.Ala938ProfsTer21	13	EX11	NM_000059.4	移码突变	杂合	常染色体显性遗传	致病

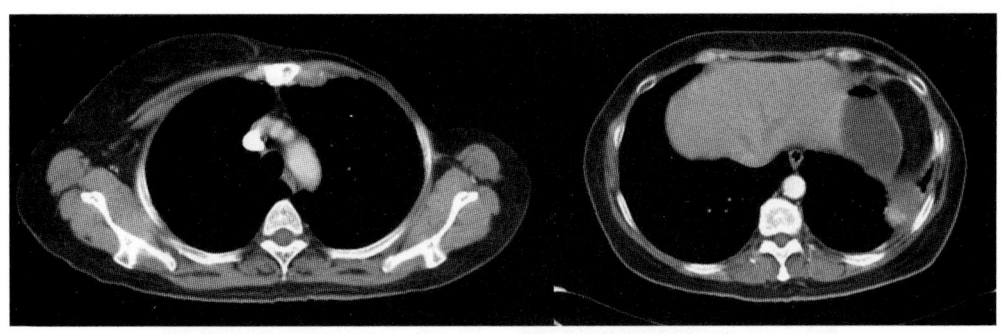

图 8-72　帕米帕利治疗后 3 个月后 CT 表现（2019 年 3 月 28 日）

6. 本案例述评

本例患者为激素受体阳性/HER2 阴性乳腺癌术后复发，且存在 BRCA2 基因胚系突变，术后无病生存时间近 8 年，内分泌辅助治疗 7 年余。内分泌辅助治疗期间复发，为内分泌继发耐药。二线 PARP 抑制剂治疗的无进展生存时间较一线内分泌单药、三线 CDK4/6 抑制剂联合内分泌明显延长，显示出 PARP 抑制剂在 BRCA 突变/激素受阳性乳腺癌中的优越疗效。BRCA2 胚系突变发生乳腺癌的机制为"二次敲除"，因此，肿瘤细胞可能存在 BRCA2 等位基因的拷贝数丢失。由于 BRCA2 和 Rb 都位于染色体 13q 上，因此，BRCA2 突变乳腺癌中存在高频的 Rb 拷贝数丢失[6]，这种丢失通过基因 panel 深度测序很难发现，这可能是该患者对 CDK4/6 抑制剂耐药的主要原因。

（曹文明　袁　瑛）

二十八、MLH1 突变相关 Lynch 综合征免疫新辅助治疗一例

1. 一般情况介绍

患者，女，52 岁。

2. 病史

（1）现病史：患者于 2021 年 12 月因儿子确诊 Lynch 综合征行血液胚系基因检测，发现患者为 MLH1 基因致病突变，确诊为 Lynch 综合征。2022 年 1 月 20 日患者自行来我院就诊要求行肠镜检查（图 8-73），检查提示距肛 60cm 处横结肠腔占位，病理确诊中分化腺癌。现患者为求进一步治疗，门诊拟"结肠癌"收住入院。

（2）家族史：儿子 29 岁确诊结肠癌，父亲 70 岁确诊结直肠癌，母亲 48 岁确诊乳腺癌，外婆 50 岁确诊子宫内膜癌（图 8-74）。

（3）入院查体：腹软，全腹未触及压痛、反跳痛，未及包块。直肠指检未触及肿块，退指未见分泌物及染血。

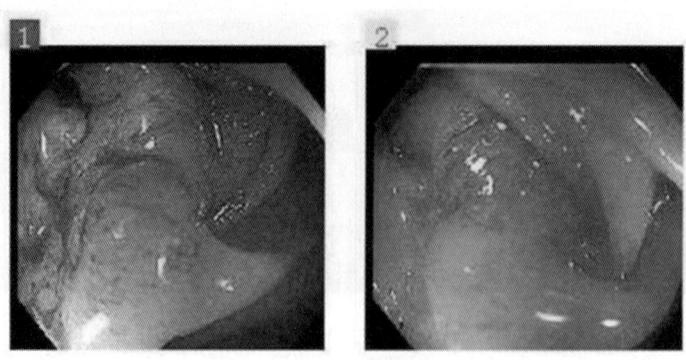

图 8-73 患者肠镜图片

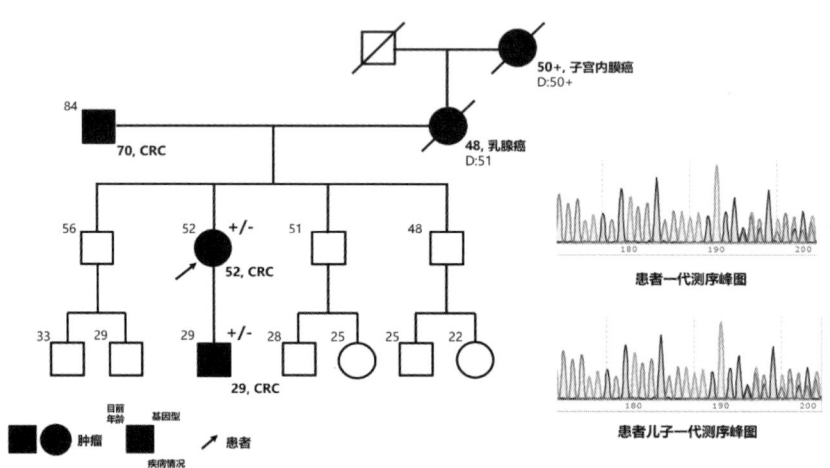

图 8-74 患者家系图、患者及其儿子一代测序峰图

（4）影像学检查

1）入院后查全腹部增强 CT 显示，横结肠局部肠壁增厚，肠癌考虑。

2）胸部平扫 CT 未见转移。

3. 病理诊断

2022 年 1 月 20 日肠镜病理结果：（距肛 60cm）中分化腺癌。免疫组化结果（图 8-75）：MLH1-（缺失），MSH2+（存在），PMS2-（缺失），MSH6+（存在）。

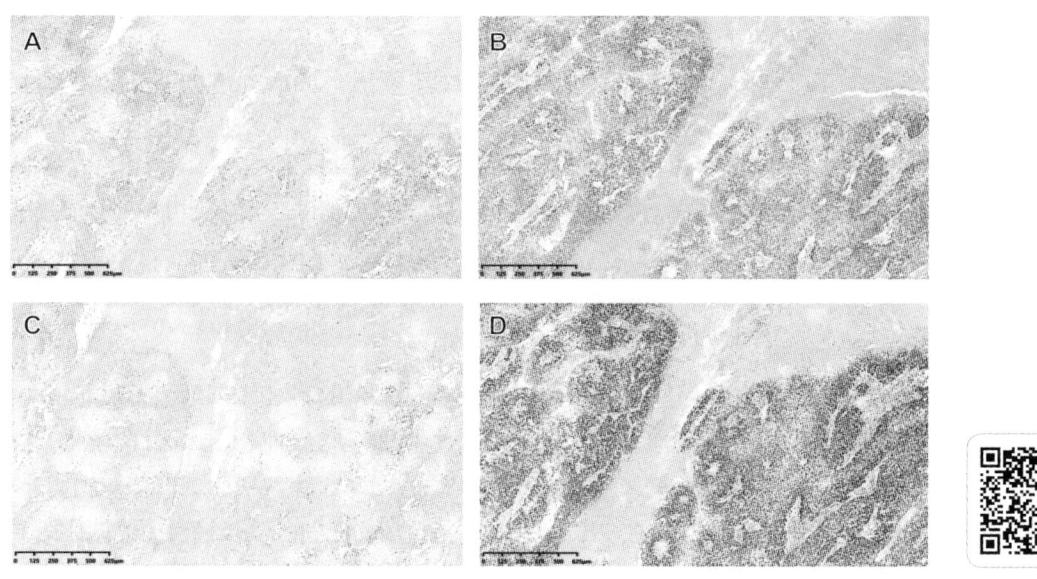

图 8-75 患者 DNA 错配修复蛋白免疫组化染色结果
A：MLH1 表达阴性；B：MSH2 表达阳性；C：PMS2 表达阴性；D：MSH6 表达阳性

4. 分子检测诊断结果及解读

表 8-18 胚系变异检测结果

基因	核苷酸变化	氨基酸变化	染色体	基因亚区	转录本	变异类型	纯合/杂合	遗传方式	致病性
MLH1	c.157_160del	p.E53fs	chr3	exon2	NM_000249	移码突变	杂合	常染色体显性遗传	致病

（1）MLH1 胚系致病突变：该病人可诊断为 Lynch 综合征，导致患结直肠癌和其他肿瘤（包括胃癌、子宫内膜癌、小肠癌、输尿管癌、肾盂癌、卵巢癌和肝胆管系统癌）的风险较正常人群显著升高，提示该病人应立即完善肿瘤标志物、肠镜、全腹 CT 等相关检验检查筛查肿瘤。

（2）微卫星不稳定（microsatellite instability-high，MSI-H）：微卫星检测是 Lynch 综合征分子筛查手段之一，该患者的儿子因肿瘤组织呈现 dMMR/MSI-H，故接受 Lynch 综合征遗传筛查，并检测到携带 MLH1 基因胚系致病突变。同时在结直肠癌内科治疗方面，越来越多临床研究数据表明，MSI-H 人群是 PD-1 单抗免疫治疗获益的优势人群。

5. 治疗过程及疗效评价

（1）治疗过程：2022 年 1 月 30 日至 2022 年 3 月 14 日行替雷利珠单抗 200mg 新辅助免疫治疗 3 个周期。2022 年 4 月 8 日行横结肠癌根治术。

（2）疗效评价：横结肠癌根治手术病理：pCR，ypTisN0，术前放化疗疗效评估：TRG1

（近完全反应，仅见小灶高级别上皮内瘤变存在）。

6. 本案例述评

首先，本案例再次强调了免疫组化中 MMR 蛋白缺失（deficiency mismatch repair，dMMR）及基因检测中 MSI-H 状态对于 Lynch 综合征筛查的重大意义。近年来，Lynch 综合征的筛查逐渐从依靠以家族史标准为基石的"临床筛查"过渡到基于 dMMR/MSI-H 状态的"分子筛查"。以本案例为例，该患者的儿子因早于其母发病，确诊结肠癌时并无明确的肿瘤相关家族史；正因肿瘤组织呈现 dMMR 而接受 MMR 基因胚系突变检测，并发现携带 MLH1 胚系致病突变；然后通过规范、精准家系管理筛选出同样携带该突变的患者，尽早完善肠镜从而实现疾病的早发现、早诊断、早治疗。

另一方面，该患者特殊的治疗过程也让我们看到了免疫治疗在 MSI-H 患者新辅助治疗阶段同样可发挥重要作用。该患者经 3 个周期的新辅助免疫治疗达到了病理学上的完全缓解，而这样的"大胆"尝试背后已有多个临床试验数据的支持。NICHE 研究是首个结肠癌新辅助免疫治疗相关临床研究，在 2022 年 ASCO 会议上公布了最终疗效数据，100% 的 dMMR 肠癌患者对纳武利尤单抗联合伊匹木单抗新辅助免疫治疗产生应答，其中 97% 达到主要病理缓解[131]。同样在 2022 年 ASCO 会议上，还公布了 LBA5 研究的最新结果，14 例 dMMR 的 Ⅱ/Ⅲ 期直肠癌患者使用 PD-1 单抗 dostarlimab，6 个月全部达到临床完全缓解（clinical complete response，cCR），在 dMMR/MSI-H 直肠癌患者"去手术化"进程中又向前迈了一大步[132]。

（杨梦园　袁　瑛）

第八章 其他瘤种的分子诊断标志物典型应用案例

参考文献

[1] Pan R, Zhu M, Yu C, et al. Cancer incidence and mortality: A cohort study in China, 2008–2013 [J]. Int J Cancer. 2017; 141 (7): 1315–23.

[2] Gatta G, van der Zwan JM, Casali PG, et al. Rare cancers are not so rare: the rare cancer burden in Europe [J]. European journal of cancer. 2011; 47 (17): 2493–511.

[3] Zheng R, Zhang S, Zeng H, et al. Cancer incidence and mortality in China, 2016 [J]. Journal of the National Cancer Center. 2022; 2 (1): 1–9.

[4] Tan SB, Dear KB, Bruzzi P, Machin D. Strategy for randomised clinical trials in rare cancers [J]. Bmj. 2003; 327 (7405): 47–9.

[5] YAMAUCHI Y, KODAMA Y, SHIOKAWA M, et al. Rb and p53 Execute Distinct Roles in the Development of Pancreatic Neuroendocrine Tumors [J]. Cancer Res, 2020, 80 (17): 3620–3630.

[6] ASSOUN S, THEOU-ANTON N, NGUENANG M, et al. Association of TP53 mutations with response and longer survival under immune checkpoint inhibitors in advanced non-small-cell lung cancer [J]. Lung Cancer, 2019, 132: 65–71.

[7] WANG F, ZHAO Q, WANG YN, et al. Evaluation of POLE and POLD1 Mutations as Biomarkers for Immunotherapy Outcomes Across Multiple Cancer Types [J]. JAMA Oncol, 2019, 5 (10): 1504–1506.

[8] LUCHINI C, BIBEAU F, LIGTENBERG MJL, et al. ESMO recommendations on microsatellite instability testing for immunotherapy in cancer, and its relationship with PD-1/PD-L1 expression and tumour mutational burden: a systematic review-based approach [J]. Ann Oncol, 2019, 30 (8): 1232–1243.

[9] CAVALCANTI E, ARMENTATO R, VALENTINI AM, et al. Role of PD-L1 expression as a biomarker for GEP neuroendocrine neoplasm grading [J]. Cell Death Dis, 2017, 8 (8): e3004.

[10] DAVIS AA, PATEL VG. The role of PD-L1 expression as a predictive biomarker: an analysis of all US Food and Drug Administration (FDA) approvals of immune checkpoint inhibitors [J]. J Immunother Cancer, 2019, 7 (1): 278.

[11] LEE JS, RUPPIN E. Multiomics Prediction of Response Rates to Therapies to Inhibit Programmed Cell Death 1 and Programmed Cell Death 1 Ligand 1 [J]. JAMA Oncol, 2019, 5 (11): 1614–1618.

[12] CHAN TA, YARCHOAN M, JAFFEE E, et al. Development of tumor mutation burden as an immunotherapy biomarker: utility for the oncology clinic [J]. Ann Oncol, 2019, 30 (1): 44–56.

[13] MCGRANAHAN N, ROSENTHAL R, HILEY CT, et al. Allele-Specific HLA Loss

and Immune Escape in Lung Cancer Evolution[J]. Cell, 2017, 171(6): 1259-1271.e11.

[14] National Comprehensive Cancer Network. "Neuroendocrine and Adrenal Tumors." NCCN Clinical Practice Guidelines in Oncology. Version 2.2022.

[15] RUDINcm, AWADmm, NAVARRO A, et al. Pembrolizumab or Placebo Plus Etoposide and Platinum as First-Line Therapy for Extensive-Stage Small-Cell Lung Cancer: Randomized, Double-Blind, Phase Ⅲ KEYNOTE-604 Study[J]. J Clin Oncol, 2020, 38(21): 2369-2379.

[16] HORN L, MANSFIELD AS, SZCZESNA A, et al. First-Line Atezolizumab plus Chemotherapy in Extensive-Stage Small-Cell Lung Cancer[J]. N Engl J Med, 2018, 379(23): 2220-2229.

[17] GANTI AKP, LOO BW, BASSETTI M, et al. Small Cell Lung Cancer, Version 2.2022, NCCN Clinical Practice Guidelines in Oncology[J]. J Natl Compr Canc Netw, 2021, 19(12): 1441-1464.

[18] CHAKRAVARTY D, GAO JJ, PHILLIPS SM, et al. OncoKB: A Precision Oncology Knowledge Base[J]. JCO Precis Oncol, 2017, 2017: PO.17.00011.

[19] 中国抗癌协会神经内分泌肿瘤专业委员会. 中国抗癌协会神经内分泌肿瘤诊治指南(2022年版)[J]. 中国癌症杂志, 2022(6): 545-580.

[20] Park R, Amin M, Trikalinos NA. Temozolomide duration and secondary hematological neoplasms: A literature review and implications for patients with neuroendocrine neoplasms.[J] J Neuroendocrinol. 2022; 34(7): e13178.

[21] Wallis CJD, Lawson K, Butaney M, et al. Association between PD-L1 status and immune checkpoint inhibitor response in advanced malignancies: a systematic review and meta-analysis of overall survival data.[J] Jpn J Clin Oncol. 2020; 50(7): 800-9.

[22] Samstein RM, Lee C-H, Shoushtari AN, et al. Tumor mutational load predicts survival after immunotherapy across multiple cancer types.[J] Nat Genet. 2019; 51(2): 202-6.4.

[23] Rizvi H, Sanchez-Vega F, La K, et al. Molecular Determinants of Response to Anti-Programmed Cell Death(PD)-1 and Anti-Programmed Death-Ligand 1(PD-L1) Blockade in Patients With Non-Small- Cell Lung Cancer Profiled With Targeted Next-Generation Sequencing.[J] J Clin Oncol. 2018; 36(7): 633-41.

[24] Mehnert JM, Bergsland E, O'Neil BH, et al. Pembrolizumab for the treatment of programmed death-ligand 1-positive advanced carcinoid or pancreatic neuroendocrine tumors: Results from the KEYNOTE-028 study.[J] Cancer. 2020; 126(13): 3021-3030.

[25] Strosberg J, Mizuno N, Doi T, Grande E, et al. Efficacy and Safety of Pembrolizumab in Previously Treated Advanced Neuroendocrine Tumors: Results From the Phase Ⅱ KEYNOTE-158 Study.[J] Clin Cancer Res. 2020; 26(9): 2124-2130.

[26] Lu M, Zhang P, Zhang Y, et al. Efficacy, Safety, and Biomarkers of Toripalimab in

Patients with Recurrent or Metastatic Neuroendocrine Neoplasms: A Multiple-Center Phase Ib Trial. [J] Clin Cancer Res. 2020; 26(10): 2337-2345.

[27] Prada-Arismendy J, Arroyave J C, Rthlisberger S. Molecular biomarkers in acute myeloid leukemia [J]. Blood Reviews, Elsevier Ltd, 2017, 31(1): 63-76.

[28] Lo-Coco F, Avvisati G, Vignetti M, et al: Retinoic acid and arsenic trioxide for acute promyelocytic leukemia [J]. N Engl J Med 2013, 369(2): 111-121.

[29] Williams T, Aljitawi OS, Moussa R, et al: First case of donor transmitted non-leukemic promyelocytic sarcoma. Leukemia & lymphoma 2012, 53(12): 2530-2534.

[30] Alhuraiji A, Chebbo W, El-Gohary G, et al: Donor-derived extramedullary acute promyelocytic leukemia post kidney transplant. Annals of hematology 2015, 94(3): 505-507.

[31] MOREAU P, KUMAR S K, SAN MIGUEL J, et al. Treatment of relapsed and refractory multiple myeloma: recommendations from the International Myeloma Working Group [J]. Lancet Oncol, 2021, 22(3): e105-e18.

[32] GARFALL A L, COHEN A D, SUSANIBAR-ADANIYA S P, et al. Anti-BCMA/CD19 CAR T Cells with Early Immunomodulatory Maintenance for Multiple Myeloma Responding to Initial or Later-Line Therapy [J]. Blood Cancer Discov, 2023, 4(2): 118-33.

[33] CLAVEAU J S, BUADI F K, KUMAR S. Current Role of Allogeneic Stem Cell Transplantation in Multiple Myeloma [J]. Oncol Ther, 2022, 10(1): 105-22.

[34] Jabbour E, Kantarjian HM, Jones D, et al. Characteristics and outcome of chronic myeloid leukemia patients with F317L BCR-ABL kinase domain mutation after therapy with tyrosine kinase inhibitors [J]. Blood, 2008, 112: 4839-4842.

[35] Aldoss I, Forman SJ, Pullarkat V. Acute Lymphoblastic Leukemia in the Older Adult [J]. J Oncol Pract, 2019, 15: 67-75.

[36] Jiang Q, Qin YZ, Lai YY, et al. Patients with Philadelphia-positive leukemia with Y253H or F359V mutation have a high risk of developing new mutations in the setting of dasatinib resistance [J]. Leuk Lymphoma, 2015, 56: 2075-2081.

[37] Chiaretti S, Ansuinelli M, Vitale A, et al. A multicenter total therapy strategy for de novo adult Philadelphia chromosome positive acute lymphoblastic leukemia patients: final results of the GIMEMA LAL1509 protocol [J]. Haematologica, 2021, 106: 1828-1838.

[38] Soverini S, Colarossi S, Gnani A, et al. Resistance to dasatinib in Philadelphia-positive leukemia patients and the presence or the selection of mutations at residues 315 and 317 in the BCR-ABL kinase domain [J]. Haematologica, 2007, 92: 401-404.

[39] Martinelli G, Papayannidis C, Piciocchi A, et al. INCB84344-201: Ponatinib and steroids in frontline therapy for unfit patients with Ph+ acute lymphoblastic leukemia [J]. Blood Adv, 2022, 6: 1742-1753.

[40] PERL AE, LARSON RA, PODOLTSEV NA, et al. Follow-up of patients with R/R FLT3-mutation-positive AML treated with gilteritinib in the phase 3 ADMIRAL trial.

Blood[J]. 2022; 139(23): 3366-3375.

[41] LEVIS M, PERL AE. Gilteritinib: potent targeting of FLT3 mutations in AML. Blood Adv[J]. 2020; 4(6): 1178-1191.

[42] PERL AE, MARTINELLI G, CORTES JE, et al. Gilteritinib or Chemotherapy for Relapsed or Refractory FLT3-Mutated AML[J]. N Engl J Med. 2019; 381(18): 1728-1740.

[43] Rescigno P.; Gurel B.; Pereira R., et al.; Characterizing CDK12-Mutated Prostate Cancers, Clin Cancer Res[J], 2021. 27(2): 566-574.

[44] Hussain M.; Mateo J.; Fizazi K., et al.; Survival with Olaparib in Metastatic Castration-Resistant Prostate Cancer, N Engl J Med[J], 2020. 383(24): 2345-2357.

[45] Antonarakis E.S.; Isaacsson Velho P.; Fu W., et al.; CDK12-Altered Prostate Cancer: Clinical Features and Therapeutic Outcomes to Standard Systemic Therapies, Poly (ADP-Ribose) Polymerase Inhibitors, and PD-1 Inhibitors, JCO Precis Oncol[J], 2020. 4: 370-381.

[46] Ryan C.J.; Smith M.R.; Fizazi K., et al.; Abiraterone acetate plus prednisone versus placebo plus prednisone in chemotherapy-naive men with metastatic castration-resistant prostate cancer (COU-AA-302): final overall survival analysis of a randomised, double-blind, placebo-controlled phase 3 study, Lancet Oncol[J], 2015. 16(2): 152-60.

[47] Scher H.I.; Fizazi K.; Saad F., et al.; Increased survival with enzalutamide in prostate cancer after chemotherapy, N Engl J Med[J], 2012. 367(13): 1187-97.

[48] Davis I.D.; Martin A.J.; Stockler M.R., et al.; Enzalutamide with Standard First-Line Therapy in Metastatic Prostate Cancer, N Engl J Med[J], 2019. 381(2): 121-131.

[49] Chi K.N.; Agarwal N.; Bjartell A., et al.; Apalutamide for Metastatic, Castration-Sensitive Prostate Cancer, N Engl J Med[J], 2019. 381(1): 13-24.

[50] Kyriakopoulos C.E.; Chen Y.H.; Carducci M.A., et al.; Chemohormonal Therapy in Metastatic Hormone-Sensitive Prostate Cancer: Long-Term Survival Analysis of the Randomized Phase Ⅲ E3805 CHAARTED Trial, J Clin Oncol[J], 2018. 36(11): 1080-1087.

[51] Scott E.; Chemohormonal therapy in metastatic hormone-sensitive prostate cancer.. N Engl J Med[J]. 2015 Aug 20; 373(8): 737-46. [Epub 2015 Aug 5]. doi: 10.1056/NEJMoa1503747, Urol Oncol[J], 2017. 35(3): 123.

[52] Himelstein A.L.; Foster J.C.; Khatcheressian J.L., et al.; Effect of Longer-Interval vs Standard Dosing of Zoledronic Acid on Skeletal Events in Patients With Bone Metastases: A Randomized Clinical Trial, Jama[J], 2017. 317(1): 48-58.

[53] Alibhai S.M.H.; Zukotynski K.; Walker-Dilks C., et al.; Bone Health and Bone-Targeted Therapies for Nonmetastatic Prostate Cancer: A Systematic Review and Meta-analysis, Ann Intern Med[J], 2017. 167(5): 341-350.

[54] Saylor P.J.; Rumble R.B.; Tagawa S., et al.; Bone Health and Bone-Targeted

第八章 其他瘤种的分子诊断标志物典型应用案例

Therapies for Prostate Cancer: ASCO Endorsement of a Cancer Care Ontario Guideline, J Clin Oncol[J], 2020. 38(15): 1736-1743.

[55] de Bono J.; Mateo J.; Fizazi K., et al.; Olaparib for Metastatic Castration-Resistant Prostate Cancer, N Engl J Med[J], 2020. 382(22): 2091-2102.

[56] Wu-Baer F.; Lagrazon K.; Yuan W., et al.; The BRCA1/BARD1 heterodimer assembles polyubiquitin chains through an unconventional linkage involving lysine residue K6 of ubiquitin, J Biol Chem[J], 2003. 278(37): 34743-6.

[57] Nyberg T.; Frost D.; Barrowdale D., et al.; Prostate Cancer Risks for Male BRCA1 and BRCA2 Mutation Carriers: A Prospective Cohort Study, Eur Urol[J], 2020. 77(1): 24-35.

[58] Hussain M.; Mateo J.; Fizazi K., et al.; Survival with Olaparib in Metastatic Castration-Resistant Prostate Cancer, N Engl J Med[J], 2020. 383(24): 2345-2357.

[59] Toufektchan E.; Lejour V.; Durand R., et al.; Germline mutation of MDM4, a major p53 regulator, in a familial syndrome of defective telomere maintenance, Sci Adv[J], 2020. 6(15): eaay3511.

[60] Arnoff T.E.; El-Deiry W.S.; MDM2/MDM4 amplification and CDKN2A deletion in metastatic melanoma and glioblastoma multiforme may have implications for targeted therapeutics and immunotherapy, Am J Cancer Res[J], 2022. 12(5): 2102-2117.

[61] Subbiah V.; Pal S.K.; Precision Oncology for Hepatocellular Cancer: Slivering the Liver by FGF19-FGF4-KLB Pathway Inhibition, Cancer Discov[J], 2019. 9(12): 1646-1649.

[62] Yeh S.; Lin H.K.; Kang H.Y., et al.; From HER2/Neu signal cascade to androgen receptor and its coactivators: a novel pathway by induction of androgen target genes through MAP kinase in prostate cancer cells, Proc Natl Acad Sci U S A[J], 1999. 96(10): 5458-63.

[63] Yu E.Y.; Piulats J.M.; Gravis G., et al.; Pembrolizumab plus Olaparib in Patients with Metastatic Castration-resistant Prostate Cancer: Long-term Results from the Phase 1b/2 KEYNOTE-365 Cohort A Study, Eur Urol[J], 2023. 83(1): 15-26.

[64] Bhatia V.; Barroso S.I.; García-Rubio M.L., et al.; BRCA2 prevents R-loop accumulation and associates with TREX-2 mRNA export factor PCID2, Nature[J], 2014. 511(7509): 362-5.

[65] Junejo N.N.; AlKhateeb S.S.; BRCA2 gene mutation and prostate cancer risk. Comprehensive review and update, Saudi Med J[J], 2020. 41(1): 9-17.

[66] Hussain M.; Mateo J.; Fizazi K., et al.; Survival with Olaparib in Metastatic Castration-Resistant Prostate Cancer, N Engl J Med[J], 2020. 383(24): 2345-2357.

[67] Arora K.; Barbieri C.E.; Molecular Subtypes of Prostate Cancer, Curr Oncol Rep[J], 2018. 20(8): 58.

[68] Yin Y.; Stephen C.W.; Luciani M.G., et al.; p53 Stability and activity is regulated

by Mdm2-mediated induction of alternative p53 translation products, Nat Cell Biol[J], 2002. 4(6): 462-7.

[69] Pomerantz M.M.; Spisák S.; Jia L., et al.; The association between germline BRCA2 variants and sensitivity to platinum-based chemotherapy among men with metastatic prostate cancer, Cancer[J], 2017. 123(18): 3532-3539.

[70] Liu W, Duan Q, Niu X. A novel LRRFIP1-ALK fusion in inflammatory myofibroblastic tumor of hip and response to crizotinib. Invest New Drugs[J]. 2021 Feb; 39(1): 278-282.

[71] Honda K, Kadowaki S, Muro K. Durable response to the ALK inhibitor alectinib in inflammatory myofibroblastic tumor of the head and neck with a novel SQSTM 1-ALK fusion: a case report[J]. Investigational new drugs. 2019, 37(4).

[72] Takimoto M. Multidisciplinary Roles of LRRFIP1/GCF2 in Human Biological Systems and Diseases[J]. Cells, 2019, 8(2).

[73] Louis DN, Perry A, Wesseling P, et al. The 2021 WHO Classification of Tumors of the Central Nervous System: A summary[J]. Neuro Oncol 2021; 23(8): 1231-1251.

[74] Wong QH, Li KK, Wang WW, et al. Molecular landscape of IDH-mutant primary astrocytoma Grade IV/glioblastomas[J]. Mod Pathol 2021; 34(7): 1245-1260.

[75] Liu Y, Chen H, Qiu X, et al. Radiotherapy delays malignant transformation and prolongs survival in patients with IDH-mutant gliomas[J]. CANCER BIOL MED 2022; 19(10): 1477-1486.

[76] Hegi ME, Diserens AC, Gorlia T, et al. MGMT gene silencing and benefit from temozolomide in glioblastoma[J]. N Engl J Med 2005; 352(10): 997-1003.

[77] Yan H, Parsons DW, Jin G, McLendon R, et al. IDH1 and IDH2 mutations in gliomas[J]. N Engl J Med 2009; 360(8): 765-773.

[78] Bell EH, Zhang P, Fisher BJ, et al. Association of MGMT promoter methylation status with survival outcomes in patients with High-Risk glioma treated with radiotherapy and temozolomide: An analysis from the NRG Oncology/RTOG 0424 trial[J]. JAMA ONCOL 2018; 4(10): 1405-1409.

[79] Jiang T, Nam DH, Ram Z, et al. Clinical practice guidelines for the management of adult diffuse gliomas[J]. CANCER LETT 2021; 499: 60-72.

[80] Stupp R, Taillibert S, Kanner A, et al. Effect of Tumor-Treating fields plus maintenance temozolomide vs maintenance temozolomide alone on survival in patients with glioblastoma: A randomized clinical trial[J]. JAMA 2017; 318(23): 2306-2316.

[81] Louis DN, et al. The 2021 WHO Classification of Tumors of the Central Nervous System: a summary[J]. Neuro Oncol. 2021 Aug 2; 23(8): 1231-1251.

[82] Liu Y, Chen H, Qiu X, et al. Radiotherapy delays malignant transformation and prolongs survival in patients with IDH-mutant gliomas[J]. CANCER BIOL MED 2022; 19

第八章 其他瘤种的分子诊断标志物典型应用案例

(10): 1477-1486.

[83] Huimin Hu, et al.Mutational Landscape of Secondary Glioblastoma Guides MET-Targeted Trial in Brain Tumor[J]. Cell. 2018 Nov 29; 175(6): 1665-1678.

[84] Louis DN, et al.The 2021 WHO Classification of Tumors of the Central Nervous System: a summary[J]. Neuro Oncol. 2021 Aug 2; 23(8): 1231-1251.

[85] Marcus L, Fashoyin-Aje LA, Donoghue M, et al. FDA Approval Summary: Pembrolizumab for the Treatment of Tumor Mutational Burden-High Solid Tumors[J]. Clin Cancer Res. 2021; 27(17): 4685-4689.

[86] Balar AV, Castellano D, O'Donnell PH, et al. First-line pembrolizumab in cisplatin-ineligible patients with locally advanced and unresectable or metastatic urothelial cancer(KEYNOTE-052): a multicentre, single-arm, phase 2 study[J]. Lancet Oncol. 2017; 18(11): 1483-1492.

[87] Vuky J, Balar AV, Castellano D, et al. Long-Term Outcomes in KEYNOTE-052: Phase Ⅱ Study Investigating First-Line Pembrolizumab in Cisplatin-Ineligible Patients With Locally Advanced or Metastatic Urothelial Cancer[J]. J Clin Oncol. 2020; 38(23): 2658-2666.

[88] Ooi A.Advances in hereditary leiomyomatosis and renal cell carcinoma(HLRCC) research.[J] Semin Cancer Bio.2020; 61: 158-166.

[89] Rupp N, Moch H.FH-deficient renal cell carcinoma expands the spectrum of renal papillary tumors[J]. Pathologe. 2021; 42(6): 560-564.

[90] Choi Y, Keam B, Kim M, et al.Bevacizumab Plus Erlotinib Combination Therapy for Advanced Hereditary Leiomyomatosis and Renal Cell Carcinoma-Associated Renal Cell Carcinoma: A Multicenter Retrospective Analysis in Korean Patients.[J] Cancer Res Treat. 2019; 51(4): 1549-1556.

[91] Sheng X, Yan X, Wang L, et al. Open-label, Multicenter, Phase Ⅱ Study of RC48-ADC, HER2-Targeting Antibody-Drug Conjugate, in Patients with Locally Advanced or Metastatic Urothelial Carcinoma[J]. Clin Cancer Res. 2021; 27(1): 43-51.

[92] Schneider SA, Sukov WR, Frank I, et al.Outcome of patients with micropapillary urothelial carcinoma following radical cystectomy: ERBB2(HER2) amplification identifies patients with poor outcome[J]. Mod Pathol.2014; 27(5): 758-64.

[93] Jimenez RE, Hussain M, Bianco FJ Jr, et al. Her-2/neu overexpression in muscle-invasive urothelial carcinoma of the bladder: prognostic significance and comparative analysis in primary and metastatic tumors[J]. Clin Cancer Res. 2001; 7(8): 2440-7.

[94] Yan M, Schwaederle M, Arguello D, et al. HER2 expression status in diverse cancers: review of results from 37,992 patients[J]. Cancer Metastasis Rev. 2015; 34(1): 157-64.

[95] Zhao J, Xu W, Zhang Z, et al.Prognostic role of HER2 expression in bladder

cancer: a systematic review and meta-analysis[J]. Int Urol Nephrol. 2015;47(1):87-94.

[96] Roskoski R Jr.The role of fibroblast growth factor receptor (FGFR) protein-tyrosine kinaseinhibitors in the treatment of cancers including those of the urinary bladder[J]. Pharmacol Res. 2020;151:104567.

[97] Roubal K, Myint ZW, Kolesar JM.Erdafitinib: A novel therapy for FGFR-mutated urothelial cancer[J].Am J Health Syst Pharm. 2020;77(5):346-351.

[98] Costa R, Carneiro BA, Taxter T, et al .FGFR3-TACC3 fusion in solid tumors: mini review. Oncotarget[J]. 2016;7(34):55924-55938.

[99] Gutzmer R, Stroyakovskiy D, Gogas H, et al. Atezolizumab, vemurafenib, and cobimetinib as first-line treatment for unresectable advanced BRAF(V600) mutation-positive melanoma (IMspire150): primary analysis of the randomised, double-blind, placebo-controlled, phase 3 trial[J]. Lancet, 2020, 395(10240): 1835-1844.

[100] Long G V, Flaherty K T, Stroyakovskiy D, et al. Dabrafenib plus trametinib versus dabrafenib monotherapy in patients with metastatic BRAF V600E/K-mutant melanoma: long-term survival and safety analysis of a phase 3 study[J]. Ann Oncol, 2017, 28(7): 1631-1639.

[101] Robert C, Grob J J, Stroyakovskiy D, et al. Five-Year Outcomes with Dabrafenib plus Trametinib in Metastatic Melanoma[J]. N Engl J Med, 2019, 381(7): 626-636.

[102] Guo J, Si L, Kong Y, et al. Phase II, open-label, single-arm trial of imatinib mesylate in patients with metastatic melanoma harboring c-Kit mutation or amplification[J]. J Clin Oncol, 2011, 29(21): 2904-2909.

[103] Rager T, Eckburg A, Patel M, et al. Treatment of Metastatic Melanoma with a Combination of Immunotherapies and Molecularly Targeted Therapies[J]. Cancers (Basel), 2022, 14(15): 3779-3803.

[104] Steeb T, Wessely A, Petzold A, et al. c-Kit inhibitors for unresectable or metastatic mucosal, acral or chronically sun-damaged melanoma: a systematic review and one-arm meta-analysis[J]. Eur J Cancer, 2021, 157(1): 348-357.

[105] Garton AJ, Seibel S, Lopresti-Morrow L, et al. Anti-KIT monoclonal antibody treatment enhances the antitumor activity of immune checkpoint inhibitors by reversing tumor-induced immunosuppression[J]. Mol Cancer Ther, 2017, 16(1): 671-680.

[106] Dummer R, Schadendorf D, Ascierto P A, et al. Binimetinib versus dacarbazine in patients with advanced NRAS-mutant melanoma (NEMO): a multicentre, open-label, randomised, phase 3 trial[J]. Lancet Oncol, 2017, 18(4): 435-445.

[107] Munoz-Couselo E, Adelantado E Z, Ortiz C, et al. NRAS-mutant melanoma: current challenges and future prospect[J]. Onco Targets Ther, 2017, 10(1): 3941-3947.

[108] Salzmann M, Pawlowski J, Loquai C, et al. MEK inhibitors for pre-treated, NRAS-mutated metastatic melanoma: A multi-centre, retrospective study[J]. Eur J Cancer,

第八章 其他瘤种的分子诊断标志物典型应用案例

2022，166（1）：24-32.

［109］Jaeger ZJ, Raval NS, Maverakis NKA, Chen DY, et al. Objective response to immune checkpoint inhibitor therapy in NRAS-mutant melanoma：A systematic review and meta-analysis［J］. Front. Med, 2023, 10（1）：1090737.

［110］中国抗癌协会泌尿男生殖系肿瘤专业委员会少见肾癌协作组. 延胡索酸水合酶缺陷型肾细胞癌临床诊治共识［J］. 中华外科杂志 . 2022；60（11）：961-8.

［111］Alam NA, Barclay E, Rowan AJ, et al. Clinical features of multiple cutaneous and uterine leiomyomatosis：an underdiagnosed tumor syndrome［J］. Arch Dermatol. 2005；141（2）：199-206.

［112］Tomlinson IP, Alam NA, Rowan AJ, et al. Germline mutations in FH predispose to dominantly inherited uterine fibroids, skin leiomyomata and papillary renal cell cancer［J］. Nature genetics. 2002；30（4）：406-10.

［113］Patel VM, Handler MZ, Schwartz RA, Lambert WC. Hereditary leiomyomatosis and renal cell cancer syndrome：An update and review［J］. J Am Acad Dermatol. 2017；77（1）：149-58.

［114］Stewart L, Glenn GM, Stratton P, et al. Association of germline mutations in the fumarate hydratase gene and uterine fibroids in women with hereditary leiomyomatosis and renal cell cancer［J］. Arch Dermatol. 2008；144（12）：1584-92.

［115］Srinivasan R GS, al Harthy M, et al. Results from a phase Ⅱ study of bevacizumab and erlotinib in subjects with advanced hereditary leiomyomatosis and renal cell cancer（HLRCC）or sporadic papillary renal cell cancer［J］. Journal of clinical oncology : official journal of the American Society of Clinical Oncology. 2020（38）：5004.

［116］Lee CH, Voss MH, Carlo MI, et al. Phase Ⅱ Trial of Cabozantinib Plus Nivolumab in Patients With Non-Clear-Cell Renal Cell Carcinoma and Genomic Correlates［J］. Journal of clinical oncology : official journal of the American Society of Clinical Oncology. 2022：JCO2101944.

［117］Beltran H, Rickman DS, Park K, et al. Molecular characterization of neuroendocrine prostate cancer and identification of new drug targets［J］. Cancer Discov. 2011；1（6）：487-95.

［118］Aparicio AM, Harzstark AL, Corn PG, et al. Platinum-based chemotherapy for variant castrate-resistant prostate cancer［J］. Clinical cancer research : an official journal of the American Association for Cancer Research. 2013；19（13）：3621-30.

［119］Fischer U, Meese E. Gene Amplification in Tumor Cells：Developed De Novo or Adopted from Stem Cells［J］. Cells. 2022；12（1）.

［120］Gao JJ, Cheng J, Bloomquist E, et al. CDK4/6 inhibitor treatment for patients with hormone receptor-positive, HER2-negative, advanced or metastatic breast cancer：a US Food and Drug Administration pooled analysis［J］. The Lancet Oncology. 2020；21（2）：250-60.

[121] Han W, Liu M, Han D, et al. Exploiting the tumor-suppressive activity of the androgen receptor by CDK4/6 inhibition in castration-resistant prostate cancer[J]. Mol Ther. 2022; 30(4): 1628-44.

[122] de Kouchkovsky I, Rao A, Carneiro BA, et al. A Phase Ib/II Study of the CDK4/6 Inhibitor Ribociclib in Combination with Docetaxel plus Prednisone in Metastatic Castration-Resistant Prostate Cancer[J]. Clinical cancer research : an official journal of the American Association for Cancer Research. 2022; 28(8): 1531-9.

[123] JAP TS, CHIU CY, WON JGS, et al. Novel mutations in the MEN1 gene in subjects with multiple endocrine neoplasia-1[J]. Clin Endocrinol(Oxf), 2005, 62(3): 336-342.

[124] SUN T, SHI Y, CUI J, et al. A phase 2 study of pamiparib in the treatment of patients with locally advanced or metastatic HER2-negative breast cancer with germline BRCA mutation[J]. J Clin Oncol, 2021, 39(15_suppl): 1087-1087.

[125] ROBSON M, IM SA, SENKUS E, et al. Olaparib for Metastatic Breast Cancer in Patients with a Germline BRCA Mutation[J]. N Engl J Med, 2017, 377(6): 523-533.

[126] LITTON JK, RUGO HS, ETTL J, et al. Talazoparib in Patients with Advanced Breast Cancer and a Germline BRCA Mutation[J]. N Engl J Med, 2018, 379(8): 753-763.

[127] DIERAS V, HAN HS, KAUFMAN B, et al. Veliparib with carboplatin and paclitaxel in BRCA-mutated advanced breast cancer(BROCADE3): a randomised, double-blind, placebo-controlled, phase 3 trial[J]. Lancet Oncol, 2020, 21(10): 1269-82.

[128] TURNER NC, BALMANA J, PONCET C, et al. Niraparib for advanced breast cancer with germline BRCA1 and BRCA2 mutations: the EORTC 1307-BCG/BIG5-13/TESARO PR-30-50-10-C BRAVO study[J]. Clin Cancer Res, 2021, 27(20): 5482-5491.

[129] SAFONOV A, BANDLAMUDI C, FERRARO E, et al. Abstract GS4-08: Comprehensive genomic profiling of patients with breast cancer identifies germline-somatic interactions mediating therapy resistance[J]. Cancer Res, 2022, 82(4_suppl): GS4-08.

[130] DIAZ JR L A, SHIU K K, KIM T W, et al. Pembrolizumab versus chemotherapy for microsatellite instability-high or mismatch repair-deficient metastatic colorectal cancer(KEYNOTE-177): Final analysis of a randomised, open-label, phase 3 study[J]. Lancet Oncol, 2022, 23(5): 659-670.

[131] VERSCHOOR Y L, VAN DEN BERG J, BEETS G, et al. Neoadjuvant nivolumab, ipilimumab, and celecoxib in mmR-proficient and mmR-deficient colon cancers: Final clinical analysis of the NICHE study[J]. J Clin Oncol, 2022, 40(16_suppl): 3511-3511.

[132] CERCEK A, LUMISH M, SINOPOLI J, et al. PD-1 Blockade in Mismatch Repair-Deficient, Locally Advanced Rectal Cancer[J]. N Engl J Med, 2022, 386(25): 2363-2376.